JN421947

정형도수치료 임상검사

Orthopedic Clinical Examination

정형도수치료 임상검사

Orthopedic Clinical Examination

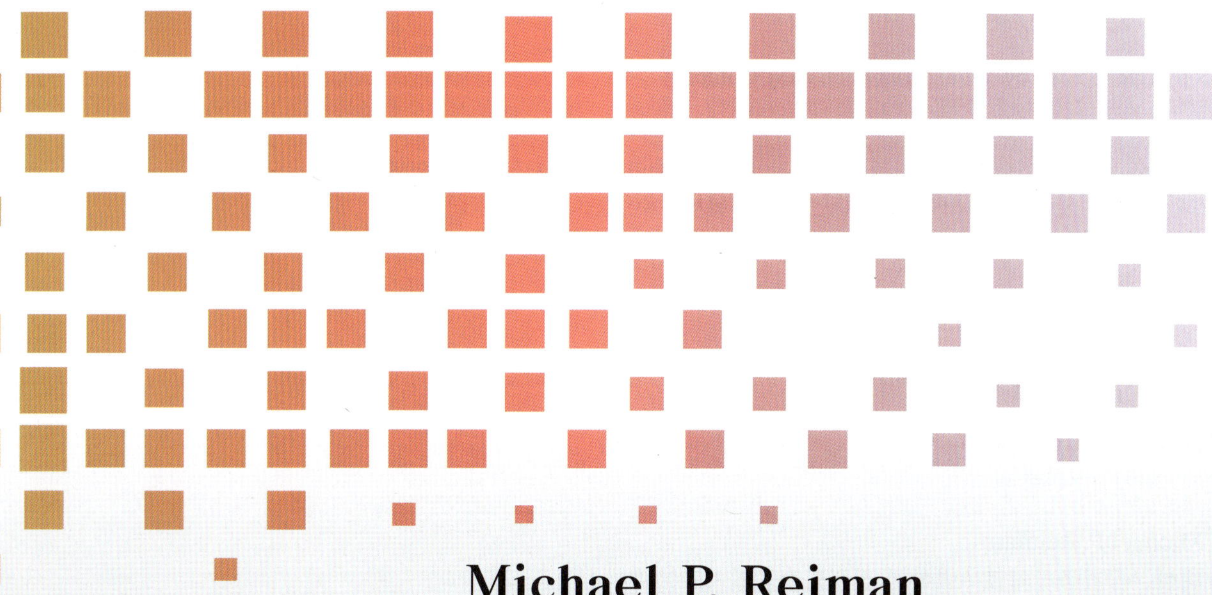

Michael P. Reiman
PT, DPT, OCS, SCS, ATC, FAAOMPT, CSCS
Duke University Medical Center

영 문 출 판 사

■ 옮긴이

대한정형도수물리치료학회

김명준, 김윤환, 김지혁
김한일, 박성두, 박재명,
박현식, 서현규, 송현승,
신영일, 심현보, 안익근,
양성화, 유성훈, 이재남
이준용, 장현정, 전재국,
정민근, 정상모, 최성환,
최운호

대한연부조직도수치료학회

이종삼, 장준혁

대한관절운동도수치료학회

임성수

신경정형물리치료학회

김승준

Orthopedic Clinical Examination by **Michael P. Reiman**

정형도수치료 임상검사

2020년 12월 23일 초판인쇄
2020년 12월 30일 초판발행

지 은 이 : Michael P. Reiman
옮 긴 이 : 대한근골격물리치료종별학회 정형도수물리치료분과
발 행 인 : 박 병 조
발 행 처 : 도서출판 영문출판사
등 록 : 1987년 12월 21일 제2-419호
주 소 : 서울시 강남구 삼성동 69-1
전 화 : (02) 514-5590, 776-5590
팩 스 : (02) 756-8943
E-mail : yeongmunsa@empas.com
홈페이지 : www.ymsbook.net
정 가 : 70,000원
ISBN 978-89-7224-493-6 93510

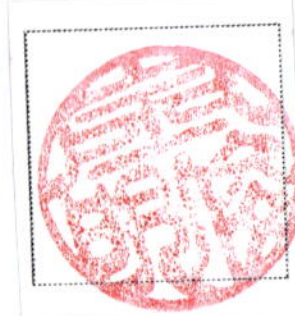

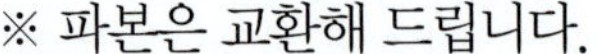

※ 파본은 교환해 드립니다.

책 본문을 제 아내인 Kim과 두 명의 특히 훌륭한 아이들 Carly와 Seth에게 헌정한다. 당신은 힘든 노력을 겪을 수 있는 시간과 가능성을 나에게 주었을 뿐만 아니라, 나를 도와주었기 때문에 나는 이 분량의 텍스트를 완성할 수 있었다. 이 프로젝트가 당신보다 더 우선시 된 때가 있다는 것을 알고 있다. 당신이 내게 얼마나 많은 것을 의미하는지, 그리고 내가 당신과 아이들에게 얼마나 감사하고 사랑하는지 말로 표현할 수 없다.

차 례

서 문

대부분의 책들은 조약돌을 우연히 연못에 던져진 것처럼 가볍다. 일부 책에는 더 긴 탄도를 그립니다. 매끄럽고 평평한 돌은 유리로 된 호수를 가로질러 몇 번 건너뛰면서 그리고 거대한 연안의 암석 지대의 신호처럼 기능을 하는 책들도 있다.

그들은 무수한 학문적 폭풍우와 사계를 거쳐 일정한 연령대로 안내한다. 그런 책 중 3가지는 Henry Gray의 *해부학*(1858), William Campbell의 *외과해부학 교재*(1911), Tinsley Harrison의 *내과의 원리*(1950)가 있다.

Michael Reiman 박사는 *정형도수치료 임상검사*(orthopedic clinical examination)를 생각했을 때 등대 건축가 가이드에게 나는 정확히 의논을 하였다. 그는 규칙 1을 채택했다. 이 책의 29개 챕터와 1,100페이지가 넘는 페이지는 치료사가 신체 부위 또는 대상 인구에 대해 필요한 모든 검사를 찾을 수 있음을 의미한다. 수백 장의 사진과 50개의 비디오가 시험을 보여준다. 상세 및 깨끗한 테이블은 각 시험을 벗겨낸다; Mike와 그의 팀이 정형도수치료 임상검사 책을 해체하여, 분석하고, 재구성한 후에는 더 이상 감출 것이 없었다.

*정형도수치료 임상검사*는 현재 및 미래 세대의 치료사들이 엄격한 검증을 받지 않은 저력 기반의 단일 특수 검사의 얕은 수준에서 벗어나게 할 것이다. “특수 검사가 그렇게 특별하지 않다”는 것은 많은 페이지에서 두드러져 있다. 결함이 있는 도그마를 대체하는 물리치료사, 체육 트레이너 및 1차 진료 의사의 치료를 찾는 환자의 집단에서 입증된 책으로 주목할 만한 검사 및 일련의 검사들이 증명되었다.

마이크 레이먼(Mike Reiman)과 그의 이전 작품 책을 알고 있었기 때문에 검사에 대하여 종합적이고 양질의 책을 기대하고 있었다. 내가 가진 책은 훨씬 더 많았는데, 스포츠 물리치료, 스포츠 의학 및 정형외과학을 위해서는 새로운 키스톤이 된다. Mike와 그의 팀의 야심 찬 비전은 이전의 전문가 의견이나 저질적 연구에 대한 비판적 평가에서 비롯되었다. 그 비전을 실행한 것에 대하여 축하를 전한다.

나는 이 땅에서 30~40년 더 많은 시간을 보내게 된다면 *정형도수치료 임상검사*는 여전히 환자와 치료사와 마주하는 숨겨진 위험에 대한 조명으로 빛을 밝힐 것이라고 확신한다. 정형도수치료 임상검사는 정확하고 효율적이며 근거에 기반한 이상적인 여정을 알릴 것이다.

Karim Khan, MD, PhD, MBA
Professor, The University of British Columbia
Vancouver, Canada
Editor-in-chief, *British Journal of Sports Medicine*(BJSM)

역자 서문

1998년에 초판된 David J. Magee가 쓴 책인 정형도수치료진단학(Orthopedic Physical Assessment)이 1,000페이지를 넘는 최초의 진단 책이였다. 이때에도 1판부터 4판까지 대한정형도수물리치료학회에서 전문강사들이 참여하여 번역을 하였다. 그 다음 이후에 발간된 책 중에서 진단학 책으로 최근 1,000페이지가 넘는 전문서적은, 아마도 미국 남부를 대표하는 대학인 듀크대학교 물리치료학과 교수인 Michael P. Reiman(PT, DPT)이 집필한 정형도수치료 임상검사(Orthopedic Clinical Examination)가 아닌가 생각된다. 최근까지는 대부분의 정형도수치료 책은 테크닉 소개와 컨셉을 위주로 만들어졌다. 이 책의 장점은 최신 신경근골격계의 임상적 진단의 집대성이라고 봐도 될 만한 내용들로 가득 채워져 있다.

이번 번역에 참여한 분들도 모두 정형도수물리치료학회 관련의 전문강사들로 편성되어 있어 풍부한 임상적 식견과 경험으로 번역의 생생함이 번역으로 전해진다. 특히, 연부조직도수치료학회, 관절운동도수치료학회 회장도 참여한 최초의 범 정형도수치료 학회들의 첫 작품이 된 것에 매우 의미가 크다고 할 수 있겠다. 2000년 즈음에 한국에서는 도수치료의 붐이 일어나고, 이제 20년이 흐른 뒤에는 임상적으로 도수치료의 정의와 개념이 더욱 확고해졌다고 평가한다. 그러한 지금의 시점에서 이 책이 발간되어 더욱 관심들이 높아질 수밖에 없을 것이라고 생각한다.

이 책의 구성은 먼저, 5개의 파트로 나뉘어 PART 1. 전반적인 근골격계, 신경계, 조직에 관한 해부학적 리뷰, PART 2. 검사원칙의 다양한 주제별 개념, PART 3. 머리와 척추 검사, PART 4. 상지 하지 검사, PART 5. 스포츠, 노인, 아동의 특별한 검사로 나뉘어 있고 각 주제별 내용의 전개는 먼저 해부학적 이론의 이해가 설명되어 있고, 이것을 바탕으로 임상적 접근을 환자와 인터뷰, 시진, 분류 및 선별검사, 움직임 검사, 근육 수행능력 검사, 특수 검사, 촉진, 신체 수행능력 측정, 정형외과적 일반 상태, 그리고 결론 식으로 구성되어 있어 매우 임상적 접근이 단계적으로 쉽게 저술되어 있다.

치료사라면 누구나 가끔, 환자를 앞에 두고, 어디서부터 어떻게 접근을 해야 할지 몰라 당황하거나 접근의 순서 때문에 고민이 커지게 마련인데, 이 책은 바로 이러한 문제를 해결하고, 각 신체 부분의 연결고리를 찾아주며, 길라잡이가 되어 줄 것이다.

부상과 손상으로 고통을 받고 있는 근로자, 운동선수, 노인, 어린이들의 치료를 위해 애쓰는 많은 치료사 정형도수치료를 하는 물리치료사에게 이 책을 권한다.

대표역자 **김 명 준**

물리치료사협회산하
정형도수물리치료종별학회 회장

머리말

이 프로젝트가 완성될 수 있었다. 도수임상검사는 지식과 실습으로 향상되는 기술이다. 이 책은 독자들에게 검사과정에 접근하는데 필요한 지식과 기술을 제공한다. 특정 신체 부위의 검사에 대한 각 장은 동일한 방식으로 구성되고 제시된다. 검사를 광범위한 접근에서 집중적인 접근(소위 *깔때기 접근법*)으로 접근하고 같은 순서로 시험의 특정 구성 요소를 실습하게 되면 학습의 반복성과 일관성이 향상될 것이다. 그러므로 이 책은 물리치료, 운동치료 및 의대생을 대상으로 하며 정형외과 환자의 검사에 체계적인 접근을 원하는 치료사를 위해 작성되었다. 치료사는 체계적으로 포지셔닝을 사용하도록 권장된다. 과도하게 움직이는 것을 피하기 위해 검사를 수행할 때, 특히 환자가 매우 민감한 증상인 경우, 일단 임상인이 심각한 병리학적 증상을 나타나게 하기 위해 적절한 검사를 실시한 후에, 나머지 검사 과정은 편향시키지 않을 것이라고 가정하고 동일한 범위 내에서 운동범위와 근육기능을 평가하기 위해 적절한 위치 측정을 사용할 수 있다. 그만큼 아마추어는 이것을 하기 전에 깔때기 접근법에 정통해야 할 것이다.

정형외과 관련 병리학적 증상은 다양한 유형의 환자들의 복잡성으로 인해 치료사는 이러한 환자를 체계적으로 검사해야 한다. 그러나 의료 분야에서 치료기반 분류와 병리학 기반 분류가 모두 사용되는 경우 임상인과 학생은 어떤 검사 방법이 이상적인지 궁금해 한다. 또한, 각 접근법에는 주목할만한 한계를 모두 가지고 있다(예: 회전근개의 모든 찢김이 동일한 손상을 갖는 것은 아니며, 모든 허리가 퇴행성 디스크가 있는 것은 아니다. 통증이 있는 모든 질병은 치료를 기초로 하는 분류가 적절하지는 않다). 이 책의 저자의 말은 각 진료 방법이 다른 의료 서비스 제공자에 의해 사용되기 때문에 임상인은 두 가지 접근법을 잘 이해해야 한다고 생각한다. 따라서 치료에 기초한 분류와 병리학에 근거한 분류 사이의 갭을 검사에 대한 깔때기 접근법과 연결 짓기 위해 노력한다. 독자가 일반적 병리학(병리학적 기반의 진단)을 위한 일반적인 손상(치료를 기초로 한 진단)을 볼 수 있도록 각 장의 끝 부분에서 다시 자료를 보내준다.

현재 근골격계 의학의 다른 검사 책에는 이 책이 제공하는 깊이와 폭이 없다. 많은 책들은 해부학, 계통적 검토, 평가 및 검사 과정의 일반 개념과 각 신체 부위 세부 검사 및 정보를 제공한다. 이 책은 특수 검사뿐 아니라 주관적 병력, 관찰, 진단 이미지 및 운동을 기반으로 하는 측정에 대해서도 증거 기반 및 행위 기반의 측정 정확도 값을 자세히 다루기 때문에 독특하다. 이러한 세부 사항을 별도로 다루는 책은 존재하지만, 현재 이 모든 정보를 포괄적인 자료로 다루는 도서는 없다. 실제로 대부분의 현재 서적에는 이러한 검사의 임상적 유용성이 제한적이라는 여러 연구에도 불구하고 특수 검사만으로 하는 진단 정확성에 지나치게 의존하는 것처럼 보인다. 대부분의 책에는 진단적 이미지 및 성과기반 측정을 위한 진단 정확도 정보 및 수치가 포함되어 있지 않다. 또한 대부분의 텍스트는 주관적 및 기타 객관적인 발견(증거)에 정확한 진단 정보를 포함하지 않는다(특별 검사 외에). 아마도 이 텍스트의 가장 인상적인 구성 요소 중 하나는 손상분류(triage)와 감별진단의 III장과 IV장의 각 장에서 중점을 둔다. 치료사와 학생의 감별진단 기술을 가지고 있다는 것은 매우 중요하다. 경쟁적인 관절통증 생성기(joint pain generator)의 감별 진단이 아닌 비-근골격 또는 병리적으로 심한 잠재적 존재를 선별 진단하는 능력은 매우 중요하다. 현재 다른 텍스트는 이 정보를 읽기 쉽고, 구조화된 형식으로 제공하지 않는니다.

이 책의 잇점은 (1) 신체 검사에 대한 조직적이고 체계적인 접근, (2) 주관적 병력, 관찰, 진단 영상 및 성과 기반 측정의 진단 정확도에 대한 세부 사항, (3) 이들 각각의 범주에 대한 진단결과의 정확도의 xvi PREFACE 강도를 결정하기 위한 퀵 가이드, 독자가 그러한 발견을 사용해야 하는 정도를 결정할 수 있게 함, (4) 병리학적 근거 및 치료적 근거 진단의 혼합 형식 (5) 웹 기반 사례 연구, (6) 웹 기반 비디오 등이 포함된다.

조직
ORGANIZATION

이 책은 검사 대상의 신체 부위에 관계없이 활용할 수 있는 일반적인 검사 틀구조(framework)를 독자에게 제공한다. 이 책의 처음 두 부분은 근골격계의 해부학(1부)과 검사 과정의 개념과 원리(2부)에 대해 설명한다. 근골격계 손상이나 기능 장애가 있는 환자와 함께 하는 모든 학생이나 임상인은 근골격계 및 신경계의 목차 내용 그리고 조직 가동 및 치유를 이해하는 것이 중요하다. 2부에서는 기본적으로 검사 순서의 구성에 대해 자세히 설명한다. 3부(머리와 척추의 검사)와 4부(팔다리 검사)에서는 치료사가 각 신체 부위를 평가할 때 적용할 수 있는 문제해결 또는 검사 순서에 대한 체계적인 접근법을 제공한다. 스크리닝 검사는 정형외과 검사 수행의 적절성을 결정할 뿐만 아니라 다른 잠재적인 통증 유발 인자를 배제하기 위해 검사 순서 초기에 사용된다. 그리고 화살표는 검사의 초점이 된다. 마지막으로, 파트 5부는 코호트(cohort)와 관련된 고려 사항을 필요로 하는 특수 인구 검사를 다룬다.

웹 리소스
WEB RESOURCE

아마도 이 텍스트의 가장 독특한 특징은 사례 연구 및 대화식 질문, 비디오 및 추상 링크가 있는 웹 리소스에 있다. 웹 리소스에 대한 자세한 내용은 웹 리소스 액세스 및 사용을 참고하세요.

강사 리소스
INSTRUCTOR RESOURCES

강사는 모든 보조 자료를 이용할 수 있다.

- **이미지 뱅크**; 이미지 뱅크에는 책의 모든 그림, 표, 조판 그림 및 기술 사진이 장으로 구분되어 있다. 이 항목은 강의 슬라이드, 학생 유인물 등에 추가 할 수 있다.
- **강사 가이드**; 강사 가이드는 강사에게 강좌 샘플 및 강사 및 학생 리소스 사용 방법을 설명하는 소개를 제공한다. 또한 장 별 파일에는 장 개요 및 추가 리소스가 포함되어 있다.
- **테스트 패키지**; 테스트 패키지에는 텍스트 자료를 기반으로 선택할 수 있는 400개 이상의 객관식, 참 또는 거짓, 빈칸 채우기, 일치(matching) 및 간단한 답 질문이 있다. 강사는 이러한 질문을 사용하여 테스트 및 퀴즈를 사용자가 정의 할 수 있다.

이 부록은 www.Human에서 구할 수 있다. Kinetics.com/OrthopedicClinicalExamination.

웹 리소스 액세스 및 사용

이 텍스트의 독특한 특징은 케이스 스터디 리뷰 및 대화식 질문, 비디오 및 추상 링크가 있는 웹 리소스가 그것이다. 웹 리소스는 www.HumanKinetics.com/Orthopedic Clinical Examination에서 확인할 수 있다.

사례 연구
CASE STUDIES

사례 연구는 특정 정보가 제시될 때 치료사 또는 학생이 다음에 수행하는 논리 흐름을 기반으로 한다. 이 연구들은 특정 사례 시나리오와 무엇을 물어보고, 진단을 할 때 어떤 무게를 달아야 하는지에 대한 상세한 사례를 제시한다. 이 케이스에는 일련의 검사과정에서 다양한 옵션을 선택할 수 있는 대화식 형식이 있다. 사례 연구의 목표는 이 장에서 배운 내용을 적용하고 체계적이고 증거 기반의 효율적인 검사 순서를 구현하는 데 도움을 주기 위한 것이다. 사례 연구 중 일부는 특정 상태의 진단을 돕는 데 사용된 테스트 비디오를 통해 뒷받침된다. 텍스트 내에서 사례 연구에 대한 상호 참고를 볼 수 있다. 여기에 예제가 있다.

비디오 영상
VIDEOS

웹 리소스에는 본문에서 다룬 다양한 특수 테스트, 근육 테스트 및 성과 기반 측정에 관한 50개의 비디오가 있다. 이 비디오를 통해 책의 자료 내용을 직접 시각화 할 수 있다. 이 비디오는 적절한 환자 설정, 환자와 치료사의 배치, 설명된 기술의 적절한 성능을 제공하기 때문에 유용하다.

양성/음성 소견의 결정은 특수 검사로 설명한다. 또한 이 비디오는 원할 때 언제든지 볼 수 있는 리소스 역할을 한다. 다음은 비디오 영상으로 입증된 테스트이다.

제7장 정형외과적 스크린 검사 및 신경계 검사
(Orthopedic Screening and Nervous System Examination)
ULNT 1: 정중신경 성향(Median Nerve Bias)
슬럼프 테스트(Slump Test)
곧은 다리 검사(SLR)

제15장 얼굴과 머리(Face and Head)
엎침 검사(Pronator Drift Test)
전완 굴리기 검사(Forearm Rolling Test)

제16장 턱관절(Temporomandibular Joint)
하방(꼬리) 활주(Inferior, Caudal Glide)
측방 활주(Lateral Glide)

제25장 무릎(Knee)

테살리 시험(Thessaly Test)

라크만 검사(Lachman's Test)

중심이동 검사(Pivot Shift Test)

제26장 하지(다리), 발목 및 발(Lower Leg, Ankle, and Foot)

발목 관절 후방 활주(Talocrural Joint Posterior Glide)

톰슨 테스트 또는 종아리 스퀴즈 테스트 (Thompson Test or Calf Squeeze Test)

강제 배굴(발등) 검사(Forced Dorsiflexion Test)

배굴(발등)-내반(가쪽번짐) 검사(Dorsiflexion-Eversion Test)

제27장 긴급 스포츠 검사(Emergency Sport Examination)

BESS 균형 시험(BESS Balance Tests)

텍스트 안에, 동영상 상호 참고할 수 있음; 여기 예제 있음:

Video 7.5 **웹 리소스에서 테스트 데모를 보여 줍니다.**

감사 인사

여기에 이 텍스트 처럼 쓰는 경우는 없다. 나는 훌륭한 멘토, 동료, 친구, 학생, 동료 교수 및 임상인 그리고 가족에게 축복을 보냈다. 중간에 나를 도와준 모든 사람을 열거하는 건 불가능하다. 저에게 투자해 주신 사람들이 너무 많다. 하지만 몇 가지 언급하지 않을 수 없다. 먼저 이 프로젝트를 믿어 준 Human Kinetics에게 감사드린다. 이 책과 함께 다른 사람들을 결실까지 이끄는 데 도움이 되었던 Human Kinetics의 모든 사람들에게 감사하다. 조쉬 스톤(Josh Stone) 이 프로젝트를 이어 받아 원활하게 운영해 주셔서 감사하다. 항상 좋은 청취자가 되어 주셔서 감사하다. 이 책과 함께 진행되는 놀라운 사례 연구에 대하여 지침, 피드백 및 권장 사항에 대해 Susi Huls씨에게도 감사드린다. Neil Bernstein과 Doug Fink에게 사진과 비디오 촬영을 해주시면서 기획과 인내심을 보여 주셔서 감사드린다. Amanda Ewing에게 감사드린다. 유일하게도 내가 당신 없이는 이 프로젝트를 절대 완료하지 못했을 것이다. 더 이상의 설명을 지속하기 위해, 모든 학생들에게 나는 상호 작용의 흥미를 가지고 있었다. 감사드린다. 많은 사려 깊은 질문들이 이 텍스트를 포괄적이지만 명확하게 이해할 수 있는 자료로 바뀌는데 도움을 주었다. 가장 중요한 부모님, Pat과 Marianne Reiman을 인정하고 싶다. 다시 말하지만, 말로는 당신이 내게 주신 한 직업 윤리에 대한 감사를 어떻게 표현할 수가 없다. 나는 분명히 매우 재능이 없다고 생각하고 있으며, 작가, 교사, 연구원 또는 치료사들에게 도움은 되지만 그동안 열심히 노력하고 격려의 말을 전하면서 이 프로젝트가 완성될 수 있었다.

시간과 인내를 통한 멋진 사진과 비디오를 제작하는 데 도움을 준 사진 및 비디오 촬영 모델에 감사드린다.

Amanda Allen	Matthew McCarty
Anita Aiken	Matthew O'Connell
Erik Carvallio	Carly Reiman
Shefali Christopher	Seth Reiman
Zainab Kothari	Michael Schmidt
Kimberly Kurtz	Greg Wilmoth
Blair Losak	

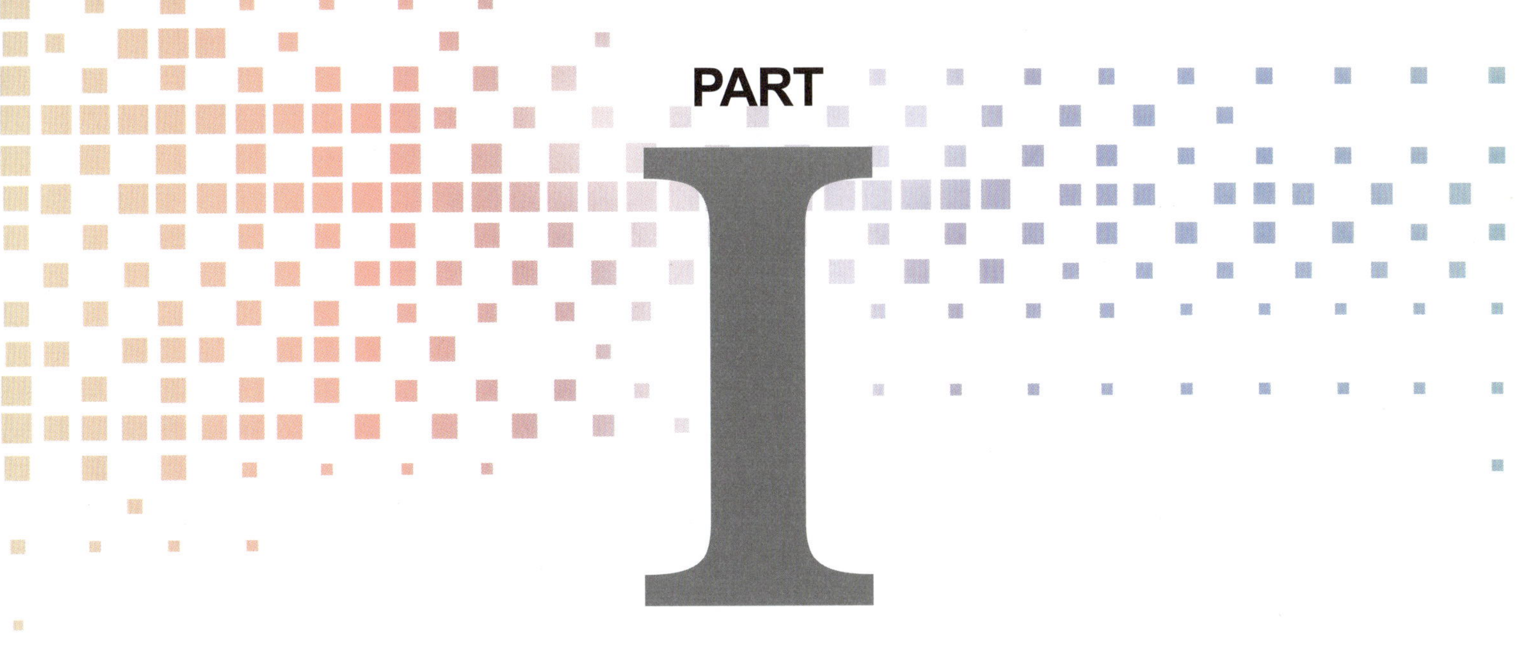

PART I

계통해부학

Review of Anatomy Systems

이 책의 Part 1에서는 다양한 계통해부학을 다루게 된다. 근골격계의 기본적인 구성 요소와 근골격계의 손상 및 검사와 관련된 내용을 자세하게 다루게 된다. 뼈, 인대, 힘줄 및 근육 구조뿐만 아니라 신체의 관절 분류 및 다양한 유형의 관절을 포함한 골격계의 해부학이 다루어 진다. 1장에서는 뼈운동학과 관절운동학적 원리의 차이와 이러한 개념이 정형외과 환자의 검사와 어떤 관련이 있는지에 관하여 설명되어 있다. 또한 연부조직 구조(예: 근육, 힘줄, 신경계) 및 기능에 대해 자세히 설명되어 있다. 여기에서는 부상이 각 구조물에 어떤 영향을 미치는지 자세히 설명하고 이러한 구조물을 검사하기 위한 지침 원칙을 제공한다.

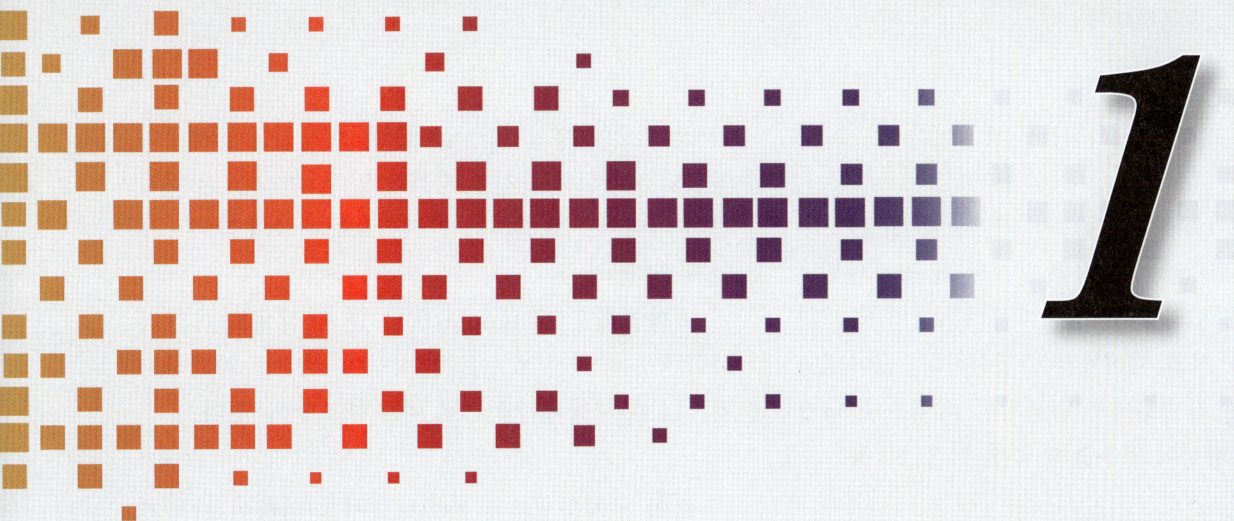

1 근육뼈대계통 MUSCULOSKELETAL SYSTEM

"선진국에서, 근육뼈대계통 장애는 대부분의 직업적 건강문제와 일과 관련된 질병으로 대표된다."[1] 위의 말을 토대로 살펴보면, 이 장의 전체적인 목표는 근골격계 물리치료사들에게 근육뼈대계통에 관한 적절한 기초과학정보를 제공하는 것이 될 수 있다. 이 장에서 언급되는 주된 요소들은 뼈, 관절, 근육 그리고 연부조직이다.

뼈 BONES

뼈대해부학 연구는 때때로 보건관련 학생들과 치료사들에게 뼈대에 관한 잘못된 인상을 줄 수 있다. 보존된 뼈 모델들을 사용하여 뼈대에 관한 공부를 하는 것은 가치가 있지만, 이러한 것이 뼈는 단단하고 이상한 구조라는 잘못된 인상을 줄 수도 있다. 하지만 실제로 뼈대는 많은 목적을 충족시키고, 적응력이 뛰어나며, 변화하는 요구를 충족시키기 위해 리모델링 할 수 있는 제공하는 역동적인 살아있는 조직이다. 뼈대는 인체의 기반구조를 제공한다. 뼈대는 필수 장기를 보호하고, 근육을 위한 부착 부위를 제공하여 운동을 돕고, 무기물을 저장한다. 이러한 기능들은 신체 항상성을 유지하기 위한 필수요소이며, 매우 능동적인 신진대사이다. 몸의 신진대사를 유지하게 해주는 요인의 열쇠이다. 뼈대는 산증(인체의 체액이나 조직에 산도가 과도하게 높은 상태)을 예방하는 두 번째 방어선 역할을 하며, 독소 및 납과 같은 중금속을 흡착하여 다른 조직에 대한 악영향을 최소화해준다.[2] 뼈대는 또한 지방을 저장하고 골수 공간에서 혈액세포를 생성한다.

해부학과 생리학
(Anatomical and Physiology)

뼈는 유기물(~40% 건조 중량)과 무기물(~60% 건조 중량)과 소량의 물로 구성되어 있다.[3] 유기물질에는 세포와 사이물질(~90% I형 콜라겐, 프로테오글리칸, 사이 단백질 및 사이토킨)을 포함한다. 다양한 세포 유형이 뼈에서 발견될 수 있지만, 주요세포는

3개의 "O(알파벳 O로 시작하는)" 세포이다.[4]

• **골아세포**(Osteoblasts): 이 세포들은 성장 또는 회복을 위해 새로운 뼈 조직을 생성한다. 골아세포는 뼈에 상당한 강도와 유연성을 제공하는 1번 콜라겐 섬유를 포함한 뼈의 사이물질을 생산한다. 골아세포는 중배엽의 줄기세포에서 발생하여 뼈세포가 되거나, 새로운 뼈 형성이 멈추면 뼈 주변에 결(선)을 형성해 준다.

• **골세포**(Osteocytes): 이 세포들은 성숙한 뼈들이 많이 모여 형성된다. 골세포는 이웃하는 골세포와 연결되는 확실하고 긴 가지들이 있다. 이러한 긴 가지들이 미네랄을 교환하고 인접세포들과 소통할 수 있게 한다.

• **파골세포**(Osteoclasts): 큰 대식세포 유형의 파골세포는 산성 효소를 분비하여 뼈대를 파괴하고 기존의 뼈를 재 흡수하므로 뼈를 개조할 수 있다.

뼈의 무기물성분은 하이드록시 아파타이트(무기염), 주로 인산칼슘으로 구성된다. 이 칼슘염은 뼈의

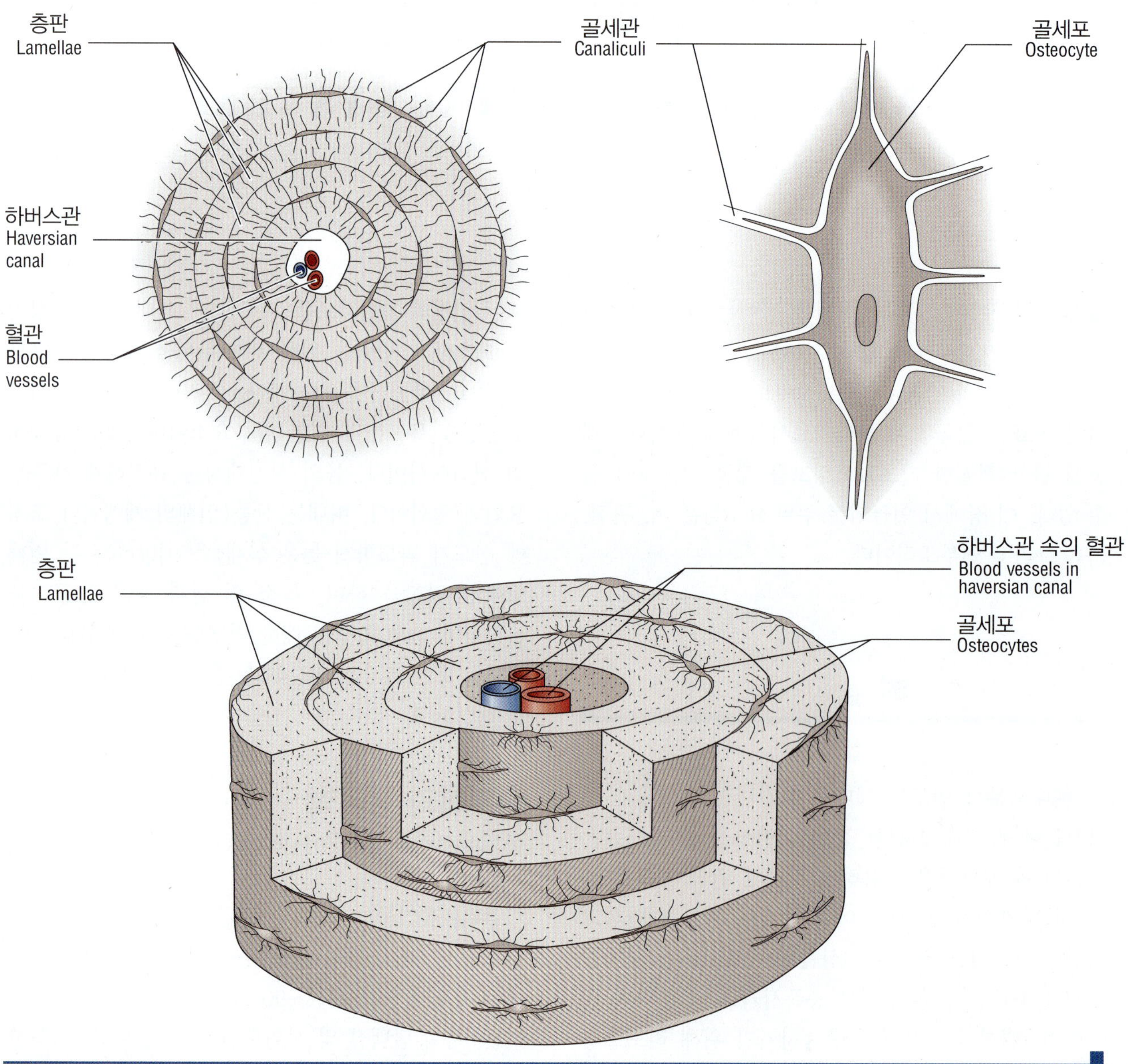

그림 1.1 골세포와 골세관을 포함하는 골원의 구조.

경도 또는 강성에 기여하는 작은 결정의 형태로 존재한다. 뼈는 단단한 바깥껍질(겉질뼈 또는 소형뼈)과 내부벌집(해면질, 섬유기둥뼈)이 있다. 인간의 골격은 약 80%의 치밀뼈와 20%의 해면뼈로 구성된다. 피질뼈는 바깥 골막표면과 안지름, 골표면을 가지고 있다. 골막 표면의 활동은 부수적인 성장 및 골절 치료에 중요하다. 모든 뼈는 골원(osteons)으로 알려진 구조 단위로 구성된다. 피질뼈에서 골원(osteons)은 골아세포(Osteoblasts)의 동심원층(lamellae)과 작은 혈관(haversian canal; 그림 1.1) 주위의 사이물질로 구성된다. 골원 내의 골세포는 좁은 통로(canaliculi)로 알려진 작은 채널로 연결된다. 피질구조와 미세구조는 전체 뼈의 기계적 능력에 기여한다. 구조의 결정성분은 압축강도 및 취성을 제공하는 반면 콜라겐 섬유는 인장강도 및 인성을 제공한다. 피질뼈는 치명적인 하중이 걸리는 동안 에너지를 분산시키기 위해 응력을 받으면 미세 균열을 발생시킨다. 연령과 관련된 미세 손상의 축적은 피질뼈 조직을 약화시키고 골절에 대한 민감성 증가에 기여할 가능성이 있다.[6] 골 형성은 일반적으로 골막 표면의 골 흡수를 초과하므로 보통 뼈는 노화에 따라 직경이 증가한다.[3]

해면뼈(그림 1.2)는 얇은판(섬유주)이 벌집망처럼 연결되어 있고, 골수에 군데군데 구멍이 숭숭 뚫려 있다. 해면뼈는 관절근처의 긴뼈 끝, 척추뼈, 골반의 엉덩뼈와 같은 평편한 뼈에서도 찾아 볼 수 있다. 또한 다발(패킷)이라고 불리는 뼈단위로 구성되어 있다.[3] 해면뼈는 치밀뼈보다 재형성에 더욱 많이 관여하지만 두 뼈 모두 재형성과정에 관여한다.

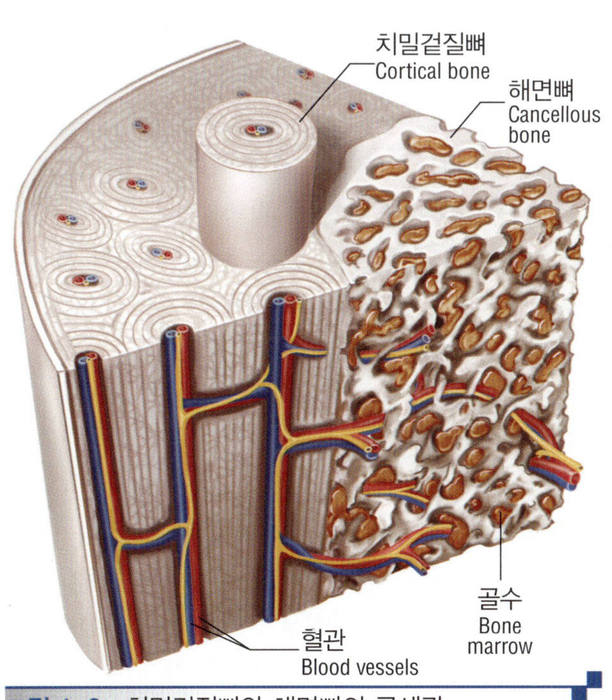

그림 1.2 치밀겉질뼈와 해면뼈의 골세관.

성숙한 치밀뼈와 해면뼈는 일반적으로 콜라겐 원섬유들이 교차방향으로 배열된 얇은판 형태로 관찰된다.[3] 골아세포가 콜라겐 원섬유를 얇은판 양식으로 배열된 메커니즘은 알려지지 않았다. 합판과 비슷하게, 층판뼈는 콜라겐 원섬유의 교차배열의 결과로 강력한 힘을 가지고 있다. 이 얇은판 패턴은 짜여진 뼈(미성숙한)에는 관찰되지 않는다. 미성숙한 뼈에서는, 콜라겐 원섬유의 배열이 층판뼈(성숙한)보다 약한 뼈가 되는 무질서한 방식으로 되어있다. 미성숙한 뼈는 정상적으로 뼈의 형성 초기에 만들어진다.[3] 그것은 또한 낭종성섬유성골염, 파젯병, 부갑상성 기능항진증과 같은 뼈의 교체가 빨라진 상태와 연관성이 있다.

뼈의 건강은 비기계적 및 기계적 영향 모두에 의존한다. 비기계적인 요인은 범위가 넓고 개인의 유전적 결정요인을 포함한다. 유전적 결정요인은 성별이나 칼슘과 비타민 D와 같은 역학적 요소뿐만 아니라 세포 대사산물 및 그리고 호르몬과 사이토킨 생성과정 같은 것을 말한다. 기계적인 요인에는 골아세포와 파괴세포 활동에 영향을 주는 하중 또는 스트레스가 포함된다. 과도한 기계적인 스트레스 또는 장기간의 하중 부족은 뼈의 구조를 크게 바꿀 수 있다. 그것은 다양한 근골계의 문제를 초래할 수 있다. 예를 들어, 부적절한 자세 또는 과도한 움직임으로 인한 요추면 관절의 과도한 하중은 척추의 뼈 관절과정의 비대를 일으킬 수 있다. 이러한 비대는 연속적인 신경뿌리의 충돌과 척추사이공간의 협착증을 유발한다. 정반대로 하중의 부족은 뼈의 약화를 유발하고, 골절에 대한 민감성 증가를 유발한다. 이동을 위해 휠체어에 의존하는 사람들의 하지에 있는 긴뼈에 이러한 유형의 골절이 발생하는 것을 잘 기록되어져 있다. 파골세포와 골아세포의 협동된 행동을 통해 뼈는 그들에게 주어진 신체적 스트레스를 적응한다. 스트레스에 대한 뼈적응의 원칙은 Wolff's법칙이라고 알려져 있다. 이것은 뼈의 내부 및 외부구조가 주어진 스트레스(또는 그것의 부족)에 반응하여 변환한다고 기록되어 있다.[10]

신체 역학적 특징
(Biomechanical Properties)

뼈가 정상적인 기능을 위해서는 여러가지 기계적 특성이 있어야 한다. 뼈의 유사한 특성은 목재 및 강철과 같은 다른 기초적인 재료에서 찾을 수 있다. 뼈는 뼈에 가해지는 스트레스, 스트레인 및 전단을 흡수할 수 있어야 한다. 이러한 기계적 특성에는 이방성, 점탄성, 하중모드 및 압축(하중지지 응력) 및 인장력(근육 변형) 등에 의한 반응을 말한다.

이방성은 다른 방향으로 가해진 힘에 다르게 반응하는 능력을 말한다. 콜라겐 구조보다는 미네랄 결정의 방향이 뼈 이방성의 주요 결정 인자인 것으로 보인다.[11] 뼈에 존재하는 무기질 결정체는 압축력에 잘 견딘다. 점탄성은 변형이 생길 때 점성 및 탄성 특성을 모두 가지는 재료의 특성이다. 점성 재료(예: 퍼티)는 스트레스가 가해질 때 시간에 따라 전단 흐름 및 변형에 저항한다. 스트레칭이 제거되면 탄력성 소재(예: 고무)가 늘어나고 원래 상태로 빠르게 돌아간다. 점탄성 물질은 이러한 두 가지의 특성요소를 나타내며, 시간에 의존적인 변형을 나타낸다. 이것은 스트레스가 변형뿐만 아니라 변형이 얼마나 빨리 발생하는지에 달려 있음을 의미한다. 이것은 임상적으로 뼈 골절 형태와 골절에 따른 연부조직 손상과 관련이 있다. 빠르게 하중이 적용되면 뼈는 더욱 많은 조각으로 부서지게 된다. 뼈의 콜라겐, 수분 량, 미네랄 량과의 관계는 뼈의 점탄성에 주요한 영향을 미치는 것으로 보인다.[12] 뼈의 콜라겐은 인장력에 잘 견딘다.

물리치료사는 일반적으로 스트레스 골절 손상을 많이 접한다. 이러한 유형의 골절은 반복적인 스트레스(과사용)를 받는 뼈에서 발생하는 작은 균열로 결국 뼈의 하중을 견딜 수 있는 수준까지 누적된다. 이러한 경우 뼈가 피로 해지고 낮은 수준의 주기적 하중으로 인해 강도나 강성이 점차 감소된다. 이러한 피로로 인해 결국 하중에 견딜 수 없게 된다. 골다공증과 같은 비정상적인 상태로 약화 된 더욱 빨리 약화되거나 뼈에 지속적인 스트레스를 받으면 영향을 미칠 수 있다. 미세손상의 축적은 탄성 특성을 감소시킴으로써 뼈의 기계적 특성을 손상시킨다. 인장 압력(예: 근육 정지부)하에서 뼈 부분에 손상이 더 빠르게 축적되지만, 압력을 받는 뼈 부위에서는 균열량(즉, 잠재적 골절)이 더 크다.[13]

관절 JOINTS

뼈는 인체에 대한 내적구조를 제공하지만, 관절은 뼈 사이에서 움직임을 발생한다. 관절은 두 개의 뼈 사이에 만들어진다. 관절은 안전하고 효율적인 운동을 가능하도록 다양한 특수 조직으로 구성된다. 관절은 관절강이 있는 관절과 관절강이 없는 관절의 두 가지 범주로 크게 분류할 수 있다. 이 책에서는 임상적인 것을 강조하기 때문에, 가동관절 또는 활막관절이라고도 알려진 공동과의 관절에 초점을 맞추고 있다. 활막관절)은 인체 운동을 가능하게 하는 근골격계의 중요한 구성요소이다. 여기에서는 활막관절의 중요한 해부학적 구조, 분류 및 중요한 임상적 고려 사항이 다루게 될 것이다. 활막관절 이외의 인체의 다른 관절에 대한 내용은 관절분류 부분을 참고하라.

일반적인 활막관절의 3가지 특징은 관절공간(앞에서 언급했듯이), 관절낭 그리고 뼈의 표면을 덮고 있는 관절연골이다. 또한 많은 활액관절은 인대와 같이 최적의 기능을 수행할 수 있는 독특한 해부학 특징이 있다. 나중에 이러한 기능에 대해 보다 자세히 검토할 것이다.

관절낭 (Capsule)

관절낭은 활막관절의 기능에 매우 중요하다. 관절낭은 관절사이공간을 밀봉하고, 움직임을 제어하거나 제한함으로써 수동적 안정성을 제공하고, 고유수용성 신경말단을 통해 능동(근육) 안정성에 기여하며, 관절표면을 형성하는데 도움을 준다. 바깥층은 특수한 부착부위를 통해 뼈에 부착되고 관절 주위에 주름을 형성하는 치밀섬유 결합조직으로 구성된다. 관절낭은 가해지는 스트레스에 따라 다양한 두께를 가지고 있다. 예를 들어, 엉덩 관절의 관절낭은 무게중심이 관절 뒤로 지나가기 때문에 후방보다 전방이 더 두껍기 때문에 결과적으로 엉덩관절에서 과도한 시전이 나타나는 경향을 보인다. 어깨관절과 같은 일부 경우에는 관절낭이 인대형태로 국소적으로 두꺼워져 인대로 결합될 수도 있다. 관절낭이 손상되면 불안정하거나 느슨해지거나 주변 구조물에 수축이나 유착으로 인해 움직임이 제한될 수 있다. 또한 관절낭은 류마티스 관절염, 골관절염, 수정체 침착 장애, 골극 및 강직성 척추염과 같은 상태에 의해 부정적인 영향을 받을 수 있다.[14] 관절낭이 관절 근처의 뼈에 연결되는 부위에서 관절낭조직이 섬유연골이 될 수 있다. 이러한 변화는 압력에 저항을 가능하게 해준다.

관절낭의 내층은 활액 조직으로 이루어져 있다. 그것은 전형적으로 섬유막에 느슨하거나 그물모양의 지방조직과 얇은 층으로 구성되어 있다. 활액막은 무혈관성 연골표면에 영양을 공급하고 윤활 작용을 하는 살균력을 가진 액체를 생성한다.[15] 활액은 단백질 분해효소, 콜라게나제, 히알루론산 및 프로스타글란딘으로 구성된다. 유체의 점도는 관절표면 사이에서 발생하는 움직임에 따라 달라진다. 느린 움직임에서는 유체는 점성이 크지만, 빠른 움직임 중에는 점성이 작아진다. 이러한 적응은 표면 마찰을 줄이는 데 도움이 된다. 관절 내에 윤활액의 양이 과도해지면(때때로 관절 외상으로 인한) 붓기, 통증 및 기능 상실을 초래할 수 있다.

관절에서 '뚝' 소리가 나는 것은 환자와 치료사에게서 모두 경험하는 공통적인 현상이다. 이러한 현상이 관절낭속의 활액 안에 공동이 형성되어 발생한다는 근거 있는 연구들이 있다.[16] Unsworth와 동료들은 관절낭의 견인이나 신장이 기포가 형성된 관절 내의 활액에서 용해된 가스(~80% CO^2)를 끌어당기면서 터지는 진공 현상을 일으킨다고 하였다.[16] 그들은 기포가 터지는 것이 캐비테이션(cavitation)이라고 알려진 들을 수 있는 소리라고 이론화했다.[16] 초음파 및 방사선 촬영 결과는 이러한 기초의 형성을 보여 주었다.[17] 흥미롭게도 이러한 기초가 터지는 현상은 초음파에서 관찰되고 치료사가 환자에게 손으로 견인을 적용할 때와 같이 죽은 사체의 중수지절관절에서 수행되었을 때 소리가 들린다. 실시간 자기공명영상(cine MRI)을 이용한 연구에서 관절에서 생성된 날카로운 소리는 점성 유착 또는 새로 만들어진 기포(tribonucleation)로 알려진 메커니즘에 기인한다고 하였다.[18] 이것은 가까이 마주하는 두 개의 표면에서 점성이 있는 액체의 박막이 분리될 때 발생한다. 표면 사이의 인장력은 표면이 벌어질 때 분리되는 힘에 저항력이 있다. 벌어지는 힘이 인장유착력을 극복할 때, 관절표면은 급속하게 분리되면서 음압을 생성합니다. 이러한 음압은 표면이 분리되는 속도와 결합하여 활액 내에서 기포를 생성할 수 있다. 이 연구는 관절에서 들리는 '뚝' 소리가 기존에 존재했던 기포(캐비테이션)가 터지는 것보다는 새로 만들어진 기포(tribonucleation)와 관련이 있다는 것을 제시하고 있다.[18]

연골 (Cartilage)

연골은 활액관절의 각 뼈 끝 부분을 덮고 있는 강하고 유연성 있는 결합조직이다. 연골의 기능은 부하를 분산시키고, 연골아래 뼈의 스트레스를 최소화하고, 체중 부하 표면에 마찰을 감소시키는 것이다. 연골은 매우 탄력이 있으며, 원래의 모양을 변형시키고 회복할 수 있다. 연골은 신진대사 능력이 낮으며 혈관, 림프관 및 신경이 없다. 본질적으로, 관절연골은 독립적으로 기능을 한다. 단순하고 균질한 연골형태는 매우 복잡한 구조가 숨어있다. 이 구조는 질병이나 부상의 영향을 받지 않는 한 변하지 않은 채로 남아있는 것처럼 보인다.[19] 모든 결합 조직과 마찬가지로 세포(연골 세포), 콜라겐 섬유 및 세포사이기질의 조합으로 구성되어 있다. 콜라겐 섬유는 모양 유지 및 인장강도를 제공하는 반면 점성은 수화된 기질은 압축력을 흡수시킨다.

연골은 유리, 탄력 및 섬유 연골의 세 가지 유형으로 존재하며 관절에서 가장 흔하게 발견되는 두 가지는 유리연골과 섬유연골이다. 일반적으로 관절연골이라고 하는 유리연골은 관절에서 발견되는 가장 흔한 유형의 연골이다. 유리연골은 유년기의 긴뼈의 성장판을 형성하고 관절표면에 위치한 긴뼈의 끝 부분을 덮고 있다. 관절이 유리연골 내에서 발생한 압축력을 견딜 수 있도록 유리연골의 주성분은 세포외 기질 물질로 구성되어 있다. 섬유연골은 추간판을 형성하며, 턱관절, 무릎(반월판) 및 치골결합과 같은 위치에서 발견할 수 있다. 관절이 모양을 유지하고 인장력에 견딜 수 있도록 돕는 콜라겐 섬유가 섬유연골의 주된 구성 요소이다.

연골은(섬유아세포는 측두하악관절 또는 TMJ와 같은 일부 관절의 관절표면에서 발견되었지만) 주로 연골세포(chondrocyte or cartilage cell)와 세포외 기질로 구성되어 있다. 연골 세포는 세포외 기질 성분을 합성하고 연골 재형성과 재생을 유도하는 효소를 분비한다.[20] 관절연골 세포외 기질의 생화학적 구성은 복원력 및 탄력성과 같은 조직의 생체역학적 특성을 결정한다. 생화학적 구성은 관절과 환자 사이에 다양하게 나타난다.[21] hyaline과 섬유연골의 세포외 기질은 물, 콜라겐, 프로테오글리칸, 글리코프로테인 그리고 소량의 지질과 무기질로 구성되어 있다. 물은 유리연골의 총 중량의 60~80%를 차지하며 섬유연골은 이보다 조금 적은 양의 물을 함유하고 있다.[22]

유리연골의 구성 및 구조는 4개의 영역으로 나눌 수 있다(그림 1.3). 콜라겐 구성과 세포외 기질 내의 프로테오글리칸의 양은 생체역학적 상이한 특성을 제공하기 위해 각 구역별로 다양하게 나타난다. 표면 영역에는 콜라겐 함량이 가장 높다. 콜라겐섬유의 배열은 관절표면과 평행하며, 이 영역은 전단력에 저항하는 것이 주요 목적이다. 그 다음 영역에서는 콜라겐 양이 감소한다. 중간 영역에는 큰 콜라겐 섬유와 연골세포가 무작위로 배열되어 있다. 안쪽 깊은 영역은 빽빽하게 수직방식으로 구성되며, 수분 함량이 낮고 프로테오글리칸이 풍부하다. 이 영역의 역할은 압축력에 저항하는 것이다. 석회화 연골영역은 연골이 연골아래 뼈 조직으로 변하는 곳이다.

유리연골은 구조와 무혈관성이라는 사실 때문에 회복이 어려울 수 있다. 연골세포(chondrocytes)는 미세손상의 회복을 용이하게 할 수 있지만; 전형적인 세포의 계단(celluar cascade: 다른 국소조직의 혈관 손상에 의해 촉진)이 발생할 수 없으므로 더 큰 손상은 회복이 어렵다. 연골손상이 혈관화 된 연골아래 뼈(osteochondral injury)까지 동반될 만큼 심하면 뼈 손상으로 인한 혈관 출혈로 인해 약간의 회복이 가능하다. 이 원리는 외과적 미세골절과 무릎 관절의 유리연골 결손을 치료하는 기술에 사용된다.

뼈의 경우와 마찬가지로, 관절연골은 이방성 특성을 가지므로 다양한 방향으로 가해진 힘에 따라 다르게 반응할 수 있다. 연골 이방성은 인장력과 압축력 모두에서 발생한다. 압박 중 이방성은 정상 연골 기능에 필수적이다.[23] 다양한 콜라겐섬유 정렬 그리고 세포외기질 속의 프로테오글리칸과 콜라겐의 비율은 유리연골의 다른 영역에서 스트레스 저항에 영향을 미친다.

생체재료로서 관절연골은 물을 머금은 다공성 유기고체기질로 간주 될 수 있다. 연골에 일정한 하중이 가해지면 탄성 변형이 일어나서 액체가 조직에서 관절 속으로 흘러 갈 때 추가적으로 발생하는 느린 변형(creep이라 알려진)이 발생한다. 시간이 지남에 따라 일정한 변형을 받는 연골은 초기 응력이 높고 점차 느리게 발생하고 점진적으로 스트레스가 감소한다. 이 반응을 스트레스 이완이라고 한다.[25] 크리프(Creep)와 스트레스 이완은 압력과 전단력에서 발생하는 연골조직의 점탄성의 특징이다. 간질액의 흐름과 세포외 기질의 콜라겐 섬유 및 프로테오글리칸의 적응 반응은 이러한 현상의 원인으로 보인다. 압박과 견인력

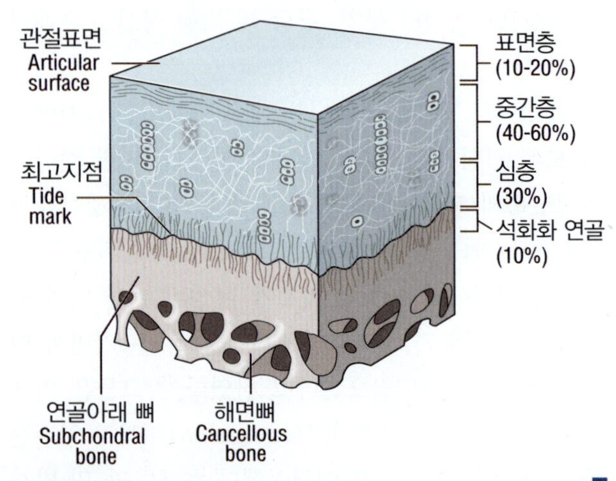

그림 1.3 유리(관절)연골의 영역.

에 의해 촉진되는 연골조직 내외의 간질액 흐름은 연골 내에서 노폐물 및 영양분의 교환을 가능하게 한다.[24] 이러한 동적 부하는 연골 내 연골세포의 생합성 활동을 증가시키거나 억제(만일, 부하가 자주 또는 과도하다면)할 수 있다.[26]

연골은 표면에 마찰과 마모에 강한 힘을 제공한다. 이것은 표면 하중을 분산시키는 데 도움이 된다. 연골은 기능적 활동 중에 인장력, 압축력 및 전단력의 영향을 받는다. 연구에 따르면 특정 신체 활동만으로는 연골 마모(골관절염)가 발생하지는 않는다고 한다. 대신에 높은 부하와 같은 활동이 수행되는 방식은 손상이 발생할지를 결정하는 중요한 요소가 될 수 있다.[27] 치료사는 연골 손상가능성을 최소화하면서 기능 향상을 위한 훈련 및 재활 운동을 처방할 때 이러한 원칙을 고려해야 한다.

인대 (Ligaments)

인대는 관절의 움직임을 가이드하고 관절을 안정시키는 데 도움이 되는 핵심 구조 중 하나이다. 인대는 관절을 연결하고, 뼈에 붙으며, 관절 위치와 힘이 가해졌는지에 따라 긴장되거나 느슨해진다. 연골은 꽉찬 세포외 기질, 주름진 다발의 콜라겐 섬유, 프로테오글리칸, 엘라스틴, 물(기질의 ~70%) 및 소수의 세포(주로 섬유아세포)로 구성된 치밀 결합조직이다. 인대 내의 콜라겐 원섬유는 다양한 양의 콜라겐, 엘라스틴 및 프로테오글리칸을 포함하고 있다. 인대는 종종 매우 혈관이 많이 분포하고 감각과 고유감각신경을 포함하고 있는 세포막(epiligament)에 감싸여 있다. 인대 자체는 혈관이 적지만 혈액이 조직적으로 공급되고 분포되어 있다.[28]

인대 세포는 국소 및 전신적인 인자에 반응하여 적응하도록 조직변화를 촉진시킨다. 습성과 반응과 같은 인대변화를 자극하는 요소는 다양한 부하(예: 운동 또는 고정화로 인한) 및 호르몬 수준의 변화(예: 월경, 임신)가 포함될 수 있다.[28] 인대의 생체 역학적 특성은 구성 물질(세포, 섬유, 기질)의 성질뿐 아니라 배열 및 함량의 비율에 따라 달라진다. 예를 들어, 모든 인대에 소량(~5%)으로 존재하는 엘라스틴은 스트레스에서 발생하는 변형으로부터의 회복이 가능하도록 콜라겐섬유 사이의 네트워크를 형성한다. 인대 세포외기질 내의 물과 프로테오글리칸이 미끄러짐과 공간을 제공하여 콜라겐섬유 바탕질에서 미끄러짐이 발생할 수 있게 해 준다.[29] 인대는 고도로 분화된 섬유질 조직으로 인대의 기계적 성질은 방향에 따라 좌우된다(이방성). 예를 들어, 사람의 내측 측부인대는 횡 방향에 비해 종 방향의 스트레스에 30배 더 잘 견디는 기계적 특성을 가지고 있다. 인대는 또한 점탄성과 스트레스 또는 변형 반응을 나타낸다.[30] 스트레스 동안 인대는 처음에는 부서지지 않고(낮은 저항), 파열지점(끊어짐)에 도달할 때까지 늘어난다(높은 저항). 정상적인 활동 중에 인대는 낮은 저항 수준에서 기능을 한다고 생각된다. 또한 인대는 느린 변형(creep) 및 스트레스 완화의 점탄성을 나타낸다. 히스테리시스(에너지 손실)는 인대의 추가적인 점탄성적 특성이다. 이는 인대에 가해지는 부하 유무에 대한 반응이다. 늘어나는 동안 수행된 일은 짧아지는 회복된 일보다 크다. 잃어버린 에너지는 열을 낸다.

고려해야 할 흥미로운 임상적인 측면 중 하나는 인대와 뼈 사이의 점탄성 특성의 관계이다. 관절 뼈-인대 복합체의 부하율이 느리면, 뼈가 파손되거나 부러질 가능성이 더 크게 된다. 부하율이 증가함에 따라, 뼈는 인대보다 강해지고, 인대는 먼저 파열될 가능성이 더 커진다. 부하율이 느릴 때, 뼈가 찢어지는 골절이 탈락이 가장 많이 발생할 확률이 높다. 빠른 하중률에서는 인대 파열이 예상된다.[31]

관절의 분류 (Joint Classifications)

빈공간이 없는 관절은 부동결합(synarthroses)으로 알려져 있다. 이러한 관절은 일반적으로 정상적인 상태에서 작은 양의 움직임만이 허용된다. 그들은 뼈가 섬유성 결합조직이냐 연골성 결합조직이냐에 따라 명명되거나 분류된다. 부동결합 관절은 다음과 같이 분류 된다:

1. 섬유성 부동결합: 이 관절은 뼈와 뼈 사이에 딱딱하며 섬유결합조직으로 구성되어 있다. 섬유성

부동결합은 3가지 유형이 존재한다:

- *봉합*. 이것은 처음에 분리된 두 개의 뼈가 깍지 낀 형태(봉합)로 함께 합쳐지며, Sharpey의 섬유로 알려진 거친 섬유 조직에 의해 함께 결합된다. 이러한 관절의 예는 두개골(두개골 봉합)에서 발견된다. 성인 두뇌 골 사이에서의 움직임 발생 유무는 논란이 있다.
- *뼈사이막*. 이것은 뼈 사이의 섬유막 결합이다. 한 가지 예는 다리의 경골과 비골 뼈 사이의 섬유막 결합이다. 이 관절에서는 약간의 움직임이 발생할 수 있다. 이러한 관절의 부상(즉, 심한 발목 염좌)은 관절에 극단적인 힘이 가해져 발생한다. 따라서 회복시간과 재활이 많이 필요해진다.
- *정식*. 이것은 섬유조직 관절로 둘러싸인 소켓에

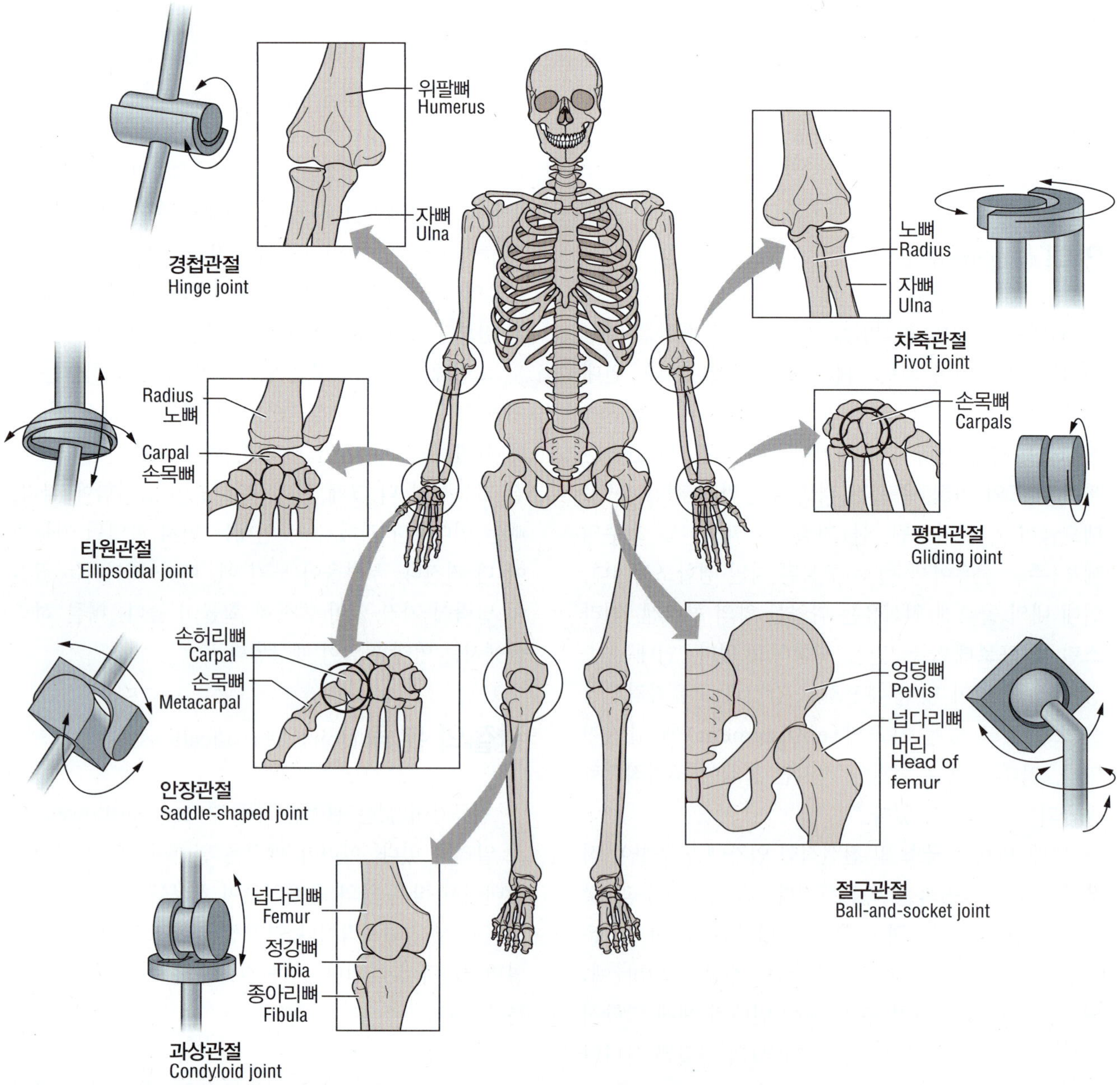

그림 1.4 7개의 관절 분류와 움직임.

맞는 원추형 못이 박혀 있는 모양의 구조이다. 이러한 관절의 예는 위턱과 아래턱에 치아가 박혀 있는 관절이다. 이러한 관절에서는 약간의 치아 이동이 허용된다. 이것은 치열 교정기가 치아 정렬과 위치를 바꿀 수 있는 방법이다.

2. 연골결합(반관절): 이 관절은 뼈와 뼈 사이의 연결이 연골로 구성된다. 사이에 위치한 연골은 유리 또는 섬유 연골 일 수 있으며, 예로는, 흉골과 첫 번째 늑골 사이 관절이다. 이 경우, 유리연골이 두 뼈 표면 사이의 공간을 채우게 된다. 연골결합은 연결된 뼈 사이에 약간의 움직임만을 허용한다.

빈 공간 있는 관절(가동결합 또는 활막관절)은 단순 또는 복합으로 정의할 수 있다. 단순한 관절은 두 개의 뼈로 구성된다. 복잡한 관절은 3개 이상의 뼈로 구성된다. 또한, 이러한 가동관절(윤활 관절)은 관절면의 모양이나 관절면의 모양에 의해 허용되는 움직임으로 명명되거나 분류된다. 7가지 관절의 분류와 그 움직임은 다음과 같다(그림 1.4).

- **경첩관절**: 오목관절에 볼록한 면이 관절한다. 한 예로 팔꿈치관절이 있다. 굴곡 및 신전 운동은 이러한 관절에서 발생한다.
- **타원관절**: 이것은 오목한 관절에 평평한 볼록 타원의 표면이 연결되는 관절이다. 하나의 예로는 손목관절이다. 굴곡과 신전 및 외전 및 내전 운동은 이러한 관절에서 발생한다.
- **안장관절**: 볼록면과 오목면이 한 관절면(안장 모양)에 있고, 관절 표면은 말안장 위에 앉아있는 기수와 마찬가지로 서로 직각으로 향하고 있다. 한 예로는 엄지손가락 중간뼈와 큰 마름뼈 사이의 관절이 있다. 굴곡과 신전, 외전과 내전, 그리고 회선 움직임이 이 관절에서 발생할 수 있다.
- **과상관절**: 이것은 오목한 관절면과 타원형 모양의 융기와의 관절이다. 하나의 예는 대퇴골과 경골사이의 관절이다. 굴곡과 신전, 외전과 내전 그리고 약간의 회전이 이 관절에서 발생할 수 있다.
- **차축관절**: 이 관절은 오목하거나 링 모양의 표면에 둥글거나 원추형 표면이 있는 뼈로 구성되어 있다. 하나의 예는 근위부 요척 관절이다. 이러한 관절에서는 단일 축을 중심으로 회전이 발생한다.
- **평면관절**: 평평한 표면에 평평한 면이 관절하는 구조이다. 하나의 예는 손목뼈사이 관절이다. 이 관절에서는 미끄러짐이 발생한다.
- **절구관절**: 이것은 컵 모양의 오목면과 볼록면과의 관절이다. 한 가지 예로는 대퇴부 대퇴골 관절이 있다. 굴곡과 신전, 외전 및 내전, 그리고 회전과 같은 세 평면 모두에서 중요한 동작이 이러한 관절에서 발생할 수 있다.

관절 움직임의 해부학적 표현은 해부학적 자세에서 신체와 교차하는 3개의 가상 평면을 기반으로 한다.

- **시상면**: 신체를 세로 방향으로 지나는 면으로 오른쪽과 왼쪽으로 나누는 면이다.
- **관상면**: 신체를 가로 방향으로 지나는 면으로 전방과 후방으로 나누는 면이다.
- **수평면**: 몸을 가로지르는 수평면으로 위와 아래로 나누는 면이다.

세 개의 평면에서 관절의 운동을 설명하는 세 개의 축이 있다(그림 1.5). 이것은 움직임이 발생하는 평면에 수직이다.

- **관상축**: 시상면에 수직으로 굴곡 및 신전 운동이 가능하다.
- **시상축**: 전두엽에 직각으로 외전 및 내전이 가능하다.
- **수직축**: 횡단면에 수직으로 내측 및 측방 회전 운동이 가능하다.

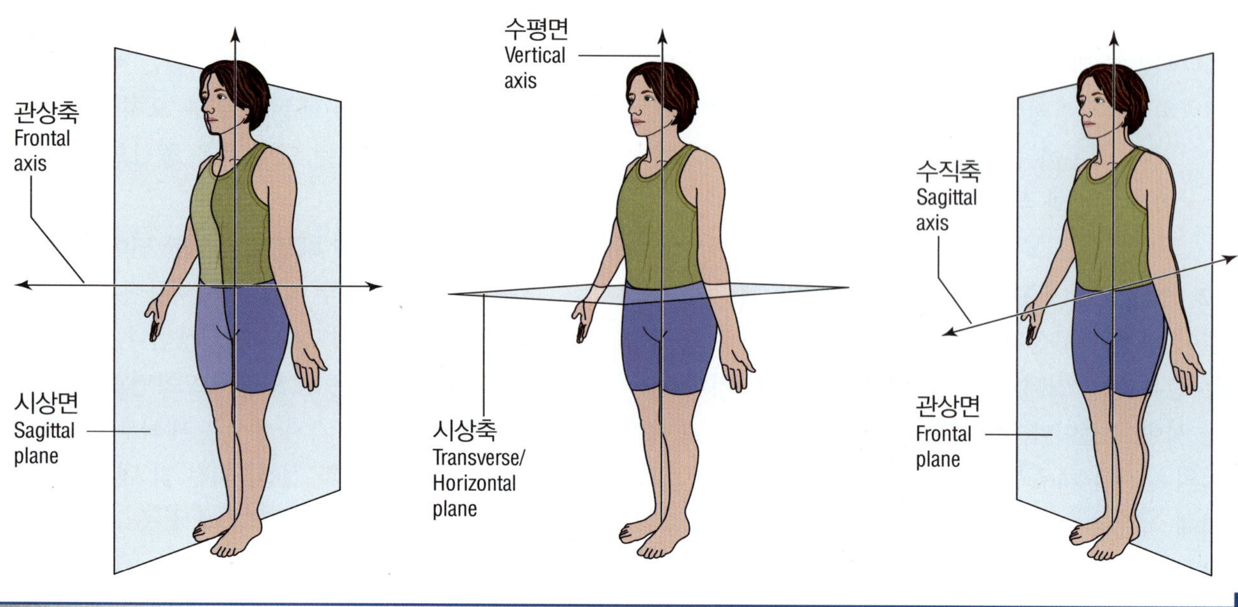

그림 1.5 기본적인 면과 축.

관절 위치와 움직임
(Joint Positions and Movements)

관절가동술과 관절교정술과 같은 도수치료 기술을 사용하는 의료 전문가는 관절 위치를 설명하기 위해 *느슨하게 잠긴* 상태나 *빽빽하게 잠긴* 상태와 같은 용어를 사용한다. 일반적으로 도수치료 교재에서 느슨하게 잠긴 상태는 빽빽하게 잠긴 상태보다 다른 어떠한 관절상태로 정의된다. 느슨하게 잠긴 상태(loose-packed positioning)에서는 관절 표면이 완전하게 일치하지 않으며 주변 구조물(인대, 관절낭)이 최대한 긴장되지 않는다. 반대로, *빽빽하게 잠긴* 상태는 일반적으로 두 관절 표면 사이에 최대 접촉이 있는 관절상태로 정의되며 주변 구조는 최대한 긴장된다. 빽빽하게 잠긴 상태에 있는 관절은 최소한의 병진운동을 허용해야 하므로 관절가동을 위해 이 위치에 관절을 두는 것은 좋지 않다.

빽빽하게 잠긴 위치의 분명한 정의는 어깨 관절과 같은 일부 특정관절의 경우에는 불완전하다. 어깨 관절의 잠긴 위치는 일반적으로 벌림과 측면(외측) 회전으로 설명된다. 이 위치에서 앞쪽 관절낭은 뒤쪽 관절낭보다 긴장되며, 관절 면이 잘 들어맞는지 여부는 논쟁의 여지가 있다. 그러나 잠긴 위치에 대한 정의의 한계에도 불구하고, 잠긴 위치에 대한 개념은 도수치료 기술을 이해하고 적용하는 데 유용하다. 개념의 정의에 제한과 예외가 있음을 인식하는 것이 중요하다.

건강관리 전문가가 자주 사용하는 또 다른 관절위치에 대한 정의는 이완자세이다. 이것은 관절을 둘러싸고 있는 조직이 가장 적은 스트레스를 받고 관절낭이 가장 느슨한 상태를 보이는 관절의 위치로 정의할 수 있다. 이완자세는 *최대한 느슨하게 잠긴 위치*라고 부를 수도 있다.[32] 환자는 관절의 불편함을 최소화하기 위해 관절 내에 부종이 있을 때, 관절을 이 자세로 취하는 경우가 많다.

관절의 움직임은 골 운동학과 관절 운동학 두 가지로 정의한다. 골 운동학 동작(생리적 동작이라고도 함)은 해부학적 운동영역(굴곡 및 신전, 외전 및 내전, 내측 및 측방 회전)에서 관찰 가능한 뼈의 움직임이다. 이러한 움직임은 관절가동범위의 관점에서 환자 상태를 문서화하기 위해 의료 전문가가 각도기를 측정에 사용한다. 관절운동학 동작은 수동적(치료사가 환자의 사지의 움직임을 수행)이나 시행하거나 능동(환자가 자신의 근육을 사용하여 움직임을 수행)으로 실시할 수 있다.

관절운동학 동작은 각도기 측정으로 시각적으로나 양적으로는 쉽게 관찰할 수 없다. 관절운동학 동작은 완전한 골 운동학적 동작이 가능한 관절에서 두 개의 뼈 사이에 발생하는 수동적, 부수적 동작이다.[33] 누군가가 능동으로 골 운동학적 동작을 수행할 때 이러한 부수적인 움직임은 자연적으로 발생한다. 또한, 관절 운동학 동작은 수동으로 환자의 관절을 도수치료하는 의료 전문가가 수동으로 평가할 수 있다. Grieve는 관절 운동학적 수동적 평가는 환자의 자발적인 근 활동이 없는 관절에 기계적으로나 손으로 적용된 움직임으로 설명했다.[34] 관절에서 치료사에 의해 수행되는 수동 부수적 동작의 도수평가는 일반적으로 *관절움직임(joint play) 평가*라고 한다. 이 평가는 비교적 주관적이다.

관절 운동학적 동작은 생리학적(osteokinematic) 동작에서 발생하는 관절 표면의 구름(roll), 미끄러짐(Slide) 및 회전(spin)을 포함한다. 구름(roll)은 표면을 굴러다니는 타이어와 같다. 미끄러짐(Slide)은 표면의 타이어 미끄러짐과 비교할 수 있다. 회전(spin)은 피겨 스케이팅 선수가 발가락 끝으로 수행하는 회전과 비슷하다. 관절에서 회전(spin)은 고정된 역학적 축(예: 노자관절에서 엎침과 뒤침)을 중심으로 하나의 관절면이 회전하는 것이다.

치료사가 일반적으로 사용하는 관절가동술의 주요 가이드라인은 요철법칙(concave-convex rule)이다. 인체 대부분의 관절은 볼록한 표면과 오목한 표면으로 이루어져 있다. Kaltenborn은 관절 운동성을 회복시키기 위해 요철법칙(concave-convex rule)을 근거로 하는 관절 활주 운동을 적용한 수동 관절가동술을 제안했다. 이 규칙은 기본적으로 다음과 같다:

- 볼록한 표면이 오목한 표면에서 움직이는 경우 구름(roll)과 미끄러짐(Slide)은 반대 방향으로 발생 한다(그림 1.6a).
- 오목한 표면이 볼록면에서 움직이는 경우, 구름(roll)과 미끄러짐(Slide)은 같은 방향으로 발생한다(그림 1.6b).

도수치료를 사용하는 치료사는 정상적인 관절 운동성을 회복하기 위해 활주 할 방향(뼈의 움직임 VS 안정화를 기초로 함)을 결정하는 이 규칙을 적용한다. 예를 들어, 치료사는 신전의 완전가동범위가 안되는 환자의 무릎관절의 신전 범위를 회복시킨다면, 대퇴부를 고정시키면서 경골을 전방으로 미끄러지듯 미끄러짐(Slide)을 선택할 수 있다. 최근 이 규칙을 반박하는 연구들이 있다.[36-39] 이러한 연구 결과를 바탕으로 Schomacher는 생체역학적으로 분석해 볼 때, 언제나 일정하지 않은 관절 회전 운동이 발생하는 동안에 요철법칙(concave-convex rule)이 지렛대 법칙의 교훈적인 단순화라고 제안한다. 그는 중재방법으로서 관절가동술을 고려 중일 때, 먼저 포괄적인 검사를 하지 않고 건강한 관절에서 병리학적으로 예상되는 미끄러짐 방향을 자동적으로 적용하지 않는 것이 중요하다고 한다.[40] 제한된 미끄러짐(Slide)은 다른 원인일 수 있다. 검사 결과와 이후 치료를 위한 활주 방향 선택은 철저한 임상 추론 과정으로 결정되어야

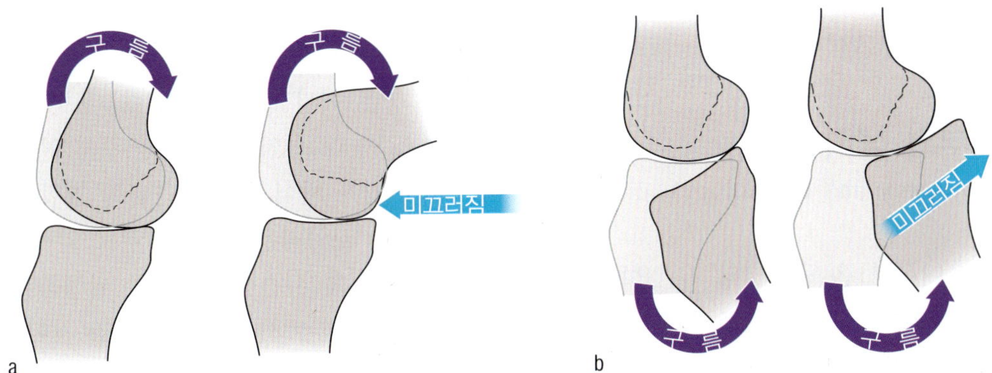

그림 1.6 *(a)* 오목한 관절면 위에서 볼록한 관절의 관절운동학 *(b)* 오목한 관절면 위에서 볼록한 관절의 관절운동학.

한다. 이 사례는 존슨과 동료들에 의해 제공되었는데, 유착성 견관절낭염을 진단 받은 환자에게 후방 미끄러짐(Slide)을 적용한 결과가 전방 활주를 적용한 환자보다 더 많은 바깥회전 운동 범위의 개선을 가져온다는 것을 발견했다.[39] 이 결과는 오목 볼록 규칙에 위배되는 것이다. 치료사는 관절 운동성을 회복하기 위해 손으로 미끄러짐(Slide)을 수행할 방향을 결정할 때 이 정보를 고려해야 한다. 미끄러짐 후 원래 상태로 되돌아오는것(take-home)은 규칙을 맹목적으로 따르는 것과 반대로 환자의 반응을 기반으로 글라이딩 방향을 철저하게 평가하고 선택하는 것이다.

골격근과 결합조직

SKELETAL MUSCLE AND CONNECTIVE TISSUES

골격근에서 근육은 골격근(횡문근, 수의근), 평활근(민무늬근, 불수의근) 및 심장근 3가지로 분류할 수 있다. 골격근은 주로(항상 그렇지는 않음) 뼈에서 시작하고 뼈에서 정지하기 때문에 이름이 붙여진 것이다. 골격근은 체중의 약 40%에 해당한다. 골격근과 관련 결합조직은 골격계에서 뼈와 관절을 움직이고 안정화시키는 역할을 한다. 골격근은 부하를 분산시키고 충격을 흡수하는 역할을 한다.[41] 여기에서는 이러한 조직에 관한 기본적인 정보에 대해 논의 하고자 한다. 골격근은 신경계없이 기능을 수행할 수 없다. 신경계에 관하여 여기서는 간략하게 짚어보고 2장에서 자세하게 알아볼 것이다.

근육의 해부와 생리

(Muscular Anatomy and Physiology)

골격근(예: 이두근)은 근육계의 기관으로 볼 수 있다. 골격근은 골격근조직, 결합조직, 신경조직 및 혈관조직으로 구성된다. 골격근에는 4가지 공통된 특징이 있다.[42]

- **수축성**: 화학적, 전기적 자극에 반응하여 긴장도를 증가시키는 능력. 이것은 근육에 붙어있는 구조물(일반적으로 뼈)의 움직임을 가능하게 한다.
- **흥분성**: 화학적, 전기적 자극에 반응하여 수축, 단축되는 능력.
- **탄력성**: 스트레칭 능력.
- **신전성**: 정상적인 본래 길이로 돌아갈 수 있는 능력

전체적으로 보면, 움직임과 힘을 생산하는 근육 수축 단위는 근육힘살(muscle belly)과 근복이 뼈에 부착되는 힘줄을 포함한다. 수축성 근육조직은 화학적, 전기적 또는 기계적 자극에 반응하여 긴장을 증가시킬 수 있다. 수동적 긴장은 근섬유를 지지하는 비수축성 결합조직에 의해 제공된다.[43]

근육 조직은 근세포 또는 근섬유로 알려진 개별적인 다핵세포로 구성되어 있다. 이 세포들은 또한 문헌에서 *근육섬유*라고 불린다. 섬유(세포)는 길고 좁은 원통형 모양이며, 수많은 세포핵과 세포질(*원형질*로 알려진)을 둘러싸는 원형질막(근초)으로 둘러싸여 있다(그림 1.7). 근섬유는 일반적으로 다발로 구성되어 있다. 이러한 섬유 다발을 근속(fasciculi)이라고 한다.

결합조직이 기반인 콜라겐은 근육구조의 핵심 요소이다. 근초(sarcolemma)는 근섬유의 세포막이다. 근내막(endomysium)은 개별 근섬유를 둘러싸고 서로 간의 개별 세포를 분리하는 결합 조직이다. 근외막(perimysium)은 근육 근막(근섬유 다발)과 근외막 근육의 전체 구조를 감싸고 있다. 근육 결합 조직의 다음 층은 이전 층보다 두껍다. 또한 근외막은 근육 힘줄(근원과 삽입 지점에 근육을 연결하는 결합조직)과 계속 이어진다.[41] 근육의 결합조직이 힘줄과 합류하는 교차점은 *근건접합부*로 알려져 있다. 이것은 좌상과 같은 손상처가 자주 발생하는 부위이다.[44] 힘줄은 뒷부분에서 자세히 설명할 것이다. 요약하면, 골격근은 전체 골격근에서 근다발, 근세포(근육섬유), 근원섬유, 근세사의 순서로 진행되는 구성으로 되어 있다.

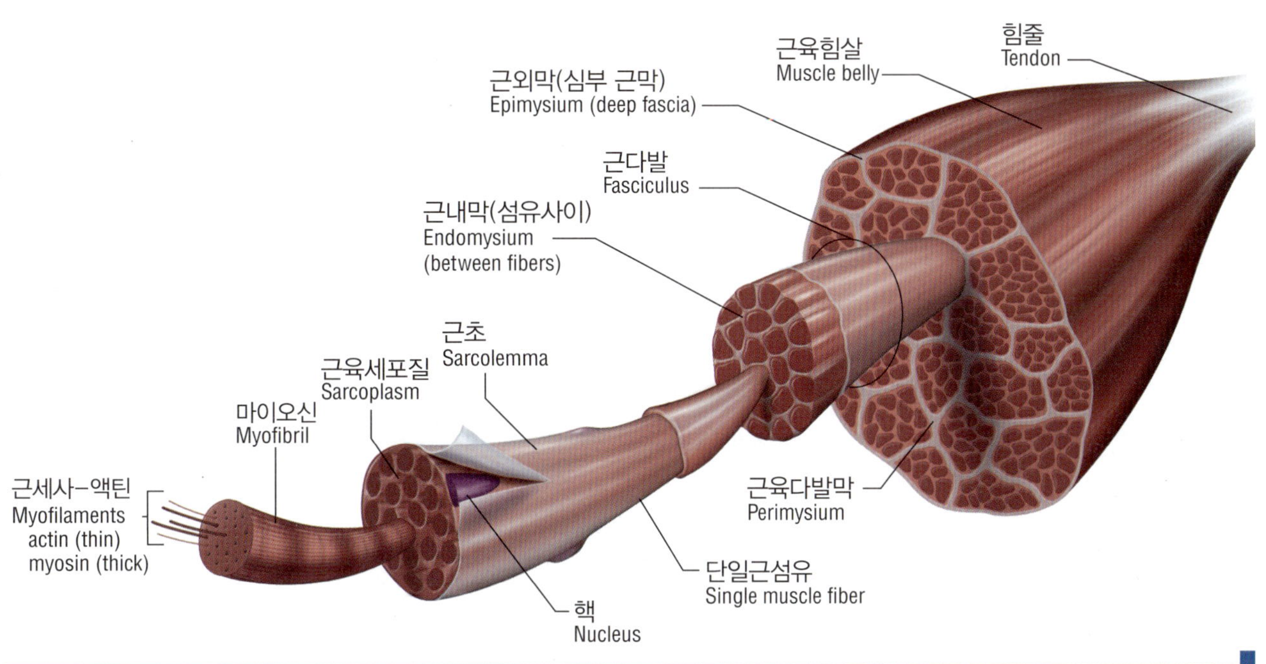

그림 1.7 근섬유의 구성.

표 1.1 근섬유의 구성

	느린연축 (I형)	빠른연축 피로저항 (IIA형)	빠른연축 피로저항
조직화학적 섬유	느린 산화	빠른 산화성 당분해	빠른 당분해
운동단위	작다. 낮은 지배 비율	중간	크다. 높은 지재비율
연축반응	느린 연축	중간	빠른 연축
동원순서	첫 번째	두 번째	마지막(일반적으로 강도가 요구될 때)
피로저항	높음	분별적 저항	낮음
운동 후 회복	빠름	상당히 빠름	느림
출력	낮음	적당히 높음	높음
유산소 능력	높음	적당함	낮음
무산소 능력	낮음	높음	높음

근육 섬유의 세 가지 기본유형은 유형 I (느린 연축(경련)), 유형 IIA(빠른 연축(경련) 피로 저항) 및 유형 IIB(빠른 연축(경련); 피로, 표 1.1)이다.[45] 제1형 느린 연축-근육섬유는 일반적으로 낮은 활성화 역치, 높은 유산소능력 및 낮은 피로도를 가지고 있다. 반면 IIB형 섬유나 빠른 연축 근육섬유는 높은 활성화와 역치, 낮은 유산소 능력 및 높은 피로도를 가지고 있다. 따라서 I 형 근섬유를 개발하기 위한 훈련을 위해 낮은 강도와 높은 볼륨(반복빈도 및 세트횟수)이 필요하다. IIB형 근육 훈련은 낮은 볼륨과 고강도가 필요하다. 자세 근육은 에너지 요구량이 낮지만 지속 가능성이 필요하기 때문에 주로 I 형 근육 섬유

로 구성되어 있다. 따라서 이러한 근육 유형에 대한 프로그램 설계는 반복을 강조하고 최소한의 저항으로 설정해야 한다. 근육과 근육의 힘에 따라 중력은 종종 충분한 저항으로 작용할 수 있다.

모든 골격 근육은 3가지 유형의 섬유의 조합으로 구성된다. 섬유 유형의 구성은 유전적으로 결정된다고 받아들여지고 있다. 보통 사람은 장딴지 근육에 약 50% 정도의 I 형 근육이, 25% 정도가 IIA형 근육이 그리고 25% 정도가 IIB형 근섬유를 가지고 있다.[44] 장거리 달리기선수는 I 형 근섬유의 비율이 훨씬 높을 수 있지만 단거리선수는 일반적으로 IIB형 근섬유의 비율이 훨씬 높다.[45] 사람의 나이가 들어감에 따라 II 형 근 섬유의 수가 크게 감소한다.

안정성 또는 자세 근육은 일반적으로 I 형, 또는 느린 연축, 근섬유의 비율이 높다. 일반적으로 이들 근육은 상대적으로 작고 느린 운동단위(작은 세포체, 작은 직경의 축삭 및 운동단위 당 적은 수의 근섬유)를 가지며 자세 활동 중에 거의 지속적으로 활동한다. 반면에 동적 또는 운동성 근육은 일반적으로 자극에 훨씬 빠르게 반응하지만 I 형 섬유보다 피로가 빨리 나타난다.

수축을 가능하게 하는 근섬유의 내부 구성 요소는 근원섬유이다. 근원섬유는 미세근세사(두껍고 얇은 필라멘트)로 구성되어 있으며, 세포의 길이를 감싸고 세포의 혈장 내에서 서로 평행하게 놓여 있다. 이 필라멘트는 주로 액틴과 미오신 단백질로 구성된다. 이 시스템의 미세구조를 현미경으로 보면, 밝은 줄무늬와 어두운 줄무늬가 반복되는 패턴으로 나타난다. 이것 때문에 골격근을 *가로무늬근*라고 한다. 현미경적 구조의 미세근세사의 핵심용어와 정의는 다음에서 설명되어 있다(그림 1.8).

- **A 밴드**: 두꺼운 필라멘트가 있는 부분에 해당하는 어두운 부분.
- **I 밴드**: 얇은 필라멘트만 포함하는 밝은 부분.
- **Z선**: 얇은 필라멘트를 고정하고 인접한 근원섬유를 연결하는 I 밴드 내의 단백질 판.
- **H 영역**: 각 A 밴드의 중간에 위치. 밝은 줄무늬는 얇은 필라멘트 사이 영역.
- **M선**: 인접한 두꺼운 필라멘트를 연결하는 단백질 섬유.
- **근절**: 두 개의 Z 줄 사이의 근원섬유 부위.

근절은 근섬유의 기본적인 기능적(수축성) 구성요소이다. 수축이 발생하면 Z선은 서로 가깝게 움직인다.

근절이 근섬유의 기본적인 수축을 위한 구성요소이지만, 운동단위는 기능을 위한 구성요소이다(2장의 그림 2.1 참고). 운동단위는 자발적인 수축을 가능하게 하는 근육에 대한 신경계 연결이다. 운동신경원(일반적으로 *α-운동신경원*으로 알려짐)은 중추신경계와 근육을 연결하는 신경세포이다. 근섬유 수축은 특정 근섬유의 운동신경원의 흥분과 활성화를 통해 발생한다. 신경계는 α-운동신경원 세포체의 막을 가로지르는 전위차를 변화시킴으로써 운동단위를 동원한다. 이 과정에서 억제와 흥분 입력의 경쟁이 나타난다.

α-운동신경원 활성화는 처음에는 근육의 동원을 통해 나타나며, 그 후 부호화 과정을 통해 여러 원인으로 나타날 수 있다. 운동단위는 α-운동신경원 세포체의 막을 가로지르는 전압 전위가 변경될 때 신경계에 의해 동원된다. 이온은 세포막을 가로지르며 전기 신호 또는 활동전위를 생성한다. 활동전위는 근섬유가 활성화되어 근육이 수축이 발생하면, 근수축을 일으키는 신경근접합부의 운동종판으로 α-운동신경원의 축삭 아래로 퍼지게 된다. 증가된 근육 힘은 추가적으로 근섬유가 활성화될 때 생성된다.

운동신경원의 축삭 각각은 근육 내에서 여러 근섬유에 연접(시냅스)을 한다. 근육 내에서 이러한 넓은 분포는 운동 단위가 고르게 분포됨에 의해 수축이 유발되도록 한다. 이러한 배열은 하나 또는 여러 개의 α-운동신경원 손상이 근육의 작용을 현저하게 변화시킬 가능성을 감소시킨다. 운동신경원에 의해 생성된 활동 전위는 연접(시냅스)되는 모든 근섬유의 수축을 유발한다. 단일 α-운동신경원 및 관련 근섬유는 움직임을 일으키기 위해 활성화 될 수 있는 최소 단위의 힘이다.[46] 활동전위 신호가 신경계로부터 전송될 때, 느린 연축 운동단위는 움직임이 느리거나 빠름에 상관없이 항상 먼저 긴장을 일으킨다.

매우 짧은 시간에 서로 간의 연속적인 기계적 연축

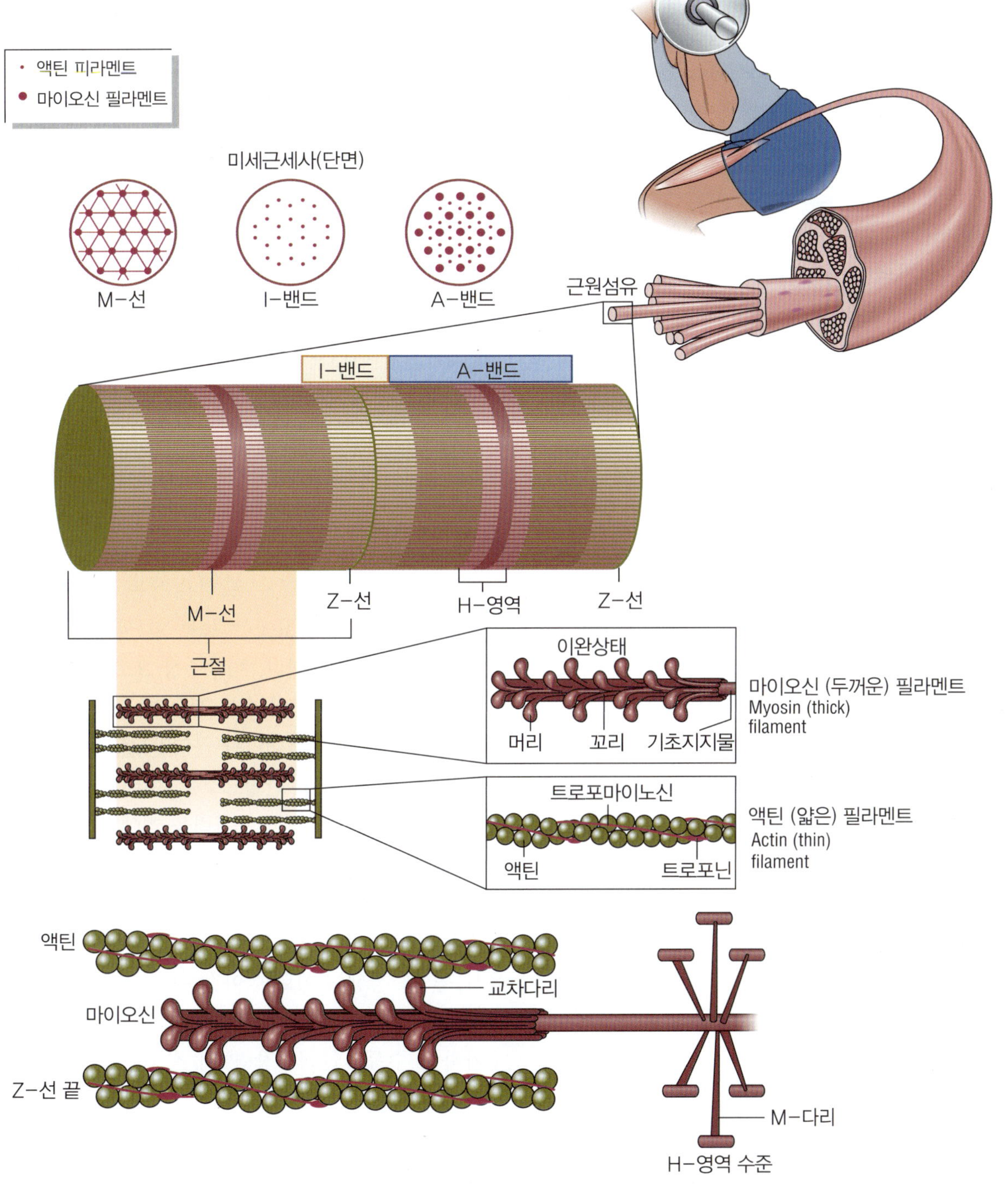

그림 1.8 근육의 근절.

의 융합을 강축성경련(tetanization)이라고 한다. 강축성경련(tetanization)은 단일 근섬유에 대해 가능한 최대 힘을 나타낸다.

필라멘트 활주이론 (Sliding Filament Theory)

근수축을 일으키는 화학적, 전기적 또는 기계적 자극의 복합적인 상호작용은 근수축의 *필라멘트 활주이론*이라고 불려왔다.[47] 교차결합은 미오신과 액틴 필라멘트 사이에서 일어나고, 액틴인 미세근세사의 마이오신 사슬에 미끄러지면서 나타난다. 이 과정은 근수축의 강도를 결정한다.

전기 자극은 근육 신경섬유의 탈분극을 일으키는 관련 운동신경원 뉴런에서 근수축을 유발한다. 칼슘은 세포 내로 방출되어 조절 단백질인 트로포닌과 결합한다. 이러한 칼슘과 트로포닌의 결합은 액틴이 미오신과 결합하여 근수축을 유발한다. 근육의 칼슘 수준이 감소하여 자극이 중지되면 근육은 이완한다.[48] 근섬유의 자극이 충분히 발생하면 새로운 교차결합이 형성된다. 근육이 짧아짐에 따라 긴장이 유지될 수 있도록 미오신과 액틴이 상호 작용하면서 교차 결합과 결합이 분리된다.

모든 유형의 근수축 과정에서 미오신과 액틴 필라멘트의 길이는 변하지 않는다. 등장성 수축 과정에서 두 세트의 필라멘트 사이의 서로 맞물림이 근섬유 길이 변하는 액틴 필라멘트가 미오신 필라멘트 위에서 활주하면서 바뀐다. A밴드의 폭은 변하지 않고 I밴드와 H영역의 폭은 다양하다. 근섬유가 짧아지고 서로 맞물리는 영역이 증가함에 따라 I 밴드와 H 영역의 폭이 감소한다. 대조적으로, 근육의 길이가 증가하고 맞물림이 감소함에 따라, I 밴드와 H 영역의 폭은 증가한다(그림 1.8 참고). 근수축의 특정 순서는 다음과 같다:

1. 활동 전위가 시작되고 운동 축삭 아래로 전달된다.
2. 아세틸콜린이 신경근 접합부의 축삭 종말에서 방출된다.
3. 아세틸콜린은 운종판의 수용체 부위에 결합한다.
4. 칼륨과 나트륨 이온은 근육막을 탈분극 시킨다.
5. 근육 활동 전위는 막 표면에 전달된다.
6. T 세뇨관의 탈분극은 소포체 세망의 측면에서 칼슘을 방출한다.
7. 칼슘은 액틴 필라멘트의 트로포닌–트로포미오신 복합체에 결합하여 액틴과 미오신 결합의 억제를 풀어준다. 액틴과 미오신 머리 사이의 교차결합이 생성된다.
8. 액틴은 ATP와 결합한다.
9. 생성된 에너지는 미오신과 액틴의 교차 결합의 움직임을 일으킨다.
10. 미오신과 액틴은 서로 미끄러진다.
11. 칼슘의 농도가 트로포닌–트로포미오신 시스템에서 액틴을 억제하기에 충분히 높을 때까지 미오신과 액틴 교차결합 활성화가 계속된다.
12. 자극이 멈추면 교차결합이 깨진다. 칼슘은 근소포체의 측면 주머니 속으로 이동한다. 따라서 필라멘트 활주이론은 다양한 자극에 따라 달라진다.

이러한 근수축 메커니즘의 적절한 수행은 적절하게 기능하는 신경계에 크게 의존한다.

근력 생산 (Muscle Force Production)

근육이 생산할 수 있는 총 힘은 능동 및 수동 요소의 합계이다. 수축성 요소는 능동 힘(액틴과 미오신 근세사 활주)을 제공한다. 비수축성 요소(결합 조직)와 수축성 요소의 탄성이 수동 힘을 제공한다. 근세사뿐만 아니라 근세사(근내막과 근외막)를 둘러싸고 결합조직은 근육의 평행 탄성요소를 만든다. 수축 요소와 연이어 부착되고 능동 수축력을 뼈에 전달하는 근육 힘줄은 근육의 일련의 탄성 요소를 구성한다. 이 두 가지 탄성요소는 조직에서 발생하는 탄성 스트레칭과 스트레치가 이완(고무 밴드의 이완 및 신장과 유사)될 때 정상 길이로 돌아갈 수 있는 근육의 최종 용량으로 저장된 에너지를 통해 근육의 능동수축력에 추가하여 수동적인 힘(장력)이 적용된다. 비수축성 조직의 힘 생산은 수동 스트레칭 또는 능동 근수축으로 발생할 수 있다.

근섬유 구조는 근육의 수축력 생성 능력에도 영향을 미친다. 근육 섬유의 가장 기본적인 두 가지 배열은 평행하고 깃털모양(근육의 힘을 생성하는 축에 대해 비스듬하게 정렬된 섬유, 그림 1.9)이다. 마름근과 위팔두갈래근은 평행한 배열이고, 삼각근과 넙다리곧은근은 깃털모양 배열이다. 평행 섬유배열은 단축을 촉진하는데 반하여 깃털모양의 섬유배열은 힘 생성을 촉진한다. 주어진 수준의 섬유 장력에서는 깃털모양의 배치는 평행한 섬유 배열에 비해 적은 힘을 발생시킨다. 그러나 깃털모양의 배열은 평행한 배열보다 제한된 공간에 더 많은 섬유를 채울 수 있다. 따라서 깃털모양의 근육은 근육부피당 더 많은 섬유를 포함하고 있어서 동일한 크기의 근육에 대한 평행 섬유 정렬보다 더 많은 힘을 발생시킨다.[49] 근육이 생성할 수 있는 힘의 양은 근육 단축의 속도, 근육이 수축할 때의 길이 및 근육이 마지막으로 수축 자극을 받은 이후의 시간의 길이에 의해서도 영향을 받는다.

근수축은 여러 유형이 있으며, 모두 고유한 특성을 가지고 있다. 이러한 수축 유형의 장단점과 각 수축 유형의 특정 특성에 대해서는 다음에 나오면 박스를 참고할 수 있다. 움직임을 유발하는 근수축은 *등장성(isotonic)*으로 알려져 있다. 등장성 수축의 기본 유형은 구심성, 원심성 및 등속성이다. 등척성 수축은 등장성이 아니다.

- **구심성 수축**: 긴장 상태에서 근육이 짧아진다.
- **원심성 수축**: 긴장 상태에서 근육이 길어진다.
- **등속성 수축**: 근육은 수축 시 일정한 속도가 유지되면서 근육이 길어지거나 짧아진다.
- **등속성 수축**: 근육은 일정한 길이로 긴장을 일으키지만 움직임은 일어나지 않는다.

근력은 가장 일반적으로 근육 그룹이 관절에서 생성할 수 있는 토크의 양으로 측정된다. 근육의 장력 생성능력은 단면적과 훈련 상태에 관련이 있다. 최대 정적 활동으로 발생하는 힘의 양은 섬유 형태에 따라 달려있지만, 섬유의 단면적과 관련이 있다. I형 섬유는 II형 섬유보다 직경이 작기 때문에 I형 섬유의 비율이 높을수록 근육 직경이 작아져서 힘 발달 능력이 낮아지는 것으로 생각된다.[50] 모든 조건이 비슷하다면, 근육이 발휘할 수 있는 힘은 부피보다는 그것의 단면적과 관련이 있다.[51] 근력은 힘과 속도의 산물이다. 최대 출력은 최대 속도의 약 1/3과 최대 구심성 수축력의 약 1/3에서 발생한다. 근 지구력은 근육이 일정 기간 동안 긴장을 가할 수 있는 능력을 말한다. 체온이 상승함에 따라 신경전도 및 근육 기능이 증가한다.

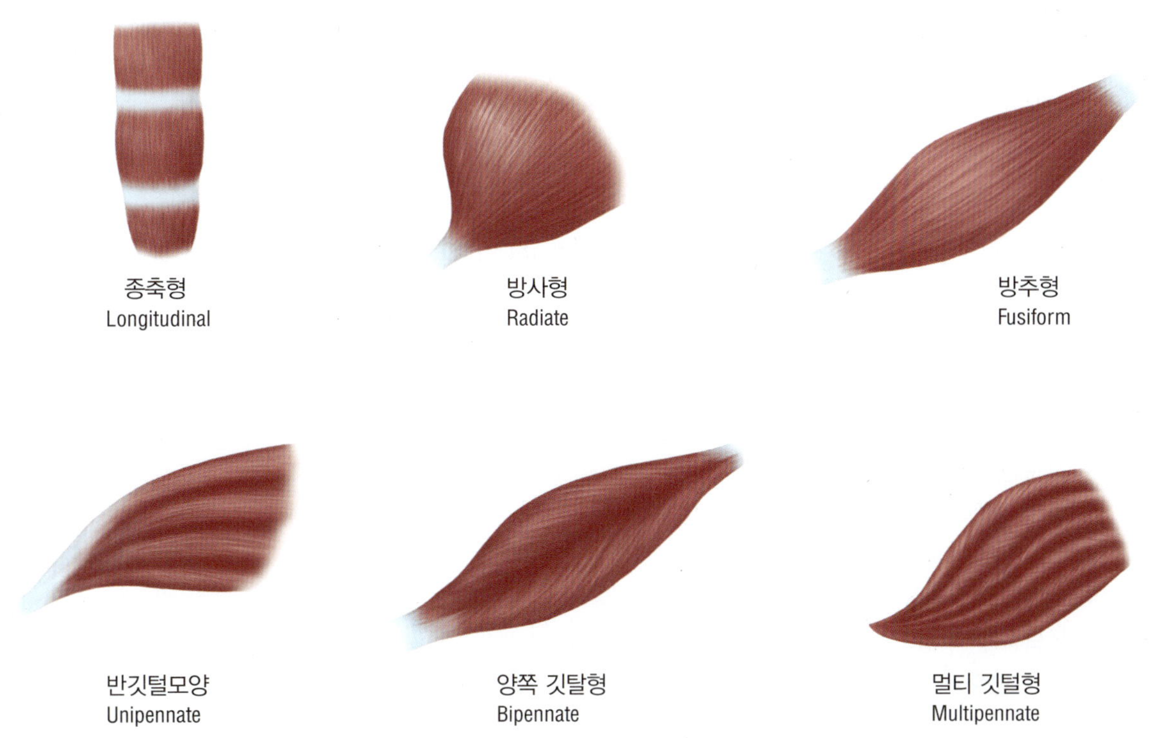

그림 1.9 근깃털모양의 섬유 형태.

근육 수축의 유형에 따른 장점과 단점

참고: 구심성 수축과 원심성 수축은 등장성 및 등속성 수축의 구성 요소이다. 등척성 수축은 독특한 형태의 등장성 수축(구심성 수축과 원심성 수축을 모두 포함)이다.

등장성

장점

- 구심성과 원심성 근육 활동.
- 근지구력을 향상시킬 수 있음.
- 프리 웨이트로 다양한 면과 기능 훈련이 가능.
- 체중을 저항으로 사용할 수 있음.
- 전체 관절가동범위로 운동할 수 있음.
- 대부분 저항성 장치로 저렴하고 쉽게 이용할 수 있음.
- 재활 전문가의 손을 이용한 저항을 사용할 수 있음.
- 다양한 훈련 프로그램 구성요소는 주부하(반복, 세트, 무게)를 손으로 조작될 수 있음.

단점

- 특히 탄성 튜빙으로 관절가동범위에서 가장 약한 지점의 근육에 최대부하.
- 프리 웨이트와 기구를 사용하여 관절가동범위의 한지점에서 근육이 극도로 어려움을 겪을 수 있음.
- 움직임을 수행하는 동안 환자가 통증을 느끼면 안전하지 않음.
- 움직임 속도가 증가하면 부상 위험이 증가함.
- 기능적으로 빠른 속도로 수행하기 어려움.
- 상호 구심성 수축 운동을 제공하지 않음.
- 빠른 힘을 발휘하는 것을 허용하지 않음.
- 관절가동범위의 전범위에서 고르게 부하량을 분산시킬 수 없음.

등속성

장점

- 같은 근육 그룹을 구심성과 원심성으로 상호적으로 또는 반복적으로 강화.
- 신뢰할 수 있는 장비로 측정.
- 광범위한 운동 속도.
- 피드백을 위한 컴퓨터 기반 시각 또는 청각 신호.
- 관절가동범위 전체에 최대 저항 제공.
- 고속 및 저속 훈련을 안전하게 수행 가능.
- 동작 통증호(painful arc) 위한 조절 가능.
- 고속에서 관절 압축 감소.
- 생리학적 오버플로우.
- 독립적 근육 강화.
- 외부 안정화.

단점

- 많은 신체 활동의 각속도를 생성할 수 없음.
- 크고 값 비싼 장비.
- 설정을 위해 시간과 도움이 필요.
- 가정 프로그램으로 사용할 수 없음.
- 대부분의 장치는 열린 운동 사슬 움직임만 제공.
- 장비 가용성.
- 대부분의 일상적 기능적 활동을 하는 중 움직임의 상호적 속도를 복제할 수 없음.
- 다양한 관절을 위한 장비 조정의 불편함과 다양한 설치의 용이함.
- 사지가 실제로 기계의 동력계 속도로 움직일 때까지의 일부 인공 변수.

등척성

장점

- 관절의 움직임이 없을 때 재활 초기에 사용할 수 있음.
- 각도에 따라 특정 관절 강화.
- 특별한 장비 불필요.
- 종창 감소에 도움.
- 단기간의 훈련시간.
- R관절가동범위 20° 강화된 오버 플로우.

단점

- 특정 관절 각도에 제한된 강화.
- 원심성 움직임이 없음.
- 발살바 현상 시 혈압 문제를 고려.
- 낮은 고유감각 및 운동감각 훈련.
- 근육 지구력 훈련 없음.

Reprinted from J. Loudon, R. Manske, and M. Reiman, 2013, Clinical mechanics and kinesiology (Champaign, IL: Human Kinetics), 53-54.

근육 섬유 길이와 섬유가 그 길이에서 생산할 수 있는 힘 사이의 관계는 *근육 길이-긴장 관계*로 알려져 있다. 근육이 길어지고 짧아질 수 있는 거리는 연속된 근절의 수에 의해 결정된다. 근절의 숫자는 고정되어 있지 않으나, 성인 근육에서는 이 수치는 증가하거나 감소할 수 있다. 단일근육과 독립된 근육의 경우, 섬유가 정상적인 휴식상태의 길이(신장이나 수축되지 않은 상태)일 때 능동수축에 의해 가장 큰 힘 발생된다. 섬유 길이가 휴식상태의 길이보다 증가하거나 감소하면 근육이 생산할 수 있는 최대 힘이 감소한다(*길이-긴장 곡선*으로 알려진 종 모양 곡선의 형태; 그림 1.10 참고).

근육이 짧아지면 액틴과 마이오신이 겹쳐서 교차결합 형성에 필요한 부위가 줄어든다. 근육이 능동 불충분은 근육이 동시에 지나는 모든 관절에서 완전한 관절가동범위를 생성하는 데 필요한 정도로 단축될 수 없는 경우에 발생한다.[53]

길이가 긴 근육에서 액틴 필라멘트는 마이오신 머리에서 빠져나와 많은 교차결합을 만들 수 없다. 두 개의 근육이 지나는 모든 관절에서 반대 방향으로 전범위 운동에 필요한 범위까지 늘릴 수 없을 때 근육의 수동 불충분은 발생한다.[53]

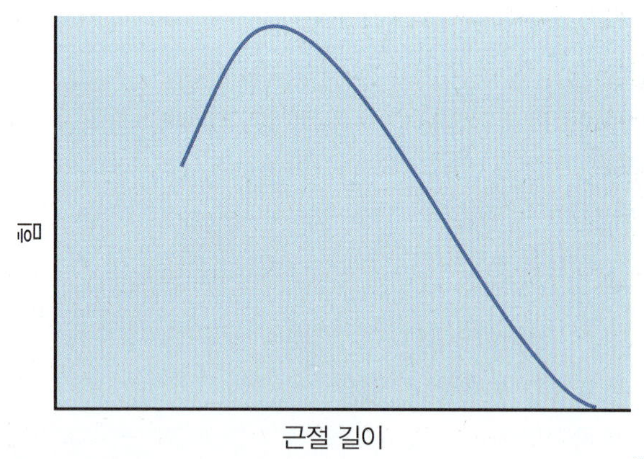

그림 1.10 근길이-긴장곡선.

정상적인 상황(생체 내)에서, 근육의 수동적 요소는 힘의 생산에 기여한다. 예를 들어, 근육의 급작스런 신장(편심 수축)은 수동 탄성요소의 신장에 의한 저장된 에너지로 인해 구심성 단계가 계속되는 동안 힘을 증가시킨다. 인체 내에서 근육이 약간 늘어날 때 근육 힘 생성능력이 증가한다. 평행하게 배열된 근육은 휴식상태의 길이보다 약간 더 늘어날 때 최대 장력을 생성하고 깃털모양의 근육은 휴식 길이의 120~130% 사이에서 최대 장력을 생성한다. 근육이 능동적으로 늘어날 때 일련의 탄성요소가 탄성 반동 효과를 만들고 신장 반사가 근육의 긴장감을 동시에 유발한다. 따라서 선-신장(prestretch)은 근육 단축에 영향을 주는 부가적인 수동 힘을 촉진한다. 구심성심 수축에 의해 즉각적으로 나타나는 편심성심 수축은 신장-단축 사이클이라고 알려져 있다. 신장-단축 사이클은 원심성 수축(중등도나 빠른 속도에서 작은 진폭신장)으로 시작하고, 구심성 수축에 의해 곧바로 나타난다. 이것은 보행(흔들기 단계에서 구심성 수축에 의해 나타나는 발가락에서 엉덩이 굽힘근육의 원심성 신장)과 같은 많은 기능적 움직임을 하는 동안 근육에서 발생한다. 신장-단축 사이클의 이점은 근육에 의해 수행되는 작업을 최대화하는 능력이다.[54] 신장-단축 사이클의 원심성 요소가 상대적으로 적은 근육 길이의 증가는 하중을 줄이도록 제어하는 동안 발생하는 것과 비교하여 상대적으로 작다. 이것은 신장-단축 사이클의 일부로서 발생하는 원심성 수축이 구심성 수축 단독으로 성취할 수 있는 것보다 역학적 효율이 있고 에너지 소비가 있다는 것을 시사한다. 또한, 원심성 수축은 충격력의 기계적 효과를 약화시킬 수 있지만 운동과 관련된 조직 손상도 증가시킨다. 원심성 수축을 조절하는 신경명령은 독특하고 이러한 개인별 특성은 신경계가 움직임을 제어하기 위해 사용해야 하는 전략의 복잡성을 증가시킨다는 증거가 있음을 암시한다.[56]

근육에 의해 생성된 힘은 속도라는 기능이 있다. 이것을 *힘-속도 관계*라고 한다. 근육이 구심성 수축을 할 때, 근육에 의해 가해지는 구심력과 근육이 단축될 수 있는 속도 사이에는 역의 관계가 있다. 높은 부하는 구심성 수축 중에 근육 단축의 속도를 늦출 것이다. 반대로, 구심성 수축이 낮은 하중에 대해 발생하면 단축의 속도는 상대적으로 빠를 수 있다. 구심성 수축(그림 1.11)에서는 그 반대이다.

구심성 수축은 달리기와 점프와 같은 움직임에 필요한 추진력을 제공하지만 기능적 움직임을 위해서는 원심성과 구심성 수축의 조합이 필요하다.

근력은 힘과 속도의 산물이다. 최대 출력은 최대 속도의 약 1/3과 최대 구심력의 약 1/3에서 발생한다. 근 지구력은 근육이 일정 기간 동안 긴장을 가할 수 있는 능력이다. 체온이 상승함에 따라 신경 및 근육 기능의 속도가 증가한다. 강한 근육은 힘-속도 곡선에 더 큰 크기의 등척성 힘을 생성할 수 있다.

플라이오메트릭 근력 훈련 활동은 신장-단축 사이클을 포함하며 일반적으로 운동 수행 또는 기능 수행을 향상시키는 데 사용된다(예: 재활 목적). 구심성 근력 훈련은 최대 등척성 힘을 생성할 수 있는 사람의 능력보다 큰 저항 사용을 포함한다. 구심성과 플라이오메트릭 훈련은 근육에 적용되는 무거운 원심성 부하 때문에 근육 통증에 영향을 미친다. 구심성과 원심성 근력훈련 강화 훈련에서, 적어도 훈련 시작 12주 동안의 힘의 증가는 근육 조직 특성의 변화와 같은 근육 조직 특성의 변화보다 향상된 훈련된 근육의 신경계 적응 개선과 같은 요인과 관련이 있는 것으로 보인다.[57]

*열린사슬과 닫힌사슬 운동*이라는 용어는 근육-강화 운동을 기반으로 한 재활 프로그램과 관련하여 자주 언급된다. 열린사슬 운동은 일반적으로 비-체중지

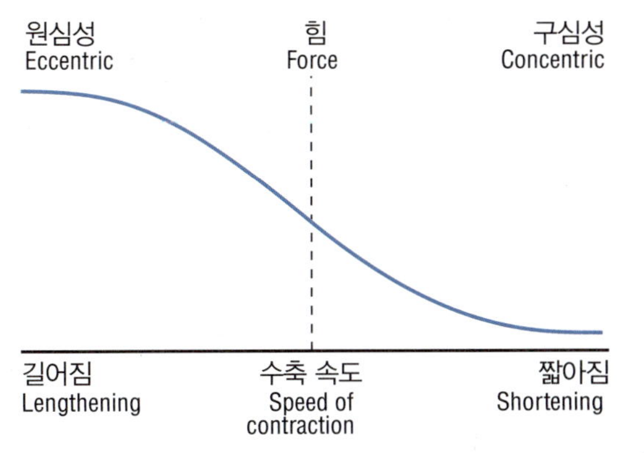

그림 1.11 구심성과 원심성 수축의 힘-속도 곡선.

지 운동으로 정의되며 운동은 단일 관절에서 발생한다. 이 운동에서는 원위 부분이 움직일 수 있고, 저항은 대개 원위 부분에 적용된다. 앉아서(정강뼈에 저항을 적용하여 무릎을 움직이는) 수행되는 무릎 신장 운동은 열린사슬 운동의 한 예이다. 닫힌사슬 운동은 일반적으로 부하가 뼈의 몸통을 통과하는 운동으로 정의된다. 움직임을 만드려면 여러 관절에서의 움직임이 동시에 필요하며, 몸의 먼부분은 일반적으로 지지면에 고정된다. 저항은 근위부와 원위부 또는 두 군데 모두 적용될 수 있다. 닫힌사슬 운동의 예는 스쿼트(squat)이다. 닫힌사슬 운동 단체인 운동은 최근 수십 년 동안 재활을 위해 선택했던 운동으로서 열린사슬 운동을 넘어서는 인기를 얻었다. 이러한 인기에는 두 가지 공통적인 이유가 있다. 첫째, 닫힌사슬 운동은 열린사슬 운동보다 안전하다고 생각된다. 왜냐하면 관절 조직에 부담을 덜 주기 때문이다. 전십자인대 재건술 후 재활치료를 받는 환자에게 닫힌사슬 운동은 무릎관절과 햄스트링의 공동수축을 통하여 체중부하로 인하여 전십자인대 이식에 변형을 적게 해준다. 둘째, 닫힌사슬 운동은 열린사슬 운동보다 기능적(보다 기능적 움직임 발현)이라는 것이다. 그러므로 닫힌사슬 운동은 보다 안전하고 보다 정상적인 기능을 촉진하기 때문에 재활을 위한 열린사슬 운동 대신 사용된.[58]

힘줄 (Tendon)

힘줄은 근육과 뼈를 연결하는 물 단백질 매트릭스와 치밀 결합조직 구조(인대와 유사)로 구성된다. 힘줄의 주된 역할은 근육에서 생성된 힘을 뼈에 전달하여 관절 주위를 움직이는 것이다. 힘줄은 또한 뼈의 표면 주위의 움직임을 허용하고 당김의 방향을 변경시키는 지지대 아래에서 휘게 할 만큼 충분히 유연해야 한다. 주로 뼈에 힘 전달자로서 기능하는 힘줄을 *자세힘줄*이라고 부른다. 이 역할을 수행하려면 하중을 받을 때 상대적으로 딱딱해야 한다. 일부 힘줄은 콜라겐구조(스프링과 같은 힘줄)를 기초로 탄성 변형에너지를 저장하고 방출할 수 있다. 이것은 보행과 같은 기능을 수행하기 위해 힘 생성의 효율성을 증가시킨다. 발목에 있는 아킬레스건이 좋은 예이다.[59] 힘줄 콜라겐 구조는 기능을 최적화하기 위해 저항의 방향과 일치하게 배열된다.

스프링과 같은 힘줄과 자세 힘줄 사이에는 재료와 분자의 특성에 약간의 차이가 있지만 생리학적 구성에는 많은 유사점이 있다. 힘줄에서 가장 일반적으로 발견되는 세포 유형은 섬유아세포(tenocyte)이다. 이 방추모양의 세포는 저항의 선이나 근육 부하를 따라 평행하게 배열된다. 섬유아세포는 콜라겐을 생성하고 부상 후 치유를 촉진한다. 힘줄에서 발견되는 콜라겐은 인체에서 콜라겐이 가장 풍부한 주로 I형(힘줄의 마른무게의 85% 이상 차지)이다. 힘줄은 또한 일부 III형 콜라겐(힘줄의 마른무게의 5% 이상)을 함유한다. III형 콜라겐(망상 섬유라고도 함)은 본질적으로 섬유성이며, 이는 콜라겐의 일반적인 특성뿐만 아니라 탄성 성질을 포함하고 있음을 의미한다. 콜라겐의 구조적 기본단위는 섬유아세포 내의 길고 얇은 단백질인 트로포콜라겐(tropocollagen)입니다. 트로포콜라겐은 프로콜라겐(procollagen)과 같은 세포외기질로 분비된다. 콜라겐 이외에, 프로테오글리칸(proteoglycans)은 힘줄의 마른무게의 약 5%를 차지한다. 몇 가지 중요한 프로테오글리칸은 다음과 같다:[60]

- 테코린(Decorin)은 힘줄에서 가장 흔한 프로테오글리칸(proteoglycans)이다. 이것은 콜라

겐섬유의 직경을 조절하고 콜라겐섬유 사이에 하중을 전달할 수 있는 교차 결합을 형성한다.

- 아그리칸(Aggrecan)은 물을 보유하고 압력에 저항력이 있다. 그러므로 이것은 힘줄의 압력 부위에서 일반적으로 발견된다.

힘줄은 근육 조직과 유사한 묶음으로 구성된다. 그들의 조직은 다음과 같다: 초미세섬유, 미세아래섬유, 미세섬유, 근육다발 그리고 힘줄단위. 프로콜라겐(procollagen)은 콜라겐 섬유를 생성하기 위해 교차–결합을 한 다음 초미세섬유를 형성한다. 초미세섬유는 함께 결합하여 현미경으로 보이는 단위인 콜라겐 미세아래섬유를 형성한다. 콜라겐 미세아래섬유 그룹은 콜라겐 미세섬유를 형성한다. 콜라겐 미세섬유 그룹은 덩어리를 형성하고, 근육다발의 묶음은 힘줄이 된다. 뼈에 삽입되는 힘줄조직은 힘줄에서 섬유연골(Sharpey's 섬유)로의 전환으로 이어지고 최종적으로는 뼈 조직으로 이어진다.[61]

힘줄속(endotenon)이라고 불리는 결합조직의 미세한 덮개는 각 콜라겐 섬유를 감싸고 섬유를 함께 결합시킨다. 콜라겐 섬유 군은 1차 섬유다발을 형성하고, 1차 섬유다발은 2차 섬유다발을 형성한다. 2차 섬유다발의 그룹은 3차 묶음을 형성하고, 3개의 묶음이 힘줄을 구성한다. 전체 힘줄은 힘줄위(epitenon)라 불리는 미세한 결합조직 덮개로 둘러싸여 있다. 그리고 힘줄은 다른 결합조직 층, 힘줄주위조직(예: 슬개골, 아킬레스건)이나 활액낭(예: 손 굴곡근)으로 둘러싸인다. 힘줄주위조직으로 덮힌 힘줄은 혈관 공급이 풍부한 것으로 알려져 있고(치유력 향상), 근육–힘줄 접합부 또는 힘줄–뼈 접합부에서 실패할 가능성이 가장 크다. 힘줄주위조직은 두 개의 층으로 구성된다. 기본 힘줄위(epitenon)로 연결되는 힘줄주위조직의 더 깊은 층은 중간힘줄(mesotendon)로 알려져 있다. 중간힘줄(mesotendon)은 혈관을 근육 조직밑으로 전달한다. 덮개가 덮혀진 힘줄은 혈관이 덜 형성되며 심지어 확산에 의해서만 영양을 받는 무혈관 영역도 존재한다. 이러한 형태는 긴 힘줄을 부드럽게 미끄러지게 하지만, 열상과 같은 손상 후에 치유되는 동안 유착이 나타날 위험이 있다.

일반적으로 결합조직은 거의 모든 장기의 중요한 구성 요소이다. 결합조직은 다른 조직에 대한 기계적 지지 역할 뿐만 아니라 조직 간의 의사소통 및 이동통로 역할도 하게 된다. 결합조직에서 종종 간과되는 주요 기능은 치유 과정 조절이다. 면역 방어 및 손상회복 복구와 관련된 주요 세포는 결합 조직 내에 존재한다.[62]

이 장에서 설명된 다른 결합조직(예: 인대 및 관절낭)과 유사하게 힘줄은 응력–변형, 이방성 및 점탄성의 생체 역학적 특성을 나타낸다. 그들의 생체 역학적 특성은 세포외 기질의 특성에 기인한다. 이 매트릭스의 핵심 구성 요소는 콜라겐, 프로테오글리칸 그리고 물이다. 인대와 유사하게 힘줄은 방향에 의존적인 기계적 특성을 지닌 고도로 분화된 섬유조직이다(이방성).[63] 일반적으로 힘줄은 인대보다 콜라겐이 적고 엘라스틴이 적기 때문에 뼈를 움직이기 위해 근육 수축의 힘을 전달하는 것이 더 좋지만 힘을 흡수하고 신장되는 능력은 다소 떨어진다. 힘줄은 일반적으로 인대보다 기능을 하는 중에 더 높은 부하를 전달한다. 따라서 힘줄 콜라겐 섬유는 인장 콜라겐 섬유가 긴장 상태에 있을 때보다 더 빨리 동원된다. 그 결과 뼈가 더 효과적으로 힘을 전달할 수 있는 더 큰 강성이 생긴다. 따라서 힘줄은 인대보다 덜 탄력적이다. 그러나 힘줄은 비선형 탄성을 갖는 점탄성 거동을 나타낸다; 따라서 힘줄에 작용하는 힘의 속도는 기계적 성질에 영향을 미친다. 운동과 같은 정상적인 스트레스는 리모델링을 통해 부하에 대한 내구성을 증가시키며, 사용하지 않거나 고정하면 부하에 대한 내구성이 감소한다. 이것은 훈련이나 부상에 대한 재활기간 동안 적용되는 스트레스 활동에 영향을 미친다. 일반적으로 힘줄강도(부하 저항력)는 출생부터 성장 시까지 증가하고 성장 이후에는 감소하기 시작한다.[63] 힘줄은 인장력에 내성이 있지만 압축력에는 문제가 있다. 그들은 또한 인대와 비슷한 느린 변형(creep)과 스트레스 이완 곡선을 나타낸다.

결론 CONCLUSION

근골격계 문제는 특히 고령화 인구의 증가에 따라 점점 더 많은 장애를 유발한다. 근골격계의 기본적인 과학지식의 이해는 치료사가 정형외과 수술을 위한 개념적 모델을 구축할 수 있다. 이러한 정보는 여러 단계의 임상 문제에 대한 이해를 향상시킬 것이다: 세포 수준에서의 병태생리학, 형태학 그리고 병력, 이학적 검사 및 검사소견을 통해 평가된 임상적 양상. 따라서 치료사는 근골격계 질환으로 인한 사회적 및 경제적 부담을 해결할 수 있는 능력을 향상시켜야 한다. 근골격계 조직의 정상적인 생물학적 연구, 이들 조직과 관련된 질병과 손 그리고 근골격계 조직 재생의 근본적인 메커니즘은 앞으로도 지속적으로 발전하고 추가적인 이점을 제공할 것이다.

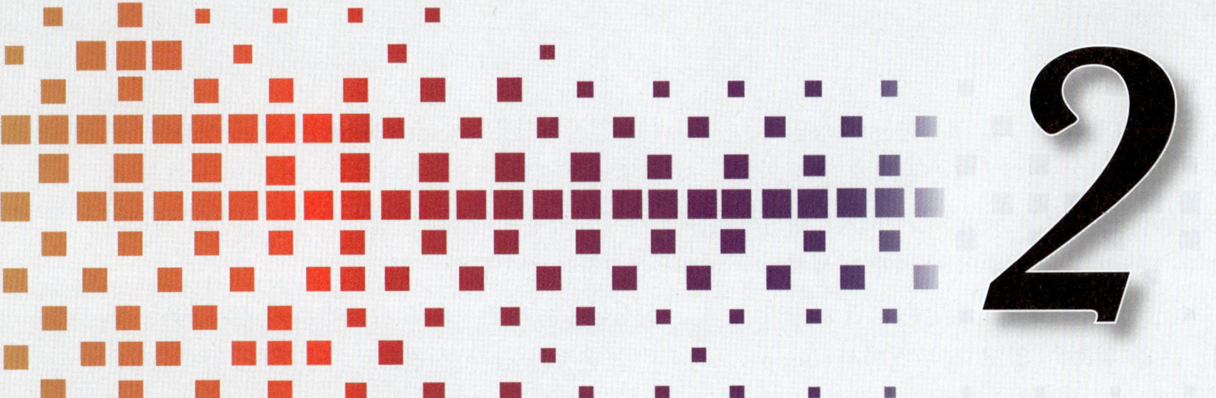

2 신경계와 통증

NERVOUS SYSTEM AND PAIN

신경계는 신체의 여러 계통 중 특히 근골격계에 중요한 요소이다. 그러므로, 치료사는 근골격계 환자의 충분한 검사를 위해 신경계의 완전한 이해가 필요하며, 또한 신경계를 검사하는 방법을 알아야 한다. 신경계는 중추신경계(central nervous system; CNS)와 말초신경계(peripheral nervous system; PNS)로 구분된다. 통증과 신경생리학은 매우 복잡하다. 이 장에서는 다양한 형태의 통증, 신경계의 구조적 구분, 일반적 기능 그리고 통증의 신경생리학에 대해 설명되어 있다.

신경계의 구조적 구분

STRUCTURAL DIVISIONS OF THE NERVOUS SYSTEM

신경계의 두 가지 구조적 구분은 중추신경계(CNS)와 말초신경계(PNS)로 구성된다. 중추신경계는 뇌와 척수로 구성되며, 말초신경계는 중추신경계에서 나오는 43쌍의 신경들로 구성된다. 43쌍 중 12쌍의 뇌신경이 뇌의 기저부에서 나오며, 나머지 31쌍의 척수신경은 척수에서 나온다.

중추신경계 (Central Nervous System)

척수는 일반적으로 성인에서 42~45cm 길이 정도이며, 위쪽 끝에 연수와 뇌간이 위치한다. 척수 말단에는 척수원추(conus medullaris)가 위치한다. 성인에서 척수원추는 척주 L1 또는 L2수준에서 끝난다.

중추신경계를 덮고 있는 세 겹의 막은 경질막(dura mater), 지주막(arachnoid) 그리고 연질막(pia mater)으로 구성된다. 경질막은 막의 가장 바깥쪽에 위치하며 가장 강하다. 경질 형태는 척수 주변에서 경막낭(dural sac)을 형성한다. 경막낭은 경막외 공간에 의해 척추 관의 뼈와 인대에 의해 분리되어 있고, 경막외 공간은 부분적으로 석회화되거나 연령에 따라 골화될 수 있다.[1] 연질막은 세 개의 수막 중에 가장 깊이 위치한다. 연질막은 척수와 신경근의 외부 표면에 단단히 부착되어 있다. 연질막은 척수에 공급하는 혈관이 통과한다. 또한 경막에 척수를 고정하는 치상인대(denticulate ligament)가 있다.[1] 중추신경계 손상은 상위운동신경원(upper motor neuron; UMN) 병변이다. 이 병변은 대뇌반구와 척수의 백질에 발생하는 병변이다. 상위운동신경원(UMN) 병변은 경련성 마비가 특징이며, 근육 위축은 없고 심부건반사(deep tendon reflex; DTR)는 과반사가 나타나고, 병적 반사와 징후가 나타난다(7장의 정형외과적 선별 및 신경계 검사).

하위운동신경원(lower motor nueron; LMN) 병변은 알파운동신원에서 시작되어 배측과 복측 신경근, 척수신경, 말초신경, 신경근접합부 그리고 근섬유 복합체를 포함한다. 이러한 병변의 특징은 신경근 또는 말초신경 지배영역의 근육 위축과 저긴장성, 심부건반사의 감소 또는 소실 그리고 병적 반사 또는 징후가 소실된다.

상위운동신경원(UMN) 병변과 하위운동신경원(LMN) 병변 증상의 차이는 신경계의 손상된 부위의 차이로 나타난다. 하위운동신경원 손상은 전각세포의 원위부 신경학적 구조에 손상된 것이고, 상위운동신경원 손상은 전각세포의 근위부 신경학적 구조인 척수 또는 중추신경계에 손상된 것이다.

말초신경계 (Peripheral Nervous System)

말초신경계는 12개의 뇌신경과 31개의 척수신경으로 구성된다. 뇌신경근은 뇌간에서 들어가고 나오며, 머리와 얼굴근육에 운동과 감각 신경을 지배한다. 뇌신경의 기능과 평가는 7장의 신경계 신체건강 검진 부분에서 자세히 설명된다.

척수신경은 순서적으로 8쌍의 경수신경(C1–C8), 12쌍의 흉수신경(T1–T12), 5쌍의 요수신경(L1–L5), 5쌍의 천수신경(S1–S5) 그리고 한쌍의 미수신경으로 구성된다. 척수신경의 후측(배측)과 전측(복측) 신경근은 척추관내에 위치한다. 척추관에서 빠져나가 추간공을 통과하는 척수신경부위를 *말초신경*이라고 한다.

말초신경은 일반적으로 경신경총(cervical plexus), 완신경총(brachial plexus), 요신경총(lumbar plexus) 그리고 천골신경총(sacral plexus)으로 구성된다. 또한 흉부 부위의 신경은 전측(복측) 가지 또는 후측(배측) 가지로 구분된다. 특정 말초신경과 검진의 자세한 내용은 7장을 참고한다.

신경섬유는 일반적으로 기능에 따라 감각, 운동 또는 혼합(운동과 감각)신경으로 구분된다. 감각신경은 피부에서 구심성으로 전달한다(말초에서 중추로 신경충동을 전달하는 신경). 또한 원심성으로 전달한다(중추에서 말초로 신경충동을 전달하는 신경). 감각신경의 분포영역은 피절(dermatome)이라 하고, 일반적으로 피절은 신경 분포의 지배되는 분절성 영역에 따른다.[1]

운동신경은 근육에 원심성으로 전달하고, 근육, 인대 그리고 관련 조직으로부터의 감각이 감각신경으로 되돌아온다. 또한 근육을 지배하는 신경은 근육이 작용하는 관절로부터 감각을 중재하기도 한다. 운동기능은 근육의 동원이 필요하며, 신경계가 관절을 조절할 수 있는 최소한의 근육 또는 근섬유를 활성화하는 절약법칙(law of parsimony)을 따른다.

혼합신경은 피부, 감각 그리고 운동 신경섬유는 하나의 줄기로 연결된다. 그러므로 혼합신경은 각각의 특성을 가지고 있고, 운동과 감각의 기능을 제공하게 된다.

피절은 단일신경에 의해 분포되는 피부영역이다. 하지만 피절은 중복될 수 있으며, 통증 피절이 가벼운 촉각 피절보다는 덜 중복된다. 피절 중복의 정도와 다양성에 대한 설명은 더 많은 연구와 이해가 필요하다.[2] 근절(myotome)은 단일 신경근에 의해 지배되는 특정근육 또는 근육군이다. 경절(sclerotome)은 단일 신경근에 의해 지배되는 뼈 또는 근막의 영역이다. 피절과 근절의 평가는 신경계 검진에서 설명된다(7장).

말초신경은 신경섬유의 유형에 상관없이 세 개의 조직층에 의해 둘러싸여 있다. 가장 바깥쪽에서 가장 안쪽 층에는 신경외막(epineurium), 신경다발막(perineurium) 그리고 신경속막(endoneurium)으로 구성된다. 신경외막의 주변결합조직과의 부착이 느슨해서 혈관이 들어가거나 신경가지가 나오는 것을 제외하고는 신경줄기는 움직일 수 있다.[3]

신경원의 네 가지 기능적 부분은 다음과 같다(그림 2.1).

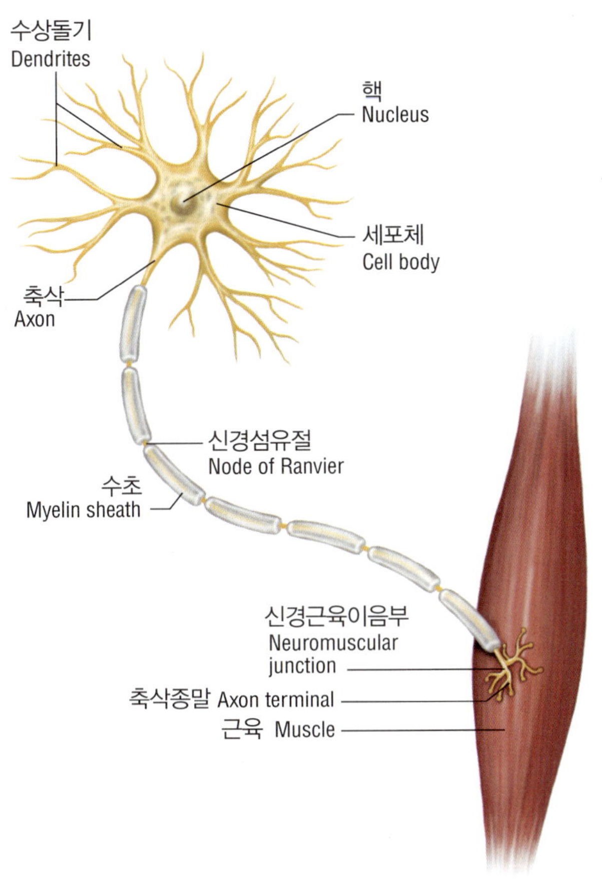

그림 2.1 운동 단위.

- **수상돌기**(dendrite)는 다른 신경세포 또는 환경으로부터 정보를 받는다.
- **축삭**(axon)은 다른 신경세포에 정보를 전달한다. 축삭의 일부는 수초(myelin)로 덮여있다. 수초는 높은 전기저항체의 지질이 풍부한 막으로 구성된다. 수초는 도약전도(saltatory conduction)의 과정을 통해 신경전도 속도를 증가시켜 준다. 축삭을 따라 결핍된 수초 분절이 있으며, 이를 신경섬유절(랑비어결절, node of Ranvier)이라고 한다. 축삭은 세포체에서 근육으로 뻗어 근육에 몇 개 또는 여러 개의 작은 가지로 분지한다.
- **세포체**(cell body)는 세포의 핵을 포함하고 있고 통합기능을 수행한다. 세포체는 척수 전각에 위치한다.
- **축삭종말**(axon terminal)은 활동전위가 전달되는 부위이다.

시냅스에서 신경세포 사이의 정보전달이 이루어진다. 신경전달물질은 화학물질의 형태로 방출되어 전달된다.

근육은 많은 운동단위(motor unit)를 포함하며, 하나의 운동신경원은 근섬유를 지배하고 있다. 운동단위에 포함되는 근섬유의 수(지배비율, innervation ratio)와 근육 내의 운동단위의 수는 다양하다. 상대적으로 적은 힘의 수축활동은 낮은 지배비율이 나타난다.

운동단위의 크기는 근섬유 수와 운동신경 축삭의 크기에 의해 결정된다. 근섬유 수는 2~3개에서 수천 개까지 다양하다. 정밀한 운동 조절을 수행하는 근육은 작은 크기의 운동단위로 구성된다. 이러한 운동단위는 일반적으로 작은 세포체와 작은 직경의 축삭으로 구성된다. 큰 힘과 큰 움직임을 수행하는 근육은 일반적으로 큰 크기의 운동단위, 큰 세포체 그리고 큰 직경의 축삭으로 구성된다.

운동단위 동원 (Motor Unit Recruitment)

운동단위 동원의 크기 원칙은 먼저 작은 세포체와 적은 운동섬유가 동원되고, 힘이 증가함에 따라 더 큰 운동단위가 동원된다는 것이다.[4,5] 작은 운동단위는 큰 운동단위보다 긴장력이 적으며 에너지 소비가 적기 때문에 에너지를 절약한다. 동원 전략은 에너지 효율성과 이전의 경험, 예상되는 힘의 크기와 근육 활동의 유형에 따라 달라질 수 있다.[5,6]

자율신경계 (Autonomic Nervous System)

자율신경계는 신체의 내장근, 심장근 그리고 선을 지배하는 말초신경의 한 영역이다. 자율신경계는 주로 의식적 조절 없이 작용된다. 자율신경계의 두 가지 주요 구성요소는 교감신경(sympathetic nerve)과 부교감신경(parasympathetic nerve)으로 구성된다. 일반적으로 교감신경과 부교감신경은 상호 길항적인 기능을 한다. 교감신경은 일반적으로 *도피반응*과 같은 신속한 대응이 요구되는 활동에 작용한다. 교감신경계는 척추의 흉·요추 부위에 위치하며, 주요 신경

전달물질은 노르에피네프린(한선 제외)이다. 부교감신경은 즉각적인 행동을 요구하지 않는 활동에 작용한다. 부교감신경의 주요 기능은 타액, 분비, 배뇨, 음식물 소화 및 배변에 관여한다.

신경근 조절
NEUROMUSCULAR CONTROL

신체 전체의 조화로운 움직임과 안정성의 조절은 적절한 신경계의 작용이 요구된다. 중추신경계는 통합된 방식으로 근육을 활성화하여 원하는 동작을 생성한다. 조화로운 움직임과 적절한 수행에 필요한 많은 훈련은 중추신경계의 피질 활성을 변화시킬 수 있으며, 협응된 조절이 이루어지기 위해서는 다양한 반복이 요구된다.[7]

운동감각과 고유수용성감각
(Kinesthetic Sense and Proprioception)

고유수용성감각은 적절한 신경근 조절에 필요한 감각능력이다. 고유수용성감각은 정적 관절 위치 감각, 관절 운동(운동 감각, kinesthesia), 운동 속도, 피부, 근육과 관절로부터의 근수축력에 관한 감각 등의 입력을 통합한다.[8, 9]

신체의 모든 활액관절은 관절, 근육과 피부 구조의 기계수용기와 통각수용기가 위치한다. 기계수용기는 기계적 힘(예를 들어, 신장, 이완과 압박 등)에 의해 자극되고, 기계수용기는 고유수용성감각에 중재된다. 이들 구조에는 파치니 소체(Pacinian corpuscle), 루피니 종말(Ruffini ending), 근방추(muscle spindle) 그리고 골지건기관(Golgi tendon organ; GTO) 등이 있다.[10] 표 2.1은 이러한 기계수용기에 대한 설명이다.

기계수용기는 세 가지 주요 방법에 의해 손상에서 관절을 보호한다.

1. 병리학적 범위에서 관절의 움직임을 회피한다. 한계지점을 벗어나는 관절운동은 인대의 기계수용기를 활성화시켜 인대근육 반사를 통해 운동을 길항시키는 근수축의 척수 반사가 나타난다.[13]
2. 기계수용기는 협력근과 길항근의 힘 사이에서 균형을 유지하는 데 작용한다.
3. 기계수용기는 중추신경계 내에서 신체 위치와 운동의 이미지를 생성한다.

표 2.1 기계수용기의 유형

유형	위치	기능
유형 I: 작은 루피니 종말	관절낭과 인대	• 자세 긴장도의 반사적 조절, 근육 협조 그리고 관절 위치의 지각적 인식에 기여 • 운동범위, 자세, 가동성 또는 도수교정을 통한 관절낭 장력의 증가, 흥분율 증가[10]
유형 II: 파치니 소체	지방 조직, 십자형 및 기타 인대, 섬유성 인대 그리고 섬유성 관절낭	• 주로 관절 운동을 감지하는 기능 • 관절 주동근 작용의 운동단위 조절 • 고정 관절에서 비활성 조절 • 관절의 견인 적용이나 능동 또는 수동운동 동안 흥분
유형 III: 큰 루피니 종말	전종 또는 후종 인대를 제외한 내재성 및 외재성 관절 인대, 관절낭의 표층	• 큰 수준의 장력 감지 • 운동의 극한 상태에서만 활성화되거나 관절에 강한 도수기법이 적용될 때 활성화
유형 IV: 유해수용기	무수신경섬유의 자유신경종말[11,12]	• 정상적 상황에서 비활성되지만, 현저한 기계적 변형 또는 장력에서 활성화 • 기계적 또는 화학적 자극의 직접 반응으로 활성

근방추 (Muscle Spindle)

근방추는 모양이 방추형이며, 골격근의 근복에 광범위하게 퍼져 있다. 방추는 가느다란 줄무늬 모양의 근섬유를 따라 구성되어 얇은 결합 조직 주머니로 들어가고, 근외막 또는 일반 줄무늬 근육의 양쪽 종말 부분에 부착된다. 이 가느다란 근섬유는 *추내근 섬유(intrafusal fiber)*라고 하며, 감마 섬유(gamma fiber)에 의해 지배받는다. 추내근 섬유는 근육내 수축성 장력을 생성하는 추외근 섬유(extrafusal fiber)보다는 작다.[14] 근방추는 추외근 섬유에 평행하게 배열된다. 작은 추내근섬유는 *핵쇄상 섬유(nuclear chain fiber)*이고, 큰 추내근 섬유는 *핵낭성 섬유(nuclear bag fiber)*이다. 핵쇄상 섬유의 종말은 더 긴 핵낭성 섬유의 극 부분에 부착한다(그림 2-2).

신경근 방추는 골지건기관(GTO)과 다르게 근육의 추외근 섬유 또는 수축성 섬유에 평행하게 배열된다. 그러므로 방추의 장력이 이완되면, 고리나선신경종말(annulospiral ending)에서 구심성 입력으로 근육은 이완된다.

근방추는 감각과 운동 요소 모두를 포함한다. 근방추의 목적은 방추 주변의 근육길이와 방추의 길이를 비교하는 것이다.

근육이 신장되면, 근방추의 일차감각섬유(Ia 구심성 신경원)는 활동전위의 변화 형태로 척수에 활동을 전달함으로써 근육의 길이와 속도의 변화에 반응한다. 또한, 2차감각섬유(II 구심성 신경원)는 근육의 길이변화를 감지하여 척수에 전달한다. Ia 구심성 신호는 근육의 알파운동신경원과 단일시냅스로 전달한다. 알파운동신경원의 활동은 추외근 섬유에 원심성 축삭을 통해 신장에 저항하고 힘을 발생시킨다. 또한 Ia 구심성 신호는 연합신경원과 다시냅스 전달을 통해 길항근의 알파운동신경원을 억제하여 이완시킨다.

골지건기관 (Golgi Tendon Organ)

골지건기관(GTO)은 한쪽 끝이 근육섬유에 연결되고 다른 쪽 끝은 건에 연결되는 콜라겐 섬유로 구성된다(그림 2.3). 골지건기관(GTO)은 콜라겐 섬유 주변에 나선형 종말로 분지되어 구심성 Ib 감각신경섬유로 연결된다.

근육에서 힘이 발생되면, 감각신경 종말은 압박된다. 신장은 Ib 구심성 축삭의 종말을 자극한다. 이때 Ib 축삭은 탈분극되고, 척수에 신경충동을 전도한다.

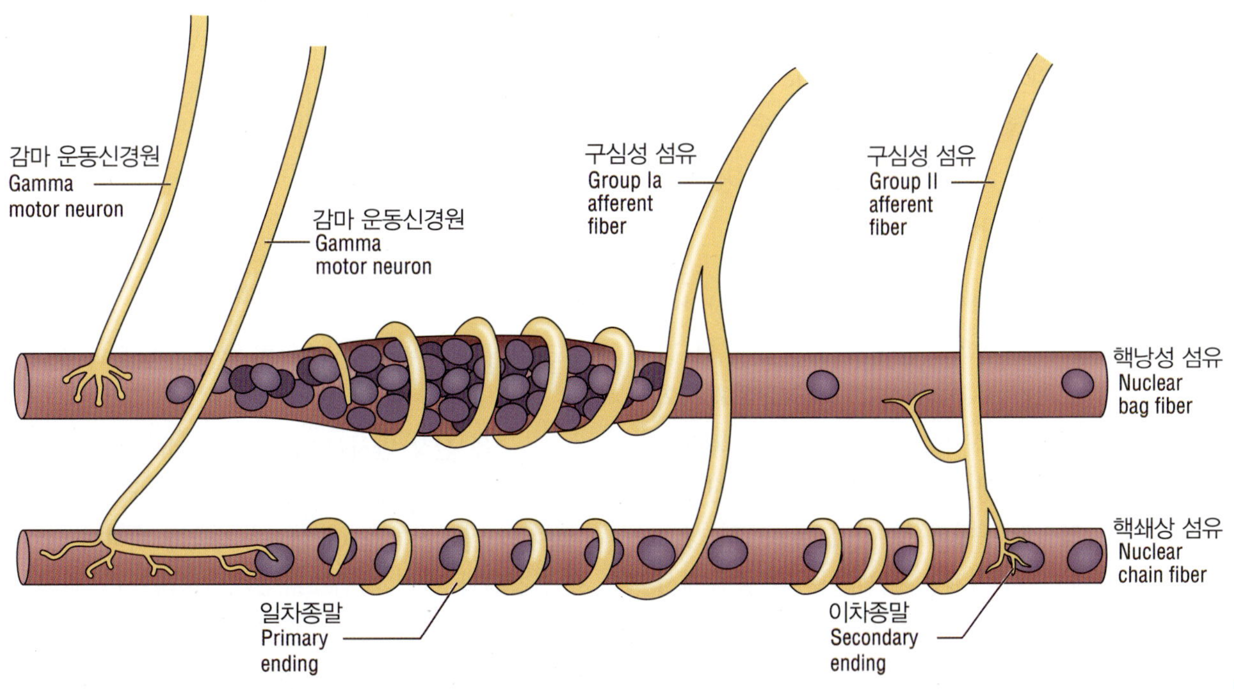

그림 2.2 근방추체의 골격근.

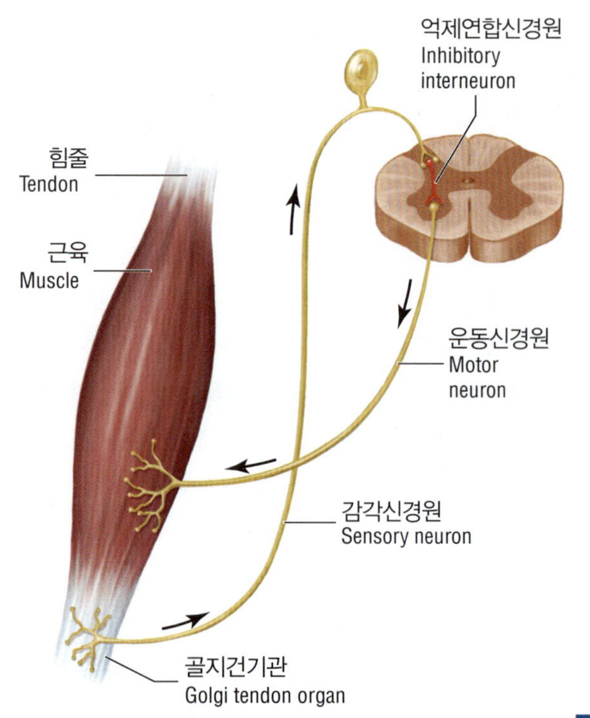

그림 2.3 골지건기관.

활동전위는 근육 내의 10~20 운동단위에 의해 발생된 힘을 전달한다.[15]

Ib감각 피드백은 척수반사를 일으키고 고위수준에서 근수축을 조절할 수 있도록 반응한다. Ib 구심성 축삭은 척수 내에서 연합신경과 시냅스되어 있고 또한 소뇌와 뇌피질로 전도한다. Ib 구심성 활동은 주요 척수반사의 하나인 자가억제반사(autogenic inhibition reflex)와 관련되며, 근수축의 힘을 조절할 수 있다.

몸의 균형 (Balance)

균형, 또는 자세 조절 등은 중력과 환경의 상황에서 감각입력(몸의 위치와 공간에서 움직임 등의 감각)을 통합하고 적절한 근육반응을 실행하여 자신의 제한된 안정성에 대해 신체 위치를 조절하는 복잡한 상호 작용이다.[16, 17] 균형은 두 가지 신체 계통(신경계와 근육계)의 적절한 통합과 두 가지 계통간의 상호 작용이 요구된다.[17] 신경계는 신체 위치와 공간에서 움직임에 대한 감각 정보처리를 제공한다. 이 감각은 주로 시각, 전정 그리고 체감각 계통의 입력이다. 근골격계는 자세의 신체 정렬, 관절 완전성, 근육 유연성, 근육 수행력 그리고 기계수용기감각 등을 제공한다. 적절한 균형을 유지하려면 여러 계통의 구성 요소를 조화롭게 통합된다.

일상적 활동의 적절한 수행을 위해 갑작스런 외부 동요에도 균형을 유지할 수 있도록 적절하게 반응할 수 있는 적당한 정적 및 동적 균형 능력이 요구된다. 이러한 자율적 자세 반응은 발목, 엉덩이 그리고 발디딤 전략으로 구분된다.[18] 각각의 전략은 균형의 상실이나 낙상을 방지하기 위해 자신의 지지면(BOS)에서 신체의 무게 중심(COG)을 적절하게 조절한다.

- **발목 전략**(ankle strategy): 작은 동요에 적용된다. 발목 주변 근육은 전후면에서 자세 안정성을 제공한다. 예를 들어, 빠르게 멈추는 버스에서 서 있을 때 발목에서 몸을 기울여 적절한 균형을 유지할 수 있다.
- **엉덩이 전략**(hip strategy): 큰 동요에 적용된다. 엉덩이와 체간 주변근육이 동원된다. 예를 들어, 빠르게 멈추는 버스에서 자신의 체간을 기대어 적절한 균형을 유지할 수 있다.
- **발디딤 전략**(stepping strategy): 앞의 두 가지 전략이 신체 균형을 유지가 충분하지 않은 경우 적용된다. 이 전략으로 한 걸음씩 나아간다. 예를 들어, 버스에서 균형을 유지하기 위해 한 발을 앞쪽으로 내딛어야 한다.

반사 (Reflexes)

반사(reflex)는 무의식적으로 수용기에 대한 자극이 효과기에서 자동적인 반응을 일으키는 프로그램된 행동 단위이다. 반사의 두 가지 유형은 다음과 같다.:

- **근육 신장 반사**(Muscle stretch reflex). 근육 신장 반사는 가장 단순한 반사이다. 이 반사는 근방추 수용기와 골지건기관(GTO)의 자극에 의하며, 두 가지 신경원과 단일 시냅스로 연결되어 있고, 피질 및 피질하부에 입력된다. 건에 반사망치로 빠르게 타격하면 건과 근복은 짧게 신장을 일으키고, 추내근 섬유(근방추)와 골지건기관(GTO)을 자극하여 추외근 섬

유가 수축된다. 이러한 반사 작용을 검사할 때 환자는 이완하고 검사할 사지를 약간 굴곡시킨다. Jendrassik 측정법(Jendrassik maneuver)은 유발하기 어려운 근육 반사를 향상시키는데 사용될 수 있다:

- 상지의 반사에서 환자는 발목을 교차하여 발을 등척성으로 내전하도록 한다.
- 하지의 반사에서 환자는 각 손에 손가락을 맞춰서 등척성으로 끌어당기게 한다.

• **병적 반사**(Pathologic reflex). 운동 발달에 의해 원시 반사는 자연적으로 통합된다. 병적 반사는 질병 과정이나 손상이 뇌간 또는 척수 수준에서 대뇌의 정상적인 억제를 상실하여 원시반사가 다시 나타나는 것이다.[19] 병적 반사의 출현은 중추신경계(상위운동신경원) 손상을 의심할 수 있다.

신경계 검사, 반사 검사, 범위, 통합에 대한 자세한 내용은 7장(정형외과적 선별 및 신경계 검사)을 참고한다.

통증의 신경 생리학

NEUROPHYSIOLOGY OF PAIN

통증은 뇌에서 발생한다. 이 정상적인 경험에는 여러 가지 정의가 있다. 통증은 위협에 대한 지각에 근거를 둔다. 위협은 고통, 손상 또는 상해를 가할 수 있음을 의미한다. 모두에게 통증이 관련될 수 있기 때문에 다양한 요인에 따라 위협은 차이가 있을 수 있다. 예를 들어, 편타성 손상 질환에 대한 의사의 질병과 질환에 대처하는 수료행동(care-seeking behavior)을 의학적 훈련을 받지 않은 사람과 비교한 연구에서 유의한 차이가 확인되었다.[20] 두 그룹 모두에서 유사한 손상을 입었지만, 회복에 대한 인식은 그룹간의 지속되는 수료행동에 큰 차이가 있는 것으로 나타났다. 통증은 통증의 본질이 개별적이기 때문에 위협의 지각에 근거를 둔다.[21] 치료사는 이러한 위협에 대한 인식을 쉽게 이해할 수 있다. *퇴행성 디스크 질환*, *디스크 탈출* 그리고 *마모와 열상* 등의 통증과 관련된 의학용어를 듣게 된 환자는 두려움과 불안감이 더욱 증가되었다. 환자가 건강한 조직을 인식하는 방법에 따라

통증의 정의

통증 — 실제 또는 잠재적인 조직 손상과 관련된 불쾌한 감각 및 정서적 경험, 또는 이러한 손상의 관점에서 기술된다.

이질통 — 일반적으로 통증을 유발하지 않는 자극으로 인한 통증.

통각 과민증 — 일반적으로 통증을 유발하는 자극으로 통증이 증가한다.

무통증 — 일반적으로 고통스러운 자극에 대한 반응으로 통증 완화.

신경 병성 통증 — 통각 감각 신경계의 병변 또는 질병에 의해 유발되는 통증.

통각 — 유해 자극을 인코딩 하는 신경 과정.

침해성 통증 — 비 신경 조직에 대한 실제 또는 협박된 손상으로 인해 발생하는 통증 활성화로 인해 자극되는 수용기이다.

중앙 감작 — 중추 신경계의 통각 신경 세포의 반응성 증가. 그들의 정상 또는 임계값 이하의 구심 입력.

말초 신경계 감작 — 증가된 반응성과 통각 신경 세포의 문턱값 감소 주변부를 자극하여 수용 영역을 자극한다.

Reprinted from the International Association of Pain Study, 2012, Available: www.iasp-pain.org/Education/Content.aspx?ItemNumber=169823

뇌는 보호를 위해 통증을 유발할지 결정한다.

통증은 방어기전이다.[24] 하지만 통증은 방어하도록 설계된 여러 출력 계통 중 하나이다. 통증 경험을 하는 동안 다른 생물학적 계통이 신체를 보호하기 위해 관여한다. 통증이 지속되면 점점 더 인식하게 된다. 예를 들어, 통증 경험을 하는 동안 운동조절, 내분비, 면역, 언어, 호흡, 자세, 에너지 소비 그리고 위장기능 등은 모두 갑작스런 위협에 대처하기 위해 변화된다. 위협(예, 급성통증)이 제거되면, 항상성이 회복된다. 지속적인 통증에서 이러한 생물학적 방어는 더욱 확실해진다. 이 방어기전은 발통점, 피로, 광범위한 민감성 그리고 식품의 민감성 등의 다양한 만성통증을 야기한다.[25,26] 조직은 통각수용기와 유해성수용기를 포함한다. 손상이나 질병이 발생했을 때 조직은 뇌에 위험이나 통각을 전달할 수 있다. 이때 뇌는 통증을 유발할지 결정한다. 예를 들어, 발목에 통증 섬유가 있는 사람이 분주한 거리를 건너다가 발목 염좌가 발생한 경우 통증은 사람을 천천히 걷게 하거나 주저앉게 할 수 있어 길에서 빠른 차량에 목숨을 잃을 수도 있다. 이 사례에서, 통증은 뇌에 의해 발생되지 않는다. 사람은 생명에 위험하지 않은 경우에 뇌에서 통증을 발생한다.[26]

인지(cognition)는 통증에 강하게 영향을 준다.[25,27,28] 그러나 고려될 수 있는 다양한 인지에는 두려움[29–32]과 불안함[28,33]이 지속적인 통증 상태에 관련되어 있다.

대부분의 경우, 통증은 급성 및 만성 통증으로 구분된다.

- **급성통증**(Acute pain). 급성통증은 갑자기 나타나고 지속시간이 짧은 것으로 정의된다. 일반적으로 특수한 사고, 손상 또는 질병(예를 들어, 근긴장, 심한 화상, 신장결석 또는 흉막염 등)과 관련된다. 사람들은 여러 유형의 급성 통증에 대해 처방전이 필요없는 일반의약품이나 진통제와 휴식을 통해 스스로 회복될 수 있다. 일반적으로 급성통증은 신장결석이나 병변이 있는 치아가 제거될 때 근본적인 원인이 해결되면 사라진다. 또한 급성 통증은 월경곤란, 편두통 그리고 겸상적혈구병 등과 같이 통증이 반복적으로 나타날 수 있다.
- **만성통증**(Chronic pain). 만성통증은 급성통증에 비해 몇 개월 이상 통증이 지속될 수 있다(3~6개월 이상 다양하게 정의되지만 정상적인 치유는 더 오래 걸릴 수 있다). 임상적으로 만성통증은 본질적으로 복잡하기 때문에 치료하기가 더 어렵다. 비록 개선이 가능할 수 있지만, 많은 환자에게서 치료 가능성은 낮다. 만성통증은 일상생활에서 근본적인 업무와 즐거움에 참여할 수 있는 능력을 방해하여 직장생활 학교생활, 일반적인 과제의 수행, 사회 및 가족 관계유지 등의 개인의 모든 삶에 영향을 미쳐 쇠약하게 될 수 있다. 만성통증은 근내재성 질병이나 의학적 질환의 결과일 수 있다. 대상포진과 같이 질병이 완치된 후에도 계속되거나 재발할 수 있다. 단순한 요통과 관절염 등의 지속적인 통증의 원인이 쉽게 사라지지 않을 수 있고, 급격하게 재발할 수 있다. 또한 암과 같은 질병이 진행됨에 따라 악화될 수 있다.

통증, 신경 그리고 전도
(Pain, Nerves, and Conduction)

일반적으로 통증의 *관문조절이론(gate control theory)*은 치료사가 통증을 이해하고 환자의 통증 증상을 조절하기 위한 치료에 사용되는 주요한 기전이다.[34] 1900년대 초반 연구자들은 다양한 신경섬유에 대해 연구하였고, 신경섬유를 크기와 속도에 따라 A, B 그리고 C 섬유로 구분하였다.[35, 36] 일반적으로 신경섬유는 통각, 가벼운 촉각 또는 압각 등으로 구분된다.[35]

- A형 섬유는 직경이 1.5~20㎛이고 전도속도는 4~120m/s 정도이며, 가장 두껍고 두꺼울수록 신경충동의 전도속도가 빠르다. A형 섬유는 유수신경섬유이며, 골격근 운동 섬유 및 피부의 구심성 섬유에서 볼 수 있다.
- B형 섬유의 직경은 1.5~3.5㎛ 정도의 중간 크기(즉, A형 섬유보다는 작고 C형 섬유보다는 크다)이며, 유수신경섬유이다. 전도속도는 3~15m/s 정도이며, A형 섬유보다는 느리다.

B형 섬유는 원심성 신경절 이전 자율신경에서 볼 수 있다.

- C형 섬유의 직경은 0.1~2㎛정도이며, 가장 작고 얇은 무수신경섬유이다. 전도속도는 0.5~4m/s이며 전도속도가 가장 느리다. C형 섬유는 원심성 신경절 이후 자율신경과 피부의 구심성 섬유에서 볼 수 있다. 대부분의 치료사는 C 섬유와 A-δ 섬유가 통증 섬유이며, 통증을 치료와 관련성을 이해하고 있다.

특수화된 신경활동을 근거하여 Melzack과 Wall은 관문조절이론을 설명하였다.[34] 관문조절에 의하면 정보는 촉각, 압각 그리고 진동감각은 큰 직경의 섬유와 얇은 유해수용성 섬유의 신경섬유에 의해 척수의 후각으로 전도하고 최종적으로 뇌로 전도한다. 전도로를 따라 정보는 교양질에 의해 억제 등의 상호작용에 의해 조절된다. 큰 진폭의 수동운동, 경피신경전기자극(TENS), 마사지 또는 전기자극치료 등의 여러 가지 물리적인 치료는 통각이 아닌 부분적인 낮은 역치, 큰 직경의 감각신경섬유를 활성화하여 통증을 조절하는 것으로 추정된다. 촉각, 압각 그리고 진동각 등을 척수수준에서 유해수용감각을 차단시킴으로써 통각을 억제한다. 이 기전은 사람들이 손상 부위를 문지르거나 제거하기 위해 본질적인 통증 신호를 차단하는 신경섬유를 자극하는 것이다.

관문조절이론은 통증과 조절에 관한 많은 연구들이 보고되었지만, 통증에 관한 최신의 연구에 의해 제한점이 보고되고 있다.[27,37,38] 관문조절은 환상사지(phantom limb)나 사지마비 환자의 통증을 설명할 수 없으며, 면역 및 염증 과정에서 나타나는 통증의 구성요소의 복합성에 대해 설명할 수 없다. 또한 통증 관문은 감정이나 뇌의 억제 경로가 고려되지 않고 있다. 통증의 저자인 Ron Melzack은 치료사에게 통증 관문의 제한점을 인식하고 통증, 뇌 및 신경구조에 대한 최신의 정보를 반영하도록 권고하였다.[37-40]

입력과 처리 (Input and Processing)

손상 또는 퇴행성 과정의 통증 기전은 유해수용성 섬유가 척수 후각에 반복적인 자극을 전달한다. 척수의 후근에 반복된 구심성(유해수용성 C섬유) 자극은 운동신경원과 연합신경원(inter neuron)의 활동전위를 점진적으로 증가시킨다.[41,42] 이 과정은 *활동전위의 축적*과 관련되며, 느린 시냅스 전위의 시간적 가중(temporal summation)이 축적되어 막에서 탈분극을 발생한다. 요약하면, 말초의 지속적인 입력이 척수의 2차신경세포에 변화시키고, 최종적으로 뇌의 민감성을 증가시킨다. 갑작스런 급성 손상으로 A-delta 섬유는 척수에 유해수용성 자극을 보내고 뇌에 전달하여 행동을 유도하게 한다. 예를 들어, 슬관절(슬관절 내측면)이 손상되면 병변이 발생한 쪽(즉, 오른쪽)에서 감각신경은 척수 후각(L3)에 구심성 입력을 전달한다. A-delta 섬유에서 유해수용성 자극은 글루타메이트(glutamate)를 통해 2차 신경원에서 AMPA 수용기(α-amino-3-hydroxy-5-methyl-4-isoxazolepropionic acid receptor)가 화학적 활성화가 일어난다.[43,44] 이때 2차 신경원은 척수에서 뇌에 신호를 전달하게 된다.

유해수용성 감각은 뇌에 전달되면 통합되고 작용하게 된다. 급성기에서 통증은 강할 수 있지만 오랫동안 지속되지는 않는다. 이중 일부는 뇌, 척수 그리고 하행성 전도로의 내인성 기전을 통해 억제에 의해 발생된다. 일반적으로 하행성 전도로는 수관주위회색질(periaqueductal gray, PAG) 영역에서 세로토닌, 엔돌핀, 아편 그리고 엔케팔린 등의 물질을 분비하여 유해수용성 감각과 통증 경험을 억제하게 된다.[45] 만일 자극이 내측 슬관절에 지속된다면, 유해수용성 섬유는 지속적으로 흥분될 것이다(이런 경우 C 섬유가 관여).

슬관절 내측면을 지배하는 A-beta섬유는 가벼운 촉각 자극에 의해 척수에 유해수용성 감각을 보내고 통합된다. 일상적으로 이러한 유해수용성 감각은 촉각 자극이 L3 후각을 통해 척수로 전달되고 뇌에서 가벼운 촉각으로 처리된다. 그러나 이 경우 유해수용성 감각은 척수 수준에서 차단되고 일부는 연합신경원의 작용에 의해 차단된다. 연합신경원은 다른 신경원들과 연결을 형성한다. 연합신경원은 운동 또는 감각을 통합하는 기능을 한다. 중추신경계에서 연합신경원은 먼 거리를 연결하는 투사 신경원과는 달리 국소적으로 투사해주는 작은 신경원에 사용된다. 중추신경계에서 연합신경원은 전형적으로 억제성이며, GABA(gamma-aminobutyric acid) 또는 글리신의 신경전달물질이 사용된다. 그러나 글루타메이트를 사용하는 흥분성 연합신경원은 아세틸콜린과 같은 신경전달물질을 방출한다. A-beta섬유의 입력은 연합신경원에서 GABA의 방출과 함께 억제된다. 신호가 끝나면 그리고 입고 있는 바지의 가벼운 촉각 자극이 대뇌 피질에 무디게 하고,[46] 손상당한 사람은 슬관절 주변의 가벼운 촉각 자극을 인식하지 않게 된다.

C섬유를 통한 지속적인 유해수용성 감각은 영구적인 신경가소성 변화를 초래할 수 있다. C섬유의 일정한 흥분은 연합신경원이 아미노산의 높은 수치로 인해 사멸할 수 있다.[46-49] 결과적으로 유해수용성 감각을 조절하는 능력이 감소하고, 최종적인 통증 경험을 조절하는 능력도 감소하게 된다.

통증, 신경매트릭스 및 뇌
(Pain, Neuromatrix and the Brain)

신경매트릭스(neuromatrix) 이론은 1996년 통증 과학자 Ron Melzack에 의해 소개되었다.[40] 신경매트릭스 접근법의 핵심은 뇌이며, 신체에서 위험을 인지하고 행동이 필요하다고 결정될 때 통증은 뇌에 의해 100% 발생된다는 것이다.[27] 통증관문과 같은 전통적인 통증 모델은 통증의 말초적 관점에서 고려되어 있지만, 이제는 뇌에서 통증을 처리하고 있다고 알고 있다. 유해수용성 감각 정보와 최종적인 통증 경험에 대한 뇌의 처리과정은 뇌에 특정 통증 영역이 존재하지 않는다는 것이다. 따라서 엄지손가락을 망치로 치게 되면 영역이 활성화되어 통증을 경험할 수 있다.[38] 단일 통증 영역에 대한 개념은 대뇌엽 절개술(cerebral lobotomy)과 대뇌반구 절개술(cerebral hemispher-ectomy)의 연구에서 확인되었다.[51,52] 최근에 기능적 뇌 스캔을 포함한 많은 연구에서 통증적 경험을 하는 동안 많은 다른 뇌 영역의 활동을 확인하였고, 뇌 영역은 훨씬 더 포괄적이다고 확인하였다.[27, 38,53,54] 통증 신경매트릭스는 통증 경험을 하는 동안 활성화된 뇌 영역의 집적으로 정의된다.[25] 그러므로 통증은 매우 복잡하며 다양한 영역을 포함한다.

수년간 연구자들은 통증 경험을 하는 동안 뇌의 특정 영역(즉, 전대상피질(anterior cingulate cortex), 시상(thalamus), 그리고 감각피질(sensory cortex))이 활성화되는 것을 확인하였다. 그러나 신경매트릭스 이론은 이러한 활성화된 신경학적 영역이 보호하기 위해 서로 네트워크를 형성하여 연결한다는 것을 개념화하였다(따라서 명칭은 *통증 신경매트릭스 및 통증 신경 지도*). 신경매트릭스는 Moseley의 통증 정의를 기반으로 통증에 대한 새로운 정의를 제시해 주었다: "통증은 개인의 특정 통증 신경매트릭스에 의해 활성화되는 다중 시스템의 결과이다. 통증 신경매트릭스는 신체 조직이 위험하고 행동이 필요할 때 활성화된다."[27]

통증의 생물학적 영향
(Biological Effects of Pain)

생물학적으로 영구적인 통증은 위험에 대한 반응으로 나타난다. 위험에 대한 반응은 교감신경계에 의한 도피반응이다. 그러나 갑작스런 위험이 있는 경우 스트레스 반응은 훨씬 더 복잡하고 신체의 여러 시스템을 포함한다. 급성통증이나 손상 등의 급성 스트레스 반응을 하는 동안 신체는 다양한 시스템과 반응을 일으킨다:

- **교감신경계**(Sympathetic Nervous System; SNS): 교감신경계와 밀접한 관련성이 있는 아드레날린은 중추에서 작용되는 신경전달물질이며 모든 신체 조직에 영향을 미치는 호르몬이다. 즉, 심장박동, 혈관 및 호흡 경로의 직경, 대사 변화를 조절하는 작용을 한다.[55] 조직 및 아드레날린 수용체에 따라 작용은 다양하게 나타난다; 예를 들어, 높은 수준의 아드레날린은 기도에서 평활근을 이완시키지만 세동맥에서는 평활근을 수축시킨다. 감지된 위험에 대한 반응은 심박동을 급격히 증가시키고 혈액과 산소가 필요한 신체 영역에 혈액을 공급한다. 아드레날린은 과다각성(hypervigilance) 상태가 된다.

- **근육**: 갑작스런 위험 반응에서 위험을 회피하거나 위험에 대응하기 위해 큰 근육들이 작용한다. 크고, 강한 하지 근육은 도망가기 위해 강하게 작용한다. 상지 근육은 보호하기 위해 작용한다. 자세 유지 근육 또는 안정화 근육 등의 작은 근육들은 작용하지 않는다. 갑작스런 위험에 대해 이러한 근육들의 비활성화는 좋은 전략일 수 있다. 위험이 제거되면 다시 전환될 수 있다.
  - **언어**: 깜짝 놀랐을 때, 표현은 크고, 짧고, 날카우며, 학대적인 말을 포함한다.
  - **호흡**: 심각한 위험이 가해지면 호흡은 더 얕고 빠르게 된다.
  - **소화기계**: 음식물의 소화 속도는 느려지고 정체되어 가능한 모든 에너지와 혈류를 즉시 요구하게 되어 집중된다.
  - **기타**: 스트레스에 대한 다른 반응은 재발, 통증, 동기 부여 그리고 기억 차단 등이 있다.

일단 급성 통증에 대해 경험하면 스트레스 반응은 사라지고 항상성 기전에 의해 시스템이 정상화되어 다음 스트레스 반응에 대비할 수 있다. 이 과정은 사람들이 다른 스트레스 요인에 직면하게 되면 일상적으로 발생할 수 있다. 그러나 시스템은 강화되고 진정시키기 위해 작용하므로 장기간 높은 수준에서 지속되는 것은 좋지 않다. 만성 통증에서 스트레스 반응은 지속된다. 스트레스 반응은 초기에 아드레날린에 의해 주로 작용되고, 다음에 신체에서 코티솔 변화가 나타난다.

아드레날린은 갑작스런 스트레스 반응에 매우 효과적으로 빠르게 작용하는 신경전달물질이며, 수분이상 지속되지 않는다. 코티솔은 더 강력하고 오래 지속되는 화학물질이며 아드레날린과 유사한 효과가 있지만 장기간 지속되는 위험에서 분비되어 작용한다.[55] 코티솔은 부신에서 생성되는 글루코코르티코이드 스테로이드 호르몬(glucocorticoid steroid hormone)이며, 일반적으로 하이드로코르티손(hydrocortisone)으로 알려져 있다.[55] 주된 기능은 혈당을 증가시키고, 면역계통을 억제시키며, 지방, 단백질 그리고 탄수화물의 대사 작용에 관여한다.[61,62] 부신에서 코티솔의 분비는 시상 하부에 의해 조절된다. 시상하부에 의한 코르티코트로핀 분비 호르몬(corticotropin-releasing hormone; CRH)의 분비는 부신피질자극 호르몬(adrenocorticotropic hormone; ACTH)의 뇌하수체 전엽에서 분비를 유발한다. ACTH는 세포에 의해 혈관 중추로 전달되고 혈액으로 분비되게 자극한다.[26,63,64]

코티솔은 신체에서 염증을 유발하는 물질 분비를 억제한다. 이러한 작용에 의해 코티솔은 염증성 및 류마티스 질환, 알레르기 등에서 B-세포-매개 항체(B-cell-mediated antibody) 반응의 과민성에 대한 치료 목적으로 사용된다. 코티솔 수치는 ACTH, 우울증, 심리적 스트레스, 질병, 수술, 공포, 부상 그리고 통증 등의 생리학적 스트레스 요인에 의해 변화된다. 코티솔은 아드레날린과 작용하여 단기 기억을 만든다. 코티솔이 장기간 노출되면 해마의 세포가 손상되어 학습이 제한되고 기억이 변화된다.[65] 코티솔 조절 장애는 혈압의 상승, 생식기능의 저하, 식욕의 변화 그리고 비만 등과 관련된다.

코티솔 조절의 중요한 효과는 면역계, 특히 염증성 사이토카인에 미치는 영향이다. 사이토카인은 조직 치유에 효과적인 면역 분자이다.[66] 감염, 외상 또는 손상이 일어나면 인터루킨 6(interleukin 6; IL-6) 등의 사이토카인이 1,000배 증가하여 특수한 사이토카인의 이온 통로가 더 많이 열려 민감성이 높아진다. 이러한 과정은 독감 등에 걸렸을 경우 발생된다. 사이토카인을 생성하는 주된 자극은 코티솔과 관련된다. 증가된 사이토카인으로 인해 조직 염증 등을 신체 전체의 염증과정에 증가되게 한다.

최근의 통증경험에 대한 이해는 신경계, 뇌, 내분비계 그리고 면역계의 복잡한 생물학적 및 생리학적 과정에 의한 것이다. 그러므로 통증 경험은 일부 *신경과학* 용어를 포함하고 있다. 스트레스 반응이 길어지면 여러 가지 장기간의 변화가 나타난다:

교감 신경계(SNS)

- 부신 피로[67]
- 신경 민감성 증가[68]

- 소화기계의 민감성 증가[69–71]
- 발통점의 유지 및 발달[72]

근육 또는 운동계

- 자세 변화[73]
- 허혈성 및 피곤한 근육[57]
- 근육 수축의 안정화 지연[74–76]

내분계

- 피로
- 우울증
- 기억 변화
- 체중 증가[77]
- 수면 장애

뇌, 중추 및 말초 신경계

- 중추성 민감화[41,78]
- 통각 과민
- 이질통

면역계

- 광범위한 통증, 신체 부위 인식 그리고 염증[79–81]

생식기계

- 낮은 성욕과 불임[82]

호흡

- 근육 불균형
- 조직의 혈류 및 산소 공급 감소
- 통증 증가

통증은 단순한 유해수용성 자극뿐만 아니라, 뇌, 내분비선, 면역계 등의 생물학적 및 생리학적 과정을 통합하여 포함한다. 일반적으로 이와 같은 변화로 인해 만성통증과 관련된 다양한 임상적 발현이 나타난다.

결론 CONCLUSION

인간의 신경계는 매우 복잡하다. 신경계의 주된 구분은 중추신경계(뇌와 척수)와 말초신경계이다. 중추신경계 병변은 병적반사와 과반사가 나타나고, 말초신경계 병변은 저반사가 나타난다. 신경근 조절은 근방추와 골지건기관의 복잡한 상호작용에 의해 일어난다. 또한 통증의 신경생리학적 이해는 복잡하지만, 통증 처리 과정의 진보된 이론으로 설명될 수 있다. 통증은 뇌에서 발생된다. 통증은 복잡하고 단순한 유해수용성 자극 이상을 포함한다. 통증의 통증 생리학 및 신경계 기전에 대한 이해는 치료사에게 효과적인 검사를 제공하고 환자에게 적절한 중재를 제공한다.

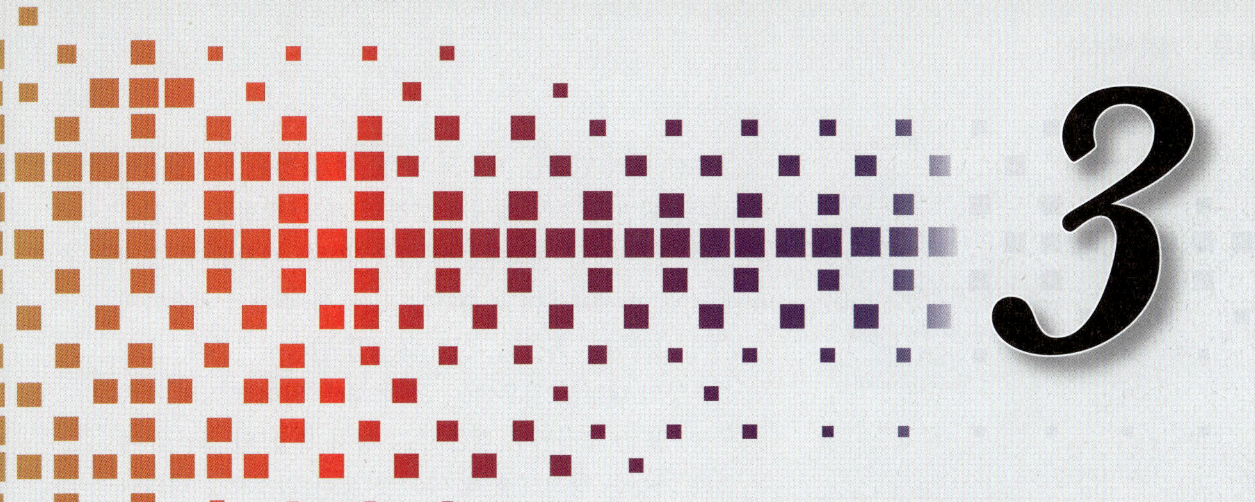

조직 손상과 치유

TISSUE INJURY AND HEALING

인체는 네 가지 주요 조직 형태를 가지고 있다: 결합조직, 상피조직, 근육조직과 신경조직. 모든 기관과 기관 시스템은 이러한 가지각색의 조직들의 결합으로 구성되며, 기관과 시스템 기능을 네 가지 주요 조직이 건강한 세포의 형태로 유지될 때 정상적으로 작용한다. 조직 손상은 조직 내에서 세포의 직접적인 손상결과이고, 이는 화학적, 역학적, 영양적, 병원성, 열성과 방사성을 포함하는 다양한 요인에 의해 발생할 수 있다. 이 장은 석회화된 결합조직, 석회화되지 않은 결합조직, 근육과 말초신경과 같은 신경근골격계 조직 손상을 중심으로 다룰 것이다. 뇌, 척수와 상피조직의 손상은 다른 장에서 다룰 것이다.

석회화되지 않은 결합조직(건, 인대와 연골), 신경과 근육 손상은 연부조직 손상으로 간주한다. 또한, 이러한 손상은 거대외상과 미세외상으로 분류된다. 거대외상 손상은 급성 손상이라고도 불리는데, 단일 사건에 조직 저항력이 과도하게 걸리는 부담을 수반한다. 거대외상 손상의 예로는 골절, 탈구, 열상, 인대 염좌, 근육 염좌와 타박상이 있다. 거대외상 손상을 경험한 환자는 손상 시간, 장소와 역학적 상태를 기억해낼 수 있다.

만성 손상 또는 과사용 손상으로 알려진 미세외상 손상은 조직에 반복적 과부하가 걸리면서 발생한다. 미세외상 손상을 수반하는 힘은 단일 사건에 조직 저항력을 넘어서지 않는다; 상당히, 이 부하가 누적되고, 반복되는 본성은 인체의 정상적인 조직반응을 방해하고 손상을 유발한다. 이러한 손상은 건염, 건병증, 윤활막염, 활액낭염, 피로골절과 활액막염을 포함한다. 환자는 미세외상이 발생한 특정 시간 또는 장소를 기억해낼 수 없다: 일반적으로 시간이 흐를수록 악화된다.

부하에 대한 조직의 역학적 반응은 응력 변형 곡선으로 설명할 수 있다(그림 3.1). 조직 내성에 대한 이 그래프의 해석에서, 응력은 구역으로 나누어진 힘으로 정의하고, 변형은 조직 변형으로 정의한다. 응력을 생체시료에 적용시킨다면, 시료 변형이 나타날 것이다. 처음에, 탄력 변형은 일시적이다. 부하가 제거되며 물질은 원래 상태로 돌아온다. 하지만 응력이 곡선에서 복점에 도달하면, 추가적인 스트레스가 영구적

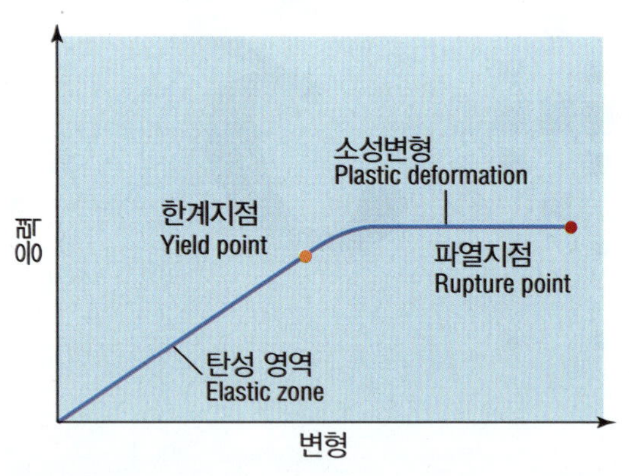

그림 3.1 골격계 근육의 응력-변형곡선.

Reprinted, by permission, from J. Loudon, R. Manske, and M. Reiman, 2013, *Clinical mechanics and kinesiology*(Champaign, IL: Human Kinetics), 50.

인 물질변형이나 소성변형을 유발한다. 물질의 궁극적 힘은 완전한 부전이 나타나기 전까지 허용할 수 있는 최대 스트레스이다. 대부분 생물학적 조직은 부하유형에 따라 다르게 반응하는 이방성을 지닌다. 이 경우, 압축, 비틀림, 인장 하중을 예시로 비교했을 때 응력 변형 곡선은 각각 다르게 나타난다. 감당 가능한 부하에 대한 조직능력은 전반적인 조직 상태, 조직 손상 유무, 나이, 영양 상태, 부하 크기와 부하를 견딜 수 있는 시간과 같은 많은 요소에 의해 결정된다.

조직 치유 TISSUE HEALING

부하에 대한 조직 내성이 과도할 때, 조직 손상이 발생한다. 인체는 조직 치유기전이 개시되는 손상에 대한 내적 반응을 가지고 있다. 이 과정은 모세혈관이 손상되면서 조직 내에서 혈장과 세포(백혈구, 적혈구와 혈소판)가 손상부분에 방출되면서 시작된다. 조직액에 이 세포들이 존재하는 것은 세 주기의 치유과정이 시작되는 화학적-신호 과정을 단축시켜준다. 조직 손상의 대부분 경우에는, 조직 재생(원래 조직의 재형성) 또는 조직복구(결합 조직 상처 생성)의 결과로 예측 가능한 방식으로 세 주기를 통한 과정으로 나타난다. 치유의 세 주기는 염증기, 증식기(또는 회복기)와 재형성기이다. 이 세 주기는 연대순으로 설명되는데, 현실은 한 주기가 끝나갈 때 다음 주기가 시작되면서 겹쳐서 일어난다(그림 3.2). 이 주기의 일반적인 기간과 특성은 표 3.1에 요약되어 있다.

염증기 (Inflammatory Phase)

염증기는 혈액제제가 조직액으로 분출되면서 시작된다. 이 제제는 조직 환경에서 다른 세포가 이 부분으로 들어오도록 자극하는 화학유인물질로 작용한다. 혈소판은 이 시기에 조직액에 들어가는 혈장을 응고시키고 유속을 늦추는 중요한 역할을 한다. 혈류를 제한하는 혈관 수축이 일시적으로 나타나면서 두 개의 화학적 단계가 다시 혈관을 확장시키고, 이 부위에 필수적인 치유제를 가져온다. 이 보체연쇄반응은 히스타민을 방출하고, 강력한 혈관 확장을 만들기 위해 혈액에 있는 비만세포와 호염기성 세포를 자극하는 다중 단백질을 활성화시킨다. 키닌 과정은 칼리크레인 변화, 불활성 효소, 브라디키닌을 만든다. 혈관 확장을 촉진시키고 모세혈관 투과성을 증가시키는 것은 또 다른 강력한 화학 작용제이다. 혈관확장과 혈관 투

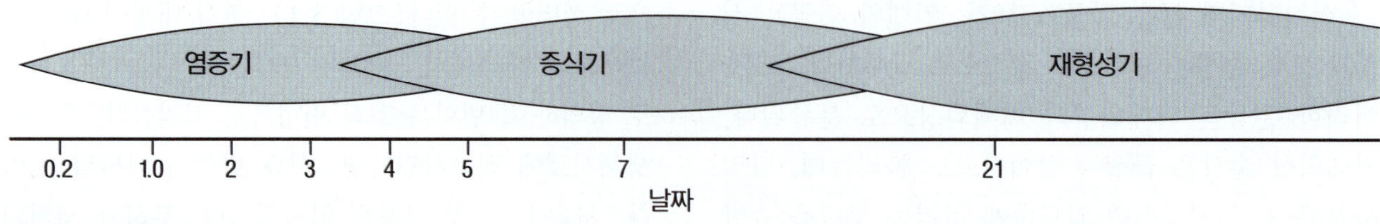

그림 3.2 조직 치유의 연대표.

Reprinted, by permission, from S.K. Hillman, 2012, *Core concepts in athletic training and therapy*(Champaign, IL: Human Kinetics), 372.

표 3.1 치유의 주기

주기	지속기간	특징	목적
염증기	5일까지	손상 발생시점에, 부위가 따뜻해지고 붉어지며, 부종과 발적이 있다.	손상 부위를 안정화시킨다.
증식기(회복기)	21일까지	흉터조직이 붉고 부종으로 인해 정상보다 커진다.	괴사 조직을 배치하고, 섬유모세포를 움직이게 하며 순환을 복구한다.
재형성기	1년까지 또는 이상	흉터의 수분 함유량이 감소한다; 맥관질과 발적이 감소한다; 흉터 조직 밀도가 증가한다.	부위를 안정화시키고 재설립한다.

Reprinted, by permission, from S.K. Hillman, 2012, *Core concepts in athletic training and therapy* (Champaign, IL: Human Kinetics), 373.

과성은 괴저성 조직과 잠재적 감염원을 제거하는 대식세포와 호중구와 같은 세포가 손상부분에 들어올 수 있도록 한다. 혈류와 국소 혈관으로 부터의 유체 이동 증가와 세포 활동성의 증가의 연속은 부종, 발적, 열을 포함한 염증성 과정의 가장 중요한 징후이다. 통증은 염증의 중요한 징후의 하나로, 직접적인 조직 손상, 체류 축적의 결과로 조직압 증가와 브라디키닌과 히스타민과 같은 통증 자극 화학물질을 포함한 복합적 자극으로 인해 나타난다.

혈소판과 다른 세포들에 의해 방출된 성장 요소는 섬유모세포와 혈관내피세포의 유입을 자극시킨다. 이 세포는 손상된 혈관과 주변 조직의 재형성과정을 시작시킨다. 이는 염증기에서 증식기로 넘어가는 과정이다. 염증기는 괴저성 조직이 제거된 채로 유지될 때까지 완전한 것으로 간주되지 않지만, 증식기는 잔해 제거의 마지막 단계 전에 시작된다. 일반적으로 급성 염증기는 조직 손상 크기에 따라 몇 시간에서 며칠까지 지속된다. 하지만, 본대로 조직 상태가 불량하고 미세손상이 반복되며, 영양, 감염, 국소 빈혈 또는 다른 요소들의 부적절한 상태가 나타나면, 이 급성과정은 영구적이고 만성적인 염증단계로 나타날 수 있다. 만성 건병증(이 장의 뒤에 자세하게 논의할 예정)은 실패한 급성 염증 반응의 대표적인 예이다.

비스테로이드 항염증약(NSAIDs)의 사용이 많다면, 염증이라는 용어는 약물적으로 치료해야만 하는 바람직하지 않은 상태의 함축적인 의미로 받아들일 것이다. 하지만 사실은 염증과정은 치유과정을 자극하는 필수적인 화학적 세포 환경을 제공한다. 이러한 이유에서, 치유에 방해가 될 가능성을 고려해 볼 때 비스테로이드 항염증약의 사용은 급성 염증기 동안 자제해야 한다.

증식기(회복기)
(Proliferative (Reparative) Phase)

섬유모세포와 내피세포가 손상 부위로 화학쏠림 이동이 나타나는 것은 회복기의 시작 징후이다. 새로운 모세혈관 망의 미세구성 또는 혈관형성은 손상부위에서 치료를 촉진시키는 영양분 유입을 촉진시킨다. 손상부위의 성장 요인에 의해 촉진된 섬유모세포는 교원질 합성 과정을 시작한다. 전 아교질은 섬유모세포 내에서 합성되고, 원섬유와 콜라겐 섬유를 만드는 조직망에 분비한다. 이 시기에, 유형 I과 Ⅲ 콜라겐은 합성되지만, 새로운 상처에는 유형 Ⅲ 콜라겐이 더 큰 비중을 차지한다. 이러한 콜라겐 형태는 유형 I 콜라겐보다 낮은 장력을 가지며, 처음의 상처망은 손상 조직망의 발판이 되지만 손상되지 않는 원래의 조직만큼 강하지는 않다. 섬유모세포 과정은 결국 손상 조직망을 안정화시키는 역할을 하는 몇몇 세포를 가진 콜라겐성 흉터를 진전시킨다.

이 상처 치유의 증식기는 며칠에서 수주까지 지속될 수 있으며, 원래 조직 손상의 크기에 따라 결정된다. 이 주기의 초기에, 조직은 성숙한 혈관보다 새는 경향이 있는 새로운 혈관이 형성될 때까지 부풀고 발적이 나타나고 치유부위에 발적이 나타나면서 혈관수축이 정상 조직보다 높게 나타난다. 이 과정에서 새로운 혈관 생성저하와 남아있는 혈관의 성숙, 손상부위의 전반적인 관류와 조직액의 양이 정상적으로 줄어든다. 상처가 덜 붉고 더욱 정상 조직형태를 띠는 것을 눈으로 확인할 수 있다.

재형성기 (Remodeling)

상처치유과정의 마지막 단계이자 가장 긴 단계는 재형성기이다. 이 기간에는 증식기에 형성된 흉터가 영구적인 흉터(조직회복)로 재형성되거나 원래 조직(조직 신생)으로 변환된다. 조직이 조직형태에 따라 회복되거나 신생된다. 예를 들어, 근육은 회복되는 반면, 뼈는 신생된다. 회복기의 마지막 시기에, 조직은 일차적으로 유형Ⅲ 콜라겐성 흉터에서 회복되기 때문에 장력이 부족하다. 조직 회복의 경우에, 유형Ⅲ 콜라겐은 흉터의 힘이 증가하면서 유형Ⅰ 콜라겐이 단계적으로 재배치된다. *근섬유모세포*라고 불리는 특수한 섬유모세포는 이 시기에 흉터 부위의 수축을 돕는다; 이 세포는 손상조직의 끝 부분을 당기는 것을 허용하는 수축성 단백질을 포함한다.

시간이 지나면서, 흉터조직은 손상 부위의 기능을 정상화하면서, 부과된 힘을 기반으로 재형성된다. 하지만 몇몇 과도한 흉터와 불충분한 재형성의 경우 기능에 문제가 생길 수 있다. 예를 들어, 관절 움직임을 상당히 제한하는 관절 주위의 비대성 흉터가 나타나는 것을 관절 섬유증이라고 한다. 이는 관절 가동성을 제한하거나 감염을 발생시킬 수 있으며 특발성으로 나타날 수 있다.

건, 인대와 골의 치유에서, 조직 신생은 마지막 주기에서 나타난다. 조직 회복과 비교했을 때, 근육 또는 피부에서 영구적인 흉터 형성이 나타나지 않는다; 대신에, 흉터망은 원래 조직을 대신한다. 치유과정의 세부내용은 구체적 조직의 치유과정 파트에서 다룰 것이다.

근육 손상 MUSCLE INJURY

근육 손상의 가장 흔한 형태는 염좌, 타박상과 열상이다. 근육 염좌는 근육이 편심성 수축을 하면서 과도하게 늘어나는 것이 반복되는 간접적 손상이다. 근육의 능동적, 수동적 스트레칭이 없고 근육 수축이 없는 근육의 능동 수축은 근육 염좌 손상을 줄이는 것은 아니다. 염좌 손상 위험이 있는 근육은 유형Ⅱ 섬유가 높은 비중을 차지하는 두 관절 근육으로 이는 두 개의 관절을 거쳐 상당히 늘어난다.[3] 근육 염좌 손상은 흔히 근건접합부나 그 주변에서 나타난다고 한다.[3–7] 근육에서 건으로 힘을 전달하는 근건접합부는 이러한 간접적인 근육 손상에 일차적인 유발 요인이 되기 때문에 중요한 역할을 한다. 손상정도를 특징화하기 위하여, 근육 염좌는 일반적으로 3단계로 분류한다:

- **Ⅰ단계 염좌**는 작은 근육섬유 수의 손상으로, 국소 통증과 근육 기능 소실이 최소 상태이다.
- **Ⅱ단계 염좌**는 많은 근육섬유 수가 파열되고, 통증, 부종, 근육 기능 감소, 근육 수축에서 일차적 통증 생성을 동반한다.
- **Ⅲ단계 염좌**는 근육을 가로지르는 완전한 파열로, 상당한 통증과 근육의 해부학적 연속성 상실, 근육 기능 상실을 초래한다.[3–7]

2014년에 Pollock과 그의 동료[8]들은 근육 손상에 대한 새로운 분류 시스템을 제안했다. 영국 운동 근육 손상 분류는 MRI상 손상 특징과 손상의 해부학적 부위를 기반으로 한다. 저자는 이 새로운 시스템의 특징이 손상 진단과 치료에 있어서 임상가들이 더 관리하기 좋다고 제안했다. 이 시스템에서 근육 손상은 MRI 신호 변화의 정도에 따라 단계를 0에서 4까지 분류하며, 이를 근막 조직 손상(a), 근건접합부 손상(b), 건내 손상(c)로 하위 분류하였다. 0단계 손상은 근육 통증이 나타나지만 MRI상 정상소견이 나타난다. Ⅰ단계 손상은 작은 파열이며(5cm 미만), Ⅱ단계 손상은 5~15cm 사이로 길고 중등도 파열이 있으나 힘줄 단면이 50% 미만 손상이 있는 경우이다. Ⅲ단계 손상은 넓은 파열(15cm 이상)이며, 힘줄 단면이 50% 이상 손상이 있는 경우이다. Ⅳ단계 손상은 근육이나 힘줄의 완전 파열이다. 새로운 분류 시스템이 통용된다면, 임상가들은 현재 흔히 사용되는 3단계 분류 시스템과 비교하였을 때 근육-건 손상의 위치와 양에 대해 더 자세한 정보를 얻을 수 있을 것이다.

근육 타박상은 일반적으로 근육에 직접적인 타격을 주었을 때 나타난다. 근육 조직에 직접적인 타격은 근육의 국소적 손상과 그에 따른 출혈이 나타난다. 허벅지 앞(대퇴사두근)과 팔 앞쪽(상완이두근)은 근육 손상의 직접적 타격을 가장 흔히 받는 부위이다. 깊은 근육 타박상의 잠재적인 부작용은 화골성근염으로 진행될 수 있다. 이 상태는 근육 내[9] 타박상 부위내에서 뼈나 연골의 침착이 생기는 것이다.[5,9] 이는 대부분 같은 부위에 스포츠에서 흔하지 않지만 근육 열상은 피부와 환경적 요소(울타리, 필드, 옥외 관람석) 또는 스포츠 장비(스케이트, 스틱, 헬멧)의 접촉에서 나타난다. 근육 구조를 파괴시키는 깊은 상처가 생긴다.

근육 치유는 골 조직의 치유에서 나타나는 신생이 아니라 회복과정이다. 손상기전과 상관없이 회복 과정은 3단계로 나타난다: 파괴, 회복, 재형성. 파괴 과정에서 손상 부위에 혈종이 생기면서 손상 세포의 괴사가 일어난다. 두 번째 과정에서 대식세포가 괴사조직을 제거하고 콜라겐을 생성시켜 섬유모세포를 활성화시키고 콜라겐 기반 흉터를 형성하기 시작한다. 근섬유가 손상된 부분에서, 미분화 위성세포는 근 섬유의 손상된 끝부분에 분화와 융해과정을 시작한다. 근육 내에 결합 조직 흉터가 지속되고 원래 손상된 근 섬유는 흉터에서 연결된 두 개의 섬유로 재배치된다. 이 근육 회복 과정에서, 손상된 근육을 초기에 과도하게 스트레칭하는 것은 흉터가 충분히 성숙될 시간이 없어 손상부위의 재 파열을 유발할 수 있다. 이러한 이유로, 근육 염좌가 발생할 경우 초기에 스트레칭은 손상을 막기 위해 피해야 한다.[5]

비록 근육 손상이 아니더라도 경련은 일상생활과 스포츠 참여에 제한이 발생할 정도로 매우 통증이 심한 근육 상태이다. 이러한 불수의적인 근육 수축이 갑자기 일어나면 탈수, 낮은 칼륨 수준과 낮은 나트륨 수준, 부적절한 탄수화물 섭취 또는 매우 짧아진 근육 상태를 초래한다. 가장 최근에 나온 연구에서 경련 기전은 운동 신경 단위 동원과 피로와 같은 국소 근골격계 요소뿐만 아니라 오름 중추 신경계가 골지건 기관과 근육 방추에 영향을 준다고 하였다.[10]

건 손상 TENDON INJURY

건은 근육에서 뼈로 수축성 힘을 전달하는 역할을 하며 정상적으로 건 내에서 섬유 속과 섬유 안으로 구성된 유형Ⅰ 콜라겐이 타이트하고 평행한 다발로 이루어져 있다. 건 손상은 스포츠 활동에서 흔히 발생하며 이는 거대손상과 미세손상으로 분류할 수 있으며 미세손상(또는 과사용)이 더 빈번하게 일어나는 기전이다. 급성 거대손상은 파열, 열상 또는 타박상을 포함한다. 건 파열은 급성 손상이지만 나이, 비활동성, 미세손상의 반복, 스테로이드제의 장기간 사용, 플루오로퀴놀론계 항생제 사용을 포함한 복합적 요인들에 의해 발생한다. 거대손상 건병증 상태의 범위는 염증성 상태(건염 또는 건주위염)에서부터 만성 퇴행상태(건병증)까지이다. 다음 용어는 건 손상을 설명해 놓은 것이다.

- **건염**: 힘줄 병리의 일반적인 시각이며 손상이나 과사용에 대한 급성 염증 반응이다. 이 상태는 허혈, 지방침착에 의한 콜라겐 재배열과 섬유모세포가 급증할 뿐만 아니라 염증성 세포(대식세포, 호중구)가 존재한다.[11]
- **건병증**: 이 병리 상태는 염증이 아닌 만성적으로 퇴행 상태이다. 혈관 신생, 프로테오글리칸 함유 증가, 유형Ⅲ 콜라겐 증가, 콜라겐 재배열과 함께 염증성 세포가 뚜렷하게 없는 상태이다. 이 만성 상태에서 건 줄기세포(TSC)가 건 세포로 바뀌는 신호 과정이 생긴다. 건병증에서 건 줄기세포는 또한 지방, 뼈와 연골 분비물이 건 망으로 되면서 지방세포, 골세포, 연골세포로 구별한다.[12]
- **건 파열**: 근육-건 단위에서 기능을 완전히 소실

한 상태이다.

• **건의 병적 상태**: 이 용어는 급성 손상 병력이 뚜렷하게 알 수 없지만 통증이 나타나는 상태이다. 이는 염증성일수도 비염증성일수도 있음을 암시하기 때문에 임상가들은 이 단어로 환자에게 사용하는 것이 가장 적절할 것이다.[13]

• **건 주위염(건 주위염, 건막염, 건초염)**: 이 용어는 건 막의 외부층에 나타나는 병리적 상태이다. 모든 건은 혈관, 림프, 신경공급을 포함하는 건외막이라 불리는 결합조직으로 덮여있다. 몇몇 건들이 건외막은 활막세포를 연결하는 건 주위조직이라는 결합조직으로 둘러쌓여 있다. 건 주위염은 건주위 조직의 염증상태이다. 건 *주위염*, *건막염*, *건초염*이라는 용어로 통용한다.[14] 드퀘르벵 증후군은 건 주위염의 대표적인 예이다. 건 주위염은 건염과 건병증 둘 다 포함할 수 있다.

건 치유는 세단계의 신생 단계를 거친다: 염증기, 재생기, 재형성기. 염증단계는 건 손상 즉시 손상 부위에 적혈구, 대식세포와 호중구가 이동하면서 시작한다. 괴사성 물질의 식균작용이 나타나고 백혈구가 혈관 신생을 돕고 건 줄기세포가 건세포로 분화되고 콜라겐 생성이 시작되는 혈관형성과 화학쏠림 물질을 분비한다.

재생기(회복기)에는 유형Ⅲ 콜라겐, 비콜라겐성 단백질과 프로테오글리칸이 합성된다. 콜라겐 섬유는 건 손상 부위에 흉터가 형성되면서 무작위로 삼차원적 배치가 된다. 몇 주 지나서, 유형Ⅲ 콜라겐 합성이 최대치에 이르면 유형Ⅲ 콜라겐이 유형Ⅰ 콜라겐 형성으로 천천히 단계적으로 이동하기 시작한다. 마지막 단계이자 가장 긴 단계에서 건 내에서 염좌와 비슷하게 콜라겐 섬유가 시작되고 유형Ⅲ 흉터 콜라겐이 유형Ⅰ 콜라겐과 함께 점진적으로 재배치된다. 하지만 건의 힘은 만 1년까지는 원래 수준으로 회복되지 않는다.[15–18]

건 치유의 생물학은 건강한 건의 손상 시점에서 급성 건 손상을 이해하는데 좋은 설명이 된다. 반복적인 과사용 손상의 결과로 나타난 만성 건 통증의 경우, 치유과정은 3단계의 순차적인 과정과는 다르다. 반복적인 미세 손상으로부터 건의 불완전 치유는 유형Ⅲ 콜라겐의 유형Ⅰ 콜라겐으로의 변환과 섬유의 재교육이 완전하지 않은 비염증성 신생이나 회복기의 상태를 지속한다. 따라서 건은 세포과다성과 혈관신생 상태를 유지한다. 그 결과 건은 만성적으로 약해지고 통증이 생기며 재손상 위험이 더욱 커진다.[15]

인대 손상 LIGAMENT INJURY

인대는 뼈와 뼈 사이에 부착하여 관절에 안정성을 제공한다. 인대는 건과 매우 비슷하게 평행한 배치형태를 띄며 콜라겐 섬유 다발로 구성되어 있다. 인대는 내적으로는 관절낭을 두껍게 하며(일차적 고관절 인대: 치골대퇴인대(두덩넙다리인대, pubofemoral ligament), 장골대퇴인대(엉덩넙다리인대, iliofemoral ligament), 좌골대퇴인대(궁둥넙다리인대, ischiofemoral ligament)), 외적으로는 관절낭으로부터 자유롭다(예, 무릎의 외측 측부인대(가쪽 곁인대, lateral collateral ligament). 인대 손상 기전에서 가장 흔한 것은 관절 가동범위를 넘어선 움직임을 동반한 힘을 가했을 경우, 인대가 과도하게 늘어나면서 발생한다. 인대 손상(염좌)은 통상적으로 다음과 같이 분류한다:

- **Ⅰ단계**: 인대가 늘어났지만 최소의 콜라겐 섬유의 손상을 받은 상태이다. 임상적 평가에서 관절이 조금 느슨하거나 느슨하지 않게 드러난다.
- **Ⅱ단계**: 인대가 늘어났고 콜라겐 섬유의 일부가 찢어진 상태이다. 임상 평가에서 관절 느슨함이 증가하였지만 끝 지점(끝 느낌)까지는 도달하지 않았다.
- **Ⅲ단계**: 인대가 최대로 거의 또는 완전히 손상된 상태이다. 임상검사에서 과도한 관절 느슨함과 단단한 끝 느낌이 나타나지 않는다.

건 치유와 같이 인대 치유는 세 단계가 겹쳐 일어난다: 반응, 회복과 신생과 재형성. 반응기는 손상 후

최초 72시간 내로 나타나며 염증-증반과정이다. 건 손상과 같이 이 시기에는 손상 부위에 적혈구, 대식세포와 호중구가 이동한다. 괴상성 물질의 포식작용이 나타난다. 화학물질이 방출되지만 섬유모세포를 포함하여 추가적인 세포이동이 나타난다.

회복과 신생기는 유형Ⅲ 콜라겐과 글리코글리칸의 흉터가 생기면서 섬유모세포의 활동성이 눈에 띄게 활발하다. 건 치유에서 초기 인대 흉터는 건에 부과된 염좌를 따라 조직화 되지 않은 상태이다. 재형성은 유형Ⅲ 콜라겐이 유형Ⅰ 콜라겐으로 바뀌고 섬유 방향은 염좌를 따라 형성된다. 치유된 인대에서 콜라겐 함유량이 증가하면서 정상 인대보다 큰 단면을 가진다. 동물적 연구를 근거로, 치유된 인대의 장력은 1년까지 원래 인대만큼 회복되지는 않는다.[19-21]

골 손상 BONE INJURY

근골격계 시스템의 큰 요소는 석회화된 결합조직이나 뼈이다. 뼈는 지지와 보호 기능이 있고 근육 시스템이 움직임을 만들고 칼슘과 인을 저장하는 역할을 하는 장치이다. 뼈는 무기화 구조물에 따리 치밀골(피질)과 해면골(해면모양)로 나눈다(1장, 그림 1.2). 피질골의 기능적 단위는 골원이며 중심 통로에는 뼈에 있는 콜라겐과 수산화인회석, 칼슘함유 미네랄의 동심고리나 얇은 조각으로 둘러쌓인 혈액공급과 신경을 담고있다. 해면골은 장력을 따라 배열된 잔기둥의 격자형태로 구성되어 있다. 피질골은 장골 몸통에 위치하며, 모든 뼈 주변에 껍데기를 형성한다. 해면골은 장골과 단골, 편평골, 불규칙 뼈의 골단에 위치한다.

골 손상은 골절과 타박상(멍)을 포함한다. 골절은 직접적인 외상(물체나 타인으로부터 직접적인 타격)이나 간접적 외상(넘어지거나 다리의 꼬임과 같은 현상)으로 나타난다. 골절은 골절된 뼈의 부분이 피부를 뚫고 나오는 개방성(복합성)이나 폐쇄성으로 일어날 수 있다. 골절은 횡골절, 경사골절, 나선골설, 분쇄골절로 분류된다(그림 3.3). 건열골절은 뼈의 일부가 건이나 인대를 찢으면서 함께 떨어진 또 다른 형태의 골절이다. 이 유형은 특히 어린 운동선수에게 더 흔히 나타난다.

골절에 대한 분명한 문제점이 있다. 골절 안정성의 즉각적인 문제와 골절과 관련된 다른 문제점은 감염, 급성구획증후군, 연부조직 손상, 심부정맥혈전증과 폐색전, 지연유합 또는 불유합과 부정유합을 포함한다.

손상 부위의 감염은 폐쇄골절보다 개방골절과

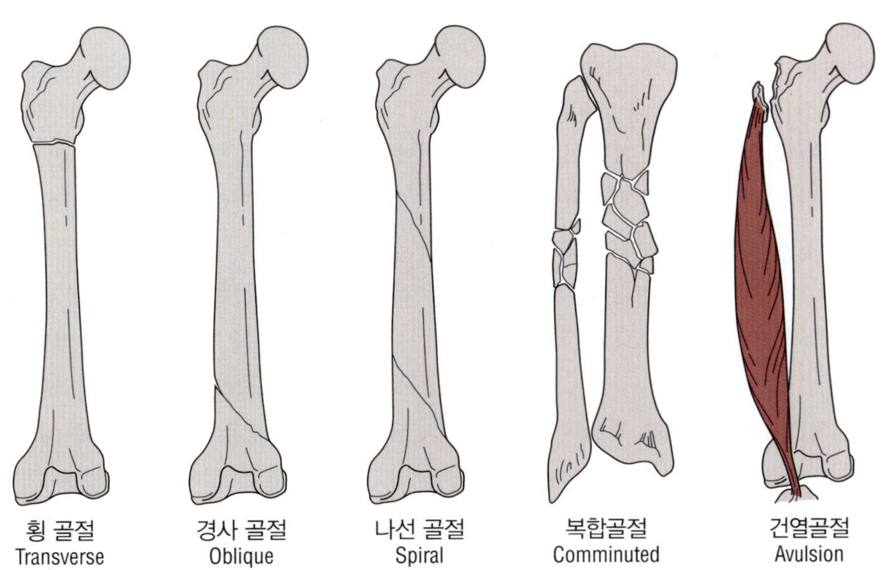

그림 3.3 골절 유형.

복합골절에서 더 많이 발생하는데 이는 피부를 손상시킨 골절이기 때문이다. 임상가는 개방골절에서 감염을 항상 주시해야 하며 감염 증상을 확인해야 한다(예, 피부온도 상승, 피부부위 발적, 고름, 열).

급성구획증후군은 골절에 의한 출혈과 관련된 근육의 과도한 부종 때문에 나타난다. 이러한 근육 구획은 비탄성근막으로 둘러 쌓여있다. 이 증후군은 흔히 하퇴부위와 전완의 굴곡근에서 나타난다. 이러한 상태는 골절이 아닌 부분에서 통증을 유발하고 손상된 근육이 수동적으로 늘어나고 맥박이 느려지며 감각이상이 나타난다. 몇몇 경우에는 이 상태를 손상된 근막을 수술적 방법으로 느슨하게 하기도 한다.

때때로 골절과 인접한 부분의 연부 조직 또한 손상된다. 이러한 조직은 신경, 근육, 인대나 혈관이 될 수 있다. 임상가는 개방성, 폐쇄성 골절 모두 주변 연부조직에 나타나는 반응을 주시해야 한다.

심부정맥혈전증(DVT)와 폐색전(PE)은 골절 후 나타나기도 하며, 특히 하지의 골절에서 나타난다. 심부정맥혈전증은 심부정맥에 혈전이 나타나는 것이다. 혈관 안의 혈전을 현전증이라 한다. 심부정맥혈전증은 대개 하지에서 나타나며 증상은 나타나지 않고, 일반적인 증상인 부종, 발적, 온열감, 다리의 표층 정맥 충혈이 나타난다. 심부정맥혈전증은 자연적으로 사라지지만 가장 심각한 합병증은 혈전증이 폐로 이동하면서(색전을 일으키면서) 생명을 위협하는 폐색전이 일어나는 것이다. 심부정맥혈전증과 폐색전은 합해서 *정맥 혈전 색전증*이라고 한다. 초기에 조절하는 움직임과 능동 근육 수축은 이를 예방하는데 도움을 준다.

지연 유합 또는 불유합은 수술적 교정이 필요한 지속적인 통증과 장애가 나타날 수 있다. 지연유합은 골절이 치유되기에 충분한 시간이 지났음에도 불구하고 적절한 치유가 일어나지 않는 것이다. 부정유합은 일반적으로 정확한 뼈 정렬을 제외하고 부적절하게 치유가 나타난 것이다.

골막 손상은 일반적으로 뼈의 골막 부위에 직접적 타격에 의해 발생한다. 이러한 골 손상의 유형은 상대적으로 흔하지 않다. 골막 손상의 특정한 예는 *장골능에 대한 골성좌상*으로 직접적 타격에 의한 장골능 골막이 손상 받은 것이다. 반면, 골절이 되기 직전정도의 타격은 골 내의 출혈이나 골 타박상(멍)을 유발한다. 이러한 타박상은 골막하, 골간, 연골하에서 나타날 수 있다. 전방십자인대 손상의 80% 이상은 무릎의 가쪽 부분의 골 타박상과 연관된다. 몇몇 근거들은 골 타박상이 통증의 일차적 요인이 될 수 있다고 한다. 연골하 타박상의 경우 골 타박상은 관절 연골 퇴행을 유발한다,

골 치유는 일차적과 이차적 치유로 나누어지는 신생과정이다. 일차적 치유는 부드러운 연골성 유합조직이 형성되지 않고 수술적 고정을 한 후 발생한다. 이 경우, 골모세포는 직접적으로 골절 부위의 광화조직을 축적한다. 그러나 대부분 골절 치유는 세 주기로 이루어진 이차적 과정으로 나타난다: 염증기, 회복기, 재형성기. 염증기에는 골단 사이에서 혈관확장과 충혈은 국소 혈종을 형성하고 이는 히스타민과 프로스타글란딘을 포함한 염증성 매개체가 이 부분으로 이동하게 된다. 건과 인대 손상에서는 포식세포 또한 손상부분으로 이동하고 괴저성 물질을 제거한다. 회복기는 화학적 신호 과정이 줄기 세포를 골모세포, 조연골세포, 섬유모세포로 분화시킨다. 유합 조직 형성은 막 내와 연골 내 골화 경로를 통해 나타난다. 막 내 골화는 골의 바깥쪽 골막하 부분에서 일어나며 연골 단계 없이 바로 골 형성이 일어난다. 연골 내 골화는 부드러운 연골성 유합조직 형성이 나타나고 이는 전반적으로 골 광화조직에 위치한다. 재형성기에는 석회화된 유합 물질이 마골세포와 골모세포의 활동을 통해 점진적으로 정상 골 조직으로 자리 잡는다.

골의 미네랄 함유량은 골에 부과되는 부하를 조절하는 능력에 영향을 미친다. 골밀도 평가는 골밀도(BMD)를 측정하기 위한 X선이나 초음파를 사용한 골 농도계를 이용하여 측정한다. 세계 보건 기구(WHO)는 건강한 젊은 여성의 골밀도 평균과 측정할 사람의 골밀도를 비교한다. 골밀도 2.5 표준편차 또는 젊은 성인 평균보다 낮으면 골다공증이라 정의한다(T값<−2.5). 낮은 골밀도나 골 감소증은 T값이 −1.0과 −2.5사이로 정의한다. 낮은 골밀도와 결절 미세구조의 저하(그림 3.4)는 고관절, 척추와 전완 원위부의 골절에 매우 큰 위험 요소이다. 고관절과 흉추골절은 가장 흔한 골다공증성 골절이다. 고관절 골절은

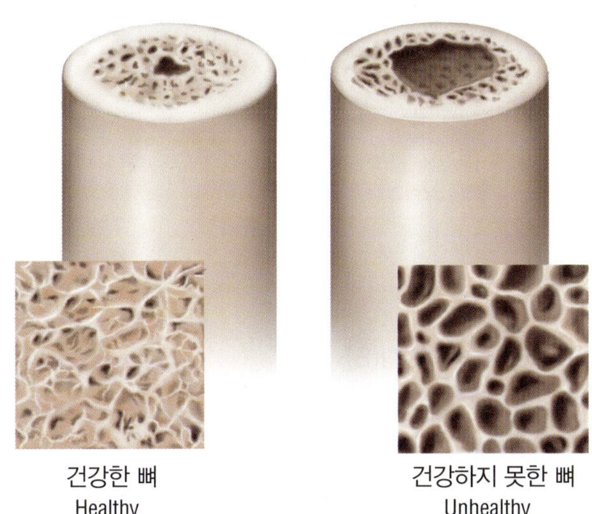

그림 3.4 건강한, 건강하지 못한(골다공증) 뼈.

가장 큰 병적 상태이며 상당한 기능 소실을 초래한다.

관절 연골 손상
ARTICULAR CARTILAGE INJURY

1장에서 언급했듯이, 연골은 특화된 결합 조직으로 유리질(관절), 탄력성, 섬유성(섬유연골)으로 분류할 수 있다. 연골의 모든 유형의 공통점은 내장된 세포(연골세포)와 콜라겐과 함께 프로테오글리칸 기질이라는 것이다. 성인에서, 연골은 무혈관성과 무맥성을 띠고 영양분과 노폐물 폐기를 필요로 한다. 관절 연골은 뼈의 관절 표면을 덮는 연골로, 윤활 관절을 형성하고 일반적으로 조금 두껍다. 관절 연골은 압박력을 흡수하고 움직임에 대한 마찰 저항력을 감소시킨다. 관절 연골의 손상은 부분이나 전체 결함이 될 수 있다. 관절 연골 손상은 충격흡수와 움직임을 허용하는 관절의 능력에 영향을 주기 때문에 잠재적으로 불능화 될 수 있다. 골관절염은 지속적인 관절 연골 퇴행의 결과이다. 고관절과 슬관절 골관절염은 가장 흔한 골관절염이다. 고관절과 슬관절 골관절염에 의한 장애와 재정적 부담이 상당하다고 보고되어 있다. 1995년, 미국인구의 15%는 관절염 형태를 겪었으며, 이 비율은 2020년에 19%까지 증가할 것으로 예측되었다.[26] 미국인구의 80% 이상은 65세 나이 대에 골관절염을 가지고 있다고 방사선학적 계측으로 확인하였고, 이들 중 적어도 절반은 변형과 관련된 증상을 호소한다.[26]

관절경 뿐만 아니라 자기 공명 영상법(MRI)과 자기 공명 관절강 검사(MRA)와 같은 진단적 영상 기술은 관절 내 관절 연골 손상 정도를 파악하는데 도움을 준다. 국제 연골 연구 사회(ICRS)는 관절 연골 손상을 위한 분류 시스템을 개발했다. 손상의 5단계가 다음에 설명되어 있다(그림 3.5):

- **0단계**: 정상연골
- **1단계**: 거의 정상 연골: 이 연골은 부드러운 자국이나 표면 손상이 있다.
- **2단계**: 비정상적 연골: 표면에서 연골 깊이의 절반 이하의 손상이다.
- **3단계**: 심한 비정상적 연골: 연골 깊이의 50% 이상의 손상이며, 연골하골을 침범하지는 않지만 도달하는 범위이다.
- **4단계**: 심한 비정상적 연골: 연골하골을 침범한 손상이다.

관절 탈구나 아탈구는 관절 연골의 전단 손상을 유발한다. 연골과 골 연골 손상은 연부조직 인대 염좌와 근육 좌상과 연관되어 나타난다.

이단성골연골염(OCD)은 관절 연골과 연골하골의 병변이다. 병인은 밝혀지지 않았으며 연골하골의 무균성 괴사가 나타난다. 이 질환의 흔한 부위는 내측 고관절과 슬개골, 거골돔과 상완골 소두이다. 국제 연골 연구 사회는 관절경으로 평가한 파편의 안정성과 둘러싸고 있는 조직의 지속성을 기반으로 하여 이단성골연골염 병변의 단계적 시스템이 개발했다(그림 3.6).[27] Ⅰ단계 이단성골연골염은 매끄러운 안정적 병변이며 주변 조직의 표면 지속성이 있다. Ⅱ단계 또한 안정적 병변이지만 부분적인 불연속성을 띈다. Ⅲ단계는 완전한 불연속성 병변이지만 제자리에 위치한 상태이다. Ⅳ단계는 관절 내에 파편들이 돌아다니는 상태이다. 수술적 치료는 종종 시행하며 구체적인 절차는 병변 단계에 따라 수행된다.

0단계: 정상

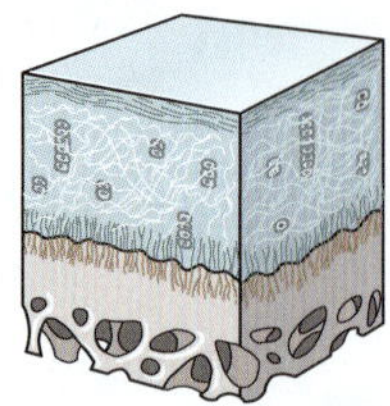

1단계: 거의 정상
표층 병변. 부드러운 표면(A)이나 표층 자국이나 긁힘(B)

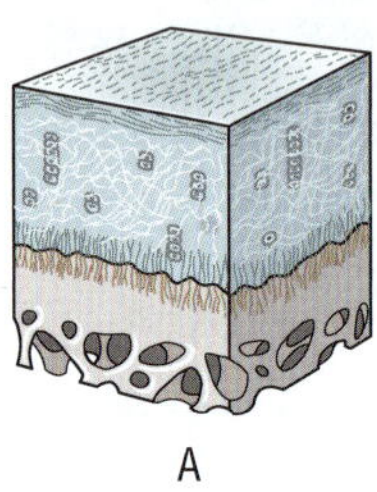

A

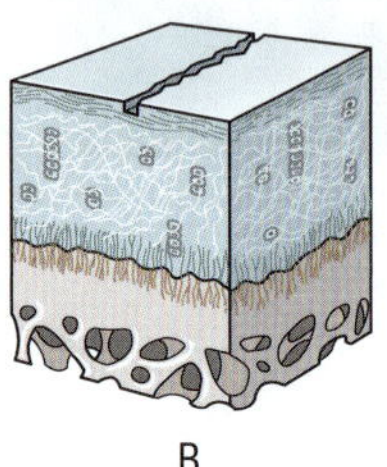

B

2단계: 비정상
표면에서 연골 깊이의 50% 이하의 손상

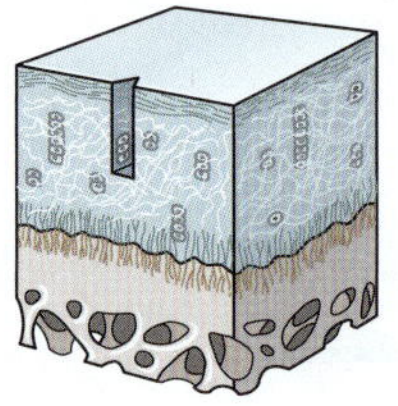

3단계: 심한 비정상
연골 깊이의 50% 이상의 손상(A) 석회화 층 아래(B) 연골하골을 침범하지는 않음(C). 소포가 포함된 단계(D)

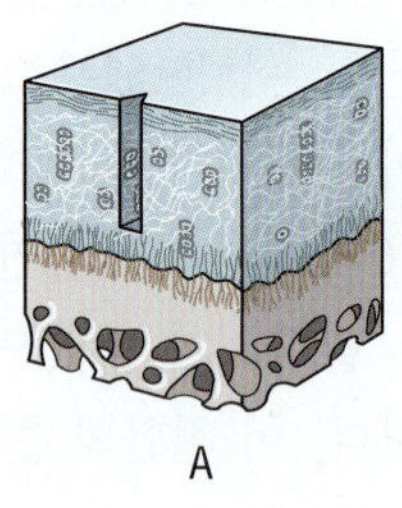

A

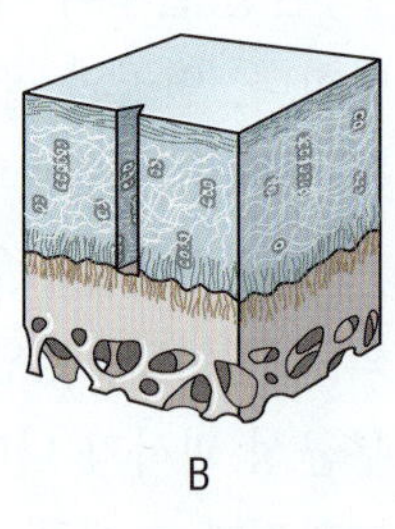

B

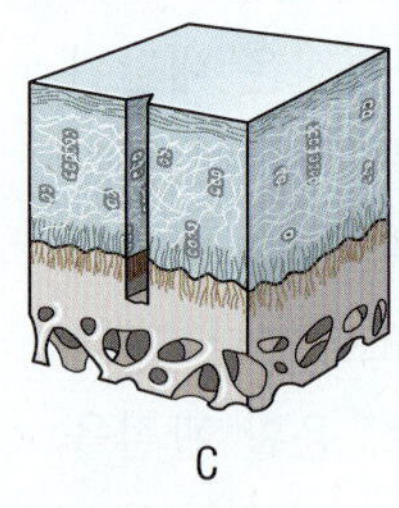

C

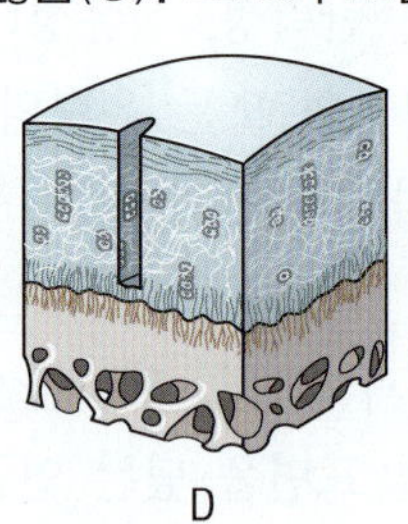

D

4단계: 심한 비정상적 연골

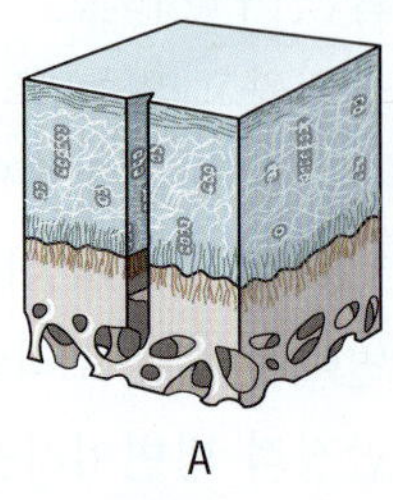

A

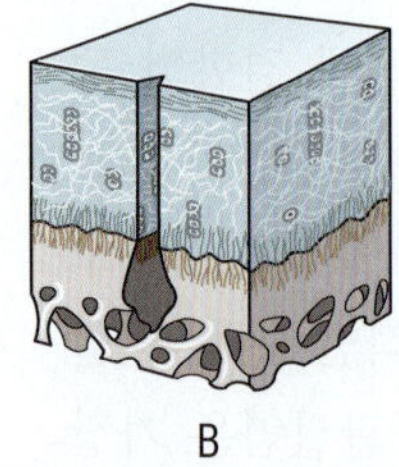

B

그림 3.5 국제 연골 연구 사회(ICRS)의 연골 손상 분류.

Reprinted, by permission, from ICRS Cartilage Injury Evaluation Package, pg. 13. Available: www.cartilage.org/_files/contentmanagement/ICRS_evaluation.pd. By permission of ICRS.

이 장에서 논의한 다른 조직들과는 달리, 성인 관절 연골은 대사율이 매우 낮고 손상에 대한 강한 치유 반응을 가지고 있지 않다. 사실상, 손상에 대한 상당한 치유반응은 연골하골까지 침범한 결함이 생길 때까지는 나타나지 않는다.[28,29] O'Driscoll의 관절 연골 치유에 대한 고찰에서, 연골은 "복구되고, 재배치되고, 경감되며, 절제할 수 있다"고 하였다.[29] 연골의 내적인 치유과정은 섬유 연골과 함께 초자연골에 위치하고 있고 회복물질을 원래 연골 표면에서 잘 포함하지 않는다는 것이다.

말초 신경 손상
PERIPHERAL NERVE INJURY

신경시스템은 뇌와 척수를 포함한 중추신경계와 뇌신경과 척수신경을 포함한 말초신경계로 나누어진다. 이러한 말초 신경은 감각(구심성)신경세포와 운동(원심성)신경세포를 포함한다. 말초신경은 축삭 다발을 포함하며 각 축삭은 신경 내막이라는 결합 조직으로 둘러쌓여 있다. 각각 축삭은 작은 다발로 군집을 이루고 신경초라 불리는 또 다른 결합조직으로 둘러쌓여있다. 축삭의 다발은 신경을 형성하고 신경외막으로 둘러 쌓여있다. 직경이 큰 축삭은 수초라 불리는 슈반세포에 의해 분비되는 물질로 덮여 있으며, 수초는 단백질, 지방, 물로 구성되어 있다. 수초는 축삭을 따라 전도 속도를 증가시키는 역할을 한다. 수초가 없는 직경이 작은 축삭은 신경 전도속도가 느리다.

말초신경은 직접적인 외상(타박상 또는 열상)과 과도한 장력이나 압박, 감염, 독성물질, 혈관분포소실과 같은 간접적인 외상에 의해 손상 받을 수 있다. 생리적 신경차단은 말초신경 손상의 중등도 형태이다. 이는 신경의 타박상이나 압박에 의해 발생하며 부분적 탈수초화를 초래한다. 이 경우 신경 전도는 수초를 잃을 축삭 부분을 가로질러 느려진다. 이 상태는 축삭이 파괴되지 않고 일시적으로 소실되었기 때문에 일시적이다. 축삭절단은 축삭의 파괴를 의미하고 수초의 중단을 말하지만, 신경 내 결합조직은 남아있다. 신경절단은 신경의 지속성이 소실된 상태로 완전한 신경절단을 의미한다. 이 두 상태에서 *월러변성*이라 불리는 손상 부분의 원위부 축삭의 변형이 나타난다. 운동 신경세포의 경우, 이는 지배근육의 신경지배가 제거된다.

분절의 탈수초화의 경우, 신경 치유는 남아있는 슈반세포의 유사 분열로 시작된다. 이 세포들은 손상된 신경의 탈수초화 부분을 뒤덮고 수초를 재형성하기 위해 수초를 합성한다. 축삭절단과 신경절단의 경우, 세포체는 온전하며 축삭돌기 발아는 손상된 축삭의 끝에서부터 일어날 수 있다. 만일 결합 조직이 온전하다면 축삭 발아는 원위부로 자랄 것이며 덮개는 신경 수용기의 지배 근육을 따를 것이다. 축삭이 원위부로 재연결이

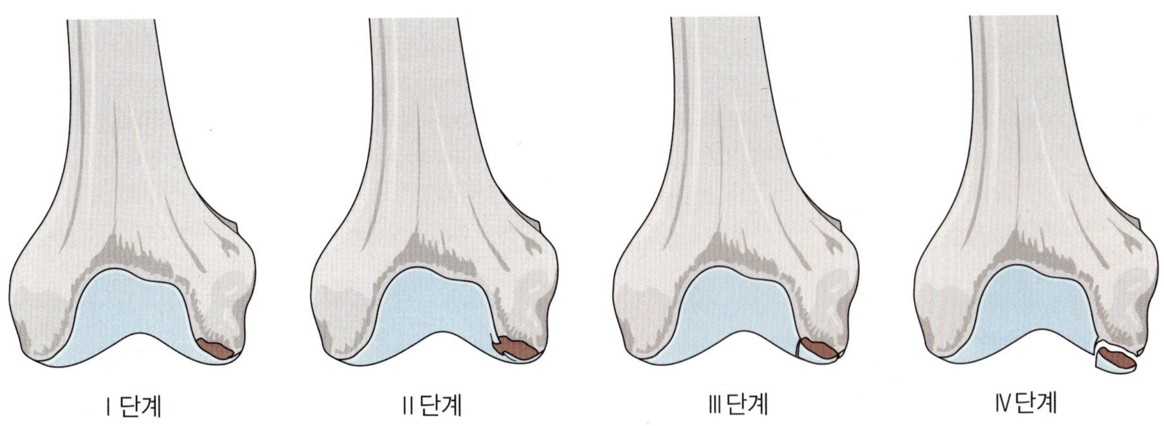

그림 3.6 이단성골연골염(OCD) 병변의 단계.

되면 재수초화 과정이 시작된다. 생존 가능한 덮개(신경전달)가 아니라면 축삭발아는 방향 없이 자랄 것이고, 기능적 재지배화가 나타나지 않을 것이다.

말초 운동신경 손상은 하위 운동 신경원으로 분류된다. 전형적인 징후는 운동약화, 저상성, 심부건 반사 감소, 근육 위축이다. 뇌와 척수의 운동신경에 손상이 발생하면 상위 운동신경 병변으로 간주한다. 이는 운동 약화, 저상성, 심부건 반사 과활성화, 바빈스키 반사나 호프만 징후와 같은 비정상적 반사가 특징적으로 나타난다.

결론 CONCLUSION

조직 치유를 이해하는 것은 재활 과정에 중요하다. 각 치유 단계에 적절하지 못한 재활 전략을 적용하며, 치유 조직의 파괴와 치유에 불필요한 지연이 발생한다. 생물학적 치유 복합성을 이해할수록, 임상가는 적절한 힘과 정상 치유를 촉진하는 조직 환경을 최적화시키며 환자의 기능 수준을 단계적으로 회복할 수 있도록 하는 더 나은 재활 프로그램을 구성할 수 있을 것이다.

PART

II

평가 원칙과 개념

Concepts and Principles of Examination

이 책의 파트 II는 정형외과 환자를 위한 평가과정의 원칙과 개념을 설명하고 있다. 제4장은 근거 중심의 증거를 기반으로 하는 실무 지침을 다루며(예, 정확한 진단, 질적 연구), 정확한 진단을 결정하는데 필요한 지침 도구를 제공한다. 평가를 연구하고 광범위한 검사에서부터 이상적인 판단, 좋은 판단, 부족한 판단을 위해서, 이 책을 이용하여, 색상코딩 계획을 이해하기 위해 이 장을 참고하기 바란다. 그래서, 일목요연하게 좋은 결과 또는 좋지 않은 결과를 바탕으로 이상적인 결과에 더 큰 의미를 부여할 수 있다. 이 장에서는 또한 병리학의 잠재적 존재를 배제하거나 규칙을 정하는 방법을 자세히 설명하고 있으며, 이 텍스트의 핵심인 검사 과정의 깔때기 접근법(funnel approach)을 제공하고 있다. 이 깔때기 접근법은 치료사에게 폭 넓은 초점에서 좁은 초점으로 이동하는 체계적이고 증거 기반의 검사 접근법을 제공하고 있다. 이 깔때기 접근법에서 일련의 검사과정에서 초기 구성 요소에 중대한 중요성이 제시될 수 있다. 왜냐하면 여기에 설명된 초기 구성 요소와 함께 검사 후 개연성의 중요한 변화를 지원하고 있기 때문입니다.

다른 중요한 구성 요소로는 환자 검사 설명(4장), 고객 인터뷰와 클리닉에서의 고객 관찰(5장), 잠재적 비-근골격 및 기타 근골격 병리의 분류 및 감별진단(6장)을 포함하고 있다. 7장은 적절한 정형외과(근골격계) 스크린과 상세한 신경계 검사의 중요성과 실행에 대해 자세히 설명하고 있다. 파트 II에 포함된 깔때기 접근법의 다른 부분은 운동범위(8장)와 근육성능(9장)의 전통적 검사 구성 요소뿐 아니라 특수 검사(10장), 촉진(11장) 및 신체 성능 측정법(12장)이 있다. 대부분의 다른 텍스트와 달리 이 책에서는 보행(13장)과 자세(14장)를 검사 순서의 핵심 구성 요소로 강조하였다. 깔때기 검사 접근법의 8가지 구성 요소 중 하나로 명시되어 있지는 않지만, 개별 검사 방법은 정형외과 환자 검사(인터뷰, 시진, 분류 및 선별검사, 움직임 검사, 근육 수행능력 검사, 특수 검사, 촉진 및 신체 수행능력 측정) 요소를 평가한다.

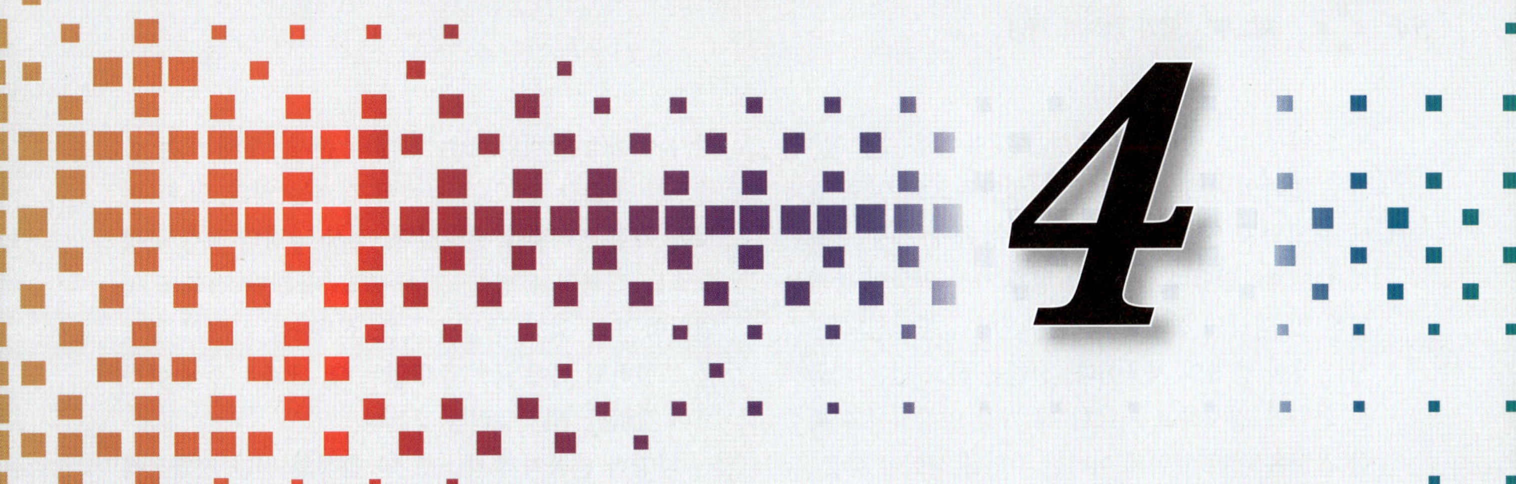

4 근거중심 임상평가

EVIDENCE-BASED PRACTICE AND CLIENT EXAMINATION

정형외과 환자의 검사에는 체계적이고 증거가 필요한 접근이 필요하다. 현재의 증거를 이해하고 진단 정확도를 검사 과정에 통합하면 임상 결과를 해석할 뿐만 아니라 구현할 검사 절차를 결정할 때 치료사가 임상적 추론을 가장 효과적으로 사용할 수 있다. 이 장에서는 정형외과 환자의 검사 및 진단 과정에 대한 사려 깊고, 명확하며, 연대적인 접근 방법을 설명하고 있다. 평가에 대한 깔때기 접근법(funnel examination)에 대한 일반적인 정보를 설명하고 있다(이 검사방법에 대한 자세한 내용은 다음 장을 참고).

근거중심과 정확한 진단

EVIDENCE-BASED PRACTICE AND DIAGNOSTIC ACCURACY

증거중심실행(EBP)은 "개인 환자의 관리에 관한 결정을 내릴 때 현재 가장 좋은 증거를 사용하는 양심적이고 신중한 사용"이라고 정의되어 있다.[1] EBP 개념의 핵심은 환자에 대한 진단 및 관리의 증거 통합이다. 오늘날, EBP에 대한 양심적인 이용으로 강한 EBP 요구와 가장 최신 문헌의 증거를 말하고 있다. Sackett와 동료들에 의해 언급된 바와 같이 임상전문지식 역시 EBP의 실행이 중요하다고 했다;

> "좋은 의사는 특별한 임상 전문 지식과 최상의 외부적 증거를 모두 사용하며, 하나로는 충분하지 않다. 임상 전문 지식이 없다면, 증거로 폭력을 행사하는 위험을 감수해야 한다. 심지어 훌륭한 외부 증거마저도 부적당하며 적용될 수 없다. 또는 개별 환자에게 부적절한 경우, 현재 최상의 증거가 없다면, 환자에게 손해를 입히는 구식(옛날 방식)이 될 위험이 있다"[1]

임상적 관련성 없이 통계적 유의성을 가질 수 있고, 통계적 유의성과 임상적 관련성을 함께 가지거나 통계적 유의성 없이 임상적 관련성을 가지거나 통계적 유의성이나 임상적 관련성을 갖지 않을 수도 있다. 연구 결과의 임상적 타당성은 일반적으로 연구 결과에 보고되지 않으며, 이는 임상 실습에 가장 중요한 것으로 제안되었다.[2] 따라서 현재 가장 최상의 증거는 문헌 및 임상의 확실한 임상 추론에서 뒷받침되는 가장 유용한 증거의 저울이다. 실행을 하고 있는 치료사는 환자가 검사하고 치료할 때 가장 양심적이고 확실한 결정을 내리기 위해 이러한 주의를 섞어야 함을 알아야 한다.

이러한 이유 때문에 이 텍스트는 독자가 증거 기반 실천(EIP)의 용어로 생각하기를 바란다. EIP의 목적은 최상의 증거 정보를 바탕으로 임상 결정을 내리는 것이다. 결정은 항상 증거에 근거할 수는 없다. 이것은 특히 임상 시험을 지지하거나 반박하는 증거가 열악한 경우에 해당된다. 치료사는 검사의 각 구성 요소의 한계, 특히 특수 검사(제10장 참고)를 참고하였다. 이러한 테스트의 대부분은 감별진단 결정을 돕는 능력보다는 떨어진다. 임상 진단 및 치료 결정을 내릴 때 표준 검사 구성 요소(예: 환자의 목표, 환자의 건강 상태)로 설명되지 않은 구성 요소를 포함하고 있는 검사의 모든 요소를 이용해야만 한다.

진단 검사 및 측정은 환자 검사 EBP 모델의 뚜렷한 구성 요소이다. 진단 검사와 그 결과는 치료사가 특정 질환을 앓고 있는지의 여부를 밝혀줌으로써 치료사가 적절한 진단을 하도록 안내하는 중요한 도구이다.[3] 진단 연구는 완전한 진단 과정의 타당성을 평가하고 사용된 여러 가지 시험의 부가가치에 대한 증거를 연구해야 한다.[4] 검사 과정의 모든 구성 요소가 환자의 특정한 질환 또는 상태의 존재, 부재 또는 중증도를 구분할 수 있는 능력이 같지는 않다. 또한 이것은 특정 병리학에 달려있다. 검사 과정의 특정 구성 요소는 질병의 유병률, 검사 요소의 진단 정확도 및 병리학 또는 검사 구성 요소를 조사하는 문헌의 강도를 포함하되 이에 국한되지 않는 몇 가지 변수에 따라 보다 강력한 진단 능력을 갖는다.

다양한 근골격계 테스트 및 측정의 진단 정확성에 대한 논의에 앞서 EBP 중심의 용어 정의가 필요하다.

- **대비표준**(Reference standard) – 관심 조건을 가장 잘 정의하는 기준.[3] 대비표준은 기준 측정으로서의 사용을 정당화하는 타당성을 입증해야 한다.[5]
- **신뢰도**(Reliability) – 계측기기 또는 평가자가 특정 속성을 측정하는 일관성의 정도. 측정치는 임의의 오류의 영향을 받을 수 있다. 측정의 신뢰도를 결정할 때, 우리는 그 측정의 실제 표현 값 비율과 측정오류 결과의 비율을 결정하는 것이다.[7]
- **유효성**(Validity) – 연구 또는 테스트가 측정하고자 하는 바를 적절하게 측정하는 정도.[6] 유효성은 질문에 대답하는 시도: 테스트에서 측정하도록 설계된 것이 정확하게 측정됩니까? 테스트는 유효해야 신뢰할 수 있어야 하지만, 테스트가 신뢰를 위해 유효할 필요는 없다. 유효한 검사는 스포츠, 직업 또는 일상 활동에 필수적인 능력을 측정해야 한다.

중요한 임상적 핵심

임상적인 감별 진단 결정을 내릴 때 다음 사항을 유의하라:

- 현재 증거의 강점과 약점뿐만 아니라 다른 정보(예: 환자의 목표)는 증거만으로 결정을 내리는 것보다 치료사는 정보를 가진 결정을 내리는 데 도움이 된다.
- 각 환자는 건강 상태, 개선 동기, 가족 환경 등과 같이 감별 진단에 영향을 미치는 서로 다른 정보를 가지고 있다.
- 위의 각 변수는 검사의 실제 증거중심 측면(예: 특수 검사, 선별진단)보다 환자의 감별 진단에 더 큰 영향을 줄 수 있다.

- **민감도**(Sensitivity, SN) – 질병에 걸린 사람들 중 특정 질병에 양성 반응을 보이는 사람들의 비율. 진정한 양성 비율.
- **특성**(Specificity, SP) – 진단이나 장애가 없는 사람들의 그룹에서 특정 질병에 대해 음성을 테스트하는 사람들의 비율. 진정한 음성적 비율.
- **양성 우도 비**(Positive likelihood ratio, +LR) – 병력이 있는 사람의 양성(+) 검사 결과와 병력이 없는 사람의 양성 검사 결과의 비율. A +LR은 결과의 존재 여부를 결정할 때 검사의 강도를 나타내며, 다음 공식에 의해 계산된다: SN/(1 – SP).
- **음성 우도 비**(Negative likelihood ratio, –LR) – 병력이 있는 사람의 음성(–) 검사 결과와 병리가 없는 사람의 음성 검사 결과의 비율. 다음 식에 의해 계산된다: (1 – SN)/SP. +LR이 높고 –LR이 낮을수록 사후 확률이 달라진다. 검사 후 확률은 최소 단계까지 변동되고(+LRs of 1–2, 또는 –LRs of 0.5–1), 적은 단계는(+LRs of 2–5 및 –LRs of 0.2–0.5), 중간 단계는(+LRs of 5–10, –LRs of 0.1–0.2), 그리고 유의미하고 거의 결정적인 단계 정도는(+LRs greater than 10, –LRs less than 0.1).[3]
- **양성 예측치**(positive predictive value, PPV) – (+)검사 결과가 있으면 환자가 그 상태를 가질 확률. 일부 연구자와 치료사는 PPV가 SN보다 좋다고 생각한다. 이는 거짓 양성(FP) 크기를 고려하기 때문이다. PPV = TP/(TP+FP), 여기서 TP는 참 양성이다. 따라서 검사가 (+)인 경우 환자는 장애가 있는 X%의 기회를 가진다.
- **부정적인 예측치**(Negative predictive value, NPV) – 주어진 (–)검사 결과에 따라 환자가 해당 조건을 갖지 않을 확률. 다시 말하지만, 일부 사람들은 FN의 수를 고려하므로 SP보다 낫다고 생각한다. 따라서 검사가 (–)인 경우 환자는 장애가 발생하지 않을 확률은 X%이다.
  - SN과 SP는 측정 값의 속성이며, PPV와 NPV는 테스트와 테스트 대상 모두의 속성이다.
  - 2×2 우발 변수 테이블에서 PPV와 NPV를 읽는 것은 표본의 병이 있는 환자의 비율이 인구 집단의 병에 걸린 사람들의 비율을 나타내는 경우에만 정확하다.
- **전반적인 정확성**(Overall accuracy) – 정확하게 진단된 환자의 비율

진단 정확도 연구는 관심 검사*(색인 검사)*의 질병 상태*(대비표준 또는 탁월한 표준)*를 결정하는 가장 유용한 방법에 대한 관심 검사를 비교한다.[8] 진단 구성 요소는 일반적으로 SN, SP, +LR 및 –LR 용어로 해석한다. 표 4.1은 이러한 값이 계산되는 방식을 보여준다. SN이 높은 검사는 실제로 문제가 있는 대부분의 사람들에게 양성 반응을 보이므로 거짓 음성률이 낮다. 골절과 같은 양성의 경우를 놓치지 않는 것이 중요할 때 SN이 높은 검사가 필요하다. 이는 양성적 결과의 더 많은 조사가 필요함을 나타내는 선별 검사가 매우 중요하다. 따라서 매우 높은 SN 테스트에서 가장 의미 있는 발견은 부정적인 결과이다. 왜냐하면 치료사가 자신감이 증가된 장애를 배제하는 데 도움이 되기 때문이다. 증거중심 의학센터(Center for Evidence-Based Medicine)의 권장 약어는 SnNout이다. SnNout은 음성(negative)이 조건(질환)을 배제하는 데 도움을 주는데 이용될 때 **SN**이 높은 검사이다. 거짓 양성에 대한 잠재성은 매우 민감한 테스트에서 발생한다. 다시 말하지만, 이 테스트의 목적은 양성의 경우를 놓치지 않는다. 따라서 이러한 검사 과정은 초기에 보다 심각한 병리학의 가능성을 탐색하거나 다른 잠재적인 통증 유발 인자를 배제하기 위해서 활용된다.

높은 SP를 가진 검사는 장애가 없는 환자의 경우 특유한 음성으로 나타날 것이다. 그래서 거짓 양성률(탐지율)이 낮은 것이다. 높은 SP를 가진 검사는 장애에서의 판결에 가장 좋다. SpPin은 이러한 테스트에 사용되는 약어이다. 특이성이 매우 높은 검사이다. 앞에서 언급했듯이 이 텍스트는 민감도를 SN로, 특이

표 4.1 민감도(SN)와 특이성(SP) 계산

	최적 표준 판단	
인덱스 검사로 판단	**최적 양성 판단**	**최적 음성 판단**
임상적 인덱스 검사의 양성판단	a (참 양성)	b (거짓 양성)
임상적 인덱스 검사의 음성판단	c (거짓 음성)	d (참 음성)
	SN = a / (a + c)	SP = d / (d + b)

성을 SP로 사용한다.

진단 연구에서 95% 신뢰 구간(CI)의 범위 내에 있는 값은 수용 가능한 것으로 간주된다. CI가 광범위할수록 데이터 표현은 정확하지 않다. CI의 너비는 연구에서 바라는 자신감의 수준, 조사되는 환자 간의 다양성 및 표본 크기에 의해 결정된다.

특히 유병률이 낮을 경우(소수의 사람들만 해당) SN이 높거나 SP 값이 높으면 일반적으로 95% 이상의 점수로 정의된다.[9] 80번째 백분위 수, 특히 80 미만의 신뢰 구간은 진단에서 규칙을 배제하거나 배제하는 그 측정의 능력을 제한 할 수 있다.

Likelihood 비율은 양수 및 음수 모두 SN과 SP의 조합으로 계산된다. 큰 +LR은 치료사가 진단에 더 가깝도록 돕고, 작은 LR은 치료사를 진단에서 멀리 하게 한다. 대부분의 의학 문헌은 격리된 SN 및 SP에 대한 우도 비(likelihood ratios)를 뒷받침하고 있지만, 일부 SN 또는 SP만 테스트하거나 측정하면 유용한 정보를 제공할 수도 있다. 예를 들어, Canadian C-Spine Rules[10]의 인상적인 높은 SN 값은 경추 골절 위험을 배제하기 위해서는 치료사에게 매우 유용하다. 반면에 이 원칙에서 SP는 전혀 임상적으로 유용하지 않다. 그러므로 치료사는 이 규정을 드물게

중요한 임상적 핵심

이 텍스트(또는 다른 텍스트)에서 다양하게 묘사된 인덱스 텍스트를 볼 때 치료사는 다음을 고려해야 한다.

- SN이 높고 SP가 낮은 검사는 의미 있는 것이다. 그 이유는 SNNout을 배제(SnNout)하거나 잠재적인 상태(좋은 검사 도구)를 차단하는데(SnNout) 도움이 되기 때문이다. 그러나 오탐지율이 높을 가능성이 있다. 검사는 실제로 음성일 때 양성이다. 이 검사를 사용할 때 상태의 진단을 확인하려면 높은 SP 검사를 더 사용해야 한다.
- SP가 높고 SN이 낮은 검사는(SpPin) 규칙을 정하거나 잠재적인 상태(좋은 진단 도구)를 확인하는 데 도움이 되기 때문에 의미가 있다. 그러나 거짓양성이 높을 가능성이 있다(테스트에서 실제로 양성일 때 음수).
- SN이 높고 SP가 높은 검사는 검사를 제외하고(screening tool) 잠재적인 상태(진단 도구)에서 규칙화하는데 도움이 되므로 의미가 있다.
- 선별 도구(screening tools; 예: 캐나다 경추 골절에 대한 규칙, 무릎 골절에 대한 오타와 무릎 규칙)는 낮은 SP를 희생시키면서 높은 SN을 갖도록 설계되어 있다. 이 디자인은 실제로 존재하지 않는 골절을 진단하는 것(거짓 긍정)과 그렇지 않은 골절(거짓 음성)을 놓치지 않는 것이다.
- 우도 비율과 질병 유병률은 색인 검사 결과를 볼 때 고려해야 할 매우 중요한 변수이다.

거짓음성을 놓치지 않을 것이라는 사실에 편안함을 느낄 수 있다. 규정은 골절을 놓치지 않을 것이며, 다른 한편으로는, 결과적으로 사실 골절이 없는 경우(거짓 양성) 치료사가 방사선 사진을 환자에게 보낼 수 있게 한다. 이런 특별한 경우, 치료사(그리고 환자)가 오히려 거짓 골절(false positives)을 취하는 것보다는 실제로 존재하는 골절(false negative)을 놓치기 쉽다.

진단 정확도와 품질의 절대 수준은 없지만, 높은 임상적 적용 가능성과 낮은 임상 적용 가능성에 대한 연구를 차별화하는 검사 결과 설명을 해석할 때 치료사가 고려해야 할 몇 가지 가치를 제시한다. 치료사는 낮은 −LR(또는 +LR) 값을 가지고 있는 높은 SN(또는 SP) 값은 매우 낮은 SP(또는 SN)의 결과를 상기해야 한다. 예를 들어, 이 텍스트에서 스크리닝 테스트가 고려될 것이다. 또한 치료사는 연구의 질을 고려해야 한다. 이 텍스트는 품질 평가를 위해 QUADAS(Quality Assessment of Diagnostic Accuracy Studies) 도구를 사용한다(이 장의 다음 절에서 정의하고 자세하게 설명함). 다음 목록에서 필자의 이전 경험, 동료와의 협력 및 사전연구를 바탕으로 설명된 테스트 또는 측정의 품질을 정량화하려 한다.[11] 컬러 텍스트는 진단 정확도(예: SN, SP, +LR, −LR)가 있는 결과 또는 테스트 결과를 이 책의 섹션에서 사용된다. 따라서 치료사는 낮은 품질의 연구 결과보다 더 좋은 이상적인 연구 결과를 더 강하게 고려해야 한다.

배제(Ruling Out)

- 이상적(Ideal): 확실한 신뢰 구간으로 SN 90 이상 및 −LR 0.20 또는 이하; QUADAS of ≥ 10/14
- 양호(Good): 확실한 신뢰 구간으로 SN 80 이상 및 −LR 0.50 또는 이하; QUADAS of ≥ 9/14

채택(Ruling In)

- 이상적(Ideal): 확실한 신뢰 구간으로 SP 90 또는 더 높은, +LR 5.0 또는 더 큰; QUADAS ≥ 10/14
- 양호(Good): 확실한 신뢰 구간으로 SP 80 또는 더 높은, LR 4.0 이상 또는 더 큰; QUADAsS ≥ 9/14

임상 특수 검사 및 측정과 관련하여 치료사는 많은 변수를 고려해야 한다. 이것은 포괄적인 리스트가 아니며 이러한 변수 중 일부는 연구의 질과 관련이 있다(다음 절에서 설명). 다음을 설명하고 고려해야 할 가치가 있는 내용이다:

- 치료사는 잠재적인 병리를 배제하기 위해서는 검사 전 SN 검사를 이용해야 한다.
- 반면에 SP 검사는 병리를 판단하거나 확인을 위해 검사 후반에 많이 활동된다.
- 만일 질병 또는 병리 과정에 높은 SN이나 −LR의 검사와 측정법을 가지고 있지 않다면, 병리학은 배제의 진단으로 고려되어야 한다(시험초기 과정에서는 배제할 수 없다).
- 질병 과정이나 병리가 SP 또는 +LR이 높은 검사법과 측정법을 가지고 있지 않은 경우, 그 특정 병리 진단을 확인(또는 채택)하는 것이 가능하지 않으므로 다른 잠재적 통증 발생자를 선별하거나 배제할 필요가 있다.
- SN, SP, +LR 및 −LR의 값은 상황에 따라 고려해야 한다. 단순히 시험의 품질이 아니라 실제 검사 또는 측정의 측정항목(metrics)을 측정하는 것이다.
- 질병의 유행과 발병률을 고려하라. 예를 들어, 경추골절 진단을 위한 캐나디안 경추 규정(Canadian C−Spine Rule)은 SN이 높지만 SP가 낮다. 그것은 응급실 환경에서 1~2% 확률의 사전검사로 제안된다. 따라서 본질적으로 유병률은 매우 낮다. 높은 SN 및 낮은 SP는 중요한 FPs로 나타날 것이다. 이것에 대한 더 자세한 설명은 제10장(특별 검사)을 참고할 것.
- 연구에서 조사된 환자를 고려해서 보면, 질병에 걸릴 가능성이 있는 환자인가? 질병을 가지고 있는 듯한 환자군이 있는가(부풀려진 SN)?
- 병리(pathology)를 가질 가능성이 있고 그렇지 않을 가능성이 있는 환자에 대한 검사 또는 측

정이 조사되었는가? 그렇다면 측정이 병리가 없는 사람과 있는 사람을 좀 더 식별할 수 있는가?

- 테스트 또는 측정 값이 적절한 최선의 표준과 비교되었는가? 수술은 종종 이러한 표준이지만, 모든 병리가 수술을 요하는(예를 들어, 슬괵근 부상) 것은 아니다. 따라서 임상적 측정은 최고와 불완전한 증거 표준과 비교된다.
- 이와 함께 QUADAS 점수는 숫자 및 선형 임에도 불구하고 동일하지 않다. 연구에서 다른 편향은 동일하지 않으며 연구 해석에 다른 영향을 줄 수 있다.
- 가능성을 높이기 위해 전체 검사 과정을 활용해야 한다(예: 주관사 내역 및 상위 분기 화면 [UQS]).
- 검사 과정의 목표는 현재의 최선의 증거와 타당성 있는 추론을 모두 사용하여 감별 진단을 하는 것이다.
- 임상 특수 검사 또는 측정은 일반적으로 인과 관계를 정의하지 않는다. 예를 들어, 어깨와 엉덩이의 충돌 테스트는 관련된 두 뼈의 기계적 접촉에 기인된다 할 수 있다. 어깨와 엉덩이에서, 충돌은 저운동성 및 과운동성 요인에 기인한다. 따라서 특수 검사는 골조직 접합부(abutment)의 정확한 메커니즘(따라서 가장 적절한 개입)을 확실하게 결정하지 못한다.

연구품질 STUDY QUALITY

임상적인 진단, 체계적인 검토 및 메타분석과 관련 있는 논문을 검색하는 것이 가장 권위 있는 유형의 보고로 간주된다.[12] 이러한 논문 유형은 보통 개인적 연구보다는 빈도가 적으며, 그들이 포함된 연구에 의해 자신의 힘이 제한적이 된다. 필요시 체계적인 리뷰와 메타분석들이 이 책 안에 있다.

각 논문을 평가하는 것은 그 타당성을 판단하는 데

정확한 진단적 연구 점수 도구의 질적 평가[13]

항목 1: 임상 실습 분야의 사람들을 대표하는 환자 스펙트럼이 있는가?
항목 2: 선정 기준을 명확하게 기술하였는가?
항목 3: 대비표준이 목표조건을 올바르게 분류할 가능성이 있는가?
항목 4: 대비표준과 색인 검사 간에 기간이 허용되는가?
항목 5: 환자의 전체 표본이 대비표준을 이용하여 검증할 수 있는가?
항목 6: 환자가 색인 검사 결과에 관계없이 동일한 대비표준을 받았는가?
항목 7: 대비표준은 색인 검사와 독립적인가?
항목 8: 색인 검사의 실행시 복제에 대해 충분히 자세하게 설명되었는가?
항목 9: 복제에 대해 충분하고 상세하게 설명된 대비표준 실행이 있었는가?
항목 10: 대비표준에 대한 지식 없이도 색인 검사 결과가 해석되었는가?
항목 11: 색인 표준 검사 결과에 대한 지식 없이 대비표준이 해석되었는가?
항목 12: 시험 결과가 임상실습의 경우로 해석될 때 동일한 임상 기준을 사용할 수 있는가?
항목 13: 해석할 수 없는 결과/중간 시험 결과가 보고되었는가?
항목 14: 연구 중지가 설명되었는가?

Whiting et al., 2003.[13]에서

중요한 임상적 핵심

다양한 검사 구성 요소의 정확한 진단을 살펴볼 때 다음 사항에 유의한다.

- SN과 SP는 실제 테스트의 특성이다(예: Lachman의 무릎 테스트). 모집단은 결과에 영향을 미치지 않는다. 실제로 있을 수 있는 비율은 질병이 있거나 없는 사람들을 설명하고 있다.
- 긍정적이고 부정적인 예측치는 검사 대상 집단의 질병 유병률에 영향을 받는다. 우리가 높은 유병률을 보인 곳에서 검사를 한다면, 유병률이 낮은 인구 집단에서 검사를 수행하는 것보다 양성 판정을 받는 사람들이 실제로 그 질병을 앓을 확률이 높다.
- 연구에서 편향(QUADAS로 측정)은 보고된 진단 값의 해석에 영향을 미친다.
- 많은 편견 점수(낮은 QUADAS)를 가지고 있지만, 강한 진단적 가치(높은 +LR 및 낮은 −LR)를 보이는 특수 검사를 조사한 연구는 연구 편향을 주의 해석해야 한다. 실제 시험이 불량한지 또는 단독 시험의 품질이 나쁜지는 확실하지 않기 때문이다.

필요하다. 단순히 결과와 결론을 검토하는 것만으로는 충분하지 않다. 논문을 평가할 때 가장 중요한 단계는 연구에 활용된 방법에 오류와 편견이 없는지를 결정하는 것이다.[13–16] 그 타당성이 의심스럽다면 논문의 결과는 확신있게 해석될 수 없다.[13]

정확한 진단 연구의 질적평가(QUADAS)[13]는 체계적인 검토에서 진단 정확도 연구의 방법론적 질적 측정을 위한 도구이다. 평가자 간 측정자 내 신뢰도는 상대적으로 낮게 보고되었지만, UADAS는 기존 진단 정확도 연구의 강점과 약점을 강조하는 유용한 도구로 여전히 제안된다.[17,18] 치료사가 구현 전에 이 도구를 분명히 이해할 것을 제안하였다. 명확한 이해의 결과로 인해 서로 떨어진 검토자 간의 신뢰성이 현저히 향상되었다.[18]

QUADAS 도구[13]는 14개의 항목으로 구성되어 있으며 각 항목에는 예, 아니오 또는 불분명한 응답 옵션이 있다(58페이지 세로 막대 참고). 예스 점수(yes score)는 편견을 고려하지 않은 확실한 정보를 나타낸다. 아니요 점수(no score)는 충분한 정보를 나타내지만, 부적절한 디자인이나 행동으로 인한 잠재적 편향을 나타내고 있다. 불분명한 점수는 기사에 불충분한 정보가 제공되었거나 방법론이 불분명함을 나타내게 된다. 총점 1점을 받은 평가 점수는 모두 '예'인 반면, '아니오' 점수와 '불분명' 점수는 0점이다. 기준 목록에서 얻을 수 있는 최대 점수는 14점으로 일부 연구에서는 QUADAS 점수가 10 이상인 경우 편향의 높은 품질과 낮은 위험도로 등급 분류를 사용했으며, QUADAS에서 10점보다 학습 점수가 낮으면 품질이 낮고 편향의 위험이 높다.[19–22]

광범위에서 좁은 또는 깔때기 검사 주안점

BROAD TO NARROW OR FUNNEL EXAMINATION FOCUS

전체 진단 프로세스는 이 텍스트에서 설명하는 각 구성 요소를 수반한다. 이 검사의 초점 또는 순서는 저자 및 동료들이 주장한대로 *폭이 좁은 것으로* 또는 *깔때기 접근*으로 지칭된다.[23] 치료사는 병력(환자 인터뷰), 관찰, 분류, 움직임, 근육 성능, 특수 검사, 촉진 및 신체 운동분석(그림 4.1)을 기반으로 각 환자에 대한 감별진단(differential diagnosis)을 하게 된다. 특별한 진단이 존재할 확률에 기초하여, 이들 각 구성요소의 결과는 진단의 정확성(SN, SP, 우도 비율)을 기준으로 사후검사 확률을 바꾼다. 하나의 구성 요소만으로 진단을 내리는 금본위제로서 부적절한 임상검사가 된다.

이 접근법은 포괄적이지만 체계적이다. 이것은 검

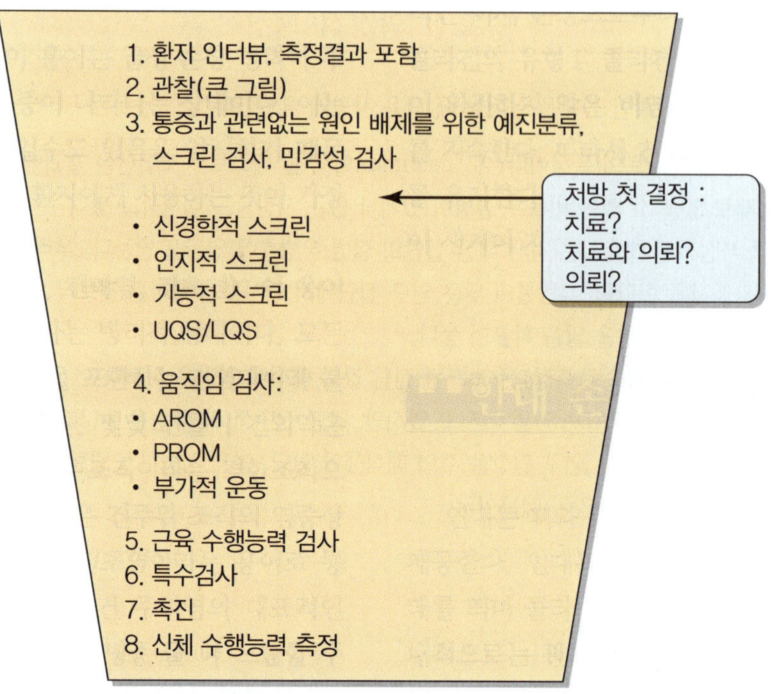

그림 4.1 검사과정의 깔때기 접근법(Funnel Examination).

사과정이 처음부터 끝까지 넓은 접근 방식이 좁아진다. 모든 잠재적인 진단을 포함하여 가능한 한 포괄적인 검사 프로세스를 시작하기 위한 것이다. 치료사는 검사 과정에서 체계적으로 각 단계를 거친 결과에서 감별진단 목록을 최대한 줄여야 한다. 또한, 폭넓은 검사 방법은 덜 독립적인 시험 절차로 이동된다는 의미이다. 예를 들어, 치료사는 환자 인터뷰에서 잠재적인 여러 진단을 포함할 수 있는 포괄적이며 자유로운 질문을 한다. 검사가 계속되면 과정이 더욱 집중된다. 이것은 특히 위험깃발(red flags)이나 비근골격계 질병 과정뿐만 아니라 다른 관절의 잠재적 통증 유발 인자와 다른 잠재적인 진단에 대한 가능성을 배제하기 위한 예진과 선별 검사와 민감 검사는 특별한 경우이다.

관찰과 분류예진은 또한 그들의 주안점을 넓게 하고자 하는 것이다. 의료 시스템 및 신경학적 검사는 일반적으로 근골격계 검사 및 차후 개입의 적합성을 결정하는 측면에서 치료사를 보조한다. 스크린 검사에서 부정적인 경우 치료사는 나머지 검사 과정을 계속하는 것이 적절하다고 판단된다. 선별 검사가 부정적이지 않은 경우 치료사는 적정한 검사자에게 즉각적으로 의뢰(referral)의 적절성에 대해 임상적 특성을 건전한 판단을 내려야 한다. 또는 적절한 개입 시도가 환자의 상태를 결정하는 데 도움이 되는지 여부를 판단해야 한다.

스크린 테스트와 초기의 상하 쿼터 스크린 또한 나머지 검사 순서에 초점을 맞춘다. 심각한 병리학이 감지되면 치료사는 통증 생성조직(통증 생성자) 결정에 중점을 둔다. 적절한 위아래 분기를 검사하면 검사 범위가 좁아진다.

그 다음 치료사는 나머지 검사 과정(움직임 검사, 근육 수행능력 검사, 특수 검사, 촉진 및 신체 수행능력 측정)을 체계적으로 수행하여 남아있는 몇 가지 진단을 효과적으로 구별하는 데 초점을 맞추고 검사를 진행한다. 이러한 진단은 각 특성, 중증도 및 과민성과 관련하여 서로 유사하므로, SP가 높은 특수 검사가 상태 또는 장애와 관련한 측면의 혼란을 최소화하기 위하여 이용된다.[24] 일단 치료사가 광범위에서 좁은 검사 순서를 체계적으로 추론하면 환자의 주요 손상(따라서 치료에 사용되는 분류 체계)과 환자의 가장 병리학적 요소를 합리적으로 결정할 수 있어야 한다. 제안된 검사 과정의 각 구성 요소의 깊이에 대하여 다음 섹션에서 더 많이 설명된다. 각 구성 요소에 대한 자세한 내용은 각 장을 참고하라.

환자 인터뷰 (Client Interview)

환자 인터뷰는 치료사와 환자 간의 초기 상호관계가 될 것이다. 치료사는 환자에게 긍정적 또는 부정적 영향을 준다. 환자는 다음 요소를 사무실 방문의 질을 지표로 설명했다: 일상적인 검사에서 그들과 충분히 시간을 가졌고, 그들을 끌어 당기면서, 예의와 존경으로 대우한다. 치료사들은 방문품질 관련 지표로서 이러한 동일한 요인들을 반드시 해석하지는 않는다.[25] 치료사의 성공저서인 의사 소통 및 대인 관계 기술은 치료사가 사무실을 방문한 환자의 마음을 결정하는 중요한 변수로 간주된다.[26]

환자와의 성공적인 의사 소통은 환자와의 시선 접촉, 중단 없이 현재 상태를 설명할 수 있는 기회, 언어 및 비언어적 의사 소통, 적극적인 청취, 환자와의 보낸 시간, 공감적인 의견 사용, 공감, 환자 진술의 설명, 환자의 구두 설명 요약 등이 있다. 이러한 각 변수는 환자의 성공적인 인터뷰에서 중요하다.

인터뷰가 환자와의 첫 접촉 지점임으로, 치료사는 환자의 감별 진단을 시작할 때이다. 환자의 주관적인 인터뷰와 병력을 올바르게 수행함으로써 치료사는 환자의 잠재적인 진단의 초점을 적절하게 좁힐 수 있다.[27–29] 게다가, 주관적인 이력을 사용하면 환자의 진단을 76%에서 83%까지 결정할 수 있다.[30,31]

이러한 변수들, 임상적 추론의 측면, 표준 환자 인터뷰의 구성 요소 및 통증에 대한 주관적인 정보는 5장에서 더 자세히 논의된다.

자기보고 측정이라고하는 측정결과는 인터뷰에서 평가된다. 검사의 시점에서 치료사는 결과 측정의 결론을 논의해야 한다(적절한 경우). 또한 자체보고 측정에 대한 설명이 필요하면, 환자 인터뷰가 이 해석을 적합하게 한다. 이러한 자가보고 측정은 환자의 통증이나 기능 장애가 얼마나 광범위한 영향을 미치는지를 주관적으로 보고하는 환자들의 한 가지 수단이다. 이들이 신체의 각 부위에 매우 집중되어 있지만, 그 중 공통된 주제는 환자가 주관적으로 보고하는 것이다(일반적으로 치료사의 개입 없이).

이미지 진단은 약속 전에 또는 면담 중에 환자와 함께 해석되거나 논의될 수 있다. 자세한 결과 및 자가보고 측정 및 방사선 촬영에 대한 세부 정보는 의료 검진에서 활용되기 때문에 제6장(분류예진 및 감별 진단)에 나와 있다.

관찰(큰 그림) (Observation(Big Picture))

관찰의 일반적인 측면은 이 장에서 논의되고 나머지 텍스트에서 언급된다. 자세 관찰(14장)과 보행(13장)에 대한 구체적인 내용은 본문 뒷부분에 나와 있다. 본질적으로, 검사의 관찰 구성 요소에서 치료사는 환자의 객관적인 보고에 대한 광범위한 그림을 얻으려고 노력한다. 비언어적 의사 소통, 자세, 보행 및 이동은 모두 관찰의 큰 그림으로 평가되는 구성 요소이다.

환자의 관찰은 체계적인 접근을 필요로 한다. 전방, 후방 및 측면에서 환자를 보는 것은 관찰의 세부사항에 필요하다. 관찰의 오류를 제한하려면 여러 가지 중요한 변수가 필요하다. 예를 들어, 환자의 여러 보기에서의 관찰, 동일한 위치에서의 여러 번 관찰, 다른 위치(예: 앉기, 서기, 보행)에서의 환자 관찰 및 우세 눈 등이다. 환자의 관찰은 검사실에서 뿐만 아니라 대기실에서 어떻게 수행되는지, 비서직 직원과의 상호 작용(가능하다면), 의자 이동이 어떻게 되는지, 어떻게 다시 방으로 되돌아 가는지, 퇴원시의 보행 방법, 가능한 경우 어떻게 차량으로 또는 차량 밖으로 옮기는지에 대한 정보를 제공한다. 방사선 촬영과 같이 여러 보기에서 환자를 보는 것은 치료사들이 환자의 상태를 완벽하게 이해할 수 있도록 도와준다.

예진분류와 민감성 검사 (Triage and Sensitive Tests)

검사 과정의 이 시점에서, 치료사는 적절한 데이터가 수집되면 환자의 검사를 계속하는 것이 적절한지 또는 환자의 표현에 영향을 줄 수 있는 심각한 의학적 위험상태(red flags)가 의심되는지 여부를 결정해야

우세 눈의 결정

대부분의 사람들은 오른쪽 눈으로 보는 것을 선호한다. 안구-손 우위 패턴이 야구의 운동 능력과 관련이 있는 것처럼 보이지만,[32] 보이는 우세가 손을 잘 쓰는 것과는 완전히 상관되지 않을 수 있다.[33] 또한 눈의 우세한 지배력은 손이 목표를 향해 움직이는 것에 따라 달라질 수 있다고 제안되었다.[33] 그럼에도 불구하고 치료사는 일관되고 신뢰할 수 있는 검사자간(intratester) 관찰 방법을 가져야 한다. 눈의 지배력을 결정하는 것은 여러 가지 방법으로 제안되었다. 한 가지 간단한 옵션은 치료사가 양손으로 한 개의 원을 만들고 이 원에 고정된 물체를 두 눈을 뜨고 초점을 맞춘 다음 동시에 한 눈씩을 감으면서 물체를 구멍을 통해 바라보는 방법이다. 뜬 눈으로 보았을 때 물체가 원 안에 있으면 그 눈이 우세 눈이 된다.

한다. 진단 영상의 해석은 또한 환자의 임상적 표현에 1차 근골격계 요소가 존재하는지에 대한 감별 진단 및 의료 선별(medical screening)을 도울 수 있다. 주요 이미지 양식, 기본적 특성 및 특정 조건과 관련된 진단 정확도에 대한 자세한 내용은 6장에 나와 있다.

활력징후(vital sign) 평가는 환자의 근골격 상태를 의심하는 검사에 필요하다. 활력징후는 진단의 정확성에 대한 적용이며 검사 부서의 부적절과 밀접한 관련이 있는 것으로 나타났다.[34-36] 의무적인 안정 혈압 평가는 상부 경추 불안정 또는 추골동맥 기능장애로 의심되는 환자의 포괄적인 평가로 제안된다.[37-38] 활력징후에 대한 신중한 평가와 재평가는 환자의 표준 검사의 하나가 되어야 한다.

의료검진(medical screenings)에는 시스템 검토 및 검사가 포함된다. 의뢰인 인터뷰는 치료사가 필요한 의료검진인지 결정하는데 도움이 되어야 한다. 6장은 근골격계 환자에게 적합한 의료검진에 대해 자세히 설명하고 있다. 근골격계 선별평가의 목표(상하 1/4)는 중대한 이상이 있는지 식별할 수 있을 정도로 민감해야 하며 일반적인 검사로 수행할 수 있어야 한다. 민감한 검사(sensitive tests)는 검사 초기에 선별검사(screening test)로 시행되어야 한다.[39] 치료사는 제시된 사례의 감별진단을 분석하기 위해 강력한 선별능력 검사를 사용해야 한다.

검사 초기에 선별검사 및 상하 부위 검사를 수행에서, 특히 모호한 증상 표현, 다관절 통증, 설명할 수 없는 위축 및 보행, 균형 또는 조정과 관련된 설명할 수 없는 기능 장애, 증상이 발생하는(paing generator) 위치에 대한 확신이 부족할 때 사용한다. 기능적 선별(functional screening)에는 반복적일 수 있다: 기능적 상태에 대한 주관적인 질문, 기능적 작업의 관찰 및 계단 오르기와 내리기와 같은 작업의 관찰(운동의 강도와 질의 관찰)이 그 예이다.

검사의 시점에서, 치료사는 검사를 계속하는 것이 적절한지를 임상적으로 결정해야 한다. 치료사는 검사 및 치료를 계속해야 하는지, 보다 적절한 의뢰가 필요한지 여부를 평가하면서 신중하게 검사 또는 치료를 계속해야 하는지 또는 환자를 보다 적절한 치료사에게 바로 의뢰해야 하는지를 평가해야 한다.

움직임 검사 (Motion Tests)

움직임 검사는 골운동학적 평가와 관절운동학적 평가를 모두 포함하는 포괄적 검사이다. 능동운동 범위(AROM), 저항운동 범위(RROM) 및 수동운동 범위(PROM)의 비교는 수축성 조직과 비수축성 조직 침범(involvement)을 결정하는 데 도움이 된다. 또한, 부가적 관절 놀이 평가는 관절 관여를 설명하는 데 도움이 된다. 움직임 검사는 8장에서 자세히 설명한다.

근육 수행능력 검사
(Muscle Performance Testing)

근육성능은 근력, 힘 및 지구력을 포함한다. 이 카테고리의 구성 요소로서의 운동조절(motor control)에 대한 적절한 제안은 보증된다. 운동검사와 함께 근육성능 검사는 수축성 조직과 비수축성 조직을 설명하는데 도움이 될 수 있다. 이러한 유형의 테스트는 Cyriax의 테스트 체계를 사용하여 연부조직의 관여 정도를 결정하는 데 도움이 된다(예: 경미한 병변의 심한 고통, 약하고 통증이 없는 것은 완전히 찢어진 신경학적 병변을 나타냄).[40] 제9장은 또한 다른 정량평가(예: 수동 근육 테스트) 및 정성적 근육성능 평가를 다룬다. 양측 스쿼트와 같은 잠재적 운동 평가는 근육성능, 움직임 또는 관절 내(특수 검사로 평가됨) 기능 장애의 잠재적 검사의 역할을 할 수 있다.

특수 검사 (Special Tests)

신체검사 테스트는 일반적으로 *특수 검사*로 해석하면 된다. 특수 검사는 다양한 문헌과 교과서에서 광범위하게 나타난다. 병리학적 선별 및 진단은 이러한 검사 결과에 상당히 의존한다. 대신, 보다 포괄적인 검사 프로세스의 한 요소로 사용해야 한다. 이 텍스트의 접근 방식은 이러한 검사와 관련된 관점을 이용하는 것이다. 포괄적인 검사에서는 특수 검사에만 의존하는 것보다 훨씬 우수하다. 제10장에서는 이러한 부분의 테스트를 설명한다.

촉진 (Palpation)

과도하게 사용된 검사 과정의 또 다른 구성 요소는 촉진이다. 특수 검사와 마찬가지로 촉진은 많은 치료사에게 특히 매력적이다. 특히 검사 과정의 포괄적인 특성을 단순화하려는 사람들과 포괄적인 검사 접근에 필요한 시간이 부족한 사람들. 11장은 촉진과 그 강점과 약점을 검사한다.

신체 수행능력 측정
(Physical Performance Measures)

신체 수행능력 측정(PPM)은 검사 순서에서 아마도 가장 일관되게 사용되는 구성 요소일 것이다. 전통적으로 이러한 방법은 수준 높은 환자에게만 또는 치료 종료시(퇴원 직전에) 가장 적합하다고 생각되어 왔다. 검사 순서는 다른 구성 요소와 마찬가지로 PPM 수준에서 이해하면 된다. 신체의 영역에 따라, 이러한 측정은 매우 적거나(따라서 드문 계층화) 또는 많이(따라서 상당 수준의 계층화) 있을 수 있다. 제12장에서는 이러한 측정에 대해 자세히 설명된다.

깔때기 통합 검사방법
INTEGRATION OF FUNNEL EXAMINATION APPROACH

보고된 SN 및 SP를 발견(특히 특수 검사) 하는데 사용되는 체계적인 접근 방식이 그림 4.2에 제시되어 있다. 높은 SN과 낮은 −LR의 테스트 사용은 먼저, 적신호(red flags)는 배제하고, 검사 초기에 검사(예진과 민감한 검사들)로 제시된다. 환자에게 적합한 검사 또는 치료로 판단되면 치료사는 추가검사의 구성요소(예: 운동 검사, 근육기능검사, 특수검사)를 계속한다. 특히 환자의 실제 증상이 재현되는지를 나타내는 움직임 검사(motion testing) 및 근육 수행능력 검사(muscle performance testing)에 중점을 둔다. 또한, 높은 SP의 특수 검사(및 가능한 영상)는 결정된 통증 발생 관절의 병리를 지배하는 데 도움이 된다. 진단을 위해 특수 검사를 사용할 때는 다시 한번 주의를 기울여야 한다. 그림 4.2는 높은 SN(초기 검사–선별 및 스크리닝)과 높은 SP(나중에 검사–특수검사–병리학적 지배결정)에 대한 진단의 정확도 결과를, 통합을 위한 체계적인 접근 방법을 보여 준다. 이상적이면서 우수하고 정확한 가치 값에 대한 제안이 여기에 다시 제공되어 있다.

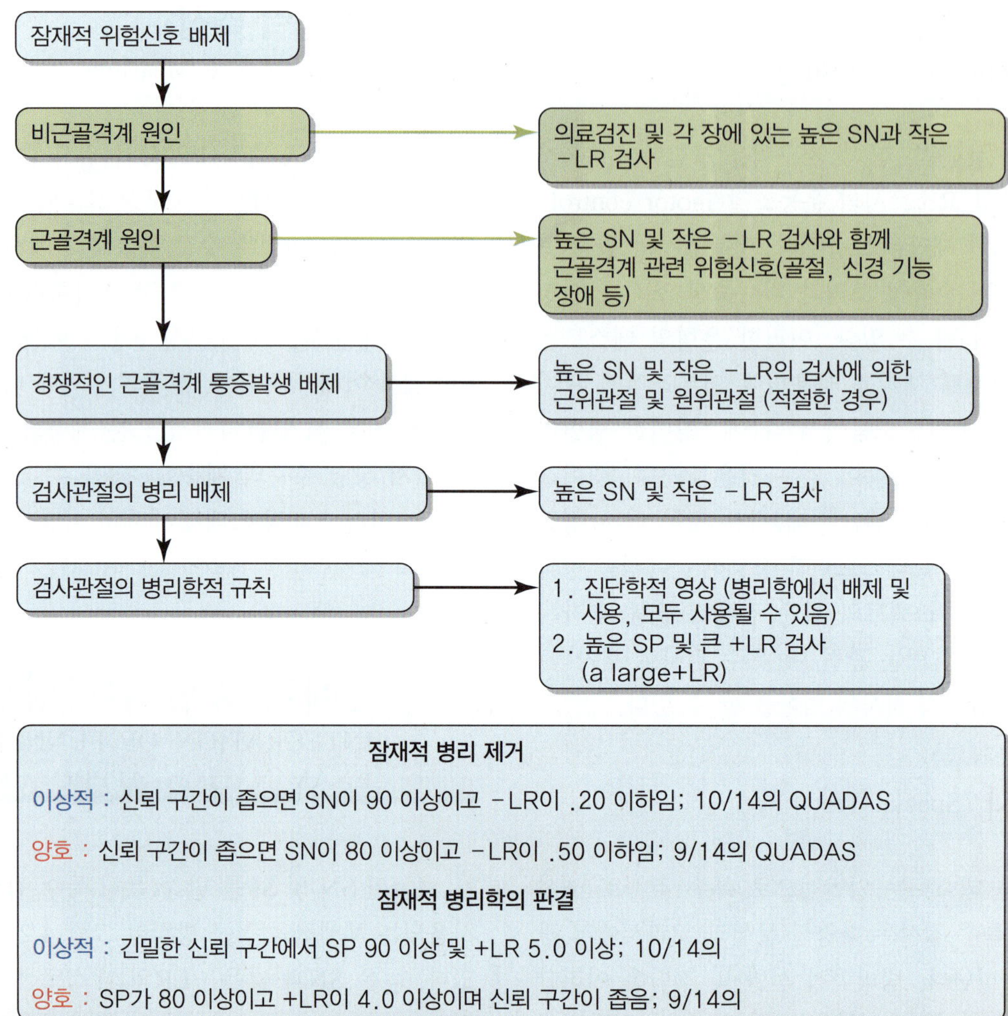

그림 4.2 보고된 SN 및 SP 결과 또는 특수검사 결과를 사용하기 위한 알고리즘 접근법. SN = 감도; SP = 특이성; +LR = 양성 가능성비(likelihood ratio); −LR = 음의 가능성비.

검사 연속
THE EXAMINATION CONTINUUM

이 텍스트의 주요 목적은 각 섹션에 대한 포괄적인 접근 방식을 제공하고 각 섹션에는 자세히 설명하고 있는 구성 요소의 진단 기능에 대하여 설명하고 있다. 검사 순서의 각 구성 요소를 주의 깊게 읽고, 각 섹션의 진단 기능을 이해하고 각 병리의 값에 대한 정보를 바탕의 증거에 대한 개연성의 존재를 늘리거나 줄이면서, 특정 병리 또는 몸상태들이 존재할 수 있을 것이다.

환자에 대한 적절한 검사는 끊임없이 움직이는 목표물이 된다. 다시 말해, 환자가 방문할 때마다 부분적으로 환자의 상태를 검사한다. 환자에게 수행된 각각의 사전 및 사후 중재 기간은 검사인 것이다. 지속적인 재평가의 가치를 높이 평가해야 한다. 환자를 볼 때마다, 세션 내 변경이 특정 세션 내에서 환자의 개입 전후에 이해되어야 하는 것처럼 임상 프리젠테이션의 세션 간 변화를 이해하기 위해서는 어떤 형태의 재평가가 필요하다.

환자의 검사는 역시 연속적으로 하는 평가로 인식되어야 한다(그림 4.3). 이 책의 절차에 포함되어 있는, 많은 검사는 연속적이면서도 분리되어 있는 검사

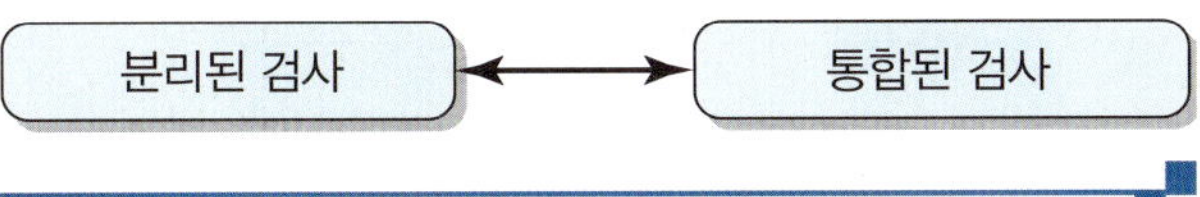

그림 4.3 검사의 연결.

© Michael Reiman

이다(예: ROM, 근육 성능(performance), 방사선 소견, 특수 검사). 통합검사에는 스포츠 및 작업 관련 활동(예: 기능)과 같은 일상 작업에 더 적합한 측정들이 포함되어 있다. 이러한 측정에는 이 책(12장 참고)의 신체 기능(performance) 측정의 부분 관리뿐만 아니라 환자의 일상 작업, 직장 작업 및 스포츠 작업에 대한 환자의 품질 및 큰 수량 평가가 포함될 수 있다.

이러한 측정 중 다수는 측정은 직접 정량화 할 수 없지만 환자의 품질과 허용오차는 분명히 중요하다. 사실, 환자는 의료 서비스를 찾는 이유는 흔하다. 따라서 연속된 검사에서 항상 왼쪽에서 오른쪽으로(분리에서 통합으로) 접근하는 대신에 연속되는 검사를 다른 위치에서 시험 순서로 접근해야 할 수도 있다. 예를 들어, 넓고 산만하며, 비특이적 하지 통증이 있는 사람의 경우, 쭈그리고 앉기 능력평가(the lower quarter screen)는 치료사가 진짜 통증을 발생시키는 잠재적 관절을 결정하는 데 도움이 될 수 있다. 이런 다음에는 특정 관절을 염두에 두고 광범위하면서-좁은 접근 방식으로 검사를 수행할 수 있다. 이 같은 접근 방식은 점프로 고통을 겪는 선수에게도 효과가 있을 수 있다. 전체적인 관점에서의 평가(단순히 선수가 점프하는 것을 관찰)는 치료사에게는 검사의 고립된 부분에 대한 초점 영역으로 키울 수 있다.

환자는 재활 과정의 다른 지점에서 이러한 연속 과정을 따라 앞과 뒤로 이동할 수 있다. 예를 들어, 슬관절 부상을 따라 적절하게 진행하지만 여전히 뛰는 데 통증이 있는 사람은 먼저 뛰기 평가를 통해 연속과정으로 들어가는 연속으로(연속체의 통합이 된 쪽으로) 재평가해야 한다. 이를 통해 치료사는 앞에서 설명한 대로 분리된 검사에 집중할 수 있는 잠재적 제한 또는 통증 발생을 결정하는 데 도움이 된다.

검사과정의 기본 원칙

BASIC PRINCIPLES OF THE EXAMINATION PROCESS

검사 과정과 관련하여, 그것이 이전에 설명된 넓은 범위에서 좁은 초점과 같은 체계적인 접근이든, 덜 체계적인 과정이든, 치료사는 검사 과정의 기본 원리를 인식해야 한다. 이러한 구성 요소에 대한 일반적인 개요는 다음과 같다. 치료사는 의뢰인을 대상으로 체계적으로 검토할 때 이러한 모든 변수를 인식해야 한다. 건전한 임상 판단(임상 추론)과 EBP의 결합된 활용 방법은 치료사에게 최적의 임상 실습을 제공한다. 광범위하고 좁은 검사 절차의 특정 구성 요소에 대한 자세한 내용은 다음 장에서 설명한다.

감별 진단

- 검사의 주요목표는 경쟁 진단(competing diagnoses)에서 데이터를 획득하고 배제하거나 체택하는 것이다.
- 이러한 목표는 해당 영역을 선택적으로 자극하여, 관련되거나 관련되지 않은 영역을 연루함으로써 달성할 수 있다.

활력 징후

- 필수검사 요소로 다음이 포함되지만 이에 국한되는 것은 아님(예진과 감별진단에 대한 내용은 6장 참고):
  혈압
  심박수
  호흡
  체온
  피부 온도와 색
- 휴식 및 활동 중 환자를 모니터링하여 스트레스 유무에 관계없이 순환계를 평가.

양쪽 비교

- 치료사는 항상 관련 측에 앞서서 관련되지 않은 측을 먼저 검사해야 한다. 관련 기준값을 설정한다.
- 이 명령을 사용하면 관련되어 있는 측을 평가

할 때 환자의 불안감이 줄어든다.

운동 테스트 순서

- 능동적 운동검사를 먼저 수행한 다음에 수동적 운동검사 수행한 후 마지막으로 등척성 운동으로 저항 검사를 한다. 이 순서는 치료사에게 환자가 무엇을 할 수 있는지에 대한 아이디어를 제공한다.
- 검사 과정의 나머지 부분이 치우치는 일이 없도록 하고 고통스러운 운동은 마지막에 수행해야 한다.
- 고통스러운 운동을 먼저 검사하게 되면 유발된 통증이 나머지 검사에 영향을 줄 수 있다. 검사 초기에 고통스러운 운동을 수행하면 일반적으로 고통스럽지 않은 다른 움직임으로 인해 관련된 구조가 고통스러워져 검사 결과가 흐려질 수 있다.

과압 적용

- 끝 범위 움직임이 음성(negative)일 때 과압을 가한다.
- 조심스럽게 과압을 가한다.
- 과압의 의도는 잠재적 통증발생기(pain generator) 구조를 좀 더 결정적으로 배제하기 위함이다.

운동 반복 또는 지속이력이 암시하는 경우

- 이것은 환자가 반복적인 움직임이나 지속적인 자세로 인한 증상이 변경되었다고 불평할 경우 특히 중요하다.

저항 등척성 운동 안정자세에서 수행

- 이 위치에서는 비수축성 조직(inert tissues)에 대한 스트레스가 최소화된다. 이 위치에서 발생되는 증상은 수축성 조직에 의한 것으로 본다.
- 원하거나 필요한 경우 등척성 검사는 단축 또는 연장된 위치에서 구현할 수 있다.
  - 단축(능동 불충분) 및 연장(수동 불충분) 위치는 수축 조직을 평가하는 데에도 유용하다.
  - 연장된 위치는 해당 부위의 관련된 관절을 안정화시키는 비수축성 조직(noncontractile structures)을 평가하는 데에도 사용될 수 있다.

수동적 운동 및 인대 검사

- 운동의 이완된 신장과 끝느낌의 품질이 모두 중요하다.
- 끝느낌은 8장(동작범위 평가)에서 자세히 설명한다.

인대 테스트

- 스트레스가 증가시키면서 테스트를 반복한다.
- 가벼운 스트레스 힘으로 시작하고, 찾아낸 결과에 확신이 있을 때까지 증상이나 반응에 따라 증가시킨다.
- 모든 형태의 테스트와 마찬가지로 각 특정 환자에 필요한 힘을 알기 위해서는 양자 비교(비손상 측면 검사)를 사용한다.
- 인대 기능장애(염좌)로 인한 관절 불안정 등급은 다양하다. 한 가지 제안된 등급 체계가 표 4.2에 요약되어 있다.

근육 긴장 평가

- 가벼운 압력으로 시작하고 허용되거나 보증이 되면 점차 증가한다.
- 근육 계통도 비슷한 단계로 등급이 매겨진다. 표 4.3을 참고.
- 모든 테스트와 마찬가지로 양측 비교가 필요하다.

근절 검사

- 근절 검사는 근절정보를 더 잘 수신할 수 있도록과 관련된 약함(weakness)을 알아 내는데 시간이 걸릴 수 있는데 5초 동안 수축 유지한다.
- 양측 비교가 필요함.

검사의 증상이 되는 잠재적 악화

- 검사 과정 자체로 인해 증상이 악화할 수 있음을 환자에게 알린다.
- 의뢰인은 증상을 유발(즉, 통증 발생의 구조를 결정에 도움되는 일치하는 통증유발) 및 일치되는 통증 유발의 필요성을 이해해야 한다.

보다 적절한 건강관리 제공자를 추천할 필요성 결정

- 이 결정은 검사에서 수집된 모든 정보를 기반으로 하며 올바른 임상 추론을 기반으로 해야

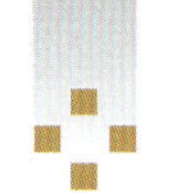

한다.

- 항상 그렇듯이(6장에서 더 자세하게 논의된 바와 같이) 필요한 경우 더 적절한 의료 서비스 제공자에게 의뢰한다.

선별 심사

- 검사 초기에 선별 검사를 통합하여, 환자가 근골격 환자로 적합한지 판단한다.
- 이 개념에 대한 자세한 내용은 6장(예진 및 감별진단) 및 7장(정형외과 선별 및 신경계 검사)을 참고.

특정 관절의 검사

- 이력이나 환자의 반응에 의해 주어진 특정 단서를 구체화하기 위해서, 약간만 달라지는 검사를 체계적인 접근방식을 변경 없이 사용한다.

표 4.2 관절 및 인대염좌의 단계

염좌 또는 중증도	분류	병진
약간(Mild)	Grade I (1+ instability/1° sprain)	0–5mm
중간(Moderate Grade)	Grade II (2+ instability/2° sprain)	5–10mm
심함(Severe Grade)	Grade III (3+ instability/3° sprain) Grade IV (4+ instability/4° sprain)	10–15mm 15+mm

mm = millimeters; 1° = 1st degree

표 4.3 근육염좌 등급

염좌 또는 중증도	분류	조직손상 정도	임상적 결정	저항운동해석[40]
정상	정상	없음	정상모습	근육검사에서 강한 저항력과 통증이 없음
약간	Grade I (1° strain)	수축척 섬유의 최소 신장 또는 찢어짐	환자에게는 통증, 가벼운 부종, 반상출혈(ecchymosis), 해당 관절의 뻣뻣함, 반사근육 억제 및 정항검사의 근육 저항력 통증. 접촉에 따른 온도상승, 그리고 촉진에 의한 변형이 없음.	강한 저항에 견딜수 있으나, 근육검사에 통증 있음.
중간	Grade II (2° strain)	중간정도의 수축성 섬유 찢어짐	통증, 중등도의 부종, 반상출혈, 관련 관절의 뻣뻣함, 반사근육 억제, 근육 검사에 대한 내성 통증 및 약화. 접촉에 따른 온도 상승, 그리고 촉진에 의한 변형이 있음.	최소 저항(약함이 입증됨)을 견뎌내며, 근육 검사에 통증이 있음
심함	Grade III (3° strain)	모든 수축성 섬유의 완전파열 및 찢어짐.	통증, 종종 심각한 부종, 반상출혈 및 상응하는 관련 관절 뻣뻣함. 접촉에 따른 온도상승, 그리고 촉진에 의한 변형이 있음. 반사 근육억제는 심함. 관련 관절을 적극 움직일 수 없음. PROM은 통증과 부기 정도에 따라 영향을 받지 않을 수 있음.	저항 최소, 저항없음 (관절을 움직일 수 없을 것 같음) 근육 테스트에 통증이 없을 수 있다. 이것은 신경 손상을 나타낼 수 있다.

- 활동적인 움직임(Active movements):
  - 움직임이 환자에 의해 활발하게 수행함.
  - 생리적(또는 골운동학적)으로 언급되는 이러한 움직임은 환자가 분명히 독립적으로 수행할 수 있는 움직임이다.
  - 수축성, 신경성 및 비수축성 조직은 모두 능동적 움직임으로 스트레스를 받는다.
  - 능동적 운동은 골절, 새로 회복된 연조직으로는 움직일 수 없으며 또는 능동운동으로 근육을 수축할 때 움직일 수 없다.
  - 수축성 조직에는 근육, 힘줄 및 뼈 부착 부위가 포함된다.
  - 신경 조직에는 신경과 관련 막(sheaths)이 포함된다.
  - 비수축성 조직에는 관절주머니, 인대, 윤활주머니, 혈관, 연골 및 경막(dura mater)이 포함된다.
- 활동적인 움직임에서 치료사는 다음을 주의해야 한다.
  - 운동 중 언제, 어디서 통증이 발생하는지
  - 운동이 통증의 강도와 질을 향상시키는지 여부
  - 환자의 통증에 대한 반응
  - 관측 가능한 움직임 정도 또는 제한 정도(정량 평가)
  - 운동 패턴(정성 평가)
  - 운동의 질과 동기(synchrony)(정성 평가)
  - 관련된 관절의 움직임(정성적 및 정량적일 수 있음)
  - 부위를 움직일 수 있는 의사
  - 존재하는 모든 제한 사항(limitation present) 및 특성(nature)

결론 CONCLUSION

이 장은 치료사에게 검사 과정에서 일반적인 배경과 틀(framework)을 제공하기 위한 것이다. 검사의 특정 구성 요소에 대한 자세한 내용은 다음 장에서 확인할 수 있다.

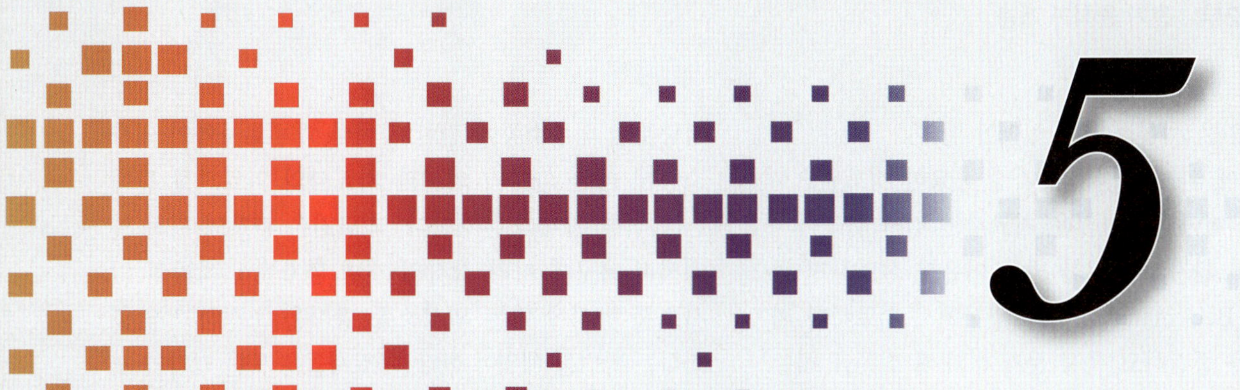

5 환자 인터뷰 및 관찰

CLIENT INTERVIEW AND OBSERVATION

환자 인터뷰는 치료사와 환자 간에 직접 일대일 상호 작용을 하는 검사 과정 중에서 첫 번째이다. 과거력은 임상 시험에서 가장 중요한 부분이며, 신체검사는 보완적으로 과거력에서 생성된 가설을 확인하는 데 사용된다.[1] 치료사가 목적을 잘 파악하면 신체검사 중에 가이드로 사용할 수 있는 정보를 수집하고 환자와 일치하는 징후를 식별하는데 도움이 된다. 일치하는 징후는 환자의 통증이나 주요 불편함을 재현하는 활동이나 동작이다.[2] 과거력를 기록하는 동안 치료사는 종종 환자의 일치하는 징후를 나타내는 정보를 수집하게 된다. 사실, 주관적인 병력은 환자의 진단에 74%~90%를 결정하는 데 사용될 수 있다고 제시되었다. [3–6]

치료사는 환자를 따뜻하게 맞아들이기, 검사 과정과 관련하여 환자의 두려움과 불안을 덜어주며 검사 과정이 수반하는 내용을 환자에게 알려주는 등 여러 부분에서 중요한 기능을 수행해야 한다. 대부분의 환자들에게 의료인과 논의하고 상호 교류할 수 있는 충분한 시간을 갖을 수 있는 첫 시간이다.[7–9]

또한 치료사가 환자에게 정보를 주면서 시간을 보낸다면 환자의 만족도를 향상시킬 수 있다.[10,11] 이는 치료사가 동료보다 경험이 적은 경우에도 해당된다.[10]

환자 인터뷰와 과거력에 대한 효과적인 의사소통

EFFECTIVE COMMUNICATION IN THE CLIENT INTERVIEW AND HISTORY

알맞은 과거력을 도출하도록 체계적이고 유익한 환자 인터뷰를 수행하려면 몇 가지 기술이 필요한데 그 중에 가장 중요한 것은 조직 및 의사소통 능력이다. 환자와 면담할 때 치료사가 효과적으로 의사소통을 하려면 여러 가지 기술이 필요하다. 치료사는 적절한 질문을 하면서 환자의 말을 듣고, 환자가 공유하는 정보를 기반으로 후속 질문을 하고, 이 정보에 의존하는 질문 라인을 재설정할 수 있어야 한다.

상담 중에 환자는 정보의 가장 중요한 정보원으로으로 간주되어야 한다. 많은 치료사는 검사 과정에서 통제를 하여 환자가 치료를 받는 이유를 설명하지 못하게 한다. Beckman과 동료의 연구에서 치료사가 환자의 진술을 중단하고 특정 문제에 대해 질문을 하는 경우가 69%로 나타났다.[12] 다른 연구에서는 의사들은 환자가 모든 진술을 하는 동안 평균 23.1초 후에 환자를 불렀다. 환자들은 자신의 모든 진술을 완료할 수 있도록 해야 하는데, 그들의 주된 관심사를 진술하는 데는 평균 6초밖에 걸리지 않았다.[13] 많은 환자들은 중단된 후에 관련 정보를 더 공개하지 않았다.

환자 면담이 효과적으로 수행될 수 있다는 사실은 환자 인터뷰에서 필수적인 진단 정보를 확인할 수 있다는 사실에 의해 입증되었다.[14–17] 훈련을 통해 의사소통의 효율성을 향상시킬 수 있다.[16,18,19] 미래의 기술적 진보가 치료사와 환자 간의 공감대적이고 공감하는 양방향 의사소통의 필요성과 가치를 부정하는 것은 거의 없을 것이다. 출판된 문헌은 의사소통의 본질적인 역할에 대한 신념을 표현한다. "건강관리의 효과적 전달에 어려움은 의료의 기술 측면에서 실패한 것이 아니라 환자와 치료사 간의 의사소통 문제에서 오랫동안 발생할 수 있다고 오랫동안 인식되어 왔다. 치료사와 환자 간의 의사소통은 건강 결과에 유익한 영향을 미칠 수 있다."[16] 환자와 치료사 간의 대화는 진단을 하고, 치료를 시작하며, 돌보는 관계를 수립한다.[14]

의사소통 및 임상 추론 기술의 개발 및 향상은 치료사에게 정확한 임상 가설을 세우고 개인의 문화, 의사소통, 해부학 및 생리학적 필요와 능력을 충족시키기 위한 검사 및 개입 접근법을 개발하고 환자의 증상과 징후를 인지하며 다른 의료인과의 의사소통, 적절한 진단 검사의 선택에 관한 의사 결정 과정에 참여하는 것"이라고 설명했다.[20]

이러한 사실에도 불구하고 많은 치료사들은 의사소통 능력이 떨어지며 부적절한 환자 인터뷰를 수행한다. 많은 경우 적절한 환자 인터뷰를 통해 충분한 병력을 찾지 못하면 임상적, 경제적 결과에 실수를 초래할 수 있다.[21–23] 실제로 치료사에 관한 많은 불만은 제공되는 의료처치에 관한 것이 아니라 빈약하고 불충분한 의사소통에 관한 것이다.[24] 치료사와의 의사소통에 대한 환자의 의견과 치료사의 의료과실 간에는 복잡한 관계가 존재한다. 의료진은 환자의 지적 및 정서적 욕구에 따라 각각의 개별 환자에게 각자의 의사소통 방식에 맞는 의사소통 방식을 조정하고 맞춤화하는 방법을 배워야 한다. 치료사들은 또한 각각의 개별적인 환자의 의사소통 욕구에 대한 이해심을 높여야 한다.[22]

일차진료 의사의 의사소통 역시 의료과실 배상 청구에 있어 중요한 변수이다. 이러한 청구가 없는 의사들은 환자가 기대하는 것에 대해 교육하고, 유머와 웃음을 선사하고, 더 많은 시간을 보냈으며 환자의 의견, 가치, 믿음을 표현하도록 이끌었다.[21] 치료사는 성공적이고 인본주의적인 만남을 위해, 환자의 주요 관심사가 직접적이고 구체적으로 요청되었는지 확인해야 한다. 효과적으로 치료사는 그들의 질병에 대한 환자의 관점을 이해해야 한다. 근골격계 질환과 유사한 증상이 나타날 수 있기 때문에 전체적으로 환자를 평가해야 한다. 또한 환자의 관심사가 광범위 할 수 있다. 환자의 가치관, 문화, 성별 및 선호도를 고려해야 한다.[16]

치료사의 기술, 교감 및 건강 관련 의사소통 행위는 환자 인터뷰의 핵심 요소이다. 환자들은 치료사들보다 충분한 시간을 소비하고, 그들과 함께 참여하고, 그들을 예의와 존중으로 대우하는 것과 같이 일상적 검사의 철저함을 보여주는 면담을 선호할 가능성이 더 높다.[25] 성공 여부는 대부분 치료사의 의사소통 및 대인 관계 기술에 달려 있다.[14]

진단과 나쁜 진단 간에 관찰 가능한 과거력 인식에는 분명한 차이가 있다. 또한 이러한 차이는 만남의 처음 3분 동안 분명해진다. 훌륭한 진단 전문가의 특징은 철저하다. 추론의 범위 내에서 가까운 거리에 있는 질문을 하고, 환자가 제공한 정보를 명확히 하거나 확인하고, 즉시 정보를 요약하는 것 등이 포함된다. 나쁜 진단 전문가의 특징적인 행동은 불필요한 질문을 반복하고, 질문을 하기 전에 주제를 변경하고, 시스템에 대해 질문하고, 이전의 과거력에 대해 질문한다.

치료사 간의 긍정적인 관계는 치료 결과에 긍정적인 영향을 미친다. 그러나 관계의 강도를 결정하기 위해서는 더 많은 연구가 필요하다.[27] 하지만 의사소통

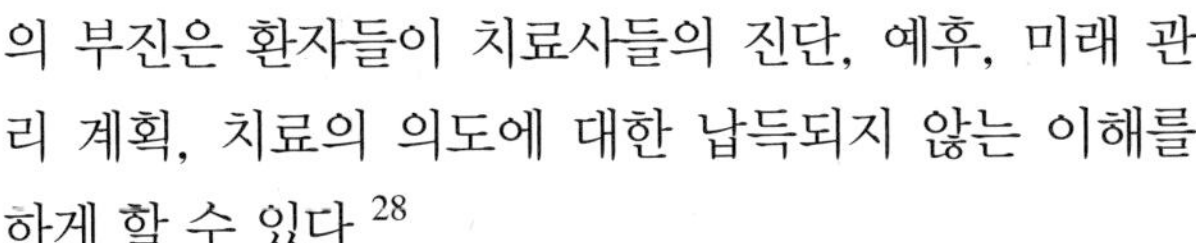

의 부진은 환자들이 치료사들의 진단, 예후, 미래 관리 계획, 치료의 의도에 대한 납득되지 않는 이해를 하게 할 수 있다.[28]

효과적인 치료 동맹을 수립하기 위해서는 환자와의 커뮤니케이션이 필수적이다. 취해진 접근법이 중요하다. 물리치료사는 환자의 의사 결정을 공유하거나 치료 옵션에 대한 자신의 의견을 제시하기를 선호하지만 가학 중심의 접근법을 적용하는 경향이 있다.[29]

환자와의 의사소통 관계는 언어 및 비언어적 의사소통, 환자 중심 인터뷰, 공감의 사용, 적극적인 청취, 촉진, 요약, 설명 및 반영 기술들을 포함하여 여러 측면을 포함한다. 이러한 각 측면은 치료사가 환자와의 치료 관계에 참여할 때 고려해야 하는 구체적인 사항들이다.

구두 및 비언어적 커뮤니케이션
(Verbal and Nonverbal Communication)

커뮤니케이션은 효과적인 환자 조우에 있어 중요한 부분이다.[27,30,31] 숙련된 커뮤니케이터는 의사소통이 전통적으로 구두 및 비언어적 행동을 포함하기 때문에 말하고 있는 것뿐만 아니라 알려지지 않은 것을 듣는다. 의사소통은 구두 의사소통이 끝날 때까지 멈추지 않는 연속적인 과정이다.[32] 비언어적 신체 언어를 관찰하고 구두 메시지와 비언어적 메시지의 모순을 발견하는 것도 포함된다. 비언어적 의사소통은 침묵, 촉감, 손짓, 자세, 눈 접촉, 표정, 능동 및 수동 청취로 구성된다. 비언어적인 구성 요소는 의사소통의 55%에서 97%를 구성한다.[33] 치료사는 비언어적 행동을 인식해야 한다. 환자는 치료사가 자신의 말을 듣고 있지 않다고 느낀다면 그들의 고통이 검증되지 않았고, 그것은 그들의 보살핌에 대한 불만족으로 이어질 수 있다.[34] 또한, 연구 결과에 따르면 전문 물리치료사는 환자와의 구두 및 비언어적 의사소통에 중점을 둔다.[35]

치료의 감정적인 맥락은 특히 비언어적인 의사소통과 관련이 있으며, 비언어적인 메시지 및 정서적인 자기 인식을 보내고 받는 것을 포함하여 정서와 관련된 의사소통 기술은 양질의 보살핌의 중요한 요소이다.[36] 효과적인 의사 전달은 환자 만족도와 건강 수치를 높인다.[27,30,37]

건강 수치와 적극적으로 관련된 구두 행동에는 공감, 재보증 및 지원, 다양한 환자 중심의 질문 기법, 만남 길이, 내역, 설명, 지배 및 수동 의사 스타일, 긍정적인 강화, 유머, 심리 사회적 대화, 건강 교육 및 정보의 시간 등이 포함된다. 공유, 우정, 의례, 시험 중 환자 오리엔테이션, 요약 및 설명, 결과와 긍정적인 연관성이 있는 비언어적 행동에는 머리 끄덕임, 앞으로 기울기, 직접 몸 방향, 교차하지 않은 다리와 팔, 팔 대칭 및 덜 상호 시선이 포함된다.[38]

"By the Way" 증후군
("By the Way" Syndrome)

환자들은 종종 많은 염려와 우려로 병원에 내원한다. 임상적 만남 동안 각각의 모든 이슈에 대한 논의는 종종 어려운 작업이다. 시간 제약과 환자가 주요

중요한 임상적 핵심

주관적인 검사를 수행할 때는 다음 사항에 유의한다.

- 환자 인터뷰는 임상 시험에서 가장 중요한 부분이며, 신체 검사는 보완적인 것으로 간주되고 생성된 가설을 확인하는 수단이다.
- 구두 및 비언어적인 의사소통은 효과적인 환자 조우에 필수적이다. 철저한 의사소통은 환자 만족도와 건강 수치를 높인다.
- 치료사 의사소통 효과는 훈련과 숙고된 실습을 통해 향상될 수 있다.
- 상담 과정에서 환자는 가장 가치있는 정보 출처로 간주되어야 한다.

불만사항은 먼저 제시할 것이라는 가정 때문에 치료사는 각 환자의 전체 문제를 적절히 식별하기가 어렵다.[39] 이로 인해 *"부수적인"* 증후군으로 알려진 비교적 새로운 문제가 발생할 수 있다. 치료사들이 면담이 끝날 때까지 문제를 언급하는 것을 기다리는 환자의 빈도를 예방하거나 줄이기 위해 각 환자의 불만 사항에 우선 순위를 매기는 것이 중요하다. 연구 결과에 따르면 면담이 끝난 후 환자가 새로운 문제를 제기한 사례가 21%로 나타났으며,[40] 치료사가 면담 과정에서 환자의 주요 관심사를 찾지 않았을때 뒤이은 문제가 더욱 많았다.[13]

증후군은 관찰된 만남의 39%에서 발생했다. 치료사의 반응은 대부분 생물학적 의학(44%)이었지만, 주요 내용은 생물학적 심리사회적(39%), 심리사회적(36%) 또는 생물학적 의학(25%)이었다. 치료사의 반응은 질문의 내용이 심리사회적인 경우 61%, 생물학적 심리사회적인 경우 21%, 그리고 생물학적 의학인 경우 78%에서 환자의 질문과 일치했다. 만남의 22%에서 치료사는 특히 심리사회적 내용의 경우 환자의 질문에 아무런 대답도 하지 않았다.[13] 치료실 방문 중 환자의 주요 문제를 두 번 이상 묻는다면 이 증후군의 출현을 감소시킬 수 있다. 더욱이, 환자들에게 면담의 과정에 대한 방향을 정하는 것은 그들에게 언제 가장 우려를 제기하는 것이 도움이 되는지를 알려줄 수 있고, 따라서 환자들은 인터뷰가 끝나기 전에 새로운 문제를 제시하도록 유도할 수 있다.

환자는 만남 중에 치료사가 전달하는 것의 50%를 이해하고 기억할 수 있다.[42] 따라서 치료사는 환자가 만남 중에 언제든지 자신의 우려 또는 명확한 설명이 필요하다는 의견을 표명해야 한다. 다음과 같은 진술을 사용하면 각 환자의 전체 문제에 대한 노출을 용이하게 할 수 있다. 지금까지 질문 있습니까? 괜찮을까요? 다른건요? 오늘 어떤 다른 문제에 대해 논의하시겠습니까? 오늘 또 무엇을 하고 싶으세요?

환자와 함께 보낸 시간
(Time Spent With Clients)

치료사는 신체검사에서 검사 결과나 결과를 논의할 때 환자는 시간이 15분 이상 걸리는 방문에 대해 큰 만족감을 나타냈다.[43] 치료사는 자유로운 질문을 하고 환자의 의견을 청취함으로써 시간을 절약하고 결론에 빨리 도달했다.[44,45] 치료사는 환자와 적극적이고 상호 협력할 수 있는 관계를 구축해야 하며 그렇게 할 시간을 마련해야 한다. 환자는 서둘러 두려워하지 않고 자신의 의견을 자유롭게 표현할 수 있는 입장에 있어야 한다. 예를 들어, 환자와 함께 보낸 시간이 편두통 치료에 가장 중요한 과정으로 밝혀졌다.[46]

효과적인 의사 전달의 장벽
COMMON BARRIERS TO EFFECTIVE COMMUNICATION

이 장의 앞부분에서 논의했듯이 임상적 면담 동안에 효과적인 의사소통 기술을 사용하지 않으면 효과가 없는 배려로 이어질 수 있다.[21-23] 치료사는 환자와의 조우 중에 결핍으로 이어질 수 있는 다양한 유형의 행동에 대한 이해와 인식을 개발해야 한다. 그들은 그것을 피할 수 있다. 효과적인 의사소통의 일반적인 장벽은 다음을 포함하지만 이에 국한되지는 않는다:[47,48]

- 의료 전문 용어 사용
- 감정적인 장벽
- 무관심이나 주의 산만 때문에 관심 부족
- 편견과 고정 관념
- 신념의 차이
- 신체적 또는 언어적 장벽(예: 말하기, 듣기)
- 문화 장벽
- 주요 불만이 확인되기 전에 조언 제공
- 주제 전환

치료사는 전문의료용어를 사용하는 것을 피하고 환자에게 혼동을 주거나 위협할 수 있는 지나치게 복잡하거나 익숙치 않은 용어를 사용하지 않아야 한다. 대신, 각 환자와 적절한 공감을 위해 명확하고 간결하며 기본적인 용어를 사용해야 한다. 감정적인 장벽은 극복하기 위한 도전이 될 수 있다. 의사소통을 하는 동안 치료사는 사신과 환자의 구두 및 비언어적 의사소통에 대해 알고 있어야 한다. 예를 들어, 치료사의 기분이 좋지 않은 경우, 신체 언어는 전달되는 정보가 나쁘다고 환자에게 전달할 수 있다. 치료사들은 주의력 결핍이나 무관심을 나타내지 말아야 하며 산만함을 피해야 한다. 왜냐하면 이러한 행동으로 인해 발전이 어려워질 수 있기 때문이다. 치료사는 자신의 편견과 편견이 인종, 성별, 나이, 종교, 억양 또는 이전의 경험과 관련되어 있을 수 있다는 것을 알아야 한다. 그들은 다른 사람들의 생각과 의견에 열린 마음을 품기 위해 노력해야 한다. 열린 마음을 유지한다고 해서 반드시 누군가의 견해에 구체적으로 동의해야 한다는 의미는 아니지만 이해를 발전시키려는 것이다. 치료사는 청력 상실, 시각 장애, 독서 장애 및 불안 장애와 같은 신체적 및 언어적 장벽을 고려해야 하며, 이는 의사소통의 장벽이 될 수 있다.

치료사는 주요 병변이 확인되기 전에 환자와의 면담을 방해하거나 주제를 전환하지 않아야 한다. 종종 훌륭한 청취자는 완전히 이해하고 청취하기 전에 무엇이 말해지고 있는지 비판적으로 평가할 수 있다. 환자가 실제로 의사소통하려고 하는 것까지 오해는 면담 과정 중에 언제든지 발생할 수 있다. 효과적인 의사소통은 잠재적인 오해를 최소화하고 효과적인 대화를 보장하기 위해 의사소통 과정에 대한 환자의 설명과 참여를 추구한다.

치료사는 편견이 없는 철저한 주관적인 검사를 실시해야 한다. 이것은 환자의 설명과 최적의 환자 결과를 제공하기 위한 적절한 개입의 선택과 관련된 가설의 개발을 돕는 효과적인 2차적인 신체 평가로 이어질 것이다. 구두 및 비언어적인 행동을 포함하는 의사소통 기술을 가르칠 수 있다. 교육을 통해 의사소통의 효율성을 높일 수 있다. 양질의 의사소통 기술을 사용하면 다음과 같은 결과를 얻을 수 있다.

- 각 환자의 주요 불만을 보다 정확하게 파악하고 이해하는 데 도움을 준다.
- 치료에 대한 환자 만족도 증가로 이어진다.
- 치료 순응도 향상

효과적인 면담의 특성
QUALITIES OF AN EFFECTIVE INTERVIEW

소개가 면담의 분위기를 결정하지만, 종종 시간이 줄어든다. 치료사는 방문 과정에 환자를 맞이할 책임이 있다. 이 면담은 환자가 방문에 대한 현실적인 기대치를 설정하는 데 도움이 된다. 적절한 치료사-환자 소개의 예는 다음과 같다.

> "좋은 아침입니다, 제 이름은 ________이고 나는 당신의 치료를 담당할 물리치료사입니다. 오늘 우리는 당신을 치료실로 데려가는 것에 대한 논의로 시작하여 신체검사를 한 다음, 결과에 대해 논의할 것이며, 질문을 하기 위해 시간을 할애할 것입니다."

면담의 특정 구성 요소는 환자에게 편안함을 느끼게 하고 이 커뮤니케이션 과정이 환자에게 초점을 맞추고 있음을 알 수 있게 해주는 것이 가장 중요하다. 효과적인 치료사-환자의 의사소통을 위한 필수 구성 요소는 다음 절에서 자세히 설명한다.

환경 설정 (Setting the Environment)

깨끗하고 편안하며 위협적이지 않은 환자 친화적인 환경은 환자가 방문하는 동안 중요한 개인 정보와 개인 정보를 공유하는 데 도움이 될 수 있다. 도움이 되고 생산적인 방문을 허용하는 분위기를 제공하는 것은 치료사의 책임이다. 따라서 방문은 최소한의 소음이나 주의 산만 및 적절한 조명으로 수행되어야 한다. 그곳은 필요할 수 있는 물건들로 충분히 비축되어 있어야 한다.

개방형 질문 대 폐쇄형 질문 (Open-Ended Questions vs. Closed-Ended Questions)

질문하는 것은 면담 중에 정보를 수집하는 기본적인 방법이다. 치료사는 개방형 질문으로 환자와의 의사소통 과정을 시작하고 면담 중에 계속 사용해야 한다. 개방형 질문은 일반적으로 덜 위협적이라고 인식되어 환자가 자신의 생각과 감정을 독립적으로 표현할 수 있다. 다음은 개방형 질문의 예이다.

"무엇때문에 물리치료를 받습니까?"
"내가 뭘 도와 드릴까요?"
"당신이 약간의 통증이나 뻣뻣함을 경험하고 있음을 이해합니다. 좀 더 말씀해 주시겠어요?"
"당신이 작성한 문답지에 주요 병변이 ________ 이라고 적혀 있습니다. 그것에 대해 좀 더 말씀해 주시겠어요."

개방형 질문을 사용하는 것은 시간이 오래 걸릴 수 있으며 폐쇄형 질문에 비해 불필요한 정보를 수집하게 되지만 폐쇄적 질문은 임상의사결정에 중요한 특정 세부정보를 수집하지 못한다.[49] 왜냐하면 그들은 일반적으로 토론을 방해하는 부적절한 용어와 불완전한 응답을 초래하기 때문이다.[33]

눈맞춤 (Eye Contact)

환자와 눈높이를 맞추고 시선을 유지함으로써 치료사가 논의 내용에 집중하고 있음을 알게 할 수 있다. 눈을 마주치게 하면 환자가 숨길 수 있는 우려되는 내용애 대해 이야기 할 수 있다. 시선과의 접촉을 유지하지 않으면 무관심함을 나타낼 수 있으며 이는 환자가 추가적인 관련 정보를 공개하지 못하게 할 수 있다.

필기하기 (Note Taking)

면담 중에 치료사가 메모를 하는 것이 도움이 될 수 있다. 노트 필기는 반영에 필수적이지만 인터뷰 과정을 방해해서는 안된다. 치료사는 상호 작용을 통해 세심한 주의를 기울여야 한다. 전자 의료 기록의 구현과 함께 많은 치료사는 관리 기준표를 수행하려고 시도하는데 이는 치료사의 주의력 부족을 초래할 수 있다. 이것은 환자들이 면담의 중심이 아닌 것처럼 느끼게 하여 비효과적인 면담으로 이어질 수 있다.

활성화 (Facilitation)

치료사에 의한 활성된 의견은 적극적인 청취를 보여준다. 적극적인 청취는 중요한 임상 정보를 얻는 데 효과적이며 치료사가 신경쓴다는 것을 보여준다.
다음은 능동적인 듣기 반응의 예이다.

"더 자세히 말해 주실 수 있나요?"
"그 말이 무슨 뜻이죠?"
"그래서 내가 듣기로는..."
"얼마나 오래 지속되었나요?"
"어떻게 지내세요?"
"응... 어...", "아", "좋았어요", "그렇군요."
"알겠습니다." 또는 "음..."

적극적인 청취 응답은 다음을 포함하여 여러 기능을 수행하는 것으로 보인다.

- 참석중인 의사를 표현하기.
- 환자에게 계속할 수 있는 권한 부여
- 환자가 이야기 및 주요 항의에 집중하도록 하기.

청취와 수동 청력에는 차이가 있다. 능동 청취는 치료사가 의사소통하는 것에 집중하고 이해할 수 있게 하는 소통 기술이다. 활성화는 구두 및 비언어적으로 할 수 있다. 인터뷰 과정에서 많은 치료사는 침묵을 유지하는 것이 어렵다. 많은 사람들이 부적절한 시간에 환자를 방해하므로 중요한 단서가 누락되어 환자가 잠잠해져 제공될 정보가 제한될 수 있다.[50]

비효과적인 의사는 한 두 문장만 전달된 후 환자를

방해 할 수 있다. 일반적으로 30초 이내에 충분한 청취가 필요했다. 종종 첫 번째 기록은 치료실 또는 평가 결과에 관한 신속한 대화에서 사용되었다.[12]

요약, 명확화 및 반영
(Summarizing, Clarifying, and Reflecting)

주관적인 검사가 끝나면 환자에게 치료사가 들었음을 보여주기 위해 의사소통 동안 무엇을 알았는지 요약하는 것이 도움이 될 수 있다. 이 요약서는 치료사가 주요 아이디어, 사실 및 감정을 모아 환자의 문제에 대한 올바른 진단을 이끌었음을 확인하는 데 도움이 된다. 또한 이를 통해 환자는 누락된 정보를 통합하고 치료사를 대신하여 오해가 있었던 부분을 명확히 할 수 있다. 치료사에게 환자의 우선 순위를 이끌어 낼 수 있는 추가 기회를 제공한다.

이름 : ______________________ 날짜 : __________

통증

아래의 기호를 사용하여 신체 감각을 느낄 수 있는 신체 부위를 표시하라. 영향을 받는 모든 영역을 포함시킨다.

어지러움	마비	핀과 바늘	찌르는 듯한	타는 것	다른
ΔΔΔΔ	====	OOOO	XXXX	////	....

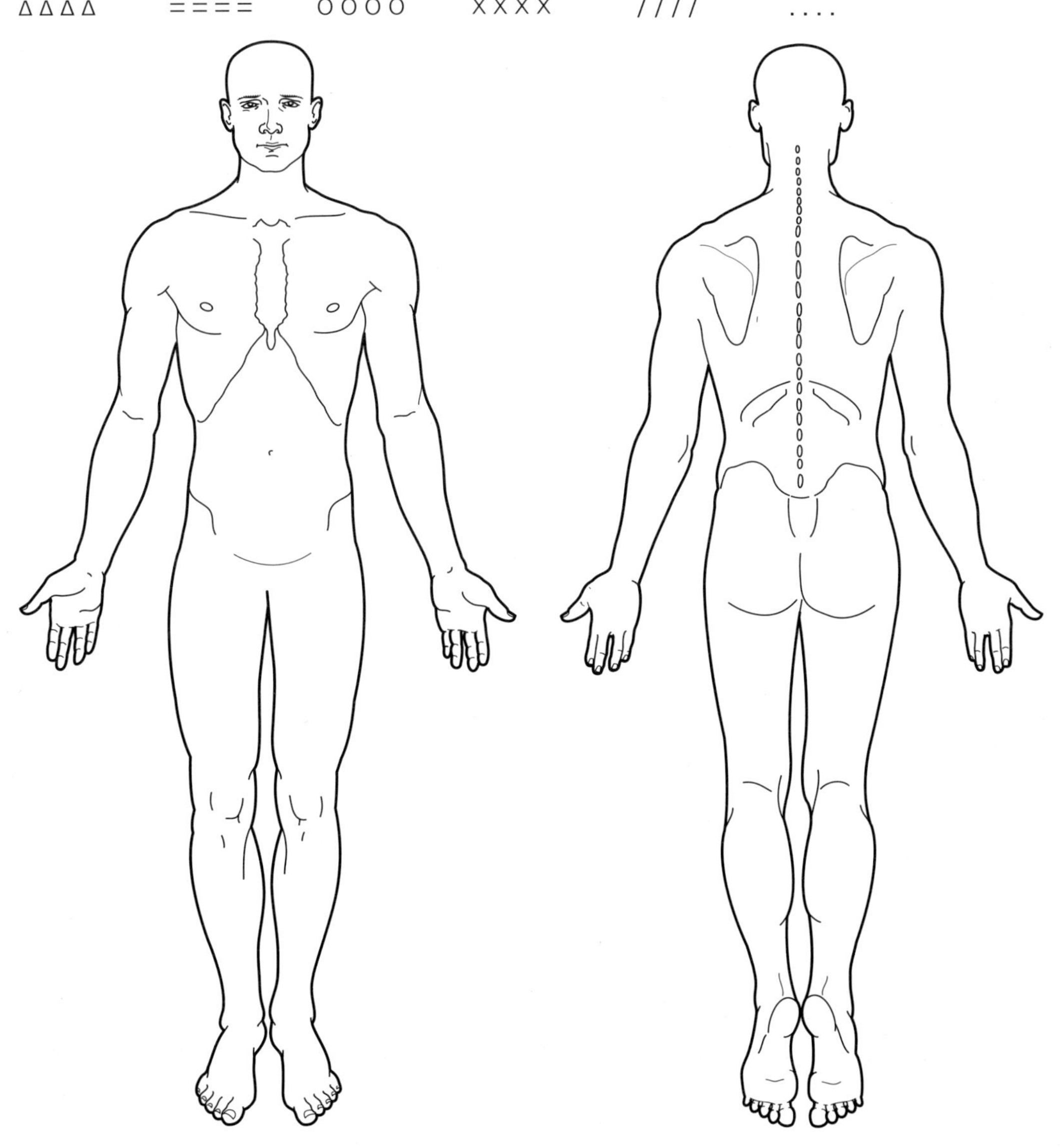

그림 5.1 통증 도표.

감정 이입 (Empathy)

치료사는 열려 있어야 하며 각 환자의 관점에서 사물을 볼 수 있어야 한다. 이를 통해 환자는 자신의 관점에서 문제를 이해하고 환자의 주요 불만사항을 확인하는 데 도움을 줄 수 있다. 치료사는 결론을 내리는데 개인적인 편견을 피해야 한다. 환자를 편안하게 하기 위해 모든 시도가 이루어져야 한다. 의료 전문가로서, 우리는 공감과 성실함을 가르쳐주고, 삶의 변화를 촉진하고 회복을 돕기 위해 환자를 치료해야 한다. 다음은 임상 면담 중에 공감을 구현할 수 있는 몇 가지 방법이다.

- 검증: "당신이 그렇게 생각하거나 느낄 수 있는 방법을 알 수 있습니다."
- 과제: "이 각도 또는 관점에 대해 생각해 보셨습니까?"
- 장려: "글쎄요, 저를 위해 이것을 써 보시고 무슨 일이 일어나는지 보시겠어요?"

표준 환자 인터뷰
STANDARD CLIENT INTERVIEW

인터뷰를 하는 동안 표준 양식을 사용하여 완성하

표 5.1 표준 환자 인터뷰에서 얻는 정보

일반 인구 통계	생리 및 전기 데이터: 나이, 성별, 신장, 체중, 손의 우위, 인종 또는 민족, 언어, 교육
사회 과거력	취미, 사회적 상호 작용 및 활동, 가족 또는 간병인 자원 및 지원, 문화적 신념 및 가치
취업 / 학교 / 놀이	현재 및 이전 취업 / 학교 / 놀이, 여가 활동, 지역 사회 활동
생활 환경	생활 환경 장벽, 장치, 장비
일반 건강 상태	지각된 보고 기능, 심리적 기능, 가족 보고서
건강 습관	행동 건강 위험(예: 흡연, 알코올 남용), 체력 수준
가족력	가족 건강 위험
의료 / 수술 기록	치료할 부위와 관련된 신체의 다양한 시스템을 포함하여 치료할 부위와 관련
현재 상태에 대한 주요 불만	원인, 우려, 증상 발병, 부상 메커니즘, 통증 위치, 통증을 악화시키는 요인, 통증을 완화시키는 요인, 이전 치료, 이전 발생
기능적 상태 / 활동 수준	일상 생활 활동(ADL), 업무 활동, 여가 활동에 대한 현재 및 이전 상태 / 활동 수준
성장과 발달	발달의 과거력, 손의 우위
현재 상태에 대한 의약품	의약품, 복용하고 있는 다른 약물 및 복용 이유, 약물 투약 및 부작용이 보이는 이유
기타 임상 검사	검사실, 진단 영상 및 기타 진단 검사, 사용 가능한 모든 의료 기록 검토
시스템 검토	위장 시스템 비뇨 생식기계 심장 혈관계 폐 시스템 근골격계 신경계 인수제도 심리 사회적 요인

거나 환자의 개인 및 가족 기록에 관한 표준 형식의 질문을 적어도 가지고 있는 것이 좋다. 양식 또는 체크리스트는 치료사가 이 정보를 다루기 위해 일관되고 철저한 접근법을 사용하도록 보장한다. 인터뷰를 시작하기 전에 환자는 일반적으로 양식, 통증 도표(그림 5.1), 적절한 결과 측정 양식 또는 의학 설문지를 작성한다. 이 양식들은 인터뷰 과정과 이후의 신체 검사 중에 치료사를 도울 수 있다.

환자 인터뷰는 완전하고 사려 깊은 방식으로 조직되고 실시되어야 한다. 인터뷰에서 찾은 정보에는 여러 구성 요소가 포함되며(표 5.1 및 6 참고) 다양한 순서로 확인될 수 있지만 잘 계획되고 체계화되어야 한다. 이 기록은 주로 삼위일체(triage)를 위한 것이며, 이 기간 동안 빨간색 플래그(red flags)를 식별하고 노란색 플래그(yellow flags)를 평가한다.[1]
신체 검사는 과거의 의심을 확인하는 데 사용된다.[1]

물리치료 주관 인터뷰 과정
(Physical Therapy Subjective Interview Process)

이전에 언급한 바와 같이, 환자 인터뷰는 전형적으로 치료사가 환자와 함께 갖는 첫 번째 면담이다. 검사의 이 구성 요소는 치료사에게 환자가 제시하는 진단의 확률과 관련된 상당한 양의 정보를 제공할 수 있다. 따라서 환자 인터뷰의 목표는 주로 다음을 포함하며 이에 국한되지는 않는다:

- 적색 깃발 식별
- 치료를 위해 환자를 분류하거나 적절한 건강 관리 제공자에게 환자를 안내함으로써 사망률과 병적 상태를 최소화하고 예방한다.
- 가설 생성

효과적인 환자 인터뷰를 수행하기 위해 치료사는 다음을 수행해야 한다.

1. 적극적으로 각 환자의 말을 들어야 한다.
2. 구두 및 비언어적 의사소통을 평가한다.
   - 정보의 톤과 전달을 평가한다.
   - 비언어적 신체 언어를 관찰하고 구두 메시지와 비언어적 메시지의 불일치를 확인한다.
   - 침묵, 촉감, 손짓, 자세, 눈 접촉, 얼굴 표정, 능동 및 수동 청취 모두에 주의한다.
3. 빨간색 플래그를 듣는다(더 많은 정보는 6장을 참고하라.).
4. 환자 기록을 살펴 본다.

환자 기록은 질서정연하고 체계적인 순서로 진행되어야 한다. 이 과정은 환자마다 다르며 방문 시마다 다르다는 점에 유의한다. 환자 기록을 작성하는 방법은 다음과 같다.

1. 환자의 연령과 성별을 결정한다.

환자의 나이와 성별을 결정하는 것은 연령 관련 건강 문제를 평가하는 데 도움이 될 수 있다. 예를 들어, Legg-Perthes 및 Scheuermann 질환과 같은 성장 장애는 청소년에서 볼 수 있으며, 반면에 고령 인구에서는 골관절염 및 골다공증과 같은 퇴행성 질환이 더 자주 발생한다. 성별은 성향에 관한 어떤 지표를 제공할 수도 있다. 일반적으로 성별과 연령의 조합은 치료사에게 특정 성향을 알릴 것이다. 예를 들어, 60세 여성은 20세 여성보다 폐경기의 호르몬 결핍으로 인해 골다공증을 앓을 가능성이 더 크다.

2. 환자의 활동 레벨을 판별한다.

각 환자의 현재 및 이전 직업, 여가 활동 및 지역사회 활동을 확인하고 학생인 경우 이를 확인하는 것이 중요하다. 이것은 그들의 일상 활동의 물리적 특성을 판단하는 데 도움이 될 것이며, 따라서 예측 목적에 유용한 환자의 주된 불만사항에 대한 정보를 제공할 것이다. 다음은 두 가지 예이다.

- 노동자: 더 강하고 근육의 긴장감을 덜 느끼거나 근육의 긴장 또는 부상의 원인이 되는 반복적인 활동을 할 수 있음
- 앉아서 일하는 사람(예: 주말 전사(격렬한 운동을 주말에 몰아서 하는 사람)): 근육에 무리를 줄 수 있거나 습관적인 자세 관련 변형에 더 취약할 수 있음

3. 부상 메커니즘을 확인한다.

그들의 주된 불평으로 이어지는 정신적 충격이나 반복적인 활동이 있었는가? 부상 메커니즘을 결정하면 환자의 증상의 원인을 파악하는 데 도움이 되며 환자의 말로 자세한 설명을 이끌어 낼 수 있다. 또한 의료진은 주요 불만사항의 진척도를 파악할 수 있다.

급성

- 증상으로는 갑작스럽고 심한 통증, 붓기, 체중을 견디지 못함, 발작에 대한 부드러움, 약한 부분 또는 부드러운 조직이나 뼈의 가시적인 결함 등이 있다.
- 급성 상태: 일반적으로 1~10일 동안 발생한다.
- 모든 급성 질환이 민감하다고 가정하는 것은 적절하지 않다.

아급성 / 만성

- 증상으로는 활동 또는 휴식 중 통증, 붓기, 촉진에 대한 압통, 전 범위 운동을 통한 관절 이동 장애 또는 약화 등이 있다.
- 아급성 조건 : 10일에서 7주.
- 만성 상태 : 7주 이상.
- 모든 만성 질환이 치료할 수 없다고 가정하는 것은 부적절하다.

4. 일치 신호이나 증상을 확인한다.

이를 통해 환자는 주요 불만 사항을 설명할 수 있으며 치료사에게 통증과 관련된 활동이나 운동을 판단할 수 있게 돕는다.[2,52] 치료사는 일관된 증상을 유발하는 활동, 자세 및 위치를 결정하도록 노력해야 한다.

5. 상태의 특성을 확인하다.

이는 환자의 주요 불만사항의 심각성, 과민성 및 단계를 밝히는 중요한 측면이다.[2] 질환의 상태의 본질을 결정하면 신체 검사 및 후속 치료 중에 치료사의 치료강도를 결정할 수 있다.

*심각성*은 환자가 자신의 문제가 일상 업무에 어떤 영향을 주었는지 식별하고 설명하는 것이다.

*과민*은 상태의 안정성이며, 따라서 얼마나 빨리 안정된 상태가 고통스런 상태로 저하되는지를 설명한다. 또한 치료사는 통증이 일정한지, 주기적인지, 일시적인지, 또는 간헐적인지, 그리고 환자가 바로 그 순간에 방해받는지 여부를 파악할 수 있다. 환자는 일반적으로 자극성 또는 비침습성으로 분류된다.

자극성

- 다음을 포함하나 이에 국한되지 않는 환자 :
  급성 외상 / 부상
  골절
  급성 관절염
  기존 근골격계 증상의 급성 악화
- 주관적인 단서
  중단된 수면
  고용량 및 약물 사용
  활동 수준 감소
  활동 회피
- 치료사는 급성 질환이 항상 자극적이라고 가정해서는 안 된다.

비침투성

- 다음을 포함 하나 이에 국한되지 않는 환자 :
  만성 관절염
  일상적으로 악화되지 않는 만성 근골격계 질환
  부상, 수술 또는 골절로 인해 고정 후 저운동성 상태
- 주관적인 단서
  뻣뻣함 보고
  간헐적인 약물 사용
  다양한 활동 수준
  간헐적인 활동 회피 기간

단계란 시간이 지남에 따라 환자의 증상이나 장애가 어떻게 진행되었는지에 대한 설명이다. 따라서 증상이 악화되거나 더 나아졌거나 동일하게 유지되었는가? 일반적으로 증상의 감소는 증상이 호전되는 것을 의미하지만 증가하거나 변하지 않는 증상이 우려를 불러일으킬 수 있다.

6. 증상의 변화를 확인한다.

증상의 변화를 결정하는 것은 치료사가 시간, 움직임 및 활동에 따라 증상이 어떻게 변하는지를 이해하는 데 도움이 된다. 증상의 행동은 환자의 주요 불만 사항이 어떻게 변하는지를 보여주는 스냅샷(snapshot)이다. 통증은 휴식과 관련이 있는가? 활동? 어떤 정적인 자세? 내장 기능? 시간?

- 휴식을 취할 때 감소하는 통증은 종종 근골격계 문제를 나타내는 경우가 많다.
- 움직임과 함께 감소하는 아침 통증은 골관절염과 같은 만성 염증과 부종을 나타내는 경우가 많다.[53]
- 하루가 지날수록 통증이나 아픔은 종종 관절의 충혈이 증가한다는 것을 나타낸다.
- 쉬었을 때의 통증과 이동 시작 부분의 통증은 종종 급성 염증을 의미한다.
- 휴식과 활동 중에 나타나는 통증은 뼈의 통증을 나타내거나, 또는 선천적인 문제일 수 있다.
- 밤에 다루기 힘든 통증은 심각한 병리를 나타낼 수 있다.
- 주변 신경통은 종종 야간에 증가하는 것으로 보고된다.
- 앉았을 때 이완된 장시간 걷기를 통한 통증이나 경련은 요추 협착이나 혈관 문제를 나타낼 수 있다.[54]
- 후관절 통증은 종종 앉아 있거나 앞으로 구부림으로써 완화된다.[55,56]

7. 환자를 괴롭히는 증상의 위치를 확인한다.

치료사는 환자가 영향을 받는 부위를 가리키는 곳을 알아야 한다. 이를 통해 증상 영역을 지정할 수 있다. 어떤 경우에는 증상의 위치가 변경되어 환자에게 증상 부위를 가리키도록 하는 것이 유용할 수 있다.

또한 증상은 특정 조직이나 관절을 나타내는 한 영역으로 국한될 수 있다(예: 천장관절 통증에 대한 Fortin 손가락 검사).[57] 심한 증상이나 증상을 나타낼 수 있는 일반적인 부위에 분산될 수 있다.

8. 환자가 처음 불만을 제기했을 때 통증이나 증상이 있었던 곳을 확인한다.

환자는 통증의 위치에 대한 구체적인 정보를 제공할 것이다. 일부 환자는 통증에 대해 막연한 설명을 제공하고 어떤 환자는 지나치게 설명할 수도 있다. 치료사로서 다음과 같은 일이 발생했는지를 여부를 확인하는 것이 중요하다.

- 통증이 이동했거나 그대로 남아 있다.
- 유도 통증으로 이어질 수 있는 트리거 지점이 있다.
- 통증 부위 또는 지역이 병변이 악화될수록 더 멀리 확장되거나 이동하며, 흔히 *말초화*라고 한다.
- 통증 부위는 호전될수록 더 작아지거나 더 국소화되며 흔히 *집중화*라고 한다.

중요한 임상적 핵심

이 과정을 질서정연하고 체계적인 순서로 수행하되, 이 과정은 각 환자마다 다르다는 점에 유의한다. 효과적인 환자 인터뷰를 통해 치료사는 다음을 수행할 수 있다.

- 적절한 의료 제공자에게 의뢰해야 하는 적기를 식별하여 사망률과 질병 발생을 최소화하고 예방한다.
- 가설을 세우고 치료를 위해 환자를 분류한다.
- 부상 메커니즘, 일치 신호, 상태 특성 및 증상 행동 결정한다.

9. 환자가 이전에 동일한 주요 불만 사항이 있었는지 확인한다.

과거 치료법과 치료 결과는 환자의 주요 불만 사항을 관리하는 데 도움이 될 수 있다. 또한 이 정보는 어떤 치료를 사용해야 하는지, 어떤 치료를 피해야 하는지 의료진에게 알려줄 수 있다. 또한 치료 기간이 얼마나 걸렸고 현재 문제가 비슷하거나 다른지 알면 치료 기간 예측에 귀중한 통찰력을 제공할 수 있다.

10. 환자가 실신, 어지럼증 및 현기증을 나타내거나 설명했는지 확인한다.

어지럼증과 현기증은 흔들리고 울리는 느낌을 나타낸다. 이러한 증상들은 양성 상태를 나타내거나 심각한 신경학적 개입을 암시할 수 있다. 따라서, 더 많은 의문이 제기되어야 한다.

11. 환자가 생명 또는 경제적 스트레스를 경험했는지 확인한다.

생명 또는 경제적 스트레스는 환자의 상태, 회복, 예후 등에 영향을 줄 수 있다. 여기에는 다음을 포함하지만 이에 국한되지는 않는다 :

- 이혼
- 결혼 문제
- 재정 문제
- 직업 불안정

12. 환자가 과거 및 현재의 병력을 검토하고 논의한다.

환자의 과거 병력에 대한 인식은 다음에 대한 통찰력을 제공한다.

- 병리학 또는 치료 과정에 영향을 줄 수 있는 만성 또는 심각한 전신 질환으로 적절한 의료 제공자에게 의뢰해야 한다.
- 종양, 관절염, 심장 질환, 당뇨병 및 알레르기와 같은 주요 불만사항과 관련될 수 있는 가족력
- 환자가 정기적으로 복용하거나 주요 불만 사항을 처리하기 위해 받은 의약품. 장기간 스테로이드제를 많이 복용하는 환자들은 연조직과 골다공증이 약화될 위험이 높다. 오랜 기간 동안 스테로이드는 연조직과 골다공증의 약화 위험이 커진다. 또한 일부 증상이 약물로 인해 가려질 수 있기 때문에 치료사들은 치료 전에 복용한 약물에 대해 아는 것이 중요하다.
- 환자가 겪은 진단 검사(예: 진단 영상, 혈액 검사, 근전도 검사, 신경 전도 검사, 심전도)
- 과거 및 관련 수술 기록

인터뷰 과정 중 빨간색 플래그 고려 사항
(Red Flag Considerations During the Interview Process)

신중한 주관적인 검사는 빨간색 플래그를 확인하는 데 도움이 될 수 있으며 치료사 환자의 문제에 관한 중요한 정보를 제공할 수 있다. 빨간색 플래그에는 다음이 포함된다:[58]

- 암의 병력
- 맥동성 복부 질량
- 원인 불명의 체중 감소 과거력
- 밤 통증이 끊이지 않는 과거력
- 발열이나 오한 병력
- 지속적인 코티코스테로이드 사용
- 점진적인 신경학적 결손
- 장 및 방광 기능의 병리학적 변화

물리치료사는 환자의 해부학적 증상 영역과 상관없이 심각한 것으로 여겨지는 증상을 포함하여 합병증을 선별해야 한다.[59] 환자의 과거력과 임상 검사에서 발견된 징후와 증상은 심각한 병리학에 장애를 초래할 수 있다.[58] Sizer와 동료들은 환자가 제시한 내용의 성격과 심각도에 따라 빨간색 플래그를 분류할 것을 권고했다.[58] 더 나아가, Grieve는 경추통을 앓고 있는 환자들을 위해 빨간색 플래그를 배제하기 위한 세 가지 필수 질문을 다음과 같이 설명했다.[60]

- 어지럼증(현기증), 정전 또는 낙상 위험이

있는가?

- 류마티스 관절염(RA) 또는 다른 염증성 관절염의 병력이나 전신 스테로이드 치료의 과거력이 있는가?
- 팔과 다리의 신경학적 증상이 있는가?

빨간색 플래그에 관한 추가 정보는 6장에 나와 있다.

앞서 언급한 바와 같이, 주관적인 검사는 장애, 증상, 증상 행동, 과민 반응, 악화시키는 요인, 도발 및 완화 요인에 대한 정보를 제공할 수 있다. 병력은 또한 과거 치료법에 관한 정보를 제공할 것이며, 이 치료법의 결과는 환자의 관리와 피해야 할 치료법에 관한 정보를 제공할 수 있다. 또한 이력을 통해 치료사는 환자의 문제에 대한 환자의 개성과 태도를 이해할 수 있으며 치료사의 지시에 따를 가능성을 알 수 있다.

주관적인 검사를 시작하기 전에 환자 인구통계 및 보건 기록에 접근하는 것이 환자 인터뷰의 효과 및 숙련도를 높이는 데 도움이 된다. 대부분의 환자 환경에서 의사 메모와 환자가 작성한 자가 환자 의료 기록 보고서 양식을 포함한 의료 기록은 인터뷰 전에 액세스하여 볼 수 있다. 그러나 환자는 다양한 출처에서 물리치료를 받는 경우가 많으며, 흔히 진단 정보가 제공되지 않는다. 또한 환자는 비의학적 진단을 받거나 미국의 일부 지역(직접 접근 상태)에서 의료 진단없이 나타날 수 있다. 이러한 정보를 쉽게 이용할 수 없는 경우 추천 의사에게 연락하면 도움이 될 수 있다. 실습 환경으로 인해 또는 환자가 직접 액세스를 이용하여 이러한 정보에 대한 제한된 액세스가 있는 경우 치료사–환자 인터뷰 및 의사소통 기술이 점점 더 중요해진다.

근골격계 통증에 대한 환자 인터뷰

CLIENT INTERVIEWS RELATIVE TO MUSCULOSKELETAL PAIN

통증은 복잡하고 다차원적이며 극도로 개별화된 경험이다.[61,62] 통증에 대한 전통적인 이해는 통증에

주관적인 통증 보고

- 개시
  - 외상 또는 비외상
  - 즉시 또는 지연
  - 갑작기 또는 불편함
- 위치
  - 국소 또는 광범위한 지역
- 통증의 유형 또는 품질 표시
  - 신경 통증: 날카롭고 밝은 불타는 신경의 분포로 이어진다; 일반적인 통증의 방사선
  - 뼈의 통증: 깊고, 지루하며, 매우 국소적인; 제한된 방사통
  - 혈관 통증: 확산, 통증, 국소화 안됨; 다른 신체 부위로 전위될 수 있다.
  - 근육, 인대, 활액낭 통증: 국소화가 어렵고, 분간하기 어렵고, 둔하고, 통증이 심하며, 부상에 의해 악화될 경우가 많음
- 심각도
  - 통증 도표 (그림 5.1)
  - 시각적 아날로그 척도 (그림 5.2)
  - 수치 통증 평가 척도 (그림 5.3)
- 과민 반응
- 요인 악화 또는 완화
- 일정, 연속 또는 간헐적

대한 환자의 보고가 신체적 부상이나 정신적 외상의 직접적인 결과라는 것이다. 주관적인 통증의 보고에는 다음 세로 막대에 나열된 특성이 포함된다. 통증에 대한 현재의 지식은 신체적 병리학이 항상 환자의 통증 경험을 좌우하지 않는다는 것을 밝혀준다. 반대로, 많은 환자들은 신체적 병리학 없이 통증을 경험한다. 예를 들어, MRI 스캔은 일상적으로 증상이 없는 사람에게 병리를 보여주고,[63,64] 만성 요통 증세가 있는 환자는 종종 병리학의 객관적인 지표 없이 나타날 수 있다.[65] 그러므로 환자들의 통증인식에 기여하는 다른 요소들이 있어야만 한다. 현대의 연구는 인지, 행동, 심리 및 사회적 요인이 환자들의 통증 인식에 중요한 역할을 한다는 것을 입증했다.[66,67] 이해력과 인지도가 높아짐에 따라 특정 통증 교육을 필요로 하는 환자를 파악하고 방문 시 치료사가 통증과 관련하여 환자에게 적절한 보강을 제공할 수 있다.

더 복잡한 것은 통증 측정이 본질적으로 주관적이며 통증의 증상은 환자마다 다르며 방문마다도 다를 수 있다는 것이다. 통증 이해의 어려움은 현재 각 환자의 통증의 존재와 정도를 결정하기 위한 객관적 조치가 없기 때문이다. 따라서 우리가 환자의 통증 경험에 대해 아는 유일한 방법은 어떻게 그들과 말이나 비언어적으로 의사소통하는가에 달렸다. 일반적으로 치료사는 통증 도표(그림 5.1 참고), 시각적 아날로그 척도(그림 5.2) 및 수치 통증 평가 척도(그림 5.3)를 사용하여 환자의 통증 수준을 주관적으로 확인한다. 언어적인 통증 행동에는 한숨, 불편, 신음, 헐떡거림, 울음, 저주, 훌쩍임, 그리고 불편함의 표현하는 말(예, "아야", "아파")이나 거부하는 말(예, "멈춰요", "됐어요", "그만")들이 포함될 수 있다. 비언어적 통증 행동들에는 찡그린, 찌푸린, 움찔하는 얼굴 표정, 눈 감기, 눈썹을 치켜올린 채로 눈을 크게 뜨기, 통증의 반대 방향 보기, 소리없는 웃음이나 미소, 크게 벌린 입, 이 악물기, 움직이거나 휴식 중에 해당 부위의 긴장, 절뚝거림, 차분하지 못함, 계속적 또는 간헐적인 자세 바꿈, 해당 부위의 마사지, 서성거림, 물러나기, 주먹 꽉 쥐기, 강직, 떨림과 같은 몸의 움직임 또는 반복적인 움직임이 있다.

근골격계 통증은 일반 인구의 13.5%에서 47% 사이에 영향을 미친다. 근골격계 통증의 위험 요인으로는 나이, 성별, 흡연, 저학력, 낮은 신체 활동, 열악한 사회적 상호 작용, 낮은 가족 소득, 우울증, 불안, 수면 장애, 그리고 육체노동 수행 및 최근 이민자, 비백인, 미망인, 별거자 또는 이혼한 자 등이 포함된다.[68]

근골격계 질환이 널리 퍼져 있으며 그 영향력은 광범위하다. 이러한 조건들은 병리생리학에 관한 다양한 장애의 그룹이지만, 해부학적으로 그리고 통증 및 손상된 신체 기능과 연관되어 있다. 류마티스 관절염이나 통풍과 같은 염증성 질환, 골다공증이나 골관절염과 같은 연령 관련 질환을 포함한 질환의 범위, 요통과 섬유근육통과 같은 불명확한 병인의 일반적 범위, 그리고 직업상의 근골격계 장애, 스포츠 상해, 낙상과 심각한 외상과 관련된 활동 또는 상해와 관련된 것들이다.[69]

근골격계 질환은 심각한 장기 통증과 신체적 장애의 가장 흔한 원인이며, 전 세계 수억 명의 사람들에

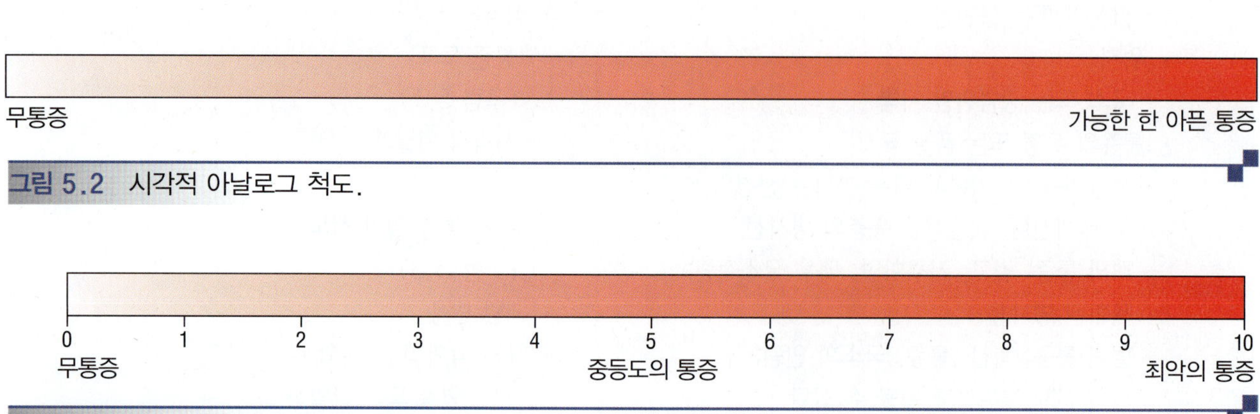

그림 5.2 시각적 아날로그 척도.

그림 5.3 수치 통증 평가 척도.

게 영향을 미친다. 영향을 받는 당사자뿐만 아니라 그들의 가족과 직업의 심리사회적 지위에도 상당한 영향을 미친다. 언제나 미국 성인의 30%가 관절통, 붓기 또는 운동 제한에 의해 영향을 받는다.[70] 이러한 많은 질병의 유행은 나이에 따라 현저하게 증가하고, 비만과 신체 활동의 부족과 같은 생활 습관의 요인에 영향을 받는다. 전세계적으로 증가하는 노인 인구와 생활 방식의 변화는 국민과 사회에 대한 부담이 급격히 증가할 것을 의미한다.[71] 류마티스 관절염, 골관절염, 그리고 요통은 선진국과 개발도상국 모두에서 장애가 적응된 삶의 중요한 원인이다.[72]

환자 인터뷰는 환자의 통증을 이해하는 데 매우 중요하다. 치료사는 환자의 특유한 믿음을 파악하고, 부적절하고 잠재적으로 부적응할 수 있는 믿음을 다루며, 환자의 생의학 및 정신 사회적 차이에 맞춰서 치료를 해야 한다.[73]

측정 결과
OUTCOME MEASUREMENTS

결과 또는 자체보고 측정은 환자가 자신의 통증과 기능을 평가하게 하는 일반적인 방법이다. 이러한 측정에는 계측기의 신뢰성, 민감성 및 유효성에 대한 신중한 평가가 포함된다. 많은 작업이 이러한 도구의 개발에 전념해 왔다. 결과적으로 거의 모든 신체 부위 또는 상태에 대해 자체보고 기능 측정이 이루어졌다. 이러한 측정은 영역별(고관절), 상태별(골관절염), 치수별(통증), 일반(건강 개요) 또는 환자에게 적용될 수 있다.[74]

실제로, 자체보고 측정은 환자의 변화에 대한 관점을 정의하는 데 중요하지만 산출량의 정량화와 관련된 물리적 성능 측정과는 상당히 다른 것으로 나타났으며, 통증의 변화에 의해 크게 영향을 받는다.[75-82] 전체 관절 성형술 후 통증의 감소는 수행 능력을 완성하는 데 걸리는 시간에 두 배로 늘었음에도 불구하고 기능적 능력의 향상에 관한 자체보고 측정과 연관된다.[81] 다른 말로 하자면, 이러한 환자들이 느끼는 기능적 능력에 대한 인식은 통증 감소의 경우에 부풀려졌다.

통증 수준과 기능의 자체보고 사이의 관계는 요통 환자(LBP)에서 자주 조사되었으며, LBP의 자체보고 측정과 신체 활동 측정(PPM) 사이의 연관성이 낮거나 중간 수준임이 입증되었다.[77,83] 환자는 선호하는 앉았다 일어나는 작업의 가장 빠른 속도로 움직임에서 요통을 체계적이고 현저하게 과대평가한다. 또한 앉았다 일어나는 작업을 느린 속도로 움직일 때 예상되는 고통을 과소평가하는 경향이 있었다. 자체보고 측정에 대한 또 하나의 우려는 이러한 측정들이 특정 과제가 완료되지 않았는지 또는 완료될 수 없는지와 그 이유를 항상 구분하지는 않는다는 것이다. 분명히, 자체보고 측정은 중요하지만 조심스럽게 활용해야 한다. 그것들은 기능 평가의 단 하나의 구성요소로서만 작용한다.

일반 및 상태별 측정으로 사용되는 보충 척도는 환자별 PSFS(Patient-Specific Functional Scale)이다.[85] PSFS는 현재 상태로 인해 수행하기 어려운 세 가지 활동을 나열하도록 환자에 요구된다. 환자는 0에서 10까지의 척도로 이러한 활동을 평가하며, 0은 활동을 수행할 수 없고 10은 증상이 발현되기 전과 같이 활동을 수행할 수 있다.[86] 최종 PSFS 점수는 세 가지 활동 점수의 평균이다. 척도간 상관 계수(ICC)의 테스트-재테스트 신뢰도는 일반적으로 여러 병리학적 조건에서 우수하다.

치료의 진행 정도를 측정하기 위해 일반적으로 사용되는 측정방법은 변화의 글로벌 등급(GROC) 척도이다. 이것은 환자가 치료를 받는 동안 스스로 인지된 진행에 대한 평가이다. GROC 척도는 환자에게 치료의 이전 시점에서 현재 상태에 이르기까지 진행 상황을 평가하도록 요청한다. 가장 자주 사용되는 버전은 −7점(대단히 더 나쁜)에서 +7점(대단히 더 나은)까지의 범위를 갖는 15점 척도이다. 가장 최근의 버전에서는 2포인트의 최소 임상적 중요한 차이(MCID)를 갖는 11포인트 척도가 제안되었다.[87]

환자 인터뷰에 대한 고려 사항

1. 일반적인 신체 구조 평가
   - 피부 검사
     - 위축 또는 비대
     - 부종 또는 삼출액
     - 외과적 흉터: 최근 상처나 부상 이력을 나타내는 흉터가 있는가?
     - 타박상
     - 감염 징후
       A. 감염의 일반적인 증상에는 피로, 식욕 감퇴, 체중 감소, 열, 야간에 진땀, 오한, 아픔 및 통증 등이 있다.
       B. 상처 감염의 증상은 열; 따뜻함, 발적, 아픔이나 부어 오른 상처; 상처에서 오는 피나 고름; 또는 상처에서 나는 악취 등을 포함한다.
     - 외상 징후
       A. 출혈
       B. 찰과상
       C. 타박상
   - 자세: 앉은 자세, 서 있는 자세 및 눕는 자세와 같은 여러 가지 위치에서 환자의 자세를 평가해야 한다(자세에 대한 자세한 내용은 14장을 참고하라).
   - 체형
     - 중간 체격자
     - 외배엽형 사람
     - 내배엽형 사람
   - 운동 수준
2. 선천적인 기형
3. 신체 정렬의 평가
   - 척추
   - 어깨(견갑골, 쇄골)
   - 엉덩이
   - 무릎
   - 슬개골
   - 발
4. 비대칭 자세를 확인한다.
   - 체중이 양측하지를 통해 대칭을 이루고 있는가? 또는 한 방향이나 여러 방향의 조합으로 체중 이동이 있는가?
   - 과도한 하중은 통증이나 부상으로 인해 흔히 발생한다.
5. 명백한 변형이 있는가?
6. 뼈의 등고선은 정상적이고 대칭인가?

7. 연조직 윤곽선이 정상적이고 대칭인가?
8. 팔다리는 균일하고 대칭적으로 배치되어 있는가?
9. 피부색과 질감이 정상인가?
   - 말초 신경 병변은 피부 탄력성 소실, 윤기있는 피부, 탈모, 피부 손상, 부상당한 피부의 느린 회복에 원인이 될 수 있다.
   - 순환기 질환으로 인한 허혈성 변화는 손이나 발에 창백, 부서지기 쉬운 피부, 탈모 및 비정상적인 손톱을 유발할 수 있다.
10. 관절에 염발음, 탄발음 또는 비정상적인 소리가 있는가? 이 소리에 통증이 있는가?
11. 관찰되는 부위의 열, 부종 또는 발적이 있는가?
    - 활성 염증 징후 또는 감염 가능성 징후
12. 심리사회적 관찰
    - 환자는 자신의 상태에 대해 어떤 태도를 가지고 있는가?
    - 환자가 기꺼이 이동하는가?
13. 걸음걸이
    - 각 환자의 보행주기 관찰은 환자가 진료실로 걸어 올 때 시작되어 치료실로 걸어가는 동안 계속된다. 관측을 통해 환자가 보조 장치를 사용하는지 여부 및 사용 중인 경우 어떤 유형의 보조 장치를 사용하는지 확인할 수 있다. 걸음걸이의 여러 구성 요소는 다리 길이, 키, 나이, 성별에 영향을 받는다. 예를 들어, 고령 환자는 보행수 감소, 한걸음 길이와 보폭의 단축, 양 하지 지지기의 오랜 지속, 지지기에 대한 유각기의 적은 비율, 그리고 구부린 자세를 통한 낮은 무게 중심 등을 보일 수 있다. 보행에 대한 구체적인 설명은 13장을 참고하라. 걸음걸이에 대한 일반적인 평가는 다음 사항을 포함한다 :
      - 시간 변수
        A. 입각기 시간
        B. 단 하지 지지 시간
        C. 양 하지 지지 시간
        D. 유각기 시간
        E. 두걸음 시간
        F. 한걸음 시간
        G. 보행수
        H. 속도
      - 거리 변수
        A. 두걸음 길이
        B. 한걸음 길이
        C. 보행 기저부 넓이
        D. 팔자 걸음 정도
      - 체중 수용
      - 상호간 팔 흔듬
    - 관찰 가능한 병리학 보행의 유형
      - 통증성
      - 도약
      - 옆으로 절뚝거림
      - 운동 실조증
      - 트렌델렌버그
      - 높이 든 걸음
      - 족하수
      - 중둔근 보행
      - 대둔근 보행

시진 OBSERVATION

환자에 대한 관찰은 일정하며 눈에 보이는 결함, 기능적 결함 및 정렬 이상에 대한 정보를 얻는 데 사용할 수 있다. 치료사는 환자의 면전에서 기능의 각 측면을 관찰해야 한다. 평가 및 관찰은 대기실에서 소개되는 동안 시작되며 방문 내내 그리고 방문 완료를 통해 계속 진행되는 과정이다. 일반적으로 관찰된 편차는 쉽게 나타난다. 검사는 피부 검사, 자세 및 신체 대칭으로 구성된다. 피부 검사는 과거 및 현재의 부상에 대한 단서를 제공할 수 있으며 자세 평가는 주요 불만사항에 기여하는 단서가 될 수 있다. 치료사는 자세의 비대칭만으로는 손상 징후를 반드시 결론 지을 수 없다는 것을 명심해야 한다. 각 신체 부위에서 찾아야 할 사항에 대한 보다 자세한 설명은 지역별 장에서 논의한다. 임상 면담의 환자 인터뷰 및 관찰 구성요소 중 고려사항에 대한 일반적인 개요는 다음 사이드바에 제시되어 있다.

임상 추론 CLINICAL REASONING

치료사는 일상적으로 환자의 기능 장애의 특정 원인을 분명히 설명하지 않는 징후와 증상을 가지고 환자의 설명을 듣는다. 이러한 것들은 임상 추론과 차별 진단을 중요한 의사 결정 도구로 제시한다. 임상적 추론은 진료와 지식 사이의 가교 역할을 하며, 임상적으로 효과적인 치료는 근거 중심이며 환자 중심적이다. 임상적 증거를 사용하여 임상적 전문 지식을 알려야 하지만 이를 대체해서는 안 된다. 전문의는 증거가 각 개별 환자의 상황에 적용되는지 여부 및 증거가 적용되는 경우 임상 의사 결정을 지시하는 데 어떻게 사용해야 하는지 결정할 때 치료사를 돕는다. 증거 기반 의학을 통해 치료사는 각 환자에게 가장 효율적인 개입을 적용하고 제시할 수 있다.

Mattingly와 동료들에 따르면, 임상 추론에 대한 명확한 정의는 도전적이다. 왜냐하면 "치료사들이 실제 상황에서 어떻게 생각하는지에 대한 미묘함을 포착하는 한 문장의 정의가 없기 때문이다".[88] 임상 추론은 최종 정의로 축소될 수 없다. 그러나 존스(Jones)와 동료들은 다음과 같은 충분한 정의를 제안했다. 임상 추론은 "치료사가 환자, 간병인, 건강관리 팀원과 상호 작용하며, 임상 데이터와 환자 선택 및 전문적인 판단과 지식에 기초한 의미, 목표 및 건강 관리 전략을 구성하는 과정이다."[89]

현재, 임상 추론에 관한 모델들이 많이 제안되었다. 임상 의사결정 모델들은 "한 편은 옳고 다른 편은 그르다는 가정 하에 스펙트럼을 따르는 일상적인 관점이다."[90] 현대 의학의 임상 의사 결정 모델은 각 환자의 생물학적, 심리적, 사회적 요인을 탐구하며,[91–93] 의료 합병증, 질병 신념, 대처 전략, 감정적 반응, 두려움 또는 우울증, 고용 및 경제적인 문제를 포함하되 이에 국한되지는 않는다. 이 책에서는 진단적 추론, 특히 가상 연역적 의사결정, 경험적 의사 결정, 혼합 모델을 고찰하는데 초점을 맞추고 있다.

임상 추론의 중요성 (Importance of Clinical Reasoning)

검사 과정은 임상 추론 과정에서 사용되는 데이터를 제공한다. 이 임상 추론 과정 동안 치료사는 (연속 프로세스에서) 여러 경쟁적 진단 가설을 개발한다. 검사 과정 중에 획득한 데이터는 다양한 가설을 뒷받침하거나 반박하는 데 사용된다. 이 가설 테스트 과정은 치료사가 진단이나 관리 결정을 내리기에 충분한 정보가 얻어질 때까지 진행 중인 검사 과정의 형식과 내용을 안내한다.[94]

결정은 상황에 따라 다르며 환자에 따라 달라질 것이다. 많은 치료사는 의사 결정에 영향을 미칠 수 있는 요소들 간에 올바른 균형을 찾는 데 어려움을 겪는다.[95,96] 치료사는 환자가 치료의 방향에 대해 독립적이고 정보에 입각한 선택을 할 수 있도록 편향되지 않은 방식으로 환자에게 현재에 최선의 증거를 제공해야 한다. 그들은 "증거는 의사 결정을 내리지 못하고,

사람들이 결정을 한다."는 것을 기억해야 한다.

연구가 강화된 임상 추론은 임상 및 물리적 환경, 최상의 연구 증거, 환자의 선호와 행동의 세 가지 상호 관련 요소로 구성되다. 각 구성요소는 합리적인 환자 방문을 위해 추론 과정에서 동일한 사항을 고려해야 한다. 각 구성요소에 대한 고려는 환자를 위한 올바른 치료 방법을 찾고, 적시에 제공하며, 각 특정 환자의 구체적인 요구와 우려 사항을 해결할 수 있다.

임상 추론은 그림 5.4의 특성을 포함하지만 이에 국한되지 않는 여러 가지 이유로 필수적이다. 이러한 특성은 임상 추론 과정의 개별적이고 포괄적인 구성요소이다. 초기 임상 추론 모델은 의사가 의료 진단에 도달하기 위해 사용했던 과정에 초점을 맞추었다.[97,98] 건강의 생의학적 모델에서 개발된 이론들은 진단과 문제의 원인인 신체 조직 또는 손상의 함축에 매우 집중되어 있었다. 이러한 모델들은 임상 의사결정 과정에서 환자와의 상호 작용을 제한했다. 세월이 흐르면서 몸 전체에 대한 의학적, 그리고 환자 중심의 협업 과정으로의 전환이 일어났다.[99,100] 건강의 생물심리사회 모델의 영향을 받아 임상 추론 과정의 변화는 치료사의 머리에서만 일어나는 절차에서 치료사와 환자 사이의 의사소통을 포함하는 절차로 전환되었다.[92,93] 환자의 선호와 행동은 현재의 임상 추론 모델의 틀 안에서 찾을 수 있으며, 각 환자는 생물의학적 관점에서만 고려되지 않고 전체적으로 고려되어야 한다. 환자는 의사 결정 과정에 참여할 것으로 기대하는 소비자에게 정보를 제공한다. 가부장적 임상 실험의 시대는 지나갔다.

일반적으로 치료사는 분석 방법(가설-연역적 추론)과 비분석적 방법(패턴 인식)의 두 가지 프로세스에 의존하는 진단적 임상 추론에 의존한다. 초보 치료사는 조합을 사용하는 경향이 있는 경험이 많은 치료사에 비해 일반적으로 가설-연역적 추론 과정을 사용한다. 궁극적으로 두 가지 추론 과정을 통합하면 효율적이고 정확한 임상 의사 결정이 가능하다.[101] 대부분의 실제 모델이 혼합되어 단일 모델의 약점을 제거한다.

가설-연역적 추론은 임상평가 중에 가설을 세우고 임상시험 중에 가설을 받아들이거나 거부할 것을 요구한다. 그것은 일반적인 방식에서 구체적인 방식으로 진행되므로 상향식 접근법으로 간주된다. 가설-연역적 추론은 매우 상세하고, 초보 치료사들에게는 쉬우며, 반복 가능하다. 그러나 그것은 느리고 힘든 일이며, 각각의 평가가 똑같이 유익하다고 가정한다. 그러나 모든 진단이 확정될 수 있는 것이 아니며, 대부분의 임상 검사는 부실하며, 진단이 치료를 지시하는 것은 아니다. 가설-연역적 추론은 질병 특유의 징후나 증상에 근거한 현장 결정, 즉 병적 진단을 가능하게 한다.[90]

경험적 임상 추론 또는 패턴 인식은 치료사가 유용한 결과를 일관성 있는 그룹으로 묶는 하향식 접근법으로 간주된다. 속도가 빠르며 의사 결정에 도움이 되

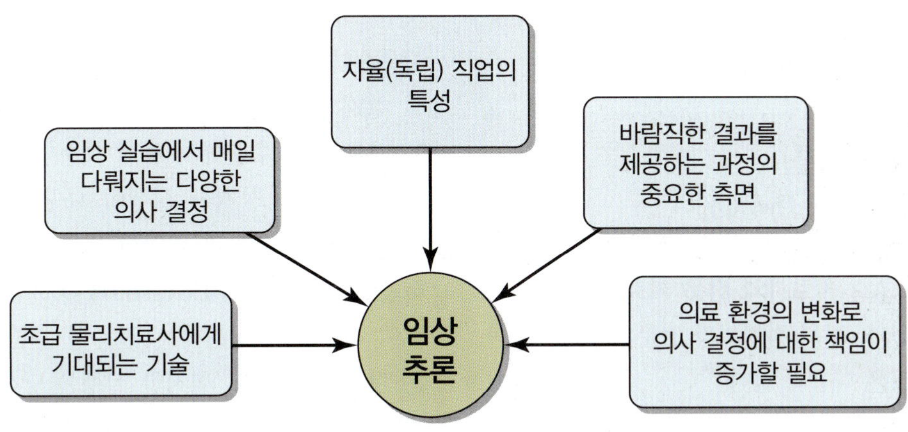

도표 5.4 진단 임상 추론의 중요한 특징.

는 경험을 제공하지만 실수하기 쉽고 편향될 경향이 있다. 패턴 인식은 높은 수준의 인식으로 해석되어서는 안되며 각 치료사의 임상 추론 기술 개발에 필요한 기본 요소로 해석되어야 한다.

연구 결과에 따르면 전문 치료사는 흔한 기능장애에는 패턴 인식을 사용하고 복잡한 기능 장애에 대해서는 가설-연역적 추론을 자주 사용한다. 전문적인 임상 추론의 개발은 작업해석과 반복된 가설 생성을 포함하는 진행 중인 과정이다. 치료사가 작성한 해석과 가설을 삭제하고 세분화하면 치료사가 각 환자의 주요 불만사항을 이해할 수 있는 개념 네트워크가 개발된다.[102,103]

모든 경험의 수준에서 치료사들이 가설-연역적 추론 방법을 사용하지만, 전문가들은 우수한 지식 조직을 가지고 있는 것처럼 보인다. 전문가들은 종종 임상 패턴의 순수한 패턴 인식을 기초한 진단에 도달한다. 그러나 이례적인 문제에서는 전문가는 초보자처럼 가설-연역적 임상 추론에 더 의존하는 것처럼 보인다. 임상 추론에서 가설-연역적 방법을 이용하는 물리치료사에게 제시되는 가설은 (1) 증상 또는 기능 장애의 원인, (2) 기여 요인, (3) 신체검사와 치료에 대한 주의사항 및 금기 사항, (4) 관리, (5) 예후 등 5가지 범주가 있다.[94]

치료사는 매일 잘 정의된 것부터 다요소까지 다양한 환자 설명을 듣고 이들 환자를 간단하거나 복잡한 솔루션으로 치료할 것이다. 환자 상호 작용 중에 임상 검사의 구성 요소에는 관찰, 주관적 병력, 결과 측정, 객관적인 검사 및 특수 검사가 포함된다(그러나 이에 국한되지 않음). 각 평가에는 특정 진단에 대한 확률을 변경할 수 있는 고유한 능력이 있다.

물리치료의 전문성
(Expertise in Physical Therapy)

몇몇 연구는 초보 치료사와 전문 치료사를 구분짓는 변수를 조사했다. 전문 정형외과 전문의에게서 발견된 일부 특성은 다음과 같다.[35]

- 임상 패턴에 대한 체계적인 지식 보유
- 상위인지 사용
- 환자의 이해, 신념 및 감정 고려
- 성찰 참여(실제 성찰, 행동에 대한 성찰)
- 문제에 대한 이해의 개발과 발전를 위한 환자 형성 지원
- 예후 발생 능력 보유
- 환경 제어 능력(바쁜 환경에서 환자에 집중하고 효율적으로 시간을 활용할 수 있는 능력)
- 환자와의 구두 및 비언어적 의사소통에 집중
- 교육 및 실습 관리에 균등한 중요성 부여
- 병리학적 지식과 치유 경험을 바탕으로 효과적인 환자 치료 결과에 자신감을 가져라.

오늘날의 사회에서 깊이 새겨진 신념과는 달리, 연구는 모든 직업의 전문가들이 태어나는 것이 아니라 만들어졌다는 개념을 뒷받침한다. 전통적으로 전문가의 전문성은 수년간의 경험을 토대로 이루어졌다. Resnik과 Jensen의 연구 결과는 전문가로 분류되기 위해 수년간의 경험이 필요하다는 기본 가정에 이의를 제기한다.[104] 그들의 연구는 기초 이론 방법에 따라 진행되었으며, 데이터의 소급 분석을 수행했다. 전문성은 집단적 환자 결과를 근거하여 정의되었다. 그들의 결과는 수년간의 경험이 초보 치료사와 전문가를 구별하지 못한다는 것을 보여주었다. 그들은 학력과 업무 경험, 동료의 활용, 성찰의 사용, 일차적 역할의 관점, 그리고 직원을 지원하는 위임 패턴에서 전문가들이 다르다는 것을 발견했다. "전문가로 분류된 치료사는 공동 임상 추론과 환자의 권한 부여의 촉진으로 특징되어지는 환자 중심의 치료 접근법을 사용했다."[104]

현재의 연구는 실습의 양과 질이 사람들이 성취하는 전문 지식 수준에서 핵심 요소임을 보여준다.[105,106] 구제적으로는 철저한 실행이 요구된다. 철저한 실행이란 "현재의 역량과 편안함 수준을 넘어 업무에 집중하는 실천"이다.[107] Ericsson과 동료들은 실천의 양과 질이 사람들이 성취하는 전문성 수준의 핵심 요소라는 것을 발견했다. 철저한 실행은 당신이 잘 할 수 없거나 전혀 할 수 없는 일을 하기 위해 구체적이고 지속적인 노력을 필요로 한다. 따라서, 당신이 할 수 없

는 일을 하는 것이야말로 당신이 되고자하는 전문가가 되는 것이다.

일반적으로 예술과 과학에서 도달한 최대 성과는 인생의 30대와 40대에서 발생한다.[105,106] 몇몇 연구는 전문성을 획득하기 위해 요구되는 숙고의 양과 질 간의 일관된 관계를 보고한다.[108,109] 10,000시간의 철저한 실행이 필요할 것으로 추정된다. 철저한 실행은 전문성을 습득하기 위한 기본 사항이지만 멘토 역시 필수적이다. 그들은 다음을 도울 수 있다:

- 치료사에게 철저한 실행을 지도
- 치료사가 스스로 코치하는 방법을 배울 수 있도록 지원
- 상위인지와 반사적 추론에 참여
- 건설적이고 심지어 고통스러운 피드백 제공
- 다음 기술 수준에서 개선이 필요한 치료사 성과 측면 파악

치료사의 직업 경력 동안, 전문성의 발전을 저지할 수 있는 많은 함정이 있을 수 있다.

- 자동성; 정체기
- 멘토에 의해 너무 빨리 또는 너무 강하게 밀림
- 과거력적인 습득, 의사소통 및 시험실무에 대한 최소한의 연습
- 부적절한 피드백 또는 의미있는 피드백 부족
- 의도적인 성찰적 사고에 대한 포용 회피

임상 추론에서 학습
(Learning From Clinical Reasoning)

학습은 치료사와 환자를 위한 공동 임상 추론의 궁극적인 결과 목표이다. 임상 경험을 통한 학습을 용이하게 하기 위해서는 성찰, 계획, 참석 및 모니터링이 필요하다. 치료사는 상위인지(반사적 사고)의 과정, 동료 및 멘토와의 토론, 피드백의 통합에 참여할 수 있는 시간을 따로 두어야 한다.[110]

목적적 성찰을 반영한 임상 추론 기술의 정교화는 치료사가 각 환자의 임상 증상을 확인하고 진단 오류를 피하면서 가장 효과적인 치료법과 일치시키는 데 도움이 된다.[96] 어떤 경우에는 치료사가 다른 각도에서 환자의 임상 증상을 관찰해야 한다. 따라서 행동의 성찰은 치료사가 정확한 진단을 내리는 데 도움이 되는 환자와의 상호 작용에서 중요한 요소이며, 가장 효과적인 치료 방법이 된다. 협력적 임상 추론은 각 치료사의 지식에 의해 촉진되며 이는 일상적으로 그리고 지속적으로 연습을 통해 개선된다. 치료사가 환자에게 적절한 조치를 취하기 위해서는 기초 지식, 검사, 관찰 및 확인의 성찰이 필요하다.[94,103]

체험적인 임상 추론 중 오류는 흔하며 실수가 자주 발생한다. 치료사의 인지적 편견은 추론 과정에서 어려움을 야기할 수 있다. 이러한 편견에 대한 이해와 인식을 발전시키는 것이 그것들을 피할 수 있기에 중요하다. 클라인(Klein)은 발생할 수 있는 5가지 뚜렷한 편향을 설명한다:[112]

중요한 임상적 핵심

임상 전문지식의 개발을 위해서는 다음이 필요하다.

- 치료사 현재 수준의 능력을 넘어서는 분야에 초점을 맞춘 숙련된 기술 연습
- 건설적인 피드백을 가능하게 하고 효과적인 개선이 필요한 측면을 파악하는데 도움이 되는 효과적인 멘토십 및 지침
- 목적 적합한 인식 및 반사적 추론 수행

1. 대표적 체험: 치료사가 가장 가까운 알려진 것에 근사치로 알려지지 않은 것을 취할 때 발생한다.
2. 유용성 추론: 치료사가 찾거나 찾는데 익숙한 것을 찾는 경향이 있을 때 발생한다.
3. 확인 편향: 치료사가 확인을 찾을 때까지 검사할 때 발생한다.
4. 경미한 상관관계: 치료사가 실제로 존재하지 않는 관계를 만들 때 발생한다.
5. 과신: 자신의 지식 기반을 과대평가하는 것. 가장 파괴적인 것으로 간주된다.

결론 CONCLUSION

환자 인터뷰는 치료사와 환자 간의 일대일 상호 작용이 이루어지는 검사 과정 중 첫번째이다. 필수적인 진단 정보가 자주 발견되기 때문에 과거력 검사는 임상 검사의 가장 중요한 부분으로 보고된다. 좋은 과거력를 얻으려면 조직과 의사소통 능력이 필요하다. 효과적인 의사소통은 언어적, 비언어적 행동이 포함된다. 숙련된 커뮤니케이터는 환자의 중요한 구두 및 비언어적 의사소통을 인식한다. 또한 치료사는 의사소통 장애를 피하기 위해 결함으로 이어질 수 있는 수많은 의사소통 장벽을 이해해야 한다.

6

분류와 감별진단

TRIAGE AND DIFFERENTIAL DIAGNOSIS

이 장에서 조사한 우수하고 이상적인 진단상 정확도 값의 제시를 위한 색 부호화는 가치의 임상적 유용성을 결정하는 매우 중요한 측면인 품질 평가(QUADAS)없이 수행된다. 따라서 독자는 이러한 값을 해석할 때를 명심해야 한다.

검사 과정의 분류 및 감별진단 단계에서 치료사는 환자가 이용할 수 있는 이전의 모든 의료기록(진단영상 포함)에 접근하고 환자가 적합한 결과 측정을 작성하고 환자와 면담한 후 전체상을 평가하거나 관찰한다. 이는 치료사가 검사 과정을 계속할지 여부를 결정하는 검사 과정의 단계이다.

분류는 환자 상태의 심각성에 따라 치료의 우선 순위를 결정하는 과정이다. *분류*라는 용어는 제1차 세계대전 당시에 프랑스 의사들이 전선 뒤에 있는 장소에서 부상을 입은 전쟁터에서 치료했을 때 유래하였다. 원래의 과정에서 의사들은 부상당한 군인들을 범주로 나누어 사망할 확률이 높은 즉각적인 치료가 필요한 사람 및 보살핌에 관계없이 살 가능성이 있는 사람을 결정했다.[1]

의학적 진단을 위한 심사의 전형적인 접근법은 신체계통을 검토하는 것이다. 정보, 환자의 징후 및 증상, 환자의 병력은 *물리치료사 가이드 실기*에 정의된 의료 심사 및 감별 진단의 주요 구성 요소이다.[2] 치료사는 환자의 주요 증상을 표현하는 동안 증상을 식별할 수 있어야 한다.

비근골격계 관련된 통증 및 기능장애의 심사는 종종 복잡한 일이 될 수 있다. 치료사는 신체의 각 영역으로 변경에 대한 적절한 의학 검사를 알아야 하며 적절하게 시행해야 한다. 심사를 필요로 하는 세 가지 핵심 요소는 다음과 같다.[3]

1. 투약의 부작용
2. 동반 질환
3. 내장기 통증 기전

본질적으로 이는 적색 플래그 및 심각한 병리의 징후를 조사하고, 환자가 물리치료 검사 및 중재에 적합한지 결정하는 과정이다. 만약 심각한 병리가 배제되고 환자가 물리치료에 적절하다고 판단되면 치료하는 치료사는 평가를 계속할 수 있을 것이다. 경우에 따라 치료사는 평가를 수행하는 것이 적절하다고 간주할 수 있으며 치료의 시작과 환자의 표현과 치료에 대한 타당성을 보다 명확하게 설명하기 위한 치료를 시작할 수 있다.

의학적 진단이 지연되거나 치료 치료사가 치료와 참고를 결정하면 그 이후 다음과 같은 경우에 정확한 진단이 내려진다:[3]

- 환자는 물리치료 중재로 더 나아지지 않음
- 환자는 좋아지거나 그 다음에 악화됨
- 다른 연관된 징후와 증상이 결국 발생

많은 예시로 물리치료사가 상세히 기록하였지만 직접 접근한 환자를 대상으로 효과적인 다중 요인 선별 전략을 사용하여 치료사에게 적시에 참고하기에 이른다. 치료사 초기화된 환자는 치료사에게 광범위한 상태와 병리학적 과정의 후속 진단을 이끌어낸다.[4]

임상 시험자가 치료적 평가의 적합성과 후속 중재를 결정하는 데 도움을 주기 위해 이 장에서는 여러 가지 제안된 검사 및 측정의 진단 정확성에 대한 현재의 근거를 제시한다. 추가적으로 이 장에서는 임상 검사 결과에 따라 치료 기반 분류(TBC)에서 환자를 분류하는 개념을 소개한다. TBC의 강점과 약점도 다루어진다.

적색 플래그(위험)와 황색 플래그(경고)에 대한 분류 및 심사

TRIAGE SCREENING FOR RED AND YELLOW FLAGS

*적색 플래그*라는 용어는 환자 병력과 임상적 평가에서 발견되는 증상과 징후를 기술하여 심각한 병리에 대한 장애로 연결할 수 있다.[5] *황색 플래그*라는 용어는 부정적인 예후 지표를 나타낸다. 다른 색상의 깃발도 분류 및 심사에서 사용되지만(표 6.1), 이 텍스트는 다른 플래그에 토론이 요구되는 복잡성 때문에 적색과 황색 플래그에만 초점을 맞춘다.

적색 플래그는 환자의 증상에 대한 잠재적인 심각한 원인을 암시하는 증상 또는 이학적 소견을 나타낸다. 그들은 치료하는 치료사의 분야에서 신속하고 철저한 평가의 필요성을 나타낸다. 또한 적색 플래그는 다른 건강 관리 제공자, 일반적으로 치료사와의 소통을 필요로 한다. 각각의 환자를 평가하는 동안, 치료사는 환자의 전체뿐만 아니라 조사된 국소 영역의 적색 플래그도 기록해야 한다. 일반적으로 설명된 적색 플래그에는 다음이 포함된다:[3,5–7]

- 배변 또는 방광 기능의 변화
- 근 긴장도 또는 관절 가동 범위의 변화
- 피부 및 피부 병터의 변화
- 호흡 곤란이 동반된 가슴 통증
- 지속성 격심한 통증

표 6.1 플래그 색상의 요약

깃발 색상	의미
적색 플래그(위험)	심각한 병리
황색 플래그(경고)	부정적인 예후 지표(예: 신념, 감정적 반응, 통증 행동)
청색 플래그	업무와 건강 사이의 관계에 대한 인식(예: 비협조적인 업무 환경의 느낌)
검정 플래그	치료사가 운영해야 하는 직업 문화, 건강 관리 정책 및 보험 배상 환경

- 지속성 두통 또는 어지럼증
- 피로 또는 권태감
- 암 병력
- 면역억제 병력
- 주사제 사용 병력(감염)
- 과도한 갈증이 동반된 빈뇨의 증가
- 현재 통증의 잠행성 발병
- 곤봉형 손발톱바닥
- 구역과 구토
- 신경학적 징후와 증상
- 야간발한
- 증상의 식별할 수 없는 패턴
- 특이 내장기 또는 계통과 연관된 증상 또는 징후가 동반된 통증
- 예상되는 역학적인 패턴이 맞지 않은 통증
- 치료 요법으로 개선되지 않은 통증
- 다른 보존적 치료로 개선되지 않은 통증
- 치료로 개선되었으나 다시 악화되는 통증
- 움직임 또는 휴식에 의해 변하지 않는 통증
- 비정상적인 활력 징후의 영향
- 반동압통
- 최근 감염(지난 6주 이내), 특히 신경학적 증상이 뒤따랐을 때(길리안-바레 증후군 등), 관절 통증 또는 허리 통증
- 재발성 감기나 독감
- 재발성 외상 병력
- 호흡곤란(숨참)
- 손상의 비율이 다른 증상
- 실신(일시적인 의식 소실)
- 설명되지 않는 체중 감량(10-21일에서 환자 체중의 10% 이상)
- 비정상적인 월경 주기 또는 증상

적색 플러그가 나타나면 치료사는 진단 정밀 검사를 신속히 수행해야 한다. 개개의 적색 플러그가 반드시 심각한 병리의 존재를 의미하지는 않는다; 그러나 적색 플래그가 여러 개 있으면 임상적 의심을 불러일으킬 수 있으며 추가 조사가 필요함을 나타낸다. 적색 플러그는 체계적 검토에서 포괄적으로 평가되지 않았다. 신경학적 또는 근골격계 기능장애로 위장한 계통 또는 내장계 문제의 유병률에 대해서는 아직 완전히 규명되지 않았다.[8] 상당히 높은 거짓 양성 비율에 대한 잠재력도 존재한다. 사실 하나의 적색 플러그의 존재는 1차 진료 환경에서 진단적 가치가 거의 없다.[8]

황색 플러그는 보다 복합적인 관리, 집중적 치료 또는 이전의 전문가 위탁에 대한 잠재적인 필요성을 나타낸다. 환자의 통증 호소와 관련한 소송 또는 근로자 보상 프로그램의 참여는 종종 치료사가 황색 플러그로 볼 수도 있다. 이러한 쟁점은 진단 및 치료에 대한 접근 방식의 변경을 해서는 안되지만, 종종 변경해야 한다. 황색 플러그가 존재할 때, 치료사는 정상적인 병의 과정으로부터의 편차에 대해 경계해야 한다.

치료사는 이전 건강 관리 서비스 제공자가 자신이 평가하는 환자를 적절히 심사하지 못할 수도 있다는

중요한 임상적 핵심

환자를 평가할 때, 다음과 같은 환자의 예후와 잠재적 혼란 변수를 결정하는 것이 중요하다.

- 적색 플래그: 정형외과 환자에서 심각한 병리 및 매우 나쁜 예후를 암시하는 징후 및 증상. 이러한 경우 환자는 적절한 보건 치료사에게 의뢰해야 한다.
- 황색 플래그: 그들의 존재는 나쁜 예후를 암시하지만 심각한 병리는 아니다.
- 청색 플래그: 환자가 자신의 동기에 부정적인 영향을 미칠 수 있는 고용주의 도움을 받지 못할 수도 있기 때문에 예후에 영향을 미칠 수 있다.
- 검정 플래그: 예를 들어, 보험의 제약으로 인해 환자의 예후에 영향을 미칠 수도 있다.

사실을 인식해야 한다. Bishop과 동료 연구원은 1차 진료 의사 중 5% 이하가 초기 심사에서 적색 플러그의 존재 여부를 정기적으로 검사한다고 밝혔다.[9] 같은 연구에 따르면 물리치료사의 61%가 적색 플러그의 존재에 대한 심사했는지 증명했다.

이는 주치의와 비교했을 동안에 개선되었지만, 적색 및 황색 플러그가 있는지에 대한 표준 심사 과정은 필요하다. 적색 및 황색 플러그의 대다수는 환자 인터뷰와 전반적인 관찰을 통해 확인할 수 있다. 그들 중 일부는 치료사 분야에 대한 직접적인 해석이 필요할 수 있다. 환자의 분류 단계와 표현에 따라 치료사는 평가 순서에서 활력 징후 및 진단영상 소견의 신체 성능으로 진행될 가능성이 높다. 심각한 병리를 의심하는 환자의 경우, 적절한 진단영상은 치료사가 평가를 계속할 수 있는 적절성을 결정하는데 도움이 될 것이다.

진단영상
DIAGNOSTIC IMAGING

물리치료사의 직접적인 접근, 물리치료사 및 운동 트레이너의 이용 가능성 증가, 비전문인을 위한 임상 유용성 교육의 증가로 인해 의사 이외의 치료사에 의한 영상 사용이 널리 보급되고 있다. 이전 문헌은 물리치료사가 진단영상의 접근 및 활용을 통해 근골격계 상태를 성공적으로 진단 및 관리하고 있음을 제시한다.[10]

물리치료사 및 영상 치료에 관한 기본 역량이 제안되며 다음을 할 수 있다.[11]

- 결과를 기술하는 데 사용된 방사선학적 보고 및 용어를 이해할 수 있다.
- 신체검사와 병력에 근거한 영상 연구에 대한 적절한 소개를 할 수 있다.
- 영상 결과를 환자에게 설명하고 다른 전문가와 진단영상에 대해 토론할 수 있다.
- 방사선학적 보고서 또는 영상의 자체 평가를 기반으로 치료에 대한 주의 사항 및 금기 사항을 인식하고 계획을 수정할 수 있다.

일반적인 영상 진단 양식에는 방사선 사진, 자기 공명 영상(MRI), 컴퓨터 단층 촬영(CT) 및 초음파(US) 영상이 포함된다. 각 영역의 기본 사항은 다음 장에서 설명할 것이다. 전기 진단 연구를 포함하여 감별 진단을 담당하는 의사를 돕기 위해 다양한 방법들이 사용된다. 다양한 영상 진단 양식의 진단 유형은 표 6.2에 나열되어 있다.

단순방사선 촬영 (Radiography)

X-ray라 불리는 방사선 촬영은 많은 손상을 평가하는 진단영상의 전통적인 초기 수단이다. 방사선 촬영은 단파장의 전자기 복사다. X-ray는 환자의 몸을 통해 필름으로 전달되고 필름에 도달하는 방사선이 그것을 어둡게 하기 때문에 방사선 사진은 실루엣으로 간주된다. 구조는 조직을 통과하는 방사선의 대부분을 흡수하면 영상에서 방사성 물질로(비교적 흰색) 간주된다. 이것의 좋은 예가 뼈 조직이다. 방사선 투과성 구조는 영상에서 상대적으로 검은색이다. 좋은 예는 지방 조직이다. 그러나 방사성 농도는 밀도와 두께의 결합된 효과의 결과이다.

방사선 사진 촬영에 최소한 두 개의 영상이 필요하다는 것이 표준 권고 사항이다. 이 투영법은 진단 기능을 향상시키고 시각화 차원을 향상시키는 데 도움이 되도록 서로 직각을 이루어야 한다. 여러 가지 방사선 사진이 활용된다. 앞뒤방향영상(AP) 투사는 신체의 전 방면에서 환자 몸의 후방에 위치한 필름으로 방사선을 투사하는 것을 포함한다. 가로 및 경사 영상은 몸체의 어느 면이 필름에 가장 가까운지에 따라 명명된다. 예를 들어, 오른쪽 측면 투사에서 X-ray를 받는 필름은 환자 몸의 오른쪽에 있다.

방사선 촬영의 다른 형태로는 골조, 관절조영술, 스트레스 방사선 사진, 비디오 형광 투시경이 있다. 골조와 관절조영술은 모두 환자의 몸에 조영제를 주입하는 것과 관련이 있다. 뇌척수액의 방사능 밀도는 건초낭(thecal sac)과 신경 뿌리의 윤곽을 잘 그리기

표 6.2 의료관련 조건을 위한 진단영상

병리	진단 검사	참고 표준	SN/SP(%)
근골격계 관련			
골절	US	참여한 방사선사의 방사선사진의 필름 검토	94/92[12]
뼈관절염	MRI	가변성 조직학 방사선 사진	61/82[13] 74/76[13] 61/81[13]
류마티스 관절염	MRI	가변성	20–100/0–100[14]
골수염	MRI Radiograph	뼈 생체검사	89 accuracy, +LR 3.8, −LR 0.14[15] +LR 2.3[15]
	PET Bone scintigraphy MRI	조직학, 문화 및 6개월 후속조치	96/91[16] 82/25[16] 84/60[16]
CRPS 유형 I	MRI TPBS Radiograph	CRPS 진단을 위한 검사의 특정 기준	35/91[17] 79/88[17] 55/76[17]
심혈관			
급성 관상 동맥 증후군	CTA	미국 심장 협회 ACS	95/87[18]
폐쇄형 관상 동맥 질환	SPECT CMR PET	관상 동맥 조영술	88/61[19] 89/76[19] 84/81[19]
만성 심실 기능 이상으로 인한 관상 동맥 질환	CMR	관상 동맥 조영술	SN 95, NPV 9020
말초 동맥 질환(하지)	MRA CTA US	가변성	92–99.5/64–99[21] 89–99/83–97[21] 80–98/89–99[21]
깊은 정맥 혈전증	CT	초음파 또는 정맥 조영술	96/95[22]
	MRI	대부분의 정맥 조영술	92/95(overall)[23] SN 94(proximal LE DVT)[23] SN 62(distal LE DVT)[23]
	US	정맥 조영술 공식적인 혈관 연구	94/94(proximal LE DVT)[24] 64/94(distal LE DVT)[24] 89–96/94–99(proximal LE DVT)[25] 56–100/94–100(UE)[26] 86/96[27]
	체적 기록법	초음파 또는 정맥 조영술	75–91/71–93[28]

표 6.2 계속

병리	진단 검사	참고 표준	SN/SP(%)
복부 대동맥류	US CTA	CT Surgery	99/98[29] 98/95[30]
폐			
폐색전증	CT	폐 혈관 조영술 (또는 검사 참고)	53–100/81–100[31]
복강 내 / 몸통			
흉부 손상	전신 CT	병원 차트의 개요, 후속 이미지 및 중재적 절차	87/99[32]
복부 손상	전신 CT	병원 차트의 개요, 후속 이미지 및 중재적 절차	86/98[32] Pooled: +LR 30/ −LR 0.26[33]
	US	복부 CT, 개복술 또는 임상 후속 조치	79/95[34]
골반 손상	전신 CT	병원 차트의 개요, 후속 이미지 및 중재적 절차	86/99.8[32]
급성 맹장염	CT	수술	SN 95[35] 96 NPV[35] 94 accuracy[35]
	US	복강경 검사	94/69[36] 74/39[36]
손상과 복강내출혈	US	복부 CT 스캔, 개복술 또는 임상 후속 조치	79/95[34]
급성 담낭염	US	복강경 검사	100/79[37]
간장 비대	조영제를 사용한 CT	H 점수의 0.92에서 1.08 L/m^2 절단점	84/68[38]

SN = 감광도; SP = 특성; NPV = 음성 예측치; US = 초음파 검사; CT = 컴퓨터 단층 촬영; CTA = 컴퓨터 단층 촬영 혈관 조영술; SPECT = 단일 광자 방출 컴퓨터 단층 촬영; CMR = 심장 자기 공명; PET = 양전자 방출 단층 촬영; ACS = 급성 관상 동맥 증후군; DVT = 깊은 정맥 혈전증; PE = 폐색전증; CVD = 만성 심실 기능 이상; CAD = 관상 동맥 질환; PAD = 말초 동맥 질환; LE = 하지; UE = 상지, 대비 강화된; CRPS = 복합 부위 통증 증후군; AAA = 복부 대동맥류

표에서 작성된 우수하고 이상적인 진단 정확도 값의 제안을 위한 색상 코딩은 품질 평가(QUADAS)없이 이루어지는데, 이는 이러한 값의 임상적 유용성을 결정하는 매우 중요한 측면이다. 그러므로 독자는 이를 해석할 때 명심해야 한다.

위해 골밀도로 증가한다. 관절 조영술에서 조영제는 검사할 관절(관절 공간)에 직접 주입된다. 관절 조영술은 관절 연부조직 구조를 잘 보여준다. 스트레스 방사선 촬영은 운동의 극한 상태에 있을 때 특정 관절의 방사선 사진이다. 이에 대한 일반적인 예는 상부 경추 불안정성을 평가하기 위해 굽힘 및 폄 모두에서 촬영한 경추 스트레스 방사선 사진이다. 비디오 형광 투시경은 관절의 움직임 및 위치가 움직이는 대로 실시간

시각화한다. 이것은 중간범위 관절 불안정성에 대해 제안되어 있다.[39] 비디오 형광 투시경에 일반적으로 사용되는 추가 수단은 정강뼈, 넙다리뼈와 같은 긴 골격 뼈에 골수를 삽입하는 것이다.

전통적인 방사선 사진을 평가할 때 기본적이고 체계적인 접근 방법이 제안된다. ABCS :

- 정렬(**A**lignment): 여기에는 다른 구조와 관련된 뼈의 윤곽, 모양 및 위치가 포함된다; 골절 또는 뼈 골육종증은 골격 정렬의 변형의 좋은 예다.
- 뼈 밀도(**B**one density): 기형은 뼈의 질감이 바뀌고 뼈의 밀도가 감소하는 것을 포함한다; 변형된 골밀도는 뼈관절염(뼈관절염, osteoarthritis)과 관련된 뼈 경화 또는 뼈엉성증(골다공증, osteoporosis) 및 류마티스 관절염과 관련된 밀도 감소로 나타낼 수 있다.
- 연골 공간(**C**artilage space): 일반적으로 방사선 사진에서는 볼 수 없다; 일반적으로 두 개의 관절 뼈 사이의 방사선 투과 영역으로 표현된다.
- 물렁조직(**S**oft tissue): 근육 소모, 관절 내 부종 및 근육 변위와 같은 기능 장애는 다른 기능 장애 또는 질병의 존재를 알아보는 데 사용될 수 있다; 개선된 영상은 연부조직 기능 장애에 대한 잠재력을 판독하는 능력을 치료사에게 제공한다.

이 설명은 간단하게 들리지만, 진단영상의는 영상의 방사선학적 해석 능력을 입증하기 위해 상당한 양의 엄격한 교육을 받는다.

복수의 병리 검사를 위해 방사선 촬영이 이용되지만, 뼈관절염에 대한 구체적인 언급이 필요하다. 뼈관절염은 신체의 여러 영역과 여러 관절에 영향을 줄 수 있다. 뼈관절염의 정의는 여러 요인이 될 수 있으며 신체 또는 관절의 영역에 따라 달라질 수 있다. 방사선 정의는 원래 Kellgren과 Lawrence에 의해 정의되어 왔다.[40] 이 저자들에 따르면, 다음과 같은 방사선학적 특징이 뼈관절염의 근거로 간주된다.[40]

- 관절 부위 또는 무릎 관절의 경우 경골극 부위에 골 괴사가 형성
- 관절 주위 골반 관절과 관련하여 주로 발견되는 관절 주위 뼈
- 연골밑 뼈의 경화와 관련된 연골의 협착
- 흉부 벽에 있는 작은 낭종 부위, 대개 연골밑 뼈에 위치
- 뼈 끝의 변형된 모양, 특히 넙다리뼈의 머리

자기 공명 영상
(Magnetic Resonance Imaging)

자기 공명 영상(MRI)은 전리 방사선을 포함하지 않는다; 이것은 자기장의 고주파와 조직의 상호 작용을 통해 정보를 생산한다. 영상의 결과물은 자기장에서 환자가 흡수한 무선 주파수를 다시 방출하는 것을 기반으로 한다.

자기 공명 영상은 근골격계 평가에 이상적으로 적합하다. MRI는 전리 방사선을 사용하지 않고 물렁조직과 뼈 조직을 상세하게 평가할 수 있으므로 목에 통증이 있는 환자의 첫 번째 선진 영상 처리로 컴퓨터 단층 촬영(CT)을 대체하고 있다. 이것은 척수, 추간판, 척추 및 인대 구조 사이의 우수한 대비를 제공하여 연부조직 또는 골조직 이상의 여러 다양하고 부가적인 측면을 평가한다.

영상의 대비는 다른 해부학적 구조 또는 병리를 입증하기 위해 가중치를 적용할 수 있다. 각 조직은 T1(회전-격자) 및 T2(회전-회전) 이완의 독립적인 과정에 의해 그 후 평형 상태로 돌아간다. T1은 양성자가 평형망 상태로 되돌아가는 이완 시간으로 정의된다. T2는 회전-회전 완화 시간 또는 인접한 양성자와 비교된 이완 시간으로 정의된다.

가돌리늄(Gadolinium)은 MRI에서 사용되는 가장 일반적인 조영제이며 T1 이완 시간을 유의하게 연장한다. 이 물질은 일반적으로 감염이나 종양을 평가하거나 수술 후 환자를 평가하는 데 사용된다. MRI는 종양 및 감염을 감지할 때 92% SP로 보고되었다.[41] 표 6.3은 T1- 및 T2- 가중치 영상에서 보이는 조직 간의 기본적인 차이점을 나열한다. 이러한 차이를

표 6.3 T1 및 T2의 조직 모양

	밝음	어둠
T1	지방 조직	공기, 부종, 감염, 종양, 염증, 석회화
T2	부종, 감염, 종양, 염증	공기, 석회화, 섬유 조직, 멜라닌, 단백질이 풍부한 유체

이해하면 정확한 MRI 해석이 가능하다.

MRI의 사용으로, 모든 환자는 MRI의 영향을 받기 때문에 강자성 물질의 존재 여부에 대한 검사를 받아야 한다. 맥박 조정기, 보청기, 척수 자극기 및 잠재적인 동맥류 클립 및 스텐트 재료는 MRI에 대한 일반적인 금기 사항이다. 닫힌 MRI에 대한 일반적인 주의 사항은 밀실 공포증이다. 개방형 MRI로 개선된 영상은 이러한 주의를 피하는 데 도움이 된다.

컴퓨터 단층 촬영
(Computed Tomography)

컴퓨터 단층 촬영(CT)은 X선을 사용하여 방사선 농도에 따라 영상을 생성한다는 점에서 방사선 사진과 유사하다. CT로 표시되는 영상은 회색 음영으로 방사선 촬영보다 훨씬 선명하다. CT의 영상화 특징은 방사선 사진과 같다. 대뇌 겉질의 뼈는 흰색, 근육은 회색, 지방은 어두운 곳, 공기는 검은색으로 보인다. CT는 MRI보다 방사선 사진의 영상 모양과 훨씬 유사하다. 따라서 뼈와 같은 고밀도의 영상은 방사선 촬영에서와 같이 밝게 보인다. 이 같은 영상은 MRI에서 어둡게 보인다. MRI는 대뇌 피질의 뼈를 영상화하는 능력이 제한적이다. MRI는 연부조직과 골수의 변화를 명확하게 보여주며 뼈 종양, 스트레스성 골절 및 무혈성 괴사에 이상적이다.

컴퓨터 단층 촬영은 복합성 뼈엉성증, 계측된 환자 및 수술 계획에 탁월하다.[42] 첨단 기술로 서브 밀리미터 컷을 신속하게 얻고 3차원 개조물을 만들 수 있다. 컴퓨터 단층 척추 조형술은 CT 스캐닝의 세부 사항을 척수강 내 조영제의 잠적 주입과 결합하여 중심과 추간공 척추관 직경을 정확하게 측정을 허용한다. 이 영상처리 기법의 사용을 결정할 때 부작용 및 통증 경감의 가능성이 고려 사항이다.

핵의학 연구 (Nuclear Medicine Studies)

핵의학 연구는 뼈 구조 내 신생물이나 감염에 의심스러운 병변을 영상화하는 보조제로 사용되었다. 방

중요한 임상적 핵심

임상 진단을 위해 진단영상처리를 사용할 때 치료사는 다음을 고려해야 한다.

- 병리를 암시하는 진단영상 처리 결과는 무증상이거나 병리가 없는 다양한 연구 및 다양한 신체 부위에서 발견되었다.
- 많은 경우 환자의 임상적 표현이 영상 처리 결과와 일치하지 않는다. 따라서 치료사는 영상이 아닌 환자를 치료해야만 한다.
- 진단영상은 제안된 다각적인 깔때기 검사의 한 요소이다.
- 다양한 진단영상 기법은 특정 조직 병리를 평가하기 위한 강점과 약점을 가지고 있다.
- 치료사는 영상 기법을 선택할 때 이러한 강점과 약점을 인식해야 한다.

사성 핵종 연구는 특정 동위 원소와 상호 작용하기 때문에 조직의 기능을 반영한다. 방출된 방사선은 감마 카메라에 의해 수집되어 컴퓨터 소프트웨어에 의해 영상으로 변환된다. 이처럼, 방사선은 환자 내부에서 방사되어 촬영 장치에 의해 검출된다; 외부 요인에서 환자를 통해 전송되지 않는다.[42]

진단 초음파 (Diagnostic Ultrasound)

초음파(US)는 질병 및 기능장애의 진단영상을 목표로 인해 다수의 치료사 사이에서 점차 인기가 증가하고 있다. US는 조직 또는 조직의 경계면에서 반사되는 초음파를 기반으로 영상을 만든다. 조직 간의 구분은 반영된 US의 양을 기준으로 한다. MRI 및 CT와 달리 US 영상은 일반적으로 보이는 구조를 참고하여 종단면 및 횡단면에서 보인다. 따라서 영상은 US 변환기와 연속적인 평면을 나타낸다. US는 연부 조직 진단을 위해 대부분의 경우 MRI에 비해 유리하다. MRI와 비교할 때, 더 높은 해상도를 생성하고, 짧은 영상 시간을 요구하며, 더 낮은 비용을 요구한다. US는 MRI에 비해 유리할지 모르지만 언급할만한 몇 가지 단점이 있다. US는 좁은 시야와 MRI보다 관절 내 구조를 나타내는 능력에 한계가 있다. 이것은 매우 조작자에 의존하고 뼈의 깊은 구조는 시각화되지 않는다.

활력 징후 VITAL SIGNS

활력 징후의 기준 측정은 시간 경과에 따른 변화의 측정, 더 중요한 것은 잠재적인 질병의 결정에 필수적이다. 혈압(BP), 호흡수(RR), 산소 포화도(SaO_2) 및 맥박수(PR)는 물리치료 검진에서 평가되어야 하는 심혈관계와 폐기관계의 기초적인 생리학적 측정이다. 휴식시 비정상적인 값은 심각한 신체적 또는 정신적 스트레스를 요구하는 활동을 시작하기 전에 추가 평가가 필요하다. 또한, 활력 징후 평가는 환자가 그 당시에 물리 치료에 적합한지 여부를 결정하는 데 사용될 수 있다. 비정상적인 활력 징후는 의사의 진료를 정당화 한다. 특히 당뇨병의 경우 혈압 상승은 혈당 상승과 관련될 수 있다. 따라서 이전의 병력 및 이러한 생리적 매개 변수와의 관계를 고려하는 것은 철저한 검사의 필수 구성 요소이다.

응급실에서는 1,025명의 중태의 환자들에서 맥박수, 수축기 혈압(SBP), 호흡수(RR), 동맥혈산소포화도(SaO_2) 및 글라스고우 혼수 척도는 스케일(GCS)이 심장 마비와 관련이 있는 것으로 나타났다. 이 활력 징후는 모두 심장 사고 30일 이내에 사망과 관련이 있다. 이 활력 징후는 높은 특이도를 보였으나(SP; 심장 정지 시 99.3, 사망 시 97.2) 민감도는 낮았다(SN; 심장 정지 11.5, 사망 22.7).[43] 호흡수, SBP 및 GCS는 부작용에 따른 부작용과 강하게 연관됨을 나타났다.[44] TBI가 있거나 없는 무딘 외상 환자에서, 입원이 증가한 SBP는 결과가 더 나빴다.[45] 따라서 이러한 활력 징후는 진단 정확도 값을 가지며 심각한 병적 상태를 진단할 때 유용하다.

체중, 체질량 지수(BMI), 신장의 평가도 고려해야 한다. 체질량 지수는 신장보다 체중을 측정하기 때문에 매우 근육질(따라서 잠재적으로 매우 적합함)인 경우 오해할 수 있다. 따라서 BMI에 근거한 비만의 표준 지침 정의를 신중하게 고려해야 한다. 체중은 10~21일 안에 체중이 10% 이상 감소하는 전신 질환과 관련하여 특히 중요하다.[3]

이전에 언급된 조건이 일반적으로 허용되는 활력 징후인 반면에 스포츠 참여 또는 운동은 다섯 번째 활력 징후로 제안되었다.[46] 스포츠 참여는 비참여와 비교할 때 모든 원인 사망의 20-40% 감소와 관련이 있다. 임상 연구는 스포츠를 하는 것이 특정 건강상의 이점과 관련이 있다고 제안한다. 신경근 훈련 프로그램이 여러 가지 말단 부상을 예방할 수는 있지만, 스포츠에 따라 상대적으로 부상 위험이 높다. 운동은 중요한 징조로 제시되어 왔기 때문에 환자의 전자 의료 기록 및 일상적 기록에 기록되어야 한다.[46]

보다 일반적으로 측정되는 활력 징후 및 그 해석 중 일부는 98-99페이지의 세로 막대에 나와 있다. 설명된 정상값은 일반적인 지침임을 언급해야 한다. 그러나 이들 중 일부는 보편적으로 동의하지 않았다.

감별 진단 및 의학적 심사 검사

DIFFERENTIAL DIAGNOSIS AND MEDICAL SCREENING EXAMINATION

심사는 누군가가 정상적으로 의료 서비스를 받기 전에 질병이나 신체 기능 장애를 감지하는 방법으로 정의되었다. 의학적 심사 검사를 증상이 없는 환자에게 시행하는 경우가 있지만, 건강에 좋지 않은 결과를 초래할 위험이 높은 경우가 있다.[3] 따라서 근골격계 클리닉에서 나타나는 병리에 대한 환자의 심사를 보다 명확하게 기술하기 위해 이 텍스트에서는 잠재적인 통증 생성기로서의 비근골격계 관련 또는 신경학적 관련 병리의 검사를 나타내는 용어 감별 *진단 또는 의학적 심사*를 사용하거나 그들이 보이는 환자의 통증에 기여한다. 이 유형의 심사는 가능한 모든 병리원이 평가되게 하려고 사용된다; 이는 특히 증상에 이르는 외상의 병력이 없다면 그렇다.

의학적 심사에는 신경, 심혈관, 폐, 복강 내, 비뇨기과, 위장 및 기타 근골격계 질환이 포함된다. 의학적 심사는 치료사가 수행하는 표준 검사 과정에서 매우 중요하다. 잠재적인 비근골격계 또는 기타 근골격계의 관심 조건을 심사하는 것은 치료사가 근골격계 질환의 결정에 대한 검사를 환자의 통증 또는 기능 장애의 잠재적 요소로 집중하는 데 도움이 될 수 있다. 의학적 심사는 치료사가 수행하는 표준 시험 과정에서 매우 중요하다. 잠재적인 비-근골격계 또는 기타 근골격계 상태에 관심의 심사를 배제하는 것은 치료사에게 좀 더 근골격계 병리의 결정에 대한 검진을 환자의 통증 또는 기능 장애의 잠재적 요소로 집중하는 데 도움이 될 수 있다.

활력 징후와 그 해석

맥박

종종 심장 기능의 직접적인 확장을 고려해야 함

위치

- 경(목)동맥: 흉쇄 유돌 전방
- 상완(위팔) 동맥: 어깨와 팔꿈치 사이의 팔의 내측
- 방사상 동맥: 손목에서 요측수근굴근(Flexor carpi radialis, 노쪽손목굽힘근)에 측방
- 요관 동맥: 손목에서 천지굴근(Flexor digitorum superficialis, 얕은손가락굽힘근)과 척측수근굴근(Flexor carpi ulnaris, 자쪽손목굽힘근) 사이
- 대퇴 동맥: 대퇴 삼각형; 봉공근(Sartorius, 넙다리빗근), 장내전근(Adductor longus, 긴모음근) 및 사타구니 인대 경계
- 슬와 동맥: 무릎 뒤쪽면
- 후경 동맥: 안쪽 복사뼈의 후방면
- 발등동맥: 첫 번째와 두 번째 발허리뼈 사이

해석[47]

- 성인의 경우 정상 60~80비트/분(beats/min)
- 어린이의 경우 정상은 80~100비트/분(beats/min)
- 빠르고 약함 = 충격, 출혈, 당뇨병 혼수 또는 열사병

- 빠르고 강한 = 열사병, 심각한 공포
- 강력하지만 느린 = 두개골 골절 또는 뇌졸중
- 맥박 없음 = 심장 마비 또는 사망

호흡

- 성인 = 12-18 호흡/분[47]
- 어린이 = 20-25 호흡/분
- 얕음 = 충격
- 헐떡임 또는 호흡곤란 = 심장 마비

혈압

수축기: 심장이 혈액을 펌프 할 때 발생

확장기: 심장 박동 사이의 잔여 압력

- 15 - 20세 남성 = 115-120 / 75-80mmHg
- 15 - 20세 여성 = 105-110 / 65-75mmHg
- 15 - 20세 사이에서 수축기 혈압이 135mmHg 이상인 경우 지나치게 높을 수 있음
- 15 - 20세 사이에서 확장기가 110mmHg 미만인 경우 지나치게 낮을 수 있음
- 확장기 확장 범위는 85mmHg를 넘지 않아야 함
- 정상 성인의 90/60mmHg에서 120/80mmHg[47]는 정상 범위 내에서 높은 범위(최대 140/90)로 제시하였음

온도

보통 97.8~99.1℉(36.6~37.3℃)

평균 98.6℉(37℃)[47]

반사 검사

자극에 따른 무의식적인 반응

표면 반사

피부에 갑작스런 자극을 일으킴

깊은 힘줄(심부건) 반사

힘줄과 뼈와 같은 피부 아래 구조의 자극

반사 등급

7장을 참고한다

신경학 (Neurological)

일부 신경학적으로 관련된 정형외과 치료사는 환자를 심사할 때 주의해야 하는 의학적 상태가 존재한다. 변화하는 임상적 표현, 정밀도 및 정형외과에서 발생할 수 있는 주요 신경 병리학의 특별한 고려 사항

이 여기에 제시된다.

말총증후군 (Cauda Equina Syndrome)

말총증후군(CES)의 진단은 의학적 의뢰가 필요하다. CES의 진단에는 다음 중 하나 이상이 존재해야 한다.

- 방광이나 장 기능 장애
- 안장 영역에서 감각의 경감
- 성기능 장애
- 하지의 신경학적 결손의 잠재성 (운동 또는 감각 소실, 반사 변화)

문헌에서 CES의 단면적 측면은 일치나 합의를 달성하기는 어렵다. 그러나 대부분의 견해는 방광 및 감각 장애가 존재하는 것이 나타났다. CES에서 초래된 가장 일반적으로 인용된 병리적 구조는 척추 원판으로 확인되었다.[48] 이 계열은 CES의 진단에서 안장 모양 감각 결손이 다른 임상적 특징보다 높은 예측 값을 갖는 것을 나타내고 있다. 그러나 CES의 진단을 확립하는 절대적인 예측 값을 갖는 증상이나 징후가 없기 때문에 CES는 합리적인 의심이 있는 환자의 진단을 배제하기 위해 긴급하게 MRI를 시행해야 한다.[49]

수막구균성 질환 (Meningococcal Disease)

5가지 증상은 수막구균성 질환에 대해 임상적으로 유용한 양성 우도 비율(+LR)을 갖는다.[50]

- 혼란(**+LR = 24.2**)
- 다리 통증(**+LR = 7.6**)
- 광 공포증(**+LR = 6.5**)
- 발진(**+LR = 5.5**)
- 목 통증이나 뻣뻣함(**+LR = 5.3**)

유리 검사는 수막구균성 질환의 관련된 발진과 다른 발진을 구별하기 위해 일부에서 제안하였다. 발진이 수막구균성 질환으로 인한 경우 발진에 대해 단단한 투명 유리를 압박하면 발진이 나타나지 않는다. 한계를 지닌 차가운 손과 발은 진단 값(+LR = 2.3)과 두통(+LR = 1.0), 창백한 색상(**+LR = 0.3**)은 어린이의 수막구균성 질환을 구별하지는 못한다. 목 경직의 고전적인 적색 플래그 증상, 발진 및 광 공포증이 일반적으로 기술되어 있지만 진단의 정확성에 대한 지속적인 조사가 제안된다. 이러한 소견은, 설명되지 않은 급성 발열성 질환을 앓고 있는 어린이에게 혼란의 근접이나 다리 통증이 있을 뿐만 아니라 수막구균성 질환을 배제하기 위한 상세한 평가의 필요성을 시사한다.[50]

두통은 급성기 허혈성 뇌졸중에서 극심한 수축기 혈압 상승과 밀접한 관련이 있다.[51] 명백하게 몇 가지 다른 유형의 두통이나 두통 강도가 있는 경우 이는 적절한 상황에서 취해야만 한다.

고려해야 할 또 다른 변수는 환자의 사회적 환경이다. 예를 들어, 기숙사에 거주하는 신입생은 다른 대학생과 비교하여 수막염 위험이 증가하였다(교차비 3.6).[52]

경도 외상성 뇌 손상 및 뇌진탕 후 증후군 (Mild Traumatic Brain Injury and Post-Concussion Syndrome)

이 주제는 27장(응급 스포츠 검진)에 아주 자세하게 기록되어 있지만 일부 정보는 여기에 중요하게 나와 있다. 글라스고혼수척도(GCS)는 종종 경도의 외상성 뇌 손상의 평가(mTBI)에 활용된다. 13~15점의(정상)점수는 종종 mTBI를 참고한다. 치료사는 mTBI에 흔히 나타나는 징후와 증상 또는 뇌진탕 후 증후군의 영향은 위험한 기전의 발병, 두통(일반적으로 가장 흔한 증상), 메스꺼움 또는 구토, 빛과 소리에 대한 민감성, 초기 의식 상실 또는 표현(GCS 13–15), 단기 기억력 소실, 쇄골 위에 외상의 신체적 증거, 약물 또는 알코올 중독 및 발작이 있다.[53–55]

원발성 뇌종양 (Primary Brain Tumor)

흔히 두통, 메스꺼움 또는 구토, 운동 장애, 언어 장애, 감각 이상, 시각적 변화, 정신 상태의 변화, 발작 등이 일반적으로 설명된다.[56–58] 이들은 흔히 다른 심각한 병리의 징후들과 증상들로 기술된다. 따라서 치료사는 이러한 징후나 증상을 나타내는 환자를 상대할 때 적절한 임상적 추론을 사용해야 한다.

파킨슨병 (Parkinson's Disease)

진전은 파킨슨병(PD)의 징후로 1.3~1.5의 범위의 LR을 나타낸다. PD의 진단에 유용한 임상적 특징은 다음과 같다.

- 강직(rigidity)과 운동느림증이 조합된 병력 (**+LR 4.5**, **−LR 0.12**)
- 균형 소실의 병력(+LR 1.6−**6.6**, **−LR 0.29−0.35**)
- 작은글씨증의 증상(비정상적으로 작거나 비좁은 필적 또는 지속적으로 작은 필기로 진행됨) (+LR 2.8−5.9 범위, **−LR 0.30−0.44** 범위)
- 발끌림(셔플링) 보행의 병력(+LR 3.3−15 범위, **−LR 0.32−0.50** 범위).
- 특정 과제와 관련된 문제 :
  - 침대에서 들어가기(**+LR 13**, −LR 0.56)
  - 병 열기(**+LR 6.1**, **−LR 0.26**)
  - 의자에서 일어남(+LR 1.9−5.2, −LR **0.39**−0.58 범위)

미간 두드리기 검사에 포함되는 유용한 징후(**+LR 4.5**, **−LR 0.13**), 뒤꿈치부터 발끝까지 걷기의 어려움(+LR 2.9, **−LR 0.32**) 및 강직(+LR 0.53−2.8 범위, **−LR 0.38** 범위 −1.6)이다. 따라서 파킨슨병이 의심되는 모든 환자들은 떨림, 강직, 운동느림증, 작은글씨증, 셔플링 보행, 침대에서 뒤집거나, 병을 열고, 의자에서 일어나는 작업의 어려움을 조심스럽게 검토한다.

미간 두드리기와 발뒤꿈치−발가락 검사도 역시 평가할 수 있다.[59] 미간 두드리기 검사 또는 반사는 미간에 두드리기를(눈썹 사이와 코 위의 공간) 포함한다. 일반적으로 환자는 두 번째 또는 세 번째 두드림 이후 깜박임을 멈추지만 파킨슨병 및 특정 유형의 대뇌 변성을 가진 환자는 여러 번 두드림 후에도 계속 깜박인다. 이는 전통적인 검사가 임상적 유용성이 낮은 것으로 판명되었다. 가장 최근에 파킨슨병의 운동 중증도에 대한 잘못된 임상적 유용성이 발견되었다.[60] Simpson−Angus Scale(SAS)은 파킨슨병을 평가할 때 좀 더 정확하고 신뢰할 수 있는 척도가 발견되었다.[61] 이 척도에는 10가지 평가가 포함된다: 보행, 팔 처짐, 어깨 흔들림, 팔꿈치 강직, 손목 강직, 다리의 매달림, 머리 처짐, 떨림, 타액 분비 및 미간 두드리기.

중증근무력증 (Myasthenia Gravis)

중증근무력증(MG) 환자는 전통적으로 특정 근육의 약화, 복시, 눈꺼풀 처짐, 씹기 및 삼킴의 어려움에 대해 호소한다. 이 증상은 전형적으로 휴식 후 나아지거나 악영향을 받는 근육을 장기적인 사용으로 더욱 악화된다.[62] 언어능력의 병력은 장기적으로 말하는 동안에 내용을 이해할 수 없었고 *Peek Sign*의 존재는 MG(+LR 4.5와 +LR 30, 각각)의 가능성을 높였다. 그들의 결핍은 MG의 가능성을 유의하게 감소하지 못했다. 확인된 연구들에서는 다른 병력의 특징과 징후를 각각 평가하지만(음식을 삼키고 눈을 움직이면 입안에 남아있는 음식), MG의 가능성의 유의하게 변화하지 않는다. 얼음 검사는 반응이 비정상인 경우에 유용하며(요약 **+LR 24**), 반응이 정상일 때 MG의 가능성을 감소시킨다(요약 **−LR 0.16**). 비정상적인 수면 검사는 진단을 확인하는데 유용한 결과이다(**+LR 53**). 휴식과 수면 검사는 결과가 정상일 때 중증근무력의 확률을 만든다(각각, −LR 0.52 및 **−LR 0.01**).[62]

MG에 대한 아이스 팩, 휴식 및 수면 검사는 똑같은 (+)반응을 보인다: 눈꺼풀처짐이 완전하거나 또는 거의 완전히 해소되었거나 검사 이후에 즉시 눈꺼풀 틈새 폭이 최소 2mm 이상 증가한다. 아이스 팩 검사는 분쇄된 얼음으로 채워진 라텍스 장갑 손가락으로 더 많은 안검 눈꺼풀 위에 2분 동안 채우는 것을 포함한다. 휴식 검사는 눈을 2분 동안 감은 채로 면봉(위약)으로 채워진 장갑을 더 많이 눈꺼풀 위에 놓는 것을 포함한다. 수면 검사는 30분 동안 눈을 감고 조용한 어두운 방에 환자를 남기는 것이다.

안와 근육의 약증은 (+) peek sign으로 나타낼 수 있다. 이 증상은 양측 눈꺼풀을 완전히 감는 것을 포함하며, 뒤이어 30초 이내에 눈꺼풀이 불수의적으로 분리된다. 공막은 그 다음에 나타나기 시작한다(즉,

+peek sign). 주의점은 진단적 유용성에 대한 이러한 검사의 활용을 제안한다.[62,63]

경추 척수증 (Cervical Myelopathy)

일반적으로, 임상 소견의 조합은(단일 소견과는 대조적으로) 경추 척수증을 의미한다(CM). 적어도 하나의 임상 소견이 없을 때는 경추 척수증(**SN 94, −LR 0.18**)을 배제하는데 유용하지만, 5건 중 3건의 (+) 소견이 있다면 경추 척수증을 판정한다(**SP 99, +LR 31**):[64]

- 보행 편위
- (+) 호프만 반응
- (+) 비활성적인 회외근(supinator, 손뒤침근) 반응
- (+) 바빈스키 검사
- 나이 > 45세

이 임상 소견과 목 척수병증(일반적인)은 17장 경추(Cervical Spine, 목뼈)에서 더 자세히 논의된다.

심장혈관 (Cardiovascular)

심혈관 질환의 빈도가 높기 때문에 정형외과 의사는 항상 그 존재 가능성을 인식하고 있어야 한다. 정형외과 전문의는 자신의 환자에게 표현을 보일 때 심혈관 관련 건강 상태를 인식해야 한다. 정형외과 전문의가 만날 수 있는 주요 심혈관 질환의 다양한 임상적 발표, 진단 정확도 및 특별한 고려 사항이 여기에 제시된다.

급성 관상동맥 증후군 (Acute coronary Syndrome)

흉통 환자의 급성 관상동맥 증후군을 제외하기 위한 임상적 가치는 현재 다른 예측 방법에 의존하고 있다.[65] 이러한 도구의 임상적 유용성을 조사하는 체계적 검토에서 QUADAS가 결정한 저-편의된 연구에서 거의 전부 현재의 도구가 조사된 것으로 밝혀졌다.[66] Steurer와 동료의 체계적인 검토에서 20건의 연구가 조사되었으며 그 중 10건은 14건의 검증에서 최소 한 번 이상 검증되었다.[65] Selker와 동료가[67](심전도를 기준으로 활용) 개발한 시간에 덜 민감한 예측 도구는 급성 관상동맥 증후군의 4가지 주요 위험 요소를 발견했다.:

1. 가슴통증
2. 짧은 호흡
3. 상부 복부 통증 또는 어지러움
4. 나이(남자 > 30세, 여자 > 40세)

이러한 예측 도구는 다섯 가지의 서로 다른 타당성 검사에서 SN이 98이상, SP가 4에서 34 사이인 것으로 나타났다.[68−72] 이러한 규칙은 대부분 타당성 검사에서 2% 이하의 거짓 음성률로 가장 안전하다고 생각되었지만 매우 효율적이지는 않았다. 급성 관상동맥 증후군이 없는 급성 흉통이 있는 100명의 환자 중 일관되게 규칙을 적용할 경우 급성 관상동맥 증후군은 4~34명의 환자가 제외된다. 이는 임상적 영향과 비용 절감의 가능성에 대한 수익의 작은 한계를 제시하였다.[65]

다른 예측 위험 점수 규칙에 대해 설명하였다:[73]

- 나이 > 67세: 1점
- 인슐린 의존 당뇨병: 1점
- 가슴 통증: 1점
- ≥2 24시간 지속되는 가슴 통증: 1점
- 이전의 심혈관 사건: 1점
- ≤1 가변적 존재: **SN 86**, SP 50, +LR 1.7, **−LR 0.28**

Marburg Heart Score(MHR, 마르부르크 심장 점수 척도)는 심혈관 사건을 배제하는데 도움이 되는 예측 위험 점수로 설명되어 왔다:[74]

- 나이와 성별(여자≥65세, 남자≥55세): 1점
- 알려진 임상 혈관 질환: 1점
- 환자가 생각하는 심장의 통증: 1점

- 운동 시 심해지는 통증: 1점
- 만지고, 재현할 수 없는 통증: 1점
- 낮은 위험 = 0–2점, 중간 위험 = 3점, 높은 위험 = 4–5점
- 차단값 3점: **SN 89**, SP 64, +LR 2.4, **−LR 0.17**

촉진에서 흉벽의 압통이 없으면 낮은 유병률의 질병과 같은 연구를 조사한 메타분석에서 심근 경색이나 급성 관상 동맥 증후군을 배제하는 유일한 변수였다. 흉벽의 압통이 없으면 급성 심근 경색에 대해서는 혼합된 SN의 92를, 급성 관상동맥 증후군에 대해 94를 가진다. 압박감이 있는 통증은 급성 심근 경색증에 대해 60의 혼합된 SN으로 이러한 조건에서 배제할 수 없었다. 땀을 흘리는 것은 급성 심근 경색증에 대해 가장 높은 LR 2.9를 보였다.[75] 심근 경색에 대한 흉부 통증의 가능성은 다음과 같다:[76,77]

- 양팔 통증(**+LR 9.7**, −LR 0.64)
- 오른팔 통증(**+LR 7.3**, −LR 0.62)
- 왼팔 통증(+LR 2.2, −LR 0.60)
- 오른쪽 어깨 통증(+LR 2.2, −LR 0.90)

언급할만한 다른 가능성은 다음과 같다:[76,77]

- 구토(+LR 3.5, −LR 0.87)
- 과거 흡연자(+LR 2.5, −LR 0.85)
- 소화 불량 또는 타는 듯한 흉부의 불편감(+LR 2.3)
- 성별: 남자(+LR 1.5, **−LR 0.24**)

울혈성 심부전증 (Congestive Heart Failure)

많은 기능이 심부전의 가능성을 증가시켰으며, 각 범주의 가장 좋은 특징은 다음과 같다:[78]

- 심장 마비의 과거력(**+LR 5.8**)
- 발작성 야행성 호흡 곤란 증후군(+LR 2.6)
- 제 3심음(S3)의 반응(**+LR 11**)
- 폐 정맥 울혈을 보이는 흉부 방사선 사진(**+LR 12.0**)
- 심방 세동을 보여주는 심전도(+LR 3.8)

심부전의 가능성을 가장 감소시킨 특징은 다음과 같다: [78]

- 심장 마비의 과거 병력이 없음(**−LR 0.45**)
- 호흡곤란의 증상(**−LR 0.48**)
- 수포음(−LR 0.51)
- 흉골 압박 심장 비대(**−LR 0.33**)
- 모든 심전도 이상(−LR 0.64)

호흡이 곤란한 응급실의 성인 환자의 경우 직접적인 병력, 신체검사, 흉부 방사선 검사 및 심전도 검사를 수행해야 한다. 심부전의 의심이 남아있는 경우, 특히 심장 마비를 배제하기 위해 혈청 뇌 나트륨 이뇨 펩티드를 얻는 것이 도움이 될 수도 있다.[78]

심부 정맥 혈전증
(Deep Venous Thrombosis)

심부 정맥 혈전증(DVT)에 대한 임상적 예측 규칙은 다음과 같다:[79]

- 활동성 암(진행 중인 치료 또는 6개월 이내 치료): 1점
- 마비, 불완전 마비 또는 최근에 하지(LE)의 석고 고정: 1점
- 최근 3일 이상 누워 있거나, 마취를 필요로 하는 이전에 12주 이내 주요 수술: 1점
- 심부 정맥계의 분포에 따른 국소화된 압통: 1점
- 다리 전체의 부종: 1점
- 증상이 없는 다리보다 최소한 3cm의 큰 장딴지 부종(경골 결절보다 10cm 아래에 측정): 1점
- 증상이 있는 다리에 국한된 함요부종(pitting edema, 오목부종): 1점
- 곁가지의 얕은 정맥(비정맥류): 1점
- 이전의 DVT: 1점
- 적어도 DVT와 같은 가능성이 있는 대안의

진단이 있는 경우 2점을 뺌

점수가 > 3일 경우 DVT의 확률이 높다(53%).
점수가 1–2점이라면 DVT의 보통 확률(17%).
점수가 0이면 DVT의 가능성이 낮다(5%).

이러한 매개 변수는 DVT의 판정에 유용하다:[80]

- 암(+LR 2.7)
- 이전의 DVT(+LR 2.3)
- 최근의 고정(+LR 1.98)
- 종아리 직경의 차이(+LR 1.8)
- 최근의 수술(+LR 1.8)

이 매개 변수는 DVT를 배제하는 데 유용하다:[80]

- 종아리에 부종이 없다(−LR 0.67).
- 종아리 직경에 차이가 없다(−LR 0.57).

Wells 임상 점수는 개인의 특성보다 더 가치가 있다; 이것은 높은 계층으로 환자를 계층화했다(**+LR 5.2**), DVT의 중등도, 중등도 및 중등도(**−LR 0.25**) 확률. 개별적인 임상 특징은 DVT를 진단할 때 제한적이다. Wells 점수를 사용하여 임상적 확률을 전반적으로 평가하는 것이 더 유용하다.[80]

말초동맥질환 (Peripheral Arterial Disease)

증상이 없는 환자의 경우 말초 동맥 질환(PAD) 진단에 가장 유용한 임상 결과는 파행(+LR 3.30), 대퇴부 잡음(**+LR 4.8**), 또는 어떠한 맥박 이상(+LR 3.1)이다. 어떤 임상 검진 특징이 없더라도 어느 정도 PAD의 가능성을 낮추는데 도움이 되지만, 파행이나 정상 맥박은 중등도에서 중증의 가능성을 감소시킨다. 다리에 불편한 증상이 있는 환자를 고려할 때 가장 유용한 임상 소견은 차가운 피부(**+LR 5.90**), 적어도 1개의 잡음(**+LR 5.6**), 또는 알 수 없는 맥박 이상(**+LR 4.7**). 어떤 잡음도 없고(장골, 대퇴 또는 무혈성; **−LR 0.4**) 또는 맥박 이상(**−LR 0.4**)이 없으면 PAD의 가능성이 줄어든다. 신체 검사 소견을 종합해도 PAD의 가능성은 개별 임상 소견보다 높지 않다.

임상 검사 소견은 PAD의 진단을 반드시 포함하거나 제외하기 위해 독립적으로 충분하지 않기 때문에 사전 검사 확률의 맥락에서 사용하여야 한다. 휴대용 도플러를 사용한 PAD 심사 점수는 진단 정확도가 가장 크다.[81]

복부동맥류
(Abdominal Aortic Aneurysm)

복부동맥류(AAA)는 남성, 백인, 50세 이상이며 흡연 이력이 있고 AAA의 가족력이 있는 환자의 감별진단의 부분으로 고려되어야 한다.[82] 복부 촉진과 함께 AAA 심사를 제안한다. 비용의 효과성이 명확하지 않지만 65세에서 79세 사이의 남성의 경우 초음파 영상을 이용한 심사가 제안되었다.[83]

복부 대동맥의 촉진은 환자를 바로 눕힌 자세에서 엉덩관절을 굽히고, 발은 테이블에 평평하게 놓고, 복부는 편안하게 한다. 치료사는 손가락 끝을 사용하여 처음에는 대동맥 맥박을 깊이 느껴지며, 일반적으로 배꼽보다 조금 위에 있고 정중선의 왼쪽에서 나타난다. 이런 다음 치료사는 맥동 구역의 양쪽에 검지손가락을 두고 대동맥을 확인하고(각 수축은 두 손가락을 놓고 이동한다) 대동맥의 폭을 측정한다. 일반적으로 마른 환자는 대동맥의 촉진이 용이하다. 정상 대동맥의 직경은 2.5cm 미만이다. 대동맥이 이보다 큰 경우 초음파촬영의 영상에 대한 추가 조사가 정당화 될지도 모른다.

- 혼합분석: SN 39(AAA of 3.0–3.9cm), 50(AAA 4.0–4.9cm), 76(AAA ≥5.0cm), **+LR 12**, −LR 0.72(AAA ≥3.0cm), **+LR 16**, −LR 0.51(AAA ≥4.0cm).[82]
- SP는 75에서 100의 범위이며, AAA를 위한 초음파촬영 영상 없이 선별로 제시했다.[84]

임상검사에 대한 신뢰도 또한 AAA의 사후 진단을 위해 고려해야 할 변수다. 치료사가 AAA에 대한 정의를 고려한 시험에서 **+LR**은 **4.8**이었고, AAA를

암시하는 것은 +LR은 1.4였다.[82]

측두 동맥염 (Temporal Arteritis)

체계적 검토에서, 생체검사를 위해 추천받은 환자 중 측두 동맥염(TA)의 가능성을 크게 증가시킨 유일한 두 가지 병력의 특징은 턱 파행(**+LR 4.2**)과 복시(+LR 3.4)였다. 일시적인 동맥 이상이 없으면 질병의 가능성을 완만하게 감소시키는 유일한 임상적 요소이다(−LR 0.53). 예견되는 신체 소견으로는 측두엽 동맥 비딩(beading)(**+LR 4.6**), 측두엽 동맥의 융기(**+LR 4.3**), 및 동맥의 압통(+LR 2.6)이 포함됐다. 정상적인 적혈구 침강 속도(ESR) 값은 질환의 가능성이 훨씬 낮은 것으로 나타났다(**비정상적인 ESR 0.2에 대한 −LR**). 따라서 소수의 임상적 특징은 질환의 임상적 의심을 갖는 환자 사이에서 양성 측두 동맥 생검의 가능성을 예측하는데 유용하다;
가장 유용한 발견은 정상적인 ESR로 TA가 발생하지 않는 것이다.[85]

폐 (Pulmonary)

일반적으로 정확하게 진단할 수 있는 폐와 관련된 질환은 폐색전증이다. 그러나 현재 활동 중인 정형외과 치료사는 그들이 검사하는 환자에게 영향을 미칠 수 있는 다른 잠재적인 폐질환을 잡아낼 수 있어야 한다.

메타 분석을 사용한 체계적 연구에서, 폐색전증일 가능성에 넣을 가장 유용한 요인(pooled + LR(우도비))으로는 실신(2.4), 쇼크(**4.1**), 혈전 정맥염(2.2), 진행중인 심부 정맥 혈전증(2.1), 다리 부종(2.1), 갑작스런 호흡 곤란(1.8), 활성 종양(1.7), 최근의 수술 경험(1.6), 객혈(1.6) 및 다리 통증(1.6)이 있다. 폐색전증을 배제하는데 가장 유용한 특징은 갑작스런 호흡 곤란(**0.43**), 기타 모든 호흡 곤란(0.52) 및 빈 호흡(0.56)이 없다는 것이다. 공통적인 결과들이 포함된 많은 분석들은 중요한 이질성을 가졌으므로 저자들은 이 추정치를 신중하게 사용해야 한다고 권고했다.[86]

폐색전증을 예측하는 임상 지표는 다음과 같다:[87–89]

- 65세 이상: 1점
- 심부정맥혈전증 또는 폐색전증 과거병력: 3점
- 1개월 이내에 수술 또는 골절: 2점
- 활동적인 악성 상태: 2점
- 편측 하체 통증: 3점
- 객혈: 2점
- 분당 심박수 75–94회: 3점
- 분당 심박수 95 회 이상: 5점
- 심부 촉진에 의한 하지 통증 및 편측 부종: 4점

폐색전증의 임상 사전 검사 확률은 다음과 같다:

- 0–3점은 폐색전증일 확률이 9%로 경도
- 4–10점은 폐색전증일 확률은 28%로 중등도
- 11점 이상은 폐색전증일 확률이 72%로 고도

개채별 유병률이 24%에서, 수정된 제네바 점수는 **SN 91**, SP 37.[90]

폐색전증에 대한 다른 확률 점수로는 웰의 지표(Well's rule)가 있다.

- 임상적으로 의심되는 심부정맥혈전증: 3점
- 폐색전증보다 가능성이 적은 다른 진단: 3점.
- 빈맥: 1.5점
- 4주전에(3일 이상) 고정하였거나 또는 수술한 경우: 1.5점
- 심부정맥혈전증 또는 폐색전증 과거병력: 1.5포인트
- 객혈: 1포인트
- 악성 종양(6개월 이내 치료) 또는 완화: 1점

웰의 지표(Well's rule)를 적용한 폐색전증의 임상적 확률은 다음과 같다:[91]

- 점수가 2점 미만인 경우 위험성이 낮음 (통합 자료를 기반으로 15% 확률)
- 점수가 2–6점은 보통 위험 (통합 자료를 기반으로 29% 확률)
- 점수가 6점 이상은 높은 위험

(통합 자료를 기반으로 59% 확률)
< 2점: SN 84(74–89), SP 58(52–65), +LR 2.0, −LR 0.27[90]
≤ 4점: SN 60(49–69), SP 80(75–84), +LR 3.0, −LR 0.5[90]

복강 내 공간 (Intra-Abdominal)

복강 내의 의학적으로 관련된 증상은 척추와 둔부의 잠재적 통증 호소 때문에 활동 중인 정형외과 치료사들이 고려하는 부분이다. 다양한 임상 변수들과 진단학적 정확성, 정형외과 치료사가 접할 수 있는 원발성 복강 내 질병의 특수한 고려사항들이 여기에 제시된다.

복강 내 무딘 손상 (Blunt Intra-Abdominal Injury)

안전벨트 징후의 증상(자동차 사고와 관련하여 안전벨트로 구속된 탑승자의 복부의 타박상 및 찰과상)(+LR 범위 5.6–9.9), 반동 압통(+LR 6.5)(이 장의 뒷부분에 있는 검사 설명 참고), 저혈압(+LR 5.2), 복부 팽창(+LR 3.8) 또는 보호반응(+LR 3.7)은 복강 내 손상을 의미한다. 촉진을 하였을 때 복부 압통이 없어도 복강 내 손상을 배제하지 않는다(요약 −LR 0.61). 복강 내의 유체나 장기 손상을 알아보기 위한 누운 자세에서 초음파 검사는 다른 과거력 및 신체검사 소견보다 정확하다; (간략한 요약 +LR 30). 반대로 일반적인 초음파 검사 결과는 손상을 발견할 확률이 감소한다(−LR 0.26).[33] 침대에서의 초음파 검사는 모든 개별적인 소견의 정확도가 가장 높지만 이런 일반적인 결과로 복부내 손상이 배제되지 않는다. 임상 결과의 조합은 환자에게 추가적인 평가의 필요 여부를 결정하는 데 가장 유용할 수 있다.[33]

임상 예측 지표(clinical prediction rule, CPR)는 몸통 외상 후 복강내 손상을 배제하여 치료사를 돕기 위해 파생되었고 입증되었다.[92] 모든 복강 내 손상(급성기 치료, 아니면 오직 엄격한 모니터링만 시행했는지의 여부)에 대한 임상 예측 지표의 검사 수행은 하위 단계에서 SN이 98이고 임상 예측 지표의 유효성 검사 단계에서 SN이 96인 것으로 나타났다. SP는 하위 단계에서는 26, 유효성 검사 단계에서는 30이었다. 따라서 +LR 및 −LR은 각각 1.4와 0.13이었다.

모든 복강 내 손상의 임상 예측 지표는 다음과 같은 변수들을 따른다: GCS 14점 미만, 늑골연(costal margin, 갈비 모서리) 압통, 복부 압통, 대퇴골(femur, 넙다리뼈) 골절, 혈뇨에 있는 적혈구수와 또는 고배율 시야 적혈구 또는 고출력 필드(소변을 400배의 배율로 관찰하였을 때 1시야당 나타나는 백혈구 수를 의미)가 25개 이상, 적혈구 용적률 30% 미만, 및 비정상적인 흉부 방사선 사진 결과(기흉, 늑골 골절).[92] 현재 임상에 있는 물리치료사, 운동 트레이너 또는 의사는 이러한 유용성 중 일부를 결정할 능력이 없으면 직접 평가할 수 있는 유용성에 대한 의심을 키워야 한다(예, 임상 평가를 통한 GCS, 복부 또는 늑골연의 압통, 대퇴골 골절).

충수염 (appendicitis)

급성 충수염 환자에서 가장 흔한 징후와 증상은 우측 하부 사분면에서의 통증과 압통(환자 100%), 움직일 때 악화됨(98%), 불편함(93%), 상실감 식욕부진(88%), 우측 하부 사분면 에서 반동 압통(74%)이 있다.[7] 이러한 징후와 증상들은(12시간 미만) 성인 환자의 18%와 정상 체온을 가진 환자의 절반 이상에서 비교적 빨리 발생했다. 이는 많은 환자들에서 연령대, 성별, 증상 지속 기간과 관련이 없는 것으로 나타났다.[7]

신체에 나타나는 의학적 과거력만 가지고 충수염을 배제할 수 없다. 그러나 우측 하부 사분면 통증(+LR 7.3–8.5), 복부 경직도(+LR 3.7), 그리고 요근 징후(psoas sign)(+LR 2.4)(이 장의 뒷부분에 있는 검사 설명 참고)는 모두 충수염을 일으킬 가능성이 높지만, 반면에 우측 하부 사분면의 통증이 없거나(−LR 0–0.3), 이전에 유사한 통증이 있다면 진단 가능성이 줄어든다(−LR 0.3).[93,94]

복통이 있는 어린이의 경우, 충수염과 관련된 가장 유용한 증상은 발열이었다; 발열은 충수염의 가능성을 증가시키고(요약 +LR 3.4), 반대로 열이 없으면 충수염의 가능성을 감소시킨다(요약 −LR −0.32).

충수염 진단으로 의심되고 평가된 아이들의 그룹에서는 반동압통이 있으면 충수염일 확률이 3배가 된다(요약 +LR 3.0). 반면에 반동압통이 없다면 충수염의 확률은 감소한다(요약 -LR 0.28). 중간 복부에서 시작하여 우측 하부 사분면(+LR 범위, 1.9-3.1)으로 이동하는 복부 통증은 우측 하부 사분면(요약 +LR 1.2)에서만 통증이 나타나는 것보다 충수 돌기의 위험을 증가시킨다. 백혈구 수가 10,000/MμL 미만은 충수염의 가능성(요약 -LR-0.22)이 감소하고, 절대 호중구 수가 6,750/MμL 이하(-LR-0.06)일 때와 같다. 징후와 증상은 특히 더 많은 평가나 중재가 필요하지 않은 어린이를 확인하는 데 있어 가장 유용한 것으로 나타났다.[95]

성인과 비교할 때, 충수염의 전형적인 증상으로 확인된 우측 하반부 복부 통증은 어린이(요약 +LR 1.2)보다 성인에서(+LR 7.3-7.5) 더 확실하게 예측할 수 있다.[93,95] 발열, 식욕 부진, 메스꺼움 및 구토는 성인과 어린이 모두에서 충수염을 예측하기엔 부족한 독립적인 증상들이다. 반동 압통과 요근 징후가 어린이와 성인에서 유사하게 수행되었다.[93,95]

반동 압통(블룸베르그징후, Blumberg's sign)은 맥버니 압통점(McBurney's point)을 촉진으로 평가된다. 치료사가 복부의 우측 하부 사분면(ASIS에서 배꼽까지의 거리의 3 분의 1)을 부드럽고 깊게 촉진해야 하기 때문에 바로누운 자세에서의 환자는 긴장을 풀어야 한다. 치료사는 심부 촉진 후 신속하게 이완해야 한다. 이완(반동 기술)과 함께 맥버니 압통점에서의 압통이 증가되었다면 급성 충수염에 대한 (+) 양성 반응으로 간주된다.

이 위치에서의 촉진에 의한 압통에 대한 진단 정확도는 다음과 같다.

- **SN 100**, SP 12, +LR 1.1, **-LR 0.0**[96]
- **SN 90**, SP 59, +LR 2.2, **-LR 0.17**[97]

반동 압통의 진단 정확도는 다음과 같다:

- SN 55, SP 78, +LR 2.5, -LR 0.58[96]
- SN 66, SP 75, +LR 2.6, -LR 0.45[97]

요근 징후는 다른 두 가지의 환자의 자세에 의해 나타날 수 있다. 바로누운 자세에서, 치료사는 환자에게 무릎 몸쪽 부위에 저항을 가하며 우측 허벅지를 들어 올리라고 한다(24장 둔부 참고). 옆으로 누워있는 자세에서, 치료사는 위쪽에 있는 다리를 엉덩관절을 신전시킨다. 두 가지 방법 중에 하나라도 통증이 증가되면 양성 반응이고, 염증이 있는 충수(분명히 우측에만)에 의해 요근(psoas, 허리근)의 자극을 나타낸다.

급성충수돌기염의 진단을 예측하기 위해 몇 가지 의사 결정 지표가 있다. 알바라도(Alvarado) 모델[96]은 우측 하부 사분면에서 복부 통증이 있어 응급실로 찾아온 환자에게 가장 사용하기 쉽고 강력한 모델로 권장된다.[93] 알바라도 임상 결정 지표(MANTRELS 기호)는 다음과 같다:

- 이동(상복부 영역에서 우측하복부 사분면으로 이동하는 통증): 1점
- 식욕부진(**A**norexia): 1점
- 메스꺼움 및 구토(**N**ausea and vomiting): 1점
- 사분면의 우측하부의 압통(**T**enderness in right lower quadran): 1점
- 반동 압통(**R**ebound pain): 1점
- 온도 상승(**E**levation of temperature:): 1점
- 백혈구 증가(**L**eukocytosis): 1점
- 좌측으로 이동(**S**hift to the left)(백혈구 수가 좌측으로 이동): 1포인트

최대 총점은 10점이다. 이 지표가 7점 이상이면 양성으로 간주 된다: 7 이상의 점수에서 **SN 81**, SP 74, +LR 3.1, **-LR 0.3**.[96]

급성 담낭염 (Acute Cholecystitis)

진료 또는 검사 결과는 추가 검사(예, 사분면 우측 상부 초음파 검사)없이 급성 담낭염 진단을 가능성에 넣거나 배제하기에 충분히 높은 +LR 또는 -LR를 가질 수 없다. 머피의 징후(Murphy's sign)(+LR 2.8)와 사분면에서 우측상부의 압통(-LR 0.4)은 예외였지만 95%로 CIs에는 둘 모두 1.0이 포함되었다. 개복

술 시 진단 확정 비율 및 관련 방사선 검사의 검사 특성에 대한 유용한 데이터에 따르면 급성 담낭염의 진단적 인상은 **+LR이 25~30**이다. 유감스럽게도 이용 가능한 문헌은 추측하건데 이 진단적 성공을 설명하는 임상과 검사 소견의 특정 조합은 동일시하지 못한다.[98]

머피의 징후는 또 다른 최근 연구에서 부족한 심사(SN 50, −LR 0.5)로 판명되었다. 머피의 징후는 진단 검사(**SP 98, +LR 25**)로 임상적 유용성이 훨씬 뛰어났지만 매우 큰 CI가 있었다.[37] 머피의 징후를 수행하기 위해 치료사는 환자를 바로 누운 자세로 눕히고 이완시킨다. 치료사는 한쪽 손을 동측의 후하부 늑골연에, 다른 쪽 손을 동측 상부 늑골하부분 전방으로 위치시킨다. 환자가 심호흡을 할 때 치료사는 늑골하부위를 깊게 촉진한다. 흡기 중 통증이나 관련된 흡기 정지는 양성 검사이다.

급성 담낭염에 대한 급성 복부를 평가할 때 신체검사는 제한적인 정확성을 가지고 있다.[37] 기존의 문헌은 이 병리를 검사하거나 진단하기에 충분한 임상 유용성을 가진 단독 소견을 지원하지 않기 때문에 임상 형태 및 진단영상(표 6.1 참고)을 급성 담낭염 검사 절차의 일부로 시행하는 것이 좋다.[98]

간 비대 (Hepatomegaly)

증가된 간의 폭 또는 부피 용적은 다양한 간 질환과의 상관관계가 있다. 간의 가장자리를 손쉽게 만져볼 수 있다는 것은 진단 능력(+LR 2.0)을 가지고 있다는 것이다. 우측 늑골연 아래로 간 가장자리가 느껴질 확률은 약 50%이다. 간 질환, 악성 종양 및 울혈성 심부전이 의심되거나 가지고 있는 환자들은 간 비대증도 고려해보아야 한다. 간 초음파 검사는 임상 소견 확인에 필요하다.[99]

간은 환자가 바로누운 자세에서 복부 이완이 될 때 촉진해야 한다. 치료사는 쇄골 중앙선에서 복부 사분면 우측 상부를 양손 손가락으로(손을 겹쳐서) 촉진한다. 치료사는 후–상부 방향으로 깊게 촉진하기 때문에 환자에게 심호흡(간이 손가락 쪽으로 내려가게 하기 위해)을 하도록 한다. 간이 쉽게 촉진되면 양성 반응이다. 간 비대의 촉진 진단 정확도는 다음과 같다:

- SN 39–42, SP 82–86, +LR 2.2–3.0, −LR 0.68–0.74[100]
- SN 36, SP 83, +LR 2.2, −LR 0.76[101]

비장 비대 (Splenomegaly)

촉진할 수 있는 비장 비대만 없었다면 건강한 학생 집단의 유병률은 대략 3%로 낮고;[102] 12%의 일반적인 산후 여성은 촉진할 수 있는 비장(지라, spleen)을 가지고 있었다.[103] 비장 비대로 의심되는 증상으로는 의심스럽거나 입증된 바이러스성 질환, 악성 종양, 간경화, 의심되는 문맥고혈압, 의심스럽거나 입증된 말라리아 및 비장 비대와 관련된 결합 조직을 포함한다.[104]

비장 비대증에 대한 임상 검사는 SN보다 SP가 높으며, 질환 의심이 적어도 10%인 환자의 진단에서 판정을 내리는 데 가장 적합하다. 또한 검사는 Traube의 공간 타진으로 시작해야 하고, 분명치 않다면, 바로누운 자세에서 한손으로 촉진한다. 이러한 도수교정은 다른 도수교정보다 광범위하게 평가되어 결과에 대해 더 큰 확신을 갖게 한다. 미들턴의 도수교정(Middleton's maneuver)도 잘 사용될 수 있다.[104]

Traube의 공간 타진은 환자가 우측으로 누워 있고 치료사가 그 뒤에 서 있는 것을 요구한다. Traube의 공간(6번째 늑골 전면, 중간겨드랑선 측면, 늑골연 전면)은 환자가 정상적으로 호흡할 동안 바깥에서 안쪽까지 퍼진다. 양성 검사일 경우 불확실하고, 약간의 둔탁함, 확실한 둔탁한 것으로 확인되는 소리가 난다. 이 검사의 진단 정확도는 다음과 같다: **+LR 8.2, −LR 0.41**는 세 가지 연구에 기인한다.[104]

비장의 촉진은 환자가 바로누운 상태에서 정상적으로 호흡하며; 치료사는 환자의 우측에 선 상태로 한다. 치료사는, 원위 흉곽의 뒷면에 왼손을 사용하여, 환자의 흉곽을 들어 올리고, 우측의 늑골연 영역을 느슨하게 만든다. 치료사의 우측손으로 늑골 밑의 늑골연을 촉진하여 흡기 중 비장이 하강하는 것을 느낀다. 전체 늑골연이 촉진된다. 이 검사의 양성 반응은 확대된 비장을 촉진하는 것이다. 이 검사의 진단 정확도는 다음과 같다: +LR 2.3, **−LR 0.48**는 네 가지 연구에 기인한다.[104]

Middleton의 도수교정에서 환자가 바로누운자세와 정상적인 호흡을 포함하며; 치료사는 환자의 좌측 어깨와 치료사의 다리가 마주 볼 수 있도록 선다. 치료사는 환자가 심호흡을 하도록 지시하면서 양손을 좌측 늑골연에 두고 양손 끝을 구부리고, 비장을 촉진한다. 비장 촉진은 양성 반응이다. 이 검사의 진단 정확도는 다음과 같다: SN 56, **SP 93**, **+LR 8.0**, −LR 0.57(촉진의 조합과 Middleton의 도수교정 결과).[105]

신장(늑골척추의 압통)

(Kidney (Costovertebral Tenderness))

환자의 뒤쪽 갈비척추각에 대한 압통은 전통적으로 신장 병리에 대한 임상 검사로 생각되어왔지만, 이 조작의 진단상 정확도는 조사대로 나타나지 않는다. 이 평가를 수행하기 위해서 환자는 앉도록 한다(또는 가능하다면 엎드릴 수도 있다). 치료사는 바로 뒤에서 환자 옆에 서고, 갈비척추각에서 12번째 늑골에 손을 평평하게 두도록 한다. 그러고 나서 치료사는 주먹을 쥔 그들의 손으로 등을 툭툭 두드린다(주먹의 척측 모서리를 이용하여). (+)검사는 옆구리와 외측 복부 통증 늑골 아래 등이다.

비뇨기과 (Urological)

병리들과 관련된 비뇨기과는 전통적인 정형외과 진료실에 보이는 환자의 통증에 대한 잠재적 기여자로서 종종 못 보고 지나친다. 가변 임상 제시, 그들의 진단상 정확도, 그리고 정형외과의 치료사가 마주칠 수 있는 초기 비뇨기 병리들의 특수한 고려들이 여기에서 보여진다.

네 가지 증상과 한가지 징후가 요로감염(UTI)의 개연성으로 유의하게 증가하였다:

- 배뇨통(통증있는 배뇨)(요약 +LR 1.5)
- 배뇨의 높은 빈도(+LR 1.8)
- 혈뇨(+LR 2.0)
- 허리통증(+LR 1.6)
- 갈비 척추각 압통(+LR 1.7)

네 가지 증상과 한 가지 징후가 요로감염의 확률을 유의하게 감소하였다.

- 배뇨통 없음(**요약 −LR 0.5**)
- 허리통증 없음(−LR 0.8)
- 질 분비물의 병력(**−LR 0.3**)
- 질 자극의 병력(**−LR 0.2**)
- 질 분비물 검사(−LR 0.7)

모든 개인의 진단상 징후들과 증상들 중 가장 강력한 두 가지는 요로감염의 가능성을 상당히 감소시킨 질 분비물의 병력과 질 자극의 병력이다(각각 **−LRs 0.3**, **0.2**). 징후 또는 증상들의 조합은 한 가지 증상이나 징후보다 더욱 강력하다(배뇨와 빈도의 조합에 대해서는 **+LR 24.6**이지만 자극의 질 분비물은 아니다).

요로감염의 한 가지 또는 그 이상의 증상들을 가진 여성들 중 감염의 가능성은 대략 50%이다. 증상들의 특정한 조합(예: 질 분비물 및 분비물이나 자극이 없는 배뇨와 빈도)은 요로감염의 가능성을 90% 이상 상승시키고, 병력만으로 근거가 되는 증상을 효율적으로 결정한다.[106]

위장관 (Gastrointestinal)

정형외과 치료사에게 제시하는 환자의 통증에 대한 위장관 분포는 적절한 의학적 심사를 요구하는 종종 간과되는 원인이다. 다양한 임상적 표현, 그들의 진단상 정확도 그리고 정형외과 치료사가 마주할 수 있는 초기 위장관 병리들의 특별한 고려가 여기에서 제시된다.

상부 위장관 출혈

(Upper Gastrointestinal Bleed)

위장관 출혈이 있는 환자들 중에서 하부 위장관 출혈(LGIB)보다 상부 위장관 출혈(UGIB)의 확률이 더 높다(발생률 63%). 상부 위장관 출혈이 있는 환자들 36%는 심각한 출혈에 대해 긴급한 중재를 필요로 한다.[107] 위장관 출혈이 있는 환자들은 혈액구토, 혈변

(붉은 변), 검정색변(UGIB와 관련된 검은 타르변) 또는 커피찌꺼기모양 구토와 같이 혈액손실과 같은 시각적 근거가 나타날 수 있다. 환자들은 검정색변과 같은 출혈의 시각적 증거를 항상 확실하게 인지하지 못할 수 있다. 상부 위장관 출혈은 위장관 출혈 손실의 증거를 가진 모든 환자들에서 고려되어야 한다.[107]

인구학과 상부 위장관 출혈을 암시하는 과거 특징들은 이전 병력(**+LR 6.2**), 나이 < 50세(+LR 3.5), 경화증(+LR 3.1)을 포함한다. 상부 위장관 출혈을 암시하는 임상적 검사 특징은 검정색변(melena; **+LR 25**)의 보고, 혈액 또는 혈변(**+LR 9.6**)이 있는 코-위세척을 포함한다. 검정색변을 기록한 환자들은 **+LR 5.1~5.9**를 가진다.[107]

과민성대장 증후군 (Irritable Bowel Syndrome)

과민성대장 증후군(IBS)의 지역사회 유병률은 성인의 5%~20% 사이인 것으로 추정된다.[108] 추가 평가를 위해 위장병 전문의에게 의뢰된 환자들에서 과민성대장 증후군은 궁극적으로 과민성대장 증후군으로 진단받은 환자가 57%로 여전히 가능성이 높다.[109-111] 하복부의 불편함, 배변습관의 변화 또는 통과한 배변의 특성, 위창자내 공기 참, 가스의 통로 또는 과민성대장 증후군의 모든 신속하게 고려를 가로막는 불완전한 직장 배출의 감각.[112] 개별적인 소견 중에서, 복부의 불편감의 발병에서 설사만이 +LR > 2.0이다. 아래복부 불편감은 1.3의 **+LR과 0.29**의 -LR을 가진다. 환자가 대체적인 진단 없이 증상을 경험할수록 과민성대장 증후군의 가능성이 높아진다.[112]

다른 근골격계의 상태 (Other Musculoskeletal Conditions)

이 본문의 대부분은 전통적으로 정형외과 치료사가 마주하게 되는 근골격계 상태들을 다룬다. 치료사들은 다른 임상적으로 관련된 근골격계 병리들을 인지하는 것이 필요하다. 다양한 임상 표현들, 그들의 진단상 정확도 그리고 정형외과 치료사들이 만날 수 있는 초기 의학적으로 관련된 근골격계 병리 특수 고려사항들이 여기에서 제시된다.

부패성 관절염 (Septic Arthritis)

부패성 관절염에 대한 문헌의 최근 검토에서, 가장 강한 심사 변수들은 다음과 같은 것들의 부족함이다: 관절통증(**SN 85**), 관절부종의 병력(SN 78), 열(SN 57). 실제로 이것들은 50% 이상의 환자들에게서 발생한 유일한 소견들이었다. 발한과 오한은 임상적 효용이 훨씬 낮았다.[113]

당뇨를 가진 환자에게서의 골수염 (Osteomyelitis in a Client With Diabetes)

당뇨를 가진 환자 중 골수염의 잠재적인 존재에 대해 일반적으로 평가된 임상적 측정들은 하지 궤양의 존재와 probe-to-bone test를 포함한다, 뼈가 하지 궤양에 노출되었다면, 이것은 골수염을 강하게 의심할 수 있지만(**+LR 9.2**), 뼈 노출의 부재로 골수염을 배제하는 것은 충분하지 않다(-LR 0.70).

$2cm^2$보다 큰 궤양 크기는 골수염을 일으킬 확률이 높고(**+LR 7.2**), 반면에 $2cm^2$보다 작은 궤양 크기는

중요한 임상적 핵심

정형외과(근골격계) 환자에게 의학적 심사를 수행할 때, 치료사들은 다음을 고려해야한다:

- 일반적으로 근골격계 통증은 다양한 관절 움직임들에 의해 영향을 받는다.
- 일반적으로 근골격계 통증은 검사의 다양한 요소들에 의해 더 나빠지고 나아지게 된다.
- 표준 근골격계(정형외과) 검사에서 증상의 변화 부족은 의학적으로 관련된 병리의 잠재적인 존재에 대해 치료사는 경계해야 한다.

약 절반의 가능성을 감소시킨다(−LR 0.48). 세 가지 연구를 요약한 결과 양성 probe to bone 검사 증가(+LR 6.4)를 암시했고, 반면에 음성 검사는 골수염의 가능성이 감소하였다(−LR 0.39).

발 궤양의 probe−to−bone 검사를 수행하기 위해, 치료사는 상처 부위에 무균을 조사하며, 무딘 스테인리스스틸을 탐색하고, 개입되는 모든 연부조직의 결핍에서 상처바닥에 바위처럼 단단하고 모래같은 구조가 있음을 평가한다.(+)양성 검사는 이러한 소견의 존재이다. (−)음성 검사 결과는 골막이나 뼈의 상처바닥에 탐색이 불가능한 것이다.

상지와 하지 심사
(Upper and Lower Quarter Screens)

통증의 비정형외과(또는 비근골격계) 잠재적 원인들이 배제된다면, 치료사는 정형외과 검사와 신경계통의 세밀한 검사의 필요성을 결정해야 한다. 이 심사과 검사의 내용은 7장에 상세히 기록되어 있다.

치료에 기반한 분류
TREATMENT-BASED CLASSIFICATION

전통적이고 의학적 모델 라벨링은 다른 병리들에 대한 진단상 라벨링을 제시해왔다. 이러한 의학적 진단은 환자의 통증이나 장애의 원인으로 추정되는 특정 조직 병리를 우세하게 식별한다. 진단 라벨링에 근거한 이 조직 병리학은 통증 발생 구조가 확인되는 질환의 병리해부 모델을 따른다. 많은 치료사들은 관절와순과 일치하는 징후와 증상과 같은 용어에서 이 모델과 관련한 분류를 배운다. 이 접근법에 대한 주요 논점은 의사가 동일한 접근법을 사용하기 때문에 치료사들이 의사소통을 이론적으로 향상시킨다는 것이다.[114] 그럼에도, 다양한 기능 장애에 대한 각각의 진단상 표지의 특정한 기준이 균일하게 정의되지 않았다는 것이 입증되었다.[114−116]

최근에는 치료기반 분류의 개념이 1990년대 요통(LBP)의 효과적인 치료를 위한 근거가 찾기 힘들다는 걱정에서 벗어나 채택되었다.[117] Delitto와 동료들은 무작위 대조 연구에서 효능을 증명하는데 실패한 일부 치료들에 대한 이유가 요통 환자들이 동질집단이라는 잘못된 가정이라고 주장했다.[118] 표본 이질성에 대한 문제들을 피하기 위해 무작위 대조 연구에서 동일한 형태의 하위 집단을 확인하는 것의 중요성을 강조해왔다.[118−122] 요통 인구 내에서 동일한 하위 집단의 식별을 위한 기준을 개발하는 과정은 분류이다. 분류 체계의 상이한 잠재적인 유형은 다음과 같은 것들이 포함될 수 있다:

- 징후와 증상: 특정 징후와 증상의 환자 표현에 따라 분류된 요통
- 병리해부: 허리뼈 구조의 병리에 따라 분류된 요통
- 심리학: 심리학적 기준에 따라 분류된 요통
- 사회: 사회적 기준에 따라 분류된 요통

이전에 열거된 분류 체계와는 다른 유형이 잠재적으로 있을 수 있고, 나열된 각 항목이 관련성을 가졌지만 최근의 문헌은 증상 및 징후에 근거한 분류 체계를 지원한다. 환자의 징후와 증상에 따른 분류를 사용하여 이에 따라 환자를 치료하는 것을 *치료기반분류(TBC)*라고 한다. 치료기반분류는 요통을 가진 환자들의 하위 그룹들이 주요 병력과 임상검사 소견으로부터 확인될 수 있다는 전제에 근거한다.[118] Delitto와 동료들은 또한 치료기반분류가 하위 그룹의 임상 발표에 적용될 때, 특정 중재에 우호적인 반응을 보일 것 이라고 가설을 세웠다. 일곱 개의 다른 분류 집단들은 요통에 대해 치료기반분류(TBC)에서 본래 서술되었다;[118] 그러나 최근의 연구는 일곱 개의 분류 집단들에서 네 가지로 분류 되었다: 조작, 특정한 운동(굴곡, 신전 및 외측 이동 패턴들), 안정화, 견인.

이 치료기반분류 접근에서 사용된 일치된 중재와 검사결과의 군들은 주로 증거가 약한 전문가 의견에서 유래되었다. 적절한 범주 안에서 환자의 적절한 분류는 신뢰할 만하다고 입증되어왔다.[120,123−126] Fritz와

동료들[125] 그리고 Brennan과 다른 동료들은[127] 모두 요통을 가진 환자들의 분류와 일치된 중재에 치료기반분류 접근의 사용에 대해서 지원했다.

그럼에도 치료기반분류의 잠재적인 제한사항들은 다루어져야 한다. 분류에 관한 알고리즘 의사 결정 모델을 조사한 최근의 분석에서 적절한 분류의 신뢰도는 중간 정도였다(κ-0.52). 추가적으로 요통을 가진 사람들의 적절한 분류가 우려되었다. 그 이유는 모든 환자들이 하위그룹에 대한 기준을 충족시키는 것은 아니기 때문이다(25.2%).[128]

그러므로 다양한 분류의 장점과 단점이 있지만 이 본문에서 취한 접근법은 몸의 각 부위와 관련한 흔하게 기술된 다양한 병리들을 나열하고, 그들과 연관될 가능성이 가장 높은 치료기반분류를 설명된 각 병리의 끝에서 나열한다. 적절한 치료기반분류를 나열하는 것은 치료기반분류 방법이 환자들의 분류에 대해 가장 잘 입증된 방법이라는 제안은 아니다. 실제로 이전에 지적했듯이, 이것은 요통에 대한 문헌의 지지를 받아왔다. 이것은 단순히 환자의 주요한 손상을 가장 잘 판단하고, 그들의 환자를 가장 잘 치료하기 위해 그들의 검사 결과를 독자가 정리할 수 있도록 돕기 위한 시도이다.

결론 CONCLUSION

정형외과 전문의 진료실에 나타나는 환자를 적절하게 진단하는 것은 상태의 분류, 근골격계 및 비근골격계의 심각한 병리에 대한 심사 그리고 잠재적인 병리의 감별진단을 필요로 한다. 검사의 이러한 관점에서 치료사는 환자가 계속되는 검사 및 중재 또는 적절한 의료 전문가에게 의뢰에 적합한 지 결정하기 위해 검사로부터 정보를 종합한다. 최상의 근거인 진단 상 정확도의 활용은 환자에 대한 관리의 적절한 과정의 결정을 지원한다. 환자가 치료적 중재에 대해 적절하다고 판단된다면, 치료기반분류는 결정된 장애를 해결하는 데 잠재적인 이익이 될 수 있다.

7

정형외과적 선별 및 신경계 검사

ORTHOPEDIC SCREENING AND NERVOUS SYSTEM EXAMINATION

일단 통증의 적신호가 발생하고 비근골격계에 의한 통증의 기여도가 배제되면, 치료사는 근골격계에 의한 통증의 기여도를 결정해야 한다. 통증과 연관된 다양한 잠재적 원인들을 구별하기 위한 효과적인 방법은 상/하지 사분면 선별 검사를 통해서 할 수 있다. 이러한 선별 검사들은 이 장에서 자세히 설명되어 있다.

근골격계 선별검사

MUSCULOSKELETAL SCREENING

전통적인 상하지의 선별검사는 피부분절(Dermatomes), 근분절(myotomes)와 심부건반사(Deep tendon reflex)로 구성되어 있으며 뇌신경(Cranial nerve)검사와 상위 운동검사(upper motor examination)가 추가로 포함될 수 있다. 일반적으로 선별검사는 굉장히 섬세하게 이루어져야 한다(SN).[1] 양성반응 검사보다는 주로 구체적인 검사들을 포함한 전통적인 선별검사가 병리학적인 것과 연관된 것들을 보여주는데 더 도움을 줄 수 있다(SN).[2]

상하지 사분면 선별검사는 통증의 원인과 관련된 다른 잠재적인 것들을 선별하는데 의의를 두고 있다. 이러한 통증의 원인들은 통증이 있는 관절들의 근위와 원위에 위치해 있다. *여러 관절들과 연관된 통증, 미약한 말초 통증, 불확실하게 발생된 통증, 통증의 방사, 걸음걸이(Gait), 균형(balance), 협응력(coordination), 근위축(muscle atrophy)* 또는 *근약화(muscle weakness)*는 모두 상하지 사분면 선별검사를 적용하기에 적합한 증상들이다. 이 *검사를 해야하는 추가적인 이유로는 심인성 통증으로 의심되는*

비정상적인 통증과 통증 발생 기전을 명확히 찾지 못하는 환자들에게도 적용할 수 있다는 점이다. 또한 상하지 사분면 검사(최소한 전체 검사)가 항상 필요한 것은 아니라는 점에 유의해야 한다. 이러한 선별검사는 환자의 상태에 따라 결정되어져야 한다. 예를 들어, 환자의 견쇄관절(Acromiovlavicular joint, 봉우리빗장관절)의 한쪽에 현저한 통증이 존재하고 통증이 없는 다른 쪽보다 올라(elevation)가 있으면 상지 전체의 선별검사는 필요하지 않다.

검사 대상 부위의 과도한 압박(overpressure)은 통증에 대한 잠재적 기여도로서의 구조적인 문제를 배제하는 데 도움이 된다. 압박을 가할 때에는 점진적으로 해야 한다. 압박은 조직의 능동 및 수동 가동범위 운동시에 통증이 없는 경우에만 적용한다.

신경학적 선별검사는 다양한 개개인의 신경 뿌리 연접(innervation)과 근분절 또는 피부분절의 광범위한 개별 해부학적 다양성을 묘사하여야 하기 때문에 복잡해질 수 있다.[1,2] 신경근의 방사통과 관련된 증상도 매우 다양한 증상들이 존재하고 정확히 예측할 수 없는 것으로 알려졌다.[3] 한계에도 불구하고 일반적으로 반사, 감각 및 근위축 검사는 다음과 같은 경우 일반적인 검사 표준의 구성 요소일 것을 권장한다. 검사의 모든 구성요소들에서 각각의 검사들은 모든 검사들을 아울러 환자에게서 보여지는 증상들의 감별진단에 관한 결정에 임상적인 정보를 제공한다.

언급했듯이, 전통적인 상 · 하 선별검사는 피부분절(그림 7.1), 근분절 및 심부건반사의 검사와 상위 운동신경원(상 · 하위 쿼터)과 뇌신경(상부)의 검사로 구성된다. 이러한 구성 요소의 세부 사항은 이 장의 뒷부분에 열거되어 있다(Examination of the Physical Health of the Nervous System 섹션 참고).

Upper Quarter Screen(UQS)

- 큰 그림 평가: 심각한 병적 측면(예: 자세의 상당한 비대칭, 이환된 사지 사용 부족, 타박상 또는 변색, 붓기 등)을 일으킬 수 있는 문제에 대한 일반적인 관찰 사항
- 의식, 정신 상태, 의사소통 및 인지 검사 (필요한 경우)
- 뇌신경 검사(필요한 경우)
- 활력징후(vital sign)
- 동작 검사
  - 과도한 압박을 가하거나 가하지 않은 상태의 경추의 능동적 관절가동범위 검사: 치료사는 경추 굴곡(flexion, 굽힘)시 (+)Lhermitte's sign로 인해 전기 충격 또는 척추가 따끔거리는 증상에 주의해야 한다. 이는 척수에 다발성 경화증, 종양 또는 기타 병변의 존재 가능성을 나타내는 것으로 생각된다.[4,5]
  - 과도한 압박을 가하거나 가하지 않은 양쪽 어깨의 완전 굴곡
  - 과도한 압박을 가하거나 가하지 않은 양쪽 어깨 완전한 외회전(양손을 머리 뒤로 위치시킨다)
  - 과도한 압박을 가하거나 가하지 않은 양쪽 어깨 완전한 내회전(등 뒤로 뻗는다)
  - 과도한 압박을 가하거나 가하지 않은 양쪽 팔꿈치 또는 손목의 완전한 신전
  - 과도한 압박을 가하거나 가하지 않은 양쪽 팔꿈치 또는 손목의 완전한 굴곡
- 근분절 검사(저항을 주고)
  - 경추 회전 또는 굴곡(C1)
  - 경추 신전(Extension, 폄)(C2)
  - 외측 굴곡(side bending, 측방굴곡)(C3)
  - 어깨 으쓱거림(C4)
  - 어깨 외전(C5)
  - 팔꿈치 굴곡과 손목 신전
  - 팔꿈치 신전과 손목 굴곡
  - 엄지 신전 또는 손가락 모음
  - 손가락 벌림
- 감각 검사
- 반사 검사
  - 심부건반사
  - 표층 반사(필요 시)
  - 병적 반사(필요 시)
- 협응, 균형, 그리고 보행 검사(필요 시)

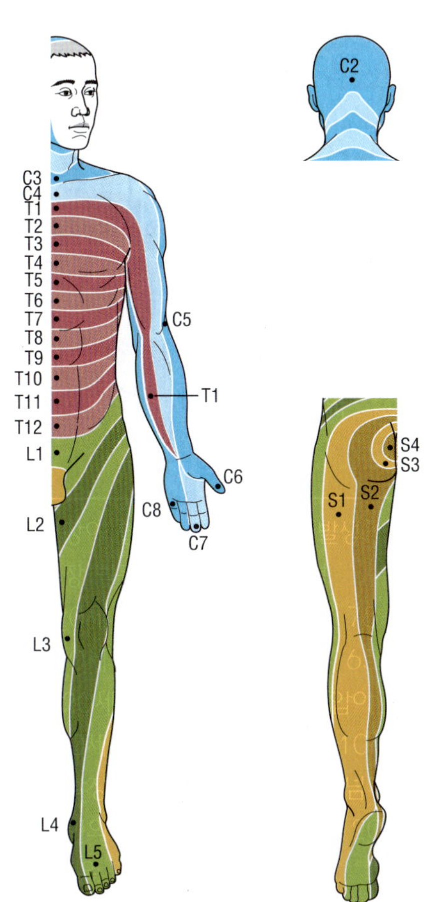

상지사분면 선별검사
C2 후두융기(Occipital protuberance, 뒤통수뼈융기)
C3 쇄골상와(Supraclavicular fossa, 빗장위오목)
C4 견봉쇄골관절(Acromioclavicular joint, 봉우리빗장관절)
C5 외측전주와(Lateral antecubital fossa)
C6 엄지손가락
C7 가운데 손가락
C8 새끼손가락
T1 내측전주와(Medial antecubital fossa)
T2 겨드랑이 끝(Apex of axilla)

하지사분면 선별검사
L1 상부앞쪽허벅지(Upper anterior thigh)
L2 중부앞쪽허벅지(Mid anterior thigh)
L3 내측대퇴과(Medial femoral condyle, 안쪽넙다리관절융기)
L4 내과(Medial malleolus, 안쪽복사)
L5 3번째 등쪽 중족지관절(Dorsum 3rd MTP joint)
S1 외측발꿈치
S2 슬와(Popliteal fossa, 다리오금)
S3 좌골결절(Ischial tuberosity, 궁둥뼈결절))
S4 항문주변(Perianal area)

주의: 검사할 피부분절은 점으로 표시됨

그림 7.1 상하지 사분면 선별검사 피부분절 레벨.

Lower Quarter Screen(LQS)

- 큰 그림 평가: 심각한 병적 측면(예: 자세의 상당한 비대칭, 이환된 사지 사용 부족, 타박상 또는 변색, 붓기 등)을 일으킬 수 있는 문제에 대한 일반적인 관찰 사항
- 의식, 정신 상태, 의사소통 및 인지 검사(필요한 경우)
- 뇌신경 검사(필요한 경우)
- 활력징후(vital sign)
- 동작 검사
  - 과도한 압박을 가하거나 가하지 않은 척추의 능동 관절 가동범위 검사
  - Deep squat
  - 과도한 압박을 가하거나 가하지 않은 양쪽 엉덩관절의 완전한 가동범위
  - 과도한 압박을 가하거나 가하지 않은 양쪽 무릎의 완전한 굴곡 또는 신전
  - 과도한 압박을 가하거나 가하지 않은 양쪽 발목의 완전한 가동범위 검사
- 근분절 검사
  - 한쪽 다리서기(myotome test, L5–S1)
  - 발가락으로 걷기(S1)
  - 발뒤꿈치로 걷기(L4–L5)
  - 저항을 준 상태에서 고관절 굴곡(L1–L3)
  - 저항을 준 상태에서 무릎 신전(L3–L4) 또는 한쪽 다리로 앉았다 서기
  - 저항을 준 상태에서 발목 배측굴곡(dorsiflexion, 발등굽힘(L4–L5)
  - 저항을 준 상태에서 엄지발가락 신전(Extension, L5–S1)
- 감각 검사
- 반사 검사

- 심부건반사
- 표층 반사(필요시)
- 병적 반사(필요시)
- 협응, 균형, 그리고 보행 검사(필요시)

치료사는 검사결과에 영향을 줄 수 있는 모든 것을 항상 인지해야 한다. 예를 들어, 요추 MRI 결과를 알고 있는 상태에서의 요추 신경근병(radiculopathy)에 대한 핀프릭 감각 검사(pinprick sensory test) 시 편향을 가져올 수 있다.[6]

치료사가 신경계의 병변을 의심하는 경우, 필요한 신경계 검사 범위를 결정해야 한다. 다양한 신경계 검사 구성 요소들은 정형외과 전문의에 의해 행해지는 것이 적합하다. 이런 제안된 구성 요소들은 이 장의 나머지 부분에 열거되어 있다.

신경계의 신체건강검사

EXAMINATION OF THE PHYSICAL HEALTH OF THE NERVOUS SYSTEM

정형외과적 관점에서 신경계 검사는 환자의 상태에 따라 종합적이고 가변적이다. 치료사는 특히 방사성 통증, 설명되지 않은 통증 또는 광범위하고 확산된 통증이 있는 경우, 환자의 상태에 신경계와 관계되어 있는 잠재적 기여도를 항상 인지해야 한다.

일반 인터뷰 및 시진

(General intervie and observation)

모든 정형외과 검사와 마찬가지로, 치료사는 환자에게 설명하면서 검사를 시작해야 한다. 증상발생의 기전(mechnism of onset), 기능 제한, 일반 환자 시진 및 증상 위치, 중증도 및 과민성에 대한 주관적 질문을 시행하여야 한다. 환자가 근긴장도(예: 갈퀴손(hand clawing), 근섬유다발수축), 근육 소모, 흉터 및 비정상적인 움직임(예: 떨림, 기타 제어되지 않는 움직임), 착용하고 있는 보조기들도 시진(general observations)시에 보여줌으로 치료사가 검사를 하는데 도움을 줄 수 있다.

의식, 정신 상태, 의사소통 및 의식선별 (Consciouness, Mental status, Communication, and cogmitive Screen)

문진과 시진시에 치료사는 환자의 정신 상태에 대한 견해 또한 얻을 수 있다. 사람, 장소, 시간 및 상황에 관련된 질문을 하는 것은 치료사가 환자의 각성상태와 4가지 인지상태(사람, 장소, 시간 및 상황)를 판단하는 데 도움이 될 수 있다. 환자가 질문에 답할 때, 치료사는 또한 언어장애, 구음장애, 발성장애 등의 가능성을 포함한 그들의 언어 능력을 평가할 수 있다. 기억력은 또한 다양한 질문으로 평가될 수 있다. 주관적 문진(subjective interview)을 하는 동안 환자의 성격, 감정, 추론이 평가되어져야 한다.

간이정신상태 검사

(Mini Mental State Examination)

간이정신상태 검사는 인지의 여러 측면을 평가하는 간이 정신 검사이다. 검사로는 회상지남력(recall of orientation), 기록의 회상(recall of registration), 언어, 그리고 읽기능력, 숫자 계산, 그리고 특정한 과제들을 수행하는 능력 등을 평가한다.

글래스고우 혼수척도 (Glasgow Coma Scale)

글래스고우 혼수척도는 의식을 측정하는 것이다. 정형외과 환자의 경우, 이 검사는 자동차 사고, 뇌진탕, 외상성 뇌손상 및 이와 유사한 유형의 부상에 더 중요하다. 일반적으로 이 척도는 눈, 언어 및 운동 반응을 측정한다. 15점 만점에 13점은 뇌진탕과 일치하는 가벼운 외상적 손상을 나타낸다. 의식 수준, 잠재적인 머리 부상 및 단반구 기능 장애(monohemispheric dysfunction)를 결정하기 위한 기타 측정법에 대한 자세한 내용은 15장(얼굴 및 머리)을 참고하라.

뇌신경 검사 (Cranial nerve Examination)

뇌신경(Cranial nerve)은 뇌에서 나오는 12쌍의 말초신경(대뇌에서 첫 번째와 두 번째 쌍, 나머지는 뇌간에서 나온 것, 표 7.1)을 말한다. 임상적으로 뇌신경은 전도(conduction)의 생물학적 기능과 공간, 움직임 및 적절한 혈액 공급의 필요성에 대하여 말초신경과 유사하게 보아야 한다. 뇌신경은 스포츠의학

표 7.1 뇌신경 및 검사(Cranial Nerves and Their Examinaion)

신경	구심(감각)	원심(운동)	검사
I. 후각신경(Olfactory)	냄새	–	익숙한 냄새를 식별함 (예: 커피)
II. 시각신경(Optic)	시력	–	시야 검사
III. 동안신경(Oculomotor, 눈돌림신경)	–	수의운동: 눈꺼풀 올림; 상, 내측과 하측 recti 자율신경: 눈알의 평활근	위, 아래, 안쪽 주시(gaze); 불빛의 반응
IV. 활차신경(Trochlear, 도르래신경)	–	수의운동: 눈알의 상사근	아래와 바깥쪽 주시
V. 삼차신경(Trigeminal) (턱반사)	촉각, 통증: 얼굴의 피부, 입, 혀앞부분	수의운동: 씹는 근육	각막 반사: 안면감각; 이 꽉 다물기와 입 벌리기
VI. 외향, 외전(Abducens, 가돌림신경)	–	수의운동: 눈알의 외직근	바깥쪽 주시
VII. 안면신경(fascial, 얼굴신경)	맛: 혀 앞부분	수의운동: 얼굴근육 자율신경: 눈물샘(lacrimal), 악하선(submandibular), 설하선(sublingual grand)	눈꽉감기: 웃으며 이 보여주기; 볼부풀리기; 익숙한 냄새 구별하기(예: 단맛과 신맛)
VIII. 속귀신경 (Vestibulocochlear, 안뜰달팽이신경)	청각: 귀 균형: 귀	– –	시계 소리 듣기 청각검사; 균형과 협응검사
IX. 설인신경 (Glossopharyngeal, 혀인두신경)	촉각, 통증: 혀뒷부분, 인두(Pharynx) 맛: 혀 뒷부분	수의운동: 인두의 중요하지 않은 근육 자율신경: 이하선(parotid grand)	구역반사(gag reflex); 삼키는 능력
X. 미주신경(Vagus)	촉각, 통증: 인두와 후두(Larynx) 맛: 혀, 후두(epiglottis)	수의운동: 입천장, 후두, 인두의 근육들 자율신경: 흉부, 복부 내장	구역반사; 삼키는 능력 "아아아" 하고 말하기
XI. 부신경(Accessory, 더부신경)	–	수의운동: 흉쇄유돌근과 승모근	어깨 으쓱할 때 저항주기
XII. 설하신경(Hypoglossal, 혀밑신경)	–	수의운동: 혀의 근육	혀내밀기(손상된 쪽이 있으면 손상된 쪽으로 내밀기)

Reprinted, by permission, from J. Loudon, R. Manske, and M. Reiman, 2013, *Clinical mechanics and kinesiology* (Champaign, IL: Human Kinetics), 42.

과 응급의료와 같은 처음 접촉하는 치료사의 역할에서 특히 중요하다. 예를 들어, 뇌신경 검사는 심각한 뇌, 뇌간 또는 척추 동맥 손상을 검사하기 위한 수단으로 급성 편타성 손상(Whiplash) 및 뇌진탕을 검사하고 치료하는 치료사에게 점점 더 권장된다.

협조, 균형 및 보행 검사

(Coordination, Balance, and Gait Examination)

균형 및 자세 조절은 신경근 조절 검사의 가장 실용적이고 적용 가능한 수단이지만, 이러한 영역은 다양한 수단과 환경에서 평가되어야 한다. 균형과 자세 조절의 다양한 요소가 존재하며, 평가를 위해 다양한 검사들을 실시할 수 있다.

- **예기 자세 제어 검사**(Anticipatory postural control tests): 환자가 물건을 잡거나 다른 무게를 가진 물체를 들어 올리는 등의 관찰이다. 기능적 뻗기 검사(Functional reach test)와 star excursion balance test(SEBT)는 이러한 유형의 검사에 좋은 예들이다.
- **동적 균형 검사**(Dynamic balance tests): 불안정한 표면에 앉거나 서 있는 것이 좋은 예이다. 안정적인 표면과 불안정한 표면에서 서 있는 것 사이에 비교를 할 수 있다. 정적 균형 검사(Static balance test)로서 더 선호되는 롬버그 검사(Romberg test, 환자는 양발을 모으고 눈을 감고 선다; 치료사는 흔들림을 관찰한다)도 활용할 수 있다.
- **반응 자세 제어 검사**(Reactive postural control tests): 환자를 정적인 상태에서 밀때의 반응이다. 미는 힘은 약하게 또는 세게 할 수 있으며, 예상하고 있거나 예상되지 않은 상태에서 등으로 검사를 시행할 수 있다.
- **감각 조직 검사**(Sensory organization tests): 안정적인 혹은 불안정한 지면에 서서 눈을 뜬 상태와 감은 상태에서의 균형 비교.
- **전정 검사**(Vestibular tests): 전정 기관 요소에 대한 환자의 공간 내에서의 지남력(예: 내이, 균형)
- **기능적 활동 중 균형**(Balance during functional activities): 환자가 접할 수 있는 다양한 환경 및 작업에서의 환자의 균형 및 자세 조절 평가
- **스포츠 복귀 검사**(Return to sports tests): 이것들은 평가하는데 필요한 기술 영역에 따라 매우 다양하다. 속도, 민첩성, 혐기성 힘 등은 치료사가 스포츠로 복귀하는 환자에게서 평가할 수 있는 다양한 기술 영역이다. 균형, 파워 및 안정성을 평가하는 방법으로는 다양한 형태의 홉 검사(hop test)가 제안된다. T-테스트와 같은 방향 변경 평가는 대부분의 스포츠에서 필요할 가능성이 있는 속도, 민첩성, 파워, 몸통 조절 등을 검사하는 방법이다. 자세한 내용은 12장(신체 능력 측정)을 참고하도록 한다.
- **보행**(Gait): 자세한 내용은 13장 참고. 또한, 더 신경학적인 문제가 동반된 환자의 경우, 치료사는 보행 중 떨림과 근긴장도를 평가해야 한다.

다양한 증상의 환자에 적용할 수 있는 모든 신경근육 제어, 근육 성능 또는 성능 검사를 설명하는 것은 이 장(텍스트)의 범위를 벗어난다. 이러한 유형의 검사에 대한 자세한 내용은 9장, 12장, 27장, 28장, 3장과 4장 일부, 특히 Reiman 및 Manske을 참고하도록 한다.[8]

활력징후 (Vital signs)

다양한 활력징후들은 6장(Triage and Differential Diagnosis)에서 자세히 설명된다. 제안된 검사와 해당 구성 요소에 대해서는 해당 장과 이러한 모든 측정값의 진단 정확도를 참고하라.

전도 (Conducion)

치료적 관점에서 신경계의 정상 기능을 검사하는데 있어 적어도 세 가지의 주된 검사들이 중요하다.

1. 전도
2. 운동(Movement)
3. 촉진(Palpation)

최적의 성능을 위해, 전기 화학적 신경신호는 아무런 제약 없이 조직에서 척수로(감각 또는 구심성), 척수에서 근육 및 조직(운동 또는 원심성)으로 움직여야만 한다. 이 과정을 *전도*라고 한다. 전통적으로 전도에는 감각 검사, 운동 검사, 반사 작용이 포함된다.[9,10]

반사, 근분절, 감각 검사는 전통적으로 신경학적 선별검사의 구성요소이다. 이러한 유형의 검사는 진단 효용성으로서의 근거가 많지 않다. 또한 이러한 시험의 대다수는 세심(SN)하기보다 구체적이므로 선별적 측정(screening measures)과 함께 효과가 떨어질 수 있다.[11-20] 신경학적 선별 측정의 사용을 더욱 복잡하게 하는 것은 신경근 분포와 근분절 및 피부분절의 광범위한 개별 해부학적 변화들이다.[1,2] 신경근의 신경근병증과 관련된 증상도 매우 다양하고 다소 예측할 수 없는 것으로 보고되었다.[3] 이러한 유형의 검사 한계에도 불구하고 일반적으로 반사, 감각 및 근분절 검사는 관습적 검사의 정상적 기준(a normal standard of practice examination)의 구성요소가 될 것을 권장한다. 검사의 모든 구성요소와 마찬가지로, 각각의 구성요소는 전체 검사에 아우러져 환자에게서 보여지는 감별진단에 관한 임상적인 정보에 입각한 결정을 내릴 수 있게 해준다.

근분절 또는 운동 기능 검사
(Myotome or Motor Function Testing)

전도란 적절한 근수축을 유도하는 원심성 시스템의 능력이다. 각 근육은 특정한 신경 지배(nerve innervation)를 가지고 있으며, 환자가 최적의 근육 수축을 수행하는 능력을 평가하는 구조화된 과정을 사용하여 신경 전도가 중단되는지 여부를 측정할 수 있다. 치료사들은 다양한 척수 레벨(spinal level)과 각각의 근육을 외우고 배우도록 권장한다.

감각 검사와 마찬가지로, 환자는 곧 받게 될 검사에 대한 설명과 시연을 받는다. 대상 근육 또는 근육 그룹은 최대 수축 지점까지 꾸준히 동원되어 조직들에 부상이나 갑작스런 부담을 주지 않기 위해 서서히 이완되는데, 실제로 종형곡선(bellcurve buildup)패턴으로 시작하여 점점 커졌다가 서서히 이완된다. 이러한 휴지기(break, 전부 아니면 아무것도) 검사는 신경 계통의 원심성 활동의 통합을 확립한다. 또한 치료사는 척도(9장 참고)를 사용함으로 근육 수축의 강

표 7.2 상지 사분면 근분절 검사

레벨	검사	
C1	치료사는 환자의 머리를 중간 위치에 둔다. 이마보다는 턱에 압력을 가함으로써 목 굴곡이나 회전에 저항하고, 근약화의 징후가 있는지 찾아본다.	
C2	치료사는 환자의 머리를 중간 위치에 둔다. 뒤통수 부위에 힘을 가한 다음 다시 한 번 환자에게 저항을 이겨낼 것을 요청한다.	
C3	치료사는 좌우 측굴시에 힘을 가한다. 양쪽을 비교하고 약해진 부분이 있는지 찾아본다.	

표 7.2 계속

레벨	검사	
C4	치료사는 양손을 견갑골 위에 얹은 채 환자의 뒤에 선다(극상와, supraspinous fossa, 가시위오목). (손을 상부 승모근 위에 두지 말것 = 뇌신경 XI). 치료사는 환자에게 견갑골 올리게(으쓱) 한 다음 왼쪽과 오른쪽을 비교하도록 한다.	
C5	어깨를 외전(Abduction, 벌림)한다.	
C6	팔꿈치 굽힘과 회외(supination, 뒤침)와 손목신전	
C7	팔꿈치 신전과 회내(pronation, 엎침)와 손목굽힘	
C8	손가락 굽힘과 엄지손가락 신전	
T1	충양근(Lumbricales, 벌레모양근)과 골간근(interossei, 뼈사이근) (손가락 벌림)	

도를 평가하여 신경전도 검사를 하는데 있어 추가적인 도움을 줄 수 있다. 검사반응은 건측(uninvolved) 또는 알려진 척도와 비교하여 검사되어야 한다.

구체적인 근분절 검사는 표 7.2에 설명되어 있다. 특정한 근분절의 위축은 그 특정한 신경근의 이환을 암시하는 반면, 큰 근분절의 위축과 뭇분절수준의 위축은 근위축증, 신경근질환 또는 말초신경손상을 암시하는 경향이 더 높다.

근분절(근육 강도와 힘) 검사를 수행하려면 환자가 가장 편안한 자세를 취하도록 할 뿐만 아니라 잘 지지하도록 한다. 근분절 검사를 수행할 때 고려해야 할 중요한 사항은 다음과 같다(4장 참고).

- 검사는 강도만 측정한다. 비록 등척성 수축(isometric contraction)이 통증을 유발할 수 있지만, 치료사는 이때 통증의 발생은 무시하도

록 한다.

- 이 검사는 근강도 척도 값을 제공하도록 제안되지 않는다. 오로지 근위축을 나타내는 것에 국한한다.
- 치료사는 다음을 수행해야 한다.
  - 검사할 때 검사자의 자세에 유의한다.
  - 효과적으로 검사할 수 있는 좋은 자세를 취한다.
  - 힘을 뺀다.
  - 좌우를 비교한다.
  - 확실하지 않으면 다시 검사한다.

상지 사분면 근분절 검사(Upper Quarter Myotome testing) 근분절 검사(표 7.2)는 상지 선별검사의 필수 구성 요소다. 특정 근분절 레벨을 평가하는 것은 치료사에게 신경계와 관련된 가능성뿐만 아니라 수행된 근분절 레벨 또는 동작과 관련이 있을 수 있는 다른 근육의 위축에 대한 가능성을 알려줄 수 있다. 동일한 동작을 수행하는 다른 근육에 대한 세부적인 검사 특히 다른 근분절 레벨의 경우에는 이러한 감별 진단에 도움을 줄 수 있다.

하지 사분면 근분절 검사(Lower Quarter Myotome Testing) 상지 근분절 검사와 마찬가지로 앞에서 설명한 일반적 고려사항을 적용한다. 근분절 레벨은 표 7.3에 설명된 대로 평가된다.

감각 검사 (Sensation Testing)

감각은 다양한 방법으로 검사할 수 있다. 가장 일반적으로 설명되고 활용되는 방법은 가벼운 터치(Light touch) 및 찌르기(pinprick)이며, 다른 방법으로는 두점 식별(two-point discrimination), 진동 및 온도 검사가 있다. 일반적으로 감각의 피부분절 패턴의 변화는 신경근병증(radiculopathies, 신경뿌리병증)과 연관되어 있으며 피부분절의 다수레벨 또는 피부분절의 양쪽패턴의 변화는 척수병증(Myelopathies)과 연관되어 있다.[4] 따라서 감각 검사는 주로 피부분절과 말초신경의 신경지배를 검사하는데 초점을 맞춘다. 치료사들은 이러한 감각 분야를 학습하고, 외워서 신체검사와 임상적 추론을 지도하는 데 도움을 주도록 한다. 근위 피부분절 영역과 겹치는 문제로 대부분의 원위분절의 감각영역 또한 검사하도록 한다.[9,10]

감각 검사를 수행하려면 치료사는 환자에게 검사에 대해서 설명하도록 물어야 한다. 치료사는 환자에게 그들이 느끼고 있는 감각의 유형에 대해 설명하도록 한다. 감각의 유형으로는 무감각, 찌르는 듯한 느낌, 통증 또는 약화일 수 있다. 환자는 앉거나 선 자세에서 검사를 받을 수 있다. 치료사는 관련 피부분절이나 말초신경의 신경지배면을 식별해야 한다. 치료사는 가벼운 터치(light touch)를 사용하여 감각 변화를 측정하는 것이 좋다. 모낭을 자극하여 검사 결과에 영향을 줄 수 있으므로 피부(티슈페이퍼나 면직물로)를 쓰다듬(stroking)는 것을 피해야 한다. 가벼운 터치는 피부를 가볍게 두드릴 수 있는 단일섬유(monofilement) (즉, 낚싯줄)로 가장 잘 검사할 수 있다.

다양한 검사 옵션이 가능하다. 첫째, 치료사는 검사된 부위가 다른 신체 부위, 건측(nonaffected)부(즉, 다른 다리 또는 더 원위부 또는 근위부)와 유사하다고 느끼는지 환자에게 물어볼 수 있다. 환부의 윤곽을 측정하기 위해 단일섬유를 움직여 볼 수 있다. 다음으로 치료사는 환자에게 눈을 감게 하고 환부를

중요한 임상적 핵심

감각을 평가하는 빠르고 임상적인 방법은 가벼운 촉각과 표재성 통증 검사 방법의 조합일 수 있다. 이 경우 종이 클립을 사용하여 피부분절을 검사한다. 이 검사는 가벼운 촉각 검사와 표재성 통증 검사보다 더 조심스럽고 짧은 시간에 할 수 있는 검사이다.

표 7.3 하지 사분면 근분절 검사

레벨	검사	
L1, L2, L3	환자는 양손을 테이블 위에 올려놓고 편안히 앉는다. 환자는 허벅지를 들어올리고 치료사의 힘에 저항한다.	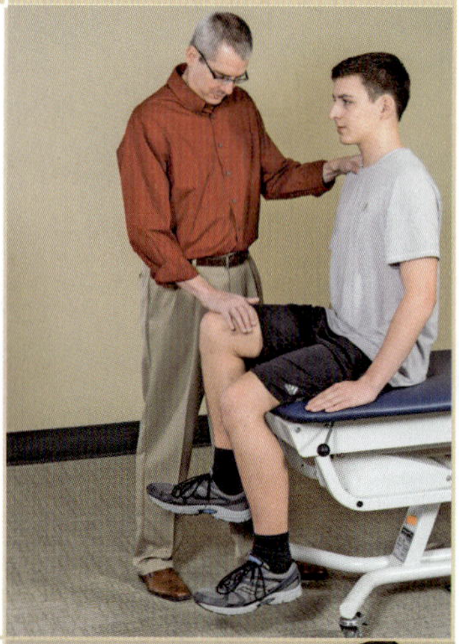
L3, L4	앉은자세에서 무릎을 완전히 신전시키지 않은 상태로 편다.	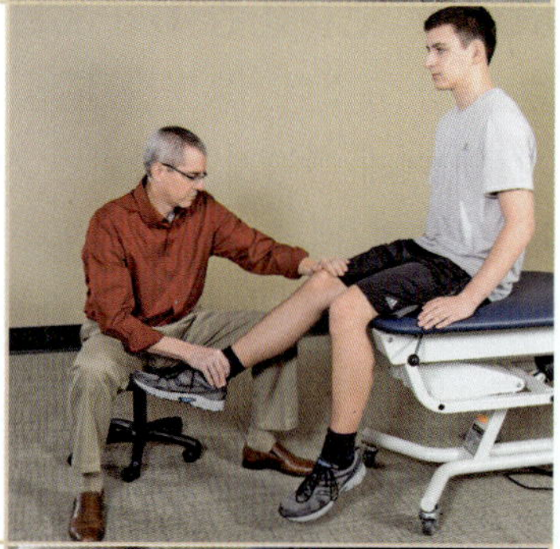
L4, L5	앉은자세에서 배측굴곡과 내번을 한다. 환자는 치료사의 저항에 두 가지 동작을 합쳐 저항한다.	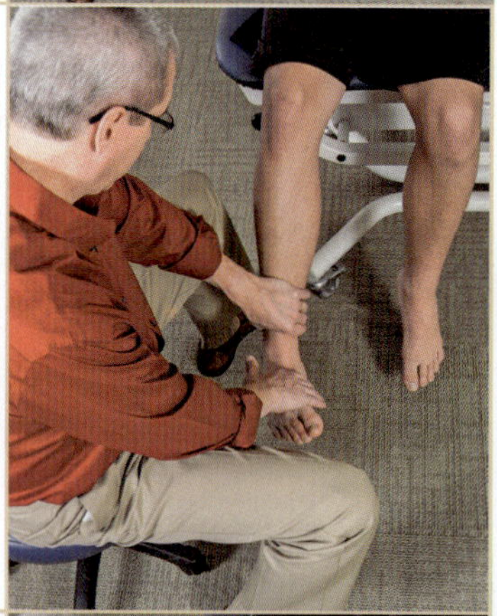
L5, S1	엄지발가락을 신전시킨다.	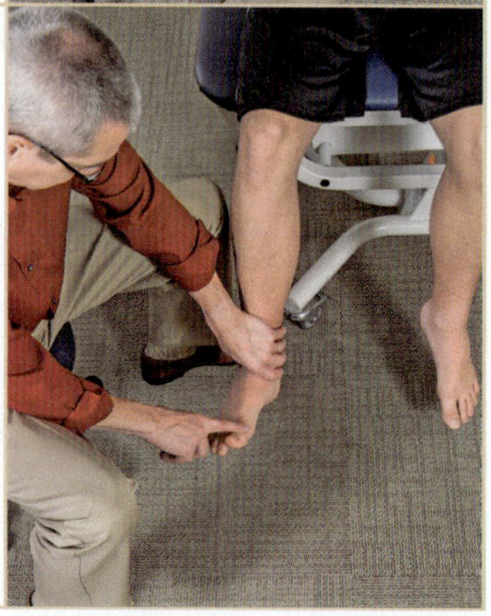

부분 검사(spot check)함으로 다양한 비환부와 환부를 자극하여 감각 상실의 범위를 정한다.

일단 가벼운 터치 검사가 이루어지면, 치료사는 추가 감각 검사를 진행할 수 있다:

- *표재성 통증(Superficial pain)*. 이 감각은 종종 핀프릭이라고 불린다. 이것은 A-delta와 C-fibers를 자극한다. 치료사는 환자의 피부에 날카로운 핀으로 찌르고, 감각이 날카롭다고 느끼는지 둔하다고 느끼는지, 확신이 서지 않는지를 환자에게 얘기하도록 한다. 치료사는 이 반응을 비환부와 비교 분석하여 감각이 정상인지 아닌지 확인해야 한다.
- *온도(Temperature)*. 가벼운 터치와 표재성 통증 민감성이 모두 정상인 경우, 치료사는 온각, 냉각을 사용하여 감각 시스템을 추가로 검사할 수 있다. 치료사는 한 시험관에 사용 가능한 가장 뜨거운 수돗물을 채우고 다른 시험관에 가능한 한 가장 차가운 물을 채운다. 시험관은 증발을 방지하기 위해 건조한지 확인해야 한다. 이런 다음, 치료사는 시험관(한 번에 하나씩)을 환자의 몸에 있는 환부에 적용하고, 환자에게 고온과 저온을 구분하도록 한다.
- *고유감각(Proprioception)*. 고유감각은 환자가 신체 부위의 공간지남력(Spatial Orientation)을 정확하게 식별할 수 있는 능력을 말한다. 이러한 검사에서 치료사는 환부를 부드럽게 움직여 다양한 자세를 취하도록 한 다음 환자에게 신체 부위 위치를 식별하도록 한다. 예를 들어, 치료사는 엄지발가락을 위아래로 여러 번 움직인 다음, 발가락을 위로 밀어서 동작을 멈추고 환자에게 "엄지가 위에 있습니까 아래에 있습니까"라고 물어볼 수 있다.
- 2점 식별검사, 도서감각 Graphesthesia(눈을 가린 상태에서 환자의 손에 숫자 또는 문자를 그려 이를 식별하는 능력), 입체감각인식 stereognosis(촉감으로 물체의 형태와 성질을 인지하고 이해함)을 포함하여 진보된 감각 검사를 진행할 수 있다.

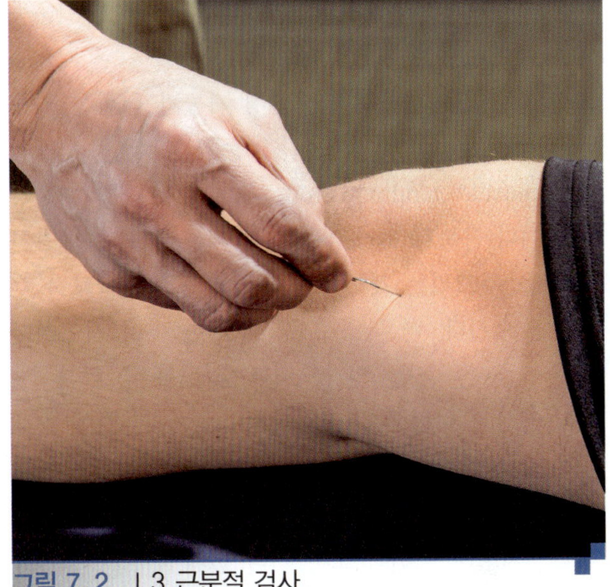
그림 7.2 L3 근분절 검사.

- 이러한 검사는 복합부위 통증 증후군(complex regional pain syndrome), 만성적인 요통과 같은 진행된 통증 단계에서 더 잘 나타난다.

치료사는 다음과 같이 상하지[9,10]에서 감각을 검사해야 한다.

- 페인트붓 또는 솜털로 털을 자극한다.
- 필요한 경우에만 통증(날카로운)을 검사한다.
- 핀프릭 검사(이쑤시개 또는 종이집게)가 더 확실한 검사이다(그림 7.2). 다리의 이환된 피부분절 영역 주변으로 움직여 검사한다. 환부를 정확하게 표시한다(피부분절은 약간 다를 수 있다; 그림 7.1에 보여진 것이 이 문단에 사용된다.).
- 피부분절의 끝부분만이 특히 의미가 있다.
- 피부분절은 근위부로 겹치기 때문에 치료사는 원위부로 검사한다.

반사 검사 (Reflex testing)

반사 검사는 일반적으로 심부건, 표재성 및 병리학적 반사 검사를 포함한다. 감소된 심부건 반사는 하위 운동신경원의 병변을 시사하는 것으로, 척수 신경근에서 가장 두드러지며(예를 들어, 신경근병), 일반적으로 표준 상하지 선별검사의 일부로 간주된다. 반면,

과활동된(Hyperactive) 반사는 일반적으로 상위운동신경원(UMN)의 기능 장애를 나타낸다.

반사검사는 신경계의 구심성 기능과 원심성 기능의 조합이다. *반사검사*라는 용어는 전통적으로 근-건반사(muscle-tendinous reflex)를 말한다. 반사 검사는 건이나 근복(muscle belly)에 빠른 스트레칭(망치나 손을 두드리는 것)을 제공하여 근육의 반사적 수축을 일으킨다. 빠른 스트레칭에 대한 어떤 지연이나 반응이 줄어들 경우 신경전도 문제로 볼 수 있다. 무엇이 정상과 비정상적인 검사로 나누어지는지에 대해서는 많은 논란이 존재한다. 의학 문헌은 1, 1+ 등의 척도를 사용하지만 저자들 사이에서 큰 차이를 보였다.[9,10] 치료사는 건측 또는 기타 신체 부위와의 반응과 다른 경우 반사 이상이라고 간주해야 한다. 수축에 기초해, 다른 척도가 표 7.4에 기술된 척도로 반 정량적으로 등급이 매겨져 있지만, 응답은 과반사성(증가 또는 과장된 수축), 저반사성(수축이 없는 경우, 지연 또는 피로와 더 유사한 경우), 또는 무반사(존재하지 않음)[21] 중 하나로 평가해야 한다.

심부건반사 검사(Deep tendon reflex testing) 일반적으로 경추 신경근은 이두근(biceps, 두갈래근), 상완근(brachialis, 위팔근), 삼두근건(triceps tendon, 세갈래근 힘줄), 요추신경근은 슬개골과 아킬레스건을 검사한다(그림 7.3). 일부는 결과를 이끌어내기 어려움에도 불구하고, 단지신근을 검사하도록 제안한다. 심부건반사에 대한 설명과 그 특징은 표 7.5에 자세히 설명되어 있다.

심부건반사를 수행할 때 고려해야 할 몇 가지 중요한 사항은 다음과 같다.

- 정확한 평가를 위해 여러 번 반복한다.
- 반사 망치를 느슨하게 잡되 단단히 잡는다.
- 해머로 그 부위를 때리지 말고 떨어뜨려라.
- 반사가 잘 나오지 않을 경우, 환자에게 손가락을 잡고 서로 반대 방향으로 당기도록 한다(Jendrassik maneuver).
- 근육은 약간의 장력이 있어야 한다.
- 환자가 수축에 집중하도록 한다.
- 환자가 엎드린 자세가 아킬레스 건반사 평가 시 도움이 될 수 있다.[22]
- 반사를 유도하는지 여부를 결정한다.
- 양쪽을 모두 비교한다.
- 좌우를 비교함으로써 환자의 정상 상태를 결정할 수 있다.

표재반사검사(Superficial Reflex Testing) 표재반사는 피부의 자극에 의해 유도되는 운동반응 또는 반사작용이다. 심부건 반사(단일연접 반사 monosynaptic reflexes)와는 달리 이러한 반사작용은 다연접(polysynaptic)반사이다. 감각신호가 척수수준에서 멈추는 것이 아니라 척수신경을 거쳐 환자의 뇌에 도달한다는 점에서 근육신장반사와는 상당히 다르다. 이런 다음 척수를 거쳐 운동신경세포로 내려간다. 이것은 자극을 받은 피부에 분포된 감각로(sensory pathway)의 손상 또는 심각한 하위운동신경원 손상에 의해 차단될 수 있다. 그러나 표재반사의 효용성은 뇌와 척수 사이의 경로를 방해하는 조건(척수 손상 등)에 의해 감소되거나 차단된다는 것이다. 눈에 띄게

표 7.4 반사 등급

반사반응	등급	정의
반사 없음	0	무반사(areflexia)
반사 감소	1	반사저하(Hyporeflexia)
평균 반사	2	정상 또는 평균
과대 반사	3	반사항진(Hyperreflexia)
간대(clonus)	4	근수축이나 이완의 연축성 변화(Spasmodic alteration)로 인한 신경 자극을 나타냄

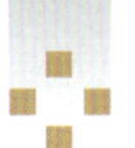

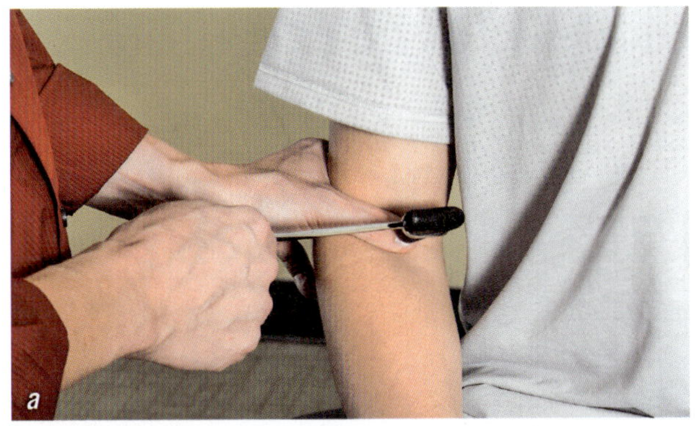

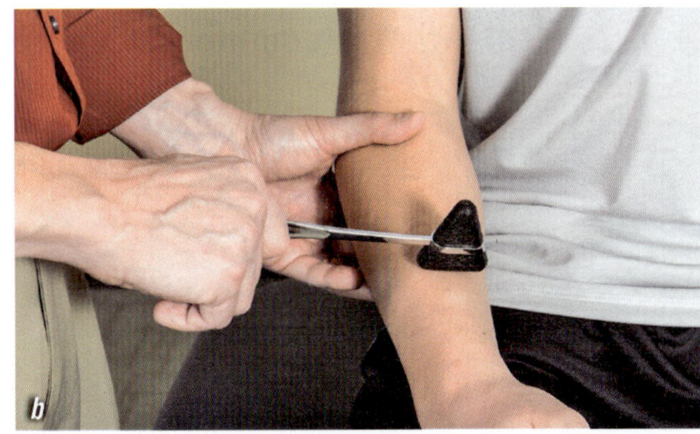

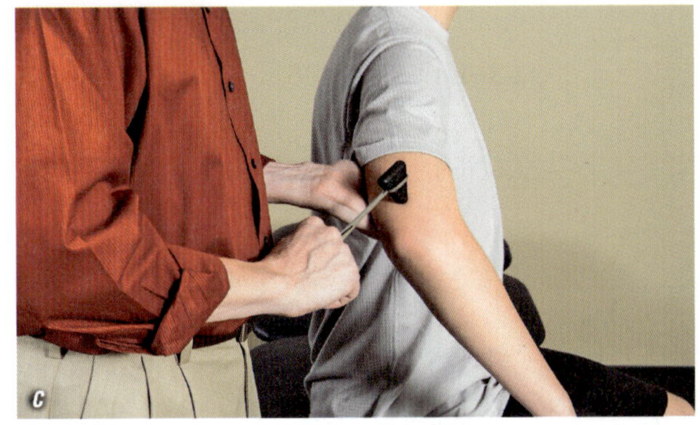

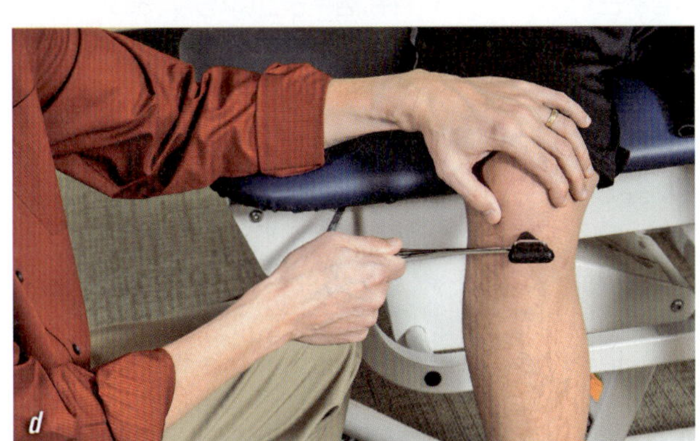

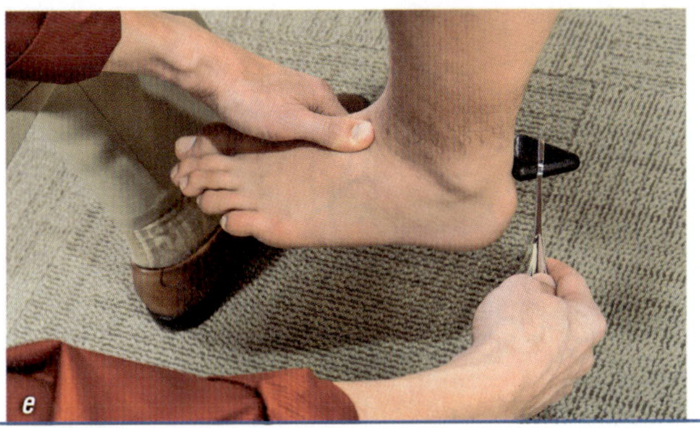

그림 7.3 반사검사 *(a)* 이두근(biceps, 두갈래근), *(b)* 상완요골근(brachioradialis, 위팔노근), *(c)* 삼두근(triceps, 세갈래근), *(d)* 슬개건(patella tendon, 무릎뼈 힘줄)과, *(e)* 아킬레스건(Achilles tendon, 아킬레스힘줄).

다른 비대칭반응은 비정상적인 것으로 간주되어야 하지만, 단순하게 존재(present) 또는 부재(absent)한 것으로 분류된다(표 7.6). 오로지 표재반사의 결손 또는 감소만이 어떤 임상적 효용성을 가진다. 완벽한 비대칭은 거의 항상 병적인 의미를 가진다.

병리학적 반사 검사(Pathological Reflex Testing)

근분절 및 피부분절 검사는 기본적인 검사로 수행되지만 상위운동신경원 검사는 모든 환자에게 수행할 필요는 없다. 기본적인 검사와 더불어 추가적인 신경학적 검사는 검사의 초기 단계에서(예: 문진, 시진 및 선별검사) 필요하다고 판단될 때 수행한다. 이러한 징후에는 양측성사지이환(bilateral extremity involvement), 외상(특히 척추에 대한), 걸음걸이 또는 균형 장애, 간대성 경련(clonus)에 대한 주관적인 평가가 포함될 수 있지만 이에 국한되지는 않는다. 상위운동신경원 검사에 일반적으로 사용되는 검사는 표 7.7에 열거되어 설명된다.

표 7.5 총 심부건 반사(common Deep Tendon Reflexes, 공통깊은힘줄반사)

반사	자극부위	정상반응	분절	SN/SP	Q
턱	하악골(Mandible, 아래턱뼈)	입다물기	CR V	NR	NR
이두근	이두근건(그림, 7.3a)	이두근 수축	**C5**-C6	24/95 14/90	10[13] 9[14]
상완요골근(Brachioradia-lis,위팔노근)	상완요골근건(그림 7.3b)	팔꿈치 굴곡/전완 회내	C5-**C6**	6/95 17/94	10[13] 9[14]
삼두근	원위 삼두근건(그림 7.3c)	팔꿈치 신전	**C7**-C8	3/93 14/92	10[13] 9[14]
슬개골(Patellar, 무릎뼈)	슬개건(그림 7.3d)	무릎 신전	**L3-L4**	12/96	9[14]
내측 넙다리뒤근(medial ham-string)	반막상근건(Semimembranosus tendon, 반막모양근 힘줄)	무릎 굴곡	**L5**, S1	NR	NR
외측 넙다리뒤근(Lateral ham-string)	대퇴이두근건(Biceps femoris tendon, 넙다리두갈래근힘줄)	무릎 굴곡	S1-S2	NR	NR
단지신근(Exten-sor digitorum brevis, 짧은 발가락폄근)	단지신근건(Extensor digitorum brevis tendon, 짧은발가락폄근 힘줄)	발가락 신전	L5, S1	14/91	8[23]
후경골근(tibialis posterior, 뒤정강근)	후경골근건(tibialis posterior tendon, 뒤정강근힘줄)	족저굴곡(Plantar flexion, 발바닥쪽 굽힘)	L4-L5	NR	NR
아킬레스(Achilles)	아킬레스건(검사전에 수동으로 배측굴곡하여 힘줄을 가볍게 신장시킨다. 그림 7.3e 참고.)	족저굴곡	**S1**-S2	15/92 85/89	9[14] 6[24]

Q = QUADAS; SN = 민감성; SP = 특이성; CN = 뇌신경; FA = 전완
굵은 글씨는 1차단계를 나타냄.

표 7.6 표재반사

반사	설명	정상 (또는 음성) 반응	관련된 중추신경계 분절
상복부	복부의 피부를 배꼽위 정중선 위쪽으로 쓰다듬는(stroke)다.	배꼽이 위로 올라가고 쓰다듬는 쪽으로 움직인다.	T7-T9
하복무	복부의 피부를 배꼽아래쪽 정중선 밑으로 쓰다듬는다.	배꼽이 아래로 내려가고 쓰다듬는 쪽으로 움직인다.	T11-T12
거고근(Cremasteric, 고환올림근)	남성의 허벅지 위쪽과 안쪽을 쓰다듬는다.	쓰다듬는 쪽 음낭이 올라간다.	T12-L1
항문	항문주변 피부를 자극한다.	괄약근의 수축	S2-S4

표 7.7 병적 반사(양성반응은 상위운동뉴런의 병변을 나타냄)

검사	설명	(+) 반응	SN/SP	QUADAS
바빈스키(Babinski)	발바닥의 바깥쪽을 발꿈치에서 발가락쪽으로 쓸어올리는 듯이 자극함.	엄지발가락은 신전되며 나머지 발가락들은 벌어지거나 벌어지지 않을 수 있음	33/**92** 35/77 7/100	10[25] 9[26] 7[27]
차도크(Chaddock's)	외측 복숭아뼈 아래의 발 옆쪽을 자극하기	위와 같은 반응	NA	NA
오펜하임(Oppenheim's)	전내측경골면(anteromedial tibial surface, 앞안쪽정강뼈부위)를 자극	위와 같은 반응	NA	NA
클로누스(Clonus)	발목을 수동적으로 배측굴곡 시킨 상태에서 발목의 압력은 유지한채로 빠르고 강력한 압력으로 배측굴곡 시킴	3회 이상의 불수의적임 떨림이 발생함	11/96 7/99 13/100	10[25] 7[27,28]
호프만(Hoffmann's)(상지)	검지, 중간 또는 약지의 말단마디뼈(Phalanx, 가락뼈)를 튕긴다.	엄지손가락의 끝마디뼈 및 튕겨지지 않은 손가락 중 하나의 끝마디뼈의 반사 굴곡(OK 사인)	44/75 58/74	10[25] 8[29]

운동 (Movement)

신경계의 신체 건강을 검사하고 치료하는 치료사는 정상적인 신경운동, 즉 *신경역학(neurodynamic)*에 대한 지식을 필요로 한다.[30] 신경계의 주요 역할 중 하나는 전도에 관한 섹션에서 설명한 전기화학적 의사소통(electrochemical communication)이다.[10] 신경계는 운동(연장 lengthening, 슬라이딩),[30,31] 압력(터널, 핀치, 주위조직),[9,10,30] 혈액 흐름 변화(혈류 증가 및 감소, 혈압 변화),[9,10,30] 등이 처리되는 동안 복잡한 신호절차를 거친다.

정상적인 조건에서 신경은 꽤 잘 움직인다.[30-33] 초기 시신해부 연구에서는 신경계가 움직임을 처리하는데 굉장히 잘 설계되어 있다는 것을 보여주었다. 경추의 중립자세에서 굴곡시에 척수는 약 10% 연장되는 반면,[34] 경추 신전에서 경추 굴곡시에는 약 20% 연장된다.[35] 척수는 척수신전에서 척수굴곡까지 약 30% 길어질 수 있다.[36] 말초신경계도 증가된 움직임을 수용할 수 있어야 하며, 연구에 따르면 손목과 팔꿈치 굴곡 위치부터 손목과 팔꿈치신전 위치까지 정중신경(median nerve)은 신경바닥(Nerve bed)에 적응해 20% 더 길어진다.[37]

그러므로 신경역학 검사는 환자의 신경계가 움직임에 적응할 수 있는 능력을 확인하는 검사이다. 이 검사들은 더 나아가 생리학적으로 신경계가 적절한 혈액을 가지고 있는지, 그리고 움직임과 압박과 압력 변화를 다루는 시스템의 민감성과 능력을 검사한다. 이러한 검사는 필요한 경우 수동적으로 관절가동범위 평가를 할 수 있고 능동적으로도 수행할 수 있다.

능동신경역학 (Active Neurodynamics)

과거에는 검사가 거의 항상 수동적으로 수행되었다. 즉, 검사는 치료사가 주도했다. 통증, 신경 민감도 및 환자 관리에 대한 이해도가 높아짐에 따라 가능한 경우 환자들에게 수동적인 것보다 먼저 능동형 신경역학 검사를 수행할 것을 권장한다. 환자는 그들이 가능한 한도 내에서의 통증이나 민감도를 조절할 수 있다. 능동 검사 중에 문제가 발견되지 않는 경우, 더 정교하고 시간이 많이 소요되는 신체검사, 특히 상지 검사는 필요하지 않을 수 있다. 신경계는 불안(Anxiety)[38]과 재앙(catastrophization)[39]에 매우 민감하다는 것을 기억하라.

수동신경역학 (Passive Neurodynamics)

수동형 신경역학 검사는 필요한 경우 능동형 검사를 따른다. 치료사는 환자에게 검사에 대하여 설명하고 자극적인 용어를 피해야 한다.[40] 검사는 부드럽고 천천히 수행하고 움직임에 제한이 있을 때 조심스럽게 접근해야 한다. 훌륭한 치료사는 환자가 증상(예: 통증)을 표현하기 전에 움직임의 제한을 느낄 수 있다. 항상 통증범위까지 접근할 필요는 없다. 많은 환자들은 통증을 느끼기 전에 긴장도나 저항감이 더 먼저 느껴질 수 있다. 통증은 복잡한 감각이므로 치료사는 증상을 분석하는 데 주의해야 한다.

신경역학 검사는 신경계 조직의 기계적인 움직임에 더해 기계적 스트레스 또는 압박에 대한 민감도를 평가한다.[9,41] 매우 중요하게 보아야 할 점은 신경역학 검사의 결과를 어떻게 분석하느냐이다. 환자가 팔을 옆으로 뻗어 무언가 당겼을 때 통증이 발생하면, 심지어 손목에도 통증이 발생한다면 무엇이 통증을 발생시키는가? 이것은 정중신경(median)과 같은 신경이 원인일 수도 있지만 관절, 힘줄, 피부 문제일 수도 있다.[10,30,31] 신경계가 증상의 유력한 원인인지 판단하는 데 도움이 되는 방법은 구조적 분화다. 구조적 분화는 원위 신체 부위의 추가 또는 감소에 의해 유발된 반응이 변경되는 과정이다. 예를 들어, 손목 신전에 의한 통증이 발생하고 목의 측부굴곡이 유발된 반응을 증가시키거나 감소시켰을 때 신경성 인자가 증상에 영향을 미쳤을 수도 있다는 것을 의미한다. 어떤 근육도 손목을 목과 연결시키지 않고, 어떤 관절도 목과 손목을 연결시키지 않는다.

무엇이 양성반응일까? 신경역학 검사 중 실제로 통증을 호소하는 환자는 20%에 불과하다.[42] 신경계(혈액 공급, 면역 반응, 근육 스핀들)의 복잡성을 고려할 때, 환자는 실제로 긴장, 당김, 스트레칭 또는 찌르는 통증, 무감각, 타는 듯한 통증 등의 신경학적 증상을 포함한 다양한 근육 증상을 호소할 수 있다. 치료사는 좌우측과 정상 데이터를 비교할 수 있다. 그들은 검사를 더욱 강화하고 주관적인 검사 단서를 추가하기 위해 구조적 분화를 이용해야 한다.[43] 양성 검사에 관한 궁극적인 문제는 검사 결과가 환자의 기능을 증가시키는 데 도움이 되도록 다루어져야 하는지의 여부다.

상지 신경역학 검사 (Upper Limb Neurodynamic Tests)

상지 신경역학 검사(ULNT) 상완신경총(brachial plexus)의 신경역학적 검사; 환자가 선택적인 움직임을 수행하게 함으로써 치료사는 상지를 지배하는 3대 신경들을 구별할 수 있다:[9,10]

- 정중신경(median nerve, 정중신경)
- 척골신경(Ulnar nerve, 자신경)
- 요골신경(Radial nerve, 노신경)

4가지 신경역학 검사(수동 평가)가 상지에서 논의된다:

- ULNT 1 어깨의 외전을 이용한 정중신경 지배
- ULNT 2a 어깨의 내림(depression)과 외회전을 이용한 정중신경 지배
- ULNT 2b 어깨의 내림과 내회전을 이용한 요골신경 지배
- ULNT 3 어깨의 외전과 팔꿈치 굽힘을 이용한 척골신경 지배

주관적 검사가 달라지지 않는 한, 치료사는 먼저 능동적 선별검사로 상지 신경역학을 가려낼 수 있다.[10] 능동적 신경역학 검사를 통해 치료사는 환자의 이동 의지와 자극성 수준을 결정할 수 있다.

능동적 신경역학 선별검사는 환자가 신경역학 검사에서 가질 수 있는 잠재적 과민성을 빠르게 결정할 수 있는 자체 평가(그림 7.4*a*–*c*)이다. 검사는 이어지는 실제 수동 검사에서 상세히 설명한 대로 능동적 움직임이다.

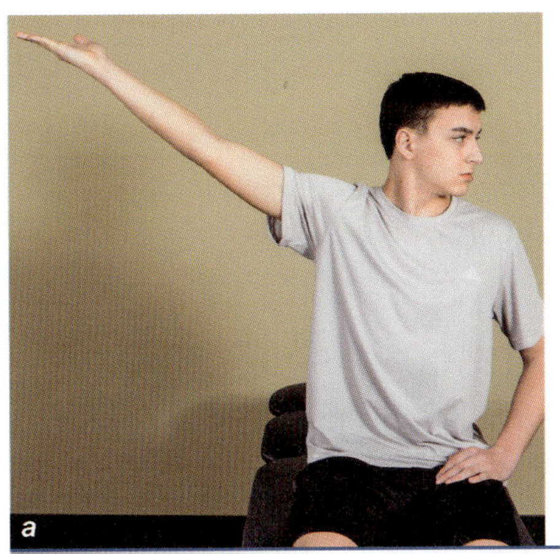

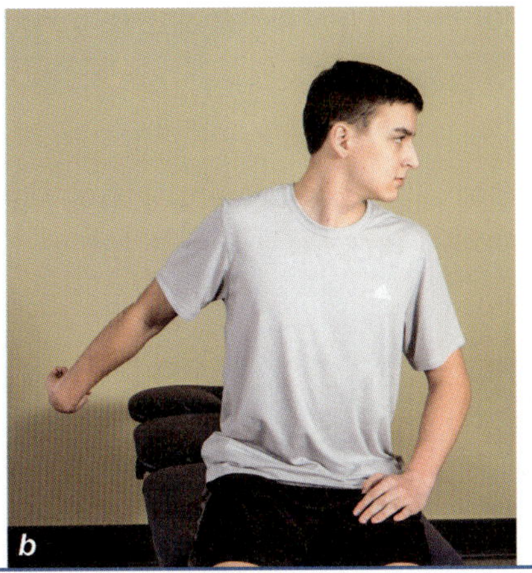

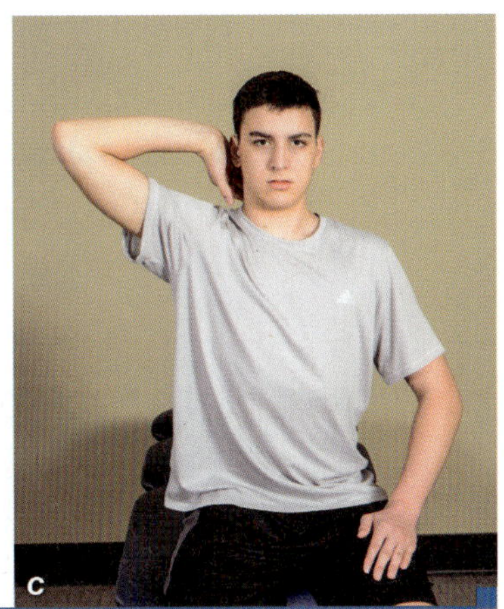

그림 7.4 *(a)* 정중신경을 위한 능동선별검사 *(b)* 요골신경을 위한 능동선별검사 *(c)* 척골신경을 위한 능동선별검사.

ULNT 1: 정중신경 검사

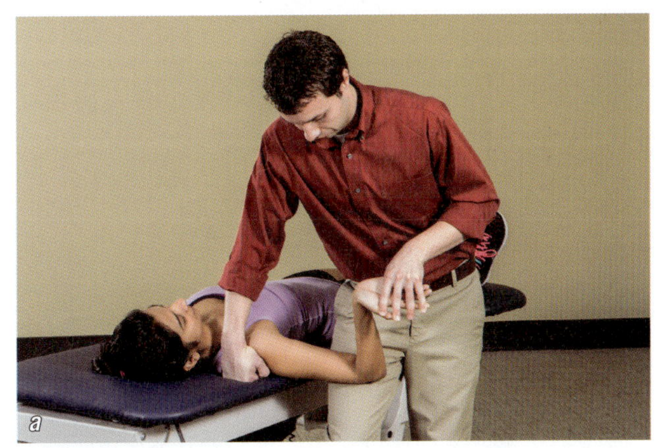

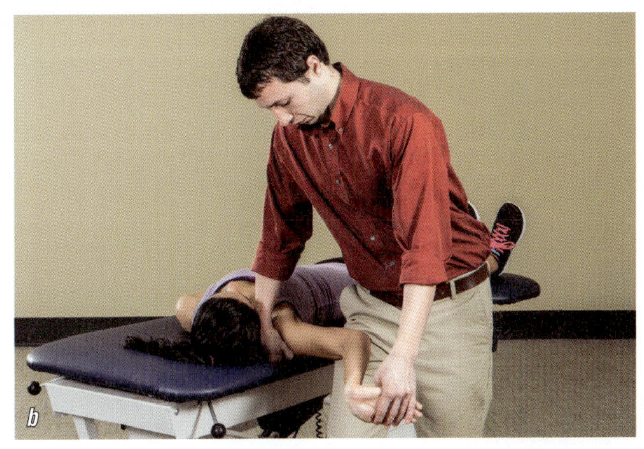

그림 7.5

환자 자세 누운 자세, 평가해야 할 쪽을 테이블 가장자리에 가깝게 한다. 가능하면 베개를 사용하지 않는다.

영상 7.5 **인터넷 지원으로 이 검사의 평가 방법을 볼 수 있다.**

치료사 자세 다리를 벌리고 환자와 마주보고 선다. 한 손은 환자의 어깨를 잡고 다른 한 손은 손끝과 엄지손가락을 포함하여 손을 잡는다(a).

움직임 치료사는 테이블 위에서 주먹을 환자의 팔(환자와 가까운 쪽)에 위치시키고 팔을 외전하는 동안 어깨가 위로 올라가지 않도록 한다. 치료사는 환자의 팔을 허벅지를 이용해 팔의 저항감이 느껴지는 위치까지 걸어 올라가 외전시킨다. 환자의 팔꿈치가 여전히 구부러진 상태에서 치료사는 환자의 팔뚝을 위로 하고 엄지손가락을 포함한 손목과 손가락을 뻗는다. 이런 다음 치료사는 어깨를 외회전시킨다. 다음으로, 환자의 팔꿈치를 신전시킨다. 초기 구성요소를 엄격하게 유지한 뒤 치료사는 목의 측굴을 추가할 수 있다. 목을 측굴하는 동안 환자의 머리를 회전시키지 않도록 주의해야 한다. 순수하게 측굴시킨다. 신경역학 검사의 중요한 부분은 검사 시작부터 완료까지 저항을 일정하게 유지하는 것이다. 또한 치료사는 한 단계에서 다른 단계로 넘어가는 동안 증상을 식별하고 잘 해석해야 한다. ULNT 구성 요소를 추가할 때 증상에 대해 알아보아야 한다.

평가 A(+) 검사는 다음 기준에 의해 정의된다.

- 환자증상 재현
- 양쪽의 차이(환측에 대한 일치된 통증 및 건측에 대한 일치되지 않는 증상 재현)
- 원위 구성요소의 영향: 반대쪽으로의 목 측굴이 증상을 증가시키거나, 동측으로의 측굴은 증상을 감소시킨다.

통계 **SN 97(90-100)**, SP 22(12-33) +LR 1.3, **-LR 0.12**, QUADAS 10, 목의 신경근병 또는 손목터널 증후군(carpal tunnel syndrome)(평균 연령 45±12세, 1명, 증상 지속기간 정상범위)이 의심되는 82명의 환자에 대한 연구에서 표준품으로 근전도 및 신경전도 연구를 사용했다.[13]

참고

- 팔꿈치 신전도 좋은 비교할 수 있는 징후가 될 수 있지만, 일반적으로 경추측굴이 제안된다.
- 적응증(indication): 팔, 머리, 목, 흉추의 증상; 신경 조직을 손상시키는 신경학적 증상.
- 생체역학: 어깨 외전은 C5, C6, C7 신경근을 압박한다.

ULNT 2A: 정중신경(어깨 내림과 외회전을 이용함)

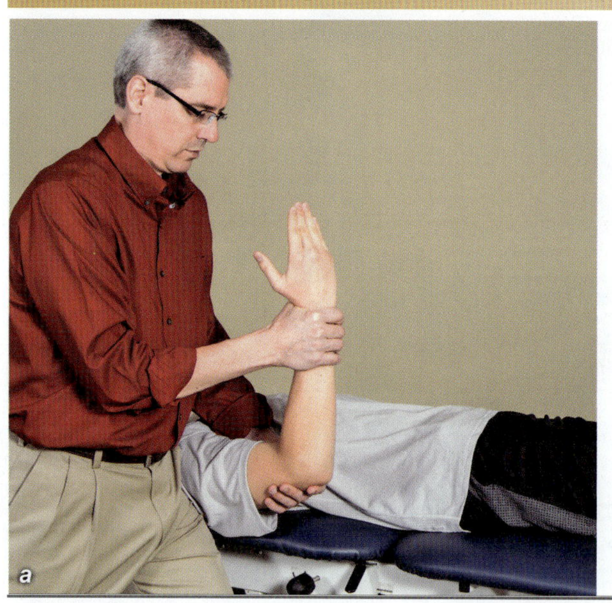

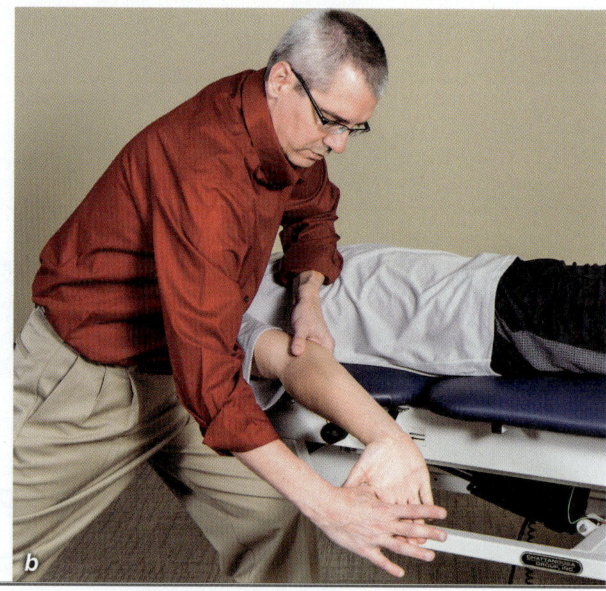

그림 7.6

환자 자세 테이블을 가로질러 약간 대각선 방향으로 누워, 테이블 가장자리에 검사할 견갑골(scapular, 어깨뼈)을 위치시킨다.

치료사 자세 테이블의 머리 쪽에 선다.

움직임 치료사는 오른손으로 환자의 오른쪽 손목을 잡고, 왼손으로 환자의 팔꿈치를 잡는다(a). 이 위치는 손의 변화를 최소화할 수 있으므로 더 부드럽게 잘 조절할 수 있다. 치료사의 허벅지는 환자의 어깨에 기대어 놓는다. 대퇴부를 이용하여 치료사는 조심스럽게 환자의 어깨의 외전을 방지한다. 이러한 위치설정을 통해 치료사는 환자의 얼굴에서 보여지는 통증 발생을 자세히 관찰할 수 있다. 치료사는 조심스럽게 환자의 팔을 바깥쪽으로 회전시킨 다음 조심스럽게 손가락을 내려 환자의 손가락과 손목을 신전시킨다(b). 치료사는 증상이나 저항감을 찾을 때까지 조심스럽게 환자의 팔을 외전시킨다. 어깨 내림을 푸는것으로 신경조직 민감성을 구별할 수 있다. 필요한 경우 치료사는 목의 측굴을 추가하거나 뺄 수 있다.

평가 A(+) 검사는 다음 기준에 의해 정의된다.

- 환자증상 재현
- 양쪽의 차이(환측에 대한 일치된 통증 및 건측에 대한 일치되지 않는 증상 재현)
- 원위 구성요소에 의한 영향: 반대쪽으로의 목 측굴은 증상을 증가시키고, 동측은 증상을 감소시킨다; 추가로 어깨 내림을 풀어주는 것은 증상을 제거할 수 있다.

통계 NR

ULNT 2B: 요골신경

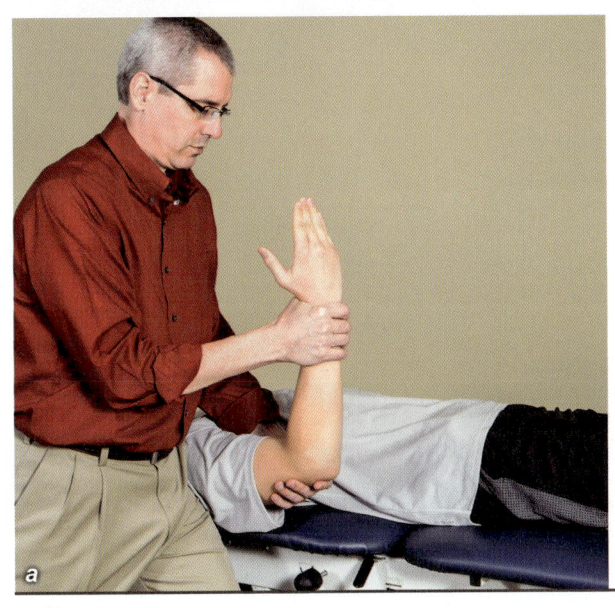

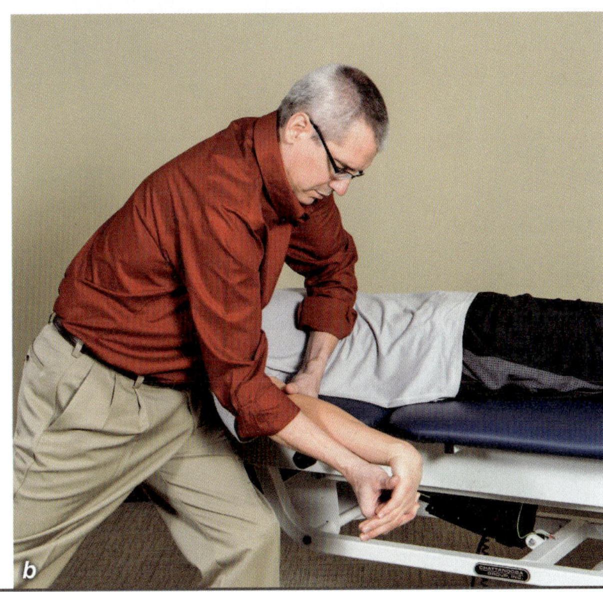

그림 7.7

환자 자세 테이블 가장자리에 검사할 쪽의 견갑골(scapular)을 위치시키고 테이블을 가로질러 약간 대각선 방향으로 눕는다.

치료사 자세 테이블 맨 앞에 선다

움직임 치료사는 오른손으로 환자의 오른쪽 손목을 잡고, 왼손으로 환자의 팔꿈치를 잡는다(a). 이 위치는 손의 변화를 최소화할 수 있기 때문에 더 부드럽게 잘 조절할 수 있다. 치료사의 허벅지는 환자의 어깨에 기대어 놓는다. 대퇴부를 이용하여 치료사는 조심스럽게 환자의 어깨의 외전을 방지한다. 이러한 위치설정을 통해 치료사는 비언어적 단서가 있는지 자세히 관찰할 수 있다. 치료사는 환자의 팔 아래로 손을 뻗어 내회전시킨다. 이것이 이 검사의 핵심 요소다. 필연적으로 환자의 전완은 회내(pronation)가 될 것이다. 치료사는 왼손으로 환자의 팔꿈치가 구부러지지 않도록 해야 한다(b). 증상이나 저항감이 있을 때까지 조심스럽게 환자의 팔을 외전시킨다. 어깨의 내림을 없애면 치료사가 신경 조직을 구별하는 데 도움이 될 것이다. 게다가, 목의 움직임을 선택할 수 있다.

평가 A(+) 검사는 다음 기준에 의해 정의된다.

- 환자증상 재현

- 양쪽의 차이(환측에 대한 일치된 통증 및 건측에 대한 일치되지 않는 증상 재현)
- 원위 구성요소에 의한 영향: 반대쪽으로의 목 측굴은 증상을 증가시키고, 동측은 증상을 감소시킨다; 추가로 어깨 내림을 풀어주는 것은 증상을 제거할 수 있다.

통계 SN 64(45–83), SP 30(17–42) +LR 0.9, −LR 1.2, QUADAS 10, 손목터널 증후군을 가진 82명의 환자(평균 연령 45 ± 12세, 여성 41명, 평균 증상 지속 시간 183일)를 대상으로 한 연구에서 전기생리학(elecrophysiological) 검사를 표준폼으로 사용했다.[44]

ULNT 3: 척골신경(ulnar nerve)

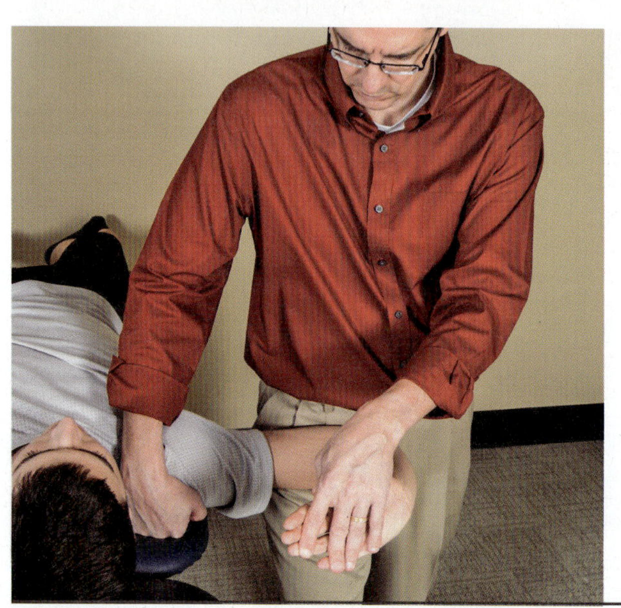
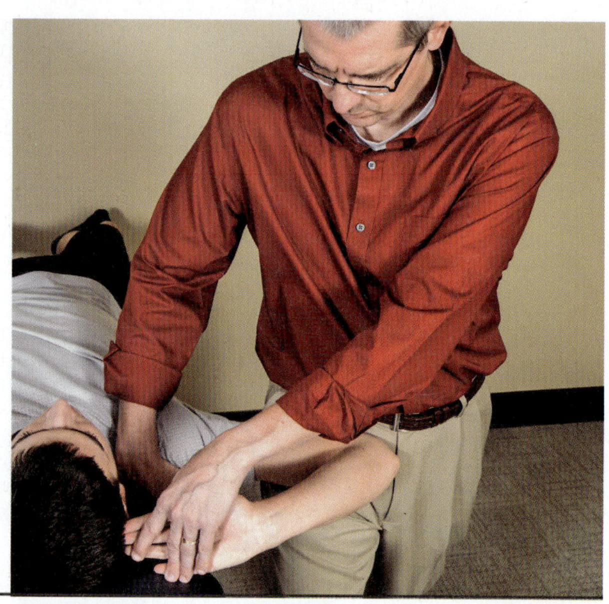

그림 7.8

환자 자세 평가해야 할 측면을 테이블 가장자리에 가깝게 한 누운 자세 가능하면 베개를 사용하지 말 것

치료사 자세 다리를 벌리고 선 자세

움직임 치료사는 주먹(환자와 가장 가까운 쪽)을 환자의 어깨와 테이블 위에 올려놓고 어깨 외전시 견갑골이 위로 올라가지 않도록 한다. 그리고 환자의 손목과 손가락을 신전시키고, 전완을 회내시키고, 팔꿈치를 구부리고, 상완을 외회전시킨다. 치료사는 환자의 팔꿈치를 전상장골극(ASIS)이나 허벅지에 대고 조심스럽게 환자의 팔을 외전시킨다. 검사하는 측(및 증상)이나 또는 반대쪽으로 경추를 측굴시키면 신경부하를 증가시키거나 없앨 수 있다.

평가 A(+) 검사는 다음 기준에 의해 정의된다.

- 환자증상 재현
- 양쪽의 차이(환측에 대한 일치된 통증 및 건측에 대한 일치되지 않는 증상 재현)
- 원위부 요소에 의한 영향: 맞은편으로의 경추 측굴은 증상을 증가시키고, 동측으로의 측굴은 증상을 감소시킨다.

참고 C8과 T1 신경근에서 발생하는 신경학적 증상은 ULNT 3을 사용하는 것을 권장한다. 골퍼의 팔꿈치(golfer's elbow)와 같은 장애는 ULNT 3을 사용할 수 있다. 머리 위쪽의 움직임에 의해 유발되는 신경학적 증상들은 위의 검사를 이용할 것을 권장한다.

하지 신경역학 검사

(Lower limb Neurodynamic tests)

상지장력 검사와 마찬가지로 치료사는 앞에서 설명한 바와 같이 하지의 신경역학 장애를 체계적이고 정의된 방법으로 평가해야 한다. 하지에 대한 검사는 주로 하지직거상검사(SLR)와 대퇴골 신경 검사로 구성된다. 슬럼프 검사(Slump test)는 이 단원에서도 일반적으로 묘사되지만 신경역학 검사의 종합적인 체계로서는 논쟁거리가 있기도 한다. 슬럼프 검사는 하지직거상검사와는 전혀 다른 검사임을 제안한다.[9,10] 슬럼프 검사는 만성적인 상태, 의심되는 관(canal) 문제, 그리고 기능적인 위치에서 가장 잘 나타난다.[9,10] 경막은 T6에서 가장 단단하다. 또한 C6, L4 및 후방 무릎은 정상적인 장력점(Tension point)으로 설명되어 왔으며, 신경계가 가장 팽팽한 부분이기도 하다.[9,10] 따라서, 환자들은 이 부위에서 뻗치는 느낌이나 약간 타는 듯한 느낌을 호소하기도 한다.

슬럼프 검사(SLUMP TEST)

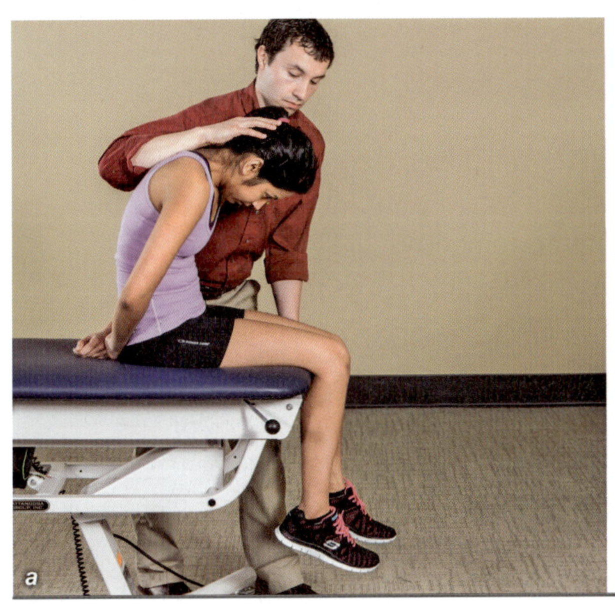

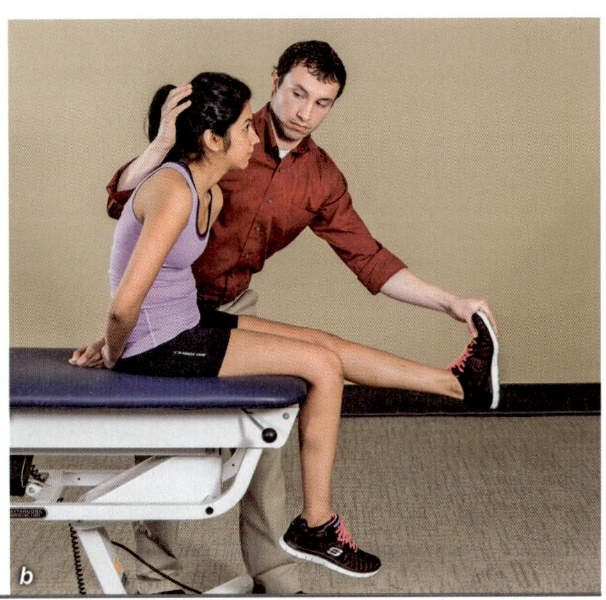

그림 7.9

모든 신경역학 검사와 마찬가지로 슬럼프 검사도 부드럽고 점진적으로 수행해야 한다. 다른 신경역학 기법과 마찬가지로 치료사는 다음 각 단계 후 단계별 검사를 수행하고 증상을 모니터링해야 한다.

영상 7.9 **인터넷 지원으로 이 검사의 평가 방법을 볼 수 있다.**

환자 자세 허벅지가 잘 받쳐진 상태로 무릎이 테이블 가장자리에 닿은 채 테이블에 앉는다; 손은 등 뒤에 놓는다.

치료사 자세 테이블에 앉거나 환자의 환측에 선다.

움직임 치료사는 환자에게 슬럼프 검사에 대해 설명한다. 이런 다음 팔꿈치를 흉추에 부드럽게 올려놓고(압력을 주지 말 것) 두 손가락을 환자의 머리(압력을 주지 말것)에 부드럽게 갖다 대면서 증상을 평가한다. (a) 치료사는 환자에게 경추를 부드럽게 구부리도록 하고 나서 어떤 증상이 있는지 평가한다. 치료사는 환자에게 먼저 저항감을 느낄 때까지 건측 다리를 능동적으로 뻗도록 하고 나서 어떤 증상이 있는지 평가 한다. 다음으로, 치료사는 환자에게 증상이 있는 다리를 뻗도록 한다. 치료사는 증상을 배제하기 위해 수동적으로 환자의 무릎을 완전히 펴야 할 수도 있다. 치료사는 증상을 평가하고 다른 쪽과 비교해야 한다. (b) 저항점에 도달했을 때 치료사는 환자에게 머리를 부드럽게 신전시키도록 한 후 다리와 등 증상에 변화가 발생하는지에 주목하도록 해야 한다. 긴장도를 증가시키기 위해 배측굴곡(dorsiflexion)을 할 수도 있다. 치료사는 시험의 각 단계에서 징후와 증상을 확인해야 한다. 또한 환자가 저항을 더 잘 느낄 수 있도록 전체 검사를 수동적으로 수행할 수 있다. 다음의 움직임의 이행 순서는 증상 자극의 구조적 분화에 도움이 될 수 있다.

- 척추 증상은 다음과 같은 동작 순서에 따라 더욱 유발될 가능성이 높다: 슬럼프, 목 굴곡, 무릎 신전
- 다리 증상은 다음과 같은 동작 순서에 따라 더욱 유발될 가능성이 높다: 배측 굴곡, 무릎 신전, 슬럼프, 목 굴곡

정상적인 젊은 사람의 경우, 근육의 단축으로 인한 무릎관절의 신전과 배측굴곡이 15°에서 20° 정도 감소할 수 있다.

평가 A (+) 검사는 다음 기준에 의해 정의된다.

- 환자의 일치된 통증의 재현
- 증상은 건측에서는 다른 형태로 나타남(환측은 일치된 통증 발생, 건측은 일치하지 않는 증상 발생).
- 증상은 먼 성분 운동(distant component movement)에 의해 영향을 받는다 (일반적으로 머리의 움직임을 먼 성분으로 사용하는 것이 가장 좋다).

통계

- **SN 83(NR)**, SP 55(NR), +LR 1.8, **−LR 0.32**, QUADAS 11, 추간판성 병리 의심 환자 105명을 대상으로 한 연구(평균 연령 42.7 ± 9.8세, 여성 36명, 환자 72%가 평균 지속 기간이 3개월 이상), 표준품(reference standard)으로서 CT 또는 MRI 사용[19]
- SN 84(NR), SP 83(NR), +LR 4.9, −LR 0.19, QUADAS 7, MRI를 표준품으로 사용하여 임상적으로 디스크 탈출증 의심 환자 75명(증상 및 통제 그룹의 평균 연령 38-40세, 여성 20명, 증상 지속 기간 12주 미만)에 대한 연구[45]

하지직거상(Straight Leg Raise, 뻗은발 올림) 검사

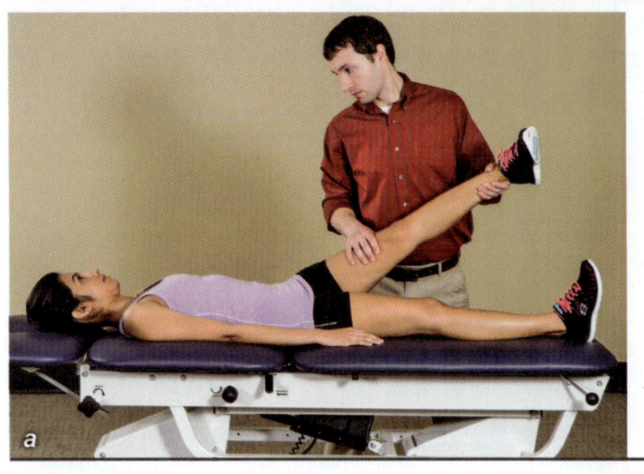

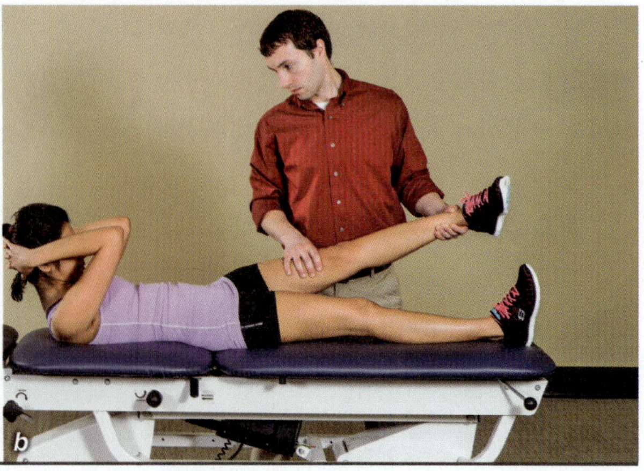

그림 7.10

모든 신경역학 검사와 마찬가지로 하지직거상검사는 부드럽게 점진적으로 수행해야 한다. 다른 신경역학 기법과 마찬가지로 치료사는 차근차근 검사를 수행해야 하며, 각각의 체계적 단계를 거친 후 증상을 모니터링해야 한다.[9,10,30]

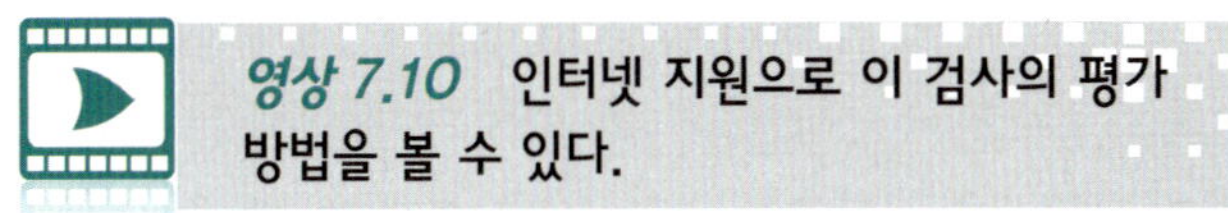

환자 자세 바로누운 자세, 양쪽 다리는 편안히 이완된 상태로 평가하는 다리를 테이블의 가장자리에 가깝게 위치시킴

치료사 자세 평가 대상 환자의 다리 옆에 서서 환자와 직접 대면

움직임 치료사는 환자의 편안함과 검사에 대한 이해를 위해 먼저 좋은 쪽 다리에 대한 검사를 수행해야 한다. 베개를 사용하든 사용하지 않든(베개를 사용하지 않는 것이 좋다) 치료사는 재평가를 위해 위치를 일정하게 유지해야 한다. 치료사는 한 손으로 복사뼈(malleolus) 위로 환자의 다리를 편안하게 잡고, 다른 한 손은 환자의 무릎 위로 올려 무릎의 신전을 유지한다. 다음으로, 편안하게 환자의 다리를 똑바로 들어 올린다. 전통적인 검사는 약간의 고관절 내전(adduction) 및 내회전(internal rotation)(a)으로 설명되어 왔다.[9] 치료사는 양측의 저항감을 비교한다. 발의 발등굽힘과 내회전을 통해 민감도를 증가시킬 수도 있다.

평가 A (+) 검사는 다음 세 가지 기준을 모두 충족해야 한다.

- 환자의 일치된 통증의 재현
- 증상은 다른 쪽의 증상과 다르다(환측은 일치된 통증, 건측은 일치된 증상 없음).
- 증상은 원위부 움직임(머리 움직임)에 의해 영향을 받는다(b)

통계

- 혼합 분석: **SN 92(87–95)**, SP 28(18–40), **+LR 2.9**, –LR 0.29는 표준폼으로 수술을 한 16개의 연구를 체계적으로 검토한 결과.[48]
- 혼합분석: **SN 91(82–94)**, SP 26(16–38), +LR 2.7, **–LR 0.35**는 표준폼으로 수술을 한 17개의 진단 연구를 체계적으로 검토한 결과.[47]
- **SN 97(NR)**, SP 57(NR), +LR 2.2, **–LR 0.05**, QUADAS 10, MRI를 표준폼으로 MRI를 사용한 다리에 방사되는 통증을 가진 274명의 환자(평균 연령 46±12세, 여성 135명, 증상 평균 지속 기간 19일)를 대상으로 한 연구.[48]
- SN 89(NR), SP 14(NR), +LR 1.0, –LR 0.78, QUADAS 7에서 표준폼으로 수술을 한 편측 좌골신경통(평균 연령 및 성별 NR)을 가진 55명의 환자를 대상으로 한 연구.[48]
- SN 98(NR), SP 44(NR), +LR 1.8, –LR 0.05, QUADAS 7, 표준폼으로 수술을 사용한 허리 디스크 돌출(protrusion)이 있는 100명의 환자(허리통증과 좌골신경통이 있지만 정상적인 척수조영상(myelogram)과 수술은 안한 36명의 대조군; 평균 연령 및 성별 NR)의 연구.[18]
- SN 52(NR), SP 89(NR) +LR 4.7, –LR 0.54, QUADAS 7, MRI를 표준폼으로 사용한(평균 연령 38–40세의 증상이 있는대조군 그룹, 여성 20명, 증상 지속기간 12주 미만) 디스크 탈출(herniation)이 의심되는 75명의 환자를 대상으로 한 연구.[45]
- 편측 하지 통증을 가진 45명의 환자를 대상으로 한 연구에서 하지직거상검사와 슬럼프 검사 (κ = 0.64) 시행(평균 46세±11세, 23명의 여성, 평균 증상 지속기간은 5.6±5.7개월).[43]
- 여성은 7.5배, 남성은 23배로 노동자 재해보상보다 개인 상해 프로그램에서 하지직거상검사에서 양성반응이 나온 확률이 더 높았다.[50]

- 하지직거상검사는 시신을 대상으로 한 연구에서 일반적으로 L5, S1 및 S2 신경근은 70°에서 완전히 늘어난다.[51] 치료사는 이 결과와 관련하여 환자의 변동성을 고려해야 한다.

특별 고려사항 다양한 원위부 하지 신경에 대해 하지직거상검사에 존재하는 여러 가지 성향이 있음:[9]

- 비복신경(sural nerve, 장딴지 신경): 엉덩이 굴곡, 무릎 신전, 발목 배측굴곡, 발내번
- 경골신경(tibial nerve, 정강이 신경): 고관절 굴곡, 무릎 신전, 발목 배측굴곡, 발 외번, 발가락 신전
- 총비골신경(Common peroneal nerve, 온종아리신경): 고관절 굴곡 및 내회전

라제그 검사(Lasègue's test)는 환자의 무릎아래의 통증이 목 굴곡에 따라 증가하고 머리가 중립위치로 돌아오면 감소하는 양상을 보인다. 활줄검사(bowstring test)는 이 검사의 변형이다. 치료사(하지직거상검사 후)는 환자의 대퇴부를 동일한 위치에 유지하고 무릎을 20°로 수동적으로 구부려 증상을 감소시킨다. 이런 다음 치료사는 엄지손가락이나 손가락으로 오금(popliteal) 부위에 압력을 가하여 고통스러운 방사성 증상을 다시 확인한다. 이 검사에 대한 진단 정확도 값은 보고되지 않았다.[52]

건측하지직거상 검사 (WELL LEG RAISE TEST(CROSSED STRAIGHT LEG RAISE))

기본적으로 건측을 올리면 환측의 증상감소를 이끌어낸다는 점을 제외하고는, 환자와 치료사의 위치와 움직임은 하지직거상검사와 동일하다.

평가 A (+) 검사는 다음 세 가지 기준을 모두 충족해야 한다.

- 환자의 일치된 통증의 재현
- 증상은 다른 쪽의 증상과 다르다(환측은 일치된 통증, 건측은 일치된 증상 없음).
- 증상은 먼 성분 운동에 의해 영향을 받는다(일반적으로 머리의 움직임을 먼 성분으로 사용하는 것이 가장 좋다).

통계

- 혼합 분석: SN 28(22–35), **SP 90(85–94)**, +LR 2.8, –LR 0.36 수술을 표준품으로 하여 진행된 16개 연구의 체계적인 검토[46]
- SN 24(NR), SP 100(NR), QUADAS 7, 편측성 좌골신경통 및 수술을 표준품으로 사용한 55명의 환자에 대한 연구 결과[49]
- SN 43(NR), SP 97(NR), +LR 14.3, –LR 0.59, QUADAS 7, 허리 디스크 돌출(protrusion)이 있는 100명의 환자(및 하부요통과 좌골신경통을 가진 36명의 대조군 환자, 그러나 정상적인 척수조영상(myelogram)을 가지고 있고 수술은 하지 않은 상태; 평균 연령 및 성별 보고되지 않음)를 대상으로 한 연구. 표준품으로 수술을 사용함[18]

중요한 임상적 핵심

신경 장력 및 추간판성 증상 검사(예: 하지직거상, 건측하지직거상, 슬럼프)를 수행할 때 치료사는 다음을 염두에 두어야 한다.

- 특히 환자가 높은 수준의 증상 민감성을 가지고 있는 경우 검사를 천천히 진행하라.
- 단계별 동작을 순차적으로 수행하라.
- 다음 동작을 수행하기 전까지는 각각의 이전 자세 또는 동작을 유지하라.
- 항상 검사는 건측을 먼저 수행하라.

앉은자세에서 하지직거상검사 (FLIP SIGN)

플립 검사는 하지직거상검사의 앉은 버전이다.

환자 자세 테이블의 한쪽으로 다리를 내리고 바르게 앉는다.

치료사 자세 환자의 바로 옆에 앉는다.

움직임 치료사는 한쪽 손을 벌려 손바닥을 환자의 원위부 허벅지에 대고 테이블에 대고 고정시킨 다음, 다른 한 손은 발뒤꿈치를 잡아 환자의 발꿈치가 손바닥에 놓이게 한다. 그 다음, 치료사는 점차적으로 환측 무릎을 신전시킨다.

평가 보통의 좌골 장력의 경우, 약 45°의 무릎신전에 도달할 때까지 저항이나 통증이 수반되지 않지만, 완전한 신전으로 가는 동안 급성적인 요추 전만(lordosis, 척추앞굽음증)의 상실이 나타날 수 있다. 환자는 검사가 진행되면서 뒤로 넘어지거나 팔을 뒤로 뻗는 경향을 보일 수 있다. 가장 신뢰할 수 있는 반응은 몸이 뒤로 젖혀질 때가 아니라 무릎 신전시에 통증이 있다는 것을 보여주는 것이다. 따라서 앉은 하지직거상검사라는 용어는 보다 정확한 이름으로 권장된다.[53]

통계
- 좌골신경통 및 MRI 스캔을 통해 디스크 돌출 및 신경근 압박이 확인된 67명의 환자를 검사했다.[53]
  - 33%는 통증이 없었다.
  - 39%는 손을 깍지 낀 채로 뒤로 기댄 자세에서 무릎이 완전히 신전할 때 통증을 느꼈다.
  - 28%는 손을 깍지 낀 채로 뒤로 젖히는 것과 상관없이 무릎을 완전히 신전시킨 상태에서 통증을 느꼈고 신전시키는 것에 저항했다.
- 신경외과에서 표준품으로 MRI를 사용한 71명의 환자 중 하지직거상검사의 SN은 67이었고, 앉은자세 하지직거상검사($P = 0.003$)의 SN은 41이었다.[54]

엎드려 무릎굽힘 검사 (PRONE KNEE-BEND(PKB) TEST)

엎드려 무릎굽힘 검사의 두 버전 모두 L1, L2, L3 및 L4 장력을 측정한다. 모든 신경역학 시험과 마찬가지로 치료사는 결과가 환자의 통증과 관련이 있는지 확인해야 한다. 대퇴신경(femoral nerve, 넙다리신경)의 신경역학

검사는 다음과 같은 기법으로 수행할 수 있다.[9,10]

환자 자세 머리를 검사하는 쪽으로 돌려 엎드린 자세

치료사 자세 환자의 얼굴을 마주보고 평가하고자 하는 다리 쪽에 선다.

움직임 치료사는 복사뼈 바로 위쪽을 잡고 다른 한 손은 상후장골극(Posterior superior iliac crest, 위뒤장골가시)에 대고 골반을 안정시킨다. 치료사는 증상이 나타날 때까지 무릎을 수동적으로 구부린다. 일단 증상이 발생하면, 족저굴곡(plantar flexion, 발바닥쪽굽힘)이나 배측굴곡 또는 머리의 움직임을 포함한 민감한 동작을 할 수 있다. 0°에서 90° 사이로 제한된 무릎 굴곡검사에서 대퇴신경, 요근(psoas, 허리근), 대퇴직근(rectus femoris, 넙다리곧은근), 근막 등의 여러 구조를 검사할 수 있다.

평가 A (+) 검사는 환측에 일치된 증상을 재현하는 것이며 건측에는 나타나지 않는 것이다.

측와위대퇴신경장력검사 (FEMORAL NERVE TENSION IN SIDELYING TEST)

L1-L4 신경역학 검사의 또 다른 방법은 측와위대퇴신경장력검사이다(또한 엎드려 무릎굽힘검사의 측와위검사로 알려져있다). 이 검사는 앞에서 설명한 검사와 같이 머리의 움직임에 따라 결과가 달라지는 것을 막기 위해서 더 선호될 수 있다. 측와위대퇴신경장력검사는 다음과 같은 동작의 순서로 진행된다.

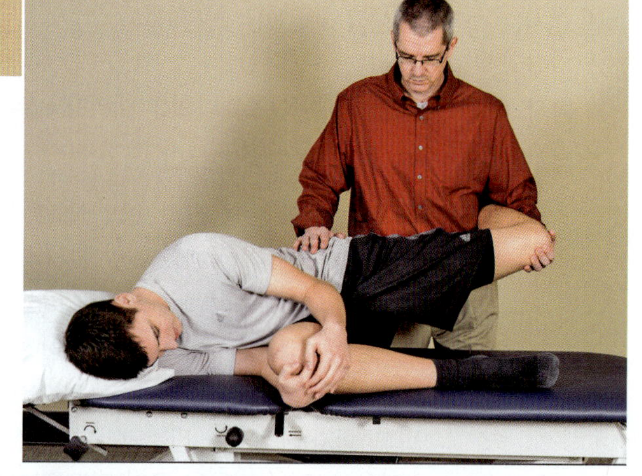

그림 7.11

환자 자세 환측을 천장 쪽으로 옆으로 눕는다.

치료사 자세 환자의 뒤에 바로 선다.

움직임 환자는 바닥쪽다리를 구부려 무릎을 잡고 목을 굴곡시키며 상체를 구부린다. 치료사는 환자의 골반을 안정시키고, 천장쪽 다리의 무릎을 90°로 구부린다. 치료사는 저항이 느껴질 때까지 고관절(hip, 엉덩이)을 부드럽게 신전시킨다. 다리에 불편감이 느껴질 때, 치료사는 환자에게 경추를 신전하도록 한다. 가능하다면 이것은 수동적으로도 할 수 있다. 경추의 굴곡이나 신전은 매우 강력한 구조적 분화를 만들어 낼 수 있으며, 정상적인 장력을 가진 환자에 있어서 굴곡은 증상을 증가시키고 신전은 증상을 감소시킨다. 목의 움직임을 통하여 허벅지나 사타구니 증상이 바뀌면 신경계에 의해 영향을 받은 것을 보여준다.

평가 A (+) 검사는 다음 세 가지 기준을 모두 충족해야 한다.

- 환자의 일치된 통증의 재현
- 증상은 다른 쪽의 증상과 다르다(환측은 일치된 통증, 건측은 일치된 증상 없음).
- 증상은 먼 성분 운동에 의해 영향을 받는다(일반적으로 머리의 움직임을 먼 성분으로 사용하는 것이 가장 좋다).

촉진 (palpation)

촉진은 특히 낮은 신뢰도로 여겨지는 신체 의학(Physical medicine)에서 강조되어 왔다. 더 정확히 말하면, 촉진은 저운동(hypomobility)과 고운동(hypermobility)의 척추 평가 시에 낮은 신뢰도를 보여주었다. 신체부위를 촉진하거나 통증을 만드는 것에서 더욱 신뢰성이 있다. 신경 촉진은 기계감각도(Mechanosensitivity)에서 신뢰성이 증가하는 것을 보여줌으로 주목을 받았다. SN 및 SP.[43,55-60]

신경촉진은 신경 해부학과 신경의 경로를 다시 배우는데 중요하다. 또한 진단과 치료에 도움이 될 수 있는 것으로 나타났다(예: 더 표재성 신경을 위한 신경 마사지). 신경은 기능에 따라 모양과 결합조직의 양을 바꾼다. 결합조직이 더 많은 부위는 덜 민감하다. 더 민감한 신경은 팔꿈치와 무릎 주변의 넓은 부위에 걸쳐 발견된다. 신경은 힘줄과 비교해 둥근모양이다. 신경이 주변으로 움직이게 되면 전형적인 신경성 반응을 보일 수도 있다. 신경은 지배하고 있는 부위의 굴(tunnel)에서 민감하고 취약하고, 단단한 뼈 부위에 대해서는 고정되어 있다.[10] 신경촉진을 위한 부위는 다음과 같다.[10]

정중신경 (median nerve)

정중신경은 상완에서 가장 쉽게(주로 증상 번식을 위해) 촉진할 수 있다. 치료사는 환자의 팔을 약 80° 정도 외전(abduction)시킨다. 이런 다음 액와(axilla)에서 이두근 힘줄의 중간부위에서 촉진한다(그림 7.12). 치료사는 또한 손목 터널에서 정중신경을 간접적으로 촉진할 수 있다.

척골신경 (ulnar nerve, 자신경)

척골신경도 상완에서 촉진할 수 있다. 치료사는 팔을 약간 외전시키고 액와와 주관절터널 선상에서 상지의 하부면에서 촉진할 수 있다(그림 7.13). 척골신경도 주관절터널(cubital tunnel)에서 촉진할 수 있다. 이 신경은 일단 주관절터널과 가지(branches)를 벗어나면 촉진에 더욱 민감해질 수 있다. 치료사는 또한 두상골(pisiform bone, 콩알뼈)의 가쪽과 갈고리뼈의 갈고리 안쪽의 척골터널(Guyon canal)에서 촉진함으로 증상재현을 위한 평가가 가능하다.

요골신경 (Radial nerve, 노신경)

요골 신경은 쉽게 촉진할 수 없지만 치료사는 요골신경구(Radial spiral groove), 후로세 아케이드Arcade of Frohse(회외근궁 supinator arch), 전완의 전측면, 그리고 그 신경이 해부학적코담배갑(Anatomical snuffbox)을 가로지르는 곳에서 증상의 재현을 평가할 수 있다.

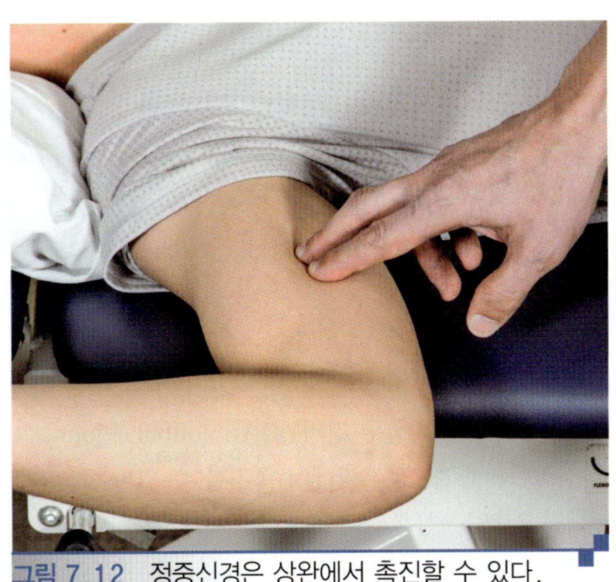

그림 7.12 정중신경은 상완에서 촉진할 수 있다.

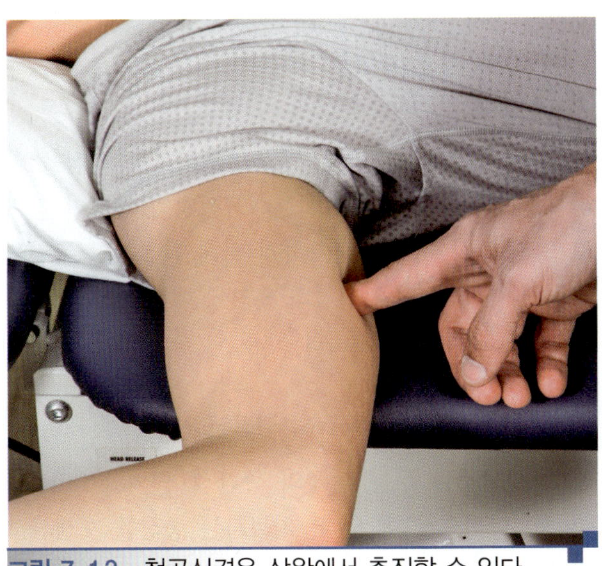

그림 7.13 척골신경은 상완에서 촉진할 수 있다.

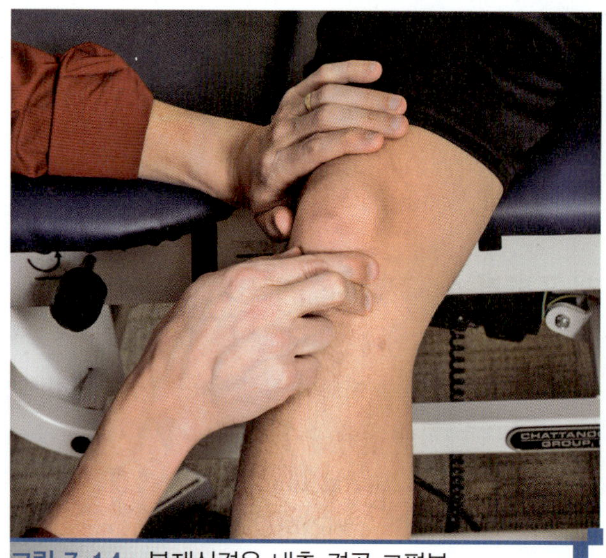
그림 7.14 복재신경은 내측 경골 고평부(plateau)에서 촉진할 수 있다.

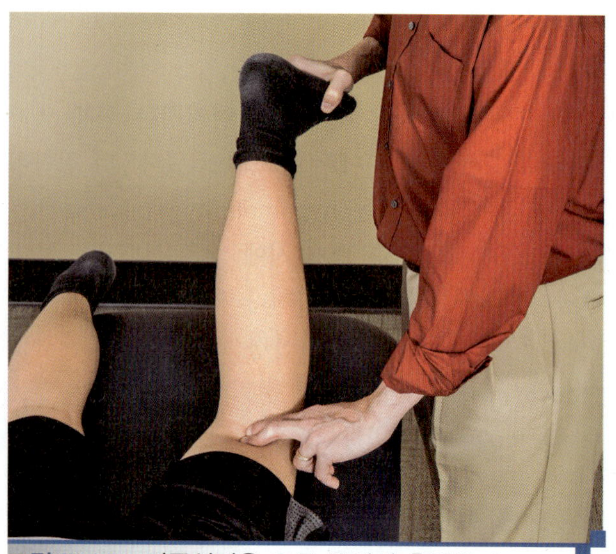
그림 7.15 경골신경은 오금 쪽에서 촉진할 수 있다.

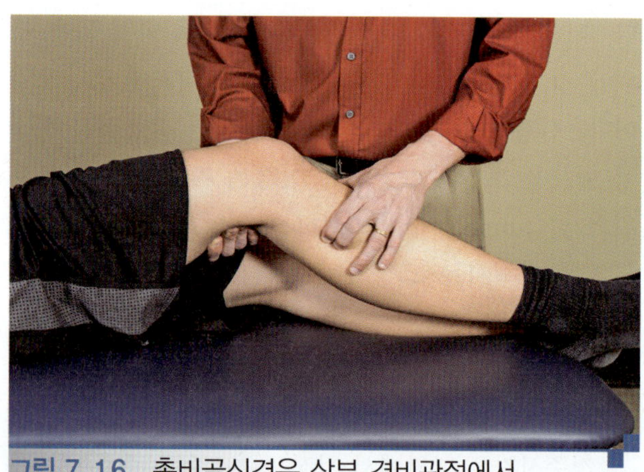
그림 7.16 총비골신경은 상부 경비관절에서 촉진할 수 있다(joint로 잘못 쓰여져 있음).

복재신경 (Saphenous Nerve, 두렁신경)

치료사는 내전근관 adductor canal(Hunter's canal)에서 복재신경을 찾을 수 있으며, 무릎의 경골고원(tbial plateau)의 중간 부위에서 촉진할 수 있다(그림 7.14). 모든 신경 촉진에 있어서와 마찬가지로 증상 재현이 첫 번째로 해야 할 검사이다. 외측대퇴피부신경(Lateral Femoral Cutaneous Nerve, 가쪽 넙다리 피부신경)은 대퇴감각이상증(meralgia paresthetica)과 같은 증상과 관련이 있다. 치료사는 전상장골극(anterior superior iliac spine, 위앞엉덩뼈가시)의 앞쪽과 가쪽에서 가볍게 촉진하고 증상의 재현을 검사한다.

좌골신경 (Sciatic Nerve, 궁둥신경)

좌골 신경은 엉덩이의 내측 3분의 1을 지점을 따라 촉진할 수 있다. 치료사는 이 신경의 엉덩이 깊이로 인해 증상 재현을 평가하기 위해 간접적인 촉진을 수행해야 한다. 좌골 신경의 촉진에 대한 자세한 내용은 19장(요추)을 참고하라.

경골신경 (Tibial Nerve, 정강신경)

경골신경은 무릎 뒤쪽의 중간선(슬와 popliteal space, 다리오금)에 있다. 치료사는 증상을 재생산하기 위한 동작으로 고관절과 슬관절의 굴곡뿐만 아니라 발목 배측굴곡과 족저굴곡도 이용할 수 있다(그림 7.15). 또한, 족근관 후부(posterior tarsal tunnel, 뒤쪽 발목굴)에서 경골신경을 촉진할 수 있다. 즉, 증상의 재생산은 기본적인 소견이다.

총비골신경
(common peroneal nerve, **온종아리신경: 무릎**)

총비골신경은 상부 경비관절(tibiofibular joint, 정강종아리관절)의 후방에서 촉진할 수 있다(그림 7.16). 신경의 움직임은 발목을 움직임으로써 느낄 수 있다.

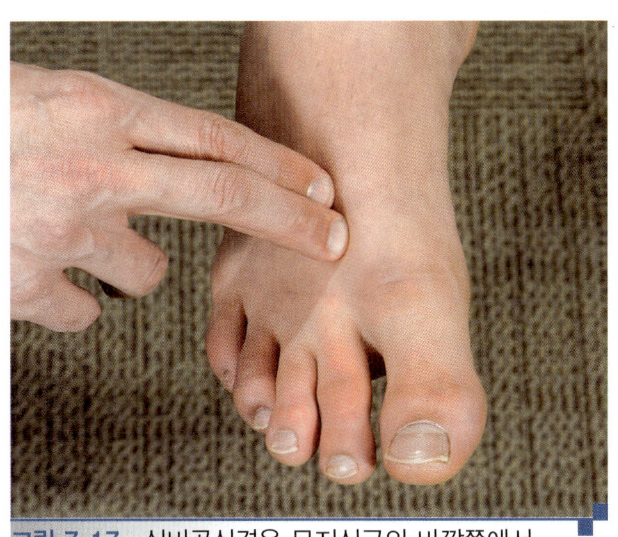

그림 7.17 심비골신경은 무지신근의 바깥쪽에서 촉진할 수 있다.

심비골신경

(Deep Peroneal Nerve, **깊은종아리신경**)

심비골신경은 장무지신근건(extensor hallucis longus tendon, 긴엄지폄근힘줄)의 바깥쪽에서 촉진할 수 있다(그림 7.17). 치료사는 이 힘줄의 원위부에서 촉진하여야 하는데 먼저 중족지관절(metatarsal phalangeal joint, 발허리발가락관절)을 찾은 다음 바깥쪽에서 신경을 찾을 수 있다.

비복신경 (sural nerve, 장딴지 신경)

치료사들은 아킬레스건과 발목의 바깥쪽 사이에서 비복신경을 촉진하여야 한다. 그들은 아킬레스건에서 시작하여 종골(calcaneus, 발꿈치뼈)의 바깥쪽으로 이동하면서 증상 재발현을 평가할 수 있다.

말초신경 검사

PERIPHERAL NERVE EXAMINATION

앞서 자세히 설명했듯이 신경계 검사는 포괄적이고 복잡하다. 치료사는 앞에서 설명한 신경계 검사의 세부사항뿐만 아니라 말초신경계에도 신경을 써야 한다. 언급한 바와 같이, 상하지 사분면 선별검사는 근분절과 말초신경의 관여를 다르게 진단할 필요성을 시사할 수 있다. 말초신경과 그 분절 수준, 기시(origin), 감각 또는 운동 기여도에 대한 자세한 내용은 표 7.8(상지의 말초신경)과 표 7.9(하지의 말초신경)에 자세히 설명되어 있다.

- 경신경총(cervical plexus, 목신경얼기): C1–4
- 상완신경총(Brachial plexus, 위팔신경얼기): C5–T1
- 요신경총(Lumbar plexus, 허리신경얼기): L1–4(T12)
- 천골신경총(Sacral plexus, 엉치신경얼기): L5–S4
- 천미골신경총(Sacrococcygeal plexus, 엉치꼬리신경얼기): S5–Co1)

표 7.8 상지의 말초신경

말초신경	기시(origin)	감각	운동
경신경총(C1–C4) 감각분지(Branches)			
소후두신경(Small occipital nerve, 작은뒤통수신경)(C2, C3)	경신경총	유양돌기(mastoid process, 꼭지돌기)를 넘어 두피의 가쪽후두부분의 피부	–
대이개(Great auricular, 큰귓바퀴)(C2, C3)	C2와 C3의 앞쪽 가지에서 기시하여 흉쇄유돌근 뒤에서 합쳐진 후 상승하여 이하선(parotid gland, 귀밑샘)과 겹쳐진다.	하악(mandible, 아래턱뼈)의 가지에서 올라가 귀와 얼굴로 분포	–

표 7.8 계속

말초신경	기시(origin)	감각	운동
경추피부(Cervical cutaneous, 목피부)(C2, C3)	경신경총	목의 앞쪽 피부부위	–
쇄골상(Supraclavicular, 빗장위)(C3,C4)	경신경총	쇄골과 삼각근의 상부부위와 가슴부위, 아래로는 3번째 갈비뼈	–
경신경총(C1-C4) 근육 분지			
횡경막 신경(Phrenic nerve, 가로막신경)(C3-C5)	전방 사각근(scalene, 목갈비근)에 있는 경신경총과 쇄골하동맥(subclavian artery, 빗장밑 동맥)과 정맥의 사이로부터 시작하여, 흉쇄관절(SC joint, 복장빗장관절)뒤의 흉곽(Thorax, 가슴)으로 들어가 횡격막으로 내려간다.	심막(Pericardium, 심장막), 횡격막과 갈비뼈, 종격흉막(mediastinal pleurae, 세로칸가슴막)	횡격막(Diaphragm, 가로막)
상완신경총(C5-T1;C4, T2 가끔 묘사됨)			
배측견갑(Dorsa scapular, 등쪽어깨)(C5)	장흉신경과 C5 뿌리를 공유함	어깨와 액와의 하부부위	대능형근(Rhomboid major, 큰마름근)과 소능형근, 견갑거근(Levator scapulae, 어깨올림근)
장흉신경(Long thoracic nerve, 긴가슴신경)(C5-C7)	C5-C7 뿔의 복측지(ventral rami, 배쪽가지)	–	전거근(Serratus anterior, 앞톱니근)의 바닥쪽 신경지배(sole innervation)
쇄골하근신경(Nerve to subclavius, 빗장밑근 신경)(C5-C8)	상완신경총의 상부줄기(upper trunk)	–	쇄골하근(Subclavius, 빗장밑근)
견갑상(suprascapular, 어깨위)(C5-C6)	상부줄기의 앞쪽분지	2/3 어깨낭(shoulder capsule, 어깨피막), 견관절(Glenohumeral, 상완와관절)과 견봉쇄골(AC joint, 봉우리빗장관절)	극상근(supraspinatus, 가시위근)과 극하근(infraspinatus, 가시아래근)
외측흉근신경(Lateral pectoral, 가쪽가슴근 신경)(C5-C7)	외측신경속(Lateral cord, 가쪽신경다발)	–	대흉근(Pectoralis major, 큰가슴근)
내측흉근신경(Medial pectoral, 안쪽가슴근 신경)(C8-T1)	내측신경속(Medial cord, 안쪽신경다발)	–	대흉근, 소흉근(Pectoralis minor, 작은가슴근)
상위견갑하신경(upper subscapular nerve, 위쪽어깨밑신경)	후신경속(Posterior cord, 뒤신경다발)	–	견갑하근(Subscapularis, 어깨밑근)

표 7.8 계속

말초신경	기시(origin)	감각	운동
흉배신경(Thoracodorsal nerve, 가슴등신경) (견갑하 중간; C6-C8)	후신경속	-	광배근(Latissimus dorsi, 넓은등근)
하위견갑하신경(Lower subscapular, 아래어깨밑신경)(C5-C6)	후신경속	-	견갑하근, 대능형근
내측전완피신경(medial antebrachial cutaneous nerve, 안쪽아래팔피부신경)(C8-T1)	내측신경속	전완의 내측	-
내측상완피신경(Medial brachial cutaneous nerve, 안쪽위팔피부신경) (C8-T1)	내측신경속	팔의 내측	-
근피신경 (Musculocutaneous nerve, 근육피부신경) (C4-C6)	외측신경속의 종말가지 (Terminal branch)	전완의 전외측면(손바닥 표면)	오훼완근 (Coracobrachialis, 부리위팔근), 이두근, 상완근(brachialis, 위팔근)
액와신경(Axillary, 겨드랑신경)(C5-C6)	후신경속의 끝단 (Last nerve off)	어깨의 바깥쪽(sergeant's patch)	삼각근(Deltoid, 어깨세모근), 소능형근
요골신경(Radial nerve, 노신경)(C6-C8, T1)	후신경속의 직접적인 연속점 (Direct continuation)	팔의 후측면, 전완의 전완면, 팔뚝의 등측면, 손의 노측 1/2의 등측면, 첫 번째 골간뼈(interosseous, 뼈사이) 공간의 후측면	삼두근, 주근(Anconeus, 팔꿈치근), 그리고 전완근육의 신전-회외근육그룹의 상부; 장요측수근신근(extensor carpi radialis longus, 긴노쪽손목폄근)과 단요측수근신근을 제외한 모든 손목의 신전근육들
정중신경(Median nerve, 정중신경)(C5-T1)	외측신경속의 하부 가지와 내측신경속의 상부가지의 결합	엄지의 바닥쪽 피부와 2 1/2 손가락의 외측면 및 동일한 손가락의 원위부 끝단	원회내근(Pronator teres, 원엎침근), 방형회내근(Pronator Quadratus, 네모엎침근), 장장근(palmaris longus, 긴손바닥근), 요측수근굴근(flexor carpi radialis, 노쪽손목굽힘근), 천지굴근(Flexor digitorum superficialis, 얕은손가락굽힘근), 심수지굴근(Flexor digitorum profundus, 깊은손가락굽힘근)의 요골측, 장무지굴근

표 7.8 계속

말초신경	기시(origin)	감각	운동
			(Flexor pollicis longus, 긴엄지굽힘근), 단무지외전근(abductor pollicis brevis, 짧은엄지벌림근), 무지대립근(Opponnens pollicis, 엄지맞섬근), 단무지굴근의 얕은갈래, 제1과 제2 충양근(Lumbricals, 벌레근)
척골신경(Ulnar, 자신경)(C8-T1)	내측신경속의 하부가지	5번째 손가락과 4번째 손가락의 척골측 둘레를 포함한 척골 둘레의 손등과 손바닥면	심수지굴근의 정중 1/2, 척측수근신근(flexor carpi ulnaris, 자쪽손목굽근), 단장근(Palmaris brevis, 짧은손바닥근), 소지외전근(abductor digiti quinti, 새끼벌림근), 소지대립근(oppenens digiti quinti, 새끼맞섬근), 소지굴근(Flexor digiti quinti, 새끼굽힘근), 단무지굴근의 깊은갈래, 무지내전근(adductor pollicis, 엄지모음근), 배측 및 장측 골간근(interossei, 뼈사이근), 척측충양근

표 7.9 하지의 말초신경들

말초신경	기시	감각	운동
장골하복신경(Iliohupo-gastric nerve, 엉덩아랫배신경)(T12, L1)	요신경총	-	-
장골서혜신경(Ilioinguinal nerve, 엉덩샅굴신경)	요신경총	서혜인대 주변부	-
음부대퇴신경(Genitofemoral, 음부넙다리신경)	요신경총	서혜인대 아래의 허벅지 앞쪽 중앙상부부위, 음낭 혹은 음순의 피부	고환거근(Cremasteric muscle, 고환올림근), 요방형근(Quadratus lumborum, 허리네모근), 요근(psoas muscle, 허리근)

표 7.9 계속

말초신경	기시	감각	운동
대퇴신경(Femoral, 넙다리신경)	요신경총	허벅지 내측의 하부 2/3으로부터 발무릎 위쪽(전피신경, Anterior cutaneous nerve, 앞피부신경) 무릎과 정강이 내측에서부터 발까지(복재신경, Saphe-nous, 두렁신경)	봉공근(Sartorius, 넙다리빗근), 치골근(Pectineus, 두덩근), 그리고 대퇴사두근(Quadriceps femoris, 넙다리네갈래근)(대퇴직근, rectus femoris, 넙다리두갈래근), (내측광근, Vastus medialis, 안쪽넓은근), (외측광근, Vastus lateralis, 가쪽넓은근), (중간광근, Vastus intermedius, 중간넓은근), (슬관절근, articularis genu, 무릎관절근)
폐쇄신경(Obturator, 폐쇄신경)	요신경총	서혜부와 허벅지 안쪽에서부터 무릎의 내측	외폐쇄근(Obturator externus, 바깥폐쇄근), 단내전근(Adductor brevis, 짧은모음근), 대내전근(Adductor magnus, 큰모음근), 장내전근(Adductor longus, 긴모음근), 박근(Gracilis, 두덩정강근)
외측대퇴피신경(Lateral femoral cutaneous nerve, 가쪽넙다리피부신경)(L1-L3)	요신경총	전외측 허벅지, 1/3 중 가까운 쪽	감각만 있음
상둔신경(Superior gluteal, 위볼기신경)(L4-S1)	천추신경총	엉덩이쪽 천골의 후부	중둔근(Gluteus medius, 중간볼기근)과 소둔근(Gluteus minimus, 작은볼기근), 대퇴근막장근(Tensor fascia lata, 넙다리근막긴장근), 고관절
하둔신경(Inferior gluteal, 아래볼기신경)(L5, S1, S2)	천추신경총	엉덩이쪽 천골의 후부	대둔근(Gluteus maximus, 큰볼기근)
좌골신경(Sciatic, 궁둥신경)(L4, L5, S1-S3)	요천추신경총	-	대퇴이두근단두(Short head of biceps femoris, 넙다리두갈래근 짧은갈래), 반건상근(Semitendino-sus, 반힘줄근), 반막상근(Semimembranosus,

표 7.9 계속

말초신경	기시	감각	운동
			반막근), 대퇴이두근 장두(long head of biceps femoris, 넙다리두갈래근 긴갈래), 대내전근(Adductor magnus, 큰모음근)
경골신경(Tibial, 정강신경)(L4, L5, S1-S3)	천추신경총/좌골신경	발뒤꿈치 부위	비복근(Gastrocnemius, 장딴지근), 슬와근(Popliteus, 오금근), 족척근(plantaris, 장딴지빗근), 가자미근(Soleus), 후경골근(Tibialis posterior, 뒤정강근), 장지굴근(Flexor digitorum longus, 긴발가락굽힘근), 장무지굴근(Flexor hallucis longus, 긴엄지굽힘근)
총비골신경(Common fibular(peroneal), 온종아리신경)	좌골신경	오금부위, 상하부관절가지는 무릎관절로 향하고 외측 비복피신경(lateral sural cutaneous nerve, 가쪽장딴지피부신경)	총비골신경과 심비골신경의 가지로 들어가는 가지
표재비골신경(superficial fibular(peroneal), 얕은종아리신경)	총비골신경의 첫 번째 분지 두 개 중 하나	발의 앞쪽표면과 하지의 원위부의 먼쩍 2/3	장비골근, (Peroneus longus, 긴종아리근), 단비골근(Peroneus brevis, 짧은종아리근)
심비골신경(Deep fibular(peroneal), 깊은종아리신경)	총비골신경의 첫 번째 분지 두 개 중 하나	발의 앞쪽 원위부와 엄지와 검지발가락 사이의 지간(web space, 갈퀴막공간)	전경골근(Tibialis anterior, 앞정강근), 장지신근(Extensor digitorum longus, 긴발가락폄근), 장무지신근(Extensor hallucis longus, 긴엄지폄근), 제삼비골근(Peroneus tertius, 셋째종아리근), 단지신근(Extensor digitorum brevis, 짧은발가락폄근)
비복신경(Sural, 장딴지신경)	총비골신경과 경골신경	하퇴의 원위부 가쪽 1/3과 발의 바깥쪽 날	감각

표 7.9 계속

말초신경	기시	감각	운동
내측족척신경(Medial plantar, 안쪽발바닥신경)	경골신경	발의 발바닥표면, 안쪽 영역	단지굴근(Flexor digitorum brevis, 짧은 발가락굽힘근), 무지외전근(Abductor hallucis, 엄지벌림근), 단무지굴근(Flexor hallucis brevis, 짧은 엄지굽힘근), 충양근1(first lumbricale, 벌레근1), 바깥쪽 충양근, 배측골간근(dorsal interosseou. 등쪽뼈사이근)
외측족척신경(Lateral plantar, 가쪽발바닥신경)	경골신경	발의 발바닥 표면, 바깥쪽 영역	족저방형근(quadratus plantae, 발바닥네모근), 소지외전근(Abducxtor digiti quinti, 새끼벌림근), 소지굴근(Flexor digiti quinti, 새끼굽힘근), 소지대립근(Opponens digiti quinti, 새끼맞섬근), 척측골간근(Plantar interossei, 바닥쪽뼈사이근), 무지내전근(Adductor hallucis, 엄지모음근)(가로갈래, transver), (빗갈래, oblique), 배측골간근

결론 CONCLUSION

정형외과 환자의 선별검사는 모호한 다관절 통증, 설명되지 않은 징후나 증상 또는 통증 발생과 관련된 불확실성을 가질 때 필요하다. 정형외과 환자의 상·하지 사분면 선별검사는 관절과 수축조직(contractile tissue)뿐만 아니라 불활성, 비수축조직도 검사한다. 상하지 사분면 선별검사에서 평가되는 주요한 비수축성 조직은 신경계이다. 이 장에서는 상·하지 사분면 선별검사에 더해 포괄적인 신경계 검사의 중요한 측면을 자세히 설명하였다.

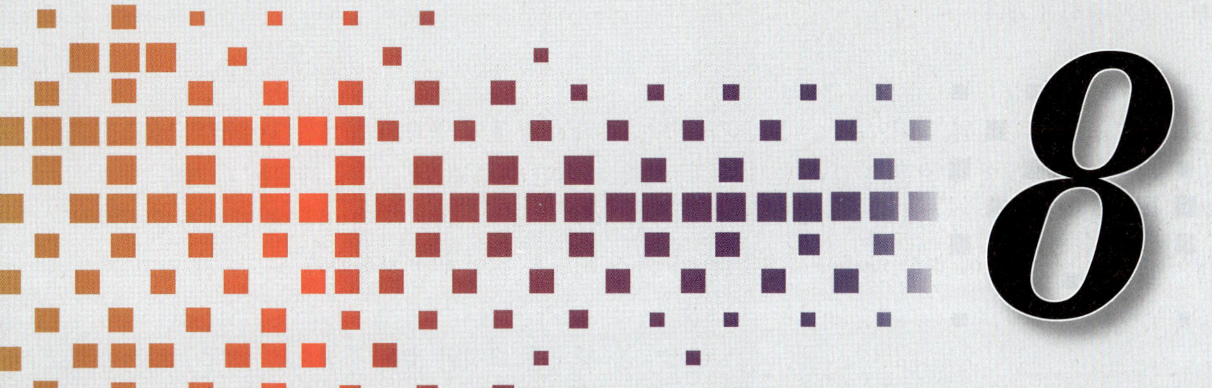

8

관절가동범위의 평가

RANGE OF MOTION ASSESSMENT

관절가동범위(ROM)는 환자에게 나타날 수 있는 손상을 결정하는 관점에서 치료사에게 중요한 평가이다. 가동성 평가는 본질적으로 전체적일 수도 있고(예를 들어, 바닥에서 무언가를 집기 위해 쭈그려 앉는 사람을 보면서) 또는 독립적일 수 있다(예를 들어, 특정 관절 동작의 각도계 측정). 따라서 ROM의 평가는 상대적으로 질적 또는 양적일 수 있다. 일반적인 ROM 검사의 목적을 위해, 질적인 것이 더 적절할 수 있지만, 중재와 함께 환자의 진행상태에 대한 문서화 및 결정을 위해서는 양적인 것이 더 적당할 수 있다. 저자는 질적 평가가 더 필수적이라는 것은 믿어의심치 않는다. 최대 ROM이 완벽히 수행되지 않는 것은 재활 환경에서 목표가 되지 않는다.

이 장에서는 ROM 평가의 구성 요소에 대해 자세히 설명한다. 이러한 개념과 그림을 자세히 설명하는 기본 사항은 1장을 참고하라. 이 개념을 다시 언급하고 설명하는 이유는 ROM과 관련된 추가적인 맥락을 제공하기 위해서이다.

ROM과 유연성
RANGE OF MOTION AND FLEXIBILITY

관절 동작(motion)은 고전적으로 관절 ROM의 양으로 나타내왔다. 본질적으로 이것은 골운동학과 관절운동학적인 동작의 조합이다. ROM은 능동(AROM: 환자가 독립적으로 수행), 능동 보조(AAROM: 환자가 수행하는 데 도움이 필요함) 및 수동(PROM: 치료사가 환자의 도움없이 수동으로 필요한 동작을 수행함)이 가능하다. 다른 한편으로, 유연성은 관절을 가로지르는 관절 주위 및 결합 조직의 조직 확장 정도에 의해 결정된다. 근육 자체, 힘줄, 인대, 결합 조직, 뼈, 지방 조직, 피부 및 신경 조직과 같은 몇 가지 유형의 조직이 관절의 움직이는 능력을 결정할 수 있다. 관절에서 가능한 동작은 전형적으로 연부조직의 유연성뿐 아니라 관절의 골운동학과 관절운동학의 조합이다. 각 구성 요소에 대한 자세한 내용은 이 장에 설명되어 있다.

관절 동작 (Joint Motion)

관절의 움직임은 두 가지 다른 관점에서 고려될 수 있다. 관절의 근위 분절은 상대적으로 고정된 원위 분절 주위로 회전할 수 있다. 보다 일반적으로 원위 분절은 비교적 고정된 근위 분절 주위를 회전한다. 1장에서 언급했듯이, 관절 동작은 골운동학과 관절운동학의 구성 요소이다.

골운동학 (Osteokinematics)

골운동학적 동작은 생리학적 동작이라고도 한다. 이러한 동작은 해부학적 운동면(시상, 전두 및 횡단)에서 관절의 뼈와 다른 뼈의 움직임으로 발생한다. 이러한 동작은 이 장의 뒷부분에서 설명하는 것처럼 고니오미터(AROM, AAROM 및 PROM)를 사용한 ROM 측정을 통해 계량화된다. 골운동학적 동작에 대한 회전축은 회전이 발생하는 면에 수직 방향이다.[1]

관절운동학 (Arthrokinematic)

관절운동학적 동작은 일반적으로 관절과 관련된 역학적 운동(구르기(roll), 미끄러짐(slide) 및 스핀(spin, 동작))으로 설명된다(그림 8.1).[2,3] 구르기는 자동차 타이어가 도로를 굴러 떨어지는 것처럼 관절 표면의 한 부분이 다른 표면으로 구르는 경우이다. 일예로 슬관절 굴곡과 신전에서 경골(tibia, 정강뼈) 위에서(반월연골 위) 구르는 대퇴과(femur condyles)이다. 뼈의 한부분이 구르면 구르는 관절면의 새로운 등거리 지점이 반대편 관절면에 새로운 등거리 지점과 접촉하게 된다. 스핀은 차량이 눈에 갇히고 운전자가 가스 페달을 밟았지만 자동차가 움직이지 않고 자동차 타이어가 제자리에서 돌 때 또는 탁상 위에서 팽이가 돌 때처럼 고정된 축을 중심으로 물체가 회전할 때 발생한다. 관절 스핀의 해부학적 예는 회내(pronation, 엎침)와 회외(supination, 뒤침)에서의 상부 요척관절(radio−ulnar joint, 노자관절)에서 확인할 수 있다. 미끄러짐(glide 또는 slide)은 운전자가 브레이크를 밟은 후 얼음 위에서 미끄러지는 자동차 타이어와 유사하게 하나의 관절면이 다른면과 상대적으로 병진(translate)하는 경우이다. 미끄러짐의 예는 슬관절 굴곡과 신전에서 대퇴과에 대해 오목한 경골의 관절면에서의 미끄러짐을 들 수 있다. 미끄러짐 동안, 미끄러지는 뼈의 같은 지점은 반대쪽 관절면의 세로운 지점과 접촉한다. 미끄러짐의 부수적 구성요서의 대부분은 관절가동기법의 기초이다.

이 동작은 불수의적이며 관절에서 나타날 수 있는 관절 놀이(joint play)로 묘사된다. 이 부수적 관절 놀이는 모든 활액 관절에서 불수의적 움직임으로 묘사된다. 칼텐본(Karlteborn)은 관절 놀이를 직선상의 짧은 수동적인 뼈의 움직임으로 묘사하였다. 본질적으로, 부수적 관절 놀이는 환자에게 완전한 골운동학적 움직임을 달성하기 위해 필요한 불수의적 관절운동(관절운동학적 움직임)이다. 골운동학과 관절운동학적 동작에 대한 초기 설명은 1장을 참고하라.

척추의 관절가동술 (Joint Mobility of the Spine)

골운동학과 관절운동학 동작은 전통적으로 팔다리뼈대(사지)에 대해 설명되고 고려된다. 이러한 동작

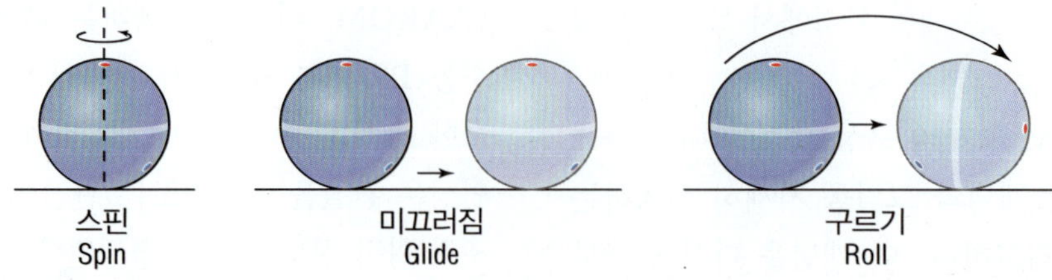

그림 8.1 관절운동학적 동작.

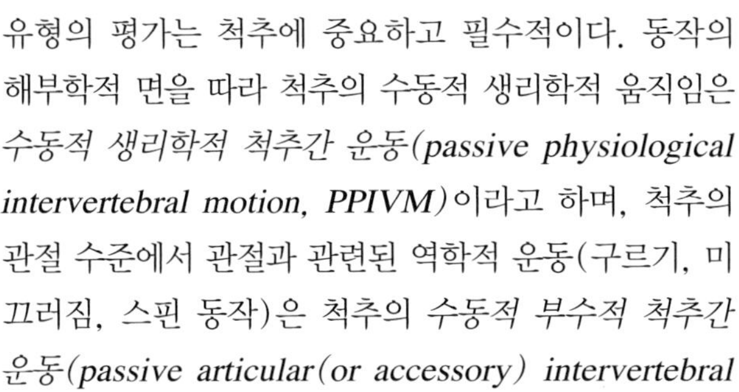

유형의 평가는 척추에 중요하고 필수적이다. 동작의 해부학적 면을 따라 척추의 수동적 생리학적 움직임은 *수동적 생리학적 척추간 운동(passive physiological intervertebral motion, PPIVM)*이라고 하며, 척추의 관절 수준에서 관절과 관련된 역학적 운동(구르기, 미끄러짐, 스핀 동작)은 척추의 *수동적 부수적 척추간 운동(passive articular(or accessory) intervertebral motion, PAIVM)*이라고 한다.

PPIVM은 5점 척도로 평가되었으며, 0과 1은 저가동성을 나타내고 정상은 2, 3이고 4는 과가동성을 나타낸다. 진단학적 유용성이 알려져 있지는 않지만 통증 반응에 또한 사용할 수 있다.[5]

PAIVM으로 척추에서 제한된 가동성은 보통 주관적으로 결정되며, 개별 해석의 특성으로 인해 항상 주의해야 한다. 환자의 일치하는 통증 재현과 함께 가동성 제한을 척도로 평가하는 것은 특히 경추의 진단학적 정확도가 매우 크다.[6,7]

관절운동학적 동작의 오목–볼록 법칙은 처음에 MacConaill에 의해 기술되었다.[8] 이 이론의 구성은 관절면의 기하학이 생리학적인 움직임 동안 부수적 움직임 패턴을 결정한다는 것이다.[9] 이 규칙은 볼록한 면위에서 오목한 면이 움직일 때 구르기와 미끄러짐이 같은 방향으로 발생한다고 규정한다. 오목한 면위에서 볼록한 면이 움직일 때에는 구르기와 미끄러짐이 반대 방향으로 발생한다. 이 개념을 설명하는 그림은 그림 1.6을 참고하라.

닫힘 위치 (Close-Packed Position)

닫힘 위치에서, 관절면은 다음과 같은 특성을 갖는다.

- 최대 일치성(congruent)
- 최대 압박(compressed)
- 관절낭과 인대는 최대한 긴장되어 있다.
- 관절의 최대 안정성
- 신연(distraction)이 거의 없으며; 그러므로, 더 움직임이 가능하다.
- 관절낭 사이의 공간 및 볼륨 최소

풀림 위치 (Loose-Packed Position)

관절의 풀림 위치는 닫힘 위치 이외의 다른 관절의 모든 위치를 포함한다. 따라서 관절의 편안 위치(resting position)는 풀린 상태이다.

편안 위치 (Resting Position)

관절의 편안 위치는 관절면에 다음과 같은 특징이 있다.

- 최소 일치성
- 최소 압박
- 관절낭과 인대는 최대한 이완되어 있다.
- 관절의 최소 안정성
- 최대로 신연되어 있고, 최대한의 움직임을 이용할 수 있다.
- 관절낭 사이 공간 및 볼륨 최대

끝느낌 (End-Feel)

끝느낌은 관절의 수동 움직임의 끝에서 치료사의 손에 느껴지는 특정한 감각으로 정의할 수 있다. 이는

중요한 임상적 핵심

닫힘, 느슨, 편안 위치는 일반적으로 관절의 위치로 설명된다.

- 닫힘 위치는 관절이 가장 팽팽하고 움직임에 제한이 있는 위치이다.
- 느슨한 위치는 닫힘 위치 외의 관절의 모든 다른 위치를 말한다.
- 편안 위치는 관절이 최소한으로 팽팽하고 가장 큰 양의 움직임이 있는 위치를 말한다.
- 편안 위치는 느슨한 위치이다.
- 닫힘과 편안 위치는 각각 서로 반대이다.

치료사가 관절 놀이 또는 PROM의 끝에서 느끼는 감각이다. 끝느낌의 분류 설명은 다음과 같다.

- **뼈가 닿는 느낌**(Bone to bone) — 뼈가 다른 뼈와 결합할 때처럼 관절의 끝느낌이 단단하다(hard).
- **스프링 차단**(Springy block) — 관절 내부 장애를 보통 의미하고, 관절낭이나 인대의 끝느낌을 나타낸다.
- **갑작스런 체크**(abrupt check) — 근육 경련에 의한 예기치 않은 제한.
- **연부조직 압박**(soft-tissue approximation) — 관절이 다른 신체부위와 결합하여 이차적으로 밀어낼 수 없는 정상적인 끝느낌
- **텅빈 느낌**(empty) — 움직임이 너무 통증이 심하고 검사자가 끝 범위까지 관절을 밀 수 없기 때문에 끝느낌이 느껴지지 않는다.

이러한 원래의 설명에서 끝느낌의 분류는 쓰여진 문헌과 일화(anecdotally)에서의 몇 가지 출처[12,13]로 정상 및 비정상으로 나누어진다.

정상적인 끝느낌 (Normal End-Feels)

- **단단함**(hard) (**뼈가 닿는 느낌**) — 한 뼈가 다른 뼈와 접촉할 때 갑작스럽게 단단하게 움직임을 멈춘다 예: 주관절 신전: 주두(olecranon, 팔꿈치머리)가 주두와(olecranon fossa, 팔굼치 오목)와 접촉함.
- **부드러움**(soft) (**연부조직 압박**) — 두 신체 면이 합쳐지면 조직의 부드러운 압축이 느껴진다(예: 주관절 굴곡: 전완과 상완의 연부조직 압박).
- **딱딱함**(firm) (soft tissue stretch, **연부조직 신장**) — 근육이 신장되었을 때 느껴지는 딱딱하고 스폰지같은 끝느낌(예: 무릎을 신전한 상태에서 수동적 발목 배측굴곡은 비복근(장딴지근, gastrocnemius)의 긴장으로 인해 멈추게 된다.
- **관절낭 신장**(Capsular stretch) — 관절낭이나 인대가 신장되었을 때, 움직임을 단단하게 붙잡는 끝느낌(예: 수동 어깨 외회전 시 느껴지는 신장된 가죽 느낌).

비정상(병리학적) 끝느낌
(Abnormal(Pathological) End-Feels)

- **단단함(뼈가 닿는 느낌)** — 뼈와 뼈가 닿을 때 갑작스런 움직임의 멈춤, 또는 거친 관절면이 서로 지나서 움직일 때 뼈의 삐걱거리는(grating) 감각(예: 이완된 신체, loose body)의 관절, 퇴행성 관절 질환, 탈구 또는 골절이 있는 관절
- **부드러움** — 활막염 또는 연부조직 부종의 존재를 나타내는 늪같은(boggy) 느낌(예를 들어, 삼출물이 있는 급성 염증 슬관절, 완전하게 신전할 수 없음).
- **딱딱함** — 근육, 관절낭, 인대의 단축에서 나타나는 스프링 느낌 또는 움직임을 단단하게 붙잡는 느낌(예로, 유착성 관절낭염).
- **스프링 차단** — 동작시 튕김(rebound)을 보거나 느낄 수 있다; 관절의 내부 이상을 암시한다(예: 반월판의 열상(tear, 째짐)으로 최대 ROM을 차단하는 경우).
- **텅빈 느낌** — 통증으로 인해 확인할 수 없는 모든 끝느낌. 환자는 움직임을 중지하도록 요청받는다; 병리학적인 문제를 나타낸다(예: 농양, 신생물, 급성 활액낭염 또는 관절 염증, 골절).
- **경련**(spasm) — 종종 통증이 동반되는 수동적 움직임 동안의 갑작스런 멈춤(예: 급성 또는 아급성 관절염의 징후, 심한 활동성 병변 또는 골절). 만약 통증이 없다면, 경련 끝느낌은 결과적으로 증가된 근긴장도로 중추 신경계의 병변을 나타낼 것이다.

관절낭 패턴 (Capsular Pattern)

관절낭 패턴의 제한은 관절 특정 범위의 동작에서 통증과 움직임의 제한이다. 이러한 제한적인 특징의 패턴은 경험적(empirical) 또는 일화적(anecdotal) 소견에 기반을 두고 있으며, 이후 유의한 정밀조사가 이루어졌다.[14-16] 관절낭 패턴은 환자의 ROM 제한이

관절낭의 주된 구성 요소임을 특정한 동작 비율을 가지고 제안한다. 예를 들어, 관절와상완 관절의 관절낭 패턴은 외회전이 가장 제한된 움직임으로 나타나고, 그 다음에는 외전(abduction, 벌림)이 발생하고, 그 다음에는 내회전(internal rotation, 안쪽돌림)이 일어난다. 따라서, ROM 제한의 가장 큰 비율은 외회전, 외전, 내회전 순이다. 비관절낭 패턴의 제한은 관절낭 외의 어떤 다른 패턴에서의 관절 제한을 말한다. 이것은 관절내 장애(derangement), 관절낭의 한 부분에 대한 제한 또는 관절 ROM을 막는 관절외 병변의 존재를 들 수 있다.[10]

각각의 관절을 위한 닫힘, 열림, 편안 위치는 각각의 장에 설명되어 있다. 또한, 정상 ROM, 끝느낌, 이론적 관절낭 패턴에 대한 설명은 각 관절의 표에 제시되어 있다.

과민성(반응성) (Irritability(Reactivity))

과민성, 또는 반응성은 현 상태의 안정성을 정의하기 위해 사용되는 용어이다. 즉, 과민성은 통증을 유발하는 입력이 있을 때 안정 상태가 얼마나 빨리 퇴화되는지를 나타낸다. 과민성 증상을 보이는 환자는 적극적인 검사 및 치료 접근법에 부적절한 반응을 보일 수 있다. 환자의 과민성은 검사와 중재의 포괄성을 결정할 것이다. 과민성의 정도가 다르면 특성이 달라지기에 그에 따라 치료해야 한다. 과민 반응의 정도는 다음과 같다.

- **고 정도**(high degree): 치료사에 의해 제한이 결정되기 전에 환자는 통증을 호소한다.
- **중등 정도**: 치료사가 결정한 제한 조건에서 환자는 통증을 호소한다.
- **낮은 반응성**: 환자는 일반적으로 치료사가 결정한 제한 조건에서 통증이 없다.

관절 가동성 (Joint Mobility)

완전하고 통증이 없는 ROM은 움직임의 정상상태라고 할 수 있다. 하지만, 정상 ROM이 정상 동작과 동의어가 아님을 생각하는 것도 중요하다. 정상 동작은 ROM의 조절이 존재함을 의미한다. 동작의 조절은 근육 유연성, 관절 안정성 및 중추신경생리학적인 기전의 요인들이 작용한다. 변경된 ROM(정상에서 증가 또는 감소)은 변경부위에서 직접적으로 또는 이 변경부위의 보상을 위한 해당부위에서 기능부전이 나타날 수 있다.

- **관절 저가동성**(joint hypomobility). 저가동의 관절은 사지 또는 척추 관절에서 고려되는 정상 가동성보다 더 적게 움직인다. 단일 저가동성 관절의 특징은 다음과 같다.
  - 관련 관절에서 골운동학적 동작의 상실
  - 관련 관절에서 관절운동학적 또는 부수적 동작의 상실
  - 끝범위에서 통증 증가
  - 주변 연부조직의 이상(예: 근육 경련, 보호(guarding))
  - 주변 조직의 가동성 제한

이러한 조직 변화는 움직임 동안 관절내 압력의 증가를 가져오는 것으로 나타났다.

중요한 임상적 핵심

관절 동작은 골운동학적 그리고 관절운동학적 동작으로 구성되어 있다.

- 관절운동학적 동작(한 관절 표면의 구르기, 미끄러짐, 스핀)은 적절한 골운동학적 동작이 필요하다.
- 관절운동학적 동작의 기능부전(제한)은 제한된 골운동학적 동작을 초래한다.
- 관절운동학적 그리고 골운동학적 동작의 기능부전은 관절 과가동성과 저가동성으로 나타날 수 있다.

• **관절 과가동성**(joint hypermobility). 과가동의 관절은 사지 또는 척추 관절에서 고려되는 정상 가동성보다 더 증가된 동작을 말한다. 과가동성은 움직임 동안 주로 끝범위에서 관절을 조절할 수 있는 능력을 환자가 가지고 있지 않는 느슨함(laxity)으로 정의되었다. 단일 과가동성 관절의 특징은 다음과 같다.

- 관련 관절에서 증가된 골운동학적 동작
- 관련 관절에서 관절운동학적 또는 부수적 동작의 증가
- 장기간의 자세로 인한 통증과 근육 뻣뻣함(stifness)
- 장기간의 자세를 바꾸는 움직임으로 통증과 근육 뻣뻣함이 경감될 수 있다.
- 영향을 받기 쉬운 인대에서의 인대 유연성
- 관절이 관절 닫힘에 취약하다.

저가동성 또는 과가동성 중 하나를 가지고 있는 환자가 반드시 그 관절에 병리를 가지고 있지 않을 수도 있다. 이상적으로, 치료사는 특별한 관절 평가로 일치하는 통증의 재현을 찾아야 한다.[19,20]

환자는 사지 또는 척추의 양쪽에 저가동 또는 과가동성이 있을 수 있다. 환자의 가동성 상태를 평가할 때 치료사는 항상 전체 조직의 가동성을 고려해야 한다. 과가동성이 있는 환자는 간단하게 일반적 관절 과가동성(generalized joint hypermobility, GJH)과 관절 불안정성(과도한 관절 놀이로 인한 통증으로 나타나는 병리학적 상태)을 가질 수 있다. 일반적 관절 과가동성은 환자의 연령, 성별 및 민족적 배경을 고려하여 각각의 활액 관절의 대부분이 정상적인 한계를 넘어선 상태이다.[21] 다른 정의와 사례 식별 때문에, GJH의 유병률은 성인의 경우 5%에서 43%, 어린이의 경우 2%에서 55%까지 다양하게 보고되고 있다.[24] 일반적 관절 과가동성은 남성보다 여성이 더 많고, 코카시아인과 비교해봤을 때 아프리카나 아시아인이 더 적다. 일반적 관절 과가동성은 또한 Ehlers-Danlos 증후군, 골 형성 부전, Marfan 증후군과 같은 많은 유전성 결합 조직 장애의 특징으로 알려져 있다.[28] 이러한 질병의 대부분은 GJH로 인한 만성 피로와 광범위한 근골격 통증의 증상과 관련이 있다.[28]

일반적 관절 과가동성은 관절통, 요통, 척추증, 척추분리증 및 척추전방전위증, 관절 탈구 또는 아탈구, 연부조직 류마티스, 마르파노이드 체질, 비정상 피부, 눈의 징후, 정맥류, 탈장, 자궁 또는 직장 탈출증 등을 포함하는 증상과 객관적인 소견을 조합하여 일련의 기준들을 통해 진단된다.[26] 다른 특정 검사 및 임상 기준이 개발되었다(표 8.1). 이들 검사는 임상적으로 적용 가능하고 관리가 쉽고 우수한 신뢰도가 입증되었다.[26,29,30]

단순 다섯 부분으로 된 설문지(simple five-part questionnaire)는 GJH를 진단하는데 좋은 통계적 특성을 보여주었다.[39] 전반적으로 설문지는 모든 사례와 통제의 84%에서 정확하게 나타났다. GJH를 확인하기 위한 간단하고 재현성 있는 이 설문지는 과가동성을 종종 놓치기는 하지만 잠재적으로 치료할 수 있는 만성의 확산 통증 증후군의 임상 평가에서 특별한 용도로 사용될 수 있다.[39]

탈구, 아탈구 및 염좌는 GJH 환자에게 흔히 보고되지만, 현행 문헌의 보고에 따르면 스포츠 중 하지 관절 손상의 위험이 과가동성 장애가 없는 동료와 비교하여 과가동성이 있는 경우에 위험이 더 큰지 여부는 명확하지 않다. 과운동성과 관절 손상의 관계에 대한 분명한 증거가 발레 댄서와 미식축구 선수들 사이에서 보고되었다.[42]

비록 여러 체계적 고찰에서도 과가동성 스포츠 참가자에게 하지 관절 손상 위험에 차이가 있는지 명확히 결정할 수는 없지만,[43,44] 다른 연구에서는 GJH가 무릎 관절 손상과 관련이 있음을 발견하였다.[45,46] 무릎 손상은 특히 접촉하는 스포츠에 참가하는 선수들 사이에서 빈번했다. GJH는 발목 손상과 전체적인 하지 관절 손상과는 관련이 없었다. 저자는 이러한 결과를 해석함에 있어서, 연구에 측정방법에 차이에 의해, 그리고 스포츠의 광범위한 범위에 의해 혼란이 있을 수 있기 때문에 결과를 해석하는데 주의를 기울였다.[45,46]

GJH의 증상 발병 시 평균 연령은 6.2세였다.[40] 주요 증상은 관절통이 74%, 비정상적인 보행이 10%, 외형적 관절 변형이 10%, 요통이 6%였다. 이 아이들 중 12%는 출생 시 고관절에서 딸각거림(clicky)이 있

표 8.1 객관성 있는 과가동성 측정 도구들

과가동성 측정 도구	기술	과잉 이동성을 나타내는 컷오프
수정된 비튼 9점 척도 (Modified 9-point Beighton scale)	각 기준에 맞는 각각에 대해 1점 • 수동 5번째 손가락의 MCP(중수지절관절, 손허리 손가락 관절) 배측굴곡/과신전 > 90° • 손목 굴곡 상태에서 전완 쪽으로 엄지를 부착 • 주관절 과신전 > 10° • 슬관절 과신전 > 10° • 무릎을 완전에 펴고 서서 바닥에 손바닥이 평평하게 닿도록 척추 굴곡	≥3 ≥4 ≥5
Carter와 Wilkinson의 수정된 5점 척도 (Modified 5-point Carter & Wilkinson)	각 기준에 맞는 각각에 대해 1점 • 수동 5번째 손가락의 MCP 배측굴곡/과신전 > 90° • 손목 굴곡 상태에서 전완 쪽으로 엄지를 부착 • 주관절 과신전 > 5° • 슬관절 과신전 > 5° • 무릎을 완전에 펴고 서서 바닥에 손바닥이 평평하게 닿도록 척추 굴곡	≥2
Carter와 Wilkinson의 수정된 10점 척도 (Modified 10-point Carter & Wilkinson)	각 기준에 맞는 각각에 대해 1점 • 전완과 평행하게 손가락의 수동 과신전 • 전완 굴곡면에 수동적으로 있는 엄지 • 주관절 과신전 > 10° • 슬관절 과신전 > 10° • 발목 배측굴곡 > 30°	≥5
브리튼 기준 (Brighton criteria)	**주 기준** • 비튼 척도 ≥4/9(현재 또는 과거) • 4개 이상의 관절에서 관절통 > 3개월 **부 기준** • 비튼 척도 1, 2 또는 3/9 • 1~3개 관절의 관절통; 요통; 척추증; 척추분리증; 척추전방전위증 • 1 관절 또는 1 이상의 관절에서 탈구 또는 아탈구 • ≥ 3 연부조직 병변 • 마르파노이드 체질 • 피부 선(striae), 과신장성, 얇은 피부 • 눈 징후: 처진 눈꺼풀, 근시, 또는 눈꼬리가 내려간 형태의 눈 기울기(antimongoloid slant) • 정맥류, 탈장, 자궁-직장 탈출증	2개의 주기준 또는 1개의 주기준 그리고 2개의 부기준 4개의 부 기준 2개의 부기준 또는 첫 번째 정도와 연관된 소견
Wynne과 Davies의 8점 척도	각 기준에 맞는 각각에 대해 1점 • 전완의 손바닥 면쪽으로 있는 엄지 • 5번재 MCP 과신전 > 90° • 주관절 과신전 • 슬관절 과신전	≥5

MCP = metacarpal phalangeal joint

었고 4%는 실제로 선천성 고관절 탈구를 가졌었다. 재발성 관절 염좌의 과거력은 20%에서 나타났고 실제 탈구 또는 아탈구는 10%에서 나타났다. 학교에서 경험한 어려움들: 40%는 필기 작업에 문제가 있었고 41%는 증상 때문에 상당 기간 학교 교육을 받지 못하였다. 48%는 학교에 기반한 체육 활동에 큰 한계가 있었다. 학교 밖에서는, 67%는 다른 신체 활동에 제한이 있었고 43%는 쉽게 멍이 들었다. 검사 결과 비튼 척도에서 94%가 ≥4/9 점수를 받았고, 무릎(92%), 팔꿈치(87%), 손목(82%), 손 중수지절 관절(79%), 발목(75%)이 가장 빈번히 발생하였다.[40]

치료사는 또한 환자들에 비관절 관련 증상을 인지해야 한다. 위와 같은 아동의 20% 미만에서 요로 감염뿐 아니라 말하기 및 학습 장애가 있었다. GJH와 다른 증상 사이의 관계의 정도는 알 수 없었다.[40]

치료사들은 검사의 일환으로 GJH에 대한 다양한 객관적 측정을 활용할 것을 추천받는다. 이러한 객관적 측정은 특정 신체 부위의 과가동성과 저가동성과 관련된 진단을 차별화하는 데 있어 치료사에게 도움이 될 수 있다.

유연성 (Flexibility)

유연성은 손상 없이 전체 범위의 동작을 통해 관절을 유동적으로 움직이는 기능으로 정의할 수 있다.[47] 유연성은 아마도 인간의 수행능력 평가를 위한 주요 매개 변수로 간주되지는 않지만 역동적인 인간의 움직임과 통증 없는 기능을 위해 필수적이다. 동물에게 장기간의 저부하 스트레칭은 근육 길이를 늘리고 근비대를[48,49] 증가시키고 결합 조직을 영구적으로 연장시키는 것으로 나타났다. 유사한 결과가 고관절 골관절염[50] 및 관절 구축을 가진 인간을 대상으로도 유사한 결과가 달성되었다.[51] 건강한 인체의 단축 근육에서 유사한 효과의 증거는 아직 얻지 못하였다.[52]

많은 전문가들은 최적의 신체 정렬과 적절한 주동-길항 작용 근육 관계를 옹호해 왔다.[53–55] 기능적으로 단축된 근육은 길항 작용을 상호 억제하는 능력이 있다. 이로 인해 향후 손상 가능성이 높아지고 기능이 최적화되지 않을 수 있다.[53–55] *상부교차증후군 및 하부교차증후군*[53]이라는 용어는 이러한 불균형을 지칭하기 위해 사용되었다. 특정 근육들은 긴장(tighness)의 성향이 있는 것으로 나타났고(예를 들어, 대흉근, 소흉근, 상부 승모근, 후두하근, 고관절 내전과 굴곡근, 척추기립근) 이들은 길항 근육 그룹(하부 승모근, 둔근, 심부경추굴곡근, 복직근)을 억제한다. 환자는 길항근 그룹 간의 근육 불균형의 결과로 전형적인 자세를 보여준다.[53] 치료사는 근육 강도와 근육 길이를 모두 검사하여 이러한 근육 불균형을 평가해야 하지만 증상이 없는 환자의 비정상적인 자세도 인지해야 한다. 검사 과정의 모든 구성 요소와 마찬가지로 병리의 결정에는 이러한 병리를 암시하는 포괄적인 소견이 필요하다. 격리된 소견은 단순히 부수적인 결과일 수 있으며 환자의 기능부전과의 실제 관련성을 판단하기 위해 검사에서 다른 소견들과 함께 지지되어야 한다.

각도측정 GONIOMETRY

골운동학적 ROM은 고니오미터(goniometer)라고 하는 측정장치를 사용하여 회전 각도로 측정된다. 각도측정은 AROM, AAROM 또는 PROM에 관계없이 관절에서 가능한 골운동학적(생리학적) ROM의 측정이다. 각도측정은 정확한 관절 위치와 해당 관절에서 가능한 총가동량을 결정하는데 사용된다. AROM 감소 또는 기능부전이 PROM 감소와 일치하는지 확인하는 검사 동안, 다음 단계는 가동 범위 제한을 정량화하는 것이다. 이 동작 정량적 분석은 고니오미터를 사용하여 완료되며 운동 각도로 측정된다.

이 섹션에서는 각도측정의 신뢰성과 타당성을 조사한 연구에 대한 종합적인 요약을 제공하지는 않는다. 각도측정의 신뢰성과 유효성은 구현된 절차에 영향을 받는다. 각 장에서는 신체의 특정 영역에 대한 각도측정 평가의 신뢰성과 타당성을 설명하였다. 일반적으로 이 평가 방법은 적절한 신뢰성과 타당성을 보여준다.[12] 신뢰성과 유효성에 대한 자세한 내용을 위해, 신체의 개별 영역에 대한 각 장을 참고하고, 특히 각도 측정의 값과 매우 자세한 내용을 위해서는 Norkin과 White[12]를 참고하라.

ROM은 환자마다 다르며 연령, 성별 및 일반적인 관절 가동성과 같은 변수의 영향을 받는다. 여러 연구에 따르면 일반적으로 노인 그룹은 젊은 성인 그룹보다 사지와 척추에서 ROM이 감소되어 있다. 이러한 연령 관련 변화는 일반적으로 관절 및 동작에 따라 다르며 남성과 여성에 다르게 영향을 줄 수 있다. 성별은 ROM에 영향을 미치는 변수인 것으로 나타났다. 여성들은 여러 다른 관절에서 연령대에 걸쳐 더 많은 ROM을 가지고 있는 것으로 나타났다.[56–58]

관절 ROM을 평가하기 위해 선택하는 도구는 측정에 필요한 정확도의 정도와 치료사가 이용할 수 있는 시간과 자원에 따라 다르다. 방사선 사진, 모션분석시스템, 사진, 전기 고니오미터, 플렉소미터(flexometer) 또는 추를 이용한 선(plumb line)은 객관적이고 유효하며 신뢰할 수 있는 ROM 측정 값을 제공할 수 있지만 임상 환경에서 항상 실용적인 것은 아니다. 임상 측정에 사용되는 도구는 측정되는 동작 및 도구의 정확성, 가용성, 비용, 사용 용이성 및 크기에 따라 다르다. 범용 고니오미터는 임상 환경에서 관절 위치와 동작을 측정하는 데 가장 일반적으로 사용되는 기기이다. 이 책에서 논의된 대부분의 측정 기술은 이 도구의 사용법으로 설명되어 있다. 일반적으로 임상적으로 적용 가능한 다른 도구로는 기포경사계(buble inclinomter)와 천테이프(cloth tape) 등이 있다.

범용 고니오미터는 일반적으로 플라스틱 또는 금속으로 만들어지며 0°~360°(플라스틱) 또는 0°~180°(금속)의 스케일을 갖는다. 범용 고니오미터의 몸체는 중심 구성 요소이며, 중심은 일반적으로 고니오미터의 축이다(따라서 측정할 관절의 축 위에 위치). 고정 팔은 몸체와 독립적으로 움직일 수 없는 고니오미터 신체의 구조적 부분이다. 일반적으로 측정과 함께 움직이지 않는 관절(또는 세그먼트의 신체 부위) 뼈 위에 배치된다(예: 주관절 굴곡을 측정할 때 상완골). 움직임 팔은 고니오미터의 중앙에 부착되어 있으며 몸체에서 자유롭게 움직인다. 일반적으로 관절의 가동성을 측정하기 위해(능동 또는 수동으로) 움직이는 뼈 또는 신체 부위 위에 배치된다(주관절 굴곡 측정할때의 전완). 고정 및 움직임 팔의 길이와 몸체의 크기는 고니오미터의 유형에 따라 다르다. 예를 들어, 발가락과 손가락의 ROM 측정을 위해서는 더 작은 고니오미터가 필요하다. 실제로 이러한 신체 부위에는 특정 유형의 고니오미터가 종종 필요하다.

고니오메트리의 기본 기술은 신체 부위, 사용된 고니오미터 유형, 환자 자세 등 여러 변수에 따라 달라진다. 여기에 기술된 기법은 일반적이며, 앞에서 설명한 변수에 따라 수정해야 한다.

1. 범용 고니오미터를 선택한다.
2. 움직임 팔과 고정 팔을 구별한다.
3. 움직임 팔의 중간선을 찾고, 고니오미터 본체의 숫자 눈금을 따른다.
4. 적절하게 환자의 정렬을 맞춘다.
5. 고니오미터의 축은 대부분의 관절에서 축이 약간 움직일 수 있다는 사실을 고려하여 평가할 관절의 축 위에 적절하게 위치시킨다.
6. 고정 팔은 분절의 중간선을 따라 팔의 중간선이 정렬되게, 상대적으로 고정되어 있거나 움직이지 않는 관절(또는 분절) 부분에 정렬되어야 한다.
7. 움직임 팔은 분절의 중간선을 따라 팔의 중간선이 정렬되게, 팔의 중간선을 따라 움직일 관절(또는 분절) 부분 위에 정렬되어야 한다.
8. 환자에게 검사 방법을 지시한다.
   - AROM 측정인 경우 치료사는 동작을 시연한 다음 환자에게 동일한 동작을 수행하도록 요청한다.
   - PROM 측정인 경우 치료사는 동작을 시연한 다음 측정을 위해 해당 동작을 통해 환자의 신체를 가이드한다.
9. 가능한 ROM의 끝에서, 치료사는 측정을 수행하고 적절하게 기록한다.
10. 경우에 따라 동작의 반복 측정이 필요할 수 있다.

각도측정에는 다양한 측정 지수가 사용된다. 사지의 0°~180° 표기법 시스템 또는 중립 제로 방법은 신체가 해부학적 위치에 있을 때 굴곡–신전과 외전–내전에 0°를 사용한다. 예를 들어, 이 시스템에서 *과신전*이라는 용어는 정상 신전 ROM보다 더 큰 것을 나타낸다. 180°~0° 표기법 시스템은 해부학적 위치를 180°로 정의한다. ROM은 180°에서 시작하여 0°를 향해 호로 진행한다. 360° 표기법 시스템 또한 해부학적 위치를 180°로 정의한다.

동작의 질적 평가 QUALITATIVE ASSESSMENT OF MOTION

특정 신체 분절 또는 움직임의 동작도 질적으로 평가할 수 있다. 이러한 평가 중 일부는 정량적으로 수행할 수도 있다. 예를 들어, 동작분석시스템은 일반적으로 대학 또는 연구 시설의 동작분석실험을 위해 사용되는 복잡하고 비싼 검사 방법으로, 질적과 양적으로 움직임을 평가할 수 있다. 덜 복잡한 평가에는 일상 과제 움직임 또는 특별히 설계된 동작 검사 평가((functional movement screen, 기능적 움직임 검사), Y–밸런스 검사 등)를 사용하여 환자를 평가하는 것이 포함될 수 있다. 치료사는 이러한 통합된 움직임이 환자가 바로 직면한 제한일 수 있기 때문에 평가 방법의 구성 요소로 이와 같은 측정법을 사용하는 것이 매우 좋다. 12장, 신체수행능력 측정에서는 이 범주에서 가장 일반적으로 사용되는 평가 중 일부를 나열하였다.

결론 CONCLUSION

ROM 평가에는 양적 측면과 질적 측면이 모두 포함된다. 더 전통적인 형태는 양적이다. 전통적인 각도측정은 양적 평가 방법의 한 예이다. 각도측정은 현재 상태, 진행 상황 및 시간에 따른 변화를 측정하는 데 사용할 수 있는 ROM 평가의 표준 방법이다. 관절의 가동범위는 각도측정으로 평가하고 일반적으로 골운동학적 평가이지만, 완전한 골운동학적 동작을 완료하기 위해서는 정상적인 관절운동학적 동작이 필요하다.

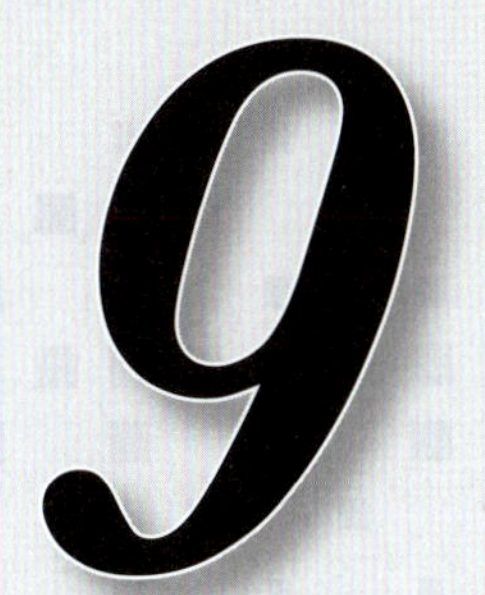

근육성능과 신경근 조절

MUSCLE PERFORMANCE AND NEUROMUSCULAR CONTROL

근육성능의 설명은 일반적으로 *근강도, 근력, 그리고 지구력* 용어들을 포함한다. 근육에 의한 수행력은 소위 활동 또는 요구 여하에 이들 구성요소의 하나 또는 세 가지를 포함할 수 있다. 이 장에서는 그것들에 영향을 미치는 요소들 뿐만 아니라 이러한 구성요소들의 개요를 설명한다. 또한 임상적 근육성능 측정의 수단으로 논의한다.

근육성능의 구성요소들 COMPONENTS OF MUSCLE PERFORMANCE

근육성능의 주요 구성요소들은 근강도, 근력, 그리고 지구력을 포함한다. 근육성능의 이러한 구성요소들 각각은 뚜렷한 특징을 가지고 있고 이것들은 다음 부분에서 개요 설명한다.

근강도 (Strength)

근강도는 특정토크, 결정된 속도 또는 최대 힘(force)을 발휘할 수 있는 근육의 능력이다. 근강도는 힘(force), 토크(torque) 또는 일(work)에서 측정할 수 있다.[1] 기능적인 근강도는 원활하고 조정된 방식으로 기능적 활동 중에 고려되거나 부과된 힘 생산, 감소 또는 조절하는 신경 근육 시스템의 능력과 관련된다.[2,3] 기능에서 근강도의 영향은 *절대적 근강도(Absolute strength)*와 *상대적 근강도(Relative strength)*에 따라 다르다. 절대적 근강도는 근육이 생성할 수 있는 가장 큰 힘 또는 체중에 관계없이 한 번만 들어 올릴 수 있는 최대 무게(최대 1회 반복 또는 1RM)이다. 상대적 근강도는 절대적 근강도를 사람의 체중으로 나눈 값이다. 따라서 환자가 200lb(91kg)

의 벤치 프레스를 수행할 수 있고, 150lb(68kg)의 무게인 경우 상대적 근강도는 1.33이다.

상대적 근강도를 사용하는 것은 사람의 크기에 비례하여 근강도를 균등하게 하는 수단이다. 큰 사람들은 일반적으로 작은 사람들보다 절대적 근강도가 훨씬 크지만 상대적 근강도는 훨씬 더 비슷하다. 예를 들어, 몸무게 300lb(136kg) 사람이 스쿼트 350 lb(159kg; 상대적 근강도 of 1.17) 수행과 몸무게 150lb 사람이 스쿼트 175lb(79kg; 1.17)를 수행하는 것은 상대적 근강도는 같다.

근력 (Power)

근력은 일 효율 또는 단위 시간당 일의 양이다. 근력은 단위 시간당 근육에 의해 생성되는 일의 양이다(힘×거리/시간).[2,3] 따라서 속력은 시간에 따른 거리와 같기 때문에 근력은 힘×속력과 같다. 힘 생산의 비율은 근력의 생산에 필수적인 요소이다. 가장 큰 근력은 가장 짧은 시간 안에 최대한의 힘을 발휘함으로써 만들어진다. 근력은 근강도를 증가시키거나 힘을 생산시키는 데 필요한 시간을 줄임으로써 향상시킬 수 있다.

최적의 근강도 속도 레벨(시작시기, 폭발적으로 증가시킴 및 반작용)을 발전시키려면 환자는 높은 부하(85–100%)와 낮은 부하(30%)에서 고속으로 트레이닝해야 한다. 가능한 한 많은 운동단위의 동원과 동기화하려면 환자는 가능한 한 빨리 무거운 부하(1 RM의 85–100%)를 들어야 한다. 고속에서 최대 중량의 약 30%의 상대적으로 가벼운 부하을 들어서 트레이닝하는 것은 역동적인 운동수행을 개발하는 데 있어 플라이오메트릭(plyometric) 트레이닝 및 전통적인 웨이트 트레이닝(1 RM의 80–90%)보다 우수하다.[4] 최근의 문헌을 종합해 볼 때, 상체 다관절 운동력의 경우 가벼운 하중(일반적으로 <50% 1 RM)이 가장 효과적이며, 하체 다관절 운동력의 경우 1 RM의 45%~70% 부하가 가장 효과적이라는 것을 보여주었다.[5] 따라서 근강도의 기반은 근력 발달에 필요하지만 더 가벼운 부하, 높은 속도의 운동은 전형적으로 근력 트레이닝(특히 상지에서)에 가장 효과적임이 나타낸다.

근력은 스포츠 관련 활동뿐만 아니라 일상적인 활동을 위해서도 필요하다. 자연스런 걸음, 차량 충돌사고에서 피하기 위해 빠져나오는 재빠른 점핑, 넘어짐을 피하는 활동들은 근력이 요구된다. 이러한 활동들을 성공적으로 수행하려면 운동 속도와 적절한 근강도가 모두 필요하다.

지구력 (Endurance)

지구력이란 피곤함이 없이 장기간 동안 저강도, 반복적 또는 지속적인 활동을 수행할 수 있는 능력을 말한다. 지구력은 국소 근지구력과 일반적인 지구력으로 더 세분화 될 수 있다. 일반적인 지구력은 종종 심폐지구력(cardiorespiratory endurance)으로 언급한다. 그러나 국소 근지구력은 근육이 반복적으로 부하(저항)에 대해 수축하여 장력을 생성 및 유지하고 장시간 동안 피로에 저항 할 수 있는 능력을 나타낸다.[6] 심폐지구력을 요구하는 활동 또한 근지구력을 요구하

중요한 임상적 핵심

근육성능 구성 요소는 다음과 같다:

- 근강도
- 근력
- 근지구력

이러한 모든 구성 요소에는 뚜렷한 특성이 있으므로 결과적으로 적절하게 평가하고 트레이닝해야 한다.

지만 근지구력을 요구하는 작업들은 항상 심폐지구력을 요구하지 않는다.

치료사는 국소근육들의 적절한 기능를 복제하기 위해 국소 근지구력 결핍이 있는 환자를 체적이 크고 강도를 낮게 트레이닝시킨다. 심폐지구력은 큰근육군 운동으로 유사하게 달성시킬 수 있다. 기능적 작업 및 활동을 복제하는 운동은 정형외과적 기능장애가 있는 환자에게 특히 중요하다.

근육성능에 영향을 미치는 요인
FACTORS AFFECTING MUSCLE PERFORMANCE

일반적으로 근육성능(따라서 환자의 기능)은 근강도, 근력 및 지구력의 조합에 의존한다. 근육성능의 이러한 각 구성 요소에는 고유한 특성이 있으므로 서로 다른 요소가 그것들에 영향을 미친다. 이러한 요소들은 다음과 같다. 이러한 변수에 대한 자세한 내용은 1장을 참고한다.

• **신경 조절 및 적응**(Neural control and adaptation). 일반적으로 근강도는 근수축에 더 많은 운동단위가 관련되고, 운동단위의 크기가 더 크거나, 흥분속도가 빠를 때 증가한다. 저항 트레이닝의 처음 몇 주 동안 입증된 근강도의 향상 대부분은 운동의 효율성 및 운동 학습의 기술 습득과 같은 신경 적응에 기인한다.

• **근섬유 배열**(Muscle fiber arrangement). 익상각도(angle of pennation)는 섬유 방향과 당김 선 사이에 형성된 각도다. 근섬유가 근육의 장축에 평행하게 놓여있는 방추형 섬유와 종방향 근섬유는 익상각도가 거의 없거나 전혀 없지만 근섬유의 다른 배열은 어느 정도의 익상각도를 나타낸다. 근섬유들은 안정시 길이의 약 60%까지 수축할 수 있으며 힘은 근섬유와 같은 방향이다. 대부분의 인간 근육들은 0°에서 30°의 범위에 있는 익상각을 가지고 있다. 익상근들의 일부분 힘만이 뼈지렛대의 운동을 생성하는 곳으로 향한다. 익상각도가 기울어질수록 근섬유가 발휘할 수 있는 힘이 줄어든다. 익상근섬유는 고속 구심성 근수축 동안, 특히 관절가동범위 끝부분에서 힘의 증가를 보이지만, 원심성, 등척성 또는 저속 근수축에 대한 힘 능력을 감소시킬 수 있다. 익상근은 보통 더 큰 생리적 횡단면적(physiological cross-sectional area)을 가지므로 잠재적인 힘의 감소는 상쇄된다. 생리적 횡단면적(PCSA)은 근육 내 모든 근섬유의 총 단면적이다. 근육의 최대 잠재적인 힘은 완전 활성화를 가정하면, 모든 섬유의 횡단면적 합에 비례한다.

• **근육 길이**(Muscle length). 근육은 안정 길이에 가장 많은 힘을 생성할 수 있다. 근육이 길거나 짧아진 상태일 때 더 적은 힘이 발생한다(이 목록의 근육 길이-장력 관계 항목 아래의 능동적 및 수동적 불충분에 대한 논의 참고). 그러나 총 근육 길이-장력 곡선의 모양은 구조와 기능이 다른 근육 사이에서 상당히 다를 수 있다. 근육 길이에 대한 자세한 내용은 1장을 참고하라.

• **관절각도**(Joint angle). 관절 운동범위를 통한 근강도의 변화는 힘의 능력에 영향을 미친다. 주어진 관절에 작용하는 토크의 양은 근육 및 관절 구조의 기하학적 배열뿐만 아니라 힘과 근육 길이 사이의 관계로 관절의 운동범위를 통해 다양하다. 관절 각은 근육의 길이, 근육에 작용하는 지레팔의 길이 등과 관련이 있다. 이러한 모든 변수는 치료 또는 평가를 계획할 때 치료사 관점에서 신중히 고려해야 한다.

• **근섬유 형태**(Muscle fiber type). 각기 다른 근섬유 형태들(Type I, Type IIa, and Type IIb)은 특이한 주요 특성과 함께 1장에 자세히 설명되어 있다. 일반적으로 Type IIb 근섬유는 폭발성, 무산소 활동에 성향을 갖게 하는 반면 Type I 섬유는 지구력이나 지속시간 활동에 참여하게 한다. 회전근개, 척추주위근 및 중둔근과 같은 일부 근육들은 활동에 대한 지구력 때문에 많은 용량과 지구력 트레이닝이 필요하다. 따라서 운동 처방은 이를 고려해야 하며 이러한 문제를 해결할 수 있도록 적응시켜야 한다.

• **근섬유 직경**(Muscle fiber diameter). 최대 정적 작용으로 발생하는 힘의 양은 섬유형태에 독립적

이지만 섬유의 단면적 직경과 관련된다. 그래서 Type I 섬유는 Type II 섬유보다 직경이 작기 때문에 Type I 섬유의 비율이 높을수록 근육 직경이 작고 힘 발달 능력이 낮아진다. 다른 모든 것들이 비슷하다면, 근육이 발휘할 수 있는 힘은 체적보다는 단면적과 관련이 있다.

• **근육 힘–속도 관계**(Muscle force–velocity relationship). 근육이 길어지거나 짧아질지라도 근육의 변화율은 근육이 수축할 때 근육이 발달할 수 있는 힘에 상당히 영향을 준다. 근육의 단축 속도가 증가함에 따라, 근육의 힘 생산능력이 감소한다. 근육이 길어지는(또는 원심성) 수축동안 힘 생성은 근육이 짧아지는(또는 구심성) 수축과 다르다.

• **근육 길이–장력 관계**(Muscle length–tension relationship). 근육의 힘 생산 능력은 길이와 관련이 있다. 근육의 길이와 힘 능력의 관계는 길이–장력 곡선에 참고된다(1장 참고). 최대 힘은 근육의 정상적인 안정길이 근처에서 생성된다. 정형도수 치료사로서 임상에 대한 고려의 예는 저항성 튜빙 또는 밴드의 사용이다. 이러한 밴드는 늘어날수록 장력(그래서 저항)이 증가한다. 튜빙운동에 있어서 최대 저항에 대한 근육의 능동적 불충분 경우(액틴과 미오신 최대 다리교차 및 근육 단축) 또는 수동적 불충분 경우(액틴과 미오신 최소한 양의 다리교차 또는 최대로 근육이 늘어남)의 운동을 수행하는 것은 적절한 운동 처방으로 제안되지 않는다.

• **요구되는 활동의 특이성**(Specificity of required activity). 원하는 목표(예: 근강도, 근력, 지구력, 안정화)를 달성하기 위해 근육 또는 근육 그룹을 트레이닝하는 것이 가장 중요하다. 이 문제를 자세히 다루는 것은 이 장 범위를 벗어나며 독자는 다른 곳에서 자문 받는 것을 권한다. 일반적인 매개변수는 여기에서 논의된다. 근육성능(근강도, 근력 및 지구력)의 다른 매개변수를 트레이닝 또는 테스트하려면 다양한 프로그램 설계가 필요하다(표 9.1). 근강도 트레이닝은 일반적으로 사람이 1번 반복(1RM)하여 들을 수 있는 최대 무게 80~100%의 부하를 거의 1번에서 6번 들어 올릴 수 있게 트레이닝을 한다. 앞서 언급했지만 근력 트레이닝은 근강도의 토대가 요구된다. 근강도 후 근력 트레이닝의 주요 구성 요소는 운동 속도를 정립하는 것이다. 따라서 속도는 들어 올려진 부하의 양에 반비례하므로 부하는 필요한 속도를 달성하기 위해 상대적으로 가벼워야 한다. 지구력 트레이닝은 여러 가지 방법(예: 순환 트레이닝)을 포함

표 9.1 근육성능 발달을 위한 트레이닝 특성 비교

	근강도	근력	근강도와 지구력	지구력
부하	80–100%	근강도/힘(70–100%) 속도(30–45%) or 체중의 10%까지	50–70%	순환트레이닝 (40–60%)
반복횟수	매우 적게 1–6	1–5 근강도 5–10	12–25	보통에서 많이 (15–30+)
세트	3–5	4–6	2–3	2–5
휴식시간	3–6min	2–6min	30–60s	45–90s(1:1 운동–휴식비율)
수행속도	느리게에서 보통 (운동의 속도는 가능한 빠르게)	빠르게 / 폭발적	느리게에서 보통	보통
일차에너지원	인원질 무산소 해당 체계	인원질체계	인원질 해당체계/ 유산소 체계	유산소 체계

중요한 임상적 핵심

여러 변수가 근육성능에 영향을 미친다. 이 변수들 각각은 근육성능에 독특한 영향을 줄 수 있다. 치료사는 근골격 환자를 위해 평가하고 운동을 처방할 때 이러한 변수를 고려하고 설명해야 한다.

할 수 있지만, 공통적인 주제는 많은 반복과 더 가벼운 부하이다. 지구력 트레이닝에 대한 상대적인 운동-휴식 비율은 근육성능의 3가지 매개변수 중에서 가장 낮다.

- **나이**(Age). 근육성능은 약 30세까지 환자에게서 증가할 것으로 생각되고 환자가 나이를 먹으면 근육성능이 떨어진다. 이러한 근육성능의 저하와 함께 근육의 크기가 작아지고 근섬유의 수가 감소한다.
- **성별**(Gender). 성별은 근육성능에 영향을 미칠 수 있는 변수로 간주된다. 남성은 절대적 강도에서 여성보다 일반적으로 강하다.

근육성능의 임상적 측정
CLINICAL MEASURES OF MUSCLE PERFORMANCE

근육성능 측정에는 객관적 측정(정량적)과 기능적 측정 또는 주관적 및 객관적 측정(일부 질적)이 모두 포함될 수 있다. 근강도 측정은 특별히 여러 가지 방법으로 수행할 수 있다.

정량적 평가 (Quantitative Assessment)

근육성능의 정량적 측정에는 인체 측정법과 근육 또는 근육그룹의 근강도, 근력 및 지구력 능력을 평가하는 다양한 방법이 포함된다. 여기에는 도수근육검사, 휴대용 동력계 측정법 및 등장성 및 등속성 검사가 포함된다.

인체 측정법 (Anthropometry)

인체 측정법은 인체의 크기, 무게 및 비율을 측정하는 과학이다. 팔다리 둘레는 근육 크기를 측정하는 데 사용되었다. 팔다리 둘레는 일반적으로 줄자를 사용하여 측정되었고 근력 및 근강도와 두꺼운 둘레 그리고 부피가 큰 근육은 보다 큰 근강도와 관련이 있다고 자주 가정되었다. 몇몇 연구는 팔다리 둘레와 근강도의 상관관계가 잘못된 것이라고 제안한다. Cooper 동료 18명은 등속성 운동장비에 의해 측정된 허벅지 둘레와 근강도, 근력의 관계를 평가하였고 3단계에서 측정된 슬관절 신전근과 굴곡근에서 생성된 토크와 허벅지 둘레 사이에 상관관계가 없음을 발견했다. 또한 Hortobagyi와 동료 19명은 근강도의 개인차가 부분적인 둘레 측정과 잘 일치하지 않는다는 사실을 발견했다.

맨손 근육 검사 (Manual Muscle Testing)

맨손 근육 검사(MMT)는 개별 근육이나 근육 그룹의 근육강도를 검사하는 데 사용되었다. 일반적인 작용이나 이중작용 근육들을 그룹 또는 개별적으로 검사할 수 있다. 근육을 개별적으로 분리하는 것은 어려울 수 있다. 또한 근육은 일반적으로 기능적으로 협력근 패턴으로 작용한다. 따라서 근육 그룹 또는 근작용 검사는 일반적으로 근육 검사 교본에 설명되어 있다.

맨손 근육 검사는 팔다리 또는 신체 부위에 맨손 저항을 가함으로써 수행된다. 이 저항은 일반적으로 근육이 가장 효율적으로 움직이는 팔다리 ROM의 지점에 적용된다. 완전 단축(active insufficiency, 능동적 불충분) 또는 완전히 길어지는(passive insufficiency, 수동적 불충분) 근육은 중간범위 ROM에서의 근육보다 약하다. 다양한 근육이 저항에 견딜 수 있는 힘의 양에는 상당한 차이가 있다. 적용 가능한 관절가동범위(break testing, 제동검사)의 한 지점에서만 적용되는 저항 이외에 운동 호(실행 또는 능동 저항 검사) 전반에 걸쳐 저항 적용은 근육의 순수한 근강도를 결정하는 데 도움이 된다.[20] 환자는 어떤 상황에서 검진되는 근육을 분리될 수 있는 자세에 위치되며, 중력의 영향은 근육 등급 검사에 고려되어야 한다.

근강도는 일반적으로 0에서 5까지의 척도로 등급이 매겨지지만, 다양한 등급 분류 체계가 설명되어 진다(표 9.2). 이상의 모든 등급은 숫자만으로 점수를 매기거나 + 또는 −로 점수를 매기면 각 등급보다 조금 더 강함(+) 또는 약함(−)으로 묘사한다. 제동검사(break test)는 양(fair(3/5))보다 높은 등급의 근육 강도를 검사할 때 사용해야 한다.[20] 이것은 중력에 더하여 검사될 분절에 압력을 가하여 환자가 발휘할 수 있는 최대 힘을 결정하기 위해 수행된다. 치료사는 환자가 힘을 이겨낼 때까지 점차 더 많은 압력을 적용한다. 근육이 중력에 대항해서만 신체 부위를 움직일 수 있을 때, 그 근강도는 3/5로 등급이 매겨진다. 근강도가 3/5 이하인 약한 근육을 검사할 때 중력을 최소화하고 일반적으로 신체 부위를 수평면에서 움직이는 자세가 가장 좋다.

MMT 등급은 적용하기 쉽지만, 이러한 등급은 상대적이라는 점을 인식하는 것이 중요하다. 4점은 근육이 2점의 점수보다 두 배 강한 것을 의미하지 않는다. 또한, 높은 점수의 타당성은 검사를 수행하는 치료사

표 9.2 맨손 근육 검사 등급 정의 및 점수화

등급정의	질적점수	다양하게 설명된 수치화된 점수			그룹화
전체 ROM을 수행하거나 최대 저항에 대항하여 끝까지 ROM 검사에 유지한다.	Normal	5	10	100%	어느 정도 저항을 동반한 전체 ROM이 작용하는 모든 위치
최대 저항으로 전체 ROM 검사에서 어느 정도 양보나 풀림이 있다.	Good	4	8	80%	
전체 ROM에 대해 움직이고 약한 저항에 대항해 전체 ROM 검사에서 수행한다.	Fair (+)	3(+)			
중력에 대항하여 전체 ROM을 수행하지만 추가적인 저항은 근육이 무너지는 원인이 된다.	Fair	3	6	60%	저항이 제거된 상태에서 중력에 대항해 ROM이 어느정도 작용하는 모든 위치
* 저항없이 중력에 대항하여 절반이상 ROM을 움직인다.	Fair (−)				
* 저항없이 중력에 대항하여 절반이하 ROM을 움직인다.	Poor (+)	2			
근육은 중력이 최소화된 위치에서 전체 ROM을 수행한다(가장 일반적인 수평면).	Poor	2	4	40%	중력이 최소화되는 위치에서 ROM이 어느정도 작용하는 모든 위치
* 근육은 중력이 최소화된 위치에서 부분적인 ROM을 수행한다(가장 일반적인 수평면).	Poor (−)	2			
근육의 수축 활동은 시각적 또는 촉진과 함께 감지되지만, 근육활동의 결과 관절운동은 일어나지 않는다.	Trace	1	2	20%	수축성 또는 비수축성 근육 활동
촉진 또는 시각적으로 근작용이 없음	0	0	0	0%	

* = 일반적으로 적게 묘사된 등급

의 근강도에 의해 제한될 수 있다. 또한, MMT는 강한 근육에서 근강도 결핍의 발견이 약한 근육에서 보다 적게 발견하는 것으로 나타냈다. MMT는 임상 환경에서 근육 강도를 평가하는 가장 빠르고 효율적인 수단이며 다른 절차로 얻지 못한 정보를 제공한다.[20]

휴대용 근강도 측정기 (Handheld Dynamometry)

휴대용 동력계는 개별 근육 또는 근육 그룹의 강도를 검사하는 데 사용할 수 있다. 이 소형 장치는 치료사 손에 꼭 맞으며 다양한 근육 또는 근육 그룹에 의해 생성된 힘을 평가하기 위해 환자 사지의 정확한 위치에 배치한다. 휴대용 근강도 측정기는 저렴하고 편리하며 가벼운 제품이다. 최소한의 셋업 시간과 트레이닝이 필요하며 다양한 설정에서 사용할 수 있다.[22] 휴대용 근강도 측정기는 MMT의 한계점, 특히 근육힘 생산 등급의 주관성과 비선형성을 극복한다. 또한 매우 높은 신뢰도를 가진다. 따라서 이러한 장치는 대중적이며 임상에서 잘 받아 들여지고 있다.[23–26] 그러나 MMT와 마찬가지로 정확하고 신뢰할 수 있는 결과를 위해 일관된 위치와 환자 자세에서 사용되어야 한다.

등장성 검사 (Isotonic Testing)

등장성 검사는 중력에 대항하여 고정된 질량을 들어 올리는 것을 포함한다. 이 검사는 웨이트(weight) 측정기 또는 프리웨이트(free weights)를 사용하여 수행할 수 있다. 1RM과 10RM을 포함한 많은 등장성 강도 검사 프로토콜이 있다. 10RM은 환자가 들어올릴 수 있는 최대 무게이며 10회 이하이다. 10RM 검사는 DeLorme and Wilkins가 개발했다.[27] 모든 종류의 등장성 검사는 관절운동범위에서 가장 약한 부위나 *고정되어 끼어서 움직이기 힘든 부분*에 의해 제한되기 때문에 논란이 있어 한 지점에서 최대근강도만 측정한다.[28] 최근 문헌은 구심성 수축(근단축)과 원심성 수축(근육길이 늘어남)을 포함하기 때문에 근강도 검사의 형태인 *동적검사*로 일컫는다.[29] 이런 형태의 검사의 가장 큰 이점은 환자의 기능 요구 사항을 복제하는 데 쉽게 사용할 수 있다는 것이다. 계단 위로 올라가기와 의자에 앉는 것과 같은 일상 생활의 활동은 적절한 경우 환자의 재활을 위한 평가 및 트레이닝 모듈의 역할을 할 수 있다.

등속성 검사 (Isokinetic Testing)

등속성 근강도 검사는 관절의 가동범위와 근강도에 따라 달라지는 저항의 크기(an accommodating resistance)로 운동속도를 일정하게 유지되는 운동(fixed–velocity movement)에서 생산된 힘을 측정한다.[30,31] 검사는 전체 ROM에서 저항을 최대화하는 동안 선택된 운동 속도를 유지하는 전기적으로 구동되는 장치를 사용하여 수행된다. 많은 등속성 근강도 검사 도구로 사용할 수 있다. 다른 관절들의 운동을 검사하기 위한 구성 요소 모두가 있으며, 일부는 열린 또는 닫힌 운동사슬 운동들을 평가할 수 있다. 등속성 기구는 초당 1°에서 500°까지 속도를 프로그래밍 할 수 있다. 이러한 형태의 검사는 객관적인 데이터 제공, 단독 관절근강도 평가 등 많은 이점이 있다. 또한 이러한 형태의 검사에는 테스트가 매우 비싸고 기계가 많은 공간을 필요로 한다는 사실을 포함하여(그러나 이에 국한되지 않음) 몇 가지 단점이 있다. 등속성 검사는 MMT가 검출할 수 없는 근강도의 미묘한 변화에 대한 정보를 제공할 수 있다. 예를 들어, 슬관절 관절경 환자의 수술 후 MMT 근강도 검사에서 5/5인 경우에도 불구하고 이러한 검사 결과 31% 근강도 약화를 보였다.[32] 등속성 검사에서 추가적인 제한은 특정 근육을 분리하지 않고 슬관절 굴곡이나 신전과 같은 단일 평면에서 운동에 대한 결합된 근강도를 측정한다는 것이다.

질적 평가 (Qualitative Assessment)

근육성능의 질적 측정은 주로 환자 운동의 질 평가를 포함한다. 3가지 운동면 모두에서 운동의 질을 평가하려면 각 운동면의 보상작용에 대한 모니터링이 요구된다. 질적 운동에 대한 일부 평가는 전통적인 물리치료 클리닉에서 흔히 볼 수 없는 복잡한 생역학적 분석을 통해 정량적으로 측정할 수도 있다. 근육성능의 다른 질적 측정은 환자가 기능적 능력에 관해 기입하는 다양한 주관적인 질문지를 포함할 수 있다. 복잡한 생역학적 움직임 분석 시스템 평가를 다루는 것은 이 텍스트의 범위를 벗어난다. 주관적인 설문지와 근육성능 평가에 대한 자세한 내용은 특정 신체 부위와 부분에 대한 장을 참고하라.

치료사를 위한 근육성능에 대해 보다 일반적인 질적 평가에는 견갑골과 상완골(예: 견갑리듬) 간의 운동 관계, 보행 기능장애(예: Trendelenburg 보행, 대둔근 보행), 단일 다리 쭈그리고 앉기(single-leg squat)로 진행되는 외반(또는 내측 붕괴) 등을 포함한다.

근육의 통합성과 손상
(Muscle Integrity and Damage)

근육저항 검사는 또한 병리적 또는 기능손상이 나타나는 관련된 조직의 형태를 감별 진단하는데 활용될 수 있다. 저항 운동의 해석은 어떤 형태의 구조적인 조직이 관련되어 있는지를 감별하는 데 중요한 자원이 될 수 있다. 근육 수축을 동반한 통증은 일반적으로 근육 또는 관절낭 구조 손상을 의미한다. 등척성, 수동적 관절 운동, 관절 견인 및 압박 검사의 결과를 종합하면 치료사가 실수시 조직 형태를 결정하는 데 도움이 된다(표 9.3). 만약 치료사가 인체구조에서 분리하여 어떤 한 조직에 수축을 가할 수 있다면 구조의 통합성을 결정할 수 있다.[33]

근육 검사시 통증은 근육이나 관절의 손상을 의미한다. 근육의 길이에 관계없이 저항에 지속적으로 발생하는 통증은 근육 찢어짐 손상을 나타낸다. 근육 검사시 약화는 또한 근육의 위치에 따라 감별된다. 관절 가동범위에서 근육 약화는 특정 위치에서만 약화와 비교하여 병적인 약화를 나타내는 경향이 좀 더 있다(positional weakness, 위치적인 약함). Cyriax[33]에 의한 근강도 검사 해석은 다음과 같이 설명된다:

- 환자 신체 부위의 강한 저항과 통증이 없는 것은 정상적인 수축 조직을 의미한다.
- 환자 신체 부위의 강한 저항과 통증발생은 수축 조직의 경미한 찢어짐이 있음을 나타낸다(1등급 손상).
- 환자 신체 부위의 약한 저항과 통증발생은 수축 조직의 심각한 찢어짐을 나타낸다(2등급

표 9.3 환자의 손상된 비수축성 조직, 신경조직 대 수축성조직의 감별 진단적 특징 소개

진단적 특성	비수축성조직	신경조직	수축성조직
검사에서 통증?	가장 가능성 있음 그러나 관절부종에서 긴장은 통증없는 ROM 검사가 제한 될 수 있음	가장 가능성이 있음	명확한 예
통증의 형태	손상의 정도에 따라서 둔감함(좀 더 만성적인 상태)에서 날카로움(급성)	타는 듯한	둔감한 통증; 환자는 검사 시 쥐나는 듯한 느낌
검사에서 감각이상?	가능성이 없음	가장 가능성이 있음	가능성이 없음
피절분포?	가능성이 없음	가장 가능성이 있음	가능성이 없음
말초신경 분포(감각)?	가능성이 없음	만약 말초신경 손상 시 가장 가능성이 있음	가능성이 없음
검사 시 끝느낌	뻣뻣한 긴장감/질긴느낌	대부분 신장감 또는 잡아매는 듯한 느낌 / 증가되는 긴장감	근경련감

손상).[34] 또한, 이 표현은 종양이나 경미한 근육 손상 및 원심성 운동으로 인한 염증일 수도 있다.[34]

- 환자 신체 부위의 약한 저항(또는 없음, 손상된 관절이 움직일 수 없는 것을 포함)과 통증 없음은 신경학적 손상과 근육의 완전 파열(grade III)을 의미한다.

수축이 이완되었을 때 발생하는 통증(저항 검사 중에는 아님)은 일단 긴장이 풀리면서 관절 활주 발생으로 인해 관절특성으로 간주된다. 포괄적으로 근육의 완전한 상태를 평가하기 위해서는 근육 저항과 근육 길이를 결합해서 평가해야 한다. 언급할 가치가 있는 몇 가지 고려 사항:

- 근육이 최대로 수동적으로 신장되었을 때 나타나는 통증과 저항과 함께 발생하는 통증은 근육 손상을 나타낸다.
- 완전하게 길어진 위치에서의 근육 저항 검사는 수동적 불충분 상태에 놓이게 됨(1장); 그러므로 최소한의 힘이 요구된다. 이 자세 또한 근육의 비수축성조직 구성 요소(관절과 밀접한 관계있는 영역일 가능성)가 긴장하고 근육의 건골막 부위에서 근육의 찢어짐을 검사한다.
- 관절의 중간범위에서 근육의 저항검사는 근육의 전반적인 근력을 검사한다. 이것은 근육의 미오신과 액틴 중첩 때문에 가장 강한 힘 발생이 되는 위치이다(1장).
- 마비의 존재 여부를 결정하기 위해 완전히 단축된 위치에서 근육의 저항 검사가 사용된다. 근육은 능동적 불충분이다. 따라서 근육은 생역학적으로 가장 약한 위치에 있다.
- 근육의 능동적 그리고 수동적은 고려되어야 하는 검사이다. 근육은 자연적으로 중간범위보다 이 위치에서 힘이 약하다. 근육 염좌 손상은 보통 근육과 건 사이의 접합에서 근육 기능부전을 수반한다. 이후 염증 과정에서 국소적 출혈, 부종, 발적 및 통증이 결과적으로 발생한다. 다양한 등급 측정은 근육 염좌를 설명하는 데 사용된다. 등급 I은 최소한의 근육 찢어김을 동반한 약간의 염좌로 묘사되고, Grade II는 보통 염좌이며, Grade III는 근육의 완전한 찢어짐이다(자세한 내용은 3장 참고).

결론 CONCLUSION

근육성능 검사에는 여러 가지 요소뿐만 아니라 많은 평가 방법이 있다. 질적 및 양적 평가 방법은 치료사가 환자의 기능을 확인하는 데 사용해야 한다. 선택된 근육성능 평가 방법은 평가 대상 환자의 특정 관련된 측면을 기반으로 개별화되어야 한다.

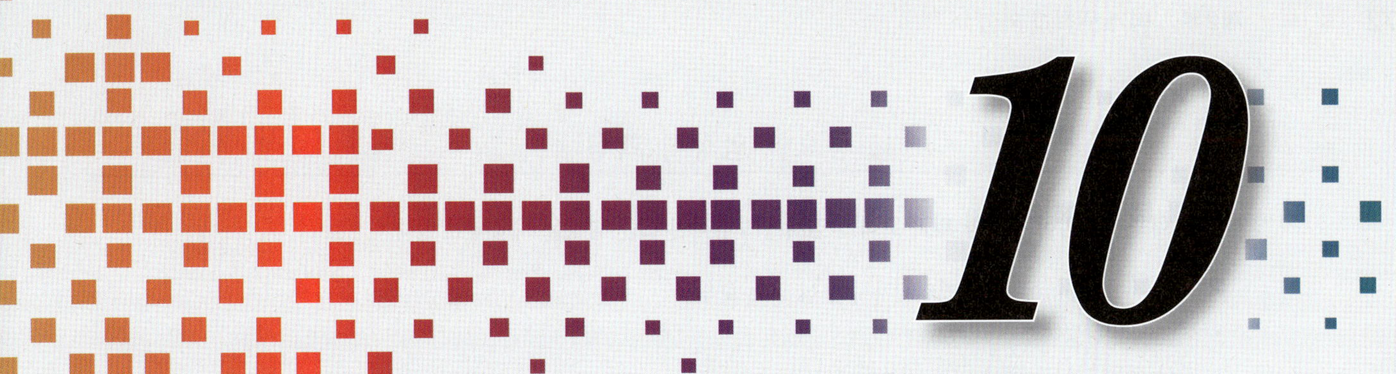

10 특수 검사

SPECIAL TEST

이 장에서는 임상 특수 검사(special test)와 이에 대한 임상 시행에서의 적용 가능성에 대해 다룬다. 이 텍스트에 설명된 모든 검사는 대부분 특수 장비를 필요로 하지 않으며 의심스러운 조건을 제시하는 일반적인 고객에 대해 수행되는 것으로 설명되었다. 이 장과 관련된 배경 정보(진단 정확도, 참고 표준, 연구 품질 등)에 대해서는 4장(근거 기반 실습 및 고객 검사)을 참고하라. 이 장을 읽기 전에 4장을 자세히 읽어야 한다.

신체 평가 검사(Physical examination testing)는 일반적으로 *특수 검사*로 해석된다. 특수 검사는 문헌 및 다양한 책에 광범위하게 출판된다. 병리학적 선별 및 진단은 흔히 고객의 호소 또는 통증 생성의 구조적 원인을 결정하기 위한 이러한 검사 방법의 해석에 크게 근거한다.

특수 검사를 연구하는 일부 임상 검사는 일상적인 임상 시행에서 반영할 수 있지만, 전체 진단 과정은 본문에서 논의된 모든 구성 요소를 포함한다. 진단 목적으로 사용된 검사는 단순히 좋거나 나쁘다고 간주될 수 없다. 오히려 이 검사는 특정 조건 하에서 특정 고객에게 중요한 정보를 제공하지만 다른 경우에는 아닐 수 있다. 대다수의 특수 검사는 특정 병리학을 결정하기 위한 독립적인 검사로서 결함이 있다.[1–12] 병리학 검사 및 진단은 이러한 검사의 결과에 크게 의존하고 있다. 대신, 보다 포괄적인 검사 절차(전체 퍼널 패러다임)의 한 구성 요소로 사용해야 한다.

진단 연구는 완전한 진단 과정의 타당성을 평가하고 사용된 여러 가지 시험의 부가가치에 대한 증거를 연구해야 한다.[13] 전체 진단 과정은 단순히 본 검사에만 의존한 것이 아니라 본문에 설명된 각 구성 요소를 수반한다. 사람들은 증거가 의사 결정을 내리지 않는다는 것을 기억해야 한다. 임상가는 고객 평가를 할 때 가장 많은 정보에 근거된 임상 결정을 하기 위한 임상적 추론과 고객의 기호와 특성뿐만 아니라 이 텍스트(환자 면담, 관찰, 선별 검사, 이동성, 근력, 특수 검사, 촉진 및 신체 성능 측정) 및 임상 추론에 명시된 8가지 검사 과정 구성 요소 모두에 의존해야 한다. 고객을 검사 할때는 가장 정보에 입각한 임상 결정을 하라. 8개(또는 심지어 8개의 2배)의 검사 구성 요소 중 하나에 의존하는 것은 합리적인 임상 시행이 아니다. 또한 "임상적 근거는 임상적 전문 지식을 알리는 데 사용되어야 하지만, 임상적 전문 지식을 대체하지

중요한 임상적 핵심

임상가는 다음을 포함하는 정형 외과 고객의 검사에 포괄적인 접근 방식을 사용해야 한다.

- 검사 퍼널(funnel) 접근법의 8가지 구성 요소 모두
- 적절한 임상적 추론
- 임상 전문 지식과 현재 이용 가능한 최선의 증거 모두
- 고객의 가치와 특성

는 않아야 한다."[14] 훌륭한 임상가는 임상 전문 지식과 최선의 근거를 모두 사용한다. 사실, 임상가는 훌륭한 외부 근거라도 개별 고객에게는 부적절하거나 부적절할 수 있다는 점을 고려해야 한다.[15]

여러 가지 또는 적어도 두 가지 이상의 검사 및 측정을 사용하면 고객이 특정 조건으로 올바르게 진단될 확률을 높일 수 있다. 추세는 긍정적 또는 부정적 결과를 보다 정확하게 예측하기 위한 일련의 검사를 포함하는 것이다. 임상 예측 규칙은 임상가가 특정 장애가 있는 것으로 보이는 고객을 밝힐 때 예측 유효성을 보인 많은 변수를 기반으로 환자가 주어진 장애를 나타낼 가능성을 결정하는 데 사용되는 도구이다.[16] 이러한 클러스터 및 임상 예측 규칙은 단일 검사 또는 격리된 여러 검사가 아닌 여러 검사를 그룹으로 사용한다. 이 검사 그룹은 예측 능력을 향상시키기 위한 것이다. 이러한 검사 집단을 단일한 독립체로 사용하면 임상 검사에서 긍정적 또는 부정적 결과가 발생할 가능성을 예측할 수 있다. 그러나 이 검사 그룹도 이 텍스트에서 설명한대로 보다 포괄적인 절차의 한 구성 요소이다.

검사 절차
EXAMINATION PROCEDURE

시험 과정의 많은 구성 요소와 마찬가지로 특수 검사 성능은 체계적이고 목적이 있어야 한다. 결론적으로 진단이나 선별 검사 목적으로 특수 검사를 수행하기만 하면 된다. 다시 말하지만, 이것들은 보다 포괄적인 시험 접근법의 한 구성 요소이다.

• **준비**. 검사 과정의 모든 구성 요소와 마찬가지로 고객은 검사를 위해 올바르게 준비되어야 한다. 임상가는 사용 이유, 이완의 필요성 및 고객이 인지할 수 있는 잠재적인 감각을 포함하여 검사 과정을 설명해야 한다. 검사할 영역은 특별한 검사 수행 전에 적절하게 노출되고 준비되어야 한다. 모든 유형의 검사와 마찬가지로, 임상가는 여러 가지 이유로(해당되는 경우 정상인과의 비교, 고객의 기대치에 대한 이해) 이환되지 않은(또는 관련성이 높은 부위)쪽을 먼저 조사해야 한다. 관련 부위뿐만 아니라 일반적으로 고객에 대한 관찰 평가는 해당 부위의 촉진 전에 활용되어야 한다. 일반적으로 고객을 관찰하면 임상가에게 고객의 현재 과민 반응 수준에 대한 의견을 줄 수 있는 반면, 해당 부위를 관찰하면 관찰자에게 평상시와 다른 관찰 가능한 특징을 알려줄 수도 있다.

• **검사 수행**. 모든 유형의 검사와 마찬가지로 임상가는 시행에 체계적으로 접근해야 한다. 일단 고객이 준비되면, 검사는 문헌에 설명된 대로 구현되어야 한다. 환자 자세, 임상가의 자세 및 검사의 움직임은 III장 및 IV장의 각 장에 설명되어 있다. 임상가는 검사를 올바르게 수행하기 위해 안정화, 손 위치, 운동 등에 특히 주의를 기울여야 한다.

• **검사 해석**. 검사를 해석하려면 (+) 대 (−) 반응을 이해해야 한다. 파트 III 및 IV에 설명된 각 검사에 대한 (+) 검사는 검사 수행의 묘사 후에 주어진다. SN, SP, +LR, −LR 및 QUADAS 값을 고려하는 것

외에도 임상가는 각 검사에 대해 설명된 다른 정보를 고려해야 한다. 특히 질병의 유병률, 연구 모집단의 인구 통계, 연구에 사용된 참고 표준, 독립 및 맹검 비교가 있었는지 여부는 연구 품질 및 해석에 대한 특별한 관심사이다. 설명된 각 테스트에 대해 저자가 보고하거나 연구 데이터로 계산할 수 있을 때 SN 및 SP 모두에 대해 신뢰 구간(CI)이 보고된다. 이를 통해 독자는 SN 및 SP 결과의 변동 정도를 이해할 수 있다. 넓은 CI는 상당한 변동성으로 인해 해석 시 주의를 요한다.

특수 검사의 진단 적용

DIAGNOSTIC APPLICATION OF SPECIAL TESTS

4장에서 언급했듯이, 검사의 선별 섹션(예: 초기 검사 과정)에서 높은 SN(낮은 −LR) 검사가 수행 될 것이 제안된다. 이는 보다 심각한 병리적 가능성을 배제하는 것뿐만 아니라 다른 진단이 경쟁되는 것을 제한하는 데 도움이 된다. 반면에, 고 특이성(SP) 및 고 위험(LR) 검사는 검사 과정 후반부에 사용되어야 한다(근육 기능 검사 후 및 본문의 촉진 전 과정에서 지지). 이상적이며 권장되는 형식은 시험 초기에 높은 SN(낮은 −L) 검사와 나중에 시험에서 높은 SP(및 높은 +LR) 검사를 조합한 것이다.

캐나다 C-Spine Rule(CCSR)[17]을 사용하는 예가 제안의 실행을 보여주기 위해 제공된다. 머리와 목에 둔 상처, 안정적인 활력 징후 및 15의 Glasgow Coma Scale을 사용하여 응급실에 프리젠테이션하는 8,924명의 경고 및 안정적인 고객에 대한 이 연구에서 CCSR은 8,924명의 고객 모두에게 적용되었다. 그림 10.1은 모든 검사가 완료되면 최종 2×2 진단 정확도 표이다.

CCSR이 완료되면 임상가는 총 5,192개의 긍정적인 결과가 있음을 알게된다. 심사 과정의 시점에서 TP와 FP가 어느 것인지 명확하지 않다. 100%의 SN(0FN으로 인한)으로 임상가는 놓친 골절이 없다는 것을 확신할 수 있다. 그러나 SN이 높은 검사적 특성으로 인해 여러 FP가 존재할 수 있다.

CCSR 이후 총 5,192건의 긍정적인 결과가 방사선 촬영을 받았다(연구에 따라 93−99점의 SP를 가진 고도의 SP 검사). 높은 SN 검사(앞서 제안했듯이)를 사용한 후 높은 SP 검사를 사용하면 TP(151) 대 FP(5,041)를 구별할 수 있다. CCSR 시행 후 전체 양성 반응의 대부분은 FP였고, 따라서 이 연구에서 낮은 PPV와 전반적인 골절의 빈도(1.7%)가 있었다. 다시 말하지만, 높은 SN을 지닌 검사의 본질은 검사를 통해 모든 잠재적인 포지티브(TP+FP, 따라서 실제로 골절이 없는 일부를 포착)를 포착하고 FN의 수를 최소화하는 것이다(이 케이스에서 골절을 놓치지

	(+) radiograph	(−) radiograph	Total (+)
CCSR (+)	TP 151	FP 5041	5192 (+)
CCSR (−)	FN 0	TN 3732	3732 (−)
	151 fx's	10,773 ≠ fx	8924

SN = 151 / (151 + 0) = 100%
SP = 3732 / (5041 + 3732) = 35%
(+) LR = 1.5
(−) LR = 0

Prevalence = 151 / 8924 × 100 = 1.7%

PPV = 39%
NPV = 100%

그림 10.1 CCSR을 사용한 경추 골절에 대한 2×2 분할 표. CCSR = 캐나다 경추 법칙; TP = 참양성; FP = 위양성; FN = 위음성; TN = 참음성; SN = 감수성; SP = 특이성; + LR = 양성 우도비; −LR = 음성 우도비; PPV = 양성 예측도; NPV = 음성 예측도

않는다.).

높은 SN을 가진 검사를 사용한 다음 매우 높은 SP 검사를 하는 간단한 설명은 다음 예제와 같다. 두 개의 연못이 있는 땅이 있다고 가정 해보자. 첫 번째 연못에만 물고기가 있다. 두 명의 소유자는 첫 번째 연못에서 가장 큰 물고기를 유지하고 두 번째 연못에 작은 물고기를 넣기를 원한다. 그들은 첫 번째 연못의 너비에 걸친 그물을 가져다가 물고기가 빠져 나갈 수 없을만큼 작은 구멍을 가지고 있다. 그들은 연못의 양쪽에 서서 연못의 길이를 청소하여 본질적으로 그물에 있는 모든 연못의 물고기(다른 대부분의 움직이는 내용물도 포함)를 잡는다. 그들이 물고기를 가지고 두 번째 연못에 넣는다. 그들은 작은 물고기를 도망가게 하면서 큰 물고기를 잡아 두 번째 연못을 쓸어 버릴만큼 큰 구멍이 있는 그물을 가져간다. 이 과정을 통해 가장 큰 물고기만 잡게된다. 소유자는 다음 두 번째 그물로 잡은 가장 큰 물고기를 가져다가 첫 번째 연못에 다시 놓는다. 이 예제에서 첫 번째 그물은 SN 검사와 같으며 모든 잠재적 대상(다른 대상 또는 FP)을 포착하고 누락된 항목을 최소화 한다(FN 없음).
두 번째 네트는 특정 대상을 포착하는 SP 검사와 비슷하다.

4장에서 언급했듯이, PPV와 NPV는 검사와 검사

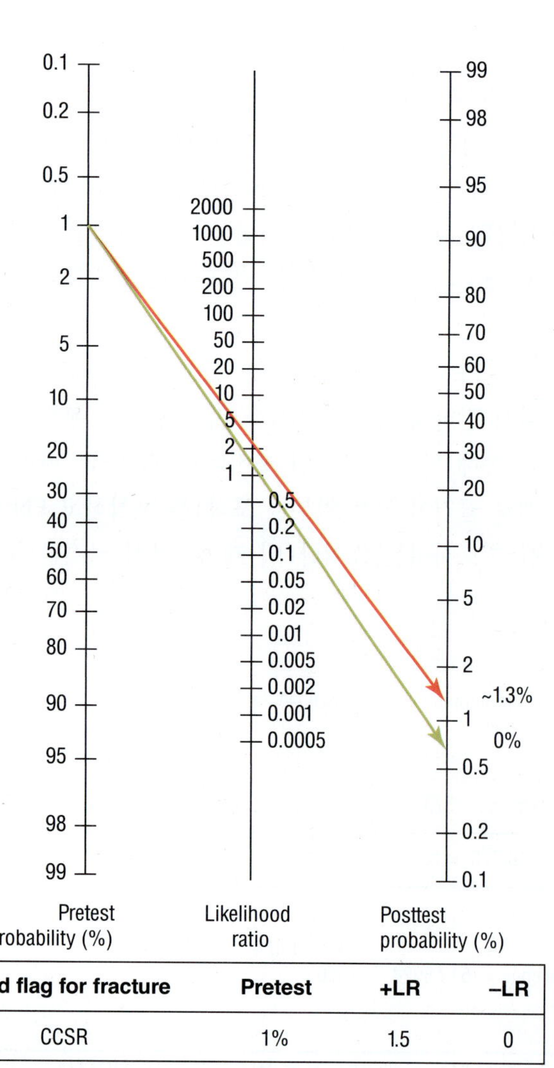

Red flag for fracture	Pretest	+LR	–LR
CCSR	1%	1.5	0

그림 10.2 CCSR에 기반된 골절의 fagan's nomogram으로 계산한 사후 검사 확률

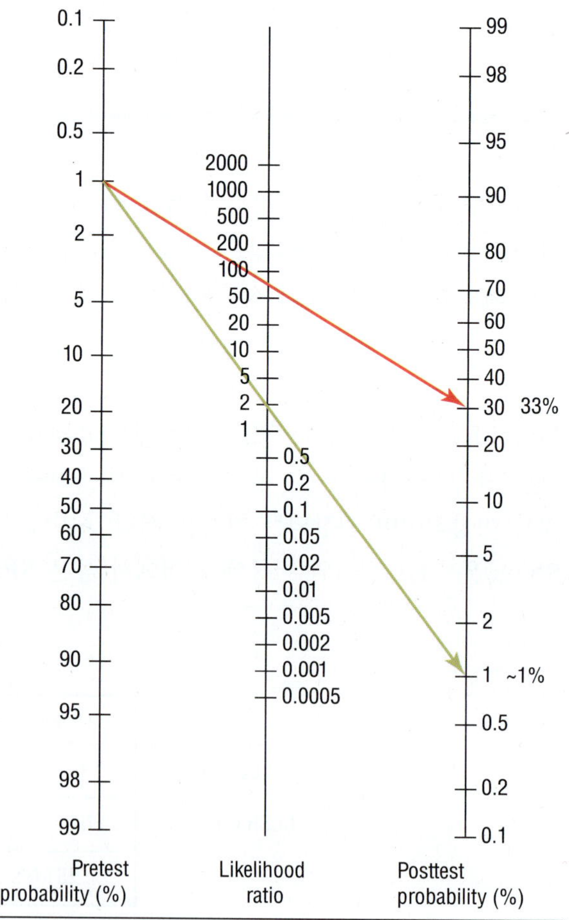

Red flag for fracture	Pretest	+LR	–LR
Prolonged corticosteroid use	1%	49	0.8

그림 10.3 장기간 코티코 스테로이드 사용을 기반된 Fagan's nomogram으로 계산한 사후 검사 확률.

중요한 임상적 핵심

- 임상의가 골절과 같은 적기 상태를 검사하는 상황에서 매우 높은 SN 및 낮은 -LR 검사가 유용하다.
- CCSR의 경우 0과 같이 매우 낮은 -LR은 본질적으로 0 FN으로 인한 파단 가능성을 배제하는 데 도움이 된다.
- 따라서 이러한 테스트는 모든 잠재적 대상 클라이언트를 캡처하는 광범위한 네트워크를 전송하기 위한 것이다.
- SP 및 +LR이 불량한 테스트는 이러한 상태를 진단하기 위한 것이 아니므로 많은 FP가 있습니다.

대상자의 특성이다(유병률은 결과에 영향을 미친다). PPV와 NPV를 표에서 직접 읽는 것은 표본에서 질병이 있는 고객의 비율이 인구에서 질병이 있는 사람들의 비율을 나타내는 경우에만 정확하다. 파트 III 및 IV의 각 장에는 각 특수 검사에 대해 조사된 고객 샘플이 나열되어 있다. 이러한 검사는 일반적으로 특정 고객 집단에서 수행되며 PPV 및 NPV에 영향을 미친다. 앞에서 설명한 CCSR 예제가 이러한 예이다. 검사를 받는 고객은 특정 고객 집합이었으며 임의의 고객 샘플이 아니다. 이 표본의 고객은 처음에는 병리가 의심스럽다.

이전에 언급했듯이 CCSR은 SN과 부족한 SP에 크게 가중된다(그림 10.1 참고). 이 정보의 적용은 사전 검사 확률 및 Fagan의 노모그램(nomogram) 사용과 함께 적용될 수 있다. 골절에 대해 1%의 예비 검사 확률을 가정할 때, CCSR의 사용 대 장기간 스테로이드 사용의 주관적 보고의 예는 상당히 다른 결과를 제공한다(그림 10.2 및 10.3). +LR이 1.5이고 -LR이 0인 경우 파손 확률은 ~1.3%(빨간색 화살표)이지만 파손 확률은 0%이다(녹색 화살표). 다시 말하지만, CCSR은 골절의 존재를 예측하기에는 부적절하지만 골절이 없다는 것을 예측하는 데는 매우 적합하다. 다른 한편으로, 코티코 스테로이드 사용 연장은 다른 해석을 제공한다. +LR이 49이고 -LR이 0.8인 경우 골절의 확률은 33%이고 골절이 없는 확률은 ~1%이다. 잠재적인 골절의 존재 여부는 장기간의 코티코 스테로이드 사용이 시험 측정 기준으로 사용되었을 때 검사 후에 향상되었지만 CCSR이 활용되었을 때 골절이 존재하지 않을 확률은 현저히 향상되었다. 다시 한 번, 시험의 다른 부분에서 별도의 검사가 사용되어야 한다(SN 시험 초기 및 SP 검사 후 진단 확인).

결론 CONCLUSION

특수 검사는 보다 포괄적인 시험의 뚜렷한 구성 요소로서 제안된다. 임상가는 본문에 설명된 8가지 주요 구성 요소 각각을 검사 과정의 개별적으로 중요한 구성 요소로 활용하여 다른 구성 요소, 임상적 추론 및 고객의 가치와 특성을 결합할 때 임상 진료의 존재를 결정할 수 있는 최고의 능력을 제공해야 한다 또는 특정 기능 장애 또는 병리의 부재. 시험 과정의 어느 한 요소에 대한 신뢰는 최선의 근거적 시행이 아니다.

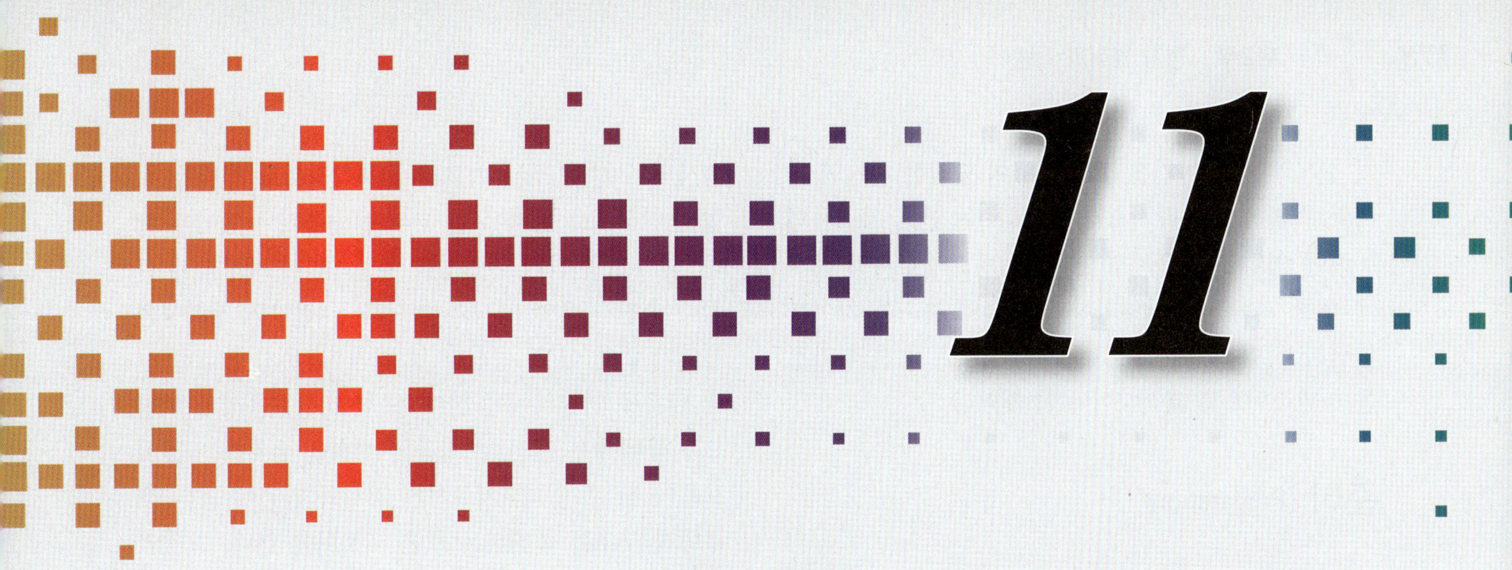

촉진

PALPATION

촉진이란 치료사의 촉각을 이용하여 명확하고 양적인 직접적인 신체 접촉을 통하여 환자의 조직 상태를 독특한 매개체를 이용한 치료자인 치료사의 접촉이라 할 수 있다. 그것은 불편한 부위에 대한 자리매김 상황에서 환자가 치료사에 연결되어 있는 수단입니다. 여러 임상적 신체검사들과 마찬가지로 촉진은 최적의 임상유용성에 대한 관련된 근거와 절차상의 기법이 요구된다. 치료사의 진단적 목적을 위한 촉진을 포함한 일반적인 텍스트북이나 치료사이드라인의 독자들일지라도 진단목적에 대한 촉진기술의 한계나 질적으로 손상된 부위의 촉진의 기술적응은 인정받아야 할 것이다. 시리악스는 발견하여 찾아내는 것이 보다 더 경계범위를 명확히 하는 것이라 하였다. 촉진은 임상적 신체검사 구성의 가장 중요한 표본으로서 실기에 기초를 이룬 근거를 둔 3가지 기둥에 의해 강화된다.

과학적인 바탕에 근거한 임상적 전문적인 기술과 임상 경험을 통한 환자에 대한 투시는 치료사가 절차상의 효능을 개선할 뿐 아니라 표적 구조를 촉진할 때 인지 감각을 구별할 수 있도록 해주는 비교를 위한 여러 기회를 제공할 수 있을지도 모른다. 최상의 유용한 근거의 적용은 임상 추론과정 내내 촉진과 관련된 결과를 통합하는 치료사들의 능력한계를 확인하는 최상의 이용 가능한 증거에 대한 적용일 것이다. 환자들의 기대치는 매우 중요하다. 교육을 통해 필요한 영역을 알아내거나 유효하고 적절하며 친밀한 관계 확립을 위한 목적을 찾아내기 위한 마음으로 환자 기대치를 고려할 것이다. 기술이나 발견에 해석에 적당한 적용은 치료사가 진단이나 병적상태 진행 그리고 치료적 접근에 대한 상태를 치료사가 결정하는 과정이다.

촉진방법 진행절차

PALPATION PROCEDURE

촉진이란 숙련된 치료사에 의해 치료방법과 진단을 위하여 환자의 신체 조직에 외부적인 힘을 가하는 의미있는 적용이다. 환자와 임상담당자의 몇 가지 인식 및 신체를 접촉하는 과정은 이 행위가 건강 서비스 제공에 영향을 미치는 방식에 기여한다. 여러 가지 인식 및 신체적 접촉 과정은 환자와 치료사를 위한 변화하기 쉬운 다수의 여건은 절차에 있어 밀접한 관계의 분석과 적절하게 과학적으로 분석할 수 있는 치료사의 능력에 영향을 받을지도 모른다. 치료사로서의 촉진에 대한 과학적인 자연과학과 예술의 사소한 차이를 완전히 식별 통찰하는 것은 전체적으로 촉진의 과정을 비판적인으로 분석하여야 할 것이다.

준비 (Preparation)

첫 번째 환자는 촉진에 대해 준비하여야 한다. 절차의 잠재적인 결과에 대한 설명(예: 증거. 인지된 압력 감각)에는 환자의 정보를 제공하는 지침이 포함되어야 한다. 문안 치료사에게 감지된 감각에 대한 설명. 환자의 설명에는 위치, 품질, 수량 및 1차 관계 또는 2차 불만 사항을 포함하여야 한다. 치료사는 환자가 특정 불만사항과 관련이 있거나 없는 증상을 구별할 것이라는 기대를 설명해야 한다. 이 자격은 향상될 것이다. 관련성을 결정하는 치료사의 능력 진단 및 중재 계획수립에 대한 건설적이고 합리적인 방식으로 치료사는 환자에게 알려야 한다. 이러한 구성 요소의 중단 옵션 시험을 선택하여야만 한다. 규정이 옵션을 사용하면 비교적 수동적인 절차를 진행하는 동안 돌보는 교감을 용이하게 할 것이다.

치료사는 촉진을 목표로 하는 구조물에 대한 접근을 편안하게 하는 자세를 취하도록 환자를 지원해야 한다. 환자의 편안함을 우선시함으로써 환자의 만족과 우호에 기여할 수 있다. 그러나 그것은 또한 실질적이어야만 한다. 위치를 유지하기 위해 최소한의 에너지가 필요하도록 환자를 배치시킴으로써 근육 조직의 이완을 촉진하기 위하여 치료사가 근육 구조에 깊은 조직을 관찰할 수 있게 하여야 한다. 능동적으로 수축된 근육 조직, 의지적 또는 비의지적인 촉진은 허용되지 않는 부분을 접근하기 위해 필요한 조직 변형 수축 조직보다 더깊은 구조를 필요로 하며 또한, 여기에서는 환자가 조직 구조에 대한 응답을 유발할 것으로 기대되지 않는다(증상 또는 징후). 병리학적 조건 이상을 확인하고 임상 증상을 비교할 수 있다. 환자의 전반적인 프레젠테이션에 대한 관찰에 대한 개념은 촉진 단계부분에서 더 논의되어야 한다. 근골격계 검사의 구성 요소는 치료사가 시각적으로 식별할 수 있는 방식으로 만져야 할 부위가 노출되어 있어야 한다. 환자의 인간의 존엄성을 존중하면서 해부학적 위치나 촉진시 육안 검사가 필요하다. 절차의 정확성을 높이기 위해 이상, 창상 오염 방지 및 촉진에 대한 신체 반응을 관찰하여야 한다. 또한 임상효율성과 위험 모두에 관해서 관리, 시각적인 접촉을 유지하는 것이 도움이 될 수 있다. 치료사는 검사와 관련이 없는 해부학적 구조를 촉진하는 것은 피하여야 한다. 그들의 몸은 행동의 복합성을 감소시키거나 힘을 추구하는 일을 생산할 때 감소할 수 있다.

환자의 조직에 힘을 전달할 때 치료사의 상지의 최적의 자세는 환자의 조직에 극단적인 힘이 전달되는 자세는 피해야 한다. 그렇게 하여야만 환자가 편안하고 안정된 자세에서 정확성을 향상시킬 수 있다. 촉진을 통한 과도한 힘의 적용은 나쁜 반응을 끌어낼 수 있으며 불충분한 힘은 증상이나 징후을 찾아내는 데 실패할 수 있다. 추가하여 부적절한 힘은 치료사의 촉진하는 부위에 신체적 매개 변수는 변화시킬 수 있으며 이것은 다음 장에서 더 자세하게 설명할 것이다.

표적 구조에 대한 정의 및 위치 찾기 (Locating and Defining the Target Structure)

치료사는 촉진으로 임상에 결과된 과정을 통하여 해부학적 구조에 이상 없음을 구별할 수 있어야 한다. 그들은 해부학적 지식과 다른 알려진 해부학적 위치와 관련하여 조절 위치구조상 조직에 대한 평가, 촉진 작용으로 변형될 수 있는 능력. 촉진 힘으로부터 정의된 기대되는 용량에 대한 조직 분석. 의심되는 구조물에 모양과 크기를 분석하여야 한다. 치료사가 구조를 촉진할 때 관찰할 수 있는 조직 주위에서 크기, 모양 이런 것들을 동원하여 촉진할 수 있다. 이것은 감지된 방향에서 수직방향의 손가락의 움직임으로 또는 조직 섬유의 예상된 방향을 결정할 수 있다.

또한, 치료사는 신체적 특정 유형의 기계적 구조에 대한 조직의 반응 하중됨으로써 예상 가능하고, 예를 들어, 치료사는 특정 근육을 식별하는 등 각 등척성 저항(근육의 행동을 기반으로)을 줄 수 있고 그 다음에는 힘줄의 시작과 부착점인 근육을 따라 또는 근육 시작 힘줄에 힘줄을 따라 뼈, 근육은 쉽게 관찰할 수 있는 것으로 구별된다. 활성화와 함께 조직의 질의 변화, 그리고 비활성구조는 근육과 관련하여 확인된다. 조직. 본문의 추가 탐색이 이루어질 수 있다. 특정 구조가 이러한 방식으로 식별되면, 엄지의 신전근과 외전근에 의해 생성된 해부학적 스너프 박스와 비교하에서 압통 테스트를 위한 주상 골의 위치와 같은 구조를 알 수 있다.

힘의 적용 (Application of Force)

적절한 준비에 따라 치료사는 촉진 검사를 시작하여야 한다. 치료사는 목표조직에 힘을 가하고 특히 세포상 표피 그리고 다른 신체조직을 통하여 힘을 전달한다. 다양한 조직에 관련된 밀도 안에서 도수 촉진 검사로 손가락 압력으로 적용하는 방법이 유효화하고 표준화되어 있다. 치료사의 손가락 끝으로 지각 수용기를 힘을 국소적으로 자극한 후에 지각 입력을 활동적인 전위를 경유하여 말초신경계 배측을 통과한 후 척수 및 배뇨관 시상하부의 핵으로 일차 감각 피질에 의해 제공되어 진다. 뇌의 다른 부위는 자극과 반응의 부위로 해석할 수 있으며 이에 기여한다.

처음에는 힘을 적용하는 신체의 부위직경은 환자에 만져지는 덩어리와 환자의(표적이 되고 있는 조직에 치료사의 손의 속도. 접촉부위. 그리고 직접적으로 연결되어 있는 조직 구조지각 수용기를 통한 힘에 의하여 과중되는 기계적인 반응이 포함된다. 지각에 대한 자극은 비병리적인 조직과 병리적으로 지배받는 즉 외상에 의한 염증으로 국소적으로 과민한 환자에 의해 변화될 수 있다. 활성화된 감각 수용기의 국소적 밀도는 국소적 수용기와 통증감각 사이에서 관계는 다르다. 중앙 신경학적 인자는 체성감각 피질 직경 정밀도, 중앙신경 민감도를 포함하는 자극에 영향 받는다.

치료사는 힘을 적용할 시 주관적 결과 보고서와 시각을 통한 기계적 자극에 대한 시각적 반응을 관찰할 수 있다. 시각적 관찰로부터 발견함은 얼굴 표정, 구조의 촉진에 대한 도피 반응 근육 활동. 조직 반흔 형성, 피부 변색이 국소적이나 부위별로 나타날 것이다. 주관적인 반응은 제공되는 치료사에 의한 정화 감각에 대한 인식, 식별 둔함, 구두, 감지된 감각 또는 다른 것에 대한 설명, 청각적 개입(예: 아야)이 포함된다. 환자는 증상에 대한 표현, 증상위치, 양, 일차적 이차적 불만사항을 표현할 수 있기 때문에 치료사는 명확한 설명이 필요하고 표현하도록 요구할 수도 있다.

평가 (Assessment)

치료사는 촉진절차상의 가변인자들과 진료상의 에피소드에 대한 결과의 상대 가치(진단. 예후 그리고 치료 개입 내용)뿐만 아니라 기타검사 결과들을 분석하여야 한다.

- **촉진의 방법**. 진행절차(palpation procedure)는 증상, 위치 그리고 임상 신체검사 결과에 대한 귀결 패턴에 연관된 해부학적 통증 그리고 촉진의 연구 특성에서 총체적으로 도출된 힘의 양 및 물리적 관찰, 조직의 구조, 덩어리 및 육체적 관측치 신체 활동에 반응하는 신뢰할만한 주관적 반응(반응이 합리적일 경우 행동에 반응)은 촉진을 사용하는 경우 그것에 영향받지 않는 임상가설을 변화시키거나 거절 논박하거나 수정하여 영향을 미치지 않을 수도 있다. 치료사는 환자의 투시 과학적인 임상전문적인 기술에 의해 제공한다.
- **다른 검사소견**(other examination finding). 주어진 먼저 실시한 검사의 구성성분에 따라 치료적 중재 계획이나 진단을 실시하는데 그 합의 사항을 결정하여야 한다. 그 이유는 임상가설(예: 진단 확인, 예상개입에 대한 반응은 촉진을 사용하는 경우 그것에 영향받지 않는 임상가설을 변화시키거나 거절 논박하거나 수정하여 아마 영향을 미치지 않을수도 있다.
- **소견의 실질적 가치**(Relative value of finding). 치료사는 진단에 관련된 촉진의 상대적인 가치를 결정하여야 한다. 진단 과정은 사전에 진단적 가설을 점진적으로 수정과 개선을 통하여 미래 활동 계획과 가설의 입증과 가설의 섬세한 고안, 진정성 조화 사전

진단의 산출 등을 기술하여야 한다.[4] 가설 산출의 첫 단계로서 사전에 촉진을 계획하고 가설 산출의 과정을 통해서 치료사는 가설 구조로서 주관적인 검사와 건강상태를 고려하여 촉진의 상대적인 가치를 존중하여 결정하여야 한다. 촉진은 2차 3차 단계를 통하여 진단과정을 촉진한다. 촉진은 조화와 가설의 정체를 통하여 진행되는 검사 구성 성분과 다른 진단을 추가하거나 제거한다. 치료사는 촉진은 임상경험과 문헌을 찾아 발전된 임상 패턴의 기초를 진단 시에 추가로 합병하거나 제거시킬 수 있다. 임상패턴을 기초로 한 진단 검증은 경험과 여러 문헌고찰로부터 개발되었다. 또한 치료사는 촉진 즉, 관련하여 진료 에피소드 전반에 걸쳐 진행되는 평가 적절한 관계를 예상과 관련하여 상태가 바뀌는 변화를 계속적으로 주목하여야 한다.

근골격 검사의 촉진에 대한 구성성분

PALPATION COMPONENTS OF THE MUSCULOSKELETAL EXAMINATION

촉진의 진행절차는 환자의 임상적 현 상태의 얻어진 데이터에 의해 실행한다. 치료사가 의도하는 데이터 유형에 기초하는 수집은 임상 신체검사 중에 치료사 일치의 도전을 높이기 위해 증상, 온도, 감각, 부종, 조직의 질 근육활성화를 알아보기 위해 촉진을 사용할 수도 있다. 그 이유로서는 임상 프리센테이션의 데이터 결과가 다르다면 치료사는 각 환자의 구성요소를 특정한 촉진을 위한 필요성을 확인하여야 한다.

진단 활동과 국소적 통증

(Local tenderness and the working diagnosis)

자주 정형외과 문헌을 통하여 촉진시의 근골격계 손상에 대한 진단적 기준이 포함되고 있다(표 11.1).

임상적 진단 시에 환자의 일차적 불만 사항으로 관련된 부위의 위치에 대하여 환자가 일차 이차 촉진을 통한 증상 유발에 대한 사항을 일반적으로 적용된 링크를 통한 것임에 치료사는 의사 결정시에 주의 깊게 고려하여야 한다. 시리악스는 연부조직 병변 진단을 최대로 신뢰할 수 있는 방법은 치료적 중재와 진단과정을 통한 징후학으로 환자와 치료사가 적절하게 대응할 수 있는 능력에 많은 요인이 기울어져 있다. 환자가 느끼고 있는 제한된 부위에 대한 즉각적인 촉진 방법이 연부조직 내 안에서 진단이 신뢰할만한 최적의 방법이라고 제안하였다.

국소적 자극(도전)은 징후를 일으키기 위한 조화된 연관통일 때 일반적인 통증의 징후로 사용 유용할 수 있다.[25] 추론의 오류는 환자의 촉진에 대한 자극에 대한 환자의 반응에 대한 치료사의 이해나 환자의 고통스런 호소에 기인한다. 가끔 국소적인 불편함을 호소하는 경우는 빈약한 전달체계에 기인하는 불편함에 관계되는 증상에 자극일 수도 있다. 환자는 치료사의 치료 목표 중 효과적인 치료에 대한 책임이나 촉진시에 치료사의 치료 목표의 이해가 부족하기 때문에 올 수도 있다. 만일 환자의 통증이 촉진을 진행하면서 환자

중요한 임상적 핵심

치료사의 진단에 대한 가설 정제를 위한 촉진 계획을 세울 때 다음에 따라

- 반영: 치료사는 촉진으로부터 얻을 수 있는 정보의 매개 변수(예를 들어, 압통의 심각성, 압통의 나타남이나 결여, 근육 부드러움의 정도)들은 그들의 진단에 영향을 미칠 것이다.
- 조직의 감각분포와 신경 근육 지배를 고려한다.
- 다른 검사소견 촉진시의 유용성(예; 깊은 조직을 분리할 수 있는 제한되어 있는 치료사의 능력의 한계도 있을 수 있다)에 조직에 대한 연구 및 결과는 가설변경에 대한 한계가 될 수도 있다.

표 11.1 국소적 압통. 근골격계 부위의 진단을 위한 기준

신체 부위	건강상태
머리와 얼굴[5]	하악관절 기능장애
흉추와 늑골[6,7]	늑골 연화증, 미끄러짐, 늑골 증후군
요천추부위 척추[8]	천추 피로 골절
어깨와 상부팔[9−11]	관절와순 부위, 견쇄 관절, 병리, 내측 충돌증후군, 이두박근 힘줄의 부분 파열, 견골하 충돌증후군, 상박골 피로 골절, 상박골 골막염
주, 완관절과 손[11]	내측 측부인대 손상, 짤칵 삼두근 증후군, 척골 신경증, 요측 관절 병리(골절, 관절증, 후측 활막 주름 또는 요측 점액) 외측 측부 인대 손상, 외측 팔굼치 통증, 요측 텐넬 증후군, 주두 골단염, 주두점액낭염, 통풍
고관절[12−14]	경기소둔근, 중둔근 손상, 이상근증후군, 대퇴 골두피로 골절
무릎과 다리[15−17]	무릎 반월상 연골 부위, 급성 슬괵근 손상
발목, 발, 하지[18−23]	발목 충돌증후군(전방 외측, 전방 내측, 후내측, 후) 아킬레스 힘줄 병리, 발목 손상, 하그런드 기형, 종족골 피로 골절
기타	소아 생리적 발목관절 복사뼈 골절

AC = acromioclavicular(견봉 쇄골); M.C.L = medial(tibial)collateral ligament(경골내부, 측부 인대);
L.C.L=lateral(fibular)collateral ligament(외측(비골)측부 인대).

에게 이 같은 통증이 당신의 치료를 위해 오는 통증과 같은가. 다른가를 묻는다. 환자의 불편 사항과 증상과의 관계를 구별, 설명할 수 있어야 한다. 해당되는 경우 반대편 구조의 촉진은 관계되지 않는 압통과 조화된 징후 사이의 도움이 관계되는지를 확인한다.

통증 부위는 부적절한 중재와 오진으로 이어질 수 있다. 또한 다른 인지적 요소는 2차적인 이득에 기인하는 허위 진술, 무력감의 감각, 통증에 대한 두려움, 걱정, 움직임에 대한 통증이 발생할까 하는 두려움, 감지된 감각에 응답에 영향을 주는 환자의 반응이 영향을 줄 수 있다. 자극에 대한 환자의 반응을 통해 치료사에 대한 과도한 부담이나 걱정이 반응에 대한 원인이나 다수의 정상화를 인정하는 것이 매우 중요하다. 각 치료사는 통증반응을 평가할 때 정상적인 논리에 기초한 임상결과 과정에 통합적인 소견을 통한 임상전문지식과 자신의 실기 범위를 존중하여야 한다.

촉진을 활용한 증상의 적절한 해석은 효과적인 건강 서비스에 안전하고 안정된 분야의 기본적인 가치이다. 치료사의 촉진 검사로 얻어진 가치의 등급은 b 수치에 관련하여 통증 없음, 약간의 통증, 중등도 통증 또는 심한 통증으로 구별하여 0에서 3의 점수를 스코어로 활용할 수 있다. 이 수치는 촉진을 통한 피드백과 환자의 반응을 기초로 한 각 해부학적 위치에 대한 기록이다.

발통점 (Trigger Points)

발통점은 국소적으로 잡아당기거나 관련되어 있는 부위에 골격근의 당김 밴드에서 국소화된 통증이 드러남으로서 정의할 수 있다. 발통점은 활성 또는 잠재성으로 분류할 수 있다. 활성 발통점은 국소적 관련통이고 잠재성 발통점은 비증후군성이며 특별히 분포되어 있는 관련통이다.[29] 발통점은 동적으로 반복되는 수축과 하급 수준에서 유지되는 네거티브 효과와 관련되어 있을 수도 있다.[30] 산소의 폭포모양의 계속되는 활동은 산소나 포도당 고갈, 증가된 혐기성(glycolytic) 과량산소 부족, 유산 생산, 그리고 그 유산의 정지 또는 말초부위의 민감도는 국소적 통증에 관여할 것이다.

발통점의 진단은 일차적으로 촉진된 소견 진단적 기준이나 국소적이거나 연관된 촉진 밴드를 포함한다. 국소적 경련 반응과 압통의 촉진에 대한 식별에는 깊은 조직과 족집게, 편평함을 포함한다. 평편한 부위의 촉진 과정은 의심되는 근육 부위 위를 손가락 끝으로 느리게 이동함을 의미하며 한 측으로 손가락으로 근섬유를 가로질러 피부를 미는 것과 같은 경우를 말하며 바이올린을 뜯는 것과 같은 특별한 발통점에 이상 없음을 인식하는 것이다. 족집게 촉진은 첫 번째 두 번째 사이에 손가락을 이용하여 근육을 굴려서 단단한 위치에 있는 근육조직을 롤링 방식으로 긴장감 있는 밴드를 찾는다.

조사된 약간의 질적 연구에서 발통점이 진단기준이 되었다. 문헌의 저자들의 발통점의 진단에 대한 낮은 신뢰도 관찰을 보고하였다.[29,32] Lucas와 그의 동료들의 임상 연구는 주관적인 기준(압통, [k범위(0.22-1.0]) 객관적인 기준(긴장대역 k범위, -0.08-0.75: 국소치 위치 응답 k범위 -0.05-0.57)[29] 마찬가지로 Myburgh 와 그의 동료들은 재현 가능한 결과를 관찰했다고 보고하였다. 사지의 국소 통증(k범위 0.15-0.62) 중둔근의 통증 유도(k범위 0.298-0.487) 및 요방형근(quadratus lumbrum)의 통증 유도 요추(k범위. 0.36-0.501)[32]. 두 연구만이 발견되었다는 것은 주목할 만하다.

온도 (Temperature)

치료사는 혈관 내에서의 기능이 변화되어 비정상화 될 수 있기 때문에 해부학적 부위의 표면 온도를 촉진하였다. 이것은 조직을 촉진하여 파악하기 위해서는 손의 등측이나 손가락 바닥과 전형적으로는 표피와 조직을 부드럽게 촉진한다. 이 총체적인 소견은 예상하는 정상 체온, 또는 환자의 다른 신체 부위 즉, 신체병리학적 생리학과 관계되지 않는 부위와의 관계를 비교한다. 보다 더 체온이 더 따듯하게 느껴지거나 온도가 증가된 활성 수준이거나 혈전증, 혈관종, 충혈 등 전체적이거나 또는 국소적 감염, 국소적 염증은 어느 부위에서든 부분적인 국소에서 적응증이 될 수 있다. 말초혈관 장애, 폐색, 또는 근위부의 혈관구조 부분이 차갑거나 저체온증은 근 위부 혈관 구조의 열상이나 저혈당성 쇼크나 다른 계통에 질환과 관련이 있을 수도 있다. 더 높거나 낮은 온도의 결과 소견이 병리생리학적 과정에서 얻어진 도움보다 환자의 불만사항이 원인론적 추론에 도움이 될 수 있다.

많은 다수의 증례에서는 확실한 임상증례를 통하여 근거 있는 건강상태에 이상 없는 환자를 근거로 하여 정형외과 임상소견에 비정상적인 소견이 관련될 때 그 수는 더욱 증가할 수 있다. 표면 온도 이상 신체검사 중 우선 순위를 매겨야 한다. 수술 후 관리의 맥락에서 상대 위험이 더 큰 환자의 검사, 급성 골격계 질환 후 혈전증이나 주관적으로 환자의 상해, 상해 및 검사 또는 심각한 건강상태를 나타내는 객관적 결과에 따라 결정해야 한다.

감각 (Sensation)

감각기능의 검사는 감각의 비정상화를 통한 신경학적 심사, 또는 신체검사의 신경학적 검사 구성성분으로 일반적으로 수행한다. 이상 감각은 촉진 중에 확인하여야 한다. 언급되어야 하고 적절한 경우 추가 조사가 이루어져야 한다. 만일 한 촉진 검사가 가벼운 터치 또는 깊숙한 압박, 지각 손상과 같은 신경학적 검사를 통하여 적절한 촉진 검사가 이루어지지 않았다면 새로운 지각 손상이 드러나면 치료사는 신경학적 재검사를 재평가 하여야 한다.

부종 (Edema)

만일 치료사가 징후와 증상을 일관되게 시각에 근거하여 부종(부기)을 검사, 또는 신체를 측정(예: 주위 둘레(원주)측정, 체적 변위)을 주위 조직의 질에 따라 촉진해야 한다. 부종이 순환계통에 의한 유체의 섭취에 기인하는 부위나 구조주위 부분 조직에 국소적으로 관찰될 수 있다.

영역 부분에 등급을 정하는 힘이 적용되어야 한다. 첫째 영역 총밀도를 평가분석하기 위하여 감각적으로 부드럽게 촉진하여야 하며 국소적 근골격손상에 원인이 되는 급성 염증은 주위 조직을 민감하게 하게 만들 수 있다.[33,34] 치료사는 증상이 나타나면 촉진을 진행할 수 있다. 치료사는 통증의 증상이 일치하는지 또는 일치하지 않는지 여부를 기록하여야 한다. 만일 환자가 잘 참는다면 치료사는 3초에서 5초까지 손가락에 힘을 충분히 주고 조직의 변형을 위해 더 많은 압력을 가하여야 한다. 부종은 얽힌 자국이 있는가를 고려 확인하고 누른 자극이 손가락을 제거한 후에도 관찰된다면 누르지 말고 즉시 제자리로 돌아오도록 누르지 말아야 한다. 말초에서 누른 부종이 제거되지 않고 의학적으로 판단이 되지 않았다면 그리고 관리되지 않는다면 환자가 다음과 같은 조치를 수행하도록 도와야 한다. 적절한 의료진에 의해 평가되고 관리되어야 한다. 잠재적인 근원의 심각성 때문에 환자는 말초에 부종이 심할 수 있다. 말초 부위의 누른 자극의 부종은 계통적인 질환, 혈관의 파괴(예: 혈전증, 감염, 또는 임산부).[35,37] 말초부위를 눌러서 생기는 부종이나 근골격계의 국소반응은 부종을 정화시켜 환자진단의 차별화나 심각한 건강의 상태를 확인하는데 도움이 될 수 있다.

조직의 질 (Tissue Quality)

조직의 질은 비병리학적 상태 안에서 조직에 기대하는 물리적 특성은 조직에 따라 다양하며 치료사는 힘의 적용과 함께 저항에 관련된 조직의 기능의 상태를 평가한다. 힘의 커다란 최대의 저항은 보다 더 뼈와 같은 단단한 치밀 결체 조직이며 저항이 적은 조직은 지방조직과 같은 조직임에도 조직 형성에 요구되는 힘의 양에서의 비정상화는 특별한 조직의 상태를 변화시키거나 적응될 수 있다. 예를 들어, 기대되는 근육 조직은 뼈조직이나 어떤 표면상의 조직보다 유연성이 떨어진다. 근육조직은 뼈조직보다 유연하다. 하나는 근육조직이 덜 확고해지기를 기대할 것이고 그것에 붙어있는 뼈 조직이 지방조직보다 더 확고하다. 치료사는 대립된 이전의 환자의 소견이나 포함하지 않은 해당되는 경우, 반대 측 구조와 비교하여 평가한다.

근육 활동 (Muscle Activity)

근육의 기능은 그것에 부착되어 있는 구조를 움직이거나 안정시키는 것이다. 이것은 근육조직의 능동적 수축에 의해 수행하고 조직에 인체 하중을 주어 부착되어 있는 부위와 사이에서 길이를 증가시키거나 감소시켜 방법을 조절한다. 근육의 조직이 능동적으로 활성화되면 수축된 부위가 짧아짐에 의해 길이에 충만감이 증가된다. 촉진하는 동안에 치료사는 점진적인 면적의 증가뿐만 아니라 조직 변형의 문제가 증가되고 융통성이 감소한다.

검사 목적으로 치료사는 표적 조직에 손가락의 바닥 면이나 손가락 끝으로 근육사이즈 둘레에 맞추어 근육의 표면을 압박한다. 치료사는 환자에게 근육의 활동을 완전하게 하거나 근육을 자발적으로 움직임을 시행하도록 의뢰할 수 있다. 근육의 활성화가 없는 경우 치료사는 활성화를 촉진하는 전략을 간편하게 할 수 있다. 전략 촉진시는 손가락 끝으로 근육을 부드럽게 두드리거나 저항되어 있는 상태의 근육을 움직이거나 저항을 줄이기 위한 근육 활동, 근육에 활동에 반대하는 저항 또는 상담한 환자에게 일상 활동을 시뮬레이션 하도록 부탁한다.

치료사는 환자가 근육의 요구를 줄이기 위해 환자의 프리젠테이션을 근본으로 하여 검사하여야 할 근육의 기능을 통해 대체 전략을 준수하여야 한다. 치료사는 기능적 활동을 성취하는데 필요한 능동적인 노력, 강도, 지구력, 근육의 힘 등을 검사하여야 한다. 힘 및 활성화 시기, 기능적 활동 성능, 규제 불능, 힘 생산은 상부 운동 뉴런 기능장애를 나타낼 수 있다. 만일 치료사가 비정상의 시작이 중추신경계에 의심이 간다면 그들은 환자와 치료사가 적절한 관리와 더 신경학적인 평가와 분석을 하여야 한다. 활성화의 감소는 신경학적 기능 이상에 대한 징후이거나 근육기능 손상에서 기인하는 것일 수 있다.[38] 또한 연구원은 통증이 발생하는 근육그룹이나 근육의 억제에 대해 관련된 근거를 기술하였다.[39–41]

관절에 생성된 근육은 관절 부종이나 손상으로 인한 관절주위에서 일어나는 지속적 반사 억제라고 묘사되어 왔다:[40] 관절에 기인하여 발생하는 근육의 반사억제(A.M.I) 관절기원성 근억제(A.M.I)와 관련된 근육기능 장애는 기능적 보상전략과 관련된 2차 장애에 기인한다고 보고되어 오고 있다.[41] 즉, 보상전략은 활동수행 중 비정상적인 관절 부하를 유발하여 관절구조에 손상을 줄 수 있다. RICE와 MCNAIR은 전방십자인대(A.C.L) 손상 후에 따른 사두근의 억제는 동적으로 사지의 안정성과 신체 활동기능과 삶의 질을 개선시키고 골관절염으로의 발달지연에 진행에 기여할 수 있다고 밝혔다(O.A)"[41]. 관절기원성 근억제(A.M.I)의 또한 대둔근 억제로서 고관절 부종과 견갑근육 억제로서 관련되어지는 목과 어깨에 관한 연구도 기술하였다.[39,40] 치료사는 특정환자 모집단을 위한 표적이 된 근육 손상 근육을 활성화를 위한 촉진을 할 때 휴식시키고 조직 구조의 활동 상태를 기록하여야 한다.

주목되어 있는 구조적 활동 수준의 휴식 근육을 촉진할 시 치료사는 검사 목표가 된 만일 환자의 표적이 된 근육이 이완된 상태에 있을 수 있다. 치료사는 조직이 유연해질 것이라고 기대 생각하지만 의외로 그렇지 않고 단단할 경우가 있다. 근육의 안정된 상태의 활동에 있어서는 증가되는 의지적인 수축이나 걱정 두려움, 신경학적 기능장애 등 통증자극에 보호적 반응이 관련된다. 휴면 활성화는 환자를 편안하게 하고 안심시켜 줄 수 있는 언어 말솜씨에 있을 수도 있다. 치료사는 휴식 활동을 유의하여야 하지만 변화가 관찰되지 않을 경우 추가로 검사를 요인을 구별하기 위해 수행되어야 한다. 다른 인자들도 비정상적인 소견 관찰은 치료사는 특정 임상검사를 실시하여 결정할 수 없다.

치료사에 의한 촉진이나 적절한 지시에 따른 환자의 촉진은 손상에 관련된 이상이 없을때 근육 활성화를 위한 바이오피이드백 도구로서 활용될 수 있다. 근육조직의 촉진 진행순서도 운동수행 목적을 둔 준비된 즉각적인 피이드백 검사를 통한 실행이 목적을 위해 제공되어야 한다. 정형외과적 임상에서의 실기 문맥(전후관계상의) 상에 이 기술은 임상 프리젠테이션의 다양화에 대한 운동기능 손상으로서의 중재전략으로 설명되었다.

요통을 갖고 있는 환자 중에 척추 신경총(다열근) 손상, 성능장애 및 복부근육 조직(직복근)은 품질과 양에 있어서 일반적으로 많이 보고되고 있다.[42] 연구가들은 요추의 다열근, 복직근 등에 활성 바이오 피드백 목적에 대한 협조 훈련을 통해서나 검사 방법으로서 활용된다.[43,45] 검사와 요추근과 복직근의 촉진 활성화에 대한 중재기술과 검사기술을 통해서 일반적으로 시작 수준 프로그램과 임상 환경에서의 활용연구를 조사한 경험적 증거 특성(신뢰성, 유효성 또는 측정, 이러한 방법에서 제한이 있어서 그것들의 유용성을 경고하였다.).

관절의 기전적 비정상화에 대한 촉진
(Palpation for Mechanical Abnormalities of a joint)

촉진자는 관절 내에 기전적 기능장애를 나타내는 부위에 이상상태를 확인하기 위해 지시하는 사람으로서 가끔 정형 신체검사의 구성성분으로 기술되었다. 정형검사 안에서 종합적으로 훈련되어 사용되는 기술들은 많은 기술들이 보편적이지만 전문가에 따라 다르다. 기술들은 많은 형태와 다음과 같은 내용을 포함하고 있다.

염발음 또는 딸깍하는 소리 그리고 뻥하고 소리나다
(Crepitus or Clicks and Pops)

염발음은 관절운동을 통하여 일어나고 신체부분에 의해 우직우직 하는 소리나 왈각달각 하는 활기찬 소리로 정의할 수 있다. 딸각 거리는 소리나 맞부딪치는 소리의 시작은 자연적으로 일어나는 기전적 특성으로 설명할 수 있으며 많은 임상적으로 기준화 논쟁의 과제가 되고 있다. 관절의 소리들은 흔한 임상관찰과 근골격계 진단의 기준으로 다음에 따른 '슬관절의 퇴행성관절염', '고관절의 퇴행성관절염', '견관절의 퇴행성 관절염', '경후골 힘줄 기능장애' 관절 내의 골연골부위나 이완된 부위 '질환으로 데큐어바인 질환(de Quervain's disease)'[54] 회전근개 파열,[55] 대퇴슬개골 통증 증후군(patellaofemoral pain syndrome)[56] 그리고 하악 관절 기능장애로 기술되어지고 있다.

특별 검사에 특이한 반응
(Specific Response to a Special Test)

많은 특별한 검사들은 자세나 준비절차를 오직 요구하는 것만은 아니다. 그러나 검사의 운영에 대한 촉진 소견을 적용할 수는 있다. 이 구성요소는 검사하고자 하는 신체부위와 목적에 의하여 다양할 수 있다. 관절 안정성의 검사는 가끔 관절 라인이나 요구되는 운동량이나 관찰하여야 할 뼈경계선. "상부경추 인대 안정성"과 같은 검사 그리고 주관절과 슬관절의 스트레스 검사법으로 내, 외반 무릎 내반 주관절의 내외반 주관절 검사를 요구할 수 있다. "촉진은 말초 이두박근 힘줄 파열에 대한 갈고리 검사와 이두박근이나 회전근개 파열로 인한 수축 단위를 평가 분석하는데 적용된다." 촉진은 무릎에 반월상 연골에 대한 검사로 MCMURRAY 검사나 주상골 불안정에 대한 검사로 주상골 이동검사를 들 수 있으며 자세 변화의 대칭적인 변화 유무로 검사할 수 있는 검사들이나 골반 뼈의 비대칭에 대한 촉진을 포함하는 여러 가지 검사 흉곽출구증후군에 Adson's 검사, 어깨 과외전 검사 그리고 Wright 검사 요골맥박부위의 촉진들을 포함하는 이와 같은 질환들이 증명할 수 있는 진단 자료의 부족으로 임상적용을 위한 충분한 연구 특성으로 논증된다.[60] 촉진을 위한 논의는 이전 장에서 논의되었다. concordant symptom은 촉진 비록 많은 검사 중에서 초점을 묘사하는 것이 주목할 만하다. 특정위치에서의 압통은 긍정적인 검사로 생각된다.

복부 촉진
ABDOMINAL PALPATION

정형외과적으로 설정되어 있는 시스템을 통하여 치료사는 주관적인 일반 검사를 통하여 관리 서비스를 제공하는 치료사는 주관적인 근골격에 기시되어 있는 근육들에 증상, 징후를 통하여 관찰할 수 있다. 근골격 계통 중에서 관련된 패턴 통증유도 패턴(특히 사지의 근위 관절과 몸통) 종목이 해당한다. 그리고 소화기계 비뇨기 계통과, 순환기 계통, 심폐계통을 포함한다. 이 세팅 안에 있는 자율적인 건강관리를 제공하는 자들은 이 설정의 의료서비스 제공자는 신원을 확인하는 가장 효과적인 전략 활용이나 비근골격계의 기시점에 이상 없음을 확인하는 환자에 대한 적절한 활동계획과 안정성을 결정하는 것이 미래에 대한 적절한 분석이 된다.

*정형물리치료에 대한 특별한 실기의 처방*에 대해 독자들은 신체부위에 대한 실기를 특별하게 인정된 전문치료사들이 실시한다는 보고가 관찰되고 있다. 이 데이타에서 중요한 한 가지는 다른 신체계통에 패턴이 다른 부위와 중복되어 있는 불편함에 대한 치료를 제공받기를 원하는 주 환자들이 관찰된다. 신체부위별(소화기계, 비뇨기계)로 연결 유사한 증상을 다음과 같은 부위 즉, 고관절, 경추(15%), 흉추(5%), 요추(20%), 골반대와 복부(5%), 견갑대(15%), 정형 세팅 안에서 서비스가 제공되는 건강관리 제공자는 소화기와 비뇨기계에 도움이 되는 신체검사, 적절한 복부 스크린 검사를 제공할 수도 있다. 치료사의 복부에 대한(예: 복부팽창, 윤곽선 이상) 시각 검사로서는 복부사분면과 청진 중간선 연동소리 검사로서 치료사의 청진기로서 시행할 수 있으며 검사방법과 기술은 평가하고자 하는 장기나 구성 요소에 위치에 따라 다르다.

복부검사의 촉진은 촉진을 구성요소로 포함한다(직접적인 압통, 반동 압통, 심한 경우 크기 이상 및 염증). 두드리기(타진), 장(방광) 소리의 청진, 복부 스크린 검사에 대한 지시사항은 이 장의 범위를 벗어난다. 추가되는 자세한 기술과 추가 세부정보는 6장에서 설명할 것이다.

맥박 촉진
PULSE PALPATION

혈관 구조는 혈관 팽창, 맥박에 대하여 분석하기 위하여 촉진하는 것이다. 맥박은 심혈관 기능과 해부, 폐색에 대한 분석의 문맥에서 특별하게 촉진하는 것이다. 맥박은 혈관 구조의 탄력구조로서 왼측에 있는 동맥의 심실에서 배출되는 배출력의 함수에서 이루어진다. 즉, 배출되는 힘의 기능이다. 맥박은 잘 관찰되고 감시되는 신체 생명력에 대한 신호로서 특정 임상 프리젠테이션을 통한 확실한 진단적 구성요소로서 기술된다. 맥박은 일반적으로 규칙성(규칙적 또는 불규칙적) 비율(분당 맥박수) 리듬, 또는 맥박의 질(강하거나 약하거나) 결여(부족하거나 나타나지 않음)로 나타난다. 일반적으로 특정 임상 프젠테이션과 관련되어 더 분류 될 수 있다. 신체 몸의 위치(중력과 관련된) 맥박 검사와 동시에 계획하고 주목하여야 한다.

말초에서 맥박 촉진은 해부학적 위치에서 동맥을 평가한다. 압력은 최소로 적용한다. 맥동을 감지하는데 필요한 힘. 여기에 몇 가지 예가 있다. 일반적으로 평가된 주변 펄스:

- **총 경동맥**(Common carotid artery): 흉쇄 유돌 근의 앞쪽 경계, 갑상선의 측면에서, 이 맥박은 일반적으로 쉽다. 만져보다. 경동맥 펄스를 촉진할 때, 치료사교합을 피하기 위해 항상 조심해야 한다.
혈관 반응을 유발할 수 있다.
- **상완 동맥**(Brachial artery): 치료사가 촉진한다. 상완의 내면, 팔뚝 깊은 곳 brachii 근육, 약 2/3의 겨드랑이부터 팔꿈치까지의 거리. 상완동맥은
일반적으로 유아에게 촉진된다.
- **요골동맥**(Radial artery): 생명력 징후에 사용되는 가장 일반적으로 사용되는 해부학적 위치에 있다. 치료사는 요골의 외측 부위로부터 꼭 내측 외측 전반부 말단 전면을 촉진한다.
- **대퇴 동맥**(Femoral artery): 일반적으로 환자는 앙와위 자세로 치료사는 촉진한다. 음핵에서 중간에 맥박이 전방 장골 대퇴골(ASIS)사타구니 인대에, 대퇴맥은 일반적으로 임상 검사 중 촉진된 복부.
- **슬와 동맥**(Popliteal artery): 치료사가 촉진한다. 무릎 뒤쪽의 무릎 관절 공간. 이것은 환자가 다음 위치에서 수행된다. 경미한 무릎 굴곡(무릎을 약간
구부린다).
- **후 경골 동맥**(Posterior tibial artery): 치료사가 촉진한다. 경미한 원위 및 후부 측면에 비해 열등하다. 경골의 내측 경골.
- **족배동맥**(Dorsalis pedis artery): 발에 등쪽, 치료사는 발의 등측에서 두 번째 발가락에서 뻗어 있는 장지신근과 장무지 신근 힘줄 사이를 촉진한다. 이 맥박을 촉진하는 이유는 다리에 임상검사의 일반적인 구성성분에 포함될지라도 맥박이 나타나지 않는 것은 폐색에 대한 결정적인 허위 증거임이 나타나는 것이다. 4%에서 12%에서 임상검사의 결여된 맥박(Absent pulse)의 범위를 임상연구자들은 보고하였다. 해부학적 연구에서 연구자들의 1.5%에서 14.2% 범위치에서와 결여된 동맥 조사된 범위 비율에 시행되는 결과를 보고하였다.[68] 치료사는 환자의 병리학적 적응이 되지 않은 족배동맥 맥박 결여를 참고하였다.

사지에서 약하거나 나타나지 않은 맥박이 관찰될 때 혈관구조의 절개나 혈전증(정맥 폐색에 기인하는)의 적응증이다. 혈전증이나 감염은 표준화된 임상검사 방법에 맥박 촉진시에 표면온도의 외과적 중재에 심각한 잠재적 합병증이다 .

맥박 수는(다음과 같은 노력이나 약이나 중력에 관련된 위치 변화) 자극에 대하여 반응하고 감시하는 생명력 징후(vital sign)로서 평가된다. 맥박수의 정상적인 수치는 성인에 있어서 1분에 55번에서 100번으로 평가하며 영아나 아이들에서는 빠르거나 건강인에게 있어서는 늦어질 수도 있다. 심장 맥박 수는 심동 지완을 고려하여 정상인 수치보다 낮아질 수 있다. 정상수치보다 높은 수치는 심박 급속증이다. 자극에 대한 반응을 감지할 때 기초 라인을 측정할 때 안정된 휴식상태에서 측정한다. 박동 수는 기초라인 측정과 알고 있는 자극에 정상적인 반응과 비교하여 측정한다. 예를 들어, 환자의 맥박은 알고 있는 운동반응에 대한 형태로 알려져 있다. 정상적인 패턴의 변화는 반대의 불리한 반응에 적응하고 심혈관 계통 질환에 관련되어 있다. 비정상적인 맥박 수는 환자가 심혈관 질환이나 순환기 질환에 관련되어 건강 상태가 안 좋아 검사할 시에 관찰된다.

뼈 인식 촉진
BONY LANDMARK PALPATION

특이한 표식은 구조적 평가와 해부학적 내비게이션의 목적에 대한 촉진에 이상이 없음을 말함이다. 그 이유로서는 뼈의 단단함, 경직성은 독특한 뼈의 조직과 구분하기 위함이다. 특정하게 돌출된 부위가 임상적용에 있어 다른 구조에 비교하여 관련된 공간을 활용하는 것이 신호의 횃불로서 논증되고 있다. 뼈의 강함 때문에 그것을 식별할 수 있고 특정 알려진 돌출부위가 또 다른 구조나 위치를 비교할 때 공간적 관계를 성취하는 구조로서 독특한 신체조직을 만들 수 있으며 임상적으로 우수한 것으로 논증되었으며 알려져 있다. 이 기술들은 인체지도에 관련되어 다른 임상검사 방법으로 촉진 기술되어 있다. 예를 들어, 대퇴대전자와 관련되어 있는 대퇴동맥의 위치나 A.S.I.S 검사 시 압통을 나타내는 장골깃(ILIAC CREST)이나 고관절 내전 관절운동 범위 특정 시에 쓸개골에 나타나는 압통을 예로 들 수 있다.

구조적 평가는 치료사는 반대 측 영역 표식에 상대적으로 대칭되어 있는가를 측면에서 시작하여 척추 사이를 분석한다. 척추의 촉진은 관련된 레벨과의 공간의 척추 사이를 분석에서처럼 측면과 옆면 사이에서 시작하여 척추 사이를 분석한다. 한 위치의 레벨에서 다음 레벨로부터에서의 극돌기 옆에서 측면으로의 비대칭은 회전 기능장애 현상으로 적용된다. 극돌기에 상응하는 척추 사이에 대한 척추 촉진은 척추 레벨 사이의 수직적 높이로 생각할 수 있다. 만일 두 개의 극돌기 사이에 간격이 없거나 매우 좁다면 치료사는 요추전만이 증가되었거나 척추 사이에 있는 디스크 크기가 감소되었는가를 의심하여야 한다(이는 극돌기의 크기도 마찬가지일 것이다). 요추전만증에 대한 인정은 측면에서 관찰 및 촉진은 다른 루트사인이나 신경학적 징후가 없다면 신경학적 징후가 없는 경우는 요추전만증에 대한 가치를 인정할 수 있고 만일 루트사인이나 면관절 위의 국소적 압통 신경학적 징후가 있다면 면관절 증후군일 수도 있다.

비대칭에 대해 환자를 관찰하고 촉진하기 전에 또는 기능장애가 있는 경우 치료사는 어느 눈이 그들의 눈이다. 결정하기 전에 치료사는 기능장애나 비대칭을 환자를 통하여 관찰과 촉진을 평가하기 위해 눈의 지배력을 위해 치료사는 동그라미를 만들 수도 있다. 그리고 양손과 어느 위치에서 움직이지 않는 물체(예: 벽에 달린 시계) 양측 눈으로 두 눈을 뜨고 이 같은 관점에서 볼 때 치료사는 한 번에 하나의 눈을 감싸고 같은 원을 통해 어느 쪽 눈이 열려 있든 원안에 움직이지 않는 물체가 원안에 나타날 때 지배적인 눈이다.

관절 움직임
JOINT MOTION

관절 움직임의 양이나 정화를 목적으로 하는 촉진은 도수치료의 전후 관계에 있어서 중재나 특이한 평가를 목표로 한다. 관절 움직임의 촉진 기술은 높은 논쟁의 대상이 되고 있다. 관절 움직임의 촉진으로부터 결정에 대한 일차적 도전 상의 임상적 소견이 일반적으로 기술의 평가와 같은 근거 있는 변화는 치료사의 기술상의 중요한 관점으로 대두하고 있다. 환자 서비스의 직업적 비전의 근거 있는 해부학적 신체흐름은 대단히 중요하고 논증되고 있다.

관절 움직임 검사는 수동적 구성운동이나 수동적에 생리적 움직임에 대한 검사로서 가장 흔하게 기술되어 있다. 수동적 구성 움직임은 구르기(roll), 비틀림(spin) 또는 미끄러짐(gliding) 그리고 이 움직임에 양적 질적인 움직임이다. 관절 움직임이 정상적으로 기대되는 움직임에 비교하여 너무 과도할시에 과운동(hypermobility)이라 하고 움직임이 없거나 너무 적을 때 저운동성(hypomobility)이라 한다.

척추에서 특별한 운동성 검사인 수동적 구성 척추 움직임 검사(PAIVM)는 움직임이 큰 장소에 뼈의 영역 표시에 힘을 적용하는 치료사가 적용하는 일반화된 방법으로 기술되어지고 있다. 수동적 생리적 척추 움직임에 대한 검사(PPIVM)는 이미 보고되어 기록되고 있는 골 운동학(osteokinematic)으로 이룩한 특별한 검사법이다. 치료사의 특별한 해부학적 구조상의 촉진은 극돌기, 그리고 주변 분절과 관련되어 있는 적합한 움직임을 주목하여야 한다. 관절에 대한 운동성 검사방법을 연구하는 치료사들은 다음 장 신체 부위 장에서 기술할 것이므로 기대하기를 바란다.

결론 CONCLUSION

Roberts E. Kravertz는 환자에게 전달 매체 소통의 하나인 "간단한 형태의 터치는 치료에 치유되는 특성이라고 쓴 것은 가끔 우리에게 매일 치료하는 것."[71] 이상이라는 정도를 넘어 이해할 수도 있다. 치료사가 그들의 환자에게 인간적인 신체적인 접촉은 라포와 주의력을 성취시키고 치료사들은 그들의 환자는 불만 환자의 관점에서도 효과적인 관심초점을 맞추어 주기도 하고 치료적 방법과 진단 안에서 통합적인 촉진기술은 많은 영향을 주고 있다. 진단적 근거로서의 압통을 포함한 많은 프리젠테이션을 포함한 전통적 도발검사에서 한 뼘의 촉진검사 적용도 포함된다. 촉진은 연장공구이며 다른 물리적 검사 구성요소로서 효과를 증진시키고 관절구조에 기계적 적합성을 기능적인 활동을 통하여 근육활동에 협동작용을 이룬다. 터치는 건강관리 장에서 숙달된 기술과 초점을 맞추어 서술할 것이다.

중요한 임상적 핵심

관절의 움직임을 검사할 때 치료사는 다음에 따라 시행한다:

- 골 운동 움직임에 제한이나 도움이 되는 안정화된 분절(일반적으로 근위부절)의 안전 보장은 관절 운동이 제한될 수 있는 골 운동에 제한이 있는가를 검사한다.
- 움직이는 분절에 적용되는 힘의 위치 관절의 관절면에 방향을 확인할 것.
- 증가된 접촉된 부위 안정화 및 움직이는 분절과의 접촉 영역을 넓혀 환자의 근 긴장 상태 완화능력을 향상시킬 것(관심있는 관절을 둘러싼 주위의 근 육등).
- 촉진장소 관절 움직임의 촉진에 도움이 되는 관절선 위의 손가락 바닥측(관절 움직임을 촉진할 시에 도움이 되는 관절선은 손가락의 바닥쪽을 촉진 장소로 한다).

12

신체 수행능력 측정

PHYSICAL PERFORMANCE MEASURES

기능은 손상측정, 자기보고 측정 및 신체성능 측정(PPM)을 사용을 포함하여 여러 가지 다른 방법으로 측정된다. 이러한 각각의 측정은 기능측정에 대한 고유한 적응증과 금기증에 대한 사항을 가진다. 신체수행 측정 또는 *수행기반 측정 또는 기능검사*라고도 불리는 것은 특정 구성요소(근육수행력, 가동범위)와 특정 장애(관절 재생감소, 특수검사)의 전체 평가를 시도한다. 이러한 독립된 측정법 중 많은 부분이 사후 검사를 위한 인과 관계를 보여주지만 기능의 한 매개변수만 검사하고 측정하는 경우가 많다. 치료사는 장애, 환자 인지 및 심리사회학적 측정이 PPM의 효과에 미치는 영향을 고려해야 한다. PPM에 대한 또 다른 관점은 부상예측의 진단 정확도와 관련하여 검사가 미흡한데다 장애 및 신체장애(예: 근수행력, 관절 가동성 및 고유수용성)의 다른 측정과의 상관관계가 대부분 분명하지 않다는 점이다. PPM의 임상적 유용성은 전통적으로 경기로 복귀 또는 잠재적인 상해 예측을 위한 척도로서 기능상실 후 기능수준이 매우 높은 환자들에게 필요한 것으로 생각된다. 다른 방법은 이 책의 각 영역에서 다루고 있다. 모든 PPM에 대한 자세한 내용은 Reiman과 Manske의 저작물을 참고하라.[1]

검사단계의 개요

OVERVIEW OF TESTING HIERARCHY

신체성능측정은 환자의 신체가 증가하는 하중과 운동량을 제어하도록 요구하는 것과 관련하여 자연스러운 진행을 한다(표 12.1). 이 검사가 시작되어야 하는 출발점은 기본적인 운동 제어 및 균형역량의 구성을 검사하는 단일 체중 운동 제어의 간단한 평가와 스크리닝이다. 역량과 생리적 대칭이 필요한 체중부하운동이 확립되면 더 높은 수준의 부하에서 운동 제어를 필요로 하는 더 높은 수준의 운동 구조물의 역량과 대칭성을 검토하고 운동량을 통합하여 더 오랜 기간 동안 유지 관리해야 한다. 검사 연속체의 끝은 민첩성, 유산소 능력, 스포츠 복귀 검사를 통해 스포츠 복귀 시 기능 회복과 운동 선수의 내구성을 최적화해야 한다. 이 책의 대부분은 하지의 수행에 초점을 맞추었다. 결과적으로, 이 초기 섹션은 상지 PPM과 일

표 12.1 기능 평가의 진행을 위한 제안된 수준

기능 평가 레벨	스크린, 평가 및 테스트
단일 체중부하: 기복적인 운동 수행	기능적 움직임 검사 선택적 기능 움직임 검사 외측 스텝다운
단일 체중 부하: 균형 수행	단하지 서기 Star excursion 균형검사 / 하지 분위 Y 균형 검사
> 단일 체중부하	수직 점프 검사 단하지 전방 뛰기 떨어지는 수직 점프 검사
> 단일 체중부하 + 운동량	3자 홉 / 3자 교차 홉 시간내 3자 홉
민첩성	전문 민첩성 셔틀(5-10-5) 시간 삼각형 일리노이스 민첩성 검사
지구력과 유산소 능력	300야드(274m) 셔틀 하지 기능검사 다단계 체력 검사
상지	닫힌 사슬 상지 안정성 검사 상지 분위 Y 균형 검사 한팔 홉 검사 앉아서 숏 던지기
일반적인 중심 안정화	엎드린 브리지와 플랭크 외측 굴곡근 지구력과 사이드 브리지

반 코어 안정화 검사를 대상으로 한 끝에 추가 섹션이 있는 하체 PPM에 중점을 둔다.

단일 체중부하 신체성능측정
SINGLE BODY-WEIGHT PHYSICAL PERFORMANCE MEASURES

신체성능측정 검사는 환자 자신의 체중과 운동의 능력을 저항으로 파악하는 것을 목표로 한다. 이러한 검사의 수행이 좋지 않은 경우 종종 더 많은 운동 제어 요구를 요구하는 신체성능측정 검사는 환자 자신의 체중과 운동의 능력을 저항으로 파악하는 것을 목표로 한다. 이러한 검사의 수행이 좋지 않은 경우 종종 더 많은 운동 제어 요구를 요구하는 PPM의 불완전하고 통증이 있는 움직임과 관련된다. 이 검사는 운동 수행과 균형 수행 두 부분으로 나눌 수 있다.

이 섹션에서는 세 가지 기본 운동 수행 측정 및 두 가지 균형 측정을 다룬다.

기능적 움직임 검사
(Functional Movement Screen)

기능적 움직임 검사는 자신의 체중을 저항으로 사용하여 환자의 운동 능력과 통증없는 움직임을 검사하기 위한 7가지 검사로 구성되어 있다. FMS의 7가지 검사는 딥 스쿼트, 허들 스텝, 직선 런지, 어깨의 가동성, 능동적 다리들기, 체간 안정화 푸쉬업, 회전하는 안정성으로 구성된다. 각 검사는 0에서 3으로 점수가 매겨지며 0은 통증이 있고 3은 통증없이 검사의 동작 범위를 성공적으로 완료하는 기준을 충족한다. 1과 2의 점수는 검사의 완료 기준을 충족시키지 못하는 일정 수준의 통증없는 보상을 나타내며 점수 1은 점수 2보다 큰 제한을 나타낸다. FMS 테스트 중 5개는 양측 구성 요소를 가지며 독립적으로 측정되어야 한다. 운동 기반 검사 외에도 세 가지 클리어링 검사는 FMS 중에 검사되지 않은 끝범위에서의 통증, 충돌 검사, 엎드려 상체 들어 올리기 업 및 4회 굽힘 클리어링 검사를 검사한다. 치료사는 FMS를 분석할 때 통증이 나타나는 검사의 개수, 비대칭의 개수, 점수 및 종합 점수(7가지 검사의 점수의 합)를 이해해야 한다. 또한 치료사는 환자가 진행 준비가 되어 있는지 여부를 확인하기 위해 움직임 수행 목표를 달성하기 위해 되돌아가거나 잠재적으로 훈련을 측방향화 할 필요가 있는 경우 각 개별 검사를 시험할 수 있다. FMS에 대한 현재의 연구는 FMS의 점수가 평가자 간에 신뢰도가 있다고 제안하였다.[3-5] 수행 결과가 좋지 않거나 비대칭인 경우 일부 대상에서 근골계 상해 위험이 높아졌다.[6-8]

선택적 기능 움직임 평가
(Selective Functional Movement Assessment)

선택적 기능 움직임 평가(SFMA)는 환자의 부하에 따른 기능적 과제의 한계와 관련이 있는 기본 운동 제어 역량을 검사하는 방법이다. 이러한 운동 평가는 기능 제한과 제한된 운동 범위 및 근육 검사 범위 사이의 중간 단계 역할을 할 수 있다. SFMA는 척추움직임의 많은 집중된 평가와 환자의 주요 불편과 관련된 유사한 통증을 확인할 것으로 기대되는 운동 수행을 평가하는 데 사용된다. SFMA는 경추의 움직임, 어깨 움직임, 다영역 굽힘, 다영역 폄, 다영역 회전, 한발서기 자세 및 깊은 스쿼트 자세의 7가지 기본 운동 제어 패턴을 검사한다. 이 움직임은 움직임이 적절한지(기능적) 또는 결함이 있는(기능 장애가 있는지)를 결정하기 위해 충족시켜야 하는 특정 표준을 가지고 있다. 검사를 하는 동안 치료사는 또한 관절에서 통증을 모니터링하고 이차적인 통증이 있는지 여부를 확인해야 한다. 검사의 점수 측정은 처음에는 신뢰할만하지만 SFMA 사용 경험에 의존한다고 보고 되었다.[9]

측방향 내려가기 검사
(Lateral Step-Down Test)

측방향 내려가기 검사(lateral step-down, LSD)는 표준화된 높이에서 일방적인 스쿼트 동안 전방 평면 능력을 평가한다.[10] 검사의 초점은 움직임을 완료하기 위해 어떤 2차 평면 편차 및 균형 전략이 필요한지 검토하는 것이다. LSD는 측면으로 내려가는 동작을 완료하기 위해 발생하는 보완 횟수를 합산한다. 검사는 손을 엉덩이에 두면서 표준 8inch(20cm) 간격으로 완료된다. 득점 기준은 팔 전략, 몸통 경사, 보조

중요한 임상적 핵심

기능적 움직임 검사를 수행할 때 치료사는 다음 사항에 유의해야 한다:

- 환자는 준비운동 없이 검사를 완료해야 한다.
- FMS에서 점수를 확인할 때 치료사는 체크리스트를 사용하여 모든 기준을 충족시켜 3점을 얻고 운동의 제한된 부분이 점수가 3이 아님을 표시해야 한다.
- 치료사는 전체 운동 프로그램에 대한 FMS의 성과를 고려해야 하며(즉, 체중으로 손실을 일으키는 경우 [FMS 딥 스쿼트를 하는 경우] 체중을 늘리지 않아야 함) 운동 조절과 관저 움직임 장애로 인한 제한을 구분하기 위한 패턴을 세분화해야 한다.

평면에서의 골반 움직임, 내측 무릎 편위(두 번째 발가락과 발의 내면 경계), 그리고 검사되지 않은 사지와 접촉하지 않고 검사를 수행할 수 있는 능력이다. 수행의 역량을 보이기 위해 검사하는 동안 2개 미만의 오류가 발생해야 한다. 이 검사는 격리된 더 낮은 말단에 더 높은 수준의 하중이 가해질 때 잠재적인 하체 보정에 대한 좋은 지표 역할을 한다.[11,12]

한발서기자세 검사

(Single-Leg Stance(SLS) Test)

한발서기자세 검사는 기본적인 정적 균형 전략의 기본 검사 역할을 한다. 표준화된 한발서기자세 검사를 수행하기 위해서, 대상자는 똑바로 서서 발을 함께 세워야 한다. 대상자는 한 다리가 땅과 평행하고 무릎이 90°로 구부러지도록 하나의 다리를 들어올린다. 기본적인 정적 균형 역량을 나타내기 위해, 더 높은 수준의 동적 균형 작업으로 진행하기 위해 10초의 컷오프 포인트가 예상된다; 그러나 10초 임계값은 대부분의 연령 그룹에서 정상으로 간주되는 것보다 낮다. 성인 인구의 평균 성과는 한 명당 약 30초이다. 대상자는 각 다리에 독립적으로 서서 검사를 완료해야 한다. 기본적인 정적 균형 역량에 대한 통찰력은 성공적인 SLS를 위해 같은 시간대를 사용하면서 대상자의 눈을 감은 채(눈을 감은 후 눈을 감았을 때)이 검사를 완료하여 수행할 수도 있다. 대상자가 눈을 뜨고 기본 SLS 검사를 완료할 수 없는 경우 추가 균형검사 필요하지 않으나 감각 입력을 제거하는 것이 SLS에 어떻게 영향을 미치는지 이해하기 위해 눈을 감은 상태에서 SLS를 검사하는 것이 유익할 수 있다.

Star Excursion 균형검사

Star Excursion Balance Test(SEBT) 프로토콜은 원래 8개의 독립적인 도달 범위에 걸친 동적 균형을 평가하는 방법으로 개발되었다(그림 12.1).[14] 검사의 수행은 대상자가 자세를 유지하면서 다양한 방향으로 반대쪽 다리에 도달할 것을 요구한다. Gribble 등의 문헌을 최근 검토한 결과 검사의 진행 효율성을 높이기 위해 도달 방향을 8개에서 3개(전방, 후 내 및 외측)까지 감소시킬 것을 권장했다.[15] 표준화된 SENT 프로토콜을 사용하면 대상자가 바닥에 닿는 방향과 발 뒤꿈치에 도달하는 동안 엉덩이에 손을 유지해야 한다. 대상자가 도달할 수 있는 가장 먼 거리에 도달하면 가볍게 발을 만진다. 임상자가 시험과 관련된 학습 효과를 최소화하기 위해 세 가지 기능 검사를 하기 전에 대상자는 각 도달 범위를 네 번 연습한다. 검사의 성능은 정규화된 도달거리와 평균 정규화된 길이(전상장골극에서 내과까지 측정된 다리길이)를 계산하고 각 독립적 방향에 대한 비대칭 점수에 도달하여

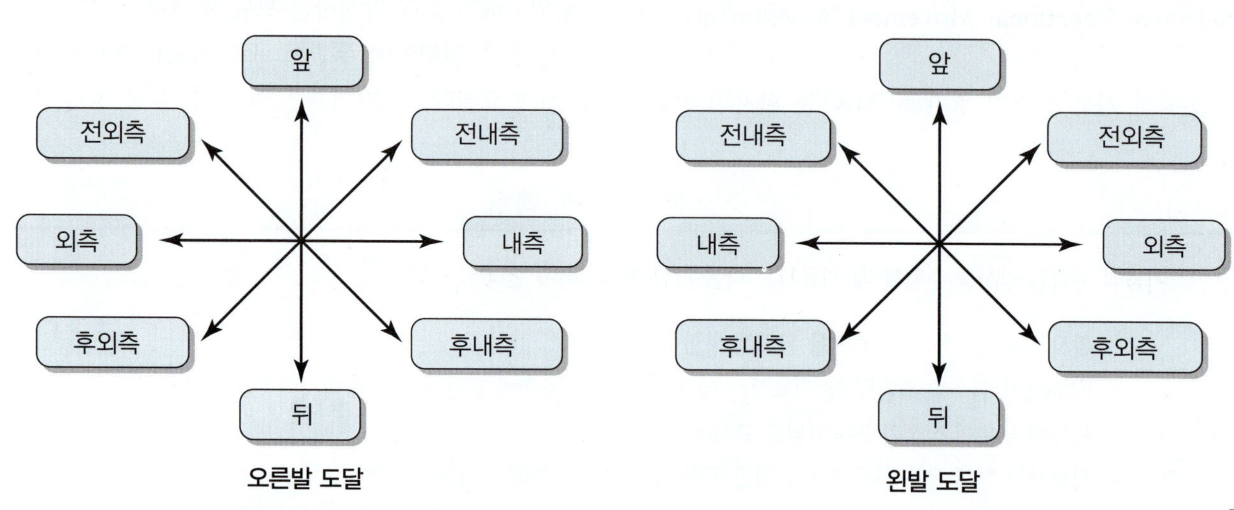

그림 12.1 Star Excursion 균형검사.

Reprinted, by permission, from M. Reiman and R. Manske, 2009, *Functional testing in human performance*(Champaign, IL; Human Kinetics), 109.

측정된다. SEBT의 파생은 Plisky와 동료가 개발한 Y 균형 테스트(YBT)이다. Y 밸런스 검사 프로토콜은 표준화된 테스트 키트로 수행되어 설치 시 효율성을 높인다. 전통적인 SEBT와 YBT 프로토콜의 주요 차이점은 YBT 프로토콜의 경우 대상자가 검사 중에 바닥이나 엉덩이에 손을 대지 않아도 된다는 것이다. SEBT와 YBT의 성능은 평가자와 시점 간에 신뢰도가 있다고 보고되었다. SEBT 또는 YBT의 성능 저하 또는 비대칭 도달은 운동 대상자 집단의 근골격계 상해 위험 증가와 관련이 있다.[17–19]

단일 체중 부하
SINGLE BODY-WEIGHT LOADING

단일 체중으로 기본 동작 및 균형 역량을 검사한 후 대상자는 높은 수준의 부하 조건에서 검사를 해야 한다. 이러한 수행요구의 점진적인 증가는 더 큰 수요를 가진 과제 아래에서의 이동 능력의 향상을 촉진하는 개입 전략 및 환경의 적절한 목표를 허용한다.

수직 점프 검사 (Vertical Jump Testing)

두다리 수직 점프는 동심 사지 근력을 평가하는 검사이다. 이 검사는 점프 역량에 대한 전반적인 하체 성능을 검사하는 지표로 사용할 수 있다. 두 다리 수직 점프는 수직 최대 검사시험 장치와 풋 스위치 장치를 사용하여 평가할 수 있다(풋 스위치 장치는 점프 높이의 간접적인 척도가 될 수 있는 접촉 시간에 대해 켜기 및 끄기를 측정한다.). 검사를 수행하기 위해 치료사는 양쪽 지면에서 대상자를 시작하게 하고 다음 균형을 유지하면서 양다리와 땅에서 최대한 멀리 뛰기 시작한다. 작업 수행 능력을 극대화하기 위해 하체 및 자연스러운 상지 운동의 대항 움직임이 예상되고 허용된다. 완전한 시도로 간주되기 위해서, 대상자는 뛰기전에 2초 동안 정적으로 양발로 뛰어야 한다. 양쪽 과제는 하체기능의 마커 역할을 할 수 있다. 그러나 양쪽 과제 중에 한쪽 손실이 발견될 수 있기 때문에 한쪽으로 수행해야 한다.[21]

한발 수직 점프(SLVJ)는 동심 단일 근력을 평가하는 검사이다. 이 과제에서의 결점은 종종 외상 후에 관찰된다. 한발 수직 점프는 하지에서 더 높은 수준을 검사하기 전에 균형과 수행력을 위해 완성되어야 한다(예: 전단력과 운동량). 높은 레벨이나 여러 방향의 떨어지는 능력을 검사하기 전에 대상자의 높이와 떠 있는 시간에 대한 값이 10% 이내여야 한다. 치료사는 또한 사지의 기본 능력을 검사할 때 전체 높이를 고려해야 한다. 이러한 측정법의 수행력은 이전에 신뢰할 수 있는 것으로 입증되었으며, 수행력 저하는 이전의 미래 무릎 통증의 지표로 보고되었다.[23–25]

단하지 전방 홉 (Single-Leg Anterior Hop)

단하지 전방 홉(SLAH)은 표준 값을 검사하고 하지의 기능을 평가하기 위해 대칭 비교를 설정하기 위해 여러 단계로 나눌 수 있다. SLAH는 하지의 힘과 안정성을 검사하고 SLVJ에서 검사한 수직력에 더하여 전후방 힘의 성분을 조절하기 위한 요구를 추가한다. 점프와 호핑의 차이를 명확하게 한다. 점프는 두 다리의 움직임과 홉은 하나의 다리가 떨어진 점프이다. 반동 및 상지 움직임의 기여도는 표준으로 간주되며 검사 수행에 적합하다. 마찬가지로, 이 프로토콜에서는 모든 떨어짐을 계산하기 위해 2초 동안 유지해야한다.[27]

SLAH 프로토콜은 일련의 최대한의 한쪽 홉을 이용하여 완료되어야 한다: 두 다리 내려올때 한발 뜀, 반대 다리 내려올때 한 발 홉핑, 같은 다리 시 한 발 홉핑, 편심성으로 내려올 시 추가적인 안정성을 제공하기 위해 한다리에서 두다리로 내려오는 것이 검사의 첫 번째 반복이다. 반대편 호핑에 대한 값(이동 거리)은 한다리 또는 두다리 호핑 값의 5% 이내여야 한다. 그러나 동일 측 한다리 광역 홉의 값은 반대 측 한다리 넓은 홉의 10%~15% 사이여야 한다. 이 검사의 수행은 검사기간에 걸쳐 신뢰할 수 있고 더 낮은 말단 기능의 지표를 제공하기 위해 설정되었다.[26,27]

중요한 임상적 핵심

낙하 수직 점프 검사를 수행할 때는 다음 사항에 유의하라.:

- 원근감 오류를 최소화 하려면 카메라 위치가 전두면과 수직이 되도록 하라.
- 시상면을 분석하는 경우 카메라의 초점 중심을 착지면에 수직으로 유지하라.
- DJV의 손실에 기여하는 손실 영역을 다룰 때는 근위와 원위 요소를 평가하라.

낙하 수직 점프 검사 (Drop Vertical Jump Test)

낙하 수직 점프 검사는 점프 착륙 동안 적재물의 레벨로 움직임 손해를 측정하기 위해 사용된다. 검사는 높이가 31cm인 스탠다드 스툴이나 스텝과 비디오 카메라가 의자에 수직으로 위치하여 무릎의 정면 위치가 서서히 중앙 위치로 바뀌는 것을 평가한다. 검사를 수행하기 위해 치료사는 발 받침대 너비만큼 환자의 의자를 의자 위에 올려 놓는다. 이 시점에서 치료사는 비디오 녹화를 시작하고 대상자에게 바닥에 직접 내려 놓고 농구 리바운드를 잡는 것과 비슷한 동작으로 최대 수직 점프를 수행하도록 요청한다. 치료사는 비디오를 중단한 다음 비디오에서 볼 수 있듯이 초기 접촉에서 최대 중앙 움직임까지 무릎의 수평 거리의 변화를 추적하고 기록한다.[31]

단일 체중부하와 모멘텀 SINGLE BODY-WEIGHT LOADING AND MOMENTUM

올라간 부하 검사에서 환자의 성능을 설정한 후에 치료사는 상승된 하중 뿐만 아니라 운동량을 포함하는 검사를 활용하여 작업에 대한 요구를 높일 수 있다. 운동량을 조절하려면 관절 메커니즘의 시기와 조절이 빨라야 한다. 이는 스포츠 복귀 준비를 결정하기

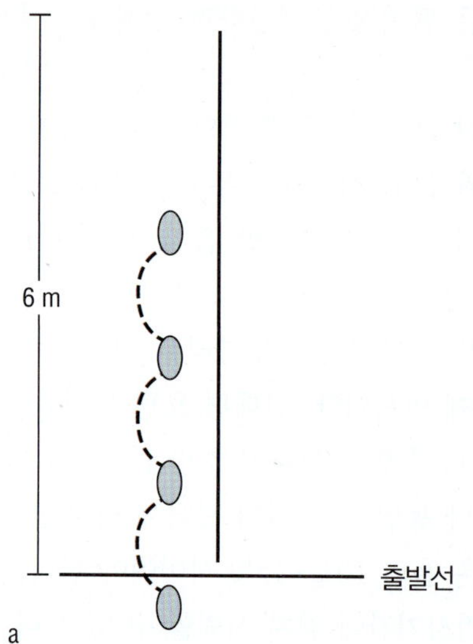

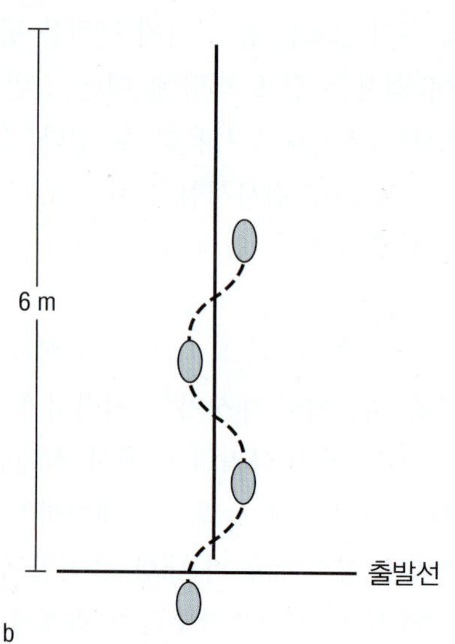

그림 12.2 3자 홉과 3자 교차 홉.

Reprinted, by permission, from M. Reiman and R. Manske, 2009, *Functional testing in human performance*(Champaign, IL; Human Kinetics), 155, 156.

위해 재활 환경에서 환자를 검사하는 데 필수적이다.

3자 홉과 3자 교차 홉
(Triple Hop and Triple Crossover Hop)

한 발 확장 홉 프로토콜의 다음 반복은 3자 홉 시퀀스를 포함한다. 3자 홉 시퀀스는 3자 홉과 3자 교차 홉을 사용하여 수행된다. 하지 반대 움직임과 상지 움직임과 관련된 지침은 한 다리 전방 홉 프로토콜과 유사하다. 3자 홉 프로토콜은 환자가 총 3개의 연속 홉을 얼마나 넘을 수 있는지에 따라 구성된다(그림 12.2a). 이 일련의 홉에 대한 최종 착지는 작업의 모멘텀 조절을 평가하기 위해 2초 동안 유지되어야 한다. 이 검사의 결과는 동측 한 다리 점프의 한 다리 뛴 거리의 3배가 최적이다. 3자 교차 홉은 검사에 내-외측면 성능을 추가한다. 3자 교차 홉을 위해 치료사는 점프 경로를 따라서 폭이 6in(15cm)정도 넓이의 테이프를 붙인다. 이 검사를 수행하려면 환자가 검사를 완료하기 위해 환자를 외측, 내측으로 그리고 마지막으로 선 위로 가로 질러 뛰어 넘어야 한다(그림 12.2b). 환자가 6in. 테이프를 완료하지 않거나 최종착지를 유지하지 않으면 시험은 계산되지 않는다. 이 검사의 성능은 선형 3자 홉의 10% 이내여야 한다. 이러한 측정은 이전에 기능의 주관적 척도와 상관관계가 있는 신뢰할 수 있는 척도로 확립되었다.[26,27,32,33]

시간당 6미터 홉
(Six-Meter Hop for Time)

시간당 6m 홉은 결합된 힘과 민첩성의 검사이다. 검사배치는 6m 거리로 표시되어 있으며(그림 12.3) 스탑 워치가 필요하다.[32] 치료사가 활동을 시작하기 위해 구두 방향을 제시하면 환자는 6m 거리를 완료하기 위해 가능한 빨리 한쪽 다리로 점프한다. 치료사는 구두 명령을 내릴 때 타이머를 시작하고 환자가 6m 선을 넘을 때 타이머를 시작한다. 이 검사는 각 면에서 독립적으로 완료되며 성능의 대칭은 5% 이내여야 한다. 이 측정에 대한 이전 연구는 운동선수의 일측성 기능을 평가하는데 신뢰성 있고, 적절한 방법이라는

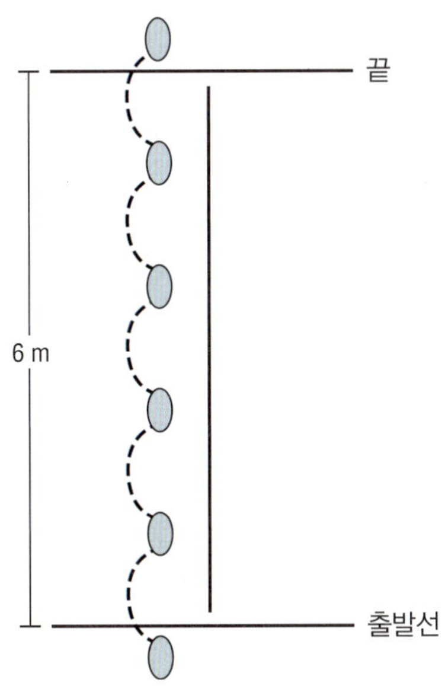

그림 12.3 시간당 6미터 홉.

Reprinted, by permission, from M. Reiman and R. Manske, 2009, *Functional testing in human performance*(Champaign, IL; Human Kinetics), 154.

것을 발견하였다.[22,23]

민첩성 AGILITY

민첩성은 환자 기능의 연속성에 따라 검사해야 할 다음 수준의 성능이다. 민첩성 평가는 상대적으로 짧은 활동 시간 동안 다양한 동작 방향에서 성능을 검사해야 한다.

전문 민첩성 5-10-5

전문 민첩성 5-10-5 검사(그림 12.4)는 근본적인 민첩성 성능을 단시간에 검사한다.[33] 검사를 수행하려면 치료사가 5미터(4.6미터) 떨어진 한 줄에 3개의 콘을 설치해야 한다. 환자는 콘의 선과 몸을 평행하게 하고 중앙 콘에서 시작한다. 치료사가 구두 명령을 내릴 때 환자는 왼쪽으로 돌아간 다음 오른쪽 중앙 원뿔을 지나서 중심 원뿔을 지나 가능한 빨리 되돌아온다. 치료사는 구두 명령을 내릴 때 타이머를 시작하

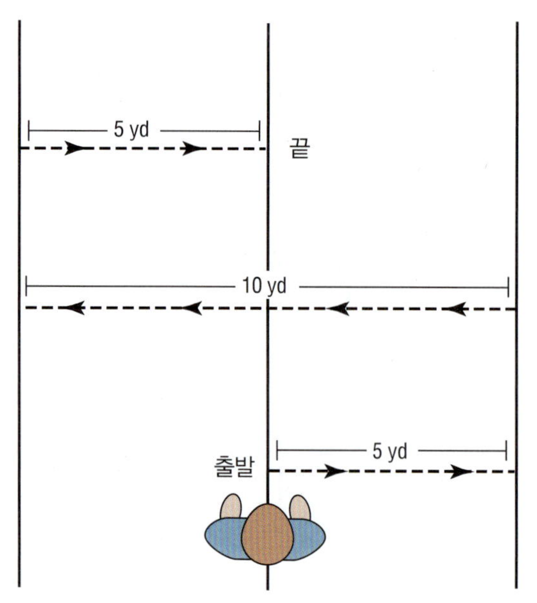

그림 12.4 전문 민첩성 5–10–5.

Reprinted, by permission, from M. Reiman and R. Manse, 2009, *Functional testing in human performance*(Champaign, IL; Human Kinetics), 193.

고 환자가 마지막 시간 동안 중앙 원뿔을 통과하면 중지한다. 이전의 연구는 환자가 선별된 한 다리 착지 작업에 대해 비대칭을 보일지라도 검사에 따라 고객의 성능에 있어 비대칭이 없어야 함을 제안하였다.[29]

시간 삼각형 검사 (Timed Triangle Test)

시간 삼각형은 각 컷팅을 포함하는 민첩성 검사이다(그림 12.5). 검사는 일련의 여섯 개의 콘(안쪽과 바깥쪽의 각 3개의 세트)으로 완성된다. 콘 세트의 기초는 10야드(~10m)간격으로 배치된다. 삼각형의 꼭대기는 삼각형 밑면의 중간 점에 수직으로 26ft(8m)로 놓아야 한다. 각 모서리에 대해 표준화된 회전 반경을 만들기 위해 각 모서리 콘 외측에 1diem(~1m)의 추가 원뿔 세트를 배치해야 한다. 성능 환경을 조절하기 위해 주변에 1야드를 추가로 배치할 수 있다. 검사는 환자가 삼각형 바닥의 중간에 서서 시작된다. 구두 명령에 따라 환자는 조절된 성능 환경 내에서 삼각형 주위에서 세 번 실행해야 한다. 검사는 다른 검사에서 시계방향과 시계 반대방향으로 실행되어야 한

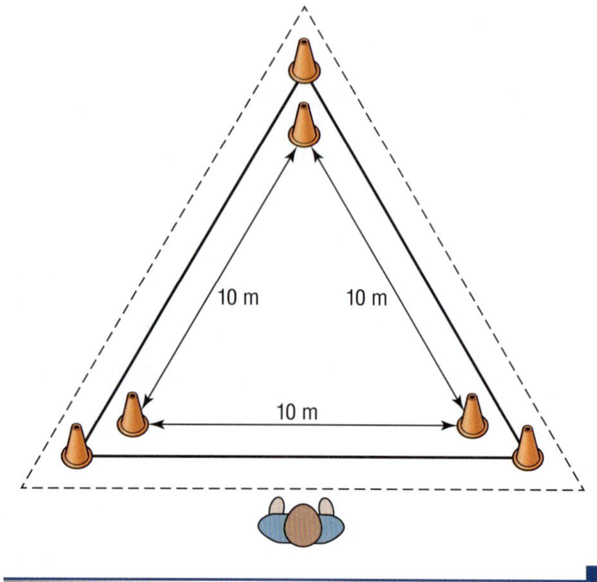

그림 12.5 시간 삼각형 검사.

다. 환자는 각 임상시험에 대한 지침을 두번 완료해야 하며 치료사는 검사를 평균해야 한다. 양방향 성능은 서로 10% 이내여야 한다.

일리노이스 민첩성 검사
(Illinois Agility Test)

일리노이스 민첩성 검사(그림 12.6)는 10m×5m 공간의 커팅과 함께 선형을 포함한다.[34] 치료사는 공간의 구석에 4개의 원뿔을 설치해야 한다. 공간의 중심선을 따라 치료사는 3.3m 간격으로 일련의 4개의 원뿔을 배치한다. 환자는 모든 콘 앞에 그 중 오른쪽에서 테스트 셋업을 마주한 왼쪽 아래 콘에서 훈련을 시작한다. 작업을 시작하기 위해 환자는 돌아서서 다시 출발선에서 실행하고 하단 콘을 반올림 후 10m 라인 앞으로 시작한다. 다음으로 환자는 공간 중간선을 따라 원뿔을 들락날락한다. 마지막 원뿔에 도달하면 환자는 뒤돌아 원뿔을 통해 다시 만든다. 이 작업을 마친 후 환자는 시작선으로 다시 돌아오기 전에 먼저 10m선으로 다시 달린다. 검사의 우수한 성능은 남성의 경우 15.2초, 여성의 경우 17.0초 미만이다.[1]

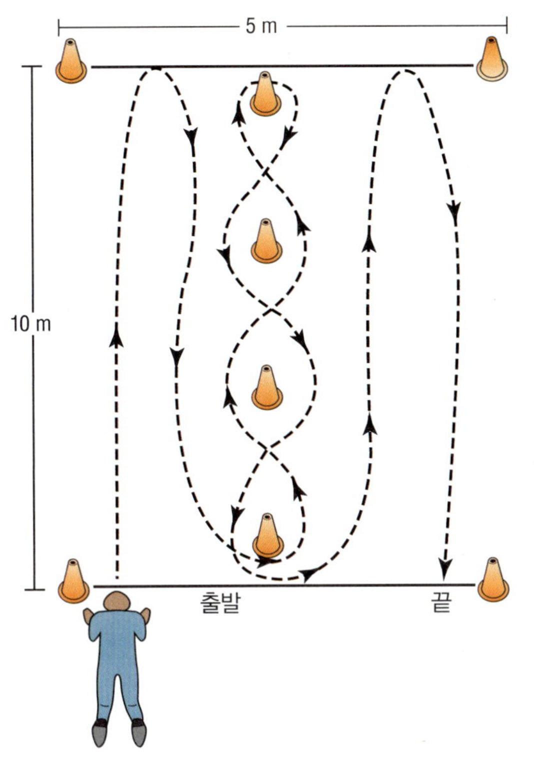

그림 12.6 일리노이스 민첩성 검사.

Reprinted, by permission, from M. Reiman and R. Manske, 2009, *Functional testing in human performance*(Champaign, IL; Human Kinetics), 199.

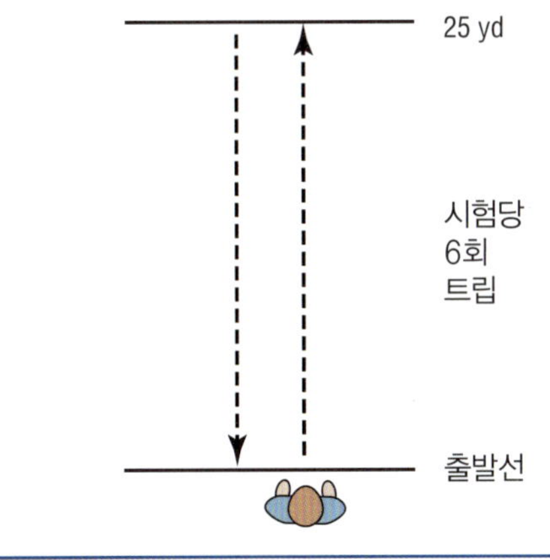

그림 12.7 300-야드 셔틀런.

Reprinted, bypermission, fromM.ReimanandR.Manske, 2009, *Functionaltestingin humanperformance*(Champaign,IL; HumanKinetics), 264.

유산소 능력
AEROBIC CAPACITY

장기 유산소 능력은 이 구성 요소와 고객 내구성의 상관관계로 인해 모든 환자에 검사하는 것이 중요하다. 호기성 능력을 평가할 때 치료사는 여러기간 동안 그리고 반복적인 시도를 포함하는 검사를 통해 고객의 체력 능력을 검사해야 한다.

300-야드 셔틀런
(300-Yard Shuttle Run)

300야드(274m) 셔틀런(그림 12.7)은 무산소 지구력의 선형 지표를 제공한다.[1,36] 검사는 서로 50미터(45미터) 떨어진 두 마커로 설정된다. 환자는 마커 중 하나에서 시작하여 최대한 빨리 다른 마커로 달려야 한다. 환자는 다른 마커를 터치한 다음 가능한 빨리 다른 마커로 돌아간다. 환자는 이 거리를 총 6회 실시하여 300야드를 완료한다. 이 검사의 목적은 60초 이내에 완료해야 한다. 반복 검사는 2분 휴지기를 사용하여 여러 검사 성능에 미치는 영향을 조사하기 위해 산재되어 있다.

하지 기능 검사
(Lower Extremity Functional Test)

하지 기능 검사(LEFT; 그림 12.8)는 민첩성과 호기성 능력에 대한 장기간 지속 검사이다.[35,37] 이 검사는 전후 방향으로 30피트(9m)떨어져 있고 내외측 방향으로 10피트(3m)떨어진 4개의 콘을 사용하여 설정된다. 내외측 콘은 전후 거리의 중심에 설정된다. LEFT의 성능은 전방달리기, 후방 달리기, 사이드 셔플, 카리오카, 8자 달리기, 45° 컷트, 90° 컷트 두번으로 구성된다. 치료사는 환자가 검사 프로토콜을 완료하는데 필요한 총 시간을 기록한다. LEFT의 성능에 대한 임상적 권고사항은 남성의 경우 100초 미만이고, 여성의 경우 120초 미만이다.[38] 이 측정법은 신뢰할만한 도구로 밝혀졌다.[39]

중요한 임상적 핵심

300야드 셔틀의 성능을 검사할 때 다음 사항을 고려하라.

- 모든 성능 동안 시간을 유지하거나 감소를 검사하기 위해 각 셔틀의 분할을 추적하기가 매우 도움이 될 수 있다.
- 성능의 제한에 대한 스탑앤고 컷팅효과를 고려하여 트랙에서 300야드의 단거리 스프린트를 환자가 실행하는 것이 도움이 될 수 있다.
- 심장 박동모니터를 사용하여 2분의 휴식기간 동안 심박수 회복을 확인하여 성능의 일반적인 조절 측면을 고려하라.

1. Forward sprint (A-C-A)
2. Retro sprint (A-C-A)
3. Side shuffle right – face in (A-D-C-B-A)
4. Side shuffle left – face in (A-B-C-D-A)
5. Cariocas right – face in (A-D-C-B-A)
6. Cariocas left – face in (A-B-C-D-A)
7. Figure 8s right (A-D-C-B-A)
8. Figure 8s left (A-B-C-D-A)
9. 45° cuts right – plant outside foot (A-D-C-B-A)
10. 45° cuts left – plant outside foot (A-B-C-D-A)
11. 90° cuts right – plant outside foot (A-D-B-A)
12. 90° cuts left – plant outside foot (A-B-D-A)
13. Crossover 90° cuts right – plant inside foot (A-D-B-A)
14. Crossover 90° cuts left – plant inside foot (A-B-D-A)
15. Forward sprint (A-C-A)
16. Retro sprint (A-C-A)

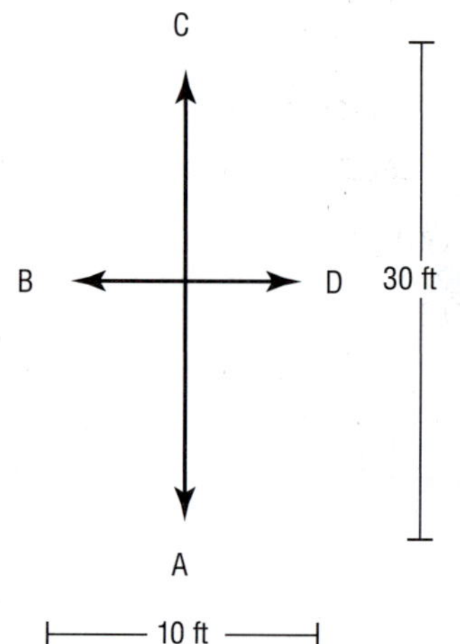

그림 12.8 하지 기능 검사.

Reprinted, by permission, from M. Reiman and R. Manske, 2009, *Functional testing in human performance* (Champaign, IL; Human Kinetics), 265.

다단계 체력 검사 (Multistage Fitness Test)

다단계 체력 검사(20m 셔틀, 요요와 경고음 검사라고도 함)는 호기력과 VO_2max를 추정하는 일반적인 검사이다.[41] 검사를 설정하기 위해 치료사는 두 개의 콘을 20m 간격으로 배치한다.[40] 치료사는 표준 오디오 트랙을 사용하여 두 콘 사이의 런의 시기를 모니터링 한다. 환자가 콘과 접촉하게 되면 오디오 트랙에서 경고음이 발생한다. 경고음 사이의 거리는 고객의 속도를 증가하도록 하기 위해 짧아야 한다. 환자가 두번의 비프음이 연속적으로 원추형으로 나타나지 않으면 치료사는 검사를 중단한다. 치료사는 검사 종료 비프음 전에 환자가 완료한 셔클 수와 레벨수로 검사 성능을 기록한다. 이 검사를 완료하는 데 최대 23분이 소요될 수 있다. 그 결과 이 검사는 보다 높은 수준의 호기성 요량을 나타내는 척도가 된다. 수행기준은 연령과 스포츠에 따라 다르다.[42] 검사의 수행력은 수립된 방정식을 기반으로 VO_2max의 추정치를 제공하는 데 활용될 수 있다.[41]

상지 UPPER EXTREMITY

상지의 기능 평가에 대한 제한된 연구가 수행되었다. 그러나 안정성, 운동조절과 파워와 관련된 상지의 수행력 한계를 이해하기 위해 일련의 점진적 검사가 시행되었다. 이러한 검사를 통해 상지 기능의 연속성에 따라 제한 사항이 관찰되기 시작하는 시점에 대한 통찰력을 얻을 수 있다.

닫힌 운동사슬 상지 안정성 검사
(Closed Kinetic Chain Upper Extremity Stability Test)

닫힌 운동사슬 상지 안정성 검사(CKCUEST; 그림 12.9)는 닫힌사슬 상지 안정성, 근력과 지구력을 검사한다.[44] 치료사는 2피트의 테이프를 서로 3피트(1미터) 간격으로 나란히 놓아 검사를 설정한다. 이런 다음 환자는 테이프에 의해 설정된 경계 내에서 푸쉬업 자세를 취한다. 환자는 15초 동안 선에서 줄까지 가능한 한 많은 시간동안 손으로 몸을 가로질러 도달하여 손을 댈 수 있다. 치료사는 이 측정의 성능을 평가하기 위해 수행된 터치횟수를 기록한다. 왼쪽 및 오른쪽의 안정성 팔을 비교하기 위해 검사는 수정될 수 있다. 이 경우, 대상자는 15초 동안 한 방향으로 유지한 뒤 반대 방향으로 동작을 끝낸다. 이러한 수행은 bilateral tapping protocol을 이용하여 18~28회 탭 범위 내에 있어야 한다.[44,45] 이 검사는 환자군과 부상이 없는 군에서 신뢰할 수 있는 측정치를 제공할 수 있는 것으로 알려졌다.[46]

상지 Y balance 검사
(Upper Quarter Y Balance Test)

상지 Y balance 검사(YBT-UQ)는 안정성을 유지하면서 상지사분위의 최종적 범위 안정성을 검사한다(그림 12.10). 검사는 표준 Y 밸런스 자가 검진을 이용하여 완성된다.[47] 환자는 검사 키트의 전면 레일에 수직으로 몸을 위치시키고 푸쉬업 자세의 상단을 가정하며, 손가락을 모으고 출발 선 옆에 엄지손가락을 대고 자세 플랫폼 위에 가장 가까운 몸의 측면에 손을 놓는다. 검사를 수행하기 위해 치료사는 환자가 앞쪽 레일에 놓인 손을 사용하여(지지면을 기준으로) 안쪽, 상외측, 하외측 방향에서 지시기를 지면에서 손을 뻗지 않고 움직이게 한다. 검사의 수행 목표는 팔 사이의 생리학적 대칭성을 갖는 것이다(내측 도달 범위는 4cm 미만, 후내측과 후회측 도달 범위는 6cm 미만). 대칭 외에도 팔 길이가 90°인 가장 긴 손가락 끝에 C7에서 측정한 팔다리 길이로 정규화된 모든 도달 방향에 걸친 평균 도달거리는, 오른쪽 팔다리와 왼쪽 팔다리에 대해 계산되고 검사되어 전반적인 역량(종합 점수)을 검사한다. 이 값은 사지 길이의 85% 이상이어야 한다.[22,45,47] 전반적인 능력은 Westrick과 동료 연구에 근거하여 어깨와 심부 안정화의 결과로 간주되어야 한다.[45]

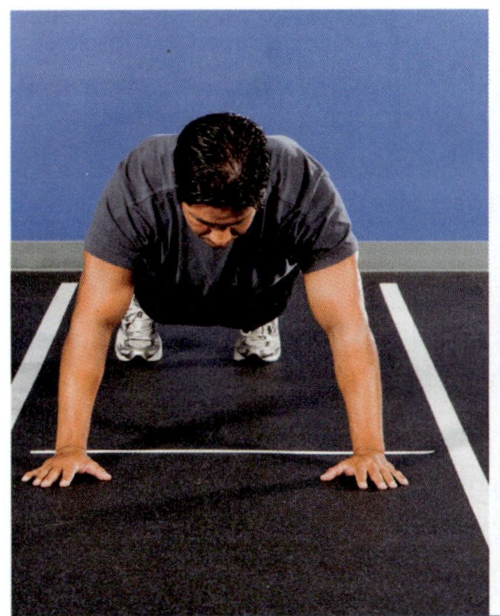
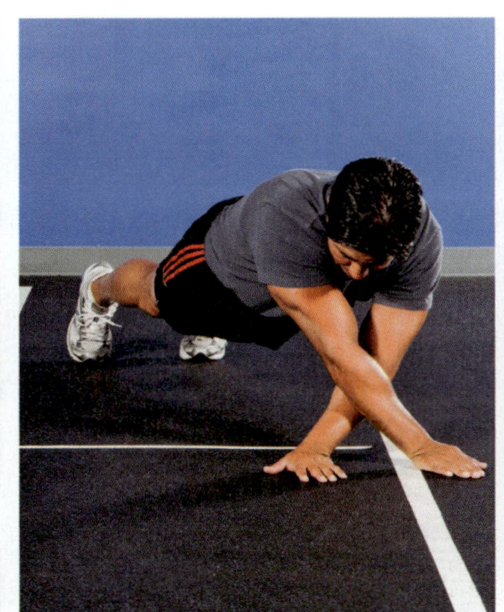
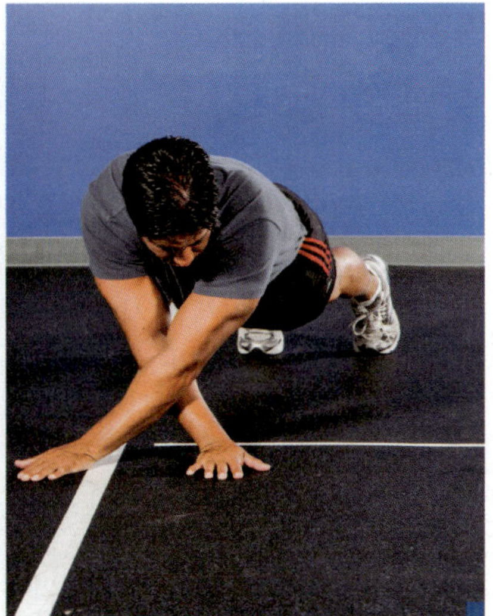

그림 12.9 닫힌 운동사슬 상지 안정성 검사.

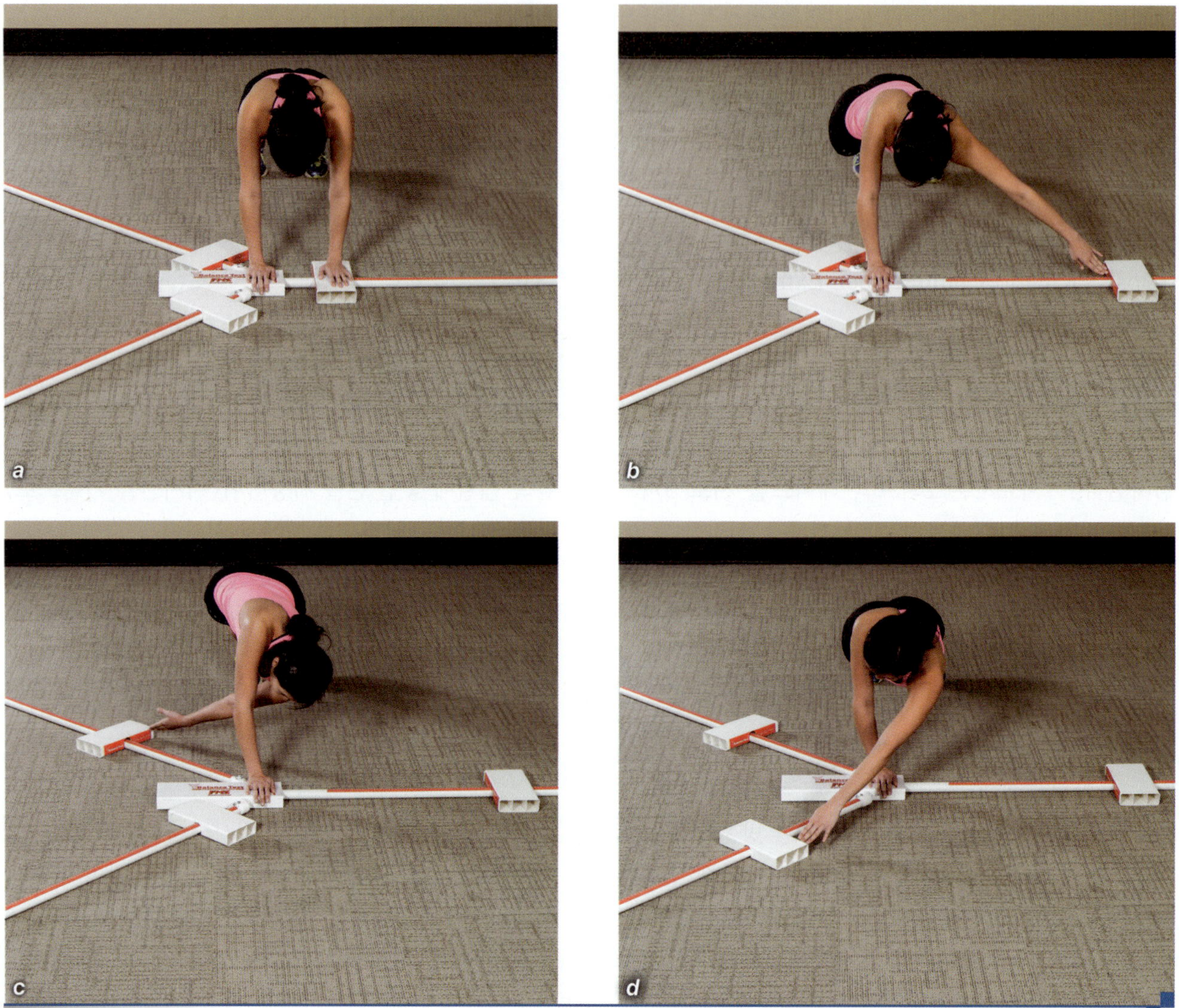

그림 12.10 상지 Y balance 검사 *(a)* starting position YBT-UQ, *(b)* medial YBT-UQ reach, *(c)* inferolateral YBT-UQ reach, and *(d)* superolateral YBT-UQ reach.

한팔 홉 검사 (One-arm Hop test)

한팔 홉 검사는 코어 안정성뿐 아니라 팔 근력과 힘의 높은 수준의 검사이다. 이 검사는 환자가 한팔로 푸쉬업의 플랭크 자세로 시행한다.[48] 이 준비 자세는 환자는 허리를 평편하게 하고, 어깨 너비로 발을 벌린다. 환자 손 옆에 10.2cm 정도의 간격을 두고, 환자가 뛰어 넘을 필요가 있는 높은 면을 둔다. 운동을 완료하기 위해 구두 명령을 듣는 순간, 환자는 다섯배 높은 표면과 시작위치 아래로 뛰어야 한다. 활동을 완료하는 데 걸리는 시간은 왼쪽과 오른쪽 모두에 대해 기록되고 채점된다. 남성대학생 선수의 경우 이 값은 6초 범위내에서 관찰되었으며, 우세쪽과 비우세쪽 사이의 차이는 발견되지 않았다.

앉아서 포환던지기 (Seated Shot-Put Throw)

앉아서 포환던지기(그림 12.11)는 상지의 근력과 힘을 구분하는 검사이다. 검사에서 10파운드(4.5kg) 볼이 표준화되었다. 작업을 완료하려면 환자는 벽에 등을 대고 90°로 무릎을 구부린다. 환자는 다음 두 밴

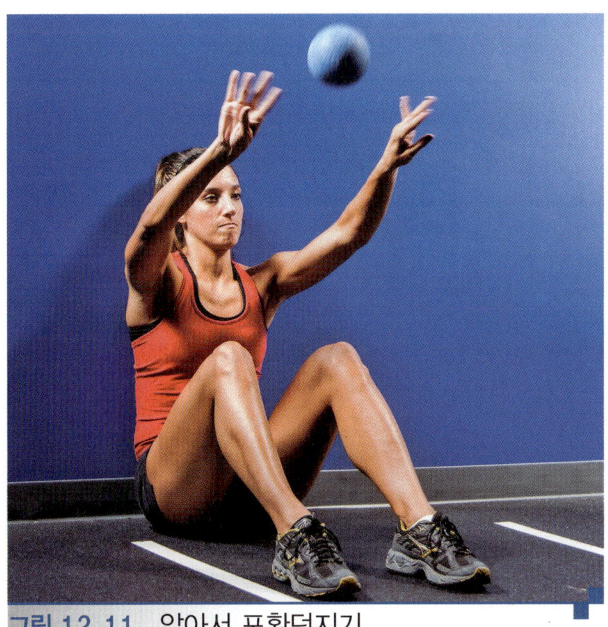

그림 12.11 앉아서 포환던지기.

드와 공을 클러치와 가슴의 중심에서 앞으로 밀어야 한다. 세 가지 수행력 시험을 완료하기 전에 여러 가지 연습시험을 테스트에 맞게 할당한다. 세 가지 실험의 평균을 분석에 사용해야 한다. 이 검사에 대한 이전 연구 결과는 벤치 프레스 파워에 대한 검사 수행력과 상관관계가 있었다. 그러나 신체 질량을 고려할 때 관계의 강도는 낮아진다.[50]

일반적인 코어 안정화

GENERAL CORE STABILIZATION

기본적인 코어 안정화는 효율적인 말초 움직임을 위한 전제 조건이다. 역사적으로 중심 안정화는 중심의 등척성 한계를 확인하기 위해 높은 역치자세에서 평가되었다. 이러한 검사 자세로부터 받는 정보는 중심 기능 정상화를 목표로 효과적인 훈련 전략을 유도할 수 있다.

엎드린 브리지 (Prone Bridge)

엎드린 브리지나 플랭크(그림 12.12)는 체간과 중심 근육군들의 높은 등척성 안정화의 역치를 시험하기 위한 검사이다.[1,35,51] 작업을 완료하기 위해 환자는 팔꿈치로 버티는 동안 자신의 자세를 잘 잡는다. 지시를 받으면 환자는 발목과 어깨 사이에서 직선으로 바닥에서 골반을 들어 올린다. 환자는 피로나 통증으로 인해 유지할 수 없을 때까지 이 자세를 유지해야 한다. 이것에 대한 정규화 값은 남성(92.9±29.3)과 여성(51.2±19.9) 간에 다르게 나타난다. 검사의 수행은 통증의 발병과 요통의 과거력에 영향을 받는다.[51]

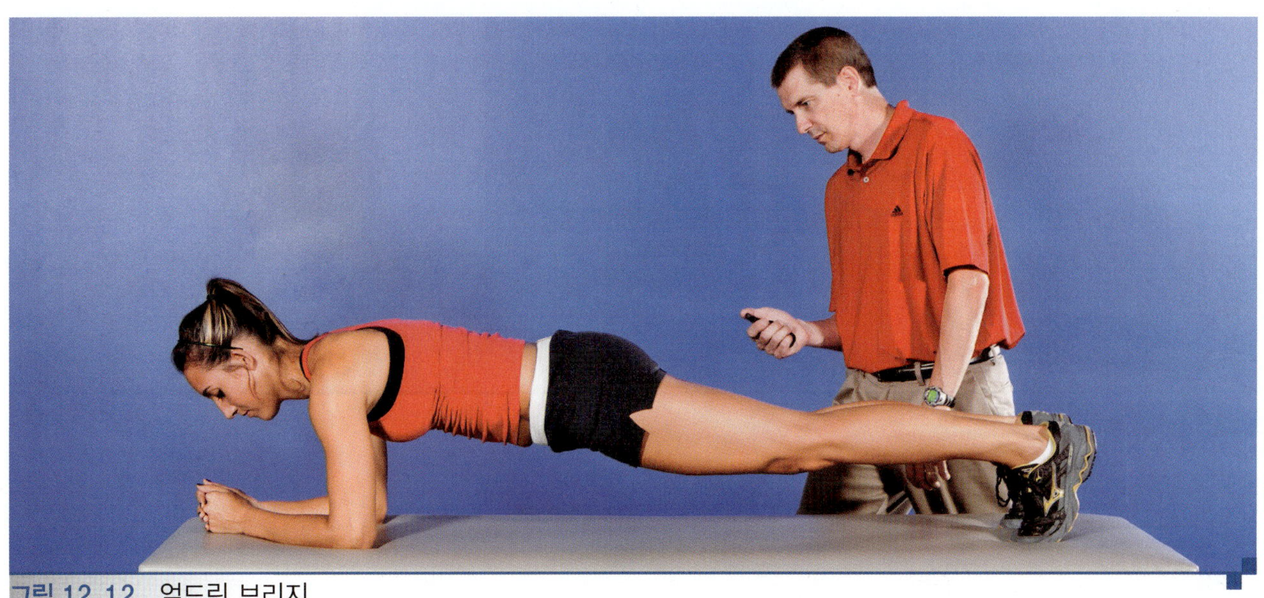

그림 12.12 엎드린 브리지.

외측 굴곡근 지구력
(Endurance of Lateral Flexors)

외측 체간 굴곡근 지구력검사 또는 사이드 플랭크(그림 12.13)는 엎드린 교각에서의 전두면 보완이고, 양쪽의 높은 역치의 등척성 안정화를 평가한다.[1,52,53] 명령에 따라 환자는 엉덩이를 표면에서 들어 올려서 골반이 발, 무릎과 머리와 일치하도록 한다. 환자는 피로 또는 통증으로 인해 불가능할 때까지 가능한 한 오랜시간 동안 검사자세를 유지해야 한다. 검사의 목표는 각 면에서 30초 동안 자세를 유지하는 것이다. 이 검사는 1에서 5단계로 점수가 매겨지며, 1은 환자가 테이블에서 엉덩이를 들어 올릴 수 없음을 나타내고 5는 환자가 20에서 30초 동안 자세를 유지할 수 있는 비율을 나타낸다. 환자가 이 자세에서 엉덩이를 들어 올릴 수 없는 경우 무릎을 구부린 채로 검사가 완료되도록 수정되어 검사의 난이도가 낮아진다.

결론 CONCLUSION

사후 검사를 위한 PPM의 실행은 개인과 심리사회학적 우려를 고려한 기준에 기반하여 진행되어야 한다. PPM은 심리적 또는 다른 비물리적 변수로 인해 고객의 실제 생리학적 능력을 정확하게 묘사하지 못할 수도 있다. 예를 들어, 공포회피신념이 높은 환자는 낮은 사람들보다 요추 추간판 제거술 후 더 어려운 체간 지구력 검사를 수행하기 어렵다는 사실이 입증되었다. 이 경우 단순히 PPM을 측정하는 것이 환자의 기능장애를 정확히 나타내지는 않는다. 레이먼과 맨스케가 제안한 대로 환자의 검사는 연속체를 따라 진행해야 한다.[54] 이 연속체는 손상기반 측정(감소된 근력과 가동범위), 자기 보고 결과측정과 PPM이 포함된다. 이러한 모든 검사 접근법의 결합은 사용자의 기능을 파악하는 것을 측정한다. 고객의 기능 평가는 기준에 기반해야 한다(낮은 수준의 평가는 높은 수준의 평가전에 완료되어야 한다).

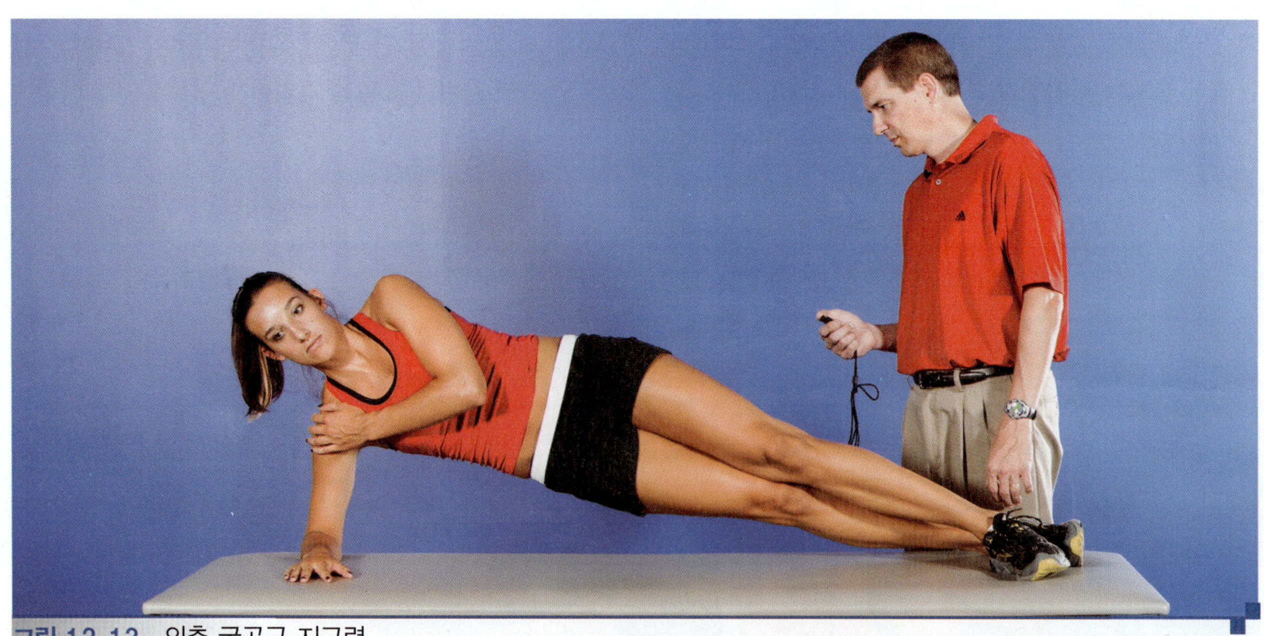
그림 12.13 외측 굴곡근 지구력.

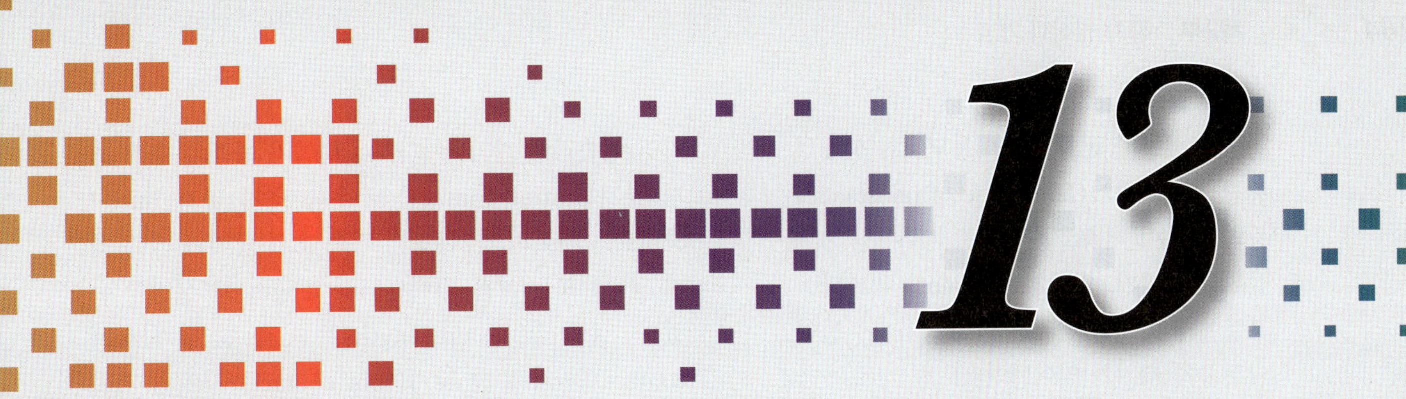

13 보행
GAIT

이 장의 일정부분은 Loudon, Manske, Reiman의 저서인 *Clinical mechanics and kinesiology* (2013, Champaign, IL: Human Kinetics) 17장과 18장의 부분적 발췌에 동의를 얻어 재인용하였다.

인간의 보행은 신체 여러 관절들의 유기적이고 동시적인 움직임이 연속적으로 반복되어지는 것이다. 이러한 움직임은 근골격, 신경근, 심폐시스템의 종합적인 기능이 요구되어진다. 예리한 관찰자는 환자 보행의 형태적인 변화를 기반으로 어떤 시스템에 문제가 있는지 파악할 수 있다. 따라서 보행 평가는 여러 정형학적인 검사 중 하나의 요소로 포함되어야 한다. 이 장에서는 주로 걷기와 달리기에 대한 근골격계 관점에 집중되어 있다. 우선적으로 정상적인 보행과 달리기의 운동학(kinematics) 및 운동역학(kinetics)을 논의한 이후 각 움직임 형태별로 전반적인 문제를 분석하는 식으로 전개되어진다. 각 보행의 단계별 문제를 파악하는 것은 치료사가 비정상적인 보행 상태를 이해하는데 도움이 될 것이다.

걷기 보행 WALKING GAIT

일반적으로 걷기 보행은 연속적이고 자동적으로 이루어지는 효율적인 이동 형태이다. 수직과 수평 이동을 조절하는 인체의 능력은 효율적인 전방 움직임을 할 수 있도록 한다.[1] 이러한 효율적인 움직임의 패턴은 6가지 요소로 구성되어진다.

1. 횡단면에서의 골반 회전: 유각기측(swing side)의 하지가 전방으로 이동함에 따라 골반이 전방으로 움직인다.
2. 측면 골반 경사: 유각기측(swing side)의 골반이 대략 1인치(2.5cm) 하강한다.
3. 측면 이동: 입각기 하지측(stance limb)으로 신체가 대략 1~2인치(2.5~5cm) 측면 이동한다.
4. 슬관절 굴곡(knee flexion, 무릎 굽힘): 전유각기(preswing) 동안 슬관절이 45° 이상 굴곡된다.
5. 족관절 배측굴곡(ankle dorsiflexion, 발목

굽힘): 신체가 전방으로 이동되어진 상태의 중간입각기 말기(late phase of midstance) 동안 발목이 배측굴곡된다.

6. 발뒤꿈치 떼기: 입각기측(stance) 마지막 부분에서 반대측 전유각기(preswing) 동안 발뒤꿈치 떼기가 일어난다.

이러한 요소들 중 어떤 하나라도 문제가 발생하면 육안으로 관찰할 수 있는 보행 장애와 에너지 소비가 증가하는 문제를 초래하게 된다.[2]

걷기 보행 순서 (Walking Gait Sequence)

전체적인 보행 주기는 단일 하지의 입각기와 유각기의 연속적인 결과물이다. 더 나아가 동측의 우측 초기 닿기(initial contact)와 우측 초기 닿기(initial contact) 사이의 간격(또는 좌측 초기 닿기와 좌측 초기 닿기) 또는 보폭 길이(stride length)로 설명할 수 있다. 걸음 길이(step length)는 우측 발 닿기(foot contact)와 좌측 발 닿기(foot contact) 사이의 거리이다. 입각기(보폭)는 지면에 발이 닿아 있을 때를 의미한다; 입각기는 5가지의 하위단계로 구성된다: 초기 닿기(initial contact), 부하반응(loading response), 중간입각기(midstance), 말기입각기(terminal stance), 전유각기(preswing). 유각기(swing phase)는 지면에서 발이 떨어진 상태를 의미한다; 유각기는 초기유각기(initial swing), 중간유각기(midswing), 말기유각기(terminal swing)로 구성된다. 이러한 단

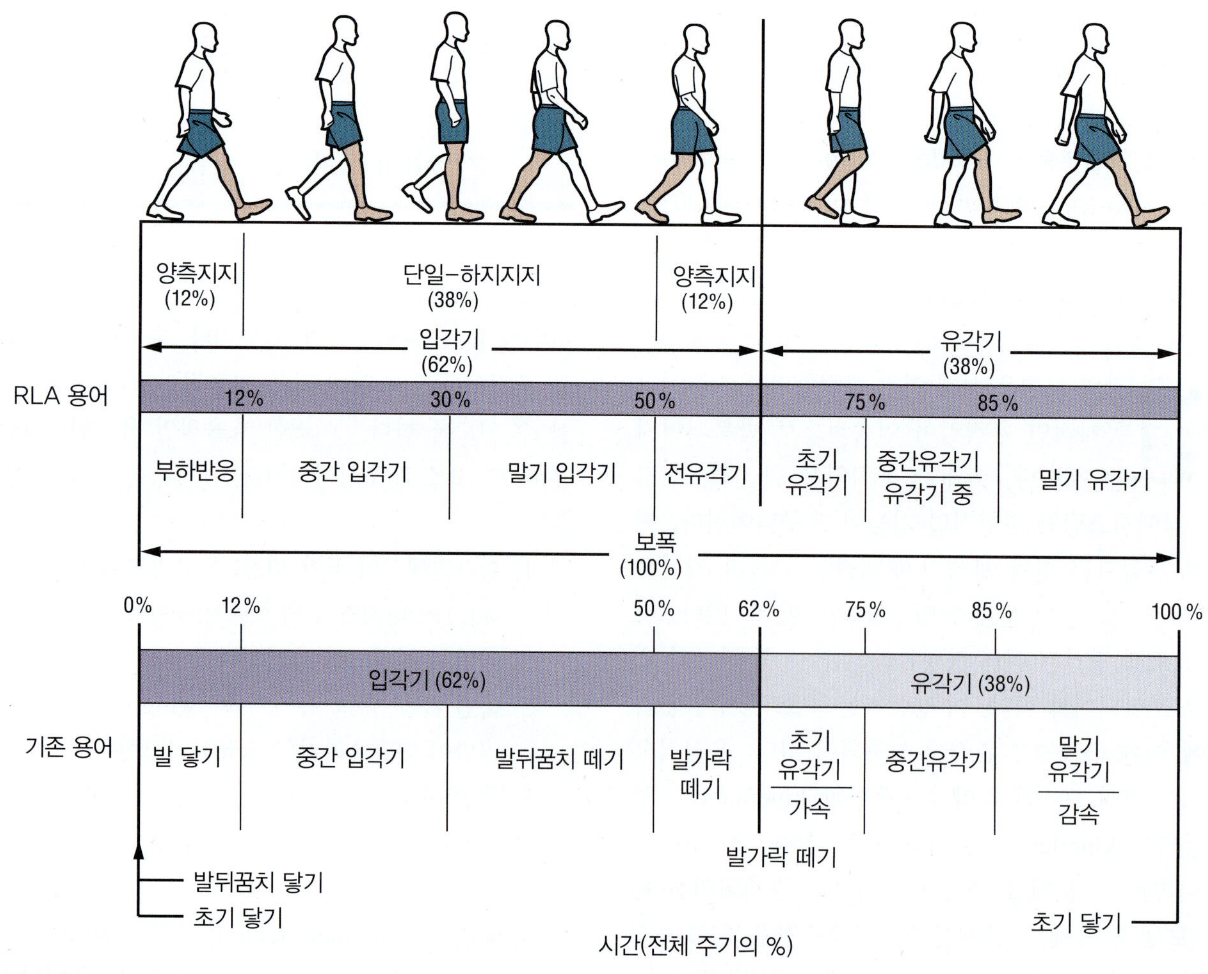

그림 13.1 걷기 보행 주기에 대한 Rancho Los Amigo 용어와 기존 용어 비교.

Reprinted, by permission, from J. Loudon, R. Manske, and M. Reiman, 2013, *Clinical mechanics and kinesiology* (Champaign, IL: Human Kinetics), 356.

계는 Rancho Los Amigo(RLA) 용어를 기준으로 한다.[3] 기존의 보행 순서 용어와 Rancho Los Amigo 용어를 비교하여 그림 13.1에 제시하였다. 기존의 용어는 시간의 시점을 기준으로 하는 것에 비해 RAL 용어는 시간의 길이를 기준으로 한 것이다. 다음 부분은 보행의 개별적인 단계를 알아보고자 한다.

정상적인 걷기 속도를 전제로(1m/s), 보폭 단계는 전체 보행 주기의 60~62%를 차지한다. 편측 지지(single support)는 지면에 한 발이 닿아 있을 때만 일어나고 입각기의 중간 부분 동안 일어나게 된다. 양측 지지(double support)는 지면에 양발이 닿아 있을 때와 유각기 초기와 말기에 일어나게 된다. 그림 13.1은 보행 과정의 각 단계별로 기술되어 있다.

초기 닿기(initial contact)는 지면에 발이 닿는 시점을 기준으로 한다. 정상적인 보행에서는 발뒤꿈치로 초기 닿기가 이루어진다. 하지만 뇌성마비 환자의 보행 과정과 같이 초기 닿기가 중간 또는 앞쪽 발 부분이 될 수도 있다. 초기 닿기는 입각기 중 가장 짧은 단계이다.

부하반응은 초기 닿기에서부터 반대측 하지가 지면에서 떨어지기까지를 의미한다. 부하반응 동안, 전방으로 이동된 하지측으로 급격하게 체중이 이동하면서 감속하게 된다. 초기 닿기가 진행되는 동안 반대측 하지가 지면에 닿기 시작하여 1차 양측 지지가 이루어지게 된다. 이러한 초기 닿기와 부하반응은 전체 보행 주기의 10%를 차지한다.

중간입각기(midstance)는 반대측 하지가 지면에서 떨어지고 체중이 지지되는 하지측으로 전방 이동되는 단계이다. 중간입각기는 전체 보행 주기의 20%를 차지하는 편측지지 시기이다.

말기입각기(terminal stance)는 중간입각기부터 반대측 하지의 초기 닿기 바로 전 시점까지를 의미한다. 정상적인 보행에서는 입각기 하지의 진행에 따라 발뒤꿈치가 지면에서 떨어지게 된다. 신체는 하지의 전방으로 움직이게 되고 체중심은 발 앞쪽으로 이동하게 된다. 말기입각기는 전체 보행 주기의 20%를 차지하고 이 단계에서 2차 편측지지(single-limb support)가 이루어지게 된다.

전유각기(preswing)는 보폭의 마지막 단계이며 발뒤꿈치 떼기부터 발가락 떼기까지의 과정으로 지면에서 발을 떼게 되는 단계이다. 지지측 하지의 급격한 부하감소는 반대측 하지로 체중심이 이동하게 되는 결과를 만든다. 전유각기는 2차 양측 지지단계로 보행 주기의 10%를 차지한다. 전유각기는 반대측 하지의 부하반응 단계에서 일어나게 된다.

유각기(swing phase)는 지면에 발이 닿아 있지 않을 때를 말한다. 유각기는 초기유각기(initial swing), 중간유각기(midswing), 말기유각기(terminal swing)로 구성된다. 유각기는 전체 보행주기의 38~40%를 차지한다. 이러한 3가지 단계는 시간의 흐름에 따라 균등하게 분할된다. 초기유각기(initial swing)는 가속되는 단계로 지면에서 발이 떨어져서 슬관절이 최대로 굴곡되기까지 단계를 말한다. 이 단계 동안 지면에서 발이 들리는 것에 따라 대퇴근도 추가적으로 작용하기 시작한다. 중간유각기(midswing)는 초기유각기 이후에 시작되어지고 경골이 지면에서 들릴 때까지 진행된다. 대퇴근은 슬관절이 신전되기 시작함에 따라 발을 지면에 정상적으로 내려 놓기 위해 추가적으로 작용하게 된다. 말기입각기(terminal stance)는 감속하는 단계이다. 슬관절은 하지가 지면에 발을 닿을 것을 준비하기 위해 신전하게 된다.

걷기 보행 운동학
(Walking Gait Kinematics)

걷기 보행에 대한 운동학은 복잡하게 되어 있다.[4] 표 13.1에서는 보행 주기의 각 단계별로 주된 관절, 관절 위치, 외적 인자(external moments), 그리고 근육 작용에 대해 기술하고 있다. 이 섹션은 관절 위치에 관련하여 초점이 맞추어져 있다. 머리, 팔, 그리고 체간은 대체적으로 하나의 통합체로 문헌에서는 언급되고 있지만 여기서는 그렇게 논의하지 않는다(머리, 팔, 체간은 종종 HAT 약자로 사용되기도 한다).

표 13.1 보행 단계 동안 하지 운동학

	해부학적 위치	근육	외적인 형태
		거골하 관절(subtalar joint)	
초기 닿기	내전(inverted) 2°	후경골근(원심성) Tibialis posterior(eccentric)	미기재
부하반응	회내(pronated) 5°	후경골근(원심성) Tibialis posterior(eccentric)	미기재
중간입각기	회외 초기(supinated)	후경골근(구심성) Tibialis posterior(concentric)	미기재
말기입각기	회외 최대(max)	비골근(원심성) Peroneals(eccentric)	미기재
전유각기	MTP 배측굴곡 70° (dorsiflexed)	비골근(원심성) Peroneals(eccentric)	미기재
유각기	회외(supinated)	비골근(구심성) Peroneals(concentric)	미적용
		족관절(ankle joint)	
초기 닿기	배측굴곡(dorsiflexed)	경골 전면부 근육 원심성 pretibials(eccentric)	저측굴곡 (plantar flexion)
부하반응	저측굴곡(plantar flexed)	경골 전면부 근육, 가자미근(원심성) pretibials, soleus(eccentric)	저측굴곡 (plantar flexion)
중간입각기	초기: 중립; 말기: 배측굴곡	가자미근(원심성) soleus(eccentric)	배측굴곡 (dorsiflexion)
말기입각기	배측굴곡 10°(dorsiflexed)	가자미근(원심성) soleus(eccentric)	배측굴곡 (dorsiflexion)
전유각기	저측굴곡 20° (plantar flexed)	저측굴곡근(구심성) plantar flexors(concentric)	배측굴곡 (dorsiflexion)
유각기	저측굴곡, 중립 (plantar flexed, neutral)	경골전면부 근육(구심성, 등척성) pretibials(concentric, isometric)	미적용
		슬관절과 경골(knee joint and tibia)	
초기 닿기	신전, 외회전	대퇴사두근, 슬괵근(동시수축)	신전
부하반응	굴곡(15°), 내회전	대퇴사두근(원심성)	굴곡
중간입각기	중립	초기: 대퇴사두근(구심성), 슬와근, 비복근	중립
말기입각기	신전(0°), 외회전	슬관절 굴곡을 위해 슬괵근(원심성), 비복근(구심성)	신전
전유각기	굴곡(45°), 외회전	슬와근(구심성), 대퇴직근(원심성)	굴곡
유각기	굴곡, 후기: 신전(65°)	초기: 슬괵근(구심성); 후기: 슬괵근, 대퇴사두근(슬관절 신전의 안정성 제공)	미적용

표 13.1 계속

	해부학적 위치	근육	외적인 형태
고관절(hip joint)			
초기 닿기	굴곡(35°) 약간의 내전과 외회전	고관절 신전근(원심성)	굴곡
부하반응	굴곡, 내회전	전두면에서 대둔근, 슬괵근(구심성), 중둔근(원심성)	굴곡
중간입각기	초기: 중립, 내회전 → 외회전, 외전	장요근(원심성), 중둔근(등척성)	중립
말기입각기	신전, 외회전	대퇴근막장근(원심성)	신전에서 중립으로
전유각기	중립	대퇴직근(구심성), 내전(원심성)	중립에서 굴곡으로
유각기	초기: 중립, 굴곡, 내전	장요근(구심성), 내전(원심성), 슬괵근(원심성)	미적용

Reprinted, by permission, from J. Loudon, R. Manske, and M. Reiman, 2013, *Clinical mechanics and kinesiology* (Champaign, IL: Human Kinetics), 358.

거골하 관절 (Subtalar Joint)

초기 닿기 시, 정상적인 보행에서는 발뒤꿈치 외측으로 이루어지고 거골하 관절은 약간의 회외(supinated)가 동반되어 진다. 초기 닿기에서부터 부하 반응까지는 거골하 관절이 회내(pronates)되어진다. 중간입각기의 중간부분에서는 발 떼기(push off) 단계를 위해 다시 회외(supinated)가 시작된다. 말기입각기와 전유각기 동안, 족저근막(plantar fascia)에 의한 발아치(arch)의 수동적인 양력(lifting)이 권양기(windlass) 효과를 발생하여 엄지발가락의 최대 신전이 일어나게 된다.

거퇴 관절 (Talocrural Joint)

발뒤꿈치 닿기에서 거퇴관절(talocrural joint)의 관절가동범위는 족저굴곡(plantar flexion) 5°와 배측굴곡(dorsiflexion) 5° 사이의 범위를 가지고 있다. 발의 나머지 부분들은 발의 보행 주기가 진행됨에 따라 지면에 천천히 닿게 된다. 부하반응과 초기 중간입각기 동안, 거퇴관절은 족저굴곡(plantar flexion)이 이루어지게 되는데 체중지지 된 하지가 체중심의 앞쪽에 위치하고 있기 때문이다. 체중지지 된 발 위로 몸이 전방으로 이동함에 따라 거퇴관절은 지면에서 발뒤꿈치 떼기가 이루어지기까지 배측굴곡(dorsiflexion)이 일어나게 되고 발 떼기(push off)를 준비하게 된다. 10° 또는 그 이상의 최대 배측굴곡(dorsiflexion)은 말기입각기에 이루어진다. 만약 배측굴곡(dorsiflexion)이 약화(lacking)가 있다면, 거골하 관절(subtalar joint)의 회내(pronation)와 같은 움직임으로 대체되거나, 조기에 발뒤꿈치 떼기가 일어나게 될 것이다. 유각기 동안, 거퇴관절은 지면에서 발이 들려 있는 동안 배측굴곡(dorsiflexion)의 형태로 다시 돌아오게 된다.

슬관절 (Knee Joint)

초기 닿기 동안, 경골은 원위부 영향(거골하 관절의 회외)으로 외회전(externally rotating)이 일어나고 반대측 하지는 유각기 단계가 된다. 시상면에서 슬관절은 초기 닿기 동안 신전상태로 유지된다. 부하 반응과 중간입각기 시작 단계 동안 거골하 관절(subtalar joint) 회내(pronates)와 경골의 내회전(internally rotates)이 일어난다. 그리고 슬관절은 충격 완화를 위해 약간 굴곡된다. 전유각기에서는 발이 지면에서 들어 올려짐에 따라 슬관절이 수동적으로 45° 굴곡이 일어난다. 초기 유각기 동안, 지면에서 발이 들어 올려짐에 따라 슬관절은 최대로 60°까지 굴곡된다. 슬관절 굴곡은 수직적 움직임과 힘의 소비를 최소화하기 위해 필요한 보행의 중요한 요소 중 하나이다.

고관절과 골반 (Hip Joint and Pelvis)

보행 주기 동안 고관절은 3가지 면(planes)에서 중요한 움직임을 가지고 있다. 시상면(sagittal plane)에서 고관절은 초기 닿기에서 25°~35° 정도의 굴곡이 일어난 후 체중지지 된 발이 전방으로 이동함에 따라 신전이 일어나게 된다. 고관절은 말기입각기(terminal stance) 동안 15°~25°의 최대 신전에 이르게 된 후 전유각기에서 유각기 단계로 진행되는 동안 굴곡으로 되돌아오게 된다. 골반은 중간입각기(midstance) 까지 전방회전 되었다가 이후로는 8°~10° 정도의 후방회전으로 진행되어진다.

전두면(frontal plane)에서 고관절은 골반의 움직임과 연관되어 일어난다. 초기 닿기(initial contact) 때 양측 골반 높이는 수평선상에 있고 고관절은 외전된 상태가 된다. 부하반응 동안, 입각기측 하지의 골반은 4° 정도 올라가게 되고 유각기측 하지의 골반은 약간 떨어지게 된다. 고관절은 내전이 일어난다. 수평면(transverse plane)에서 대퇴골(femur)은 경골(tibia)의 회전 움직임을 반영하게 된다. 지면에 발 닿기(foot contact) 이후, 대퇴골은 반대측 하지의 발뒤꿈치 닿기 전까지 내회전의 주된 움직임이 일어난다.

걷기 보행 운동역학 (Walking Gait Kinetics)

인간의 보행 동작은 조절되어진 떨어짐(falls)과 잡기(catches)의 연속성으로 묘사되어지고 있다.[3] 떨어짐(falls)은 중력에 의해 이루어지고 지구 중심 방향으로 신체가 당겨지는(pulling) 것이다. 하지의 근육들은 이러한 중력을 조절하는 역할을 한다. 추가적으로 발뒤꿈치(heel), 발목(ankle), 중족골두(metatarsal heads) 이 3가지의 진자운동(rockers)은 입각기 동안 중력의 조절과 운동량(momentum)의 보존(conservation)을 도와주게 된다. 이러한 진자운동(rockers)은 보행 주기의 중요한 단계 동안 해부학적인 받침점(pivot points)의 역할을 하게 된다. 첫 번째 진자운동(rockers)은 발뒤꿈치(heel)이다. 초기 닿기에서부터 부하반응까지 일어나게 되고 발을 지면에 닿기 위해 감속하게 되는 단계이다. 첫 번째 진자운동(rockers) 동안 관절은 충격을 흡수하고 근육은 원심성(eccentrically) 수축을 하게 된다. 두 번째 진자운동(rockers)인 발목(ankle)은 발이 지면에 닿는 지점부터 중간입각기 단계까지의 과정을 의미하고 지면에 발이 닿는 면적에 따라 지면반발력(ground reaction force)을 조절하는 특성을 가지고 있으며 경골(tibia)이 전방으로 이동하게 되는 과정을 거친다. 세 번째 진자운동(rockers)은 저측굴곡(plantar flexion)이 경골의 움직임과 중족골두(metatarsal heads)의 받침점(fulcrum pivots)을 조절하는 것에 따라 말기입각기와 전유각기 동안 일어나게 된다.

발과 발목 (Foot and Ankle)

보행하는 동안 전경골근(anterior tibialis)과 후경골근(posterior tibialis)이 거골하 관절(subtalar joint)을 조절하는 일차적인 외재근(extrinsic muscles)으로 작용하게 된다. 이러한 근육들은 원심적인 작용(eccentrically)으로 조절되어진 회내(pronation) 움직임을 만들어 내게 한다.[5] 입각기 말기 시점에는 발의 내번 근육들(invertors)이 구심적인 작용(concentrically)으로 발을 회외 움직임(supination)으로 고정하게 된다. 비골근들(peroneal muscles)은 원심적인 작용(eccentrically)으로 회외 움직임(supination)을 세밀하게 조정한다. 전경골근(anterior tibialis), 신전지근(extentsor digitorum), 장무지신근(extensor hallucis longus)의 경골 전면부(pretibial) 근육들은 첫 번째 진자운동(rockers) 동안 발을 지면에 내려놓는 움직임의 원심적인(eccentrically) 조절을 수행한다. 발뒤꿈치(heel)로 전달되어지는 지면반발력(ground reaction force)에 따라 외형적으로 저측굴곡(external plantar flexion)의 형태가 만들어진다. 두 번째 진자운동(rockers) 동안 가자미근(soleus)은 원심적인 작용(eccentrically)으로 경골의 전방 이동을 조절하게 된다. 이것 역시 충격 완화를 하기 위한 단계이다. 세 번째 진자운동(rockers)은 가속하는 단계로 저측 굴곡근들(plantar flexors)은 구심적인 작용(concentrically)이 이루어진다. 첫 번째와 두 번째 진자운동(rockers)의 감속(deceleration)은 세 번째 진자운동(rockers)에 의해서 균형을 맞추게 된다. 경골 전면부(pretibial) 근육들은 유각기(swing) 동안 발의 떨어짐을 방지하기 위해 배측굴곡(dorsiflexion)을 유지하는 구심적인 작용(concentrically)이 이루어진다.

슬관절 (Knee Joint)

초기 닿기(initial contact) 시 슬관절 주변 근육의 활동은 다양하게 일어난다.[6] 대퇴사두근(quadriceps)과 슬괵근(hamstring)의 협력 수축은 슬관절의 안정성을 더욱 증가시킨다. 부하 반응 동안, 지면반발력(GRF)은 외형적으로 굴곡의 힘을 발생하게 하고 대퇴사두근은 힘의 조절과 외적인 힘에 대한 반대압(counteract)에 대해 원심적인 작용(eccentrically)으로 조절하게 된다. 중간입각기(midstance)는 인대로 둘러싸여 있는 무릎 구조로 인해 근육 작용이 최소로 이루어지게 되는 특징과 외회전근 모멘트가 관절의 안정성을 보강하는 특징을 가지고 있다. 외적 모멘트는 말기 입각기 동안 굴곡으로 변하고 대퇴직근은 슬관절 굴곡의 원심적인 조절을 위해 작용하게 된다. 유각기 동안, 무릎 움직임은 수동적이어서 근육 활동은 거의 필요하지 않는다. 대퇴직근은 무릎 굴곡을 제한하기 위해 작용할 수 있다.

고관절 (Hip Joint)

첫 번째 락커 동안, 고관절 신전근은 고관절 굴곡을 원심성으로 조절하게 된다. 고관절 움직임의 연장선상에서 두 번째 락커는 둔근이 구심성 조절로 신체 전방으로 이동하게 만든다. 유각기 초기에서는 장요근과 고관절 굴곡근 수축을 통해 고관절 굴곡 형태로 진행되게 된다. 중간입각기 후기에는 고관절 신전이 수동적이어서 장골대퇴인대(iliofemoral ligament)에 의해 조절되어진다. 고관절 움직임의 연장선상에서 세 번째 락커는 최대 신전을 이루게 된다.

측면의 중둔근은 고관절과 골반 움직임을 조절하는 일차적인 근육이다. 이러한 근육군들은 후기 유각기 동안 유각기측의 발 들기 움직임과 협력하여 골반을 구심성으로 올리게 될 것이다. 입각기측 고정되어진 하지의 대내전근은 내회전을 만들게 된다. 말기 입각기는 대내전근이 골반의 안정화를 위해 원심성 수축을 수행함으로써 대퇴골이 외회전 되는 성향이 있다.

지면반발력 (Ground Reaction Force)

뉴튼의 세 번째 법칙에서 모든 활동은 작용과 반작용이 있음을 제시하고 있다. 보행의 관점에서 작용과 반작용은 발이 지면에 서 있는 것과 그에 따른 지면반발력이 일어나는 것이다. 지면반발력은 세 가지 벡터 힘으로 표현할 수 있다: 수직, 전후, 내외측 방향의 힘. 그림 13.2는 수직적인 지면반발력을 보여주고 있다. 수직적인 지면반발력은 정상적인 보행 기준으로 체중의 100~140% 평균적인 분포를 나타낸다. 전후 지면반발력은 체중의 20%, 내외측은 체중의 5%의 분포를 가진다.

압력 중심 (Center of Pressure)

압력 중심은 특정 시점에서 주어진 영역의 누적된 힘이다. 보행에 따른 압력중심의 경로는 그림 13.3에 보여지고 있다. 발뒤꿈치의 초기 닿기 시, 압력 중심은 발뒤꿈치 중간부분의 바로 옆에 위치하게 된다. 여

중요한 임상적 핵심

정상적인 걷기 보행 중 중력 조절과 운동량 보전을 보강하게 되는 3개의 락커가 발생하게 된다.

- 첫 번째 락커: 초기 닿기에서 부하 반응까지 발생하는 *발뒤꿈치 락커*
- 두 번째 락커: 발 닿기에서 중간입각기까지 발생하는 발목 락커
- 세 번째 락커(전족 락커): 말기 입각기와 전유각기 동안 발생한다.

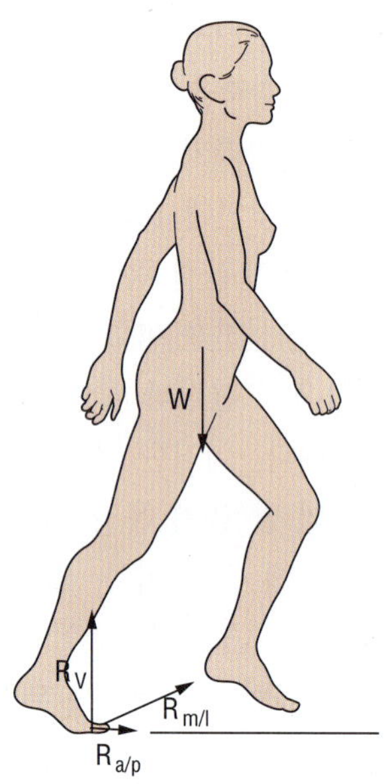

그림 13.2 지면 반발력: 하나의 수직축(R_V)과 두 개의 수평축($R_{a/p}$; $R_{m/1}$).

Reprinted, by permission, from J. Loudon, R. Manske, and M. Reiman, 2013, *Clinical mechanics and kinesiology* (Champaign, IL: Human Kinetics), 302.

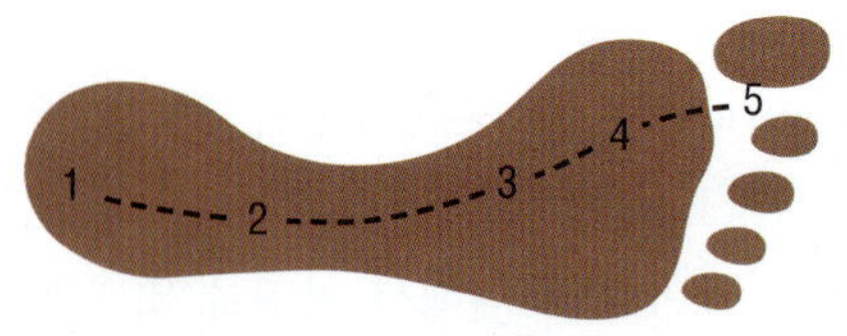

핵심

1 = 초기 닿기(발 뒤꿈치 닿기)
2 = 부하 반응(발 닿기)
3 = 중간입각기
4 = 말기 입각기(발 뒤꿈치 떼기)
5 = 전유각기(발가락 떼기)

그림 13.3 보행 주기 동안 압력 중심.

Reprinted, by permission, from J. Loudon, R. Manske, and M. Reiman, 2013, *Clinical mechanics and kinesiology* (Champaign, IL: Human Kinetics), 359.

기서 시작되어진 압력중심은 보행의 중간 입각기로 진행하는 동안 발의 중간부분 외측으로 이어지게 된다. 말기 입각기와 발뒤꿈치 들기 시, 압력 중심은 발 앞쪽 내측 아래에 위치하게 된다. 압력 중심은 특정 부위에 과도하게 분포되어진 힘의 양을 조절하는 데 사용 할 수 있다. 예를 들어, 당뇨병성 말초 신경병증을 가진 환자는 발에 상처가 발생하더라도 그것을 알지 못 할 수도 있다. 압력 중심의 경로는 치료사가 보조기를 사용하거나 신발을 교체하는 것으로 비정상적인 압력분포를 최소화 하는 방법을 결정하는데 도움을 줄 것이다.

관절 모멘트 (Joint Moments)

모멘트 또는 토크는 지면반발력의 결과에 따라 관절에 발생하게 된다. 이러한 외적 모멘트들은 보행의 단계에 따라 다양하다. 외부 모멘트는 근육 수축으로 발생되어지는 내적 모멘트와 균형을 맞추게 된다. 그림 13.4는 입각기의 각 단계별로 발, 슬관절, 고관절에 대한 외적 모멘트를 보여주고 있다. 초기 닿기 시, 족관절의 외적 모멘트는 저측 굴곡 방향인 후방으로 작용한다. 근육 활동으로 인한 제한이 없다면 족관절은 외측 모멘트의 영향으로 저측 굴곡하게 될 것이다. 하지만 보행의 단계 동안, 경골의 전면부 근육들은 발을 천천히 땅에 내려 놓기 위해 저측 굴곡 외적 모멘트를 조절하게 된다. 슬관절과 고관절에서 외적 모멘트는 관절 축들의 전방에 있다. 슬관절에서 외적 신전 모멘트와 고관절에서 외적 굴곡 모멘트가 만들어지게 된다. 다시 말하자면, 이러한 관절들의 근육 활동은 외적 모멘트에 대해 반대 작용을 하게 될 것이다. 표 13.1의 마지막 세로표는 보행의 유각기 동안 고관절, 슬관절, 족관절에 대한 외적 모멘트를 나타내고 있다.

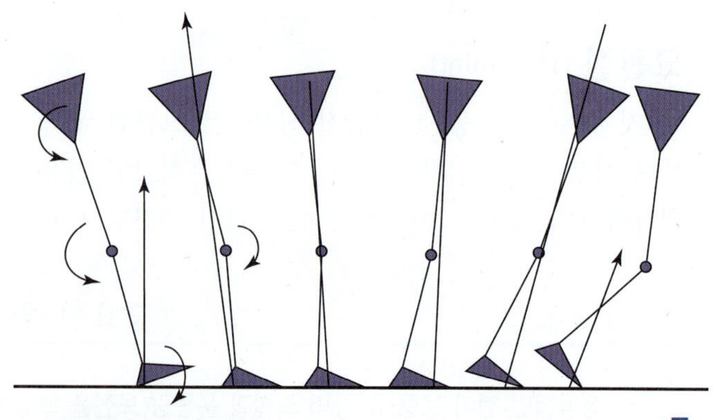

그림 13.4 보행 주기 동안 고관절, 슬관절, 족관절에 대한 외적 모멘트.

Reprinted, by permission, from J. Loudon, R. Manske, and M. Reiman, 2013, *Clinical mechanics and kinesiology* (Champaign, IL: Human Kinetics), 363.

내적 모멘트와 외적 모멘트 간의 불균형은 정상적인 보행 주기를 수행하지 못하게 한다.

보행 조건 (Gait Parameters)

보행을 정량화 할 경우, 치료사는 양측의 거리와 시간 측정을 통해 확인 할 수 있다. 다음 영역에서 일반적인 보행 특성과 평균값을 기술하고자 한다.

거리 변수 (Distance Variables)

걸음과 보폭은 보행 분석에서 기본적으로 측정하는 것으로 기록하기가 비교적 쉬운 방법이다.[7] 우측 걸음 길이는 좌측 초기 닿기에서 우측 초기 닿기까지의 종단 거리를 의미한다(그림 13.5). 좌측 걸음 길이는 우측 초기 닿기에서 좌측 초기 닿기까지의 종단 거리를 말한다. 성인의 평균 걸음 길이는 64~74cm로 정의되고 있다.[8] 보폭은 동일 하지의 초기 닿기와 다음 초기 닿기의 거리를 의미한다. 성인의 평균 보폭은 1.33~1.63m로 평균 1.41m로 정의하고 있으며 남성은 범위의 최고치에 위치하고 여성은 범위의 최저치에 위치한다.[3] 보폭은 좌측과 우측의 걸음 길이의 합이 같아야 한다. 이 길이는 여성, 노인, 근골격계 및 신경학적 결함이 있는 사람들에서 더 적게 나타난다.[9]

걸음 폭은 발과 발 사이의 거리를 의미한다. 정상적인 수치는 5~10cm(2~4인치)로 정의하고 있다. 폭이 넓은 경우 균형에 문제가 있을 수 있다. 걸음 각도는 발의 외번(toe out)된 양이다. 정상적인 각도는 4°~8°로 평균 7°로 정의하고 있다.

시간 변수 (Temporal Variables)

시간 변수는 얼마나 빨리 걷는지 알아보는 시간적인 수치를 의미한다. 보행 속도는 성인의 경우 평균 1.23~1.37m/s(3mph; 5kmph)이다.[10] 보행 속도는 걸음 길이×분당 걸음수로 단위는 거리(m)/시간(s)이다. 걸음 속도 또는 분당 걸음수는 시간당 걸음 수이며 초당 두 걸음 또는 분당 111~117 이하가 평균적인 것으로 정의하고 있다. 평균적으로 여성의 속도가 남성보다 대체적으로 분당 6~9걸음 높다. 추가적으로 입각기(입각기 시간), 유각기(유각기 시간), 양하지 지지, 단일하지 지지에서 각 단계별의 소요되는 시간을 계산할 수 있다. 거리와 시간의 평균값은 다음과 같다:

보폭(m)	1.33±0.09~1.63±0.11
걸음 길이(m)	0.70±0.01~0.81±0.05
걸음 폭(cm)	0.61±0.22~9.0±3.5
발 각도(°)	5.1±5.7~6.8±5.6
보행 속도(m/s)	0.82~1.60±0.16
분당 걸음수(걸음/분)	100~131
입각기 시간(s)	0.63±0.07~0.67±0.04
유각기 시간(s)	0.39±0.02~0.40±0.04

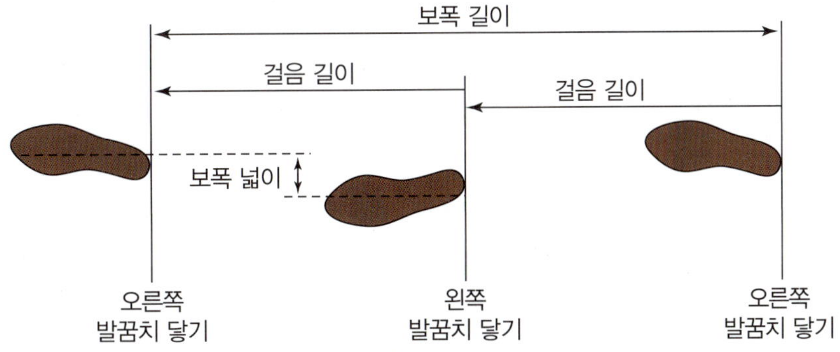

그림 13.5 보폭 길이(stride length), 걸음 길이(step length), 보폭 넓이(stride width)의 거리 변수.

Reprinted, by permission, from P. Houglum, 2010, *Therapeutic exercise for musculoskeletal injuries*, 3rd ed. (Champaign, IL: Human Kinetics), 353.

걷기 보행 장애와 역학적인 문제 (Walking Gait Disturbances and Mechanical Faults)

앞서 언급했듯이 걷기 보행은 매우 효율적인 이동 방식이다. 에너지 보존은 수직면과 수평면 모두에서 무게 중심 변화를 최소화함으로써 이루어지게 된다. 이전 내용에 여섯 가지 해부학적 결정 요인이 에너지 보존에 중요하다고 언급되어졌다. 추가적으로 보행 효율성을 극대화하기 위해서는 보행의 다섯 가지 특성이 중요하다. 다섯 가지 특성에는 입각기의 안정성, 유각기의 발 떼기, 초기 닿기를 위한 발의 사전 위치 설정(pre positioning), 적절한 걸음 길이, 에너지 최소화가 해당된다. 하나 또는 그 이상에 발생하는 특성의 문제는 병리학적 또는 비정상적인 보행 패턴에서 보여지게 된다. 입각기 하지의 안정성이 결여된 예로는 비정상적인 발의 위치에 따라 체중심의 분배와 균형에 문제가 발생하게 되는 것이다. 첨족(equinus) 변형을 가진 뇌성마비 아동은 평평한 발 형태로 체중을 지지할 수 없어서 지지면의 안정성이 부족하게 된다. 이러한 이유로 많은 뇌성마비 환자들이 보조기를 사용하게 되는 것이다. 보행의 특성에 대한 다른 문제들은 표 13.2에 기재되어 있다.

보행 단계를 분석하는 또 다른 방법은 기능적인 보행 단계를 분석하여 보행 결함을 파악하는 것이다.[3] 기능적인 세 가지 단계는 체중 지지, 단일하지 지지, 유각기 하지 전방 이동으로 구성된다. 체중 지지는 초기 닿기와 부하 반응 단계이다. 단일하지 지지는 지면에 한쪽 다리만 접촉하고 있는 경우로 중간입각기와 말기입각기에 해당된다. 유각기 하지 전방 이동은 말기입각기, 전유각기, 유각기 전체 과정이 포함된다. 표 13.3은 보행의 기능적인 단계에서 발생하는 문제와 주요 관절에서 발생할 수 있는 보행 결함을 보여주고 있다.

전형적인 비정상 걸음 보행 패턴 (Classic Abnormal Walking Gait Patterns)

많은 보행 장애는 관절이나 근육 손상보다는 보행의 병리학적 원인을 가지고 있다.[11] 여기서 나열하는 것은 일반적인 비정상 보행 패턴이다. 하지만 치료사는 보행 패턴이 일반화하여 고정되는 것이 이상적이지 않다는 것을 이해해야 한다. 기술적인 용어는 표 13.3에 기재되어 있는 용어가 바람직하다.

통증성 보행 (Antalgic Gait)

통증성 보행은 편측 또는 양측 하지의 통증이 발생하여 나타난다. 손상 받은 하지의 입각기 단계는 반대측에 비해 짧아질 것이다. 통증 유발로 인해 입각기 동안의 시간이 적어지는 것이다. 짧아진 입각기 시간은 짧아진 걸음 길이의 결과이다. 걸음 길이가 짧아진 것 때문에 비손상측의 유각기 역시 짧아지게 된다. 추가적으로 걷는 속도와 분당 걸음수도 감소하게 될 것이다.

표 13.2 보행의 특성

특성	특성 결함
입각기 안정성	비정상인 발 위치; 균형 약화
유각기의 발 떼기	슬관절 움직임의 손실; 부적절한 배측굴곡
초기 닿기 시 사전 위치 설정	부적절한 발 위치; 발 닿기
적절한 걸음 길이	부적절한 슬관절 신전; 불안정한 발; 부적절한 발뒤꿈치 들기
에너지 보존	체중심 이탈을 증가시키는 과도한 움직임의 보행; 고관절, 슬관절, 족관절 간의 협응되지 않은 움직임

Reprinted, by permission, from J. Loudon, R. Manske, and M. Reiman, 2013, *Clinical mechanics and kinesiology* (Champaign, IL: Human Kinetics), 365.

표 13.3 보행 주기의 기능적인 단계 동안 보행 결함

관절	결함(손상)과 가능한 원인
	체중 지지
체간	후방 경사: 고관절 신전근(대둔근)의 과도한 움직임을 줄이기 위해 전방 경사: 고관절 굴곡 증가 요인(관절 구축 또는 근육 약화) 측방 경사: 우측 또는 좌측의 약화된 외전근 요인
골반	반대측 하강: 기준 하지의 고관절 내전근들의 약화 동측 하강: 단축된 하지에 대한 보상
고관절	과도한 굴곡: 고관절 굴곡 구축, 과도한 슬관절 굴곡 제한 굴곡: 고관절 굴곡근의 약화, 고관절 굴곡 감소
슬관절	과도한 굴곡: 무릎 통증, 대퇴사두근 약화, 반대측 하지의 단축 과신장: 배측굴곡 감소, 대퇴사두근 약화 신전에 대한 압력: 하지 안정성 증가를 위한 목적
족관절	전족 닿기: 발뒤꿈치 통증, 과도한 슬관절 굴곡, 족저굴곡 구축 발 전체로 닿기: 배측굴곡 구축, 약화된 배측굴곡근 발 하수(slap): 약화된 배측굴곡근
발가락	거상: 약화된 전경골근에 대한 보상작용
	단일하지 지지
체간	후방 경사: 고관절 신전근(대둔근)의 과도한 움직임을 줄이기 위해 전방 경사: 고관절 굴곡 증가 요인(관절 구축 또는 근육 약화) 측방 경사: 우측 또는 좌측의 약화된 외전근 요인
골반	반대측 하강: 기준 하지의 고관절 내전근들의 약화 동측 하강: 단축된 하지에 대한 보상 전방 골반 경사: 고관절 굴곡 구축
고관절	제한 굴곡: 고관절 굴곡근의 약화, 고관절 굴곡 감소 내회전: 약화된 외회전근, 대퇴골의 전경(anteversion) 외회전: 후경(retroversion), 배측굴곡 제한 외전: 기준 하지의 길이 증가 내전: 반대측 골반의 하강에 따른 이차적인 문제
슬관절	과도한 굴곡: 무릎 통증, 대퇴사두근 약화, 반대측 하지의 단축 과신장: 배측굴곡 감소, 대퇴사두근 약화 신전에 대한 압력: 하지 안정성 증가를 위한 목적 요동(wobbles): 고유성 감각의 손상 내반슬: 관절 불안정, 신체 변형 외반슬: 측방 체간 경사, 관절 불안정성, 골 변형
족관절	과도한 발바닥 굴곡: 약한 대퇴사두근, 고유 감각 장애, 발목 통증 조기 발 뒤꿈치: 단단한 배설물 증가된 회내: 관절 기형 변형
발가락	거상: 약화된 전경골근에 대한 보상작용

(계속)

표 13.3 계속

관절	결함(손상)과 가능한 원인
	유각기-하지
체간	후방 경사: 고관절 신전근(대둔근)의 과도한 움직임을 줄이기 위해 전방 경사: 고관절 굴곡 증가 요인(관절 구축 또는 근육 약화) 측방 경사: 우측 또는 좌측의 약화된 외전근 요인
골반	들어 올리기: 유각기 하지의 원활한 수행을 위해 반대측 골반 하강: 반대측의 약화된 고관절 외전근
고관절	제한 굴곡: 고관절 굴곡근의 약화, 고관절 굴곡 감소, 고관절 통증
슬관절	제한된 굴곡: 과도한 고관절 굴곡, 무릎 통증 과도한 굴곡: 슬관절 굴곡, 약화된 대퇴사두근
족관절	과도한 발바닥 굴곡: 약한 대퇴사두근, 고유 감각 장애, 발목 통증 족하수: 고관절 굴곡과 슬관절 굴곡의 제한 또는 과도한 저측 굴곡 반대측 하지의 도약: 유각기 하지의 굴곡 제한 또는 긴 유각기 하지에 대한 보상작용
발가락	부적절한 신전: 관절 운동 제한, 전족 통증, 발뒤꿈치 들기의 제한 갈고리 또는 망치 형태 변형: 긴 발가락 신전근과 내재근(intrinsics)의 불균형, 약화된 저측 굴곡

Reprinted, by permission, from J. Loudon, R. Manske, and M. Reiman, 2013, *Clinical mechanics and kinesiology* (Champaign, IL: Human Kinetics), 366.

관절성 보행 (Arthrogenic Gait)

관절성 보행은 하지의 하나 또는 이상의 관절에서 나타나는 강직의 결과로 발생하게 된다. 이러한 보행의 특징은 전방 경사와 고관절과 슬관절의 운동 범위 감소, 그리고 경직 하지측이 대체적으로 긴 양상을 가지고 있다. 보행 결함은 손상 받은 하지의 도약이나 다리를 밖으로 돌리는 선회의 문제를 포함하게 된다. 치료사는 상대적으로 긴 다리의 반대측 하지는 보상작용으로 저측 굴곡이 증가한다는 것을 인지해야 한다.

실조성 보행 (Ataxic Gait)

실조성 보행은 소뇌 문제가 있는 사람들에게 발생한다. 이 보행의 문제는 약화된 균형의 결과로 나타난다. 환자는 안정성의 증가를 위해 하지의 좀 더 넓은 지지면과 상지를 외측으로 뻗어서 걷게 되는 양상으로 변할 것이다.

구축 보행 (Contracture Gait)

구축 보행에서 환자는 하지 관절에 한 개 또는 그 이상의 움직임 제한을 가지고 있다. 만약 고관절 굴곡에 구축이 있다면, 환자는 요추 전만과 슬관절 굴곡이 증가하게 될 것이다. 이러한 보상작용 외에도 고관절 굴곡근의 구축이 정상적인 기립자세를 수행함에 제한을 가지게 하여 체간이 굴곡 된 상태로 걷게 될지도 모른다. 만약 슬관절에 구축이 있다면, 환자는 비손상측에 배측굴곡이 증가하게 되고, 손상측에는 발뒤꿈치 떼기가 빨리 일어나게 될 것이다. 저측 굴곡 구축이 있는 족관절에는 슬관절의 과신전과 체간의 굴곡이 일어나게 될 것이다.

대둔근 보행 (Gluteus Maximus Gait)

대둔근 보행은 대둔근 약화에 따른 결과로 고관절 신전의 조절 제한에 대한 보상작용으로 손상측 둔부가 후방으로 빠지는 자세의 특징을 가지고 있다. 이 보행은 때때로 근병증 보행(myopathic gait)으로 불러지기도 한다.

중둔근(트렌델렌버거) 보행 (Gluteus Medius (Trendelenburg) Gait)

이 보행 결함은 전두면에서 일어나는 것으로 입각

기측에 고관절 외전근 약화의 특징을 가지고 있다. 중둔근의 주된 역할은 전두면에서 골반을 안정화하는 일이다. 이 근육의 약화가 있다면, 유각기 하지측 골반이 아래로 떨어지게 된다. 어떤 경우에는 양측에서 약화가 일어나게 되고 이러한 환자는 좌우 흔들림이 많은 보행(wobbling gait)을 하게 될 것이다. 이 보행 패턴은 고관절 관절염, 선천성 고관절 탈구, 내반고(coxa vara)에 의한 원인으로 발생할 수 있다. 중둔근의 활동 제한은 고관절의 압박력이 감소하게 되고 그 결과에 따라 통증이 감소하게 된다.

편마비 보행 (Hemiplegic)

이 보행은 편측의 상하지에 마비를 일으키는 뇌졸중(cerebral vascular accident) 발생 후에 나타나게 된다. 이러한 보행 패턴을 *경직 보행(spastic gait)*이라고 한다. 환자는 손상측의 하지를 끌면서 걷게 될 것이다. 대체적으로 상지는 견관절 내전의 경직된 자세와 주관절의 굴곡, 수관절 굴곡, 그리고 손은 주먹을 쥔 형태로 경직된다.

파킨스 보행 (Parkinsonian Gait)

이름에서 알 수 있듯이 이 보행은 파킨슨 환자에게 나타나는 패턴이다. 이 보행의 특징은 보폭 길이가 감소하게 되고 시간이 짧아지며 발 전체를 평평하게 하여 빠르게 끌 듯이 걷는 형태를 보이게 된다. 추가로 이러한 보행 패턴을 가진 환자는 보행 할 때 양팔을 흔들지 않고 옆으로 팔을 내밀고 있게 될 것이다. 이들은 첫 걸음에 증가된 보행 속도를 보이지만 갑자기 멈출 수는 없는 특징이 있다.

가위 보행 (Scissors Gait)

가위 보행은 양측 슬관절의 신전과 고관절의 내전이 결합된 경직성 형태의 특징을 가지고 있다. 이러한 보행은 하지의 경직성 마비를 가진 환자들에게 나타나고 경직성 양하지 보행(diplegia gait)이라고 부르기도 한다.

족하수 보행 (Steppage(Drop Foot) Gait)

족하수 보행은 배측 굴곡근 약화 또는 말초신경병증을 가진 환자에게 발생한다. 이러한 보행은 지면에서 발을 높이 들기 위해 고관절과 슬관절의 과도한 굴곡을 유발하는 것이 특징이다.

달리기 보행 RUNNING GAIT

달리기 주기는 걷기 주기와 유사한 패턴을 가지고 있으며 각각 입각기와 유각기 단계로 구성되어 있다. 하지만 두 가지의 중요한 차이점은 달리기의 입각기 동안 양측 지지가 없는 것과 유각기 동안 양측 발이 지면에서 동시적으로 떨어져 있는 지점이 있는 것으로 이것을 *양측 부양(double float)*이라고 정의하고 있다. 또한 달리기 주기는 대략적으로 0.7초로 걷기 보행의 평균 주기 1초보다 빠르다. 또 하나의 차이점은 지면반발력의 크기로 걷기에서는 체중의 1.5배 지면반발력이 발생하는 것에 비해 달리기는 체중의 5배 지면반발력이 더 발생하게 된다.

달리기는 양측 하지 지지단계가 없고 지면과의 접촉면이 더 좁아지기 때문에 걷기보다 더 많은 균형 능

중요한 임상적 핵심

달리기 보행과 걷기 보행간의 몇 가지 차이점이 있다. 달리기 시 관찰되는 몇 가지 차이점은 다음과 같다.

- 양발이 지면에서 떨어지는 양측 부양(double float) 단계
- 보행 주기 시간의 감소(달리기 0.7초, 걷기 1초)
- 더 높은 지면반발력(2-5×체중)
- 더 좁은 지지면

력이 필요하게 된다. 또한 달리기에서는 높은 지면반발력에 대응하기 위해 하지의 더 강한 근력이 필요하다. 추가적으로 걷기와 달리기에서 필요한 운동 범위를 살펴보면 달리기에서 족관절과 슬관절의 움직임이 더 많이 일어난다는 것을 알 수 있다. 슬관절 굴곡과 족관절 배측 굴곡은 충격력을 감소시키는 데 필요하게 된다. 좁아진 접촉면은 하지의 내전을 더 조장하게 된다.

달리기 순서 (Running Sequence)

달리기 보행 순서는 입각기와 유각기 단계를 포함하고 있다. 지지단계로 명칭되기도 하는 입각기는 발이 지면에 닿아 있는 상태로 전체 달리기 주기의 38~45% 정도를 차지하는 보행 주기의 단계이다. 입각기 단계의 세 가지 역할은 지지면의 접촉점을 제공한다는 것과 반대측 하지의 유각기 단계 동안 안정적인 지지기반을 제공하는 것 그리고 신체가 전방으로 이동하는 동안 발을 고정하게 되는 것이다. 달리기 주기의 입각기는 발 닿기(초기 닿기), 중간지지(중간입각기), 그리고 발 떼기로 구성되어진다. 그림 13.6은 달리기 주기를 보여주고 있다. 표 13.4는 달리기 역학을 각 단계별로 구분하고 각 단계에 대한 관절 움직임과 근육 활동을 보여주고 있다.

발 닿기 또는 초기 닿기는 지면에 발이 처음으로 닿기 시작한 시점을 의미한다. 이 단계에서 작용하는 힘은 원심적으로 조절된다. 달리기 주자는 발뒤꿈치, 중족, 또는 전족 부분이 지면에 닿게 될 것이다. 장거리 주자의 70% 이상이 발뒤꿈치 닿기의 달리기 보행 형태를 가지고 있다.[12] 최근 경향은 중족 닿기를 촉진하기 위해 신발을 신지 않거나 최소 사용을 강조하고 있다.[13] 중족 닿기는 고관절과 슬관절의 제동력을 최소화하는데 도움을 준다.[14] 하지만 중족 또는 전족 닿기의 형태가 장거리 주자에게 손상을 최소화 한다는 근거는 아직까지 없다. 실제로 전족 닿기는 족관절과 아킬레스건을 지나는 강한 힘과 관련되어 있다.[15]

발이 지면에 닿아 있을 때 중간지지가 시작되어진다. 초기 닿기부터 중간지지까지 신체는 지면반발력을 받게 되고 이것은 제동 상태가 되는 것이다. 족관절과 슬관절은 최대 굴곡이 되고 거골하관절은 발이 지면에 적응하기 위해 회내되어진다. 하지는 신체의 전방 운동량을 제어하기 위해 일차적으로 원심성 조절을 수행하게 된다.

주자의 신체가 입각기측 다리 전방으로 이동하게 되면 추진단계가 시작되어지고 지면에서 발이 떨어질 때까지 이어지게 된다(발 떼기). 하지 근육의 구심성 수축과 함께 건(tendons)의 축적된 잠재적인 힘이 신체를 전방으로 나아가게 한다. 약간 상방으로 들어 올려진 상지는 효율적인 움직임과 균형을 제공하고 신체의 회전력을 감소시키는데 도움을 준다. 입각기 동안 손상 발생의 최대 위험인자는 신체에 가해지는 힘과 이러한 힘을 조절하기 위한 근육의 작용 그리고 부하가 가해지는 관절의 요인들이 있다.

유각기는 지면에서 발이 떨어져 있는 상태를 의미하고 전체 달리기 주기의 대략 55~62%를 차지하는 단계이다. 유각기의 목적은 발 닿기를 준비하기 위한 위치로 하지를 재조절하는 것이다. 추가적으로 이 단계 동안 유각기 하지에 신체의 운동량이 더해지게 되

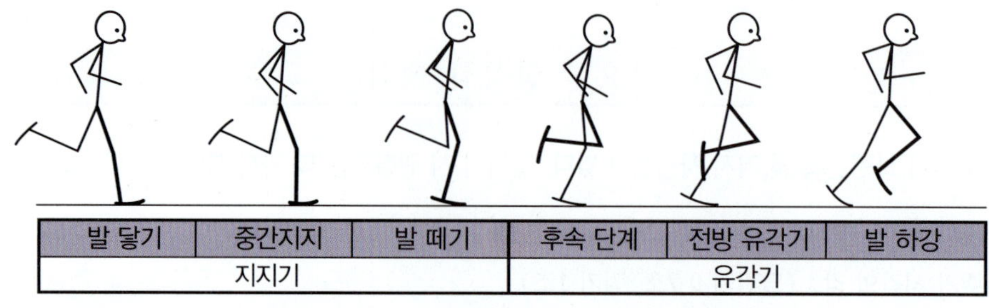

그림 13.6 달리기 보행 주기.

Reprinted, by permission, from J. Watkins, 2010, *Structure and function of the musculoskeletal system*, 2nd ed. (Champaign, IL: Human Kinetics), 30.

표 13.4 달리기 보행

		고관절	슬관절	발
발 닿기	관절 움직임	20°-50° 굴곡	15°-20° 굴곡	발뒤꿈치 닿기를 위한 5°-10° 배측굴곡
	근육 활동	원심성: 대둔근, 중둔든, 대퇴근막장근, 슬괵근 구심성: 내전근	구심성: 슬괵근, 비복근, 슬와근, 대퇴사두근 수축	원심성: 전경골근, 발가락 신전근
중간지지기	관절 움직임	30° 굴곡	20°-40° 굴곡	20° 배측굴곡
	근육 활동	원심성: 중둔근과 대퇴근막장근은 골반을 조절한다. 원심성: 대둔근과 슬괵근은 하지의 굴곡을 조절한다.	원심성: 대퇴사두근은 슬관절의 굴곡을 조절한다.	원심성: 비복근, 가자미근의 복합 작용, 후경골근.
발 떼기	관절 움직임	10° 신전	0° 굴곡	25° 저측굴곡
	근육 활동	구심성: 슬괵근, 대둔근, 중둔근 원심성: 체간 근육들	원심성: 대퇴사두근	구심성: 비복근, 가자미근 복합작용, 비골근, 발가락 굴곡근 원심성: 발가락 신전근
후속 단계	관절 움직임	5° 신전	20°-125° 굴곡	10° 저측굴곡
	근육 활동	원심성: 내전근은 골반을 조절하고, 고관절 굴곡근은 고관절 신전과 하지의 내회전을 조절한다.	구심성: 내측 슬괵근	구심성: 비복근
전방 유각기	관절 움직임	10°-60° 굴곡	125° 굴곡	10° 저측굴곡
	근육 활동	구심성: 장요근, 대퇴직근, 대퇴근막장근	슬괵근과 대퇴사두근의 수축	원심성: 경골 전면부 근육들은 발목을 조절한다.
발 하강	관절 움직임	40° 굴곡	40°-20° 굴곡	10° 배측굴곡
	근육 활동	구심성: 대둔근과 슬괵근은 대퇴부, 중둔근, 대퇴근막장근의 활동을 감소시킨다.	원심성: 슬괵근	구심성: 경골 전면부 근육들

Reprinted, by permission, from J. Loudon, R. Manske, and M. Reiman, 2013, *Clinical mechanics and kinesiology* (Champaign, IL: Human Kinetics), 371.

고 이러한 결과로 효율성이 증가하게 된다. 유각기 단계는 후속 단계(초기 유각기), 전방 유각기(중간 유각기), 발 하강의 요소가 포함된다. 후속 단계는 하지의 후방 운동량의 끝지점으로 슬관절이 최대 굴곡(60°)에 이르게 된다. 이때 하지는 전방 유각기 시작을 위한 추진력이 걸리게 된다. 이러한 과정 이후 하지는 발 닿기 준비를 위해 발이 하강하기 시작한다. 유각기 동안 양측 부양(double float) 단계는 어느 발도 지면에 접촉해 있지 않는 상태를 의미하고 시기적으로는 유각기의 시작과 끝지점에서 발생하게 된다.

달리기 운동학 (Running Kinematics)

이 장에서는 달리기 동안 하지와 상지의 움직임을 설명하고 있다. 걷기와 비교하면 견관절, 주관절, 고관절, 슬관절, 족관절 그리고 발까지 더 많은 운동의 범위가 필요하다.

초기 닿기에서 중간지지까지 (Initial Contact to Midsupport)

달리기 동안 고관절의 움직임은 주로 시상면(sagittal plan)에 일어난다. 발 닿기 시, 고관절은 대략 45° 굴곡을 시작으로 하지가 전하방으로 신전되면서 중간지지 시점에 20° 굴곡에 이르게 된다. 고관절 굴곡은 초기 지면 닿기 동안 지면의 충격을 완화하는데 도움을 준다. 관상면(frontal plan)과 횡단면(transverse plane)의 움직임은 시상면에 비해 매우 적다. 고관절 내전은 발 닿기 단계에서 골반의 움직임과 관련되어 있다. 외측 골반 경사와 같은 움직임은 충격 완화를 위한 역학적인 이점이 있다. 고관절 내전의 범위는 대략 6°로 알려져 있다. 달리기 동안 횡단면에서의 고관절 움직임은 걷기 보행과 유사한 형태를 보이고 있고 초기에는 약간의 외회전 움직임이 일어나다가 중간지지까지는 내회전의 움직임을 유지하게 된다.[16]

초기 닿기 시, 슬관절은 약 20°의 굴곡을 유지하게 된다. 슬관절 굴곡은 중간지지 동안 대략 40° 정도까지 진행된다. 족관절은 중간지지 동안 20° 정도의 배측굴곡이 되어진다.

초기 닿기 시, 거골하(subtalar)관절은 발이 지면에 닿을 때 회외(supinated)로 되어진다. 족관절은 후족(rearfoot)이 닿는 동안 약 10° 정도의 배측굴곡 움직임이 일어나고 슬관절은 15°~20° 굴곡, 고관절은 20°~50° 굴곡의 움직임이 일어난다. 달리기 동안 거골의 저측굴곡과 내전 그리고 거골하관절의 회내(pronation) 움직임에 따라 종골의 안정화가 이루어지게 된다. 거골 회내의 내전 위치는 거퇴관절(talocrural joint)과 연결되어 있어서 경골의 내회전을 증가시키는 역할을 한다.

중간지지에서 발 떼기까지 (Midsupport to Take-Off)

중간지지에서 발 떼기까지, 고관절은 20° 굴곡에서 5° 신전까지 움직임이 일어난다. 이러한 움직임의 범위는 달리는 주자의 체중심을 전방으로 이동하는데 도움을 준다. 또한 고관절은 점차적으로 외전이 진행되어 발이 지면에서 떨어질 때까지 외전 형태를 유지하게 될 것이다. 고관절의 외전은 발 떼기 단계에서 중립 자세로 되돌아오게 된다.[17] 발 떼기 동안, 슬관절은 신전하게 되고 발이 지면에서 떨어지는 시점에 다시 굴곡형태로 진행된다. 발 떼기 시, 족관절은 약 25° 저측굴곡 되어지고 슬관절은 0°로 신전하게 되며
고관절은 10° 신전의 움직임이 일어난다.

유각기 (Swing Phase)

유각기 동안 하지의 움직임을 보게 되면, 고관절은 약 20°의 신전을 유지하게 되고 같은 시점에 골반은 후방 경사에서 전방 경사로 전환되는 움직임을 보이게 된다. 후기 입각기 동안 골반의 부적절한 전방 경사나 회전은 달리기 시 하지의 과도한 신전을 유발하는 원인이 되고, 이러한 문제는 장경대퇴(iliofemoral) 인대와 전방 관절낭(joint capsule)의 장력(tensile) 스트레스를 증가시키게 될 것이다.[18] 고관절은 유각기 동안 최대 굴곡(65°)에 이르게 된다. 지면에 발 닿기를 준비하기 위해 고관절의 굴곡은 65°에서 40°로 감소하게 된다. 고관절 신전으로 진행되는 단계는 발이 지면에 닿기 이전에 전방으로 나가는 속도를 감소시키고 지면반발력을 최소화하는 역할을 한다.[18]

유각기 동안 고관절은 8° 외전을 나타내고 있지만 지면에 닿기 바로 직전 내전으로 변환하게 된다. 고관절의 움직임은 골반 움직임과 연결되어지고 이들의 연합된 움직임은 견관절과 머리의 움직임을 최소화하는데 도움을 주게 될 것이다.[19] 증가된 대퇴(femoral) 내전은 슬관절과 고관절의 다양한 손상과 연관되어 있다.[20] 고관절의 위치 변화는 유각기(swing)에서 내회전과 중립 위치에 관해 어느 것이 더 이점이 있는지 언급되어지고 있지만 대체적으로 고관절의 중립이 과도한 내회전보다 더 많은 이점(advantageous)이 있는 것으로 보고 있다.

최대 슬관절 굴곡은 전방 유각기 동안 일어나게 되고 선수급 달리기 주자는 최대 125°까지 굴곡이 일어나게 된다. 하지의 지레팔(lever arm)을 짧게 만들게 되는 최대 굴곡은 유각기의 가속을 증가시키게 된다. 유각기 동안, 족관절은 저측굴곡(plantar flexion)에서 배측굴곡(dorsiflexion)으로 움직임이 변환되어 지면에 발을 내려 놓게 된다.

상체와 상지의 주된 기능은 균형 조절과 추진력을 보조하는 것이다.[21] 횡단면(transverse plan)에서 상지와 체간은 하지의 전방 추진력에 대해 반대로 움직이게 된다. 상지는 90°나 그 이하 각도를 가진 주관절 형태와 함께 감속을 유도하게 된다. 손 역시 감속에 영향을 미치게 된다. 정상적인 상지의 움직임은 달리는 동안 견관절의 신전이 주관절을 직후방(straight back)으로 당기게 되며 그 후에 상지는 전방으로 이동하게 되고 손은 체간을 가볍게 교차하듯이 움직이게 된다. 과도한 상지의 교차는 과도한 체간의 회전의 원인이 될 것이다.

달리기 운동역학 (Running Kinetics)

달리기 동안 하지의 힘은 수직지면반발력(VGRF: vertical ground reaction force)을 이용하여 측정한다. 달리기 관련 연구에서는 달리기 속도 증가에 따라 체중의 2~3.5배 정도의 힘이 증가하는 것으로 언급되어져 있다.[22] 수직지면반발력 관점으로 보게 되면, 걷는 동안 두 개의 최대점이 나타나는 것을 확인하게 된다. 걷기의 충격 최대치(impact peak)는 급격하게 나타나지 않아서 발 닿는 부위의 충격을 완화하게 된다(예, 후족 닿기와 전족 닿기의 비교; 그림 13.7). 걷기에서 조깅으로 전환되면서 나타나게 되는 수직지면반발력의 증가는 중력중심선(center of gravity) 속도의 변화에 따른 기능적인 변화이다.[23] 걸음(step)과 보폭(stride)의 증가는 관절의 힘(force)을 감소시킨다고 보고되고 있다.

제동 단계 (Braking Phase)

제동 단계는 달리기 동안 입각기의 초기단계를 설명하는데 필요한 영역으로 초기 닿기부터 발 전체 닿기까지의 과정에서 일어나게 된다. 이 단계는 감속하는 과정으로 관련 근육들은 중력에 대해 관절 움직임을 조절하기 위해 원심성 수축을 한다. 발과 족관절, 슬관절의 움직임은 신체에 수직 부하되는 힘을 완화하기 위해 서로 협력하게 된다. 입각기의 초기 단계 동안, 신체는 지면반발력을 완화하는 역할을 하고 하지는 신체의 전방추진력을 조절하기 위해 원심성 수축을 한다. 고관절에서 작용하는 주된 근육은 대퇴사두근, 고관절 신전근, 고관절 외전근, 슬괵근이 있다. 고관절 신전근과 대둔근은 유각기 이후 고관절을 능동적으로 신전함으로써 신체를 전방으로 이동하는 역할을 하게 된다.[24] 전두면에서 중둔근은 골반의 외측경사를 조절한다. 근전도(EMG) 결과를 보게 되면

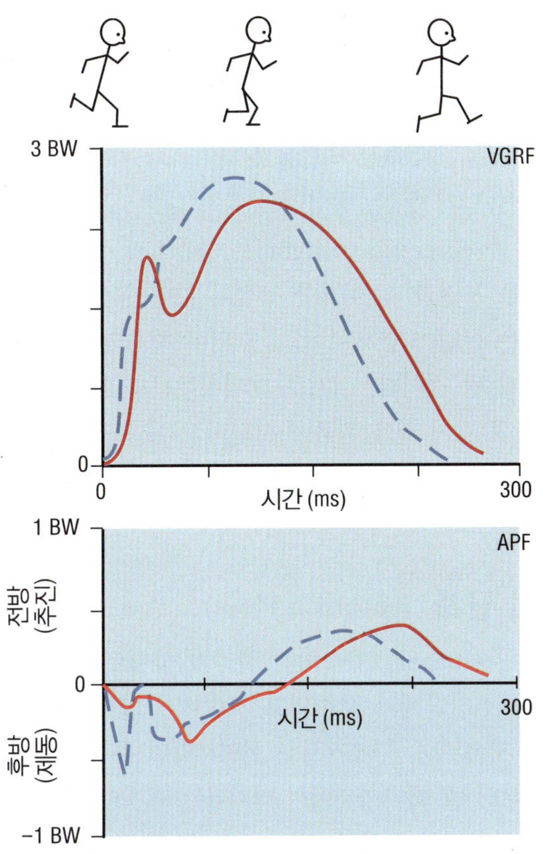

그림 13.7 지면반발력-발뒤꿈치 닿기(연속선)와 전족 닿기(점선) 동안 시간 곡선(수직과 수평 부분). BW=체중; VGRF=수직 지면반발력; APF=전후 지면반발력.

Reprinted, by permission, from P.M. McGinnis, 2015, Biomechanics of sport and exercise, 2nd ed. (Champaign, IL: Human Kinetics), 352.

슬괵근은 발 닿기 전에 수축을 시작하고 추진단계까지 수축 활동이 지속되는 것을 알 수 있다. 슬괵근의 초기 활동은 발 닿기 단계에서 슬관절이 급격하게 신전되는 것을 조절하는 역할을 한다.

제동단계 동안, 종아리 근육과 대퇴사두근의 원심성 수축(eccentric strength)은 슬관절과 족관절의 움직임을 조절한다. 이러한 조절이 없다면 슬관절과 족관절은 힘없이 안으로 접히게 되어 하지의 기능을 상실하게 될 것이다. 실제로 대퇴사두근과 종아리 근육들은 발 닿기 전에 활동을 시작하고 이 근육들의 대부분 활동은 제동력의 조절을 위해 발 닿기(IC)와 중간 입각기(MS) 사이에서 일어난다.

추진 단계 (Propulsion Phase)

주자(runner)의 신체가 입각기 하지로 전방 이동할 때 추진단계가 시작되고 지면에서 발이 떨어질때까지 지속된다. 구체적으로 설명하자면 추진단계는 발 닿기부터 발 떼기까지에서 일어나는 과정이다. 이러한 과정은 강력한 구심성 수축의 단계임을 보여준다.
추진단계 동안, 족관절과 슬관절의 움직임은 제동단계에서 일어난 움직임의 반대동작으로 진행하게 된다.

하지 근육들의 구심성 수축은 힘줄(tendons)의 장력과 함께 신체를 전방으로 추진하는데 도움을 준다. 여기서 족관절과 슬관절 그리고 고관절의 연합된 세 가지 신전 움직임은 상방과 전방에 대한 추진력을 제공하게 된다.[25] 추진단계 동안 종아리 근육, 대퇴사두근, 슬괵근 그리고 둔근은 제동단계보다 적게 수축하게 된다. 그 이유는 추진단계의 추진력은 입각기 단계의 전반기(first half) 동안 저장된 탄성 에너지의 반동을 이용하기 때문이다.

비복근은 추진단계 동안 일차적인 추진력을 생성하는 역할을 한다.[26] 추가로 고관절 굴곡근은 추진단계의 주된 요소이다. 이 근육들은 유각기(swing) 전반기 동안 수축하게 되고 유각기 초기단계에서는 고관절 신전의 감속을 조절하지만 그 이후에는 전방 이동을 위한 주된 추진력을 생성하게 된다. 중둔근의 구심성 수축은 고관절의 외전과 상방 이동의 움직임을 일어나게 한다.[27]

유각기 (Swing Phase)

달리기의 유각기 동안, 고관절 굴곡근들은 유각기 하지를 전방으로 이동하기 위해 구심성 수축을 한다. 대둔근은 이러한 움직임을 원심성 수축으로 조절한다.[28] 고관절 외전근과 외회전근은 전두면과 횡단면에서 원심성 수축으로 조절하게 된다. 중둔근(외전근)은 외측 안정성을 제공하는 핵심적인 근육이다. 이러한 근육들은 제동 단계 이전에 선행 작동하여 유각기 하지측이 너무 멀리 떨어지지 않도록 조절한다. 이때 근육들은 원심성 수축이나 등척성 수축을 통해 이러한 움직임을 조절하게 될 것이다.

달기기 손상 (Running Injuries)

달리기는 수백만의 사람들이 즐겨하는 대표적인 운동 중 하나이다. 하지만 안타깝게도 달리기는 부상의 발생이 높은 활동이다. Van Gent 연구팀의 체계적 고찰(systematic review)에 따르면 발생률 80% 수준으로 발생빈도가 높다고 보고하였다.[29] 이러한 손상들은 대체적으로 반복적이고 과도한 조직의 과부하에 그 원인들이 있다.[30] 가장 흔하게 발생하는 부상들은 슬개대퇴통증증후군(patellofemoral pain syndrome), 장경인대증후군(iliotibial band syndrome), 족저근막염(plantar fasciitis), 경골 스트레스 골절(tibial stress fracture), 그리고 아킬레스건병증(achilles tendinopathy)이다. 일반적인 달리기 손상들과 손상을 일으키는 관련인자들의 요약은 표 13.5에서 확인 할 수 있다. 달리기 손상들의 잠재적인 원인들은 수정 가능한 것과 수정 불가능한 것으로 분류할 수 있다.

수정 불가능 인자 (Non modifiable Factors)

수정 불가능 인자는 해부학적 구조, 나이 및 성별과 관련이 있다. 달리기는 반복적인 충격을 동반하게 되고 달리기 주자들은 조직에 문제가 생기기 전까지 견딜 수 있는 한계치가 있다. 생체역학적인 비정상 상태가 경미할지라도 부상을 초래할 수 있다.[31] 몇 가지 이론들은 달리기 부상의 원인 인자로 구조와 기능에 초점을 두고 있고 발 구조의 변형은 대체적으로 과사

표 13.5 일반적인 달리기 손상

달리기	관련 인자	움직임 오류	치료 전략
전방 무릎 통증	외측 편향된 슬개골 대퇴사두근 약화 긴장된 외측 구조물들 과도한 고관절 내회전 후족 회내 코어 약화	고관절 내전과 내회전의 증가 슬관절 외반 전진단계에서 발과 발목의 움직임 제한	대퇴사두근 강화 고관절과 코어 근육 강화 달리기 재훈련 슬개골 테이핑
장경인대증후군	내전된 보행 전방회전 된 장골 고관절 외전과 외회전 약화 기능적 다리길이 차이 내반슬 엄지발가락 신전 제한	과도한 대퇴골 회전 과도한 보폭 과도한 발뒤꿈치 닿기	고관절 외회전근 강화 연부조직 마사지 상경비골관절의 관절유동술 하지 교차훈련
운동과 관련한 하지 통증	대체적으로 여성에 호발 높은 체질량(BMI) 다리길이 차이 훈련의 오류	증가된 경골 충격 과도한 보폭 과도한 발뒤꿈치 닿기	부드러운 발 닿기를 위한 재훈련 거골하관절의 관절유동술과 교정 종아리 스트레칭 고관절 강화 테이핑 보조기
아킬레스 건병증	과운동성 L5-S1 분절 신발굽의 높이 변화 훈련 또는 지지면 오류(비탈길) 관절 역학; 전방 이동된 거골, 저측 굴곡된 입방골	과도한 보폭 전족부의 충격 과도한 수직 이동 비정상적인 회내 급격한 휘어짐 부족한 족관절 락커	발뒤꿈치 들어올리기 달리기에서 천천히 되돌아오기 코어 안정화 경막 스트레칭 테이핑 보조기 전면부 경골근, 가자미근, 장무지굴근의 강화 발뒤꿈치 내리는 동안 원심성 조절
족저근막염	엄지발가락 제한 전족 내반 거골하 내반 비정상적인 회내 긴장된 종아리 맞지 않는 신발 긴장된 슬괵근	충격 조절 실패 경미한 충격 과도한 발뒤꿈치 들기 재훈련 과도한 고관절 내회전 무릎의 전반적인 외반	발아치 테이핑 보조기 나이트 스프린트 거골하관절 관절유동술과 교정 종아리 스트레칭 장무지굴근 강화
슬괵근 근위부 염좌	둔근과 슬괵근 간의 균형 양상에서 슬괵근의 우세 자연적인 제한 근위부의 유착 원심성 작용의 과부하 골반 비정렬 천장관절의 과소, 과대운동성 L5 신경병증	과도한 보폭 편측 충격의 변화	슬괵근 부하의 원심성 조절 슬럼프(slump) 스트레칭 둔근 강화 코어 안전성 강화 고관절 관절가동범의 증가 연부조직 마사지 키네시오 테이핑

Reprinted, by permission, from J. Loudon, R. Manske, and M. Reiman, 2013, *Clinical mechanics and kinesiology* (Champaign, IL: Human Kinetics), 379.

용과 연관되어 있다고 하였다.[32] Tong과 Kong은 이러한 관계의 설득력이 낮다고 주장하였다.[33] 이론적으로는 유연한 발이 경직된 발보다 충격 흡수를 더 많이 허용한다. 그러나 발의 과도한 회내(pronation)는 잘못된 정렬(슬개대퇴 통증증후군)과 과도한 근육 활동(정강이 부목: shin splints)을 유발한다.[34] 발이 최대로 회내 상태일 때, 경골은 최대로 내회전되고 슬관절은 굴곡되어 질 것이다. 이러한 형태는 중간지지단계 동안 일어나게 된다. 이 지점을 지나면 슬관절은 신전하기 시작한다 하지만 일부 주자들은 거골하관절(STJ)이 여전히 회내 상태로 있게 되고 이것은 슬관절의 과도한 비틀림을 유발하게 될 것이다.[34,36] 과도한 외전(eversion)을 가진 달리기 주자 역시 경골의 과도한 내회전을 동반하게 되고 이것은 슬관절과 고관절의 역학에 영향을 줄 수 있다.[37] 경직된 발을 가진 달리기 주자는 발의 유연성을 통해 지면반발력(ground force)을 분산시킬 수 없으므로 경골과 하지 위로 지면반발력의 충격이 전달된다. 이러한 주자들은 경골의 스트레스 골절, 외측 발목 염좌, 장경인대 증후군을 더 쉽게 유발하게 된다.[32]

최근에는 다양한 달리기 손상들의 원인 인자로 고관절과 골반에 주의를 기울이고 있다. 대퇴골과 경골의 정렬은 슬개골의 구조적 정렬과 함께 중요한 요소이다. 전두면과 횡단면에서 고관절 또는 골반의 움직임 증가는 슬개대퇴 통증증후군,[27,38] 장경인대 증후군,[20] 경골 스트레스 골절과 관련이 있다.[39]

수정 가능한 인자 (Modifiable Factors)

수정 가능한 인자는 환경, 기술, 또는 훈련과 같은 변경 가능한 요소들이다. 특히 한 연구에서는 부상의 가장 큰 예측기준은 달리기의 총량과 운동량의 급격한 변화 또는 달리기의 강도라고 제시하였다.[40]

달리는 지형은 부상을 유발하는 요인이 될 수 있다. 주행면은 지면 반발력의 크기에 직접적인 영향을 미친다. 아스팔트와 콘크리트는 잔디 표면에 비해 더 높은 힘을 만들어 낼 수 있다. 단단한 표면의 장점은 표면과 주자의 신발 또는 발 사이에 더 좋은 견인력이 발생한다는 것이다. 잔디, 흙, 모래는 지면반발력이 작지만 견인력이 낮아서 하지의 관절 움직임이 좀 더 많이 필요하게 된다. 발목이 불안정한 사람은 부상의 위험을 최소화하기 위해 더 단단한 표면을 선호하게 될 것이다.

다양한 달리기 부상 중 하나의 가능한 원인은 과도하게 증가된 보폭이다. 이것은 초보 주자의 대표적인 문제이다. 과도하게 증가된 보폭은 급격한 제동력에 영향을 미친다. 고관절, 슬관절, 족관절의 연합되어진 정확한 관절 움직임과 하지 근력이 결합된 정확한 움직임 패턴들이 달리기 하는 동안 제동력을 조절하여 힘줄(tendon) 탄성 에너지를 이용한 좀 더 효율적인 움직임을 만들어 내고 발 닿기의 충격을 최소화 하게 될 것이다.

달리기 속도는 보폭 길이(stride length) 곱하기 보폭 횟수(stride frequency)이므로 달리기 속도를 향상시키는 한 가지 방법은 보폭 횟수나 걸음수(cadence)를 증가시키는 것이다. 장거리 주자를 위한 권장 걸음수는 160~180step/min이다.

훈련 속도나 양의 급격한 증가는 대표적인 훈련의 잘못된 방법이다. 검증되지는 않았지만 일반적으로 10% 기준을 적용한다. 주자는 일주일에 10% 이상 훈련 속도나 훈련량을 증가시켜서는 안된다. 또한 10% 기준으로 한 번에 하나의 항목만 증가시키도록 권고하고 있다. 만약에 훈련 속도가 증가한다면, 일정기간 동안 주행거리를 제한해야 한다. 일주일 동안 장기간 주행은 일주일 전체 주행거리의 30%를 넘지 않아야 한다. 추가적으로 훈련 시간 사이의 적절한 휴식은 조직의 회복성에 중요한 도움이 된다. 연속적인 훈련시간 사이에는 48~72시간의 휴식 시간을 권장하고 있다. 교차 훈련(cross-training)은 이와 같은 휴식시간을 보충하는데 사용할 수 있다.

걷기 보행과 달리기의 생체역학적 분석

BIOMECHANICAL ANALYSIS OF WALKING AND RUNNING

걷기 또는 달리기의 생체역학 분석은 운동학

(kinematic) 또는 운동역학(kinetic)의 측정을 포함한다. 이러한 측정은 간단한 척도(yard stick) 또는 정교한 3차원 동작분석장비와 같은 측정 기술이 요구된다. 측정 기술은 현대적인 기술 부분이 향상됨에 따라 끊임없이 진화하고 있다. 이 장에서는 클리닉에서 일반적으로 사용되는 측정방법에 중점을 둔다.

운동학 평가 (Kinematic Evaluation)

운동학적 평가는 하지의 관절 위치, 변위(displacement), 속도 및 가속도를 관찰하는 것이다. 이러한 평가는 치료사가 환자의 움직임이 정상 범위에 있는지 또는 잘못된 분절이 있는지 결정하는데 도움이 될 것이다. 걷기와 달리기 동안 비정상적인 보행 상태의 확인은 환자가 호소하는 문제의 원인을 찾아내는데 도움이 되는 정보를 제공한다. 추가적으로 이러한 과정은 치료 과정에도 도움이 될 것이다. 비정상적인 보행패턴을 확인하는 것은 훈련되어진 시각적인 능력과 전문적인 기술이 요구된다. 달리기 하는 동안, 느린 동작으로 확인하는 과정 없이 시각적으로 동작분석을 하기에는 거의 불가능한 일이다. 이를 수행하는 가장 좋은 방법은 비디오 캡처 시스템을 이용하는 것이다. 현대적인 최신 기술을 통해 우리는 보행의 시작과 진행과정에 대해 객관적인 분석을 쉽게 할 수 있다. 추가적으로 반복 재생을 통해 걷기와 달리기 하는 동안 잘못된 움직임의 패턴들을 확인하여 즉각적인 피드백을 줄 수 있다.

비디오 보행 분석에 필요한 기본 장비에는 카메라, 삼각대, 모션 캡처 소프트웨어와 재생장치가 포함된다. 움직임 유형(걷기, 달리기)과 분석 요소에 따라 카메라 및 분석 시스템이 결정된다. 걷기를 분석하기에 적합한 표준 비디오는 초당 60 샘플을 제공해야 한다. 달리기 모션을 캡처하기 위해서는 높은 샘플링 속도를 가진 디지털 비디오 캡처 시스템이 필요하다. 하지만 정성(qualitative) 분석과 정량(quantitative) 분석 모두 속도보다 캡처된 이미지의 선명도가 더 중요한 고려사항이 되어야 한다. 카메라의 셔터(shutter) 속도는 비디오 레코드의 각 사진을 찍을 때 셔터가 열리는 시간과 노출시간을 사용자가 제어 할 수 있게 한다. 빠른 움직임을 분석하고자 한다면 캡처된 이미지의 흐려짐을 방지하기 위해 노출시간이 짧아져야 한다.

2차원 분석의 경우, 카메라만으로도 충분하다. 비디오 관찰은 전방, 후방, 측면의 영상이 보여야 한다. 따라서 카메라를 세 가지 다른 위치에 배치해야 한다. 각도 왜곡을 방지하려면 가능한 한 피검사자(subject)의 면에 수직으로 카메라를 배치해야 한다. 피검사자에 부착하는 반사 마커(marker) 센서는 관절 위치를 식별하는데 도움이 된다. 일반적으로 이러한 마커는 ASIS, PSIS, 대전자들(great trochanters), 외측 슬관절, 외측 복사뼈(malleolus)에 부착된다.

연구목적으로 걷기나 달리기에 대한 운동학의 구체적인 정량적 연구를 위해서는 6~8개의 비디오 카메라와 더 높은 영상 캡처 속도를 가진 재생장치가 필요하다. 걷기 분석에 비하여 달리기 분석에 필요한 장비는 좀 더 정교하고 비싼 장비가 사용된다. 오늘날의 생체역학 분석 소프트웨어의 대부분은 움직임을 디지털 방식으로 캡처한 후 몇 분 내에 운동학적 형태와 정량적인 운동량을 그래픽으로 출력하여 제공할 수 있다.

비디오 캡처된 자료가 제공되면 치료사는 평가를 위한 표준 전략을 수립해야 할 것이다. 걷기 분석과 달리기 분석의 평가 양식은 그림 13.8과 13.9에 제시되어 있다. 보행패턴을 분석하기 위해 관절 움직임의 디지털화를 가능하게 하는 여러 컴퓨터 소프트웨어 프로그램을 활용하게 된다. 치료사는 비디오 클립(clip)에서 측정영상을 설정하고 소프트웨어 측정항목으로 관절 각도를 측정한다. 측정각도는 후면부의 종골 외전, 전면부의 전방 평면 투영 각도(frontal plane projection angle) 그리고 중간지지단계 동안 최대 슬관절 굴곡 각도가 포함될 수 있다. 정상범위의 각도는 표 13.6에 제시되어 있다.

보행분석 매트 (Gait Mats)

보행분석 매트는 걷기 보행 동안 시간 및 공간에 대한 측정 정보를 제공하는 장비이다. 매트는 보행통로로 이용되는 긴 매트 또는 긴 띠 형태의 카페트(carpet)로 구성된다. 매트 안에는 피검사자가 걸을

대상자: ______________________________
측정자: ______________________________

전반적인 관찰(전면, 후면, 측면 관찰)

예

- ❑ 신발 벗기 ______________________________
- ❑ 하지 움직임의 비대칭: ______________________________
- ❑ 걸음 길이(step length), 보폭 길이(stride length), 발 각도(foot angle): ______________________________

발과 족관절

- ❑ 내측종아치(MLA)의 과도한 이완? 언제: ______________________________
- ❑ 내측종아치(MLA)의 이완에 대한 제한? 언제: ______________________________
- ❑ 후면 관찰에서 두 개 이상의 발가락이 보이는 발은? / 왼쪽과 오른쪽이 동일한가?

슬관절

- ❑ 현재 외반슬(genu valgum)이 관찰되는지? ______________________________
- ❑ 현재 내반슬(genu varum)이 관찰되는지? ______________________________
- ❑ 현재 전반슬(genu recurvatum)이 관찰되는지? ______________________________
- ❑ 초기 딛기에서 최대 신전이 일어나지 않는다.

고관절

- ❑ 입각기 동안 과도한 내전을 관찰되는지?
- ❑ 입각기 동안 과도한 대퇴골 내회전이 관찰되는지?
- ❑ 초기 딛기 동안 고관절 굴곡의 제한이 있다.
- ❑ 현재 트렌델렌버거 보행이 관찰되는지?
- ❑ 말기 입각기와 전유각기 동안 고관절 신전의 제한이 있다.
- ❑ 유각기 동안 고관절의 외측 돌림(circumduct)이 관찰되는지?

체간과 상지

- ❑ 과도한 굴곡, 측굴, 또는 신전이 관찰되는지? ______________________________
- ❑ 팔 흔들기가 비대칭적이다: ______________________________
- ❑ 팔 흔들기와 하지의 움직임이 상호적이지 않는다. ______________________________
- ❑ 팔 흔들기가 신체를 교차하는지? ______________________________
- ❑ 기타 관찰: ______________________________

그림 13.8 걸음 보행 분석 표.

때 압력을 측정하는 발 압력센서가 내장되어 있다. 이 압력 센서는 걸음 길이(step length), 보폭 길이(stride length), 보행 속도와 같은 시간 및 공간적인 보행 수치를 계산하는 컴퓨터에 연결된다.

가속도계 (Accelerometers)

가속도계는 가속도의 측정을 직접적으로 할 수 있는 변환장치다. 이러한 장치는 매우 가볍고 크기가 작은 형태이다. 가속도계는 신체 분절이나 특정 부위에 가능한 한 견고하게 부착시킨 후 전기적인 출력단자로 기록 장치에 연결되어진다. 비선형(non linear) 움직임 동안 가속도를 측정하기 위해 혼합된 다중 선형 가속도계(multiple linear accelerometers)를 일반적으로 사용한다. 가속도계는 하지의 가속도 비율을 결정하는데 사용할 수 있다. Milner의 연구팀은 경골의 충격값을 알아보기 위해 가속도계를 사용하였다.[41] 이 연구팀들은 경골 스트레스 골절의 병력을 가진 여성 달리기 주자가 실험 대조군에 비해 경골 충격과 하중에 더 큰 영향을 받는다는 것을 확인하였다.[41]

이름: ______ 영상번호: ______ 날짜: ______
신발: ______ 보조기: ______
트레드밀 속도: ______ 경사도: ______ 분당걸음 수: ______

후면

- ❑ 외측 머리 움직임 ______
- ❑ 체중심 ______
- ❑ 흉추 회전 ______
- ❑ 견갑골 위치 ______
- ❑ 요추 측굴 ______
- ❑ 외측 골반 경사 ______
- ❑ 골반 수평 회전 ______
- ❑ 회내 / 회외 ______
- ❑ 발이 중심선을 교차한다(증가된 고관절 내전) ______
- ❑ 증가된 발의 축 ______

측면

- ❑ 체간(기울어짐) ______
- ❑ 어깨와 팔꿈치 위치(90°) ______
- ❑ 긴장된 손 ______
- ❑ 적절한 고관절 신전(15°~20°) ______
- ❑ 감소된 슬관절(감소된 고관절 굴곡) ______
- ❑ 과도한 보폭 ______
- ❑ 비대칭적인 다리 교차(swing) ______
- ❑ 발 걸림 증가 ______
- ❑ 중족지절(MTP) 신전 ______

전면

- ❑ 머리 위치 ______
- ❑ 체중심(수직축의 증가) ______
- ❑ 어깨(높이 수준) ______
- ❑ 팔이 중앙선을 교차한다 ______
- ❑ 체간 기울어짐 ______
- ❑ 과도한 고관절 회전(증가된 대퇴골 회전) ______
- ❑ 무릎의 정렬상태(내반/외반) ______
- ❑ 경골 회전 ______
- ❑ 발뒤꿈치 닿기: 발뒤꿈치 ______ 발 중간 ______ 전족 ______
- ❑ 발의 외반 ______

그림 13.9 달리기 보행 분석 표.

운동역학 평가 (Kinetic Evaluation)

힘과 근육 활동(운동역학: kinetic)의 측정은 운동학적(kinematic) 측정보다 더 어렵다. 그래서 운동역학적인 측정은 일반 클리닉에서는 잘 적용하지 않는다. 생체역학에서 운동역학의 수치를 측정하는 장비로는 포스 플랫폼(force platform)과 근전도(electromyography: EMG)가 있다.

포스 플랫폼 (Force Platform)

포스 플랫폼 또는 포스 플레이트(force plate)는

표 13.6 영상 분석: 관절 각도의 평가

관찰	관절	정상적인 각도
전면	슬관절 외반 각도	7° 이하
	유각기 동안 고관절 내전	5°–7°
	수직면에서 체간의 각도	최소
후면	종골 외번 각도	8° 이하
	반대측 골반 하강	7° 이하
측면	초기 닿기에서 슬관절 굴곡	15°–20°
	슬관절 최대 굴곡(유각기)	40°
	슬관절 최대 굴곡 시 고관절 굴곡	20°
	고관절 신전(말기 유각기)	10°–15°
	견관절 움직임	25° 굴곡; 10° 신전
	주관절 위치	90°

지면 반발력(ground reaction force)을 측정하는 장비다. 지면 반발력은 수직, 전후, 좌우로 측정한다. 지면 반발력(GRF)에 대한 선행 연구들은 걷기와 달리기의 운동역학 부분에서 확인할 수 있다. 포스 플레이트 표면은 직사각형이다. 이 표면은 크기가 다양하지만 40cm×60cm 크기가 일반적이다. 플레이트는 보행하는 지면과 평형하게 바닥 표면에 배치한다. 이러한 배치는 평평하지 않은 표면으로 인한 보행과정의 오류를 최소화한다. 포스 플레이트는 일반적으로 압력게이지(strain gauge) 또는 압전(piezoelectric) 장치가 내장되어 있다. 달리기와 같은 크고 빠른 힘을 측정하고자 할 때는 압전(piezoelectric) 장치가 필요하다. 잘 갖추어진 생체역학 실험실에서는 포스 플레이트와 운동학(kinematic)을 측정할 수 있는 비디오 장치를 연결하여 영상자료와 압력자료를 연동하여 분석할 수 있다.

근전도 (Electromyography: EMG)

근전도는 표층(superficial) 근육 위의 피부에 위치한 표면 전극이나 근육 내에 삽입된 내부 전극을 통해 수축하는 근육의 전기적 활동을 측정하는 장비이다. 보행에서 EMG는 근육의 활동하는 시간을 확인하는데 유용하다. 예를 들어, 입각기(stance) 단계 동안 하지의 내전 성향이 있는 달리기 주자의 후면부 둔근(gluteal muscles)에 EMG 전극을 부착하여 측정한 생체신호를 통해 어떠한 문제가 있는지 확인할 수 있다. 이 주자는 둔근의 근전도 활동을 관찰한 후 입각기 단계 동안 둔근의 선택적인 활성화를 유도할 수 있을 것이다.

결론 CONCLUSION

걷기 및 달리기에 대한 보행 분석을 위해서는 각 보행 단계 동안 일어나는 운동학(kinematics)과 운동역학(kinetics)에 대한 이해가 필요하다. 이 장에서는 걷기와 달리기에 대해 자세하게 설명하고 있다. 두 가지 보행에 대한 하지의 특정 범위의 움직임과 근육 작용에 대해 기술하고 있고 근골격계 문제에 대해 쉽게 접근할 수 있도록 표 형식으로 상세하게 설명되어 있다.

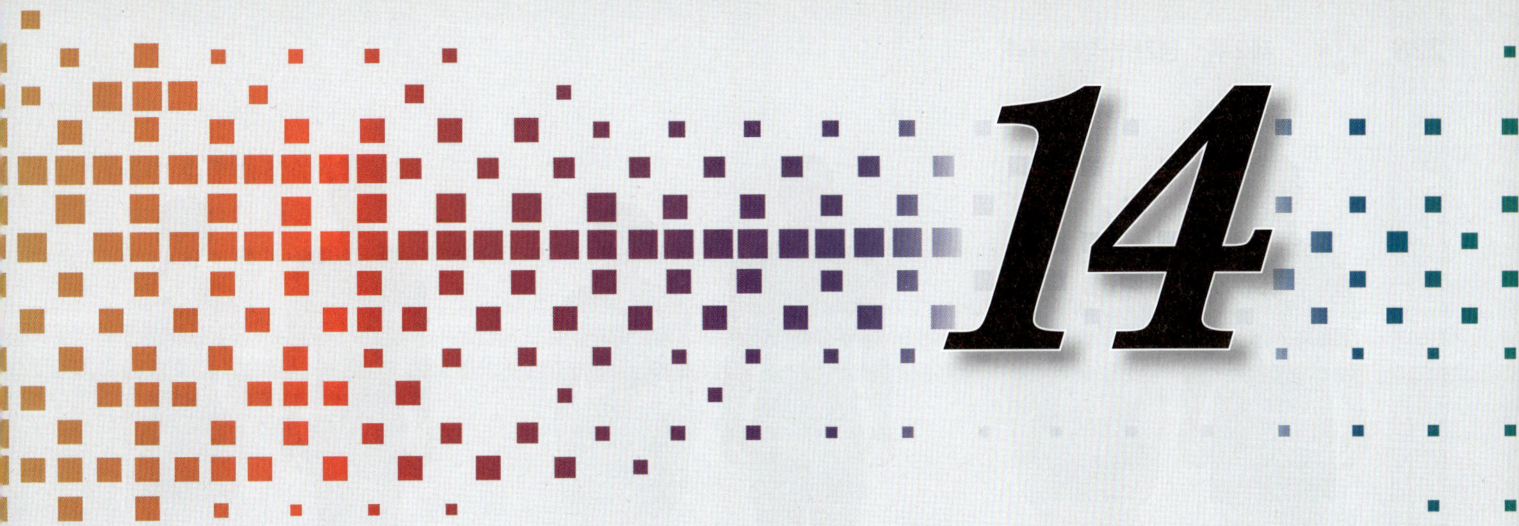

자세

POSTURE

인체의 자세는 위치와 상관없이 환자의 검사 및 치료과정에 중요한 영향을 줄 수 있다. 특정 자세의 장애는 특유의 병리학적 장애와 연관될 수 있다. 과도한 거북목 자세나 양쪽 둥근 어깨(Rounded shoulders)를 가진 환자는 상지 기능 장애의 발생률이 높은 것으로 나타나고 있다. 전방으로 과도한 기형을 가진 환자는 다리 병변 및 기능 부전의 빈도가 높은 것으로 나타난다. 그렇지만 질병이 없는 사람에게도 비정상적인 자세가 있을 수 있음을 기억해야 한다. 따라서 정상 자세를 평가하고 자세 장애를 진단할 수 있는 치료사는 자세 평가의 잠재적인 결함들에 대해 정확하게 인식해야 한다. 이 본문 전체에 걸쳐 밝혀진 바와 같이, 해부학적 표식점(landmark)에 대한 촉진(Palpation)과 해석에는 분명한 한계가 있다. 이러한 평가의 오류 가능성을 최소화하기 위해 제11장(촉진)을 참고하길 바란다.

체형 BODY TYPE

환자의 자세를 평가하기 전에 치료사는 그들의 신체 유형에 대한 평가를 수행해야 한다. 환자의 체형은 자세에 중요한 요소이다. 환자의 체형을 설명하는 용어는 *신체유형(Somatotype)*이다. 신체유형은 뼈의 구조, 뼈의 밀도, 그리고 근육 조직의 조합이다. 이러한 변수들은 모두 유전적으로 암호화되어 있다. 신체유형은 크게 세 가지 유형으로 분류한다: 내배엽형(비만형체형), 중배엽형(운동형체형), 외배엽형(마른형체형)(그림 14.1).

*내배엽형*의 환자는 몸집이 크거나 뚱뚱한 체격을 가지고 있다. 이러한 신체 유형들은 외관상으로 둥글고 부드러운 것으로 묘사된다. 이러한 환자들은 굵은 허리와 짧은 팔다리를 가지고 있을 가능성이 높고 팔과 다리의 원위부에 비해 근위부가 불균형하게 더 커져 있다. 이러한 불균형의 비대칭적 분포로 인해, 환자들은 요추부 전만이 증가하는(복부지방의 증가로 인해) 자세 장애나 양쪽 어깨가 굽어지는(근위부 몸통과 팔의 지방으로 인한) 자세 장애가 발생할 가능

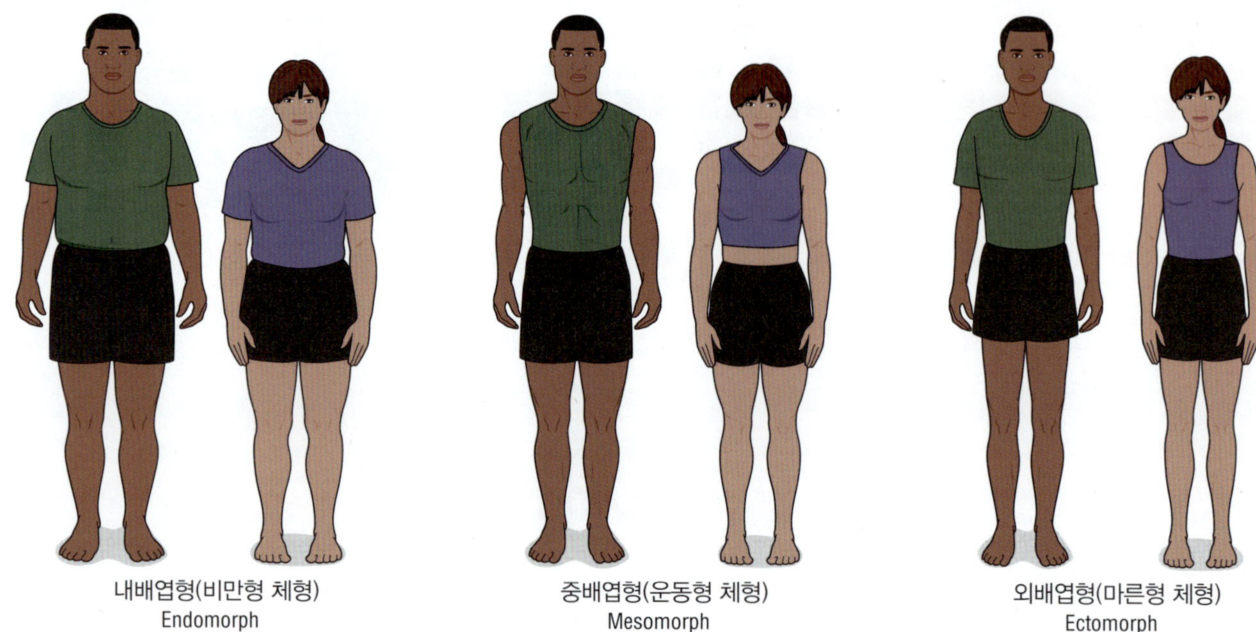

그림 14.1 신체 유형(Somatotypes).

Reprinted, by permission, from NSCA, 2008, 근력운동에 따른 나이와 성별, Avery D. Faigenbaum. *체력관리의 정수*, 3rd ed., edited by T.R. Baechle and R.W. Earl(Champaign, IL: Human Kinetics), 145.

성이 있다. 중배엽성 유형의 환자들은 근육성 운동형 체형으로 내배엽성 환자와 유사한 높은 체질량지수(BMI)를 가지고 있다. 그들의 체질량은 근육 함량이 더 커서 내배엽성 환자보다 훨씬 더 좋으며 튼튼한 뼈(뼈에 긍정적인 스트레스가 있기 때문에)와 일반적으로 더 좋은 자세를 취할 가능성이 높다. 외배엽성 유형의 환자들은 매우 마른체형으로 중배엽성 유형의 환자들보다 근육량이 적다. 이 유형의 환자들은 향후 노화로 인한 골다공증이 발생할 가능성이 높다고 볼 수 있으며 골격 구조에 점진적이며 긍정적인 스트레스가 적어 후만증 자세가 증가하는 경향이 있다.

환자의 신체 유형을 평가할 때 치료사는 환자들이 항상 두 종류의 신체 유형이 조합될 가능성을 생각해야 한다. 많은 환자들이 정해진 하나의 신체 유형이 아닌 개인만의 고유한 유형의 자세를 가지고 있을 것이라 생각해야 한다.

최적의 기립자세
OPTIMAL STANDING POSTURE

최적의 자세인지, 기능장애가 있는 건지에 관계없이 환자가 예측할 수 있는 모든 자세에서 평가가 이루어져야 한다. 다시 말하지만, 최적의 자세 또는 정상적인 자세는 환자들마다 매우 다양하게 적용되어지므로 자세는 가능한 항상 두 가지 관점에서 볼 수 있어야 한다. 자세는 일반적으로 서있는 자세로 가장 많이 평가되며, 한 가지 관점은 전방 또는 후방에서 두 번째 관점은 측면에서 진행한다.

신체를 나누는 선은 수직으로 정렬되고 중력선은 모든 관절축을 가깝게 지나가거나 가로질러 통과한다. 신체 구조가 가지는 다양함으로 인해 최적의 자세에서 약간의 편차가 나타난다. 이 경우, 수직선을 천장에서 떨어뜨려 외이도 또는 귀의 중심을 통과하여 중력선을 나타낼 수 있으며 정상적인 자세에서 대부분의 경우 무게의 중심선은 두 번째 천추 뼈의 바로 앞쪽을 지나간다. 신체의 각 관절에는 해당 관절에서

중요한 임상적 핵심

다양한 신체 유형은 각기 다른 자세의 특성들을 가지고 있다:

- 내배엽형은 일반적으로 몸집이 크거나 뚱뚱한 체격으로 설명된다.
- 중배엽형은 근육성 운동형 체격으로 설명된다.
- 최적의 자세에 대한 전통적인 평가는 수직선 측정으로 진행된다.

외부적인 모멘트(중력으로 인해)를 수행하는 반면 내부적인 모멘트는 외부적인 모멘트에 대해 저항(수축성 및 비수축성 조직으로 인해)으로서 작용한다. 표 14.1은 외부적인 모멘트를 수행하는 주된 관절들과 외부적인 모멘트에 저항하는 내부적인 모멘트(수동적 및 능동적으로 반대되는 힘) 목록이다.

그러므로 정상적인 기립자세에서 체간에 있는 전체적인 근육의 사용은 최소화되어야 한다. 더 멀어진 중력선은 관절의 중심으로부터 멀어져 있으며 길항근 그룹의 증가된 근육의 사용은 중력 모멘트를 제한할 것이다. 정상적인 최대 전극활성을 지닌 근육들 정적인 자세에서는 가자미근이 곧은 자세를 유지하며 장요근은 고관절에서의 후방모멘트에 대해 반대로 작용하며 중둔근과 대퇴근막장근은 골반의 외측 기울기를 조절하고 기립근 그룹은 체간에서 앞쪽 모멘트 시 반대방향으로 작용한다.

전후면 시점 (Anteroposterior View)

천장에서부터 내려온 수직선은, 전면부(그림 14.2)와 후면부(그림 14.3) 양측에서 보았을 때 체간을 동일하게 양측으로 이등분해야 한다. 위와 같은 방향에서 본 정렬은 다음과 같다(두개골부터 미골까지).

- 머리와 목은 곧은 일자(회전이 없거나, 측방굴곡이 없다)
- 머리의 측부와 귀 사이의 거리가 동일
- 눈 사이의 거리가 동일
- 수직선은 척주의 극돌기와 둔부의 중간 공간(Gleft) 통해 후두부의 정중앙을 양분

표 14.1 중력모멘트와 주된 관절

관절	중력선	중력모멘트	수동적 저항힘	능동적 저항힘
환추후두골관절	전방	굴곡	항인대, 덮개막	후경부 근육들
경추	후방	신전	전종인대	심부 경부 굴곡근
흉추	전방	굴곡	후종인대, 황색인대, 극상인대	흉추신전근(척추기립근)
요추	후방	신전	전종인대	복근, 고관절굴곡근
천장관절	전방	굴곡	천조인대, 천극인대, 후천장인대, 골간인대	고관절 신전근, 요부 신전근
고관절	후방	신전	장골 대퇴인대	장요근
슬관절	전방	신전	후관절캡슐, 후방십자인대	함스트링
족관절	전방	족배굴곡	후경비인대	가자미근

Reprinted, by permission, from J. Loudon, R. Manske, and M. Reiman, 2013, *Clinical nd kinesiology* (Champaign, IL: Human Kinetics), 341.

- 척주는 외측 굴곡 없이 곧은 일자
- 동일한 양측 척추기립근의 크기
- 코, 턱, 흉골상절흔, 흉골, 그리고 배꼽은 양측으로 동일하게 양분
- 동일한 어깨 높이(우세어깨는 낮을 수 있음)
- 척추로부터 양측 견갑골의 내측면이 동일한 거리유지
- 어깨 하각부의 동일한 높이
- 늑골의 대칭성
- 동일한 팔꿈치의 운반각
- 동일한 장골능의 높이
- 동일한 전상장골극과 후상장골극의 높이
- 동일한 대전자의 높이
- 동일한 둔부주름의 높이
- 동일한 슬괵근의 크기
- 슬부관절의 동일한 거리
- 슬개골이 전면부를 향하며 동일한 높이
- 동일한 슬와 높이
- 동일한 장딴지 근육 크기
- 아킬레스건과 종골의 정렬 위치
- 동일한 족관절과 내측 복사뼈 사이의 거리
- 종족궁이 과도하게 증가 또는 편평하지

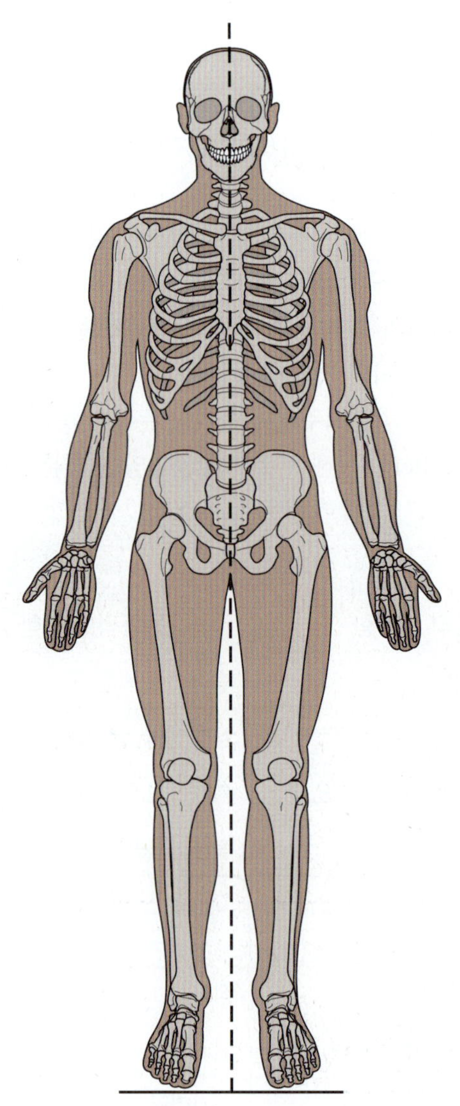

그림 14.2 이상적인 자세, 전면, 점선으로 이어진 추선에 가까운 자세.

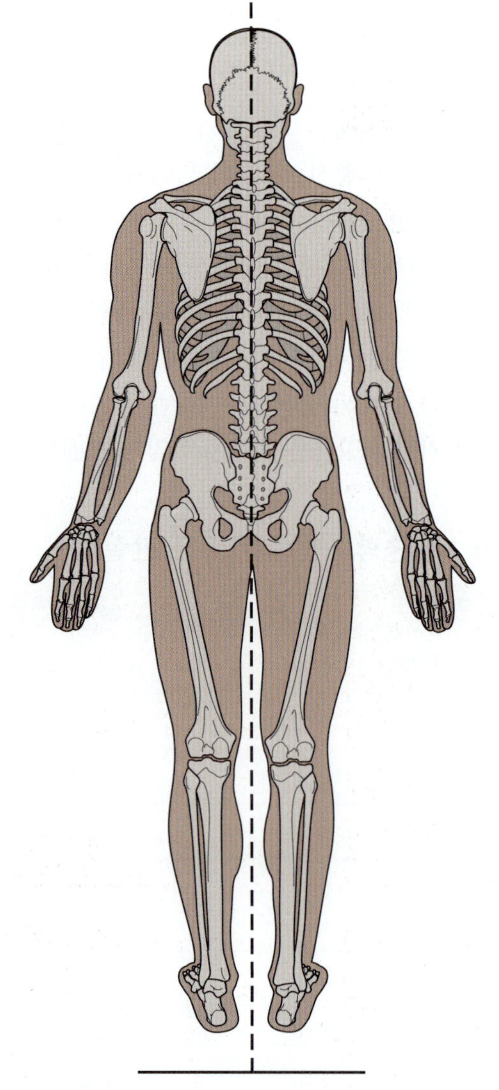

그림 14.3 이상적인 자세, 후면.

않아야 함

- 정렬선에서의 발가락 위치
- 15°~18° 발끝 각도

전면부와 후면부에서 보았을 경우 귀, 어깨, 장골능, 비골두, 그리고 외측 복사뼈는 같은 위치에 있어야 한다(동일한 면에 위치). 가령, 무언가 던지는 선수들 또는 한쪽 팔이 우세한 사람들은 공통적으로 우세한 팔이 반대 팔보다 더 낮은 위치(또는 더 미골부로)에 있다. 이러한 경우를 *능숙한 패턴(handiness pattern)*이라고 언급한다.[1]

양측팔은 체간으로부터 동일한 위치에 있어야 하며 동일한 운반각을 지녀야 한다(5°–15°). 양측 손바닥의 엄지는 전방을 향한 채 체간 쪽으로 향해 있어야 한다. 후면부에서 보았을 때 척추로부터 양측 견갑골은 동일한 거리에 있어야 하며 각각 견갑골은 동일한 상부–하부 위치에 있어야 한다. 견갑골은 일반적으로 척추에서 2~3inch(5~8cm) 떨어져 있으며 두 번째와 세 번째 흉추 사이의 수준에 있어야 하고 척추의 가시 돌기는 서로 수직으로 나란히 있어야 한다.

관상면에서 보이는 양측 장골 능선은 수평이어야 하며 흉곽과 체간은 각각 대칭이어야 한다. 측면에서는 흉곽의 측면 변이 또는 편향이 나타나지 않아야 하며 후방에서 둔부 주름은 수직을 이루고 양측 둔부는 대칭이 이루어져야 한다. 양측 무릎은 약간의 외반슬이 있어야 하고 정면을 바라보는 양쪽 슬개골과 슬와 주름은 수평이어야 한다. 발은 약간 움직여(5°~18°) 대칭을 유지해야 하고 아킬레스건은 상대적으로 수직이면서 서로 대칭이어야 한다.

측면 시점 (Lateral View)

자세의 측면 평가는 환자의 오른쪽과 왼쪽에서 수행되어야 하며 전방 및 후방 시야 평가와 마찬가지로 치료사는 두개골에서 꼬리까지 관찰하여 평가를 시작해야 한다. 측면에서 수직선은 이상적으로 이에 따라 정렬되어야 한다(그림 14.4)[1].

- 외이도를 지나간다.
- 치아돌기를 지나간다.
- 경추의 몸통 약간 뒤쪽으로 지나간다.
- 어깨의 견봉쇄골 관절을 지나간다.
- 흉추 후만의 약간 앞을 지나간다.
- 요추 전만의 약간 뒤를 지나간다.
- 대퇴골의 대전자, 고관절 중간의 약간 뒤를 지나간다.
- 슬관절 중심의 약간 앞 그리고 슬개골의 뒤쪽을 지나간다.
- 바깥쪽 복사의 약간 앞, 종골 입방관절을 지나간다.

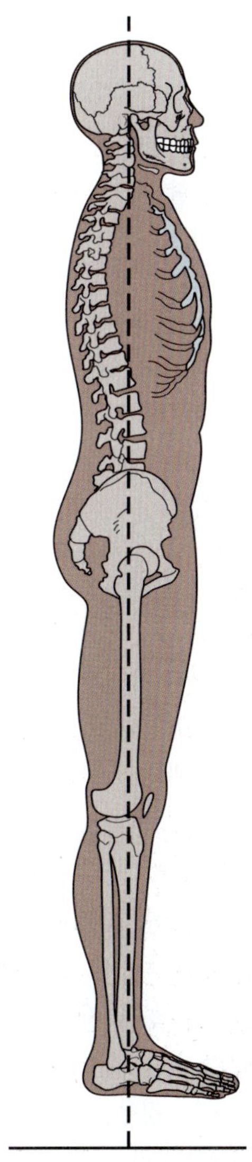

그림 14.4 이상적인 자세, 측면.

그 밖의 자세
OTHER POSTURE POSITIONS

치료사는 환자의 자세를 관찰하고 추가적인 자세 평가로서 활동을 고려해야 한다. 이것은 정적인 자세가 임상적 유용성이 제한적일 수 있기 때문에 특히 중요하다. 환자가 업무를 수행하며 통증이나 기능 장애를 호소할 때, 특히 앉은 자세는 주로 앉는 것을 포함하는 직업이나 여가 활동을 하는 환자들에게 특히 중요하다.

기립 자세와 마찬가지로, 이상적인 앉은 자세는 최소한의 근육 활동이 특징이다. 앉은 자세에서 척추는 세우고, 어깨는 엉덩이 바로 위에 정렬되며 엉덩이는 90°로 굽혀지고 발은 안정된 표면에 완벽하게 닿아야 한다.[2] 이때 적절한 척추 지지대 없이 앉아 있게 되면 근육 활동이 크게 증가하여 곧게 선 자세를 취하게 되며 앉은 자세를 평가할 때 또한 전방, 후방 및 측면에서 이루어져야 한다.[3]

컴퓨터 작업을 할 때와 같은 앉은 자세에서 이상적인 자세를 유지하기 위한 몇 가지 구체적인 고려 사항은 다음과 같다.

- 컴퓨터 화면을 눈높이에 위치시켜 바라본다.
- 어깨는 이완시켜 어깨가 굽지 않게 한다.
- 팔꿈치는 90° 굽힌다.
- 손목은 자연스럽게 약간 신전시켜 받쳐준다.
- 몸은 똑바로 세워 허리로 지탱한다.
- 고관절과 슬관절은 90° 굽힌다.
- 발은 안정되게 바닥에 붙여 완벽하게 지지할 수 있도록 한다.

등받이가 있는 의자에 앉을 때 너무 높은 의자의 등받이는 요추 굴곡을 촉진시키며 너무 낮은 등받이는 척추에 충분한 안정성을 제공하지 못하므로 주의해야 한다. 팔걸이가 없는 의자 또는 키보드 표면에서 손목을 지탱해야 하는 경우, 어깨 근육 활동을 촉진하기 때문에 주의해야 한다.

의자의 좌석이 너무 낮으면 전체적으로 굴곡 자세가 되고, 좌석이 너무 높으면 발은 지지를 받지 못하고 환자의 허벅지 뒤쪽에 압력을 가하게 된다. 일반적으로 추간판에 가장 스트레스가 높았던 움직임은 몸통의 전방 굴곡 즉, 몸통이 구부리는 상태에서 무게가 있는 것을 들 때 몸통을 굽히며 회전시킬 때였으며 앉는 자세와 서있는 자세의 척추 압력을 비교했을 때 척추 압력은 눈에 띄게 차이가 나지 않았다.[5,6]

이러한 연구에서 고려해야 할 몇 가지 중요한 고려사항은 앉아 있거나 몸이 굽혀있는 자세에서 척추에 작용하는 근육 활동이 증가하면 혈관 내 압력이 상승하므로 환자가 디스크의 영양 상태를 지속적으로 바꿔야 한다는 사실을 포함하고 있다.[4,5]

누워있는 자세 또한 평가가 중요한데 치료사는 정상적인 휴식이나 수면 자세로 환자를 평가하는 것을 권장한다. 환자의 척추, 머리, 골반은 측면 위치 여부에 상관없이 상대적으로 중립적인 위치에 있어야 한다. 환자의 누워있는 자세로 적응된 위치를 추정할 수 있으며 자세를 평가할 때 중요한 요인은 환자의 몸에 과도한 압력이 가해져 통증을 유발하는 자세를 피하는 것이다. 옆으로 누웠을 때 지나치게 머리가 구부러지거나 또는 똑바로 누울 때 과도하게 머리가 굽혀지는 것은 베개가 너무 많기 때문임으로 베개 수를 조정해야 하며 몸통이 옆으로 과하게 굽혀진 경우에는 오히려 베개를 이용하여 조정해 줄 수 있다. 또 옆으로 누워있는 자세에서 고관절의 내전으로 인해 통증이 있는 환자의 경우, 무릎 사이에 베개를 사용하는 것으로 통증을 감소시킬 수 있으며, 옆으로 누워있을 때 엉덩이 아래 또는 무릎 사이의 베개를 두는 것 만으로도 정렬을 개선하고 척추에 스트레스를 줄여준다.[1]

이렇게 자세를 바꾸거나 베개를 이용한 방법만으로도 환자의 스트레스를 줄여 줄 수 있다. 환자들이 경험하는 주된 통증은 주로 이동시키는 움직임에서 발생하므로 주의 깊은 관찰이 필요하다. 요통이 있는 환자 경우 앉았다 일어서는 동작과 누워 있다가 일어나는 동작, 차에 타고 내리는 동작, 들어 올리는 동작에 대한 관찰이 필요하다. 이러한 활동들은 많은 몸통 운동과 근육 활동을 필요로 하기 때문에 환자들에게 앉았다가 일어나는 움직임에서 다리를 어떻게 사용하는지와 물건을 드는 방법을 가르쳐 줌으로써 통증과 기능 장애를 획기적으로 개선할 수 있다.

또한 치료사는 이동 평가와 동시에 대칭 운동을 평가해야 한다. 대칭 운동은 근육 활동 요구 사항을 최소화 할 수 있기 때문에 이러한 작업을 성공적으로 완료하기 위해서는 두 가지를 같이 평가하며 교육하는 것이 좋다.

비정상적 자세
ABNORMAL POSTURES

비정상적인 자세는 통증, 기능 장애 또는 병리 등 다양한 이유로 인해 측정하기가 매우 어렵기 때문에 종합 평가의 모든 구성 요소와 마찬가지로 치료사는 비정상적으로 인식되는 것의 적절성을 면밀히 확인하는 것을 잊지 말아야 한다. 만일 환자가 비정상적 자세를 보인 경우 치료사는 이를 해결하기 위해 비정상적인 자세에 대한 적절한 분류가 이루어지도록 노력해야 한다. 이전 문헌들에서 설명한 기능부전 자세의 분류는 단순한 비정상적인 위치 자세에서의 상태(예: 거북목 자세)와 증후군(예: 상부 하부 교차 증후군)에 대한 설명들로 이루어져 있다.

교차 증후군은 근육 그룹 간의 신경 근육 불균형의 개념으로 자세가 나빠지고 이동성이 떨어지는 것으로 관절 부하가 증가한다. 이 이론에 따르면, 특정 근육 그룹은 긴장하거나(tonic muscle) 또는 약해지는(phasic muscle) 경향으로 나뉘며 긴장성 근육은 일반적으로 모든 움직임에서 쉽게 활성화되어 비정상적인 운동 패턴을 생성한다. Janda는 두 개의 교차 증후군을 설명하고 있다: 하부 및 상부 교차 증후군.

하부 교차 증후군(그림 14.5)은 전면의 장요근과 대퇴직근의 단축과 교차하는 후부의 흉요추 신근의 단축을 특징으로 한다. 전면부의 복근 그리고 후면부에 대둔근, 중둔근 등의 길항근의 약화를 보이며 상부 교차 증후군은 후면부의 심부 경부 굴곡근, 상부 승모근, 견갑거근의 약화와 교차하는 전면부의 대흉근, 소흉근의 단축을 보인다.

해당 길항 근육군의 약화는 전면의 심부 경부 굴곡근, 후면의 중부 승모근, 하부승모근이 포함된다. 근육사이의 단축과 약화로 발생한 불균형 패턴은 환추후두관절, C4–C5 분절, 경흉추관절, 상완관절 그리고 T4–T5 분절에서 부분적으로 관절 기능장애를 일으킨다.[2]

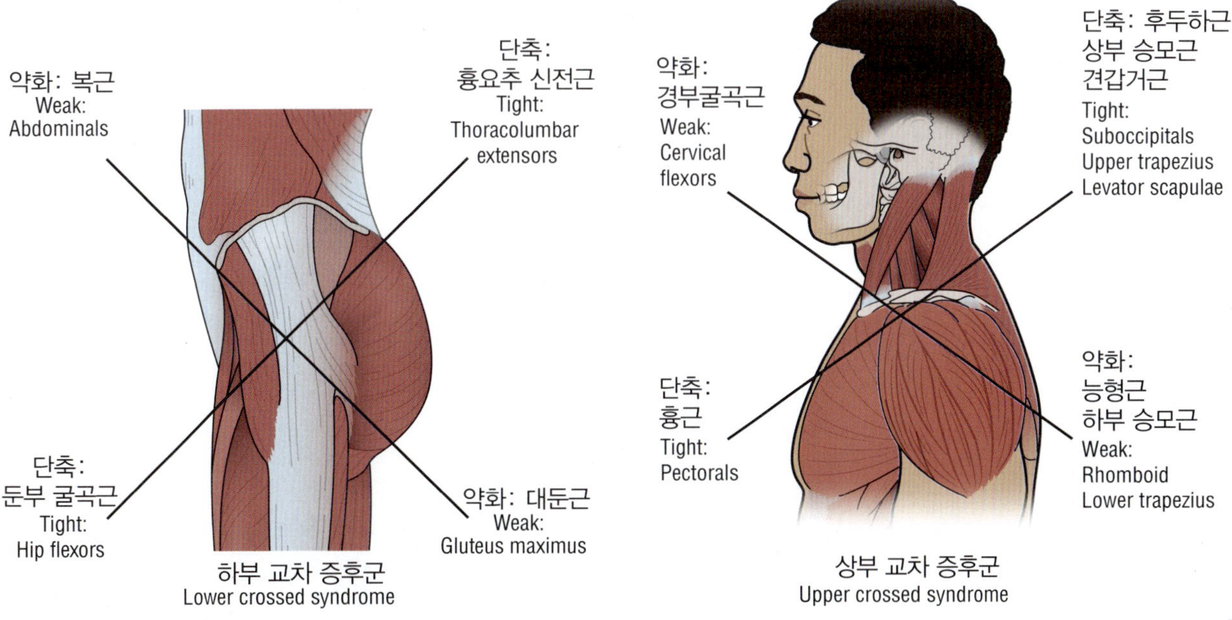

그림 14.5 하부와 상부의 교차증후군.

Reprinted, by permission, from P. Page, C.C. Frank, and R. Lardner, 2010, *근육 불균형의 치료와 평가: The Janda approach* (Champaign, IL: Human Kinetics), 52, 53.

이러한 기능 장애를 해결하려면 지속적인 환자 교육과 약한 근육 그룹의 강화, 단축된 근육 그룹에 대한 스트레칭을 필요로 하며 약한 길항근에 대한 강화는 자세를 바르게 교정하는데 도움을 줄 것이다.[2]

근육의 불균형에 대한 일반적인 자세의 장애는 도수교정을 전문으로 하는 전문가가 가장 잘 판별하게 될 것이다(표 14.2). 후두부 신장을 동반한 전방 머리 자세는 매우 일반적인 자세 장애이다. 이러한 환자는 하후두부 근육의 단축과 깊은 목 굴근 약화(상부 교차 증후군)로 제시할 수 있다. 이 자세 기능 장애를 가진 환자는 자세와 관련된 자세와 연관된 두통 및 경추 기원성 두통이 생기기 쉽다. 경추 기원성 두통은 상부 경추 기능장애의 결과로서 어떤 경우에는 자세의 불균형과 관련될 수 있다.

표 14.2 자세문제로 발생되는 근육의 불균형

자세 문제	근육의 짧아짐	근육이 늘어남(약화로)
거북목 자세 환추후두골관절이 하경부 골곡자세로 눈높이를 유지하기 위해 확장된 자세 하부 경추의 굴곡 악관절의 긴장성 견갑골의 외전 및 거상 상완골의 내회전	견갑거근 흉쇄유돌근 사각근 후두하근 상부승모근 대흉근, 소흉근 전거근 광배근 견갑하근	설골근 심부 경부 근육(예: 두장근, 경장근) 하경추 및 흉추의 척추기립근 승모근의 중부 및 하부 능형근
견갑골의 전방 경사	소흉근 이두근	승모근의 중부와 하부 전거근
견갑골의 하방 회전	능형근 견갑거근 광배근 소흉근 극상근	승모근의 상부 전거근 승모근의 하부
견관절 외전	전거근 대흉근 소흉근 견관절 외회전	승모근 중부 승모근 하부 능형근
상완골의 내회전	대흉근 광배근 견관절 내회전	견관절 외회전
상완골의 전방활주	견관절 외회전 대흉근	견관절 내회전
흉추후만	대흉근 소흉근 내복사근	흉추신전근 승모근 중부 승모근 하부 능형근
편평한 흉추	흉추 기립근 견갑골 수축근	견갑골 신근 전방 늑간근

표 14.2 계속

자세 문제	근육의 짧아짐	근육이 늘어남(약화로)
요추 전만(유연한 척추) 골반: 전방 요부: 굴곡 고관절: 굴곡	요부신전근 고관절 굴곡근	복근 고관절 신전근
일자허리(뻣뻣한 척추) 골반: 후방 요부: 굴곡 고관절: 신전	복근 고관절 신전근	요부 신전근 고관절 굴곡근
굽은등 골반: 후방 요부: 굴곡 고관절: 신전 흉추는 요추와 비교하여 후방	상부 복근 고관절 신전	하부 복근 고관절 굴곡 하요부 신전근
핸디니스 패턴 지배적인 부위의 견갑대는 낮고 지배적인 부위의 장골능은 높이 위치함	동측 몸통 근육	반대측 몸통 근육 동측 견갑대 근육
척추측만증	오목한 쪽(concave side)의 근육 고관절 내전근 짧아진 쪽의 족부 외회근	볼록한(convex side) 쪽의 근육 고관절 외전근 긴쪽의 족부 회내근
대퇴골의 전경	고관절 내회전	고관절 외회전
대퇴골의 후경	고관절 외회전	고관절 내회전
외반슬(X다리)	고관절 내회전 고관절 내전	중둔근
내반슬(O다리)	고관절 내전	장경인대
반장슬(젖힌무릎)	대퇴사두근	함스트링

Reprinted, by permission, from J. Loudon, R. Manske, and M. Reiman, 2013, *Clinical mechanics and kinesiology* (Champaign, IL: Human Kinetics), 343.

전방 머리 자세 환자들의 공통된 자세 기능 부전은 둥근어깨(Round shoulder)와 동반하여 내회전되어 있다. 이러한 환자의 가슴 근육과 광배근은 단축될 가능성이 높으며 단축된 가슴 근육은 또한 흉추 후만증에 공통적으로 기여하며, 언어 및 촉각적인 자극(cueing)으로 교정이 가능하다[자극(cueing)으로 교정할 수 없는 정적인 기능 부전에 비해].

단축된 고관절굴근은 요추의 전만 증가와 보행에서의 고관절 굴곡 자세 제한에 관여를 하고 있으며 약화된 고관절 내전근은 정적 및 동적으로 무릎의 외반슬이 더 증가하는 자세의 기능 장애를 일으킬 수 있다(특히 보행, 달리기, 뛰기 시에). 약한 외회전근은 대퇴골의 내회전의 증가에 기여할 수 있으며 이러한 결과로 그 중 약한 부위들이 결국은 하지의 붕괴로 이어진다고 설명되어져 왔다(증가된 고관절 내전, 내회전은 동적 상황들에서 정상범위를 넘어 문제를 일으킬 수 있다.).

평발(편평한 발 자세)은 둔부의 근위부나 발의 국소적인 부위의 근육조정 능력의 결함으로 인한 동적인 문제이거나 비정상적 구조로 인한 자세의 기능부전이다(예: 후경골근의 수행능력의 기능부전).

일반적인 자세도 몇 가지 형태로 환자들에게서 나타난다(그림 14.6). Kypholordotic(요추 전만+흉추 후만) 자세는 흉추의 과도한 후만과 요추의 과도한 전만에서 비롯된 결과이다. A flat back(편평한 허리) 자세는 요추가 정상적인 요추 전만보다 더 각이 작아지거나 일자허리가 되는 자세이다. Sway back(굽은 등) 자세는 허리는 일자허리에 흉추는 수직 중심선으로 보았을 때 뒤쪽으로 굽어있는 자세이다.

자세 기능 부전은 구조적 또는 기능적 결함으로 발생한다. 구조적 결함이 생기는 이유는 선천성 또는 발달 이상, 질병 또는 외상 때문이다.[1,8,9] 이러한 구조적 결함은 Scheuermann's 병으로 인한 과도한 흉부 후만증, 척추측만증, 선천성 다리 길이 불일치 등을 포함한다(그림 14.7). 구조적 결함은 보조기를 착용해야 한다거나 특정 운동 처방 및 때로는 수술 교정이 필요하기도 하다. 기능 결함은 일반적으로 자세가 나쁜 습관으로 인해 발생하며 상부 및 하부 교차 증후군은 기능 결함의 일반적인 예라 볼 수 있다.

척추측만증은 정면과 횡단면 모두를 포함하는 자세

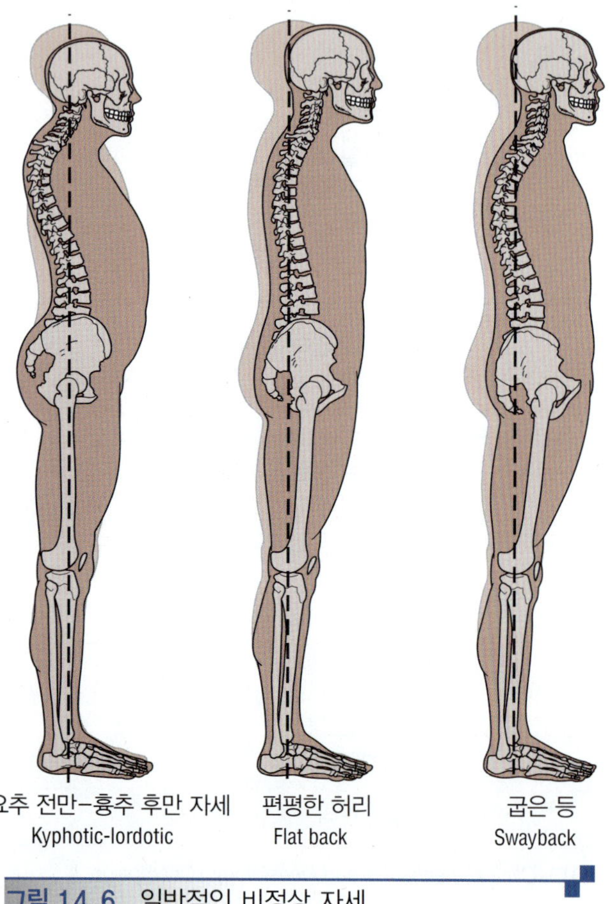

그림 14.6 일반적인 비정상 자세.

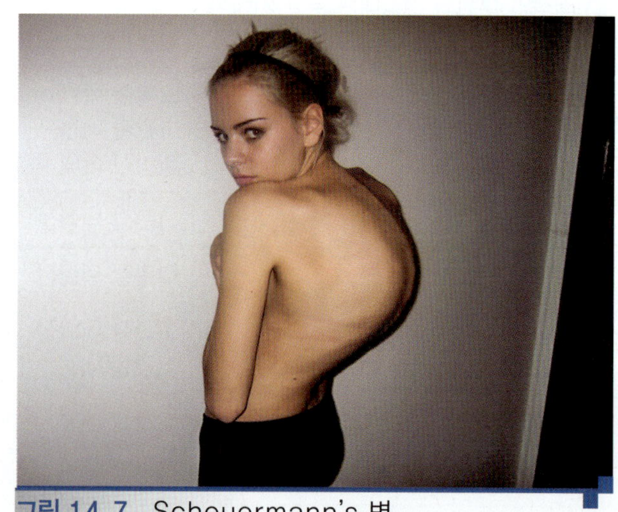

그림 14.7 Scheuermann's 병.

emily tropea/Fairfax Media

중요한 임상적 핵심

자세의 기능장애가 가지는 임상적 이유에 대한 설명:

- 한쪽 그룹의 근육이 짧아졌다면 반대쪽 그룹의 근육은 늘어나 길어진다고 보아야 한다.
- 근육은 정상적인 길이보다 짧아지기도 길어지기도 하는데 이러한 근육은 대부분 약해져 있다고 봐야 한다.
- 임상치료사는 항상 짧거나 길어지는 것으로 의심되는 근육 그룹의 실제 근육 성능을 결정하기 위해 근육 강도와 수행능력을 평가해야 한다.
- 많은 환자들은 병리적인 문제를 가지고 있기도 하고 없기도 하며 정상적인 근육보다 더 짧아져 있기도 하고 길어져 있기도 하며 기능적으로 좋은 상태를 유지하기도 한다.

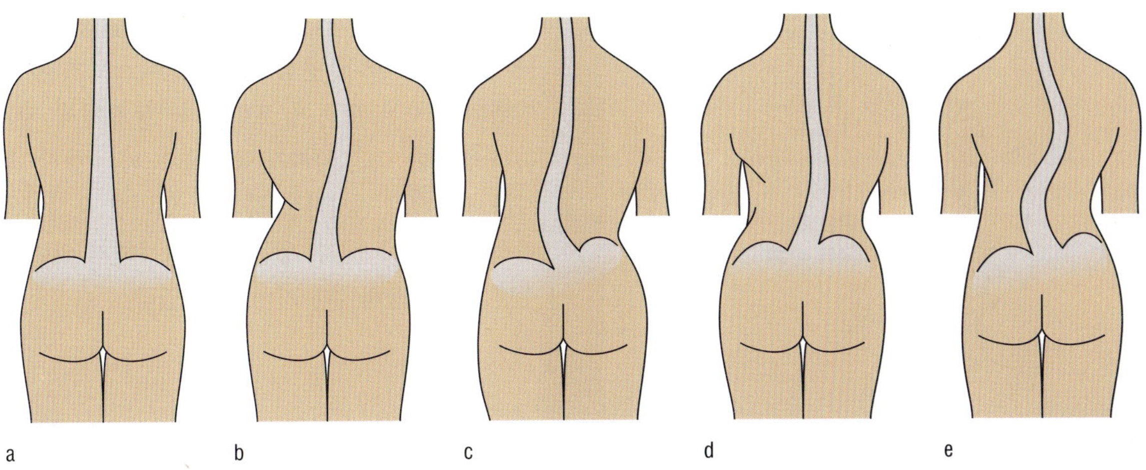

그림 14.8 척추측만증의 종류: *(a)* 정상적인 척추의 형태 *(b)* 우흉추 측만증, *(c)* 좌요추 측만증, *(d)* 우흉요추 측만증 *(e)* 좌우 대칭 측만증(우흉추와 좌요추).

Reprinted, by permission, from J. Watkins, 2010, *Structure and function of the musculoskeletal system*(근골격계 시스템의 기능과 구조), 2nd ed. (Champaign, IL: Human Kinetics), 150.

기능 부전이며 그것은 척추의 형태를 나타내는 명칭이다. C- 커브는 단일 커브이고 S- 커브는 더블 커브이다. 커브는 볼록 측면과 커브가 위치하는 영역에 이름을 붙일 수 있다(그림 14.8). 그림 14.8b 흉추 척추 영역의 오른쪽 곡선의 볼록(꼭대기)이 있는 우측 흉추 측만증을 보여주며 오른쪽 흉추, 왼쪽 요추 곡선은 그림 14.8e에 나와 있으며 척추측만증에서는 척추가 옆쪽으로 구부러지고 회전한다.

예를 들어, 오른쪽 흉추 C 곡선에서는 흉추가 왼쪽으로 구부러져 있지만, 오른쪽으로 회전하며 오른쪽으로 회전하기 때문에 오른쪽에 있는 흉곽이 뒤쪽으로 두드러져 나타난다. 흉곽의 후부의 돌출은 늑골 돌출(rib hump)이라고 불리며 늑골 돌출(rib hump)은 정상적인 직립 자세에서는 쉽게 볼 수 없지만 몸통 앞으로 굴곡(Adam's test)을 하면 더 명확하게 볼 수 있다(그림 14.9). 척추측만증과 그 평가는 18장(흉부 척추)과 29장(소아 검사)에서보다 자세하게 설명되어 있다.

척추측만증의 방사선학적 측정은 콥스 각(Cobb's angle)으로 설명된다. 정형외과 의사 John Robert Cobb에 의해 개발된 이 각도는 원래 척추측만증의 분류에 전후면 방사선 사진에서 관상면 변형을 측정하기 위해 사용된다. 그후, 특히 흉요추 골절 환자의 시상 변형을 분류하는 데 적용되어진다. 콥스 각(Cobb's angle)은 척추측만증의 연구에서 척추측만증에 대한 일반적으로 인정되는 방사선학적으로 측정된 각도이다(2°~7° 측정 오류 잠재성이 존재함). 콥스 각(Cobb's angle)을 측정하려면 다음을 수행하라(그림 14.10).

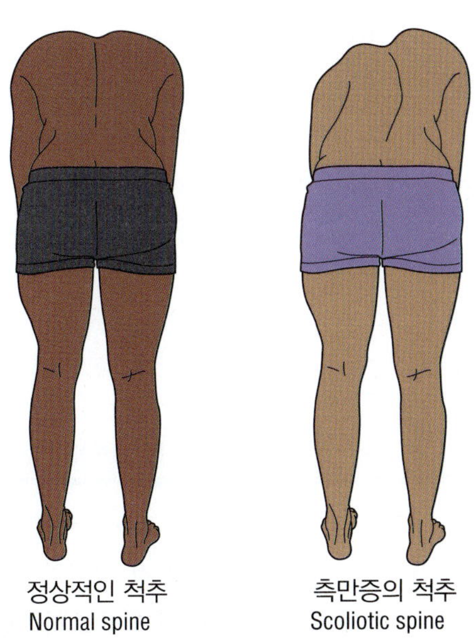

그림 14.9 척추를 앞으로 굽혔을 때 정상적인 척추와 측만증의 척추(Adam's test)를 비교하여 볼 수 있으며. 그림 14.8은 똑바로 선 자세의 정상적인 척추와 척추측만증 자세의 비교를 보여준다.

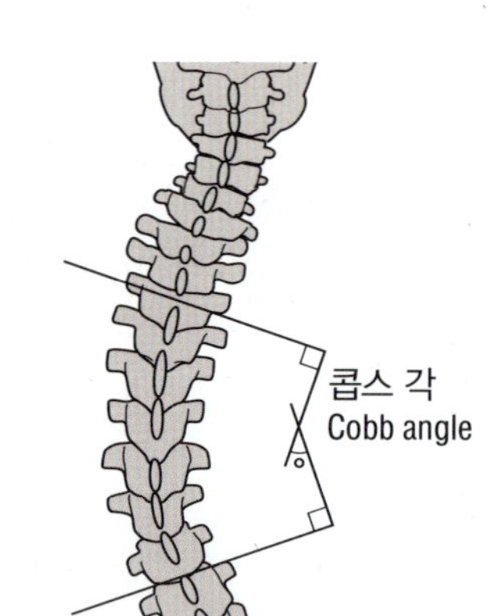

그림 14.10 콥스 각(Cobb's angle) 측정.

1. 커브 상단에서 가장 기울어진 척추를 찾아 척추의 상부면에 평행선을 긋는다.
2. 곡선의 가장 아래쪽에서 가장 기울어진 척추를 찾아 척추의 하부면에 평행선을 그린다.
3. 평행한 두 선에서 교차하는 수직선을 세우라.
4. 두 개의 평행한 선들 사이에 형성된 각도가 콥스 각(Cobb's angle)이다.

척추 골절의 경우 콥스 각(Cobb's angle)은 골절의 한 레벨 위쪽의 척추의 상부면에 평행선과 골절의 한 수준 아래의 척추의 하부면에 평행선 사이에 형성된 각도이다.

동적 자세 DYNAMIC POSTURE

전통적인 자세 검사는 주로 정적 평가가 대표적이다. 이러한 자세의 검사가 환자에게 중요하지만 정적 자세의 비정상적 문제가 항상 통증으로 이어지는 것은 아니다. 그동안 관절 기능의 문제나 건강의 이상, 동적인 자세의 장애가 병리학과 관련이 있다고 말해져 왔다. 따라서 치료사는 운동 중 환자를 검사해야 하며 특히 환자가 일상 및 업무 관련 활동에서의 상태를 검사해야 한다. 운동선수에게는 스포츠 활동 중에 수행되는 모든 활동이 포함된다. 동적자세 평가에서 특히 중요한 것은 환자가 통증을 느끼는 동작 중에 환자를 관찰하고 검사하는 것이다. 이러한 움직임은 치료 과정에 도움이 될 수 있는지를 결정하기 위한 재검사 수단으로 사용하는데 기여할 수 있다.

흉추자세의 촉진검사
PALPATION ASSESSMENT OF THORACIC POSTURE

관찰 이외에도 척추, 특히 흉추의 자세 평가는 촉진 기법을 이용할 수 있다(그림 14.11). 이것은 일반적으로 가능한 가벼운 촉진(Palpation) 방법들이다. 더 자세한 설명은 관절운동성평가(18장 Thoracic Spine에서 설명)를 참고하라. 치료사는 자세의 만곡, 흉곽의 좌우 대칭 및 두개골에서 꼬리뼈까지의 대칭뿐만 아니라 피부 및 연부조직 가동성을 평가해야 한다. 치료사는 환자의 바로 뒤에 서서 편안한 상태로 손을 내밀어 척추의 길이를 따라 좌우로 움직일 뿐만 아니라 손을 위아래로 움직여 보아야 한다. 치료사들

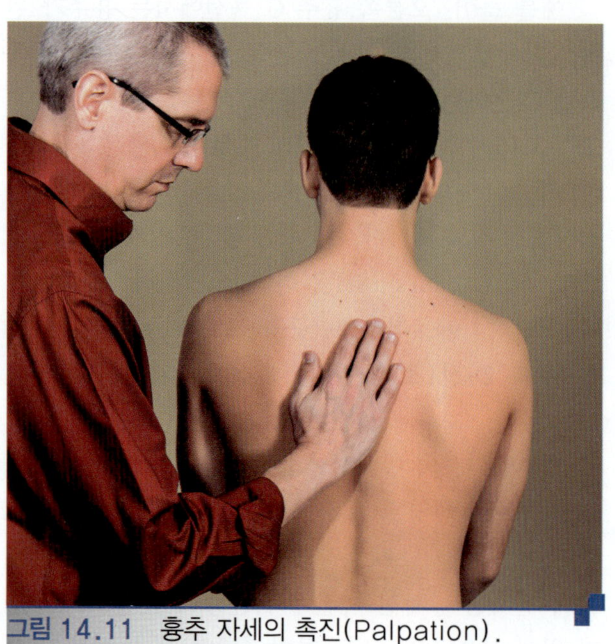

그림 14.11 흉추 자세의 촉진(Palpation).

은 환자를 정상적인 자세와 자연스러운 자세에 대해 앞서 언급한 특성의 차이를 평가하기 위해 똑바로 앉은 자세로도 평가해야 한다.

결론 CONCLUSION

인체의 자세는 임상에서 환자를 만나는 전문가에게 있어 그들을 찾아오는 환자를 평가하는 고유한 평가 기술이다. 자세평가에는 일반적으로 설명되어진 정상 표준에 대한 이해가 필요하다. 환자들의 자세는 통증, 기능 장애 또는 병리의 유무에 관계없이 다양한 자세가 보고되고 있음을 아는 것이 중요하다. 치료사는 이러한 정보를 알아야 하며 환자의 소위 비정상적인 자세의 관련성을 결정할 때 주의해야 한다.

PART

III

머리와 척추에 대한 검사

Examination of the Head and Spine

제III부에서는 얼굴과 머리(15장), 턱 관절(제16장), 경추(17장), 흉추(18장), 요추(19장), 천골관절 및 골반대(20장)를 포괄하는 머리와 척추의 검사를 상세히 기술하고 있다. 의식장애나 두부외상(안면 · 두부), 경동맥 기능 장애나 경부 불안정(경추), 추골 압박골절(흉추)뿐 아니라 요추의 말총증후군 등 심각한 병리에 대한 검사의 중요성을 부각시켰다. 또한 이러한 병리들을 적절하게 배제하거나 포함하는 최선의 능력을 치료사에게 제공하기 위한 최신의 근거도 제시한다. 또, 최근에 제공된 근거에 의해서, 보다 심각하지 않은 다른 병리들에 대해서도 상세하게 설명하고 있다.

제III부에서 치료사는 깔때기검사접근법(funnel examination approach) 적용을 명확히 소개하였다. 제III부와 제IV부의 각 장의 마지막에서 깔때기검사접근법의 각 8가지 구성요소 및 각 구성요소에서 제공한 근거(또는 그 결여)를 각장의 강조된 신체부위를 바탕으로 자세히 설명하고 있다. 또한 이 장에서는 설명한 각 병리적 특성에 대한 ICD-9 및 ICD-10 코딩을 제공한다. 기재되어 있는 ICD코드는, 최근 ICD-10으로 전환한 치료사에게 특히 도움이 될 것이다. 각 병리의 마지막에는, 적절한 중재를 안내하는데 도움이 되는, 추천되는 치료적 기반의 분류가 제공된다. 또 검사 방법을 뒷받침하는 근거가 이상적인지 우수한지 우수하지 못한지를 치료사가 다시 한 번 신속히 식별할 수 있도록 색상코드체계를 갖춘 훌륭한 세부 근거도 여기에 제공된다.

15

얼굴과 머리

FACE AND HEAD

근골격의학에서는 얼굴과 머리에 관한 검사의 세부사항은 통상 몸의 다른 부위에 비해 잘 기술되지 않는다. 측두하악관절(16장)과 경추(17장)는 밀접한 관계를 가져 일반적으로 이들 부분을 1개 단위로 엮는 것이 보통이다. 이 책에서는 각 부분을 독립적으로 서술하지만 치료사는 이들 영역 간의 밀접한 상호의존적 관계를 고려할 필요가 있다.

얼굴과 머리는 정형외과 전문의에게 흔히 마주치는 병리와는 거리가 멀지만 개개인에게는 고려할 가치가 있는 영역이다. 이 장은 얼굴과 머리에 대한 깔때기 식 검사 접근의 진행을 다루며, 현재 최적의 근거와 이 영역에 적합한 임상 제안을 설명한다.

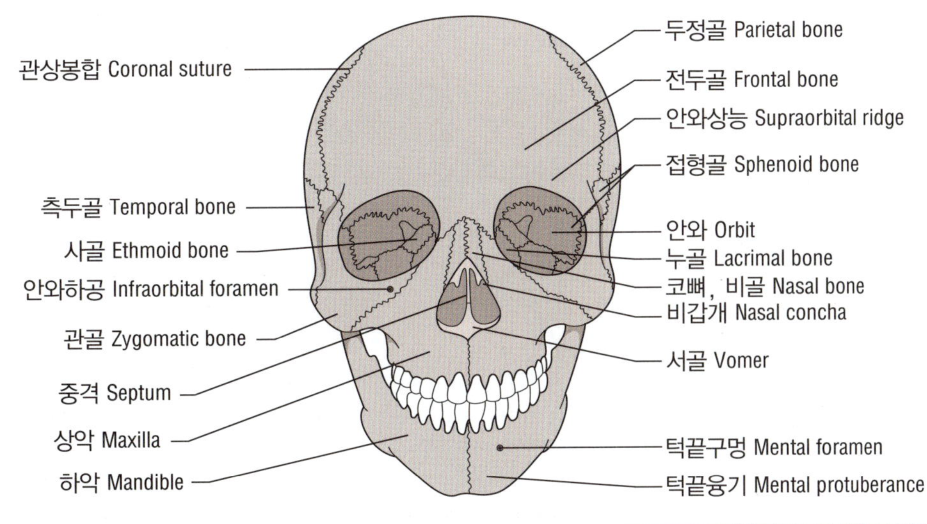

그림 15.1 두개골의 해부학.

임상 응용 해부학
CLINICALLY APPLIED ANATOMY

안면골격은 하악(mandible), 상악(maxilla), 코뼈(nasal bones), 구개(palatine), 누골(lacrimal), 관골(zygomatic), 사골(ethmoid bone)로 이루어진다. 안면두개골은 코(비강), 눈(안와), 입(구강; 그림 15.1)에 복수의 공동을 가지고 있다. 몇몇 작은 구멍은 신경이나 혈관이 두개골의 뼈 구조를 관통할 수 있게 한다.

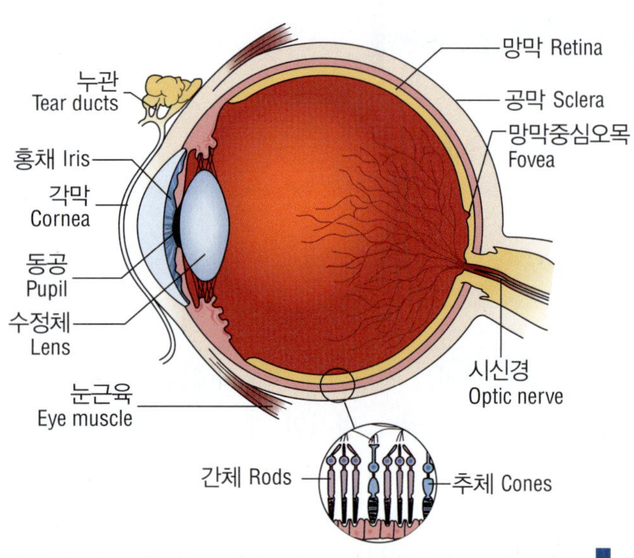

그림 15.2 눈의 해부학.

12개의 뇌신경은 얼굴과 머리의 근육에 대한 1차적인 조절을 한다. 이 신경과 그 기능은 제7장(뇌신경 검사부분 참고)에서 다루고 있다. 이러한 신경과 그 기능의 평가는 얼굴과 머리의 근골격계 손상을 입은 환자에게 필수적이다.

눈꺼풀(eyelid)은 눈의 바깥 부분에 있는 피부 보호막이다. 이물질로부터 눈을 보호하고, 눈 표면에 눈물을 흘리며, 눈에 들어오는 빛의 양을 제한한다. 눈 자체는 공막(sclera), 각막(cornea), 홍채(iris)뿐만 아니라 수정체(lens)와 망막(retina)(그림 15.2)으로 구성되어 있다. 공막은 눈의 질은 흰색 부분이다. 각막은 눈 앞쪽의 수액과 외부 환경을 분리한다. 홍채는 눈 속으로 들어오는 빛의 양을 조절하는 원형의 수축성 근육 디스크다. 또한 눈에 색을 주는 색소 세포도 들어 있다. 수정체는 홍채 바로 뒤에 있는 결정체 구조로, 다양한 거리의 영상을 망막에 집중시킬 수 있다. 망막은 눈의 일차적인 감각 구조다. 이것은 빛의 충동을 전기적 충동으로 변형시키고, 그 다음에는 시신경에 의해 뇌로 전달되어 보이는 물체로 등록된다.

외이는 피부로 덮인 연골로 구성되어 있다. 중이(그림 15.3)는 고막(eardrum), 망치뼈(hammer),

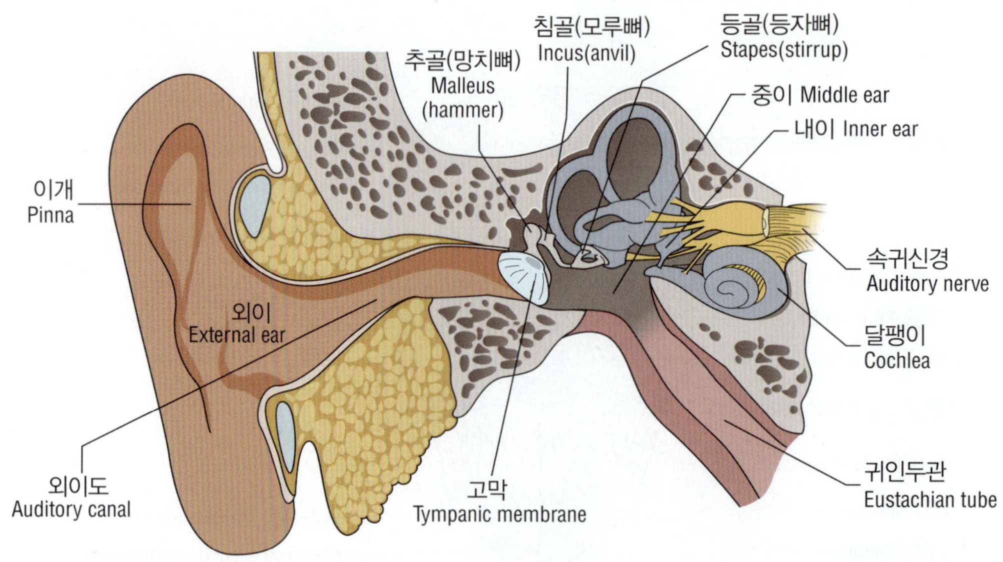

그림 15.3 귀의 해부학.

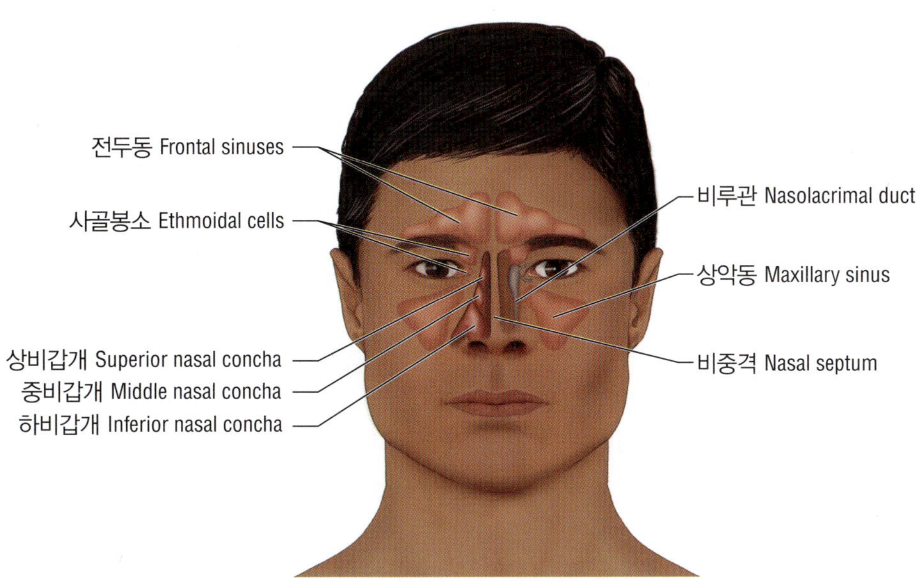

그림 15.4 코와 부비동의 해부학.

모루뼈(anvil), 등자뼈(strrup)로 구성되며 소리가 발생할 때 달팽이관에 진동을 보낸다. 달팽이관은 내이의 일부로 음파를 내이신경(뇌신경Ⅷ)으로 전달하고 뇌에 전기임펄스를 전달해 소리를 해석하게 된다. 내이의 다른 부분인 반고리관은 균형 유지에 중요한 역할을 한다.

외부의 코는 또한 연골이며 피부로 덮여 있다. 코는 중격(그림 15.4)에 의해 두 개의 방(chambers)으로 나뉜다. 이 방에는 들이마신 공기에서 잔해를 모으는 털을 포함한 점막이 둘러져 있다. 이러한 공기가 가득한 공간은 그들이 위치한 안면 뼈의 이름을 따서 명명되었다.

- **상악동**(Maxillary sinuses): 부비강 중 가장 크고 턱뼈의 눈 밑에 위치한다.
- **전두동**(Frontal sinuses): 이마뼈의 눈 위에 위치한다.
- **사골동**(Ethmoidal sinuses): 코와 눈 사이의 눈물뼈(Ethmoid bone) 안에 있는 여러 개의 분리된 공기 세포에 의해 형성된다.
- **접형동**(Sphenoidal sinuses): 접형골(Sphenoid bone)에 위치한다.

환자 인터뷰
CLIENT INTERVIEW

인터뷰는 통상, 치료사가 환자와 처음으로 실시하는 것이다. 제5장(환자 인터뷰 및 시진)에서 논의된 바와 같이, 이 검사의 구성요소는 치료사에게 환자의 진단 가능성과 관련된 많은 양의 정보를 제공할 수 있다. 본문의 목적상 인터뷰는 각 신체 부분 또는 부위에 대해 설명되지만, 일반적으로 환자의 주관적 보고와 결과 측정에 따른 결과도 포함한다. 이 부분에 포함된 추가 정보는 방사선 영상이다. 치료사는 환자를 보기 전에 방사선 영상 결과를 해석함으로 인한 검사의 편견을 피해야 하는데(대부분의 경우 적신호[red flag] 및 중요한 의학적 문제가 없는 경우), 이것은 치료사가 방사선 영상을 접할 가능성이 가장 높기 때문이다. 추가적으로 어떤 경우에는 치료사가 검사 순서의 다른 구성요소를 계속하기 전에 심각한 병리적 문제를 배제하기 위해 검사 초기에 방사선 영상을 판독해야 한다.

주관적 정보 (Subjective)

모든 손상당한 환자들과 마찬가지로 손상 기전은 치료사가 얼굴과 머리를 다친 환자에게 묻는 첫 번째 질문 중 하나가 되어야 한다. 머리에 직접 충격을 주거나 추락으로 인한 간접 충격 기전은 치료사에게 외상성 뇌손상(traumatic brain injury, TBI)의 가능성을 경고해야 한다. 질병관리센터(CDC)와 세계보건기구(WHO)에 따르면 현재 명명법에서 *뇌진탕(mild TBI)*이라는 용어가 사용되고 있다. 외상성 뇌손상은 머리 외상 후 신경학적 기능장애를 임상적으로 진단한 것으로, 일반적으로 어느 정도의 인지장애의 급성 증상을 나타낸다. 미국 신경학회(AAN)는 뇌진탕(MTBI)을 신경학적 기능장애를 초래하는 생체역학적으로 유발된 뇌손상으로 정의한다.[1] 뇌진탕은 신체적, 인지적, 감정적 또는 수면 관련 증상을 초래하며 의식 상실(loss of consciousness, LOC)을 수반할 수도 있고 수반하지 않을 수도 있다. 증상의 지속 기간은 매우 다양하며, 증상은 몇 분에서 며칠, 몇 주, 몇 달 또는 더 오래 지속될 수도 있다.[2]

치료사들은 뇌손상을 입은 운동선수들의 재손상 경향의 증가, 인지 둔화, 조기 발작 알츠하이머, 2차 충격 증후군, 만성 외상성 뇌병변 등과 같은 잠재적인 단기 및 장기의 후유증에 대해 충분히 인지해야 한다.[2–8] 뇌진탕에 관한 더 자세한 사항은 제27장(Emergency Sport Examination)에 수록되어 있다. 치료사는 환자의 주의 수준을 확인해야 한다. 사람, 장소, 시간 및 상황에 대한 경각심과 방향성은 보통 "경고 및 지향× 4"로 설명된다. 글라스고우 혼수척도(Glasgow Coma Scale, GCS; 본 장의 뒷부분에서 설명됨)는 특히 급성 손상을 입은 환자에게 뇌손상의 가능성을 결정하는 데 필요한 도구다.

뇌손상의 상당한 가능성에 대한 주요 고려사항이 없다고 가정하면, 치료사는 환자의 통증 위치와 정도를 결정해야 한다. 통증 표시의 중요성을 결정하기 위해 통증 그림, 통증 척도 및 통증 유형에 대한 설명을 모두 사용해야 한다.

환자는 마비의 가능성, 비정상적인 감각 또는 감각 소실에 대해 질문해야 한다. 후각, 시각, 미각, 청각 및 균형 문제에 관한 질문은 특정 뇌신경의 관련 가능성을 치료사에게 경고할 것이다. 악화되고 완화되는 요인을 결정해야 한다. 통증 위치에 따라 달라지는가? 이러한 유형의 질문에 대한 답변은 외부의뢰에 대한 잠재적 필요성 및 적신호(red flag) 문제에 대한 우려와 더불어 환자의 통증 양상의 중요성을 결정할 수 있다(6장, Triage and Differential Diagnosis 참고).

두통은 일반적인 표현일 수 있다. 두통은, 얼굴이나 머리의 통증을 수반하는 환자에게 자주 볼 수 있는 증상이다. 두통은 상당히 복잡해서 세심한 질의와 검사가 필요하다. 특별한 패턴이 없는 두통 또는 어떤 형태의 완화 없이 점진적으로 악화되는 두통은 다른 방법으로 입증될 때까지 잠재적인 비근골격계적 원인에 대해 항상 고려되어야 한다. 두통 표현에 대한 자세한 내용은 본 장의 뒷부분에 있는 얼굴과 머리의 일반 정형외과적인 상태 부분을 참고하라.

현기증도 생각해야 한다. 다시 한번 말하지만 치료사는 이러한 유형의 환자에 대한 질문과 검사에 항상 주의해야 한다. 현기증에 대한 자세한 내용은 얼굴과 머리의 일반 정형외과적인 상태 후반부에 제시되어 있다.

환자 손상의 심각성은 앞에서 언급한 모든 변수뿐만 아니라 간단한 수학적 문제, 정상적인 음성, 시각 및 환자의 과민성, 집중력과 기억 수준 등을 해결할 수 있는 능력에 의해 제시될 수 있다. 이러한 영역 중 하나에서 우려를 표하는 환자에 대해서는 추가적인 확인을 실시해야 한다.

언어 문제는 상당히 복잡할 수 있다. *구음장애(Dysarthria)*는 조음(articulation), 발음(enunciation) 또는 언어 리듬의 결함이다. 이것은 종종 흐릿하고 말이 느리며 모호한 말투로 특징지어진다. *발성장애(Dysphonia)*는 후두에서 음이 비정상적으로 생성되는 것이 특징인 발성의 이상이다. 발성장애에 대한 주된 불만은 쉰 목소리다. *실어증(Dysphasia)*은 대뇌반구의 대뇌피질의 언어중추와 관련된 장애의 결과로서 말하고 쓰는 단어의 사용과 이해가 힘들어지는 것이다.

시각, 청각 및 후각과 관련된 문제도 판단해야 한다. 이러한 각각의 문제는 환자의 현재 상태와 관련이 있거나 또는 기존 문제와 관련이 있을 수 있다. 신중한 주관적 질문은 그것을 구분지어 판단할 수 있어야 한다. 또한 이러한 잠재적 기능장애는 뇌신경 기능부전, 호너 증후군(Horner's syndrome), 비근골격계 적신호(red flag)를 포함한(그러나 이에 국한되지는 않음) 것보다 심각한 병리적 문제에도 잠재적으로 중요한 것으로 간주해야 한다.

측정 결과 (Outcome Measures)

적합한 측정은 16장(측두하악관절)과 17장(경추)을 참고하기 바란다.

진단영상 (Diagnostic Imaging)

얼굴의 심한 외상은 방사선 검사의 강력한 적응증이다. 상악안면(maxillofacial) 손상이 있는 환자의 방사선 검사의 경우 다음 두 가지 주요 질문을 확인해야 한다. (1) 골절에는 부비강, 구강, 비강 또는 안와의 생리적 기능이 변경될 수 있는 부위가 포함되어 있는가? (2) 골절로 인해 확인 가능한 미용적 이상이 있는가? 방사선검사의 목적은 골절의 수와 정확한 위치를 알아내고, 골절 파편의 하강, 상승 또는 벌어짐의 여부를 확인하며, 연부조직 합병증을 평가하는 것이다. 기존의 일반 방사선 촬영과 컴퓨터단층촬영(CT) 스캔은 상악안면 손상을 위한 전통적인 진단 도구이며 CT는 장기적 황금지표이다.[9,10] 이러한 각 양식은 다음과 같은 각 장에서 지적한 바와 같이 한계가 있다.

영상의 역할은 골절을 확인하고 형태학(morphology)과 국소해부학(topography)을 설명하며 인접한 연부조직 손상을 평가하는 것이다. CT는 상악안면 부위의 복잡한 해부학적 구조를 정확하게 진단하고 묘사하기 위해 선택하는 영상법이다(표 15.1). 반면에 자기공명영상(MRI)은 주로 안와 연부조직의 병변 평가에서 제한적인 역할을 한다.[11] CT와 MRI는 안면신경 자체의 경로뿐만 아니라 안면 신경도 검사할 수 있는 잘 확립된 영상 양식이다. MRI는 안면신경 자체를 촬영할 수 있는 CT와 비교하여 연부조직 대조가 뛰어나다. 따라서 정상적인 안면신경과 안면신경의 병리학적 변화는 뇌줄기(Brain stem)에서 이하선(귀밑샘, parotid gland)으로 쉽게 시각화된다.[12]

방사선사진 (Radiographs)

상악안면 손상에 대한 이 영상법의 결점은 위에 놓인 구조물의 이미지를 중첩하면 때때로 명확한 방사선학적 해석이 어렵게 되는 경우가 있다는 것이다.[9,13] 또 다른 단점은 디지털 기술 없이는 실시간 시각화가 현실적으로 불가능하다는 것이다. 따라서 2차원 평면 영상의 하드카피 영상 1개만 평가를 받을 수 있다.[14]

자기공명영상법 (Magnetic Resonance Imaging, MRI)

MRI는 주로 연부조직과 신경병변 침범에 유용하다. 일반적으로 얼굴 및 머리뼈의 병리에서도 제한적으로 응용하고 있다.

컴퓨터단층촬영 (Computed Tomography, CT)

CT의 단점은 높은 비용과 높은 방사선 피폭이다. 또한 금속성 이식물질(Implants)이 있는 환자의 경우 금속성 이식물질에 의해 생성된 형상으로 인해 영상의 구별이 힘들어 질 수 있다.[14]

중요한 임상적 핵심

가장 일반적인 정형외과 관련 언어 장애의 차이:

- 구음장애(Dysarthria): 발성, 발음 또는 언어 리듬의 결함
- 발성장애(Dysphonia): 음의 비정상적인 생성(예: 쉰 목소리)
- 실어증(Dysphasia): 언어 생성 부족 및 때로는 이해력 부족

표 15.1 얼굴과 머리에 대한 영상진단 방식의 진단 정확도

병리	진단검사	황금기준	SN/SP
머리와 경부 손상	전신(Whole-body) CT	병원 차트 개요, 후속 영상 및 중재 절차	85/99[15]
안면 손상	전신(Whole-body) CT	병원 차트 개요, 후속 영상 및 중재 절차	80/99[15]
관골궁 골절	US	일반 방사선 영상 및 CT 변수	100/100[16] >90/>90[14]
안와하연 골절 안와 골절	US	일반 방사선 영상 및 CT 변수	90/100[16] 56-100/85-100[14]
전두관골 봉합 분리	US	일반 방사선 영상 및 CT	25/100[16]
코뼈 골절	US Radiographs	CT 변수 임상검사	95/100[17] 90-100/98-100[14] 84/75[18] 50-64/58-72[18]
하악골 골절	US	변수	66-100/52-10014

US = ultrasonography; CT = computed tomography

이 표에 보고된 우수한 그리고 이상적인 진단상의 정확도 값을 제안하기 위한 색상코딩은 이러한 값의 임상적 효용결정의 매우 중요한 측면인 질적 점수(QUADAS)가 없다. 따라서 독자는 이러한 값을 해석할 때 이를 명심할 것을 제안한다.

초음파 검사 (Ultrasonography, US)

최근 다수의 연구에서 상악안면 손상에 대한 영상 촬영 양식으로 초음파(US)의 진단 정확도를 조사하였다. 상당한 양의 근거는 상악안면의 골절, 특히 코뼈, 안와 골절, 전방 상악골 및 관골복합체를 포함한 골절에 있어서의 진단 초음파의 사용을 정당화한다. 초음파의 SP와 SN은 일반적으로 CT와 비슷한 수준으로 보고되었다.

시스템의 검토 (Review of Systems)

얼굴 및 머리 관련 시스템의 검토에 대한 자세한 내용은 6장(Triage and Differential Diagnosis)을 참고하기 바란다.

시진 OBSERVATION

얼굴과 머리를 올바르게 관찰하기 위해 치료사는 앞, 뒤, 양쪽에서 확인해야 한다. 특히 눈, 입, 코, 귀, 치아의 위치와 모양에 집중해야 한다. 또한 치료사는 기형, 불균형 또는 비대칭, 붓기, 위축, 휴식 시 처짐 및 얼굴 표정(예: bell's palsy, 얼굴마비)과 열상을 찾아야 한다. 안면골 특징과 일반적인 머리와 얼굴의 상태뿐만 아니라 대칭과 왜곡이 있는지 검사해야 한다. 환자가 그들의 머리와 얼굴을 비교적 중립적인 자세로 잡고 있는가? 그렇지 않은 경우 비대칭은 어디에서 나타나는가?(예: 경추, 외상에 의한 안면의 틀어짐) 일반적인 얼굴표정의 모습은 종종 환자의 전반적인 감정을 나타내는 지표다. 예를 들어, 급성 고통을 겪고 있는 환자들은 미소를 짓거나 긍정적인 표정을 짓지는 않을 것이다. 환자가 불안한 모습을 보일 경우, 치료사는 더 심각한 문제에 대한 가능성을 인지하고 있어야 한다.

앞에서 볼 때 치료사는 특히 환자의 눈 모양에 유의해야 한다. 눈의 비대칭은 전정, 뇌신경 및 치료사가 인지해야 하는 다른 병리학적 문제들과 관계가 있을 수 있다. 또한 시선 추적(Eye tracking), 안구진탕(Nystagmus) 및 기타 움직임 비대칭성을 평가하여 치료사에게 잠재적인 심각한 병리학적 문제를 경고해야 한다. 비록 가정이기는 하지만, 뚜렷한 비대칭, 변색, 눈의 활동 변화, 기능 장애, 통증 및 열상, 타박상 및 팽윤은 달리 입증될 때까지는 치료사에게 잠재적인 의뢰를 위한 주요 관심사로 간주되어야 한다. 동공의 크기와 대칭이 평가되어야 한다. 한쪽이 확장된 것은 얼굴이나 머리에 타격이 가해진 후의 교감신경 반응과 두개내출혈의 결과일 수 있으므로 심각하게 받아들여야 한다.[19]

다른 얼굴 특징, 특히 뼈나 연골 구조의 비대칭은 외상 및 골절의 가능성을 나타낼 수 있다. 치아가 없거나 금이 가거나 부러진 경우에도 외상손상의 가능성을 치료사에게 경고하는 것이다. 그 부위의 변색도 또 다른 문제 일 수 있다. 예를 들어, 유양돌기(Mastoid) 부위(귀 뒤쪽 부분)에서 피부의 파랑과 자주색으로 변색된 것으로 보이는 배틀징후(Battle's sign)는 측두골 또는 기저 두개골 골절의 가능성을 나타내기 위해 제안되었다. 배틀징후는 글라스고우 혼수척도(Glasgow Coma Scale)가 13~15인 환자를 위한 응급 서비스에서 두개 내 손상에 대해 66%의 양성 예측값(PPV)을 갖는 것으로 나타났다. 기저골 골절의 다른 임상증상으로는 이루(Otorrhea, 코나 귀에서 나오는 뇌척수액의 분비물)나 비루(Rhinorrhea, 코에서의 과다 분비물), 혈액고실(Hemotympanum, 중이의 고실에서 혈액이 잔류함), 외이도 열상, 눈꺼풀 판에 생긴 안와출혈(Raccoon eye, 라쿤눈)이 있다.[21] 이 징후들은 발달하는데 몇 시간이 걸릴지도 모른다. 라쿤 눈(Raccoon eye)은 앞쪽 두개골 기저부 골절과 연관되어 있으며, 70% 이상의 사례에서 그러하다.[22]

분류 및 선별검사

TRIAGE AND SCREENING

분류와 선별검사는 검사를 계속하기 전에 수행해야 하는 검사 과정의 필수 구성 요소다. 이 단계에서는 심각한 병리적 문제를 배제하는 것이 가장 중요하다(경추 관련 적신호에 대해서는 제6장 분류와 감별진단과 17장 경추 참고). 또한 다른 관련(또는 근접한) 구조에서 발생하는 통증은 치료사가 다른 검사 구성요소를 계속 사용하여 환자의 실제 통증 원인을 확인할 필요성을 보다 정확하게 판단할 수 있도록 돕는다. 또한, 해당 시점에서 각 신체 부위(이 경우 경추)에 적용할 진단 범위를 좁히기 위해 검사 시점에서 강력한 선별 검사(고 SN, 저 −LR 검사)를 시행하는 것이 좋다.

심각한 얼굴과 머리의 병증 배제

(Ruling Out Serious Face and Head Pathology)

치료사가 급성 손상 상황에서, 특히 기전적으로 외상의 가능성이 있는 환자와 대면한다면 부가적 분류 문제가 있다. 여기서 논의된 사항 외에도 치료사는 6장(분류와 감별진단), 17장(경추), 그리고 앞서 언급한 관찰 가능한 결과(예: 배틀징후와 라쿤눈)에 대한 설명을 떠올리게 된다.

글라스고우 혼수척도 (Glasgow Coma Scale)

글라스고우 혼수척도(표 15.2)는 의식적이거나 무의식적인 환자의 의식수준에 관한 평가를 위한 중요한 도구다. 뇌피질제거(Decorticate)자세(팔, 손목, 손가락 굴곡, 상완 모음, 다리 신전 & 내회전, 족저 굴곡) 및 대뇌제거(decerebrate)자세(팔의 신전, 내전 및 과회내)는 의사에게 즉시 의뢰해야 하는 비정상적인 반응이다.

안면 손상을 경험한 환자라면 머리와 목 부위를 중심으로 한 철저한 병력 및 포괄적인 신체검사와 적절한 방사선 평가가 필수적이다.[23] 방사선 촬영의 필요성에 대한 결정은 부정확한 과학이지만, 이러한 결정에 도움이 될 수 있는 몇 가지 관측 가능한 측정이 연구되었다. 다음의 징후는 모두 코뼈 골절을 진단에 포함시키는데 도움이 되는 이상적인 기능을 갖추고 있다; 코뼈 골절을 배제시키는 데 도움이 되는 것은 없었다.[24]

- 코피(Epistaxis) (SP 98, +LR 14.0)
- 해당부위의 염증 유무(SP 92, +LR 7.0)
- 급성 충격 손상(SP 100, +LR Inf)

표 15.2 글라스고우 혼수척도

	점수
개안	
자발적으로	4
음성으로	3
통증으로	2
무반응	1
운동반응	
운동명령에 따른다	6
국소적	5
회피	4
비정상적 굴곡	3
신전반응	2
무반응	1
언어반응	
정확한	5
혼란스러운 대화	4
부적절한 단어	3
이해할 수 없는 소리	2
무반응	1

득점: 최소점수 = 3; 최대점수 = 15. 높은 점수는 높은 수준의 의식을 나타냄. 가벼운 장애(13-15);
중등도 장애(9-12). 3-8점의 환자는 일반적으로 혼수상태임(심각한 장애, 식물 상태 점수는 < 3임)).

다음의 모든 징후는 코뼈 골절을 진단에 포함시키는데 도움이 되는 우수한 기능을 갖추고 있다; 어떤 것도 코뼈 골절 진단을 배제하는데 도움이 되는 것은 없었다.[24]

- 기도폐쇄(SP 96, +LR 4.8)
- 코의 외측 편위(SP 96, +LR 4.5)

다음의 징후들로는 코뼈 골절을 진단에 포함시키는데 도움이 되지 않는다. 모두 코뼈 골절의 가능성을 배제할 수 있는 능력은 부족하다.

- 불규칙한 콧등부(SP 92, +LR 3.6)
- 코의 상처 존재(SP 70, +LR 1.5)

오타와 지주막하출혈원칙
(Ottawa Subarachnoid Hemorrhage Rule)

앞의 측정들의 대부분은 골절을 배제하는 능력에 있어서 중요하지 않으며 골절과 두개 내 손상에서의 판단에 그리 도움이 되지 않는다. 오타와 지주막하출혈원칙(Ottawa Subarachnoid Hemorrhage Rule)은 급성 두통을 가진 환자에게서 지주막하출혈 가능성을 배제 할 수 있는 방법으로 연구되어 왔다. 이 임상적 결정 원칙은 급성두통(최대 강도 1시간 이내)을 보이는 15세 이상의 환자에게 존재하는 지주막하출혈 가능성을 배제하기 위해서 치료사가 이용할 수 있는 도구이다.[25]

이러한 고위험 변수가 1 이상 존재할 경우 지주막하출혈에 대한 검사를 실시해야 한다.

- 연령 ≥ 40세
- 목의 통증 또는 경직
- 의식 상실 목격
- 힘주는 동안 두통 발생: **SN 99(94–100)**, SP 28(26–30), +LR 1.4, **–LR 0.04**[25]
- 번개치듯 발생한 두통(순간 최고치의 통증)
- 검진 시 제한된 목 굴곡: **SN 100(97–100)**, SP 15(14–17), +LR 1.2, **–LR 0.0**[25]

이 원칙은 새로운 신경 장애, 이전의 동맥류, 지주막하출혈, 뇌종양, 재발성 두통 병력(6개월 이상 경과하면 3회 이상의 증상)에는 적용되지 않는다.

캐나다 CT머리원칙

(Canadian Computed Tomography Head Rule)

제17장(경추)에서 논한 것처럼, 촬영의 필요 여부나 촬영 범위의 판단은 명확하지 않다. 캐나다 CT머리원칙(Canadian CT Head Rule, 17장에서 설명한 C-Spine Rule과 유사함)은 잘못된 음성 결과를 제한하려는 의사결정 원칙이다. 캐나다 CT원칙은 다음과 같은 결과가 있는 경미한 머리 부상을 입은 환자에게만 필요하다:

고위험(신경학적 중재)

- GCS 점수 < 손상 후 2시간으로 15점
- 두개골 개방 또는 침강 골절 의심
- 기저골 골절 징후(혈액 고실, 라쿤 눈[raccoon eye], 뇌척수액 이루 또는 비루, 배틀징후[battles' sign])
- 구토 ≥ 2회
- 연령 ≥ 65세

중간 위험(CT검사에서 뇌손상)

- 충격 전 기억상실 > 30분
- 위험한 메커니즘(자동차에 치인 보행자, 자동차에서 튕겨져 나온 탑승자, 높이 3피트[1m] 또는 계단 5개 높이에서 떨어진 경우)
- 높거나 중간 정도의 위험 기준: 신경외과 중재 사례의 경우 **SN 99–100**, 모든 두개골 내 손상의 경우 **SN 80–100**, 체계적인 검토 및 경제 평가에서 SP39–51.[26]
- 고위험 기준: 19개 연구의 체계적 검토에 신경외과적 중재를 필요로 하는 손상에서 **SN 99–100**, SP 48–77로, 그 중 4개는 CCHR 고위험을 포함했다.[27]

다음 중 하나에 해당하는 경우에는 이 원칙이 적용되지 않는다.

- 외상이 아닌 경우
- GCS < 13
- 연령 > 16세
- 쿠마딘(항응고제) 또는 출혈 장애
- 명백한 두개골 개방 골절

소아 환자에 대해서는 유년기 머리 손상에 대한 캐나다 단층촬영 평가(Canadian Assessment of Tomography for Childhood Head Injury, CATCH), 주요 임상 사건의 예측을 위한 유년기 머리 보험 알고리즘(Childhood Head Insurance Algorithm for the Prediction of Important Clinical Events, CHALICE) 및 소아 응급처치 응용 연구 네트워크(Pediatric Emergency Care Applied Research Network, PECARN)의 세 가지 고품질 임상 의사결정 원칙(CDR)이 확인되었다. 현재 어느 것도 다른 것보다 우월하다고 입증되지 않았으며, 그 타당성과

중요한 임상적 핵심

급성 안면 또는 머리 외상이 있는 환자에 대한 다양한 임상 결정 원칙이 설명되었다.

- 글라스고우 혼수척도Glasgow Coma Scale: 환자의 의식 수준 결정을 위한 활용
- 오타와 지주막하출혈원칙(Ottawa Subarachnoid Hemorrhage Rule): 지주막하출혈 가능성을 배제하기 위해 급성 두통이 있는 환자에게 활용
- 캐나다컴퓨터단층촬영머리원칙(Canadian Computed Tomography Head Rule): 경미한 머리 부상을 입은 환자에게 방사선 촬영이 필요한지 판단하는 데 활용
- CATCH, CHALICE 및 PECARN: 모두 머리 부상을 입은 소아 환자에게 활용

비용 효율성에 대한 추가 연구가 필요하다고 제안되고 있다.[28,29]

기타 관련 구조에서 통증생성 배제

(Ruling Out Pain Generation From Other Related Structures)

경추 불안정 또는 경추동맥 기능장애의 의심은 검사를 진행하기 전에 제17장(경추)에서 논의한 바와 같이 다루어야 한다. 상부 1/4면은 환자의 얼굴과 머리 통증의 통증 생성기로서 경추 운동 범위(ROM)와 경추의 가능성을 결정한다. 또한 신경근병증으로 인한 통증 발생은 여기에서 설명한 바와 같이 합리적으로 선별(또는 제외)될 수 있다.

- 신경근병증 또는 디스크질환 관련 병증: 스퍼링 검사(Spurling's test)와 상완신경역동검사(upper limb neurodynamic test)의 조합으로 제외됨(정중신경 위주)
- 스퍼링 테스트: **SN 93(77–99)**, **SP 95(76–100)**, **+LR 19.6**, **–LR 0.07**, QUADAS 9[30]
- 정중신경 상완신경역동검사: **SN 97(90–100)**, SP 22(12–33) +LR 1.3, **–LR 0.12**, QUADAS 10[31]
- 상완압박(Arm Squeeze)검사(경추 신경근 압박에 대한 설명): SN 95(85–99), SP 96(8799), +LR 24, –LR 0.05, QUADAS 8[32]

또한 다른 관절과 마찬가지로 과압력 여부와 관계없이 깔끔한 능동 가동 범위(AROM)가 나와야 한다. 제7장에서 설명한 상부 1/4면은 모든 동작의 AROM을 구현해야 한다. 경추를 완전히 움직이기 위해서는 완전한 AROM(통증이 없는 경우 과압력)이 있어야 한다.

특수 검사 색인

전정기능부전

딕스-홀파이크 검사(Dix-Hallpike Test)

단일대뇌반구 기능부전: 종양

핑거탭 검사(Finger Tap Test)
회내경향 검사(Pronator Drift Test)
손가락 회전 검사(Finger Rolling Test)
전완 회전 검사(Forearm Rolling Test)
편측대뇌병변을 위한 CPR(CPR for Unilateral Cerebral Lesions)

귀의 검사

웨버(Weber)검사(청력손실)
쉬바바흐(Schwabach)검사(청력손실)
린네검사(Rinne Test)

움직임 검사 MOTION TESTS

얼굴과 머리에 대한 관절은 없기 때문에(제16장에서 다룬 두개하악 복합체 외), 운동 평가(즉, AROM, 수동 운동 범위[PROM], 부수적 동작[Accessory motions], 유연성)는 필요하지 않다.

근육 수행능력 검사 MUSCLE PERFORMANCE TESTING

얼굴과 머리에 특정된 근육 수행능력 검사에 대한 내용은 16장(턱관절) 및 17장(경추)을 참고하기 바란다.

특수 검사 SPECIAL TESTS

제10장(특수 검사)에서 언급한 것처럼, 치료사는, 환자의 통증에 대한 감별 진단에 관한 특수 검사 결과의 기능과 해석에 지나치게 의존하고 있는 경우가 많다. 특정 병증에서 판정(또는 진단)을 위한 특수 검사의 활용은 검사 과정의 현 시점에서 이루어져야 한다. 또한 치료사는 검사에서 현 시점 이전에 환자의 프레젠테이션에 대한 훨씬 더 명확한 그림을 가지고 있으므로, 환자의 통증 진단과 관련하여 특수 검사 결과에 최소한의 의존을 할 수 있기를 바란다.

전정기능부전

딕스-홀파이크 검사 (DIX-HALLPIKE TEST)

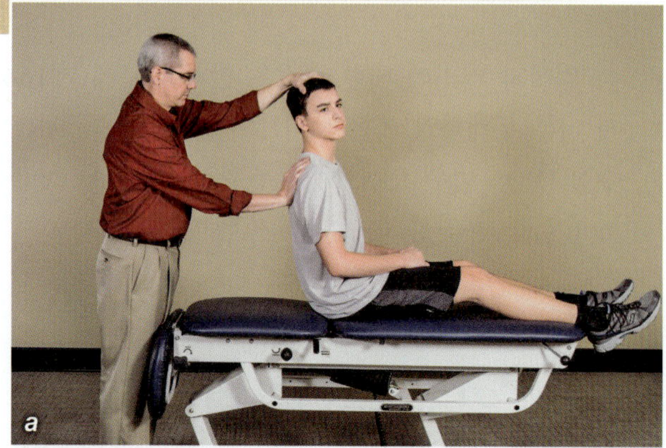

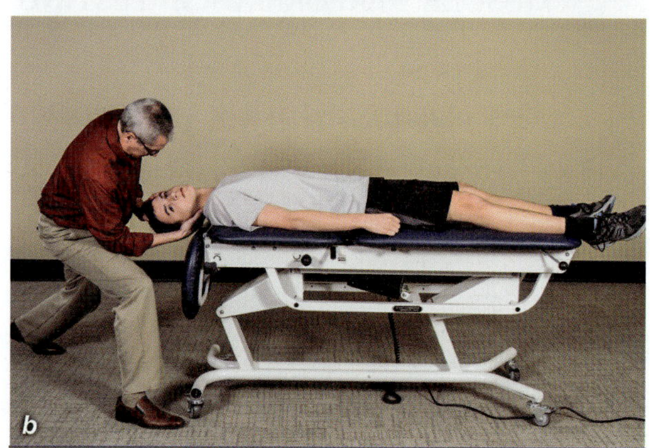

그림 15.5

환자 자세 일반적으로 테이블 위에 다리를 뻗고 앉는다. 필요한 경우 테이블 끝에서 다리를 벌리고 앉는다.

치료사 자세 환자 바로 뒤에 서 있음

움직임 치료사는 환자의 머리를 약 45° 회전시키고(a), 회전된 머리를 유지하고 빠르게 뒤로 눕혀 테이블 끝에서 머리를 20°의 신전(b)시킨다. 치료사는 약 45초 동안 환자의 눈을 관찰하여 안구진탕을 확인한다.

평가 회전성 안진이 발생하면 양성 발작성 위치 현기증(BPPV)에 대한 검사는 양성(+)이다. 안진의 빠른 위상은 환부측 귀를 향하고 있다. 고속 위상은 시계 방향 또는 시계 반대 방향으로 눈 상단의 회전에 의해 결정된다.

통계

- 발표된 SN 추정치는 48에서 88이었고 SP 추정치는 부족했다.[33]
- BPPV 진단을 위한 문헌에 대한 비판적 리뷰에서 SN 79(65–94) SP 75(33–100) +LR 3.2, −LR 0.28[33]
- Dix-Hallpike의 측와위 검사: **SN 90(79–100)**, SP 75(33–100), +LR 3.6, **−LR 0.14**[33]

단일대뇌반구기능부전: 종양

핑거탭 검사 (FINGER TAP TEST)

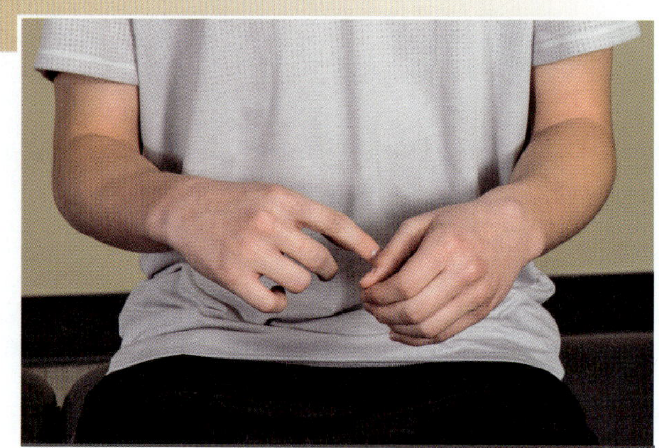

그림 15.6

환자 자세 앉거나 선 자세

치료사 자세 서서 환자 관찰

움직임 치료사는 환자에게 한 손의 검지를 다른 손 엄지의 지간관절에 10초 동안 가능한 한 많이 두드려달라고 요청한다. 치료사는 반복적으로 양옆을 비교한다.

평가 양손 차이가 5회 이상이면 양성반응이다.

통계 신경계 이상 의심 환자 170명(평균 54.6세, 남성-여성 비율 1.5:1, 평균 증상 지속시간 NR) 및 컴퓨터 단층촬영을 참고 표준으로 한 연구에서 SN 73(보고되지 않음, 또는 NR), SP 88(NR), +LR 5.9, −LR 0.31, QUADAS 9.[34]

회내경향 검사 (PRONATOR DRIFT TEST)

영상 15.7 인터넷 지원으로 이 검사의 평가 방법을 볼 수 있다.

환자 자세 앉거나 선 자세

치료사 자세 서서 환자를 관찰

움직임 환자는 양쪽 견관절을 90°까지 굴곡하고 주관절을 최대로 신전 및 회외한다(a). 치료사는 환자에게 눈을 감고, 이 위치를 최대 2분간 유지하도록 요청한다.

평가 양성반응은 해당 전완이 점진적으로 회내방향으로 움직이게 되는 것이다.

통계

- 170명의 신경계 이상 의심 환자(평균 연령 54.6세, 남성-여성 비율 1.5:1, 평균 증상 지속 시간 NR) 및 컴퓨터 단층촬영을 참고 표준으로 한 연구에서 SN 92(NR), SP 90(NR), +LR 9.2, −LR 0.09, QUADAS 9.[34]
- 단일 대뇌반구 병변(연령 범위 21–83세, 여성 18명, 평균 증상 지속 시간 NR) 및 CT를 참고 표준으로 사용한 46명의 환자 연구에서 SN 22(12–36), SP 100(83–100), +LR Inf, −LR 0.88, QUADAS 8.[35]

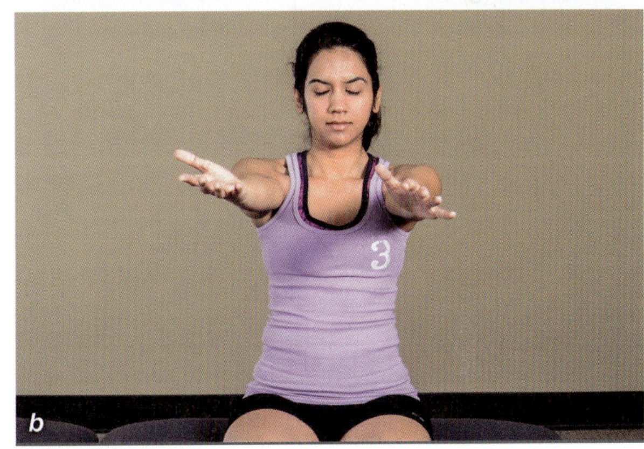

그림 15.7

손가락 회전 검사 (FINGER ROLLING TEST)

환자 자세 앉거나 선 자세

치료사 자세 서서 환자를 관찰

움직임 치료사는 환자에게 대칭적인 패턴으로 양쪽 손가락을 서로 돌리게 한다.

평가 양성반응은 관련된 손가락이 덜 움직이면서 다른 손가락 주위를 도는 것이다.

통계

- 신경계 이상 의심 환자 170명(평균 연령 54.6세, 남성-여성 비율 1.5:1,

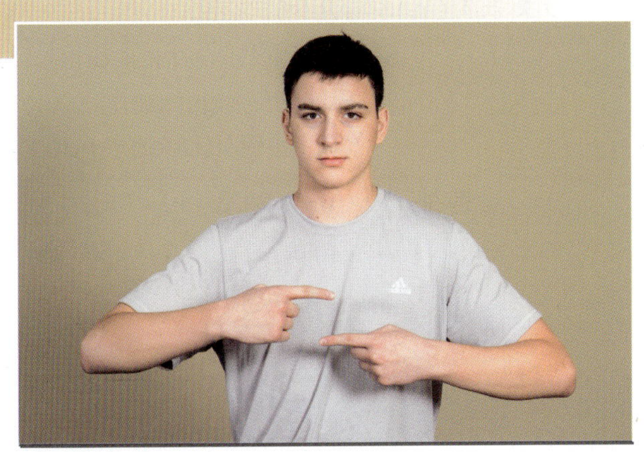

그림 15.8

평균 증상 지속 시간 NR) 및 CT를 참고 표준으로 한 연구에서 SN 41(NR), **SP 93(NR)**, **+LR 5.9**, −LR 0.63, QUADAS 9.[34]

- 단일 대뇌반구 병변(연령 범위 21−83세, 여성 18명, 평균 증상 지속 시간 NR) 및 CT를 참고 표준으로 사용한 46명의 환자 연구에서 SN 33(21−47), SP 100(83−100), +LR Inf, −LR 0.77, QUADAS 8.[35]

전완 회전 검사 (FOREARM ROLLING TEST)

영상 15.9 인터넷 지원으로 이 검사의 평가 방법을 볼 수 있다.

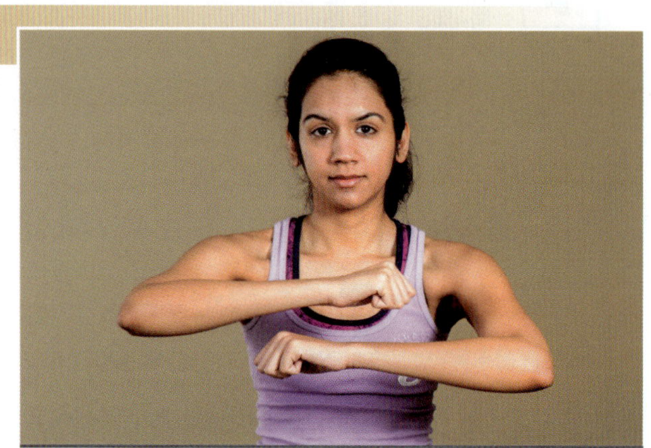

그림 15.9

환자 자세 앉거나 선 자세

치료사 자세 서서 환자를 관찰

움직임 치료사는 환자에게 양쪽 전완을 대칭적인 패턴으로 서로 돌려달라고 요청한다.

평가 양성반응은 한쪽의 전완이 다른 한쪽의 전완의 주위를 돌고 있어서, 문제된 팔은 거의 움직이지 않는다.

통계
- 신경계 이상 의심 환자 170명(평균 54.6세, 남성−여성비 1.5:1, 평균 증상 지속 시간 NR) 및 컴퓨터단층촬영(단층촬영)을 참고 표준으로 한 연구에서 SN 46(NR), **SP 98(NR)**, **+LR 18.2**, −LR 0.56, QUADAS 9.[34]
- 단일 대뇌반구 병변 46명의 환자(연령 범위 21−83세, 여성 18명, 평균 증상 지속 시간 NR) 및 CT를 참고 표준으로 한 연구에서 SN 24(14−38), SP 100(83−100), +LR Inf, −LR 0.76, QUADAS 8.[35]

편측대뇌병변을 위한 CPR (CPR FOR UNILATERAL CEREBRAL LESIONS)

세 가지 동작(maneuvers)의 조합:

- 회내 경향(Pronator drift)
- 핑거 탭(Finger tap)
- 심부 건 반사(Deep tendon reflexes)

통계
- (+) = all 3 (+); (−) = >1 (−): SN 75 (NR), **SP 98(NR)**, **+LR 30.2**, −LR 0.25
- (+) = >1 (+); (−) = 모두 3(−): 신경계 이상 의심 환자 170명(평균 연령 54.6세, 남성−여성 비율 1.5:1, 평균 증상 지속 시간 NR) 및 컴퓨터 단층촬영(단층촬영)을 기준으로 한 연구에서 SN **98(NR)**, SP 86(NR), +LR 7.3, **−LR 0.03**, QUADAS 9.[34]

귀의 검사

웨버(WEBER) 검사(청력손실)

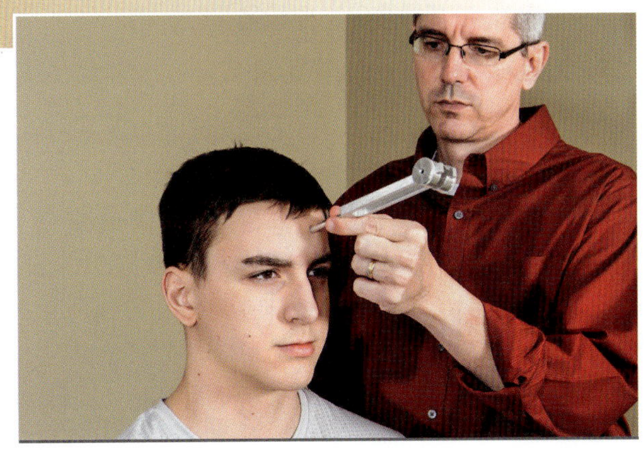

그림 15.10

환자 자세 편안하게 앉음

치료사 자세 환자의 뒤 또는 옆에 서 있음

움직임 치료사는 진동하는 소리굽쇠를 환자의 이마 중앙에 놓는다.

평가 정상적인 반응은 어느 한쪽으로 치우치지 않고 중앙에서 들리는 소리다. 전도성 청력 손실에 대한 양성 반응은 전도성 손실의 쪽에서 소리가 들리는 것이다. 감각운동 손실에 대한 양성 반응은 영향을 받지 않는 쪽에서 더 잘 들리는 소리다.

통계 +LR 1.6-1.7, -LR 0.70-0.76, 청력손실에 대한 부정확 한 선별 검사 및 열악한 진단 테스트[36]

쉬바바흐(SCHWABACH) 검사(청력손실)

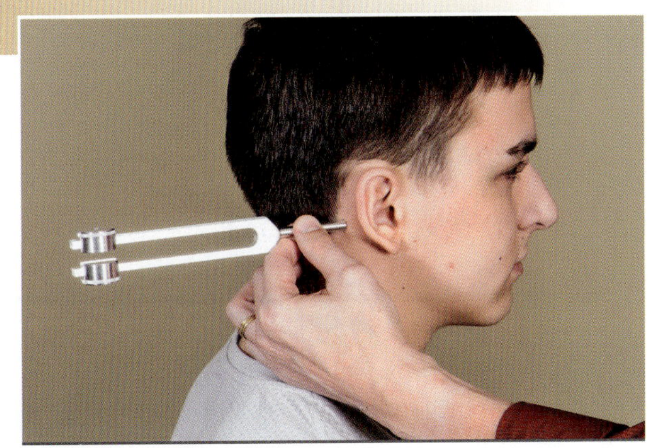

그림 15.11

환자 자세 편안하게 앉음

치료사 자세 환자 옆에 서 있거나 앉아 있음

움직임 치료사는 환자가 소리를 들을 수 없을 때까지(시간 확인)와 치료사가 더 이상 소리를 들을 수 없을 때까지(시간 확인) 진동 소리굽쇠를 환자의 침범된 쪽과 침범되지 않은 쪽의 유양돌기(mastoid process)에 번갈아 배치한다.

평가 동일한 시간 동안 소리를 듣지 못하면 양성반응이다

통계 NR

린네검사 (RINNE TEST)

환자 자세 편안하게 앉음

치료사 자세 환자 옆에 서 있음

움직임 치료사는 진동 소리굽쇠를 환자의 유양돌기(a)에 위치시킨다.
치료사는 환자가 소리를 들을 수 있는 시간을 길이를 확인한다. 이런 다음 치료사는 재빨리 외이도(auditory canal)(b)로부터 1~2cm 떨어진 곳에서 진동하는 소리굽쇠를 위치시키고, 환자에게 그 소리가 더 이상 들리지 않을 때를 다시 표시해 달라고 요청한다. 이런 다음 치료사는 뼈 전도와 공기 전도로 인해 소리가 들린 시간을 초 단위로 비교한다.

평가 공기 전도 음은 뼈 전도 음보다 두 배 더 길게 들어야 한다.

통계 SN 73(NR)[37]

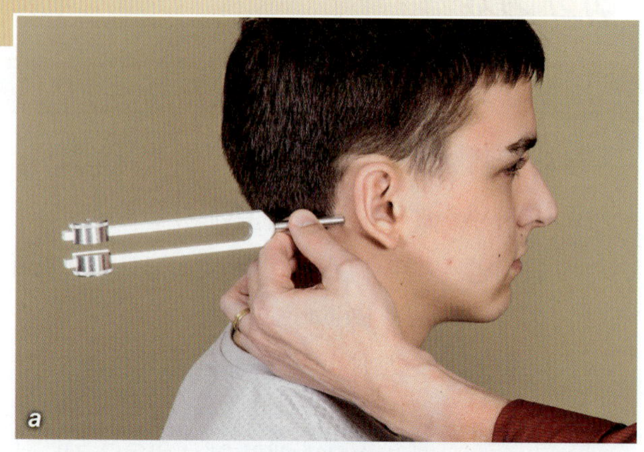

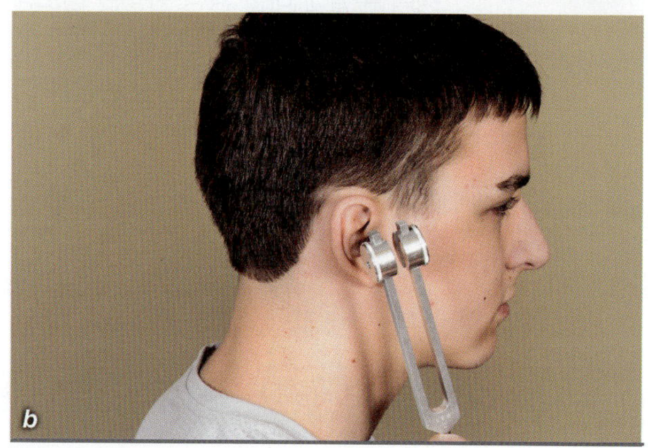

그림 15.12

촉진 PALPATION

얼굴과 머리(몸의 모든 부위와 마찬가지로)의 촉진은 체계적이어야 한다. 시진과 마찬가지로 치료사는 붓기, 비대칭, 변색 등의 생김새나 발색에 특히 유의해야 하며, 이는 심각한 병리를 나타낼 수 있다. 환자를 직접 대면하는 치료사는 전두골(frontal bone), 비골(코뼈, nasal bone), 상악(maxilla) 및 하악(mandible)의 대칭과 정상 윤곽을 확인하기 위해 촉진해야 한다. 제11장에서 설명했듯이, 덜컹거림(clicking)을 평가하기 위해서 치료사는 환자가 입을 벌리거나 벌리지 않고 양쪽 턱관절을 촉진할 수 있다.

만약, 치료사가 이 기법을 수행한 경험이 있다면 그들은 또한 환자의 입을 열어 턱관절을 평가할 수 있다. 환자의 치아에 대한 시진과 촉진(필요한 경우)은 치료사가 느슨하거나 갈라지거나 부서진 치아를 위해 치과의사에게 보낼 가능성을 경고할 수 있다.

환자의 부비강의 촉진도 임상적으로 중요한 경우가 있다. 전두동(frontal sinuses)은 전두골의 원위부 측면의 눈썹 위에 위치하며 상악동(maxillary sinuses)은 눈 바로 밑에 위치한다. 통증이나 압력을 일으키는 이 부위의 촉진은 중요한 경우 추가 조사해야 한다.

치료사는 두개골 윗부분과 두발의 상부를 만져보며 통상적인 외관과 감촉을 조사하여 좌우 비대칭성, 팽윤 등을 기록할 수 있다. 환자의 뒷머리를 바라보고 치료사는 제17장에서 언급한 바와 같이 경추와 외후두융기(external occipital protuberance), 유양돌기(mastoid processes), 양쪽 귀, 후두골을 촉진할 수 있으며, 다시 좌우 비대칭성과 팽윤을 메모 확인할 수 있다.

신체 수행능력 측정
PHYSICAL PERFORMANCE MEASURES

얼굴과 머리에 사용할 수 있는 특별한 신체 수행능력 검사(PPM)는 없다. 관련 PPM은 제17장(Cervical Spine) 참고.

일반 정형외과적인 얼굴과 머리의 상태
COMMON ORTHOPEDIC CONDITIONS OF THE FACE AND HEAD

얼굴과 머리의 다양한 병리적 표현을 분명하게 기술하는 것은 불가능하지만, 신체의 이 부위 특정 병리를 뒷받침하는 근거를 기초로 한 발견이 있다. 따라서 이번 장의 목적은 얼굴 및 머리 병증을 암시하는 현재의 근거 지원 연구 결과를 제시하는 데 있다. 그러나 제4장(근거중심 임상평가)에서 앞서 기술한 바와 같이, 모든 검사 결과가 임상적 근거로 절대적인 뒷받침이 되는 것은 아니며, 또한 임상경험과 환자의 통증 및 기능장애에 대한 차등진단을 수행할 때 치료사는 환자로부터의 입력에 의존해야 한다.

단일대뇌반구기능부전: 종양

ICD-9: 191; 225

ICD-10: D33.2(불특정 뇌의 양성신생물, benign neoplasm of brain, unspecified)

I. 환자 인터뷰

주관적 병력

- 얼굴 처짐, 눈 깜빡임, 눈감기, 미소, 기타 얼굴 운동 등의 불만
- 두통, 현기증, 시력 저하 또는 졸음증을 호소할 수 있음.[35]

II. 시진

- 간단한 수학 계산을 수행할 수 없는 것은 단일대뇌반구기능부전(Monohemispheric dysfunction, MD)을 진단에 포함시키기에는 우수하지 못한 기능을 가진다(SP 95, +LR 3.4).[35]
- 오른쪽-왼쪽 식별(SP 100, +LR Inf), 읽기(SP 100, +LR Inf), 쓰기(SP 100, +LR Inf)의 어려움 모두 단일대뇌반구기능부전(MD)을 진단에 포함시키기에는 우수하지 못한 기능을 가진다.[35]
- 시야 결손(SP 95, +LR 4.4), 안면 약화(SP 95, +LR 3.4), 시선이동성 안구 진탕(SP 100, +LR Inf) 모두 단일대뇌반구기능부전(MD)을 진단에 포함시키기에는 우수하지 못한 기능을 가진다.[35]

III. 분류 및 선별검사

- 모든 비근골격계의 원인들, 그리고 관련된 관절들로 인한 원인들은 배제되어야 한다.
- 분류를 위해 병력이 사용되며, 적색신호(red flag)들이 식별되고, 황색신호(yellow flag)들은 평가되어야 한다.[38]
- 경고, 기능적 관절가동범위 검사를 완수하는데 지장을 주는 손상이나 신경학적 결핍이 없는, 무증상 환자는 방사선 평가 없이 안전하게 경추 고정을 풀 수 있다(SN 98).[39]
- 외상성 두개골 골절 진단 배제:
  - 배틀징후(Battle's sign): 존재하는 경우, 13에서 15의 글라스고우 혼수척도(Glasgow Coma Scale)를 가진 환자들의 응급 의료 시 두개내 병변에 대해 66%의 양성예측도(PPV)가 나타났다.[20]
  - 라쿤 눈(Raccoon eyes): 존재하는 경우, 70% 이상의 경우에서 전방 두개저 골절과 연관되었다.[22]
- 캐나다 CT머리원칙: 고 위험 또는 중도 위험 기준이나 오직 고 위험 기준 사이에서 (−)인 경우, 이 원칙은 신경외과적 중재의

경우들을 배제(SN 99-100)하는데 도움을 주며, 두개 내 손상을 배제(SN 80-100) 하는데 도움을 주는 이상적 기능을 가지고 있다.[26]

- 오타와 지주막하 출혈 원칙: (-)인 경우, 이것은 두통을 가지고 응급실에 오는 급성 환자의 지주막하 출혈을 배제(SN 99-100, -LR 0.04)하는데 도움을 주는 이상적 기능을 가지고 있다.
- 캐나다 C-Spine 원칙: 이것은 NEXUS 기준(SN 범위 83-100)[40]이나 오직 의사의 임상적 판단(SN 92)[41]보다 더 우수한 진단 정확성(SN 범위 90-100)을 입증했으며, 따라서 실제 골절을 배제하는 데 도움이 되는 개선된 기능을 가지고 있다.
- 익상인대(alar ligament) 테스트:
  - 덜 복합된 검사의 경우 익상 인대 부전을 배제하는 것과 대조하여 진단에 포함시키는데 도움을 주는 개선된 능력을 가지고 있으며, 진단 정확성에서는 상당한 변동성을 보인다(SN 69-100, -LR 0.29-0.31; SP 72-96, +LR 18-Inf).[42]
  - 더 복합된 검사의 경우 익상 인대 부전을 배제(SN 72, -LR 0.30)하는 것과 대조하여 진단에 포함(SP 96-100, +LR 18-Inf)시키는데 도움을 주는 더 우수한 기능을 가지고 있다.[42]
- 샤프-퍼서 검사: 횡 인대 부전을 배제하기보다(SN 69, -LR 0.32) 진단에 포함시키는데(SP 96, +LR 17.3) 도움을 주는 더 강력한 기능을 보여준다.[43]
- 더 복합된 횡 인대 검사는 또한 횡 인대 부전을 배제하기보다(SN 65, -LR 0.35) 진단에 포함시키는데(SP 99, +LR 65) 더 나은 도움을 줄 수 있다.[42]
- 경추 회전은 잠재적 척추기저동맥 허혈을 진단에 포함시키는데(SP 100, +LR 83.3) 유용하다.[44]
- 경추 신전과 회전의 결합은 (SP 98, +LR 4.2) 잠재적 상부 경추 신경혈관 손상에서의 판단에 도움이 된다.[45]
- 신경근병증 또는 디스크성 관련 병증: 스퍼링 검사(spurling' s test)와 정중신경 상지긴장검사(median nerve upper limb tension test)의 조합으로 제외
  - 스퍼링 테스트(spurling's test): **SN 93(77-99)**, **SP 95(76-100)**, **+LR 19.6**, **-LR 0.07**, QUADAS 9[30]
  - 정중신경 상지긴장검사(median nerve upper limb tension test): **SN 97(90-100)**, SP 22(12-33), +LR 1.3, **-LR 0.12**, QUADAS 10[31]

IV. 움직임 검사

- 환자는 침범된 쪽 얼굴 근육의 움직임이 제한되어 있다.

V. 근육 수행능력 검사

- 시진에서 설명된 얼굴 약화

VI. 특수 검사

- finger tap(SP 88, +LR 5.9), 회내경향 검사(pronator drift)(SP 90, +LR 9.2), 손가락회전검사(finger rolling)(SP 93, +LR 5.9), 전완회전검사(forearm rolling)(SP 98, +LR 18.2)은 MD를 진단에 포함하는데 우수한 기능을 가지고 있다.[34]
- 회내경향, 핑거탭, 심부건반사 모두 양성은 MD를 진단에 포함(SP 98, +LR 30.2)하는데 우수한 기능을 가진다.
- 회내경향, 핑거탭, 심부건반사 모두 음성은 MD를 진단에서 배제(SN 98, -LR 0.03)하는데 우수한 기능을 가진다.

VII. 촉진

- 환자는 안면신경지배영역에서 감각이 감소하고 과민증이 있을 수 있다.

VIII. 신체 수행능력 측정

- 해당사항 없음

잠재적 치료기반 분류

- 의사에게 의뢰

두통

두통은 일반적으로 설명되는 병증이다. 국제두통학회(International Headache Society, IHS)[46,47]는 국제두통분류를 사용하여 두통을 1차성 또는 2차성 두통으로 분류했다.[48] 1차성 두통에는 편두통(migraines), 긴장형 두통(tension-type headache, TTH), 군발성 두통(cluster headache)과 기타 삼차자율신경성 두통(other trigeminal autonomic cephalalgia)이 있으며, 그리고 기타 1차성 두통으로 원발성 침성두통(primary stabbing headache), 원발성 기침 두통(primary cough headache), 일차운동성 두통(primary exertional headache), 성적 활동과 관련된 원발성 두통(primary headache associated with sexual activity), 수면두통(hypnic headache), 원발성 우뢰두통(primary thunderclap headache), 편두통 지속증(hemicrania continua), 그리고 매일 새로운 지속적 두통(new daily persistent headache [NDPH])이 있다. 2차성 두통은 환자가 이전에 가졌던 형태로 일어날 가능성이 있지만, 지금은 악화되고 있다. 이러한 두통은 일반적으로 분류하기가 더 어렵다. 이 두통은 국제두통학회(IHS)에 의해 다음 중 하나에 기인하는 두통으로 분류되었다.[48]

- 머리나 목의 외상 또는 손상
- 두개 또는 경추 혈관 장애
- 비 혈관 두개 내 장애
- 물질 또는 그것의 금단
- 감염
- 항상성의 장애
- 두개골, 목, 눈, 귀, 코, 부비동, 치아, 입 또는 기타 안면 또는 경추 구조의 장애로 인한 두통 또는 안면 통증
- 정신 질환

편두통

ICD-9: 346.0

ICD-10: G43.109(전조형 편두통); G43.009 (비전조형 편두통)

편두통은 전조형 편두통(migraine with aura), 비전조형 편두통(migraine without aura) 및 흔히 편두통의 전조가 되는 아동기 주기적 증후군, 망막 편두통, 편두통 합병증, 개연적 편두통, 그리고 편두통과 연관될 수 있는 삽화 증후군(반복적 위장 기능장애, 양성 돌발성 현기증, 양성 돌발성 사경)으로 더 세분화되어 왔다.[47]

I. 환자 인터뷰

주관적 병력[47,49,50]

- 전조형 편두통은 두통보다 앞서거나, 또는 두통과 동반되는 국소 신경 증상들로 특징지어진다. 일부 환자들은 또한 두통에 앞서 몇 시간이나 며칠의 전조 단계를 경험한다. 전조 및 명확한 증상들은 과잉행동, 과소행동, 특정 음식에 대한 갈망, 우울증, 반복적 하품을 포함한다.
- 비전조형 편두통의 두통 발작은 일반적으로 4시간에서 72시간까지 지속된다.[47]
- 비전조형 편두통은 보통 통상적 신체 활동의 회피로 악화된다.[47]
- 전조형 편두통은 일반적으로 5분 이상에 걸쳐 확산되며, 각 개인의 조짐 증상은 5분에서 60분까지 지속된다.[47]
- 두통과 함께 광선기피증의 존재는 편두통 형태의 두통을 진단에 포함(+LR 5.8)시키는데 도움을 준다.[51]
- 박동 기억(mnemonic POUNDing)을 이용하여 편두통을 보여주는 예측인자들이 존재한다(박동성, 4-72시간의 지속시간, 편측성 두통, 두통과 연관된 구역, 생활에 지장을 주는 두통). 다섯 개의 기준 중 네 개가 충족되는 경우, 확실한 또는 가능성 있는 편두통에 대한 +LR은 24이다(95% 신뢰구간[CI], 1.5-388); 세 개가 충족되는 경우, +LR은 3.5(1.3-9.2)이며, 두

개 이하가 충족되는 경우, +LR은 0.41(0.32-0.52)이다.[51]

- 편두통은 20세에서 40세 사이 여성들에게서 더 많이 발생하는 경향이 있다.
- 통증은 편측성이거나 양측성으로 발생할 가능성이 높다.

평가 척도[47,49,50]

- 편두통 검사 질문지(Migraine Screen Questionnaire[MS-Q])는 환자에게 일생 동안 경험했을 수 있는 두통 및 두통이 없는 편두통 에피소드들과 관련하여 다섯 개의 예 또는 아니오로 질문을 던진다:
  - 빈번하거나 강렬한 두통이 있는가?
  - 두통은 보통 4시간 이상 지속되는가?
  - 두통이 있을 때 보통 메스꺼움(nausea)을 경험하는가?
  - 두통이 있을 때 빛이나 소음이 거슬리는가?
  - 두통이 신체적, 또는 지적 활동에 지장을 주는가?

편두통이 의심된다는 것을 보여주는 기준점은 ≥4점에서 수립되는 반면, <4점은 편두통에 대한 어떤 의심도 보여주지 않는다.

- MS-Q는 편두통 진단 배제(SN 82, -LR 0.19)보다는 진단 포함(SP 97, +LR 27.3)에 더 도움을 줄 수 있다.[53]

II. 시진[47,49,50]

- 뇌간 전조형 편두통은 구음장애(dysarthria), 현기증(vertigo), 운동실조(ataxia), 의식(consciousness) 수준 저하, 또는 복시(consciousness)가 나타날 수 있다.[47]
- 편두통 전조-유발 발작(seizure): 전조형 편두통으로 유발되는 발작.[47]
- 양성 발작성 사경(Benign paroxysmal torticollis): 아마도 약간의 회전을 동반하는 머리 경사의 재발성 에피소드로, 자연스럽게 진정된다. 일반적으로 생애 첫 해에 발병하며, 영유아들에게서 발생한다.[47]
  - 기타 잠재적 징후들: 창백함(pallor), 과민성(irritability), 무기력(malaise), 구토(vomiting), 또는 운동실조(ataxia).
  - 신경학적 검사는 보통 발작들(attacks) 사이에 이루어진다.[47]

III. 분류 및 선별검사

- 모든 비근골격계 원인들, 그리고 관련된 관절들로 인한 원인들은 배제되어야 한다.
- 분류를 위해 병력이 사용되며, 적색신호(red flag)들이 식별되고, 황색신호(yellow flag)들은 평가되어야 한다.[38]
- 주의, 기능적 관절가동범위 검사를 완수하는데 지장을 주는 손상이나 신경학적 결손이 없는, 무증상 환자는 방사선 평가 없이 안전하게 경추 고정을 풀 수 있다(SN 98).[39]
- 외상성 두개골절 진단 배제:
  - 배틀징후(Battle's sign): 존재하는 경우, 13에서 15의 글라스고우 혼수척도(Glasgow Coma Scale)를 가진 환자들의 응급 의료 시 두개내 병변에 대해 66%의 양성예측도(PPV)가 나타났다.[20]
  - 라쿤 눈(Raccoon eyes): 존재하는 경우, 70% 이상의 경우에서 전방 두개저 골절과 연관되었다.
- 캐나다CT머리원칙: 고 위험 또는 중도 위험 기준이나 오직 고 위험 기준 사이에서 (-)인 경우, 이것은 신경외과적 중재의 경우들을 배제(SN 99-100)하는데 도움을 주며, 두개내 손상을 배제(SN 80-100)하는데 도움을 주는 이상적 기능을 가지고 있다.[26]
- 오타와 지주막하출혈원칙: (-)인 경우, 이것은 두통을 가지고 응급실에 오는 급성 환자의 지주막하출혈을 배제(SN 99-100, -LR 0.04)하는데 도움을 주는 이상적 기능을 가지고 있다.[25]
- 캐나다 C-Spine 원칙: 이것은 NEXUS 기

준(SN 범위 83–100)[40]이나 오직 의사의 임상적 판단(SN 92)[41]보다 더 우수한 진단 정확성(SN 범위 90–100)을 입증했으며, 따라서 실제 골절을 배제하는 데 도움이 되는 개선된 기능을 가지고 있다.

- 익상 인대(Alar ligament) 검사:
  - 덜 복합된 검사의 경우 익상 인대 부전을 **배제**하는 것과 대조하여 진단에 **포함**시키는데 도움을 주는 개선된 능력을 가지고 있으며, 진단 정확성에서는 상당한 변동성을 보인다(SN 69–100, –LR 0.29 – 0.31; SP 72–96, +LR 18–Inf).[42]
  - 더 복합된 검사의 경우 익상 인대 부전을 **배제**(SN 72, –LR 0.30)하는 것과 대조하여 진단에 **포함**(SP 96–100, +LR 18–Inf)시키는데 도움을 주는 더 우수한 기능을 가지고 있다.[42]
- 샤프–퍼서 검사(Sharp–Purser test): 횡 인대 부전을 **배제**하기보다(SN 69, –LR 0.32) 진단에 **포함**시키는데(SP 96, +LR 17.3) 도움을 주는 더 강력한 기능을 보여준다.
- 더 복합된 횡 인대 검사는 또한 횡 인대 부전을 **배제**하기보다(SN 65, –LR 0.35) 진단에 **포함**(SP 99, +LR 65)시키는데 더 나은 도움을 줄 수 있다.[42]
- 경추 회전은 잠재적 척추기저동맥 허혈을 진단에 **포함**(SP 100, +LR 83.3)시키는데 유용하다.
- 경추 신전과 회전의 결합은 잠재적 상부 경추 신경혈관 손상을 진단에 **포함**(SP 98, +LR 4.2)시키는데 유용하다.
- 신경근병증 또는 추간판성 관련 질병: 스퍼링 테스트(Spurling's test)와 상지 긴장 검사(정중 신경 편향)의 결합을 통해 배제된다.
  - 스퍼링 테스트: **SN 93(77–99), SP 95(76–100), +LR 19.6, –LR 0.07**, QUADAS 9[30]
  - 정중신경 상지 긴장 검사: **SN 97(90–100)**, SP 22(12–33), +LR 1.3, **–LR 0.12**, QUADAS 10

IV. 움직임 검사

- 일반적으로 이러한 형태의 두통으로 인한 특정 운동 제한은 존재하지 않는다.
- 통증이 있거나 또는 제한된 움직임제한들이 존재할 수 있지만(C0에서 C3 수준에서 관절병증이 발견되었으며, C1–C2의 제한이 가장 흔하다),[54–58] 편두통에 이러한 움직임제한들이 존재한다는 근거는 없다.[59]
- 경추 굴곡–회전 검사를 통한 10° 이상의 ROM 손실은 경추성 관련 두통에서 C1–C2 관련성을 보여준다. 이 검사는 C1–C2 기능부전에 기인하는 경추성 두통을 **배제**하는(SN 86)것과 대조하여 진단에 **포함**시키는데(SP 100) 우수한 도움을 준다.

V. 근육 수행능력 검사

- 편마비편두통(Hemiplegic migraine): 운동약증을 포함하는 전조형 편두통

VI. 특수 검사

- 전형적으로 이러한 형태의 두통에 대해 특정 특수 검사는 존재하지 않는다.
- 현기증과 불안정감은 경추에서 관절 위치 복원 이상(joint reposition errors)을 초래할 수 있다.[60]

VII. 촉진

- 압통은 편두통에 대한 촉진과 연관될 수 있지만, 이러한 형태의 두통으로 인해 발생할 가능성은 낮다.

VIII. 신체 수행능력 측정

- 두개 경추 굴곡근 지구력 검사 (적합한 경우)

잠재적 치료기반 분류

- 두통
- 주요 통증
- 장기적 해결책으로서 운동과 컨디셔닝

긴장성 두통

ICD-9: 307.81; 339.1

ICD-10: G44.2(긴장성두통)

긴장성 두통(TTH)은 매우 흔하며, 일반 인구의 30%~78%에서 평생 유병률을 보인다.[47] 이러한 형태의 두통은 이름처럼 근육 관련 긴장 관여의 주요 요소를 가지고 있다. 이러한 형태의 두통은 일시적(episodic) 또는 만성적 하위유형으로 구분되어왔다. 긴장성두통의 정확한 기전은 알려져 있지 않다.

I. 환자 인터뷰

주관적 병력(Subjective History)[47,49,50]

- 압박 또는 조이는 특성에 대한 불만에 따라 두 가지 양상을 보일 가능성이 높다.
- 통증은 보통 둔통 및 박동성으로 설명되며, 지속시간에서 차이를 보인다.
- 성별 또는 연령에 특이적인 것으로 나타나지 않는다.
- 스트레스가 많은 활동이 증가하는 것은 개연성 높은 소인적 요인이다.
- 높은 혈압 및 증가되는 활동과 연관될 수 있다.

II. 시진[47,49,50]

- 환자는 통증유발자세와 조심스러운 동작 패턴들로 극심하게 고통스러운 모습을 보일 수 있다.
- 전방머리자세와 굽은 어깨 모습이 나타날 수 있다.

III. 분류 및 선별검사

- 모든 비근골격계 원인들, 그리고 관련된 관절들로 인한 원인들은 배제되어야 한다.
- 분류를 위해 병력이 사용되며, 적신호(red flag)들이 식별되고, 황색신호(yellow flag)들은 평가되어야 한다.
- 주의, 기능적 관절가동범위 검사를 완수하는데 지장을 주는 손상이나 신경학적 결손이 없는, 무증상 환자는 방사선 평가 없이 안전하게 경추 고정을 풀 수 있다(SN 98).
- 외상성 두개골절 진단 배제:
  - 배틀징후(Battle's sign): 존재하는 경우, 13에서 15의 글라스고우 혼수척도(Glasgow Coma Scale)를 가진 환자들의 응급 의료 시 두개내 병변에 대해 66%의 양성예측도(PPV)가 나타났다.[20]
  - 라쿤 눈(Raccoon eyes): 존재하는 경우, 70% 이상의 경우에서 전방 두개저 골절과 연관되었다.[22]
- 캐나다 CT머리원칙: 고 위험 또는 중도 위험 기준이나 오직 고 위험 기준 사이에서 (−)인 경우, 이 원칙은 신경외과적 중재의 경우들을 **배제**(SN 99−100)하는데 도움을 주며, 두개내 손상을 **배제**(SN 80−100)하는데 도움을 주는 이상적 기능을 가지고 있다.[26]
- 오타와 지주막하출혈원칙: (−)인 경우, 이것은 두통을 가지고 응급실에 오는 급성 환자의 지주막하출혈을 **배제**(SN 99−100, −LR 0.04)하는데 도움을 주는 이상적 기능을 가지고 있다.[25]
- 캐나다 C-Spine 원칙: 이것은 NEXUS 기준(SN 범위 83−100)[40]이나 오직 의사의 임상적 판단(SN 92)[41]보다 더 우수한 진단 정확성(SN 범위 90−100)을 입증했으며, 따라서 실제 골절을 **배제**하는 데 도움이 되는 개선된 기능을 가지고 있다.
- 익상 인대(Alar ligament) 검사:
  - 덜 복합된 검사의 경우 익상 인대 부전을 **배제**하는 것과 대조하여 진단에 **포함**시키는데 도움을 주는 개선된 능력을 가지고 있으며, 진단 정확성에서는 상당한 변동성을 보인다(SN 69−100, −LR 0.29−0.31; SP 72−96, +LR 18−Inf).[42]
  - 더 복합된 검사의 경우 익상 인대 부전을 **배제**(SN 72, −LR 0.30)하는 것과 대조하여 진단에 **포함**(SP 96−100, +LR 18−Inf)시키는데 도움을 주는 더 우수한 기능을 가지고 있다.[42]

- 샤프-퍼서 검사: 횡 인대 부전을 배제하기보다(SN 69, −LR 0.32) 진단에 포함시키는데(SP 96, +LR 17.3) 도움을 주는 더 강력한 기능을 보여준다.[43]
- 더 복합된 횡 인대 검사는 또한 횡 인대 부전을 배제하기보다(SN 65, −LR 0.35) 진단에 포함시키는데(SP 99, +LR 65) 더 나은 도움을 줄 수 있다.[42]
- 경추 회전은 잠재적 척추기저동맥 허혈을 진단에 포함시키는데(SP 100, +LR 83.3) 유용하다.[44]
- 경추 신전과 회전의 결합은 잠재적 상부 경추 신경혈관 손상을 진단에 포함시키는데(SP 98, +LR 4.2) 있어 유용하다.[45]
- 신경근병증 또는 추간판성 관련 질병: 스퍼링 테스트(Spurling's test)와 상지 긴장 검사(정중 신경 편향)의 결합을 통해 배제된다.
  - 스퍼링 테스트: **SN 93(77−99)**, **SP 95(76−100)**, **+LR 19.6**, **−LR 0.07**, QUADAS 9[30]
  - 정중신경 상지 긴장 검사: **SN 97(90−100)**, SP 22(12−33), +LR 1.3, **−LR 0.12**, QUADAS 10[31]

IV. 움직임 검사

- 환자들은 이러한 형태의 두통에 특화된 특정 운동 제한을 가질 가능성이 낮다.
- 경추 굴곡-회전 검사를 통한 10° 이상의 ROM 손실은 경추성 관련 두통에서 C1−C2 관련성을 보여준다. 이 검사는 C1−C2 기능부전에 기인하는 경추성 두통을 배제하는(SN 86)것과 대조하여 진단에 포함시키는데(SP 100) 우수한 도움을 준다.[58]

V. 근육 수행능력 검사

- 환자들은 이러한 형태의 두통에 특이한 특정 운동 제한을 가질 가능성이 낮다.
- 환자가 거북목과 굽은 어깨 자세를 가진 경우, 심부 경추 굴곡근과 견갑골 후인근약증을 가지고 있을 가능성이 높다.

VI. 특수 검사

- 현기증과 불안정감은 경추에서 관절 위치 복원 이상(joint reposition errors)을 초래할 수 있다.[60]

VII. 촉진

- 두개골막 압통이 종종 나타난다.[47]

VIII. 신체 수행능력 측정

- 두개 경추 굴곡근 지구력 검사 (적합한 경우)

잠재적 치료기반 분류

- 두통
- 주요 통증
- 장기적 해결책으로서 운동과 컨디셔닝

삼차 자율신경계 두통: 군발성 두통

ICD−9: 339.00; 339.01; 339.02

ICD−10: G44.0(기타 두통)

삼차 자율신경계 두통, 특히 군발성 두통은 조짐을 보이지 않는다. 이러한 두통은 특성상 더 만성적인 경향을 보인다.

I. 환자 인터뷰

주관적 병력(Subjective History)[47,49,50]

- 종종 안와, 안와상, 측두, 또는 이러한 부위들의 결합에서 나타나는 중증의, 철저히 편측성인 통증의 발작으로, 15분에서 180분 동안 지속되며, 이틀에 한 번에서 하루에 여덟 번까지 발생하는 것으로 설명된다.
- 두통과 동측성인 여러 징후 및 증상들이 나타날 수 있다:
  - 코막힘
  - 눈꺼풀 부종
  - 이마와 얼굴의 땀
  - 귀의 충만감
  - 동공 축소 또는 안검하수

II. 시진[47,49,50]

- 인터뷰 섹션에서 논의된 징후들(안검하수, 이마와 얼굴의 땀)을 관찰한다.

III. 분류 및 선별검사

- 모든 비근골격계의 원인들, 그리고 관련된 관절들로 인한 원인들은 배제되어야 한다.
- 분류를 위해 병력이 사용되며, 적색신호(red flag)들이 식별되고, 황색신호(yellow flag)들은 평가되어야 한다.[38]
- 주의, 기능적 관절가동범위 검사를 완수하는데 지장을 주는 손상이나 신경학적 결손이 없는, 무증상 환자는 방사선 평가 없이 안전하게 경추 고정을 풀 수 있다(SN 98).[39]
- 외상성 두개골 골절 진단 배제:
  - 배틀징후(Battle's sign): 존재하는 경우, 13에서 15의 글라스고우 혼수척도(Glasgow Coma Scale)를 가진 환자들의 응급 의료 시 두개 내 병변에 대해 66%의 양성예측도(PPV)가 나타났다.[20]
  - 라쿤 눈(Raccoon eyes): 존재하는 경우, 70% 이상의 경우에서 전방 두개저 골절과 연관되었다.[22]
- 캐나다 CT머리원칙: 고 위험 또는 중도 위험 기준이나 오직 고 위험 기준 사이에서 (−)인 경우, 이 원칙은 신경외과적 중재의 경우들을 **배제**(SN 99−100)하는데 도움을 주며, 두개 내 손상을 **배제**(SN 80−100)하는데 도움을 주는 이상적 기능을 가지고 있다.[26]
- 오타와 지주막하출혈 원칙: (−)인 경우, 이것은 두통을 가지고 응급실에 오는 급성 환자의 지주막하출혈을 **배제**(SN 99−100, −LR 0.04)하는데 도움을 주는 이상적 기능을 가지고 있다.[25]
- 캐나다 C-Spine 원칙: 이것은 NEXUS 기준(SN 범위 83−100)[40]이나 오직 의사의 임상적 판단(SN 92)[41]보다 더 우수한 진단 정확성(SN 범위 90−100)을 입증했으며, 따라서 실제 골절을 **배제**하는데 도움이 되는 개선된 기능을 가지고 있다.
- 익상 인대(Alar ligament) 검사:
  - 덜 복합된 검사의 경우 익상 인대 부전을 **배제**하는 것과 대조하여 진단에 **포함**시키는데 도움을 주는 개선된 능력을 가지고 있으며, 진단 정확성에서는 상당한 변동성을 보인다(SN 69−100, −LR 0.29−0.31; SP 72−96, +LR 18−Inf).[42]
  - 더 복합된 검사의 경우 익상 인대 부전을 **배제**(SN 72, −LR 0.30)하는 것과 대조하여 진단에 **포함**(SP 96−100, +LR 18−Inf)시키는데 도움을 주는 더 우수한 능력을 가지고 있다.[42]
- 샤프−퍼서 검사: 횡 인대 부전을 배제하기보다(SN 69, −LR 0.32) 진단에 **포함**시키는데(SP 96, +LR 17.3) 도움을 주는 더 강력한 기능을 보여준다.[43]
- 더 복합된 횡 인대 검사는 또한 횡 인대 부전을 배제하기보다(SN 65, −LR 0.35) 진단에 **포함**시키는데(SP 99, +LR 65) 더 나은 도움을 줄 수 있다.[42]
- 경추 회전은 잠재적 척추기저동맥 허혈을 진단에 **포함**시키는데(SP 100, +LR 83.3) 유용하다.[44]
- 경추 신전과 회전의 결합은 잠재적 상부 경추 신경혈관 손상을 진단에 **포함**시키는데(SP 98, +LR 4.2) 있어 유용하다.[45]
- 신경근병증 또는 추간판성 관련 질병: 스퍼링 테스트(Spurling's test)와 상지 긴장 검사(정중 신경 편향)의 결합을 통해 배제된다.
  - 스퍼링 테스트: **SN 93(77−99)**, **SP 95(76−100)**, **+LR 19.6**, **−LR 0.07**, QUADAS 9[30]
  - 정중신경 상지 긴장 검사: **SN 97(90−100)**, SP 22(12−33), +LR 1.3, −LR 0.12, QUADAS 10[31]

IV. 움직임 검사

- 경추 굽힘−돌림 검사를 통한 10° 이상의 ROM 손실은 경추성 관련 두통에서 C1−C2 관련성을 보여준다. 이 검사는 C1−C2

기능부전에 기인하는 경추성 두통을 배제하는(SN 86)것과 대조하여 진단에 포함시키는데(SP 100) 우수한 도움을 준다.[58]

V. 근육 수행능력 검사

- 심부 경추 굴곡근과 견갑골 후인근(retractor) 약증에 대한 평가

VI. 특수 검사

- 현기증과 불안정감은 경추에서 관절 위치 복원 이상(joint reposition errors)을 초래할 수 있다.[60]

VII. 촉진

- 후두하근과 두개골 근육은 이차성 압통을 가질 수 있다.

VIII. 신체 수행능력 측정

- 두개 경추 굴곡근 지구력 검사(적합한 경우)

잠재적 치료기반 분류

- 두통
- 주요 통증
- 장기적 해결책으로서 운동과 컨디셔닝

경추성 두통 또는 경추두개 증후군

ICD-9: 339.0(기타 두통 증후군); 784.0(두통)
ICD-10: G44(기타 두통 증후군); R51(두통)
17장, 경추 참고.

가장 흔한 두통 형태들의 감별 진단

형태	성별과 연령	증상 부위	빈도/지속시간	악화인자	연관된 증상
경추성	모든 연령, 여성에게서 더 많이 발생함	편측성; 측면이 변하지 않음; 전두, 안와	일시적 또는 만성; 일주일 2-3회; 몇 시간에서 며칠 동안 지속될 수 있음	지속적 자세, 목의 움직임, 외상이 있거나 또는 없음	목 통증 또는 경직, 경추 굴곡-회전 검사에서 10° 이상의 ROM 손실은 경추성 관련 두통에서 C1-C2의 관련성을 보여준다; 광선기피증은 흔하지 않음.
편두통	여성들, 20-40세에서 발생할 가능성이 높음	편측성일 가능성이 높음	비전조형: 일반적으로 4-72시간 지속됨. 전조형: 일반적으로 ≥5분에 걸쳐 확산되며, 각 개인의 전조 증상은 5-60분 지속됨.	격렬한 신체운동; 특정 음식; 환경적 스트레스	전조형; 광선기피증, 박동(박동성, 4-72시간 지속, 편측성 두통, 두통과 연관된 메스꺼움, 생활에 지장을 주는 두통)
긴장성	성별이나 연령 특이적이지 않음	양측성일 가능성이 높음	일시적 또는 만성; 몇 시간에서 며칠 동안 지속될 수 있음(지속시간의 가변성)	정서적 스트레스; 근육 긴장; 보통 외상과 관련되지 않음; 보통 높은 혈압 및 활동 증가와 관련됨	경추 근육 긴장/장력; 경추 관절 관련 기능장애 가능성; 광선기피증과 구역/구토는 일반적이지 않음
군발성	모든 연령, 잠재적으로 여성들에게서 더 많이 발생할 가능성	편측성, 안와, 안와상 및 측두	15-180분 지속되며, 이틀에 한 번에서 하루에 8번 발생	증상들은 보통 중증임	코막힘, 눈꺼풀 부종, 이마와 얼굴의 땀, 귀의 충만감, 동공축소 또는 안검하수

안면 및 두개 골절

ICD-9:
- 안면 골절(802)
- 두개 골절(800.0; 804.9)

ICD-10:
- 안면 골절(S02.92XS)
- 두개 골절(S02.1)

I. 환자 인터뷰

주관적 병력

- 코뼈 골절은 가장 흔한, 또는 두 번째로(하악 골절) 가장 흔한 얼굴의 뼈 부상이자, 전신 골절 중 세 번째로 가장 빈번하게 일어난다.[61]
- 얼굴 외상의 40%가 코뼈 골절을 동반한다.[62]
- 자동차 사고와 사람 사이의 폭력행위는 코뼈와 일반 골절의 주요 원인들이다.[61]
- 오토바이 사고는 하악 골절, 그리고 하나 이상의 안면골 골절이 나타나는 것 중에 가장 흔한 기전이다.[63]
- 오토바이 사고는 또한 상악 골절의 유일한 위험요소이다.[63]
- 관골(zygomatic)과 코뼈의 골절은 주로 동물(승마와 목축업) 및 스포츠를 포함하는 활동들과 연관된다.[63]
- 고속과 고 충격을 수반하는 스포츠들, 특히 얼굴 보호대의 보호가 없는 스포츠들은 저속과 저 충격 스포츠들에 비해 더 많은 안면 뼈 골절을 초래한다.[64]
- 음주는 보통 안면 골절의 기여 요인이다.[61]
- 코뼈 골절의 남성-여성 비는 4:1이다.[61]
- 안면 골절의 발병률은 연령에 따라 증가하는 경향을 보인다.[63]
- 두개골 기저부 외상을 가진 환자들의 경동맥 손상 유병률은 2%이다.[65]

진단적 영상

- 특정 골절, 영상 및 특정 진단 정확도와 관련된 세부내용은 표 15.1을 참고한다.

II. 시진

- 다음 모든 징후들은 코뼈 골절을 진단에 포함시키는데 도움을 주는 이상적 기능을 가지고 있다. 어떤 징후도 코뼈 골절을 배제하는데 유용하지 않았다:[24]
  - 코피(SP 98, +LR 14.0)
  - 해당부위의 염증 유무(SP 92, +LR 7.0)
  - 급성 충격 손상(SP 100, +LR Inf)
- 다음 모든 징후들은 코뼈 골절을 진단에 포함시키는데 도움을 주는 우수한 기능을 가지고 있다. 어떤 징후도 코뼈 골절을 배제하는데 유용하지 않았다:[24]
  - 기도 폐쇄의 존재(SP 96, +LR 4.8)
  - 코의 외측 편위 존재(SP 96, +LR 4.5)
- 다음 모든 징후들은 진단에 포함시키는데 도움을 주기에는 적절하지 않으며, 코뼈 골절을 배제하는데 도움을 주는 기능을 가지고 있지 않다:[24]
  - 불원칙한 콧등부(SP 92, +LR 3.6)
  - 코의 상처 존재(SP 70, +LR 1.5)

III. 분류 및 선별검사

- 모든 비근골격계의 원인들, 그리고 관련된 관절들로 인한 원인들은 배제되어야 한다.
- 분류를 위해 병력이 사용되며, 적색신호(red flag)들이 식별되고, 황색신호(yellow flag)들은 평가되어야 한다.[38]
- 경고, 기능적 관절가동범위 검사를 완수하는데 지장을 주는 손상이나 신경학적 결손이 없는, 무증상 환자는 방사선 평가 없이 안전하게 경추 고정을 풀 수 있다 (SN 98).[39]
- 외상성 두개골 골절 진단 배제:
  - 배틀징후(Battle's sign): 존재하는 경우, 13에서 15의 글라스고우 혼수척도(Glasgow Coma Scale)를 가진 환자들의 응급 의료 시 두개 내 병변에 대해 66%의 양성예측도(PPV)가 나타났다.[20]
  - 라쿤 눈(Raccoon eyes): 존재하는 경

우, 70% 이상의 경우에서 전방 두개저 골절과 연관되었다.[22]

- 캐나다 CT머리원칙: 고 위험 또는 중도 위험 기준이나 오직 고 위험 기준 사이에서 (−)인 경우, 이 원칙은 신경외과적 중재의 경우들을 배제(SN 99−100)하는데 도움을 주며, 두개 내 손상을 배제(SN 80−100) 하는데 도움을 주는 이상적 기능을 가지고 있다.[26]
- 오타와 지주막하출혈 원칙: (−)인 경우, 이것은 두통을 가지고 응급실에 오는 급성 환자의 지주막하출혈을 배제(SN 99−100, −LR 0.04)하는데 도움을 주는 이상적 기능을 가지고 있다.[25]
- 캐나다 C−Spine 원칙: 이것은 NEXUS 기준(SN 범위 83−100)[40]이나 오직 의사의 임상적 판단(SN 92)[41]보다 더 우수한 진단 정확성(SN 범위 90−100)을 입증했으며, 따라서 실제 골절을 배제하는데 도움이 되는 개선된 기능을 가지고 있다.
- 익상 인대(Alar ligament) 검사:
  - 덜 복합된 검사의 경우 익상 인대 부전을 배제하는 것과 대조하여 진단에 포함시키는데 도움을 주는 개선된 능력을 가지고 있으며, 진단 정확성에서는 상당한 변동성을 보인다(SN 69−100, −LR 0.29 - 0.31; SP 72−96, +LR 18−Inf).[42]
  - 더 복합된 검사의 경우 익상 인대 부전을 배제(SN 72, −LR 0.30)하는 것과 대조하여 진단에 포함(SP 96−100, +LR 18−Inf)시키는데 도움을 주는 더 우수한 기능을 가지고 있다.[42]
- 샤프−퍼서 검사: 횡 인대 부전을 배제하기보다(SN 69, −LR 0.32) 진단에 포함시키는데(SP 96, +LR 17.3) 도움을 주는 더 강력한 기능을 보여준다.[43]
- 더 복합된 횡 인대 검사는 또한 횡 인대 부전을 배제하기보다(SN 65, −LR 0.35) 진단에 포함시키는데(SP 99, +LR 65) 더 나은 도움을 줄 수 있다.[42]
- 경추 회전은 잠재적 척추기저동맥 허혈을 진단에 포함시키는데(SP 100, +LR 83.3) 유용하다.[44]
- 경추 신전과 회전의 결합은 잠재적 상부 경추 신경혈관 손상을 진단에 포함시키는데(SP 98, +LR 4.2) 있어 유용하다.[45]
- 신경근병증 또는 추간판성 관련 질병: 스퍼링 테스트(Spurling's test)와 상지 긴장 검사(정중 신경 편향)의 결합을 통해 배제된다.
  - 스퍼링 테스트: **SN 93(77−99), SP 95 (76−100), +LR 19.6, −LR 0.07**, QUADAS 9[30]
  - 정중신경 상지 긴장 검사: **SN 97(90−100)**, SP 22(12−33), +LR 1.3, −LR 0.12, QUADAS 10[31]

IV. 움직임 검사

- 골절과 관련된 어떤 움직임도 고통스럽고, 제한적이며, 조심스러워질 것으로 추정된다.

V. 근육 수행능력 검사

- 골절과 관련된 어떤 운동이나 근력 평가도 고통스럽고, 제한적이며, 조심스러워질 것으로 추정된다.

VI. 특수 검사

- 외상성 골절, 경추 부상을 배제하기 위해, 이전 섹션인 분류 및 선별검사(Triage and Screening)를 참고한다.
- 현기증과 불안정감은 경추에서 관절 위치 복원 이상(joint reposition errors)을 초래할 수 있다.

VII. 촉진

- 골절과 관련된 부위는 고통스러운 통증이 있으며, 부종이 발생할 가능성이 높은 것으로 추정된다.

VIII. 신체 수행능력 측정

- 격렬한 측정은 적합하지 않다.

잠재적 치료기반 분류

- 주요 통증과 안정화
- 장기적 해결책으로서 운동과 컨디셔닝

현기증

ICD-9: 780.4

ICD-10: H81.9(상세불명의 전정계 장애)

현기증은 다양한 증상들을 보인다.

- *경미한 어지러움(Light-headedness)이나 전 실신(presyncope)*. 이것은 뇌혈류의 순간적인 감소로 인한 긴박한 의식 상실의 감각이다. 보통 누운 자세에서 너무 빨리 일어나는 경우에 발생한다.
- *불평형(Disequilibrium)*. 이러한 불균형 또는 불안정감은 서있거나 걷고 있는 동안 경험된다. 이것은 시력 감소, 전정 기능 상실, 고유수용성 감각 이상, 중추 및 말초 신경계의 운동 기능장애를 비롯한 다양한 요인들로 초래된다.
- *진동시(Oscillopsia)*. 이것은 시각적 운동에 대한 주관적 착시이다. 현기증은 눈을 뜨거나 감은 채로 발생하는 반면, 진동시는 오직 눈을 뜨고 있을 때 발생한다. 전정 안근 반사(VOR) 의 양측 손실을 가진 환자들은 머리 움직임 동안 빈번하게 진동시를 경험한다.
- *현기증(Vertigo)*. 자신 또는 환경 동작들에 대한 착시는 전정-피질 경로에서 긴장성 신경 활동의 불균형으로 인해 발생한다. 이것은 흔히 머리의 움직임으로 악화되며, 메스꺼움과 구토를 동반한다. 환자들은 보통 회전성 현기증을 보고하지만, 간혹 선형 변위 및 경사 감각에 대해 설명한다.

경추성 현기증은 현기증의 원인이라는 것을 확인시켜줄 진단 검사가 존재하지 않기 때문에 논란이 많은 진단을 초래하는 경향이 있다. 경추성 현기증은 목 손상 및 통증, 그리고 현기증을 가지고 있으며, 현기증의 다른 원인들은 배제된 사람들에게 제시되는 진단이다.

I. 환자 인터뷰

주관적 병력

- 상태에 대한 개별 보고에 대해 이전 정보를 참고한다.

II. 시진

- 눈 기울임 반응(Ocular tilt reaction, OTR)은 머리 경사, 시각적 비틀림, 스큐 편위(skew deviation)와 관련된다. 스큐 편위는 한쪽 눈으로 초점을 맞추거나, 한쪽 눈이 다른 쪽 눈에 비해 더 낮아 보이는 것과 관계된다. 또한 머리 기울어짐은 일반적으로 더 낮은 눈을 향한다.

III. 분류 및 선별검사

- 모든 비근골격계의 원인들, 그리고 관련된 관절들로 인한 원인들은 배제되어야 한다.
- 분류를 위해 병력이 사용되며, 적색신호(red flag)들이 식별되고, 황색신호(yellow flag)들은 평가되어야 한다.[38]
- 주의, 기능적 관절가동범위 검사를 완수하는데 지장을 주는 손상이나 신경학적 결손이 없는, 무증상 환자는 방사선 평가 없이 안전하게 경추 고정을 풀 수 있다(SN 98).[39]
- 외상성 두개골 골절 진단 배제:
  - 배틀징후(Battle's sign): 존재하는 경우, 13에서 15의 글라스고우 혼수척도(Glasgow Coma Scale)를 가진 환자들의 응급 의료 시 두개 내 병변에 대해 66%의 양성예측도(PPV)가 나타났다.[20]
  - 라쿤 눈(Raccoon eyes): 존재하는 경우, 70% 이상의 경우에서 전방 두개저 골절과 연관되었다.[22]
- 캐나다 CT머리원칙: 고 위험 또는 중도 위험 기준이나 오직 고 위험 기준 사이에서 (-)인 경우, 이 원칙은 신경외과적 중재의 경우들을 배제(SN 99-100)하는데 도움을 주며, 두개 내 손상을 배제(SN 80-100)하는데 도움을 주는 이상적 기능을 가지고

있다.[26]

- 오타와 지주막하출혈원칙: (−)인 경우, 이것은 두통을 가지고 응급실에 오는 급성 환자의 지주막하출혈을 **배제**(SN 99−100, −LR 0.04)하는데 도움을 주는 이상적 기능을 가지고 있다.[25]
- 캐나다 C−Spine 원칙: 이것은 NEXUS 기준(SN 범위 83−100)[40]이나 오직 의사의 임상적 판단(SN 92)[41]보다 더 우수한 진단 정확성(SN 범위 90−100)을 입증했으며, 따라서 실제 골절을 **배제**하는 데 도움이 되는 개선된 기능을 가지고 있다.
- 익상 인대(Alar ligament) 검사:
  - 덜 복합된 검사의 경우 익상 인대 부전을 **배제**하는 것과 대조하여 진단에 **포함**시키는데 도움을 주는 개선된 능력을 가지고 있으며, 진단 정확성에서는 상당한 변동성을 보인다(SN 69−100, −LR 0.29−0.31; SP 72−96, +LR 18−Inf).[42]
  - 더 복합된 검사의 경우 익상 인대 부전을 **배제**(SN 72, −LR 0.30)하는 것과 대조하여 진단에 **포함**(SP 96−100, +LR 18−Inf)시키는데 도움을 주는 더 우수한 능력을 가지고 있다.[42]
- 샤프−퍼서 검사: 횡 인대 부전을 배제하기보다(SN 69, −LR 0.32) 진단에 **포함**시키는데(SP 96, +LR 17.3) 도움을 주는 더 강력한 기능을 보여준다.[43]
- 더 복합된 횡 인대 검사는 또한 횡 인대 부전을 배제하기보다(SN 65, −LR 0.35) 진단에 **포함**시키는데(SP 99, +LR 65) 더 나은 도움을 줄 수 있다.[42]
- 경추 회전은 잠재적 척추기저동맥 허혈을 진단에 **포함**시키는데(SP 100, +LR 83.3) 유용하다.[44]
- 경추 신전과 회전의 결합은 잠재적 상부 경추 신경혈관 손상을 진단에 **포함**시키는데(SP 98, +LR 4.2) 있어 유용하다.[45]
- 신경근병증 또는 추간판성 관련 질병: 스퍼링 테스트(Spurling's test)와 상지 긴장 검사(정중 신경 편향)의 결합을 통해 배제된다.
  - 스퍼링 테스트: **SN 93(77−99), SP 95(76−100), +LR 19.6, −LR 0.07**, QUADAS 9[30]
  - 정중신경 상지 긴장 검사: **SN 97(90−100)**, SP 22(12−33), +LR 1.3, −LR 0.12, QUADAS 10[31]

IV. 움직임 검사

- 경추성 현기증은 상부 경추 운동 제한을 갖는 것으로 추정된다. 치료사는 이러한 의심이 드는 경우 종합적인 운동 평가를 수행해야 한다.

V. 근육 수행능력 검사

- 후두하근과 두개골 근육은 이차성 압통을 가질 수 있다.

VI. 특수 검사

- 딕스−홀파이크(Dix−Hallpike) 검사는 BPPV(양성발작성위치현기증) 배제(−인 경우; SN 79, −LR 0.28)와 진단 포함(+인 경우; SP 75, +LR 3.2)에 도움을 주는 데 있어 덜 우수한 기능을 가지고 있다.[33]
- 현기증과 불안정감은 경추에서 관절 위치 복원 이상(joint reposition errors)을 초래할 수 있다.[60]

VII. 촉진

- 후두하근과 두개골 근육은 속발성 압통을 가질 수 있다.

VIII. 신체 수행능력 측정

- 두개 경추 굴곡근 지구력 검사 (적합한 경우)

잠재적 치료기반 분류

- 주요 통증과 안정화
- 장기적 해결책으로서 운동과 컨디셔닝

안면신경마비(Bell's Palsy)

ICD–9: 351.0

ICD–10: G51.0(안면신경마비)

안면신경마비는 72시간 내에 발병하는 급성 편측성 안면 신경 부전마비(paresis) 또는 마비(paralysis)이며, 식별 가능한 원인을 가지고 있지 않다. 이것은 급속한 편측성 안면신경 부전마비 또는 마비로, 안면신경 약증 및 마비와 연관된 가장 흔한 진단이다. 이것은 얼굴의 영향을 받은 측면에서 부분적, 또는 전체적으로 안면 근육을 수의적으로 움직이지 못하게 만든다. 안면신경마비는 임산부들, 15에서 45세 연령의 사람들, 당뇨병과 상기도 질환, 또는 손상된 면역체계를 가진 사람들에게서 더 흔하게 발생한다. 치료사는 급성 발병 편측성 안면 부전마비 및 마비를 보이는 환자들에게서 안면 부전마비 및 마비의 식별 가능한 원인들을 배제하기 위해 병력과 신체검사를 이용하여 환자를 평가해야 한다. 다른 더 심각한 질병이 추정되지 않는 이상, 통상적인 진단적 영상과 실험실 검사는 이러한 진단에 권장되지 않는다.

I. 환자 인터뷰

주관적 병력

- 얼굴 처짐, 눈을 깜박이거나 눈을 감고, 미소를 짓는데 있어서의 어려움 호소
- 안면 감각이상과 저림의 신경학적 증상들을 가질 수 있다.
- 두통, 또는 목의 통증, 기억 문제, 균형 문제, 동측성 감각장애 및 약증에 대한 불만을 호소 할 수 있다.

II. 시진

- 침범된 쪽에 안면 처짐이 나타나거나, 동측에서 미소나 찌푸린 표정을 지을 수 없게 될 가능성이 있다.
- 침범된 쪽 눈을 감는데 어려움을 겪을 수 있다(안구 건조 등에 대한 불만이 있을 수 있다).

III. 분류 및 선별검사

- 모든 비근골격계의 원인들, 그리고 관련된 관절들로 인한 원인들은 배제되어야 한다.
- 분류를 위해 병력이 사용되며, 적색신호(red flag)들이 식별되고, 황색신호(yellow flag)들은 평가되어야 한다.[38]
- 주의, 기능적 관절가동범위 검사를 완수하는데 지장을 주는 손상이나 신경학적 결손이 없는, 무증상 환자는 방사선 평가 없이 안전하게 경추 고정을 풀 수 있다(SN 98).[39]
- 외상성 두개골 골절 진단 배제:
  - 배틀징후(Battle's sign): 존재하는 경우, 13에서 15의 글라스고우 혼수척도(Glasgow Coma Scale)를 가진 환자들의 응급 의료 시 두개 내 병변에 대해 66%의 양성예측도(PPV)가 나타났다.[20]
  - 라쿤 눈(Raccoon eyes): 존재하는 경우, 70% 이상의 경우에서 전방 두개저 골절과 연관되었다.[22]
- 캐나다 CT머리원칙: 고 위험 또는 중도 위험 기준이나 오직 고 위험 기준 사이에서 (–)인 경우, 이 원칙은 신경외과적 중재의 경우들을 배제(SN 99–100)하는데 도움을 주며, 두개 내 손상을 배제(SN 80–100)하는데 도움을 주는 이상적 기능을 가지고 있다.[26]
- 오타와 지주막하출혈원칙: (–)인 경우, 이것은 두통을 가지고 응급실에 오는 급성 환자의 지주막하출혈을 배제(SN 99–100, –LR 0.04)하는데 도움을 주는 이상적 기능을 가지고 있다.[25]
- 캐나다 C–Spine 원칙: 이것은 NEXUS 기준(SN 범위 83–100)[40]이나 오직 의사의 임상적 판단(SN 92)[41]보다 더 우수한 진단 정확성(SN 범위 90–100)을 입증했으며, 따라서 실제 골절을 배제하는 데 도움이 되는 개선된 기능을 가지고 있다.
- 익상 인대(Alar ligament) 검사:
  - 덜 복합된 검사의 경우 익상 인대 부전을 배제하는 것과 대조하여 진단에 포함시키는데 도움을 주는 개선된 기능을 가

지고 있으며, 진단 정확성에서는 상당한 변동성을 보인다(SN 69–100, –LR 0.29–0.31; SP 72–96, +LR 18–Inf).[42]

– 더 복합된 검사의 경우 익상 인대 부전을 배제(SN 72, –LR 0.30)하는 것과 대조하여 진단에 포함(SP 96–100, +LR 18–Inf)시키는데 도움을 주는 더 우수한 기능을 가지고 있다.[42]

- 샤프–퍼서 검사: 횡 인대 부전을 배제하기보다(SN 69, –LR 0.32) 진단에 포함시키는데(SP 96, +LR 17.3) 도움을 주는 더 강력한 기능을 보여준다.[43]
- 더 복합된 횡 인대 검사는 또한 횡 인대 부전을 배제하기보다(SN 65, –LR 0.35) 진단에 포함시키는데(SP 99, +LR 65) 더 나은 도움을 줄 수 있다.[42]
- 경추 회전은 잠재적 척추기저동맥 허혈을 진단에 포함시키는데(SP 100, +LR 83.3) 유용하다.[44]
- 경추 신전과 회전의 결합은 잠재적 상부 경추 신경혈관 손상을 진단에 포함시키는데(SP 98, +LR 4.2) 있어 유용하다.[45]
- 신경근병증 또는 추간판성 관련 질병: 스퍼링 테스트(Spurling's test)와 상지 긴장 검사(정중 신경 편향)의 결합을 통해 배제된다.
  – 스퍼링 테스트: **SN 93(77–99)**, **SP 95 (76–100)**, **+LR 19.6**, **–LR 0.07**, QUADAS 9[30]
  – 정중신경 상지 긴장 검사: **SN 97(90–100)**, SP 22(12–33), +LR 1.3, –LR 0.12, QUADAS 10[31]

IV. 움직임 검사

- 환자는 관련된 측면에서 안면 근육의 제한된 운동을 갖는다.

V. 근육 수행능력 검사

- 환자는 침범된 측면에서 제한된 안면 근력을 갖는다.
- 환자는 동측성 상지 위약이 나타날 수 있다.
- 치료사는 심부 경추 굴곡근과 견갑골 후인근 약증을 평가해야 한다.

VI. 특수 검사

- 이 질병에 대한 특정 특수 검사는 존재하지 않는다.

VII. 촉진

- 환자들은 안면 신경 지배 부위에서 잠재적 과민증과 감각 저하에 대해 불만을 보고할 가능성이 높다.

VIII. 신체 수행능력 측정

- 두개 경추 굴곡근 지구력 검사(적합한 경우)

잠재적 치료기반 분류

- 초기 주요 통증
- 장기적 해결책으로서 운동과 컨디셔닝

결론 CONCLUSION

안면과 머리에 대한 검사는 복잡한 일일 수 있다. 신체의 이러한 부위에 대한 감별진단을 추가적으로 복잡하게 만드는 것을 최소화하기 위해 본 장에서 기술된 최선의 근거와 체계적 검사 접근의 통합이 권장된다. 체계적인, 근거에 기초한 깔때기(funnel)식 접근은 실무를 수행하는 치료사에게 검사 과정의 모든 구성요소들의 중요성에 대해 보여준다. 또한 이것은 치료사가 검사 과정 초기에 상충하는 잠재적 질병들을 배제 및 선별하고, 이후 검사 과정에서 특정 질병을 진단에 포함시키거나 진단하고자 시도하는 것에 초점을 맞추어야 한다고 제시한다. 검사 초기에 체계적 선별 과정의 이용은 더 많은 SP 결과 또는 검사를 통해 진단에 포함될 가능성이 높을 수 있는 잠재적 상충된 진단을 *깔때기*처럼 또는 좁혀 나간다.

16

측두 하악 관절

TEMPOROMANDIBULAR JOINT

측두 하악 관절 시스템은 측두 하악 관절(TMJ)과 관련 신경 근육계로 구성된다. 측두 하악 관절 장애(TMD)는 한쪽이나 양쪽 모두에서 찾을 수 있다. 많은 연구들이 다른 진단적 능력과 연구 설계를 이용하기 때문에 TMD의 이환을 결정하기가 어려울 수 있다. 유병률은 5%에서 60%로 추정된다.[1] 증상은 일방적이거나 양측으로 나타날 수 있으며 얼굴, 머리 또는 턱과 관련될 수 있다. TMJ 및 저작 근육에 영향을 주는 조건의 수집, 소위 TMD는 측두 하악 장애에 대한 연구 진단 기준. 근육 장애(그룹 I), 디스크 변위(그룹 II), 관절통, 관절염 및 관절증(그룹 III)의 3가지 하위 그룹 중 근육 질환은 커뮤니티 샘플 연구에서 가장 빈번하게 나타난다. II 군과 III군의 진단은 유병률이 더 적다. 이 분류 체계에 관한 추가 세부 사항은 이 장의 마지막 부분에 나온다(Temporomandibular joint의 일반적인 정형외과 조건).

TMD는 측두 하악 부위나 저작근 통증, 눈 뒤에 방사되는 통증, 얼굴, 어깨, 목 또는 등의 통증, 두통, 귀 통증 또는 이명, 턱 딸깍이는 소리, 잠김 또는 편향, 제한된 턱 열림, 이 악물기나 이갈이, 현기증, 구강 질환이 없는 치아의 민감성 등으로 특징 짓는다. TMD의 증상은 종종 다른 의학적 증상과 유사하다. 한편, 구강안면(orofacial) 통증은 일반적으로 만성 두통, 목 통증, TMD 및 비정형 안면 통증을 포함하는 것으로 설명되어 있다. TMD는 거의 독립적인 원인을 가지고 있지 않으며, 많은 연구가 일반적으로 관련되어 있다는 연구 결과가 있다. 따라서 TMD의 임상 프리젠테이션의 다차원적 특성으로 인해 환자 인터뷰가 복잡해질 수 있다.

임상 응용 해부학

CLINICALLY APPLIED ANATOMY

두개하악 복합체는 귀 앞 머리의 각각의 옆쪽에 있는 측두골과 하악골의 두 과두에 있는 두개골 관절로 이루어져 있다. 각 관절을 TMJ라고 한다. 두개하악 복합체는 씹기(저작), 말하기 및 다양한 표정같은 턱의 기능적 운동을 가능하게 한다. TMJ는 신체에서 가장 자주 움직이는 관절 중 하나이며 그 디자인은 다양한 기능적 요구를 반영한다. TMJ의 기능은 경추와 밀접한 관련이 있으며, 자세 순응에 영향을 받을 수 있다. 경추의 자세 기능 부전은 TMJ에 상당한 영향을 줄 수 있다.

TMJ는 측두골과 하악골을 포함한다. 하악골은 본질적으로 두개골 양쪽의 측두골에서 인대로 매달려 있다. 하악은 양끝에 과두가 있는 U자 모양의 뼈이다(그림 16.1). 하악의 몸체는 비교적 수평이다. 그것은 몸체의 위쪽 가장자리에서 치조 돌기에 있는 하부 치아를 받는다. 하악의 몸체 안쪽에 주목할 만한 표식은 몸체의 전부의 하전면에 있는 이복근의 부착 부위, 그리고 하악골 내측의 평평한 악설골근의 부착 영역인 악설골 선(mylohyoid line)이다.[5] 하악지는 하악의 수직으로 선 부위이다. 하악지의 최상단에는 두 개의 돌출부, 즉 구상돌기와 하악과두가 있다. 구상돌기는 측두근과 교근이 부착되는 전방에 있는 뼈돌기다. 구상돌기의 최상부는 광대뼈 궁 깊숙이 자리잡고 있으며, 그 앞면은 구강 내 3번째 대구치의 후방에서 촉진될 수 있다. 하악 절흔은 관상 동맥과 하악골 사이의 부위다. 하악과는 원판(그림 16.2)과 연결되고 원판 및 측두골과 함께 TMJ, 두개하악 복합체의 한쪽 구성 요소를 형성한다. TMJ 관절은 관절낭과 인대 지지대(그림 16.3)를 사용하여 (모든 활막 관절과 마찬가지로) 강화된다.

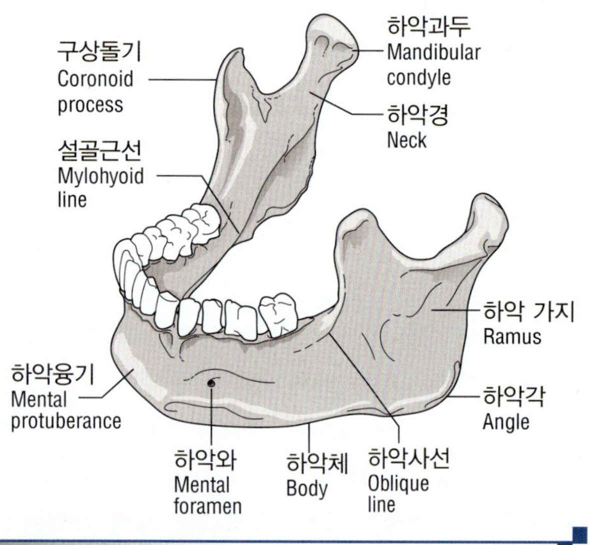

그림 16.1 TMJ 해부학.

측두골의 옆면에는 하악골이 있다. 하악와는 하악과두를 수용하지만, 와의 일부분만이 TMJ의 적절한 기능을 위해 필요한 부하와 무게지지에 적합하다. 하악골의 가장 위 뼈 부분은 TMJ의 지붕을 형성한다.

TMJ에서 측두골의 연골 덮개는 활액 관절과 관련된 유리 연골보다는 섬유 연골이다. 유리 연골과 비교하여 섬유 연골은 반복적 또는 고부하의 내약성이 증가될 뿐만 아니라 미세 또는 거대 외상 시에 지속되는 손상을 회복시키는 능력을 향상시킨다. TMJ의 미세 외상에 영향을 미치는 활동에는 손톱 물림, 입술 씹

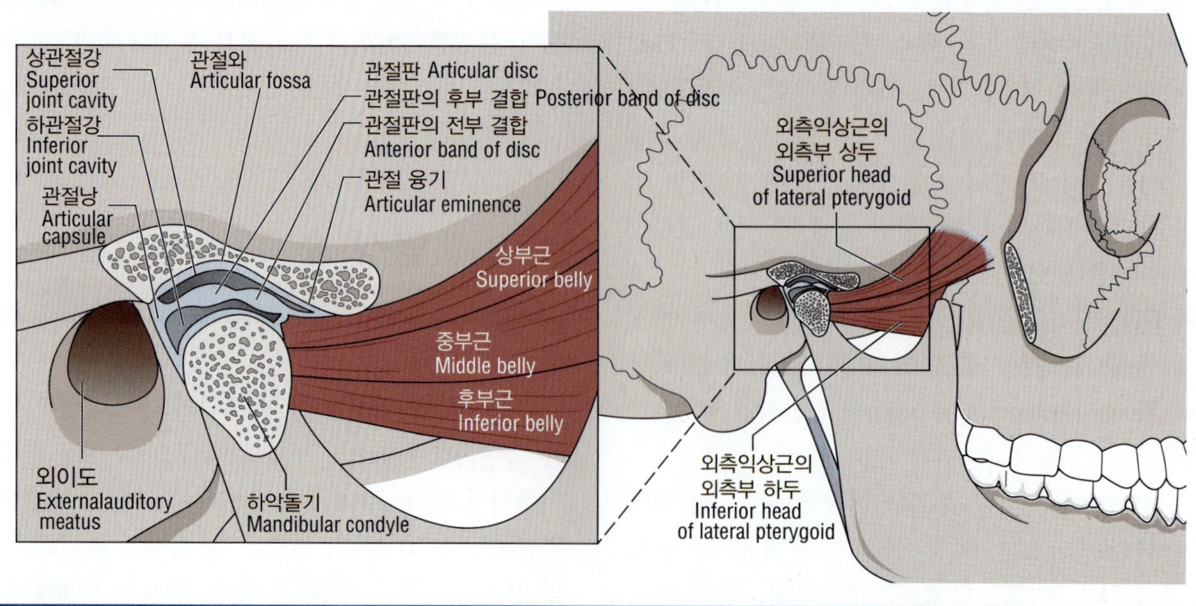

그림 16.2 측두하악관절의 해부학.

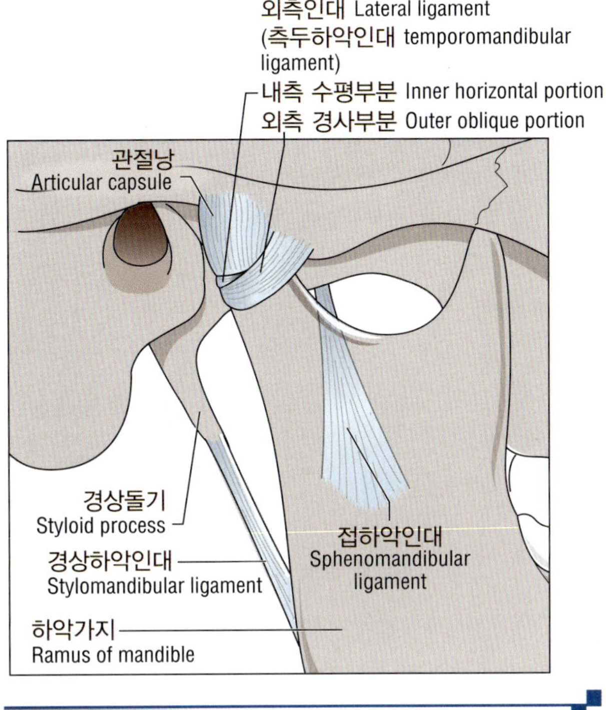

그림 16.3 TMJ의 인대.

기, 껌 씹기, 이 갈기(bruxism) 및 턱 떨림이 포함된다. 이러한 활동은 반복적으로 관절에 하중을 가하고 관절의 느슨함, 디스크 기능 장애 및 관절 연골의 변화와 같은 일련의 퇴행성 변화를 일으킬 수 있다.

관절의 돌출부는 와의 아래쪽으로 향하는 전방연이다. 관절 돌출부의 기둥에 붙는 섬유 연골은 두터워서(특히, 중간 3번째 돌출부), 반복적이고 고강도의 부하에 매우 적합하다. 전부 돌출부에는 뼈로된 차단막이 없어서 하악 과두가 돌출부의 전방으로 이동하는 것을 막을 수 없을 것이다. 드물게, 과운동성 관절에서 하악 과두는 앞쪽으로 탈골되어 관절 돌출부 앞쪽에 위치할 수 있다. 이것은 하품 중 입이 과도하게 열리는 경우에 가장 자주 발생한다.[6]

TMJ 복합체와 관련된 다른 뼈에는 인대 및 근육을 위한 부착을 제공하는 고막 판에서의 얇은 뼈 돌출부인 경상돌기를 포함한다. 관골돌기는 측두골의 아치를 형성하기 위해 관골과 연결되는 측두골의 편평한 부분이다. 각 측면의 상악은 입의 경구와 상악의 치아를 수렴하는 상악 궁을 형성한다.

각 TMJ는 관절 원판에 의해 상부 관절 공간과 하부 관절 공간으로 구분된다. 각 관절 공간에는 자체 활액막이 있는 별도의 관절낭이 있다. 하부 관절은 하악 관절과 관절 원판의 하부 표면에 의해 형성된다. 이 관절은 회전의 기본 동작과 함께 경첩관절로서 기능한다. 측두골의 관절과 관절 원판 상부 표면은 측두하악골의 상부 관절을 형성한다. 상부 관절은 반관절 또는 평면관절로 분류된다; 원판과 관절 돌출부 사이의 이동이 가능한 주요 운동이다.

TMJ(그림 16.4)에서 사용할 수 있는 움직임은 입 열기(하악 하강) 및 닫기(하악 상승), 하악 돌출 및 후퇴, 하악 측방 편위(또는 편차)이다. 하악 하강과 상승은 하악 관절의 하악 과두 아랫 관절에서의 전방 회전과 윗 관절에서의 이동을 포함한 시상면 운동이다. 하악 돌출 및 후진은 상부 관절에서 양측 과두 이동을 포함한다; 앞쪽 돌출과 뒤쪽 돌출에서. 측방 편위는 대측성 과두 돌출(윗 관절에서 전방 이동)과 동측성 과두 회전을 포함한다.

환자 인터뷰
CLIENT INTERVIEW

통증은 흔히 일차적인 불만이며 따라서 TMD 의뢰인이 개입할 이유가 된다. 통증은 임의적인 구조이기 때문에 환자의 통증과 그에 관련된 기능 장애 사이의 명확한 관계를 판단하는 것이 항상 가능한 것은 아니다. 실제로, 체계적인 검토(systematic review)는 임상과 MRI 진단 및 발견 사이 관계에 대한 명확한 증거를 발견하지 못했다. 이 체계적인 검토에서의 여러 연구들은 MRI로 진단된 내과적 통증과 임상적 통증 사이의 관계를 보고하였지만, 이 관계에 대한 계산된 교차비(OR)는 일반적으로 낮았다(1.54–2.04). 감소가 없는 통증과 디스크 변위(4.82) 또는 감소가 없는 염발음과 디스크 변위(3.71) 사이의 관계에 대한 OR이 더 높았다.[7] 이것은 TMD에 대한 특별 검사의 진단 정확도 값을 반영하며, 나중에 이번 장에서 논의된다. 치료사는 환자를 보기 전에 방사선 이미지의 결과를 해석하여 검사 결과를 해석하는 것을 피하는 것이 좋다(대부분의 경우 붉은 깃발(red flag) 및

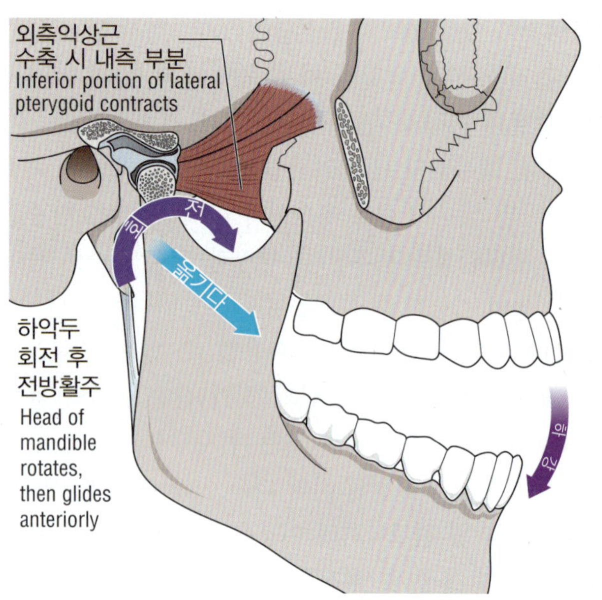

하악골 하강 Mandibular depression

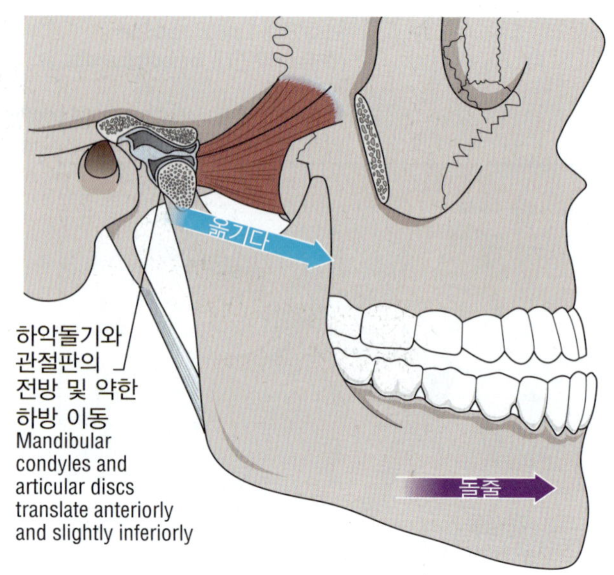

하악골 돌출 Mandibular protrusion

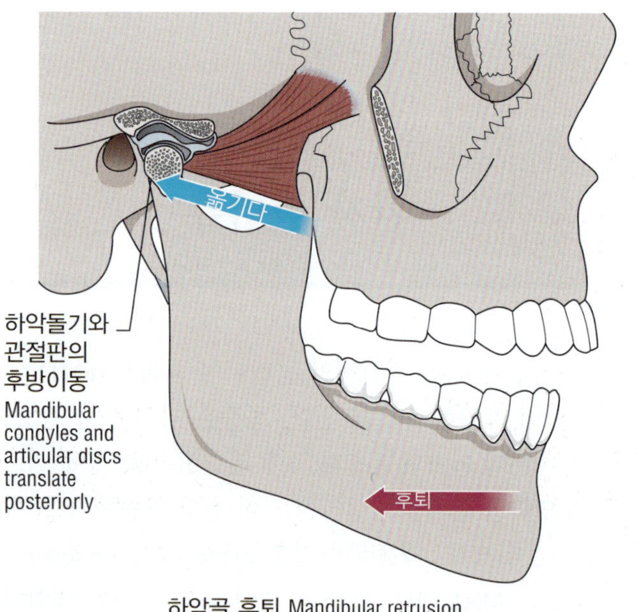

하악골 후퇴 Mandibular retrusion

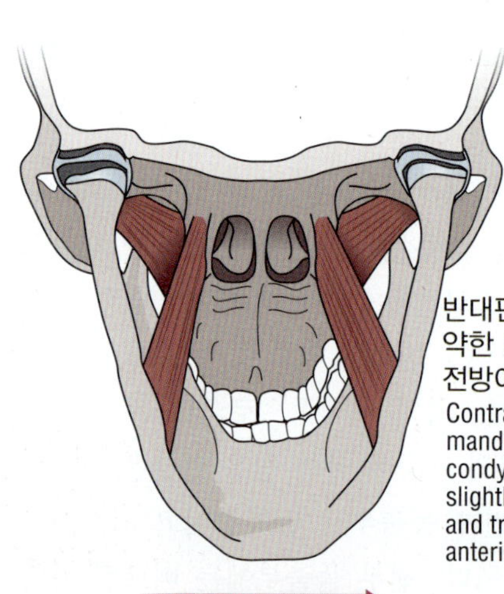

하악골 외측 가동 Mandibular lateral excursion

그림 16.4 TMJ 움직임.

주요 의학 관련 문제에 대한 염려 없이 문제가 된다). 치료사가 방사선 이미지를 만나는 임상 검사에서 이 지점이 가장 가능성이 크다. 또한 일부 경우 치료사는 검사 순서의 다른 구성 요소를 계속하기 전에 심각한 병리를 배제하기 위한 검사에서 방사선 촬영 영상을 일찍 해석해야 한다.

주관적 정보 (Subjective)

검사를 위해 제시하는 모든 환자와 마찬가지로 치료사는 외상이 환자의 임상적 표현에 개입했는지 여부를 명확히 해야한다. 자동차 및 기타 관련 사고로 인해 TMD가 발생하는 것으로 알려져 있다. 또한 치과 관리로 인한 외상, 턱을 매우 넓게 연 후의 음식 섭취가 TMD에 가능한 원인제공자로 보고되었다.[8] 전통적인 치열 교정 치료를 받는다는 것은 TMD의 보급을 증가시키지 못했음을 보여준다. 치료사는 역시 TMD에 기여하는 이전의 두경부 외상의 가능성에 대해 고려해야 한다. 하악골의 골절[10]과 추간공[11,12]은 TMD에 기여할 가능성을 보여준다.

TMD 환자에 나타나는 통증은 일반적으로 입을 열고 닫을 때 발생한다. 입을 완전히 열 때 고통은 관절 외 문제로 제안되는 반면, 단단한 것을 씹는 것과 관련된 통증은 관절 내 문제이다.[13] 입의 제한된 벌리기는 전방 디스크 변위 때문일 수 있다. 환자가 어떤 것을 물거나 씹을 때 통증이 있는 경우 씹는 통증이 양쪽인지 한쪽인지 명확히 해야한다. 입의 한쪽만으로 씹는 것은 종종 부정 교합으로 인한 것이다.[13] 씹는 면의 반대편에 있는 통증은 마찬가지로 주의 깊은 치료사에게 관절 내 문제로 생각하게 할 것이다. 씹는 쪽에서의 압박은 대측부에 인장 스트레치 부하를 일으킬 가능성이 있다. 또한 연부조직 외 관절 구조도 이 경우에 고려해야 한다. 조심스러운 촉진 및 저항성 검사가 이러한 감별 진단을 돕는다.[14-17] 치료사는 또한 환자의 치아 문제에 대한 가능성을 생각해야 하며 따라서 치과 의사에게 의뢰해야 할 필요성을 고려해야 한다.

포괄적인 정형외과 검사의 전형적인 통증과 관련하여 환자의 통증 및 표현의 중증도 또는 강도, 과민성 수준, 성격 및 단계가 명확하게 기술되어야 한다. 이와 함께, 그들의 조화와 불일치 통증의 구체적인 위치가 밝혀져야 한다. 안면 통증의 상호 의존성 관계로 인해, 다른 관련된 잠재 병리(예: 두통, 자궁 경부의 병리학, 비근골격계 통증) 간의 경계가 필요하다. 환자의 고통에 대한 악화 요인 및 완화 요인도 질문해야 한다. 특징적인 통증 패턴, 통증의 위치 및 악화 또는 완화 요인을 찾는 것은 근골격 관련 통증 대 비근골격 통증의 가능성뿐만 아니라 잠재적 통증 발생기를 결정하는 데 매우 유용하다. 또한 표준 종합 시험의 일환으로 감각 이상, 이상 감각 또는 감각 부족의 가능성을 조사해야 한다. 뇌 신경 평가는 구강안면 통증을 가진 환자의 유의한 요소일 수도 아닐 수도 있다.

환자는 씹기와 함께 딸깍하는 소리, 잡기 또는 염발음에 대해 불평할 수도 있다.[14-17] 딸깍거리는 소리는 디스크와 하악의 비정상적인 움직임의 결과다. 입을 열 때 움직임의 초기에 클릭하면 더 최근의 상태를 알 수 있으며, 디스크가 하악 과두 앞쪽에서 매우 앞쪽으로 옮겨지지 않을 확률이 높다. 나중에 입을 벌리면 더 만성적인 문제가 나타나며 전방의 디스크가 더 이상 변위될 가능성이 있다. 디스크 변위(아탈구) 또는 탈구의 경우, 나중에 클릭이 열리고 클릭이 더 일찍 종료 될수록 디스크 변위가 더 앞쪽에 있다는 것이 더 암시적이다. 입의 개폐와 함께 언급된 딸깍임은 상반된 딸깍임으로 설명된다. 일반적으로 나중에 딸깍임이 발생하고(입을 벌리면) 열린 상태가 되고 닫히면 더 빨리 턱이 닫힌다. 열린 상태일수록 원판의 앞쪽으로 더 많이 움직인다. 따라서 늦은 딸깍임은 닫는 끝 범위에서 발생하며, 이 예에서는 입 닫기를 시작할 때 초기 딸깍임이 발생한다.

잠자는 자세와 수면 습관은 면담 중에 환자와 상의해야 한다. 통증이 있는 쪽에 직접 자고 통증은 관절에 압박을 가하는 통증의 지표가 될 수 있지만 대측부에서 자는 통증은 관절의 산만이나 긴장과 함께 통증의 지표가 될 수 있다. 이갈기, 또는 비기능적 분쇄 및 이 악물기는 일반적으로 수면 중에 발생하지만, 또한 일찍 깨어났을 때 발생할 수도 있다. 일반적으로, 이갈기과 관련된 증상은 각성 시 심각하다. 시간이 지남에 따라 그들은 TMJ에 손상을 줄 수 있다.[18] 깨어났을 때 나타나는 통증과 뻣뻣함의 증상의 조합에 대해서도 의뢰해야 한다. 다른 관절과 마찬가지로 이것은 관절 내 손상을 암시한다. 실제로, 하루가 지나면 사라지는 기능에 대한 통증으로 깨어날 때 강직의 역사는 골관절염을 암시한다.

두통이나 현재의 호소의 병력을 확인해야 한다. TMD와 다양한 형태의 두통을 포함하는 안면 통증의 분류로 인해, 이러한 상태 중 하나의 상태를 갖는 환자는 다른 쪽에서 매우 잘 나타날 수 있다. 또한 국제두통학회분류 체계에는 TMD가 스키마의 일부로 포함되어 있다.

스트레스가 많은 삶의 사건은 영향을 받지 않는 대조군보다 TMD 환자 그룹에서 더 자주보고 되었다.[19] 이러한 환자들은 근육과 관련된 증상을 독점적으로 나타내었다.[20] 불안,[21] 우울증, 신체 장애 및 성격 장애[22] TMD 환자 그룹에서 대조군에 비해 더 자주 발생한다. Kinney와 동료 연구에 따르면, 적어도 40%의 TMD 환자가 적어도 하나의 성격 장애로 분류되었으며, 강박 장애가 가장 많이 발생한다.

성별과 나이 또한 치료사가 TMD를 사용하여 환자를 고려할 수 있는 변수이다. 여성들은 증상을 더 잘 알고 있으며 결과적으로 이들 질환의 유병률에 관한 많은 연구에서 남성들을 압도하고 있다.[24] 다른 연구에서, 지속적인 TMD는 여성의 성별, 나이, 심리적 고통, 널리 퍼진 신체 통증 및 약물 복용과 관련되어 있다.

측정 결과 (Outcome Measures)

TMD 결과 측정은 관련 분야, 즉 경추에 대한 관련 결과 측정을 포함해야 한다. 이 점에 관해서는 17장을 참고하라.

TMD에 대한 정확한 임상 특징 및 진단 기준에 대한 근거 간에는 상당한 불일치가 있다.[2] 이 증상군을 설명하는 데 사용되는 용어는 매우 다양하다. 안면 통증에 대한 설명에는 적어도 4가지 통증 분류가 사용되며 각 통증의 강점과 약점이 있다. 턱 관절 장애에 대한 연구 진단 기준(RDC/TMD)은 신체 검사와 31개 항목의 자체 설문지를 사용하는 이중 축 시스템이다. 이 도구의 강도는 환자의 통증의 신체적 및 정신적 구성 요소를 등급화하고 측정할 수 있는 능력으로 설명되었다.[26] 이 도구의 명백한 단점은 이 도구의 신체 검사 구성이 상악 외과 의사에 의해 수행될 것으로 설계되었다는 점이다. 그러므로 다른 사람들에 대한 임상 적용성은 알려지지 않았다.

정신과적 진단과 TMD의[21-23] 제안이 있기 때문에, 치료사는 임상 시험과 재검사의 일환으로 관련 측정을 활용하기를 원할 수도 있다. 측두하악 장애의 주요 연구 진단 기준 축 II 조치는 TMD 환자의 포괄적인 평가 및 관리에 적합한 정신측정학적 특성을 입증했다. 우울증 도구의 정상 대 중등도에서 중도까지의 컷오프 포인트는 당년 우울증과 기분 부전(SN 87%, SP 53%)을 확인하는 데 유용했다. 비특이적 신체 증상은 정신 질환을 진단하는데 유용하지 못했다(SN 86%, SP 31%).[27]

모든 분야에서와 마찬가지로 환자의 재검사에는 관련 결과 측정 및 진도 평가가 포함되어야 한다. 다시 말하면, 이에 대한 두 가지 관련 임상적 조치에는 변화의 글로벌 등급(GROC) 및 환자 특정 기능 척도(PSFS)가 포함된다.

진단영상 (Diagnostic Imaging)

RDC/TMD 분류 체계에 따라 TMD를 진단하기 위한 권장 기준(금 표준)은 파노라마 방사선 사진, 양측 TMJ, 자기 공명 영상(MRI) 및 양측 TMJ를 포함하는 영상뿐만 아니라 포괄적인 내역 및 검사다. 전산화 단층 촬영(CT; 표 16.1).[28] 제안된 진단 이미징의 포괄적 범위는 이러한 도구의 진단 정확성을 위해 특별히 고안된 연구 외부의 많은 경우에 필요하거나 적절하거나 임상적으로 이용 가능하지 않을 수 있다.

방사선 사진 (Radiographs)

일반 방사선 사진은 종종 TMD의 이미징 양식의 첫 번째 선택이다. 보다 일반적인 견해로는 전후방(AP), 외측 경 두개, 경 두개 및 경골 둘레가 있다. 파노라마 방사선 촬영은 일반적으로 치과 의사에 의해 정기적으로 시행된다. AP 뷰는 과두 모양 및 윤곽에 대한 좋은 이미지이다. 측면도는 치료사가 입을 열고 닫은 상태의 과두 머리의 위치, 입이 열린 상태에서 과두 운동의 정도 및 머리와 경추의 다른 골 구조와 TMJ의 관계를 볼 수 있게 한다. 파노라마 촬영은 치아 및 하악의 다른 부위에 대한 정보를 제공한다. 그러나 관절와의 관계는 이 영화에서 볼 수 없다.

단층 촬영은 TMJ에서 관절염이 있는 골성 또는 골성 변화를 묘사하는 좋은 방법이다. 단층 촬영의 가장 큰 단점은 TMJ의 연조직의 시각화가 부족하다는 것인데, 이는 일반 필름 촬영에도 문제가 된다.

관절 조영술(Arthrography)은 형광 투시법으로 주입된 소량의 요오드화된 조영제를 포함한다. 디스크에 구멍이 뚫리면 대비가 상위 및 하위 관절 홈으로 흐른다. 그러나, arthrographic 바늘 실수로 반월 상 연골을 구멍을 뚫고 양쪽 공동 공간의 의원성 충전을

표 16.1 다양한 TMJ를 위한 영상 진단 장치의 진단적 정확성

병리	진단 검사	골드 스탠다드	SN/SP
변형을 동반한 원판 변위	US MRI	MRI 사체 절제술	공동 분석: 79/91[29] 76/82[30] 90/100[31]
변형이 없는 원판 변위	US	MRI	공동분석: 76/82[29] 79/91[30]
원판 변위	US	다양함	13-100/62-100[32]
전방 원판 변위	Arthrography CT MRI	다양함	90/80[33] 66/68[33] 86/63[33]
관절 삼출	US	다양함	71-84/74-100[32]
골수 변화	MRI	외과수술 동안 검사	78/84[34]
과두 침식	US	다양함	70-94/20-100[32]
과두 골성 변화 (사체 두개골)	MDCT CBCT	두개골 관찰	25-50/86-87[35] 23-40/83-90[35]

US = ultrasonography; MRI = magnetic resonance imaging; CT = computed tomography; MDCT = multidetector computed tomography; CBCT = cone beam computed tomography

이 표에 보고된 좋고 이상적인 진단 정확도 값의 제안을 위한 색상 코딩은 이러한 값의 임상적 유용성을 결정하는 매우 중요한 측면인 품질 평가(QUADAS) 없이 수행된다. 따라서 독자는 이러한 수치를 해석할 때 이를 명심해야 한다.

일으킬 수 있다.

자기 공명 영상(Magnetic Resonance Imaging)

자기 공명 영상은 디스크 변위의 시각화를 포함하여 연조직 구조 침범의 분화뿐만 아니라 뼈의 골밀도 연구를 위해 자주 사용된다. 사이토 카인은 TMJ 병리학에서 중요한 역할을 한다. 예를 들어, TMJ 통증, 통각 과민 및 전방 개흉과 관련된 IL-1β는 건강한 관절의 활액에서 주로 발견되지 않는다.[3]

전산화 단층 촬영 (Computed Tomography)

신체의 다른 영역과 마찬가지로 CT는 MRI보다 유리하며 일반적으로 뼈 구조의 이미징에서 방사선 촬영보다 우수하다. CT는 전리 방사선을 포함한다. 이것은 디스크가 주위 근육 및 연조직보다 약간 높은 밀도를 가지기 때문에 TMJ의 내부 이상 문제를 진단하는 데 사용될 수 있다.

초음파 (Ultrasound)

진단 미국의 이미징은 TMJ에서 평가를 위해 더 널리 사용되고 있다. 신체의 다른 영역과 마찬가지로 미국의 이미징은 MRI 또는 CT 스캔보다 저렴하다. 다시, 정형 외과 평가에서 미국의 사용에 대한 잠재적인 단점은 이 영상 방식의 신뢰성이 작업자에 달려 있다는 것이다.

체계적 검토 (Review of Systems)

악관절 관절과 관련된 시스템을 검토하는 데 대한 자세한 내용은 6장(분류와 감별진단)을 참고하라.

시진 OBSERVATION

두개하악 관절 기능 장애 환자의 관찰은 전반적이고 종합적인 자세로 시작된다. 거북목 및 양측성 둥근 어깨(예를 들어, 상부 교차 증후군)와 같은 안좋은 자세는 TMD에 기여하는 것으로 오랫동안 제안되어 왔다. 치료사는 또한 전체적인 얼굴 모양을 관찰해야 한다. 통증 때문에 환자가 급성 고민을 느끼는가? 3가지 운동면 중 어느쪽에서든 머리 위 자세가 평가되어야 한다. TMJ에 따라 환자의 턱이 나머지 얼굴과 정중선에 위치하는가?

얼굴의 일반적인 모습(머리와 얼굴 관찰과 같이)은 어떤 비대칭, 흉터, 변색, 붓기 등을 설명해야 한다. 정상에서 관찰할 수 있는 특징은 주관적인 질문과 신체 검사를 통해 자세히 조사해야 한다. 턱의 처짐은 전형적으로 측두근이나 턱 근육 활동이 증가할 때 관찰할 수 있어야 한다. 턱 떨림은 급성 근육의 부드러움을 유발할 수 있지만, 근육 내 TMD와 유사하다는 것이 입증되지는 않았다.[36]

증가된 근육 활동은 이러한 환자들에게 다른 방법으로 알려질 수 있다. 스트레스 받는 인생지사는 TMD 환자에서 자주 발생할 수 있다.[20] 이러한 환자는 근육과 관련된 증상을 갖게 될 것이며 따라서 그들은 보호 자세와 근보호를 나타낼 것이다.

상부 및 하부 치아의 정상적인 맞춤은 상부 치아가 하부 치아의 약간 전방일 때이다. 누락된 치아 또는 관절에 대한 부적절한 압력은 TMD를 야기할 수 있다. 부정 교합, 치아의 정렬 불일치 또는 두 개의 치열궁의 치아 사이의 부정확한 관계에는 다양한 표현이 있다. 불규칙한 물기(irregular bite), 교차 물기(crossbite) 또는 과한 물기(overbite)라고도 한다. 부정 교합은 비뚤어지고, 붐비며, 돌출된 치아로 보일 수 있다. 그것은 종종 환자의 외모, 말하기 및 먹는 것에 영향을 미친다. 부정 교합은 이 장의 끝 부분에 있는 악관절 관절의 일반적인 정형외과 조건에 자세히 설명되어 있다(그림 16.19 참고). 주관적인 보고가 관찰 가능한 특징을 가질 수는 있지만, 이갈기 또는 위턱과 아래턱의 연삭은 수면 중에 가장 흔하다. 치아의 계속적인 연마는 치아의 마모, 특히 눈에 띄는 전방 돌출로 나타날 수 있다. 그러나 전치부 마모와 TMD의 상관 관계는 강하지 않다.[36]

면담을 하는 동안 치료사는 환자가 자연스럽게 대화 할 수 있는 능력을 관찰할 수 있다. 발음장애, 부전실어증 및 발성 곤란과 같은 조건에서는 일반적으로 연설의 어려움이 중요한 관심사이지만 TMJ의 근골격계 기능 장애를 나타낼 수도 있다. 입을 완전히, 또는 의지와 상관없이 열지 못하면 디스크 변위, 근육 경련 및 기타 근골격계 관련 증상의 잠재성을 나타내는 지표가 될 수 있다. 하지만 항상 그렇듯이 말하기의 한계는 분명히 차별적으로 근골격계 또는 비측 근골격 관련으로 진단되어야 합니다.

일반화된 관절과 운동성(GJH)은 오랫동안 TMD에 기여한 것으로 알려져 왔다. GJH는 소아를 포함한 37세의 TMD에 기여할 수 있지만, 38세의 GJH와 TMD의 정확한 관계는 불명확하며 더 엄격한 조사가 필요하다.[39]

분류 및 선별검사 TRIAGE AND SCREENING

구분과 선별 검사는 검사를 계속하기 전에 수행해야 하는 검사 과정의 필수 구성 요소이다. 검사 단계에서는 심각한 병리를 배제하는 것이 중요하다(제6장, 분류와 감별진단, 경추와 관련된 적색 깃발(red flag)에 대해서는 제17장, 경추를 참고하라.). 다른 관련(또는 근접-인접성) 구조는 치료사가 환자의 통증의 실제 출처를 식별하기 위해 다른 검사 구성 요소를 계속 사용할 필요성을 보다 정확하게 결정할 수 있도록 돕는다. 또한 이 시점에서 강한 선별 검사(높은 SN 및 낮은 LR 검사)를 시행하면 해당 신체 부위(이 경우 우세한 경추)의 경합 진단을 좁히는 것이 좋다.

치료사는 또한 검사를 진행하기 전에 17장(경추)에서 논의된 대로 경추 불안정성 또는 경추 동맥 장애의 의심을 제기해야 한다. 위 분기 스크린은 경추 관절 가동성(ROM) 및 환자의 어깨 통증에 대한 통증

표 16.2 TMJ 관절학

관절	닫힌 자세	휴식 자세	관절낭 패턴	정상 ROM	끝느낌
TMJ	완전 폐쇄	이사이 간격 2~3mm	하방 활주 제한	40~55mm 열림 3~6mm 돌출 3~4mm 후퇴 10~12mm 측방 변위	• 입을 열 때 연부조직이 신장되는 느낌 • 치아 완전 폐쇄 시의 뼈느낌 • 돌출, 후퇴 시 단단한 느낌 • 측방 변위 시 관절낭 느낌

발생부로서의 경추 잠재력을 결정한다. 또한 신경근 병증으로 인한 통증 발생의 평가는 주로 스퍼링(Spurling)의 검사와 중간 신경 상지 신경 역학적 검사(높은 SN 및 낮은 LR의 검사)로 수행할 수 있다.

- 스퍼링 테스트(Spurling test): **SN 93(77–99)**, **SP 95(76–100)**, **+LR 19.6**, **–LR 0.07**, QUADAS 9[40]
- 정중 신경 상지 신경역동 검사: **SN 97(90–100)**, SP 22(12–33), + LR 1.3, **–LR 0.12**, QUADAS 10[41]

또한 어떤 관절이든 과압력의 유무에 관계없이 AROM의 명확함이 필요하다. 경추를 완벽히 말끔하기 위해 완전 AROM(통증이 없는 경우 과압을 가함)이 있어야 한다. 악관절이 완전히 말끔하기 위해서는 완전한 AROM(통증이 없는 경우 과압을 가함)이 있어야 한다. 자세한 내용은 다음 섹션에서 설명한다.

SN 검사의 진단 정확도는 다양하며 대부분 임상적 유용성 측면에서 제한적이다. 테스트의 구체적인 내용은 이 장의 뒷부분에 있는 턱 관절의 특수 검사 및 일반적인 정형외과 조건 섹션을 참고하라.

움직임 검사 MOTION TESTS

TMJ에서의 동작 측정은 조인트의 특성으로 인해 독특하다. 많은 측정 방법은 거리(밀리미터)에 대한 것이다. 모든 관절과 마찬가지로 ROM 표준 값, 끝느낌, 캡슐 패턴 및 닫힌 포장 및 열린 포장된 위치가 표 16.2에 나열되어 있다. 또한 TMJ의 관절 신경학에 대해서는 그림 16.4를 참고하라.

저운동성과 과운동성 모두를 위한 잠재성은 관절낭이 있는 다른 관절과 마찬가지로 TMJ에 존재한다. 일반화된 관절과 운동성이 TMD와 연관되어 있다고 일반적으로 믿어지는 반면, 이 연관성이 존재하는지는 아직 명확하지 않다.

수동, 능동 ROMs
(Passive and Active ROMs)

TMJ의 각도 측정법은 일반적으로 눈금자 또는 측정 막대기와 고니오미터를 사용하는 것이 가장 적합하다. 치료사는 이러한 평가를 수행할 때 장갑을 착용해야 한다. 착용하는 장갑의 유형에 대한 고려는 일부 환자의 경우 라텍스 알레르기로 인해 제안된다.

하악골 하강(입 열기) (MANDIBLE DEPRESSION(OPENING OF MOUTH))

동작 범위(AROM)는 그림 16.13b를, 수동 동작 범위 (PROM)는 그림 16.14를 참고하라.

환자 자세 꼿꼿이 세운 자세로 앉아, 경추는 중립으로

치료사 자세 환자 측에 직접 서서

운동 치료사는 한 손으로 뒷다리의 뒷부분을 안정화시키고 (필요한 경우) 다른 한 손으로 하악을 움직인다(엄지와 검지로 위치) (PROM의 경우). 치료사는 하악골을 견고할 때까지 하악골을 수동으로 잡아 당긴다. 그들은 눈금자와 상부와 하부 중절치 사이의 거리를 측정한다. 이러한 움직임은 치료사 도움없이 환자가 적극적으로 수행할 수 있다. 환자의 움직임 의지를 결정하기 위해 PROM 전에 능동적인 운동 범위를 수행해야 한다. 또한 AROM시 관절의 촉진이 가능하다.

평가 치료사는 ROM의 범위, 끝느낌, 운동의 질, 환자의 반응, AROM과 PROM의 잠재적 차이 등을 평가한다.

하악골 돌출(MANDIBLE PROTRUSION)

AROM에 대해서는 그림 16.15를 참고하라.

환자 자세 꼿꼿이 세운 자세로 앉아, 경추는 중립으로

치료사 자세 환자 측에 직접 서서

운동 치료사는 한 손으로 뒷다리의 뒷부분을 안정화시키고 (필요한 경우) 다른 한 손으로 하악을 움직인다(엄지와 검지로 위치) (PROM의 경우). 환자는 확고한 끝느낌(관절의 신장으로 인한)이 감지될 때까지 턱을 최대한 앞쪽으로 밀면 움직임을 보조할 수 있다. 치료사는 상부와 하부 중절치 사이의 거리를 눈금자와 측정한다. 이러한 움직임은 치료사 도움없이 환자가 적극적으로 수행할 수 있다. 환자의 이동 의지를 결정하기 위해 PROM 전에 능동적인 운동 범위를 수행해야 한다.

평가 치료사는 ROM의 범위, 끝느낌, 운동의 질, 환자의 반응, AROM과 PROM의 잠재적 차이 등을 평가한다.

하악골 측방 편위(MANDIBLE LATERAL DEVIATION)

AROM에 대해서는 그림 16.16을 참고하라.

환자 자세 꼿꼿이 세운 자세로 앉아, 경추는 중립으로

치료사 자세 환자 측에 직접 서서

운동 치료사는 한 손으로 뒷다리의 뒷부분을 안정화시키고 (필요한 경우) 다른 한 손으로 하악을 움직인다(엄지와 검지로 위치) (PROM의 경우). 그 다음 환자는 확고한 끝느낌(관절의 신장으로 인한)이 감지될 때까지 턱을 최대한 옆쪽으로 움직인다. 치료사는 상부 및 하부 송곳니(또는 제 1 소구치) 치아의 가장 옆쪽 지점 사이의 거리를 측정한다. 이러한 움직임은 치료사 도움 없이 환자가 적극적으로 수행할 수 있다. 환자의 이동 의지를 결정하기 위해 PROM 전에 능동적인 운동 범위를 수행해야 한다.

평가 치료사는 ROM의 범위, 끝느낌, 운동의 질, 환자의 반응, AROM과 PROM의 잠재적 차이 등을 평가한다.

수동 부수적 움직임 (Passive Accessories)

모든 수동 부수적 움직임 검사와 마찬가지로 치료사는 환자의 편안함과 일치성 통증의 재현 가능성에 대해 주의를 기울여야 한다. 치료사는 이러한 평가를 수행할 때 장갑을 착용해야 한다. 착용하는 장갑의 유형에 대한 고려는 일부 환자의 경우 라텍스 알레르기로 인해 제안된다.

하방(꼬리뼈 쪽) 활주 (INFERIOR (CAUDAL) GLIDE)

영상 16.5 **인터넷 지원으로 이 검사의 평가 방법을 볼 수 있다.**

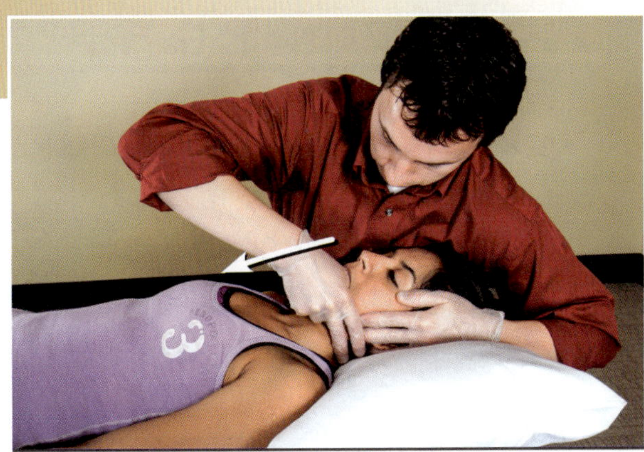

그림 16.5

환자 자세 엎드린 자세

치료사 자세 환자를 향하고 환자의 머리쪽에 서거나 앉는다.

안정화 탁자 위에 있는 환자 몸의 나머지 부분은 안정화 장치 역할을 하고 치료사의 두개골쪽 손과 가슴으로 환자의 두개골을 안정화시킨다.

힘의 움직임과 방향 치료사는 환자의 구치부의 상면과 꼬리 부분을 환자의 옆쪽 하악을 따라 꼬리 또는 원위 엄지로 놓는다. 치료사는 주로 엄지손가락으로 움직여 견인력을 직접 꼬리 방향 또는 아래방향으로 전달한다. 힘은 저속 진동 또는 지속적인 신장을 수반한다.

평가 평가는 관절 놀이/수동 부수적 움직임, 환자 반응 및 끝느낌에 대해 수행된다. 일치성 통증의 재현은 기능 부전을 시사한다. 또한 일치성 통증이 재연될 경우, 관절 운동성 장애 또는 끝느낌이 기능장애임을 제안할 수 있다.

전방 활주(ANTERIOR GLIDE)

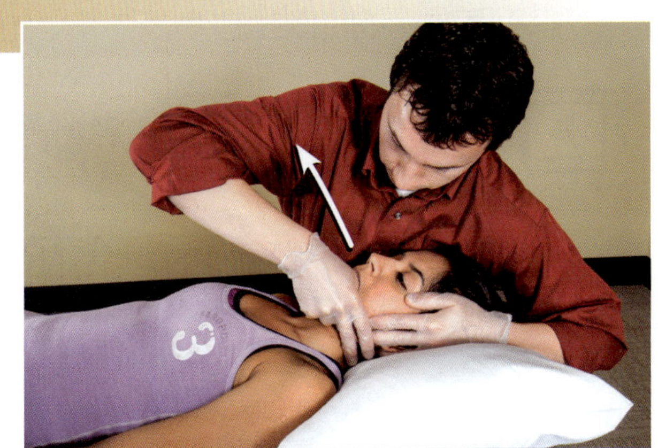

그림 16.6

환자 자세 엎드린 자세

치료사 자세 환자를 향하고 환자의 머리쪽에 서거나 앉는다.

안정화 탁자 위에 있는 환자 몸의 나머지 부분은 안정화 장치 역할을 하고 치료사의 두개골쪽 손과 가슴으로 환자의 두개골을 안정화시킨다.

힘의 운동과 방향 치료사는 환자의 구치부의 상면과 꼬리 부분을 환자의 옆쪽 하악을 따라 꼬리 또는 원위 엄지로 놓는다. 치료사는 엄지손가락으로 주로 움직이는 경우, 앞쪽으로 향한 힘 이전에 초기에 꼬리뼈 방향으로 약간 힘을 준다. 힘은 저속 진동 또는 지속적인 신장을 포함한다.

평가 평가는 관절 놀이/수동 부수적 움직임, 환자 반응 및 끝느낌에 대해 수행된다. 일치성 통증의 재현은 기능 부전을 시사한다. 또한 일치성 통증이 재연될 경우 관절 운동성 장애 또는 끝느낌이 기능장애임을 제안할 수 있다.

내측 활주(MEDIAL GLIDE)

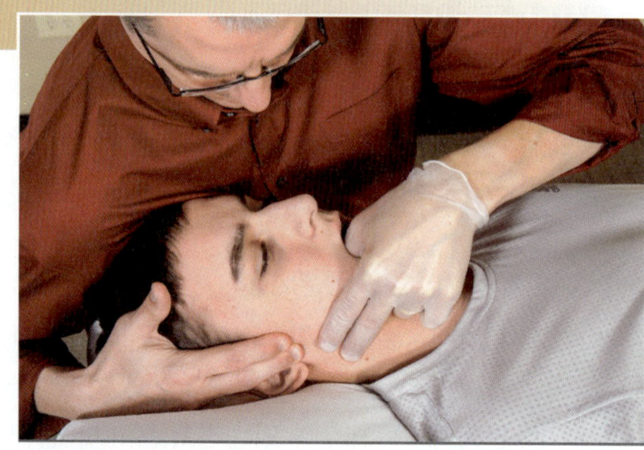

그림 16.7

환자 자세 엎드린 자세

치료사 자세 환자를 향하고 환자의 머리쪽에 서거나 앉는다.

안정화 탁자 위에 있는 환자 몸의 나머지 부분은 안정화 장치 역할을 하고 치료사의 두개골쪽 손과 가슴으로 환자의 두개골을 안정화시킨다.

힘의 운동과 방향 치료사는 꼬리 또는 원위 엄지손가락을 사용하여 환자의 후 치아의 상면을 움직이고, 같은 손 2, 3번째 손가락을 환자의 하악 외측면에 대며, 두개골을 고정하여 안정화시킨다. 치료사는 환자의 두개골을 손과 가슴으로 안정화시키고, 입 바깥의 2, 3번째 손가락을 통해 주로 내측 방향으로 하며 이어서 아래방향으로 신연시킨다(치료사는 필요한 경우 손가락을 손가락 위로 두고 사용할 수 있다). 힘은 저속 진동 또는 지속적인 신장을 수반한다.

평가 평가는 관절 놀이/수동 부수적 움직임, 환자 반응 및 끝느낌에 대해 수행된다. 일치성 통증의 재현은 기능 부전을 시사한다. 또한 일치성 통증이 재연될 경우 관절 운동성 장애 또는 끝느낌이 기능장애임을 제안할 수 있다.

외측 활주(LATERAL GLIDE)

영상 16.8 **인터넷 지원으로 이 검사의 평가 방법을 볼 수 있다.**

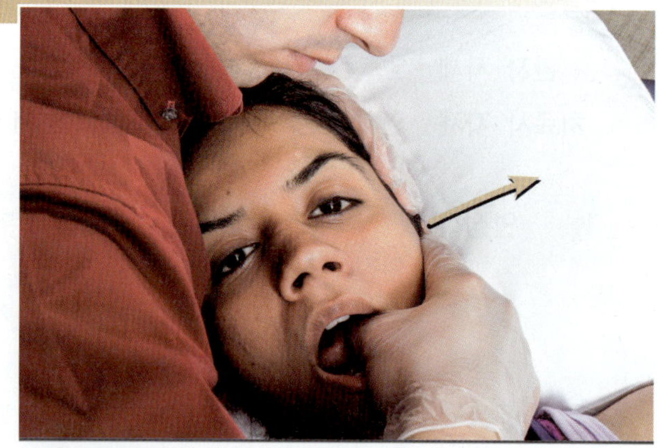

그림 16.8

환자 자세 엎드린 자세

치료사 자세 환자를 향하고 환자의 머리쪽에 서거나 앉는다.

안정화 탁자 위에 있는 환자 몸의 나머지 부분은 안정화 장치 역할을 하고 치료사의 두개골쪽 손과 가슴으로 환자의 두개골을 안정화시킨다.

힘의 운동과 방향 치료사는 꼬리 또는 원위 엄지손가락을 사용하여 환자의 후 치아의 상면을 움직이고, 같은 손 2, 3번째 손가락을 환자의 하악 외측면에 대며, 두개골을 고정하여 안정화시킨다. 치료사는 환자의 두개골쪽 손으로 안정화시키고, 아랫방향으로 신연시킨 후 엄지손가락에 의해 주로 외측 방향으로 활주시킨다(치료사는 필요한 경우 손가락을 손가락 위로 두고 사용할 수 있다.). 힘은 저속 진동 또는 지속적인 신장을 수반한다.

평가 평가는 관절 놀이/수동 부수적 움직임, 환자 반응 및 끝느낌에 대해 수행된다. 일치성 통증의 재현은 기능 부전을 시사한다. 또한 일치성 통증이 재연될 경우 관절 운동성 장애 또는 끝느낌이 기능장애임을 제안할 수 있다.

내측 또는 외측 활주
(MEDIAL OR LATERAL GLIDE(EXTRA-ORAL))

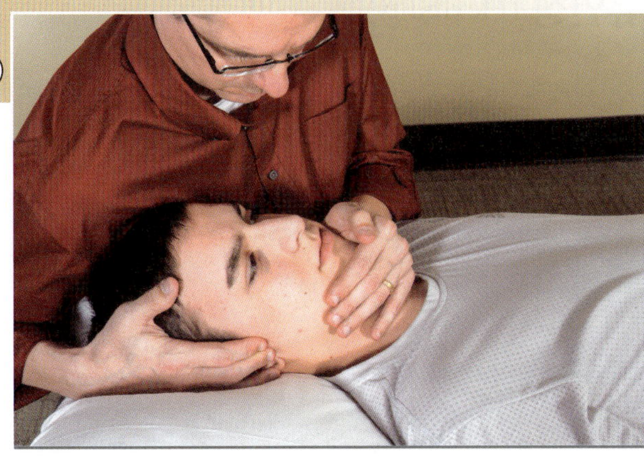
그림 16.9

환자 자세 엎드린 자세

치료사 자세 환자를 향하고 환자의 머리쪽에 서거나 앉는다.

안정화 탁자 위에 있는 환자 몸의 나머지 부분은 안정화 장치 역할을 하고 치료사의 두개골쪽 손과 가슴으로 환자의 두개골을 안정화시킨다.

힘의 운동과 방향 치료사는 환자의 두개골을 안정화시키고 엄지 융기로 환자의 외측 하악을 움직인다. 이런 다음 치료사는 두개골을 지속적으로 안정화시키며 내측 방향 힘(또는 상대적인 외측 힘이 반대쪽 TMJ에 가해 짐)을 엄지 융기로 전달한다. 힘은 저속 진동 또는 지속적인 신장을 수반한다.

평가 평가는 관절 놀이/수동 부수적 움직임, 환자 반응 및 끝느낌에 대해 수행된다. 일치성 통증의 재현은 기능 부전을 시사한다. 또한 일치성 통증이 재연될 경우, 관절 운동성 장애 또는 끝느낌이 기능장애임을 제안할 수 있다.

중요한 임상적 핵심

TMJ에 대한 관절 놀이 검사를 수행할 때 치료사는 다음 사항에 유의해야 한다.

- 디스크 밑의 관절 부분(하악 관절을 가진 열악한 관절 공동 또는 꼬리 원판 관절)은 주로 회전 운동을 한다.
- 이 회전 운동은 일반적으로 TMJ 관절 관절 운동학의 초기 움직임이다. 원판 위의 관절 부분(관절 강직이 있는 상부 관절낭 또는 관절융기와 두개골 원판 관절)은 주로 미끄럼 운동을 한다.
- 이 활주 움직임은 전형적으로 TMJ 관절 관절 운동학의 후반부다.
- 돌출 및 후퇴는 주로 활주 동작을 수반한다.

유연성 (Flexibility)

악관절 관절에 적합한 유연성 평가는 17장(경추)을 참고하라.

근육 수행능력 검사
MUSCLE PERFORMANCE TESTING

대부분의 신체 부위와 마찬가지로 두개하악 복합체의 근육 성능 검사는 임상적으로 구별하기가 어렵다. 오히려 이것은 특정 근육에만 국한되지 않는 운동 기반 검사다. 따라서 단독 근육 검사보다도 기능 기반 평가가 더 많이 사용된다. ADL은 식사, 씹기, 말하기 등과 같은 일상적인 업무 때문에 중요하다. 다음은 TMJ의 수동 근육 테스트이다.

하악 하강(턱 열기, MANDIBLE DEPRESSION(JAW OPENING))

환자 자세 테이블의 가장자리에 무릎을 굽히고 앉는다.

치료사 자세 환자의 측면에 직접 선다.

움직임과 평가 치료사는 한쪽 손으로 환자의 머리를 안정시키고 다른 쪽 손으로 위쪽 방향으로 저항을 제공한 다음 환자의 턱을 닫으려고 한다.

등급
- 기능: 환자가 가능한 ROM을 완성하고 강력한 저항에 견딘다.
- 약한 기능: 환자가 손가락 두 개 또는 세 개의 손가락 너비를 열 수 있으며 약간의 저항에 견딘다.
- 무 기능: 최소 동작이 발생
- 0: 자발적 하악 하강이 발생하지 않는다.

주근육 외측 익상근(Lateral pterygoid), 이복근(Digastric)

그 외 근육 하악설골근(mylohyoid muscle), 이설골근(geniohyoid muscle)

주신경 외측 익상근으로 향하는 신경, 이복근으로 향하는 신경

하악 상승(턱 닫기, MANDIBLE ELEVATION (JAW CLOSING))

환자 자세 테이블의 가장자리에 무릎을 굽히고 앉는다.

치료사 자세 환자의 측면에 직접 선다.

움직임과 평가 치료사는 한쪽 손으로 환자의 머리를 안정시키고 다른 쪽 손으로 아래쪽 방향으로 저항을 제공한 다음 환자의 턱을 열려고 한다.

등급
- 기능: 환자가 턱을 단단히 닫는다.
- 약한 기능: 환자가 턱을 닫지만, 치료사가 최대한의 저항보다는 약하게 턱을 열 수 있다.
- 무 기능: 환자는 입을 닫지만, 저항이 없어도 버티지 못한다.
- 0: 환자가 완벽히 입을 닫을 수 없다.

주근육 교근(Masseter), 측두근(Temporalis), 내측 익상근(Medial pterygoid)

주신경 교근 신경(Masseteric nerve), 내측 익상근으로 향하는 신경

하악 측방 편위(MANDIBLE LATERAL DEVIATION)

환자 자세 테이블의 가장자리에 무릎을 굽히고 앉는다.

치료사 자세 환자의 앞에 직접 선다.

움직임과 평가 치료사는 한쪽 손으로 환자 머리의 반대쪽을 안정화시키고 다른 쪽 손은 가로 방향으로 저항을 제공하여 환자의 턱을 정중선 쪽으로 이동시킨다.

등급
- 기능: 환자가 가능한 ROM을 완성하고 강력한 저항에 견딘다.
- 약한 기능: 동작은 줄어들었고, 저항도 최소한이다.
- 무 기능: 최소한의 동작이 발생하고, 무저항만 버틴다.
- 0: 동작이 나타나지 않는다.

주근육 외측 익상근(Lateral pterygoid), 내측 익상근(Medial pterygoid)

주신경 외측 익상근으로 향하는 신경, 내측 익상근으로 향하는 신경

하악 돌출(MANDIBLE PROTRUSION)

환자 자세 테이블의 가장자리에 무릎을 굽히고 앉는다.

치료사 자세 환자의 앞에 직접 선다.

움직임과 평가 치료사는 한쪽 손으로 환자 머리의 뒤쪽을 안정화시키고 다른 쪽 손은 후방 수평으로 저항을 제공한다.

등급
- 기능: 환자가 가능한 ROM을 완성하고 강력한 저항에 견딘다.
- 약한 기능: 동작은 줄어들어서 위, 아랫니 사이에 인식할만한 차이가 없다; 약간의 저항만 견딘다.
- 무 기능: 최소한의 동작이 발생하고, 무저항만 버틴다.
- 0: 동작이 나타나지 않는다.

주근육 외측 익상근(Lateral pterygoid), 내측 익상근(Medial pterygoid)

주신경 외측 익상근으로 향하는 신경, 내측 익상근으로 향하는 신경

특수 검사 SPECIAL TESTS

제10장(특수 검사)에서 언급했듯이 많은 경우 치료사는 환자가 제시하는 통증의 감별 진단과 관련하여 특수 검사 소견의 수행 및 해석에 지나치게 의존한다. 검사 과정에서의 시점에서 특정 병리를 판결(또는 진단을 돕는)하기 위한 특수 검사의 활용이 이루어져야 한다. 또한 치료사의 시점 이전에 환자의 설명에 대한 훨씬 더 명확한 그림을 가지고 있기 때문에 환자의 통증 진단과 관련하여 특수 검사 결과에 최소한으로 달려 있기를 기대한다.

TMD에 대한 임상적 특수 검사는 현재 제한적이다. 현재의 문헌에서 한계점 중 일부는 연구의 질과 환자의 하위 분류를 포함한다. 나중에 턱 관절의 일반적인 정형외과 조건에서 논의되는 바와 같이, TMD의 분류는 제한된 진단 정확도로 어려움을 겪는다. 따라서 이 검사들에 대한 TMD의 진단에 대한 확실한 근거가 없는 명백한 결과와 많은 연구의 질이 낮기 때문에 이러한 검사를 지지하거나 거부 하기에는 자료가 충분하지 않다고 제안된다.[42] 다발 검사는 단독적 검사보다 더 큰 이점이 있는 것 같다.[43]

특수 검사 지표

들을 수 있는 관절음

염발음	딸깍이는 관절음	상호적 딸깍이는 소리

통증

후외측 TMJ 촉진시 통증	입을 열때의 통증

입의 움직임

능동 입 열기 제한	돌출 움직임 제한	입을 열 때 입이 편위됨
수동 입 열기 제한	외측 과두 이동 제한	집단 검사

들을 수 있는 관절음

염발음 (CREPITATION)

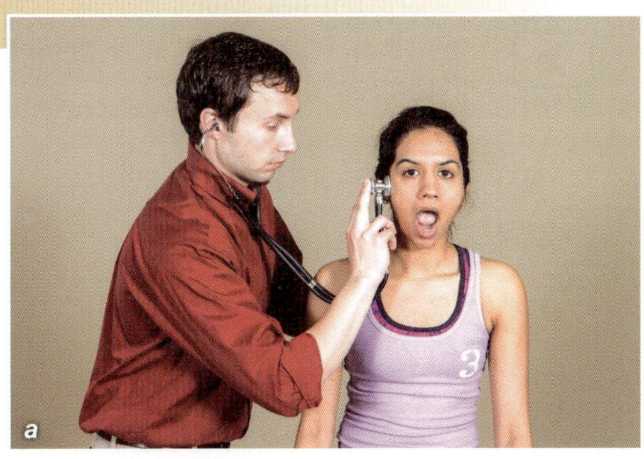

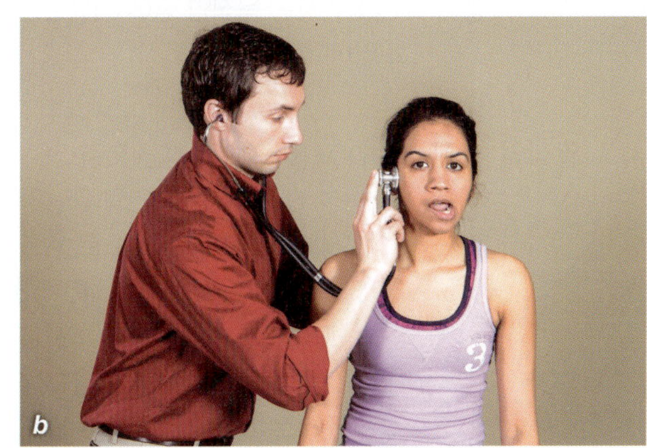

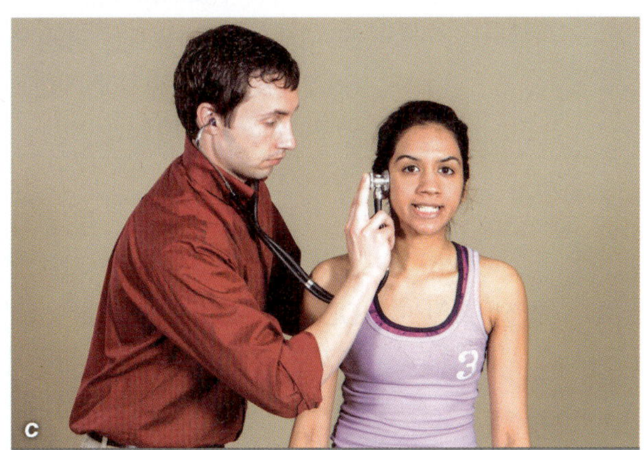

그림 16.10

환자 자세 입은 이완된 상태에서 앉는다.

치료사 자세 검사할 측에 선다.

운동 치료사는 청진기를 TMJ 위에 놓고 환자에게 입을 열고 (a) 입을 벌리고 (b) 측방 편위한 후 (c) 깨물으라고 지시한다.

평가 (+) 검사는 움직임 중에 기록된 염발음이다.

통계

- 변형을 동반한 원판 변위(DDR) : TMD의 다양한 특성을 가진 273명의 환자를 대상으로 한 연구에서 SN 2(보고되지 않았거나 NR), SP 91(NR), +LR 0.21, −LR 1.08, QUADAS 9. 증상 NR), MRI를 기준으로 사용[44]
- 평균 연령 32.6세, 여성 27명, 평균 연령 32.9세의 40명의 환자에 대한 연구에서 SN 11(NR), SP 64(NR), +LR 0.29, −LR 1.39, QUADAS 7. 증상 NR), MRI를 기준으로 사용[17]
- 감소가 없는 디스크 변위: TMD의 다양한 특성을 지닌 273명의 환자에 대한 연구에서(DD−NR) : SN 16(NR), SP 97(NR), +LR 5.3, −LR 0.86, QUADAS 9, 33.2세, 여성 221명, 증상 지속 기간 NR), MRI를 참고 표준으로 사용 하였다.[44]
- DD−NR: SN 71(NR), SP 89(NR), +LR 6.4, −LR 0.33, QUADAS 7, TMJ 불만(평균 나이 32.6세, 여성 27명, 평균 증상 지속 기간 NR)을 가진 40명의 환자와 MRI를 기준 표준으로 사용[17]
- 관절 경 검사를 기준으로 사용하여 200명의 환자를 대상으로 한 연구에서 골관절염(OA): SN 45(NR), SP 86(NR), +LR 3.2, −LR 0.64, QUADAS 7[45]

딸깍이는 관절음(JOINT SOUNDS WITH CLICK)

영상 16.11 **인터넷 지원으로 이 검사의 평가 방법을 볼 수 있다.**

환자 자세 입은 이완된 상태에서 앉는다.

치료사 자세 검사할 측에 선다.

운동 치료사는 청진기를 TMJ 위에 놓고 환자에게 입을 열고 (a) 입을 벌리고 (b) 측방 편위한 후 (c) 깨물으라고 지시한다.

평가 (+) 검사는 움직임 중에 기록된 딸깍이는 소리이다.

통계

딸깍임 촉진

- DD-R: TMD(평균 연령 55.3세, 여성 153명, 평균 연령 55.3세) 194명의 환자를 대상으로 한 연구에서 SN 43(35–56), SN 46(58–73), +LR 1.3, –LR 0.82, QUADAS 12 증상 지속 시간 NR), MRI를 기준으로 사용[14]
- DD-NR: 194TMD(평균 연령 55.3세, 여성 153명, 평균 연령 65세) 194명의 환자에 대한 연구에서, SN 49(40–58), SN 66(58–73), +LR 1.4, –LR 0.77, QUADAS 12 증상 지속 시간 NR), MRI를 기준으로 사용 [14]

청진 촉진

- DD-R: TMJ 불만을 겪은 40명의 환자를 대상으로 실시한 연구에서 SN 89(75–97), SP 20(7–41), +LR 1.1, –LR 0.53, QUADAS 7, 평균 연령 32.6세, 여성 27명 , 평균 증상 지속 기간 NR), MRI를 기준으로 사용 [17]
- DD-NR: TMJ 불만을 겪은 40명의 환자를 대상으로 한 연구에서 평균 월령 32.6세, 여성 27명(평균 연령 32.6세)의 DD-NR: SN 29(10–56), SP 20(7–41), +LR 0.37, –LR 3.5, QUADAS 7, 평균 증상 지속 기간 NR), MRI를 기준으로 사용[17]

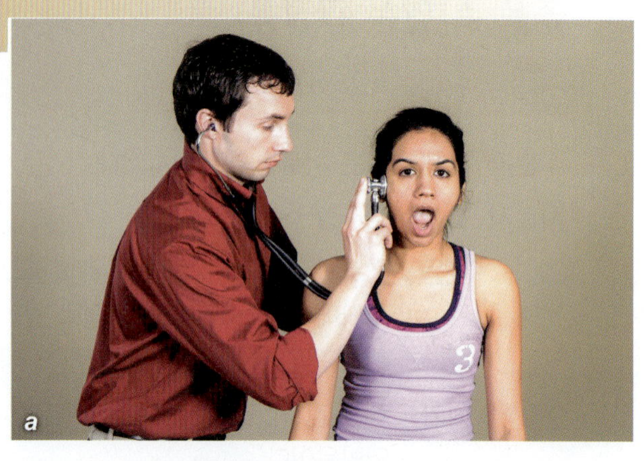

a

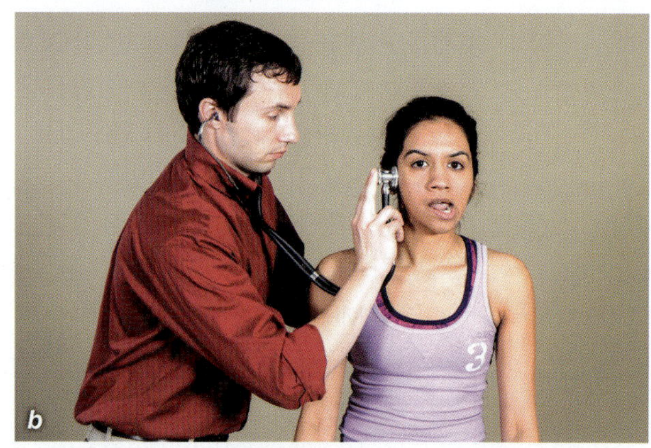

b

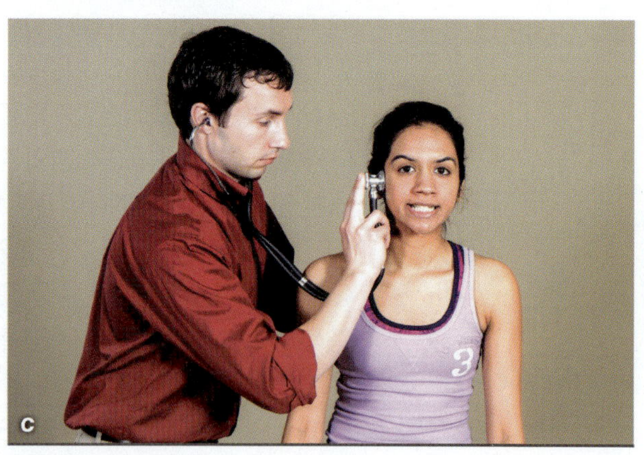

c

그림 16.11

상호적 딸깍임(RECIPROCAL CLICK)

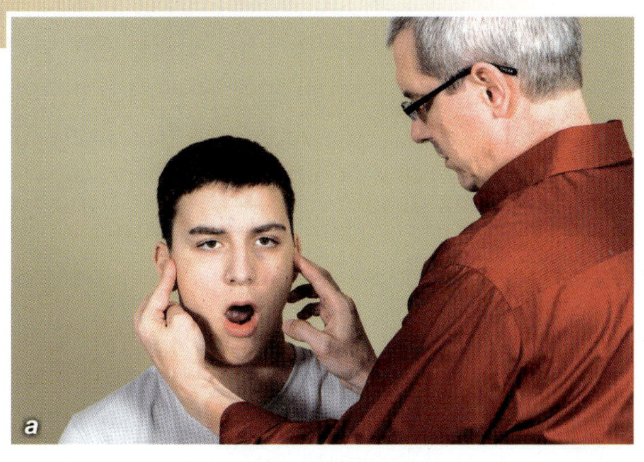

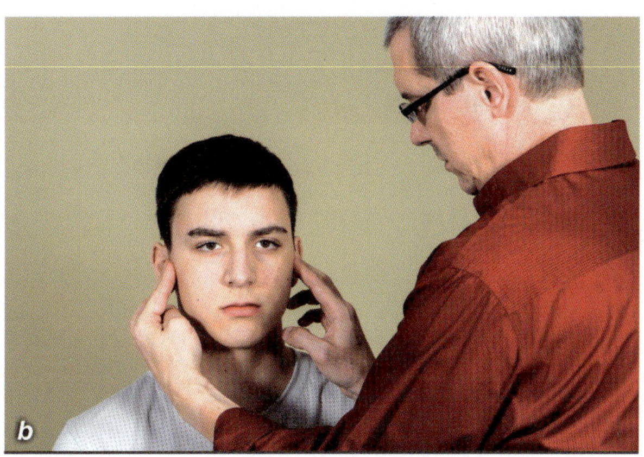

그림 16.12

환자 자세 입은 이완된 상태에서 앉는다.

치료사 자세 검사할 측에 선다.

움직임 (a) 치료사는 환자의 입가를 완전히 열고 (b) 정상적인 편안한 자세로 입을 닫을 때 환자의 옆쪽 TMJ를 양 옆으로 만진다.

평가 입의 개폐와 함께 딸깍이는 소리가 나면 (+) 검사가 된다.

통계
- DD-R: SN 76(NR), SP 95(NR) +LR 15.2 -LR 0.25, 다양한 관련 병리학 70 환자(90개 턱관절)의 연구에서 8, QUADAS(연령, 성별을 의미 증상 지속 기간 NR), MRI를 기준으로 사용[16]
- DD-NR은: SN 4(NR), +LR 0.08, -LR 1.85은 다양한 관련 병리(70개) 환자(90개 턱 관절)의 연구에서 8, QUADAS SP 52(NR가), (나이, 성별을 의미한다, 증상 지속 기간 NR), MRI를 기준으로 사용[16]

통증

TMJ 후외측 촉신 시 통증 (PAIN WITH POSTEROLATERAL TMJ PALPATION)

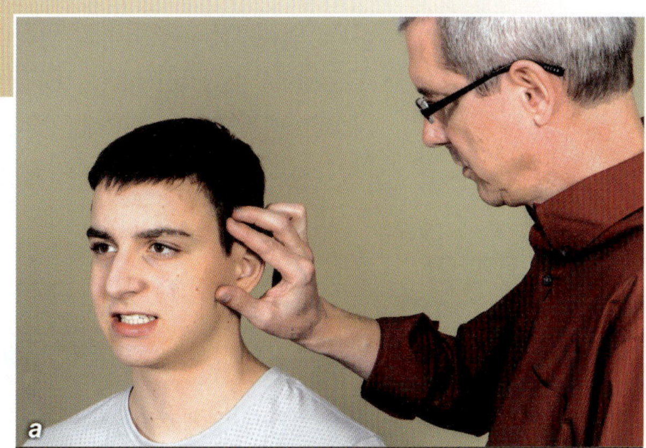

그림 16.13

환자 자세 입은 이완된 상태에서 앉는다.

치료사 자세 환자의 검사할 TMJ쪽의 앞 또는 옆에 직접 서 있는다.

움직임 치료사는 환자의 (a) 입을 악무는 교근과 측두근, 그리고 입을 벌리는 하악 하부 근육들을 촉진한다. 이런 다음 치료사는 환자의 (b)TMJ를 옆, 뒤 모두에서 외부 촉진한다 .

평가 검사동안 일치성 통증이면 (+) 검사가 된다.

통계
- DD-R: SN 100(91-100), SP 20(7-41), +LR 1.3, -LR 0, TMJ 불만(32.6년, 27 여성의 나이를 의미하는 40 환자의 연구에서, 7 QUADAS, 평균 증상 지속 기간 NR), MRI를 기준으로 사용[17]

- DD-NR은: SN 66(NR), +LR 2.0, -LR 0.51, 다양한 관련 병리(70개) 환자(90개 턱 관절)의 연구에서, 8 QUADAS SP 67(NR가), (나이, 성별을 의미한다, 증상 지속 기간 NR), MRI를 기준으로 사용[16]

삼출액 SN 84-85, SP 62-69, +LR 2.3-2.7, -LR 0.24는, TMD와 194 환자의 연구에서, 12 QUADAS(연령을 55.3년, 153개 여성, 증상의 지속 시간 NR을 의미)와 같은 MRI를 사용하여 참고 표준[14]

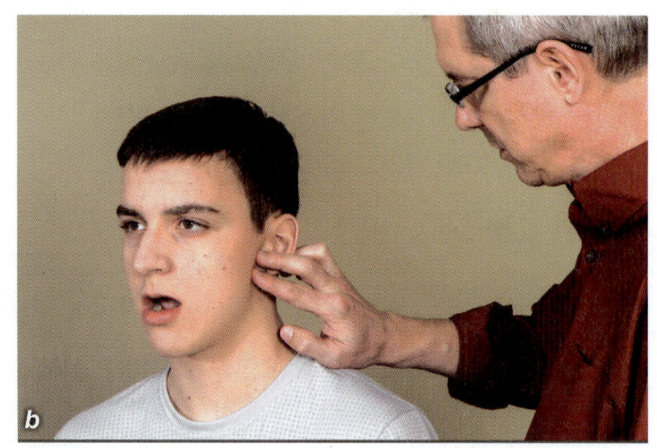

그림 16.13

입 열때의 TMJ 통증 (PAIN IN TMJ WITH MOUTH OPENING)

환자 자세 입은 이완된 상태에서 앉는다.

치료사 자세 검사할 측에 선다.

움직임 치료사는 환자에게 가능한 한 입을 벌리라고 지시한다.

평가 입을 완전히 여는 것이 감소되었을 때 (+) 검사이다.

통계
- DD-R: SN 17(NR), SP 70(NR), +LR 0.56, -LR 1.19, QUADAS 9, 다양한 TMD 특성을 가진 273명의 환자의 연구에서, (평균 연령 33.2년, 221 여성, 평균 증상 지속 기간 NR), MRI를 참고 기준으로 사용[44]
- DD-R: SN 44(NR), SP(31) (NR) +LR 0.64 -LR 1.81, QUADAS 8, 다양한 관련 병리학 70명의 환자에 대한(90개 턱 관절)의 연구에서, (평균 연령, 성별을 의미 증상 지속 기간 NR), MRI를 참고 기준으로 사용[16]
- DD-NR: SN 74(NR), SP(57) (NR) +LR 1.72, -LR 0.46 70, QUADAS 8, 70명의 환자(각종 턱관절 관련 병리(90개))에 대한 연구에서, MRI를 참고 기준으로 사용[16]
- DD-NR: SN 59(NR), SP 88(NR), +LR 4.9, -LR 0.47, QUADAS 9는, TMD(평균 연령 33.2세, 221 여성, 증상 지속 기간 NR) 다양한 특성을 가진 273명의 환자에 대한 연구에서, MRI를 참고 기준으로 사용[44]

입 움직임

능동 입 열기 제한 (LIMITED ACTIVE MOUTH OPENING)

환자 자세 입은 이완된 상태에서 앉는다.

치료사 자세 턱 움직임을 관찰하면서 환자의 앞쪽에 선다.

움직임 환자는 입을 가능한 한 최대로 벌린다.

평가 입열기가 제한되면 (+) 검사이다.

통계
- DD-R: SN 5(NR), SP 70(NR), +LR 0.18, -LR 1.36, QUADAS 9, 다양한 TMD의 특성을 가진 273명의 환자에 대한 연구에서, (평균 나이 33.2, 221 여성, 증상 지속 기간 NR), MRI를 참고 기준으로 사용[44]

- DD-NR: SN 43(NR), SP84 (NR), +LR 2.6, -LR 0.68, QUADAS 9, TMD(연령 33.2 다양한 TMD 특성을 가진 273명의 환자에 대한의 연구에서, 221 여성의 말은, 증상 지속 기간 NR), MRI를 참고 기준으로 사용[44]
- DD-R: SN 11(NR), SP 59(NR), +LR 0.26, -LR 1.50, QUADAS 7, TMJ 증상을 호소하는 40명의 환자에 대한 연구(평균 연령 32.6세, 27 여성, 평균 증상 기간 NR), MRI를 참고 기준으로 사용[17]
- DD-NR: SN 77(NR), SP 87(NR), + LR 6.1, -LR 0.27, QUADAS 7, TMJ 증상을 호소하는 40명의 환자에 대한 연구(평균 연령 32.6세, 27 여성, 평균 증상 기간 NR), MRI를 참고 기준으로 사용[17]

수동 입열기 제한 (LIMITED PASSIVE MOUTH OPENING)

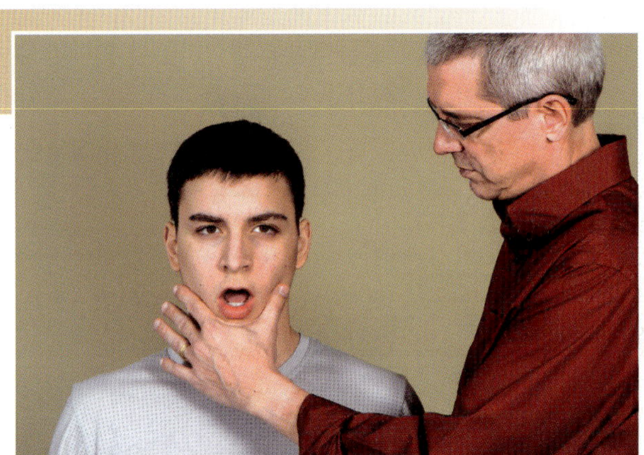

그림 16.14

환자 자세 입은 이완된 상태에서 앉는다.

치료사 자세 턱 움직임을 관찰하면서 환자의 앞쪽에 선다.

움직임 치료사는 수동적으로 환자의 입을 가능한 한 최대로 벌린다.

평가 입열기가 제한되면 (+) 검사이다.

통계

- DD-R: SN 29(NR), SP 29(NR), +LR 0.41, -LR 2.4, QUADAS 8, 70명의 환자(90개 턱 관절)에 대한 연구에서(평균 연령, 성별과 증상 기간 NR), MRI를 참고 기준으로 사용[16]

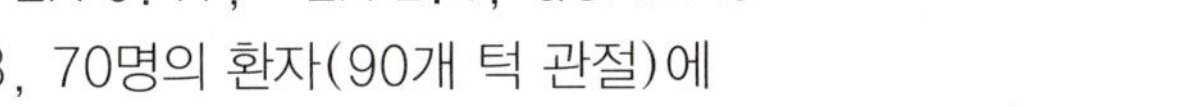

- DD-NR은: SN 76(NR), SP 69(NR), +LR 2.5, -LR 0.35, QUADAS 8, 70명의 환자(90개 턱 관절)에 대한 연구에서(나이, 성별과 증상 기간 NR), MRI를 참고 기준으로 사용[16]

돌출 제한 (LIMITED PROTRUSIVE MOVEMENT)

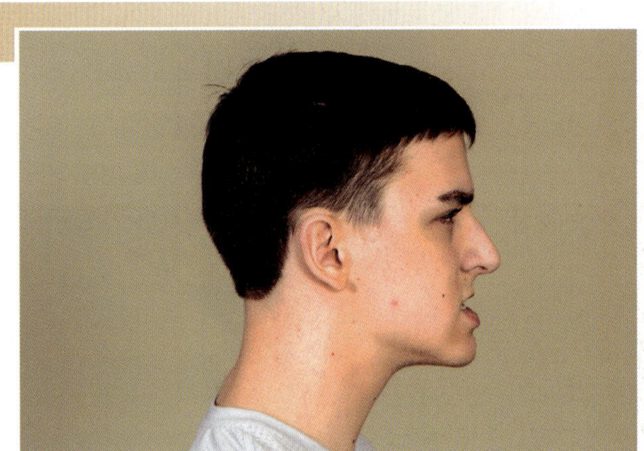

그림 16.15

환자 자세 입은 이완된 상태에서 앉는다.

치료사 자세 턱 움직임을 관찰하면서 환자의 앞쪽에 선다.

움직임 환자는 하악을 가능한 한 멀리 돌출시킨다.

평가 돌출 제한이 있으면 (+) 검사이다.

통계

- 유착: SN 90(NR), SP 40(NR), +LR 1.5, -LR 0.25, QUADAS 7, 참고 표준으로 관절 경을 사용하는 200명의 환자에 대한 연구에서[45]
- DD-R: SN 29(NR), SP 38(NR), +LR 0.47, -LR 1.87, QUADAS 8, 70명의

환자(90개 턱 관절)에 대한 연구에서(평균 나이, 성별, 증상 기간 NR), MRI를 참고 기준으로 사용[16]

- DD-NR은: SN 62(NR), SP 64(NR), +LR 1.7, −LR 0.59, QUADAS 8, 70명의 환자(90개 턱 관절)에 대한 연구(평균 나이, 성별, 증상 기간 NR), MRI를 참고 기준으로 사용[16]

외측 과두 이동 제한 (RESTRICTED LATERAL CONDYLAR TRANSLATION)

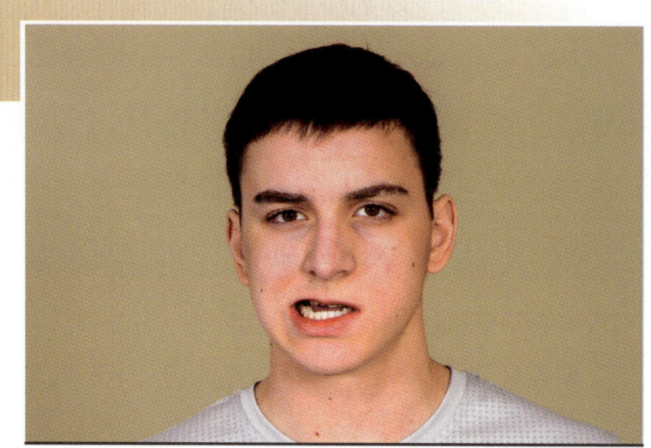

그림 16.16

환자 자세 입은 이완된 상태에서 앉는다.

치료사 자세 턱 움직임을 관찰하면서 환자의 앞쪽에 선다.

움직임 환자는 하악을 한쪽에서 반대쪽으로 측방 편위 시킨다.

평가 한쪽 하악의 움직임이 반대측 움직임보다 줄어들었거나 제한되었으면 (+) 검사이다.

통계

- DD-R: SN 15(NR), SP 34(NR), +LR 0.22, −LR 2.5, QUADAS 8, 다양한 병리적 소견이 있는 70명의 환자에 대한 연구(90개 턱 관절)(평균 연령, 성별, 그리고 증상 기간 NR), MRI를 참고 기준으로 사용[16]
- DD-R: SN 66(NR), SP 76(NR), +LR 2.8, −LR 0.45, QUADAS 8, 다양한 병리적 소견이 있는 70명의 환자에 대한 연구(90개 턱 관절)(평균 연령, 성별, 그리고 증상 기간 NR), MRI를 참고 기준으로 사용[16]
- DD-R: SN 11(NR), SP 56(NR), +LR 0.24, −LR 1.59, QUADAS 9, 다양한 TMD 특성을 가진 273명의 환자에 대한 연구(평균 연령 33.2, 221 여성, 평균 증상 기간 NR), MRI를 참고 기준으로 사용[44]
- DD-NR: SN 78(NR), SP 83(NR), +LR 4.4, −LR 0.27, QUADAS 9, 다양한 TMD 특성을 가진 273명의 환자에 대한 연구(평균 연령 33.2, 221 여성, 평균 증상 기간 NR), MRI를 참고 기준으로 사용[44]
- DD-NR: SN 69(NR), SP 81(NR), +LR 3.6, −LR 0.4, QUADAS 10, 137명의 일관된 TMD 환자에 대한 연구(평균 연령 33.0±15.4, 124 여성, 평균 증상 기간 NR) 그리고 23명의 자원자(평균 연령 19.6 ± 0.5, 20 여성, 평균 증상 기간 NR), MRI를 참고 기준으로 사용[46]

입 열고 편위 (DEVIATION OF MOUTH DURING OPENING)

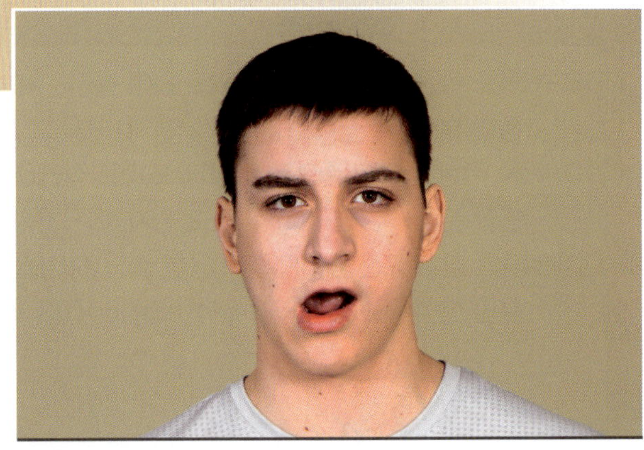
그림 16.17

환자 자세 입은 이완된 상태에서 앉는다.

치료사 자세 검사할 측에 선다.

움직임 환자는 입을 최대한 벌리도록 교육 받는다. 이 자세에서 환자에게 좌, 우 측면으로 하악을 편위시키도록 지시한다.

평가 (+) 결과는 입이 열린동안 중앙으로부터 어떤 편위가 있거나, 입을 완전히 연 후 측방 편위의 비대칭성일 때이다(한쪽으로의 제한된 편차는 이미 정상적인 입열기와 일부 편차가 나타났다는 것을 의미함).

통계
- 교정된 DD-R: SN 44(NR), SP 83(NR), +LR 2.6, -LR 0.67, QUADAS 8, 다양한 병리에 연관된 70명의 환자에 대한 연구(90개 턱관절)(평균 연령, 성별, 그리고 증상 기간 NR), MRI를 참고 기준으로 사용[16]
- 교정 없는 DD-R: SN 18(NR), SP 41(NR), +LR 0.30, -LR 2.0, QUADAS 8, 다양한 병리에 연관된 70명의 환자에 대한 연구(90개 턱관절)(평균 연령, 성별, 그리고 증상 기간 NR), MRI를 참고 기준으로 사용[16]
- 교정된 DD-NR : SN 14(NR), SP 57(NR), +LR 0.33, -LR 1.5, QUADAS 8, 다양한 병리에 연관된 70명의 환자에 대한 연구(90개 턱관절)(평균 연령, 성별, 그리고 증상 기간 NR), MRI를 참고 기준으로 사용[16]
- 교정 없는 DD-NR: SN 66(NR), SP 83 (NR), +LR 3.9, -LR 0.41, QUADAS 8, 다양한 병리에 연관된 70명의 환자에 대한 연구(90개 턱관절)(평균 연령, 성별, 그리고 증상 기간 NR), MRI를 참고 기준으로 사용[16]
- DD-R: SN 92(NR), SP 31(NR), +LR 1.3, -LR 0.25, QUADAS 7, TMJ 증상을 호소하는 40명의 환자에 대한 연구(평균 연령 32.6세, 27 여성, 평균 증상 기간 NR), MRI를 참고 기준으로 사용[17]
- DD-NR: SN 35(NR), SP 8(NR), +LR 0.38, -LR 8.19, QUADAS 7, TMJ 증상을 호소하는 40명의 환자에 대한 연구(평균 연령 32.6세, 27 여성, 평균 증상 기간 NR), MRI를 참고 기준으로 사용[17]

중요한 임상적 핵심

TMJ에서 제한된 관절 동작을 검사할 때는 다음 사항에 유의하라.

- 관절낭 제한은 침습된 쪽으로 편향된 결과를 낳을 수 있다.
- 정상적인 입열기(최소 입열기 제한)에 가깝게 생기는 제한된 동작은 관절 신경학적 이동 제한에 더 가깝다.
- 입열기 초기에 딸깍임이 발생할때 (매우 제한된 입열기) 근처에서 발생하는 제한된 동작은 구르는 관절 운동학적 제한을 일으켰기 때문일 가능성이 더 크다.
- 두배의 딸깍거림과 관련하여, 입열기 후반에 초기 딸깍임이 발생하고 두 번째 클릭이 더 일찍 발생하면 디스크가 앞쪽으로 더 많이 옮겨질 것이다.

다발 검사 (CLUSTER TESTING)

DD-NR을 위한 참고 기준을 MRI로 하여 촉진, 기능 및 입열기 시 TMJ 통증

통합 분석: 두 연구(n = 172 환자)에서 SN 68(59-76), SP 68(59-76), +LR 2.1, -LR 0.47[43]

DD-R을 위한 참고 기준으로 MRI가 포함된 집단(ROM, 근육-관절 촉진 및 관절음)

통합 분석: 두 연구(n = 282 환자)에서 SN 67(60-74), SP 79(74-83), +LR 3.0, -LR 0.42[43]

DD-NR의 참고 표준인 MRI를 이용한 집단(ROM, 근육 조인트 촉진 및 관절음)

통합 분석: SN 54(47-61), SP 87(83-90), +LR 4.1, -LR 0.66, 두 연구(n = 282 환자)에서[43]

촉진 PALPATION

압통의 정도와 TMD 사이의 연관성이 보여졌다. (TMJ에 대한 압통이 클수록 TMD는 더 심해진다).[47] 또한, 국소화되거나 전신화 된 근육 압통을 가진 환자는 근육 압통이 없는 사람들보다 TMJ 딸깍임이 더 많았다. TMD로 의심되는 환자는 관련 경추 및 머리와 얼굴 구조의 촉진 검사가 필요하다. 촉진의 관련 구조에 대한 추가 정보는 제17장(경부 척추)과 제15장(얼굴과 머리)을 참고하라. TMJ에 특화된, 저작의 근육에 대한 부드럽고 신중한 촉진은 많은 환자들에게 필요할 수 있다. 이러한 구조는 부드러움, 구조 및 정상 상태로 촉진될 것이다. 일차적으로 접근 가능하고 관련된 근육 조직은 양쪽 교근 및 측두근을 포함한다(그림 16.18 및 16.13a).

TMJ joint 자체는 촉진될 것이다(그림 16.13b 참고). 근위 하악과두 또는 관절을 만져주는 가장 쉬운 방법은 후방에(환자의 각 귀에 손가락으로 촉진하는 것이 가장 쉽다), 또는 귀의 바로 앞쪽을 만지는 것이다. 관절은 또한 같은 위치에서 옆으로 촉진되어야 한다. 촉진을 통해 치료사는 과도한 움직임의 양과 질뿐만 아니라 관절의 잠재적 딸깍임 또는 터지는 정도를 평가할 수 있다.

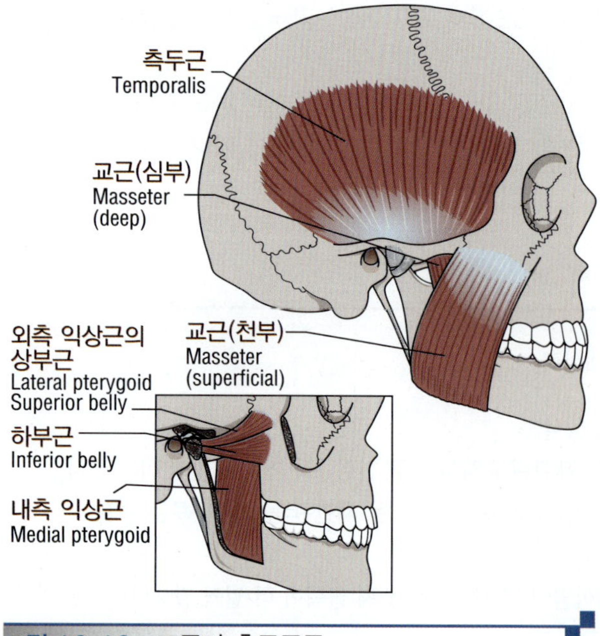

그림 16.18 교근과 측두근들.

신체 수행능력 측정 PHYSICAL PERFORMANCE MEASURES

측두하악관절에 대한 특별한 신체적 측정(PPM)은 없다. 독자는 17장(경부 척추)에서 말단 관절의 PPM을 참고할 수 있다.

측두하악관절의 일반적인 정형외과적 상태 COMMON ORTHOPEDIC CONDITIONS OF THE TEMPOROMANDIBULAR JOINT

악관절 관절의 다양한 병리학적 설명을 명확하게 기술하는 것은 불가능하지만, 이 신체 부위의 특정 병

리를 뒷받침하는 근거 기반의 발견이 있다. 그러므로 이 장에서 이 절의 목적은 악관절 병리를 암시하는 현재 증명된 결과를 제시하는 것이다. 그러나 제4장(근거 기반 실습 및 환자 검사)에서 이전에 설명한 것처럼 모든 검사 결과가 임상적 근거로 절대적으로 뒷받침되는 것은 아니며 치료사는 임상 경험 및 환자의 감별 진단을 수행할 때 환자의 통증 및 기능 장애에 대해 제시하는 의견에 의존해야 한다.

TMD에 대한 정확한 임상 특징 및 당뇨병 진단 기준에 대한 당국 간에는 상당한 불일치가 있다.[2] 이 증상군을 설명하는 데 사용되는 용어는 매우 다양하다. American Academy of Orofacial Pain(AAOP) 분류는 근육성 TMD(가끔씩 근막통과 기능부전을 파생한다고 불린다.)와 관절성 TMD(정말 관절 질환으로 파생되는)를 포함하는 광범위한 범주를 사용한다. 근육성 TMD가 더 일반적이다. 그것의 순수한 형태로, 엑스레이 상에서 명백한 손상 변화가 없으며, 이갈기와 다른 치열 관련 측면뿐 아니라 스트레스와 불안과 같은 여러 원인들에 의해 유발될 수 있다.[48]

3가지 다른 통증 분류가 안면부 영역을 위해 사용된다: 통증 연구 분류 체계, 국제두통학회 분류 체계, 측두하악 장애(RDC/TMD)에 대한 연구 진단 기준(RDC/TMD). Axis I 진단 검사 절차에는 일련의 표준화된 임상 및 설문 항목이 사용된다. 이 절차를 통해 TMD 환자를 8개의 하위 진단을 포함하는 세 진단 그룹 중 하나에 할당할 수 있다.[26]

- 그룹 I: 근육 장애 – (Ia) 근막 통증; (Ib) 제한된 입벌림이 있는 근막 통증
- 그룹 II: 원판 변위 – (IIa) 변형된 원판 변위; (IIb) 입벌림 제한이 있고 변형 없는 원판의 변위; (IIc) 입벌림 제한 없고 변형 없는 원판의 변위
- 그룹 III: 관절통, 관절염 및 관절염 – (IIIa) 관절통; (IIIb) 골관절염; (IIIc) 골관절염

RDC/TMD 명명법, 특히 그룹 III의 RDC/TMD 명명법은 보편적으로 사용되지 않는다. 3개의 하위 그룹 중, 근육 질환이 지역 사회 표본 연구에서 가장 빈번하게 발견되었다.[3]

실습 치료사에게 특히 우려되는 것은 이 분류 시스템의 진단 정확도이다. 이 이중 축 체계는 육체 및 심리적 구성 요소의 등급을 매기고 측정하는 데 사용할 수 있기 때문에 다른 기구에 비해 더 섬세한 것으로 판명되었다.[26] 그러나 현재의 진단 알고리즘의 개정은 정상적 입열기와 제한된 입열기가 근막 통증에서는 차이가 없었기 때문에 정당화되었다(SN ≥70, S ≥ 95로 설정된 목표).[28] 추가적 문제는 이 도구의 적용 가능성이며, 이것은 악안면 외과의사가 구현하도록 설계되었다. 그러므로 임상적 적용 가능성은 제한적으로 보일 수 있다. 31개 항목의 설문지는 자기보고 방법이다.

그룹 I 근육 질환: (Ia) 근막 통증 및 (Ib) 입열기가 제한된 근막 통증

근육성 분류(AAOP)

ICD-9: 729.1(근육통 및 근염, 불특정);
524.60(측두 하악 관절 장애, 불특정)
ICD-10: M60.9(myositis, unspecified);
M26.60(측두 하악 관절 장애, 불특정)

RDC/TMD Axis I 진단의 진단 정확도(그룹 I):

- 그룹 IA: SN 65, **SP 92**, **+LR 8.1**, −LR 0.38, QUADAS 10. 의심되는 다양한 TMD(연령 범위 18–70, 증상의 기간은 0~72개월) 및 RDC을 사용한 614명의 환자에 대한 연구/표준화된 임상 및 설문 항목[26]을 참고 표준으로 사용하는 TMD Axis I 진단 검사 절차.[28]
- 그룹 Ib: **SN 79**, **SP 92**, **+LR 9.9**, **−LR 0.23**, QUADAS 10, 다양한 TMD(연령 범위 18–70, 증상의 기간은 0–72개월) 및 RDC/표준화된 임상 및 설문 항목[26]을 참고 표준으로 사용하는 TMD Axis I 진단 검사 절차.[28]
- 통합: **SN 87**, **SP 98**, **+LR 43.5**, **−LR 0.13**, QUADAS 10, 다양한 TMD 및 RDC가 의심되는 614명의 환자를 대상으로 한 연구(연령 범위 18–70, 0–72개월 범위의 증상 지속 기간)/표준화된 임상 및 설문 항목을 참고 표준

으로 사용하는 TMD Axis I 진단 검사 절차.[28]

I. 환자 인터뷰

주관적 병력

- 통증이 있는 근육 중 하나 이상에 국한된 통증(대개 교근 또는 측두근).
- 씹을 때 피로감
- 통증에 부차적으로 하악 기능 제한이 있을 수 있다.
- 근막 통증으로 인해 환자는 증상이 있다 : 이명, 현기증, 치통, 긴장성 두통.
- 근육 근막 통증으로 인해 환자는 통증을 호소할 수 있다.

측정 결과

- 측두하악 장애 도구에 대한 연구 진단 기준(SP 31–53) 생체 행동적 표현을 넣는 것보다 배제하는 것이 더 낫다(SN 86–87, –LR 0.25–0.45).[27]
- Visual Analogue Scale(VAS), Numerical Scale(NS), Behavior Rating Scale(BRS)와 Verbal Scale(VS)은 TMD 환자에서 지지되었다.[2]
- Global Rating of Change(GROC)과 Patient–Specific Functional Scale(PSFS)가 권장된다.

진단영상

- 이 분류의 TMD는 진단 영상 결과를 갖는 확률이 훨씬 적다.[2,49]
- 나이, 성별, 거친 염발음은 통증 관련 변수가 없었으므로 TMJ 단층 촬영에서 퇴행성 소견의 위험이 증가하였다.[50]
- TMJ 단층 촬영에서 개방 시 후 관절 결절 – 후 과두 관계와 관련이 있는 하악 하강의 최대 개방도는 40mm 미만이었다.
- 이미징 및 다양한 병리학에 관한 다양한 진단 정확도(여기 언급하기에는 너무 많음)는 표 16.1을 참고하라.

II. 시진

- 상부 교차 증후군 및 전반적인 열악한 자세를 관찰하라.

III. 분류 및 선별검사

- 근골격계가 아닌 모든 원인과 관절에서 비롯된 원인을 배제해야 한다.
- 추간판 관련 병리학을 배제하라:
  - 스퍼링(Spurling) 검사: **SN 93, SP 95, +LR 19.6, –LR 0.07**, QUADAS 9[40]
  - 정중 신경 상지 장력 검사: **SN 97**, SP 22, +LR 1.3, **–LR 0.12**, QUADAS 10[41]

IV. 움직임 검사

- 때로는 환자가 관여하는 근육에 따라 입이 열리는 AROM(하악 하강)이 제한적이다(하악 하강근들, 돌출근들, 상승근들).
- TMD의 분류에서 하악 ROM의 감소 가능성이 있다.[49]

V. 근육 수행능력 검사

- 저항 운동 중 TMJ의 통증은 TMD의 판정이나 배제에 도움이 되지 않는다.

VI. 특수 검사

- 설명된 거의 모든 특수 검사는 DD–R 및 DD–NR과 관련이 있다. 치료사는 TMD에 대한 근육성 통증이 원판 변위와 공존할 수 있으며 설명된 대로 특수 검사의 적합성을 임상적으로 판단해야 함을 이해해야 한다.
- MRI가 DD–NR의 참고 표준으로 사용되는 촉진, 기능 및 개방에 대한 TMJ의 통증은 근원 성분을 갖는 나열된 각 제한으로 인해 근종 범주에 적합할 수 있다. 불행하게도, 이 검사 집단은 TMD 배제(SN 68, –LR 0.47)하거나 판정(SP 68, + LR 2.1)하는데 도움이 되는 매우 제한된 능력(통합 분석 포함)을 가진다.[43]

VII. 촉진

- 이환된 저작근은 압통이 있을 것이다(다시 말하자면, 대부분의 경우 교근 및 측두근).

- 임상적 유용성에 대한 전통적인 설명에도 불구하고 외측 익상근 쪽의 촉진은 빈약한 근거를 가지기 때문에 중단할 것을 제안 받았다.[51]
- 해부학적 측면에서 외측 익상근 하부를 촉진하는 것은 거의 불가능하다.[52]
- 근섬유통의 진단에서 SN 80 및 SP 77의 허용치에 미치지 못하는 이 구조의 촉진이 발견되어 측면 익상근 촉진 소견을 판단할 때 주의를 기울여야 한다.[53]
- 국소화된 또는 전신화된 근육 압통을 가진 환자는 근육 압통이 없는 환자보다 TMJ 딸깍임이 더 많았다.
- 턱 악물기는 급성 근육 압통을 유발할 수 있지만, 근육성 TMD와 유사하다고 입증되지는 않았다.

VIII. **신체 수행능력 측정**
- 17장(경추) 참고.

잠재적 치료기반 분류
- 통증, 가동성, 운동 및 상태 조절이 가장 가능성 있다.

그룹 II 원판 변위: (IIa) 변형된 원판 변위, (IIb) 입벌림 제한이 있고 변형 없는 원판의 변위 (IIc) 입벌림 제한 없고 변형 없는 원판의 변위

관절성 분류(AAOP)

ICD-9: 524.6(측두하악 관절 장애, 불특정)

ICD-10: K07.6(측두하악 관절 장애), M26.6 (측두하악 관절 장애, 불특정)

RDC/TMD Axis I 진단의 진단 정확도(그룹 II):

- SN 3-38, SP 88-99, +LR 0.25-38, -LR 1.1-0.62, QUADAS 10, 의심되는 다양한 TMD(연령 범위 18-70, 증상의 기간은 0~72개월) 및 RDC을 사용한 614명의 환자에 대한 연구/표준화된 임상 및 설문 항목을[26] 참고 표준으로 사용하는 TMD Axis I 진단 검사 절차.[28]

I. **환자 인터뷰**

주관적 병력
- 두통, TMJ 소리, 얼굴이나 목의 통증.[54]
- 외상의 병력, 턱 잠금 장치의 병력, 치과 의사를 보는 것을 포함하는 활동에 대한 TMD 불만 등의 가능성이 더 높다.[49,54]
- 이른 아침의 통증과 강직; 하악 활동으로 종종 개선됨(관절낭 제한이 우세한 경우).[49]
- 하악과 관련된 통증 및 두려움 또는 불안감, 특히 통증을 완화시키지 않거나 중대한 통증을 유발하는 과거력이 있으며, 원판 변위를 동반한 경우[49]

측정 결과
- 측두하악 장애 도구에 대한 연구 진단 기준(SP 31-53) 생체행동적 표현에서의 판정보다 배제하는 것을 돕는 것이 더 낫다. (SN 86-87%, -LR 0.25-0.45).[27]
- Visual Analogue Scale(VAS), Numerical Scale(NS), Behavior Rating Scale(BRS) 및 Verbal Scale(VS)가 TMD 환자에서 지지되었다.[2]
- 중재 평가를 위해 Global Rating of Change(GROC)과 Patient-Specific Functional Scale(PSFS)가 권장된다.

진단영상
- 통증과 관련된 변수가 없지만, 나이, 성별, 거친 염발음은 TMJ 단층 촬영에서 퇴행성 소견의 위험이 증가하는데 관련 있었다.
- TMJ 단층 촬영에서 개방 시 후 관절 결절 - 후 과두 관계와 관련이 있는 하악 하강의 최대 개방도는 40mm 미만이었다.
- 미국(SP 82-91)[29,30] 및 MRI(SP 100)[31]은 원판 변위를 배제하는 것보다 판정하는 것을 돕기에 더 좋다. 변형이 있는 원판 변위는 변형이 없는 경우보다 약간 더 진단에 유용하다.
- 영상 및 다양한 병리학에 관한 다양한 진단 정확도(여기 언급하기에는 너무 많음)는 표 16.1을 참고하라.

II. **시진**

- 하악 하강과 하악 상승으로 편차와 편향을 찾는다.[49,50,54,55]
- GJH와 TMD의 관계는 명확하지 않다.

III. **분류 및 선별검사**

- 근골격계가 아닌 모든 원인과 관절에서 비롯된 원인을 배제해야 한다.
- 추간판으로 인한 병리학을 배제하라:
  - 스퍼링(Spurling)의 검사: **SN 93, SP 95, +LR 19.6, −LR 0.07**, QUADAS 9[40]
  - 정중 신경 상지 장력 검사: **SN 97**, SP 22, +LR 1.3, **−LR 0.12**, QUADAS 10[41]

IV. **움직임 검사**

- 감소된 하악 ROM은 이 TMD의 분류로 표현한다.[49]
- 제한된 능동 하악 열기, 측방 편위(일반적으로 가장 많이 관여하는 쪽), 그리고 앞쪽에 관절낭 제한 또는 원판 변위가있는 돌출(관여하는 쪽 편위)이 있는지 확인하라.[49]

V. **근육 수행능력 검사**

- 저항 운동 중 TMJ의 통증은 TMD를 판정하거나 배제하는 데 아무런 도움이되지 않는다.

VI. **특수 검사**

- 검사 집단 중 딸깍임, 편위와 통증이 DD−R(−LR 0.09)을 배제시키는 동안 편위(+LR 6.4)와 염발음(+LR 5.9) 같은 단독 검사와 염발음, 비뚫어짐, 통증 및 제한된 입 열기 같은 검사의 집단이 DD−NR(+LR 6.4)을 판정하는 것을 돕기 위해 가장 가치가 있다.[43]
- 단일 검사 또는 검사의 집단을 하지 않는 것은 DD−R 판정에 결정적이고 유의한 가치가 있었다.[43]
- 촉진, 기능 및 입열기에 대한 TMJ의 통증은 MRI가 DD−NR에 대한 참고 표준으로서, (SP 87, +LR 4.1) TMD를 판정하는 데 도움을 줄 수 있는 제한된 능력을 가질 수 있다.

VII. **촉진**

- 턱이나 머리 근육의 압통과 과두 운동의 소리를 관찰하라. 여성들이 이런 징후들을 더 많이 우세하게 가지고 있다.
- TMJ에 대한 압통이 클수록 TMD가 더욱 심각하다.
- 국소화된 또는 전신화된 근육 압통을 가진 환자는 근육 압통이 없는 환자보다 TMJ 딸깍임이 더 많았다.
- 임상적 유용성에 대한 전통적인 설명에도 불구하고 외측 익상근 쪽의 촉진은 빈약한 근거를 가지기 때문에 중단할 것을 제안 받았다.
- 해부학적 측면에서 외측 익상근 하부를 촉진하는 것은 거의 불가능하다.

VIII. **신체 수행능력 측정**

- 제17장(Cervical Spine) 참고.

잠재적 치료기반 분류

- 통증, 가동성, 운동 및 상태 조절이 가장 가능성이 있다.

그룹 III 관절통, 관절염 및 관절증: (IIIa) 관절통, (IIIb) 골관절염 및 (IIIc) 골관절염

Arthrogenous분류(AAOP): 염증성 장애(Capsulitis/관절염)

ICD−9: 524.69(기타 지정된 악관절 관절 질환)

ICD−10: M26.69(기타 턱 관절의 특정 장애)

RDC/TMD 1 축 진단의 진단 정확도(그룹 III):

- 그룹 IIIa: SN 53, SP 86, +LR 3.8, −LR 0.55, QUADAS 10/의심되는 다양한 TMD(연령 범위 18−70, 증상의 기간은 0−72개월) 및 RDC을 사용한 614명의 환자에 대한 연구/표준화된 임상 및 설문 항목을[26] 참고 표준으로 사용하는

TMD Axis I 진단 검사 절차.[28]

- 그룹 IIIB/IIIc: SN 15, **SP 98–99**, **+LR 7.5–15**, −LR 0.87, QUADAS 의심되는 다양한 TMD(연령 범위 18–70, 증상의 기간은 0~72개월) 및 RDC을 사용한 614명의 환자에 대한 연구/표준화된 임상 및 설문 항목을[26] 참고 표준으로 사용하는 TMD Axis I 진단 검사 절차.[28]

I. 환자 인터뷰

주관적 병력

- TMJ 또는 귀 앞에서 통증.
- 턱 기능에 의해 악화되는 통증.
- 하악 기능제한에 따른 부차적 통증을 가질 수도 있다.
- 이른 아침의 통증과 강직; 하악 활동으로 종종 개선됨(관절낭 문제인 경우).[49]
- 이러한 조건은 TMD의 순환 특성으로 인해 TMD에서 자주 발생한다. 환자는 만성 통증을 가지며 적응하는 법을 배우고 증상의 악화를 경험한다.[56]
- 통증은 이러한 증상이 전통적으로 만성적이라는 사실에도 불구하고 DD–R과 DD–NR을 함께 사용하는 환자에게 나타날 수 있다. 환자가 경험한 급성 통증은 관절낭염이나 활막염으로 인한 것이다.[56]

측정 결과

- 측두하악 장애 도구에 대한 연구 진단 기준(SP 31–53) 생체행동적 표현에서의 판정보다 배제하는 것을 돕는 것이 더 낫다. (SN 86–87%, −LR 0.25–0.45).[27]
- Visual Analogue Scale(VAS), Numerical Scale(NS), Behavior Rating Scale(BRS), 및 Verbal Scale(VS)가 TMD 환자에서 지지되었다.[2]
- 중재 평가를 위해 Global Rating of Change(GROC)과 Patient–Specific Functional Scale(PSFS)가 권장된다.
- 중재 평가를 위해 변화의 세계적 등급(GROC)과 환자 특정 기능 척도(PSFS)가 권장된다.

진단영상

- US(SP 74–100)은 관절 삼출을 배제하는 것보다 판정을 더 잘할 수 있다.
- MRI(SP 84)는 골수 변화를 배제하는 것보다 판정하는데 도움이 될 수 있다.
- CBCT(SP 83–90)와 MDCT(SP 86–87)는 과두 골성 변화를 배제하는 것보다 판정을 더 잘 도와 줄 수 있다.[35]
- 통증과 관련된 변수가 없지만, 나이, 성별, 거친 염발음은 TMJ 단층 촬영에서 퇴행성 소견의 위험이 증가 하는데 관련 있었다.[50]
- TMJ 단층 촬영에서 개방 시 후 관절 결절 – 후 과두 관계와 관련이 있는 하악 하강의 최대 개방도는 40mm 미만이었다.[50]
- 이미징 및 다양한 병리학에 관한 다양한 진단 정확도에 대한 자세한 내용은 표 16.1을 참고하라(언급하기에는 너무 많음).

II. 시진

- 환자는 입을 벌리거나 벌린 상태에서 편위하는데 제한이 있을 수 있다.
- 상부 교차 증후군 및 전반적인 열악한 자세를 관찰하라.
- 관절낭에 대한 제한은 하악 하강과 함께 하는 턱의 외측 편위가 있게될 것이다 (다음의 운동 검사 절에서 설명).

III. 분류 및 선별검사

- 근골격계가 아닌 모든 원인과 관절에서 비롯된 원인을 배제해야 한다.
- 추간판 관련 병리학을 배제하라:
  - 스퍼링(Spurling) 검사: **SN 93**, **SP 95**, **+LR 19.6**, **−LR 0.07**, QUADAS 9[40]
  - 정중 신경 상지 장력 검사: **SN 97**, SP 22, +LR 1.3, **−LR 0.12**, QUADAS 10[41]

IV. 움직임 검사

- 통증은 이환된 쪽의 악물기와 깨물기를 더 악화시킨다.[49]

- 감소된 하악 ROM은 이 TMD의 분류로 표현한다.[49]
- 환자가 제한된 능동적 하악 개방, 외측 편위(일반적으로 이환된 쪽에 가장 주목할만한), 돌출(관련 측면에 대한 편차)을 관절낭 제한으로 제한한다.[49]
- 특히 관절염이나 관절염과 관련하여 염발음, 연삭 또는 딸깍임이 기록된다.[49]

V. **근육 수행능력 검사**

- 저항 운동 중 TMJ의 통증은 TMD의 판결이나 배제에 도움이 되지 않는다.

VI. **특수 검사**

- 설명된 거의 모든 특수 검사는 DD-R 및 DD-NR과 관련이 있다. 치료사는 관절통, 관절염 또는 관절염의 통증이 TMD에 기여한다는 것이 원판 변위와 공존할 수 있으며 설명된 대로 특수 검사의 적절성을 임상적으로 판단해야 함을 이해해야 한다.
- DD-NR에 대한 MRI 참고 표준이 있는 ROM 제한, 근육 관절 통증 및 관절음이 이 범주에 가장 적합할 수 있다. 불행하게도이 테스트 클러스터는 TMD에서(SN 68, −LR 0.47) 또는 (SP 68, +LR 2.1) 규칙을 배제하는 데 도움이 되는 제한된 기능(풀 분석 포함)을 가지고 있다.[43]
- 촉진, 기능 및 입열기 시 TMJ의 통증(MRI를 DD-NR의 참고 표준으로 사용)이 범주에 적합할 수 있다. 불행히도, 이 검사 집단은 (SP 87, +LR 4.1) TMD에서 판정 돕는 약간의 능력과 TMD를 배제(SN

측두하악 장애에 대한 다른 진단

일반적으로, TMD에 대한 다양한 검사의 현재 진단 정확도는 치료사가 다양한 병리를 식별하는 것을 어렵게 만든다.

근육 질환

- 근막 통증: 환자는 종종 이명, 치통, 긴장성 두통이 있다. 통증은 종종 저작 근육에 국한되지만 환자는 연관통증을 가질 수 있다.
- 제한된 입열기가 있는 근막 통증: 이전 목록과 동일하지만 입을 여는 능력은 제한적이다.

디스크 변위

- 변형된 원판 변위
- 입벌림 제한이 있고 변형 없는 원판의 변위
- 입벌림 제한 없고 변형 없는 원판의 변위
  - 외상, 통증, 입열기에 대한 우려, 특히 원판 변형이 없는 환자의 가능성이 있는 모든 병력
  - 변형 없는 원판 변위의 판정에 도움이 되는 집단 검사
  - 변형이 있는 원판 변위의 판정에 유의한 검사가 없음

관절통, 관절염, 관절증(Arthralgia, Arthritis, Arthrosis)

- 관절통
- 골관절염(Osteoarthritis)
- 골관절증(Osteoarthrosis)
  - 모든 범주의 턱 기능과 함께 통증이 자주 악화된다.
  - 모든 조건을 가진 환자는 특히 아침에 하악 기능 제한과 강직을 가질 수 있다.
  - 일반적으로 이러한 상태는 사실상 만성적이다.

54, −LR 0.66)하는 데 도움이 되는 제한된 능력(풀 분석 포함)을 가지고 있다.[43]

VII. **촉진**

- 관절 위나 근육같은 곳을 촉진시 압통이 존재할 수 있다.
- TMJ에 대한 압통이 클수록 TMD가 더욱 심각하다.
- 국소화된 또는 전신화된 근육 압통을 가진 환자는 근육 압통이 없는 환자보다 TMJ 딸깍임이 더 많았다.
- 임상적 유용성에 대한 전통적인 설명에도 불구하고 외측 익상근 쪽의 촉진은 빈약한 근거를 가지기 때문에 중단할 것을 제안받았다. 해부학적 측면에서 외측 익상근 하부를 촉진하는 것은 거의 불가능하다.

VIII. **신체 수행능력 측정**

- 17장(경추) 참고.

잠재적 치료기반 분류

- 통증, 가동성, 운동 및 상태조절이 가장 가능성이 있다.

이갈기

ICD−9: 327.53(수면 관련 이갈기)

ICD−10: G47.63(수면 관련 이갈기)

이갈기는 이를 악물고, 자는 동안 이를 마모시키거나 빨리 깨게한다. 환자는 종종 자신의 이를 악물고 가는지를 깨닫지 못한다. 이갈기는 낮과 밤에 발생할 수 있지만 수면과 관련된 이갈기는 종종 더 큰 문제이다. 이갈기의 원인은 완전히 일치하지는 않지만 일상적인 스트레스가 원인일 수 있다. 어떤 환자는 아마도 이를 악물고도 증상을 가지지 않을 것이다. 이갈기가 통증 및 기타 문제를 일으키는지 여부는 복잡한 요인이 복합적으로 관련될 수 있다: 즉, 환자가 직면하는 스트레스의 양, 이를 얼마나 오랫동안 단단히 악물었는지, 이가 잘못 정렬되었는지 여부, 자세, 환자의 긴장감, 식이 요법과 수면 습관. 증상은 종종 다음 중 하나를 포함할 수 있다: 불안; 스트레스 또는 긴장; 우울증; 귀앓이; 섭식 장애; 두통; 뜨거운, 차가운 또는 단맛에 대한 치아 민감성; 불면증; 아프거나 아픈 턱. 이갈기를 가진 환자는 이 징후와 증상의 조합을 가질 것이다.

부정교합

ICD−9: 524.4(부정 교합, 불특정)

ICD−10: M26.4(부정 교합, 불특정)

부정 교합, 치아의 오정렬 또는 두 개의 치열 궁의 치아 사이의 부정확한 관계는 종종 불규칙한 물기, 교차 물기 또는 과다 물기라고 한다. 부정 교합은 비뚤어지고, 무질서하게 많거나, 돌출된 치아로 보일 수 있으며 외모로 인해 연설, 식습관 및 전반적인 복식에 중대한 영향을 줄 수 있다. 부정 교합의 가장 일반적인 유형은 다음과 같다.

- 상부 돌출입: 위쪽 앞니가 아래쪽 앞니보다 더 앞쪽에 있다. 이것은 일반적으로 뻐드렁니라고 한다. 작은 아래턱, 젖꼭지 사용 및 엄지손가락 빨기는 모두 이 상태에 잠재적인 원인으로 가정된다.
- 과밀 치아: 치아가 발생할 수 있는 공간이 너무 적으면 군집을 유발하여 영구 치아가 적절하게 또는 전혀 들어오지 못하게 할 수 있다(충돌).
- 수직피개: 위쪽 앞니가 아래쪽 앞니 위에서 너무 멀리 아래로 겹친다.
- 열림: 위쪽과 아래쪽 앞니가 겹치지 않는다.
- 수평피개: 위쪽 앞니가 수평으로 비스듬히 기울어진다.
- 앞니 반대교합(Underbite): 낮은 앞니가 앞니의 위보다 더 앞쪽에 있다.
- 반대교합: 위쪽 앞니 중 일부 또는 전부가 아래쪽 치아의 잘못된 쪽(중립에서 내측 또는 옆쪽 수평 이동)에서 맞다.

일반적으로 기술된 부정 교합의 분류 체계는 정상교합, class I 부정교합, class II 부정교합 및 class III 부정교합이다(그림 16.19). 정상적인 교합은 상부 및 하부 치아 관계의 일반적으로 승인된 정상적인 표현이다. class I 부정교합에서는 상악 및 하악 대구치가

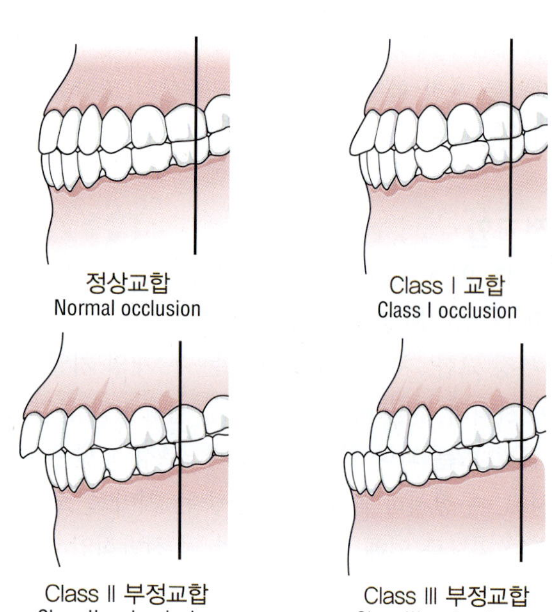

그림 16.19 부정교합 분류.

적절히 위치되었지만 치아가 너무 많이 뭉치거나 너무 많은 공간을 가지고 있다. 반대교합, 회전 및 중복은 심각한 경우에도 발생할 수 있다. class II 부정교합에서, 하부 대구치는 상부 대구치와 잘 맞지만, 목구멍에 위치하여 하악을 뒤쪽(retrognathia)으로 당긴다. 이것은 일반적으로 과밀치아라고 한다. class III 부정교합에서, 더 낮은 대구치는 상악 구치보다 훨씬 앞쪽에 있으며, 돌출된 턱(prognathia)과 위쪽 치아와의 교차점을 만든다. 이것은 일반적으로 언더바이트(underbite)라고 한다.

이러한 환자에서 어금니 빠짐과 통증, 딸깍임, 그리고 잠김 사이의 연관성이 제시되었지만 강한 상관 관계를 보여주지는 못한다.[55]

결론 CONCLUSION

TMJ와 두개하악 복합체는 환자의 위쪽 1/4, 목, 얼굴 또는 머리에 통증이 있을 때 통증을 유발할 수 있는 복잡한 복합재로 인식되고 있다. 대부분의 다른 신체 부위와 마찬가지로 잠재적인 병리를 정확하게 차별적으로 진단하려면 체계적이고 근거 기반의 퍼널(funnel) 접근법이 필요하다. TMJ에 대한 대다수의 특수 검사는 제한된 진단 정확도를 나타낸다. 따라서 모든 신체 부위와 마찬가지로 치료사는 이 신체 부위를 검사할 때 전체 검사 순서와 모든 구성 요소를 사용해야 한다.

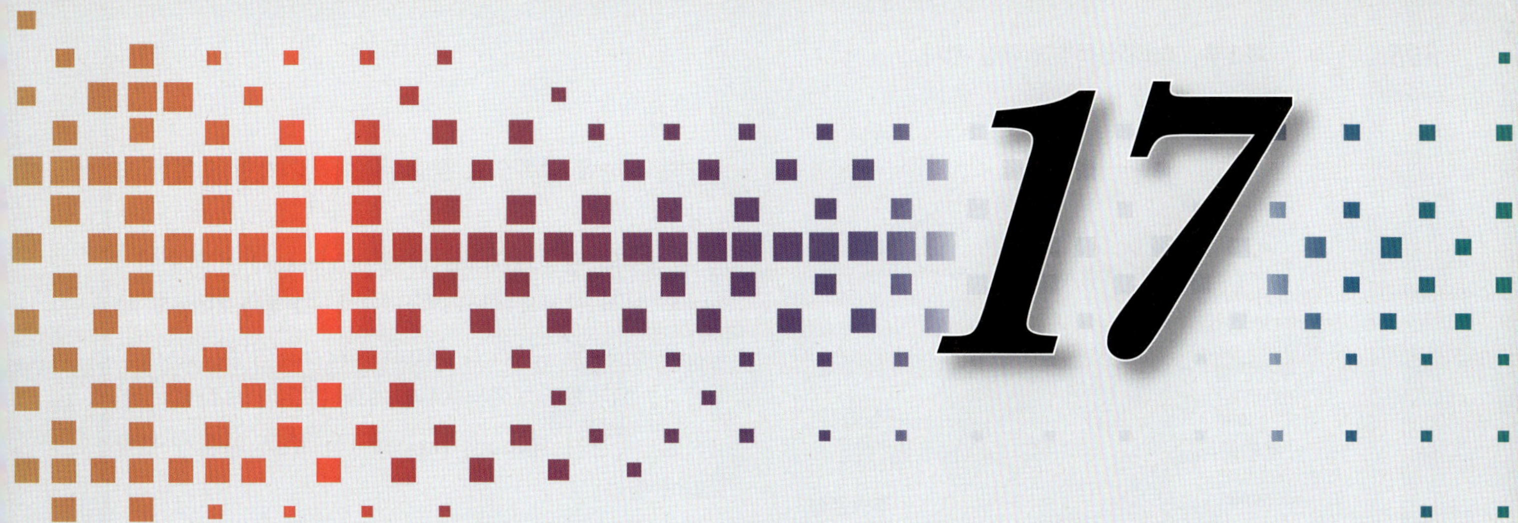

경추

CERVICAL SPINE

목 통증과 상응하는 장애(corresponding disability)는 흔한 기능부전(dysfunction)이다. 외래 물리치료를 받는 환자의 25%는 목 통증이 있다.[2] 25세 이상의 사람들 중 목 통증의 유병률은 요통(LBP)과 어깨 통증 다음으로 20.6%이다. 목 통증은 미국의 연간 근로자 재해 보상 비용이 요통 다음으로 두 번째이다. 특정 시점에서 일반 인구의 10–20%가 목에 문제가 있다고 보고하였으며,[4–7] 그 중 54%는 지난 6개월 이내에 통증을 경험하였다. 목 통증의 유병률은 1세 때부터 증가한다. 또한 50대 전후의 여성에게 가장 일반적이다.[7,9,10]

목 통증이 있는 사람들의 37%가 6개월 이상 만성 목 통증을 호소한다.[6,7] 만성 요통과 마찬가지로, 업무의 단절이 길어질수록 이전의 근무 수준으로 돌아갈 가능성은 적다. 나이가 40세 이상인 경우, 목 통증의 긴 병력, 정기적인 활동으로 자전거 타기, 손의 근력 감소, 걱정스러운 태도(worrisome attitude), 낮은 삶의 질과 낮은 활기(vitality)가 만성 목 통증의 발병에 영향을 줄 수 있는 요소로 입증되었다.[11] 분명하게, 만성 질환으로의 진행을 피하는 것이 이러한 환자를 위한 성공적인 회복의 핵심이다.

임상 응용 해부학

CLINICALLY APPLIED ANATOMY

경추는 척추의 다른 부위보다 더 많은 운동을 허용한다. 37개의 관절이 경추를 구성한다. 경추는 7개의 척추로 이루어져 있으며 4개의 해부학적 단위로 나뉘어져 있다: 환추(atlas), 축추(axis), C2–C3 접합부(junction) 및 나머지 경추(그림 17.1).[12] 세 번째에서 일곱 번째 척추는 약간의 변형이 있는 전형적인 형태이다. 이러한 하부 경추는 종종 기능적 단위로 설명한다.

두개경부 접합부(craniovertebral junction)는 후두골, 환추, 축추 및 지지 인대(supporting ligaments)를 나타내는 총체적인 용어이다. 척추의 이 영역은 많은 범위의 움직임을 위해 설계되었다. 하부 5개의 경추는 부하–하중(load–bearing), 안정성(stability) 및 가동성(mobility) 기능을 가지고 있다. 이러한 척추는 특징적인 골학(ostology)과 기능이 일반적이다. 척추체(vertebral body)는 그 상부 및 하부 종판(end plates)뿐만 아니라 전형적으로 전후 직경 및 높이보

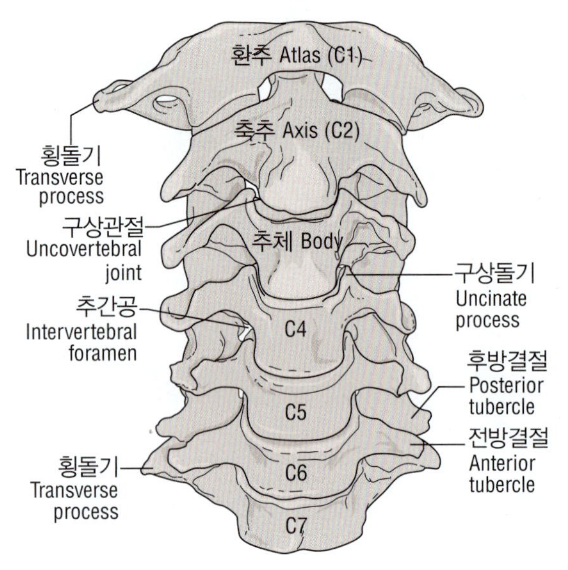

그림 17.1 경추의 전면.

다 횡단 직경이 크다.

후외측 가장자리를 따라 구상돌기(uncinate processes)가 있어, 하부 경추의 상부 표면은 정면에서 오목하고, 시상면에서 전방 및 하방으로 기울어진다. 척추의 하방 표면은 아래 척추의 전상방 가장자리를 향해 전하방 앞쪽으로 돌출된 입술을 가진 오목한 모양이다.[13]

경추의 횡돌기(transverse processes)는 척수에서 나온 척수 신경을 위한 홈이 있다. 각 횡돌기의 두 부분은 전방 및 후방 결절(tubercle)로 설명되었다(그림 17.2). 횡돌기에는 여러 개의 근육이 부착되어 있지만, 극돌기(spinous process)는 주로 인대가 부착되어 있다.

극돌기는 하방으로 향하고 일반적으로 짧고 날씬하다. 이 극돌기는 그 끝 부분이 이분(bifid)되어 있다. 이들의 길이는 C2에서 C3까지는 약간 감소하고, C3에서 C5까지는 일정하게 유지되며, C7에서 상당히 길다(그림 17.3).[14]

각 척추에는 위 또는 아래 척추와 연결되는 상부 및 하부 관절면(articular facet)이 있다. 각 관절면은 눈물방울(teardrop) 모양이며, 상부 관절면은 상방 및 후방을 향하고, 하부 관절면은 하방 및 전방을 향한다. 중간 경추 부위 관절면의 평균 수평각은 횡단면과 수평면 사이에서 약 45°이다. 임상적으로 관절면은 비스듬히 지나가는 것으로 간주되며 연장하면 코를

상부 후관절면
Superior articular facet
전방 결절
Anterior
tubercle
후방 결절
Posterior
tubercle
하부 후관절면
Inferior
articular
facet
극돌기
Spinous
process
좌측면
Left lateral aspect
횡돌기
Transverse
process
추궁근
Pedicle
추궁판 Lamina
신경활
Neural arch
추체
Vertebral
body
극돌기
Spinous process
횡돌기공
Transverse
foramen
추공
Vertebral
foramen
상면
Superior aspect

그림 17.2 전형적인 경추.

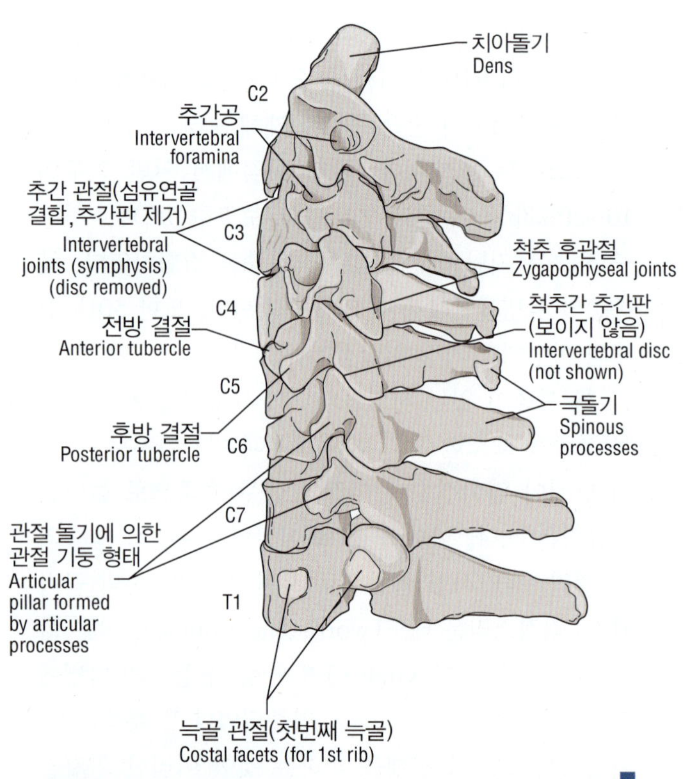

그림 17.3 경추의 측면.

통과하는 것으로 보지만 상부 경추는 35°에 가깝고 하부는 65°에 가깝다.

경추의 주요 관절(joint articulations)은 환추후두 관절(atlantooccipital joint), 환축추 관절(atlanto-axial joint), 척추간 관절(intervertebral joints), 및 후관절(facet joints)이다. 환추후두 관절(C0-1)은 경부의 끄덕임 운동에 주로 관여하고 환축추 관절(C1-2)은 회전에 대한 주 기능을 담당한다. 경추의 후관절은 굴곡, 신전, 측면 굽힘 및 회전을 수행한다.

환자 인터뷰
CLIENT INTERVIEW

면담은 일반적으로 치료사가 환자를 처음 만난 경우이다. 5장(환자 인터뷰 및 관찰)에서 이미 논의했듯이, 이 검사(examination)의 구성 요소는 치료사에게 환자의 진단을 제시할 확률에 관련된 상당량의 정보를 제공할 수 있다. 이 본문의 목적상 면담은 각 신체 부위 또는 부분(section)과 관련하여 설명되었지만, 일반적으로 그들의 결과 측정에서 나온 해석뿐만 아니라 환자의 주관적인 보고서를 포함한다. 또한 이 부분에는 방사선 촬영이 포함된다. 치료사는 환자를 보기 전에 방사선 이미지의 결과를 해석하여 검사를 편향하는 것을 피하는 것이 좋다(대부분의 경우 위험 신호(red flags)와 주요 의학적 관련 이슈에 대한 고려가 없다면 문제가 된다.). 검사에서 이 점은 치료사가 방사선 촬영을 접하게 될 가능성이 가장 크다. 추가하여, 일부 경우 치료사는 검사 순서(sequence)의 다른 구성 요소를 계속하기 전에 심각한 병리를 배제하기 위해 검사 초기에 방사선 이미지를 해석해야 한다.

주관적 정보 (Subjective)

신체의 모든 부분(regions)과 마찬가지로 목에 통증이 있는 환자에 대한 주관적인 검사는 신중하고 집중해야 한다. 통증 위치를 결정하는 것은 잠재적 통증 발생부위(generator)를 구별하는데 매우 유용할 수 있다. 경추에서 발생하는 통증은 상지 방사통을 일으킬 수 있으므로 신중한 감별 진단이 필요하다. 통증의 위치, 통증을 심하게 하는 운동, 발병의 기전, 증상의 지속 기간 및 완화 인자에 대해 질문하는 것은 치료사가 제시하는 상지 통증이 경추의 원인 또는 기타 원인으로 인한 것인지를 판단하는데 도움이 될 수 있다.

경추 추간판성 통증(discogenic pain)은 전형적으로 피절 패턴(dermatomal pattern)의 통증을 유발한다. 신경 또는 신경근의 자극은 특정 피절 패턴과 반드시 일치하지 않을 수 있다. 추가 고려 사항은 Cloward 영역의 가능성이다. Cloward는 경추 추간판의 통증 유발 추간판조영술(provocative discography)을 사용하여 경추의 추간판 손상이 특히 견갑골 내측연을 따라 흉추에서 통증이 전이할 수 있다는 것을 설명하였다. 예를 들어, C3-4 추간판은 경흉추 접합부와 동측 상부 승모근에 통증을 전이하고, C4-5 추간판은 견갑골의 상부-내측연으로 전이하고, C5-6 추간판은 견갑골 중간 높이로 전이하고, C6-7 추간판은 견갑골 하부 높이로 전이한다. 이 모든 전이 구역(referral zone)은 동측(ipsilateral side) 견갑골 내측연이었다.[15] 최근 연구 결과는 Cloward의 결과를 뒷받침 할 뿐만 아니라 환자의 통증 그림(pain drawings)과 같은 가치를 입증한다.[16,17]

통증 위치는 통증 발생부위를 결정하는데 도움이 될 수 있다. 신경근병증(radiculopathy)이 있는 환자의 통증 위치는 다양할 수 있지만 환자는 주로 팔꿈치 위의 통증(SP 93)이 있고 일반적으로 경추 부위에 통증이 있을 수 있다.[18] 경추의 특정 부위로 분리된 통증은 역학적 목 통증(mechanical neck pain)과 경추와 관련된 두통(cervicogenic-related headaches)이 있는 환자에게 일반적으로 설명된다.[11]

후관절(facet joint)의 통증 전이(pain referral)는 기능부전의 수준에 달려 있다(그림 17.4). 근본 원인 사이에 불일치가 있지만 후두부의 통증은 C2-3과 C3에서, 상부 후외측 경추의 통증은 C0-1, C1-2 및 C2-3에서 전이된다. 상부 후경부의 통증은 C2-3, C3-4 및 C3; 중간 후경부는 C3-4, C4-5 및 C4; 하부 후경부는 C4-5, C5-6, C4 및 C5에서 전이된다. 또한 상견갑 부위의 통증은 C4-5, C5-6 및 C4;

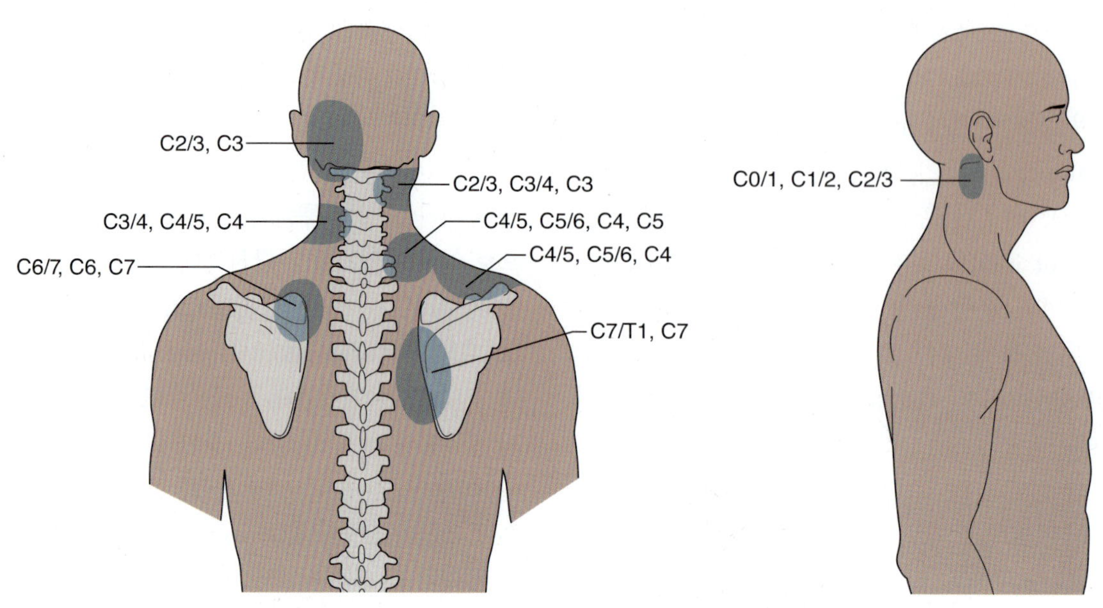

그림 17.4 경추의 주요 전이 통증 분포.

견갑골의 상각(superior angle)은 C6–7, C6, C7; 견갑골 중간 부위의 통증은 C7–T1 및 C7에서 전이되었다.[19]

치료사는 경추의 불안정성에 대한 잠재 가능성을 인식해야 하지만, 상부 경추 국소 통증은 경추와 관련된 두통에서 일반적으로 더 많이 나타났다. 또한, 합리적인 기전과 광범위하고 모호한 통증 분포로 동맥 손상에 대한 고려가 충분해야 한다(그림 17.5).

심각한 병리 또는 위험신호(red flag)에 대한 특정 질문은 6장의 뒷부분에 나열되어 있다(분류 및 선별검사 부분 참고). 손상의 기전과 관련하여, Grieve는 양성인 경우에 3가지 필수 질문을 제시하여, 심각한 병리에 대한 치료사의 주의를 높여야 한다:

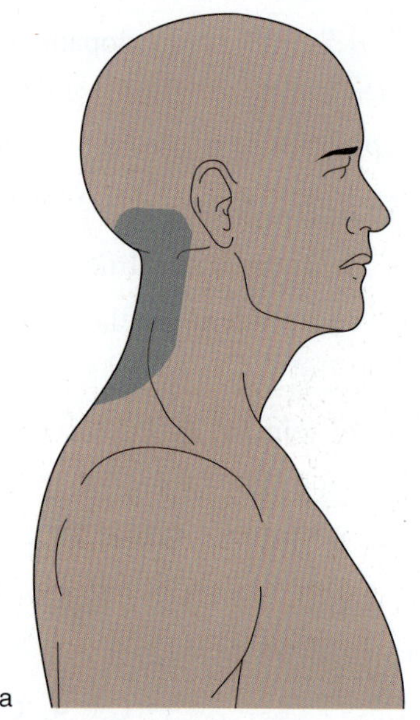

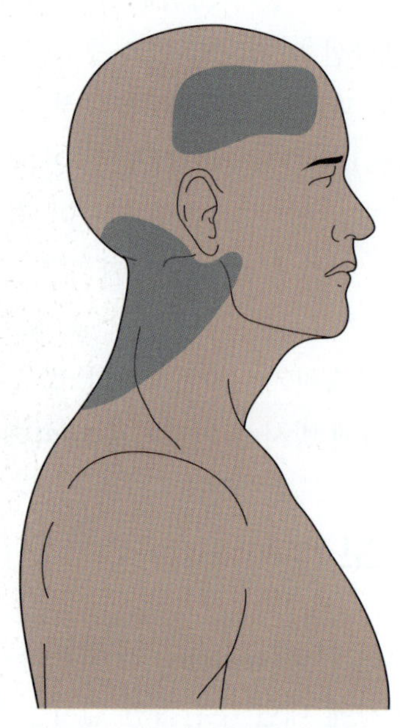

그림 17.5 (a) 추골동맥(vertebral artery)과 (b) 내경동맥(internal carotid artery)과 관련된 전형적인 통증 분포.

1. 어지럼증(현기증), 의식상실 또는 쓰러짐(drop attack)이 있는가?
2. 류마티스 관절염(RA)이나 다른 염증성 관절염이나 전신 스테로이드 치료의 병력이 있는가?
3. 팔과 다리의 어떤 신경학적 증상이 있는가?

이러한 특정 질문에 대한 답을 이해하면 치료사가 후속 검사의 범위를 결정하는데 도움이 될 수 있다. 사실, 이러한 질문은 환자가 검사를 적절히 계속할 수 있는지 또는 다른 건강관리 제공자에게 의뢰하거나 추가 검사를 할 필요가 있는지를 결정할 수 있다. 신중한 질문을 통해 치료사는 환자가 감각 장애 또는 근육 결손을 앓고 있는지 여부를 확인할 수 있다. 이러한 이해는 계속되는 검사의 우선 순위를 결정하는데 도움이 된다.

발병 기전은 매우 중요하다. 분류 및 선별검사 부분에서 논의된 것처럼, 특정 외상 기전은 심각한 병리, 위험신호, 또는 추가적인 진단 영상의 필요성에 대한 가능성을 치료사는 주의 깊게 가져야 한다.[26,27] 자동차 사고 또는 높은 수준의 외상은 기전을 완전히 이해할 정도로 상세하게 설명되어야 한다. 익상인대(alar ligament), 횡인대(transverse ligament), 후환추후두막(posterior atlantooccipital membrane)의 높은 등급 병변은 앞쪽을 향한 자세보다 머리를 회전시킨 자세를 하는 환자에서 가장 흔하게 나타났다. 머리가 비회전(nonrotated) 자세보다 회전된 자세에서 신장(elongation–induced)에 의한 척추 동맥 손상이 발견되었다.[29] 횡인대와 후환추후두막에 심각한 손상은 후방보다 전방 충돌에서 더 흔했다.[28]

심각한 병리의 위험이 낮다고 판단되고 검사를 계속하는 치료사의 추론은 신중해야 하며, 환자 통증의 심각성(severity), 과민성(irritability), 성격(nature) 및 단계(stage)를 기술해야 한다. 이러한 변수의 범위를 이해하면 치료사가 통증 발생부위뿐만 아니라 장애의 범위와 환자의 현재 상태를 심각하게 판단하는데 도움이 된다. 환자 상태의 심각성과 과민성은 상태의 범위와 정확성을 결정할 수 있다. 일반적으로, 항상 그런 것은 아니지만, 만성 질환은 덜 심각하고 민감하다. 환자의 일상 업무에 대한 내성(tolerance)에 대해 묻는 것은 심각성과 과민성의 좋은 결정 요인이 될 수 있다. 최소한의 일상 활동으로 통증 수준의 눈에 띄는 증가는 과민성의 가능성이 높아 한 번의 방문으로 전체 검사를 완료하지 못할 수도 있다는 사실을 치료사는 주의해야 한다. 지속적으로 높은 통증(7/10 또는 그 이상)은 통증 조절 치료–기반 분류(pain control treatment-based classification category)에서 분류를 결정하는 요소로 제안하였다.[30]

비슷한 주관적 결과(findings)를 찾는 것은 치료사에게 도움이 된다. 예를 들어, 경추 신경근병증을 가진 환자는 다음과 같이 설명한다: 감각 상실(SP 92), 증상의 가장 불편한 위치가 목(SP 90) 및 팔꿈치 위 팔(SP 93)에 있으며, 어깨, 견갑골이나 팔꿈치 아래보다 더 큰 통증(양쪽 모두 SP 83). 이 연구 결과를 종합해 보면 경추 신경근병증의 사례가 강화되지만, 본 연구의 주관적 병력 중 어느 것도 경추 신경근병증이 존재하지 않는다면 이를 배제(rule out) 하는 능력을 보여주지 못한다.[18]

통증의 악화 또는 완화 요인뿐만 아니라 성격(nature of description)은 잠재적 통증 발생부위뿐만 아니라 통증이 기계적 성질이 아닐 가능성을 결정하는데 도움이 된다. 예를 들어, 발살바 방법(Valsalva maneuver)을 통한 통증은 경추 척수 신경근병증의 가능성을 판정(SP 94, +LR 3.7)하는데 도움이 된다.[18] 더 진지하게, 휴식이나 자세에 의해 일정하고 고통스럽지 않은 통증은 실제로 성격상 비–근골격계(nonmusculoskeletal)의 위험이 될 수 있다고 오랫동안 제안되어 왔다. 이런 증상의 통증은 다르게 입증될 때까지 그대로 취급되어야 한다.

악화되고 완화되는 특정 직업 및 여가 활동에 대해 문의하는 것은 환자의 임상 진료를 결정하는데 중요한 정보가 될 수 있다. 제한된 가동성과 일치성 통증(concordant pain)은 역학적으로 후관절과 관련된 통증을 가진 환자의 선별검사(SN 100)와 진단(SP 100) 기능을 모두 제공한다. C1–2에서 경추 회전이 제한적으로 발생하는 편측성 상부 경추 통증은 선별검사(SN 86)[24]보다 더 진단적이며(SP 100), 비정상적인 경추 운동과 관련된 만성적인 경부 통증은 편타성–관련 질환(whiplash–associated disorder,

WAD)의 특징이다.[32] 마지막으로 경추의 회전은 경추 신경근병증의 특징이며 협착증이 예상된다 .

환자의 나이는 잠재적인 병리 또는 통증 생성부위를 결정하는데 도움을 줄 수 있다. 나이가 들수록 경추 협착증이나 척수병증을 포함한 특정 병리를 예측할 수 있다.[33] 그러나 역학적으로 관련된 목 통증을 가진 환자는 50세 미만일 가능성이 더 높다.[11]

두통(HA)은 일반적인 호소이다. 국제 두통 학회(International Headache Society)는 4가지 일차적인 유형으로 제안한다: 편두통(migraine), 긴장형(tension-type), 군집 및 기타 삼차 자율 신경 두통(cluster and other trigeminal autonomic cephalalgias) 그리고 기타 일차적인 두통.[34] HA의 14%에서 18%가 상부 경추 통증을 호소하는 경추성이다. 정형외과 의사 또는 스포츠 의사는 경추성-관련 HA를 가진 환자를 만날 가능성이 크다. HA 유형별 차이에 대한 자세한 내용은 경추성 HA 진단 아래에 이 장(경추의 일반적인 정형의학적 상태 부분 참고)의 뒷부분에 나와 있다. 간단히 말해서, 경추성 HA는 일반적으로 역학적 성질을 지니지만 기운(aura)이 없으며, 상부 경추의 움직임과 촉진에 의해 악화된다.[34]

현재의 건강 상태를 포함하여 환자에게 물어보는 중요한 몇 가지 질문은, 현재 상태와 관련된 가족력, 정상적인 직업과 여가 활동(악화 또는 완화 요인이 아닐지라도), 사회적 지지 및 물리치료의 목표이다. 신체의 모든 부위를 검사할 때와 마찬가지로, 주관적인 검사는 정신사회적(psychosocial) 또는 경고 신호(yellow flag)에 대한 잠재력을 알아내기에 적절한 시간이다.

측정 결과 (Outcome Measures)

신뢰할 수 있고 유효한 자가보고(self-report) 설문지는 목 통증이 있는 환자의 통증, 기능, 장애 및 정신사회적 상태를 사정하는데 유용하다.[35] 사실 일관된 증거에 따르면 환자 자체 평가 설문지(self assessment questionnaires)는 환자의 특성을 파악하여 일상적인 임상 실무 및 연구에 유용할 수 있고 임상 증상 및 목 통증의 주관적인 기능적 효과와 경과에 따라 달라질 수 있다.[35] 치료사는 환자의 증상에 대한 환자의 해석이나 통증이 일상 생활에 어떤 영향을 미치는지, 그리고 예후에 영향을 줄 수 있는 정신사회적 문제의 잠재력을 항상 인식하고 있어야 한다. 측정 결과는 이러한 구성을 평가하기 위한 훌륭한 도구이다.

목 장애 지수(Neck Disability Index, NDI)는 경추 기능부전이 있는 환자에게 사용되는 보다 일반적인 측정 결과 방법 중 하나이다. 여러 언어로도 제공된다. NDI에는 일상 생활 활동과 관련된 7개, 통증 관련 2개, 집중(concentration) 관련 1개 항목이 포함되어 있다. 각 항목의 점수는 0에서 5까지이며 총 점수는 백분율로 표시되며 점수가 높을수록 장애가 더 커진다.[36] 1차원 척도로 설명되었지만 NDI는 유사한 지표와 강하게 상관관계(> 0.70)가 있으며 일반 건강의 신체적, 정신적 측면과 관련이 있다. 또한 NDI는 적절한 SN을 가지고 있는 것으로 나타났다.[38,39] NDI를 위한 최소 검출 변화(minimum detectable change, MDC)는 목 통증의 경우 5/50점, 경추 신경근병증의 경우 10/50점 정도이다.[37] 역학적 목 통증이 있는 환자의 최소 임상적 중요 차이(minimal clinical important difference, MCID)는 9.5점 또는 19%이다.[40] 다른 사람들은 MCID에서 10.2점과 7.5점의 MDC를 제안했다.[41] 그러므로 임상적으로 중요한 변화의 수준을 해석할 때 병리학적으로 종속될 가능성이 높다.[37]

환자-특정 기능 척도(Patient-Specific Functional Scale, PSFS)는 경추 환자에게 신뢰할 수 있는 도구인 것으로 나타났다. 경추 신경근병증 환자의 등급내상관 계수(intraclass correlation coefficient, ICC)는 0.82이었다. 같은 집단의 MDC는 2.1점이었고 MCID는 2.0였다.[42] 경추에 대한 다른 측정 방법이 있지만 NDI는 가장 강력한 임상적 유용성을 보여준다. 최근의 실무 가이드 라인은 NDI에 강력한 권고를 제시했다.[11]

변화의 전체 비(Global Rating of Change, GROC)는 치료를 받는 환자의 경과를 입증하는데 유리한 척도이다. 신체의 모든 부위와 마찬가지로 11-점의 GROC 척도와 2점의 최소 임상적 중요 차이(MCID)가 제시되어 있다.[43]

진단영상 (Diagnostic Imaging)

신체의 다른 부위와 마찬가지로, 진단영상은 환자의 사정과 관련하여 치료사에게 상세한 정보를 제공하는데 매우 유용할 수 있다(표 17.1). 그러나 다른 신체 부위와 마찬가지로 이 정보는 오도(misleading)하거나 부적절할 수 있다. 영상 연구들은 종종 목 통증과 관련이 없는 결과를 보고한다.[44]

- 경추 전만증이나 후만증의 정도가 경추 근육 경련을 정확하게 식별할 수 있거나 WAD가 없는 사람들과 편타성-관련 장애(WAD)를 구별할 수 있다는 증거는 없다.
- 자기 공명 영상(magnetic resonance imaging, MRI)은 골절이나 주요 인대 파열이 없는 상태에서 경추의 특정 외상-관련 소견을 정확하게 감지한다는 증거는 없다.
- MRI에서 관찰된 퇴행성 변화는 무증상 피험자에서 흔히 나타나며 나이에 따라 증가한다. 이들은 목 통증과 상관 관계가 없다.
- 급성 편타성 손상을 확인하기 위해 상부 경추 인대에서 고강도 신호 MRI 소견의 유효성이 입증되지 않았다.
- 경추성 두통이 임상적으로 의심되는 환자에서 경추 MRI의 일반적인 퇴행성 변화가 통증의 원인이라는 증거는 없다.

방사선 (Radiographs)

경추의 일반 방사선 촬영은 고급 영상 기술보다 확실한 장점이 있다. 영상은 저렴하고, 빠르고, 쉽게 수행할 수 있으며, CT(computed tomography) 촬영보다 훨씬 적은 방사선으로 환자를 노출시킨다. 그러나,

표 17.1 경추에 대한 다양한 영상 진단 방식의 진단 정확도

병리	진단적 검사	표준 기준	SN/SP (95%CI)
CAD/척추기저 순환	CTA US CT TCD	MRA와 DSA를 포함한 90일까지 임상 추적 관찰 다양함 DSA	100/90[45] 38.5/100[45] Pooled analysis: 79/97[46] 87/80[47]
둔한 외상으로 급성 불안정 경추 손상	CT	다양함	>99.9/>99.9[48]
경추 손상	일반 방사선 일반 방사선: 경추의 표준보기(측면, 전후, 구강 odontoid 및 submental 보기) 위의 표준보기에 사선면 보기	다양함 방사선 사진 해석	공동분석: 표준 기준 편차로 인해 SN 52/SP가 계산되지 않음[49] 81/93[50] 76(69–83)/90(87–93)[50]
	CT	다양함	동분석: 표준 기준 편차로 인해 SN 98/SP가 계산되지 않음[49]
	CCHR	다양함	99–100/48–77[51]
WAD	MRI	임상 소견과 관찰자 신뢰도	33/73[52]

CI = confidence interval; CAD = cervical artery dysfunction; CT = computed tomography; CTA = computed tomography angiography; DSA = digital subtraction angiography; US = ultrasound imaging; MRA = magnetic resonance arthroscopy; CCHR = Canadian Computed Tomography Head Rule; DSA = digital subtraction angiography; TCD = transcranial Doppler ultrasound; WAD = whiplash-associated disorder

이 표에 보고된 양호하고 이상적인 진단 정확도 값을 제안하기 위한 컬러 코딩은 이러한 값의 임상적 유용성을 결정하는 매우 중요한 측면인 품질 스코어링(QUADAS)이 없다. 따라서 독자는 이러한 값을 해석할 때 이 점을 명심해야 한다.

방사선 사진은 경추의 많은 질환에 민감하지 않으며, 이러한 질환은 보조적인 진보된 영상 확인이 필요할 수 있다. 외상의 병력이 없는 환자의 경우 일반 방사선은 목 통증이나 방사하는 상지 통증의 정밀 검사(workup)를 위해 주문된다. 그러나 비특이적인 경부 통증이 있는 환자에서 일반 방사선 사진은 진단에 도움이 되지 않을 수 있다.[53] 병력은 추가 정밀 검사 및 영상 촬영이 언제 필요할지에 대해 치료사는 주의해야 한다.

처음에는 급성 요통에 대해 기술된 위험신호가 경부 통증 환자의 사정에 사용될 수 있다. 이 위험신호에는 발병 연령이 20세 미만이거나 55세 이상인 경우, 체질적 증상(constitutional symptoms), 암 병력, 면역 억제 및 약물 남용이 포함된다.[54] 평가는 단순 방사선뿐만 아니라 병리실 업무(laboratory work)도 포함할 수 있다. 초기 질병은 놓칠 수 있으며, 방사선 사진의 정상적인 결과는 추가 정밀 검사를 배제해서는 안된다.[55] 단일 위험신호의 유병률(가정의에게 요통을 보이는 환자의 80%)이 높았음에도 불구하고 그 중 1~3%만이 심각한 병리학적 증상을 나타냈다.[56]

보존적인 치료에 실패하거나 신경근병증으로 인한 신경학적 증상이 있는 만성 경부 통증을 가지는 환자의 경우 일반 방사선 촬영과 고급 영상 촬영을 사용할 수 있다.[54] 미국 방사선과 대학(American College of Radiology)은 만성인 경부 통증이 있는 환자의 영상을 적절히 사용하기 위한 일련의 기준을 개발했다.[57] CT나 자기 공명 영상(MRI)을 추가 촬영하는 경우 일반 방사선 촬영은 하지 않아도 된다. 이러한 경우 일반 방사선 사진은 진단적 가치를 추가하거나 관리 계획을 변경하지 않을 것이다.[55]

일상적 전후면(AP) 및 측면 보기(lateral views)는 척추 추간판 공간 높이의 소실, 후관절병증(facet arthropathy), 척추 전방전위증(spondylolisthesis), 부정 정열(malalignment), 골절 및 선천성 골조직 이상을 나타낼 수 있다. 추간공(foramen)을 평가하기 위해 사선 보기(oblique views)가 종종 주문되지만 이는 환자 위치에 크게 의존한다. 결과는 CT와 MRI가 더욱 결정적이다. 특히 척추 전방전위증은 측면에서 발견되는 경우 불안정성을 평가하기 위해 굴곡-신전 보기를 추가할 수 있다.[55] 이러한 보기 중에 3.5mm 이상의 병진 변위 또는 20°의 각 운동이 중요하며 불안정성을 나타낸다.[14] 심각한 손상, 과거 융합(fusion)의 병력, 류마티스성 관절염 및 다운 증후군과 같은 불안정성이 의심되는 경우 굴곡-신전 보기가 적용될 수 있다. 외상의 병력이 있거나 환추후두 접합부에 영향을 주는 질환이 있는 경우에는 개방형 구강 치돌기 보기(openmouth odontoid view)가 필요하다.[55] 보다 진보된 영상(advanced imaging)은 체질적 증상(constitutional symptoms), 면역 저하 또는 암 병력과 같은 감염 또는 악성 종양에 대한 고려를 포함한다. 검사 시 신경 손상은 보다 진보된 영상으로 신속하게 진행해야 한다.[54]

CCSR(Canadian C-Spine Rule)[26] 및 NEXUS(National Emergency X-Radiography Utilization Study)[27]은 치료사가 환자의 방사선 사진의 필요성을 결정하는데 사용할 수 있는 임상 의사결정 규칙(clinical decision rules)이다. 이 규칙은 심각한 손상을 당한 환자에게 사용하도록 설계되어 있다. 비교 연구와 개별적 연구에서, CCSR은 NEXUS보다 우수했다(표 17.2). 최근의 체계적인 검토에서, 방법론적 질적 수준이 낮은 연구와 직접 비교한 연구를 토대로, CCSR은 NEXUS 기준보다 더 강력한 진단 정확도를 갖는 것으로 밝혀졌다.[58]

NEXUS 기준은 환자를 둔탁한 외상(blunt trauma)을 가진 사람들을 위해 저-위험군과 고-위험군으로 집단화(groups)하기 위해 개발되었다. 다음 기준을 충족하는 환자는 손상 위험이 적으므로 추가 영상이 필요하지 않다.[27]

- 정중선(midline) 경부 압통 없음
- 의식 또는 중독의 변화된 수준 없음
- 비정상적인 신경학적 소견 없음
- 산만한 손상(distracting injuries) 통증 없음

모든 NEXUS 기준을 충족하는 환자는 위험이 낮은 것으로 분류되며 병력 및 신체 검사만으로 명확해질 수 있다. 고위험 환자는 허가를 받기 전에 영상이 필요하다.[27]

표 17.2 Canadian C-Spine Rule과 NEXUS의 진단 정확도

진단적 검사	표준 기준	SN/SP
CCSR	체계적인 재검토	90-100/1-77[58]
CCSR	교차 유효성	100/42.5[26] (주의 및 안정적인 외상 환자; 원래 연구)
CCSR	경추 방사선	100/37.7[69](응급 외래환자)
CCSR CCSR을 사용하지 않은 치료사의 임상적 판단	경추 방사선	100/44[59] 92/54[59]
NEXUS	체계적인 재검토	83-100/2-46[58]
NEXUS	다양함	92.7/37.8[70]

CCSR = Canadian C-Spine Rule, NEXUS = National Emergency X-Radiography Utilization Study

CCSR은 자각(awake)하고 주의해야 하는 외상 환자에게 추가 영상이 필요로 하는지 결정할 수 있다.[26] CCSR은 아래와 같다(경추 손상과 관련된 외상 환자를 안정시키고 주의[GCS=15]하기 위해).[26]

1단계: 방사선 촬영을 의무화하는 고위험 요인은?

- 나이 ≥ 65세, 또는
- 위험한 기전, 또는
- 사지의 감각 이상(Paresthesia)

2단계: 운동 범위(range of motion)를 안전하게 사정할 수 있는 저위험 요인은?

- 간단한 후방 자동차 충돌, 또는
- 응급실에 앉아있을 수 있음, 또는
- 보행 가능, 또는
- 목에 통증이 지연되거나
- 정중선 압통의 부재

3단계: 목을 오른쪽과 왼쪽으로 45° 회전시킬 수 있는가?

- 1단계에서 기준을 충족하는 환자는 방사선 사진이 필요하다.

1단계에서 조건을 충족하지 못한 환자는 2단계로 진행한다.

2단계에서 기준을 충족하지 못하는 환자는 방사선 사진이 필요하다.

3단계를 수행할 수 없는 환자는 방사선 사진이 필요하다.

3단계 모두를 수행할 수 있고 오른쪽과 왼쪽으로 목을 45° 회전시킬 수 있는 환자는 방사선 사진이 필요하지 않다.

최근의 체계적인 검토에서 CCSR의 SN은 90에서 100 사이이며 SP는 1에서 77까지 다양하다. NEXUS의 경우 SN은 83에서 100 사이이며 SP는 2에서 46 사이이다. 동일한 코호트를 사용하는 두 가지 규칙의 정확성은 CCSR이 더 나은 정확성을 가진다는 것이 발견되었다. 두 가지 규칙 모두에서 부정적인 검사는 임상적으로 중요한 경추 손상 가능성을 줄이는데 보다 유익했다. CCSR은 NEXUS 기준보다 우수한 진단 정확도를 보였다. 구체적으로는 위음성(false negatives)이 적어서 SN이 향상되고 실제 골절이 누락될 위험이 줄어든다.[58] CCSR은 구조화되지 않은 치료사의 임상적 판단보다 우월하다. 이 규칙을 사용하거나 사용하지 않은 의사의 판단을 비교한 연구에서, 규칙을 사용하는 SN은 100이었고 CCSR 규칙을 사용하지 않은 SN은 92였다.[59]

최근의 메타 분석에 따르면 기능적 ROM 검사를 완료할 수 있는 손상 또는 신경학적 결손을 일으키지 않는 무증상 환자가 방사선 사진 평가(SN 98)없이 경추 고정에서 안전하게 제거될 수 있다고 결정되었다.[60] 치료사는 주의를 기울이지만 SN이 100보다 작으면 위음성의 해석이 필요하다(따라서 실제 골절을 놓치기 때문에).

방사선 사진에 대한 어떤 보기(views)가 필요한지에 관해서는 일반적으로 AP, 측면 및 개방 구강 치돌기 보기에서 얻어진다. 측면 보기가 C7-T1 교차점을 적절하게 시각화하지 못하면 수영자 보기(swimmer's view)를 추가할 수 있다. 개방형 구강 치돌기 보기는 환자가 자각하고 있고 협조적이어야 하며, 이는 둔감(obtunded)하거나 의식을 잃은(unconscious) 환자에서 가능하지 않을 수 있다. 이 보기는 어린 소아에서 얻는 것이 어려울 수도 있으며, 5세 미만의 환자에게 권장되지는 않는다.[61] 소아과 환자는 성인보다 경추 외상의 위험이 높으며, 상부 경추는 CT 촬영으로 평가되어야 한다.[62] 이러한 목적을 위해 MRI보다 못하다고 주장되어 왔지만, 인대 손상을 평가하기 위해 조심스러운 환자에서 굴곡과 신전 보기로 얻을 수도 있다.[63] 측면 방사선 사진은 RA에서 환추 부위의 초기 진단을 위해 사용할 수 있어 환추 관절의 동적 측면 불안정성 평가를 제공한다.[64]

CT 영상은 임상적으로 유의한 손상을 확인하기 위한 방사선 사진의 SN이 낮기 때문에 둔한 외상(blunt trauma)의 설정에서 모든 일반 방사선 사진을 대체해야 한다고 제안하고 있다.[65,66] 적절한 보기를 얻을 수 없는 환자는 더 진보된 영상 진단을 받아야 한다.[66] 현대의 CT만으로 외상 환자에서 불안정한 경추의 손상을 탐지하는데 충분하다고 제안되었다. CT 촬영이 급성 손상에 대해 음성이면 보조 영상은 필요하지 않다.[48] 경추 손상 위험이 적은 환자를 대상으로 CT를 일반 방사선 촬영 검사로 대체할지 여부는 확실하지 않지만 방사선 사진 촬영은 여전히 필요하다.[49] 최근 연구 결과에 따르면 부상을 신속하게 제외하는 능력이 향상되어 환자의 손상 위험이 있는 환자의 무딘 경추 손상의 초기 평가에서 CT가 방사선 사진을 대체해야 한다는 추가 증거가 제공된다.[66]

자기 공명 영상 (Magnetic Resonance Imaging)

MRI는 전리 방사선을 사용하지 않고 연부 조직과 뼈 조직을 상세하게 평가할 수 있기 때문에 목 통증이 있는 환자에게 첫 번째 영상으로 CT를 대체하는 경우가 많다. 그것은 척수, 추간판, 척추체 및 인대 구조 사이의 우수한 대조를 제공하고 연조직 또는 골성 이상의 여러 추가적인 부분을 평가한다. 신경근병증과 같은 경추 병리에 대한 MRI 판독의 신뢰성은 상당하다. 경추 신경근병증을 가진 환자에서의 MRI 평가의 관측자내 신뢰도는 임상 정보의 유무와 상관없이 신경근 압박에 대해 현저했다. 압박의 원인(즉, 추간판 탈출 또는 추간공 협착증)에 대한 합의는 더 낮았다.[67] 자기 공명 영상(magnetic resonance imaging)은 보존적 치료에 실패하고 중재나 수술적 치료를 위해 준비하는 경추 환자의 압박 병변(추간판 탈출과 척추증)의 상관관계를 확인하기 위해 B등급 권고사항으로 제안되었다.[68]

편타성 손상과 관련이 있는 자기 공명 영상 소견은 잠재 골절(occult fracture)($P < 0.01$), 척추체 골수 타박상($P=0.01$), 근육 좌상($P < 0.01$) 또는 열상($P < 0.01$), 근육주위 유체(perimuscular fluid) 존재($P < 0.01$)였다. 편타성 외상에 특별하다고 생각되는 10건의 발견은 환자(507건)에서 더 빈번하게 발생했지만, 건강한 대조군(237건)에서도 정기적으로 발견되었다. 1.5T MRI는 건강한 대조군과 비교하여 급성 증상이 있는 편타성 손상 환자의 경추 및 주변 조직의 특별한 변화에 대해 제한된 증거만을 보여준다.[52]

컴퓨터 단층촬영 (Computed Tomography)

앞서 언급했듯이, 최근의 메타 분석에 따르면 CT만으로 외상 환자의 경추 불안정성을 배제할 수 있다는 사실이 입증되었다.[48] 외상을 입은 환자의 경우 영상의 첫 번째(first line)로 어느 정도까지 영향을 미치는지는 분명히 논쟁의 여지가 있다.

컴퓨터 단층촬영 척수조영술(myelography)은 척수강 내 조영제를 점적 주입하고 CT 촬영의 세부 사항을 결합하여 중심 및 추간공의 직경을 정확하게 측정한다. 척수조영술과 관련된 이상 반응(Adverse events)은 경추 접근법에서는 4.9%, 요추 접근법에서는 3.4%로 보고되었다.[71] 환자의 내성은 비교적 낮고 시술 후 통증이 흔하다. CT 척수조영술은 척추의 진보된 영상화를 위한 심사 표준(criterion standard)으로 간주되나 신경근병증에서 수술 소견과의 상관 관계는 90%로 높지만 합병증과 환자에게 방사선이 노출되고, MRI는 진보된 영상을 필요로 하는 외래 목통증 환자를 대상으로 한 첫 번째 연구로 간주된다는 제안에 대한 지원을 제공한다.[55]

B등급 권고사항은 임상 증상 또는 MRI 소견과 일치하지 않는 증상(예: MRI에서 확인되지 않을 수 있는 추간공 압박)이 있는 환자를 평가하기 위해 CT 척수조영술이 제안되었음을 나타낸다. 컴퓨터 단층촬영 척수조영술은 MRI에 금기 사항이 있는 환자에게도 제안된다.[68]

카테터 혈관 조영술은 척추 동맥 손상(vertebral artery injuries, VAIs) 진단에 있어 가장 중요한 표준이다; 그러나 새로운 16-슬라이스(16-slice) 컴퓨터 단층촬영 혈관 조영술은 카테터 혈관 조영술에 가까운 민감도와 특이도를 갖는 것으로 보인다.[72] 치료사는 영상 결과를 해석할 때 영상 양식의 강점과 약점을 항상 인식해야 한다.

핵의학 연구들 (Nuclear Medicine Studies)

경추에서 핵의학 연구는 골 구조 내 신생물이나 감염이 의심스러운 병변을 이미지화하는 보조제로 사용되었다. 단일 광자 방출 CT(Single-photon emission CT, SPECT)는 척추에 대한 핵의학의 가장 일반적인 유형이다. SPECT 검사에서 이상 소견이 경추 척추증 및 후관절 통증과 같은 병리학에 대한 MRI 소견과 강한 상관관계를 보여 주었지만 방사선 노출 및 비용은 이 절차에서 염두에 두어야 한다.[55]

초음파 (Ultrasound)

진단 도구로서의 초음파(ultrasound) 또는 초음파(ultrasonography, US)의 유용성은 뼈를 통해 중심 도관이나 추간공으로 영상을 찍을 수 없기 때문에 경추에 상당히 제한적이다. 초음파는 전리 방사선을 사용하지 않는 이점이 있으며 비용을 절감할 수 있다. 형광경 검사(fluoroscopy)와 같은 다른 실시간 영상에 비해 경추에서 초음파의 주된 단점은 경추 척수 동맥(radicular arteries)을 신뢰성 있게 평가할 수 없다는 것이다. 경막외 스테로이드 주사로 치명적인 결과를 피하기 위해서는 이러한 동맥을 평가하는 것이 필수적이다.

신경근 차단 (Nerve Root Blocks)

MRI 또는 CT 척수조영술에서 여러 수준으로 식별된 경추 신경근병증 및 압박 병변이 있는 환자를 평가할 때 특정 투여(dosing) 및 기술 프로토콜(technique protocols)이 있는 선택적 신경근 차단을 고려하여 증상 수준을 식별할 수 있다. 선택적 신경근 차단은 또한 임상 증상이 불일치하고 MRI 또는 CT 척수조영술 소견이 있는 환자의 증상 수준을 확인하는 것으로 간주될 수 있다. 위의 모든 것들이 Bono와 동료들에 의한 C급 권고사항이었다.[68]

근전도 (Electromyography)

Bono와 동료들은 임상 검사와 MRI 후 경추 신경근병증의 진단이 불분명한 환자들을 위해 근전도 검사를 사용하거나 권장하지는 않는다는 증거를 발견했다.[68]

기타 (Others)

목 통증을 평가할 때 경추 자극 추간판조영술, 후관절 마취 또는 내측 분지 차단을 사용하는 증거는 없다.[35] 보다 진보된 영상의 사용은 이러한 양상에 유리하게 보인다.

체계의 재검토 (Review of Systems)

경추에 관련된 체계의 검토에 대한 자세한 내용은 6장(분류와 감별진단)을 참고하라.

시진 OBSERVATION

경추 자세는 종종 방사선 촬영 보고서에 설명되어 있다. 이 보고서는 환자의 목에 있는 전만증의 정도 또는 부족을 설명한다. 이 정보는 종종 환자에게 병리학에 대한 자세의 관련성을 설명하는데 사용되지만 이러한 결과를 해석하는데는 주의가 필요하다. 이전에 언급했듯이, 경추 전만증이나 후만증의 정도가 경추 근육 경련을 정확하게 식별할 수 있거나 WAD를 가진 환자와 WAD가 없는 환자와 구별할 수 있다는 증거는 없다.[44]

사경(torticollis) 환자는 사경의 유형이나 원인에 관계없이 자세 교정 보상의 특징적인 패턴을 적용할 것이다. 사경 환자의 전형적인 보상된 머리 자세는 동측 측면 굽힘과 반대쪽 회전이다.

신체의 모든 부위와 마찬가지로, 좌우 대칭 및 전후방 비대칭을 평가해야 한다. 상부 교차 증후군은 일반적으로 약한 심심부 경부 굴곡근(deep neck flexor) 및 견갑골 후인 근육(retractor)과 함께 단단한 후두하 및 흉부 근육을 보여주는 환자에게 설명되며, 전방 머리 및 양측으로 둥근 어깨를 나타낸다. 이 설명에 대한 자세한 내용은 14장(자세)에서 설명한다.

상부 승모근 높이에 대한 좌우 비대칭은 잘 사용하는 손(handedness)과 경추 늑골이나 올라간 늑골에 대한 잠재력을 포함해야 한다. 전형적으로, 잘 사용하는 손은 동측에 증가된 근육을 보여주고, 대응하는 상부 승모근의 증가된 높이를 외관상 나타내지만 운동선수들은 우세한 어깨가 비우세한 어깨보다 낮게 나타난다.

상승된 첫 번째 늑골은 특정 기전뿐만 아니라 (+) 경추 회전 외측 굴곡 검사(18장, 흉추 참고) 잠재성과 관련이 있어야 한다. 경추 늑골(T1과 비교하여 C7에서 시작된 늑골이고 전형적으로 흉골병 앞쪽에 관절이 없는 늑골)은 남성에 비해 여성에서 더 높은 비율(각각 1.09%와 0.42%)로 각각 0.74%의 전체 유병률을 보이며 드물다. 길어진 C7 횡돌기의 존재(거대 횡돌기, transverse apophysomegaly)도 이 환자들에게서 나타났으며, 전체 유병률은 2.21%였다. 여성(3.43%)이 남성(1.13%)보다 많았다.[73]

다운 증후군 환자는 비정상적인 머리 자세를 취하는 경우가 있는데, 특히 사시가 없는 경우(같은 방향으로 똑같은 방향으로 보이지 않는 질환), 안구진탕증(nystagmus, 눈의 리듬감, 진동 운동) 또는 양자 모두이다.[74,75] 특정 비정상 자세가 다를 수 있지만, 가장 가능성 있는 설명은 관련된 쪽을 향해 머리를 기울이는 것이다.[75] 치료사는 편두통(vestibular migraine),[76] 현기증 나는 두통(dizzying headache),[77] 녹내장(glaucoma),[78] 구강 호흡(mouth breathing)[79] 등으로 인한 자세 편위를 보아야 한다. 예를 들어, 전정 또는 현기증과 관련된 불편을 가진 환자는 머리를 돌리는 것을 피할 가능성이 높고, 입으로 호흡하는 환자는 전방 머리 자세를 취할 가능성이 높다.

분류 및 선별검사
TRIAGE AND SCREENING

분류와 선별검사는 검사를 계속하기 전에 수행해야 하는 검사 과정의 필수 구성 요소이다. 심각한 병리(6장 분류와 감별진단 참고)와 다른 관련(또는 인접) 구조로부터의 통증 생성을 배제하는 것은 치료사가 환자 통증의 실제 원인을 확인하기 위해 다른 검사 구성 요소를 계속 사용해야 할 필요성을 보다 정확하게 판단하는데 도움이 된다. 또한 적용 가능한 경우 각 신체 부위(이 경우 흉추 및 어깨)의 상충되는 진단(competing diagnoses)을 좁히기 위해 검사의 이 시점에서 효과적인 선별검사(높은 SN 및 낮은 −LR의 검사)를 시행하는 것이 좋다.

심각한 병리와 위험 신호 배재
(Ruling Out Serious Pathology and Red Flags)

환자의 병력과 임상 증상에서 발견되는 징후와 증상은 심각한 병리로 질환을 초래할 수 있다.[80] 경추에 흔히 묘사되는 위험 신호는 경추 척수병증, 허혈성 뇌졸중, 수막염, 경증 외상성 뇌 손상(mTBI), 원발성 뇌종양, 골절, 경추동맥 기능부전(CAD), 염증성 또는 전신성 질환, 경추 및 어깨 부위의 완전한 신경 손상, 폐의 첨구에 판코스트 종양(Pancoast tumor) 및 염증성 또는 전신성 질환을 포함하지만 이에 국한되지는 않는다. 판코스트 종양은 상지(주로 척골 신경 분포) 및 비-근골격계의 증상으로 진행될 가능성이 있는, 어깨와 견갑골 부위에 계속되는 통증(nagging pain)을 나타낼 것이다.

*경추 척수병증*은 척수에 대한 압박(중추 신경계)으로 인한 상부 운동 신경 질환이다. 따라서 척수병증이 있는 환자의 임상 증상은 일반적으로 과반사, 양측 증상, 불안정 보행, 병적 반사 증상, 장 및 방광 장애, 다분절 약화 또는 감각 변화(또는 둘 다), 손 내재근의 잠재적인 위축이고, 이러한 전통적인 척도는 선별 검사보다 진단적이며 제한된 강한 연구에서 현재 조사 중이다.[81]

*허혈성 뇌졸중*은 갑자기 심한 두통이 시작되는 경우가 많다. 실제로 심각한 두통은 급성 허혈성 뇌졸중에서 수축기 혈압 상승과 밀접한 관련이 있다.[82] 또한 환자는 고혈압, 동시에 혈압 상승, 체간과 사지의 약화, 변화된 정신 상태의 병력이 있을 수 있다. 다른 잠재적 징후 또는 증상에는 현기증, 구토 및 실어증이 포함될 수 있다.[82,83]

*수막염*은 종종 두통으로 이어진다. 다른 일반적인 증상으로는 발작과 졸음이 있다. 치료사는 구토 증상 및 메스꺼움 증상에 대해 관찰해야 한다. 다른 일반적인 소견으로는 발열, 광선공포증(photophobia), 혼란, 양성 슬럼프 검사(7장 참고)를 포함한다.[84,85] 혼란(**+LR 24**), 다리 통증(**+LR 7.6**), 광선공포증(**+LR 6.5**), 발진(**+LR 5.5**), 목 통증이나 강직(**+LR 5.3**)이 수막 구균성 질병의 가장 임상적으로 유용한 증상인 반면 두통(+LR 1.0)은 질병에 대해 독특하지 않다.[86] 기숙사에 거주한 신입생은 다른 대학생과 비교하여 수막 구균성 질병의 위험(교차비 3.6)이 높았다.[85]

경미한 외상성 뇌 손상(mTBI) 또는 뇌진탕 후 증후군(post-concussion syndrome)은 아직 완전히 이해되지 않은 매우 복잡한 실체이다. 이 증후군에 대한 자세한 내용은 15장(얼굴과 머리)과 27장(응급 스포츠 검사)을 참고하라. 이 증후군의 일반적인 특징은 다음과 같다:[87,88]

- 위험한 부상 기전
- 두통
- 메스꺼움 또는 구토
- 빛과 소리에 대한 민감
- 의식 상실, 현기증이 있음; 초기 글라스고우 혼수척도(Glasgow Coma Scale) 13~15(7장, 정형의학 선별검사 및 신경계 검사 참고)
- 단기 기억 상실
- 쇄골 위의 물리적 외상 증거
- 약물 또는 알코올 중독
- 발작

*원발성 뇌종양*의 흔한 징후나 증상으로는 두통, 구토 증상과 메스꺼움 증상, 운동 실조, 언어 장애, 감각 이상, 시각 변화, 정신 상태의 변화, 발작 등이 있다.[89-91] 이들은 이전에 언급한 위험 신호를 포함하여 다양한 다른 경추 관련 병리의 징후 또는 증상이기 때문에 치료사가 그들의 존재와 관련성을 비판적으로 식별해야 한다.

치료사가 위험 신호에 대한 가능성을 배제하기 위해 상당한 고려를 해야 하지만, 기존 상태의 유병률도 고려해야 한다. 개개의 위험 신호가 반드시 심각한 병리의 존재를 의미하는 것은 아니다. 그러나 여러 개의 위험 신호가 있으면 임상적 의심을 불러일으킬 수 있으며 추가 조사가 필요함을 나타낸다. 위험 신호는 어떤 체계적인 검토에서도 포괄적으로 평가되지 않았다. 그러나 척추 종양의 발병률은 매우 낮다. 학회 및 개인 진료 환경에서, 이것은 조사된 인구의 각각 0.7% 및 0.1%에 이르렀으며, 가정의에게 제시되는 요통과 관련한 불만을 가진 환자들에게는 심각한 병리를 놓칠 기회가 있음을 시사했고, 개인 진료 환경에서는 매우 낮다. 방사선 사진은 예를 들어, 시간 제약의 결과로, 방사선을 하지 않고 부적절한 사정을 보완하지 않으며 안된다.

경추 손상의 정리
(Clearance of Cervical Spine Injury)

심각한 경추 병리의 가능성은 검사를 진행하기 전에 배제해야 한다. 목 통증 태스크 포스(Neck Pain Task Force)는 목에 통증을 호소하는 사람들을 위해 다음과 같이 4가지 그룹으로 분류해야 한다고 권고

한다.[44]

- 1등급: 주요 병리학적 증상이 없고 일상 생활에 지장이 없거나 거의 없는 목 통증
- 2등급: 주요 병리학적 증상이 없지만 일상 생활에 방해가 되는 목 통증
- 3등급: 신경 압박의 신경학적 징후가 있는 목 통증
- 4등급: 주요 병리학적 증상이 있는 목 통증

목에 둔한 외상 후 응급실에서, 선별검사는 NEXUS 기준 또는(더 바람직하게는) CCSR(표 17.2 참고)에 근거해야 한다. 골절 위험이 높은 환자는 일반 방사선 사진이나 CT 촬영을 통해 추가 조사를 받아야 한다(자세한 내용은 이전 방사선 사진 부분 참고). 외래 1차 관리에서 위험 신호 및 신경근병증의 징후에 대한 신경학적 검사를 포함하여 병력 및 신체 검사만을 대상으로 한 선별검사가 제안되었다.[44]

국제정형도수물리치료사연맹(International Federation of Orthopaedic Manipulative Physical Therapists, IFOMPT)은 도수치료 중재를 시작하기 전에 경추 척수 정리에 대한 합의 문서를 작성했다. 이 문서에서 지적한 바와 같이, 치료사는 지속적인 사정(assessment) 또는 중재(intervention)를 위해 경추를 정리(clear)할 때 몇 가지 변수를 고려해야 한다(그림 17.6).[93]

환자의 주관적인 병력은 심각한 병리학의 존재 가능성과 치료에 대한 금기 사항에 대한 정보에 근거한 결정을 내리는데 사용된다. 이전과 6장에서 논의된 위험 신호는 심각한 병리의 가능성을 치료사는 주의해야 한다. 또한 자동차 사고(MVA)[94]에서의 측면 충돌과 환자가 머리[29]를 돌리는 사고가 척추 동맥 신장

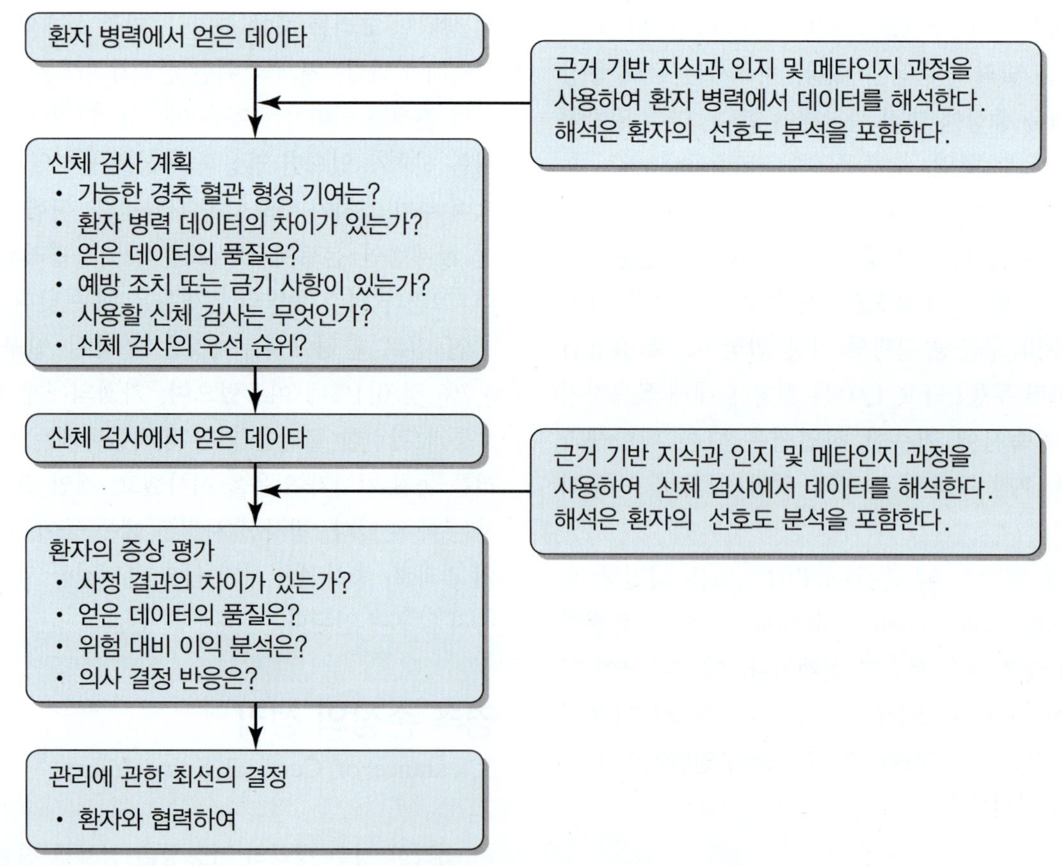

그림 17.6 경추의 정리에 관한 임상적 추론의 흐름도.

Reprinted, by permission, from A. Rushton et al., 2012, *International framework for examination of the cervical region for potential of cervical arterial dysfunction prior to orthopaedic manual therapy intervention* (New Zealand: International Federation of Orthopaedic Manipulative Physical Therapists).[93]

(elongation)을 일으킬 가능성이 더 큰 것으로 나타났다.

그림 17.6에서 설명한 것처럼, 경추 정리(시작할 경우)에 대한 신체 검사는 주의 깊게 계획해야 한다. 치료사는 특히 주의 사항이나 금기 사항이 있는 경우 이러한 검사의 위험성을 고려해야 한다. 신체 검사의 위험 요인도 평가해야 한다. 델파이 연구(Delphi study)는 상부 경추의 인대 또는 뼈를 손상시키는 가능성과 관련된 다음과 같은 위험 요소를 확인했다.[95]

- 외상의 병력(예: 편타성, MVA)
- 인후 감염(Throat infection)
- 선천성 교원질 손상(예: 다운 증후군과 및 Ehlers-Danlos 증후군과 같은)
- 염증성 관절염(예: 류마티스 관절염, 강직성 척추염)
- 최근 목, 머리 또는 치과 수술

과거력 중에 평가할 수 있는 경추 동맥 기능부전(cervical artery dysfunction, CAD), 내경동맥(internal carotid) 또는 척추기저동맥 병리(vertebrobasilar arterial pathology)의 위험 요인은 다음과 같다: [96,97]

- 경추 또는 경추 혈관에 발생한 외상의 과거력
- 편두통 유형 두통의 병력(교차비 3.6)[98]
- 고혈압
- 고지혈증 또는 고콜레스테롤혈증
- 심장 질환, 혈관 질환, 이전의 뇌혈관 사고 또는 일시적인 허혈성 발작
- 진성 당뇨병(Diabetes mellitus)
- 장기간 스테로이드 사용
- 흡연의 병력
- 최근 감염(교차비 1.6)[98]
- 항응고제 치료
- 산후 즉시
- 증상에 대한 그럴듯한 역학적 설명이 없음
- 대수롭지 않은 머리 또는 목의 외상(교차비 3.8,[98] 교차비 23[99])

또한, 주요 및 최소 위험 요인은 이전에 설명하였다: [100-102]

주요 위험 요인

- 고혈압(BP > 140/90)
- 고콜레스테롤혈증
- 고지혈증
- 당뇨병
- MI, 협심증, TIA, 뇌졸중, PVD의 가족력
- 흡연
- BMI > 30
- 반복 또는 최근 부상(반복 도수교정 포함)
- 상부 경추 불안정성

최소 위험 요인

- 에스트로겐-기초 피임제
- 호르몬 대체 요법
- 감염(전신)
- 식이 부진(Poor diet)
- RA 또는 기타 결합 조직 증후군
- 혈액 응고 질환
- 섬유근육형성이상(Fibromuscular dysplasia)
- 과운동성
- 발기 부전
- BMI 25-29

IFOMPT 체계(framework)의 저자는 잠재적인 CAD 의심으로 환자와 함께 취할 조치를 결정할 때 위험을 줄이는 전략을 제안한다.[103] 저자들은 위험 요인의 수가 많거나 심각하기 때문에 도수치료의 검사(testing)나 활용의 기대 효과가 낮다고 제안하고, 따라서 치료사는 치료를 피해야 하며, 위험 요인의 수가 적거나 낮으면 치료사는 변화와 새로운 증상을 주의 깊게 관찰하고 지속적으로 치료 또는 사정해야 한다.[93,103]

경추 안정성 검사 (Cervical Stability Testing)

경추에 잠재적인 심각한 병리가 의심되는 환자의 경우 경추 안정성 검사가 필요하다. CCSR과 유사하게 가능성 있는 기전에는 외상 에피소드가 포함된다.

환자가 CAD를 암시하는 징후나 증상을 호소하는 경우에는 CAD를 평가하기 전에 치료사는 경추 안정성 검사를 위한 CCSR을 수행해야 한다. 경추 안정성 검사의 필요성을 암시하는 추가 징후 및 증상으로는 후두부 저림(numbness) 및 따끔거림, 최소한 한 면에서 경추의 능동가동범위(AROM)의 심각한 제한, 경추 척수병증을 암시하는 징후 또는 증상이 있다.

이전에 언급했듯이, 치료사는 류마티스성 관절염[64,104] 및 다운 증후군[105,106]을 가진 환자가 대부분의 다른 환자보다 상부 경추 불안정성이 더 많다는 사실을 인식해야 한다. 치료사는 또한 예상되는 외상의 기전과 정도(그러나 이에 국한되지 않음)를 포함한 몇 가지 다른 변수를 고려해야 한다. 예를 들어, 비정상적인 익상인대는 WAD 환자에서 가장 흔히 손상되는 인대 또는 막이다.[28]

검사를 통해 환자의 징후를 주의 깊게 관찰하는 것은 CAD 또는 상부 경추 불안정성이 의심되는 환자에게 가장 중요하다. 균형 감각 상실, 걸음 걸이, 보호 자세(guarded posturing), 불안은 치료사에게 이러한 심각한 상황에 대한 가능성을 주의해야 하는 관찰의 일부에 지나지 않는다.

경추 안정성에 대한 몇 가지 검사가 문헌에 기술되어 있다. 일부는 진단 정확도와 임상 유용성이 다른 것보다 강하다. 또한 일부는 기술적으로 더 어렵다. 다음 기법에서는 기술적으로 더 어려운 검사가 그려진다. 환자에게 활용할 검사에 대한 결정은 전체 검사 과정에서 충분한 임상적 추론(clinical reasoning)을 필요로 한다.

익상인대 검사(ALAR LIGAMENT TESTING)

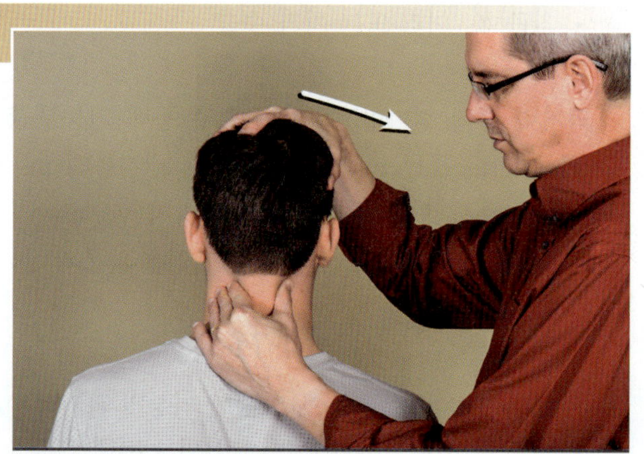

그림 17.7

환자 자세 바르게 앉는다.

치료사 자세 환자의 옆에 선다.

움직임 치료사는 한 손으로 환자의 C2 극돌기(SpP)를 촉진하고(왼손), 다른 한 손으로는 환자의 머리를 수동으로 약간 옆으로 구부린다(오른손). 오른쪽으로 구부리면, 극돌기는 즉시 왼쪽으로 움직여야 하고, 치료사는 우선 왼쪽 익상 인대를 검사하고 있다. 반대로 오른쪽에 대해서도 절차를 수행해야 한다. 또한 바로 누운 자세에서 이 실습을 수행할 수 있고, 환자의 머리가 구부러지는 방향과 반대 방향인 C2의 극돌기에 엄지나 손가락을 사용할 수 있다. 이 검사의 변형은 C1과 C2 사이의 움직임을 평가하기 위해 C1 횡돌기의 촉진을 포함한다.[107]

평가 SpP가 측면 굽힘 동작에서 반대쪽으로 즉시 움직이지 않으면 (+) 검사로 간주된다.

통계
- SN 69-100, SP 72-96, +LR 18-Inf, −LR 0.29-0.31, QUADAS 7, 122명의 환자에 대한 연구(편타성손상 관련 질환으로 진단받은 92명과 진단받지 않은 30명, 유형 2; 대조군 평균 나이 20.3세, 증상 환자 42.6세; 여성 78명; 평균 증상 기간 5.7년), MRI 참고 기준을 사용했다.[107]
- 신뢰도: 0.69 − .71κ)[107]

참고 이전에 보고된 진단 정확도 값은 Kaale 및 동료들에 의해 보고된 이 검사의 변형에 대한 것이다.[107]

익상인대 스트레스 검사 (ALAR LIGAMENT STRESS TEST)

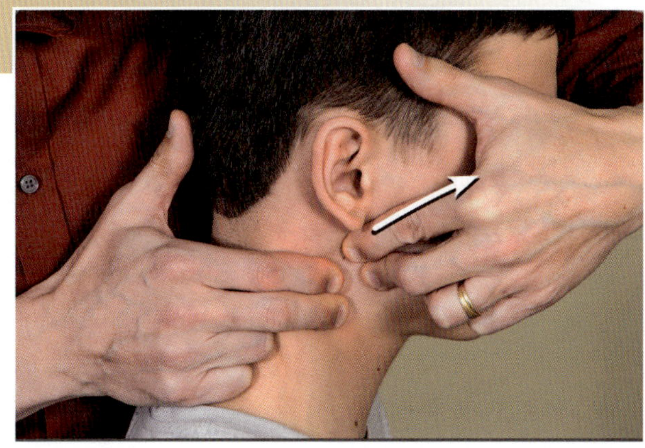
그림 17.8

이것은 기술적으로 더 어려운 검사이다.

환자 자세 양측 상지를 이완하고 앉는다.

치료사 자세 체간으로 환자의 체간을 안정시키고, 환자 가까이 선다.

움직임 치료사는 양손을 환자의 경추후두 접합부(cervicooccipital junction)에 위치시킨다. 아래쪽(caudal) 손(오른손)을 사용하여 두 번째와 세 번째 손가락을 C2의 측면에 대고 눌러 이 환자의 C2를 안정시키고 이 부분을 뒤로(후방) 당긴다. 인대의 검사는 세 번째 손가락을 환추(C1) 옆쪽에 두고 두 번째 손가락을 유양 돌기 아래에 놓고, 위쪽(cranial) 손(왼손) 두 개 손가락으로 회전과 함께 위로 당긴다. 치료사는 C1과 C2 사이의 최대 움직임을 제공하는 정확한 검사 위치를 찾기 위해 경추 회전 각도를 달리하여 검사를 수행한다.

평가 익상인대의 검사는 후두골, 환추 및 축추 사이에 회전의 질을 평가한다. 인대의 불충분은 이 영역에서 과운동 기능을 제공한다. (+) 검사는 C1과 C2 사이의 과도한 움직임 또는 일치성 통증(척수병증 증상)의 재현이다.

신뢰도
- 오른쪽: (κ) 계수: 0.71(0.58 –.83)[107]
- 왼쪽: (κ) 계수: 0.69(0.57 –.82)[107]

통계
- 오른쪽: SN 69(56–81), SP 100, +LR Inf, –R 0.31
- 왼쪽: SN 72(60–84), SP 96(91–100), +LR 18, –R 0.30, QUADAS 7, 122명의 환자에 대한 연구(편타성손상 관련 질환으로 진단받은 92명과 진단받지 않은 30명, 유형 2; 대조군 평균 나이 20.3세, 증상 환자 42.6세; 여성 78명; 평균 증상 기간 5.7년), MRI 참고 기준을 사용했다.[107]

참고
- 치료사는 체간을 사용하여 환자의 머리를 중립으로 유지해야 한다(측면 굴곡을 피하라).
- 치료사는 이 검사에서 환자의 편의를 위해 손가락 패드(pads of their fingers)와 손가락 끝(fingertips)을 사용해야 한다.
- 이 검사는 치료사가 수행하는데 상당한 임상 기술이 필요하다.

횡인대 스트레스 검사 (Transverse ligament stress test)

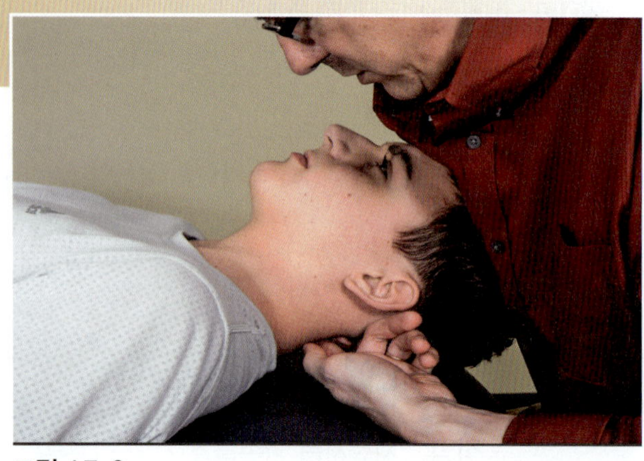

그림 17.9

환자 자세 상지를 옆에 이완하고 바로 눕는다.

치료사 자세 환자의 머리쪽에 앉는다.

움직임 치료사는 환자의 이마에 삼각흉근구(deltopectoral groove)를 댄다. 손(오른손)을 사용하며, 치료사는 환자의 후두와 C1을 함께 머리 위로 들어 올리며 다른 손(왼손)을 사용하여 C2의 SpP를 관찰한다.

평가 (+) 검사는 증상(척수병증 유형 등)의 재현 또는 C2의 SpP가 검지에서 들어 올려지지 않는 경우이다. 이러한 증상에는 부드러운 끝느낌(soft end-feel), 근육 경련, 현기증, 메스꺼움, 안구진탕증, 인후에 덩어리 느낌 또는 입술, 얼굴 또는 사지의 감각 이상이 포함될 수 있다.

통계 NR(보고되지 않음)

참고 치료사는 거짓 (−) 검사 결과의 가능성을 피하기 위해 손이나 검지를 들거나 C2의 SP를 촉진(따라서 평가)하지 않도록 해야 한다.

수정된 Sharp-Purser 검사 (Modified Sharp-Purser test)

영상 17.10 인터넷 지원으로 이 검사의 평가 방법을 볼 수 있다.

이 검사는 각별히 주의해야 한다.

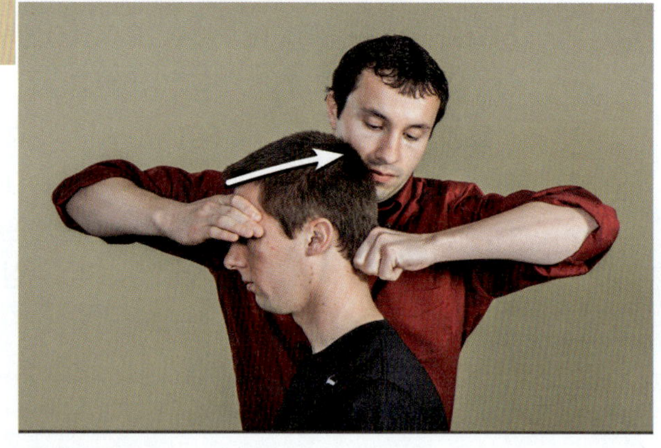

그림 17.10

환자 자세 목을 약간 굽히고(20°~30°), 양측 상지는 옆쪽에 이완한다.

치료사 자세 체간으로 환자의 체간을 안정시키고, 환자 가까이 선다.

움직임 치료사는 환자의 이마에 한 손(오른손)을 놓고, 다른 손(왼손)을 사용하여 C2의 극돌기에 집기(pinch grip)를 한다. 환자의 이마(오른손)에 후방 압력을 적용하여, 치료사는 후두부와 환추를 뒤쪽으로 민다(translates).

평가 단단한 끝느낌은 (−) 검사 결과로 생각한다. 전방 굴곡하는 동안 척수병증 증상이 재현되고, 전방에서 후방으로 움직이는 동안 증상이 감소하거나, 축추와의 연관성에서 머리가 후방으로 미끄러지는 움직임(motion)이 있으면 환축추 불안정성에 대한 (+) 검사를 나타낸다. 미끄러짐은 딱 하는 소리(clunk)(치돌기와 환추 전방 고리의 뒷부분이 근접)를 동반할 수도 있다.

통계
- SN 69(50-84), SP 96(89-99), +LR 17.25, -R 0.32 (아탈구 > 4mm), QUADAS 8, 류마티스관절염(증상의 성별, 연령 및 지속 기간 NR)이 있는 123명의 환자에서, 방사선 촬영의 참고 기준을 사용하였다.[108]
- 수정된 κ(일치): 다운 증후군을 가진 아동 11명의 연구에서 0.29 - 0.67, 4명의 치료사와 굴곡 방사선 사진의 참고 기준(아탈구 > 5mm)[109]

참고
- (+)인 경우 치료사는 경부용 칼라를 환자에게 착용시켜 의사 또는 응급실에 보내야 한다.
- 전체 경추 굴곡에서 시작하는 경우, 이 검사의 유일한 특징은 스트레스 요소가 증상을 악화시키는 것이 아니라 증상을 완화시키기 위한 것이다.
- 이 연구의 모든 환자는 류마티스관절염에 걸렸다고 언급할 가치가 있다.

횡인대 (TRANSVERSE LIGAMENT)

이것은 치료사의 기술적 수행이 필요한 보다 기법적으로 어려운 검사이다.

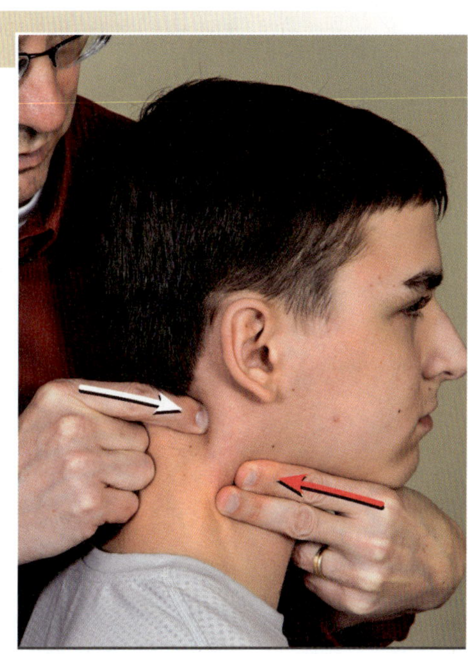
그림 17.11

환자 자세 양측 상지를 이완하고 앉는다.

치료사 자세 체간으로 환자의 체간을 안정시키고, 환자 가까이 선다.

움직임 치료사는 전방 잡기(아래쪽 손, 이 경우 왼손)를 사용하여 환자의 C2를 안정시키고, 오른쪽 외측 돌기를 대해 두 번째 및 세 번째 손가락을 누르면서 왼쪽 외측 돌기(보이지 않음)의 전방 부분을 엄지손가락으로 민다. 이 손가락은 환자에게 죄는 느낌을 주지 않아야 한다. 치료사는 엄지를 왼쪽 엄지의 뒷부분에 대고 두 번째 손가락을 환자의 C1(환추)에 대고 반대쪽(머리쪽 손, 이 경우에는 오른손)에 두어 검사 동작을 수행한다. 동시에, 치료사는 이 손가락을 환자의 후두골 아래 부분에 대해 단단히 누른다. 구부러진 손가락(3-5)은 아래에서 지지한다. 치료사는 C1(후두골은 환추의 움직임을 따른다)은 전방으로 C2는 후방으로 누르고, C1의 후방 부분까지의 공간에서 치돌기(축추)의 이동을 검사한다. 치료사는 C1과 C2 사이의 중립 위치에서 굴곡을 증가시키는 여러 단계를 거쳐 검사를 수행한다.

평가 (+) 검사는 환추의 과도한 병진(translation) 또는 일치성 통증(척수병증 증상)의 재현이다. 횡인대의 검사는 축추에 대한 환추의 전/후방 병진을 평가한다.

신뢰도 (κ) 계수: 0.69(0.55-0.83)

통계 SN 65(51-79), SP 99(96-100), +LR 65, -LR 0.35, QUADAS 7, 122명의 환자에 대한 연구(편타성 손상 관련 질환으로 진단받은 92명과 진단받지 않은 30명, 유형 2; 대조군 평균 나이 20.3세, 증상 환자 42.6세; 여성 78명; 평균 증상 기간 5.7년), MRI 참고 기준을 사용했다.

피개막(TECTORIAL MEMBRANE)

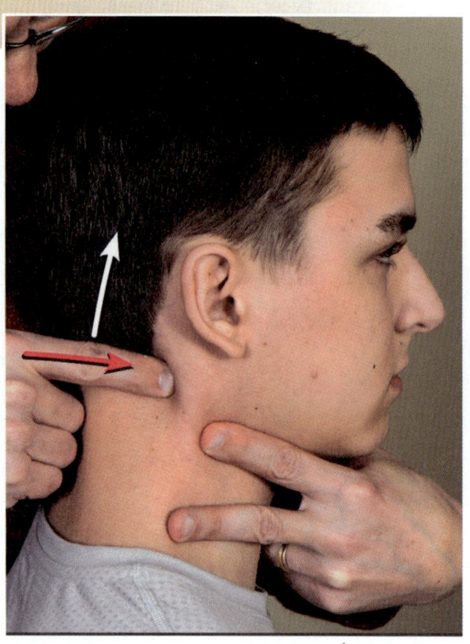
그림 17.12

! 이것은 치료사의 기술적 수행이 필요한 보다 기법적으로 어려운 검사이다.

환자 자세 양측 상지를 이완하고 앉는다.

치료사 자세 체간으로 환자의 체간을 안정시키고, 환자 가까이 선다.

움직임 치료사는 환자의 하후두 부위에서 수동 검사 움직임을 수행하기 위해 후방에 손(오른손)을 위치시킨다. 치료사는 첫 번째와 두 번째 손가락을 반원형으로 만들고 이를 환자의 후두골 아래쪽에 대고, 굴곡된 3, 4, 5번 손가락으로 아래에서 지지한다. C1은 후두골의 전방 및 머리쪽으로 움직인다. 치료사는 앞쪽에 있는 두 번째 손가락의 전방 잡기로 환자의 C2를 안정화시킨다(왼손). 검사 움직임은 견인력(뒤쪽 손)과 결합하여, 전방(앞쪽)으로 움직인다. 치료사는 굴곡 각도와 견인력의 정도에 따라 이 검사를 수행한다.

평가 (+) 검사 결과는 후두골-C1과 C2 사이의 과도한 병진 또는 일치성 통증(척수병증 증상)의 재현으로 제공된다. 피개막의 검사는 환추후두 축추(C0-C1-C2)에 있는 뼈 사이 복측(ventral) 수평 병진의 정도를 평가한다.

신뢰도 (κ) 계수: 0.93(0.83-1.03)[107]

통계 SN 94(82-106), SP 99(97-101), +LR 94, -LR 0.06, QUADAS 7, 122명의 환자에 대한 연구(편타성손상 관련 질환으로 진단받은 92명과 진단받지 않은 30명, 유형 2; 대조군 평균 나이 20.3세, 증상 환자 42.6세; 여성 78명; 평균 증상 기간 5.7년), MRI 참고 기준을 사용했다.[107]

후방 환추후두막 검사 (Posterior atlantooccipital membrane test)

! 이것은 치료사의 기술적 수행이 필요한 보다 기법적으로 어려운 검사이다.

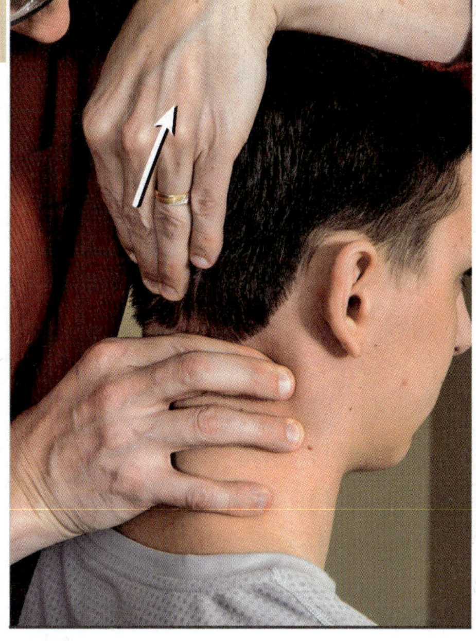

그림 17.13

환자 자세 양측 상지를 이완하고 앉는다.

치료사 자세 체간으로 환자의 체간을 안정시키고, 환자 가까이 선다.

움직임 치료사는 양손을 환자의 하후두 부위에 위치시킨다. 아래쪽(오른손) 손은 환추의 외측 덩어리(lateral mass of atlas)에 놓인 엄지와 손가락으로 하방 압력으로 환자의 C1을 안정시킨다. 치료사는 위쪽(손) 손을 잡고 손가락을 아래쪽으로 향하게 한다. 치료사는 아래쪽 손에 의한 하방 압력의 반대 방향으로 위쪽 손을 당겨서 이 검사를 수행한다. 그들은 다른 굴곡 각도를 통해 이 당김을 여러 번 반복한다.

평가 후방 환추후두막의 검사는 후두골과 환추 사이의 목 뒤쪽 부분의 안정성을 평가한다. (+) 검사는 과도한 병진 또는 일치성 통증(척수병증 증상)의 재현이다.

신뢰성 (κ) 계수: 0.97[107]

통계 SN 96(87–104), SP 100, +LR Inf, −LR 0.04, QUADAS 7, 122명의 환자에 대한 연구(편타성손상 관련 질환으로 진단받은 92명과 진단받지 않은 30명, 유형 2; 대조군 평균 나이 20.3세, 증상 환자 42.6세; 여성 78명; 평균 증상 기간 5.7년), MRI 참고 기준을 사용했다.[107]

골절을 위한 검사(TEST FOR A JEFFERSON FRACURE)

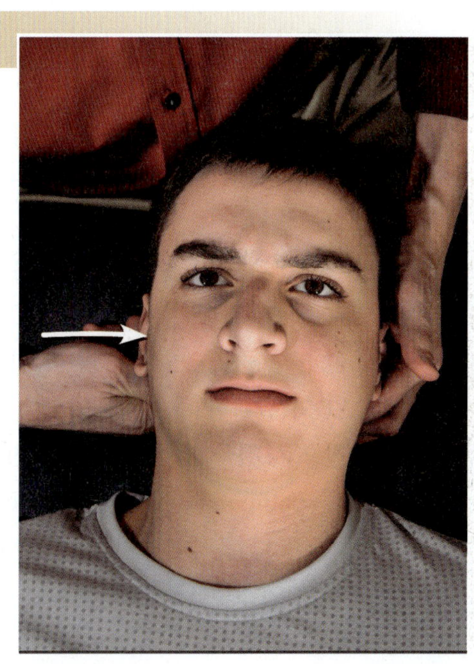

그림 17.14

환자 자세 양팔을 이완하고 바로 눕는다.

치료사 자세 테이블의 머리에 선다.

움직임 치료사는 C1의 양쪽 횡돌기(TP)를 촉진한다. 움직이는 손(오른손)은 C1의 TP에 양측 잡기(pincer grip)를 사용하고 고정하는 손(왼손)은 환자에게 가장 편안한 방식으로 C1의 반대 TP를 막는다. C1의 한쪽을 막으면서 치료사는 다른 쪽을 압박한다.

평가 정상 또는 (−) 검사 결과는 딱딱하고 단단한 끝느낌을 준다. 과도하게 움직이거나 환자의 증상이 재현되면 환추의 고리가 골절(disruption)이 있을 수 있다.

통계 NR

경추 동맥 기능부전 검사
(Cervical Artery Dysfunction Testing)

경추 동맥 기능부전(Cervical artery dysfunction, CAD)은 다요인(multifactorial) 질병으로, 다요인 사정이 필요하다. CAD 검사는 목의 후방 및 전방 순환 사정을 나타낸다. 척추뇌저동맥부전(Vertebrobasilar insufficiency, VBI) 검사는 전통적인 검사였지만 척추뇌저동맥 복합체의 검사(후방 순환)만을 설명한다. 보다 최근의 용어는 CAD를 사용하여 전방 순환(내경동맥)을 설명한다.

이러한 유형의 검사가 수행될 때 CCSR과 경추 안정성 검사를 위한 NEXUS가 이미 이행되어 있어야 한다. 상부 경추 불안정성과 CAD 간의 잠재적인 상관관계가 존재한다. 최근의 연구에서 모든 외상 환자의 약 0.5%가 척추 동맥 부전(vertebral artery insufficiency, VAI)을 가지고 있으며, 외상성 VAI의 70%가 경추 골절을 동반한 것으로 보고되었다. 경추 전위(translation) 손상 및 횡돌기공(transverse foramen) 골절은 VAI와의 중요한 관련성을 갖는 것으로 가장 일반적으로 언급된다. VAI에 이차적인 신경학적 결손의 빈도는 0%에서 24%까지 다양하다.[72]

CAD 검사는 논란의 여지가 있으며 진단 정확도의 정밀도가 부족하다고 제안되었다. 증거 기반 연구뿐만 아니라 일부 일화적인 증거는 이러한 유형의 검사에 대한 특정 선별검사 절차를 지지하는 다양한 지침에도 불구하고 위험에 처한 환자를 정확히 식별할 수 있는 능력에 대한 지지가 부족함을 시사한다.[60] 또한 CAD는 환자에게 현기증 및 시각 장애가 주관적으로 보고되어 CAD 신체 검사 절차를 통해 재현될 수 있다.[110]

이러한 모든 결과는 주관적인 검사에서 임상적 추론의 중요성을 뒷받침한다. 도수교정 물리치료사(manipulative physiotherapists)를 활용한 사례 연구에서 CAD와 관련한 치료사의 가설은 주로 주관적 검사를 기반으로 했다; 신체 검사에서 새로운 병리해부학적 가설(pathoanatomic hypotheses)은 발견되지 않았다. 특히 다른 증상(시각 장애, 외상의 병력 및 두통)과 관련이 있고 경추 움직임으로 악화되는 경우에는 CAD 관련 주요 지표는 현기증(dizziness)을 나타낸다. 치료사는 기능적 위치 검사(functional positional testing)에 대한 확신이 없음을 보여주었다.[111]

혈관성 위험 신호는 가짜 신경근육골격성 경추두개증후군(neuromusculoskeletal cervicocranial syndromes)을 나타내는 것이라고 제안하였다. 이 추론은 임상 결과가 좋지 않거나, 치료에 심각한 부작용이 있는 일부 환자는 실제로 진단되지 않은 혈관 병리를 앓고 있는 환자일 수 있다고 전제한다. 이 주제에 대한 가장 최근의 체계적인 검토에서, 사전 도수교정 검사(premanipulative tests)의 진단 정확성에 대한 확고한 결론을 내릴 수는 없었다.[112] 치료 전에 철저한 선별검사에도 불구하고 여전히 위험 요소가 있다. 치료사를 위한 더 강력한 증거 자료가 있을 때까지 치료사는 끝범위(end-of-range)에서의 회전 및 빠른 회전 도수교정(quick-thrust rotational manipulations)을 피하여야 한다.[113]

선택된 도수치료 중재 기법이 뇌의 혈류에 미치는 영향에 대해 조사되었다는 것을 언급할 필요가 있다. 건강한 성인에서는 경추의 중립, 회전, 회전 신연(Cyriax 도수교정과 유사), C1-C2 회전(Maitland 또는 정골 도수교정과 유사) 및 신연이 조사되었다. 두뇌에 혈액 흐름은 이 위치에 의해 손상된 것처럼 보이지 않았다. 실제로, 끝범위 목의 회전과 신연만을 사용한 위치(건강한 성인들에게서)는 더 세분화한 국소화된 기법보다 뇌 순환에 더 위험한 것으로 보이지 않는다.[114] 따라서 CAD의 복잡한 특성 때문에 다양한 검사 양상이 기술되었다. 그들의 목적, 증거, 한계 및 이점은 표 17.3에 열거되어 있다.

경추 회전 통계

SN 57(NR), **SP 100(NR)**, **+LR 83.3**, −R 0.44, QUADAS 9, 머리를 회전하는 동안 검사된 척추기저동맥 허혈 환자 46명과 대조군 40명을 대상으로 경동맥 Doppler ultrasonography를 참고 기준으로 사용하였다.[115]

경추 신전과 회전이 결합된 통계

- SN 21(NR), SP 100(NR), +LR 6.3, −LR 0.81, QUADAS 6, 27명의 무증상 환자(평균

표 17.3 경추 동맥 기능부전에 대한 기능적 위치 검사

검사	목적	근거	제한점과 이점
경추 회전	반대쪽 척추 동맥의 흐름에 영향을 미친다. 내경동맥에 대한 제한된 효과.	부족한 SN, 다양한 SP. 혈류 연구는 척추 동맥 흐름에 대한 효과를 지지한다.	후방 순환만 평가한다. 주의 깊게 해석하라.
경추 신전	내경동맥의 흐름에 영향을 미친다. 척추 동맥에 대한 제한된 효과.	특정 진단적 유용성에 대해 이용할 만한 근거는 없다. 혈류 흐름 연구; 내경동맥 흐름.	주로 전방 순환을 평가한다.
혈압	심혈관 건강 측정	경추 동맥 경화성 병리와 연관이 있다.	치료사에 의존하는 신뢰도 범주적이지 않은, 연속적 측정
뇌신경	허혈로 인한 신경 기능부전 확인	특정 진단적 유용성에 대해 이용할 만한 근거는 없다.	경험에 의존하는 신뢰도
안구 검진	내경동맥과 관련된 신경 결손의 진단을 돕는다.	특정 진단적 유용성에 대해 이용할 만한 근거는 없다.	심각한 근원적 병리의 조기 경고일 수 있다.

Data from Kerry and Taylor 2006; Kerry and Taylor 2009; Cook and Hegedus 2008.[100-102]

나이 62세, 6명의 여성)과 23명의 학생들(평균 나이 21세, 여성 없음)이 혈류의 경동맥 도플러 측정을 참고 기준으로 사용하였다.[116]

- SN 9(NR), SP 98(NR), +LR 4.2, −LR 0.93, QUADAS 7, 1,108명의 환자(평균 연령, 성별 및 증상이 상세하지 않은 기간)에서 잠재적인 신경혈관 손상을 검사하고 이중 초음파 검사(duplex ultrasonography)를 참고 기준으로 사용하였다.[117]

치료사는 전정기관 기능부전(vestibular dysfunction)에 대한 가능성을 배제하는 것도 인지해야 한다. 위험도가 낮은 검사 중 하나는 현기증 검사이다. 이 검사는 전정와우 기능부전(vestibuloco-chlear dysfunction)으로 인한 현기증을 CAD와 구별하기 위해 실시한다. 머리는 수동으로 한 방향으로 회전하고 증상을 평가한다. 어지럼증이 있는 경우 이러한 증상이 전정와우 또는 CAD로 인한 것인지 확실하지 않다. 머리가 고정되어 있고 환자가 적극적으로 몸을 회전(이 검사의 첫 번째 부분과 동일한 방향으로 머리를 회전)하도록 요청하고 현기증이 다시 나타나면 현기증은 CAD 때문이라고 제안한다. 전정와우 기능부전은 머리의 움직임(머리의 위치)에 의해 생성되는 반면, CAD는 몸통을 기준으로 한 머리의 위치(머리가 체간에서 움직여지거나 그 반대로 움직여지는 경우)에 따라 발생된다.

더 높은 위험을 내포한 검사는 발작성 자세 현기증(paroxysmal positional vertigo, BPPV)에 대한 Dix-Hallpike 검사이다. BPPV 환자는 머리 자세가 바뀌면서 현기증의 반복 에피소드가 보고된다. 이러한 환자의 신체 검사를 위해서는 다음 기준을 충족해야 한다.[116]

- 안구진탕증과 관련된 현기증은 Dix-Hallpike 검사로 유발된다.
- Dix-Hallpike 검사의 종료와 현기증과 안구진탕증의 시작 사이에는 잠복기가 있다.
- 자극받은 현기증과 안구진탕증은 안구진탕증 발생 후 60초 이내에 증가하고 해소된다.

Dix-Hallpike 검사의 진단 정확도는 다음과 같다.

- SN 79(65−94), SP 75(33−100), +LR 3.2, −LR 0.28로 다양한 연구를 통해 신경학자 및 이비인후과 의사에 의한 진단 기준 참고.[119]

중요한 임상적 핵심

CAD의 잠재적 존재를 평가할 때, 다음 사항을 염두에 두어야 한다.

- 종합적이고 상세한 검사가 필요하다.
- 치료사는 먼저 환자와 상호 작용하고 검사의 여러 측면(예: 면담, 관찰 및 선별)을 통합하는 즉시 CAD 검사가 진행된다.
- 의사 결정 과정에 대한 환자의 참여는 국제정형도수물리치료사연맹(International Federation of Orthopaedic Manipulative Physical Therapists)이 요구하고 제안한다.[93]
- CCSR과 NEXUS의 활용은 필수 요소일 수 있지만, 치료사들은 경추 골절을 배제하기 위한 도구의 진단 정확도가 응급실에 있는 급한 부상을 입은 환자의 경우와 상대적이라는 것을 인식해야 한다.
- 치료사는 상부 경추의 인대 또는 뼈의 손상 가능성과 관련된 위험 요인을 관찰해야 한다.
- 치료사는 병력을 청취하는 동안 평가될 수 있는 CAD의 위험 요소를 관찰해야 한다.
- 치료사는 전통적으로 제안된 주관적 호소(예: 연하장애(dysphagia), 구음장애(dysarthria), 복시(diplopia, double vision), 구역질(nausea), 마비(numbness)) 및 객관적인 증상(예: 운동실조(ataxia), 안구진탕증(nystagmus))을 관찰해야 한다.
- 잠재적인 상부 경추 불안정성의 제거는 CAD 검사 전에 필요하다.
- 상부 경추에 제안된 안정성 검사 중 일부는 복잡하다. 치료사는 검사를 수행하기 전에 이 검사에 숙달되어야 한다.
- CAD 검사는 논란의 여지가 있으며 진단 정확도의 정밀도가 부족하다고 제안되었다. 위험에 처한 환자를 정확하게 식별할 수 있는 능력을 검사하는 것에 대한 지원은 불충분하다고 제안되었다.
- 일부 문헌은 치료사들이 기능적 위치 검사에 대한 자신감이 부족함을 보여주고 있음을 제시한다.
- 현재 가장 좋은 근거는 이 장의 앞 부분에서 설명한 국제정형도수물리치료사연맹(International Federation of Orthopaedic Manipulative Physical Therapists)에 의한 경추 정리(clearance)에 관한 임상 추론의 순서도의 활용을 제안한다.

비구조적(Nonorganic)이거나 심리적으로 연관된 원인에 의한 통증 발생 배제

(Ruling Out Pain Generation From Nonorganic or Psychological-Related Sources)

비구조적 증상과 징후는 20세기 초반으로 거슬러 올라가는 의학 문헌에 기술되어 있으며, 처음에는 우울증의 징후로 느껴졌다. 그러나 의학 연구가 진행됨에 따라 이러한 증상과 징후가 신체적 고통과 비정상적인 질병 행동과 밀접한 상관관계가 있음이 분명해졌다.[120] Waddell의 징후는 통증에 기여하는 비구조적 징후를 평가하기 위한 오랜 검사 방법이었다(19장 요추 참고). Sobel과 동료[120]들은 8개의 신체 검사 징후(Waddell의 요추 징후 중 일부가 경추에 추론한 것 및 그들이 개발한 3가지 추가 징후)의 표준화된 설정을 개발했다. 이 징후는 표준화되어 신뢰성이 입증되었다.[120]

1. **압통**(Tenderness)
   - *표층(Superficial)*. 치료사는 경추 및 상부 흉추의 후면으로 구성된 경추 부위를 촉진한다. 환자가 가벼운 터치 또는 피부의 가벼운 꼬집기로 고통을 호소하는 경우 (+) 검사이다.
   - *비해부학적*. 경추, 흉부, 요추 및 상완 부위의 영역은 깊게 촉진한다. 환자가 요통을 함

께 앓고 있다면, 허리의 심부 촉진에 대한 통증을 줄이고 팔 부위는 기준에 추가한다.

2. **모의 실험**(Simulation): 모의 실험 검사가 수행될 때 환자는 실제로 고통스런 부분이 검사되고 있다고 가정한다. 환자가 신체 검사를 통해 통증을 호소하면 (+) 검사로 간주된다.
   - *앉은 자세에서 머리, 어깨, 체간의 회전*. 치료사는 검사 테이블에 앉아있는 환자와 마주보고, 치료사는 환자의 어깨를 사용하여 환자의 체간을 좌우로 회전시킨다. 치료사는 머리가 어깨와 같은 평면에서 회전하고 있음을 관찰해야 한다.
   - *서있는 동안 머리, 어깨, 몸통, 골반의 회전*. 앉아있는 검사와 마찬가지로, 치료사는 환자의 어깨, 몸통, 골반을 오른쪽과 왼쪽으로 하나의 단위로 회전시킨다. 머리가 어깨, 몸통, 골반과 같은 평면에서 회전하고 있음을 관찰할 때 주의해야 한다. 환자가 회전으로 목 통증을 호소하는 경우 (+) 검사이다.
3. **운동 범위**(Range of motion): 경추 회전을 검사하기 위해 치료사는 앉아있는 환자에게 머리를 가능한 한 오른쪽으로 돌린 다음 왼쪽으로 돌려보라고 요청한다. (+) 검사는 각 방향에서 회전이 정상의 50% 미만일 때이다. 이 검사는 경추 회전의 대부분이 상부 경추에 발생하고 경추 병변의 대부분이 중부에서 하부 경추에 있다는 사실을 기반으로 고안되었다.
4. **지역 교란**(Regional disturbance):이 범주에 속하는 운동 또는 감각 변화에 대해, 결손은 정상적인 신경해부학적으로 간주되는 것에서 벗어나야 한다. 예를 들어, 신체의 절반(half of the body) 또는 전체 상지(upper extremity)를 포함한 감각 소실을 호소하는 환자는 여러 신경근이나 말초 신경 손상이 배제된 범주에 속하는 것으로 간주된다. 지역 교란 하위 범주에서 하나 또는 모두가 양성인 것으로 고려하기 전에 여러 신경근 또는 말초신경 손상을 배제하는데 주의를 기울여야 한다.
   - *감각 소실*. 이 검사를 (+)으로 받으려면, 환자는 신경근이나 말초 신경의 특정 피절(dermatome)에 해당하지 않는 패턴으로 가벼운 터치 또는 침통각(pinprick) 중 감각 저하를 보고해야 한다. 종종, 환자는 상지 전체 또는 팔꿈치 아래의 감각 소실을 호소한다.
   - *운동 소실*. 공식적인 도수 근력 검사에서 약화는 비해부학적 패턴에서 발견된다. 이 검사의 특징은 약화이다. 또한, 관찰 시 환자가 정상적인 근력을 나타내지만 공식 검사에서 약화를 보일 경우에도 (+)으로 고려한다. 예를 들어, 환자는 팔꿈치 신전근을 사용하여 검사 테이블에 올라가지만 팔꿈치 신근의 도수 근육 검사에서 항중력 근력보다 작은 것으로 기록된다.
5. **과민 반응**(Overreaction): 이 연구에서, 이 범주는 검사 중에 환자가 과민 반응을 보이는 것을 치료사가 느꼈다면 (+)을 고려한다. 과잉 반응의 예로는 3초 이상 해당 부위를 문지르고, 통증으로 인한 찡그린 얼굴과 한숨을 쉬는 것을 포함한다. 치료사에게 이것은 매우 주관적인 범주이다. 따라서 치료사는 환자에 대한 자신의 감정적인 느낌이 환자가 검사에 과민 반응하는지 여부에 대한 사정을 방해하지 않도록 주의해야 한다. 또한 치료사는 고통스러운 검사(maneuvers)에 대한 대응에서 상당한 정도의 문화적 다양성이 있을 수 있다는 점을 고려해야 한다.

기타 연관된 구조로부터 통증 발생 배제: 흉추 (Ruling Out Pain Generation From Other Related Structures: Thoracic Spine)

흉추는 경추의 통증을 위한 통증 생성부위가 될 수 있다. 흉추의 골절과 같은 심각한 병리가 주요 문제이다.

흉추 골절

- 주먹 타진 징후(Closed-fist percussion sign):

SN 88(75–95), SP 90(73–98), +LR 8.8, **−LR 0.14**, QUADAS 10[121]

- 앙와위 징후(Supine sign): **SN 81(67–91)**, SP 93(83–99), +LR 11.6, **−LR 0.20**, QUADAS 10[121]

또한 다른 관절과 마찬가지로 과압력의 유무에 관계없이 완전한 AROM이 필요하다. 7장에 설명된 하체 선별검사(lower quarter screen)의 모든 동작에 대한 AROM을 수행해야 한다. 흉추를 완전히 배제하기 위해서는 완전한 AROM(통증이 없는 경우 과압력을 가함)이 있어야 한다.

경추에 대한 민감도 검사

(Sensitive Tests for the Cervical Spine)

Spurling의 검사와 상지신경역동 검사(정중신경 편향)(높은 SN 및 낮은 −LR의 검사)를 사용하여 신경근병증 및 추간판성 관련 병리를 배제할 수 있다.

- Spurling 검사: **SN 93(77–99)**, **SP 95(76–100)**, **+LR 19.6**, **−LR 0.07**, QUADAS 9
- 정중신경 상지신경역동 검사(upper limb neurodynamic test): **SN 97(90–100)**, SP 22(12–33), +LR 1.3, **−LR 0.12**, QUADAS 10[18]
- 상완 쥐어짜기 검사(Arm squeeze test)(경추 신경근 압박에 대한 설명): SN 95(85–99), SP 96(87–99), +LR 24, −LR 0.05, QUADAS 8[123]

또한 어떤 관절과 마찬가지로 과압력의 유무에 관계없이 완전한 AROM이 필요하다. 경추를 완전히 배제하기 위해서는 완전한 AROM(통증이 없는 경우 과압력을 가함)이 있어야 한다.

움직임 검사 MOTION TESTS

경추는 상대적으로 독특한 생체역학적 및 해부학적 특성을 가지고 있다. 정형의학에서 모든 신체 부위와 마찬가지로 움직임 사정에 대한 신뢰도를 이해해야 한다. 여러 가지 경추 관절의 위치, 끝느낌 및 ROM 표준 값은 표 17.4에 나와 있다.

경추 ROM 사정은 다양한 환자와 측정 장치로 신뢰할 수 있다.[124–126] 목 통증이 있거나 없는 환자의 경우 기포 경사계(bubble inclinometer)를 사용한 ICC

표 17.4 경추 관절학

관절	닫힌 위치	이완 위치	관절낭 패턴	ROM 표준	끝느낌
OA 관절	설명되지 않음	설명되지 않음	신전과 외측굴곡은 비슷하게 제한됨. 회전과 굴곡은 영향을 받지 않음.	굴곡과 신전을 합하여 14°–35° 범위로 보고됨; 외측 굴곡은 총 2°–11° 범위로 보고됨; 축회전은 0°–7° 범위로 보고됨.	모든 움직임에서 단단함(firm)
C1–C2	설명되지 않음	설명되지 않음	회전 제한	굴곡–신전은 약 10°; 회전은 약 40°.	모든 움직임에서 단단함(firm)
C3–C7 (전형적인 경추) 후관절	완전한 신전	굴곡과 신전의 중간	외측굴곡과 회전은 비슷하게 제한; 신전은 굴곡보다 더 제한됨.	굴곡: 50° 신전: 60° 우측 굴곡: 45° 좌측 굴곡: 45° 우측 회전: 80° 좌측 회전: 80°	모든 움직임에서 단단함(firm)

값이 0.45에서 0.79까지 다양하다.[127] 경부의 ROM 감소에 대한 환자의 추측은 치료사의 측정과 비교할 때 정확하지 않다.[35]

연부조직 병변은 능동가동범위(AROM)에 반영된 목 운동에 영향을 줄 수 있다. WAD 환자의 경우, 익상인대에 병변의 심각성이 증가할수록 최대 굴곡과 회전의 감소와 관련이 있었다. 횡인대의 병변에서도 비슷한 패턴이 나타났다. 비정상적으로 후방 환추후두막 왼쪽 회전의 짧은 범위와 관련되었다. 피개막의 병변과 관련하여 중요한 연관성은 발견되지 않았지만 이러한 병변이 있는 환자는 거의 없었다. 다른 구조의 병변이 동일한 움직임에 영향을 미치는 것으로 보아, AROM만으로는 상부 경추의 특정 구조물에 연부조직 병변의 충분한 지표가 되지 못한다.[128] 다른 병리를 가진 환자는 또한 ROM에 제한이 있는 것으로 나타났다. 경추성 두통이 있는 환자에서 평균 경추의 ROM이 감소되었다.[129]

고령 환자는 남성과 여성 모두 젊은 층에 비해 모든 면에서 ROM이 감소하는 것으로 나타났다.[130,131] 고령 그룹은 젊은 그룹에 비해 경추 ROM 값의 변화가 더 컸다. 모든 코호트 연령 그룹에서 여성이 더 큰 ROM을 가지는 것으로 나타났다.[130]

수동과 능동 ROMs
(Passive and Active ROMs)

경추의 능동 ROM은 일반적으로 관찰 및 이전 검사의 구성요소로 평가할 수 있다. 치료사는 환자 면담과 관찰을 통해 환자의 AROM에 대한 아이디어를 얻을 수 있다. 환자가 머리를 편안하게 움직이지 못하거나 움직일 수 없는 경우에, 척추 불안정성이 입증될 때까지는 제한된 AROM을 의심할 것이다.

경추 및 요추에서, 결합된 동작을 수행하는 것이 특히 유용할 수 있다. 이들은 종종 *사분면 위치*라고 한다. 따라서 단일 평면 움직임이 환자의 통증을 재현하는데 있어 눈에 띄지 않는 경우 치료사는 이러한 결합된 동작을 구현하여 척추의 영역을 추가로 검사하고자 할 수 있다. 후방 사분면은 신전, 외측굴곡 및 회전을 포함하며, 전방 사분면은 굴곡, 외측굴곡, 회전이 결합된 동작이다. 또한, 이러한 방법은 치료사에게 환자의 기능적 상태, 과민도(irritability)의 정도 및 움직임에 대한 의향에 대한 멋진 큰 그림(nice big-picture) 사정을 제공한다.

경추 굴곡(CERVICAL FLEXION)

환자 자세 팔을 이완하고 앉는다.

치료사 자세 환자의 옆에 선다.

각도계 정렬 치료사는 외이도 위에 지점(fulcrum)을 위치시키고, 근위부 팔(proximal arm)을 테이블에 수직 또는 평행하게 배치하고, 원위부 팔(distal arm)을 코의 기저부에 맞춘다.

움직임 치료사는 한 손을 환자의 머리 뒤쪽에, 다른 한 손은 환자의 턱에 위치시킨다. 치료사는 환자의 턱을 수동으로 가슴쪽으로 당겨 굴곡시킨다(정상적인 끝느낌은 단단함). 이 동작은(치료사의 도움없이) 환자에 의해 유사하게 수행될 수 있다. 수동가동범위(PROM) 이전에 능동가동범위를 수행하여 환자의 움직임 의지를 결정해야 한다.

평가 치료사는 ROM의 양, 끝느낌, 움직임의 질, 환자의 반응, AROM과 PROM 간의 잠재적 차이 등을 평가한다.

경추 신전(CERVICAL EXTENSION)

환자 자세 팔을 이완하고 앉는다.

치료사 자세 환자의 옆에 선다.

각도계 정렬 치료사는 외이도 위에 지점을 위치시키고, 근위부 팔을 테이블에 수직 또는 평행하게 배치하고, 원위부 팔을 코의 기저부에 맞춘다.

움직임 치료사는 한 손을 환자의 머리 뒤쪽에, 다른 한 손은 환자의 턱에 위치시킨다. 치료사는 환자의 턱을 환자의 가슴에서 신전의 끝 범위까지 수동으로 들어 올린다(정상적인 끝느낌은 단단함). 이 동작은 (치료사의 도움없이) 환자에 의해 유사하게 수행될 수 있다. 수동가동범위(PROM) 이전에 능동가동범위를 수행하여 환자의 움직임 의지를 결정해야 한다.

평가 치료사는 ROM의 양, 끝느낌, 움직임의 질, 환자의 반응, AROM과 PROM 간의 잠재적 차이 등을 평가한다.

경추 회전(CERVICAL ROTATION)

환자 자세 팔을 이완하고 앉는다.

치료사 자세 환자의 옆에 선다.

각도계 정렬 치료사는 환자 머리의 두개면(cranial aspect) 중앙에 지점을 배치하고 양쪽 견봉과 평행하게 근위부 팔을 정렬하고 환자의 코끝으로 원위부 팔을 정렬한다.

움직임 치료사는 양손을 환자의 얼굴 한쪽에 위치시키고 회전의 끝 범위까지 평가할 방향으로 수동으로 머리를 회전시킨다(정상적인 끝느낌은 단단함). 이 동작은 (치료사의 도움없이) 환자에 의해 유사하게 수행될 수 있다. 수동가동범위(PROM) 이전에 능동가동범위를 수행하여 환자의 움직임 의지를 결정해야 한다.

평가 치료사는 ROM의 양, 끝느낌, 움직임의 질, 환자의 반응, AROM과 PROM 간의 잠재적 차이 등을 평가한다.

경추 측방 굽힘(CERVICAL SIDE BENDING)

환자 자세 팔을 이완하고 앉는다.

치료사 자세 환자의 옆에 선다.

각도계 정렬 치료사는 환자의 C7 극돌기에 지점을 위치시키고 근위부 팔은 흉추의 극돌기에 정렬하고 원위부 팔은 머리의 정중선에 일직선으로 맞춘다.

움직임 치료사는 한쪽 손으로 반대쪽 어깨를 안정시키고 다른 쪽 손을 환자의 머리 꼭대기에 놓는다. 어깨를 안정시키면서 치료사는 환자의 머리를 반대편 어깨쪽으로 끝까지 당겨 끝 범위까지 외측 굴곡시킨다(정상적인 끝느낌은 단단함). 이 동작은 (치료사의 도움없이) 환자에 의해 유사하게 수행될 수 있다. 수동가동범위(PROM) 이전에 능동가동범위를 수행하여 환자의 움직임 의지를 결정해야 한다.

평가 치료사는 ROM의 양, 끝느낌, 움직임의 질, 환자의 반응, AROM과 PROM 간의 잠재적 차이 등을 평가한다.

수동 부수적 움직임 (Passive Accessories)

수동 부수적(관절) 척추간 운동(PAIVM)은 척추의 부수적 관절 놀이를 설명하는데 일반적으로 사용되는 용어이며, *수동 생리적 척추간 운동*(PPIVM)은 척추의 수동 ROM을 나타내는데 일반적으로 사용되는 용어이다. 사정 방법에 따라 이러한 용어(따라서 기술)는 때로는 구분하기 어려울 수 있다. 이러한 기술과 용어를 구별하기 위해 척추 부분에 시도할 것이지만, 독자는 이런 어려움을 구분하여 상기하기 바란다.

모든 관절 놀이 사정이 완료되면 치료사는 어떤 후관절이 제한되어 있는지 식별할 수 있어야 한다(후관절에 기능부전이 있다고 가정). C0–C1 관절에서, 제한된 후두관절융기(occipital condyle)의 후방 활주는 C0–C1 굴곡과 반대측 외측 굴곡으로 발견된다. 제한된 관절융기의 전방 활주는 신전과 동측 외측 굴곡으로 발견된다. C1–C2 관절의 사정은 회전과 함께 주로 설명된다. 전형적인 척추에서 후관절이 아래로(또는 후방과 하방으로) 이동하지 못하는 것은 신전, 반대측 외측 활주 및 동측 회전으로 발견될 수 있다. 후관절이 앞으로 나아갈 수 없다는 것은 굴곡, 동측 외측 활주 및 반대측 회전으로 발견될 수 있다.

C0–C1(환추후두) 관절: 분절 가동성 검사

C0–C1 굴곡 및 신전(PPIVM)

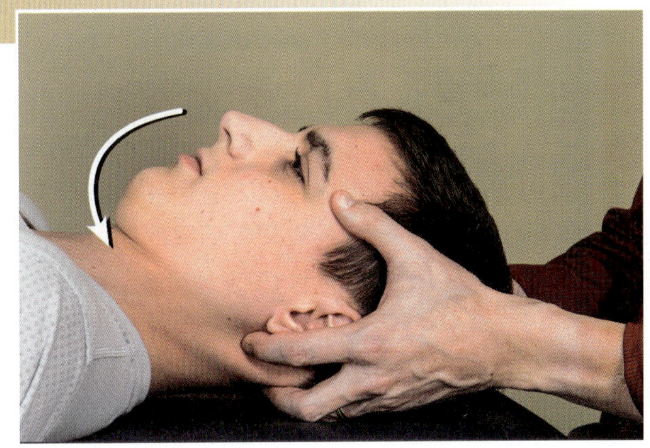

그림 17.15

환자 자세 테이블 끝에 머리를 두고 바로 눕는다.

치료사 자세 환자를 마주보고 테이블의 머리쪽에 선다.

움직임 치료사는 가능하다면 C1의 횡돌기를 검지로 촉진한다. 치료사는 상부 경추에서만 환자의 머리를 구부리고 신전시킨다. 이 동작의 축은 귀를 통과한다.

평가 사정은 관절 움직임, 환자의 반응 및 끝느낌에 대해 수행된다. 일치성 통증(concordant pain)의 재현은 기능 부전을 시사한다. 또한 일치성 통증이 재연될 경우 관절 가동성 장애 또는 끝느낌의 기능부전일 수 있다.

- OA(C0–C1) 관절 굴곡은 그 관절이 후방으로 미끄러지는 능력을 평가한다. 제한(관절 놀이 부족 또는 제한된 끝느낌)은 양측 또는 편측 후방 활주 제한을 나타낸다.
- OA(C0–C1) 관절 신전은 관절이 전방으로 미끄러지는 능력을 평가한다. 제한(관절 놀이 부족 또는 제한된 끝느낌)은 양측 또는 편측 전방 활주 제한을 나타낸다.

참고
- 중부 경추가 움직이기 쉽기 때문에 움직임 양이 적고(14°–35°) 평가하기 어렵다.
- 제한된 동작이 나타나면, 외측 굴곡 사정은 관련된 쪽을 결정하기 위해 제안된다.

C0-C1 외측 굴곡(PPIVM)

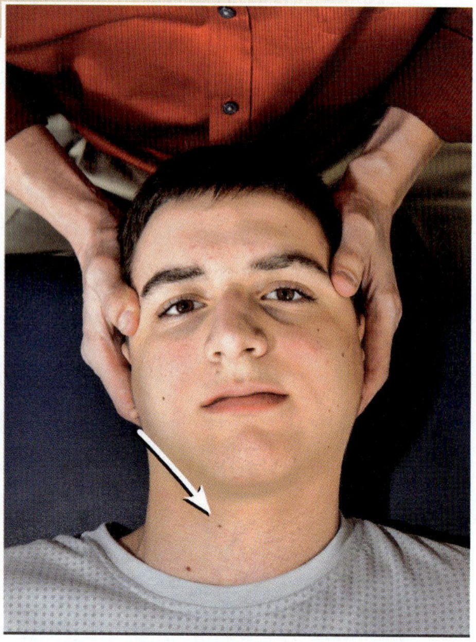

환자 자세 테이블 끝에 머리를 두고 바로 눕는다.

치료사 자세 환자를 마주보고 테이블의 머리쪽에 선다.

움직임 치료사는 검지로 환자 C1의 횡돌기를 촉진한다. 치료사는 유양 돌기(mastoid process)를 통해 양손의 3번째 손가락에서 5번째 손가락으로만 머리를 외측 굴곡한다. 움직임의 축은 코를 통과한다-그렇지 않으면 움직임이 중부 경추에서 발생한다. 오른쪽 굽힘을 사정하는 동안(여기에 표시된 것처럼) 오른쪽 횡돌기는 오른쪽 C0가 내측, 하방 및 전방(MIA)으로 이동함에 따라 더 두드러지게 나타난다.

평가 사정은 관절 움직임, 환자의 반응 및 끝느낌에 대해 수행된다. 제한된 관절 가동성 또는 끝느낌 또는 일치성 통증의 재현은 잠재적인 기능부전을 시사한다.

- 외측 굴곡: 동측 돌기가 MIA로 움직이고 반대쪽 돌기가 외측, 후방 및 상방(LPS)로 이동한다. 오른쪽 외측 굴곡 예: 오른쪽 측면 OA 관절 MIA 이동, 왼쪽 OA 관절 LPS 이동.
- 제한된 오른쪽 굽힘: 제한된 오른쪽 MIA 또는 왼쪽 LPS 움직임이 발생한다.
- 제한된 MIA 운동은 동측 외측 굴곡 및 전방 활주로 기록한다(이전에 설명). 위의 예에서 오른쪽 외측 굴곡과 전방 활주 제한은 오른쪽 OA 관절의 전방 활주가 제한되었음을 나타낸다.
- 제한된 LPS 움직임은 반대쪽 외측 굴곡 및 후방 활주로 기록한다(이전에 설명). 위의 예에서 오른쪽 외측 굴곡과 후방 활주 제한은 왼쪽 OA 관절의 후방 활주가 제한되었음을 나타낸다.

그림 17.16

C1–C2(환추축추) 관절

능동 동작 선별검사(ACTIVE MOTION SCREEN)

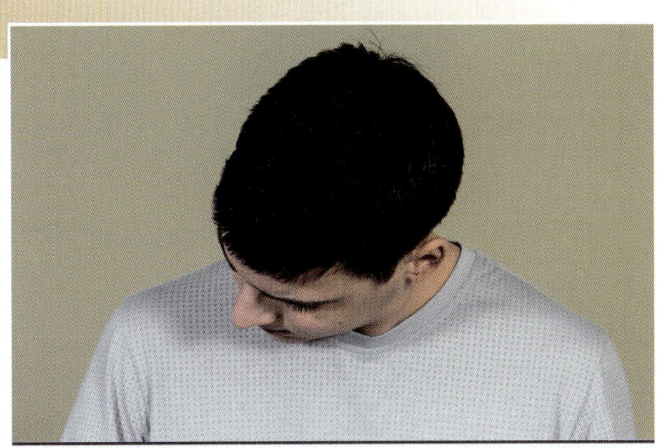

그림 17.17

환자 자세 중립 척추와 견갑골이 후인된 바른 자세로 앉는다.

치료사 자세 자세와 좌우 대칭 움직임을 관찰한다.

움직임 치료사는 환자가 경추를 최대한 굽히도록 하여 하부 분절의 기여도를 줄이다. 치료사는 환자에게 양방향으로 완전히 회전하도록 요청한 다음(오른쪽 그림 참고), ROM의 질과 양을 관찰한다.

평가 치료사는 ROM, 양측 비대칭 및 전반적인 제한된 가동성을 평가한다. 제한이 결정되었는지 여부에 관계없이 C1–C2 분절 가동성을 평가해야 한다.

참고 치료사는 환자가 경추 굴곡을 유지하도록 해야 한다.

분절 가동성 검사

C1–C2 회전: 굴곡–회전 검사(PPIVM)

영상 17.18 인터넷 지원으로 이 검사의 평가 방법을 볼 수 있다.

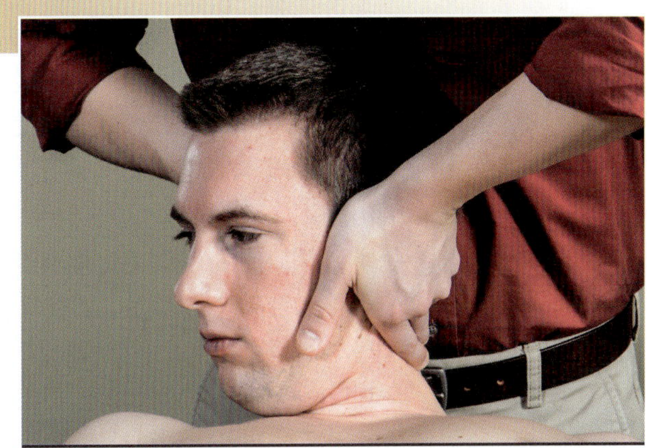

그림 17.18

환자 자세 테이블 끝에 머리를 두고 바로 눕는다.

치료사 자세 환자를 마주보고 테이블의 머리쪽에 선다.

움직임 치료사는 환자의 머리를 완전히 구부려(하부 경추에서 오는 움직임을 제거하는데 도움이 됨) 오른쪽(그림과 같이)과 왼쪽으로 완전히 회전시켜 가능한 동작 및 끝느낌을 평가한다.

평가 사정은 관절 움직임, 환자 반응 및 끝느낌에 대해 수행된다.

- 10° 이상 감소한 것은 경추성 두통에 대해 양성 검사로 고려한다; SN 86(NR), SP 100 (NR), +LR Inf, −LR 0.14, QUADAS 12, 한쪽으로 우세한 경추성 두통을 가진 28명의 환자(평균 나이 43.3세, 여성 20명, 평균 증상 기간은 보고되지 않음)는 증상이 없는 28명의 환자와 일치하였고 참고 기준으로 사용하였다.[24]
- SN 91(NR), SP 90(NR), +LR 9.1, −LR 0.1, QUADAS 8, 경추성 두통 23명, 무증상 23명, 편두통 12명의 환자(나이 18–66세, 평균 증상 기간은 보고되지 않음)는 증상이 없는 28명의 환자와 일치하였고, 두통 설문지와 시각적 상사 척도(VAS)를 참고 기준으로 사용하였다.[132]

참고 사정 전반에 걸쳐 경추의 완전한 굴곡을 유지해야 한다.

엎드린 자세에서 C0–C1, C1–C2, C2–3 PAIVM

이 3가지 엎드린 자세 기법은 부수적 관절 놀이를 통해 동작이 명확하게 전달되기 때문에 분명히 PAIVM이다.

통계[133]

- SN 59, SP 82, +LR 3.3, –LR 0.49, at C0–C1, QUADAS 10
- SN 62, SP 87, +LR 4.9, –LR 0.43, at C1–C2
- SN 65, SP 78, +LR 2.9, –LR 0.44, at C2–C3

엎드린 자세에서 C0–C1 PAIVM

영상 17.19 **인터넷 지원으로 이 검사의 평가 방법을 볼 수 있다.**

환자 자세 머리는 중립을 하고 팔은 테이블의 옆쪽에 이완하고 엎드린다.

치료사 자세 환자를 바라보고 테이블의 머리쪽에 선다.

힘의 움직임과 방향 치료사는 C0–1 관절(a, b)에 엄지와 엄지를 겹친 접촉(thumb-over-thumb purchase contact)을 사용하여 하후두 부위를 촉진한다. 치료사는 이 사정을 수행할 때 이 조직을 통해 압박되는 것을 피하기 위해 척추 옆쪽 근육을 안쪽으로 밀어낸다. 그림 (c)와 같이 팔꿈치를 똑바로 펴고 환자 위에 기울어지면 치료사는 환자의 안와(눈) 방향으로 힘을 가한다. 처음에는 가벼운 압력만 가한다. 환자가 이 압력을 잘 견디면 치료사는 움직임을 반복하고 재평가해야 한다.

평가 사정은 관절 놀이/수동 부수적 동작, 환자 반응 및 끝느낌에 대해 수행된다. 일치성 통증의 재현은 기능부전을 시사한다. 또한 일치성 통증이 재연될 경우 관절 가동성 장애 또는 끝느낌이 기능부전일 수 있다.

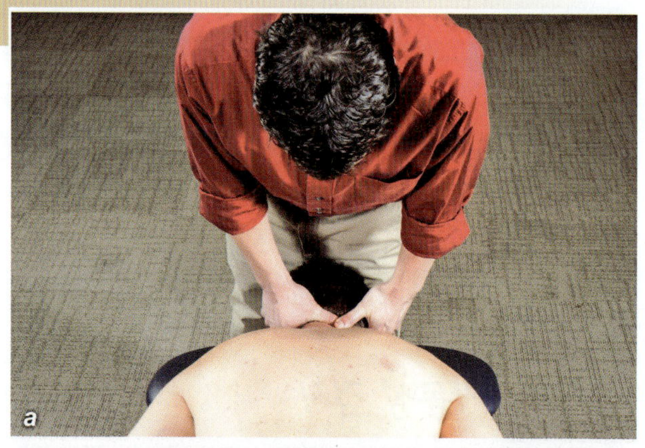

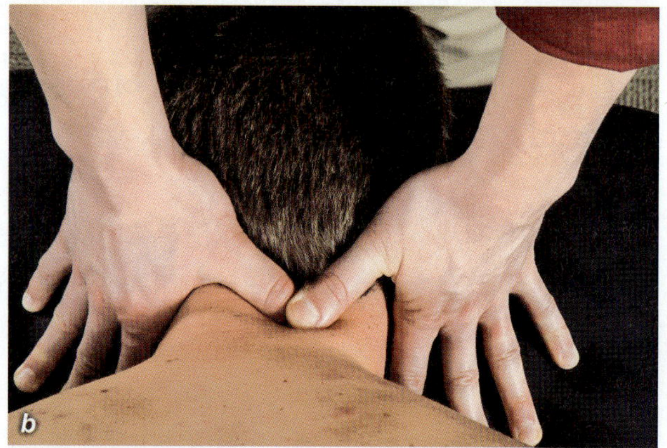

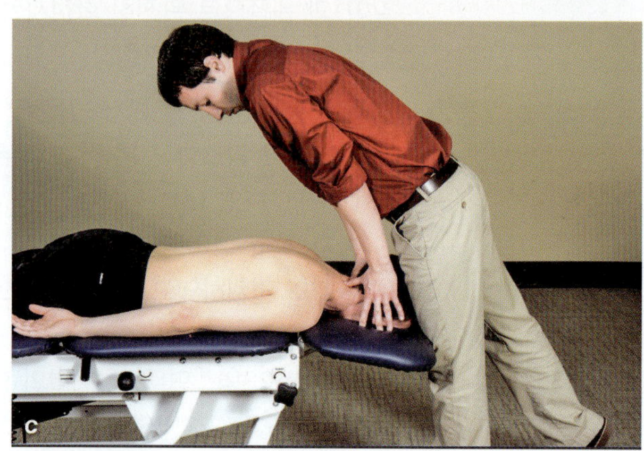

그림 17.19

엎드린 자세에서 C1-C2 PAIVM

영상 17.20 인터넷 지원으로 이 검사의 평가 방법을 볼 수 있다.

환자 자세 머리는 중립을 하고 팔은 테이블의 옆쪽에 이완하고 엎드린다.

치료사 자세 환자를 바라보고 테이블의 머리쪽에 선다.

힘의 움직임과 방향 치료사는 환자의 C2-3의 후관절을 촉진하고(오른쪽 그림 참고)(a), 관절에 엄지와 엄지를 겹쳐 접촉한다(b). 치료사는 환자의 머리를 동측(약 30°)으로 회전시킨다(그림과 같이 오른쪽 회전). 팔꿈치를 똑바로 펴고 반대쪽(c)에 서 있으면 치료사는 환자의 입 방향으로 힘을 가한다. 처음에는 가벼운 압력만 가한다. 환자가 이 압력을 잘 견디면 치료사는 움직임을 반복하고 재평가해야 한다.

평가 사정은 관절 놀이/수동 부수적 동작, 환자 반응 및 끝느낌에 대해 수행된다. 일치성 통증의 재현은 기능부전을 시사한다. 또한 일치성 통증이 재연될 경우 관절 가동성 장애 또는 끝느낌이 기능부전일 수 있다.

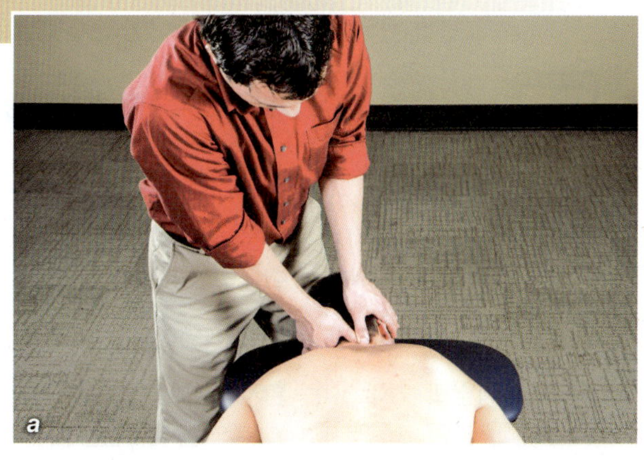

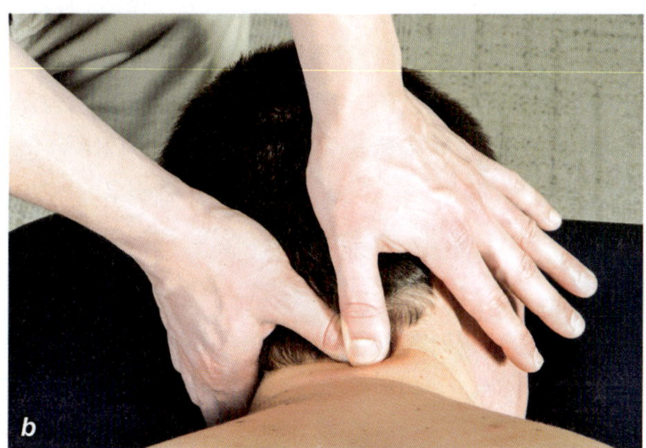

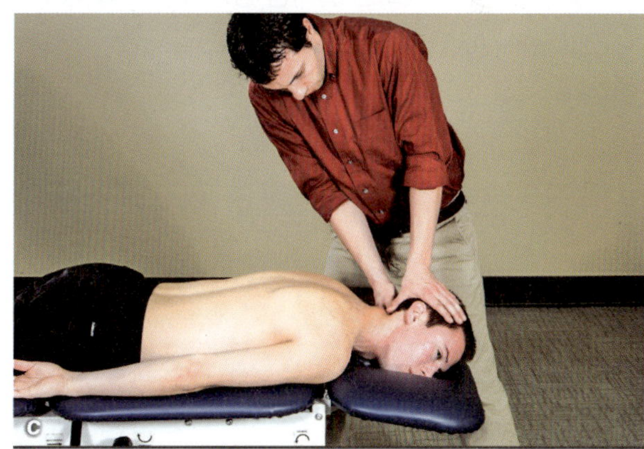

그림 17.20

엎드린 자세에서 C2-C3 PAIVM

영상 17.21 인터넷 지원으로 이 검사의 평가 방법을 볼 수 있다.

환자 자세 머리는 중립을 하고 팔은 테이블의 옆쪽에 이완하고 엎드린다.

치료사 자세 환자를 바라보고 테이블의 머리쪽에 선다.

힘의 움직임과 방향 치료사는 환자의 C2-3의 후관절을 촉진하고(오른쪽 그림 참고)(a), 관절에 엄지와 엄지를 겹쳐 접촉한다(b). 팔꿈치를 똑바로 펴고 환자(c)에게 약간 기울어지면 치료사는 테이블 방향으로 힘을 가한다. 처음에는 가벼운 압력만 가한다. 환자가 이 압력을 잘 견디면 치료사는 움직임을 반복하고 재평가해야 한다.

평가 사정은 관절 놀이/수동 부수적 동작, 환자 반응 및 끝느낌에 대해 수행된다. 일치성 통증의 재현은 기능 부전을 시사한다. 또한 일치성 통증이 재연될 경우 관절 가동성 장애 또는 끝느낌이 기능부전일 수 있다.

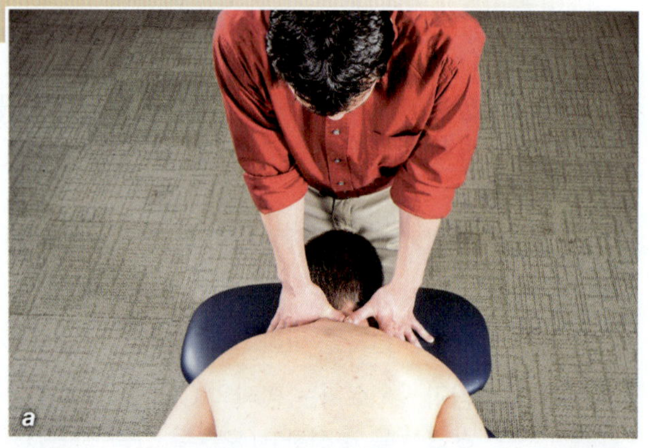

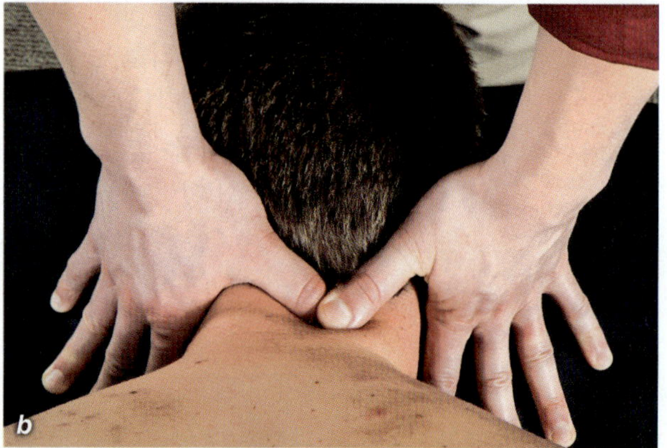

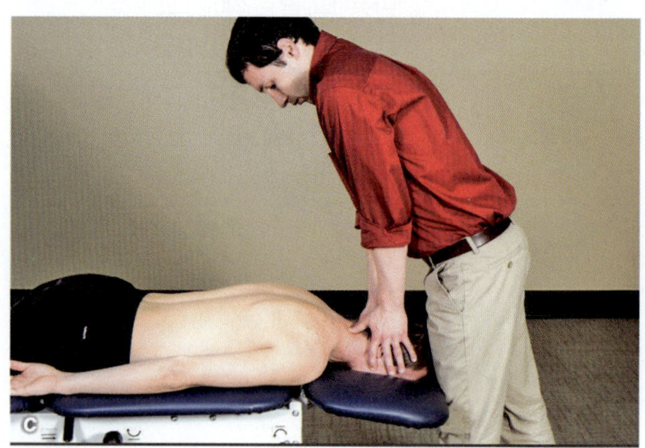

그림 17.21

전형적인 경추(C3–7): 분절 가동성 검사

신전 PAIVM(EXTENSION PAIVM)

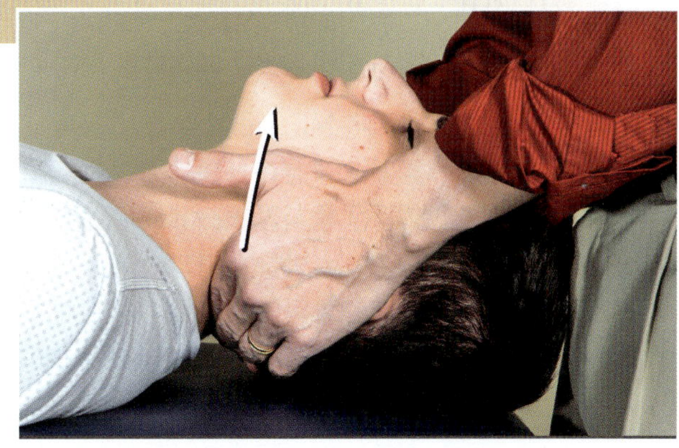
그림 17.22

환자 자세 테이블 끝에 머리를 두고 바로 눕는다.

치료사 자세 환자를 마주보고 테이블의 머리쪽에 선다.

힘의 움직임과 방향 치료사는 우선 환자가 바로 눕지 않았을 때 종종 그림 17.22를 보게 될 것이기 때문에 환자의 목이 중립에 있음을 확인한다. 치료사는 중립 척추 자세를 촉진하기 위해 후두 아래에 수건이나 딱딱한 면을 놓아야 할 수도 있다. 치료사는 움직일 척추 후궁을 따라 검지의 요측 경계면(radial border)을 배치하는 것을 포함한다. 치료사는 원하는 부분에서 신전이 발생할 때까지 양쪽 손가락으로 복부/전방(ventrally/anteriorly)으로 들어 올린다. 치료사는 두개골에서(C3–C4에서) 사정을 시작하고 경추를 따라 분절에서 분절로 이동한다. 처음에는 가볍게 적용하고 움직임을 적절히 평가하기 위해 허용되는 경우 점차적으로 압력을 증가시킨다.

평가 사정은 관절 놀이/수동 부수적 동작, 환자 반응 및 끝느낌에 대해 수행된다. 일치성 통증의 재현은 기능 부전을 시사한다. 또한 일치성 통증이 재연될 경우 관절 가동성 장애 또는 끝느낌이 기능부전일 수 있다.

- 이 사정을 통해 제한된 움직임은 해당 후관절의 아래쪽 및 뒤쪽(후방 및 하방 또는 신전) 움직임 제한이 있는 양측 또는 편측이 될 수 있다.
- 제한이 양측 또는 편측인지 결정하기 위해 치료사는 측면 활주(side-glide) 사정을 수행한다.

측면 활주 PAIVM(SIDE-GLIDE PAIVM)

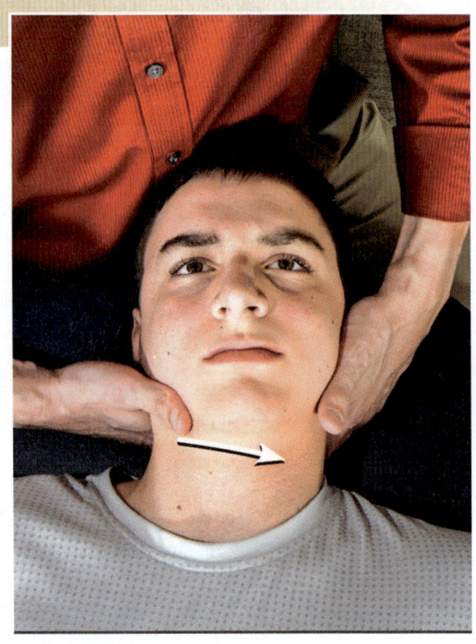
그림 17.23

환자 자세 테이블 끝에 머리를 두고 바로 눕는다.

치료사 자세 환자를 마주보고 테이블의 머리쪽에 선다.

힘의 움직임과 방향 검지의 MCP 관절의 전방 요측 경계면(오른손)으로 치료사는 검사할 분절의 관절 기둥을 움직인다. 치료사는 평가할 측면으로 움직이고 평가되는 방향에 따라 전완을 유지하고 손목을 신전하며 환자의 목을 부드럽게 감싸야 한다(목의 앞/전방(ventral/anterior) 면에 압력이 가해지지 않아야 함). 치료사는 반대 방향(왼쪽)으로 분절을 활주하고, 움직임이 끝날 때 약간 기울인다(이것은 움직이는 것을 더 쉽게 느낄 수 있게 해준다). 왼쪽으로 측면 활주가 일어날 때, 치료사는 오른쪽은 아래와 뒤쪽으로, 왼쪽은 위와 앞쪽으로 움직임을 확인한다.

평가 사정은 관절 놀이/수동 부수적 동작, 환자 반응 및 끝느낌에 대해 수행된다. 일치성 통증의 재현은 기능부전을 시사한다. 또한 일치성 통증이 재연될 경우 관절 가동성 장애 또는 끝느낌이 기능부전일 수 있다.

- 측면 활주의 이름은 머리가 움직이는 방향으로 명명된다.
- 왼쪽 측면 활주는 오른쪽 외측 굴곡과 상대적으로 동일하다.
- 제한된 측면 활주 움직임은 동측의 제한된 아래쪽 및 뒤쪽(후방 및 하방) 움직임 또는 반대쪽의 제한된 위쪽 및 앞쪽(전방 및 상방) 움직임을 포함한다.

회전 PAIVM(ROTATION PAIVM)

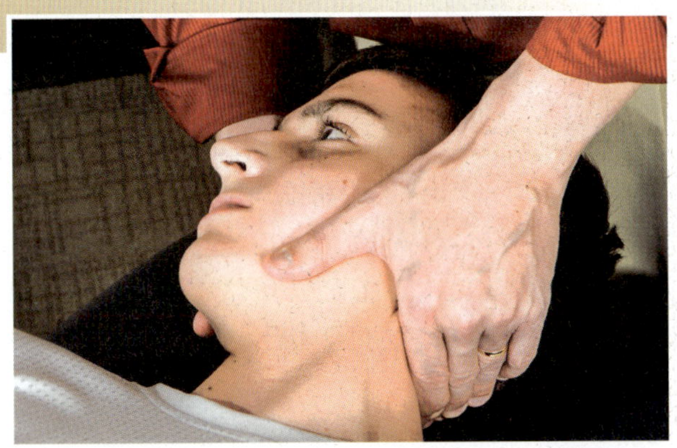

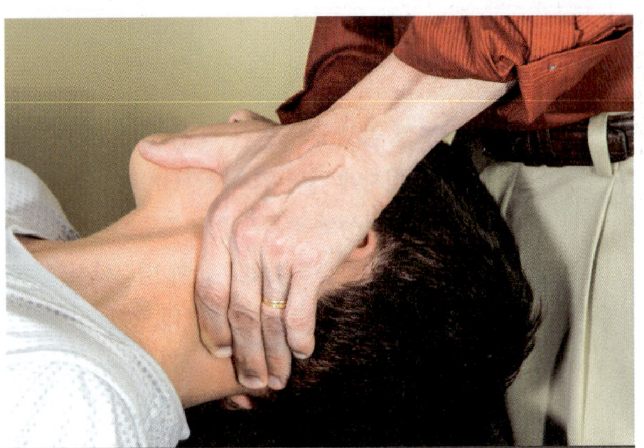

그림 17.24

환자 자세 테이블 끝에 머리를 두고 바로 눕는다.

치료사 자세 환자를 마주보고 테이블의 머리쪽에 선다.

힘의 움직임과 방향 치료사는 검지의 요측 부분을 회전 방향과 반대 방향(그림과 같이 왼쪽/손)으로 하여 횡돌기의 후방 부분을 움직인다. 다른 한손(치료사의 오른손은 그림과 같이)으로, 치료사는 환자의 머리와 척추를 지지하고 안정시킨다. 치료사는 자신의 몸을 옆으로 구부려서 환자의 머리를 회전(그림과 같이 오른쪽으로)시킨다. 치료사는 원통(cylinder) 주위로 손을 움직이는 것과 유사한 손 동작을 사용해야 한다.

평가 치료사는 관절 놀이/수동 부수적 동작, 환자 반응 및 끝느낌을 평가하고, 반대측에 위쪽 및 앞쪽(상방 및 전방) 움직임과 동측 아래쪽 및 뒤쪽(후방 및 하방) 제한을 찾는다. 제한된 관절 가동성 또는 끝느낌 또는 일치성 통증의 재현은 이 수준에서의 잠재적 기능부전을 암시한다.

엎드린 자세에서 후방-전방 가동술 (PRONE POSTERIOR-ANTERIOR(PA) MOBILIZATION(PAIVM))

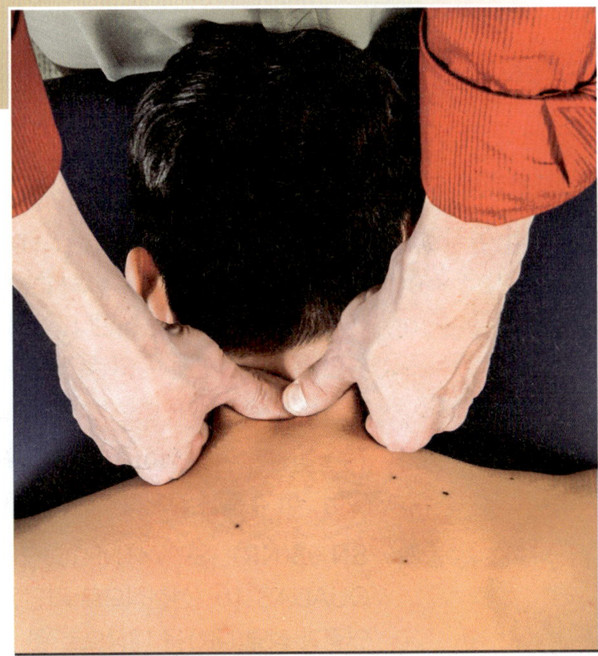

그림 17.25

환자 자세 머리는 중립을 하고 팔은 테이블의 옆쪽에 이완하고 엎드린다.

치료사 자세 환자를 바라보고 테이블의 머리쪽에 선다.

힘의 움직임과 방향 치료사는 엄지와 엄지를 겹친 접촉을 사용하여 경추의 각 수준의 후관절을 촉진한다(중심 PAs를 위해서는 극돌기를 편측 PAs를 위해서는 각 분절의 후관절을 접촉한다). 처음에는 치료사가 후방-전방으로만 가벼운 압력을 가한다. 환자가 이 압력을 잘 견디면 치료사는 움직임을 반복하고 재평가해야 한다.

평가 사정은 관절 놀이/수동 부수적 동작, 환자 반응 및 끝느낌에 대해 수행된다. 일치성 통증의 재현은 기능 부전을 시사한다. 또한 일치성 통증이 재연될 경우 관절 가동성 장애 또는 끝느낌이 기능부전일 수 있다.

통계
- SN 88(76–95), SP 39(23–58), +LR 1.5, –LR 0.30, at C2–C3
- SN 89(79–96), SP 50(37–63), +LR 1.8, –LR 0.21, at C5–C6, QUADAS 5, 임상 검사에서 경추 후관절 통증이 의심되는 목 통증 환자 173명(중앙값 42세; 여성 95명; 증상 기간 보고하지 않음)을 대상으로 실시한 연구이며, 통제된 진단적 차단을 참고 기준으로 사용하였다.[134]
- SN 100(NR), SP 100(NR), QUADAS 9, 목 통증이 있는 20명의 환자(평균 연령 NR, 13명의 여성, 증상 지속 기간이 12개월 이상)에 대한 연구이며, 방사선으로 통제된 진단적 신경 차단을 참고 표준으로 사용하였다.[31]

중요한 임상적 핵심

경추 및 흉추에 대한 관절 가동성 사정(PPIVM 및 PAIVM)를 수행할 때는 다음 사항에 유의하라.

- 분절 검사 중 통증은 목 통증 보고서와 관련이 있다: SN 82, SP 79, +LR 3.9, –LR 0.23, QUADAS 9.[135]
- 이 검사에 대한 검사자간(intertester) 신뢰도는 불량(poor)[136] ~ 좋음(good)[137].
- 통증 사정의 검사자간 신뢰도는 경추 및 흉추에 대한 단독 가동성 사정보다 더 좋다.[137]
- 일치하는 징후를 사용하여 병리학적으로 적절한 경추의 수준을 분리하는 것은 하나의 질 높은 연구에서 SN 100%와 SP 100%였다.[31]
- 경추성 두통에 대한 C1-C2 기여도를 결정하기 위한 분절 가동성 검사는 SN 86, –LR 0.14, SP 100, +LR Inf이다.[24]
- C0-1(SP 82, +LR 3.3), C1-2(SP 87, +LR 4.9) 및 C2-3(SP 78, +LR 2.9)의 관절 가동성 사정(PAIVM)는 하나의 질 높은 연구에서 모두 진단적 가치를 가졌다(QUADAS 10).[133]

측면 활주 검사의 촉진(PALPATION SIDE GLIDE TEST)

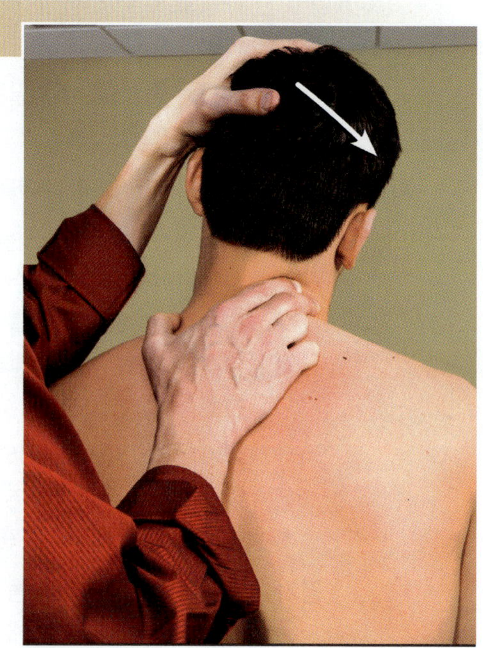

그림 17.26

환자 자세 앉고 머리는 중립

치료사 자세 환자를 바라보고 옆에 선다.

힘의 움직임과 방향 치료사는 한 손을 환자의 머리 위에 올려 놓는다(왼손). 다른 한손 (오른손)은, 치료사는 평가할 각 수준(예: C2–3, C3–4)을 움직인다. 치료사는 그림과 같이 측면 굴곡하는 힘을 주고 촉진된 부위의 움직임의 유용성을 평가한다.

평가 (+) 검사는 관절 놀이/수동 부수적 동작이 제한되어 있어, 이 수준에 잠재적 기능부전을 시사한다.

통계 SN 98(NR), SP 74(NR), +LR 3.8, –LR 0.03, QUADAS 10, 선천적으로 차단된 척추 환자 3명(평균 연령과 성별 NR)을 대상으로 한 연구이며, 방사선 사진을 참고 표준으로 사용하였다.[138]

중요한 임상적 핵심

치료사는 엎드린 자세 PA(PAIVM) 검사의 진단 정확성이 더 강하다는 것을 상기시킨다. 이 검사는 일치성 통증이 재현될 때 특히 좋다. 엎드린 자세에서 검사 순서는 다음과 같다.

- 엎드린 자세 C0-C1 PAIVM(SN 59, SP 82, +LR 3.3, -LR 0.49)[133]
- 엎드린 자세 C1-C2 PAIVM(SN 62, SP 87, +LR 4.9, -LR 0.43)[133]
- 엎드린 자세 C2-C3 PAIVM(SN 65, SP 78, +LR 2.9, -LR 0.44)[133]
- 전형적인 경추(C3-7)에 대한 엎드린 자세 후방-전방(PA) 가동술(PAIVM)[31]

유연성 (Flexibility)

8장에서 자세히 설명했듯이, 유연성은 특정 관절이 수행할 수 있는 동작과 관련이 있다. 유연성의 사정은 연부조직 기능 부전의 잠재적 존재를 결정하는 데 있어서 치료사에게 도움을 줄 수 있다.[139] 경추에 관련된 주요 근육은 표 17.5와 17.6에 나와 있다.

표 17.5 경추 근육

근육	기시	정지	동작	신경지배
견갑거근	C1-C4의 횡돌기	견갑골의 상부내측 경계면	견갑골 거상, 내전, 하방 회전	후견갑 신경 C3-C5
승모근	상항선, 후두융기, 항인대	외측 쇄골, 견봉, 견갑골극	견갑골 거상	부신경의 척수 신경근 C3-C4
흉쇄유돌근	유양돌기와 상항선의 외측	흉골두: 전방 흉골병 쇄골두: 쇄골을 상방 내측	목 굴곡, 동측 외측 굴곡 및 반대측 회전	부신경의 척수 신경근 C2-C3

표 17.6 하후두 근육

근육	기시	정지	동작	신경지배
하두사근	C2 극돌기	C1 횡돌기	환추 회전(동측으로 머리를 돌림)	C1의 배측 가지
상두사근	C1 횡돌기	후두골	머리의 신전과 회측 굴곡	C1의 배측 가지
대후두직근	C2 극돌기	후두골	머리의 신전, 동측 머리 회전	C1의 배측 가지
소후두직근	C2의 후결절	후두골	머리의 신전	C1의 배측 가지

견갑거근 사정 (LEVATOR SCAPULAE ASSESSMENT)

환자 자세 초기에 팔을 옆에 두거나 배 위에 올려 놓는다.

치료사 자세 테이블의 머리쪽에 앉는다.

움직임 치료사는 한 손으로 견갑대 (shoulder girdle)를 안정화시키고 다른 손으로 후두부위를 지지한다. 이런 다음 치료사는 굴곡, 검사하는 반대쪽 외측 굴곡, 같은 쪽 회전으로 저항 장벽에 대해 검사한다(a). 대안으로, 치료사는 환자의 팔을 머리 위로 올려 놓고 같은 머리 위치를 하고 팔꿈치에 꼬리쪽 압박(caudad compression)을 가한다(b).

평가 치료사는 근육 길이를 평가하고 반대쪽과 비교한다. 비대칭은 제한된 근육 길이와 단축(excursion)을 의미한다.

통계 이 유연성 측정을 위한 표준 또는 통계 데이터는 없다.

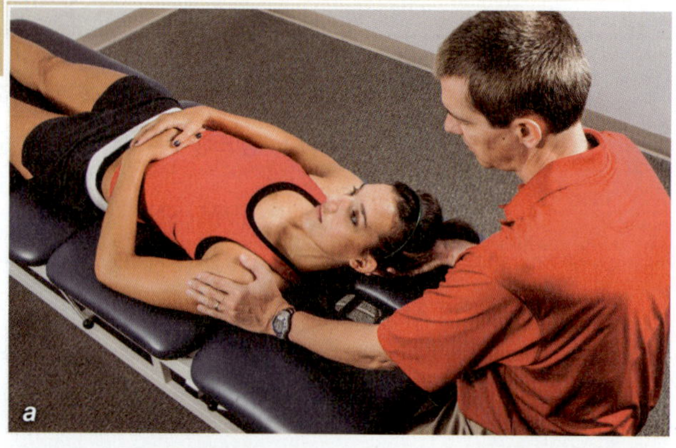

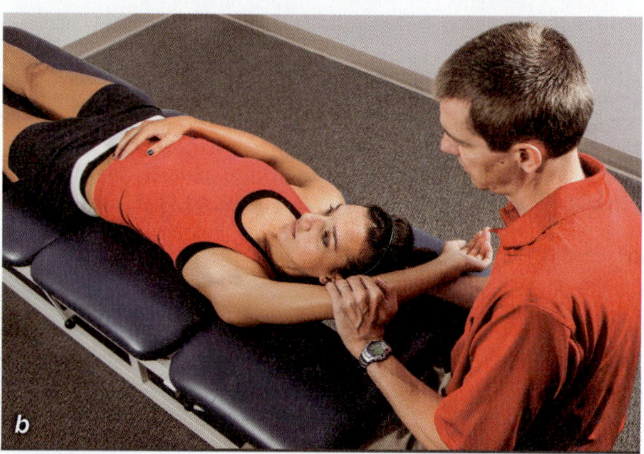

그림 17.27

상부 승모근 사정-앉은 자세 (UPPER TRAPEZIUS ASSESSMENT—SITTING)

환자 자세 똑바른 자세(Upright posture)

치료사 자세 검사할 측면 바로 뒤에 선다.

움직임 치료사는 환자의 경추(외측 굴곡된)를 반대측으로 구부리고 검사할 쪽으로 회전시킨다(a). 이런 다음 치료사는 체간의 움직임을 허용하지 않고 그림(b)와 같이 동측 팔꿈치를 들어 올려 검사할 측면의 견갑대를 들어 올린다.

평가
- 특히 경추 회전이 견갑대가 올라가서 ROM이 더 늘어난다면, 상부 승모근이 긴장(tightness)과 연관되어 있다.
- 좌우 비대칭은 상부 승모근의 긴장 또는 제한을 의미한다.
- 추가 ROM이나 ROM의 개선이 없으면, 경추 관절 제한을 제안할 수 있다.

통계 이 유연성 측정을 위한 표준 또는 통계 데이터는 없다.

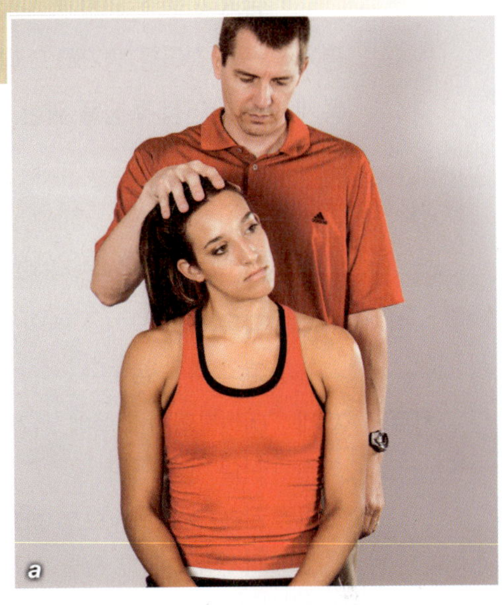

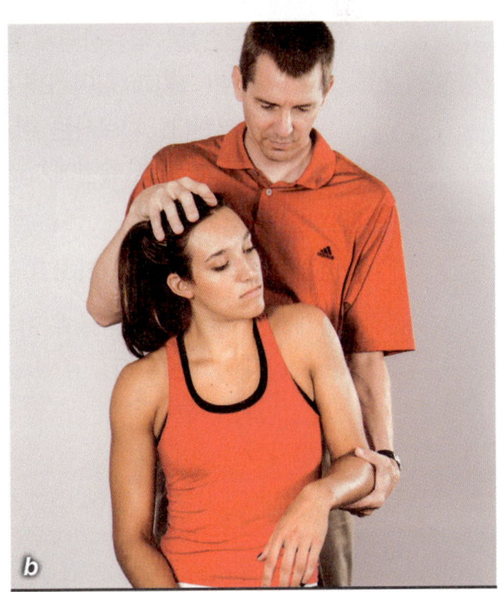

그림 17.28

흉쇄유돌근 사정 (STERNOCLEIDOMASTOID ASSESSMENT)

환자 자세 팔을 옆에 두거나 배위에 편안하게 올려 놓고 바로 눕는다.

치료사 자세 테이블의 머리쪽에 앉고, 환자를 직접 마주 본다.

움직임 치료사는 한 손으로 환자의 견갑대를 안정화시키면서(왼손) 다른 손(오른손)으로 환자의 후두부위를 지지한다. 치료사는 경추를 평가하는 반대측 외측

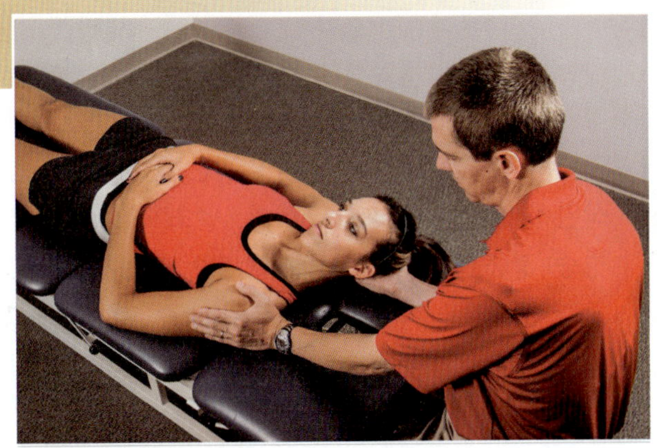

그림 17.29

굴곡과 동측 외전을 시작한다.

평가 근육 길이를 평가하고 다른 쪽과 비교한다.

통계 이 유연성 측정을 위한 표준 또는 통계 데이터는 없다.

하후두근 사정 (SUBOCCIPITAL MUSCLES ASSESSMENT)

환자 자세 팔을 옆에 두거나 배위에 편안하게 올려 놓고 바로 눕는다.

치료사 자세 테이블의 머리쪽에 서거나 앉고, 환자를 직접 마주 본다.

움직임 치료사는 한 손으로 환자의 머리를 지지하고 다른 손을 환자의 이마에 둔다(a). 치료사는 부드러운 견인력(왼손)을 적용하면서 환자의 상부 경추(그림과 같이 오른손)(턱)를 구부린다. 치료사는 환자의 머리를 30° 회전시켜 그 측면에서 사정에 초점을 맞춘다(b).

평가 근육 길이를 평가하고 반대편과 비교한다.

통계 이 유연성 측정을 위한 표준 또는 통계 데이터는 없다.

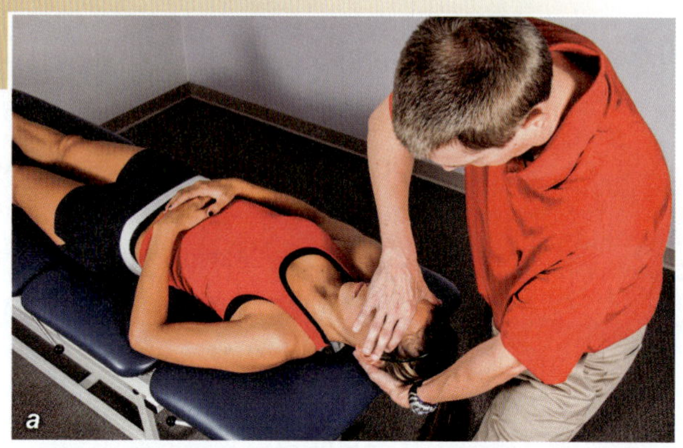

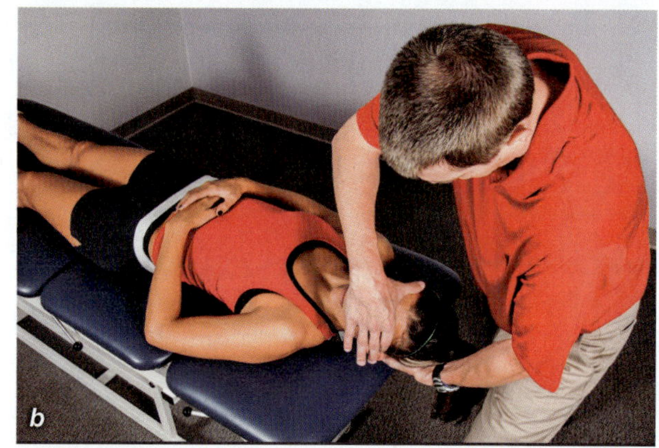

그림 17.30

근육 수행능력 검사 MUSCLE PERFORMANCE TESTING

경추 신경근병증에서 도수 근력 검사는 관련된 신경근을 국소화하기 위한 검사의 가장 중요한 요소라고 생각된다.[68,140,141] 상지의 약화는 경추 신경근병증, 상완 신경총병증(plexopathy), 말초 신경 포착 신경병증(정중신경병증, 요골신경병증 또는 척골신경병증), 환자의 노력 부족, 또는 건 병증(예: 어깨 충돌 또는 외측 상과병증)으로 인한 통증에 의해 유발될 수 있다. 도수 근력 검사는 근육 약화가 근절적(myotomal), 말초 신경근, 단일 근육 등을 포함하는지 아닌지에 대한 해석에서 치료사를 돕는다. Bono와 동료들은 삼각근 약화, 익상 견갑골(scapular winging), 손의 고유 근육의 약화, 가슴이나 심부 유방 통증 및 두통과 같은 비전형적인 소견을 가진 환자에서 경추 신경근병증의 진단을 고려할 것을 제안했다.[68]

치료사는 또한 다양한 병리나 치료법에 기반한 분류를 통해 환자에게 제시되는 근육 수행력 장애를 인지해야 한다. 목과 상체(upper quarter) 근육(경장근, 중부 승모근, 하부 승모근, 전거근)의 협응력, 근력 및 지구력 결손은 움직임 협응 장애를 가진 환자에게 흔하다.[11]

머리 신전(CAPITAL EXTENSION)

환자 자세 엎드린 자세, 팔은 옆에 두고, 머리는 테이블 밖에 둔다.

치료사 자세 환자의 옆에 선다.

움직임 및 평가 치료사는 환자의 후두골(상부) 위에
저항을 제공하면서 다른 한 손을 환자의 머리 아래에 배치한다. 치료사는 머리가 저항을 버티지 못하게 된다면 지지를 제공할 준비가 되어 있어야 한다. 치료사가 저항할 때 환자는 바로 앞에 벽을 보도록 지시한다.

- 5등급: 경추 신전없이 최대 저항에 대한 동작을 완료
- 4등급: 강한 저항에 대항하여 동작을 완료
- 3등급: 저항없이 동작을 완료한다(치료사는 검사를 시작하기 위해 환자의 머리를 손으로 지지해야 한다).

3등급 미만인 환자의 위치는 테이블 위에 머리를 두고 바로 눕는다. 치료사는 환자의 머리쪽에 앉고 후두골 아래에 양손으로 지지한다. 치료사는 환자에게 머리 위쪽을 보도록 지시한다.

- 2등급: 저항없이 제한된 ROM 완료
- 1등급: 움직임없는 근육 활동
- 0등급: 근육 활동 없음

주근육 대/소후두직근(Rectus capitis posterior major and minor)
상/하두사근(Obliquus capitis superior and inferior)
최장근(Longissimus capitis)
두판상근(Splenius capitis)
두극근(Spinalis capitis)
상부 승모근(Upper trapezius)

주신경 후두하신경(Primary Nerves Suboccipital nerve, C1)
대후두신경(Greater occipital nerve, C2-3)

경추 신전(CERVICAL EXTENSION)

환자 자세 엎드린 자세, 팔은 옆에 두고, 머리는 테이블 밖에 둔다.

치료사 자세 환자의 옆에 선다.

움직임 및 평가 치료사는 한쪽 손을 환자의 머리(상부)의 뒤에 두고 저항을 주며 다른 한 손을 환자의 턱 아래에 놓고, 머리가 저항을 버티지 못하게 된다면 지지를 제공할 준비가 되어 있어야 한다. 치료사는 환자에게 치료사가 저항할 때 바닥을 바라보면서 머리를 치료사의 손에 밀어 넣으라고 지시한다.

- 5등급: 최대 저항에 대해 동작을 완료
- 4등급: 강한 저항에 대항하여 동작을 완료
- 3등급: 저항없이 동작을 완료(치료사는 검사를 시작하기 위해 환자의 머리를 손으로 지지해야 한다).

3등급 미만인 환자의 위치는 테이블 위에 머리를 두고 바로 눕는다. 치료사는 후두골 아래에 양손으로 환자의 머리를 지지하고 환자에게 머리를 치료사의 손 안으로 밀도록 지시한다.

- 2등급: 치료사의 손 안으로 밀며 작은 ROM을 완료
- 1등급: 움직임 없는 근육 활동
- 0등급: 근육 활동 없음

주근육 경최장근(Longissimus cervicis)
경반극근(Semispinalis cervicis)
경장늑근(Iliocostalis cervicis)
상부 승모근

보조근육 견갑거근(Levator scapulae)
다열근(Multifidi)
경회선근(Rotatores cervicis)

주신경 C2-T5

머리 굴곡(CAPITAL FLEXION)

환자 자세 테이블 위에 머리를 두고, 팔은 옆에 둔다.

치료사 자세 환자의 앞에 바로 선다.

움직임 및 평가 치료사는 머리에 후방 저항을 주기 위해 환자의 하악골 주위에 양손을 둔다. 치료사는 환자에게 턱을 치료사의 손에 감싸지도록 지시한다.

- 5등급: 최대 저항에 대해 동작을 완료
- 4등급: 강한 저항에 반대하는 동작을 완료
- 3등급: 저항없이 동작을 완료
- 2등급: 저항없이 부분 ROM을 완료
- 1등급: 움직임 없는 근육 활동
- 0등급: 근육 활동 없음

주근육 전두직근과 외측두직근(Rectus capitis anterior and lateralis)
두장근(Longus capitis)

보조근육 경돌설골근(Stylohyoid)
악설골근(Mylohyoid)
이복근(Digastric muscle)

주신경 C1-3

경추 굴곡(CERVICAL FLEXION)

환자 자세 테이블 위에 머리를 두고, 팔은 옆에 둔다.

치료사 자세 환자의 옆에 바로 선다.

움직임 및 평가 치료사는 환자의 이마에 두 손가락으로 저항을 주고 다른 손을 환자의 가슴에 두어 안정시킨다. 치료사는 환자에게 테이블에서 머리를 들고 천장을 바라보도록 지시한다.

- 5등급: 적당한 두 손가락 저항에 대한 동작을 완료
- 4등급: 경미한 저항에 대한 동작을 완료
- 3등급: 저항없이 동작을 완료

3등급 이하의 경우, 치료사는 각 방향으로 환자가 머리를 돌릴 때 각 흉쇄유돌근을 촉진한다.

- 2등급: 저항없이 부분 동작을 완료
- 1등급: 움직임 없는 근육 활동
- 0등급: 근육 활동 없음

주근육 흉쇄유돌근(Sternocleidomastoid)
전사각근(Scalenus anterior)
경장근(Longus colli)

보조근육 중사각근(Scalenus medius)
후사각근(Scalenus posterior)
설골하근(Infrahyoid muscles)

주신경 C2-6
부신경

경추 회전(CERVICAL ROTATION)

환자 자세 테이블 위에 머리를 두고, 팔은 옆에 둔다.

치료사 자세 환자의 옆에 바로 선다.

움직임 및 평가 환자의 얼굴이 가능한 한 한쪽으로 회전시킨다. 치료사는 5, 4등급일 때 환자의 귀 위에 한 손을 대고 저항을 사용한다. 치료사는 환자에게 머리의 저항에 대해 회전하여 중립이 되도록 지시한다. 다른 쪽의 회전을 위해 반복한다.

- 5등급: 최대 저항에 대해 동작을 완료
- 4등급: 중간 저항에 대한 동작을 완료
- 3등급: 저항없이 동작을 완료

3등급 이하의 경우, 환자는 앉는다. 치료사는 각 흉쇄유돌근을 촉진하고 환자에게 머리를 각 방향으로 돌리도록 지시한다.

- 2등급: 저항없이 부분 동작을 완료
- 1등급: 움직임 없는 근육 활동
- 0등급: 근육 활동 없음

주근육 흉쇄유돌근(Sternocleidomastoid)
전사각근(Scalenus anterior)

보조근육 중사각근(Scalenus medius)
후사각근(Scalenus posterior)
승모근(Trapezius)
경회선근(Rotatores cervicis)

주신경 C2-6
부신경

특수 검사 SPECIAL TESTS

제10장(특수 검사)에서 언급했듯이, 많은 경우 치료사는 환자가 제시하는 통증의 감별 진단과 관련하여 특수 검사 소견의 수행과 해석에 지나치게 의존한다. 검사 과정에서 특정 병리를 판결(또는 진단을 돕는)하기 위한 특수 검사의 활용이 이루어져야 한다. 또한 치료사는 이전에 환자의 호소에 대한 훨씬 더 명확한 그림을 가지고 있기 때문에 환자의 통증 진단과 관련하여 특수 검사 결과에 최소한으로 의존할 것으로 기대된다.

경추의 병변에는 존재 또는 부재에 대한 다양한 결정 방법이 있다. 신체의 모든 부위와 마찬가지로 특수 검사가 이러한 구성 요소 중 하나이다. 또한 다른 신체 부위와 마찬가지로 이러한 특수 검사는 검사 과정의 작은 구성 요소 중 하나이다. 또한, 경추에 대한 가동성 사정은 병리학 진단(예를 들어, 경추성 두통 및 역학적 목 통증에 대한 관절 가동성 사정)의 별개의 구성 요소이다. 경추와 관련된 특수 검사가 여기에 설명되어 있다.

특수 검사의 목차

경추성 두통

굴곡-회전 검사(FLEXION-ROTATION TEST(C1-C2))

이전 동작 검사(Motion Tests) 부분의 굴곡 회전 검사(C1-C2)에 대한 설명을 참고하라. 그 부분에서 언급했듯이, ≥ 10 °의 손실은 경추성 두통에 대한 양성 검사로 간주한다: SN 86, SP 100.[24]

CO-1, C1-2, C2-3 관절 가동성 사정 (CO-1, C1-2, C2-3 JOINT MOBILITY ASSESSMENT)

치료사는 동작 검사 부분에서 설명한대로 각 레벨을 평가해야 한다. 이 검사는 통증 재현 및 제한된 가동성 모두에 대해 (+)을 고려한다.

통계[133]

- SN 59(NR), SP 82(NR), +LR 3.3, -LR 0.49, at C0-C1, QUADAS 10, 77명의 여성 환자(25명 대조군, 평균 나이 22.9±3.5세; 27명 경추성 두통, 평균 나이 25.3±3.9세; 25명 편두통 환자, 평균 22.9±3.5세; 증상 기간은 9개월에서 10년 초과), 0-7 가동성 척도에 대한 사정 등급과 VAS에 대한 통증 비율을 환자 사정에 사용하여 그룹 간에 비교하였다.
- C1-C2에서의 SN 62(NR), SP 87(NR), +LR 4.9, -LR 0.43
- C2-C3에서의 SN 65(NR), SP 78(NR), +LR 2.9, -LR 0.44

경추 신경근병증

어깨 외전 검사(Brody's 징후) (SHOULDER ABDUCTION TEST(BAKODY'S SIGN))

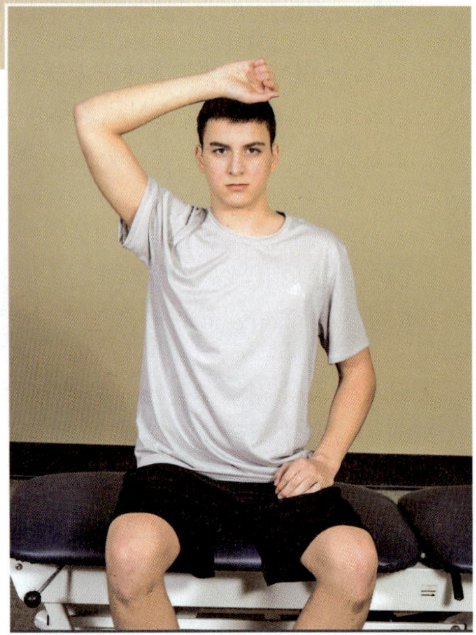

그림 17.31

환자 자세 팔을 이완하고 앉는다.

치료사 자세 환자의 옆이나 뒤에 선다.

움직임 환자는 자신의 손을 스스로 머리 위로 올려 놓는다.

평가 (+) 검사는 환자의 일치하는 통증의 감소이다.

통계
- SN 43-50, SP 80-100, +LR 2.2, -LR 0.50-0.71, 경추의 통증 유발 검사에 대한 문헌 고찰에서
- SN 31-42(NR), SP 100(NR), +LR Inf, -LR 0.58-0.69, QUADAS 10, 경추 추간원판 질환이 있는 69명의 환자(중앙값 연령은 52세; 16명 여성; 증상 기간 NR)를 대상으로 한 연구에서, 경추 척수 조영술(cervical myelography)을 참고 기준으로 사용하였다.
- SN 17(0-34), SP 92(85-99), +LR 2.1, -LR 0.91, QUADAS 10, 경추 신경근병증 또는 수근관 증후군이 의심되는 82명의 환자(평균 연령 45±12세, 여성 41명, 증상 기간 NR)를 대상으로 한 연구에서, 근전도 및 신경 전도를 참고 기준으로 사용하였다.

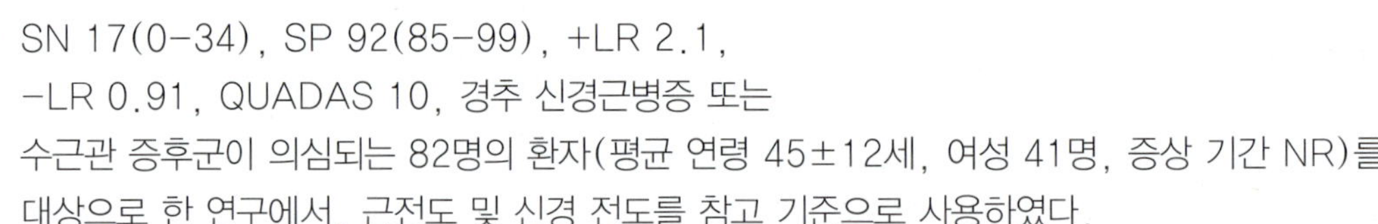

Spurling's 검사

영상 17.32 인터넷 지원으로 이 검사의 평가 방법을 볼 수 있다.

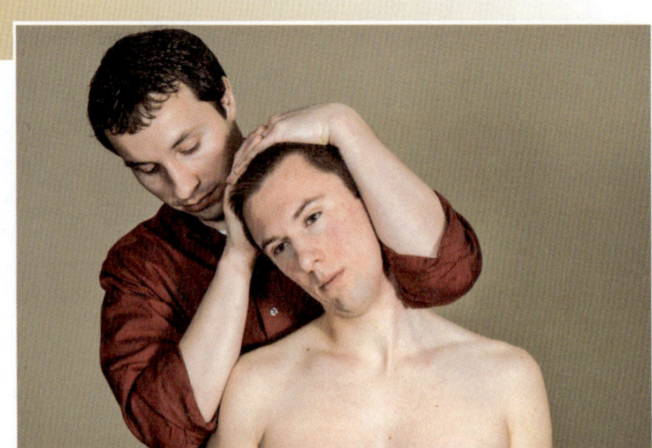

그림 17.32

환자 자세 양측 팔을 옆에 편하게 이완하고 앉는다.

치료사 자세 환자의 바로 뒤에 선다.

움직임 치료사는 환자의 어깨를 안정시킨다. 치료사는 환자의 경추를 수동으로 외측 굴곡하여 7kg의 압력을 가한다. 이 검사의 일반적인 변형은 외측 굴곡과 회전, 신전이 결합된다. 압력은 끝범위에서 적용된다.

평가 (+) 검사는 일치성 통증의 재현이다.

신뢰도 과압력으로 외측 굴곡, 회전 및 신전이 포함된 버전은 (κ)가 0.62이다.[18]

통계
- SN 50(27-73), SP 86(77-94), +LR 3.5, -LR 0.6, QUADAS 10, 경추 신경근병증 또는 수근관 증후군이 의심되는 82명의 환자(평균 연령 45±12세, 여성 41명, 증상 기간 NR)를 대상으로 한 연구에서, 근전도 및 신경 전도를 참고 기준으로 사용하였다.[18]

- SN 50(27-73), SP 74(63-85), +LR 1.9, -LR 0.7, 외측 굴곡, 회전 및 신전이 포함된 버전의 경우[18]
- SN 36-39(NR), **SP 92(NR)**, **+LR 4.5-4.9**, -LR 0.7, QUADAS 10, 경추 추간원판 질환이 있는 69명의 환자(중앙값 연령은 52세; 16명 여성; 증상 기간 NR)를 대상으로 한 연구에서, 경추 척수 조영술을 참고 기준으로 사용하였다.[140]
- **SN 93(77-99)**, **SP 95(76-100)**, **+LR 19.6**, **-LR 0.07**, QUADAS 9, 목과 팔에 통증을 가진 50명의 환자(평균 연령42세; 여성 13명; 평균 증상 기간 7.2개월)들을 대상으로 한 연구에서, 목과 팔에 통증이 있는 50명의 환자에 대한 수술 또는 MRI 소견을 참고 기준으로 사용하였다.[122]
- SN 11(NR), SP 100(NR), +LR Inf, -LR 0.11, QUADAS 8, 65명의 환자(평균 연령 53.1세; 여성 27명; 증상 기간 NR)들을 대상으로 한 연구에서, MRI를 참고 기준으로 사용하였다.[143]

경추 신경근병증이 의심될 때마다 치료사는 신체 평가에서 다음과 같은 단계적 유발 방법을 포함해야 한다: 신전 및 외측 굴곡, 그 다음에 결론이 나지 않은 효과가 있는 경우 축 방향으로 압박을 추가한다.[144]

목 과신전 검사(Jackson's 검사) (Neck Hyperextension Test(Jackson's Test))

환자 자세 양측 팔을 옆에 편하게 이완하고 앉는다.

치료사 자세 환자의 바로 뒤에 선다.

움직임 환자는 스스로 목을 과도하게 신전한다. 증상이 나타나지 않으면 치료사는 경추 신전에 과압력을 가한다.

평가 (+) 검사는 어깨 또는 팔에 일치성 통증을 재현하는 것이다.

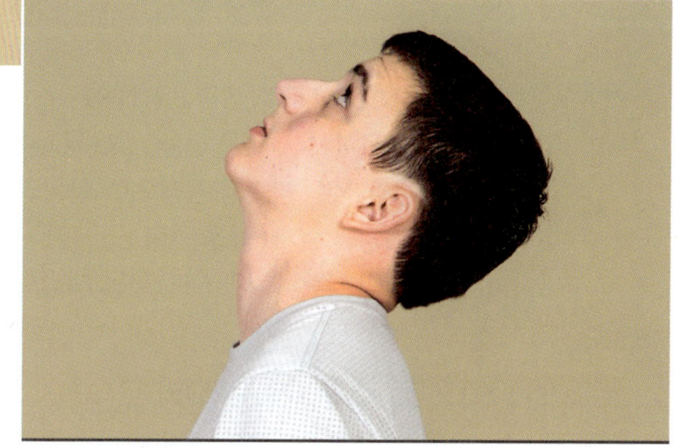

그림 17.33

통계 SN 25(NR), SP 90(NR), +LR 2.5, -LR 0.83, QUADAS 8, 65명의 환자(평균 연령 53.1세; 여성 27명; 증상 기간 NR)들을 대상으로 한 연구에서, MRI를 참고 기준으로 사용하였다.[143]

경추 신연 검사(CERVICAL DISTRACTION TEST)

환자 자세 팔을 이완하고 바로 눕는다.

치료사 자세 환자를 마주보고 앉는다.

움직임 치료사는 한 손으로(오른손) 환자의 머리 뒤(특히 후두부 아래 부분)를 잡고 다른 손(그림과 같이 왼손)을 환자의 턱 바로 아래에 댄다. 치료사는 양팔에 견인력을 적용하고 환자의 증상을 재평가 한다.

평가 (+) 검사는 견인 기간 동안의 일치성 통증 감소이다.

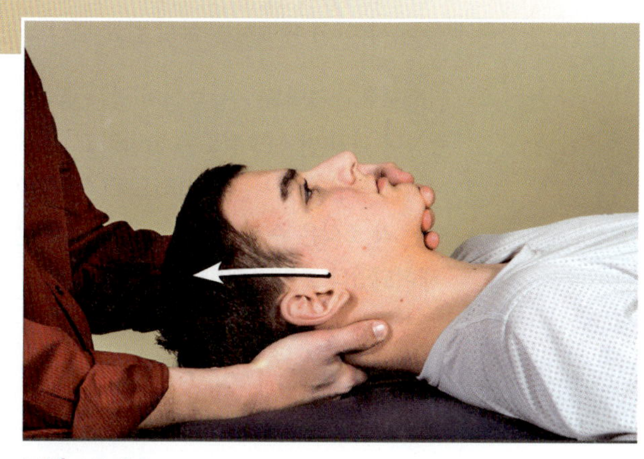

그림 17.34

신뢰도 (κ) 0.88

통계
- SN 44(21–67), SP 90(82–98), +LR 4.4, –LR 0.63, QUADAS 10, 경추 신경근병증 또는 수근관 증후군이 의심되는 82명의 환자(평균 연령 45±12세, 여성 41명, 증상 기간 NR)를 대상으로 한 연구에서, 근전도 및 신경 전도를 참고 기준으로 사용하였다.[18]
- SN 40(NR), SP 100(NR), +LR Inf, –LR 0.40, QUADAS 10, 경추 추간원판 질환이 있는 69명의 환자(중앙값 연령은 52세; 16명 여성; 증상 기간 NR)를 대상으로 한 연구에서, 경추 척수 조영술을 참고 기준으로 사용하였다.[140]

상완신경총 압박 검사 (BRACHIAL PLEXUS COMPRESSION TEST)

환자 자세 팔을 이완하고 앉는다.

치료사 자세 환자의 뒤에 바로 선다.

움직임 치료사는 엄지 또는 손가락 아래에 있는 신경총을 눌러서 상완신경총에 확고한 압박을 가한다.

평가 (+) 검사는 어깨 또는 팔에 일치성 통증을 감소이다.

통계 SN 69(NR), SP 83(NR), +LR 4.1, –LR 0.4, QUADAS 8, 경추 척수 병변의 증상으로 의심되는 65명의 환자(평균 연령 53.1세; 여성 27명; 증상 기간 NR)들을 대상으로 한 연구에서, MRI를 참고 기준으로 사용하였다.[143]

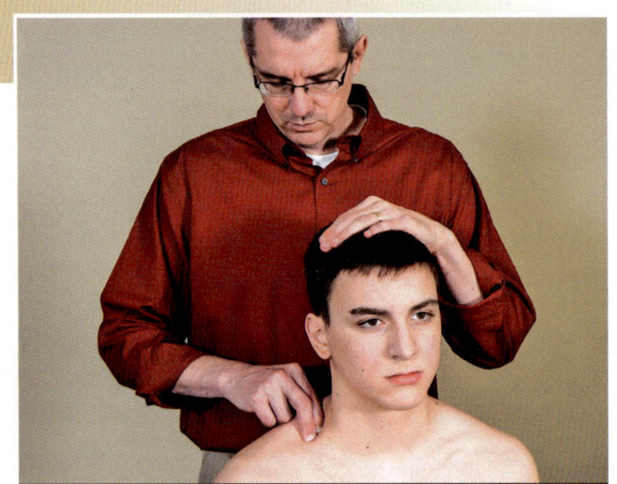

그림 17.35

상지 신경역동 검사: 정중신경 편향 (UPPER LIMB NEURODYNAMIC TEST: MEDIAN NERVE BIAS)

이 검사에 대한 더 자세한 정보는 제7장(정형외과적 선별 및 신경계 검사)을 참고하라.

중요한 임상적 핵심

신경 역동적 사정(이 예에서는 상지 긴장 검사 또는 ULTT)을 수행할 때 다음 사항을 명심해야 한다.

- 진정으로 신경역동 기능부전이 있는 환자는 이러한 검사를 통해 쉽게 유발될 수 있다. 따라서 검사 전에 증상이 과민 반응의 정도를 확인하고 이를 검사할 때 고려해야 한다.
- 이러한 유형의 검사는 순차적으로 수행되어야 한다.
- 이전 각 조작은 순서에서 다음 동작을 수행할 때 유지되어야 한다(이전과 일치하는 증상이 이미 재현되었다고 가정할 때).
- 일단 증상이 재현되면 더 자극적인 움직임이 필요하지 않다.
- (+) 검사 기준을 기억하라.

경추 신경근병증 검사 항목 군(CERVICAL RADICULOPATHY TEST ITEM CLUSTER)

4가지 기준: 경추 회전이 60° 미만, Spurling 검사 (+), 신연 검사(+), 상지 신경역동 검사(정중 신경 편향)(+).[18]

- 4중 2(+) 검사: SN 39, SP 56, +LR 0.9, −LR 1.1
- 4중 3(+) 검사: SN 39, **SP 94**, **+LR 6.1**, −LR 0.64
- 4중 4(+) 검사: SN 24, **SP 99**, **+LR 30.3**, −LR 0.76

Lhermitte's 징후(LHERMITTE'S SIGN)

이 검사는 다발성 경화증, 종양 또는 다른 공간 점유 병변을[145] 포함한 척수 질환의 가능성을 나타내기 위한 것으로 생각되며 선별검사의 일부로 간주되어야 한다.

환자 자세 팔을 이완하고 앉는다.

치료사 자세 환자 옆에 바로 선다.

움직임 치료사는 하부 경추 굴곡을 지시한다.

평가 (+) 검사는 동작이 끝날 무렵에 전기-형식 반응 또는 핀과 바늘로 찌르는 느낌을 생성하는 것이다.

통계 SN 3(NR), SP 97(NR), +LR 1.0, −LR 1.0, QUADAS 8, 경추 척수 병변의 증상으로 의심되는 65명의 환자(평균 연령 53.1세; 여성 27명; 증상 기간 NR)들을 대상으로 한 연구에서, MRI를 참고 기준으로 사용하였다.[143]

경추 신경근 압박

상완 쥐어짜기 검사(ARM SQUEEZE TEST)

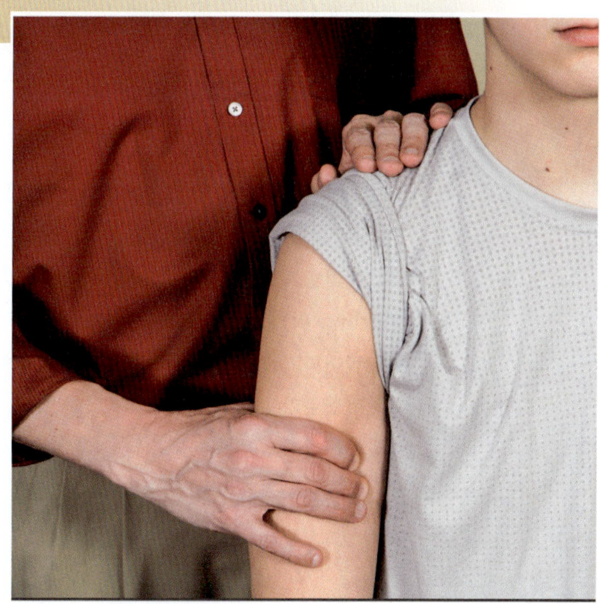

그림 17.36

환자 자세 팔을 이완하고 앉는다.

치료사 자세 환자의 바로 뒤에 선다.

움직임 치료사는 환자의 상완 1/3지점에 6–8kg의 힘을 손(오른손)으로(엄지와 손가락의 동시 압박, 후부 삼두근의 엄지손가락과 전방 이두근의 손가락) 단단히 쥐어짜기를 적용한다.

평가 VAS 통증 정도가 어깨의 견봉쇄골 관절 및 전방외측 견봉하 부위에 디지털 압력에 비해 이 위치에서 압력이 3점 높을 때의 (+)으로 간주한다.

통계 SN 95(85–99), SP 96(87–99), +LR 24, −LR 0.05, QUADAS 8, 어깨 통증 및 경추, 어깨 및 상지의 임상 검사에 대해 호소한 1,567명의 환자(평균 연령 57±15세, 930명의 여성, 증상 지속 기간 NR)들의 연구에서; 근전도(C5에서 T1 신경근까지), X-선(AP와 측면 보기), MRI를 참고 기준으로 사용하였다; 무증상 환자 350명(평균 연령 55세, 여성 200명)이 또한 평가되었다.[123]

외전 신전 경추 신경근 스트레스 검사 (ABDUCTION EXTENSION CERVICAL NERVE ROOT STRESS TEST)

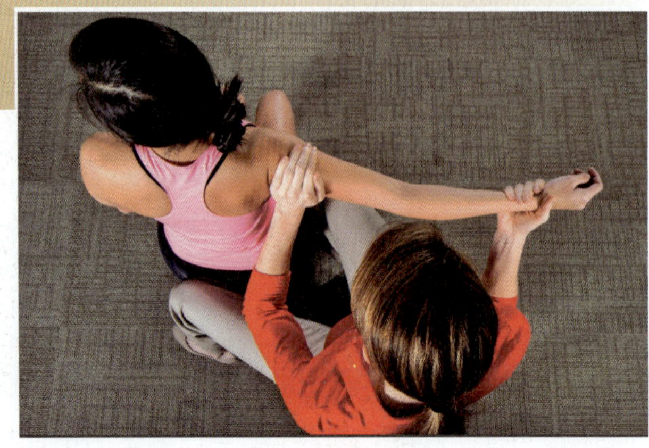

그림 17.37

환자 자세 팔을 이완하고 선다.

치료사 자세 검사할 팔의 측면에 환자 바로 뒤에 선다.

움직임 치료사는 환자의 어깨를 외전하고(90°를 넘지 않음), 팔꿈치를 약간 구부린 후 환자에게 평가할 측면에서 멀어지도록 머리를 돌리라고 요청한다. 치료사는 후방 상완골두를 후방에서 전방으로 적당한 압력을 가하면서(왼쪽손) 팔을 30° 수평으로 동시에 외전한다. 치료사는 이 위치를 수 초간 유지한 다음 환자에게 피절을 따라 새로 발생하거나 악화된 통증 또는 이상 감각에 대해 질문한다.

평가 환자가 피절에 따라 새로운 통증이나 감각 이상을 나타내거나 기존의 통증이나 감각 이상이 악화된 경우 (+)으로 고려한다.

통계 SN 79(NR), SP 98(NR), +LR 40, −LR 0.21, QUADAS 8, 경추 신경근병증을 가진 24명의 환자(평균 나이 51±13세, 성별 및 증상 지속 기간 NR)에 대한 연구에서; 경추의 MRI를 참고 기준으로 사용하였다; 경추 신경근병증 이외 65명의 대조군 환자를 또한 평가하였다(평균 연령 56±16세, 증상의 성별 및 지속 기간 NR).[146]

참고 이 연구는 사체에 대한 신경근 긴장과 압박을 상관관계로 평가하였다.

중요한 임상적 핵심

경추 신경근병증의 유무를 알아보기 위해 다음 사항을 유의하라.

- 다양한 경추의 수준에서, 다른 문제(예: 피부 통증 및 감각 분포, 수준을 반영하는 근절 수준 약화)를 가질 수 있다.
- 진단 정확도가 가장 높은 검사의 사용(경추 회전 60° 이하, ULTT(정중신경 편향)(+), Spurling 검사(+) 및 신연 검사(+))이 권장된다.
- 상완 쥐어짜기 검사와 외전 신전 경추 신경근 스트레스 검사가 상대적으로 새롭게 기술되었다. 진단 정확도가 높을 가능성이 많지만 높은 편향(bias)에 대한 연구에서 수행되었다.
- 모든 병리학에서와 마찬가지로 전체 검사(entire funnel examination)는 치료사에게 경추 신경근병증의 존재를 지지하거나 반박할 수 있는 결과를 제공해야 한다.

촉진 PALPATION

경추의 촉진은 촉진되고 있는 구조의 세부 사항에 대한 연습과 특별한 주의가 필요하다. 구조물 중 몇 개는 깊고, 주요 혈관에 근접하며 크기가 작기 때문에 이러한 구조물을 촉진할 때 주의와 섬세함이 필요하다. 보다 쉽게 알아볼 수 있는 표식에 대한 참고(표 17.7)는 치료사가 적절한 척추 수준을 결정하는데 도움이 될 수 있다. 또한, 촉진되는 척추의 정확한 수준을 결정하는 것은 임상적 유용성이 제한적일 수 있다.

후방 측면 (Posterior Aspect)

경추의 후방 측면은 이 신체 부위의 촉진 사정을 수행할 때 치료사가 고려해야 할 것이 많다. 이 부분에서는 후방 경추의 촉진에 관해 치료사가 고려해야 하는 골격 및 연부조직 구조에 대해 설명한다.

표 17.7 특정 척추 수준의 식별

척추 수준	식별
C1	후두부 돌출부 아래 2손가락 너비
C2	후두부 돌출부 아래 3손가락 너비
C3-4	C3: 설골의 후방 수준 C4: 갑상연골의 꼭지점
C5	갑상연골의 아래
C6	반지연골
C7	목의 기초(두드러진 극돌기) C6-C7-T1 기법의 촉진 사용 (아래에 설명함).
T2	견갑골의 상각
T3	견갑골극
T7	견갑골의 하각
T10	검상돌기
T12	12번째 늑골

골격 구조

- **뒤통수점**(외후두융기, external occipital protuberance): 치료사는 두개골 기저의 내측에 손가락을 대고, 손을 약간 위쪽으로 가볍게 움직이면 둥근 돌출을 느낀다. 이 구조는 때때로 *지식의 혹(bump of knowledge)*이라고도 한다.
- **상항선**(Superior nuchal line): 뒤통수점을 통해 치료사는 유양 돌기를 향해 외측 대각선 아래쪽으로 손가락을 움직일 수 있다. 손가락 아래의 상항선의 능선을 느낄 것이다.
- **후두**(Occiput): 치료사는 환자의 머리 밑에 손을 대고 손가락 끝이 가장 아래쪽에 닿을 수 있게 한다.
- **유양 돌기**(Mastoid process): 치료사는 환자의 귓불(earlobes) 아래에 직접 손가락을 대고 손가락으로 양쪽에 둥근 돌출을 느낀다 (그림 17.38).
- **C1의 횡돌기**: 치료사는 유양 돌기의 앞과 뒤쪽에 손가락을 위치시켜야 한다(그림 17.39). 이 구조가 깊을 수 있지만, 치료사는 종종 촉진에

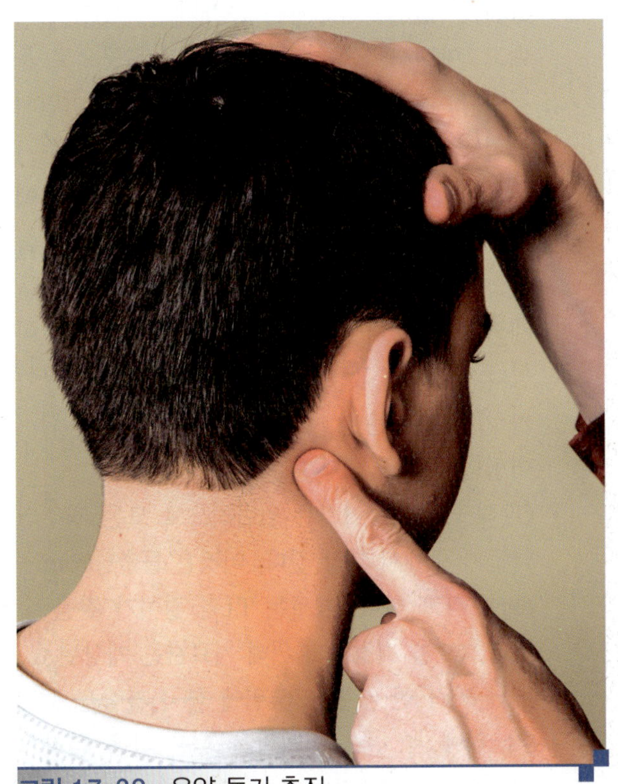

그림 17.38 유양 돌기 촉진.

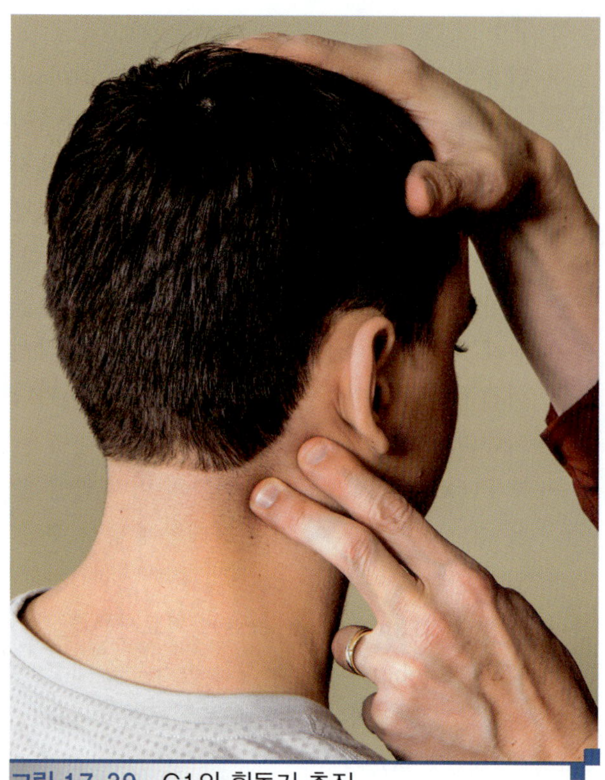

그림 17.39 C1의 횡돌기 촉진.

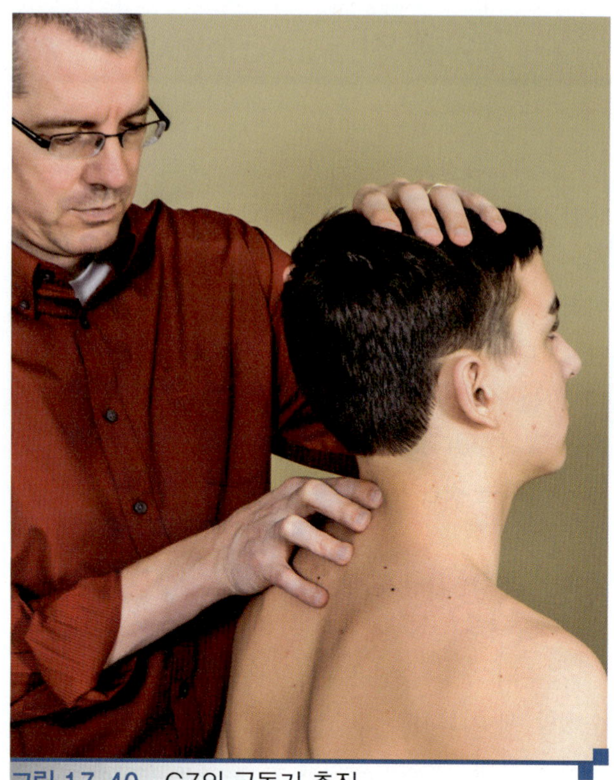

그림 17.40 C7의 극돌기 촉진.

통증이 있어 너무 단단히 누르지 않도록 조심해야 한다.

- **C2의 극돌기**: 치료사는 손가락을 뒤통수점에 대고, 아래로 오목하게 움푹 들어간 곳으로 움직인다. 치료사가 계속해서 아래로 움직이면서 느낄 첫 번째 둥근 돌기가 C2의 극돌기이다.
- **극돌기**: 치료사는 목의 뒷부분 정중선 상부에 가운데 손가락을 둔다. 손가락으로 둔탁한 돌출을 느낄 것이다. C2에서 미측으로 극돌기를 계산할 수 있다. 정상 척추에는 자연적 전만이 있다. C3, C4 및 C5의 극돌기는 더 깊고 사이가 가깝기 때문에 개별적으로 구별하기가 어렵다.
- **C7의 극돌기**: 이것은 일반적으로 모든 경추의 극돌기 중에서 가장 길다. 이것은 돌출(prominens)라고 한다. 때로는 T1과 길이가 같을 수 있다. C7을 결정하기 위해 치료사는 예상된 C7에 손가락 한 개를, C6 위에 한 손가락을 두고 T1 위에 세 번째 손가락을 놓은 다음 환자가 머리를 약간 신전하도록 한다(그림 17.40). C6 척추는 움직임의 시작 부분에서 약간 들어가게 될 것이고, C7은 신전이 약간 증가하고, T1은 전혀 들어가지 않을 것이다. T1은 제1늑골에 의해 양측으로 고정된다.
- **관절 기둥**(Articular pillar, facet joints, 후관절): 치료사는 함몰을 발견할 때까지 척추의 돌기에서 약 2cm 정도 옆으로 손가락을 움직인다–이것이 관절 기둥이다. 치료사가 미측 방향으로 만져지면, 후관절의 관절선을 구분할 수 있을 것이다. 왜냐하면 그들은 대나무처럼 되어 있기 때문이다. 골관절염으로 인해 악화되면, 넓어지게 되어 명확하게 묘사되지 않는다. 이러한 후관절은 일반적으로 촉진에 통증이 있다.
- **경추의 횡돌기**: 치료사는 손가락을 환자 목의 가장 측면으로 이동시키면 일련의 둔한 돌출을 느낄 것이다. 이들은 전방 및 후방 결절이라고 불리는 횡돌기이다. 이들은 또한 일반적으로 촉진에 통증이 있다.
- **흉추의 극돌기**: 이것은 경추보다 길고 가늘다. 그들은 대개 두측(cranial)에서 미측(caudal)

까지 서로에 대해 촉진할 만큼 두드러진다. 앞에서 설명한대로 표의 표식을 사용할 수 있다.

- **흉추의 횡돌기**: 이들은 후관절의 약간 측면이다.
- **견갑골극**: 치료사는 견봉의 뒤쪽을 촉진할 수 있으며 점점 가늘어지는 견갑골극의 정점을 따라 내측으로 따라갈 수 있다. 이는 제3흉추의 극돌기 수준에서 끝난다.
- **견갑골의 내측연**(Medial border of the scapula): 치료사는 견갑골극의 내측에서 두 번째 흉추 수준에 있는 상각을 촉진할 때까지 위로 움직일 수 있다. 견갑거근이 여기에 붙어 있으며, 이 부위는 종종 촉진에 통증이 있다. 견갑골의 하각은 T7 수준에 있다.

연부조직 구조

- **승모근**(Trapezius): 18장 참고.
- **후두하 근육**(Suboccipital muscle): 이 그룹의 근육을 촉진하려면, 치료사는 환자가 누워있는 동안 후두의 기저에 손가락 끝을 댈 수 있다. 이 근육들은 매우 깊이 있으며, 치료사는 근막과 표면 근육을 촉진할 가능성이 가장 크다. 이 근육은 종종 경련이 있을 수 있으며 종종 촉진에 현저한 통증이 있을 수 있다.
- **항인대**(Ligamentum nuchae): 이 표층 부분은 외후두융기와 C7에 부착되어 있다. 치료사는 촉진을 시도하기 전에 환자가 목을 유연하게 할 수 있다. 이 구조는 극돌기에서 직접 쉽게 만져질 수 있다. 이 인대는 미측으로 극상(supera-spous) 및 극간(interspinous) 인대로 계속 이어진다.
- **견갑거근**(Levator scapulae): C1-4의 횡돌기와 견갑골의 내측연에 부착된다. 압통은 종종 견갑골의 상부 내측연의 원위부 부착 부위에 대해 기록된다. 치료사는 환자를 바로 누운 자세 또는 엎드린 자세로 견갑골의 상부 내측연을 따라 촉진할 수 있다. 치료사는 환자의 머리를 반대 방향으로 돌려 근육의 긴장을 증가시켜야 한다.

전방 측면 (Anterior Aspect)

경추의 전방 측면은 이 신체 부위의 촉진 사정을 수행할 때 치료사가 고려해야 하는 것이 적다. 이 부분에서는 전방 경추의 촉진에 관해 치료사가 고려해야 하는 골격 및 연부조직 구조에 대해 설명한다.

골격 구조

- **설골**(Hyoid bone): 이것은 C3-4의 앞부분에 있다. 종종 C3의 극돌기 위치를 결정하는 표식으로 사용된다. 치료사는 엄지손가락과 집게손가락을 사용하여 구조물의 가장 위쪽 부분을 둘러싸고 좌우로 움직일 수 있다. 치료사는 이 구조를 좀 더 쉽게 촉진하기 위해 목을 약간 신전하도록 환자에게 요청해야 할 수도 있다(그림 17.41).
- **갑상 연골**(Thyroid cartilage): 이것은 일반적으로 *아담의 사과(Adam's apple)*라고 한다. 그것은 C4 척추의 앞부분에 위치하고 있으며 갑상선에 부분적으로 덮여 있다.
- **첫 번째 반지 고리**: 치료사는 C6 척추의 수준

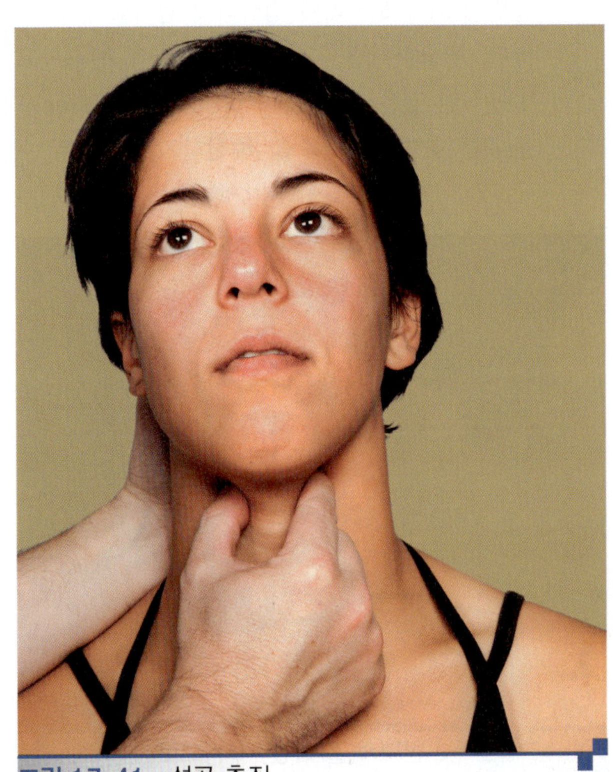

그림 17.41 설골 촉진.

에서 약간 더 부드러운 조직에 도달할 때까지 계속해서 아래쪽을 촉진할 수 있다. 이 부위의 촉진은 자연스럽게 불쾌할 수 있다.

- **흉골상절흔**(Suprasternal notch): 치료사는 두 개의 쇄골 사이의 삼각형 절흔을 찾기 위해 환자를 직접 마주하고 검지를 사용할 수 있다.
- **흉골각**(Stern angle, Louis의 각): 치료사는 흉골(sternum)이 흉골병(manubrium)과 만나는 횡능선(transverse ridge)까지 약 5cm 정도 아래로 계속 내려갈 수 있다.
- **두 번째 늑골**(Second rib): 치료사가 이 위치에서 바로 옆으로 계속 가면 두 번째 늑골이 붙어있는 것을 발견할 것이다.
- **첫 번째 늑골**: 이 구조는 쇄골의 뒤쪽과 아래쪽에 위치하기 때문에 촉진하기가 어려울 수 있다. 쇄골이 올라가면 치료사는 쇄골의 중간 1/3에서 후방과 아래쪽으로 손가락을 움직일 수 있고, 승모근의 앞쪽에 첫 번째 늑골이 위치해 있다(그림 17.42). 일반적으로 촉진에 통증이 있을 수 있다.
- **첫 늑골 연골**: 치료사는 쇄골 바로 아래에서 흉골병의 외측 모서리와 접촉하여 검지를 놓을 수 있다. 필요하다면 치료사는 환자에게 신속하고 반복적인 깊은 늑골 흡기(costal inspirations)를 지시하여 이 구조를 촉진하기 쉽게 할 수 있다.

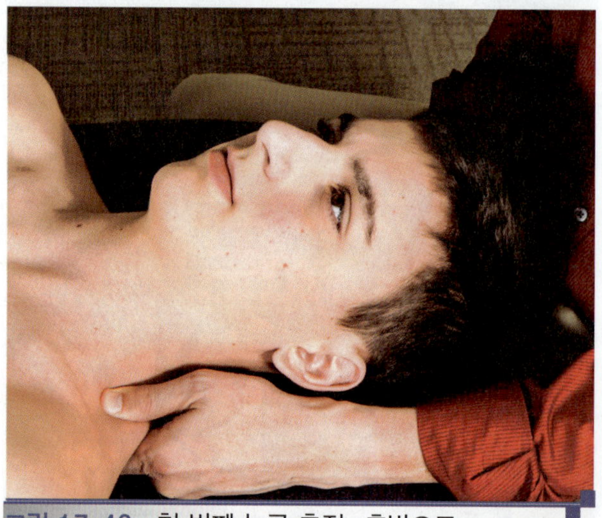

그림 17.42 첫 번째 늑골 촉진. 후방으로, 치료사는 승모근의 상부 섬유를 민다.

- **늑골**: 두 번째 늑골은 가슴의 앞쪽 부분에서 만져 볼 수 있는 가장 위쪽의 늑골이다. 치료사는 이전에 설명한대로 두 번째 늑골을 찾아야 한다. 이런 다음 그들은 늑간 공간에 손가락을 넣어 늑골을 아래로 계산할 수 있다. 다섯 번째 늑골은 흉골검 접합부(xiphisternal junction)에 있다. 치료사는 정렬과 움직임의 대칭을 알아야 한다.
- 7개의 참 늑골, 3개의 거짓 늑골(늑골 8, 9, 10)과 2개의 부유 늑골(늑골 11과 12)이 있다.

연부조직 구조

- **흉쇄유돌근**(Sternocleidomastoid muscle): 치료사는 촉진하는 근육의 측면으로 머리를 옆으로 구부리면서 머리를 반대로 돌려달라고(치료사로부터의 약간의 저항에 대해) 환자에게 요청할 수 있다. 치료사는 흉골의 흉골병과 쇄골의 내측에 원위부를 촉진한다. 그들은 다음으로 유양 돌기까지 상방 외측으로 근육을 따라간다. 이런 다음 내측으로 이동하여 상항선 바로 뒤쪽의 후두 맥박을 느낀다.
- **사각근**(Scalene muscles): 전 및 중사각근의 두 갈래가 제1늑골의 원위부에서 붙는다. 이 구조들 사이의 쇄골하 동맥과 상완신경총의 압박은 TOS에서 확인할 수 있다. 후사각근은 두 번째 늑골에 원위부에 붙어 있다. 치료사는 전방삼각(anterior triangle)에 있는 환자의 목의 측면에 손가락을 대고 환자에게 옆으로 구부려서 이 근육을 신장되도록 요청할 수 있다. 흡입(Inhalation)은 또한 촉진를 위해 이 근육을 더 두드러지게 할 수 있다.
- **림프절 사슬**(Lymph node chain): 이들은 목 전체에 걸쳐 여러 개의 절로 존재한다. 질병으로 인해 확대되는 경우를 제외하고는 일반적으로 촉진되지 않는다. 치료사는 촉진하기 위해 SCM 주위를 엄지와 손가락을 사용할 수 있다.
- **쇄골하동맥**(Subclavian artery): 치료사는 환자에게 머리를 반대로 돌려달라고 요청함으로써 SCM의 쇄골 부위를 찾을 수 있다. 이런 다

음에 SCM 근육의 쇄골 내측 1/3지점에 손가락을 넓게 한 그립(large digital grip)으로 놓으면 이 동맥의 맥박을 느낄 것이다.

- **경동맥 맥박**: 치료사는 SCM을 찾고 집게와 중간 손가락을 근복 중간 부분에 놓은 다음 조심스럽게 경추의 횡돌기를 향해 누를 수 있다. 환자가 촉진하는 쪽을 향하여 머리를 회전하면 이 부위의 근육에 대한 긴장을 감소시켜 촉진한다.
- **상완신경총**: 이 접근법은 쇄골하동맥과 동일하다. 이 구조는 완전한 원통형 코드로 느껴질 수 있다. 이 구조를 조여서 더 많이 인지할 수 있게 하기 위해, 치료사는 대상자에게 머리를 반대쪽 외측 굴곡을 수행하고 대상자의 상지를 외회전과 신장하도록 요청할 수 있다.
- **이하선**(Parotid gland): 이 샘은 정상적으로 만져 볼 수 없다. 이것이 커지면 하악각의 부위와 SCM 앞쪽에서 촉진될 수 있다.

신체 수행능력 측정
PHYSICAL PERFORMANCE MEASURES

경추 굴곡 검사(CCFT)는 심부 경추 굴곡근, 두장근(longus capitis) 및 경장근(longus colli)의 해부학적 작용에 대한 임상 검사이다. CCFT는 신경운동 조절 검사로 설명될 수 있다. 평가된 기능은 두개경추(craniocervical) 굴곡 운동 범위를 증가시키는 5가지 진행 단계의 수행 중 표층 경추 굴곡근과의 상호작용뿐만 아니라 심부 경추 굴곡근의 활성화 및 등척성 지구력이다. 이것은 목 뒤쪽에 둔 압력 센서로부터의 피드백에 의해 환자가 각 단계로 진행하고 바로누운 자세에서 수행되는 저-부하 검사이다. 임상 환경에서 검사가 간접적인 수행능력 측정만 제공하는 반면 CCFT에 대한 구성의 타당도는 심부 및 표층 굴곡근 활동의 직접 측정으로 실험실 환경에서 확인되었다. 특히, 환자는 증가하는 범위의 5가지 진행 단계에서 머리 끄덕이기(두개경추 굴곡)를 수행한다. 환자에게 주는 피드백은 목 뒤쪽에 위치한 압력 센서에 의해 제공되며, 목표로 하는 2mmHg의 압력 증가는 20mmHg에서 30mmHg의 기준선에서 이루어진다.

목 통증 질환을 가진 환자는 대조군과 비교하여 두개경추 굴곡 시 변화된 신경운동 조절 전략을 가지고 심부 경추 굴곡근에서 활동이 감소되고 표층 굴곡근에서 활동이 증가하며 대개 움직임 전략이 변경된다. 이 환자들은 또한 심부 경추 굴곡근의 감소된 등척성 지구력을 보여준다. CCFT로 확인된 근육 질환은 다양한 병인의 목 통증 장애에 일반적으로 나타난다.[147]

경추에 대한 유사한 검사는 심부 경부 굴곡 지구력 검사이다. 환자는 바로 누워서 두개경추 굴곡을 수행한다. 다음으로, 치료사는 이 움직임으로 인해 생기는 목의 피부 주름을 가로지르는 선을 그린다. 또한 치료사는 후두부 바로 아래에 손을 둔다. 환자는 가능한 한 오랫동안 이 위치를 유지하도록 지시받는다. 선의 가장자리가 더 이상 서로 비슷하지 않거나 환자의 머리가 치료사의 손에 1초 이상 접촉하면 검사가 종료된다. 평균 지구력 시간은 2개의 분리된 연구에서 조사되었다. 목 통증이 없는 여성의 평균 지구력은 14.5 ± 4.3초; 목 통증이 없는 남성의 경우 18.2 ± 3.3초이었다. 목 통증이 없는 군(평균=38.95 ± 26.4초)과 목 통증 군(평균=24.1 ± 12.8초)에 대한 굴곡근 근 지구력 검사 결과는 유의미하게 달랐다.[149]

짧은 목 굴곡근의 지구력 검사는 비특이적인 목 통증이 있는 환자의 목 근육 기능의 다른 측면을 측정하기 위한 적절한 도구로 간주할 수 있다. 추가로 부위별 신체 수행능력 검사에 대해서는 21장(어깨)을 참고하라.

경추의 일반적인 정형의학적 상태
COMMON ORTHOPEDIC CONDITIONS OF THE CERVICAL SPINE

경추의 다양한 병리학적 증상을 명확하게 기술하는 것은 불가능하지만, 이 부위의 관절 병리를 뒷받침하는 근거 기반의 발견이 있다. 따라서 이 장에서 이 절의 목적은 경추의 척추 병리를 암시하는 현재의 증거가 뒷받침된 결과를 제시하는 것이다. 그러나 4장(증거 기반 실습 및 환자 검사)에서 이전에 설명한 것처럼 모든 검사 결과가 임상 증거로 절대적으로 뒷받침되는 것은 아니며 치료사는 임상 경험 및 환자의 통증과 기능부전에 대한 감별 진단을 수행할 때 환자의 의견에 의존해야 한다.

골관절염, 추간판 질환, 외상, 근섬유 통증 증후군, 사경 및 편타성 손상을 포함하지만 이에 한정되지 않는 다양한 경추 통증 원인이 문헌에 기재되어 있다. 명확하게 정의된 진단 기준이 이러한 조건에 대해 확립되지 않았다. LBP의 경우와 마찬가지로 목 통증 및 상체의 목 관련 증상에 대한 불만을 제기하는 대다수의 환자는 병리학적 원인을 식별할 수 없다.[151]

이러한 병리의 각각에 대한 검사를 조사하기 전에 유사한 유형의 병리학의 특정 전문 용어에 대한 설명이 필요하다. 일반적인 정의가 여기에 주어지며 추가 세부 사항이 다음 절의 각 병리에 대해 제공된다. 협착증은 혈관이나 기타 관 모양의 기관(tubular organ)이나 구조의 비정상적인 협착이다. 경추에 관해서는, 중심 관(척수가 있는 곳) 및 양쪽 추간공(척추에서 신경근이 나오는 곳)을 포함한다. 척추증(Spondylosis)은 척추의 관절 사이의 퇴행성 골관절염이다. 척추분리증(Spondylolysis)은 척추의 동등한 관절간(interarticularis)의 결함이며, 척추전방전위증(spondylolisthesis)은 척추골 또는 척주에 대한 전방 변위 또는 후방 변위(retrolisthesis)이다.

경추 퇴행(spondylosis)은 다양한 형태의 협착을 포함할 수 있으며(이 협착의 위치에 따라 다름) 다양한 임상 증상을 나타낼 수 있다. 그림 17.43은 이러한 차이를 설명하는데 도움이 된다. 척추관과 관련된 척추의 퇴행은 중추 신경계(척수)의 일부를 침범하기 때문에 중심관 협착과 척수병증 및 상위 운동 신경 징후의 가능성을 초래한다. 외측 추간공 협착증(신경근병증, 골극 등 여러 가지 이유로)은 신경근 침범과 하위 운동 신경 징후 및 증상의 가능성을 초래할 수 있다(말초 신경계 침범이 포함되기 때문에). 척추 퇴행은 또한 사실이거나 심각한 신경학적 소견(예: 반사 변화, 비정상적인 감각, 비정상적인 근절)이 없는 축성 경추 통증을 유발할 수 있다. 이러한 경우에 환자는 목과 팔의 통증(radiculitis)을 가질 수 있다.

경추 척추증(퇴행성 추간판 질환, 척추 관절염)

ICD-9: 721.0(척수병증이 없는 경추 척추증); 721.1(척수병증을 동반한 경추 척추증)
ICD-10: M48(협착증); M50(경추 추간판 질환); M50.3(경추 추간판 퇴행)

척추증은 척추 중심부와 신경공 간에 관절의 퇴행성 골관절염이다. 이 상태가 후관절에 발생하면 후관절 증후군으로 간주될 수 있다. 심할 경우, 팔다리의 통증, 감각 이상 또는 근력 약화와 같은 감각 장애 또는 운동 장애를 동반하는 신경근 압박을 유발할 수 있다.

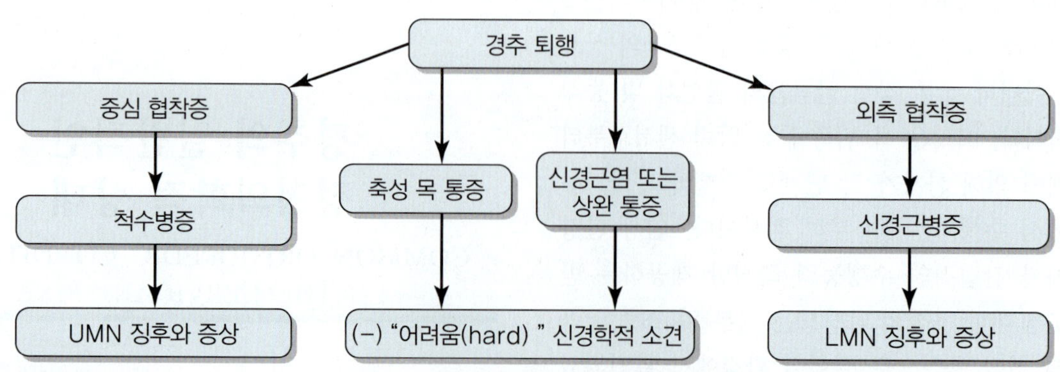

그림 17.43 경추 퇴행. UMN = 상위 운동 신경원(upper motor neuron); LMN = 하위 운동 신경원(lower motor neuron); (−) 음성.

두 개의 인접한 척추 사이의 공간이 좁아지면 척수에서 나오는 신경근의 압박이 신경근병증을 일으킬 수 있다(목, 어깨, 팔, 등 또는 다리에 심한 통증과 같은 감각 및 운동 장애, 근육 약화가 동반됨). 덜 일반적으로 척수에 대한 직접적인 압박(일반적으로 경추)은 전신적 약화, 보행 기능부전, 균형 감퇴 및 대장 또는 방광 조절 장애로 특징 지어지는 척수병증을 유발할 수 있다. 신경 압박 및 혈류 부족으로 인해 환자는 손과 다리에서 따끔거림이나 불타는 현상을 경험할 수 있다. 목의 척추가 관여하는 경우, *경추 척추증(cervical spondylosis)*이라고 한다. *허리 척추증은 요추 척추증(lumbar spondylosis)*으로 불린다.

I. 환자 인터뷰

주관적 병력

- 환자는 종종 전체적이고 확산된 경부 통증과 뻣뻣함(stiffness) 및 제한된 ROM을 호소한다.
- 더 심한 경우에는 환자가 한쪽 팔(신경근 충돌 포착) 또는 양측 팔(척추관 충돌 포착의 경우), 감각 또는 운동 장애(예: 팔의 통증, 감각 이상 또는 근력 약화)에 대한 불만을 호소한다.
- 위를 보면서(신전으로) 머리를 이환된 쪽으로 돌리는 것은 일반적으로 고통스럽다.
- 환자는 일반적으로 전방 머리 자세와 나쁜 자세를 가진 노인이다.
- 환자는 신경근병증이나 척수병증과 관련된 증상을 보고할 수 있다.

측정 결과

- 모든 관련 임상적 결과 측정이 사용될 수 있다.
- 경추 신경근병증 환자에서 PSFS에 대한 MDC는 2.0의 MCID로, 2.1점으로 보고되고 있다.
- 통증 그림은 증상의 분포를 판정하기 위해 도움이 된다.

진단영상

- 방사선 결과는 관절 공간 협소, 골경화증, 관절 주위 낭종 및 골극을 포함한다. OA의 정의에 대해서는 Kellgren과 Lawrence에 따라 6장을 참고하라.

II. 시진

- 전방 머리 자세는 나이가 많은 환자에서 가능성이 높다.[152]
- 전방 머리 자세와 흉추 후만증을 나타내는 환자에서 경추 굴곡 및 회전 감소가 발견되었다.[152]

III. 분류 및 선별검사

- 관련된 관절에 의한 원인뿐만 아니라 모든 비근골격계 원인은 배제되어야 한다.
- 주의, 기능적 ROM 검사를 완료할 수 있는 견인 손상 또는 신경학적 결손이 없는 무증상 환자는 방사선 평가없이 경추 고정으로 안전하게 제거할 수 있다(SN 98).[60]
- Canadian C–Spine Rule: NEXUS 기준(SN 범위 83–100)[58] 또는 치료사의 임상적 판단(SN 92)[59]보다 우수한 진단 정확도(SN 범위 90–100)이고, 따라서 실제 골절을 배제할 수 있는 향상된 능력을 가진 것으로 증명되었다.
- 익상(alar) 인대 검사 :
  - 덜 복잡한 검사로 익상 인대 기능부전을 판정하고 배제할 수 있는 능력이 개선된 진단 정확도(SN 69–100, –LR 0.29–0.31, SP 72–96, +LR 18–Inf)의 큰 변동성.[107]
  - 보다 복잡한 검사로 익상(alar) 인대 기능부전을 판정(SP 96–100, +LR 18–Inf)하고 배제(SN 72, –LR 0.30)하는 더 나은 능력.[107]
- Sharp–Purser 검사: 횡인대 기능부전에 대해 판정(SP 96 + 17.3 LR)보다 배제(SN(69), –LR 0.32)에 더 강한 능력으로 증명.[108]
- 더 복잡한 횡인대 검사 역시 횡인대 기능부전의 배제(SN 65, –LR 0.35)보다 판정(SP 99, +LR 65)에 더 나음.[107]

- 경추 회전(SP 100, +LR 83.3)은 잠재적 척추뇌기저 허혈의 **판정**에 도움이 된다.[115]
- 경추의 신전과 회전의 결합은 잠재적인 상부 경추 신경 혈관의 손상을 **판정**(SP 98, +LR 4.2)하는데 도움이 된다.[117]
- 척수병증에 대한 임상 검사는 대부분 SP이며 SN이 부족하다. 현재 연구의 대부분은 부족(poor)에서 중간 정도(moderate)의 질(quality)이다. 치료사는 척수병증을 검사할 때 (+)나 (−)의 임상 검사 해석에 신중해야 한다.

IV. 움직임 검사

- 경추의 ROM 사정은 다양한 환자와 측정 장비에서 신뢰할 수 있다.[124–126]
- 신경근병증이 있는 환자에게는 경추의 회전(60° 미만)이 이환된 쪽에서 감소하는 것이 일반적이다.[18]
- 고령 환자는 남성과 여성 모두에서 젊은 층에 비해 모든 면에서 ROM이 감소하는 것으로 나타났다.[130,131] 노인 그룹은 또한 젊은 그룹에 비해 경추 ROM 값의 변화가 더 컸다. 모든 코호트 연령 그룹에서 여성의 ROM이 더 큰 것으로 나타났다.[130]

V. 근육 수행능력 검사

- 목과 상체(upper quarter) 근육들(경장근(longus colli), 중부 승모근(middle trapezius), 하부 승모근(lower trapezius), 그리고 전거근(serratus anterior))의 협응력, 근력, 지구력 결손은 움직임 협응 장애를 가진 환자에게 흔하다.[11]
- 만성 목 통증 환자는 평균적으로 대조군에 비해 하부 목 근력이 낮다.[35]

VI. 특수 검사

- Spurling's 검사: (+) 검사는 한 연구에서 경추 신경근병증을 **판정**(SP 86, +LR 3.5)하는데 도움이 되는 우수한 능력을 발휘하지는 못했고, 다른 연구에서는 경추 신경근병증을 **배제**(SN 92, −LR 0.07)하고 **판정**(SP 95, +LR 18.6)하는데 좋은 능력을 발휘했다.
- PA 활주(PA glides): 가동성 제한이나 경추의 PA 활주와 일치성 통증이 없으면(SN 100, SN 89) 후관절 이환을 **배제**하는데 도움이 된다.
  - 발견된 운동 제한 또는 일치성 통증은 후관절 이환의 **판정**(SP 100)을 돕는다.
  - 저가동성과 일치성 통증의 재현은 저가동성만 검출하는 것보다 더 큰 진단 정확도(**SN 100**, **SP 100**)를 나타낸다.

VII. 촉진

- 다른 신경근 당김 증상이나 신경학적 증상이 없는 후관절 위의 국소적인 압통은 후관절통을 나타낼 수 있다.[155]
- 근육(좌상)이나 인대(염좌)가 촉진 가능하면 촉진으로 압통이 생길 가능성이 높다.

VIII. 신체 수행능력 측정

- CCFT, 심부 경부 굴곡근 지구력 검사 및 진행성 등관성(isoinertial) 들기 평가(해당되는 경우)가 사용된다.
- 만성 경부 통증 환자는 특정 기능 검사(예: 들어 올리기, 도달) 시 수행이 떨어질 수 있다.[35]

잠재적 치료기반 분류

- 통증 조절(통증이 우세한 경우), 가동성 및 운동과 상태 조절(conditioning)이 이용될 수 있다.

경추 척수병증

ICD-9: 336.9(척수의 불특정 질환); 721.1(척수병증을 동반한 경추 척추증)

ICD-10: G95; M48(척추 협착증); M50 척수병증을 동반한 경추 추간판 질환); M50.3(경추 추간판 퇴행)

척수병증은 척수의 병리이다. 이 병리는 외상으로

인한 경우 *척수 손상(spinal cord injury)*이라고 한다. 척수병증은 척수에 압박을 가하거나 상해 때문에 생길 수 있다. 근골격계 환자의 경우, 추간판, 신경근 유착이나 반흔 조직, 주변의 뼈, 근육, 연골 또는 건 때문일 가능성이 크다. 이는 다양한 분포 패턴을 특징으로 하며, 다리의 임상 소견을 처음에는 보행 변화, 다리의 약화, 경련과 관련시킬 수 있다. 임상 징후 및 증상은 척수의 침범 정도(경추, 흉추, 또는 요추)에 따라 좌우된다. 이러한 징후 및 증상은 병리학적 범위(척수의 전방, 후방 또는 측부)에 따라서도 달라진다.

I. 환자 인터뷰

주관적 병력

- 5개 (+) 연구 결과 중 3개가 척수병증을 판정하는데(SP 99, +LR 30.9) 도움을 준다고 나온 반면, 척수병증을 배제하는(SN 94, −LR 0.18) 적어도 하나의 임상적 결과가 존재한다, QUADAS 8.[33]
  - 보행 변위(Gait deviation)
  - (+) Hoffmann's 징후
  - (+) Inverted supinator 징후
  - (+) Babinski 검사
  - 연령 > 45세
- 경추의 임상적 척수병증의 징후와 증상은 다음을 포함할 수 있다 :
  - 감각 결손은 전형적으로 일관성이 없고 나중에 발생하며 다리에서 보다는 팔에서 더 발생한다.[157]
  - 상위 운동 신경원 징후(약화, 근육 긴장 증가, 경련, 둔함, 균형 장애로 인한 보행 기능부전).[157]
  - 환자는 대장 또는 방광 증상 및 성기능 장애를 호소할 수 있다.
  - 걸음 걸이에 서투름.[158,159]
  - 목과 어깨의 경직.[160,161]
  - 한쪽 또는 양쪽 팔이나 손의 감각 이상.[162]
  - 다리의 경직 또는 약화가 대장 및 방광 증상보다 선행한다.[157]
  - 경련 또는 과반사.[157,159]
  - 경추 척수병증(CM)을 가진 환자는 실제로 영향받은 단계(level) 아래의 과반사와 특히 이환된 단계의 저반사를 나타낼 수 있다.[156]
  - 흔하지 않은 증상에는 불안한 다리가 포함될 수 있다. 척추 동맥 압박에 기인하는 다른 증상으로는 메스꺼움, 어지럼증, 연하 곤란증 등이 있다.[156]

측정 결과

- 주관적 통증 평가와 통증 지속성 점수는 척수병증의 판정이나 배제에 도움이 되지 못했다.[33]
- 일본 정형외과협회 점수(Japanese Orthopaedic Association Score)는 환자의 상태 변화를 측정하는데 효과적이다. 이것은 신체 기능 구조와 감각 이환을 측정한다.[163,164]
- 유럽 척수병증 점수(European Myelopathy Score)는 질환-특이도(disease-specific)이며, 기능에 대한 여러 가지 구조를 측정하는 치료사-기반 척도(physician-oriented scale)이다.[163,164]

II. 시진

- 신전 및 외측 굴곡과 함께 척추간 및 척추관 공간이 감소하기 때문에 환자는 이러한 동작과 관련된 활동을 수행하기를 꺼려하거나 주저할 수 있다.
- 이러한 환자는 노인일 가능성이 높기 때문에 자세가 좋지 않은 경우가 많다. 경추 굴곡과 회전 감소가 전방 머리 자세와 흉추 후만증을 보이는 환자에서 발견된다.[152]
- 보행의 변화에는 허벅지와 종아리 근육의 떨림과 경련이 있고, 자동차에 타거나 내리는 것이 어려울뿐만 아니라, 걸음(steps)을 걷거나 멈추기(curbs)가 어렵다.[158,159]

III. 분류 및 선별검사

- 관련된 관절에 의한 원인뿐만 아니라 모든 비근골격계 원인은 배제되어야 한다.
- 병력은 위험 신호(red flag)를 확인하고

경고 신호(yellow flag)를 평가해야 하는 선별 작업에 사용된다.[53]

- 주의, 기능적 ROM 검사를 완료할 수 있는 견인 손상 또는 신경학적 결손이 없는 무증상 환자는 방사선 평가없이 경추 고정으로 안전하게 제거할 수 있다(SN 98).[60]
- Canadian C-Spine Rule: NEXUS 기준(SN 범위 83–100)[58] 또는 치료사의 임상적 판단(SN 92)[59] 보다 우수한 진단 정확도(SN 범위 90–100)이고, 따라서 실제 골절을 배제할 수 있는 향상된 능력을 가진 것으로 증명되었다.
- 익상(alar) 인대 검사 :
  - 덜 복잡한 검사로 익상 인대 기능부전을 판정하고 배제할 수 있는 능력이 개선된 진단 정확도(SN 69–100, –LR 0.29–0.31, SP 72–96, +LR 18–Inf)의 큰 변동성.[107]
  - 보다 복잡한 검사로 익상(alar) 인대 기능부전을 판정(SP 96–100, +LR 18–Inf)하고 배제(SN 72, –LR 0.30)하는 더 나은 능력.[107]
- Sharp–Purser 검사: 횡인대 기능부전에 대해 판정(SP 96 + 17.3 LR)보다 배제(SN(69), –LR 0.32)에 더 강한 능력으로 증명.[108]
- 더 복잡한 횡인대 검사 역시 횡인대 기능부전의 배제(SN 65, –LR 0.35)보다 판정(SP 99, +LR 65)에 더 나음.[107]
- 경추 회전(SP 100, +LR 83.3)은 잠재적 척추뇌기저 허혈의 판정에 도움이 된다.
- 경추의 신전과 회전의 결합은 잠재적인 상부 경추 신경 혈관의 손상을 판정(SP 98, +LR 4.2)하는데 도움이 된다.
- 척수병증에 대한 임상 검사는 대부분 SP이며 SN이 부족하다. 현재 연구의 대부분은 부족(poor)에서 중간 정도의 질(quality)이다. 치료사는 척수병증을 검사할 때 (+)이나 (–)의 임상 검사 해석에 신중해야 한다.
- 환자는 반사, 근육 긴장 및 병리학적 반사(예: Babinski, clonus, Hoffman 's)에 대한 잠재성을 가질 가능성이 높다.

IV. 움직임 검사

- 경추의 ROM 사정은 다양한 환자와 측정 장비에서 신뢰할 수 있다.[124–126]
- 고령 환자는 남성과 여성 모두에서 젊은 층에 비해 모든 면에서 ROM이 감소하는 것으로 나타났다.[130,131] 노인 그룹은 또한 젊은 그룹에 비해 경추 ROM 값의 변화가 더 컸다. 모든 코호트 연령 그룹에서 여성의 ROM이 더 큰 것으로 나타났다.[130]
- 능동 및 수동 ROM은 종종 제한적이다.
- ROM 제한은 일치하지는 않았다.
- 경추 신전은 척추 아래로 증상을 유발할 수 있다.

V. 근육 수행능력 검사

- 목과 상체 근육들(경장근(longus colli), 중부 승모근(middle trapezius), 하부 승모근(lower trapezius), 그리고 전거근(serratus anterior))의 협응력, 근력, 지구력 결손은 움직임 협응 장애를 가진 환자에게 흔하다.[11]
- 만성 목 통증 환자는 평균적으로 대조군에 비해 하부 목 근력이 낮다.[35]

VI. 특수 검사

- 경추 척수병증 환자의 21%가 척수병증 징후를 증명하지 못했기 때문에 전체적으로 척수병증 징후는 경추 척수병증의 존재를 진단하는데 있어 SN이 높지 않다.[166]
- 척수병증 징후와 당뇨병 간에는 상관관계가 없다. 그러나 MRI에서 척수 징후 변화가 있는 사람들은 척수병증 징후를 나타내는 확률이 훨씬 높았다.[166]
- 한발 서기, 일렬 보행(tandem gait), 균형 운동과 같은 검사는 경추 척수병증 환자의 경우 매우 어렵다.

- Hoffman 반사: 비록 이 연구가 경추통이나 신경근병증이 없이 Hoffman 반사에 양성인 16명의 환자를 대상으로 하였지만, 경추 척수병증을 배제(SN 94)하는 능력을 보여 주었다. Hoffman 반사는 CM을 가진 39명과 37명의 대조군의 불량한 설계 연구에서 CM이나 UMN 질환(SP 84, +LR 3.7)을 판정하는 능력은 낮았다.[166]
- Babinski 검사: 여러 가지 검사(**SP 92, +LR 4.0**)를 비교한 잘 설계된 한 연구에서 CM 확인을 위한 모든 검사 중에 가장 강력한 진단 가치를 입증했다.[168]
- 역 회외 징후(Inverted supinator sign): CM이나 UMN 장애를 배제(SN 61) 하거나 판정(SP 78)하는 능력이 제한적이다.[168]
- 간헐성 경련(Clonus): 매우 불량한 선별검사이지만, 규칙이 잘 설계된 두 가지 연구에서는 CM이나 UMN 질환에 대해 잘 판정하는 것으로 입증되었다(SP 99, +LR 5.4, QUADAS 7;[33] SP 96, +LR 2.7, QUADAS 11[168]).
- 상슬개반사(Suprapatellar reflex)(슬개골 상부건에 망치로 빠르게 때려 나오는 반사): (+) 검사는 CM이나 UMN 질환 판정(SP 97, +LR 6.9)에 도움이 된다.[33]
- 아킬레스건 반사(과반사): (+) 검사는 CM 또는 UMN 질환을 판정(SP 98, +LR 7.8)하는데 도움을 준다.[33]
- 손의 어색함, 보행 장애, 간헐성 경련, Babinski 검사, Hoffman의 반사 등의 결과를 군집한 후에도 사후 검사 확률은 개선되지 않았다.[168]

VII. 촉진

- 촉진시 다리의 경직, 경련 및 광범위한 마비가 기록될 것이다.

VIII. 신체 수행능력 측정

- CCFT, 심부 경부 굴곡근 지구력 검사 및 진행성 등관성(isoinertial) 들기 평가가 사용된다.
- 만성적 경부 통증 환자는 특정 기능 검사(예: 들어 올리기, 뻗기) 시 수행이 떨어질 수 있다.[35]
- 자동계산기(10초 안에 최대한 많이 자동계산기의 버튼 누르기),[169] 발로 두드리기(의자에 앉아 10초 동안 바닥을 뒤꿈치로 최대한 많이 두드리기), 그리고 쥐고 펴기(앉아서 최대한 빨리 손가락을 쥐었다 펴기)[170] 검사들은 작은 기능 변화를 찾는데 객관적이고, 양적이고, 단순하며, 신뢰도 있고, 가능하다고 제안되었다.

잠재적 치료기반 분류

- 통증(환자가 통증이 있는 경우), 운동과 상태 조절, 가능하면 가동성 또는 안정성(임상 증상에 따라 다름)이 사용될 수 있다.

경추 신경근병증

ICD-9: 723.4(상완신경염 또는 신경근염)
ICD-10: G54; M54.1(신경근병증)

*신경근병증*은 하나 이상의 신경이 신경근에서 가장 유의하게 영향을 받는 일련의 상태를 나타내는 포괄적인 용어이다. 신경에 대한 상해는 말초 신경이 외측공(lateral foramina)을 통해 척수를 빠져 나올 때 신경(신경근)에서 또는 근처에서 발생한다. 영향을 받는 신경은 부적절한 혈류로 인해 염증, 압박 또는 증상이 나타날 수 있다. 신경근 압박의 일반적인 원인은 추간판, 신경근 유착 또는 반흔 조직 또는 주위의 뼈, 근육, 연골 또는 건에서 비롯된다. 외상이 신경근에 있지만, 외상 위치에 먼쪽의 전체 길이가 영향을 받기 때문에 이 증상은 종종 그 지점에서 먼 곳에서 느껴진다. 이것은 통증(방사 통증), 약화, 저림 또는 특정 근육을 조절하는 어려움을 초래할 수 있다. 따라서, 경추에서 증상은 종종 팔에서 먼쪽으로 만나게 된다. 이것이 신경근 외상이기 때문에 경추 신경근병증은 운동 신경 기능 부전이 더 낮다.

모든 병리 검사와 마찬가지로 포괄적인 검사가 제

안된다. 경추 신경근병증의 원인과 부위를 진단하기 위해 병력, 신체 검사, 현대적인 영상 기술 및 침 EMG의 조합이 제안되었다. 신경근 압박과 신경근병증에 대한 임상 검사와 관련된, 일관된 근거에 의하면, 일반적으로 검사는 병리학적 배제가 판정에 비교하여 더 강하다.[35]

I. 환자 인터뷰

주관적 병력

- 경추 신경근병증을 가진 환자는 감각 상실을 경험한다(SP 92). 증상의 가장 성가신 위치는 어깨와 견갑골이나 팔꿈치 아래(SP 83)보다 목(SP 90)과 팔꿈치 위의 팔(SP 93)이다.[18]
- 주관적 병력 중 어느 것도 경추 신경근병증을 배제하는 능력을 보여주지 못했다.[18]
- 발살바(Valsalva) 방법을 통한 통증은 경추 신경근병증의 가능성을 판정(SP 94, +LR 3.7)하는데 도움을 준다.[18]

측정 결과

- NDI에 대한 MDC는 경추 신경근병증의 경우 14% 포인트에서 20% 포인트까지 범위가 있다고 보고되었다.[37]
- 이 환자들의 PSFS에 대한 MDC는 2.1점, MCID는 2.0점으로 보고되었다.[42]
- 통증 그림은 증상의 분포를 판정하는데 도움이 된다.[153]

진단영상

- 신경근병증에 대한 의심이 없는 경부 통증을 가진 환자에서 전기적 진단(electrodiagnostic) 검사의 사용에 반대하는 근거가 있다.[35]

II. 시진

- 전방 머리 자세와 흉추 후만증을 보이는 환자들에게서 경추 굴곡과 회전 감소가 발견되었다.[152]
- 환자는 종종 이환된 쪽으로 회전을 피하기 위해 머리를 반대쪽으로 멀리하는 것을 유지할 것이다.[171]
- 환자는 팔 흔들기를 줄이거나 관련 팔의 자세를 보호할 수 있다; 그들은 신경근의 긴장을 줄이기 위해 팔을 받치거나 머리 뒤 또는 위에 올려놓을 수 있다.[172]

III. 분류 및 선별검사

- 관련된 관절에 의한 원인뿐만 아니라 모든 비근골격계 원인은 배제되어야 한다.
- 병력은 위험 신호(red flag)를 확인하고 경고 신호(yellow flag)를 평가해야 하는 선별 작업에 사용된다.[53]
- 신경근병증은 전형적으로 심부건 반사를 감소시킨다.
- 주의, 기능적 ROM 검사를 완료할 수 있는 견인 손상 또는 신경학적 결손이 없는 무증상 환자는 방사선 평가없이 경추 고정으로 안전하게 제거할 수 있다(SN 98).[60]
- Canadian C-Spine Rule: NEXUS 기준(SN 범위 83-100)[58] 또는 치료사의 임상적 판단(SN 92)[59]보다 우수한 진단 정확도(SN 범위 90-100)이고, 따라서 실제 골절을 배제할 수 있는 향상된 능력을 가진 것으로 증명되었다.
- 익상(alar) 인대 검사:
  - 덜 복잡한 검사로 익상 인대 기능부전을 판정하고 배제할 수 있는 능력이 개선된 진단 정확도(SN 69-100, -LR 0.29-0.31, SP 72-96, +LR 18-Inf)의 큰 변동성.[107]
  - 보다 복잡한 검사로 익상(alar) 인대 기능부전을 판정(SP 96-100, +LR 18-Inf)하고 배제(SN 72, -LR 0.30)하는 더 나은 능력.[107]
- Sharp-Purser 검사: 횡인대 기능부전에 대해 판정(SP 96 + 17.3 LR)보다 배제(SN(69), -LR 0.32)에 더 강한 능력으로 증명.[108]
- 더 복잡한 횡인대 검사 역시 횡인대 기능부전의 배제(SN 65, -LR 0.35)보다 판정(SP 99, +LR 65)에 더 나음.[107]

- 경추 회전(SP 100, +LR 83.3)은 잠재적 척추뇌기저 허혈의 판정에 도움이 된다.[115]
- 경추의 신전과 회전의 결합은 잠재적인 상부 경추 신경 혈관의 손상을 판정(SP 98, +LR 4.2)하는데 도움이 된다.[117]
- 가벼운 터치와 톱니(pinprick)에 대한 민감도는 감소된 느낌을 나타내는 검사보다 재현성이 높다.[35]
- 척수병증에 대한 임상 검사는 대부분 SP이며 SN이 부족하다. 현재 연구의 대부분은 부족(poor)에서 중간 정도(moderate)의 질(quality)이다. 치료사는 척수병증을 검사할 때 (+)나 (−)의 임상 검사 해석에 신중해야 한다.

IV. 움직임 검사

- 경추의 ROM 사정은 다양한 환자와 측정 장비에서 신뢰할 수 있다.[124–126]
- 고령 환자는 남성과 여성 모두에서 젊은 층에 비해 모든 면에서 ROM이 감소하는 것으로 나타났다.[130,131] 노인 그룹은 또한 젊은 그룹에 비해 경추 ROM 값의 변화가 더 컸다. 모든 코호트 연령 그룹에서 여성의 ROM이 더 큰 것으로 나타났다.[130]
- 신경 근병증이 있는 환자는 경추의 회전(60° 미만)이 이환된 쪽으로 감소하는 것이 일반적이다.[18]

V. 근육 수행능력 검사

- 목과 상체 근육들(경장근(longus colli), 중부 승모근(middle trapezius), 하부 승모근(lower trapezius), 그리고 전거근(serratus anterior))의 협응력, 근력, 지구력 결손은 움직임 협응 장애를 가진 환자에게 흔하다.[11]
- 만성 목 통증 환자는 평균적으로 대조군에 비해 하부 목 근력이 낮다.[35]
- 신경학적 증상은 영향을 받는 신경근을 따라 통증, 운동 약화 또는 감각 결손을 유발할 수 있다.[165]
- 진행된 경추 신경근병증은 근육 소모(wasting)와 섬유속 연축(fasciculation)을 일으킬 수 있다.[165]
- 도수 근력 검사는 반사 또는 감각 검사보다 더 큰 SP를 제공하며 단일 신경근의 이환은 임상적으로 75%에서 80%까지 탐지할 수 있다.[173]

VI. 특수 검사

- 심부건 반사: 이러한 반사의 상실은 전형적으로 경추 신경근병증에 대한 가장 신뢰할 만한 임상 소견이라고 생각 된다.[174]
- 상지 긴장 검사 정중 신경 편향: (−) 검사는 경추 신경근병증을 배제하는데 도움이 되는 이상적인 능력을 가지고 있다(SN 97, −LR 0.12).[18]
- spurling's 검사: (+) 검사는 한 연구에서 경추 신경근병증을 판정(SP 86, +LR 3.5)하는데 도움이 되는 우수한 능력을 발휘하지는 못했고,[18] 다른 연구에서는 경추 신경근병증을 배제(SN 92, −LR 0.07)하고 판정(SP 95, +LR 18.6)하는데 좋은 능력을 발휘했다.[122]
- 견인 검사: (+) 검사는 경추 신경근병증을 판정(**SP 100**, **+LR Inf**)에 도움을 주는 이상적인 능력이 있고 우수하다(**SP 90**, **+LR 4.4**).[140]
- Valsalva 검사: (+) 검사는 경추 신경근병증을 판정(SP 94, +LR 3.5)하는 훌륭한 능력을 가지고 있다.[18]
- CPR 변수는 상지 긴장 검사(정중 신경), spurling's 검사, 견인 검사 및 동측 회전(60° 미만)을 포함한다. 검사 후 확률은 다음과 같다.[18]
  - 2(+) 검사 = 21%
  - 3(+) 검사 = 65%
  - 4(+) 검사 = 95%
- 최근의 체계적인 검토에 따르면 병력 및 기타 신체적 소견과 일치할 때 Spurling 검사, 견인 또는 신연, 그리고 Valsalva 방법

의 양성이 경추 신경근병증을 나타낼 수 있지만 ULTT 음성은 이를 배제하기 위해 사용될 수 있다. 그러나, 근거의 부족은 특히 일차 진료에서 사용될 때, 진단적 가치에 관한 확고한 결론을 제외한다.[175]

- Bakody's 징후 또는 어깨 외전 검사: 통증 감소에 대한 (+) 검사는 경추 신경근병증 **판정**(SP 80, +LR 1.9–2.2,[140] SP 92, +LR 2.1[18])에 도움이 되는 좋은 능력을 가지고 있다.
- 상완 신경총 압박 검사: (+) 검사는 경추 신경근병증 **판정**(SP 83, +LR 4.1)에 도움이 되는 우수한 능력을 가지고 있다.[143]
- 목의 과신전 검사: (+) 검사는 경추 신경근병증의 판정(SP 90, +LR 2.5)을 도와주는 능력이 우수하지는 않다.[143]
- 경추 과굴곡 검사: (–) 검사는 경추 신경근병증을 **배제**(SN 89)하는 데 도움이 되는 좋은 능력(환자의 일치성 통증을 재현하지 않음)이 있다.[18]
- 상완이두근 심부건 반사: 이 검사에서 반사의 부재 또는 감소된 반응은 경추 신경근병증의 **판정**(SP 95, +LR 4.8)을 돕는 가장 우수한 전통적인 신경학적 검사였다.[18]
- 상완삼두근 반사 감소(SP 92, 93)와 감소된 상완요골근 반사(SP 94, 95)는 신경근병증의 판정을 도와주는 훌륭한 능력을 갖지만, 이 검사들에 대해 +LR은 모두 < 3이다.[18,176]
- 외전 신전 경추 신경근 검사: (–) 검사는 경추 신경근병증 또는 경추 신경근 압박을 배제할 수 있는 양호한 능력이 있으며 (+) 검사는 중등도 편향(QUADAS 8)의 연구 조건에 대한 판정(SP 98, +LR 40)에 도움이 된다.[146]
- 팔 쥐어 짜기 검사: 비록 연구는 중등도 편향(QUADAS 8)이지만, (–) 검사에서 경추 신경근 압박을 배제(SN 95 및 –LR 0.05)하고, (+) 검사(특히 팔 통증과 비교하여)에서 판정(SP 96, +LR 24)하는 좋은 능력을 가지고 있다.[123]
- PA 활주(PA glides): 가동성 제한이나 경추의 PA 활주와 일치하는 통증이 없으면 후관절 이환을 **배제**(SN 100,[31] SN 89[134])하는데 도움이 된다.
  - 검출된 운동 제한 또는 일치성 통증은 후관절 이환의 **판정**(SP 100)을 돕는다.
  - 일치성 통증의 저하와 저가동성은 저가동성만 단독으로 찾는 것보다, 더 큰 진단적 정확도(**SN 100**, **SP 100**)를 나타낸다.

VII. 촉진

- 상완 신경총 압박 검사에서 압통이나 통증이 기록되면 경추 신경근병증의 **배제**(SN 69, –LR 0.4)보다 **판정**(SP 83, +LR

경추 척추병증과 경추 신경근병충의 감별 진단

- 척수병증은 상위 운동 신경 징후를 나타내고, 신경근병증은 하위 운동 신경 징후를 나타낸다.
- 척수병증은 하지 침범으로 나타날 가능성이 더 크다.
- 척수병증은 복합적인 피부분절 증상이나 설명이 있고 신경근병증은 단일 피부분절 증상이 나타날 가능성이 더 크다.
- 척수병증은 양측성 말단부를 침범하고 신경근병증은 편측성 침범으로 나타날 가능성이 더 크다.
- 척수병증은 보행 장애, 경련과 장이나 방광 증상과 같은 징후와 증상이 나타날 가능성이 더 크다.
- 나이가 들어감에 따라 척수병증이 있는 환자에서 고려해야 할 변수가 더 많다.
- 두 병리 모두 목 경직이나 통증 및 경추로부터 방사되는 통증이 있을 수 있다.

4.1)을 돕는다.[143]

VIII. **신체 수행능력 측정**

- CCFT, 심부 경부 굴곡근 지구력 검사 및 진행성 등관성(isoinertial) 들기 평가가 사용된다.
- 만성적 경부 통증 환자는 특정 기능 검사(예: 들어 올리기, 뻗기) 시 수행이 떨어질 수 있다.[35]

잠재적 치료기반 분류

- 통증 조절 및 가동성(주로 TBC)
- 운동 및 상태 조절

경추 불안정성/CAD

ICD-9: 728.4(인대의 이완); 443.24(척추 동맥의 마름(desiccation)

ICD-10: M24.2(인대의 질환, 불특정 부위); 167.0(대뇌 동맥의 절단, 절개되진 않음); 160.7(두개강 내에서 지주막하 출혈, 불특정)

경추 불안정성은 환자와 치료사에게 중요한 관심사이다. 징후와 증상은 잠재적인 인대 파열이나 경추 동맥 기능 부전을 암시한다. 이러한 상태는 외상 또는 심각한 병리학적인 후유증으로 인한 것일 수 있다. 이러한 환자는 주의해서 다루어야 한다.

I. **환자 면담**

주관적 병력

- 환자는 불안정성과 CAD를 암시하는 징후나 증상을 보고할 수 있다: 어지러움(dizziness), 복시(diplopia), 적하발작(drop attacks), 연하 장애(dysphagia), 구음 장애(dysarthria), 발한(diaphoresis), 운동 실조(ataxia), 마비(입술 주위), 안구 진탕증(nystagmus), 메스꺼움(nausea).
- 증상의 발병과 관련하여 중대한 또는 사소한 기전이나 외상을 보고할 수 있다.

측정 결과

- 적절한 임상 결과 측정을 사용할 수 있다; NDI와 PSFS가 가장 가능성이 있다.

진단영상

- Transcranial Doppler(TCD)는 두개 내 척추체 동맥 질환의 큰 혈관 협착 질환을 진단하기 위해 VBI 환자에게 유용한 검사 방법이 될 수 있다. 근위 척추 동맥 협착은 TCD에서 놓친다는 것을 기억하라.[47]

II. **시진**

- 치료사는 신체와 관계없이 머리를 움직이지 않으려는 환자를 특히 인식해야 한다(즉, 머리를 돌리는 것보다 무언가를 보기 위해 몸 전체를 돌리는 환자).
- 전방 머리 자세와 흉추 후만증을 보이는 환자들에게서 경추 굴곡과 회전 감소가 발견되었다.[152]

III. **분류 및 선별검사**

- 관련된 관절에 의한 원인뿐만 아니라 모든 비근골격계 원인은 배제되어야 한다.
- 병력은 위험 신호(red flag)를 확인하고 경고 신호(yellow flag)를 평가해야 하는 선별 작업에 사용된다.[53]
- 경추의 불안정성에 대한 가능성은 NEXUS 및 Canadian C-Spine Rules와 같은 도구의 사용과 이 장에서 논의된 안정성 검사를 통해 검사해야 한다.
- 주의, 기능적 ROM 검사를 완료할 수 있는 견인 손상 또는 신경학적 결손이 없는 무증상 환자는 방사선 평가없이 경추 고정으로 안전하게 제거할 수 있다(SN 98).[60]
- Canadian C-Spine Rule: NEXUS 기준(SN 범위 83-100)[58] 또는 치료사의 임상적 판단(SN 92)[59] 보다 우수한 진단 정확도(SN 범위 90-100)이고, 따라서 실제 골절을 배제할 수 있는 향상된 능력을 가진 것으로 증명되었다.
- 익상(alar) 인대 검사 :
  - 덜 복잡한 검사로 익상 인대 기능부전을 판정하고 배제할 수 있는 능력이 개선된 진단 정확도(SN 69-100, -LR 0.29-

0.31, SP 72–96, +LR 18–Inf)의 큰 변동성.[107]
- 보다 복잡한 검사로 익상(alar) 인대 기능부전을 **판정**(SP 96–100, +LR 18–Inf)하고 **배제**(SN 72, –LR 0.30)하는 더 나은 능력.[107]

- Sharp–Purser 검사: 횡인대 기능부전에 대해 **판정**(SP 96 + 17.3 LR)보다 배제(SN (69), –LR 0.32)에 더 강한 능력으로 증명.[108]
- 더 복잡한 횡인대 검사 역시 횡인대 기능부전의 배제(SN 65, –LR 0.35)보다 **판정**(SP 99, +LR 65)에 더 나음.[107]
- 경추 회전(SP 100, +LR 83.3)은 잠재적 척추뇌기저 허혈의 **판정**에 도움이 된다.[115]
- 경추의 신전과 회전의 결합은 잠재적인 상부 경추 신경 혈관의 손상을 **판정**(SP 98, +LR 4.2)하는데 도움이 된다.[117]
- 척수병증에 대한 임상 검사는 대부분 SP이며 SN이 부족하다. 현재 연구의 대부분은 부족(poor)에서 중간 정도(moderate)의 질(quality)이다.[81] 치료사는 척수병증을 검사할 때 (+)나 (–)의 임상 검사 해석에 신중해야 한다.

IV. 움직임 검사

- 경추의 ROM 사정은 다양한 환자와 측정 장비에서 신뢰할 수 있다.[124–126]
- 환자는 매우 방어적이고 제한된 ROM이 될 수 있으며 때로 메스꺼움이나 구토, 현기증을 간헐적으로 호소할 수 있다.[11]
- 고령 환자는 남성과 여성 모두에서 젊은 층에 비해 모든 면에서 ROM이 감소하는 것으로 나타났다.[130,131] 노인 그룹은 또한 젊은 그룹에 비해 경추 ROM 값의 변화가 더 컸다. 모든 코호트 연령 그룹에서 여성의 ROM이 더 큰 것으로 나타났다.[130]

V. 근육 수행능력 검사

- 목과 상체 근육들(경장근(longus colli), 중부 승모근(middle trapezius), 하부 승모근(lower trapezius), 그리고 전거근(serratus anterior))의 협응력, 근력, 지구력 결손은 움직임 협응 장애를 가진 환자에게 흔하다.[11]
- 만성 목 통증 환자는 평균적으로 대조군에 비해 하부 목 근력이 낮다.[35]

VI. 특수 검사

- 양쪽 외측 굴곡과 회전 스트레스 검사는 반대측 익상 인대의 길이를 증가시킨다.[177]
- 검사는 임상 사용을 위한 이론화된 기전과 일치하는 횡인대(전방 전단 검사) 및 피개막(tectorial membrane / 견인 검사)에 일관된 직접적 효과를 낸다.[178]
- Sharp–Purser 검사: (+) 검사는 경추 불안정성을 **판정**(SP 96, +LR 17)하는데 도움이 되는 우수한 능력을 가지고 있다.[108]
- 경추 안정성이나 CAD에 대한 다양한 검사가 있다는 사실에도 불구하고, 이것은 그다지 흥미롭지 않은 조사 영역이다. 이러한 여러 가지 검사의 임상적 유용성을 이해하기 전에 여러 가지 잘 설계된 여러 연구가 필요할 것이다.
- 이러한 검사들은 현재의 임상적 유용성 및 이 진단의 전반적인 이해를 보다 명확하게 설명하기 위해 이 장의 분류 및 선별검사를 참고하라.

VII. 촉진

- 경추의 조심스러운 촉진(촉진이 필요한 경우)이 권장된다.

VIII. 신체 수행능력 측정

- 이 진단이 잠재적 의심인 경우 이 검사는 제안되지 않는다.

잠재적 치료기반 분류

- 안정성

편타성 관련 질환(WAD)

ICD-9: 847.0(목의 염좌)
ICD-10: S13.4(경추의 좌상과 염좌);
S13.4XXA(경추 인대의 염좌)

편타성 손상 관련 질환(Whiplash-associated disorder, WAD)은 경추 신전을 동반한 경추의 왜곡(distortion) 또는 다른 운동 방향과 관련된 경추 기능부전과 관련된 다양한 징후와 증상을 포괄하는 광범위한 용어이다. 손상의 기전은 자동차 사고(MVA) 또는 고속 충돌 접촉 부상과 가장 관련이 있다. 다양한 징후와 증상이 편타성 손상과 관련이 있다. 징후와 증상의 다양성으로 인해 편타성 손상 관련 장애라는 용어가 사용되었다. 이 기간 동안 통증 및 상해 발생 후 장애의 최대 개선 수준은 3개월 이내에 발생하며, 그 후에는 개선이 거의 없다.

I. 환자 인터뷰

주관적 병력

- 회복을 위한 나쁜 예후 인자:[192]
  - 높은 강도의 목 통증
  - 신경학적 증상
  - 3개월째 회복되지 않을 것으로 예상되는 여성이 남성에 비해 2.7배 더 많다.
  - 높은 연령
  - 안전 벨트 미사용
  - MVA의 후방 충격
  - 감소된 경추 ROM
  - 이전의 목 통증이나 두통
  - 불안 또는 우울증
- 어지럼증이나 불안정성에 대한 불만을 가질 수 있다.[194]
- 중추성 과민성.[195]
- 감각 과민성에 대한 불만.[195]
- 심리적 요인에는 통증에 대한 비관, 공포 회피, 더 낮은 통증에 대한 자기 효능감 및 걱정이 포함될 수 있다.[195]

측정 결과

- 수치 통증 평가 척도.[192]
- 목 장애 지수.[192]
- 적절한 임상 결과 측정이 사용될 수 있다. NDI와 PSFS가 가장 가능성이 있다.

진단영상

- 경추 신전근 조직의 지방 침윤은 WAD를 가진 여성 환자에서 발견되었지만 만성적인 경부 통증이 있거나 건강한 대조군에서는 발견되지 않았다.[196]

II. 시진

- WAD로 인한 만성 목 통증은 비정상적인 경추 운동 및 보행 패턴과 관련된다.[32]
- 치료사는 신체와 관계없이 머리를 움직이지 않으려는 환자를 특히 인식해야 한다(즉, 머리를 돌리는 것보다 무언가를 보기 위해 몸 전체를 돌리는 환자). 이것은 치료사에게 경추 불안정성 또는 CAD의 가능성에 대해 주의해야 한다.
- 전방 머리 자세와 흉추 후만증을 보이는 환자들에게서 경추 굴곡과 회전 감소가 발견되었다.[152]

III. 분류 및 선별검사

- 관련된 관절에 의한 원인뿐만 아니라 모든 비근골격계 원인은 배제되어야 한다.
- 병력은 위험 신호(red flag)를 확인하고 경고 신호(yellow flag)를 평가해야 하는 선별 작업에 사용된다.[53]
- 고 빈도의 자동차 사고, 다이빙, 낙상, 운동 부상과 같은 외상 손상 기전 때문에 머리 및 경추 부상과의 상관관계뿐만 아니라 경추 골절, 불안정성 및 CAD 검사까지도 필요할 때 배제되어야 한다.
- 주의, 기능적 ROM 검사를 완료할 수 있는 견인 손상 또는 신경학적 결손이 없는 무증상 환자는 방사선 평가없이 경추 고정으로 안전하게 제거할 수 있다(SN 98).[60]
- Canadian C-Spine Rule: NEXUS 기준(SN 범위 83-100)[58] 또는 치료사의 임상적 판단(SN 92)[59]보다 우수한 진단 정확도(SN 범위 90-100)이고, 따라서 실제 골절

을 배제할 수 있는 향상된 능력을 가진 것으로 증명되었다.

- 익상(alar) 인대 검사 :
  - 덜 복잡한 검사로 익상 인대 기능부전을 판정하고 배제할 수 있는 능력이 개선된 진단 정확도(SN 69–100, –LR 0.29–0.31, SP 72–96, +LR 18–Inf)의 큰 변동성.[107]
  - 보다 복잡한 검사로 익상(alar) 인대 기능부전을 판정(SP 96–100, +LR 18–Inf)하고 배제(SN 72, –LR 0.30)하는 더 나은 능력.[107]
- Sharp–Purser 검사: 횡인대 기능부전에 대해 판정(SP 96 + 17.3 LR)보다 배제(SN (69), –LR 0.32)에 더 강한 능력으로 증명.[108]
- 더 복잡한 횡인대 검사 역시 횡인대 기능부전의 배제(SN 65, –LR 0.35)보다 판정(SP 99, +LR 65)에 더 나음.[107]
- 경추 회전(SP 100, +LR 83.3)은 잠재적 척추뇌기저 허혈의 판정에 도움이 된다.[115]
- 경추의 신전과 회전의 결합은 잠재적인 상부 경추 신경 혈관의 손상을 판정(SP 98, +LR 4.2)하는데 도움이 된다.[117]
- 척수병증에 대한 임상 검사는 대부분 SP이며 SN이 부족하다. 현재 연구의 대부분은 부족(poor)에서 중간 정도(moderate)의 질(quality)이다.[81] 치료사는 척수병증을 검사할 때 (+)나 (–)의 임상 검사 해석에 신중해야 한다.
- 차가운 통각 과민이나 차가움 과민증 및 손상된 교감 신경성 혈관 수축이 기술되었다.[197]
- 이 환자들은 건강한 사람보다 낮은 반사 역치(척수 과다 흥분성)를 보여주었다.[195]
- 이 환자는 건강한 대조군보다 반응 시간이 느리다.[193]

IV. 움직임 검사

- 경추의 ROM 사정은 다양한 환자와 측정 장비에서 신뢰할 수 있다.[124–126]
- 여성 WAD 환자에서 경추 척추의 변위 및 회전 운동의 증가는 C3–4, C4–5 및 C5–6 수준에서 발견되었다.[198]
- WAD로 인한 만성적인 경부 통증은 비정상적인 경추 운동과 관련이 있다. 이러한 환자는 대조군에 비해 수의적 ROM뿐만 아니라 가동성도 떨어진다.[35]
- 제한된 경추 ROM은 불량한 회복 예후를 보일 수 있다.[192]
- 고령 환자는 남성과 여성 모두에서 젊은 층에 비해 모든 면에서 ROM이 감소하는 것으로 나타났다.[130,131] 노인 그룹은 또한 젊은 그룹에 비해 경추 ROM 값의 변화가 더 컸다. 모든 코호트 연령 그룹에서 여성의 ROM이 더 큰 것으로 나타났다.[130]

V. 근육 수행능력 검사

- 근육 및 운동 기능의 변화는 잠재적으로 움직임 감소, 변경된 근육 동원 패턴, 목 근육의 형태학적 변화, 안구 움직임 조절 장애, 균형의 감소와 관절 재위치 오류가 포함되고, 목과 상체 근육의 근력이 감소된다.[195]
- 목과 상체 근육들(경장근(longus colli), 중부 승모근(middle trapezius), 하부 승모근(lower trapezius), 그리고 전거근(serratus anterior))의 협응력, 근력, 지구력 결손은 움직임 협응 장애를 가진 환자에게 흔하다.[11]
- 만성 목 통증 환자는 평균적으로 대조군에 비해 하부 목 근력이 낮다.[35]

VI. 특수 검사

- PA 활주(PA glides): 가동성 제한이나 경추의 PA 활주와 일치하는 통증이 없으면 후관절 이환을 배제(SN 100,[31] SN 89[134])하는데 도움이 된다.
  - 검출된 운동 제한 또는 일치성 통증은 후관절 이환의 판정(SP 100)을 돕는다.[31]

– 일치성 통증의 저하와 저가동성은 저가동성만 단독으로 찾는 것보다, 더 큰 진단적 정확도(SN 100, SP 100)를 나타낸다.[31,134]

- 어지럼증과 불안정성은 경추에서 관절의 재위치 오류를 일으킬 수 있다.[194]

VII. **촉진**

- 근방호, 경련 및 압통은 만성 WAD가 있는 상부 경추와 일반적으로 급성 WAD가 있는 상체(upper quarter)에 발생할 가능성이 있다.[195]

VIII. **신체 수행능력 측정**

- 여러 연구에서 심부 경추 굴곡근 지구력 기능부전, CCFT 기능부전 및 기타 능력 측정을 입증했다.
- 만성적인 경부 통증이 있는 환자는 특정 기능 검사(예: 들어 올리기, 뻗기) 시 수행이 떨어질 수 있다.[35]

잠재적 치료기반 분류

- 통증 및 가동성(적절한 경우)은 급성 WAD에 사용할 수 있다. 안정성도 적절할 수 있다.
- 가동성과 통증 조절 또한 만성 WAD에 적절할 수 있다.

경추성 두통 또는 경추두개 증후군

ICD-9: 339.0(기타 두통 증후군); 784.0(두통)
ICD-10: G44(기타 두통 증후군); R51(두통)

다양한 종류의 두통이 있으며, 경추성 두통은 이러한 유형 중 하나이다. 이 유형의 두통은 일반적으로 역학적인 원인에 기인한다. 따라서 치료사는 철저한 검사를 통해 환자가 제시하는 징후 및 증상 중 일부를 재현할 수 있어야 한다. 경추성 두통에 기인하는 척추의 가장 빈번하게 기술된 영역은 상부 경추부이다. C0에서 C3까지의 수준에서의 상부 경추 관절증은 문헌에서 가장 빈번하게 기술되어 왔으며, C1–C2가 가장 일반적이었다.[20–24]

I. **환자 인터뷰**

주관적 병력[11,125]

- 경추 또는 후두하부 증상과 관련된 편측성 두통(목)이 목의 움직임이나 위치에 의해 악화된다.
- 양측 후부 경추 근막 및 관절의 유발로 두통이 발생되거나 악화된다.
- 평소 간헐적인 HA 환자의 70%는 HA와 관련된 경추 증상을 보고한다.[199]
- 만성 HA의 단지 14%에서 18%만이 경추성인 것으로 추정되었다.
- 경추성 HA의 주요 기준은 다음과 같다:[200]
  – 머리 통증의 징후와 증상은 목의 움직임과 지속적인 머리 위치 유지 또는 증상이 있는 부위의 상부 경추 또는 후두부위의 외부 압박에 의해 발생된다.
  – 환자는 목에 ROM 제한이 있을 수 있다.
  – 동측의 목, 어깨 또는 팔의 통증은 다소 모호하게 방사되지 않는 성질을 가지며, 때로는 팔 통증이 자연스럽게 방사된다.
  – 두통 특징에는 다음과 같은 것들이 포함된다: (1) 일반적으로 목에서 시작하는 중등도에서 심한, 욱신거리지 않고 찌르지 않은 통증, (2) 다양한 지속 기간의 사건 및 (3) 변동적이고 지속적인 통증.
  – 환자는 여성일 가능성이 더 크다.
  – 메스꺼움, 광선 공포증, 음성 공포증(phonophobia), 현기증, 동측 흐린 시야, 연하 곤란 및 동측 안구 주위 부종 등의 드문 특징이 있을 수 있다.

측정 결과

- 적절한 임상 결과 측정이 사용될 수 있다. NDI와 PSFS가 가장 가능성이 있다.
- 두통 설문지가 제안되었다.[201]

진단영상

- 심각한 경부 통증의 주요 원인으로 경추 후관절 통증을 진단할 때 후관절 또는 내측 분지 차단술의 타당성을 뒷받침하는 증거

는 없다.[35]

- 경추 MRI 상 일반적인 퇴행성 변화가 경추성 두통으로 인한 환자의 통증과 관련이 있다는 증거는 없다.[35]

II. 시진

- 전방 머리 자세가 제시되었다.[202]
- 전방 머리 자세와 흉추 후만증을 보이는 환자들에게서 경추 굴곡과 회전 감소가 발견되었다.[152]

III. 분류 및 선별검사

- 관련된 관절에 의한 원인뿐만 아니라 모든 비근골격계 원인은 배제되어야 한다.
- 병력은 위험 신호(red flag)를 확인하고 경고 신호(yellow flag)를 평가해야 하는 선별 작업에 사용된다.[53]
- 주의, 기능적 ROM 검사를 완료할 수 있는 견인 손상 또는 신경학적 결손이 없는 무증상 환자는 방사선 평가없이 경추 고정으로 안전하게 제거할 수 있다(SN 98).[60]
- Canadian C-Spine Rule: NEXUS 기준(SN 범위 83-100)[58] 또는 치료사의 임상적 판단(SN 92)[59]보다 우수한 진단 정확도(SN 범위 90-100)이고, 따라서 실제 골절을 배제할 수 있는 향상된 능력을 가진 것으로 증명되었다.
- 익상(alar) 인대 검사 :
  - 덜 복잡한 검사로 익상 인대 기능부전을 판정하고 배제할 수 있는 능력이 개선된 진단 정확도(SN 69-100, -LR 0.29-0.31, SP 72-96, +LR 18-Inf)의 큰 변동성.[107]
  - 보다 복잡한 검사로 익상(alar) 인대 기능부전을 판정(SP 96-100, +LR 18-Inf)하고 배제(SN 72, -LR 0.30)하는 더 나은 능력.[107]
- Sharp-Purser 검사: 횡인대 기능부전에 대해 판정(SP 96 + 17.3 LR)보다 배제(SN (69), -LR 0.32)에 더 강한 능력으로 증명.[108]
- 더 복잡한 횡인대 검사 역시 횡인대 기능부전의 배제(SN 65, -LR 0.35)보다 판정(SP 99, +LR 65)에 더 나음.[107]
- 경추 회전(SP 100, +LR 83.3)은 잠재적 척추뇌기저 허혈의 판정에 도움이 된다.[115]
- 경추의 신전과 회전의 결합은 잠재적인 상부 경추 신경 혈관의 손상을 판정(SP 98, +LR 4.2)하는데 도움이 된다.[117]
- 척수병증에 대한 임상 검사는 대부분 SP이며 SN이 부족하다. 현재 연구의 대부분은 부족(poor)에서 중간 정도(moderate)의 질(quality)이다. 치료사는 척수병증을 검사할 때 (+)나 (-)의 임상 검사 해석에 신중해야 한다.

IV. 움직임 검사

- 경추 AROM 및 분절 가동성은 이 범주의 환자 분류에 유용한 방법으로 제안되었다.[11]
- 통증 또는 관절 제한(limited restrictions)(C0-C3 수준에서 발견되는 관절 병증, C1-2의 제한이 가장 일반적임)[20-24]이 경추성 HA에 대해 존재할 수 있지만, 편두통에 이러한 제한의 근거는 없다.[133]
- 도수 검사로 제한되고 아픈 상부 경추 가동성이 관찰되었다.[133]
- 경추 굴곡-회전 검사에서 10°나 그 이상의 ROM 손실은 경추 관련 두통에 C1-C2가 관여함을 시사한다. 이 검사는 C1-C2 기능부전으로 인한 경추성 두통을 배제(SN 86)하는 것보다 판정(SP 100)에서 더 낫다.[24]
- 경추 굴곡, 신장 및 회전 ROM은 편두통 HA 또는 긴장감이 있는 환자나 대조군보다 이 환자에서 유의하게 적었다.[133,203]
- 경추성 두통이 있는 환자에서 평균적인 경추 ROM이 감소되었다.[129]
- 경추 근육의 긴장성은 이러한 환자들에게 공통적이다.[133,202,204] 사실 이 근육 긴장성

은 경추성 HA 환자에서 편두통 환자나 대조군보다 높았다.[133]
- 고령 환자는 남성과 여성 모두에서 젊은 층에 비해 모든 면에서 ROM이 감소하는 것으로 나타났다.[130,131] 노인 그룹은 또한 젊은 그룹에 비해 경추 ROM 값의 변화가 더 컸다. 모든 코호트 연령 그룹에서 여성의 ROM이 더 큰 것으로 나타났다.[130]

V. 근육 수행능력 검사

- 목과 상체 근육들(경장근(longus colli), 중부 승모근(middle trapezius), 하부 승모근(lower trapezius), 그리고 전거근(serratus anterior))의 협응력, 근력, 지구력 결손은 움직임 협응 장애를 가진 환자에게 흔하다.[11]
- 경추 굴곡근 기능 부전이 확인되었다.[133,147,202]
- 만성 목 통증 환자는 평균적으로 대조군에 비해 하부 목 근력이 낮다.[35]

VI. 특수 검사

- 부수적 움직임(Accessory motion): 경추 척추의 PA 활주로 운동 제한 또는 일치성 통증이 없으면 후관절의 관여를 배제(SN 100,[31] SN 89[134])할 수 있다.
  - 검출된 운동 제한 또는 일치성 통증은 후관절 이환의 판정(SP 100)을 돕는다.[31]
  - 일치성 통증의 재현과 저가동성은 저가동성만 단독으로 찾는 것보다, 더 큰 진단적 정확도(**SN 100**, **SP 100**)를 나타낸다.[31,134]
- 경추 굴곡-회전 검사: 경추성 두통 환자에서 ≥10° 감소가 아니면 배제(SN86, −LR0.14)에 도움을 줄 수 있는 능력이 뛰어 나지만, ≥10° 감소한 경우 판정(SP 100, +LR Inf)에 도움을 주는 아주 좋은 능력을 가졌다.[24] 추가 연구에서, 이 검사는 경추성 두통과 C1−C2의 움직임 장애를 배제(SN 91, −LR 0.1)와 판정(SP 100, +LR Inf)에 도움을 주는 좋은 능력을 보였다.[132]
- 편두통 및 다양한 HA 형태의 환자와 비교하여 경추성 HA 군에서 회전 ROM이 유의하게 감소하였다.[205]

VII. 촉진

- 두통은 종종 동측 후부 경추 근막 및 관절의 자극으로 인해 생기거나 악화된다.[11]
- 비록 통증 압력 역치 검사가 편두통과 긴장성 두통 환자보다 낮지만, 압통은 하후두부에 기록된다.[23]

VIII. 신체 수행능력 측정

- 환자는 CCFT에서 표준 이하의 성능을 가질 수 있다.[11]
- 만성적인 경부 통증이 있는 환자는 특정 기능 검사(예: 들어 올리기, 뻗기) 시 수행이 떨어질 수 있다.[35]

잠재적 치료기반 분류

- 두통
- 잠재적으로 이차 범주에서 통증 조절 또는 가동성

경추 역학적 목 통증

ICD−9: 723.1(경추통[cervicalgia]); 847.0(목의 염좌)

ICD−10: M54.2(경추통[cervicalgia]); S13.4(경추의 염좌와 좌상); S13.4XXA(척추 인대의

가장 일반적인 두통 형태의 감별 진단

이 정보를 위해 15장(얼굴과 머리)을 참고하라.

염좌)

역학적 목 통증에는 "목 움직임에 의해 악화되는 경흉추 접합부 영역에서의 비특이적 통증" 및 "목 움직임 또는 지속적인 자세로 악화될 수 있는 목 뒤쪽의 영역에 주로 국한되는 통증"을 포함하여, 여러 가지 정의가 있다. 역학적 목 통증은 전형적으로 제한된 동작의 특징적인 패턴을 가지며 능동과 수동 동작으로 제한된 움직임의 방향으로 악화될 수 있다.

I. 환자 인터뷰

주관적 병력

- 후관절과 관련된 통증의 유병률은 만성 목 통증을 가진 환자의 36%에서 67%까지 다양하다.[208]
- 언급된 통증의 주요 분포는 다음과 같다: C2–C3와 C3에서 후두부 통증을, C0–C1, C1–C2, C2–C3에서는 상부 후 외측 경부의 통증을 나타냈다. 상부 후경부의 통증은 C2–C3, C3–C4 및 C3에서 나타났다; C3–C4, C4–C5 및 C4 중간 후경부; 그리고 C4–C5, C5–C6, C4 및 C5에서 하부 후경부 영역에서 관찰되었다. 또한, 상견갑골의 통증은 C4–C5, C5–C6 및 C4; C6–C7, C6, C7은 견갑골의 상각; C7–T1과 C7은 견갑골 중간 부위에 나타났다.[19]
- 환자는 더 젊을수록 가능성이 크다(50세 미만).[11]
- 보고된 증상은 목 부위로 제한된다.[11]
- 증상이 자연적으로 급성기 보다 많다 (지속 기간 < 12주).[11]
- 여성은 남성보다 83% 더 자주 목 통증을 보고했다.[209]
- 역학적 목 통증의 위험 인자는 다음과 같다:[210–213]
  - 이전 근골격계 통증
  - 낮은 신체 능력
  - 어색한 작업 자세
  - 신체적 또는 반복적인 작업
  - 이전에 목 통증
  - 근로직(Blue collar) 대 사무직(white collar)
  - 중년
  - 추가적 건강 불만 사항
  - 심리적 요인
  - 수동적 대처 기전

측정 결과

- 역학적 목 질환[40]을 가진 환자의 경우 NDI의 권장 MCID는 9.5(19 % 포인트)인 반면 MDC는 10.2, MCID는 7.5임을 제안했다.[41]
- 수치 통증 평가 점수에 대한 MCID는 1.3점 이상으로 변화한다.[40]
- 적절한 임상 결과 측정이 사용될 수 있다; NDI와 PSFS가 가장 가능성이 있다.

진단영상

- 심각한 경부 통증의 주요 원인으로 경추 후관절 통증을 진단하는 것처럼 후관절 또는 내측 분지 차단술의 유효성을 뒷받침하는 근거는 없다.[35]

II. 시진

- 환자는 제한의 특정 패턴(예: 신전, 동측 측면 굽힘 및 회전과 같이 닫히지 않을 관절의 폐쇄를 요구하는 동작을 수행할 수 없다는 것)을 제시할 수 있다.
- 전방 머리 자세와 흉추 후만증을 보이는 환자들에게서 경추 굴곡과 회전 감소가 발견되었다.[152]

III. 분류 및 선별검사

- 관련된 관절에 의한 원인뿐만 아니라 모든 비근골격계 원인은 배제되어야 한다.
- 병력은 위험 신호(red flag)를 확인하고 경고 신호(yellow flag)를 평가해야 하는 선별 작업에 사용된다.[53]
- 주의, 기능적 ROM 검사를 완료할 수 있는 견인 손상 또는 신경학적 결손이 없는 무증상 환자는 방사선 평가없이 경추 고정으로

안전하게 제거할 수 있다(SN 98).[60]

- Canadian C-Spine Rule: NEXUS 기준 (SN 범위 83-100)[58] 또는 치료사의 임상적 판단(SN 92)[59]보다 우수한 진단 정확도 (SN 범위 90-100)이고, 따라서 실제 골절을 **배제**할 수 있는 향상된 능력을 가진 것으로 증명되었다.
- 익상(alar) 인대 검사 :
  - 덜 복잡한 검사로 익상 인대 기능부전을 **판정**하고 **배제**할 수 있는 능력이 개선된 진단 정확도(SN 69-100, -LR 0.29-0.31, SP 72-96, +LR 18-Inf)의 큰 변동성.[107]
  - 보다 복잡한 검사로 익상(alar) 인대 기능부전을 **판정**(SP 96-100, +LR 18-Inf)하고 배제(SN 72, -LR 0.30)하는 더 나은 능력.[107]
- Sharp-Purser 검사: 횡인대 기능부전에 대해 **판정**(SP 96 + 17.3 LR)보다 배제(SN (69), -LR 0.32)에 더 강한 능력으로 증명.[108]
- 더 복잡한 횡인대 검사 역시 횡인대 기능부전의 배제(SN 65, -LR 0.35)보다 **판정**(SP 99, +LR 65)에 더 나음.[107]
- 경추 회전(SP 100, +LR 83.3)은 잠재적 척추뇌기저 허혈의 **판정**에 도움이 된다.[115]
- 경추의 신전과 회전의 결합은 잠재적인 상부 경추 신경 혈관의 손상을 **판정**(SP 98, +LR 4.2)하는데 도움이 된다.[117]
- 척수병증에 대한 임상 검사는 대부분 SP이며 SN이 부족하다. 현재 연구의 대부분은 부족(poor)에서 중간 정도(moderate)의 질(quality)이다. 치료사는 척수병증을 검사할 때 (+)나 (-)의 임상 검사 해석에 신중해야 한다.

IV. 움직임 검사

- 경추의 ROM 사정은 다양한 환자와 측정 장비에서 신뢰할 수 있다.[124-126]
- PA 활주(PA glides): 가동성 제한이나 경추의 PA 활주와 일치성 통증이 없으면 (SN 100,[31] SN 89[134]) 후관절 이환을 **배제**하는데 도움이 된다.
  - 발견된 운동 제한 또는 일치성 통증은 후관절 이환의 **판정**(SP 100)을 돕는다.[31]
  - 저가동성과 일치성 통증의 재현은 저가동성만 검출하는 것보다 더 큰 진단 정확도(**SN 100**, **SP 100**)를 나타낸다.[31,134]
  - 일치성 통증의 저가동성과 재현은 상부 경추에서 저가동성보다 더 큰 진단 정확도를 나타낸다.[133]

    SP 82, +LR 3.3, C0-C1

    SP 87, **+LR 4.9**, C1-C2

    SP 78, +LR 2.9, C2-C3
- 촉진 측면 활주 검사는 방사선에서 선천적으로 차단된 척추를 **배제**(SN 98, -LR 0.03)하는데 도움이 되는 이상적인 능력을 가지고 있다.[138]
- 고령 환자는 남성과 여성 모두에서 젊은 층에 비해 모든 면에서 ROM이 감소하는 것으로 나타났다.[130,131] 노인 그룹은 또한 젊은 그룹에 비해 경추 ROM 값의 변화가 더 컸다. 모든 코호트 연령 그룹에서 여성의 ROM이 더 큰 것으로 나타났다.[130]

V. 근육 수행능력 검사

- 환자는 경추 부위의 제한된 ROM과 근력, 특히 심부 경부 굴곡근의 약화가 있을 수 있다.[11]
- 경추 염좌와 좌상의 병리의 밀접한 관계로 인해, 환자는 목과 상체 근육(두장근, 중부 승모근, 하부 승모근, 전거근)의 협응력, 근력 및 지구력 결손을 나타낼 수 있다.[11]
- 만성 목 통증 환자는 평균적으로 대조군에 비해 하부 목 근력이 낮다.[35]

VI. 특수 검사

- 동작 검사 절을 참고하기 바란다.

- 분절 검사 중 통증은 후관절 이환을 판정(SP 79, +LR 3.9)과 배제(SN 82, −LR 0.23)할 수 있는 중간 정도의 능력을 가지고 있다.[135]
- 이 검사에 대한 검사자간 신뢰도는 불량(poor)에서 우수(good)이다.[137]
- 통증 사정의 검사자간 신뢰도는 경추와 흉추 모두에 대한 단일 가동성 사정보다 낫다.[137]
- 일치성 징후를 사용하는 병리학적으로 적절한 경추의 수준을 분리하는 것은 한 개의 높은 질 연구에서 후관절의 관여를 배제(SN 100)하고 판정(SP 100)하는 우수한 능력이 있다.[31]
- C0−C1(SP 82, +LR 3.3), C1−C2(**SP 87, +LR 4.9**) 및 C2−C3(SP 78, +LR 2.9)의 관절 가동성 사정(PAIVM)은 양질의 연구(QUADAS 10)에서 후관절 이환을 판정하는 양호에서 우수한 능력을 가진다.[133]

VII. **촉진**

- 30 kPa의 압력일 때의 국소 압통은 비록 저자에 의해 주의가 제안되었지만, 경추 후관절 통증을 판정(SP 95)을 돕는다.[214]

VIII. **신체 수행능력 측정**

- 짧은 목 굴곡근 및 경추 PILE 검사의 지구력 검사는 비특이적 목 통증이 있는 환자의 목 근육 기능의 여러 측면을 측정하기 위한 적절한 도구로 간주될 수 있다.[150]
- 만성적인 경부 통증이 있는 환자는 특정 기능 검사(예: 들어 올리기, 뻗기) 시 수행이 떨어질 수 있다.[35]

잠재적 치료기반 분류

- 환자가 통증이 없다면 가동성은 가장 높을 것이다. 운동과 상태 조절도 사용할 수 있다.

경추 염좌 또는 좌상

ICD−9: 847.0(목의 염좌)
ICD−10: S13.4(경추의 염좌와 좌상);
S13.4XXA(척추 인대의 염좌)

경추의 염좌(Sprains) 및 좌상(strains)(모든 염좌 및 좌상과 마찬가지로)은 인대 및 근육 또는 연부조직 원인에 의한 통증이다. 경추 불안정 및 역학적 목 통증과는 달리 경추의 염좌 및 좌상은 해당 불안정성 또는 관절 기능부전을 갖지 않는다. 그러나 경추의 염좌와 좌상은 다른 기능부전과 관련이 있다. 따라서 환자의 기능부전 정도를 정확히 파악하기 위해서는 포괄적인 검사가 필요하다.

I. **환자 인터뷰**

주관적 병력

- 장시간의 목 통증(지속 기간 > 12 주)[11]
- 발병의 특정 기전을 보고할 가능성이 있음
- 통증은 운동과 관련이 있고 관여하는 구조물에 스트레스를 주는 운동으로 인해 더 심해질 수 있다.

측정 결과

- 적절한 임상 결과 측정이 사용될 수 있다. NDI와 PSFS가 가장 가능성이 높다.[11]

진단영상

- 심각한 경부 통증의 주요 원인으로 경추 후관절 통증을 진단할 때 후관절 또는 내측 분지 차단술의 유효성을 뒷받침하는 증거는 없다.[35]

II. **시진**

- 전방 머리 자세와 흉추 후만증을 보이는 환자들에게서 경추 굴곡과 회전 감소가 발견되었다.[152]
- 급성일 때, 환자는 관련 구조에 대한 스트레스가 가장 적은 위치에 머리를 둘 수 있다.

III. **분류 및 선별검사**

- 관련된 관절에 의한 원인뿐만 아니라 모든 비근골격계 원인은 배제되어야 한다.

- 병력은 위험 신호(red flag)를 확인하고 경고 신호(yellow flag)를 평가해야 하는 선별 작업에 사용된다.[53]
- 주의, 기능적 ROM 검사를 완료할 수 있는 견인 손상 또는 신경학적 결손이 없는 무증상 환자는 방사선 평가없이 경추 고정으로 안전하게 제거할 수 있다(SN 98).[60]
- Canadian C-Spine Rule: NEXUS 기준(SN 범위 83-100)[58] 또는 치료사의 임상적 판단(SN 92)[59]보다 우수한 진단 정확도(SN 범위 90-100)이고, 따라서 실제 골절을 배제할 수 있는 향상된 능력을 가진 것으로 증명되었다.
- 익상(alar) 인대 검사:
  - 덜 복잡한 검사로 익상 인대 기능부전을 판정하고 배제할 수 있는 능력이 개선된 진단 정확도(SN 69-100, -LR 0.29-0.31, SP 72-96, +LR 18-Inf)의 큰 변동성.[107]
  - 보다 복잡한 검사로 익상(alar) 인대 기능부전을 판정(SP 96-100, +LR 18-Inf)하고 배제(SN 72, -LR 0.30)하는 더 나은 능력.[107]
- Sharp-Purser 검사: 횡인대 기능부전에 대해 판정(SP 96 + 17.3 LR)보다 배제(SN (69), -LR 0.32)에 더 강한 능력으로 증명.[108]
- 더 복잡한 횡인대 검사 역시 횡인대 기능부전의 배제(SN 65, -LR 0.35)보다 판정(SP 99, +LR 65)에 더 나음.[107]
- 경추 회전(SP 100, +LR 83.3)은 잠재적 척추뇌기저 허혈의 판정에 도움이 된다.[115]
- 경추의 신전과 회전의 결합은 잠재적인 상부 경추 신경 혈관의 손상을 판정(SP 98, +LR 4.2)하는데 도움이 된다.[117]
- 척수병증에 대한 임상 검사는 대부분 SP이며 SN이 부족하다. 현재 연구의 대부분은 부족(poor)에서 중간 정도(moderate)의 질(quality)이다.[81] 치료사는 척수병증을 검사할 때 (+)나 (-)의 임상 검사 해석에 신중해야 한다.

IV. 움직임 검사

- 경추의 ROM 사정은 다양한 환자와 측정 장비에서 신뢰할 수 있다.[124-126]
- 근육-건 이환은 전형적으로 수동 신장과 이환된 근육 그룹의 활동적인 근육 수축과 일치한다.[215]
- 상체 근육(사각근, 상부 승모근, 견갑거근, 소흉근, 대흉근)의 유연성 결손이 흔하다.[11]
- 고령 환자는 남성과 여성 모두에서 젊은 층에 비해 모든 면에서 ROM이 감소하는 것으로 나타났다.[130,131] 노인 그룹은 또한 젊은 그룹에 비해 경추 ROM 값의 변화가 더 컸다. 모든 코호트 연령 그룹에서 여성의 ROM이 더 큰 것으로 나타났다.[130]

V. 근육 수행능력 검사

- 목과 상체 근육들(경장근(longus colli), 중부 승모근(middle trapezius), 하부 승모근(lower trapezius), 그리고 전거근(serratus anterior))의 협응력, 근력, 지구력 결손은 움직임 협응 장애를 가진 환자에게 흔하다.[11]
- 만성 목 통증 환자는 평균적으로 대조군에 비해 하부 목 근력이 낮다.[35]

VI. 특수 검사

- PA 활주(PA glides): 가동성 제한이나 경추의 PA 활주와 일치성 통증이 없으면 (SN 100[31], SN 89[134]) 후관절 이환을 배제하는데 도움이 된다.
  - 발견된 운동 제한 또는 일치성 통증은 후관절 이환의 판정(SP 100)을 돕는다.[31]
  - 저가동성과 일치성 통증의 재현은 저가동성만 검출하는 것보다 더 큰 진단 정확도(**SN 100**, **SP 100**)를 나타낸다.[31,134]

경추 역학적 목 통증과 염좌 또는 좌상의 감별 진단

- 가동성 제한이나 경추의 PA 활주와 일치하는 통증이 없으면 후관절 이환을 배제(SN 100, SN 89)하는데 도움이 된다(역학적 목 통증).
- 상부 경추에 엎드려서 PA 활주를 동반한 일치성 통증은 후관절의 판정(역학적 목 통증)에 도움이 된다.
- PA 활주 중 통증 사정은 관절 가동성 측정보다 진단 정확도가 더 뚜렷하다.
- 두 가지 상태 모두가 잠행성이거나 외상성 발병을 나타낼 수 있다.
- 두 상태 모두 제한된 동작이 있을 수 있다. 근육 좌상은 근육이 신장(elongated)되어질 때 동작이 제한된다.
- 근육 연부조직(좌상) 기능부전은 스트레칭 되거나 늘어나거나 능동으로 수축되거나 짧아질 때(특히, 저항에 대해) 아플 가능성이 높고, 역학적 기능 부전은 특정 관절의 관절 놀이 동작 검사에서 아플 수 있다.
- 어떤 상태도 심한 신경학적 소견(예: 반사 변화, 변형된 감각 또는 근력 약화)을 가질 가능성은 없다.

- 분절 검사 중 통증은 후관절 이환을 판정(SP 79, +LR 3.9)과 배제(SN 82, −LR 0.23)할 수 있는 중간 정도의 능력을 가지고 있다.[135]

VII. **촉진**

- 인대(염좌)나 근육(좌상)이 만져지면 촉진시 압통이 있을 가능성이 높다.

VIII. **신체 수행능력 측정**

- 환자는 반복적인 활동을 수행하면서 인체 공학적으로 비효율적일 수 있다.[11]
- 짧은 목 굴곡근 및 경추 PILE 검사의 지구력 검사는 비특이적인 목 통증이 있는 환자의 목 근육 기능의 여러 측면을 측정하기 위한 적절한 도구로 간주될 수 있다.[150]
- 만성적인 경부 통증이 있는 환자는 특정 기능 검사(예: 들어 올리기, 뻗기) 시 수행이 떨어질 수 있다.[35]

잠재적 치료기반 분류

- 환자 장애에 의존하여 통증, 가동성 및 운동과 상태 조절이 가장 가능성이 높다.

경추성 현기증

ICD-9: 780.4(경추성 현기증)
ICD-10: R42(경추성 현기증)

경추성 현기증(CGD)은 현기증의 원인을 확인하는 진단 검사가 없기 때문에 논란의 여지가 있는 경향이 있다. CGD는 현기증뿐만 아니라 목 부상이나 통증이 있는 사람에게 제공되는 진단이며 다른 현기증의 원인이 배제된 사람에게 제공되는 진단이다.[216] CGD는 "목에서 비정상적 구심성 활동으로 인한 공간 및 불균형의 변화된 방향의 비특이적인 감각"으로 정의하였다.[216] CGD 환자는 일반적으로 현훈(vertigo), 가벼운 현기증(lightheadedness), 흐린 시각(blurry vision), 근형장애(disequilibrium)이나 메스꺼움(nausea)으로 표현한다. 척추 동백의 기계적 압박, 경추 교감 신경계의 자극 및 상부 경추의 비정상적인 고유수용성 입력을 포함하여 경추성 현기증을 유발하는 몇 가지 제안된 기전이 존재한다.[216,217]

환자 검사를 위해 보고된 제안에는 과거의 병력, 현기증 증상의 분화(예: 불균형, 가벼운 현기증, 현기증), 어지러운 상황(예: 증상이 대개 목의 위치 및 통증과 인과관계가 있음), 어지러움 강도(통증 수준의 현재 및 최근 범위에 대해 10점 만점에 0−10점의 수정 VAS 등급), 어지러운 기간(일반적으로 몇 분에서 몇 시간까지 지속됨) 등이 있다.[217]

신체 검사를 위한 제안에는 의학적 선별검사(예:

상부 경추 안정성, CAD 및 CNS 검사), 전정계 검사(양성 발작성 현훈, 전정-안구 반사, 동적 시력), 경추 자세, AROM, 부수적 움직임, 촉진 등을 포함한다. 경추성 현기증에 대해 저자들은 목의 염전 안구진탕증 검사, 목 염전 원활추종(neck torsion smooth pursuit) 검사, 경추 관절 위치 오류 검사, 경추 도수 견인 또는 신연 검사를 제안했다.[217]

Klippel-Feil 증후군

ICD-9: 756.16(Klippel-Feil 증후군)
ICD-10: Q76.1(Klippel-Feil 증후군)

이 드문 상태는 7개의 경추 중 2개의 선천성 융합이 특징이다. 이 증후군은 경추의 형성 또는 분절화에서 선천적인 결함이 있을 때 한결같이 이질적인 환자 그룹에서 발생한다. Klippel-Feil 증후군은 목이 짧아서 식별할 수 있다. 증후군을 가진 사람들은 매우 가는 선(hairline)을 가지며 목을 움직일 수 있는 능력이 제한적이다. 이 환자는 목이 없는 것 같이 보인다.

사경

ICD-9: 723.5(사경, 불특정한)
ICD-10: M43.6(사경)

사경(보통 *wryneck*)은 정상적인 위치를 벗어난 목의 근육 굴곡, 신전 또는 비틀림을 나타내는 질환의 광범위한 범주 중 하나이다. 사경에서는 목이 한쪽으로 비틀어져서 같은 방향으로 머리가 기울고 흉쇄유돌근의 긴장성 경향이 있어 반대 방향으로 회전한다.

결론 CONCLUSION

경추는 어깨와 흉추와 강한 상호 의존 관계를 가지고 있다. 따라서 이러한 영역은 배제되어야 한다. 또한 감별 진단 시 얼굴과 머리뿐만 아니라 TMJ와 관련된 개입도 고려해야 한다. 얼굴과 머리와 마찬가지로 급성 외상으로 증상이 나타나면 심각한 병리학적 발병 가능성을 배제해야 한다. 치료사는 CCSR, 주관적 병력, 환자의 관찰 및 선별검사 기전을 사용하여 심각한 병리에 대한 우려를 배제할 수 있다. 일단 심각한 병리가 배제되면 치료사는 이 텍스트에서 주장하는 체계적이고 근거 기반 접근법을 활용해야 한다. 신체의 모든 부분과 마찬가지로 체계적인 접근법은 SN 검사와 경쟁 진단을 배제하고 SP 검사를 사용하여 잠재적인 병리 현상을 판정하는 것을 포함한다. 그러나 단순한 특수 검사가 아니라, 전체 검사 순서의 깔때기 접근법(funnel approach)과 모든 구성 요소의 중요성을 기억하라.

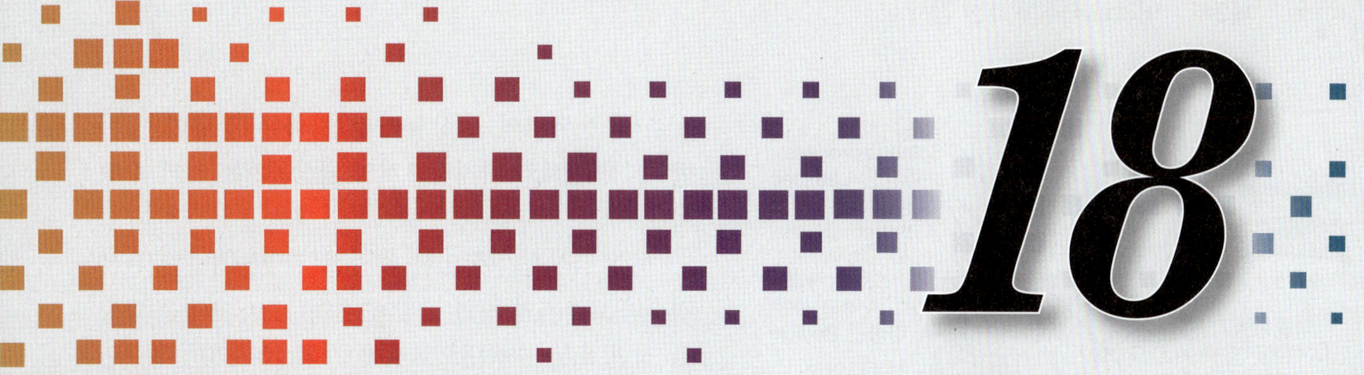

18 흉추 THORACIC SPINE

흉추통증(TSP)은 건강한 사람들이 살면서 경험해 본적이 있으며 1차 보건의료 임상 실습 때 주로 발표되는 것이다. 하지만, 흉추통증의 유행병학의 특징은 목과 허리통증에 비해 관련증거가 많지는 않다. 흉추 통증은 1년 유병률이 3.5%에서 9.7%를 차지하며 학교나 여가생활을 방해한다. 일반적으로, 연구에 의하면 흉추 통증은 어린이나 청소년에게서 더 많은 유병률이 나타나는데, 특히 여자에게서 더 많이 나타난다. 1개월, 6개월, 1년, 25년 발생률은 각각 0%에서 0.9%, 10.3%, 3.8%~35.3%, 9.8%이다. 각각, 흉추에서의 통증은 근골격계 통증, 백팩 사용, 자세, 생활 방식, 성장, 신체적, 사회적, 심리적, 환경적 요인과 유의한 관련이 있다고 알려져 있다. 청소년기 흉추통증에 대해 확인된 위험인자에는 연령이 증가하는 것과 약한 정신 건강이 포함된다.[1] 흉추 통증의 유병률은 직업군과 시간 주기에 의해 변하였다. 흉추 통증의 1년 유병률은 3.0%에서 55.0%를 차지한다. 그중 대부분의 직업군이 약 30% 중반을 차지하고 있다.[2] 다른 발견점은 흉추의 유병률이 일반인의 15%가 되고, 통증을 관리하기 위해 중재를 적용하는 인원의 22%까지 된다는 것이다.[3]

임상 응용 해부학
CLINICAL APPLIED ANATOMY

흉추는 몇 개의 특별한 특징을 가지고 있다. 위쪽에 있는 흉추는 전형적인 경추의 특징을 가지고 있는 반면, 아래쪽에 있는 흉추는 요추의 특징을 가지고 있다. 흉추의 척추체는 경추의 척추체 보다는 크지만 요추의 척추체에 비해서는 작다. 흉추의 가로돌기는 요추의 가로돌기처럼 참 가로돌기이다(경추에서처럼 앞뒤 결절이 아니다). 흉추 가로돌기의 대부분은 갈비뼈와 이어져 있다(그림 18.1).

흉추의 극상돌기는 뒤쪽에 한 개의 돌기가 있다는 점에서 요추의 극상돌기와 같다(경추에 있는 두 개로 나뉜 극상돌기와는 다르다). 극상돌기는 아래로 기울어져 있으며, 척추 중에서 가장 길다. 극상돌기의 아래로 기울어져 있는 정도는 일반적으로 설명되어 있지 않다. 전형적으로, 흉추상부의 극상돌기들은 경추와 비슷하게 수평에 가까운 방향이며, 흉추하부의 극상돌기(특히, T11과 T12)는 요추와 비슷하게 좀 더 뒤쪽 방향으로 되어 있으며 다른 척추뼈에 비해 짧다.

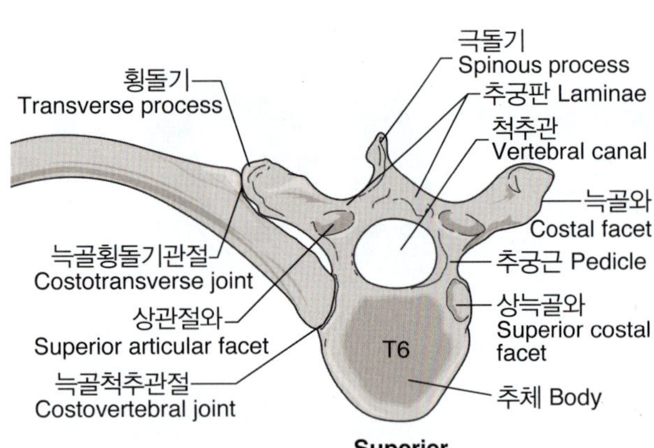

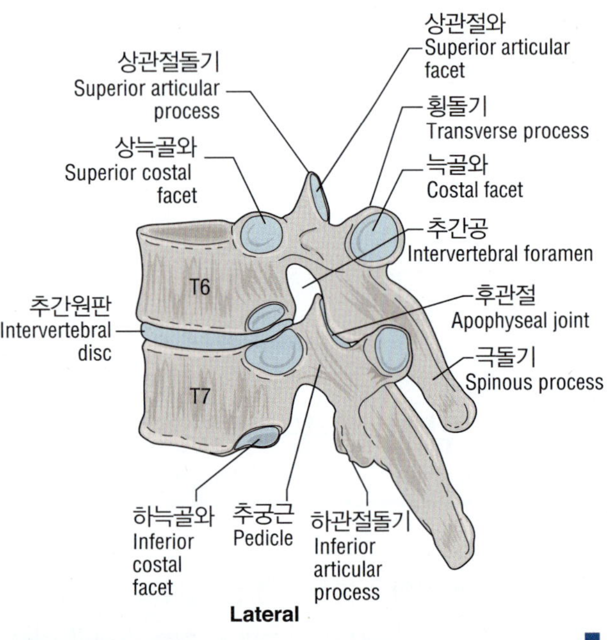

그림 18.1 흉추의 구조.

흉추 중간부위의 극상돌기는 가파른 경향이 있는 반면, 첫 번째와 마지막 3개의 극상돌기는 거의 수평이다.

척추 극상돌기에 있는 후관절(관절돌기간관절)은 경추와 요추처럼 평면 윤활 관절이다. 이 관절은 방향은 정면 또는 수직면으로부터 거의 10°~20°, 횡단면 또는 수평면으로부터 70°~80°이다. 흉추나 경추 후관절에서의 관상면방향은 회전이나 측방굴곡의 움직임을 가능하게 한다. 흉추의 더한 수직면방향의 후관절은 굴곡(flexion, 굽힘)자세에서 신전(extension, 폄)자세에 대해 제한을 한다.

전형적인 흉추체는 12개의 분리된 관절을 가지고 있다. 거기에는 4개의 관절돌기간관절(척추체의 각각 위아래면), 2개의 늑골횡돌기관절(costotransverse articualtions 갈비가로돌기 관절), 4개의 늑골척추관절(costovertebral articulations, 갈비척추관절), 2개의 척추체–추간판–척추체 관절을 포함하고 있다. 전형적인 늑골의 전면은 늑연골(costochondral, 갈비연골)과 연골흉골 관절을 가지고 있다. 8번째부터 10번째 갈비뼈는 거짓갈비뼈로 여겨진다. 왜냐하면 이것들은 7번째 갈비연골을 통해 흉골 앞쪽과 간접적으로 관절을 이루고 있기 때문이다(그림 18.2). 11번째 갈비뼈와 12번째 갈비뼈는 유동적인 갈비뼈이며 앞쪽으로 관절되어 있지 않다.

극상돌기는 경추에 있는 것처럼 두 갈래로 나눠지

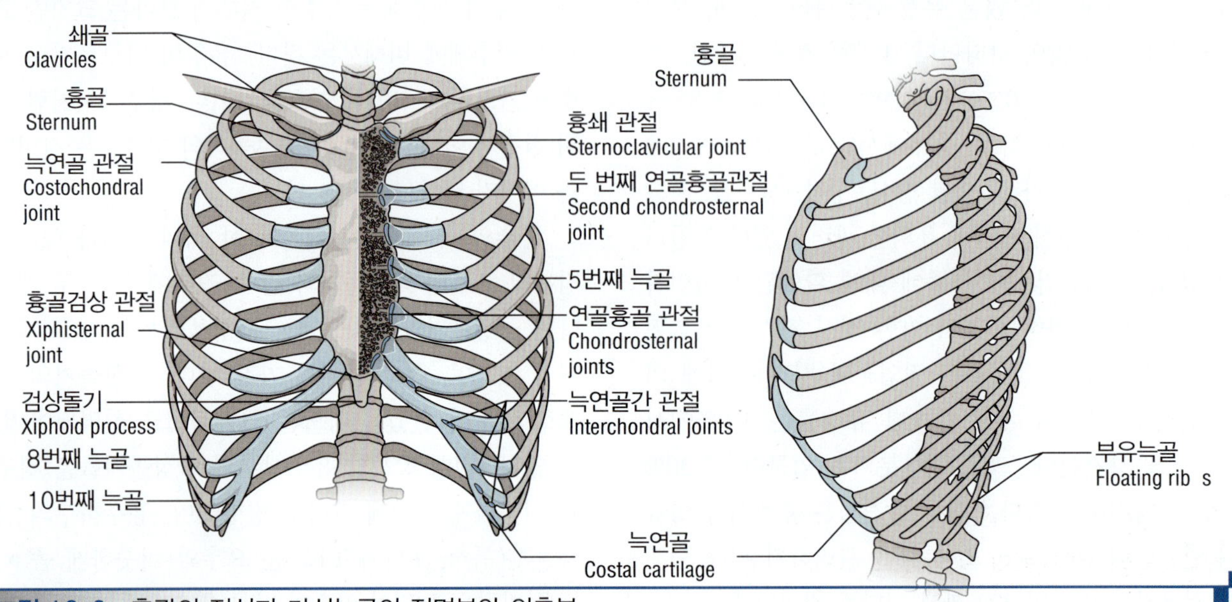

그림 18.2 흉곽의 진성과 가성늑골의 전면부와 외측부.

않는다. 게다가, 횡돌기 또한 참 횡돌기다; 신경뿌리를 위한 앞 뒤 결절을 가지고 있지 않다. 대부분의 극상돌기는 뒤쪽, 먼쪽으로 돌출되어 있다(그림 18.1). 이것은 특별히 중간 흉추의 경우다. 극상돌기가 멀리 돌출되어 있는 정도는 척추 레벨과 개개인 환자에 따라 다양하다.

흉추는 경추와 요추 모두와 연계된다. 추가적인 흉추의 특별한 특징은 흉곽과 이어져 있으므로 이러한 구조의 모든 것 사이에 상호작용 움직임이 요구된다는 것이다. 흉곽과의 관절은 흉추의 움직임을 제한한다. 흉추는 척추의 3가지 부분에서 가장 움직임이 적다. 척추의 안정성과 장기 보호는 흉추의 가장 중요한 기능이다.

흉추와 흉곽의 연계는 많은 관절과 인대들을 포함한다. 첫 번째 갈비뼈는 첫 번째 흉추(T1)와 이어져 있다. 첫 번째, 11번째, 12번째 갈비뼈는 그들 각자의 척추뼈와 충분히 이어져 있다. 전형적인 갈비뼈는 같은 레벨의 척추체뿐만 아니라 위쪽 척추뼈와 척추사이 원반과도 이어져 있다(그림 18.3). 몸체의 움직임은 흉추뿐만 아니라 갈비뼈의 움직임도 요구한다. 흉추 굴곡은 갈비뼈 위쪽으로 미끄러지는 움직임, 앞쪽으로의 구르기와 관련이 있으며, 반면 흉추의 신전은 갈비뼈의 아래쪽으로 미끄러지는 움직임, 뒤쪽으로의 구르기와 부합한다(그림 18.4). 이러한 결합된 움직임

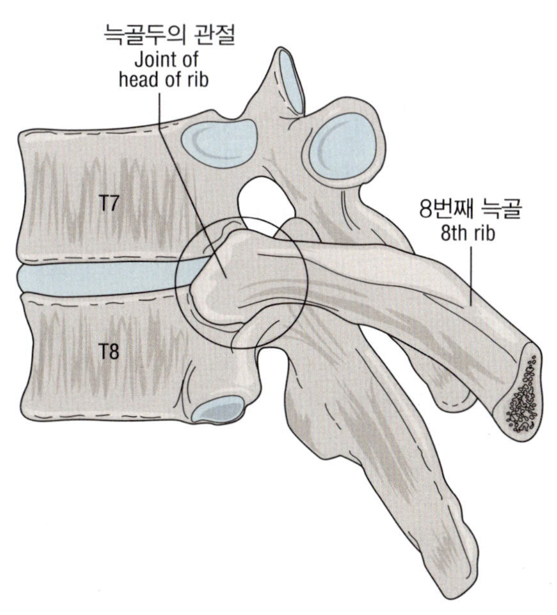

그림 18.3 전형적인 늑골과 관절하고 있는 같은 레벨의 척추, 윗 레벨의 척추, 그리고 척추사이 추간판.

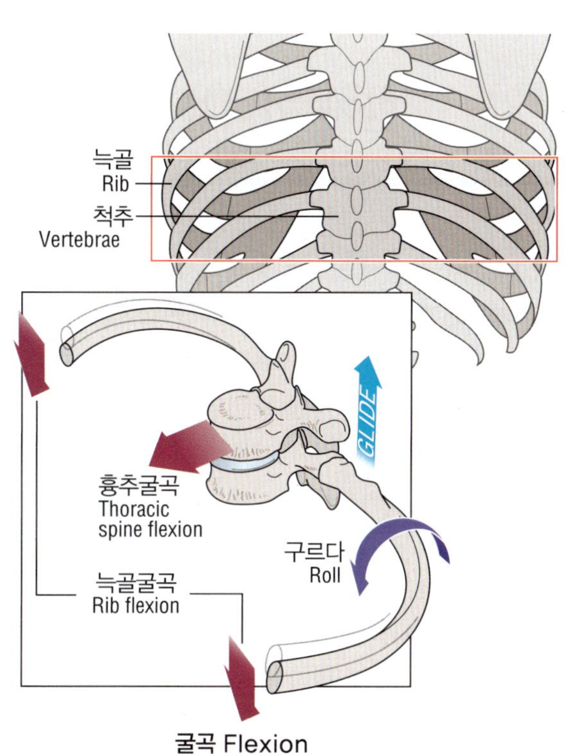

그림 18.4 흉추의 굴곡과 신전에 상응하는 늑골의 움직임.

은 흉곽의 거상(elevation, 올림)과 하강(depression, 내림)을 가능하게 한다.

환자 인터뷰
CLIENT INTERVIEW

인터뷰는 전형적으로 치료사와 환자의 첫 만남이다. 먼저 제5장(환자 인터뷰 및 관찰)에서 다뤘듯이, 이러한 검사의 요소는 치료사에게 있어서 환자에게 존재하는 진단의 개연성에 관련된 많은 중요한 정보를 제공한다. 인터뷰는 몸의 각각 부분과 관련된 묘사뿐만 아니라 일반적으로 환자에 의한 주관적 기록뿐 아니라 그들의 결과측정으로 알아낸 것들도 포함한다. 추가적으로 이번 장에는 방사선 촬영 영상도 포함되어있다. 치료사는 환자를 직접 마주하기 전에(주요 내과질환과 금기증에 대한 고려 없이 대부분의 경우에서) 방사선 촬영 영상에서 발견한 것을 이해함으로써 그들의 진찰에 편견을 가지는 것을 피해야 하는데 반하여, 검사 시에 치료사가 방사선 사진을 접하게 될 가능성이 가장 높다. 추가적으로, 몇 개의 사례에서, 치료사들은 검사의 다른 검사순서를 계속하기 전에 심각한 질병을 제외하기 위해 검사 초기에 방사선 촬영 영상을 해석해야 한다.

흉추의 평가과정은 환자 인터뷰로 시작한다. 인터뷰는 치료사가 손상과 관련된 주 증상, 손상 기전, 통증의 과민성, 위치에 대해 환자로부터 정보를 얻을 수 있게 해준다. 치료사는 환자 인터뷰로부터 모은 정보들을 장애, 기능 결함, 손상구조의 원인에 관한 가설을 초기 설정하는데 사용한다. 앞으로, 치료사는 치료 전략을 만들고 안내할 수 있는 환자의 확인된 문제 목록을 만들 수 있다.

주관적 정보 (Subjective)

흉추와 관련된 통증을 가진 환자와의 주관적인 인터뷰는 통증 위치에 따라 경추나 요추의 질문이 필요하다. 위의 그림 18.5에서처럼, 흉추관련 통증은 흉추

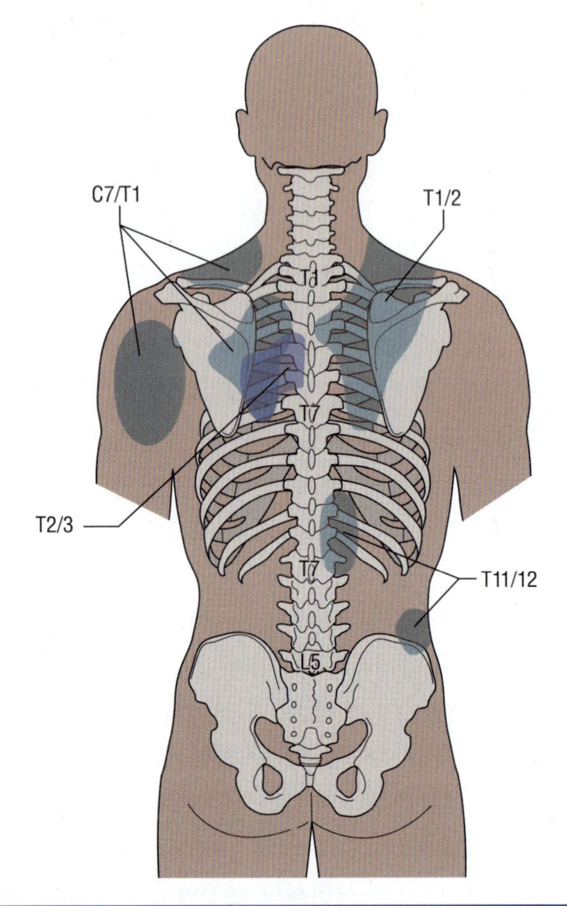

그림 18.5 후관절 통증의 분포.

말고도 그밖에 관련된 다른 구조물에서 다양하게 보여질 수 있다. 게다가, 치료사는 갈비뼈 부위의 통증도 고려해야 한다. 예를 들어, 늑연골염은 병인이 잘 알려져 있지 않으며, 일반적으로 제2~제5 늑연골관절 주위에 통증을 나타내는 자기제한 상태인 것으로 간주된다.[4] 갈비뼈 기능 부전, 대상포진, 흉추 추간판성의 병적측면도 갈비뼈 주변에 존재한다고 보고되고 있다.

주관적인 인터뷰(신체의 다른 부위처럼)에서 시작의 중요성은 근골격적인 통증이 아닐 수도 있다는 가능성을 결정하는 것이다. 내장 통증은 희미하고 둔한 특징을 가지고 있으며 메스꺼움, 구토와 비슷한 증상과 같이 나타난다(6장, Triage and Differential Diagnosis를 참고). 흉추와 체간부위의 통증은 해부학적으로 가깝기 때문에 통증의 발생이 내장기관에서 유발되는지 세심한 감별진단이 필요하다. 손상 기전은 금기증(red flags)의 잠재적인 존재를 결정하는 것

에 대해 도와줄 것이다. 점차적으로 악화되고 안심할 수 없는 비특이성이고 잠행성 발병은 치료사에게 비근골격 통증의 가능성을 의식하게 한다.

치료사는 골관절염, 척추측만증, Scheuermann병, 그리고 가끔 늑연골염와 같은 흉추와 관련된 전형적인 병리의 성격을 인지해야 한다. 늑연골염은 전형적으로 신체적 부담으로부터 생기는 결과로 생각된다. 매우 비슷한 티체병(Tietze syndrome)도 종종 잠행성 발병을 할 수 있다. 늑관절염의 통증은 전형적으로 단독적이고 간헐적이다.[5]

근골격계의 심각한 병리학은 전형적으로 흉추의 압박골절을 포함한다. 이러한 골절의 발병 기전에는 낙상, 들기(심지어 가벼운 물건 드는 것도), 굽힘, 조깅 및 과거 외상의 병력을 포함된다.[6,7] 이러한 환자의 통증은 일반적으로 더 강하지만 지속 기간이 짧다. 또한 가끔씩 통증이 밤에 나타나 쭉 지속되기도 한다.[8] 이러한 환자들은 전형적으로 나이가 있는 여성이며, 그들은 어떠한 특별한 발병 기전이 없다. 이전의 문헌은 60세 이상 미국 여성에게 발생위험이 2~3배 증가했다고 말한다. 적어도 하나의 척추 골절이 있는 환자는 추가적인 척추 골절이 발생할 위험이 4~5배이며, 게다가 고관절 골절의 위험도가 3배 증가한다.[9]

연령 또한 다른 흉추와 관련된 병리학에 대해 고려해야 할 변수다. 이전에 설명한 바와 같이, 고령자에서는 골다공증 및 압박 골절로 인한 자세 이상이 꽤나 흔하다. 좋지 않은 자세로 고려해야 할 추가 연령 집단은 십대다. 십대들은 일반적으로 갑자기 매우 빠른 속도로 커다란 성장을 겪는다. 또한 척추 측만증 및 쉐르만 병(Scheuermann's disease)과 같은 다른 특정 병리학이 10대 연령대에 기록되었다. 척추 측만증은 10세에서 16세 사이의 소아의 2~4%에 존재하며 소녀에게서 발생하기 쉽다.[10,11]

여성 환자는 또한 늑연골염[5,12,13]과 흉곽 출구 증후군을 보이는 경향이 있다.[14–20] 늑연골염은 또한 스페인 사람에게서 일반적으로 흔하다는 것이 발견되었다.[5]

경추와 요추에 근접하여 있기 때문에, 흉추 부위에 통증이 있는 환자는 경추 또는 요추 관련 잠재적 병리에 대해 의문을 가져야한다. 이 점에 관해서는 제17장(경추)과 제19장(요추)을 참고하라.

측정 결과 (Outcome Measures)

흉추의 측정 결과에는 경추와 요추를 설명하는 내용이 포함될 수 있다. 환자 특정 기능 척도와 같은 일반적인 측정에는 흉추에 대한 적절한 측정법일 수도 있다. 이 부분에는 특정 흉추 관련 병인에 대해 더욱 자세하게 추가적인 측정 결과를 설명한다.

정신 사회적 및 건강 관련 삶의 질(HRQL) 연구 결과는 신체 이미지가 척추 측만증 환자와 치료사에게 중요한 문제라는 것이다. 척추 측만증 문헌은 신체 이미지의 자체보고 측정과 HRQL이 방사선 측정과 수술에 대한 치료사 추천은 신뢰할 수 없다는 연관성을 알려준다. 그러나 현재의 신체 이미지와 HRQL 측정은 척추 측만 기형의 어느 측면이 환자에게 가장 고통스럽게 하는지 나타내지 않는다.[21]

척추 측만증 측정

• SRS(Scoliosis Research Society)–22 **설문지**. SRS–22는 최초의 설문지의 수정된 버전이다.[22] 척추 측만증과 관련된 일반적인 설문지다.[22] SRS–22는 수술 후 변화에 민감한 청소년기 특발성 척추 측만증 환자를 평가할 수 있는 타당하고 신뢰할 수 있는 도구이다. 그것의 미터법 특성은 또한 척추 기형을 가진 성인을 평가하는 데 적절하다는 것이 발견되었다.[24]

• Walter Reed Visual Assessment Scale (WRVAS). 신체 이미지를 평가하는 척추 측만증과 관련된 보다 구체적인 설문지로서 WRVAS 및 척추 외관 설문지(SAQ)가 포함된다. WRVAS 척도는 체형 곡선, 머리 골반, 늑골 돌출부, 어깨 높이, 옆면 돌출부, 견갑골 회전, 머리 늑골 골반과 같은 척추 측만증의 시각적 측면을 다루는 7가지 항목을 특징으로 한다.[25–27] 각 항목은 높은 점수와 함께 악화되는 기형을 나타내는 척도인 5개의 실례로 구성된다. 이 척도는 인지적 또는 정서적 의미 없이 환자의 기형에 대한 지각을 평가한다.[25] WRVAS는 방사선 사진보다 환자 신체 이미지와 HRQL에 대한 척추 측만 기형의 효과를 보다 정확하게 반영된다고 알려져 있다.[21]

• Trunk Appearance Perception Scale (TAPs). TAPS는 단순성과 완료 및 채점의 편의성을 기초로 한다. 이것은 몸통의 세 가지 관점에 해당하여 설명되어 있는 세 가지의 세트를 포함한다.: 뒤에서 본 관점, 앞에서 본 관점, 환자가 앞으로 구부린 모습을 뒤에서 본 관점(Adam's test). 기형의 중증도에 따라 충분한 식별력을 가진 신뢰할 수 있는 도구이다.

흉곽 출구 증후군

• Brief Pain Inventory(BPI). BPI는 4가지 심각도와 7가지 간섭 항목 각각의 산술평균에 의해 계산된 간섭 점수와 통증의 민감도를 기반으로 한 급성 또는 만성 통증 특징으로 하며, 각각 둘 다 0에서 10까지의 척도로 보고되며 점수가 높을수록 부정적이다. 추가적인 BPI 평가 영역에는 통증 위치, 신체도에 의한 측정, 진통제 사용과 관련된 통증 완화가 포함된다.

• Cervical Brachial Symptom Questionnaire(CBSQ). CBSQ는 목, 팔, 어깨 손상에 가장 적합하다. 이것은 어떠한 활동을 할 때의 상지에서 나타나는 통증, 피로, 부종, 감각 이상, 무감각과 같은 흉부 출구 증후군(TOS)과 관련된 증상의 정도를 수량화한다.

진단영상 (Diagnostic Imaging)

근골격계 기능 장애에 대한 흉추의 영상은 주로 척추 골절과 척추 측만증을 포함한다(표 18.1). 척추 골절은 악성 종양, 골다공증, 그리고 외상과 같은 다양한 유발원인을 가질 수 있다. 이 진단에 대한 추가 세부 사항은 이장의 마지막 부분에 나와 있다. 척추 측만증은 이장의 끝 부분과 14장(Posture)에서도 나와 있다.

방사선 사진 (Radiographs)

경추와 유사하게, 밝혀진 가이드라인은 흉요추 골절의 가능성을 위해 방사선 사진 촬영을 시행해야 한다고 제안한다. 무딘 다중 외상 환자에서 이러한 기준 중 하나 또는 하나 이상이 존재하는 경우는 흉요추 X선 검사를 위한 지침이다.[33]

상해에 대한 고 위험 메커니즘

- 최소 70kmph(45mph)의 속도에서 자동차 또는 오토바이 사고 났을 때
- 3미터(10피트)에서 떨어졌을 때
- 자동차 또는 오토바이에서부터 떨어졌을 때
- 흉요추골절을 일으킬 수 있는 이러한 기준 이외에 모든 손상 메커니즘

표 18.1 흉추의 다양한 촬영 기법의 진단 정확도

병리학	진단평가	최적표준	SN/SP
척추골절	CT	SQ-Rx	중도의 골절:81/87[29] 심각한 골절:**96/92**[29]
	DEXA	전통적인 방사선 SQ-Rx	70/**98**[30] **98/99.8**[31]
척추 측만증	흉부 방사선	선자세의 흉요추 방사선 사진	**94**/62(흉추 곡선) 38/**97**(흉요추) 20/**99**(요추) 26/**98**(두 배의 주된 곡선)[32]

SN = 민감성(sensitivity); SP = 특이성(specificity); CT = computed tomography; DEXA = dual-energy X-ray absorptiometry; SQ-Rx = semi-quantitative grading method of radiography; fx = 골절(fracture)

이러한 표에서 질적평가(QUADAS)없이 기록된 **이상적**이고 **좋은** 진단의 정확성에 대한 값의 제안을 위한 색깔코딩은 임상적으로 유용한 값을 정하는 면에서 매우 중요하다. 그러므로 수치를 해석할 때 독자들은 유념하길 바란다.

고통스러워 혼란스럽게 하는 손상

- 고통스런 몸통이나 긴 뼈의 손상은 흉요추부 상해의 고통으로부터 환자를 괴롭히는데 충분하다.

새로운 신경학적 징후 또는 허리 통증 또는 예민함

- 새로운 척추 골절을 의심하는 임상 소견: 허리 통증, 허리 예민함, 척추 촉진에서 감지할 수 있는 단계, 정중선 흉요추의 멍, 그리고 척수 손상과 일치하는 모든 신경 징후

인지 장애

- 글래스고 코마 스케일 점수 < 15
- 비정상적인 심리 상태 또는 임상 중독

알려진 경추 골절

- 새로운 외상성 경추 골절의 증거

체중 부하 전체 척추 전후방(관상) 및 측방(시상) 시야는 일반적으로 척추 측만증 환자에게 척추 측만증 만곡뿐만 아니라 후만 변형과 전만 곡률을 평가하기 위해 활용된다. 이러한 전체 길이의 척추의 방사선 사진은 척추 측만증의 평가를 위한 기준이다. 아직 성장 중인 환자의 경우, 곡선 진행을 추적하기 위해 3~12개월 간격으로 주기적으로 방사선 촬영이 추천된다. 척추 측만 곡률을 정량적으로 평가하기 위한 표준 방법은 Cobb 각 측정이다. 이 측정에 대한 설명과 세부 사항은 14장(자세)을 참고하라.

흉요추 골절을 평가하기 위해 일상적으로 사용되어야 하는 방사선 매개변수에 대한 일치된 권고는 시상면 정렬을 평가하기 위한 Cobb 각, 외상성 전방 전위를 평가하기 위한 척추체의 변형률, 척추체 압박을 평가하기 위한 전방 척추체 압박률, 관 크기를 측정하기 위한 시상 - 횡단 관 직경 비, 관 총단면적; 관 폐색정도를 포함한다.[34]

척추 골절, 특히 골다공증으로 인한 척추 골절은 과소 보고되고 있다고 보고된다. 컴퓨터 단층 촬영(CT)과 같은 고급 영상 진단기능이 개선된 진단의 능력을 보여주었지만 방사선 영상 진단은 저렴한 비용과 방사선 노출로 인해 여전히 표준으로 간주된다.[9]

자기 공명 영상 (Magnetic Resonance Imaging)

MRI는 일반적으로 척수를 볼 필요가 있을 때를 제외하고 척추 측만증이 있는 환자에게는 사용되지 않는다. 이것은 신경학적 병리의 가능성이 존재할 수 있는(또는 잠재적으로 존재할 수 있는)경우가 많다. 척추 측만증 환자의 MRI 적응증은 다음과 같다:[35]

- 연령 10세 미만
- 신경학적 악화 징후
- 빠른 진행
- 발 기형
- 허리 통증, 목 통증 또는 두통
- 비골성 병변을 암시하는 방사선학적 특징: 넓은 척추관(spinal canal), 얇은 척추경(pedicle, 고리뿌리) 및 넓은 신경공(neural foramina)

전산화 단층 촬영 (Computed Tomography)

임상 검사만으로는 흉요추 골절의 중요한 골절을 진단할 수 없다. 손상을 놓치는 위험을 줄이기 위해 CT촬영과 병행해야 한다.[36] 흉요추의 척추 손상을 발견하기 위해 재구성된 내장 CT의 우수한 SN(실제 질병이 있는 사람들이 검사를 통해 양성이라고 판단될 확률)으로 제안되었다. 내장 CT를 검사한 환자는 흉요추 척추를 즉시 평가할 수 있다. 하지만 내장과 뼈의 시각화를 최대한 좋게 만들기 위해 CT계획서의 향후 평가가 필요하다.[37] 특히 골절과 관련하여, 연구에 따르면 골밀도를 평가하기 위해 수행된 척추의 이중 에너지 X선 흡수 분석법(DEXA)이 증상이 없는 환자에서 척추 골절을 감지할 수도 있다고 한다. 그들은 표준 방사선 촬영이 암시하는 증상을 가지고 있는 환자에게 척추 골절을 진단하기 위한 참고 기준으로 남아있다고 제안했다.[9]

시스템 검토 (Review of Systems)

흉추와 관련된 시스템 검토에 대한 자세한 내용은 6장(분류와 감별진단)을 참고하라.

시진 OBSERVATION

신체의 모든 부위와 마찬가지로, 척추의 각 부위와 가장 관련이 있으며, 다양한 시점에서 환자를 평가하는 것은 관찰을 위해서 필요하다. 다양한 시점에서의 관찰은 위치가 다른 것뿐만 아니라 다른 활동을 보는 것을 포함한다. 흉추는 척추 측만증과 Scheuermann 병을 포함한 일반적인 자세 기능 장애가 나타날 수 있는 부위이다(14장 자세 참고). 흉부-척추 관련 통증이 있는 환자의 관찰은 대기실에서의 그들이 보여주는 것의 일반적인 관찰, 병원에서의 보여지는 것, 편하게 앉기 및 서기 위치에서의 자세, 정상 자세에 대한 교정이 포함된다. 예를 들어, 전경두부(forward head)환자는 흉부 후만증이 증가하고 경추의 회전과 굴곡의 움직임 제한이 나타난다.[38]

상부 교차 증후군(짧아진 흉근들과 약화된 길항근인 후두부 아래의 근육들)을 가진 환자는 전경두부와 양측으로 둥근 어깨(round shoulders)를 나타난다. 관절뿐만 아니라 이러한 근육군(견갑골 후인근과 깊은 목 굴곡근)의 길항근의 부하 장력 증가는 상부경추와 경흉추 접합부(cervicothoracic junction)의 기능 장애를 유발할 수 있지만, 많은 사람들이 통증이나 기능 장애가 없이 이러한 자세를 취하고 있다 .

치료사는 전방, 후방, 측면에서 일반적인 관찰을 통해 환자의 몸통과 흉추 자세를 평가할 수 있다. 전방 및 후방 시점에서, 치료사는 좌우 또는 정면 비대칭이 있는지를 결정한다. 측면에서의 보는 것은 과도한 후만증과 같은 시상면 기능 장애를 평가하는 것이다.

좀 더 상세한 관찰은 피부, 연부조직의 가동성뿐만 아니라 자세의 만곡, 갈비뼈의 좌에서 우로 그리고 두개골에서 말단부 방향의 대칭을 평가하기 위한 환자의 흉추(그림 18.6)의 맨손 촉진을 포함할 수 있다. 치료사는 또한 환자의 자연스러운 자세에 비해 이전에 언급했던 정상 자세에서의 특징과 차이점을 평가하기 위해 환자가 앉은 자세에서 편 자세, 정상 자세를 평가할 수 있다.

치료사는 특히 환자가 어떻게 움직이고, 통증이 나타나는 자세, 이동할 때 나타나는 보상작용, 보행 등을 인식해야 한다. 예를 들어, 통증이 있는 환자의 흉추 폄은 통증 피하기 위해 구부리거나 웅크려서 앉는다. 이러한 환자들은 이 활동에 대해 흉추 신전과 측방 굴곡이 필요하기 때문에 머리위로 팔을 뻗을 때 통증이 발생할 가능성이 높다.[39] 흉추(흉곽)의 회전을 동반한 통증은 자동차 뒷좌석에 있는 물건을 향해 뻗거나 침대에서 뒤집는 것 같은 활동을 주의해야 할 것이다.

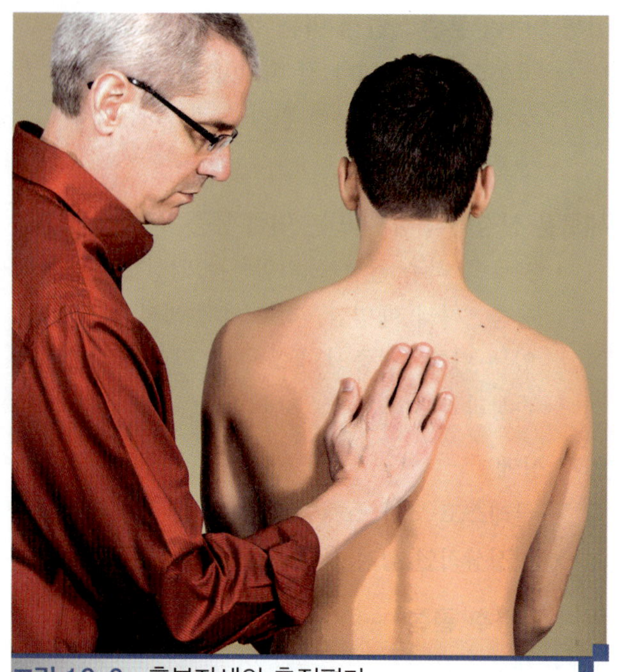
그림 18.6 흉부자세의 촉진평가.

늑골 기능 장애 또는 늑연골염을 가진 환자는 호흡을 하려고 할 때 정상적이고 비노동적인 호흡으로 통증을 가질 수 있다. 또한 보행은 체간을 횡단면에서 약간 회전하는 것을 요구하기 때문에(13장 보행 참고), 더욱 격하거나 그런 것을 가진 환자는 이러한 활동에 통증을 가질 수 있다.

신체의 다른 부위의 검사와 마찬가지로, 치료사는 다른 손상에 대한 잠재적 상관관계를 인식해야 한다. 예를 들어, 과한 후만 자세를 가진 피험자는 정상적인 흉부 자세를 가진 환자에 비해 우울 점수가 더 높고 햄스트링 유연성이 낮은 것으로 나타났다.[40]

분류 및 선별심사
TRIAGE AND SCREENING

분류와 심사는 검사를 계속하기 전에 수행해야 하는 검사 과정의 필수 구성 요소이다. 심각한 병리학(제6장, 분류와 감별진단 참고)과 다른 관련(또는 가까운 근접)된 구조로부터의 통증 생성을 배제하는 것은 치료사가 환자의 통증의 실제 원천을 확인하기 위해 다른 평가 구성요소 지속의 필요함을 더욱 정확하게 결정하도록 도와준다. 또한 이 시점에서 강한 선별검사(높은 SN 및 낮은 LR 검사)를 시행하는 것은 각각 신체 부위(이 경우 경추와 요추)와의 경쟁적 진단을 줄이기 위한 것으로 제안된다.

심각한 병리학 배제: 레드 플래그
(Ruling Out Serious Pathology: Red Flags)

흉추에 대한 분류 및 심사는 잠재적인 통증 유발인자로써 경추와 요추를 배제하는 것이며, 환자의 통증에 기여할 수 있는 다른 비근골격계에 대한 것과 골절의 가능성도 배제하는 것이다. 흉추와 흉곽 부위의 통증은 내장(및 다른 비근골격계) 기여에 대한 가능성을 가지고 있을 수 있다. 치료사는 제6장에 언급되어 있다.

척추 압박 골절
(Vertebral Compression Fracture)

흉추의 더 심각한 근골격관련 병리 중 하나는 척추 압박 골절이다. 흉추에 대한 외상의 경우 항상 의심되어야 하지만, 다른 변수들은(예: 연령, 신장 감소, 흉부 국소 통증) 갑자기 통증이 발생하고(교차비 = 3.3) 신장 손실이 6cm이상(교차비 = 3.1)일 때 골절을 가장 강하게 예측해 볼 가치가 있다.[8] 연구는 골다공증이 있는 폐경기 여성 410명으로 구성되어 있으며, 평균 나이는 74.3±5.5세이며 참고 기준으로 척추 방사선 사진을 사용하였다.[8]

두 개의 다른 분리된 연구는 척추 압박골절에 대해 예측 변수를 가지고 있다.[41,42]

연구 1

- 여성
- 70세보다 많은 나이
- 심각한 외상
- 코르티코스테로이드의 장기적인 사용
  - 4개의 변수 중 1개가 존재하는 경우 SN 88, SP 50, +LR 1.8, −LR 0.24
  - 급성 LBP 환자 1,172명(평균나이 44±15.1세, 여자 546명)을 대상으로 한 연구에서 4개의 변수 중 3개가 존재하는 경우 SN 38, **SP 100**, **+LR 218**, −LR 0.62이고 참고 기준은 기록되지 않았다.[41]

연구 2

- 52세 이상
- 다리통증이 없는 경우
- BMI(Body mass index) 22 이하
- 꾸준히 운동하지 않는 경우
- 여성
  - 5개의 변수 중 1개가 존재하는 경우 SN 95 (83−99), SP 34(33−34), +LR 1.4, −LR 0.16
  - 38명의 골절환자(평균나이 66.9±10.9세, 여자 34명)와 압박골절 또는 쐐기변형은 없지만 척추통증은 있는 1,410명의 환자(평균나이 54.9±16세, 여자 827명)를 대상으로 한 후향성 연구에서 5개의 변수 중 4개가 존재하는 경우 SN 37(24−51), **SP 96(3.7−14.9)**, **+LR 9.6**, −LR 0.65, QUADAS 9이고 표준 방사선 촬영 또는 CT 스캔촬영을 참고 기준을 사용하였다.[42]

닫힌-주먹 타진 징후 (CLOSED-FIST PERCUSSION SIGN)

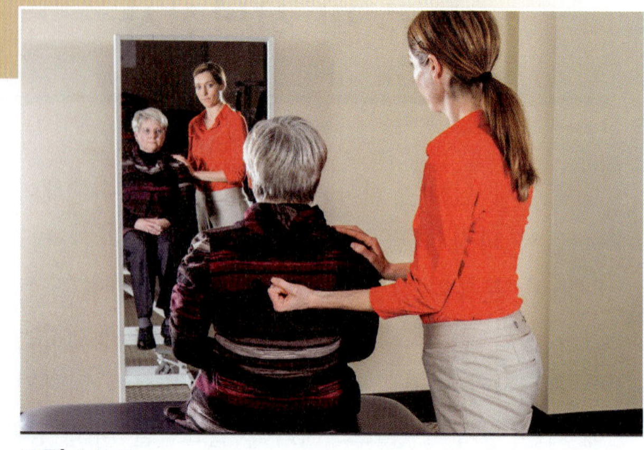

그림 18.7

환자 자세 치료사가 환자의 반응을 측정할 수 있도록 거울을 바라본 채로 서있는 자세 또는 앉은 자세

치료사 자세 환자 뒤에 서있는 자세

움직임 치료사는 견고하게 쥔 주먹으로 환자의 척추 전체를 따라서 타진

평가 환자가 날카롭고 갑작스러운 골절 통증을 호소하면 양성으로 판정

통계 골다공증성 척추 압박 골절로 의심되는 83명의 환자(평균나이 78.4세, 여자 75명, 급성 요통)를 대상으로 한 연구결과 SN 88(75–95), SP 90(73–98), +LR 8.8, –LR 0.14, QUADAS 10이고 MRI를 참고 기준으로 사용하였다.

앙와위 징후 (SUPINE SIGN)

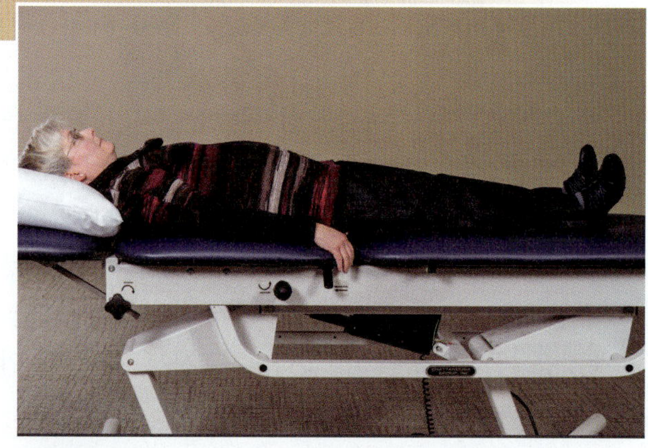

그림 18.8

환자 자세 1개의 베개에 머리를 댄 채로 똑바로 누운 상태에서 양쪽 팔과 다리는 자연스럽게 힘을 푼 자세

치료사 자세 환자의 반응을 관찰할 수 있도록 옆에 서있는 자세

평가 환자가 척추에 심각한 통증을 느껴 똑바로 누울 수 없다면 양성으로 판정

통계 골다공증성 척추 압박 골절로 의심되는 83명의 환자(평균나이 78.4세, 여자 75명, 급성 요통)를 대상으로 한 연구결과 SN 81(67–91), SP 93(83–99), +LR 11.6, –LR 0.20, QUADAS 10이고 MRI를 참고 기준으로 사용하였다.[43]

벽에서 후두부까지 거리(WALL TO OCCIPUT DISTANCE)

환자는 뒤꿈치와 엉덩이가 벽면에 닿도록 수직으로 선다. 환자의 머리는 Frankfurt plane(아래 안와융기 [inferior orbital ridge]와 귀의 이주 위의 패임이 같은 수평면에 있도록 한 머리 위치)을 따라 향하게 하고 치료사는 테이프를 사용하여 후두부와 벽의 가장 가까운 0.5cm를 측정한 다음, 이를 반복하여 3번의 측정 평균값을 낸다. 골다공증으로 판정된 280명의 여성(평균나이 54.5세, 여자 75명, 증상 기간은 게재되지 않음)을 대상으로 하고 방사선 촬영을 참고 기준으로 한 연구는 다음과 같은 결과를 나타냈다.[44]

- 벽에서 0cm 거리: SN 100(95–100), SP 0(0–3)
- 벽에서 4.1–6.0cm 거리: SN 41(31–52), SP 92(87–95), +LR 5.1, –LR 0.64
- 벽에서 > 6.0cm거리: SN 28(20–39), SP 96(92–98), +LR 7, –LR 0.30, QUADAS 10

후만 각도(KYPHOSIS ANGLE)

환자는 머리를 Frankfurt plane(아래 안와융기와 귀의 이주(tragus) 위의 절흔(notch)이 같은 수평면에 있도록 한 머리 위치)을 따라 향하게 선다. 치료사는 디지털 경사계를 들고 T12에 위치시키고 0으로 만든 다음 T4로 이동시키고 두 위치 사이의 각을 기록한다. 치료사는 이를 반복하여 3번의 측정 평균값을 낸다. 골다공증으로 판정된 280명의 여성(평균나이 54.5세, 여자 75명, 증상 기간은 게재되지 않음)을 대상으로 하고 방사선 촬영을 참고 기준으로 한 연구는 다음과 같은 결과를 나타냈다.

- 0°~20°: **SN 100(95-100)**, SP 0(0-3)
- 21°-30°: **SN 89(81-94)**, SP 23(18-31), +LR 1.3, **-LR 0.5**
- 31°-40°: SN 67(57-76), SP 75(69-81), +LR 2.7, -LR 0.31
- > 40°: SN 31(22-41), **SP 93(88-96)**, **+LR 4.4**, -LR 0.74, QUADAS 10

중요한 임상적 핵심

임상가는 척추 압박성 골절에 대한 측정을 수행하기 이전에 반드시 다음을 기억해야 한다.

- 언제나 그렇듯이, 이러한 테스트와 측정은 첫 번째 위치에서 골절이 의심될 때 수행된다.
- 이러한 테스트와 측정은 척추 압박 골절 존재에 의심이 거의 없는 경우에 잠재적인 통증 발생기로서 흉추를 배제하기 위한 표준적인 수단으로 반드시 실행되는 것은 아니다(이러한 경우에, 과도한 압력이 들어간 ROM 또는 과도한 압력이 없는 ROM이 제안되어진다.).
- closed fist percussion test를 할 때, 임상가는 가벼운 압박부터 시작하는 것이 좋다.
- 임상가는 바로 누운 자세(supine)가 가능한지 안한지 주관적인 정보에 대해 알게 될 수 있다 (예를 들어, 집에서는 바로 눕지 못한다.)

연관된 다른 구조로부터의 통증 발생을 배제하기: 경추, 요추

(Ruling Out Pain Generation From Other Related Structures: Cervical and lumbar Spines)

경추와 요추는 흉추의 통증을 발생시킬 수 있다. Upper Quarter Screen은 경추의 ROM과 환자의 흉부 통증에 대한 원인으로서 경추의 가능성을 결정한다. Lower Quarter Screen(7장, Orthopedic Screening and Nervous System Examination)은 요추의 ROM과 통증 원인으로서 요추의 가능성을 결정한다. 척추의 이러한 부분에서 추가적인 고려사항들은 다음 장에서 설명되어진다.

경추 배제하기 (Rule Out Cervical Spine)

경추에 과도한 압력이 들어간 ROM 또는 과도한 압력이 없는 ROM이 포함된 Upper Quarter Screen은 치료사가 경추를 배제할 수 있도록 도와준다. 특히 경추와 관련이 있는 것은 추간판성(척추원반) 관련 병리학이다. 이러한 병리학을 추정 진단하기 위해서 치료사는 Spurling's test와 상지 신경역동학적 검사(정중신경)의 결합을 사용할 수 있다.

- Spurling's test: **SN 93(77-99)**, **SP 95(76-100)**, **+LR 19.6**, **-LR 0.07**, QUADAS 9[45]
- 정중신경 상지 신경역동학적 검사: **SN 97(90-100)**, SP 22(12-33), +LR 1.3, **-LR 0.12**, QUADAS 10[46]

요추 배제하기 (Rule out Lumbar Spine)

요추에 과도한 압력이 들어간 ROM 또는 과도한 압력이 없는 ROM이 포함된 Lower Quarter Screen은 치료사가 요추를 배제할 수 있도록 도와준다. 다음 섹션 항목들은 치료사가 요추를 고관절 통증의 잠재적인 원인으로서 배제할 때 사용 가능한 special test이다. 각 테스트들의 자세한 내용은 7장에서 확인할 수 있다. 신경근병증 또는 추간판성 관련 병리학은 ROM과 special test를 함께 평가하여 배제되어진다.

반복 동작(관절가동범위)

- 중심화 또는 말초화: 5~20회 반복
  - **SN 92(NR)**, SP 64(NR), +LR 2.6, **−LR 0.12**, QUADAS 12[47]
  - SN 40(28−54), **SP 94(73−99)**, **+LR 6.7**, QUADAS 13[48]

특별검사

- 직거상 검사(Straight leg raise test)
  - **SN 97(NR)**, SP 64(NR), +LR 2.2, **−LR 0.05**, QUADAS 10[49]
  - 통합분석: **SN 92(87−95)**, SP 28(18−40), +LR 2.9, **−LR 0.29**;[50] **SN 91(82−94)**, SP 26(16−38), +LR 2.7, **−LR 0.35**[51]
- 슬럼프 검사(Slump test)
  - **SN 83(NR)**, SP 55(NR), +LR 1.8, **−LR 0.32**, QUADAS 11[52]
  - SN 84(NR), SP 83(NR), +LR 4.9, −LR 0.19, QUADAS 7[53]

후관절 기능부전은 앉은 상태에서 신전-회전 테스트로 배제되어진다. 19장(요추)에서 명시되었듯이, 후관절 기능부전은 뻣뻣함(stiffness)과 일치하는 통증을 유발하는 후방-전방 척추관절가동술을 통해 진단된다.

앉은 상태에서 신전-회전 테스트

- **SN 100(NR)**, SP 22(NR), +LR 1.3, **−LR 0.0**, QUADAS 11[54]
- **SN 100(NR)**, SP 12(NR), +LR 1.1, **−LR 0.0**, QUADAS 10[55]

추가적으로, 다른 관절에서처럼 과도한 압력이 들어간 또는 과도한 압력이 없는 확실한 AROM이 필요하다. Lower quarter screen에 따라 모든 동작의 AROM은 7장에 설명된 것처럼 시행되어져야 한다. 요추와 경추에서 완전히 배제하려면(이 경우에), full AROM(과도한 압력을 가했을 때 통증이 없다면)이 반드시 있어야 한다.

민감성 테스트: 흉추
(Sensitive Tests: Thoracic Spine)

흉추의 민감성 테스트는 이미 제시된 2가지의 테스트로 구성된다: closed-fist percussion test와 supine sign. 자세한 내용은 이전 섹션에 나와 있다. 척추 측만증에 대한 또 다른 민감성 테스트는 다음과 같다:

Adam's 앞으로 굽힘 또는 굴곡 테스트

- 흉추 만곡: **SN 92(85−100)**, SP 60(47−74), +LR 2.3, **−LR 0.13**
- 요추 만곡: SN 73(60−86), SP 68(57−80), +LR 2.3, −LR 0.40, QUADAS 9[56]

추가적으로, 다른 관절에서처럼, 과도한 압력이 있는 또는 없는 명확한 AROM은 필요하다. 흉추를 완전하게 배제시키려면, full AROM(만약 통증이 없다면 과도한 압력과 함께)이 반드시 필요하다. 이것에 대한 자세한 내용은 다음 섹션에 명시되어 있다.

움직임 검사 MOTION TESTS

Gravina와 동료들은 흉추후만증과 요추전만증의 방사선학적인 평가와 goniometer평가 사이에 큰 상관관계가 있음을 증명했다.[57] 따라서 이는 ROM의 측정이 믿을만하며 흉추후만증과 요추전만증의 수량화에 대한 goniometer 평가의 임상적 효용성을 증명하는 것이다. 흉추에 대한 자세, 정상 ROM수치, 그리고 끝느낌은 표 18.2에 나타나 있다.

수동, 능동 ROM
(Passive and Active ROMs)

요추와 흉추에 대한 정확한 ROM 각도 측정은 19장(요추)에 나와 있다. 다음 섹션은 치료사가 흉추의 통증을 유발할 수 있는 움직임과 가능성을 평가하기 위해 추가적으로 사용 가능한 흉추 ROM과 운동성에 대한 일반적인 테스트를 제공하고 있다. 게다가 치료사는 이러한 움직임을 사용하여 경추와 흉추를 평가할 때 환자의 통증을 유발시키는 흉추의 가능성을 판별할 뿐만 아니라 어깨 관절 또한 검사할 수 있다.

표 18.2 흉추 관절학

관절	잠김-자세	열린 자세	관절낭 패턴	관절가동범위 기준	끝느낌
추간 관절	윤활관절이 아님		전방 굴곡보다 신전, 측굴, 회전에 더 큰 제한이 있음	굴곡: 60° 신전: 25° 측굴: 25° 왼쪽 측굴: 25° 회전: 흉추와 요추에서 30°	측굴과 회전할 때 딱딱한 느낌, 신전과 굴곡할 때 조직이 신장되는 느낌
후관절	완전 신전	굴곡과 신전사이 중간			

몸통과 흉추의 일반적인 AROM 테스트

신전 능동관절가동범위 테스트
(EXTENSION ACTIVE ROM TESTING)

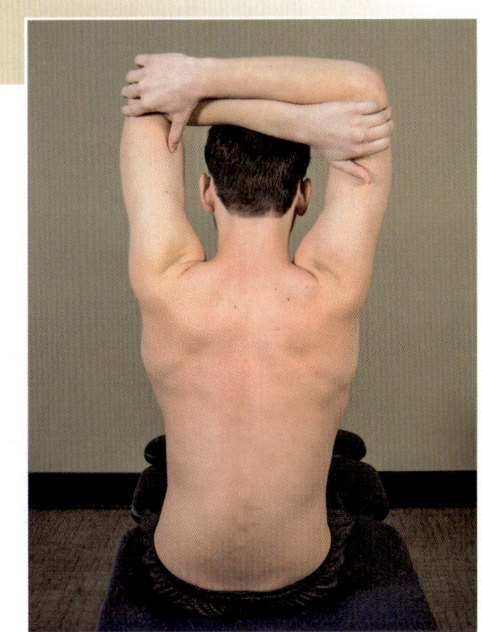

그림 18.9

환자 자세 요추를 잠그는 반대커브를 만들어내기 위해서 다리를 쭉 뻗고 앉은 상태에서(요추로부터 움직임을 제거); 머리 위로 각각의 반대 팔꿈치를 잡은 자세

치료사 자세 동작을 평가하기 위해 환자 바로 뒤에 서거나 옆에 서있는 자세

움직임 치료사는 환자에게 어깨를 늘리지 않고 또는 팔을 움직이지 않고 팔꿈치를 머리에서 뒤쪽으로 가져가 보라고 요청함. 흉추에서 이러한 신전 움직임이 나타나려면 구두지시가 필요할지도 모른다.

평가 치료사는 척추가 늘려지지 않았거나 후만이 남아있는 부분을 평가한다. 그들은 관절가동범위의 끝 범위에서 과도한 압력을 가하여 통증의 존재(또는 부족)를 알아볼 수 있다.

참고 이 특정 테크닉은 어깨 병리를 가진 환자들에게 제안되지 않는다. 견갑대 병리를 가진 환자는 가슴을 가로질러 팔을 교차시킬 수는 있지만, 치료사는 과도한 견갑대의 움직임/보상을 주시해야 한다(예를 들어, 견갑대 거상).

굴곡 능동관절가동범위 테스트 (FLEXION ACTIVE ROM TESTING)

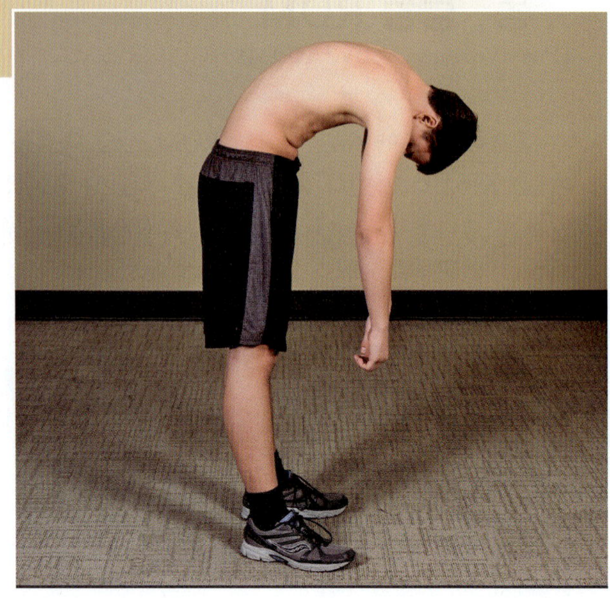

그림 18.10

환자 자세 서 있는 자세

치료사 자세 동작을 평가하기 위해 환자 뒤에 바로 서있거나 옆에 서 있는 자세

움직임 치료사는 환자에게 마치 원통에 가로로 동그랗게 마는 것처럼 척추를 머리 쪽부터 미골부까지 한번에 구부리라고 요청한다. 환자가 적절하게 수행하기 위해서 구두지시가 필요할 수도 있다.

평가 치료사는 동작을 하는 동안에 보상작용을 하는 부분 또는 건너뛰어진 부분을 주시한다. 동작은 분절마다 굴곡하는 것으로써 대칭적이어야 한다. 치료사는 관절가동범위의 끝 범위에서 과도한 압력을 가하여 통증의 존재(또는 부족)를 식별할 수 있다.

회전 능동관절가동범위 테스트 (ROTATION ACTIVE ROM TESTING)

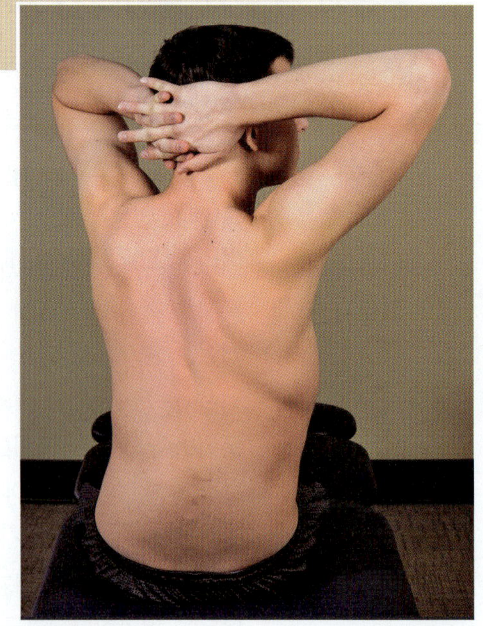

그림 18.11

환자 자세 요추를 잠그는 반대커브를 만들어내기 위해서 다리를 쭉 뻗고 앉은 상태에서(요추로부터 움직임을 제거); 머리 뒤에서 손깍지

치료사 자세 동작을 평가하기 위해 환자 뒤에 바로 서있거나 옆에 서 있는 자세

움직임 치료사는 환자에게 어깨만 회전시키지 말고 가슴까지 움직임이 유도될 수 있도록 각 방향으로 회전하라고 요청한다(우측 회전을 나타냄).

평가 치료사는 비대칭성 움직임, 특히 대칭 움직임이 없거나 흉추의 후만이 더한 부분이 있는지에 대해 척추 부위를 평가한다. 치료사는 관절가동범위의 끝 범위에서 과도한 압력을 가하여 통증의 존재(또는 부족)를 식별할 수 있다.

참고 이 특정 테크닉은 어깨 병리를 가진 환자들에게 제안되지 않는다. 견갑대 병리를 가진 환자는 가슴을 가로 질러 팔을 교차시킬 수는 있지만, 치료사는 환자가 몸통 회전에 대비해서 견갑대가 과도한 움직임/보상이 나타나는지 주시해야 한다(예를 들어, 견갑골 전인/후인).

측굴 능동관절가동범위 테스트 (SIDE BENDING ACTIVE ROM TESTING)

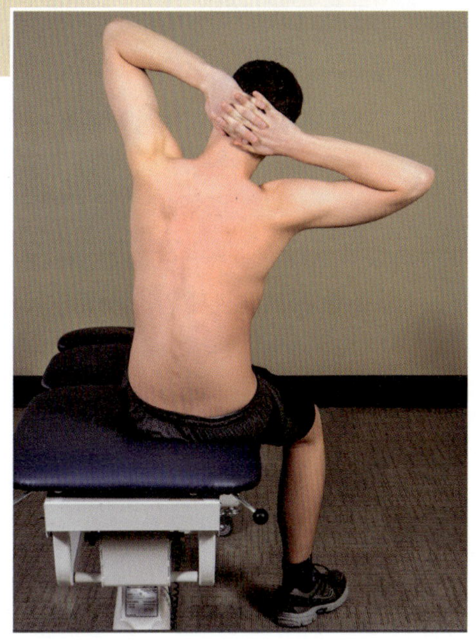
그림 18.12

환자 자세 다리를 길게 뻗어 앉은 채로 평가할 측면의 다리는 테이블 밑으로 내려 발이 바닥에 닿도록 한다; 손은 머리 뒤에서 깍지

치료사 자세 동작을 평가하기 위해 환자 뒤에 바로 서있거나 옆에 서 있는 자세

움직임 치료사는 환자에게 머리의 측굴을 피하기 위해 그들의 견갑골로 이끌면서 바닥에 다리 내려놓은 쪽으로 굽히라고 요청한다(우측 측굴을 나타냄).

평가 치료사는 척추의 대칭적인 커브가 부족한 것과 같은 비대칭성 움직임이 있는 부위를 평가한다. 치료사는 관절가동범위의 끝 범위에서 과도한 압력을 가하여 통증의 존재(또는 부족)를 식별할 수 있다.

참고 이 특정 테크닉은 어깨 병리를 가진 환자들에게 제안되지 않는다. 어깨 병리를 가진 환자들은 가슴을 가로 질러 팔을 교차시킬 수 있지만, 견갑대가 과도한 움직임/보상이 나타나는지 주시해야 한다(예를 들어, 견갑골 하강/거상).

몸통과 흉추의 일반적인 PROM 테스트

굴곡 수동관절가동범위 테스트 (FLEXION PASSIVE ROM TESTING)

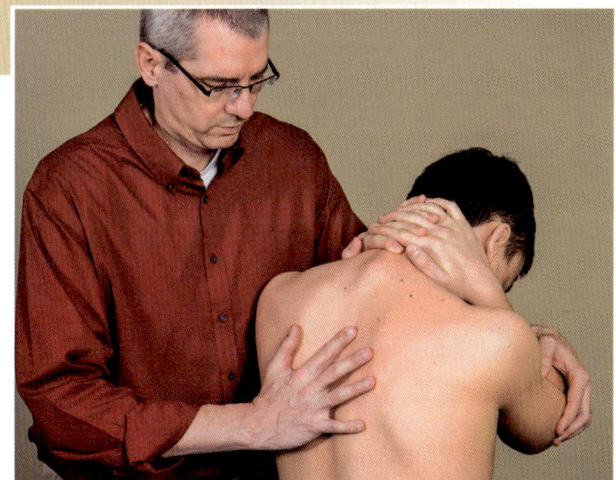
그림 18.13

환자 자세 다리가 바닥에 닿게 앉은 자세에서, 보여지는 것처럼 머리 뒤에 손을 맞잡는다. 만일 환자가 과도하게 움직인다면 치료사는 환자가 다리를 쭉 피고 앉는 자세를 활용하도록 한다.

치료사 자세 환자 옆에 서 있는 자세

움직임 치료사는 평가하기 위해(흉추 윗부분이 예시됨) 한쪽 손을 흉추 분절의 원위부에 위치시켜(오른쪽 손) 흉추 원위부 또는 요추 윗부분을 안정화시키고 다른 쪽 손(왼쪽 손)으로는 환자의 팔을 잡는다(환자의 양쪽 팔꿈치를 감싸도록). 이때 치료사는 환자의 흉추 또는 상위 몸통을 끝 범위까지 수동적으로 굴곡시킨다. 이번 예시에서는 중간, 아래 부분의 흉추를 평가하기 위해서 치료사는 오른손을 흉추 원위부로 옮겨서 평가했을 것이다.

평가 치료사는 비대칭적 또는 비정상적인 움직임과 통증 유발에 대한 평가를 한다.

신전 수동관절가동범위 테스트 (EXTENSION PASSIVE ROM TESTING)

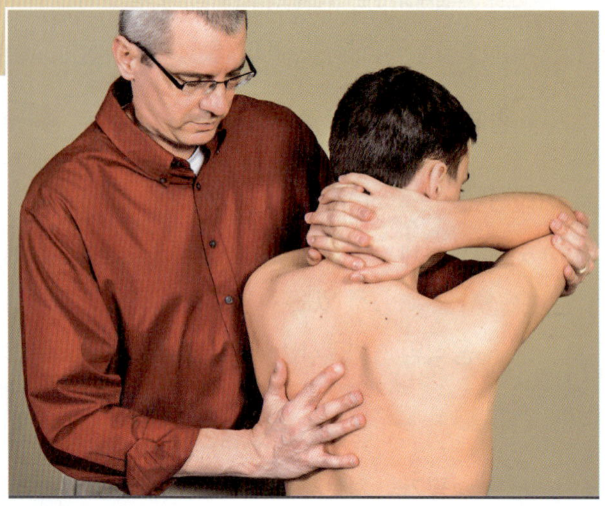

그림 18.14

환자 자세 다리가 바닥에 닿게 앉고 머리 뒤에 손을 맞잡는다. 만일 환자가 과도하게 움직인다면 치료사는 환자가 다리를 쭉 피고 앉는 자세를 활용하도록 한다.

치료사 자세 환자 옆에 서 있는 자세

움직임 치료사는 평가하기 위해(흉추 윗부분이 예시됨) 한쪽 손을 흉추 분절의 원위부에 위치시켜(오른쪽 손) 흉추 원위부 또는 요추 윗부분을 안정화시키고 다른 쪽 손(왼쪽 손)으로는 환자의 양쪽 팔꿈치 밑 부분을 잡는다. 이때 치료사는 환자의 흉추 또는 상위 몸통을 끝 범위까지 수동적으로 신전시킨다. 이전에 굽힘에서 명시했듯이, 중간, 아래 부분의 흉추를 평가하기 위해서 치료사는 오른손을 흉추 원위부로 옮겨서 평가했을 것이다.

평가 치료사는 비대칭적 또는 비정상적인 움직임과 통증 유발에 대한 평가를 한다.

측굴 수동관절가동범위 테스트 (SIDE BENDING PASSIVE ROM TESTING)

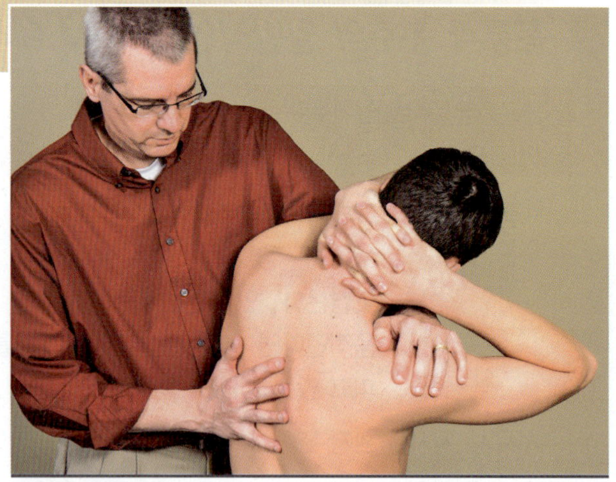

그림 18.15

환자 자세 다리가 바닥에 닿게 앉고 머리 뒤에 손을 맞잡는다. 만일 환자가 과도하게 움직인다면 치료사는 환자가 다리를 쭉 피고 앉는 자세를 활용하도록 한다.

치료사 자세 환자 옆에 서 있는 자세

움직임 치료사는 한쪽 손으로 원위 흉추 또는 상위 요추 부분을 안정화시키고 다른 한쪽 팔은 환자의 팔꿈치 가까이 아래로 넣어서 반대쪽 어깨를 잡는다. 이때 치료사는 수동적으로 환자의 흉추 또는 상부 몸통을 끝범위까지 측굴을(오른쪽 방향으로)시킨다. 치료사는 두 방향 다 측굴을 평가하기 위해서 환자의 반대쪽도(환자의 오른쪽에 선 자세에서) 같은 동작으로 측굴을 시키는 것이 필요하다. 이전에 굴곡과 신전에서 명시했듯이, 중간, 아래 부분의 흉추를 평가하기 위해서 치료사는 오른손을 흉추 원위부로 옮겨서 평가했을 것이다.

평가 치료사는 비대칭적 또는 비정상적인 움직임과 통증 유발에 대한 평가를 한다.

회전 수동관절가동범위 테스트 (ROTATION PASSIVE ROM TESTING)

환자 자세 다리가 바닥에 닿게 앉고 머리 뒤에 손을 맞잡는다. 만일 환자가 과도하게 움직인다면 치료사는 환자가 다리를 쭉 피고 앉는 자세를 활용하도록 한다.

치료사 자세 환자 옆에 서 있는 자세

움직임 치료사는 한쪽 손으로 원위 흉추 또는 상위 요추 부분을 안정화시키고(치료사의 오른손으로) 다른 한쪽 팔은(왼손으로) 환자의 팔꿈치 가까이 아래로 넣어서(환자의 가슴을 가로질러서) 반대쪽 어깨(이번 예시에서는 오른쪽 어깨)를 잡는다. 이때 치료사는 수동적으로 환자의 흉추 또는 상부 몸통을 끝범위까지 회전을 시킨다(사진에서 보이듯이). 치료사는 반대 방향 또한 회전시키는 것이 필요하다. 이전에 굴곡, 신전, 측굴에서 명시했듯이, 중간, 아래 부분의 흉추를 평가하기 위해서 치료사는 오른손을 흉추 원위부로 옮겨서 평가했을 것이다.

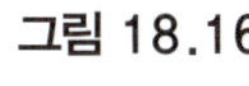

그림 18.16

평가 치료사는 비대칭적 또는 비정상적인 움직임과 통증 유발에 대한 평가를 한다.

수동 부수적 움직임 (Passive Accessories)

수동 보조운동 평가는 설명되어지는 관절에서의 관절 놀이(joint play) 기능부전에 대한 가능성을 결정하기 위해 필요하다. 다음 섹션에 흉추 관절에서 수동적 관절 움직임의 다른 구성요소에 대해 자세히 나와 있다.

수동보조(또는 관절의) 추간움직임

흉추 중심 후·전 가동술 (THORACIC SPINE CENTRAL PA MOBILIZATION)

영상 18.17 인터넷 지원으로 이 검사의 평가 방법을 볼 수 있다.

환자 자세 경추를 중립으로 유지시키기 위해 테이블이 오픈된 곳에 머리를 지지하거나 또는 수건이나 mobilization wedge를 사용하여 엎드려 누운 자세를 취한다.

치료사 자세 환자 옆에 서 있는 자세

힘의 움직임과 방향 치료사는 손의 척골(ulnar, 자뼈)면에 있는 두상골(pisoform, 콩알뼈)을 이용하여 가동화할 손을 극상돌기 부위에 올려놓는다. 지지할 손은 가동화할 손 또는 손목 위에 놓는다(그림 18.17). 두 팔의 팔꿈치가 완전 신전이 되도록 유지하고 체중의 힘을 이용하여 치료사는 극상돌기를 뒤에서부터 앞으로 움직임을 준다.

평가 평가는 관절 놀이/수동보조움직임, 환자반응, 그리고 끝느낌으로 이루어진다. 통증의 재발은 기능부전을 제시한다. 또한 관절 운동성 또는 끝느낌에서의 문제가 있을 때 통증이 나타난다면 기능 장애를 제시할 수 있다.

참고 또한 치료사는 같은 관절가동술(그림 18.18)을 행하기 위해 엄지와 검지로 집게 잡기(pincer grip)를 사용할 수 있다. 치료사는 관련된 상부 분절을 전 상방(up and forward)으로 움직인다. 전완(forearm, 팔뚝)은 가동화를 적용하는 힘의 선상에 있어야 한다.

또한 치료사는 각각의 가로돌기 위에서 양쪽 두상골을 이용하여 상부 흉추를 평가할 수 있다(그림 18.19). 후-전(그리고 하방/꼬리쪽과 같은) 방향으로 가동술을 적용하고 관절 놀이/수동보조운동, 환자반응, 그리고 끝느낌에 대해 다시 평가한다.

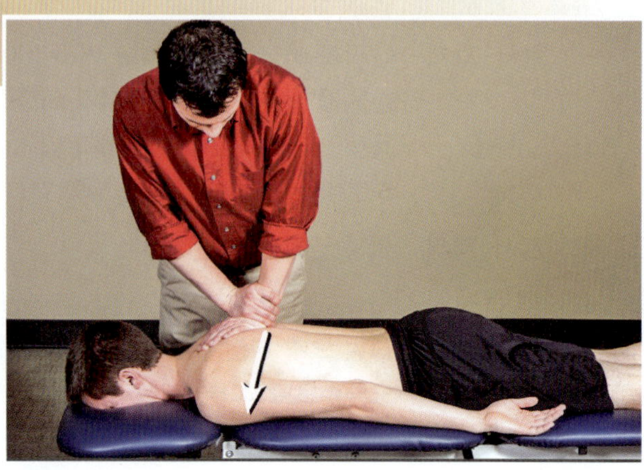

그림 18.17

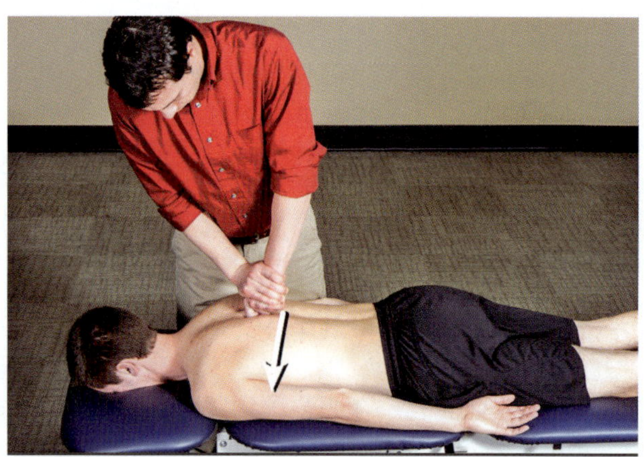

그림 18.18

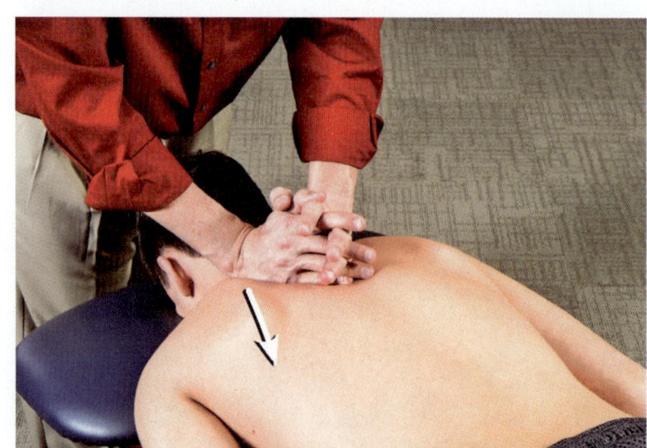

그림 18.19

편측 수동보조 가동술 (UNILATERAL PA MOBILIZATION)

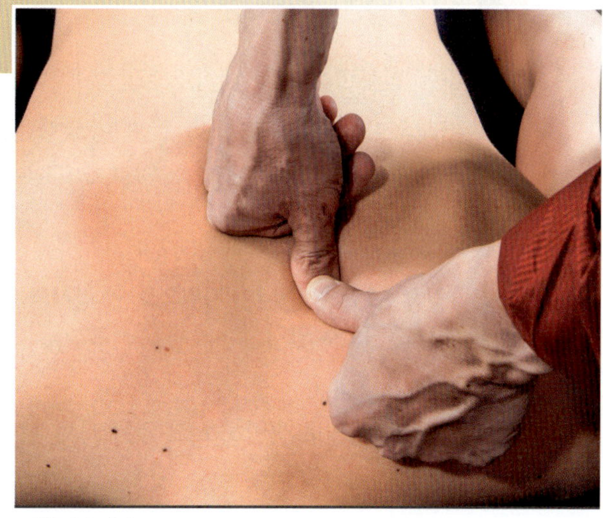
그림 18.20

환자 자세 경추를 중립으로 유지시키기 위해 테이블이 오픈된 곳에 머리를 지지하거나 또는 수건이나 mobilization wedge를 사용하여 엎드려 누운 자세를 취한다.

치료사 자세 환자 옆에 서 있는 자세

힘의 움직임과 방향 치료사는 집게 잡기(pincer grip) 또는 엄지를 옆으로 연결하여(그림 18.20에서 보여지듯이) 가로 돌기에 가동화를 적용한다. 팔꿈치는 신전이 되도록 유지하고 체중의 힘을 이용하여 움직임을 준다.

평가 평가는 관절 놀이/수동보조운동, 환자반응, 그리고 끝느낌으로 이루어 진다. 일치하는 통증의 재현은 기능부전을 제시한다. 또한 관절 운동성 또는 끝느낌에서의 문제가 있을 때 통증이 나타난다면 기능 장애를 제시할 수 있다.

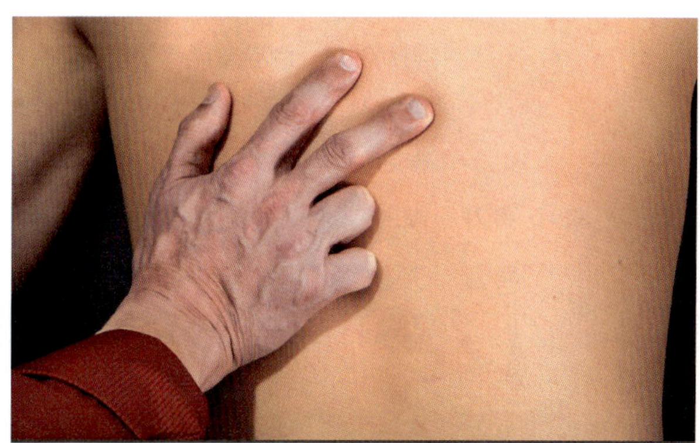
그림 18.21

참고 또한 치료사는 이 부위를 다음과 같이 묘사하는 것처럼 평가할 수 있다(오른쪽 예시에서): 한 손가락(3번째 손가락)은 아래쪽 또는 꼬리쪽 가로돌기에 그리고 다른 손가락(2번째 손가락)은 위쪽 또는 머리쪽 가로돌기에 오게 한다(그림 18.21). 가동화하는 손은(왼쪽 손은 예시에서 보이지 않는다) 검지위에 두상골을 놓고 3번째 손가락위에는 다섯 번째 중수골-지절을 평평하게 놓는다(양쪽 후 · 전 가동화는 같은 방법으로 적용된다[가동화하는 손의 척측(ulnar border)은 전방가동화를 제공한다). 위쪽 척추는 오른쪽으로 회전할 것이고 아래쪽 척추는 왼쪽으로 회전할 것이다; 평가된 분절의 오른쪽 후관절에서 나타나는 틈이 평가된다.

중요한 임상적 핵심

수동 보조 후 · 전방 추간움직임을 수행할 때, 다음을 주의하는 것이 중요하다.

- 임상가는 각 부위의 관절뿐만 아니라 검사 영역의 위와 아래 부분을 비교해야 한다.
- 임상가는 관절 운동성 움직임의 등급 결정에 대한 낮은 진단의 정확도와 신뢰성을 상기해야 한다.
- 움직임 테스트를 통한 통증 유발은 관절 기능 부전의 가능성 존재 여부를 결정하는 기준으로 제시되어진다.

첫째 갈비뼈의 가동성

경추 회전 측굴 검사(상완신경통과 흉곽출구증후군과 관련된) (CERVICAL ROTATION LATERAL FLEXION TEST(ASSOCIATED WITH BRACHIALGIA AND TOS))

영상 18.22 인터넷 지원으로 이 검사의 평가 방법을 볼 수 있다.

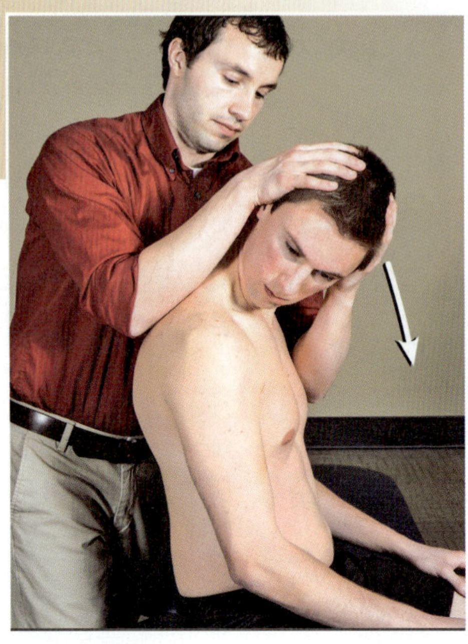

그림 18.22

환자 자세 양팔을 편안히 하고 앉은 자세

치료사 자세 환자의 바로 뒤에 선다.

힘의 움직임과 방향 치료사는 늑골을 평가하기 위해 환자의 머리를 반대쪽(이 예시에서는 오른쪽으로) 회전시켜 평가한다(이 예에서는 왼쪽 첫 번째 갈비뼈 쪽으로). 이 회전된 위치에서, 치료사는 환자의 동측 귀를(환자는 이 예에서 왼쪽으로 귀를 기울였다.) 환자의 가슴 쪽으로 수동적으로 옆으로 측방굴곡시킨다.

평가 뼈의 제한으로 측방굴곡이 방해된다면 양성이다.

통계 SN/SP NR; 상완신경통 및 흉곽 출구 증후군을 가진 23명의 환자를 대상으로 방사선 촬영 검사를 기준으로 한 신뢰도(κ)는 1.0이다.

첫째 갈비뼈 스프링 검사 (FIRST RIB SPRING TEST)

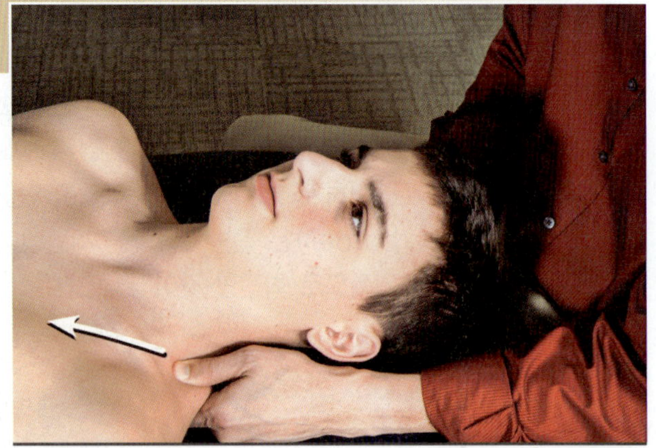

그림 18.23

환자 자세 양팔과 머리는 편안하게 하고 바로 눕는다.

치료사 자세 테이블 끝에 앉아서, 환자의 얼굴을 직접 마주한다.

힘의 움직임과 방향 치료사는 측정하고자 하는 쪽으로 환자의 머리를 수동적으로 회전시킨다(왼쪽). 손은(치료사의 왼쪽 손) 첫 번째 늑골의 뒤쪽에 놓은 상태에서 하방으로 힘을 가하고, 환자의 반대쪽 고관절(오른쪽 고관절)을 향해 힘을 적용한다.

평가 반대쪽과 비교하여 늑골의 가동성이 적게 나타나거나 일치하는 통증이 재현되는지를 검사한다.

통계 비특이성 목 통증이 있는 61명의 환자와(연령 범위는 20–71세, 여성은 46명, 증상 지속 기간은 NR) 25년 이상의 임상경험을 가진 두 명의 치료사 중에서 비교한 연구는 신뢰성(κ)이 0.35다.

유연성 (Flexibility)

흉추와 관련된 관절 가동성 평가에 대한 자세한 내용은 17장(경추), 19장(요추) 및 21장(어깨)에 나타나 있다.

근육 수행능력 검사 MUSCLE PERFORMANCE TESTING

흉추의 근육성능검사에 대한 자세한 내용은 19장(허리뼈)을 참고하자.

특수 검사 SPECIAL TESTS

제10장에서(특수 검사) 언급했듯이 많은 경우에 치료사는 환자의 통증을 감별 진단하는 것에 대해서 특수 검사를 실시하고 해석함으로써 지나치게 의존한다. 특정 병리의 가정(또는 진단을 돕는)을 위한 특수 검사의 활용은 검사 과정의 이 시점에서 행해져야 한다. 또한 치료사는 검사에서 이 시점 이전에 환자의 증상을 더 명백히 하고, 환자의 통증 진단과 관련하여 특수 검사 결과에 최소한으로 의존하는 것을 바란다.

흉추에 사용된 임상 특별 검사는 명백히 조사되지 않았다. 흉추에서 흔한 병리 중 하나인 흉곽 출구 증후군은 제한된 진단 정확도로 임상 특별 검사를 사용한다. 흉곽 출구 증후군 검사는 전통적으로 통증 재현 및 팔의 말초부위 맥박의 변화에 대한 평가를 기반으로 한다. 보고된 흉곽 출구 증후군 환자의 5~10%만이 혈관 질환과 관련되어 있기 때문에 양성 반응으로서 맥박 변화는 적절하지 않을 수도 있다.

특수 검사 지수

흉부 압박 골절

- 예측 변수
- 앙와위 징후
- 후만 각도
- 닫힌-주먹 타진 징후
- 벽에서 후두부까지 거리

척추측만증

- 아담스 전방 구부림 또는 굴곡 테스트

흉곽출구 증후군

- 애드슨 테스트
- 과외전 테스트
- 루스 테스트
- 늑쇄증후군 테스트
- 라이트 테스트
- 쇄골위 압박 테스트

첫 번째 갈비뼈 제한

- 경추 회전 외측굴곡 테스트
- 첫 번째 갈비뼈 스프링 검사

흉추 일반적 가동성

- 구조적 VS 유연한 후만 테스트

디스크 병리 및 신경 긴장

- Slump Test(7장 참고, 정형외과적 선별 및 신경계 검사)

흉부 압박 골절

이러한 모든 검사에 대한 자세한 내용은 Triage and Screening(분류 및 검사) 부분을 참고하라.

척추측만증

아담스 전방 구부림 또는 굴곡 테스트 (ADAM'S FORWARD BENDING OR FLEXION TEST)

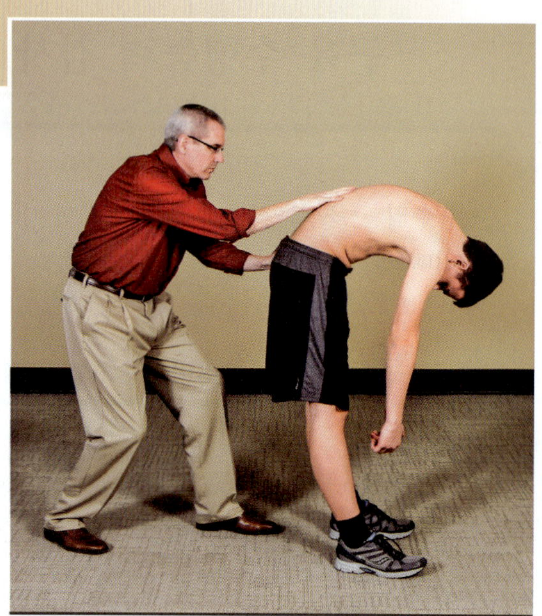

그림 18.24

환자 자세 다리를 어깨 너비로 벌리고 선 자세에서, 양쪽 다리에 체중을 똑같이 주고 팔은 편안한 자세로 한다.

치료사 자세 환자의 앞이나 뒤에 서 있는다(그림과 같이).

움직임 환자는 천천히 앞으로 구부리고 바닥 쪽으로 손을 뻗는다.

평가 몸통의 비대칭, 특히 한쪽의 흉곽이 돌출되어 있는지 테스트한다.

통계

- 흉추부 곡선: SN 92(85–100), SP 60(47–74), +LR 2.3, –LR 0.13, QUADAS 9, 청소년기 특발성 또는 선천성 척추측만증이 있는 105명의 환자에 대한 연구에서 참고 기준으로 Cobb angle 사용(87명의 여아, 평균 연령 15.5±4.8세, 평균 증상 기간 NR)[56]
- 요추부 곡선: SN 73(60–86), SP 68(57–80), +LR2.3, –LR 0.40, QUADAS 9, 청소년기 특발성 또는 선천성 척추측만증이 있는 105명의 환자에 대한 연구에서 참고 기준으로 Cobb angle사용(87명의 여아, 평균 연령 15.5±4.8세, 평균 증상 기간 NR)[56]
- 그리스, 사모스 섬에 있는 2,700명의 환자에 대한 연구에서 SN 87(NR), SP 93(NR), +LR, –LR, QUADAS 5, 참고 기준으로 Cobb angle 사용[63]

흉곽 출구 증후군

애스든 테스트(ADSON'S TEST)

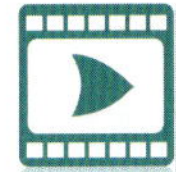

영상 18.25 인터넷 지원으로 이 검사의 평가 방법을 볼 수 있다.

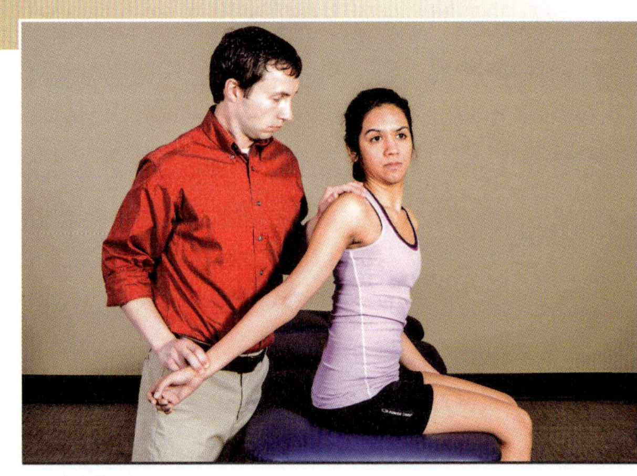

그림 18.25

환자 자세 양팔을 편안히 하고 앉은 자세

치료사 자세 환자의 팔 바로 뒤에 서서 평가한다.

움직임 치료사는 맥박수와 강도에 대한 환자의 맥박을 평가한다. 치료사는 턱을 당기고, 머리를 약간 신전한 상태에서, 환자를 평가하고자 하는 쪽으로 머리를 회전시킨다. 치료사는 외회전과 팔을 신전시킨 상태에서, 환자에게 숨을 들이마시고 10초 유지 상태에서 환자는 숨을 들이마시고 10초간 유지 상태에서 요골맥박(radial pulse)을 모니터한다.

평가 증상의 재현 및 요골맥박의 변화가 발생할 때 양성이다. 이 검사는 증상을 발생시킴으로써 사각근의 영향이 있을 것이라고 예상된다.

통계

- 혈관의 변화와 감각이상에 대해 SN은 평가되지 않았고(NT), SP 89(NR); 53명의 증상이 없는 환자의 연구에서 통증에 대해 100, QUADAS 9이며 증상의 재현을 참고 기준으로 한다.[64]
- 비특이성 흉곽 탈출 증후군을 가진 16명의 환자에 대한 연구에서(평균 나이, 성별 및 증상 지속 기간 NR) SN 50(NR), SP NR, QUADAS 5이며, 참고 기준으로 Doppler dulpex imaging을 참고 기준으로 사용[65]
- 48명의 환자(TOS가 있는 26명의 여성 평균 연령 36세, 5명의 남성 43세이며, TOS가 없는 13명의 여성 평균 연령 42세, 4명의 남성 39세이고, 증상 지속 기간은 NR)의 연구에서 SN 79(NR), SP 76(NR), +LR 3.3, −LR 0.27, QUADAS 8(맥박 소실)이며, 의료 기록, 임상 검사, 또는 혈관 조영술을 참고 기준으로 한다.[66]

늑쇄증후군 테스트(COSTOCLAVICULAR TEST)

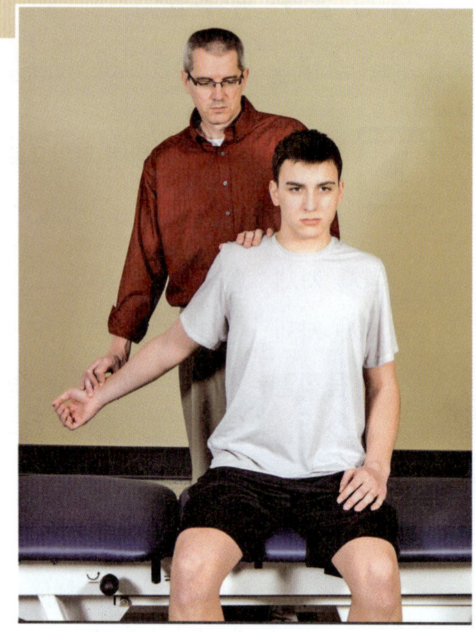

그림 18.26

환자의 자세 양팔을 편안히 하고 앉은 자세

치료사 자세 환자 바로 뒤에 서서, 평가하고자 하는 팔 쪽으로 선다.

움직임 치료사는 환자의 휴식기 요골맥박을 촉진한다. 우선 안정 상태에서 맥박 강도와 속도가 측정되면, 치료사는 수동적으로 팔을 외회전과 신전을 시키고 후·하방으로 끌어당긴다. 치료사는 환자에게 숨을 들어 마시고 10초간 유지하도록 지시하고 맥박의 강도와 속도를 평가한다.

평가 증상의 재현과 요골동맥의 소실된다면 양성. 배낭을 메거나 무거운 외투를 입었을때 흉곽 출구 증후군을 암시하는 증상이 있는 환자들에게 이 검사로 평가해야 한다. 이 테스트는 증상이 발생할 때 늑쇄(costoclavicular, 갈비빗장)간격의 문제점이 제시된다.

통계 혈관의 변화와 감각이상에 대해 SN은 평가되지 않았고(NT), SP 89(NR); 53명의 증상이 없는 환자(평균나이 29.7±6.4세, 27명의 여성, 평균 증상 지속 기간은 NR)의 연구에서 통증에 대해 100, QUADAS 9이며 증상의 재현을 참고 기준으로 한다.[64]

과외전 테스트(HYPERABDUCTION TEST)

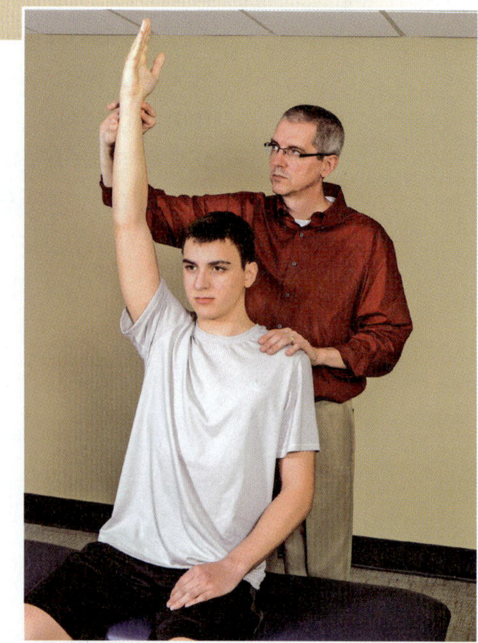

그림 18.27

환자 자세 양팔을 편안히 하고 앉은 자세

치료사 자세 환자 바로 뒤에 서서, 평가하고자 하는 팔 쪽으로 선다.

움직임 치료사는 환자의 휴식기 요골맥박을 촉진한다. 치료사는 환자의 팔을 외회전과 완전거상시킨다. 그리고 나서 과외전 자세에서 1분 유지하며 환자의 요골맥박을 모니터한다.

평가 증상의 재현과 요골동맥의 소실된다면 양성.

통계

- 53명의 증상이 없는 환자(평균 연령 29.7±6.4세, 27명의 여성, 평균 증상 지속 기간은 NR)의 연구에서 SN NT, SP 64(NR), 감각이상과 통증에 대해 79, QUADAS 9이며 증상의 재현을 참고 기준으로 사용한다.[64]
- 48명의 환자(TOS가 있는 26명의 여성 평균 연령 36세, 5명의 남성 43세이며, TOS가 없는 13명의 여성 평균 연령 42세, 4명의 남성 39세이고, 증상 지속 기간은 NR)의 연구에서 SN 52(NR), SP 90(NR), +LR 5.2, −LR 0.53, QUADAS 8이며, 의료 기록, 임상 검사, 또는 혈관 조영술을 참고 기준으로 한다.[66]
- SN 84(NR), SP 40(NR), +LR 1.4, −LR 0.4(증상 재현)[66]

라이트 테스트(WRIGHT TEST)

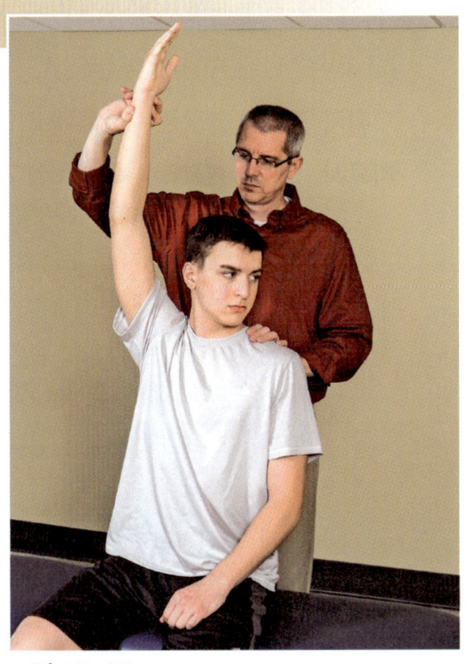
그림 18.28

환자 자세 양팔을 편안히 하고 앉은 자세

치료사 자세 환자 바로 뒤에 서서, 평가하고자 하는 팔 쪽으로 선다.

움직임 치료사는 환자의 휴식기 요골맥박을 촉진한다. 치료사는 평가하고자 하는 팔을 외회전과 완전 거상시키고 반대쪽으로 환자의 머리를 돌리게 한다. 치료사는 팔을 과외전 자세에서 1분간 유지시키고, 요골맥박을 모니터한다.

평가 증상의 재현과 요골동맥의 소실된다면 양성.

통계
- 48명의 환자(TOS가 있는 26명의 여성 평균 연령 36세, 5명의 남성 43세이며, TOS가 없는 13명의 여성 평균 연령 42세, 4명의 남성 39세이고, 증상 지속 기간은 NR)의 연구에서 SN 70(NR), SP 53(NR), +LR 1.5, −LR 0.56, QUADAS 8(맥박 소실)이며, 의료 기록, 임상 검사, 또는 혈관 조영술을 참고 기준으로 한다.[66]
- SN 90(NR), SP 29(NR), +LR 1.3, −LR 0.34, QUADAS 8(맥박 소실)[66]

루스 테스트(ROOS TEST)

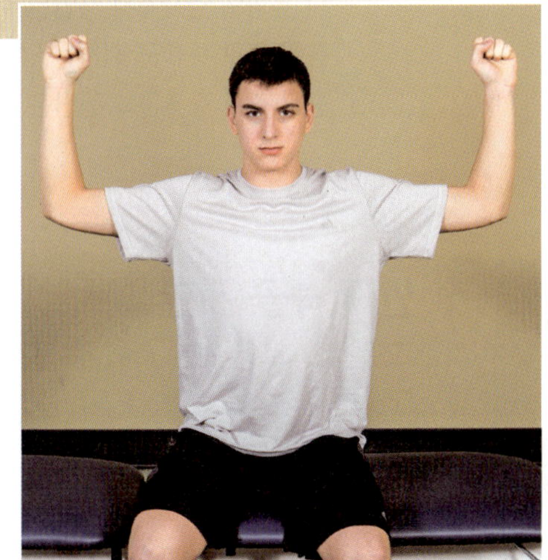
그림 18.29

환자 자세 양팔을 편안히 하고 앉은 자세

치료사 자세 선 자세에서, 환자를 관찰함

움직임 치료사는 양팔을 90° 외전, 팔꿈치를 90° 구부린 자세에서 3분간 주먹을 쥐었다 폈다를 천천히 반복하라고 지시한다.

평가 환자는 팔이 무겁게 느껴지거나, 또는 환자가 허혈성 통증으로 불편해하거나, 감각 이상, 또는 다른 증상의 재현시 양성.

통계
- 48명의 환자(TOS가 있는 26명의 여성 평균 연령 36세, 5명의 남성 43세이며, TOS가 없는 13명의 여성 평균 연령 42세, 4명의 남성 39세이고, 증상 지속 기간은 NR)의 연구에서 SN 84(NR), SP 30(NR), +LR5.2, −LR 0.53, QUADAS 8이며, 의료 기록, 임상 검사, 또는 혈관 조영술을 참고 기준으로 한다.[66]
- 상완신경총 압박의 증상이 있는 41명과 대조군 16명의 연구에서 SN 82(NR), SP 100(NR), +LR Inf, −LR 0.18, QUADAS 5이며, 수술을 참고 기준으로 사용한다.[67]

쇄골위 압박 테스트 (SUPRACLAVICULAR PRESSURE TEST)

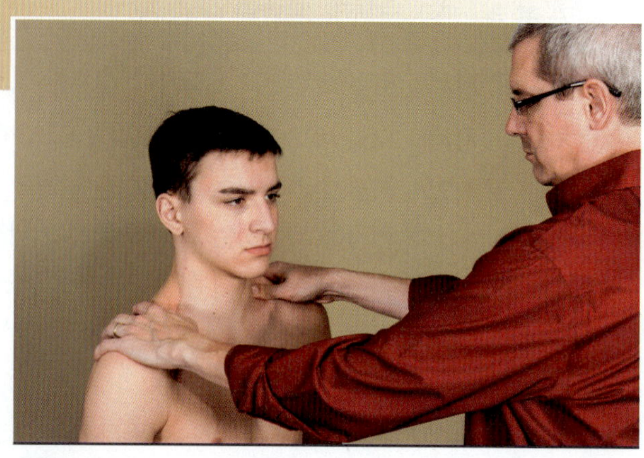

그림 18.30

환자 자세 양팔을 편안히 하고 앉은 자세

치료사 자세 환자와 마주보며 선 자세; 환자의 상승모근에 손가락을 놓고 엄지손가락은 첫 번째 늑골 주변의 전사각근 가장 낮은 부분에 놓는다.

움직임 치료사는 엄지와 손가락을 30초 동안 함께 꽉 쥔다(squeeze).

평가 증상의 재현과 요골동맥의 소실된다면 양성.

통계 53명의 증상이 없는 환자(평균나이 29.7±6.4세, 27명의 여성, 평균 증상 지속 기간은 NR)의 연구에서 혈관 변화에 대한 SN NT, SP 79(NR)이며, 증상의 재현을 참고 기준으로 사용한다.[64]

중요한 임상적 핵심

흉곽 출구 증후군 테스트를 실행할 때 다음 사항을 염두하라:

- 흉곽 출구 증후군의 대부분은 신경성 대 혈관이다.
- 이 유형의 검사에서 제안된 주요 결과 중 하나는 맥박 감소, 즉 혈관성 소견이다.
- 흉곽 출구 증후군 검사는 양성일 때 확산 증상을 유발할 수 있다.
- 흉곽 출구 증후군의 진단은 일각에서는 배제 진단으로 제시되고 있다.

첫 번째 늑골 제한

이러한 모든 테스트에 대한 자세한 내용은 동작 검사(수동 보조) 부분을 참고하라.

흉추의 전체적인 가동성

구조적 VS 유연한 후만 테스트(STRUCTURAL VERSUS FLEXIBLE KYPHOSIS TEST)

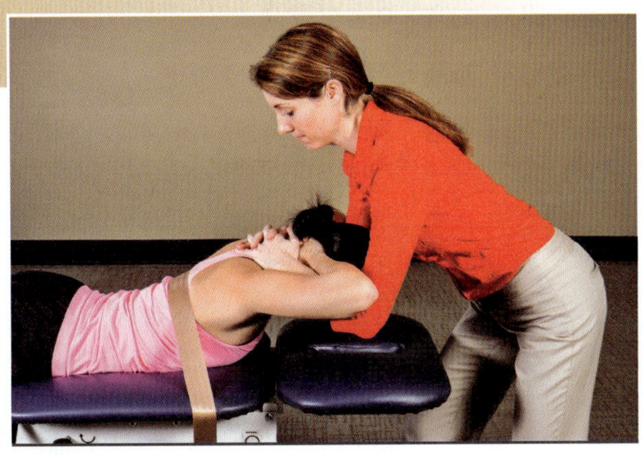

그림 18.31

환자 자세 이마에 양손을 놓고 엎드린 자세

치료사 자세 환자의 머리쪽에 서서 환자와 직접적으로 마주한다.

움직임 흉추부 만곡의 정점주위에 밸트를 위치시킨다. 환자는 능동적으로 체간을 들어 올리거나, 또는 수동적으로 신전방향으로 들어 올린다.

평가 흉추를 신전시킬 수 없다는 것은 후만 변형이 구조적임을 가리킨다.

통계 NR

디스크 병리학과 신경 긴장

슬럼프 검사의 세부 사항은 7장을(Orthopedic Screening and Nervous System Examination) 참고하라.

촉진 PALPATION

흉추와 관련된 특정표시지점은 17장(Cervical Spine)을 참고하라. 자세성 만곡, 대칭성, 그리고 피부와 연부조직의 일반적인 가동성을 위해 흉추와 흉곽을 따라 촉진하라. 흉추 극돌기의 촉진은 경추와 요추의 극돌기와 유사하다. 횡돌기의 촉진은 요추와 비슷하다.

늑골 각의 촉진(PALPATION OF RIB ANGLE)

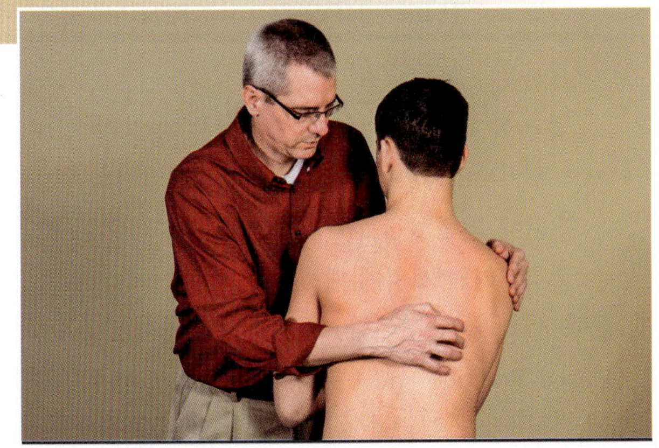

그림 18.32

환자 자세 양팔을 편안히 하고 앉은 자세

치료사 자세 환자의 옆에 선 자세에서, 평가하고자 하는 쪽의 반대편에 있는다.

움직임 치료사는 환자 신체의 앞부분을 가로질러 뒤쪽의 견갑대를 잡는다(왼쪽으로 보임). 치료사는 이 손(왼쪽)을 사용하여 환자의 견갑대를 내밀게 하여 흉곽의 늑골 각을 노출시킨다. 그러고 나서 위에서 아래로 늑골 각을 따라 촉진하고, 양쪽이 대칭성, 압통, 그리고 호흡할 때의 일반적인 가동성을 느껴본다. 압통과 비대칭성은 늑골의 기능장애를 나타낼 수도 있다.

흉곽 후면 촉진(RIB CAGE POSTERIOR PALPATION)

환자 자세 엎드린 자세

치료사 자세 환자의 옆에 선 자세

움직임 치료사는 늑연골(costochondral, 갈비연골) 접합부의 바로 외측에서 늑골양쪽의 대칭성을 평가한다. 치료사는 또한 환자에게 반복적이고 정상적인 들숨과 날숨을 하게 하고 손가락 끝으로 움직임의 범위와 질에 대하여 평가해야 한다. 치료사는 늑골사이의 공간이 증가했는지 감소했는지 기록해야 한다.

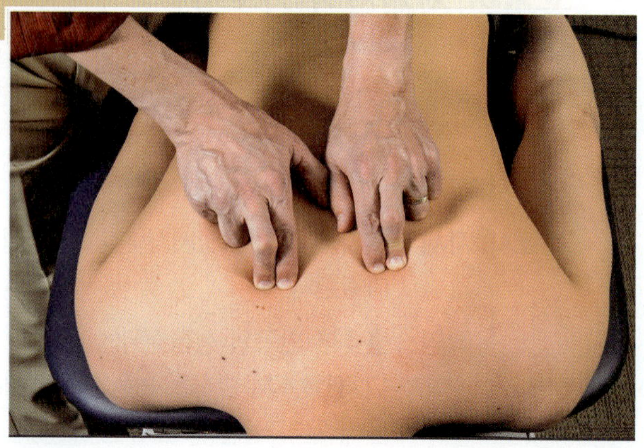

그림 18.33

신체 수행능력 측정 PHYSICAL PERFORMANCE MEASURES

적절한 운동수행 측정을 위해 17장(Cervical Spine)과 19장(Lumbar Spine)을 참고한다.

흉추의 일반적인 정형외과적 상태 COMMON ORTHOPEDIC CONDITIONS OF THE THORACIC SPINE

흉추의 다양한 병리적인 표현을 명확히 설명하는 것은 불가능하지만, 이 부위의 특정한 병리를 뒷받침하는 근거에 기초한 소견이 있다. 따라서 이번 장의 목적은 흉추병리의 제시에 대해 최근의 근거에 기초한 결과들을 나타내는 것이다. 이전에 4장에서(Evidence-Based Practice and Client Examination) 설명되었듯이, 모든 실험결과들이 절대적으로 치료사 근거를 제시해주는 것은 아니다. 그리고 치료사는 또한 환자의 통증과 기능부전이 나타날 때 감별진단을 하기 위해서 임상경험과 환자로부터의 배움에도 의존한다.

흉추는 경추와 요추에서 일반적으로 설명된 병리들과 비교해서 가장 적은 유병률을 가지고 있다. 그러나 치료사는 경추와 요추 그리고 어깨의 대부분의 병리에서 흉추가 독단적으로 또는 결합되어 발생하는 가능성이 있다고 알고 있어야 한다.

척추 압박 골절

ICD-9: 733.13(척추의 병적골절)

ICD-10: M48.50(척추 붕괴)

추골압박골절은 외상 또는 척추의 골밀도 저하로 인한 병리로 인해서 척추가 붕괴된 것이다. 골밀도의 감소는 골다공증, 불완전한 골 형성, 종양으로 인한 용해소 장애, 또는 감염 때문에 생길 수 있다. 그렇지 않으면 건강한 사람들은 척추의 과도한 압박 때문에 발생하는 이런 유형의 골절을 견딜 수 있다. 척추체의 앞쪽 부분은 소주골(trabecular bone)이 함유되어 있기 때문에 이런 유형의 골절에 가장 민감하다. 이러한 골절은 특징으로 뒤쪽보다 앞쪽에 척추체의 높이가 더 소실되는 쐐기 모양의 기형을 가지고 있다.

I. 환자 인터뷰

주관적 병력

- 낙상, 심지어 가벼운 물건을 들어올리기, 구부리기, 조깅, 그리고 이전에 외상의 병력을 포함한 시작의 기록된 메커니즘.[6,7]
- 통증은 더 강해졌지만, 지속시간은 더 짧아짐; 더 빈번하고 갑작스레 발생하고 밤 동안

지속됨.[8]

- 보고된 위험인자: 골절 병력, 골다공증 병력, 감소된 신장, 물리적 활동.[6]
  - 남자에게 보고된 위험인자: 담배 흡연, 알코올음료 소비, 이전의 외상병력, 결핵, 소화성
  - 여자에게 보고된 위험인자: 늦은 초경, 조기 폐경, 연령 증가, 치즈와 요구르트의 낮은 소비, 낮은 신체적 민감성.[6,7]
- 아마도 노인 여성들과 외상이 있는 환자들에게서 있다.
- 미국의 60대 이상의 여성들에게서 위험은 2~3배 증가한다.
- 골다공증 및 척추 압박 골절은 60-74세의 연령대에서 흔히 발생한다; 기형의 대부분은 골다공증이 없는 사람들에게서 나타난다.[68]
- 남자의 골다공증은 현저하게 과소평가 진단되는 것으로 보고되고 있다.[68]
- 적어도 하나의 척추 골절 환자는 추가적인 척추 골절의 위험이 4~5배 증가하고 고관절 골절 위험이 3배 증가한다.[9]

측정 결과

- 시각 통증 척도(Visual Analogue Scale), 요통 기능 장애 척도(Oswestry Disability Index)
- 임상적으로 관련된 적절한 결과 측정.

진단영상

- 비록 영상 최적표준(gold standard)이 남아있다고 해도, 흉요추 골절을 진단하기 위해 일반 X-ray을 사용하는 데이터는 거의 없다.[69]
- 대부분의 흉부 압박상 환자는 다른 손상을 검사하기 위해 CT 검사가 필요하다. 이것은 또한 척추뼈 손상을 위한 검사로 포함된다.[69]
- 메커니즘에 기초한 CT 검사와 임상 평가의 조합은 임상적으로 유의한 흉요추부의 손상을 진단하는데 적합한 SP와 SN을 필요로 한다.[70]
- 골다공증성 압박골절보다 한 단계 높은 극돌기 골절은 드물지만(사례 중 4%) 발생하기는 한다.[71]
- CT는 중간정도의 척추골절을 배제하고(SN 81), 포함시킬 때(SP 87) 좋은 장치이다. 그러나 심한 골절을 배제하고(SN 96), 포함시키는(SP 92) 것은 이상적인 장치이다.[29]
- 골밀도측정기(DEXA)는 척추 골절을 배제하고(SN 70-98), 포함시키는데(98-99) 이상적인 장치이다.[30,31]
- 척추측만증: 흉부방사선촬영은 흉부 만곡을 배제하는데(SN 94) 이상적이고, 흉요추(SP 97), 요추(SP 99) 및 이중 주요 만곡(SP 98)을 진단하는데 이상적인 장치이다.[32]

II. 시진

- 과도한 척추후만에 대해 관찰하라. 특히 1-2개 분절.
- 다음의 분류 및 심사(Triage and Screening)를 살펴보자.

III. 분류 및 선별검사

- 내장기관의 관련통의 가능성을 배제하라(6장을 참고).
- 관련된 관절들로부터의 원인뿐만 아니라 비근골격계의 원인은 모두 배제되어야 한다.
- 흉요추부의 변형, 촉진시 압통, 그리고 신경학적 결손의 평가는 흉요추부의 골절에서 거의 배제되지 않는다(SN 48). 이러한 평가들에서 양성의 판정은 흉요추부의 골절로 포함시키는데(SP 85) 유용하다.[70]
- wall-to-occiput distance의 평가는: 만일 0cm이면, 척추압박골절을 배제하는데(SN 100) 이상적인 능력을 가지고 있다. 그리고 만일 4.1~6.1cm이면 척추골절로 포함시키는데(SP 93) 훌륭한 평가방법이다.[44]

- 벽과 후두부사이의 후만 각도가 21°~30°는 압박골절을 배제하는데(SN 89) 훌륭한 능력을 가지고 있다.[44]
- 단지 하나의 변수만 존재한다면 척추골절을 배제하는데(SN 88, −LR 0.24) 덜 유용하며, 3개 또는 4개의 변수를 가지고 평가하는 것은 또한 척추골절을 진단하는데(SP 100, +LR1.8) 좋은 능력을 가지지는 않는다.[41]
- 단지 2개의 변수가 존재하는 것은 척추 골절을 배제할 수 있는(SN 95, −LR 0.16) 좋은 방법이고, 4개 또는 5개의 평가방법은 척추골절을 진단하는데(SP 96, +LR 9.6) 좋은 방법이다.[42]
- Closed−fist percussion sign은 척추골절을 배제하는데(SN 88, −LR 0.14) 좋은 평가방법이고 진단하는데(SP 90, +LR 8.8) 이상적인 방법이다.
- Supine sign은 척추골절을 배제하는데(SN 81, −LR 0.20) 좋은 평가방법이고 진단하는데(SP 93, +LR 11.6) 이상적인 방법이다.
- 흉요추부의 기형, 촉진시 압통, 그리고 신경학적 결손의 평가는 흉요추부 골절을 배제하는데(SN 48) 거의 유용하지 않다. 이러한 평가들의 양성판정은 흉요추부 골절을 진단하는데(SP 85) 도움을 준다.[70]

IV. 움직임 검사

- 척추 굴곡시 통증이 심해짐.[8]
- 통증으로 인해 체간 가동범위의 중등도 감소

V. 특수 검사

- 분류 및 심사(Triage and Screening)를 참고하라.

VI. 촉진

- 성인들의 경우(평균 연령 63세), 척추 골절이 가장 많이 발생하는 위치는 T7−T8과 T12−L1이다. 소아환자의 경우(평균 연령 7.7세), 척추 골절이 가장 많이 발생하는 위치는 T6−T7과 L1−L2 이다.[72]

VII. 신체 수행능력 측정

- 아마도, 이 부분들은 재활초기 단계에서 적합하지 않다.

잠재적 치료기반 분류

- 통증조절(아마도), 운동과 컨디셔닝, 그리고 아마 가동성은 적절할 것이다.

늑골연골염

ICD−9: 733.6

ICD−10: M94(chondrocostal junction syndrome [Tietze])

늑연골염, 흉벽통증으로 알려진, 늑골흉골 증후군(costosternal syndrome), 또는 늑골흉골 연골통(chondrodynia)은 양성이고 종종 각 늑골과 흉골이 연결된 늑골흉골관절로서 늑연골(costal cartilage, 갈비연골)의 일시적인 염증은 흉부통증의 일반적인 원인이다. 비록 늑연골염은 자체 한정적이지만, 발병의 신호가 없거나 또는 거의 없는 듯 나타날 수도 있으면서 되풀이하면서 생길 수도 있다. 전형적으로 신체활동을 자제하는 것은 발병을 막는 것에 도움을 줄 수 있다. 늑연골염증상들은 심장마비와 관련된 흉부통증과 유사할 수 있다. 이유가 밝혀지지 않은 흉부통증은 잠재적으로 생명을 위협받을 심장문제로 배제될 때까지 응급상황으로 고려된다. 늑연골염은 늑연골의 종창(swelling)의 발견(티체증후군)에 의해 티체증후군(Tietze syndrome)과 구별된다. 티체증후군의 원인은 잘 알려지지 않았지만, 늑연골염과 비슷하고, 신체적 긴장의 결과로 생각되어진다.

I. 환자 인터뷰

주관적 병력

- 환자들 중 30%의 유병률에서 가슴통증을 호소한다.[5]
- 남성보다 여성에게 더 흔하다.[5,12,13]
- 히스패닉계에서 더 흔하다.
- 2~5번째 늑연골 관절 주위에서 전형적인

통증이 나타나는 원인을 알 수 없는 자기 제한적 상태라고 간주된다.[4]

- 증상은 대개는 1년 안에 해결되지만 재발할 수도 있다.[5]
- 증상은 전형적으로 한쪽 측면에, 그리고 간헐적으로 나타난다.[5]
- 염증의 역할은 적혈구 침각속도의 상승과 아침강직에 의해 제시되어 왔다.[5]
- 감염의 원인을 제안하는 증거는 거의 없다.[4]

측정 결과

- Patient-Specific Functional Scale[73]
- 어떠한 결과측정도 적절히 관련있다.

진단영상

- 방사선촬영은 골절 또는 스트레스 골절을 배제하는데 도움을 준다.

II. 시진

- 환자는 통증이 나타나는 자세, 체간회전의 회피, 그리고 심호흡이 과민한 것을 설명할 수도 있다.

III. 분류 및 선별검사

- 내장기관의 관련통의 가능성을 배제하라(6장을 참고).
- 관련된 관절들로부터의 원인뿐만 아니라 비근골격계의 원인은 모두 배제되어야 한다.
- 흉요추부의 변형, 촉진시 압통, 그리고 신경학적 결손의 평가는 흉요추부의 골절에서 거의 배제되지 않는다(SN 48). 이러한 평가들에서 양성의 판정은 흉요추부의 골절로 포함시키는데(SP 85) 유용하다.[70]
- wall-to-occiput distance의 평가는: 만일 0cm이면, 척추압박골절을 배제하는데(SN 100) 이상적인 능력을 가지고 있다. 그리고 만일 4.1~6.1cm이면 척추골절로 포함시키는데(SP 93) 훌륭한 평가방법이다.[44]
- 벽과 후두부사이의 후만 각도가 21°~30°는 압박골절을 배제하는데(SN 89) 훌륭한 능력을 가지고 있다.[44]
- 단지 하나의 변수만 존재한다면 척추골절을 배제하는데(SN 88, −LR 0.24) 덜 유용하며, 3개 또는 4개의 변수를 가지고 평가하는 것은 또한 척추골절을 진단하는데(SP 100, +LR 1.8) 좋은 능력을 가지지는 않는다.[41]
- 단지 2개의 변수가 존재하는 것은 척추 골절을 배제할 수 있는(SN 95, −LR 0.16) 좋은 방법이고, 4개 또는 5개의 평가방법은 척추골절을 진단하는데(SP 96, +LR 9.6) 좋은 방법이다.[42]
- Closed-fist percussion sign은 척추골절을 배제하는데(SN 88, −LR 0.14) 좋은 평가방법이고 진단하는데(SP 90, +LR 8.8) 이상적인 방법이다.
- Supine sign은 척추골절을 배제하는데(SN 81, −LR 0.20) 좋은 평가방법이고 진단하는데(SP 93, +LR 11.6) 이상적인 방법이다.
- 흉요추부의 기형, 촉진시 압통, 그리고 신경학적 결손의 평가는 흉요추부 골절을 배제하는데(SN 48) 거의 유용하지 않다. 이러한 평가들의 양성판정은 흉요추부 골절을 진단하는데(SP 85) 도움을 준다.[70]

IV. 움직임 검사

- 흉추 또는 흉곽의 가동성과 가동범위는 제한되고, 통증이 발생할 수 있다.[13,73]
- 치료사들은 흉추의 움직임, 첫 번째 늑골의 가동성, 늑골척추(costovertebral, 갈비척추), 늑골흉추, 그리고 흉쇄관절의 가동성을 평가해야 한다.[13,74,75]

V. 근육 수행능력 검사

- 흉추와 흉곽과 관련된 근육계의 근력평가는 제한되고, 통증이 발생할 수 있다.[13,73]

VI. 특수 검사

- 경부 회전 외측 굴곡 검사는 상완신경통 또는 흉곽 출구 증후군에서 첫 번째 늑골의

거상에 영향을 미치는지를 검사하기 위해 제안되어 왔다.[15]

VII. **촉진**

- 치료사는 Tietze syndrome으로 나타나는 종창, 열감, 그리고 홍반 없이 하나 이상의 늑골의 연골연접부에 국한된 흉벽전면부의 압통과 관련하여 찾아야 한다.[76]

VIII. **신체 수행능력 측정**

- 적절한 신체성능측정

잠재적 치료기반 분류

자세 이상

ICD-9: 732.0(청소년의 척추 골연골증)
ICD-10: M42.0(청소년의 척추 골연골증)

자세 이상(posture abnormality)은 나쁜 자세(poor posture), 측만증, 그리고 주로 쇼이에르만병(Scheuermann's disease)을 포함하여 자세성기능부전의 다양한 형태에 있어 광범위한 용어이다. 종종 upper crossed syndrome이란 용어로 쓰이는, 나쁜 자세는 전경두부(forward head)와 양쪽 둥근 어깨를 설명하는 일반적인 자세기능부전이다. 쇼이에르만병은 어린시절 자기 제한적 골격계 질환이다. 또한 쇼이에르만척주후만증, 칼베편평추(Calvé disease), 척추의 연소성 골연골증(juvenile osteochondrosis)으로도 알려져 있다. 쇼이에르만병은 시상면에 대하여 불균형적으로 성장하는 상태를 말한다. 척추의 웨지모양이 특징인 이 불균형적인 성장은 흉추 후만의 원인이다. 측만증은 다음 섹션에서 집중해서 논의하겠다.

I. **환자 인터뷰**

주관적 병력

- 아마도 10대에 영향을 준다.

측정 결과

- 어떠한 결과측정도 적절히 관련 있다.

진단영상

- 방사선 촬영은 다른 병리를 배제하기 위해 전형적으로 유용하다.

II. **시진**

- 전경두부자세와 흉추 후만은 경부의 가동범위감소, 특히 회전과 굴곡의 제한과 관련이 있다.[38]
- 과도한 요추전만과 흉추 후만이 나타난다.
- 이러한 상태의 남성환자는 넓고 떡 벌어진 가슴을 가지고 있다.
- 과도한 흉추 후만 때문에 신장은 감소한다.

III. **분류 및 선별검사**

- 내장기관의 관련통의 가능성을 배제하라(6장을 참고).
- 관련된 관절들로부터의 원인뿐만 아니라 비근골격계의 원인은 모두 배제되어야 한다.
- 흉요추부의 변형, 촉진시 압통, 그리고 신경학적 결손의 평가는 흉요추부의 골절에서 거의 배제되지 않는다(SN 48). 이러한 평가들에서 양성의 판정은 흉요추부의 골절로 포함시키는데(SP 85) 유용하다.[70]
- wall-to-occiput distance의 평가는: 만일 0cm이면, 척추압박골절을 배제하는데(SN 100) 이상적인 능력을 가지고 있다. 그리고 만일 4.1~6.1cm이면 척추골절로 포함시키는데(SP 93) 훌륭한 평가방법이다.[44]
- 벽과 후두부사이의 후만 각도가 21°~30°는 압박골절을 배제하는데(SN 89) 훌륭한 능력을 가지고 있다.[44]
- 단지 하나의 변수만 존재한다면 척추골절을 배제하는데(SN 88, −LR 0.24) 덜 유용하며, 3개 또는 4개의 변수를 가지고 평가하는 것은 또한 척추골절을 진단하는데(SP 100, +LR 1.8) 좋은 능력을 가지지는 않는다.[41]
- 단지 2개의 변수가 존재하는 것은 척추 골절을 배제할 수 있는(SN 95, −LR 0.16) 좋은 방법이고, 4개 또는 5개의 평가방법은 척추골절을 진단하는데(SP 96, +LR 9.6) 좋은 방법이다.[42]
- Closed-fist percussion sign은 척추골절을

배제하는데(SN 88, −LR 0.14) 좋은 평가방법이고 진단하는데(SP 90, +LR 8.8) 이상적인 방법이다.

- Supine sign은 척추골절을 배제하는데(SN 81, −LR 0.20) 좋은 평가방법이고 진단하는데(SP 93, +LR 11.6) 이상적인 방법이다.
- 흉요추부의 기형, 촉진시 압통, 그리고 신경학적 결손의 평가는 흉요추부 골절을 배제하는데(SN 48) 거의 유용하지 않다. 이러한 평가들의 양성판정은 흉요추부 골절을 진단하는데(SP 85) 도움을 준다.[70]

IV. 움직임 검사

- 흉추의 움직임은 제한되며, 만곡의 정점 부위에서 뚜렷이 나타난다.

V. 근육 수행능력 검사

- 짧아진 자세에 위치한 근육들은 약해지기 쉽다.
- 늘어난 자세에 위치한 근육들은 약해지기 쉽다.

VI. 특수 검사

- 특별히 적용할 만한 테스트는 없다.
- 이용 가능한 테스트들은 다른 병리를 배제하는 것이다.

VII. 촉진

- 긴장성으로 작용하는(짧아진) 근육들은 촉진시 압통을 느끼기 쉽다(경부 후두하근 [suboccipital muscles], 가슴근육, 흉추 하부와 요추의 척추주위근육 [paraspinal muscle, 척추곁근], 그리고 고관절굴곡근)

VIII. 신체 수행능력 측정

- 적절한 신체성능측정(Physical Performance Measures)이 사용될 수도 있다. 흉추지구력 테스트는 특히 평가할만 할 수도 있다.

잠재적 치료기반 분류

- 가동성, 운동과 컨디셔닝, 그리고 통증조절(가능성이 적은)은 적절할 수도 있다.

측만증

ICD−9: 737(척추 만곡)

ICD−10: M41(측만증)

척추측만증은 척추의 비정상적인 만곡이며, 요추에서는 만곡의 각도가 덜하며, 흉추에서 가장 뚜렷하다. Scoliosis Research Society는 선 자세에서의 방사선 촬영시 콥스앵글(Cobb method)을 사용하여 외측 만곡이 10°이상일 때 측만증이라 정의했다.[77] 측만증은 전형적으로 선천성, 특발성(발병 시기에 따라 유아, 청소년, 사춘기 또는 성인으로 분류됨), 또는 신경근성(이분척추 [spina bifida, 척추갈림증], 뇌성마비, 척수성 근 위축증, 또는 물리적 외상)으로 분류된다. 척추측만증의 원인으로 덜 알려져 있는 chiari 기형으로 불리는 상태도 있다.

측만증이 있는 척추는 한쪽 방향으로 측굴되고 반대쪽으로 회전될 것이다. 측만성 척추는 측굴의 반대쪽에 또는 회전방향과 같은 쪽으로 rib hump(늑골 돌출고)가 있을 것이다. rib hump는 흉곽의 한쪽으로의 후방이동 때문이다. 하나의 만곡(흉추 측만증)은 C의 형태를 하고 있을 것이고, 두 개의 만곡(흉추와 요추의 측만증)은 S의 형태를 할 것이다.

두 개의 만곡뿐 아니라 더 어린 환자들의 만곡들은 하나의 만곡 또는 더 나이가 많은 환자들보다 더 진행되기 쉽다. 골 성숙도에서 30°이하의 만곡은 더 진행되지 않을 것이며, 30°에서 50°의 만곡은 평생 동안 평균 10°에서 15°정도만 진행된다. 50°이상의 만곡은 해마다 1°씩 빠르게 진행된다.[10] 30°이상의 만곡의 유병률은 1%미만이다.[10]

I. 환자 인터뷰

주관적 병력

- 10세에서 16세 사이의 어린이들은 2~4%를 차지한다.
- 측만증으로 진단된 청소년 중 10% 미만이 의학적 중재가 필요한 만곡을 가지고 있다.
- 만일 통증이 있다면, 통증의 시작이 서서히 그리고 점진적으로 존재한다. 측만증은 학교와 그외 장소에서 선별검사동안 발견되어질 수도 있다.

측정 결과

- Scoliosis Research Society: SRS-22 questionnaire[22,24,28]
- Walter Reed Visual Assessment Scale 〈WRVAS〉[21,25,28]
- Trunk Appearance Perception Scale (TAPS)[28]
- 어떠한 결과측정도 적절히 관련 있다.

II. 시진

- 이전에 설명했던 만곡들: C 커브와 S 커브

진단영상

- 체중지지상태에서 전체척추의 전·후, 관상과 측면, 그리고 시상의 촬영은 표준이다.
- 전신이 보이는 선 자세에서 척추의 방사선 사진은 측만증의 진행과 심각성을 평가하는데 표준 방법이다.
- 성장기의 환자의 경우, 연속적인 방사선촬영은 만곡의 진행에 따라서 3~12개월의 간격을 두고 진행한다. 몇몇의 사례에서, MRI검사는 척수의 관찰을 위해 행해진다.
- 만곡을 정량적으로 평가하기 위한 표준방법은 Cobb angle이다. 각도는 두 개의 선 사이를 그려서 측정되는데, 수반된 가장 위에 있는 척추의 위쪽 종판(end plate)과 가장 낮게 위치한 척추의 아래쪽 종판에 대해 수직으로 그린 것이다.
- Risser는 0에서 5까지 단계를 나누고, 장골(ilium, 엉덩뼈)에서 평가될 수 있다. 골단(iliac apophysis)의 뼈융합의 정도에 기초한 단계는 0(골화 없음)에서 5(완벽한 융합)까지 있다.
- 만곡진행의 위험:[11,78,79]
  - 10°에서 19° 만곡과 Risser의 단계 중 2단계에서 4단계(제한된 성장 가능성)는 위험이 낮다.
  - 10°에서 19° 만곡과 Risser의 단계 중 0단계에서 1단계(높은 성장 가능성)는 위험이 중등도이다.
  - 20°에서 29° 만곡과 Risser의 단계 중 2단계에서 4단계(제한된 성장 가능성)는 위험이 낮거나 중등도이다.
  - 20°에서 29° 만곡과 Risser의 단계 중 0단계에서 1단계(높은 성장 가능성)는 위험이 높다.
  - 29°이상의 만곡과 Risser의 단계 중 2단계에서 4단계(제한된 성장 가능성)는 위험이 높다.
  - 29° 이상의 만곡과 Risser의 단계 중 0단계에서 1단계(높은 성장 가능성)는 위험이 매우 높다.

III. 분류 및 선별검사

- 내장기관의 관련통의 가능성을 배제하라(6장을 참고).
- 관련된 관절들로부터의 원인뿐만 아니라 비근골격계의 원인은 모두 배제되어야 한다.
- 흉요추부의 변형, 촉진시 압통, 그리고 신경학적 결손의 평가는 흉요추부의 골절에서 거의 배제되지 않는다(SN 48). 이러한 평가들에서 양성의 판정은 흉요추부의 골절로 포함시키는데(SP 85) 유용하다.[70]
- wall-to-occiput distance의 평가는: 만일 0cm이면, 척추압박골절을 배제하는데(SN 100) 이상적인 능력을 가지고 있다. 그리고 만일 4.1~6.1cm이면 척추골절로 포함시키는데(SP 93) 훌륭한 평가방법이다.[44]
- 벽과 후두부 사이의 후만 각도가 21°~30°는 압박골절을 배제하는데(SN 89) 훌륭한 능력을 가지고 있다.[44]
- 단지 하나의 변수만 존재한다면 척추골절을 배제하는데(SN 88, -LR 0.24) 덜 유용하며, 3개 또는 4개의 변수를 가지고 평가하는 것은 또한 척추골절을 진단하는데(SP 100, +LR 1.8) 좋은 능력을 가지지는 않는다.[41]
- 단지 2개의 변수가 존재하는 것은 척추 골절을 배제할 수 있는(SN 95, -LR 0.16) 좋은 방법이고, 4개 또는 5개의 평가방법은

척추골절을 진단하는데(SP 96, +LR 9.6) 좋은 방법이다.[42]

- Closed-fist percussion sign은 척추골절을 배제하는데(SN 88, −LR 0.14) 좋은 평가 방법이고 진단하는데(SP 90, +LR 8.8) 이상적인 방법이다.
- Supine sign은 척추골절을 배제하는데(SN 81, −LR 0.20) 좋은 평가방법이고 진단하는데(SP 93, +LR 11.6) 이상적인 방법이다.
- 흉요추부의 기형, 촉진시 압통, 그리고 신경학적 결손의 평가는 흉요추부 골절을 배제하는데(SN 48) 거의 유용하지 않다. 이러한 평가들의 양성판정은 흉요추부 골절을 진단하는데(SP 85) 도움을 준다.[70]

IV. 움직임 검사

- 환자는 볼록면으로 측굴과 오목 면으로 회전의 움직임이 제한되기 쉽다.

V. 근육 수행능력 검사

- 환자는 체간근육의 수해에 제한이 있을 것이다.

VI. 특수 검사

- 측만증의 선별검사로 학교에서 forward bending test만을 하는 것은 불충분하다.[80]
- 비록 측만증을 선별검사 할 때 단지 이 평가방법만 쓰는 것은 주의가 필요하지만, forward bending test는 측만증을 배제하는 데 어느 정도 도움이 된다. Cobb angle이 20°이상에서 SN이 88이고 치료가 필요한 것은 SN이 80이다.[81]

VII. 촉진

- 오목만곡쪽의 척추주위근육은 짧아진 채 있기 때문에 긴장되게 느껴질 것이다.
- 볼록만곡쪽의 척추주위근육은 늘어져 있기 때문에 긴장되게 느껴질 것이다.

VIII. 신체 수행능력 측정

- 적절한 신체성능측정이 사용될 수도 있다.

잠재적 치료기반 분류

- 통증조절(만일 통증이 지배적이라면), 운동과 컨디셔닝, 그리고 가동성은 적절할 것이다.

흉추 골관절염

ICD-9: 719.49(상세불명관절의 통증); 719.58 (상세불명관절의 뻣뻣함)

ICD-10: M25.5(p상세불명관절의 통증); M25.6 (상세불명관절의 뻣뻣함)

흉추부의 골관절염은 경추부와 요추부의 골관절염과 비슷한 특징이 있다. 경추부와 요추부의 장에서 추가적으로 언급하겠다.

I. 환자 인터뷰

주관적 병력

- 다른 척추의 골관절염, 지속된 자세, 특히 체중지지를 할 때 특히 더 통증이 있을 수 있다.

자세기형과 측만증의 감별진단

- 측만증은 자세기형이다.
- 자세기형은 다양한 기형의 타입을 가지고 있다.
- 구조적 측만증은 대부분 횡단면(볼록면쪽으로 현저하게 척추의 회전)과 관상면(오목 면으로 측굴)에서의 기형이다.
- 방사선 촬영은 일관하여 구조적 측만증과 함께 구조적 척추기형을 설명할 것이다.
- 자세기형은 정적 또는 동적(구조적, 자세의존, 또는 일시적) 기능부전이 될 수 있다.

측정 결과

- 어떠한 결과측정도 적절히 관련 있다.

진단영상

- 방사선 촬영은 관절공간의 좁아짐, 골경화(bone sclerosis), 관절주위의 낭종, 그리고 골증식체(osteophytes)를 포함한다. Kellgren와 Lawrence에 따르면, 골관절염의 정의는 6장을 참고하라.
- 디스크공간의 좁아짐과 골증식체는 폐경 후에 골다공증이 있고, 감소된 척추 골절이 있는 여성과 관련이 있다.[83]

II. 시진

- 추간공이 굴곡시 증가하는 것 뿐만 아니라 전방의 척추기둥과 쐐기모양의 민감성과 전방의 증가된 소주골(trabecular bone) 때문에, 이러한 환자들은 흉추 후만이 증가되기 쉬울 것이다.

III. 분류 및 선별검사

- 내장기관의 관련통의 가능성을 배제하라(6장을 참고).
- 관련된 관절들로부터의 원인뿐만 아니라 비근골격계의 원인은 모두 배제되어야 한다.
- 흉요추부의 변형, 촉진시 압통, 그리고 신경학적 결손의 평가는 흉요추부의 골절에서 거의 배제되지 않는다(SN 48). 이러한 평가들에서 양성의 판정은 흉요추부의 골절로 포함시키는데(SP 85) 유용하다.[70]
- wall-to-occiput distance의 평가는: 만일 0cm이면, 척추압박골절을 배제하는데(SN 100) 이상적인 능력을 가지고 있다. 그리고 만일 4.1~6.1cm이면 척추골절로 포함시키는데(SP 93) 훌륭한 평가방법이다.[44]
- 벽과 후두부사이의 후만 각도가 21°~30°는 압박골절을 배제하는데(SN 89) 훌륭한 능력을 가지고 있다.[44]
- 단지 하나의 변수만 존재한다면 척추골절을 배제하는데(SN 88, −LR 0.24) 덜 유용하며, 3개 또는 4개의 변수를 가지고 평가하는 것은 또한 척추골절을 진단하는데(SP 100, +LR 1.8) 좋은 능력을 가지지는 않는다.[41]
- 단지 2개의 변수가 존재하는 것은 척추 골절을 배제할 수 있는(SN 95, −LR 0.16) 좋은 방법이고, 4개 또는 5개의 평가방법은 척추골절을 진단하는데(SP 96, +LR 9.6) 좋은 방법이다.[42]
- Closed-fist percussion sign은 척추골절을 배제하는데(SN 88, −LR 0.14) 좋은 평가방법이고 진단하는데(SP 90, +LR 8.8) 이상적인 방법이다.
- Supine sign은 척추골절을 배제하는데(SN 81, −LR 0.20) 좋은 평가방법이고 진단하는데(SP 93, +LR 11.6) 이상적인 방법이다.
- 흉요추부의 기형, 촉진시 압통, 그리고 신경학적 결손의 평가는 흉요추부 골절을 배제하는데(SN 48) 거의 유용하지 않다. 이러한 평가들의 양성판정은 흉요추부 골절을 진단하는데(SP 85) 도움을 준다.[70]

IV. 움직임 검사

- 흉추와 체간의 신전은 제한되고 통증이 있다.[83]
- 후 · 전방 관절의 가동성은 제한되기 쉽다.

V. 근육 수행능력 검사

- 체간근육의 수행능력은 부족하다.

VI. 특수 검사

- 이 질환을 평가하기 위한 특정테스트는 없다; 다른 테스트들은(다른 장에서 소개된) 가능성이 있는 병리에 대해 배제하는데 도움을 줄 것이다.

VII. 촉진

- 치료사들은 관련된 분절, 특히 관절의 압통을 찾아야 한다.

VIII. 신체 수행능력 측정

- 적절한 신체성능 측정이 사용될 수도 있다.

잠재적 치료기반 분류

- 통증조절(만일 통증이 지배적이라면), 운동과 컨디셔닝, 그리고 가동성은 적절할 것이다.

흉곽 출구 증후군

ICD-9: 353.0(상완신경총 손상)
ICD-10: G54(상완신경총 장애)

이 증후군은 상완 신경총(brachial plexus)과 쇄골 하혈관(subclavian vessels)의 압박이나 자극으로 인한 징후와 증상이 발생한다. 흉곽 출구 증후군(thoracic outlet syndrome [TOS]의 세 가지 주요 유형이 있다: 신경성 TOS(모든 TOS 경우의 95%를 차지하는 상완 신경총의 압박에 의해 생성됨), 동맥성 TOS(쇄골 하동맥의 압박으로 인한), 정맥성 TOS(쇄골 하정맥의 압박으로 인한). 흉곽 출구 증후군은 특성, 임상증상 및 치료와 관련하여 논란의 여지가 있다.

I. 환자 인터뷰

주관적 병력[14-20]

- 대부분의 경우는 20세에서 50세 사이의 환자이다. 여성은 남자보다 3~4배 더 호발한다.
- TOS 환자의 대다수는 애매한 불편감을 가지고 있습니다.
- 대다수의 TOS 사례들은 신경성이다; 모든 TOS 환자의 약 5%~10%만이 혈관 원인 때문이다. 만일 혈관문제라면, 팔이 창백해지고 위축되며 조기피로를 나타낼 것이다.
- 신경 줄기(nerve trunk)의 피절을 따라 통증과 감각이상은 신경성 TOS를 나타낼 수도 있다.
- 환자는 손재주, 근육 약화, 목과 어깨 근육의 경련, 그리고 팔의 무겁고 피로한 느낌에 대해 불편해 할 수 있다.
- 보고된 환자의 5% 미만이 진정한 허혈과 위축을 가지고 있다.
- 환자는 추위에 견딜 수 없을지도 모른다.

측정 결과

- Brief Pain Inventory와 Cervical Brachial Symptom Questionnaire[84]
- 어떠한 결과측정도 적절히 관련 있다.

진단영상

- SN 및 SP는 진단검사로 낮다.

II. 시진

- cervical rib(C7에 늑골이 관절을 이룬다)의 존재는 드물다(0.74%).[85]
- C7의 가늘고 긴 횡돌기(transverse apophysomegaly)는 또한 드물다(전체 유병률 중 2.21%).[85]
- 환자는 전경두부와 양쪽에 둥근 어깨를 가지고 있을 수도 있다.[86]

III. 분류 및 선별검사

- 내장기관의 관련통의 가능성을 배제하라(6장을 참고).
- 관련된 관절들로부터의 원인뿐만 아니라 비근골격계의 원인은 모두 배제되어야 한다.
- 흉요추부의 변형, 촉진시 압통, 그리고 신경학적 결손의 평가는 흉요추부의 골절에서 거의 배제되지 않는다(SN 48). 이러한 평가들에서 양성의 판정은 흉요추부의 골절로 포함시키는데(SP 85) 유용하다.[70]
- wall-to-occiput distance의 평가는: 만일 0cm이면, 척추압박골절을 배제하는데(SN 100) 이상적인 능력을 가지고 있다. 그리고 만일 4.1~6.1cm이면 척추골절로 포함시키는데(SP 93) 훌륭한 평가방법이다.[44]
- 벽과 후두부사이의 후만 각도가 21°~30°는 압박골절을 배제하는데(SN 89) 훌륭한 능력을 가지고 있다.[44]
- 단지 하나의 변수만 존재한다면 척추골절을 배제하는데(SN 88, −LR0.24) 덜 유용하며, 3개 또는 4개의 변수를 가지고 평가하는 것은 또한 척추골절을 진단하는데(SP

100, + LR 1.8) 좋은 능력을 가지지는 않는다.[41]

- 단지 2개의 변수가 존재하는 것은 척추 골절을 배제할 수 있는(SN 95, −LR 0.16) 좋은 방법이고, 4개 또는 5개의 평가방법은 척추골절을 진단하는데(SP 96, +LR 9.6) 좋은 방법이다.[42]
- Closed−fist percussion sign은 척추골절을 배제하는데(SN 88, −LR 0.14) 좋은 평가방법이고 진단하는데(SP 90, +LR 8.8) 이상적인 방법이다.
- Supine sign은 척추골절을 배제하는데(SN 81, −LR 0.20) 좋은 평가방법이고 진단하는데(SP 93, +LR 11.6) 이상적인 방법이다.
- 흉요추부의 기형, 촉진시 압통, 그리고 신경학적 결손의 평가는 흉요추부 골절을 배제하는데(SN 48) 거의 유용하지 않다. 이러한 평가들의 양성판정은 흉요추부 골절을 진단하는데(SP 85) 도움을 준다.[70]

IV. 움직임 검사

- 제한된 경추관절과 연부조직의 움직임의 가능성은 평가되어야 한다.
- 환자들은 첫 번째 늑골의 움직임이 제한될 수도 있다.[16,19]
- 환자들은 대흉근, 소흉근, 사각근과 승모근의 제한이 있을 수도 있다.[87]

V. 근육 수행능력 검사

- 치료사들은 능형근과 전거근의 위축을 살펴봐야 한다.[87]

VI. 특수 검사

- TOS는 임상적으로 지지하는 다른 진단들을 제외시키는 것이 가장 효과적인 진단법이다.
- TOS 검사는 TOS선별검사로서 효과가 미미하다. 특히 혈관성과 관련된 TOS는 단지 5~10%만이 보고된다.[59−62]
- 쇄골상압박테스트(supraclavicular pressure test)는 TOS를 배제하기(SN 98 when + test was pain) 위해서는 결코 유용하지 않다.[64]
- Adson's test는 TOS를 진단하기에(SP 89 for vascular changes; SP 100 for pain) 결코 유용하지 않다.[64]
- 늑쇄골증후군 검사(costoclavicular test)는 TOS를 진단하는데(SP 89 for vascular changes; SP 100 for pain) 다소 도움이 된다.[64]
- 과외전검사법(hyperabduction test)은 TOS를 배제하거나 진단할 수 없다.
- Roos test: 진단적 정확성은 확인되지 않았다.

VII. 촉진

- 쇄골위의 압통[20]
- 소흉근의 촉진시 압통[86]
- 사각근, 첫 번째 늑골, 잠재적으로 경추후관절의 촉진시 압통[16−18]

VIII. 신체 수행능력 측정

- 적절한 신체성능측정이 사용될 수도 있다.
- 치료사들은 닫힌 운동사슬검사(closed chain kinetic test), 상지 Y−균형 검사(upper extremity Y−balance test), 모든 머리 위로 뻗는 검사(overhead reaching test)를 고려할 수도 있다.

잠재적 치료기반 분류

- 통증조절(만일 통증이 지배적이라면), 운동과 컨디셔닝, 그리고 가동성은 적절할 것이다.

결론 CONCLUSION

흉추는 경추나 요추에 비해 더욱 안정적(그러므로 움직임이 적다)이다. 이처럼 자연스레 가동성이 부족함에도 불구하고, 관절 기능장애와 질환이 발생하고,

치료사들은 이 점을 염두에 두어야 한다. 기능장애가 있는 흉추의 임상적 검사를 할 때는 병력을 잘 이해해야 하며, 심각한 의학적 질환검사를 실시하고, 체간 및 어깨복합체의 근력과 움직임의 질을 검사해야 한다. 이 장에서는 치료사들에게 가장 근거 중심적인 검사를 제안하기 위해 검사들을 통합하여 어떤 검사가 가장 높은 SN과 SP를 갖는지를 나타낸다.

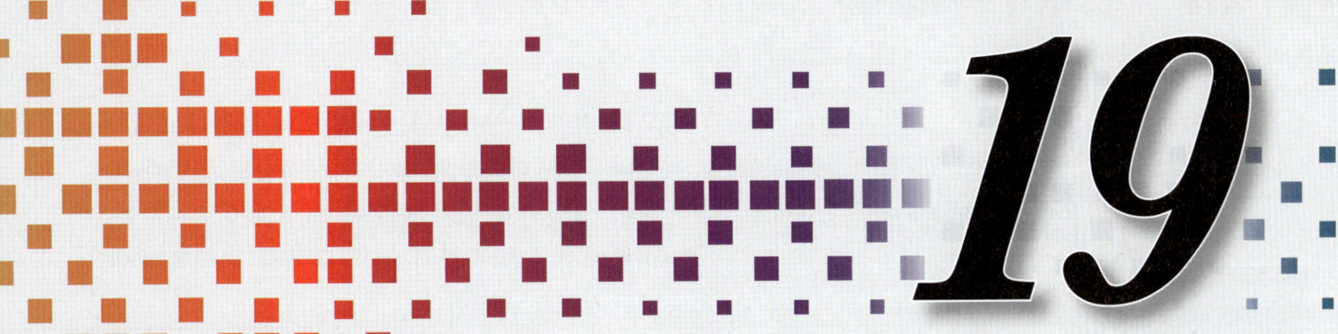

요추
LUMBAR SPINE

요통(LBP)은 모든 근골격계 질환 중에서 가장 보편적이며 사람들이 병원(임상)을 방문하는 주된 이유 중 하나이다. 요통은 삶의 어느 시점에서 거의 모든 사람들에게 영향을 미치고 특정 시점에서 인구의 약 4~33%에 영향을 미친다.[1] 요통은 운동선수(지난 1년 동안 운동선수의 68%가 요통을 경험)에게 가장 흔한 근골격계 기능 장애이다(50% 유병률).[2] 요통은 25세 이상의 성인의 근골격계 통증 중 가장 흔한 형태이다.[3] 대다수의 경우, 요통은 역학적 요통 또는 다리 통증 중 하나(97%)이거나 요추 염좌 및 좌상(70%) 등의 다양한 형태로 발생한다.[4]

많은 사람들이 적어도 한 번 이상 요통을 경험하지만, 환자의 85%까지 특정 형태의 병리학적인 문제를 확인하지 못하는 경우가 많다.[5] 요통 환자의 통증기전을 정확하게 설명하기는 어려울 수 있다.[6] 허리와 골반 부위에 통증이 있는 환자의 통증 발생기전은 다양하다. 실제로 이들 환자 중 10~33%에서 통증 발생기간에 정확한 위치는 확인되지 않았다. 또한 이러한 연구들에서 통증 발생기전을 결정할 수 있을 때 추간판(discogenic), 후관절(facet), 천장관절(sacroiliac) 및 고관절(hip joint) 구조에서 통증의 원인을 찾게 되며, 유병률은 매우 다양하다.[7–11]

요통의 재발 또한 큰 문제이다. 활동 제한성 요통을 경험하는 대부분의 사람들은 반복적으로 요통이 재발하는 경험을 겪게 된다. 1년 동안에 24~84%가 재발한다고 추정된다.[12–14] 메타 분석에 의하면 요통의 대부분은 발병 후 6주 이내에 개선되고 그 이후 기간에서는 회복이 훨씬 느린 것으로 확인되었다.[15] 따라서 대부분의 요통은 스스로 치유되며, 재발 또한 자주 발생한다.

임상 응용 해부학
CLINICALLY APPLIED ANATOMY

요추는 척추의 가장 큰 부위이다. 척추에 이 부분은 첫 번째 요추(L1)에서 다섯 번째 요추(L5)로 점진적으로 크기가 증가하는 다섯 개의 요추로 구성된다. 다섯 번째 요추는 천장 관절(SIJ)과 연결된다. 요추(그림 19.1)의 특정 해부학적 구조 – 척추체, 극돌

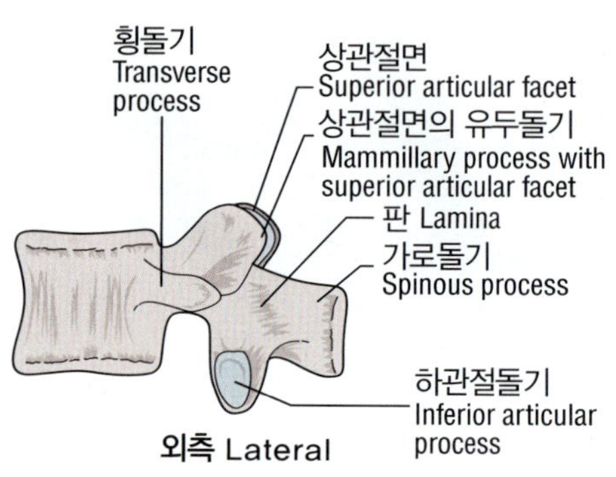

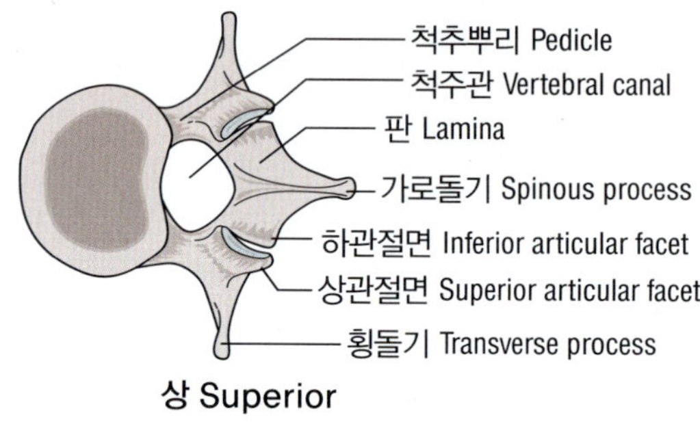

그림 19.1 요추의 구조.

기 및 횡돌기 등은 경추 및 흉추와 유사하다.

극돌기는 후방으로 직접 투사되고 척추의 다른 부분보다 크다. 횡돌기는 흉부 척추에서보다 크다. 경추의 전방 및 후부 결절과는 달리 요추의 횡돌기(흉추 척추에서와 같이)는 진성 횡돌기이다. 요추에서의 추간관절 방향은 주로 시상면 운동을 선호한다.

추간 관절 방향은 시상면에서 90°이다. 시상면의 관절 방향으로 인해 척추의 회전은 매우 제한적이다(그림 19.2). 요추는 머리방향으로는 흉추와, 꼬리방향으로 천골과 원위부와는 골반대와 관절하고 있다. 척추와 척추 디스크의 크기가 증가하고 골반대와의 관절이 연결되어 있기 때문에 척추의 이 두 부분은 머리쪽에서 꼬리쪽까지, 꼬리쪽에서 머리쪽까지의 증가된 부하를 조절한다.

그림 19.2 요추에서 후관절면의 회전 제한.

추간관절 주위의 관절낭은 가장 두꺼운 뒤쪽에 있다. 이것은 다열근에 의해 강화된다. 앞쪽으로 관절낭은 없으며, 황인대로 대체된다. 굴곡할 때에는 관절낭이 팽팽 해지는 원인이 되고, 신전할 때에는 느슨해진다.

요추에 있는 추간판(흉추에 있는 것과 같은)은 더 뚜렷한 섬유 원형질과 핵을 띄고 있다. 이 디스크에는 주로 콜라겐 1과 2로 함유하고 있다. 외측 고리는 두 가지 유형 모두를 가지고 있지만 유형 1이 콜라겐을 더 많이 함유하고 있다. 제1형 콜라겐은 인장력에 저항하는 조직에 존재한다. 핵은 두 종류가 있지만, 유형 2는 콜라겐의 주로 함유하고 있다.

제2형 콜라겐은 압축력에 저항하는 조직에 존재한다. 디스크로의 혈액 공급은 대부분 골반 동맥의 작은 가지를 통해 고리의 외부 3분의 1로만 제공된다. 원판에 영양공급의 나머지 부분은 끝판을 통한 확산을 통해 전달된다(그림 19.3).

치료사는 특히 체중 부하에 민감한 환자에 대해 고려해야 한다. 이것은 잠재적으로 몇 가지 다른 병리학적인 문제(예: 골절, 스트레스 골절 및 디스크 병리)

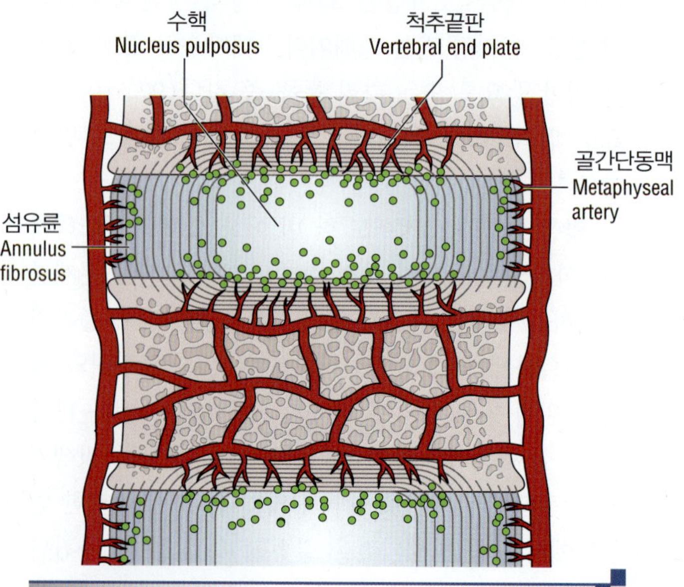

그림 19.3 디스크 영양.

를 포함할 수 있지만, 일반적으로 설명되는 병리학적 인 문제는 슈멀 결절(Schmorl's node)이다. 영양 물질이 척추에서 디스크로 이동할 수 있지만 물질도 디스크에서 척추로 잠재적으로 이동할 수 있다. 슈멀 결절(Schmorl's node)은 척추의 끝판과 몸체에 디스크 물질이 침입할 수 있다는 것을 포함한다.

환자 인터뷰
CLIENT INTERVIEW

일반적으로 치료사는 면담을 통해 환자와 처음 만나게 된다. 5장(환자 인터뷰 및 관찰)에서 이미 논의했듯이, 검사의 구성 요소는 치료사가 환자에게 제시하는 진단의 확률에 관련된 상당량의 정보를 제공할 수 있다. 이 책에서의 면담은 각 신체부위 또는 분절과 관련하여 설명되지만, 일반적으로 환자의 주관적 정보와 이를 통한 결과 척도를 찾는 것이 포함한다. 면담 후에 방사선 촬영이 포함되어야 한다. 치료사는 환자를 만나기 전에 방사선 사진 촬영 결과를 해석하여 검사를 편향하는 것을 피하는 것이 좋다(대부분의 경우 위험신호 및 주요 의료 관련 문제에 대한 고민을 하지 않고 검사를 하는 경우가 있음). 치료사가 방사선 사진 촬영을 하는 곳에서 임상 검사를 보는 것이 가장 중요하다. 일부 경우, 검사 순서의 다른 구성 요소를 계속하기 전에 심각한 병리를 배제하기 위해 검사 초기에 방사선 촬영이 필요하다.

주관적 정보 (Subjective)

요통 환자의 주관적인 질문은 신중하게 진행하고 문제의 본질을 파악하기 위해 집중해야 한다. 다른 유형의 질문을 사용하는 능력은 환자의 통증 위치를 알아내는 데 도움이 될 수 있다.[16] 앞서 언급했듯이, 치료사는 다른 요소에서 오는 요통을 인식해야 한다.[6–11] 요통의 원인의 단지 10%에서 15%만이 특정 병리해부학적 소견에 신뢰성이 있을 수 있다는 사실에 비추어, 비특이성 요통의 관리를 위해 미국 의사 협회(American College of Physicians, ACP)와 미국 통증 학회(American Pain Society)에서는 치료사가 병력 및 신체검사를 통해 요통환자를 세 가지 범주 중 하나로 분류할 수 있도록 하였다.[17]

1. 비특발성 요통
2. 잠재적으로 신경근 병증 또는 척추 협착과 관련된 허리 통증
3. 잠재적으로 다른 특정 척추 원인과 관련된 허리 통증

허리, 골반대 또는 천장관절 통증이 있는 많은 환자의 통증 위치는 요통에서 엉덩이, 사타구니 및 다리로 통증이 다양하다. 허리의 중심선의 통증은 디스크 질환을 암시한다.[8] 척추주변근육군(paraspinals)을 따라 위치하고 상대적으로 국소적인 통증은 척추간관절 또는 천장관절 기능 장애를 암시하지만 의사는 원발성 통증의 원인을 배제할 수 없다.[8] 추간관절과 관련된 통증은 근위 대퇴부, 사타구니, 또는 상부 요추부위로 방사될 수 있다(그림 19.4).[18–20] 통증이 환자의 슬관절 밑으로 방사되는 것은 추간판 탈출증으로 인한 신경근병증이나 좌골 신경통을 암시하며,[21,22] 이 증상이 이러한 방식으로 나타날 수는 있지만 추간 관절 기능 장애, 천장관절 기능 장애 또는 협착증에서 증상이 나타나지는 않는다.[9,20,23]

통증의 정도는 진단에 중요한 요인이다. 통증의 정도와 성향을 정의하는 질문은 치료사가 통증을 발생시키는 원인을 찾는데 도움이 될 수 있다. 신중히 고려해야 할 정보는 통증이 호전되는지 또는 악화되는지이다. 주의 깊은 감별 진단은 치료사가 환자의 요통과 관련된 위험 신호 또는 해로운 결과의 존재 여부를 결정하는 데 도움이 된다. 위험신호와 관련된 다른 질문은 다음과 같다: 예기치 않은 체중 감량이 된 적이 있는가? 배뇨 및 방광에 대한 우려가 새로 생기거나 요통의 발생과 동시에 발생했는가? 위치 변화 또는 약물 치료로 통증이 완화되지 않았는가? 20세 이전 또는 55세 이후에 처음으로 통증이 발생하였는가? 다른 중요한 합병증이 있는가? 위험신호 염려는 이 장의 후반부(분류와 검사 참고)에서 뿐만 아니라 6장(분류와 감별진단)에서 논의하게 된다.

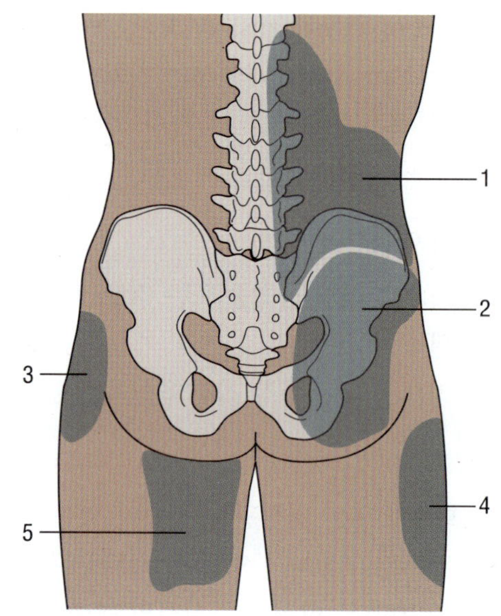

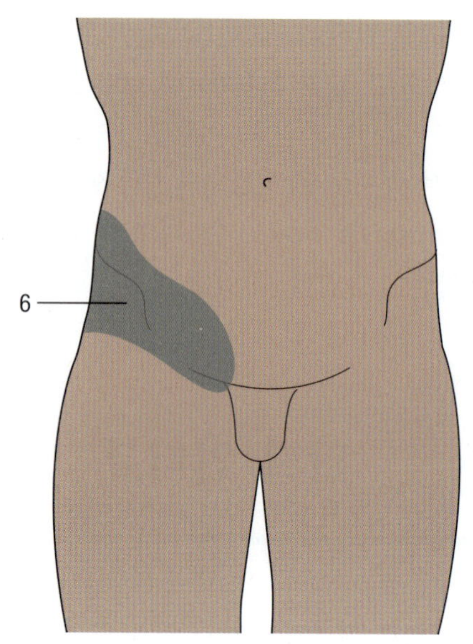

19.4 요추면 관절의 통증 패턴 분포(최소 빈도 순): (1) 요추 부위, (2) 둔부 부위, (3) 대전자 부위, (4) 외측 대퇴 영역, (5) 후방 대퇴 영역, (6) 사타구니 영역.

Adapted from Fukui et al. 1997.

근육과 감각 결손에 대한 설명은 신경학적 침범을 암시하며, 따라서 협착, 근신경병증, 잠재적 불안정성 및 척추 이상증과 같은 병리를 포함할 가능성이 높다.[24-27] 발병의 기전은 약에 대한 중요한 변수이다. 치료사가 특정 운동 패턴이나 메커니즘을 식별할 수 있다면 통증이 발생하는 구조를 식별할 수 있다. 예를 들어, 요추에 대한 근육 긴장 또는 인대 손상 부상은 빈번히 관련된 영역에 대한 특정 외상의 병력과 관련이 있다.[28]

나이는 치료사가 고려해야 할 변수이다. 척추원판과 관련된 질환은 젊은 환자에서 더 많이 발생한다. 반면에 관절의 관절증, 천장 관절의 기능 장애 및 협착은 사람들의 나이에 많을수록 발생한다.[24,29-32] 척추 악성 종양은 50세 이상의 성인에서 더 흔하게 발생한다. 20세 이하 또는 50세 이상에서 발생하는 통증은 비근골격계 통증 양상으로 오랫동안 위험신호를 보여주는 증상으로 알려져 있다.[5] 20세 미만의 환자는 운동을 많이 시행하더라도 요통이 드물게 발생한다고 생각되어 왔다. 등으로 메는 학교 가방 사용 등을 고려할 때 치료사는 20세 미만의 요통 가능성에 대해 인식해야 한다. 연령 증가는 요통의 유병률이 높다는 것과 관련된다.[33] 요통의 유병률 만큼 나이가 들면서 더 심한 형태의 요통이 증가한다.[34] 요통의 유병률은 41세가 지난 후에 증가하여 60세에서 최고조에 달한 것으로 나타났다.[3]

환자의 직업은 면담에서 고려해야 할 중요한 변수이다. 요통의 발생에 있어 직업상의 차이가 있다는 연구들이 보고되었다.[12] 신체활동 요구가 높은 직업은 신체활동 요구가 낮은 직업보다 요통의 유병률이 높다. 요통을 호소한 사람들 중 앉은 자세의 직업에서 18.3%의 발병하였으며, 육체적 노동자의 39%에서 요통이 발생하는 것으로 보고되었다.[35]

요통의 유행은 성별과 교육 상태와 관련이 있다. 여성들은 남성보다 요통에 대한 유병률이 높다.[36-38] 생식기 관련 가능성에 대해 남녀 모두에게 질문해야 하지만 여성에게 월경주기의 규칙성에 대해 질문하는 것이 중요하다. 낮은 교육 상태는 요통의 유병률 증가와 관련이 있다.[33,39]

특정 요추 기능 장애가 있는 환자는 특징적인 주관적 보고가 있다. 예를 들어, 척추 불안정성을 가진 환자는 몇 가지 공통적인 특징이 있다. 이러한 특징들 중 일부는 외상의 병력, 반복적인 원인, 반복되는 요추의 불안정한 불안감, 일관성 없는 증상, 자신의 척추를 스스로 교정하는 습관,[40-45] 지속적인 자세로 악화된 증상, 그리고 이러한 지속적인 자세 이후의 움직임으로 완화된 증상 등이 있다. 한 연구에서 허리척추 불안정성의 특이한 요추 붕괴에 대한 느낌이 있다는 보고가 있다(SP, SP 88).[46] 요추 척추 불안정성에 앉아 있을 때 갑작스런 통증이 있으며, 일어서서 있을 때 통증이 감소되는 것이 특징적인 증상이다(SP 100).[47]

다른 병리적 문제에도 역시 특정 병리 특유의 주관적인 보고를 가질 것이다. 엉덩이 아래에 통증이 없으면 높은 민감도(SN) (SN 88)[24,31] 및 좌골 신경통(SN 90)[22]으로 협착을 배제할 수 있다. 앉은 자세(SP 93)[24]의 통증이 없고 앉아있을 때 증상이 호전되는 것은 협착의 특징이다(SP 83;[24] SP 86[48]). 기침이나 재채기로 인한 통증은 종종 척수강 내 압력 증가로 인한 신경계 침범으로 인한 것이다.

환자의 활동과의 통증 관련도 정보일 수 있다. 아침에 통증이 가장 먼저 나는 것은 종종 골관절염에 기인한다. 아침에 더 심한 통증은 휴식과 함께 악화되고 반복적인 움직임으로 인해 기계적 요추 운동으로 인한 것이다.[49]

요통의 위험 요소는 고려해야 할 가치가 있다. 현재의 문헌은 요추의 초기 증상에 대한 확실한 원인에 대해 제공하지 않는다. 위험 요소는 다양한 요인과 인구에 따라 다르며 요통의 발생과 관련이 거의 없다. 그러나 재발성 통증 위험 요인의 발생에는 다음이 포함된다.[50]

- 이전 요통에 대한 기록
- 척추의 과도한 움직임
- 다른 관절의 과도한 움직임

만성 요통의 발생 위험 요소는 다음과 같다.[50]

- 슬관절 아래 증상의 존재
- 심리적 고통 또는 우울증
- 통증, 운동 및 재충전에 대한 두려움 또는 회복에 대한 기대 부족
- 높은 강도의 통증
- 수동적 대처 형태

측정 결과 (Outcome Measures)

요통의 평가를 위해 몇 가지 측정 결과 방법이 사용된다. 오스웨스트리 장애 지수(Oswesty Disability Index) 또는 로랜드 모리스 장애 질문(Roland-Morris Disability Questionnaire)과 같은 검증된 자가 보고 설문지는 치료 과정에서 통증, 기능 및 장애에 대한 환자의 기준 상태를 확인하고 환자의 상태 변화를 모니터링하는데 유용한 도구이다. 오스웨스트리 장애 지수는 요통으로 환자의 지각된 장애를 확인하기 위한 표준 척도로서 오랫동안 인정되어 왔다. 수많은 연구가 그 신뢰성, 유효성 및 반응성을 확립했다. 페어 뱅크(Fairbank)[51]와 동료들에 의해 기술된 바에 따르면 문헌에 널리 보고된 변형된 버전이 있다.[52,53] 이 지수에는 10개의 항목이 포함되어 있다. 일상생활 동작과 관련된 8개 항목과 통증과 관련된 2개의 항목이 있다. 각 항목의 점수는 0에서 5까지이며 총 점수는 백분율로 표시되며 점수가 높을수록 장애가 더 클 수 있다. 가장 중요한 변화가 10점(100점 만점) 또는 기준선 점수의 30%라고 결정한 가장 최근의 국제 컨센서스 컴퍼런스(international consensus conference)에서 측정치와 가장 중요한 변화와 관련된 오류를 결정하기 위해 여러 연구가 수행되었다.[54]

로랜드 모리스 장애 질문은 로랜드(Roland)와 모리스(Morris)에 의해 처음으로 기술되었다. 24개 항목 각각을 할 수 있는지 측정하도록 환자에게 요청한다. 활동영역은 "나의 허리 통증 때문에"가 핵심이 되어 지역마다 특유의 활동을 할 수 있도록 요구한다. 오스웨스트리 장애 지수와 마찬가지로, 로랜드 모리스 장애 질문은 탁월한 정신 측정 검사법을 가지고 있다. 이것은 관리하기 쉽고 임상 검사에서 반응성이 있는 것으로 나타났다. 최소한 5점(24점 만점) 또는 기준선 점수에서 30%의 가장 중요한 변화가 보고되었다.[54] 기본적인 기능 손상(로랜드 모리스 장애 질문 및 오스웨스트리 장애 질문에서 보여준 바와 같이)은 3-6개월에 가장 높은 기능 장애가 발생하고 3-6개월 및 1년에 가장 낮은 기능장애가 발생하는 빈도가 증가하는 것으로 나타났다.[56]

요통과 관련된 생물 심리 사회적 요인의 평가는 이

러한 요인들이 더 높은 상관관계를 보이며, 요통 이후의 직장 복귀, 생물의학적 변수와 다른 요통 관련 변수가 있다는 강력한 제안으로 인해 특히 관련성이 높다. 실제로, 요통 검사에는 정신 사회적 위험 요인의 평가가 포함되어 있다.[17] 수정된 오스웨스트리 장애지수 자가보고 설문지 및 로랜드 모리스 장애 질문과 같은 확인된 자가보고 설문지는 적절한 치료와 평가의 일환으로 제안된다. 이러한 조치는 통증, 기능 및 장애와 관련하여 환자의 기본 상태를 식별하는 데 유용하다. 또한 치료 과정 전반에 걸친 환자의 상태 변화를 모니터링하는 데 유용하다.[50]

진단영상 (Diagnostic Imaging)

척추 방사선 영상은 심각한 신경학적 결손이 있거나 증상이 심하거나 특정한 증상을 호소하는 징후나 증상이 있는 환자만을 대상으로 방사선 영상을 이용한 진단을 하도록 근거중심의 자료에서 권장함에도 불구하고 요통 증상 환자에게 일상적으로 사용되고 있다(표 19.1).[17] 위와 같은 특징적인 증상이 없다면

표 19.1 급성 요통 환자의 방사선 영상 활용에 대한 제안

임상 상황 및 방사선 영상	초기 영상을 위한 제안 사항
즉시 촬영	
방사선 촬영 + ESR; 초기 방사선 영상 결과가 음성이라면 MRI를 고려해야 하지만 암에 대한 높은 임상적 의심은 여전히 남아 있다.	• 암의 주요 위험 인자(암 이력, 암의 여러 위험 인자 또는 암에 대한 강한 임상적 의심과 함께 요통의 새로운 발병)
MRI	• 척수 감염에 대한 위험 인자(고열 및 정맥 내 약물 사용 또는 최근 감염으로 인한 요통의 새로운 발병) • 미비(cauda equina)증후군의 위험 인자 또는 징후(새로운 소변 유지, 대변 실금 또는 안장 마취) • 심한 신경학 결손(여러 신경 수준에서 진행성 운동 부족 또는 운동 부족)
치료 적용 후에 방사선 영상 검사 시도	
ESR이 있거나 없는 방사선 촬영	• 암 위험 요인 감소(원인 불명의 체중 감소 또는 50세 이상) • 강직성 척추염의 위험 인자 또는 증상(운동으로 인한 아침의 강직, 엉덩이의 통증, 야간에 발생하는 허리 통증으로 인한 각성 또는 청·장년기(20세에서 40세) • 골다공증의 병력, 부신피질 스테로이드 사용, 심각한 외상, 또는 노령(65세 이상 또는 남성 > 75세)의 위험 인자
MRI	• 수술이나 경막 외 스테로이드 주사를 맞을 환자의 신경근병증(L4, L5 또는 S1 신경근 분포의 다리 통증을 동반 한 허리 통증 또는 직선 다리 인상 또는 직선 다리 인상 검사의 양성 결과) 징후 및 증상 • 위험 인자 수술 후보자인 척추 협착증(다리 통증, 노년기 또는 가려움증 발산) 또는 증상
방사선 영상 없음	• 1개월간의 임상 검사 후 즉각적인 방사선 영상 및 요통 기준이 개선되거나 해결되지 않음 • 임상 상태의 변화가 없는 이전의 척추 방사선 영상

ESR = 적혈구 침강 속도; MRI = 자기 공명 방사선 영상

Based on R. Chou et al., 2007, "Diagnosis and treatment of low back pain: A joint clinical practice guideline from the American College of Physicians and the American Pain Society," Annals of Internal Medicine 147(7): 478-491.

방사선 촬영은 제한되어야 할 가치를 지니고 있으며 환자에게 불필요한 해를 끼칠 수 있다고 제안되고 있다.[62] 무증상 환자에서 요추 검사상 비정상적인 발견은 기능 상실 표준 관행 진단 방사선 영상의 범위에 대한 질문을 하게 한다. 따라서 일상적인 방사선 영상 진단은 환자의 방사선 노출을 증가시킬 뿐만 아니라 요추 변성을 가속화한다.[73] 표 19.2는 요추의 다양한 방사선 영상 진단 방식의 진단 정확도를 설명한다.

방사선 영상의 사용은 환자의 수술 필요성이나 장기적으로 결과를 예상하고 환자의 상태에 대한 결정을 확인하고 진단하는데 사용되지 못했다. 자기 공명 방사선 영상(MRI)과 컴퓨터 단층 촬영(CT)에 대한 수가가 증가했음에도 불구하고 수술이 필요하다고 간주되는 환자의 수는 변화하지 않았다.[87] 결과 상태와

표 19.2 요추에 대한 다양한 방사선 영상 진단 방식의 진단 정확도

병리학	진단 검사	중요표준	SN / SP
요추 디스크 탈출증	MRI CT	수술	혼합분석: 75/77[74] 풀 분석: 77/74[75]
요추 척추 협착증	MRI US	외과적 골수 검사 또는 CT 스캔	혼합분석 불가[74] 96/67[76] 90/96[77]
악성 VCF	PET-CT 뼈 신티그라피	생검 또는 임상적 추적 관찰 척추 생검 또는 추적 관찰	74-90/55-74(위치에 따라 다름)[78] 29/93[79]
양성 VCF	PET-CT MRI DXA	생검 또는 임상적 추적 관찰 전문가의 전통적인 방사선 사진 평가	100/29[78] 64/83[78] 70/98[80]
척추 전이	뼈 SPECT	다른 방사선 영상 기법을 이용한 임상 병력 및 결과 일반 방사선 방사선 영상	91/93[81] 87/91[82] 74/81[82]
척추분리증/척추전 방전위증	MRI	MRI 등급 시스템	99.6/87[83]
척추분리증	방사선 사진	사체 모형	98/97[84]
척추관절염	초음파 검사	임상 검사, 골반 내 방사선 사진, 요추 및 천장 관절의 자기 공명 방사선 영상, HLA-B 타이핑	77/81[85]
요추골절	MRI	CT	99.6/87[83]
염증성요통	MRI MRI(골수 부종)	온라인 데이터 입력 시스템에서 MRI 표준화된 정의	51/97[86] 67/88[86]

VCF = 척추 압박 골절; DXA = 이중 에너지 X선 흡광도 측정법; MRI = 자기 공명 방사선 영상; CT = 컴퓨터 단층 촬영; 미국 = 초음파; PET-CT = 양전자 방출 단층 촬영-컴퓨터 단층 촬영; SPECT = 단일 광자 방출 컴퓨터 단층 촬영; HLA-B = 인간 항원 백혈구-B

이 표에 보고된 **좋고** **이상적인** 진단 정확도 값의 제안을 위한 색상 코딩은 이러한 값의 임상적 유용성을 결정하는 매우 중요한 측면인 품질 평가(QUADAS)없이 수행된다. 따라서 독자는 이러한 가치를 해석할 때 이를 명심해야 한다.

관련하여 정신 사회적 요인은 방사선 영상결과보다 기능 장애를 더 잘 예측하였다.[68] 요통이나 신경근병증을 가진 전형적인 환자의 경우 MRI는 보존적인 치료를 계획하는 측면에서 촬영을 할 가능한 가치가 없는 것으로 보인다. 진단 방사선 영상에 관해 앞에서 언급한 우려 이외에도 환자가 방사선 영상 결과를 배우게 되는 잠재적인 심리적 영향이 있다. Modic과 동료들은 MRI가 보존적인 치료를 계획하는 측면에서 측정 가능한 가치를 갖고 있지 않다고 제안했다. 실제로 그들은 방사선 영상 결과를 환자와 공유하는 것이 결과를 바꾸지 않는다고 제안했다. 이것은 비생산적일 수 있으며 환자의 건강에 대한 감각이 떨어지는 것과 관련이 있다.[69,88] 방사선 영상 결과가 환자의 통증 패턴 또는 신경학적 결손과 일치 할 때만 인과 관계가 고려될 수 있다.[68]

퇴행성 질환에서 MRI는 환자의 변화와 만성 요통에 연관성이 있을지라도, 만성요통환자의 일반적으로 MRI를 사용하도록 강력히 권고하고 있다. 또한 퇴행성 변화에 대한 MRI를 이용한 진단이 외과적 치료의 효능을 평가하는 데이터는 없으므로 퇴행성 변화에만 근거한 MRI를 이용한 진단이 만성요통의 외과적 치료에 대한 강한 권고가 있다.[89]

MRI와 기저부에서의 추간판조형술(discography) 검사의 구조적 변수는 요통에 대한 경험과 관련성이 낮았으며, 장애 또는 향후의 의료적 치료와의 관련성이 없는 것으로 나타났다.[90,91] 퇴행성 디스크 이상이 가장 강한 연관성을 나타내었고 관련 요통에 대한 한 연구에서 전방전위와 적당한 연관성을 보이는 적은 변화에서 발견되었다.[92]

흥미롭게도, 구조적 및 심리 사회적 요인 모두를 가진 환자 집단에서의 요통에 대한 장애는 기준 심리 사회적 변수에 의해 높게 예측되었다.[90] 또한 우울증은 MRI보다 요통의 더 중요한 예측 인자로 밝혀졌다.[93] 수술을 고려하거나 전신 질환이 의심되는 사람들을 위해 높은 수준의 방사선 영상 기법을 사용해야 한다고 제안되었다.[30]

급성 급성요통에 대한 최종 고려 사항은 방사선 영상 결과를 확인하는 것이다. 요통이 발생한 이후 12주 이내에 MRI 결과는 새로운 구조 변화를 나타낼 가능성이 매우 낮다. 대부분의 새로운 변화(디스크 신호 손실, 후관절증후군 및 종판 신호 변화)는 급성기 문제와 관련이 없는 진행성이며 고령화로 인한 변화의 결과를 나타낸다. 일차성 신경근증후군은 신경근의 염증과 관련된 새로운 신경근 압박 소견을 보일 수 있다.[65]

ACP 권장 사항은 심각한 또는 진행성 신경학적 결손이 있거나 심각한 건강상태의 문제가 병력과 신체 검진을 기준으로 의심될 때 치료사가 요통 환자의 진단 방사선 영상과 검사를 수행할 것을 제안한다. 추가권장사항은 표 19.1에 나와 있다.[17]

방사선 영상 (Radiographs)

표준 척추 검사와 함께 진행된 일반 척추 방사선 영상은 병리학을 확인하는 데 유용하지만 비특이적인 경추부 또는 요통에 대해서는 권장되지 않는다.[27] 골절의 의심, 압박 골절(그림 19.5) 및 심각한 병리학적인 대부분의 문제에서 방사선 검사가 필요하다.

45° 경사각이 오랫동안 척추의 침범을 확인하여 검사방법으로 가장 좋은 것으로 간주되었지만(그림 19.6), 민감하지 않을 수 있다. 관절간 방사선 촬영은 3개 뼈들이 모든 직각을 이루면서 평면에 대한 변화

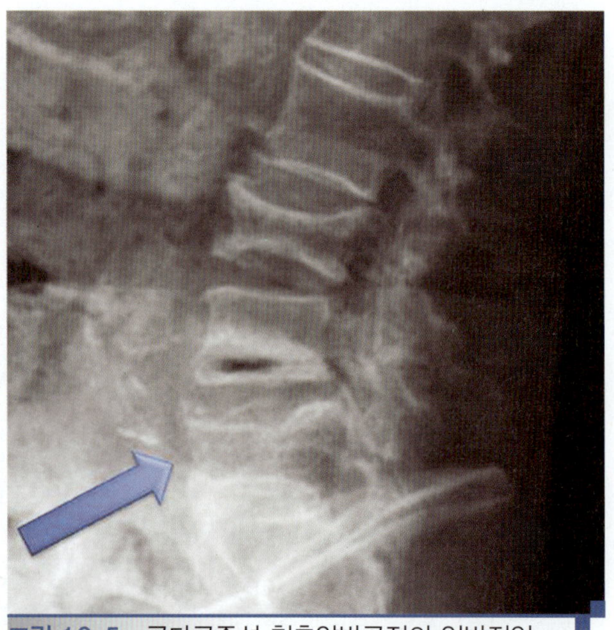

그림 19.5 골다공증성 척추압박골절의 일반적인 측방 방사선 영상.

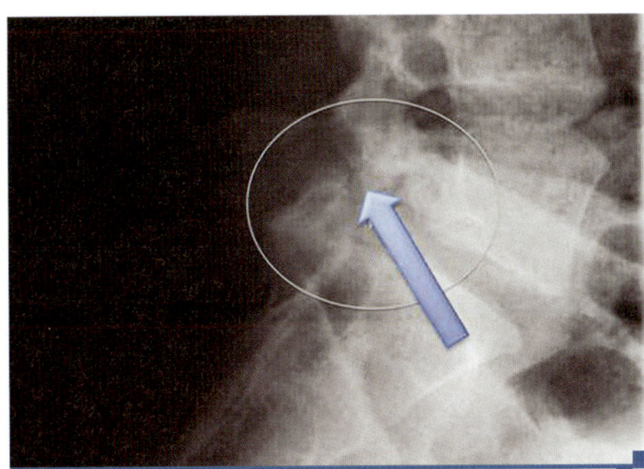
그림 19.6 우측 경사방사선 사진으로 5번째 요추의 척추분리증을 보임.

© Michael Reiman

의 기울어진 방향 때문에 확인이 어려울 수 있다. 또한 골절은 X선 빔이 골절 평면에 접하는 경우에만 잘 표시된다. 따라서 45° 경사면은 파절과 직각인 경우에만 변화 결손을 잘 나타낸다.[94] 척추 전방 전위증에서는 측면도에서 척추의 전방 변위를 확인할 수 있다 (그림 19.7).

자기 공명 방사선 영상 (Magnetic Resonance Imaging)

자기 공명 방사선 영상(magnetic resonance imaging)은 뼈와 연부조직을 묘사 할 수 있는 기능을 자기고 있으며, 요통과 신경근병증이 있는 환자를 파

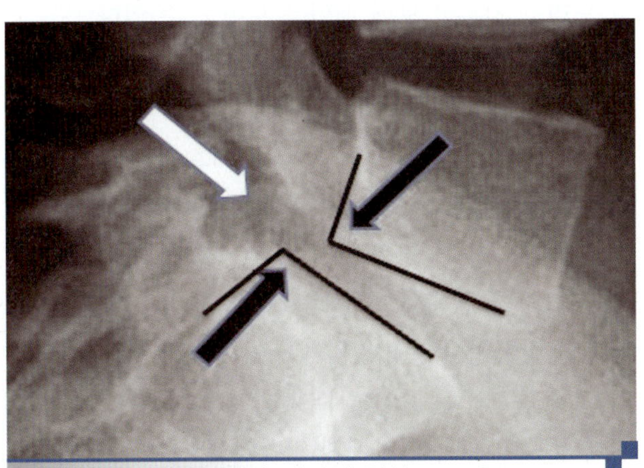
그림 19.7 우측 경사 방사선 영상 L5-S1 척추분리증(검정색 화살표), L5의 부분 관절돌기간 넓은 골성 간극(흰색 화살표).

© Michael Reiman

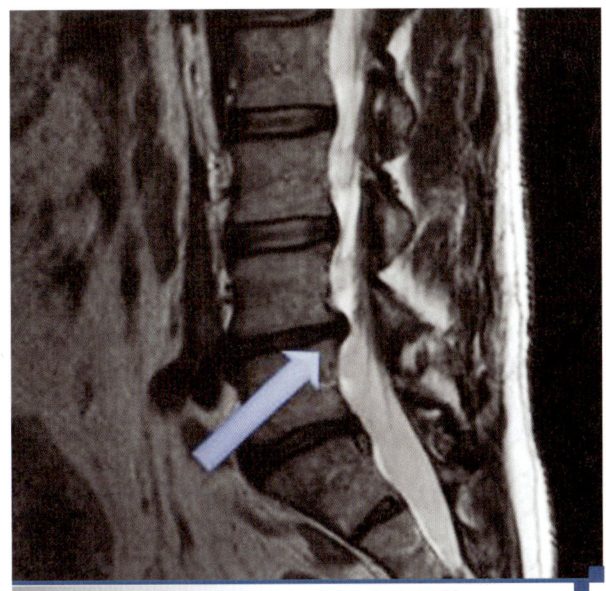
그림 19.8 자기 공명 영상 추간판에 의한 척추관의 침범을 보여준다.

© Michael Reiman

악하는 주요 방사선 영상 검사 방법으로 점점 더 많이 사용되고 있다. 자기 공명 방사선 영상은 요통이 있는 청소년과 요추의 신경근에 스트레스 반응이 의심되는 청소년을 대상에서 1차 평가 방법으로 사용되어야 한다. MRI는 관련 신경근과 척수관(그림 19.8) 압박을 확인하기 위한 방사선 영상 진단 방식이다.[94]

체계적인 검토에서 요통에 MRI를 사용하는 것과 관련하여 명확한 권장사항이 제시되었다. 이 권고사항은 만성 요통환자의 일상적인 MRI 사용을 뒷받침하는 증거가 충분하지 않다고 설명했다. 다른 권고는 퇴행성 변화의 MRI 소견에 근거한 만성 요통의 외과적 치료가 권장되지 않는다는 것이다.[89] 최근의 연구결과는 일부 병리학에 대한 MRI 소견의 정확성에 의문을 제기한다. 와센너(Wassenaar)와 동료들은 수핵탈출증과 척추협착에 대해 MRI를 통해 상당 부분의 환자들에 대해 잘못 분류될 수 있다고 제안했다.[74]

전산 단층촬영 (Computed Tomography)

전산화 단층촬영은 골절을 확인하고 척추협착이나 종양의 존재를 보여주기 위해 오랫동안 제안되어 왔다. 전산화 단층촬영은 골의 파괴가 있을 때 척추분리증을 명확하게 시각화하는 가장 좋은 절차이지만 최근의 연구에서는 활성골절과 골절의 만성 유합을

정확하게 구별할 수 없었다.[94]

다중 평면 재구성을 사용하는 다중 슬라이스 CT는 골결손을 탐지하는 가장 정확한 방법이며 골양치유의 평가에도 사용될 수 있다. 그러나 방사선 영상과 마찬가지로, 파쇄 선이 없는 초기의 부종성 스트레스 반응을 감지하는 데 민감하지 않으며 환자를 전리 방사선에 노출시킨다. 단일광자방출 컴퓨터 단층촬영(SPECT)사용은 높은 양성, 양성 결과를 보이며, 높은 수준의 전리 방사선 노출에 의해 제한되게 사용되는 것으로 제안되어 왔다.[94] 조기 스트레스 반응은 SPECT로 감지할 수 있다. 단일광자방출 컴퓨터 단층촬영 핵의학 검사는 활성 척추분리증과 비활성을 구별한다. 여러 방사선 영상 검사가 파병 병변의 진단에 중요한 역할을 한다고 제안되어왔다.[95]

방사선핵종영상: 골 스캔
(Radiationuclide Imaging: Bone Scan)

골스캔은 활동성 골질환과 뼈의 회전율이 높은 부위의 검사를 위해 종종 사용된다. 이러한 골질환은 암 및 골 응력 파괴의 병리를 포함할 수 있다.

시스템 검토 (Review of Systems)

요추에 관련된 시스템 리뷰에 대한 자세한 내용은 6장(분류와 감별진단)을 참고하여야 한다.

시진 OBSERVATION

요통 환자에 대한 관찰의 시작은 대기실에서 시작된다. 평가지 작업과 설문지 작성 시 환자의 자세 및 동작 자세를 관찰하면 치료사에게 진단과 관련하여 출발할 수 있는 가설을 제시할 수 있다. 통증 자세는 환자가 앉아있는 상태(체중분포의 불균형)와 앉아 있는 상태에서의 이동으로 기록할 수 있다. 체계적인 검토에 따르면 요통의 급성 문제, 두려움과 관련된 행동을 하는 환자는 종종 이동동작과 움직임이 줄어드는 경향을 보였다는 여러 연구가 있다. 일반 환자의 외형은 병리학의 범위에 대해 치료사에게 경고할 수 있다. 통증과민반응이 있는 환자가 통증을 나타낼 가능성이 높다. 환자가 불편해 보일 수 있다.

앉은 자세에서의 직업 활동과 요통 사이의 약한 상관관계는 존재하지만, 치료사는 환자의 자세, 하루 동안 앉아있는 시간의 범위, 그리고 앉아있는 동안의 활동을 확인해야 한다. 앉는 동안 요추 및 골반 위치의 미묘한 변화에 민감한 환자는 통증 완화 위치로 보완을 시도할 가능성이 있으며 이는 자신의 상태에 도움이 될 수도 있고 그렇지 않을 수도 있다.

앉은 자세에서 선 자세로 이동과 쭈그리고 앉는 동작과 들어 올리는 동작도 평가해야 한다. 들어 올리는 동작과 요통 사이의 관계가 불확실하다는 사실에도 불구하고 치료사는 통증 재생 및 보상된 운동 패턴을 확인하기 위해 들어 올리는 동작을 관찰해야 한다.[98] 환자가 정상적인 운동 패턴을 보여주면 치료사는 환자가 하루 동안 무엇을 할 것인지에 대한 중요한 정보를 얻을 수 있다. 환자들에 대한 보상된 운동 패턴을 교정하고 통증의 변화를 평가해야 한다. 수정된 운동 패턴으로 환자의 통증 수준을 개선하는 것은 재활 과정에 도움이 될 뿐만 아니라 환자에게 적절하고 일관된 운동의 필요성을 교육 할 수 있다.

보행 패턴은 치료사에게 요추부의 병리학적 문제를 알려준다. 넓은 보행 패턴을 보이면 높은 우도 확률(+LR 13)을 가지므로 척추협착을 암시한다.[32] L 급성요통으로 인해 문제에 빠진 환자는 덜 자연스럽고 느리고 지루한 보행 패턴을 보여줄 수 있다.

환자의 자세 관찰은 전방, 후방 및 양쪽 측면에서 수행해야 한다(다른 신체 부위와 마찬가지로). 일반적으로 치료사는 좌우 대칭 또는 전후에서 비대칭 차이를 관찰한다. 찾아야 할 구체적인 사항은 척추에서 요추전만의 정도, 장골 높이 수준, 각 팔과 몸통 측면 사이의 거리의 대칭성, 전체 척추의 전두면, 시상면, 횡단면 방향이며, 14장(자세)에서 논의 했듯이, 하부의 교차 증후군은 중간-하부 허리, 골반 및 고관절 부위에 통증이 있는 환자에게 일반적인 자세를 보인다.

치료사가 평가해야 할 특정 척추 위치는 척추에서의 전만의 정도와 정면에서 척추 정렬의 대칭이다. 요추부 전만이 감소하거나 평평한 등 자세는 염증이 있는 추간판, 척추협착증, 추간 또는 천장 관절기능장애를 나타낼 수 있다. 굴곡 위치는 추간판의 후방 요소의 압박을 감소시키고 추간공의 단면적을 12% 증가시키며, 신전은 후방 디스크 압박을 증가시키고 추간공을 15% 감소시킨다.[99] 측방 굴곡 및 회전은 또한 추간공 수를 현저히 감소시킨다.[100] 따라서 급성 염증 환자와 추간공의 관상동맥협착환자는 동측의 굴곡 및 회전의 움직임을 피할 수 있다. 이 환자들은 종종 외측으로 이동을 한다(그림 19.9). 횡방향 전환의 존재에 대한 평가는 요통 환자를 확인하고 적절히 분류할 때 특히 중요하다. 최초의 치료 기반 분류 체계는 이러한 이동 형태를 보이는 환자에 대해 분류해야 한다고 제안했다.[101] 횡방향 이동의 교정은 일반적으로 환자를 위한 치료 과정의 첫 단계로 받아들여진다. 비록 평가를 시행한 평가자가 안정된 자극을 판단한다고 할지라도 평가를 통한 횡방향 이동을 확인하는 것은 단지 신뢰성을 확신하게 한다는 사실에 관심이 있다.[102]

척추관의 신경근 압박은 중립에서 21.0%, 굴곡에서 15.4%, 신전에서 33.3%로 나타났다.[99] 따라서 신경근의 압박은 굴곡이 적지만 신경근의 긴장은 증가한다. 신경근의 유착과 유해 신경장력(또는 유해 신경역동적 운동)을 가진 환자는 전방 굴곡을 피하고 자세가 좋지 않은 경향이 보인다. 이러한 보상된 자세는 신경근의 긴장을 피하기 위한 것이다.

요추에 방사선학적 불안정성을 가진 환자는 과도한 전만자세를 보여주며, 장기간의 자세로 통증을 유발할 수 있다. 이러한 환자들은 중립 척추 안정성이 부족하다고 제안되었으므로 안정성을 제공하기 위해 증가된 전만(자세 관절의 압박 증가) 자세를 취해야 한다. 이러한 환자가 보상된 자세를 정적으로 나타낼 경우, 움직임에서 안정화에 대한 요구가 높아짐에 따라 동적 이동으로 인해 자세가 악화될 것이다.[103–105] 치료사는 환자의 흉터나 피부 문제를 반드시 관찰해야 한다. 이전의 수술 흉터는 잠재적 통증 기여도를 검사해야 한다. 비정상적인 피부 문제나 피부 병변은 근원인 종배엽 및 신경 이상의 가능성을 나타낼 수 있다.

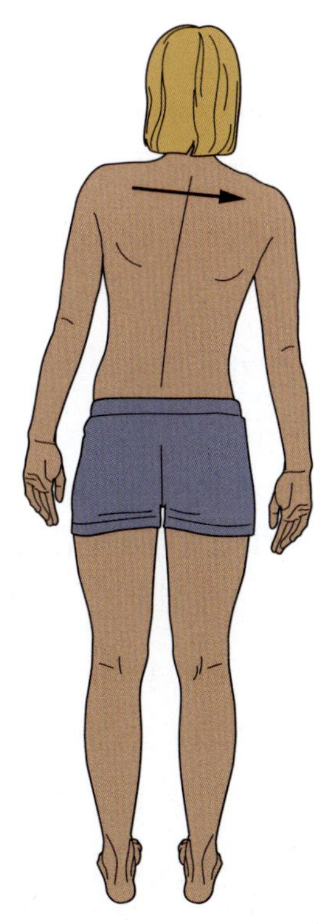

그림 19.9 요추의 외측이동.

분류 및 선별검사

TRIAGE AND SCREENING

환자분류와 선별검사는 검사를 계속하기 전에 수행해야 하는 검사과정의 필수구성요소이다. 심각한 병리학(제6장 분류와 감별진단 참고) 및 관련된(또는 가까운 근접) 구조로부터의 통증 기전을 배제하는 것은 치료사가 다른 검사구성요소를 사용하여 실제의 환자의 통증의 원인을 구별하기 위해 도움이 된다. 이 경우, 높은 수준의 선별검사(높은 SN 및 낮은 LR의 검사)를 시행하면 각 신체 부위(이 경우 흉추, 천장관절 및 엉덩이)의 감별 진단을 통해 문제의 원인들을 좁혀가는 것이 좋다.

중요한 병리학적 문제 배제하기: 위험신호

(Ruling Out Serious Pathology: Red Flags)

검사시 신체의 모든 부위를 검사할 때와 마찬가지로 치료사는 환자가 심각한 병리학적 증상을 나타내

중요한 임상적 핵심

다양한 요추질환의 감별진단을 수행할 때 관찰 결과를 활용하는 것이 중요하다.

- 요추의 외측 방향 움직임이 교대로 나타나는 환자는 증상을 보이는 부위에서 멀어지는 경향이 있다.: 이것은 다음을 포함하여 여러 가지 이유가 있기 때문일 수 있다.
  - 추간공의 신경근 압박
  - 근육 경련, 통증, 통증 보호
- 허리전만 자세가 증가하면 요추 불안정성(또는 적절하게는 신경근 조절 부족) 또는 고관절 굴곡근의 근긴장이 나타날 수 있다.
- 굴곡된 요추 자세는 척추 협착을 시사 할 수 있으며, 특히 노인의 경우에 그러하다.

고 있는지 확인하려고 시도해야 한다. 요통환자의 대다수에서 증상은 비특이적인 기계적 요인에 기인한다. 실제로, 요통을 가진 환자에 대한 1차 의료인의 진료에서 이전에 진단되지 않은 심각한 병리학적 문제는 0.9%이었다. 급성요통은 1차 진료 환경에서 80%의 환자에서 위험신호가 적어도 하나는 발견되었다.[106] 또한, 개별의 위험신호가 반드시 심각한 병리학적 문제의 존재를 의미하지는 않는다. 그러나 여러 개의 위험신호가 존재하면 더 많은 평가를 위해 임상학적 의심과 문제를 제기해야 한다.[106-110] 요통과 관련된 특정 병리학적 문제는 암,[5,107] 척수 감염,[111] 마미증후군(cauda equina syndrome),[5,112] 척추 압박 및 스트레스 골절,[106,108] 강직성 척추염,[113] 및 복부 대동맥류[114]가 있다. 요통과 관련된 특정 위험신호 우려에 대한 자세한 내용 및 진단 정확도는 6장을 참고한다.

보전적인 치료로 개선하지 못하면 심각한 의학적 증상이나 오진의 징조가 될 수도 있다. 일반적인 지침으로 30일 이내에 개선을 이루지 못하면 위험신호로 해석될 수 있다.[115]

암 (Cancer)

주관적 병력은 환자의 입원 또는 퇴원을 결정할 때 신체검사보다 진단 정확도가 더 강한 것으로 밝혀졌다. 암에 대한 연구에서 다음과 같은 네 가지 요소가 있는 경우 암을 배제할 수 있음을 발견했다 (SN 100).[116]

- 50세 미만
- 암의 과거력 없는 경우
- 갑작스러운 체중 감소 없는 경우
- 1개월의 보존적인 치료를 실패하지 않은 경우

가장 최근의 연구 결과는 또한 암에 대한 결정을 위해 다수의 위험신호 존재 여부를 제시하였다. 척추 악성 종양을 발견하기 위한 가장 빠른 후검사 확률(33%)을 가진 단일 위험신호는 악성 종양의 병력이었다.[117]

마미증후군 (Cauda Equina Syndrome)

마미증후군(CES)은 6장에서 더 자세히 논의된다. 마미증후군은 의학적 소견이다. CES의 진단을 위해 다음 중 하나 이상이 제시되어야 한다.:[118]

- 방광 또는 장 기능 장애
- 안장 부위의 감각 감소
- 성기능 장애
- 하지의 잠재적 신경학적 결손(운동 감각 손실, 감각 손실, 반사적 변화)

방광과 감각장애는 특히 안장감각 결합이 가장 강력한 예측 인자로 여겨지고 있다. CES가 의심되는 모든 환자[120-122]

- 허리 통증의 병력(**SN 94**)
- 요실금(**SN 90**)

- 24시간 이내에 신속한 증상 발현(**SN 89**)
- 천골 감각 손실(**SN 85**)
- 하지 근력 약화 또는 보행 손실(**SN 84**)
- 괄약근 손실(**SN 80**)

척추 골절 (Spinal Fracture)

심각한 병리학적 유병률은 매우 낮지만 척추 골절은 요통을 호소하는 환자에게 특히 우려되는 병리학적 현상이다. 12개의 연구를 체계적으로 검토한 결과 다섯 가지 임상 특징이 척추 골절의 확률을 높이거나 낮추는데 유용했다. 50세 이상(SN 79, SP 64, +LR 2.2, −LR 0.34), 여성 성별(SN 47, SP 80, +LR 2.3, −LR 0.67), 주요 외상(SN 65, **SP 95**, **+LR 12.8**, −LR 0.37), 통증 또는 압통(SN 60, **SP 91**, **+LR 6.7**, −LR 0.44) 및 통증이 심한 손상(SN 41, SP 75, +LR 1.7, −LR 0.78).[108]

가장 최근의 발견은 나이가 들수록, 장시간의 부신피질 스테로이드를 사용하고, 심한 외상이 발생하고, 타박상이나 찰과상의 존재가 척추 골절의 가능성을 증가시킨다는 것을 암시한다. 척추 골절의 확률(90%)은 여러 위험신호로 인해 더 높아진다.[117]

4가지 특징(여성의 성별, 연령>70세, 심각한 외상 및 부신피질 스테로이드의 장기간 사용)을 포함하는 진단 예측 규칙의 상태는 골절의 존재와 관련성이 있었다.[106] 일차 진료를 진행한 의사가 두 번째 주치의에게 의뢰한 1,172명의 환자를 대상으로 방사선 영상을 참고 표준으로 사용하는 요통환자(평균 연령 43.9±15.1세, 546명의 여성, 상담 전 1.5일간의 직장 또는 학교 휴업 평균 기간) 1개의 긍정적인 특징의 존재: SN 88(보고되지 않거나 NR), SP 50(NR); ≥2 양성 특징: SN 63(NR), **SP 96(NR)**; ≥3 긍정적인 특징: SN 38(NR), **SP 100(NR)**.[106]

압박 골절에 대한 또 다른 임상 예측할 수 있는 법칙이 보고되었다. 변수에는 52세 이상의 연령, 다리 통증 없음, 체질량 지수<22, 규칙적으로 운동하지 않는 환자 및 여성 성별이 포함되었다.[123]

- 척추 수술 센터(평균 연령 55−55세)에서 관찰된 1,448명의 연속 환자 중 5가지 변수의 ≤1: **SN 97(89−99)**, SP 6(6−7), +LR 1.4, **−LR 0.16**, QUADAS 8 67세, 861명의 여성, 평균 증상 지속 기간 NR), 방사선 표준을 참고 표준으로 사용.
- 5가지 변수 중 4가지 이상: 동일한 연구에서 SN 37(24−51), **SP 96(95−97)**, **+LR 9.6**, −LR 0.65.

또한, 골절의 잠재적 존재를 식별하는 임상 검사와 검사 방법이 있다. 이 검사는 다음에 설명된다.

척추 압박 골절

교차 타진 검사(CLOSED-FIST PERCUSSION TEST)

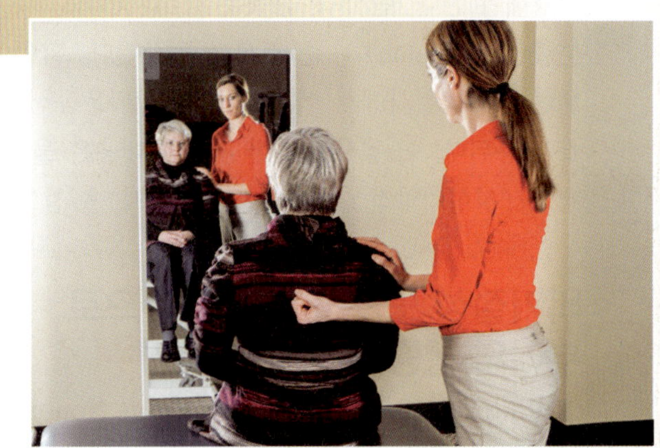

그림 19.10

환자 자세 치료사가 반응을 측정할 수 있도록 거울을 마주보며(그림과 같이) 서거나 앉는다.

치료사 자세 환자의 바로 뒤에 서있다.

움직임 치료사는 주먹을 쥐고 척추골의 각 레벨에 확인하면서 타격을 가하여 적절한 압력을 제공한다.

평가 환자가 척추에서 날카롭고 갑작스러운 골절 통증을 호소할 때 검사에 양성이다(+).

통계 SN 88(75−95), SP 90(73−98), +LR 8.8, LR −0.14, QUADAS 11, 급성으로 의심되는 83명의 환자에 대한 연구에서 골다공증성 척추 압박 골절(평균 연령 78.4세, 75명의 여성 모두가 다양한 기간의 통증의 급성 발병을 나타냄)과 MRI를 참고 표준으로 사용하였다.[124]

누운 자세 신호(SUPINE SIGN)

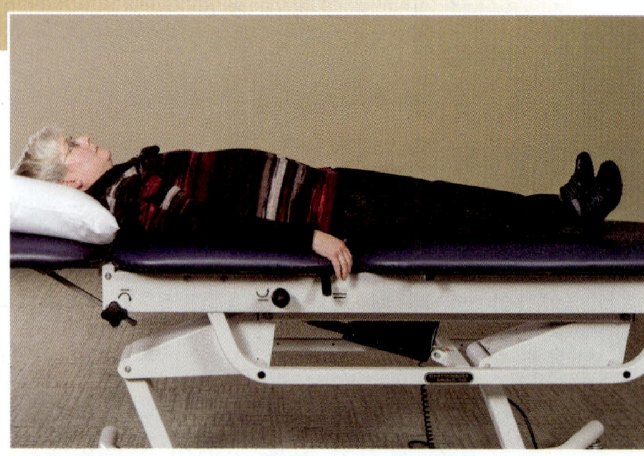

그림 19.11

환자 자세 바로 누운 자세, 다리는 펴고, 팔은 이완시킨다; 머리 아래에 베개를 하나 둔다.

치료사 자세 환자의 측면에 직접 선다.

움직임 치료사는 위치에 대한 환자의 반응을 모니터링하고 통증 여부를 묻는다.

평가 환자가 척추에서 날카롭고 급격한 골절 통증을 호소하고 누울 수 없는 경우 검사에 대한 결과가 양성이다.(+)

통계 급성으로 의심되는 83명의 환자에 대한 연구에서 SN 81(67–91), SP 93(78–99), +LR 11.6, –LR 0.20, QUADAS 11 골다공증성 척추 압박 골절(평균 연령 78.4세, 75명의 여성 모두가 다양한 기간의 통증의 급성 발병을 나타냄)과 MRI를 참고 표준으로 사용한다.[124]

즉, 치료사는 심각한 의학적 상태 또는 심리 사회적 요인과 관련된 진단 분류를 고려해야 하며 다음과 같은 경우에 적절한 의료 종사자에게 의뢰해야 한다. (1) 환자의 임상 평가결과가 심각한 의학적 또는 심리적 병리학을 암시한다. (2) 보고된 활동 제한 또는 신체 기능 및 구조의 장애가 이 지침의 진단 또는 분류 섹션에 제시된 것과 일치하지 않거나 (3) 신체 기능 장애의 정상화를 목표로 한 중재로 환자의 증상이 해결되지 않았음. 특히 치료사가 심각한 병리학이나 신경계 침범을 의심하는 경우에는 신경학적 검사를 수행해야 한다. 반사 및 근육분절(myotome) 및 피부분절(dermatome) 수준 검사가 권장된다. 확인이 필요한 경우, 검사에서 이 시점에서 상위운동신경검사가 사용된다. 이 검사에 대한 자세한 내용은 물론 제7장(정형외과적 선별 및 신경계 검사)을 참고한다.

비기질성 또는 심리적 원인으로 부터의 통증 발생 배제하기

(Ruling Out Pain Generation From Nonorganic or Psychological Sources)

이러한 인식 인자는 임상적으로 비정상적인 질병 양상으로 나타날 수 있다. 와델(Waddell) 등은 "근본적인 육체적 질병에 비례하지 않고 관련 인자 및 정서적 장애로 더 쉽게 기인하는 부적절한 질병 관련 행동"이라고 언급했다. 와델(Waddell)과 동료 연구원[125]은 육체적 질병을 규명함으로써 비정상적인 질병 행동의 존재를 나타내는 임상 도구를 개발했다. 요통에 대한 비기질성 신호와 증상의 와델(Waddell) 징후(표 19.3)는 요통환자 평가에 사용하기 위해 확인되고 권장되었다. 이러한 징후와 증상은 만성 요통환자의 신체 병리보다 조울증 및 질병 행동의 측면과 더 관련이 있다고 여겨진다. 환자들은 심리적 주의사항만 제공하고 완전한 심리적 평가는 제공하지 않는다. 이러한 징후와 증상은 통증과 관련된 다른 질병 행동과의 상관관계가 있음을 보여준다.[126] 와델(Waddell)의 징후와 증상이 비기질성과 관련된 통증을 판별하는 임상적 유용성을 보여 주었지만 급성손상을 당한 근로자 집단에서 물리치료를 시작한 지 4주 이내에 일상으로 돌아가지 않는 환자를 결정할 때 예측적 타당성이 낮다. 비기질적 요통의 존재를 확인하려는 치료사에게 도움이 될 수 있는 추가 검사 절차는 후버 검사이다.[127]

환자는 양측 다리를 뻗고 바로누운 상태에서 치료사는 환자의 발뒤꿈치 아래에 손을 놓는다. 무릎을 똑바로 유지하면서 환자는 테이블에서 한쪽 다리를 들

표 19.3 요통에 대한 비기질성 신호와 증상의 와델(Waddell) 징후

징후	양상
표면 또는 비정형 압통	피부 표면의 가벼운 촉진으로 1개의 구조에 국한되지 않는 광범위한 깊은 통증은 해부학적인 분포를 따르지 않으며 흔히 흉추, 천골 또는 골반까지 이어진다.
과잉반응	나중에 동일한 자극이 주어질 때 재현되지 않는 자극에 대해 과장되고 고통스런 반응 또는 허리 통증을 일으키지 않아야 하는 자극에 과잉반응(예: 통증부위의 피부를 부드럽게 꼬집음).
환자가 혼란스러울 때 고통의 재현성 없음	긍정적인 신체검사 결과는 일상적인 공식 평가에서 발견되지만 환자가 산만해지고 다시 검사할 때 나타나지 않는다(예: 표준 하지직거상검사: 검사에서 통증 [환자가 누워있는 동안 슬관절을 신전하고 고관절을 굴곡하는 동안 허리에서 엉덩이까지 통증] 하지만 환자가 앉아 있고 발바닥 반사가 확인되는 동안 치료사가 수동적으로 다리를 펴는 경우에는 안됨).
부분적인 약화 또는 감각 변화	부분적인 감각 변화(체액 감각 손실 또는 몸 전체의 감각 손실) 또는 부분적인 약화(톱니바퀴와 같은 간헐적인 저항, 톱니바퀴 또는 잡기 같은 약한 위축). 유기적인 위축은 부드러운 힘에도 이겨낼 수 없다.
축 방향 압박 또는 회전 자극에서 통증	서 있는 환자의 머리에 수직 압력이 가해지는 통증, 또는 어깨와 골반이 환자와 같은 평면에서 수동적으로 회전할 때 허리 통증.

Adapted from Waddell et al. 1980.

어올린다. 환자가 다리를 들어 올릴 수 없는 경우에도 치료사는 다리를 들어 올리려는 시도에서 반대쪽 다리의 발뒤꿈치 아래에서 압력이 느껴지는지 확인하고 압력이 느껴지면 문제가 없는 것이다.[128]

다른 관련 구조물에서 통증원인 배제하기 (Ruling Out Pain Generation From Other Related Structures)

관련 구조물인 요추, 골반, 하지의 선별검사(7장)는 신체의 다른 영역이 환자의 통증에 원인이 될 가능성을 결정하는 위한 전체적인 평가이다. 확인이 필요한 경우 추가 검사가 개별적으로 선별검사를 포함할 수 있다. 잠재적인 통증 유발 인자로서 신체의 다른 부분을 배제(rule out)하기 위해 확인할 수 있는 추가 검사 제안은 다음 절에서 설명한다.

천장관절 기능 장애 배제하기 (Rule Out SIJ Dysfunction)

천장관절 기능 장애를 배제하는 데 도움이 되는 것은 통증 유발 집단 검사를 사용하여 수행할 수 있다.[10] **SN 91(62–98)**, **SP 83(68–96)**, **+LR 6.97**, **−LR 0.11**, QUADAS 13

- 대퇴 밀치기(thrust) 검사: **SN 88(64–97)**, SP 69(47–82), +LR 2.80, **−LR 0.18**, QUADAS 12[129]
- 겐슬렌(Gaenslen) 검사: SN 50–53, SP 71–77, +LR 1.8–2.2, −LR 0.66, QUADAS 12[129]
- 신연(Distraction) 검사: SN 60(36–80), SP 81(65–91), +LR 3.20, −LR 0.49, QUADAS 12[129]
- 압박 검사: SN 69(44–86), SP 69(5179), +LR 2.20, −LR 0.46, QUADAS 12[129]
- 천골 밀치기 검사: SN 63(39–82), SP 75(58–87), +LR 2.50, −LR 0.50, QUADAS 12[129]

라슬렛(Laslett)과 동료들은 맥캔지(McKenzie) 역학적 평가 방법의 진단 유틸리티를 신연, 대퇴 밀치기 검사, 갠슬렌 검사, 천골 밀치기 및 압박과 같은 천장관절 검사와 함께 평가했다. 맥캔지(McKenzie) 평가는 기립자세에서 굴곡하기, 기립자세에서 신전하기, 좌우측 활주하기, 누운 자세에서 굴곡하기, 누운 자세에서 신전하기로 구성되어 있다. 반복적인 움직임은 1세트 10반복하여 평가하였으며, 중심화와 말초화가 기록되었다. 반복되는 움직임으로 인해 중심화가 발생했다면 환자는 추간판성 통증에서 원인이 있는 것으로 간주된다. 추간판성 통증이 배제된 경우, 검사군은 다음과 같은 결과를 나타냈다(양성이어야 하는 5명 중 3명).

- **SN 94(72−99)**, SP 78(61−89), +LR 4.29, **−LR 0.80**, QUADAS 12[129]

천장관절 관련 기능 장애를 배제하기에 가장 강력한 진단 능력을 가진 검사는 대퇴 밀치기 검사이다:

- 대퇴 밀치기 검사(thigh thrust test): **SN 88(64−97)**, SP 69(47− 82), +LR 2.80, **−LR 0.18**, QUADAS 12
- 대퇴 밀치기 검사만으로는 천장관절 기능 장애 선별검사에 가장 효과적이다.

고관절 배제하기 (Rule Out Hip Joint)

- **고관절 골절**(Hip fracture): 임상 검사로 고관절 골절을 배제하는 것은 슬개골−치골 타진 검사를 통해서 가장 잘 확인 할 수 있다. 혼합 분석: 782명의 환자를 대상으로 한 3건의 연구에서 **SN 95(92−97)**, **SP 86(78−92)**, **+LR 6.11**, **−LR 0.07**.[130]
- **고관절 골관절염**: 고관절 골관절염(OA)에 대한 황금 표준 임상 진단은 고관절 통증 및 고관절 내회전(IR) 운동 범위(ROM)가 15° 이하인 환자가 내회전으로 통증을 경험하고 아침 경직이 60분 이하이며 ≥50세의 환자는 고관절 골관절염(SN 86)이 있는 것으로 확인할 수 있다.[131]
- **고관절 충돌증후군 또는 관절내 열상 및 잠재적인 관절 내 침범**: 환자의 표현에 따라 다른 고관절 관련 병리도 고려해야 한다. 자세한 내용은 24장을 참고한다. 이것은 여기에 언급할만한 가치가 있지만, 고관절 충돌증후군(femoroacetabular impingement) 및 관절내 열상의 가능성을 배제할 필요성이 있다. 굴곡 − 내전 − 내회전(FADDIR) 검사가 두 병리학에 대해 설명이 가능하다. 최근 메타 분석에서이 검사의 진단 정확도는 다음과 같다.

굴곡 − 내전 − 내회전(FADDIR) 검사

- 128명의 환자(MRA 참고)가 포함된 4개의 연구에서 임상적 통계 분석 **SN 94(88−97)**, SP 8(2−20), +LR 1.02, **−LR 0.48** 표준).[130]
- 157명의 환자를 대상으로 진행한 2건의 연구에서 관절염 된 **SN 99(95−100)**, SP 7(0−34), +LR 1.06, **−LR 0.15** 표준).[130]

굴곡 − 내회전 검사

- 임상적 통계 분석: 42명의 환자를 대상으로 한 3개의 연구에서 **SN 96(82−100)**, SP 17(12−54), +LR 1.12, **−LR 0.27**.[130]

또한 모든 관절과 마찬가지로 관절 운동 평가는 고관절의 잠재적인 통증 원인을 확인하는데 도움이 된다. 통증이 없는 능동 및 수동 관절가동범위(ROM) 검사를 사용하면 치료사가 고관절을 배제하여 환자의 고관절 통증에 잠재적으로 기여할 수 있다.

형광투시기법으로 소개된 고관절 내 주사를 이용

중요한 임상적 핵심

요추, 골반 및 고관절 복합부위에서 나타나는 통증에 대한 감별진단은 여러 변수에 의해 복잡해질 수 있다:

- 심각한 병리학적 문제가 없는 다수의 환자에서 위험신호가 적어도 하나 존재한다.
- 이 부위 중 하나에서 발생된 통증의 집중으로 인해 다른 영역에서 증상을 나타낼 수 있다.
- 이 영역들 간의 상호 의존적인 생체 역학 관계가 있다.

하여 고관절염과 요추관절염이 동반된 환자에서 통증의 원인을 확인하기 위해 사용된다. 이 기술은 다음과 같이 입증되었다: SN 100, SP 81, +LR 11.1, −LR 0.[132]

민감도 검사: 요추

(Sensitive Tests: Lumbar Spine)

요추의 특정 병리를 배제하는 것은 복잡할 수 있다. 통증을 발생시키는 관절이 이전에 설명된 것처럼 배제되면 치료사는 잠재적인 진단을 폭을 줄이기 위해 척추의 SN 검사를 실시해야 한다. 특수검사를 이용하면 도움이 될 수 있다(또한 다른 모든 구성 요소를 포함한 검사 접근법을 이용할 수도 있다). 이 검사들의 병리학과에 대한 상관관계와 함께 여기에 제시된다. 또한, 조사된 병리학에 비하여 이들 검사의 진단 정확도가 제시된다. 신경병근증이나 추간판과 관련된 병리를 배제하는 것은 반복된 움직임을 환자에 적용하여 통증 양상이 중심화 또는 말초화 반응 검사, 그리고 하지직거상검사를 통해 도움을 받을 수 있다. 후관절기능부전을 배제하기 위해 치료사는 앉은 자세에서 신전-회전 검사를 통합하여 분석해야 한다.
이러한 각 검사의 진단 정확도는 다음과 같다.
다음 섹션을 참고한다.

신경근병증 또는 추간판과 관련된 병리

(Radiculopathy or Discogenic-Related Pathology)

중심화와 말초화 5−20reps

- **SN 92(NR)**, SP 64(NR), +LR 2.6, **−LR 0.12**, QUADAS 12[133]
- SN 40(28−54), **SP 94(73−99)**, **+LR 6.7**, −LR 0.64 QUADAS 13[134]

특수검사 (Special Tests)

하지직거상검사

- **SN 97(NR)**, SP 57(NR), +LR 2.2, **−LR 0.05**, QUADAS 1021
- 임상적 통계 분석: **SN 92(87−95)**, SP 28(18−40), +LR 2.9, **−LR 0.29**;[135] **SN 91(82−94)**, SP 26(16− 38), +LR 2.7, **−LR 0.35**[136]

스럼프 검사

- **SN 83(NR)**, SP 55(NR), +LR 1.8, **−LR 0.32**, QUADAS 11[137]
- SN 84(NR), SP 83(NR), +LR 4.9, −LR 0.19, QUADAS 7[138]

후관절기능부전 (Facet Joint Dysfunction)

앉은 자세에서 신전-회전 검사를 통해 배제

앉은 자세에서 신전-회전

- **SN 100(NR)**, SP 22(NR), +LR 1.3, **−LR 0.0**, QUADAS 11139
- **SN 100(NR)**, SP 12(NR), +LR 1.1, **−LR 0.0**, QUADAS 1020

또한 어떤 관절과 마찬가지로 과도한 압력의 유무에 따른 능동관절운동(AROM)에 대한 검사에 대한 결과가 필요하다. 요추의 문제를 완전히 배제하기 위해서는 완전 능동관절가동범위(AROM)(통증이 없는 경우 과압을 가함)이 있어야 한다. 이에 대한 자세한 내용은 다음 절에서 설명한다.

움직임 검사 MOTION TESTS

동작에 대한 평가는 정형외과 환자의 검사에서 매우 중요한 부분이다. 움직임 검사를 통해 수축성과 비수축성 조직을 감별하는 데 사용할 수 있다(8장과 9장 참고). 관절의 끝느낌, 관절낭 패턴의 잠재력 및 정상적인 관절가동범위(표 19.4)의 평가는 치료사에게 평가를 받는 정형외과 환자에 대한 잠재적 손상의 부위를 확인하게 해 준다. 능동관절가동범위, 수동관절가동범위 및 관절의 움직임 평가는 관절기능부전의 유무뿐만 아니라 기능 장애가 있는 운동의 정확한
양상을 결정하는 데 필요하다.

수동 및 능동 관절가동범위
(Passive and Active ROMs)

능동관절가동범위는 모든 면에서 평가되어야 한다. 능동관절가동범위는 완전하고 통증이 없으면 반응을 평가하기 위해 관절가동범위의 움직임 중 과압을 가할 수 있다. 움직임의 반복, 방향성 선호도, 증상의 중심화 또는 말초화, 증상의 가능성에 대한 환자의 반응을 평가하기 위해 통증이 특정 동작으로 재현되는 경우 반복된 관절가동범위운동을 사용할 수 있다. 또한, 치료사 요추 및 흉추 만곡의 변화, 움직임 중 편위의 존재, 일반적인 상황에서 통증의 발현, 통증의 위치 및 모든 보상 운동을 평가해야 한다.

과도한 체간의 능동움직임을 가진 환자는 특히 척추의 불안정성을 의심해야 한다. 이것은 바이톤(Beighton)의 일반화된 인대의 이완 척도에서 높은 점수를 얻은 경우에 해당된다.[41–43,45,46]

요추 굴곡 및 신전에 대한 방사선 측정과 경사계 측정을 비교한 연구에서 높은 상관관계(r = 0.93)가 있다.[143] 따라서 다음과 같은 방법(각도기 또는 경사계 사용 여부)이 신뢰할 수 있는 방법이다. 테이프 측정을 사용하는 것과 같은 다른 방법도 설명되어 있다. 척추에서의 운동 범위 검사는 이용 가능한 운동 범위뿐만 아니라 척추의 해당 부분이 통증의 발생원인 부위라는 가능성을 결정하는 데 활용할 수 있다. 환자의 능동관절가동범위를 확인한 후 치료사는 과압과 수동관절가동범위를 통해 능동관절가동범위를 평가하여 이러한 움직임과 일치하는 통증이 있는지 확인할 수 있다.

표 19.4 요추 관절학

관절	잠김 위치	휴식 자세	관절낭 패턴	관절가동범위	끝느낌
추간 관절	활액 관절이 아님.		요추의 캡슐 형태는 굴곡과 신전의 제한에 따른 측면 굴곡의 현저한 제한이다.	굴곡: 60° 신전: 25° 오른쪽 측방 굴곡: 25° 왼쪽 측방굴곡: 25° 회전: 흉추 및 요추 30°	측방굴곡 및 회전과 신전 및 굴곡을 위한 구조
후관절	최대범위 신전	굴곡과 신전 중간 정도			

요추 굴곡과 신전 (LUMBAR FLEXION AND EXTENSION)

환자 자세 어깨 넓이로 발을 벌리고 양발로 서고, 팔을 편안하게 한다.

치료사 자세 환자의 양측에 직접 서 있음.

각도계 정렬 각도계는 대전자의 외측 측면에 위치하고, 근위부 팔이 몸통의 횡방향 정중선과 정렬되고, 원위부 팔이 대퇴부의 측면 중앙선과 일렬로 정렬한다.

움직임 환자는 체간을 굴곡하고(무릎을 똑바로 유지하면서) 최대한 앞으로 굴곡한다. 통증이 없으면 치료사는 최종 운동 범위에서 과압을 적용할 수 있다. 요추 신전: 환자는 요추를 전방에서(무릎을 똑바로 유지하면서) 후방으로 갈 수 있는 만큼 최대한 후방으로 신전한다. 통증이 없으면 치료사는 최종 운동 범위에서 과압을 적용할 수 있다. 치료사는 또한 증상의 변화(특히 중심화 및 말초화 또는 환자의 방향성 선호도)를 평가할 수 있다. 이러한 움직임은 원하는 방향으로 환자를 수동적으로 움직여 치료사가 수동적인 평가를 진행할 수 있다.

평가 치료사는 관절가동범위의 양, 끝느낌, 운동의 질, 환자의 반응, 능동관절가동범위와 수동관절가동범위의 잠재적 차이 등을 평가한다. 환자의 일치된 통증의 재현은 요추의 잠재적 통증 원인을 확인할 수 있는 함축적인(+) 반응이다. 능동관절가동범위에서 과압으로 통증이 없어지면 요추를 잠재적 통증 원인으로써 배제하는 데 도움이 된다.

주의 능동관절가동범위는 환자의 이동 의지를 확인하기 위해 수동관절가동범위와 과압을 주는 평가에 앞서 수행되어야 한다.

요추 회전(LUMBAR ROTATION)

환자 자세 테이블에 앉아서 다리는 테이블 끝에 자리하고 팔은 가슴을 가로 질러 안아준다.

치료사 자세 평가할 측면의 환자의 측면에 직접 위치한다.

각도계 정렬 지점은 환자의 두뇌 측면의 중앙에 있다. 머리에서, 근위의 팔은 각면의 ASIS 사이의 가상의 선과 평행을 이룬다. 그리고 원위의 팔은 2개의 견봉(acromion) 가시 사이의 가상의 선과 정렬된다.

움직임 환자는 체간(허리에서)을 가능한 먼쪽 측면으로 회전시킨다. 통증이 없으면 치료사는 최종 운동 범위에서 과압을 적용할 수 있다. 치료사는 또한 증상의 변화(특히 중앙 집중화 및 주변화 또는 환자의 방향성 선호도)를 평가할 수 있다. 이러한 움직임은 또한 원하는 방향으로 환자를 수동적으로 움직여 치료사에게 수동적으로 평가할 수 있다.

평가 치료사는 관절가동범위의 양, 끝느낌, 운동의 질, 환자의 반응, AROM과 PROM의 잠재적 차이 등을 평가한다. 환자의 일치성 통증의 재현은 요추를 잠재적 통증 생성기로 함축하는 (+) 반응이다. AROM과 과압으로 통증이 없어지면 요추를 잠재적 통증 생성원으로 제거하는 데 도움이 된다.

참고 환자의 이동 의지를 결정하기 위해 PROM 또는 과압에 앞서 능동적인 운동 범위를 수행해야 한다.

요추측방굴곡(LUMBAR SIDE BENDING)

환자 자세 선자세에서 팔은 옆에 편하게 내린다.

치료사 자세 평가할 방향의 환자 옆에 직접 선다.

각도계 정렬 지점은 S1의 극간의 과정을 거치며, 근위부의 팔은 땅에 수직이고, 원위의 팔은 C7의 척추의 뒤쪽과 일치한다.

움직임 환자 쪽에서 몸통을(허리부터) 멀리 갈 수 있는 한 옆쪽으로 구부린다. 통증이 없으면 치료사는 최종 운동 범위에서 과압을 적용할 수 있다. 치료사는 또한 증상의 변화(특히 중앙 집중화 및 주변화 또는 환자의 일부에 대한 방향 설정)를 평가할 수 있다. 이러한 움직임은 또한 원하는 방향으로 환자를 수동적으로 움직여 치료사에게 수동적으로 평가할 수 있다.

평가 치료사는 ROM의 양, 끝느낌, 운동의 질, 환자의 반응, AROM과 PROM의 잠재적 차이 등을 평가한다. 환자의 일치성 통증의 재현은 요추를 잠재적 통증 생성기로 함축하는 (+) 반응이다. AROM과 과압으로 통증이 없어지면 요추를 잠재적 통증 생성원으로 제거하는 데 도움이 된다.

참고 능동 ROM은 환자의 이동 의지를 결정하기 위해 PROM 또는 과압 전에 수행되어야 한다.

경추와 요추에서, 결합된 동작을 수행하는 것이 특히 유익할 수 있다(그림 19.12). 이들은 종종 사분면 위치라고 한다. 따라서 단일 평면 운동이 환자의 통증을 재생산하는데 있어 눈에 띄지 않는 경우 치료사는 이러한 결합된 동작을 구현하여 척추의 이러한 영역을 추가로 검사하고자 수행할 수 있다. 후방 사분면은 신전, 측부 굴곡 및 회전의 운동을 포함하며, 전방 사분면은 굴곡 운동, 측면 굴곡 운동, 회전 운동이 결합된 운동이다. 또한, 환자의 스쿼트 수행 능력에 대한 평가와 결합된 이 측정방법은 치료사에게 환자의 기능적 상태, 과민 반응의 정도, 이동의 불투명도 등을 큰 그림으로 평가해 준다.

수동 부수적 움직임
(Passive Accessories)

수동 액세서리 운동 평가는 필수적이다. 검사되는 관절에서 관절 재생 장애의 가능성을 결정한다. 다음 섹션에서는 요추에 상대적인 PPIVM 및 PAIVM 동작 평가의 개별 구성 요소 평가에 대해 자세히 설명한다.

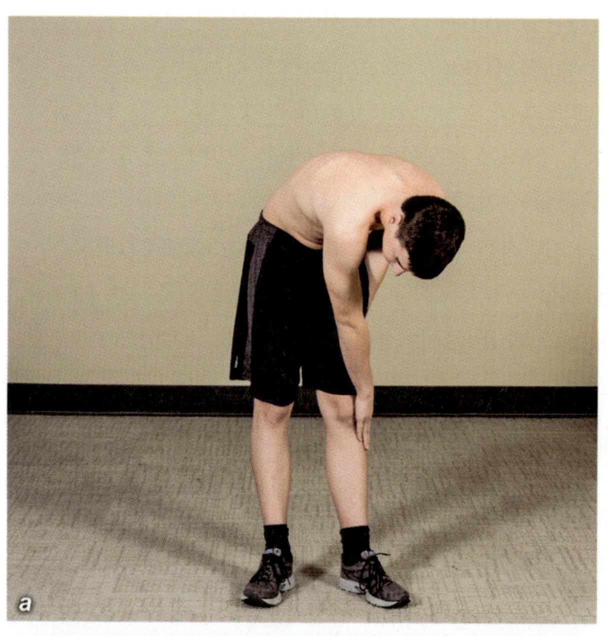

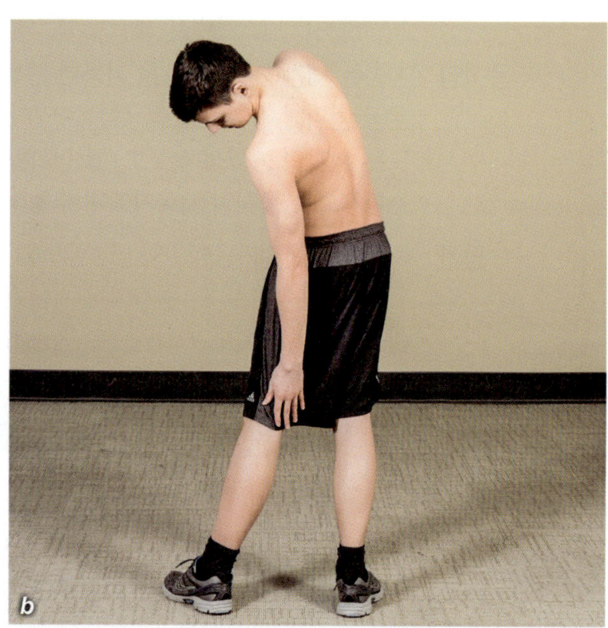

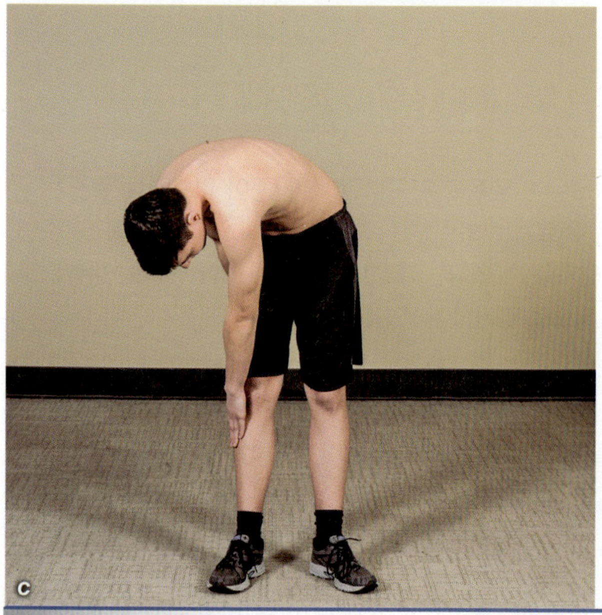

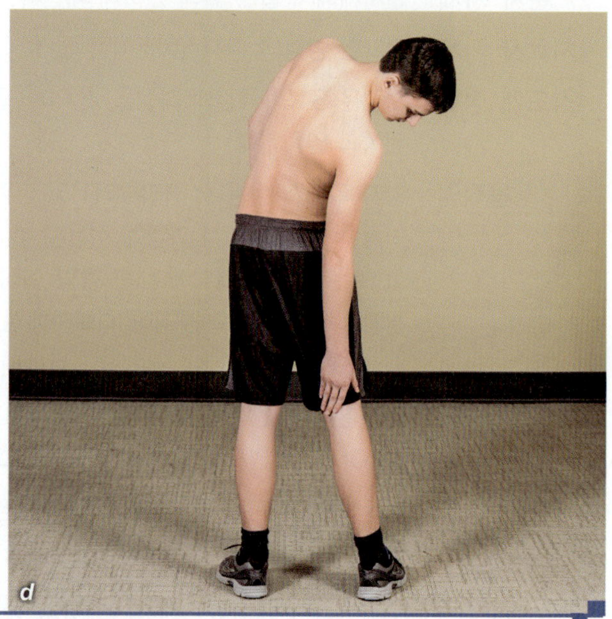

그림 19.12 체간의 복합능동운동 평가 : (a) 굴곡, 왼쪽 측방 굴곡과 회전 (b) 신전, 왼쪽 측방굴곡과 회전 (c) 굴곡, 오른쪽 측방굴곡과 회전 (d) 신전, 오른쪽 측방굴곡과 회전

수동 역학적 척추간 움직임

굴곡과 신전(FLEXION AND EXTENSION)

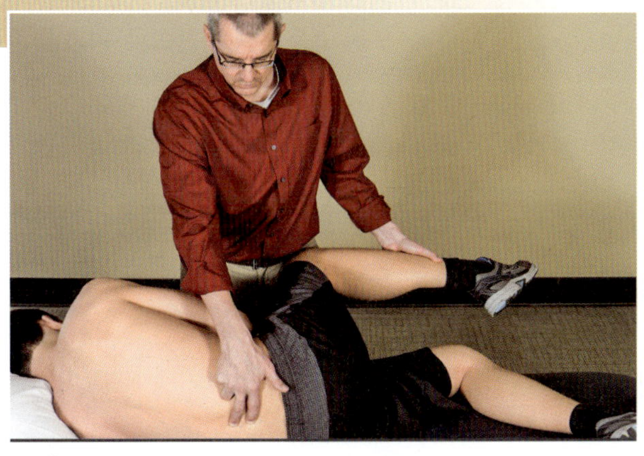

그림 19.13

환자 자세 누워 있음.

치료사 자세 환자 바로 옆에 요추의 수준에 서 있다.

움직임 치료사는 한 손가락으로 목표의 분절에 인접한 극돌기 사이의 중간 부분을 촉진하면서 요추를 중립에서 굴곡 또는 신전으로 환자의 최대범위까지 움직인다(오른쪽 그림 참고). 치료사는 L5-S1 레벨에서 시작하여 각 분절에서 움직임이 감지되면 다음 분절로 이동한다. 굴곡을 위해, 치료사는 각각을 평가할 때 환자의 고관절 굴곡으로 더 이동시킬 것이다. 신전을 평가할 때, 치료사는 각 레벨을 평가할 때 환자의 고관절 신전을 더 시킬 것이다.

평가 PPIVMs는 5점 척도로 평가되며, 0점과 1점은 저운동성을 나타내고 정상은 2점에, 3점과 4점은 과운동성을 나타낸다. 진단 반응은 알려지지 않았으나, 통증 반응을 이용할 수도 있다.[45]

통계학

굴곡 PPIVMS

- 재발성 또는 만성 LBP(평균 연령 40±11.2세, NR 성별 138명)에 대한 SN 5(1–22), **SP 99(97–100)**, **+LR 8.7**, –LR 0.96, QUADAS 11 평균 증상 지속 기간 8.3±8세), 굴곡 – 신전 방사선 사진을 참고 표준으로 사용(방사선 불안정성 진단).[45]
- 재발성 또는 만성 LBP(평균 나이 40±11.2세, NR 성별 138명)에 대한 SN 5(1–36), **SP 99(97–100)**, **+LR 4.1**, –LR 0.96, QUADAS 11, 증상의 지속 기간 8.3±8세), 굴곡–신전 방사선 사진을 참고 표준으로 사용(회전 방사선 촬영 불안정성 진단).[45]

신전 PPIVMS

- SN 16(6–38), **SP 98(94 –99)**, **+LR 7.1**, 굴곡 – 확장 방사선 사진을 참고 표준으로 사용하여 재발성 또는 만성 LBP(평균 연령 40±11.2세, 성별 NR, 평균 지속 시간 8.3±8세)를 가진 138명의 연속 환자를 대상으로 한 연구에서 –LR 0.86, QUADAS 11 번역 방사선학적 불안정성을 진단하기 위해).[45]
- 재발성 또는 만성 요통(평균 연령 40±11.2세, 138세 이상 연속 환자)의 SN 22(6–55), **SP 97(94–99)**, **+LR 8.4**, –LR 0.80, QUADAS 11 보고 기간: 평균 8.3±8년), 굴곡 – 신전 방사선 사진을 참고 표준으로 사용(회전 방사선 불안정성 진단).[45]

측방 굴곡(SIDE BENDING)

환자 자세 옆으로 누움

치료사 자세 요추의 수준에서 환자 앞에 직접 서 있다.

움직임 치료사는 환자의 양 무릎을 엉덩이 앞쪽에 놓고 한 손가락으로 목표를 움직인다. 분절의 인접한 가시 돌기 사이의 중간 공간을 촉진하면서 요추를 중립에서 측면 굴곡으로 환자의 다리를 위로 움직이면서 척추부를 움직여 준다. (상부 측면 굴곡)(그림과 같이 우측 굴곡) 또는 바닥쪽으로 내려감(하단 굴곡). 치료사는 L5-S1 레벨에서 시작하여 각 레벨에서 움직임이 감지되면 다음

분절로 순차적으로 이동한다.

평가 측방 굴곡 PPIVM은 저운동성, 정상 또는 과운동성 등급으로 평가할 수 있다. 평가는 관절 움직임, 환자 반응 및 끝느낌을 통해 수행된다. 일치성 통증의 재현은 기능 부전을 시사한다. 일치하는 통증이 또한 재현된다면, 관절 운동성이 손상되었거나 끝느낌이 기능장애를 추측할 수 있다.

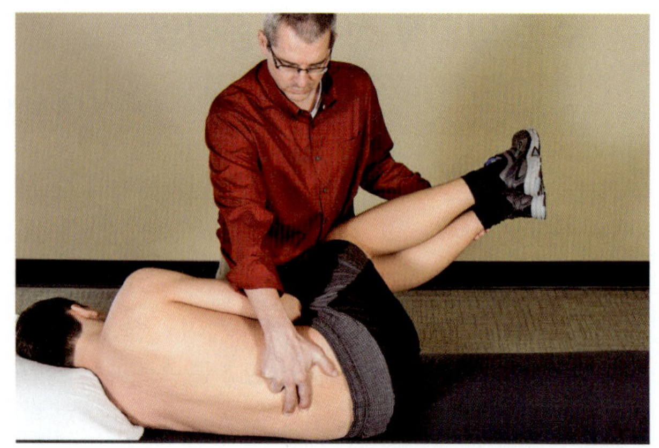

그림 19.14

후방에서 전방으로 척추간 수동부수운동 검사

후방에서 전방으로 관절활주 검사(POSTERIOR TO ANTERIOR GLIDES)

이것은 손상된 분절을 감별하는 데 유용하다.

환자 자세 엎드려 누운 자세, 양팔과 다리는 이완한다.

치료사 자세 환자위로 직접 선다.

힘의 움직임과 방향 치료사는 평가할 척추골을 직접 끌어올린다. 치료사는 주관절을 펴고, 접촉하는 부분을 들어 올린다. 치료사는 관절의 이동성을 평가하기 위해 양측 또는 중앙 후부 – 전후방(PA)방향의 활주를 끝 범위까지 수행할 때 연부조직은 이완이 된다. 치료사는 요추 및 흉추의 각 수준을 평가한다. 또한 일측성 평가는 앞에서 상세히 설명한 것처럼 양측의 동측 관절면 및 전체 요추 및 하부 흉추에 대한 접촉으로 구현된다.

평가 평가는 관절 놀이(joint play)/수동부수운동(아래의 대부분의 연구에서 저운동성, 정상적인 운동성, 또는 과운동성), 환자 반응과 끝느낌에 대해 수행된다. 일치성 통증의 재현은 기능 부전을 시사한다. 일치하는 통증이 또한 재현된다면, 관절 운동성이 손상되었거나 끝느낌(end-feel)은 기능장애를 추측할 수 있다.

- 요통이 있는 49명의 환자(33.9±10.9세, 여성은 42%)의 SN 43(27-61), **SP 95(77-91)**, **+LR 8.6**, −LR 0.6, QUADAS 12. 증상의 지속기간의 중앙값은 27일; 굴곡-신전 방사선 사진을 참고하여 표준으로 사용(방사선학적 불안정성의 진단을 위한 저운동성 확인)[43]
- 요통(33.9±10.9세, 49% 여성 42%)의 49명의 환자에 대한 연구에서 SN 46(30-64), SP 81(60-92), +LR 2.4, −LR 0.7, QUADAS 12. 증상의 중간 기간은 27일); 굴곡-신전 방사선 사진을 참고하여 표준으로 사용(방사선 내성의 진단을 위한 과운동성의 확인)[43]
- SN 82(64-92), **SP 81(60-92**, **+LR 4.3**, −LR 0.22(적어도 하나의 변수 [저운동성 및 요추부의 부족 굴곡 관절가동범위의 부족 ROM > 53°] 존재); SN 29(13-46), SP 98(91-100), +LR 12.8, −LR 0.72(두 변수 모두 존재).[43]
- 재발 또는 만성 요통(평균 연령 40±11.2세, 성별 NR, 평균 지속 기간 8.3±8년), 138명의 연속 환자에 대한 연구에서 SN 33(12-65), SP 88(83-92), +LR 2.8, −LR 0.8, QUADAS 11. 굴곡-신전 방사선 사진을 참고하여 표준으로 사용(방사선학적 불안정성을 진단하기 위한 회전 후방에서 전방(PA)).[45]
- 재발 또는 만성 요통(평균 나이 40±11.2세, NR NR; 평균 기간 8.3±8년), 굴곡-신전

방사선 사진을 참고하여 표준으로 사용(방사선학적 불안정성을 진단하기 위한 과도한 현상 후방에서 전방(PA)).[45]

참고 중앙에서 진행하는 후방에서 전방(PA활주)(CPAs)와 편측에서 진행하는 후방에서 전방(PA)활주(UPAs)를 수행하는 여러 가지 방법이 있다.

영상 19.15 **웹 자료에서 두상골을 이용한 압박, 수부를 이용한 압박, 양손을 이용한 후관절 압박을 보여준다.**

CPAs

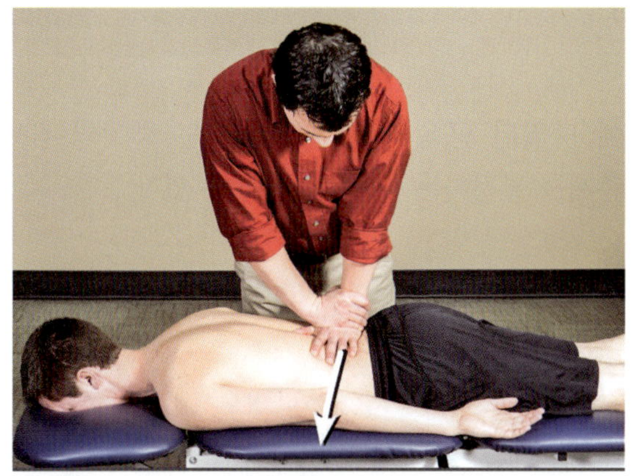

그림 19.15 두상골 압박.

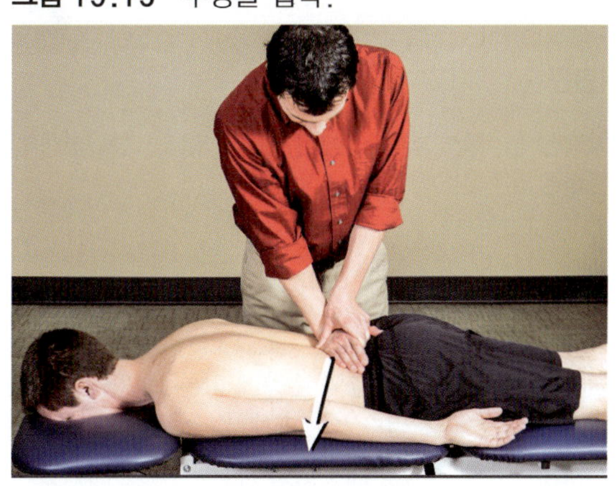

그림 19.16 수부를 이용한 압박.

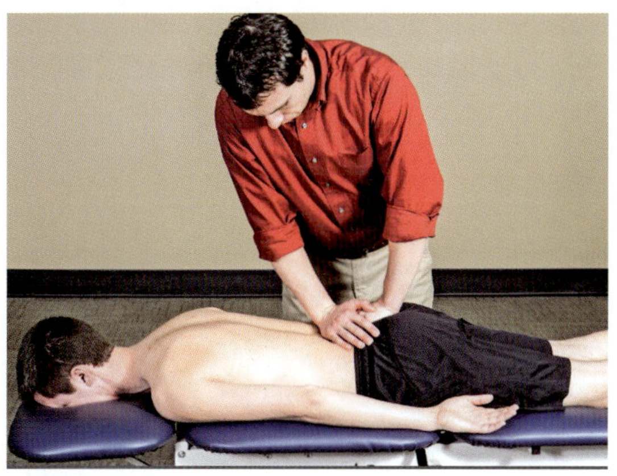

그림 19.17 양측 후관절 압박.

UPAs

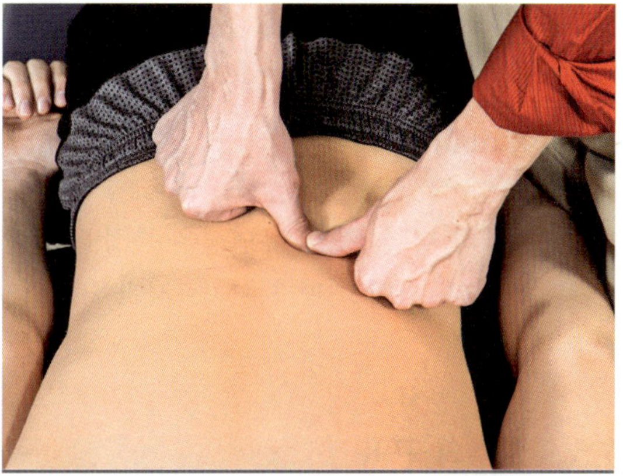

그림 19.18 엄지를 겹쳐 압박.

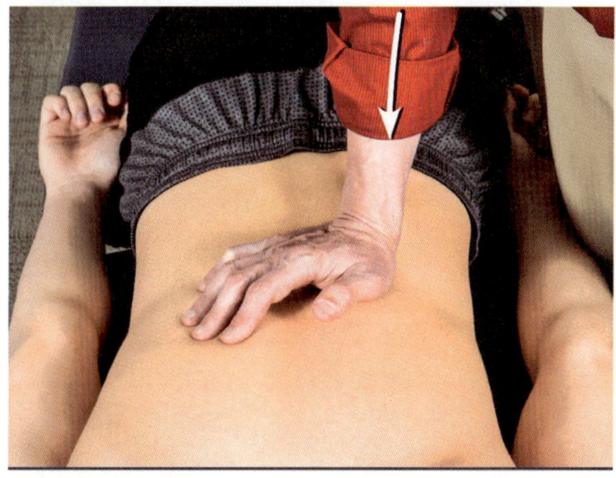

그림 19.19 두상골 압박.

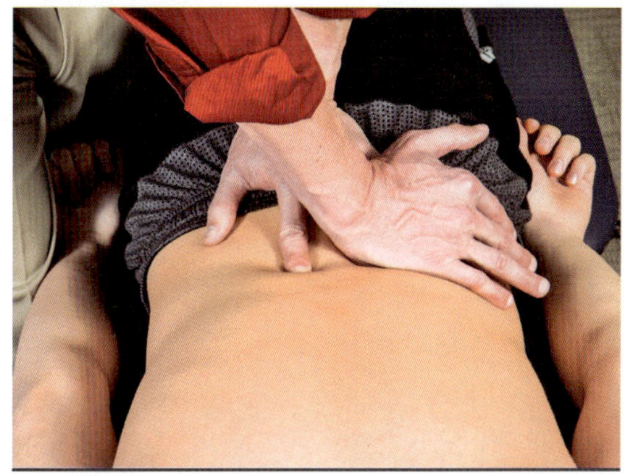

그림 19.20 양측 후관절 압박에 편측 전후방 압박(UPA).

중요한 임상적 핵심

치료사는 각 신체 부위에서 운동 검사의 중요성을 상기시킨다. 예를 들어, 척추에서 동작 검사는 다음과 같은 검사를 통해 높은 진단 능력이나 확진을 진행할 수 있다.

- 증상의 중심화 또는 말초화를 위한 반복적인 동작 검사(SP 94(73-99), +LR 6.7)
- 저운동성(SP 95(77-91), +LR 8.6)의 부족이 있을 때 사지의 불안정성 진단을 위해 전방 후방(PA) 활중
- 최소한 하나의 변수(저운동성 및 요추 굴곡의 ROM > 53인 경우°)가 존재할 때 방사선학적 불안정성의 진단을 위해 전후방(PA)활주를 실시(SP 81(60-92), +LR 4.3)

유연성 (Flexibility)

8장에서 자세히 설명했듯이 유연성은 특정 관절에서 가능한 동작이다. 유연성 평가는 치료사가 표 19.5에 나열된 근육의 연부조직 기능 장애의 잠재적인 존재를 결정하는 데 도움을 줄 수 있다

표 19.5 요추의 근육

근육	기시	정지	움직임	중재
요추 척추기립근				
척추기립근 요장늑근	장골능, 척골	7번째 늑골각	양측성 움직임: 체간의 신전 편측성 움직임: 체간의 외측굴곡	척수신경후지
흉최장근	신전건막의 중간	10번째 늑골의 하부와 흉추의 횡돌기		
요방형근	장골능 중간	12번째 늑골, 하부 요추 횡돌기	척추의 외측 굴곡: 횡경막 수축에 따른 마지막 늑골 고정으로 안정성 제공	1-3번 요신경과 12번 흉신경
광배근	6번째 흉추의 극돌기와 요추와 천골 추공: 장골능의 후방	내측순(소결정의 능)과 상완골의 견절간	상완의 신전, 내전과 내측회전	흉배신경

요추 척추기립근 평가 (LUMBAR ERECTOR SPINAE ASSESSMENT)

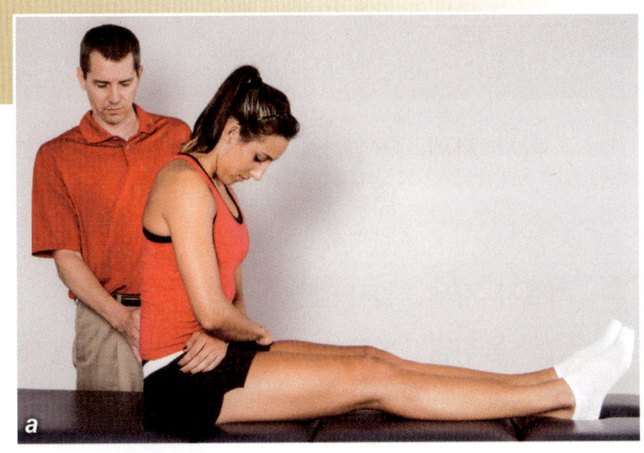

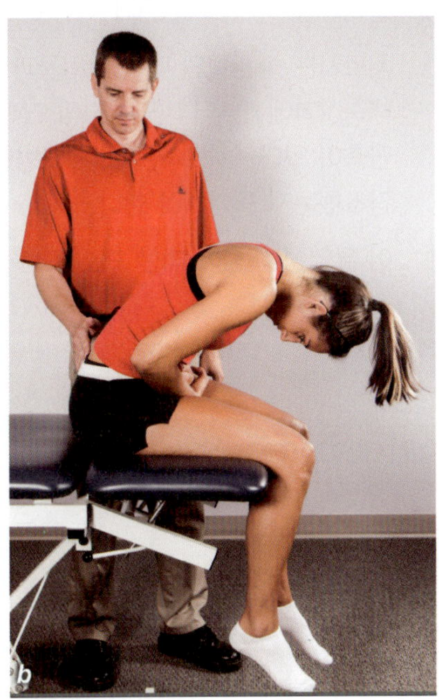

그림 19.21

환자 자세 검사대 위에 무릎을 펴고 앉아서 골반을 최대한 수직으로 유지한다.

치료사 자세 환자의 옆에 위치한다.

움직임 환자는 요추골반부를 전방으로 굴곡하고 무릎방향으로 이마를 움직이도록 한다(a). 평가의 두 번째 부분에서, 치료사는 양측 무릎이 굴곡된 상태에서 환자를 검사대 끝부분에 앉게 한다. 환자는 가능한 한 많이 전방으로 굴곡하게 하고, 골반을 움직이지 않고 이마를 무릎 쪽으로 움직이도록 요구한다(b).

평가 골반의 후방 경사는 슬괵근의 단축을 의미한다. (a) 이 위치에서, 성인은 이마와 무릎 사이에 10cm 이하의 거리를 확보해야 하며, 부드럽고 평평한 곡선을 보여야 한다. 몸통의 전방 굴곡이 두 번째 위치에서 첫 번째 위치보다 크면 대개 골반의 기울기가 증가하고 슬괵근의 단축과 척추기립근의 단축이 발생한다.

통계 이 유연성 측정에 대한 신뢰도 자료는 알려진 바 없다.[144]

요방형근 평가 1
(QUADRATUS LUMBORUM ASSESSMENT I)

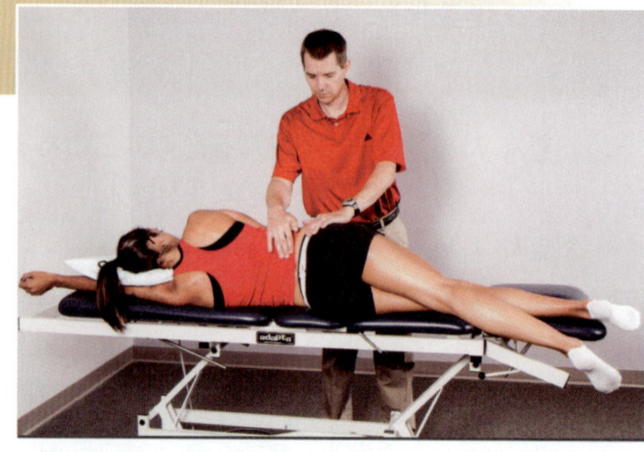

그림 19.22

환자 자세 안정성을 위해 비검사측 다리의 고관절과 슬관절이 약간 구부러진 상태로 아래쪽에 위치하도록 한다.

치료사 자세 환자 정면에 선다.

움직임 치료사는 환자가 테이블의 가장자리를 뒤쪽으로 상부에 위치한 다리를 신전시켜(검사) 다리를 바닥쪽으로 떨어뜨릴 수 있도록 한다.

평가 치료사는 슬관절의 내측 대퇴골과 내측상과에서부터 바닥까지의 거리를 측정하여 반대쪽과 비교해야 한다. ROM이 비대칭이면 단축이 있다. 치료사는 또한 요방형근의 긴장도 증가를 평가하고, 장골능의 아래방향으로 움직임이 감소했는지 평가해야 한다.

통계 이 유연성 측정에 대한 표준 또는 신뢰도 자료는 알려진 바 없다.[145]

요방형근 평가 2
(Quadratus Lumborum Assessment II)

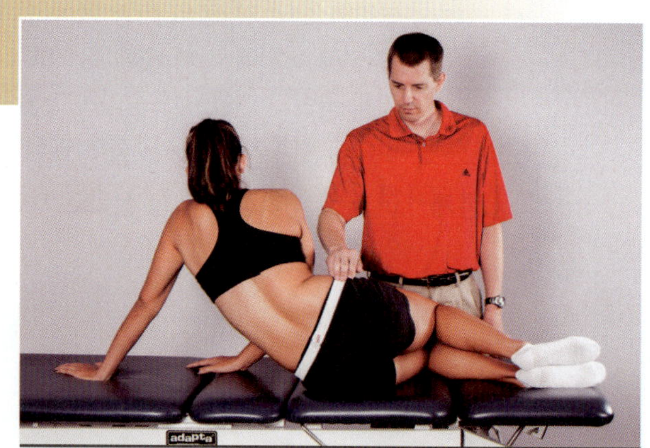

그림 19.23

환자 자세 고관절과 슬관절을 약 45°로 굴곡된 상태에서 옆으로 눕는다.

치료사 자세 환자 뒤에서 모니터링을 한다(사진은 환자 위치를 볼 수 있도록 환자 앞에 치료사 위치).

움직임 치료사는 환자에게 테이블에서 옆으로 뻗어서 골반이 움직이기 시작하는 지점까지 밀어 올려야 한다. 평가 중에 체간 굴곡이나 회전을 피하기 위해 환자를 살펴야 한다.

평가 요추 측면 – 기립자세에서 반대 측방굴곡 하는 동안에 단축은 조금 정확하게 평가할 수 있다. 정상적인 움직임은 양쪽 방향으로 부드럽고 대칭적인 척추의 만곡이 될 것이다. ROM이 비대칭이면 단축이 있다.

통계 이 유연성 측정에 대한 표준 또는 신뢰도 자료는 알려진 바 없다.[144,145]

광배근 평가 (LATISSIMUS DORSI ASSESSMENT)

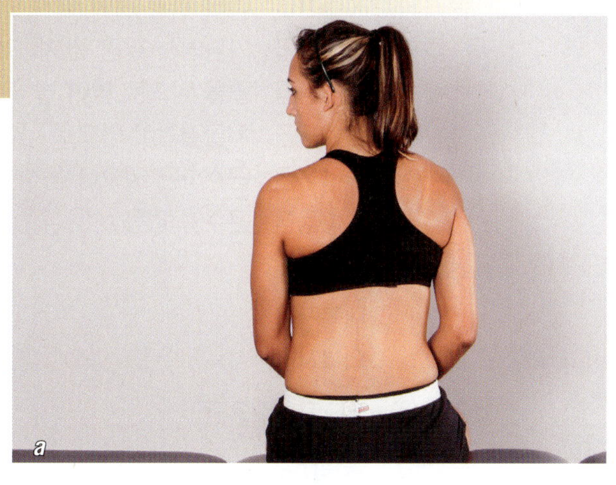

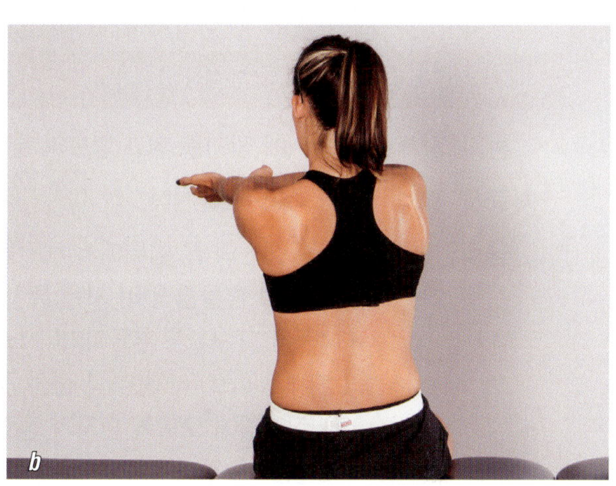

그림 19.24

환자 자세 중립 자세로 앉아서 팔을 옆으로 놓는다.

치료사 자세 치료사는 환자의 뒤에 선다.

움직임 치료사는 체간을 왼쪽으로, 오른쪽으로 회전하도록 환자에게 지시한다(a). 환자들의 흉추 및 요추에 대한 동작의 양과 질을 기록한다. 치료사는 환자에게 상지를 90° 굴곡하도록 지시한 다음 환자의 어깨를 완전히 외회전 되도록 추가하여 양측 상지의 소지구근에 가까워지도록 한다. 치료사는 체간을 왼쪽과 오른쪽으로 회전시키도록 환자에게 지시한다(b). 다시 말하지만, 그들은 흉추와 요추를 통한 동작의 양과 질을 관찰한다.

평가 치료사는 환자의 양방향에서의 상지 동작의 양과 질, 상지의 상승, 외회전 및 내전을 비교한다. 비교는 측면과 측면의 차이뿐만 아니라 측면의 팔과 팔의 상승의 경우도 마찬가지로 비교한다. 이 자세에서 광배근의 긴장이 증가하기 때문에 광배근이 단축될 때 두 번째 자세에서 이 동작은 현저히 줄어든다.

통계 이 유연성 측정에 대한 표준 또는 신뢰도 자료는 알려진 바 없다.[146]

근육 수행능력 검사
MUSCLE PERFORMANCE TESTING

몸통 근육의 구체적인 움직임과 강도 등급은 다음 검사에서 자세히 설명한다. 치료사는 또한 근긴장 약화도 고려해야 한다. 이 평가는 전형적으로 하위 1/4에서 수행하게 된다. 그러므로 이 검사방법에서 주요점은 치료사는 이미 근긴장도 평가를 수행하였으며, 특정 몸통 움직임과 근 약화에 더 중점을 둔다.

체간굴곡 (TRUNK FLEXION)

환자 자세 바로 누운 자세에서, 머리 뒤로 양팔 깍지 낀 상태

치료사 자세 환자 옆에 바로 서서, 발목 바로 위에 안정성을 제공한다.

움직임 및 평가 환자는 테이블에서 견갑골이 떨어질 때까지 몸통을 들어 올려 굴곡한다.

체간 굴곡의 등급
- 5등급: 머리 뒤에 손이 깍지 낀 상태로 ROM에 도달한다.
- 4등급: 가슴에서 팔짱 낀 채 ROM에 도달한다.
- 3등급: 팔을 앞으로 뻗어 발 끝에 닿고, ROM에 도달한다.
- 2등급: 치골결합이 앞으로 나가고 흉곽은 아래로 떨어짐.
- 1등급: 근수축은 있으나 움직임은 없음.
- 0등급: 근수축 없음.

주근육 복직근
내복사근
외복사근

보조근육 대요근, 소요근

주신경 복직근의 신경(흉수 7-12)

체간 신전 (TRUNK EXTENSION)

환자 자세 머리 뒤에 깍지를 끼고 엎드려 누운 상태

치료사 자세 환자 측에 바로 선다.

움직임 및 평가 환자는 신전의 끝 범위에서 체간을 들어 올린다.
- 5등급: 흔들림 없이 자세 유지
- 4등급: 검사 중 흔들리거나 노력의 흔적이 보임. 5 및 4등급의 흉추부 척추 근력은 동일하지만 자세가 다르다. 흉추의 신전 근력을 평가하기 위해 시작 위치는 환자의 젖꼭지 선이 테이블의 가장자리에 오도록 환자가 정렬된다는 점을 제외하고 요추의 시작 자세와 동일하다.
- 3등급: 요추와 흉추에서는 몸통 옆에 팔을 두고 끝 범위까지 ROM에 도달한다.
- 2등급: 테이블 위치에서 몸 전체가 부분적으로 ROM에 나타난다.
- 1등급: 근수축은 있으나 움직임은 없음
- 0등급: 근수축 없음

주근육 흉장늑근, 요장늑근, 흉극근, 다열근, 회전근과 극간근, 요방형근

보조근육 대둔근

주신경 T1-L5

체간 회전 (TRUNK ROTATION)

환자 자세 머리 뒤에 손을 깍지 끼고 바로 누운 자세

치료사 자세 환자 측에 바로 선 자세

움직임 및 평가 환자는 위쪽 체간을 한쪽으로 회전한다.
- 5등급: 회전방향과 반대쪽 견갑골이 테이블에서 떨어진다.
- 4등급: 팔을 가슴 앞에서 팔짱 낀 상태에서 회전방향과 반대쪽 견갑골이 테이블에서 떨어진다.
- 3등급: 팔을 앞으로 뻗어 발가락을 닿으면서 회전 반대 방향의 견갑골이 테이블에서 떨어진다.
- 2등급: 치료사는 흉곽의 하강을 관찰하지만, 환자는 동작은 완료할 수 없다.
- 1등급: 근수축은 있으나, 움직임은 없음

• 0등급: 근수축 없음.

주근육 내복사근(동측), 외복사근(반대측)

주신경 T7-12

골반 상승(ELEVATION OF PELVIS)

환자 자세 고관절 신전상태에서 안정성을 위해 테이블을 잡고 바로 눕거나, 엎드려 누운 자세

치료사 자세 환자의 발 앞에서서 환자를 마주보며 바로 선 자세

평가 치료사는 환자의 발목을 쥐고 다리 방향으로 당기며, 환자는 골반을 올리고 장골을 늑골쪽으로 가져간다.

• 5등급: 최대 저항에 대해 운동 완료한다.
• 4등급: 매우 강한 저항에 대한 운동을 완료한다.
• 3등급: 저항 없이 운동을 완료한다.
• 2등급: 저항 없이 부분적인 움직임을 완료한다.
• 1등급: 근수축은 있으나, 움직임은 없음.
• 0등급: 근수축 없음.

주근육 요방형근
내복사근
외복사근

보조근육 요장늑근

주신경 요방형근 신경(T12-L)

특수 검사 SPECIAL TESTS

제10장(특수 검사)에서 언급했듯이 많은 경우 치료사는 환자가 제시하는 통증의 감별 진단과 관련하여 특수 검사 소견의 수행 및 해석에 많은 의존을 한다. 검사 과정에서 특정 병리학적 문제를 판단(또는 진단을 돕는)하기 위한 특수 검사의 활용이 이루어져야 한다. 또한 치료사는 이 시점 이전에 환자의 표현에 대한 훨씬 더 명확한 생각을 가지고 있기 때문에 환자의 통증 진단과 관련하여 특수 검사 결과에 최소한으로 고려하기를 기대해야 한다.

다른 신체 부위와 마찬가지로 척추에 대한 특별한 검사에는 한계가 있다. 예를 들어, 하지직거상검사(straight leg raise: SLR)에서 중요한 조사를 진행했다. 이 연구의 대부분은 외과적 문제가 있는 집단에서 수행되었으므로 진단 정확도 값은 이러한 유형의 환자에게만 해석할 수 있다. 이 연구에서 SLR은 높은 SN(및 가변 SP)을 보였으나 교차하지직거상검사(cross-legged SLR)는 높은 SP(낮은 SN과 결합)를 보였다. 그러나 이러한 결과는 디스크 추간판의 유병률이 매우 높고(주로 75% 이상), 많은 질병 편향성이 있는 것으로 밝혀졌으며 다른 인구 집단으로 일반화 할 수 없다. 1차로 진료를 받는 환자 및 기타 일반, 선택되지 않은 환자 그룹의 신체 검사의 진단 성능은 이러한 설정의 증거가 부족하기 때문에 여전히 명확하지 않다. 환자 병력과 신체검사의 정보를 포함하여 검사 조합을 평가할 때 더 나은 성과를 얻을 수 있지만, 추가 연구가 필요하다.[135]

특수 검사만이 검사 절차의 일부는 아니다. 예를 들어, 단독으로 사용할 때, 대부분의 신체 요추 검사(척추 측만증, 마비 또는 근육 약화, 근육 소모, 반사 장애 및 감각결핍 등)는 진단 효과가 떨어졌다. 일부 검사(전방 굴곡, 과신전 시험 및 슬럼프 시험)에서 약

간 더 좋았지만 연구 횟수는 적었다. 1차 진료 연구에서, 대부분의 검사는 다른 설정과 비교하여 SP가 높고 SN이 낮았다. 이전에 단독으로 사용했을 때 언급했듯이 현재의 증거는 요추 디스크 탈출을 확인하는 데 사용되는 대부분의 신체검사의 진단 성능이 좋지 않음을 나타낸다.[135]

특수 검사 개요

요추 신경근병증 또는 추간판성 징후

신전의 상실에 따른 중심화와 말초화
중립자세에서의 취약성(Vulnerability)

요추 신경근병증 또는 추간판성 징후와 신경역학적 검사

슬럼프 검사(Slump Test)
하지직거상 검사(Straight Leg Raise Test)
건측 하지직거상 검사(Well-Leg Raise Test(Cross Straight Leg Raise))
튕김 징후(앉은 자세에서 하지직거상 검사)(Flip Sign(Sitting SLR))
대퇴신경긴장 검사(Femoral Nerve Tension Test)
옆으로 누운 자세에서 대퇴신경 긴장 검사(Femoral Nerve Tension in Side Lying Test)

관절돌기간관절과 관련된 통증

신전-회전 검사(Extension-Rotation Test)
후방에서 전방 관절 활주(Posterior-to-Anterior Glides)
수동 역학적 척추간 움직임(Passive Physiological Intervertebral Motion)

요추협착증

2단계 트레드밀 검사(Two-Stage Treadmill Test)
사분면 검사(신전을 중심으로)(Quadrant Test(Extension Biased))

굴곡 기능장애

사분면 검사(굴곡을 중심으로)(Quadrant Test)(Flexion Biased)

척추 전방전위증

한발로 선자세에서 요추 과신전검사(One-Legged Hyperextension(Stork) Test)
켐프 검사(Kemp Test)
갑자기 꺼지는 극돌기 촉진(Palpation for Spinous Process Step-Off)

요추불안정성 신경근병증

수동 요추 신전 검사(Passive Lumbar Extension Test)
불안정성 검사(Instability Catch Sign)

통증 검사(Painful Catch Sign)
불안 검사(Apprehension Sign)
전단 검사(Shear Test)
누운 자세 불안정성 검사(Prone Instability Test)
수동 역학적 척추간 움직임: 신전(Passive Physiological Intervertebral Movements(PPIVMs): Extension)
수동 역학적 척추간 움직임: 굴곡(Passive Physiological Intervertebral Movements(PPIVMs): Flexion)

신경근 조절

능동 고관절 외전 검사(Active Hip Abduction Test)

강직성 척수염

체간 확장 검사(Chest Expansion Test)

요추 무혈증 또는 관련 증상

중심화와 말초화 (CENTRALIZATION AND PERIPHERALIZATION)

영상 19.25 인터넷 지원으로 이 검사의 평가 방법을 볼 수 있다.

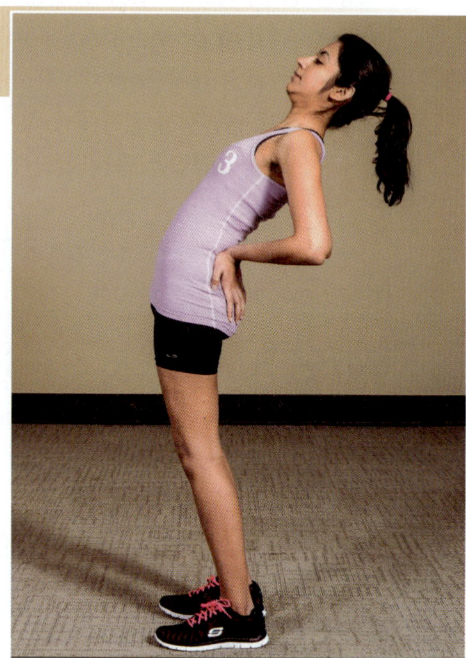

그림 19.25

환자 자세 엉덩이에 양손을 얹고 선다(부하시 평가). 이 검사는 체중부하를 하지 않고 평가를 한다면, 굴곡 시에는 앙와위 자세, 신전 시에는 엎드려 누운 자세를 취한다(그림 19.26 참고).

치료사 자세 환자 옆에서 모니터링한다.

움직임 치료사는 환자에게 끝 범위에 반복적인 요추 운동을 수행하도록 요청한다. 설명한 반복의 범위는 증상의 명확한 중앙 집중화 또는 말초화가 발생할 때까지 5~20회 반복한다. 평가가 필요한 운동은 신전, 굴곡 및 측부 굴곡을 포함한다.

평가 A(+) 검사는 증상이 반복된 동작으로 중앙화되거나 말초화 될 때이다. 이상적으로, 한 동작은 증상을 중앙 집중화하고 반대 동작은 증상을 말초된다.

통계
- 만성 장애를 가진 63명의 환자를 대상으로 한 연구에서 **SN 92(NR)**, SP 64(NR), +LR 2.6, **−LR 0.12**, QUADAS 12, 평균 수명은 39.6±11.1세, 15.3개월), discography를 참고 표준으로 사용함.[133]
- 지속적인 LBP 환자(평균 42.5±11.8세, 44.9%는 여성)를 대상으로 한 107명의 환자에 대한 SN 40(28−54), **SP 94(73−99)**, **+LR 6.7**, −LR 0.63, QUADAS 13 평균 증상 지속 기간 165.2주)을 사용하였다.[134]

신전 상실 (EXTENSION LOSS)

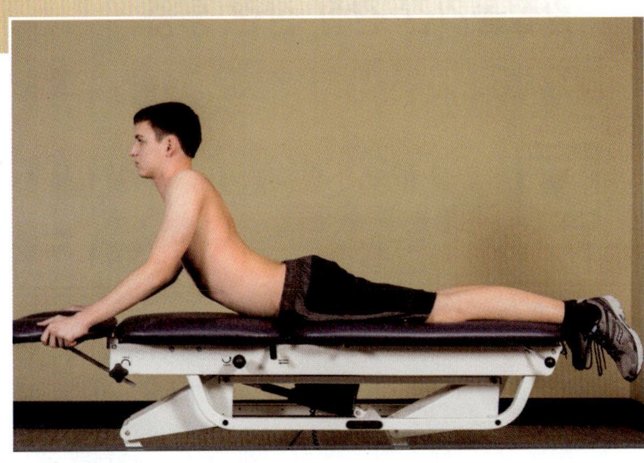
그림 19.26

환자 자세 엎드린 자세에서 양손은 머리 위치에서 테이블을 잡는다.

치료사 자세 환자의 옆에서 모니터링을 한다.

움직임 치료사는 환자에게 골반을 테이블과 접촉 상태로 유지하면서 양쪽 팔꿈치(그리고 요추도 함께)를 밀어 올리는 프레스 업을 수행할 것을 요청한다.

평가 검사(+)는 중등도 또는 신전의 대부분 상실로 표현한다.

통계 두 가지 변수(반복된 움직임을 동반한 증상의 집중화, LBP 에피소드 간의 지속성 통증, 중립 구역에서의 취약성 및 연장 손실)은 다음과 같은 진단 정확성을 나타냈다.

- 장애가 있는 LBP와 심리적 스트레스가 심한 107명의 환자(평균 연령 42.9±11.8세 47.7%는 여성, 평균 증상 지속 기간은 170.1주)에 대한 연구에서 SN 30(21–42), **SP 95(78–99)**, **+LR 6.5**, –LR 0.77, QUADAS 11, 추간판조형술(discography)을 참고 표준으로 사용 하였다.[139]

중립자세에서의 취약성 (VULNERABILITY IN THE NEUTRAL ZONE)

환자 자세 양팔을 옆으로 하고 선다.

치료사 자세 한쪽에서 환자를 모니터링한다.

움직임 환자는 약간의 굴곡, 신전, 측방굴곡을 한다.

평가 검사(+)는 중립 범위에서 증상이 악화된다.

통계

- 만성적으로 장애가 있는 LBP(평균 나이 39.6±11.1세, 여성 22명, 평균 증상 지속 기간)가 있는 63명의 환자에 대한 연구에서 SN 31(NR), SP 82(NR), +LR 1.7, –LR 0.84, QUADAS 12. 15.3개월), 추간판조형술(discography)를 참고 표준으로 사용.[133]
- 연장 손실에 대한 변수로 이전에 나열된 진단 정확도 값 참고.[139]

요추 신경근병증, 추간판성 징후, 신경역학적 검사

이 테스트에 대한 설명과 진단 정확도는 7장을 참고한다.

- 슬럼프 검사
- 하지직거상 검사
- 건측 하지직거상 검사(교차 하지직거상 검사)
- 튕김 징후(앉은 자세에서 하지직거상 검사)
- 대퇴신경긴장 검사
- 옆으로 누운 자세에서 대퇴신경긴장 검사

관절돌기간 관절 관련 통증

신전-회전 검사(EXTENSION-ROTATION TEST)

영상 19.27 인터넷 지원으로 이 검사의 평가 방법을 볼 수 있다.

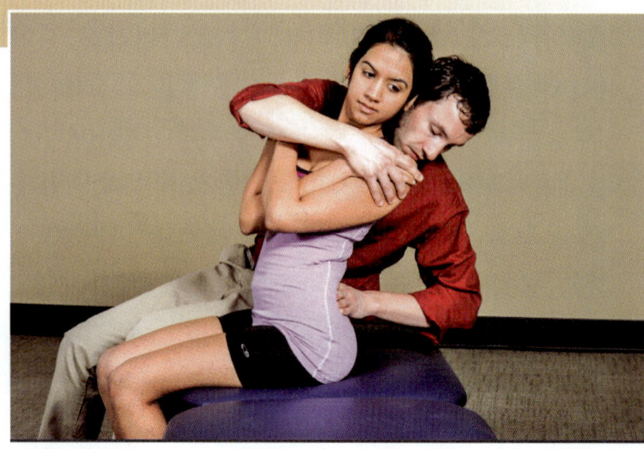

그림 19.27

환자 자세 앉은 자세에서, 양측 원위 다리를 테이블 가장자리에서 떼어내고, 가능하면 발을 바닥에 올려놓는다.

치료사 자세 환자의 측면에 앉아서 무릎을 막는다.

움직임 치료사는 수동으로 환자의 요추부를 최대 신전시키고(끝 범위 신전을 유지하면서) 환자의 체간을 양방향(한 번에 하나씩)의 끝 범위까지 회전시킨다.

평가 검사는 일치하는 통증의 재현이다.

통계
- 장애가 있는 LBP와 심리적 스트레스가 심한 환자 107명(평균 나이 42.9세, 여성 48%, 평균 연령 42.9세, 증상 지속 기간 NR, 그러나 작업 중단 기간은 평균 119주), **SN 100(NR)**, SP 22(NR), +LR 1.3, **−LR 0.0**, QUADAS 11 discography를 참고 표준으로 사용한다.[139]
- 만성 LBP 환자와 요추 수술의 과거력이 없는 167명의 환자를 대상으로 한 연구에서 관절돌기간 관절의 블록(blocks)을 이용하여 **SN 100(NR)**, SP 12(NR), +LR 1.1, **−LR 0.0**, QUADAS 10 참고 표준[20]

후방에서 전방 관절 활주(POSTERIOR-TO-ANTERIOR GLIDES)

이 검사에 대한 자세한 내용은 움직임 검사의 척추간 수동부수운동 검사 관련 내용을 참고하라.

수동 역학적 척추간 움직임(PASSIVE PHYSIOLOGICAL INTERVERTEBRAL MOTION)

이 검사에 대한 자세한 내용은 움직임 검사의 수동 역학적 척추간 움직임(PPIVM) 관련 내용을 참고하라.

요추협착

2단계 트레드밀 검사(TWO-STAGE TREADMILL TEST)

환자 자세 트레드밀 위에 서서, 벨트가 움직일 때까지 대기한다.

치료사 자세 트레드밀 한쪽에서 트레드밀을 올리고, 내린다.

움직임 트레드밀이 매우 천천히 시작되면 치료사는 환자에게 바닥까지의 높이에서 최대 10분 동안 15°의 높이에서 편안한 걷는 속도로 트레드밀을 걷도록 한다. 환자는 각각 한 번씩 수행 후 10분 동안 휴식한다.

평가 환자는 증상이 기준치를 상회했을 때와 검사를 중단할 시기(필요한 경우)에 대해 질문을 받는다. 올라간 트레드밀 수준에 비교하여 걷기 수준에서 증상이 악화된다면, 협착증(+)으로 간주한다. 걷기수준에서 증상의 조기발견, 경사 트레드밀에서 총 보행시간의 증가, 걷기수준 보행 후,

오랫동안 회복시간이 걸린다면, 협착과 관련이 있다.

통계
- 45명의 환자를 대상으로 한 연구에서(SNL 50(38-63), SP 92(78-100), +LR 6.5, -LR 0.54, QUADAS 9), 26명의 협착증 환자 [평균 연령 64.6±8.7], 19명은 비협착성 [평균 연령 49.3±14.4], MRI 또는 CT 스캔을 기준으로 사용하여 증상의 성별과 지속 기간은 NR이다.[31]
- 45명의 환자를 대상으로 한 연구에서(SNL 68(50-86), SP 83(66-100), +LR 4.1, -LR 0.39, QUADAS 9) 8.7], 19명은 비협착성 [평균 연령 49.3±14.4], MRI 또는 CT 스캔을 기준으로 사용하여 증상의 성별과 지속 기간은 NR이다.[31]
- 평온한 걷기 후 필요한 장기간 회복: 45명의 환자를 대상으로 한 연구에서 SN 82(66-98), SP 68(48-89), +LR 2.6, -LR 0.26, QUADAS 9, 26건의 협착증 [평균 연령 64.6±8.7], 19명은 비협착성 [평균 연령 49.3±14.4], 증상의 성별과 지속 기간 NR, MRI 또는 CT 스캔을 기준으로 사용[31]

사분면 검사(신전중심으로) (QUADRANT TEST (EXTENSION BIASED))

환자 자세 선 자세에서 한쪽의 팔을 이완한다.

치료사 자세 환자의 움직임 수행하는 쪽 뒤편에 선다.

움직임 환자는 능동적으로 척추를 펴고, 측방 굴곡하면서 동측쪽으로 움직이고, 동측 다리 아래로 손을 내린다. 치료사는 이러한 움직임으로 환자를 안내하고 적극적인 움직임으로 통증이 보고되지 않으면 과도한 압력을 제공할 수 있다. 환자는 통증이 없으면 최대 3초 동안 자세를 유지한다.

평가 검사(+)는 환자가 허리와 아랫 부분의 통증이나 무감각 또는 따끔거림을 보고한다.

통계 만성 LBP(평균 나이 66.8±12.4세, 증상 지속 기간 > 6개월)를 가진 24명의 남성과 50명의 여성을 대상으로 의사 진단을 참고 표준으로 사용하였다. SN 70(NR), QUADAS 9[25]

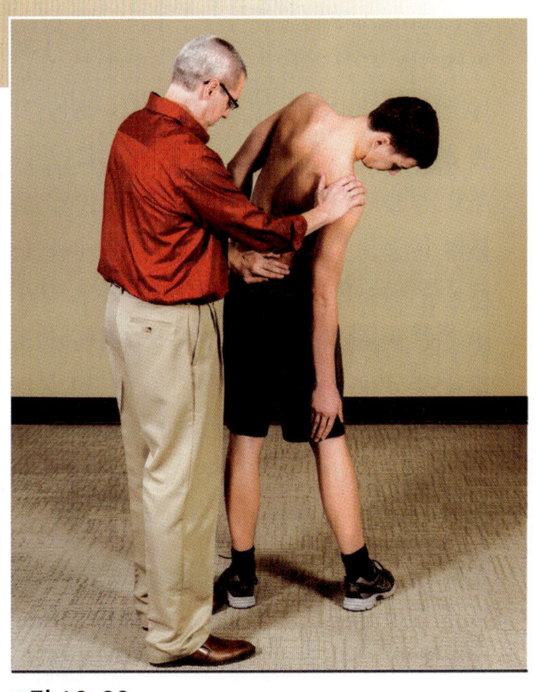

그림 19.28

굴곡 장애

사분면 검사(굴곡을 중심으로) (Quadrant Test (Flexion Biased))

환자 자세 양측 다리에 체중분포를 균등하게 하여 선다.

치료사 자세 환자의 측면에 서서 환자의 반응을 모니터링한다.

움직임 환자는 능동적으로 굴곡, 측방굴곡, 척추를 동측으로 회전시키고, 손을 각 측면의 다리 아래로 내민다.

평가 검사(+)는 일치하는 통증의 재현이다.

통계 NR

한발로 선자세에서 요추 과신전검사 (ONE-LEGGED HYPEREXTENSION (STORK) TEST)

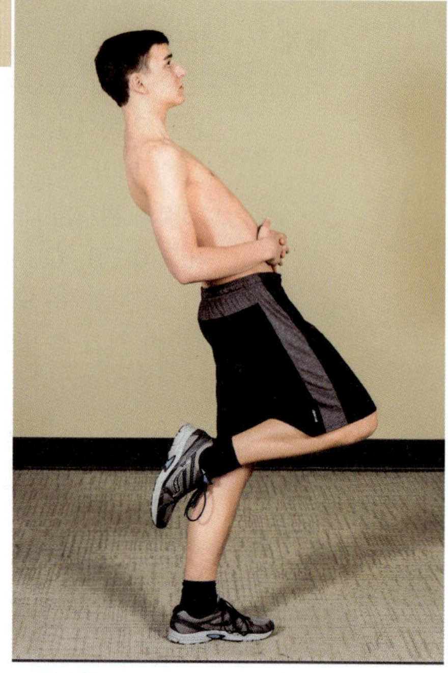
그림 19.29

환자 자세 양쪽 다리로 서서, 복부에 팔을 교차한다.

치료사 자세 옆쪽에 서서 환자를 모니터링한다.

움직임 치료사는 한쪽 다리를 약간 들어 올리고(오른쪽 그림 참고) 체중을 지탱하는 다리에 붙이라고 환자에게 요청한다. 이 위치를 유지하는 동안 환자는 요추를 최대 ROM까지 과신전한다. 일부는 최대 ROM 회전의 사용도 권고를 했다.

평가 일치성 통증의 재현은 (+) 반응이다.

통계 LBP(연령 범위 10–30세, 성별 NR, 증상 지속 기간 < 6개월) 71명의 환자에 대한 연구에서 기준으로 참고방사선학적 검사(SPECT, MRI, CT 포함) SN 50–55(32–71), SP 46–58(18–64), +LR 1.0–1.6, –LR 0.8–1.0, QUADAS 8[148]

켐프 검사(KEMP TEST)

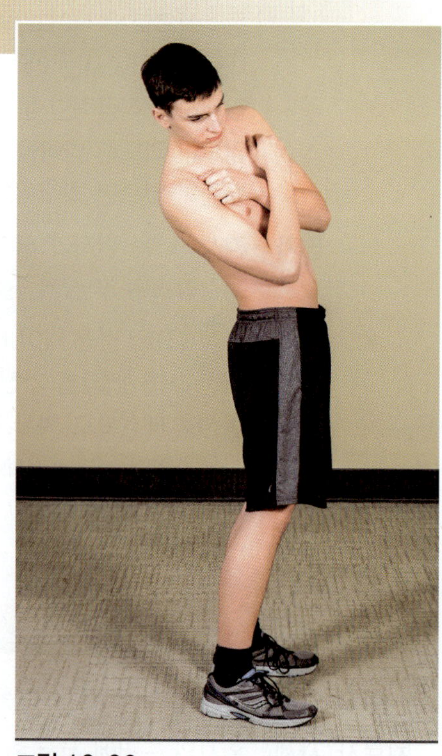
그림 19.30

환자 자세 양쪽 다리로 선 상태에서 팔은 복부나 가슴 앞에서 교차한 자세를 취한다.

치료사 자세 환자의 측면에서 모니터링한다.

움직임 환자는 허리 과신전을 허용하고 요추를 끝 범위에서 관절가동범위까지 회전시킨다(한 번에 한 방향씩).

평가 일치성 통증의 재현은 (+) 반응이다.

통계 지속적인 LBP 환자에 대한 연구에서(56명의 여성, 평균연령 14.1±1.5세, 증상 지속 시간 평균은 보고되지 않음) MRI(참고 표준) 환자의 74%에서 77%까지의 긍정적 발생과 MRI가 없는 환자의 76%의 유병률은 척주전방전위증을 확인한다.[149]

갑자기 꺼지는 극돌기 촉진 (PALPATION FOR SPINOUS PROCESS STEP-OFF)

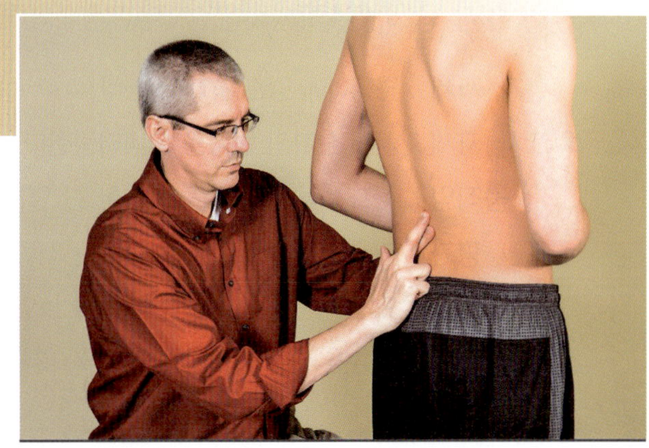

그림 19.31

환자 자세 발을 좌우로 편안하게 안정된 상태에서 선다.

치료사 자세 환자의 뒤쪽에 옆을 향해 앉는다.

움직임 치료사는 환자의 요추의 측면을 보면서 유지한다. 치료사는 미끄러짐 운동 중 척추의 극돌기에 딱딱한 접촉을 하고 유지한다. 요추 부위에서 천골쪽까지 손가락을 밀어 넣는다.

평가 검사(+)는 촉진하는 극돌기 수준 앞쪽에 위나 아래를 촉진한다.

통계 LBP 환자 30명을 대상으로 한 방사선 표준을 기준으로 SN 60(NR), SP 87(NR), +LR 4.6, −LR 0.45, QUADAS 8[150]

요추불안정성 신경병증

수동 요추 신전 검사 (PASSIVE LUMBAR EXTENSION TEST)

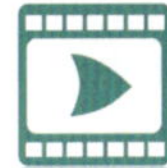

영상 19.32 인터넷 지원으로 이 검사의 평가 방법을 볼 수 있다.

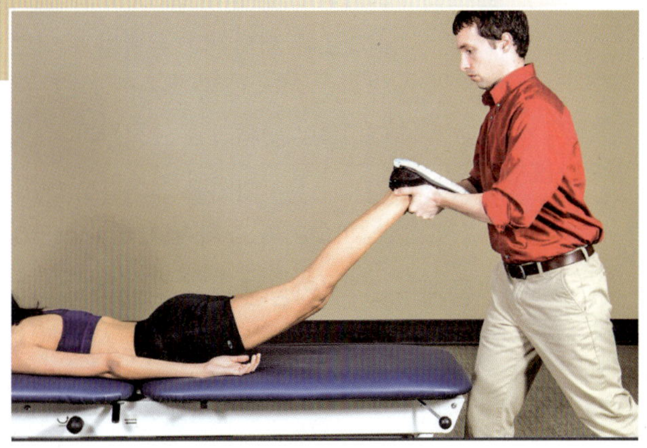

그림 19.32

환자 자세 엎드려 누운 자세에서 양 발끝을 테이블 끝에 위치하고, 양팔은 몸 옆에 이완시켜 준다.

치료사 자세 테이블 끝 부분에서 환자의 다리를 직접 마주 보고 선다.

움직임 치료사는 환자의 양측하지(LE)를 높이와 동시에 들어 올린다. 테이블에서 약 30cm 양측 무릎을 유지하면서 다리를 부드럽게 당긴다.

평가 검사는 환자의 다리가 테이블 위로 돌아왔을 때, 환자는 요통을 포함한 요추부위의 통증을 호소하거나, 허리에 무거운 느낌, 허리가 떨어지는 것처럼 느껴지다가 사라지는 증상이 있을 때(+)반응이다.

통계 요추 불안정성 양성인 38명의 환자(평균 연령 68.3±12.3세, 여성 9명)과 방사선 요법을 사용한 요추불안정성이 음성인 환자(평균 연령 69.1±10.5세, 여성 50명) 84명에 대한 연구에서 SN 84(69–94), SP 90(82–96), +LR 8.8, −LR 0.17, QUADAS 12[46]

불안정성 검사(INSTABILITY CATCH SIGN)

환자 자세 엉덩이에 양손을 대고 선다.

치료사 자세 서서 환자의 반응을 모니터링한다.

움직임 환자는 체간 굴곡을 가능한 한 멀리 수행한 다음 직립 자세로 되돌아 가도록 지시한다.

평가 검사(+)는 완전한 직립 또는 직립 자세로 되돌릴 수 없는 경우이다.

통계 요추 불안정성에 양성 반응을 보인 환자(평균 연령 68.3±12.3세, 여성 9명) 38명과 방사선 표준을 기준으로 하여 요추불안정성에 음성인 환자 84명(평균 연령 69.1±10.5세, 여성 50명)에 대한 연구에서 SN 26(13–43), SP 86(79–94), +LR 1.8, −LR 0.86, QUADAS 12[46]

통증 검사(PAINFUL CATCH SIGN)

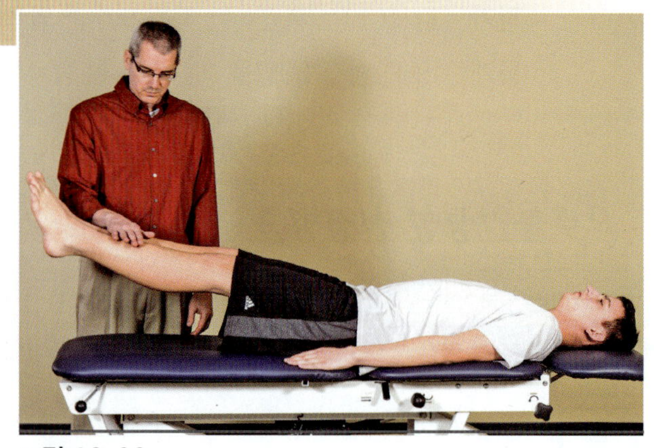

그림 19.33

환자 자세 양측 다리를 신전한 상태로 바로 눕고 양측 팔이 옆쪽으로 이완한다.

치료사 자세 테이블의 측면에서 환자의 다리를 마주 보고 선다.

움직임 환자는 약 30cm 높이로 다리를 들어 올리도록 지시한다(무릎을 똑바로 유지). 이런 다음 환자에게 다리를 테이블로 낮추라고 요청한다.

평가 검사(+)는 다리를 테이블로 내려 놓는 동안 다리가 즉시 떨어지는 경우이다.

통계 요추불안정성 양성인 38명의 환자(평균 연령 68.3±12.3세, 여성 9명)과 방사선 표준을 기준으로 방사선 요법을 사용한 요추불안정성 음성인 환자 84명(평균 연령 69.1±10.5세, 여성 50명)을 대상으로 한 연구에서 SN 37(22–54), SP 73(62–82), +LR 1.4, −LR 0.87, QUADAS 12[46]

불안 검사(APPREHENSION SIGN)

환자에게 그들이 앞뒤로 굴곡을 하거나 옆으로 숙이거나 앉거나 일어서는 등 보통 일을 할 때, 갑작스런 요통 때문에 요추가 무너지는 감각이 있는지 질문을 받았다.

평가 검사(+)는 환자가 이러한 에피소드를 경험했다는 것을 확인한 시점에서 양성이다.

통계 방사선학적 평가를 기준으로 하여 요추불안정성 양성인 환자(평균 연령 68.3±12.3세, 9명의 여성) 38명의 과요추불안정성 음성 환자(평균 연령 69.1±10.5세, 50명의 여성) 38명을 대상으로 한 연구에서 SN 18(8–34), SP 88(79–94), +LR 1.6, −LR 0.93, QUADAS 12[46]

전단 검사(SHEAR TEST)

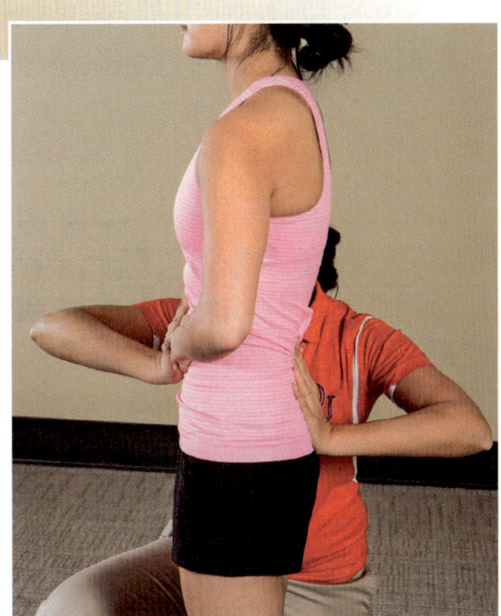
그림 19.34

환자 자세 양측 다리에 체중이 분산하고 기립자세를 유지한다. 하복부에 양손이 교차되게 한다.

치료사 자세 환자 측에 서서. 치료사는 환자의 양손에 한 손을 얹고 다른 손을 요추에 수직으로 놓은 다음 검지손가락으로 검사할 수준을 촉진한다.

안정화 치료사는 요추 위에 수직으로 놓인 손을 사용한다(그림과 같이 치료사의 왼손). 검지가 검사할 극돌기를 촉진하는 동안, 나머지 손은 검사할 극돌기사이 분절의 원위 수준에 자세 안정성을 제공한다. 검사는 요추 각각에서 반복해야 한다.

운동성 치료사는 후방에 제공된 안정화 힘에 대해 전방에서 후방으로의 힘을 제공한다(오른쪽 그림과 같이).

평가 검사에서 증상이 유발되면 양성이다. 그것은 분절간 움직임의 양에 근거하지 않는다.

통계

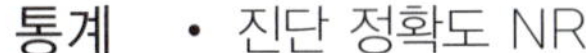
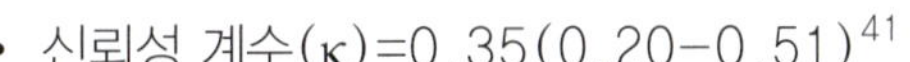

- 진단 정확도 NR
- 신뢰성 계수(κ)=0.35(0.20-0.51)[41]

누운 자세 불안정성 검사 (PRONE INSTABILITY TEST)

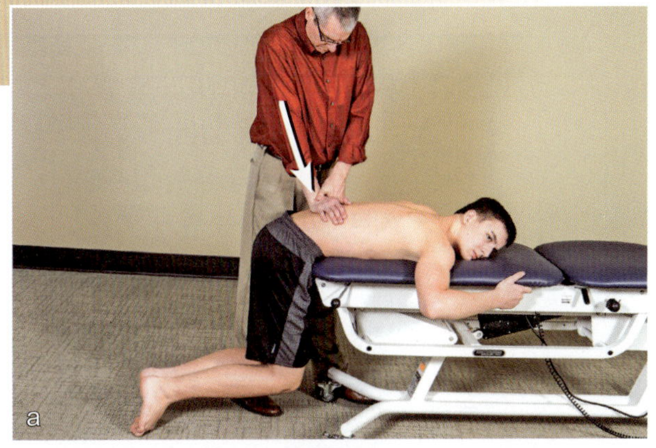

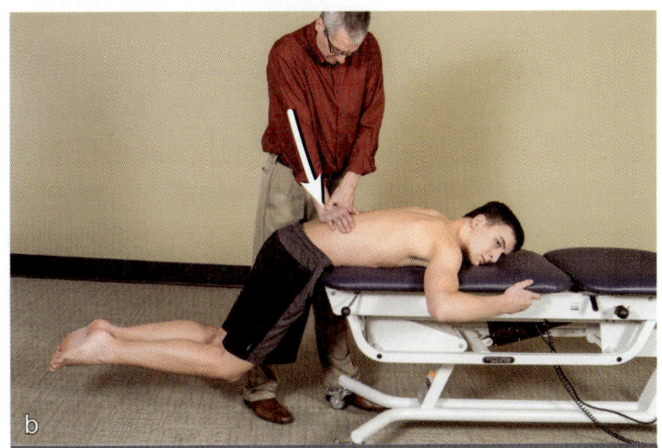

그림 19.35

환자 자세 테이블의 가장자리에서 다리를 내딛고 바닥에 양발을 두어 그림과 같이 테이블의 측면을 잡는다.

치료사 자세 환자 측에 선다. 치료사는 손목의 소지구(hypothenar) 부위를 요추 척추의 특정 수준의 척추 극돌기 부위에 위치시킨다.

운동성 치료사는 척추의 각각의 각 단계에서 후방에서 전방 추간(IV) 활주 검사(PA glide)를 제공하고 환자 증상의 재생산을 평가한다(a). 그러면 환자는 양쪽 다리를 바닥에서 들어 올린다(b). 고통스러운 것으로 판명된 모든 분절에 대해 전후방 IV 검사가 다시 적용한다.

평가 검사(+)에서 통증이 검사의 첫 번째 부분(다리에 다리) 동안 유발되지만 바닥에서 다리를 반복하여 검사할 때 사라질 때 발생한다.

통계

- 굴곡-신전 방사선 사진을 기준으로 사용하여 불안정성이 의심되는 49명의 환자(평균 연령 39.2±11.3세, 여성 57%, 증상 지속 기간 78일)에 대한 연구에서 SN 61(NR), SP 57(NR), +LR 1.4, -LR 0.69, QUADAS 12[43]
- 신뢰성 계수(κ) = 0.87(0.80-0.94),[41] (κ) = 0.69[43]

수동 역학적 척추간 움직임: 신전 (PASSIVE PHYSIOLOGICAL INTERVERTEBRAL MOVEMENTS (PPIVMS): EXTENSION)

이 검사에 대한 자세한 내용은 동작 검사(Motion Tests)의 수동 생리학적 추간 움직임(Passive Physiological Intervertebral Motion, PPIVM) 섹션을 참고하라.

수동 역학적 척추간 움직임: 굴곡 (PASSIVE PHYSIOLOGICAL INTERVERTEBRAL MOVEMENTS (PPIVMS): FLEXION)

이 검사에 대한 자세한 내용은 동작 검사(Motion Tests)의 수동 생리학적 추간 움직임(Passive Physiological Intervertebral Motion, PPIVM) 섹션을 참고하라.

신경근 조절

능동 고관절 외전 검사(ACTIVE HIP ABDUCTION TEST)

환자 자세 옆으로 누운 상태에서 전두면상 체간과 하지의 정렬을 유지한다.

치료사 자세 환자를 정면에서 보면서 선 자세를 유지한다.

움직임 환자는 무릎을 체간에 정렬한 상태에서 무릎을 펴고 고관절을 능동적으로 벌림을 수행하도록 지시한다.

평가 환자는 작업의 난이도를 평가해야 한다.

- 0 = 어려움 없음
- 5 = 수행할 수 없음
- 양쪽 다리의 점수 합계

치료사가 성과를 평가한다.

- 0 = 정면의 평면 위치 손실 없음
- 1 = 정면 평면의 최소 손실
- 2 = 정면 평면의 중등도 손실
- 3 = 전두면에서의 심각한 상실.

양측에서 최악의 점수가 사용된다.

통계

- 검사자 점수(컷오프 점수 2 이상): 통증 평가를 기준(통증발현자 또는 비통증자)으로 사용하여 이전에 무증상이었던 43명(평균 42세, 평균 18.1년)을 LBP를 유도하기 위해 개발한 2시간 대기 프로토콜을 사용했던 연구에서 SN 41(23–67), SP 85(68–94), +LR 2.7, –LR 0.70, QUADAS 9[151]
- 환자 자가 평가 점수(컷오프 점수 4점 이상): 통증평가(통증발현자 또는 비통증자)를 기준으로 이전에 무증상이었던 43명(평균 42세, 평균 18.1년)을 환자를 대상으로 LBP를 유도하기 위해 고안된 2시간 대기 프로토콜 연구에서 SN 35(17–59), SP 92(76–98), +LR 4.6, –LR 0.70, QUADAS 9[151]

중요한 임상적 핵심

신전 또는 신전-회전 운동에 대한 내약성이 낮은 다른 관련 요추 질환(예를 들어, 협착, 추간관절 관절증)은 또한 요추 전방전위증에 대해 보호된 다음의 검사들로 통증을 가질 수 있다:

- 스트록 검사
- 켈프 검사
- 수동 요추 신전 검사
- 누운 자세에서 불안전성 검사

강직성 척추염

체간 확장 검사(CHEST EXPANSION TEST)

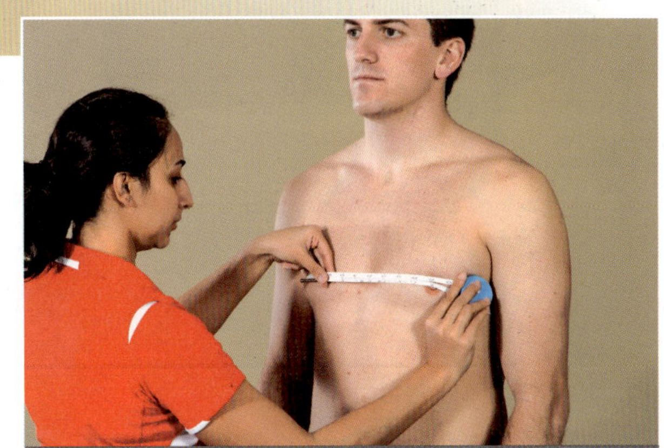

그림 19.36

환자 자세 선 자세에서 팔은 편안하게 옆에 둔다.

치료사 자세 환자의 정면에서서 환자를 바라본다.

움직임 치료사는 테이프 측정법을 사용하여 휴식 중이거나 심호흡 종료시 환자의 가슴(젖꼭지 라인) 주위의 둘레를 측정한다.

평가 검사에서 두 측정에서 2.5cm 미만의 변화는 양성이다.

통계 뉴욕기준(천장관절에서 확실한 방사선학적 변화)을 표준으로 하여 허리 통증이나 뻣뻣함을 가진 449명의 환자(평균 42세, 평균 질병 지속 기간 18.1년)의 연구에서 SN 9(NR), SP 99(NR), +LR 9, −LR 0.92, QUADAS 7[113]

촉진 PALPATION

중요한 지표 평가는 요추 및 골반대의 촉진과 함께 치료사를 안내하는 데 사용될 수 있다. 관찰과 마찬가지로(그리고 모든 신체부위를 평가할 때) 치료사는 일반적인 대칭, 명백한 기형 등을 위해 환자를 앞, 뒤 및 각 면에서 관찰해야 한다. 표 19.6은 치료사가 촉진을 돕도록 몇가지 중요한 지표를 나열한다.

후방 측면

요추의 후방 측면의 촉진은 뼈와 연부조직 구조의 촉진을 포함한다. 후방에서 촉진될 수 있는 주요 뼈 및 연부조직 구조가 여기에 나열되어 있다.

표 19.6 척추의 표적위치

표적 위치	위치
전상장골극(ASIS)	천골 돌기 수준
후상장골극(PSIS)	제2성대 돌기 부위(S2)
장골능	L4–L5 내부 공간 수준
L3 횡돌기	요추의 가장 넓은 측면 횡돌기
배꼽	L3 가시돌기 수준
좌골결절	미골의 끝

골 구조(Bony Structures)

- **장골능**(Iliac crest): 매우 두드러지며 촉진하기 쉽다. 치료사는 손가락을 펴고 각 검지손가락을 각 면의 환자 허리 높이에 놓을 수 있다. 치료사는 검지손가락 아래에서 확고한 능선을 느낄 때까지 내측과 하측을 눌러야 한다. 후방 주위의 이 레벨에 뒤따르는 것은 L4–L5 사이 공간 레벨에 후방으로 대응한다.
- **후상장골극**(Posterior superior iliac spine (PSIS)): 치료사는 이러한 구조에 도달할 때까지 배꼽과 배 주위의 장골을 따라갈 수 있다. 이것은 보통이 부분의 정상적인 배꼽보다 약간 현저하고 약간 뒤떨어져 있다(그림 19.37).
- **가시돌기**(Spinous processes): PSIS에서 치료사는 30° 각도로 내측 및 상측 방향으로 손가락을 움직일 수 있다. 손가락은 L5의 극돌기에 위치하게 된다. 앞에서 설명한대로 L4–5 내부 공간을 위치할 수 있으며 이에 따라 측정하게 된다. 치료사는 첫 번째로 12번째 늑골을 찾고 내측으로 손가락을 한 단계 아래로 움직여 L1을 찾을 수 있다. 한 수준에서 다음 단계로 극돌기가 좌우로 비대칭하면 회전 장애가 있을 수 있

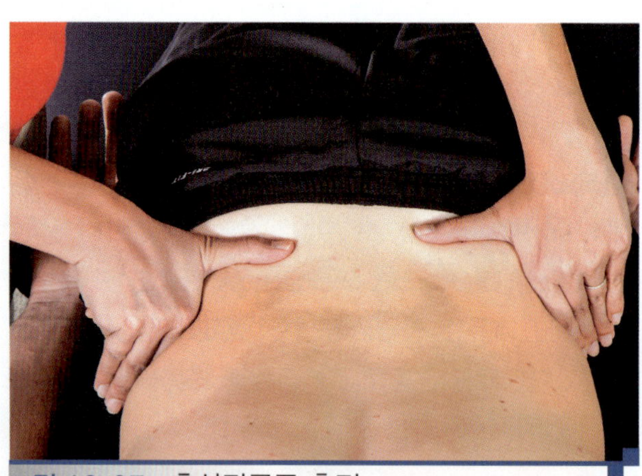
그림 19.37 후상장골극 촉진.

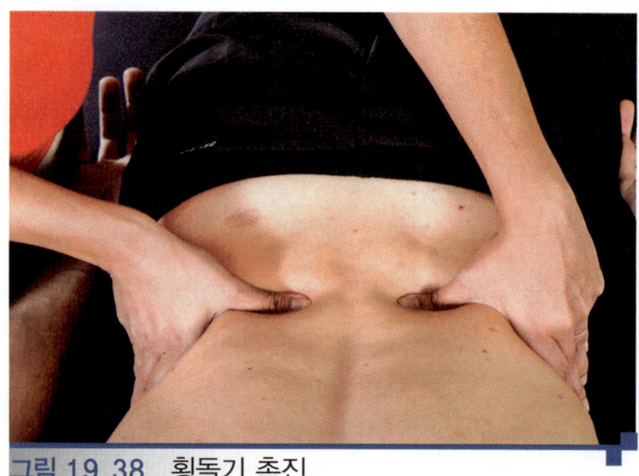
그림 19.38 횡돌기 촉진.

다.[145] 대응하는 극돌기 사이의 내부 공간의 촉진은 치료사에게 상응하는 척추골 사이의 수집 높이에 대해서 확신을 줄 수 있다. 두 개의 극돌기가 그들 사이에 공간이 거의 없으면 치료사는 추간판의 크기가 감소하거나 요추부 전만증이 증가한 것으로 의심해야 한다. 측면에서의 관찰 및 촉진은 요추 전만증의 정도에 대한 확신을 줄 것이다.

- **횡돌기**(Transverse processes): 이것은 일반적으로 수평 위치에 배치된다(그림 19.38). 일반적으로 L3은 가장 길고 L1은 가장 짧다. 이들은 일반적으로 이 부위에서 근육의 양 때문에 요추에 촉진하기가 더 어렵다. 그들은 극근과 최장근 사이에서 가장 쉽게 확인된다. 치료사는 PSIS에서 시작하여 30°에서 45° 각도로 상향 및 내측으로 다시 이동하여 L5를 찾을 수 있다.
- **후관절**(Zygapophyseal(facet) joints): 치료사는 극돌기와 횡돌기 사이에서 추간관절을 촉진해야 한다. 극돌기에서 약 2~3cm 측면에 위치한다. 다른 근 긴장 신호나 신경학적 증상이 없는 추간관절부에 국소적인 부드러움은 추간관절의 통증을 나타낼 수 있다.
- **천장관절**(Sacroiliac(SI) joint): 관절 선은 그것을 감싸는 무명의 뼈의 후방 측면 때문에 만져서 알 수 없다. PSIS는 일반적으로 S2 수준에 있다.
- **천골 기저**(Sacral base): 치료사는 PSIS에서 시작하여 엄지손가락으로 내측 및 전방으로 움직여 천골의 기저부에 접촉한다.
- **천골고랑**(Sacral sulcus): 치료사는 PSIS에서 시작하여 장골 근처의 천골 위에서 약간 위와 중앙으로 촉진할 수 있다. 오른쪽의 깊이는 왼쪽의 깊이와 비교되어야 한다. 한쪽이 다른 쪽보다 더 깊다면, 천골 비틀림 또는 수평면 주위의 장골 회전을 확인할 수 있다(정골 의학 문헌에서 제안된 것처럼).
- **하외측각**(Inferior lateral angle(ILA)): 이것은 천골미골 접합부보다 약 1in(2.5cm) 측면에 위치하고 약간 더 위에 위치한다. 치료사는 상부 또는 하부의 위치를 결정하기 위해 양측의 하부 ILA를 촉진해야 한다. 1/4in(6mm) 이상의 차이는 천골이 옆으로 구부러져 있음을 시사한다.
- **좌골결절**(Ischial tuberosity): 치료사는 무릎이 약간 구부러진 상태에서 환자의 반대쪽에 있어야 한다. 그들은 돌기를 느낄 때까지 환자의 엉덩이 주름 수준에서 엄지손가락으로 촉진 한다. 치료사는 둔부의 위치에서 환자와 함께 수행할 수 있으며, 높이 및 깊이에 대해 촉진한다. 전방 장골 회전(osteopathic literature에 의해 제안된)은 후방 결절성을 후방으로 이동시키고 그 반대도 마찬가지이다. 상향 돌기(oste-

opathic literature에 의해 제안되었지만 거의 뒷받침되지 않는 증거를 보여줌)는 좌골골절을 잘 움직이거나 그 반대의 경우도 마찬가지이다.

- **미골**(Coccyx): 미골의 끝은 둔부의 갈라진 틈에서 발견된다.

연부조직 구조(Soft-Tissue Structures)

- **피부와 연부조직**(Skin and soft tissue): 일반적으로 촉각과 유연성을 위해 촉진해야 한다. 일반적으로 요추 및 둔부의 피부는 손가락 사이에서 아무런 어려움 없이 핀으로 굴릴 수 있다. 이 연습으로 인한 긴장감이나 통증은 근본적인 병리를 나타낼 수 있다.[145]
- **척추기립근**(Erector spinae muscles): 이 근육들은 극돌기의 측면에 쉽게 만져질 수 있다. 측면 테두리는 홈이 있다. 급성요통이 있는 환자는 종종 가벼운 경련을 일으킨다. 이 근육들은 극근(가장 내측), 최장근 및 장늑근(가장 외측) 근육으로 구성된다. 치료사는 이 근육을 더 두드러지게 만들기 위해 체간을 확장하도록 환자에게 요청해야 한다.
- **천골결절인대**(Sacrotuberous ligament): 좌골결절에서 치료사는 엄지손가락에 저항할 때까지 내측과 상측 방향으로 엄지손가락을 움직일 수 있다. 이것은 좌골 결절에서 천골에 달하는 천골결절인대이다. 비대, 탄력 증가, 탄성 감소는 문제를 나타낸다. 장골 후방회전은(경골 유사 문학에 의해 제안된) 천골결절인대 자극을 일으킬 수 있다.
- **천극인대**(Sacrospinous ligament): 이것은 천극인대(sacrotuberous ligament)의 깊숙히 위치하고, 후상장골극와 좌골결절 사이의 약간 중간에 위치한다.

옆으로 누운 자세

요추 및 골반에 비해 다양한 연조직 구조가 옆으로 누워있는 위치에서 만져질 수 있다. 주요 구조는 이상근과 좌골 신경이다. 이 구조물을 옆으로 눕혀서 촉진시키는 방법에 대한 설명이 여기에 나와 있다.

연부조직 구조(Soft-Tissue Structures)

- **이상근**(Piriformis): 이것은 천골의 전방 하측면과 대전자 사이에 위치한다. 이 근육은 매우 깊고 촉진하기 어렵다. 근육이 경련 상태에 있는 경우, 치료사는 천골 중앙부의 외측 테두리에서부터 대전자까지 근육의 길이를 촉진시키기 때문에 손가락 아래에 끈 같은 구조를 감지할 수 있다. 그것은 두 줄의 교차점에서 대둔근까지 깊어질 것이다. 한 줄은 ASIS에서 좌골결절까지 이어지며, 다른 한 줄은 PSIS에서 대전자까지 이어진다.
- **좌골신경**(Sciatic nerve): 치료사는 좌골 결절과 대전자 사이 중간 위치를 찾을 수 있다(그림 19.39). 이 신경은 연부조직을 이완시키고 손가락 아래 신경을 누르면 촉진할 수 있다. 이 신경은 일반적으로 이상근을 관통하며, 이상근을 관통은 인구의 12%와 이상근의 아래에 신경이 있는 인구의 0.5%를 제외하고는 빠져 나간다.

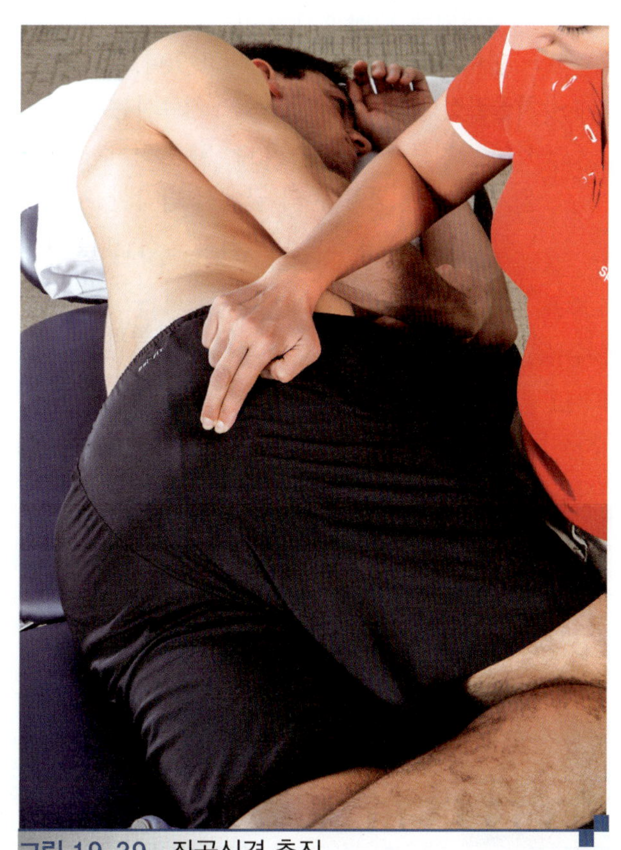

그림 19.39 좌골신경 촉진.

바로 누운 자세

요추의 전방 촉진은 뼈 및 연부조직 구조물의 촉진을 포함한다. 전방에서 촉진될 수 있는 1차 뼈 및 연부조직 구조가 여기에 나열되어 있다.

골 구조(Bony Structures)

- **전상장골극**(Anterior-aspect anterior superior iliac spine(ASIS)): 치료사는 장골능에서 시작하여 가장 앞쪽에 돌출부를 느낄 때까지 앞면과 아래쪽으로 대퇴부를 향해 대각선으로 움직인다. 이것들은 양측으로 대칭을 확인하기 위해 엄지손가락을 사용해야 한다 (그림 19.40).
- **전상장골극과 후상장골극**(ASIS and PSIS): 상방 또는 하방의 차이는 다리 길이 불일치 또는 원인불명의 회전을 나 p타낸다.
  - 내측 또는 측방의 차이는 장골 내회전 또는 외회전의 가능성을 나타낸다.
  - ASIS에 대한 PSIS의 경사각: 치료사는 측면에서 ASIS와 PSIS를 함께 촉진해야 한다. 수평면에 대해 8°에서 10°의 각도가 있어야 한다고 일반적으로 제안되고 있다.
- **치골결절**(Pubic tubercles): 치료사는 배꼽에서 손끕치로 시작할 수 있다. 약간 딱딱한 압력을 가하면서 점차 손의 끝에서 딱딱한 저항을 느낄 때까지 뒤쪽으로 미끄러져 움직인다. 치료사는 환자의 신체 정중선 양쪽에서 손가락 패드(각 손에서 하나씩)를 움직여 오른쪽과 왼쪽의 상대적인 위치를 결정한다. 또 다른 방법은 환자 자신의 엄지손가락으로 이 구조물을 촉진시키고 치료사가 그림과 같이 환자의 엄지(또는 손가락)를 촉진하는 것이다(그림 19.41).

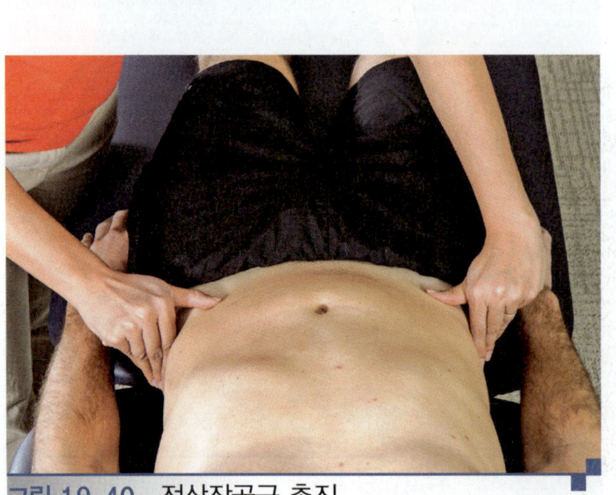
그림 19.40 전상장골극 촉진.

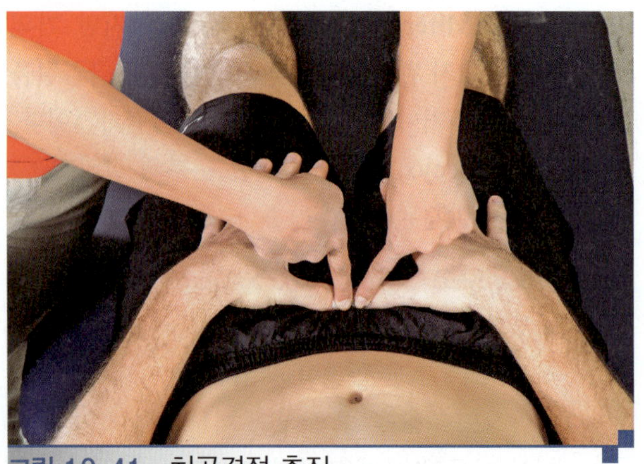
그림 19.41 치골결절 촉진.

연부조직 구조

- **복직근**(Abdominal muscles): 치료사는 환자에게 컬 업을 수행하도록 요청하여 복직근을 더욱 두드러지게 할 수 있다. 그들은 치골 결절에서 말초 흉곽의 중간 부분까지 근육 길이를 따라 촉진해야 한다.
- **복부동맥**(Abdominal aorta): (촉진 평가를 위한 제6장 참고) 이 구조는 횡격막 아래의 흉부 대동맥에 이어진다. 이것은 L4-5 디스크 레벨에서 두 개의 말단 가지로 나누기 전에 척추의 앞과 왼쪽으로 내려간다.

신체 수행능력 측정
PHYSICAL PERFORMANCE MEASURES

요추에 관련된 신체 활동 측정치는 낮은 수준 균형 운동에서부터 앉아서 수행할 수 있는 작업 및 환자의 요구에 따라 스포츠 관련 작업(점핑, 속도, 민첩성 검사)에 이르기까지 다양하다. 로랜드 모리스 장애 질문(Roland-Morris Disability Questionnaire)은 신체 기능 검사 배터리(요추 굴곡 ROM, 가장 빠른 속도로

50피트 [15m] 걷기, 5분 동안 걷기, 앉고 서기 5회 반복, 체간굴곡 10회 반복하기, 체중부하 시 닿기 작업)로 적당히 상관관계가 있다(피어슨의 상관 관계지수는 0.29−0.41). 이 연구의 대상 환자의 평균 증상 지속 기간은 108.12±127.9개월이었고 평균 나이는 45.6세(여성 48명, 남성 35명)였다. 체중이 5%의 부하 상태에서 앞으로 도달하기도 포함되어 있다.[152]

LBP 환자의 또 다른 일반적인 측정방법은 체간 지구력이다. 통증(P=0.019)과 장애(P=0.006) 모두를 가지고 있는 대학생의 LBP 환자는 LBP가 없는 동일한 연령대의 환자와의 체간 지구력이 달랐다. 이들 통증과 기능장애가 있는 환자는 또한 연령대가 비슷

표 19.7 요추에 대한 신체 활동 검사 제안

개별적 신체 활동 변수	하위수준의 환자의 잠재적인 신체 기능 측정(해당되는 경우)	높은 수준의 환자의 잠재적인 신체 기능 측정(해당되는 경우)
균형	외발 서기 검사(Single-leg stance test) 롬버그 검사(Romberg test) 사각 발걸음 검사(Four square step test) 기능적 뻗기 검사(Functional reach test) 옆으로 걷기 검사(Side-step test) Tandem walking Tinetti test	하위수준의 환자에 적합한 모든 검사 운동 균형 검사 (Star excursion balance test) 다방향 외발서기 안정화 검사(Multiple single-leg hop stabilization test)
기본동작	앉았다 일어서기 검사(Deep squat test) 양발 신기 검사(Sock test) 앉고 서기 검사(Sit-to-stand test) 걷기 검사(Self-paced walking test) 타임드 업 앤 고 검사(Timed up and go test)	하위수준의 환자에 적합한 모든 검사 회전 안정성 체간 안정성 푸쉬 업(push-up)
근력과 힘	1RM 하지 압박(1RM leg press) 허파 검사(Lunge test) 30초 동안 슬관절 굴곡하기(Knee bending in 30 s)	하위수준의 환자의 점프 및 홉검사에 적합한 모든 검사
하체 무산소성 힘	적합하고 필요한 경우에만	하위수준의 환자에 적합한 모든 검사 윈게이트 유산소 파워 검사 (Wingate anaerobic power test) 하지 기능 검사 (Lower extremity functional test)
SAQ	적합하고 필요한 경우에만	하위수준의 환자에 적합한 모든 검사 에드그랜 옆으로 걷기 검사 (Edgren side-step test) 일리노이즈 민첩성 검사(Illinois agility test) 민첩성 검사(Pro agility test) 지그제그 달기리 검사(Zigzag run test
체간지구력	누운 자세에서 브리지 검사(Supine bridge test)	양측 체간 굴곡, 신전과 외측굴곡 (Trunk flexion, extension, and lateral flexion bilaterally) 반복적인 상자 들기 (Repetitive box lifting task) 부하를 주면서 앞쪽으로 손 뻣기 (Loaded forward reach test)

속도, 민첩성과 빠름(SAQ = speed, agility, and quickness)

한 동료들보다 점수가 낮았다(P=0.01).[153]

두려움을 피하는 신념과 신체활동 수준은 체간 지구력 검사와도 밀접하게 관련된다. 68명의 환자를 대상으로 4-6주 동안 단일 수준은 미세절제술을 시행한 연구에서, 두려움 회피 신념 점수는 신체활동량이 낮을 뿐만 아니라, 체간 지구력이 낮은 점수와 직접적으로 관련성이 있다는 사실이 입증되었다.[154]

요추에 대한 신체활동 측정의 활용은 문헌에서 보다 더 널리 보급되어 사용되고 있다. 요추와 관련하여 일반적으로 사용되는 신체활동측정치(측정하는 개별 신체활동 변수는 물론) 중 일부가 표 19.7에 나와 있다.

요추의 일반적인 정형외과적 상태
COMMON ORTHOPEDIC CONDITIONS OF THE LUMBAR SPINE

요추의 다양한 병리학적 설명을 명확하게 기술하는 것은 불가능하지만, 이 신체 부위의 특정 병리를 뒷받침하는 근거는 발견되었다. 따라서 이 장의 목적은 요추의 병리를 암시하는 현재 증거가 뒷받침된 결과를 제시하는 데 있다. 그러나 4장(증거기반 실습 및 환자 검사)에서 이전에 설명한 것처럼 모든 검사 결과가 임상적 증거로 절대적으로 뒷받침되는 것은 아니지만, 치료사는 환자의 통증 및 기능 장애에 대한 감별 진단을 수행할 때 임상경험 및 환자의 의견에 의존해야 한다.

이러한 병리의 각각에 대한 검사를 조사하기 전에 요추에서 비슷한 종류의 병리학의 특정 용어에 대한 설명이 필요하다. 여기에서는 일반적인 정의가 주어지며(필요한 경우) 각 병리에 대한 다음 장에서 추가 세부 사항이 제공된다. 척추 협착증은 혈관이나 다른 관상 기관 또는 구조의 비정상적인 협착이다. 요추에 관해서는, 중심관(척수가 움직이는 곳)과 척추 구멍(intervertebral foramen)을 포함한다. 강직성척추염은 척추의 관절 사이의 퇴행성 골관절염이다. 강직성척추염은 척추의 관절간 이상(interarticularis)의 결함이며 척추 전방 전위증은 척추골 또는 척추의 척추골에 대한 전방 변위 또는 후방 변위(retrolisthesis)이다.

요추의 퇴행(spondylosis)은 다양한 형태의 협착을 포함할 수 있으며(협착의 위치에 따라 다름), 다양한 임상 증상을 나타낼 수 있다. 그림 19.42는 이러한 차이를 설명하는 데 도움을 준다. 척추의 퇴행은 중심관 협착과 잠재적인 척수병증 및 상위 운동신경원의 증상의 결과로 나타날 것이다. 신경근이 관련되어 잠재적인 하위 운동신경원의 증상 및 징후의 결과로 외측 추간공 협착(신경근병증과 돌기를 포함한 각종 이유 때문에)이 될 수 있다. 척수의 퇴행은 또한 진성 또는 중증의 신경학적 소견 없이 축성 요추 통증을 유발할 수 있다. 이러한 경우 환자는 허리통증과 다리통증(척수신경근염)을 가질 수 있다.

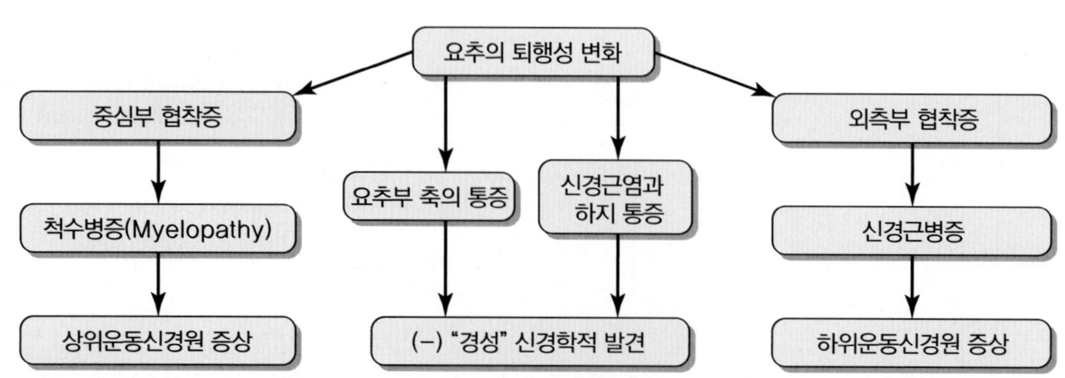

그림 19.42 요추 퇴행성변화, UMN=상위운동신경원, LMN=하위운동신경원, (−)=음성

요추 척추 협착증

ICD-9: 723.0, 724.0

ICD-10: M48(척추 협착증); M54.5(허리 통증)

요추협착증(LLS)은 척추가 요추수준에서 척수와 신경을 좁히고 압박하는 의학적 상태이다. 일반적으로 노화와 함께 발생하는 척추 퇴행의 일종이다. 또한 때때로 척추의 디스크 탈출, 골다공증 또는 종양으로 인해 발생할 수도 있다. 목과 요추 부위에서는 다양한 정도의 선천성 질환이 될 수도 있다. 요추 협착증은 퇴행성장애, 발달장애, 또는 선천성 장애의 결과이다. 신경성 파행(주변조직과 비대해진 추간관절, 흉터조직, 디스크로부터 부터 압박에 의한 이차적인 요천추 신경근의 허혈)은 LLS의 일반적인 증상이다.

척추 협착은 목과 흉추 부위에 영향을 미칠 수 있으며, 이 경우 목과 흉추 협착으로 알려져 있다. 경우에 따라서는 동일한 환자의 세 부위 모두에 협착이 있을 수도 있다. 요추 협착은 척추관의 여러 부위에서 발생할 수 있으며, 때로는 동시에 여러 곳에서 발생할 수도 있다. 중심관 협착증은 마미의 신경근이 압박될 수 있다. 외측 협부 협착과 추간공 협착은 척추를 떠나 신경근의 압박을 일으킬 수 있다.

요추 협착은 다리, 허벅지, 발, 둔부의 통증이나 비정상적인 감각과 방광 및 장의 조절력 상실뿐만 아니라 LBP를 유발한다. 중심관 협착은 상위 운동신경원 증상을 유발할 수 있으나, 외측 협부협착은 하위 운동신경원의 증상을 유발할 수 있다.

요추의 강직성 척추염 (퇴행성 디스크질환, 척추관절염)

(umbar Spine Spondylosis (Degenerative Disc Disease, Spinal Arthritis))

강직성 척수염은 척수의 중심 또는 신경공의 관절의 퇴행성 골관절염이다. 이러한 상태가 추간관절에서 발생하면, 후관절증후군으로 간주될 수 있다. 심한 경우, 신경근 압박으로 팔다리의 통증, 감각 이상 또

신경성 및 혈관 파행의 차별 진단

설명	신경성	혈관성
통증의 질	경련성(cramping)	타는 통증, 경련성 통증
요통 LBP	종종 발생	결여
감각 증상	종종 발생	결여
근육 약화	종종 발생	결여
반사의 변화	종종 발생	결여
자전거 검사	오직 바르게 앉은 자세를 유지할 때 증상 발현	증상은 자세에 의존하지 않음 (예: 굴곡 자세와 신전 자세에서 증상)
동맥 파동	정상	감소 또는 결여
피부/비정상적인 변화	결여	종종 발생
악화요인	체간의 신전을 유지하는 바른 자세	어떤 하지의 움직임
완화 요인	앉은 자세, 앞으로 굴곡하기	휴식: 하지의 움직임은 없음
오르막길 걷기	증상은 이후에 발생	증상은 특정 자세에 의존하지 않음
내리막길 걷기	증상은 일찍 발생	

는 근력 약화와 감각운동 장애 또는 운동 장애가 나타날 수 있다. 강직성 척수염은 척추 협착증에 의해 기인할 수 있다.

두 개의 인접한 척추 사이의 공간이 좁아지면서 척수에서 나오는 신경근의 압박이 신경근병증을 일으킬 수 있다(목, 어깨, 팔, 등 또는 다리에 심한 통증과 같은 감각 및 운동 장애, 근육 약화가 동반됨). 덜 일반적으로 척수에 대한 직접적인 압력(일반적으로 경추부)은 전체적인 약화, 보행 장애, 균형 감소 및 장 또는 방광 조절 장애로 특정지어지는 골수증을 유발할 수 있다. 신경압박과 혈류 부족으로 인해 환자는 손과 다리에 쇼크(감각 이상)가 발생할 수 있다. 목의 척추가 관여하는 경우, *경추증*이라고 한다. 허리척추증은 *요추척추증*으로 불린다.

임상적으로 신경성과 혈관관련 파행을 구분하는 것은 어렵다. 감별 진단에 대한 추가 메뉴는 이 두 가지 유사한 병리를 차별적으로 진단하기 위해 이러한 각 조건과 관련된 임상 정보를 제공한다. 감별진단에 대한 추가 내용은 이 두 가지 유산한 병리를 차별적으로 진단하기 위한 각각의 조건과 관련된 임상정보를 제공한다.

I. 환자 인터뷰

- 신경성 파행, 신경성 통증, 방사선학적 또는 해부학적 요추부 협착을 포함한 특징적인 임상 증상이 있어야 한다.[32]

주관적 병력[25,26,155,156]

- 가장 흔한 퇴행성 척추 질환 중 하나이다.
- 가능한 임상특징의 범위에 따라 복잡해질 수 있다.
- 불만은 허리 통증과 다리 통증을 포함할 수 있다.
- LSS와 관련된 가장 흔한 증상은 신경 인성 파행, 걷기 또는 장시간 서있을 때 척추 부위를 넘어 둔부, 대퇴, 하지 또는 족부로 방사하는 다양한 통증 또는 불편함이다.
- 신경성 파행은 혈관성 파행과 구별되어야 한다(특수 검사 참고).
- 근육 약화
- 감각 교란
- 65세 이상이 되지 않으면 협착을 배제하는 데 도움이 된다(SN 77).[24,30,31]
- 둔부 아래에 통증이 없으면 협착을 배제하는 데 도움이 된다(SN 88).[24,31]
- 다리 증상으로 인해 걷지 못하거나 앉을 때 더 좋아지면 협착을 배제하는 데 도움이 된다(SN 81).[24,31]
- 양측 둔부 또는 하지 통증이 있으면 협착을 확인할 수 있다(SP 92).[157]
- 양측의 하지 통증이 있지만 앉아서 안심되지 않으면 협착을 배제하는 데 도움이 된다(SN 81).[31]
- 앉은 자세에서 통증이 있으면 협착을 확인할 수 있다(SP 93).[24]
- 앉았을 때 증상이 호전되면서 협착을 확인할 수 있다(SP 83;[24] SP 86[48]).
- 전방으로 굽히면 증상이 호전되어 협착을 확인할 수 있다(SP 92).[158]
- 환자의 자세가 가장 좋은 자세가 앉은 자세가 아니면 협착을 배제하는 데 도움이 된다(SN 89).[31]
- 환자의 최악의 자세가 서 있거나 걷기가 아니라면 협착을 배제하는 데 도움이 된다(SN 89).[31]
- 쇼핑 카트를 밀면서 걷는 것이 개선된 것을 제한하면 협착(SN 63)을 배제하거나 협착(SP 67)을 확인하는 데 도움이 된다.[31]
- 요추 협착증에 대한 임상적 예측 규칙(변수)[48]
  - 양측 증상, 다리 통증>허리 통증, 걷거나 서있는 동안의 통증, 앉아있을 때 통증 완화 및 48세 이상
  - 1<(+) 협착을 배제하는 데 도움: 임상 소견과 방사선 영상을 표준으로 사용하여 다리 통증 유무와 상관 없이 허리통증을 주호소로 하는 1,448명의 환자를 대상으로한 연구에서 SN 96, SP 20, +LR 1.2, −LR 0.19, QUADAS 8,

– 5개 중 4개의 발견(+) 협착을 발견하는 데 도움: 위와 같은 연구에서 SN 6, SP 98, +LR 4.6, −LR 0.95, QUADAS 8

측정 결과 [26]

- 기능적인 움직임에 대한 평가(Physical Function Scale)는 요추 협착 환자의 보행 측정에 대한 유효성이 입증되었다.
- 스위스 척추 협착 설문지(Swiss Spinal Stenosis Questionnaire)는 보행 능력을 측정하는 데 사용할 수 있다.
- Oxford Claudication Score
- ODI
- FABQ, SF−36, 로랜드 모리스(Roland−Morris) 및 퀘벡 요통 장애 지수(Quebec Back Pain Disability Scale)를 포함한 다른 일반적인 척도가 임상적으로 적용될 수 있다.[50]

진단영상

- 진단의 정확도를 높이고 임상 연구를 위한 신뢰성을 포함한 기준을 수립하기 위해 요추 협착을 정의하는 명확하고 확실한 방사선학적 기준에 대한 합의가 필요하다.[71]
- 방사선학적 소견으로는 관절간격 감소, 골 경화증, 관절 주위 낭종 및 골 괴사가 있다. 켈 그렌과 로렌스(Kellgren and Lawrence)에 따른 골관절염의 정의에 대해서는 6장을 참고하라.
- 척추협착의 방사선 영상학적 특징은 중등도의 신뢰성을 보였다.[160]
- 척수조영술은 CT나 MRI보다 우수한 정확도를 보이지 않았다.[72]
- 방사선 영상 검사의 정확도가 우수하다는 증거는 없다.[72]
- MRI 소견은 요추 협착증 환자의 보행 거리, 통증 정도, 기능 및 주관적 평가를 평가할 때 주요 임상 관련성을 보여주지 못했다. 그러므로 그들은 주의를 기울여 시도해야 한다.[70,147,161,162]
- MRI는 협착을 배제하는 데 도움이 된다(SN 96).[76]

II. 시진

- 협착이 더 심한 환자는 보행 능력이 보다 심각하게 감소하는 경향이 있으며,[163] 잠재적으로 기저면을 넓게 하여 보행을 할 가능성이 있다.[72]
- 넓은 보폭의 보행은 척추 협착의 가능성을(SP 97, +LR 13) 규정한다.[24]
- 치료사는 요추 굴곡과 요추 전만을 찾아야 한다.

III. 분류 및 선별검사

- 모든 비근골격계성 원인과 관련없은 관절로부터의 원인은 배제되어야 한다.
- 환자는 피부에서 다리 감각이 감소된 상태일 수 있다.[31]
- 환자는 하지 맥박이 감소했을 수 있다.[156]
- 62%의 환자가 비정상적인 반사를 가지고 있다.[25]
- 58%는 비정상적인 진동 감각을, 50%는 비정상적인 촉각을 가지고 있다.[25]
- 치료사는 진성 당뇨병 및 혈관 파행과 같은 다른 잠재적인 증상 원인제공을 배제해야 한다.
- CES 배제에 도움이 되는 다음 징후와 증상:[120−122]
  – 허리통증 병력(SN 94)
  – 요실금(SN 90)
  – 24시간 이내에 급격한 증상 발병(SN 89)
  – 천추부 감각 상실(SN 85)
  – 하지 약화 또는 보행 상실(SN 84)
  – 괄약근 긴장도 상실(SN 80)
- 진단 예측 규칙은 5가지 변수 중 1가지가 존재할 때 척추 골절을 배제하고(SN 95) 5가지 변수 중 4가지가 존재할 때(SP 96) 척추 골절의 가능성을 포함하는 데 도움이 된다.[123]

- 다른 진단 예측 규칙은 4개의 변수 중 1개만 존재할 때 척추 골절을 배제하는 데 도움이 되고(SN 88), 척추골절의 가능성을 포함하는데(4개 변수 중 2개가 존재하면 SP 96, 4개 변수 중 3개 이상이 존재하면 SP 100) 도움이 된다.[106]
- 교차 주먹 타진 검사(The closed-fist percussion test)는 척추압박골절을 배제하거나(SP 88, −LR 0.13) 가능성을 포함하는데(SP 90, +LR 8.8) 도움이 되는 좋은 검사이다.[124]
- 누운 자세 징후(supine sing)는 척추 압박 골절을 배제하거나(SN 81, −LR 0.2), 가능성을 포함하는데(SP 93, +LR 11.6) 도움이 되는 이상적인 능력이 있다.[124]

IV. 움직임 검사

- 61%의 환자에서 요추 신전시 통증이 있었고 54%는 측방굴곡 시 통증이 있었다.[25]

V. 근육 수행능력 검사

- 환자는 다리근력이 감소할 수 있으며, 특히, 장무지신근에서 발생할 수 있다.[156]
- 64%의 환자의 하지 약화가 발생하였다.[25]

VI. 특수 검사

- 롬버그(Romberg) 검사: 양성(+) 또는 비정상 결과는 척추협착의 가능성을 확인하는데(SP 91, +LR 4.2) 좋은 방법이다.[32]
- 사분면 검사(Quadrant test): 척추 협착을 배제하는 데 도움이 되지 못한다.[25]
- 사분면 검사는 증상의 심각도를 예측하는 가장 강력한 인자였다.[25]
- 신경성 파행은 혈관성 파행과 구별되어야 한다. 이전에 설명한 증상과 징후, 2단계 트레드밀 검사(Two-Stage Treadmill Test), 오르막 또는 내리막 걷기는 감별 진단에 도움이 된다. LSS 환자는 오르막(통증완화)보다 내리막 길을 걷는데 더 많은 통증이나 어려움이 있을 가능성이 높다.
- 2단계 트레드밀 검사(Two-Stage Treadmill Test): 31
  - 걷기 시 증상의 조기 발병은 협착(SP 83, +LR 4.1)을 확인하는 데 도움을 준다.
  - 경사지에서의 장시간 보행은 협착(SP 92, +LR 6.5)의 확인하는데 도움을 준다.
  - 걷기 운동 후에 회복시간이 장시간 필요하지 않으면(SN 82, −LR 0.26) 협착을 배제하는 데 도움이 된다.

VII. 촉진

- 다른 긴장 신호나 신경학적 증상이 없는 후관절에 국한된 부드러움은 관절의 통증을 나타낼 수 있다.[18]

VIII. 신체 수행능력 측정

- 왕복 보행 검사(Shuttle walking test(SWT))는 매우 우수한 검사-재검사 신뢰도(ICC 0.92)를 입증했다.[164]
- 요추 협착이 있는 32명의 환자 중 평균 SWT는 150m이었다.[164]

잠재적 치료기반 분류

- 특정 운동 방향, 통증 조절(통증이 지배적인 경우), 운동성(제한된 이동성인 경우), 운동 및 상태에 따라 적절히 적용할 수 있다.
- 신연이 증상을 완화하면 견인이 적용될 수 있다.

좌골 신경통

ICD-9: 724.3

ICD-10: G57; M51.1; M54.3; M54.4 (좌골 신경통)

좌골 신경통은 각 좌골 신경을 일으키는 척수 신경근 중 하나의 일반적인 압박이나 자극 또는 좌골 신경의 한쪽 또는 양쪽 압박으로 인해 발생할 수 있는 통증을 포함하는 일련의 증상이다. 통증 이외에, 환자는 마비, 근육 약화, 또는 따끔따끔하거나 찌르는 감각(감각 이상)을 포함하는 비정상적인 감각과 함께 다리를 움직이거나 조절하기 어려울 수 있다. 일반적으로 징후는 한쪽으로 나타난다.

좌골 신경통은 비교적 흔한 요통과 다리 통증이지만, 이 용어의 진정한 의미는 아니다. 좌골 신경통은 진단이 아니라 일련의 증상이다. 좌골 신경통은 신경자극(radiculitis), 디스크 병리(radiculopathy), 신경의 뼈 충돌, 척추전방전위증, 척추협착증, 이상근에 의한 압박에 의해 주로 발생할 수 있다.

I. 환자 인터뷰

주관적 병력

- 통증의 유무 및 분포.[21]
  - 수술 코호트에서의 통증 치료: SN 46 및 **SP 84**
  - 비수술 코호트에서의 좌골 신경통: **SN 99** 및 SP 6
  - 수술 코호트에서 무릎 아래의 통증: **SN 90** 및 SP 15
- 비수술 코호트에서의 감각 증상: SN 30 및 SP 58.[21]
- 무릎 아래에 통증이 없으면 좌골 신경통을 배제하는 데 도움이 된다(SN 90).[22]
- 앉아서 일어날 때 통증과 통증의 집중화는 모두 추간판의 통증과 관련이 있다.[49]
- 좌골 신경통의 가능한 위험 인자: [165]
  - 남성
  - 30–50세
  - 비만
  - 다태아 임신
  - 허리 통증의 병력
  - 정신적 스트레스
  - 장기 흡연
  - 작업관련 비틀림

측정 결과

- 일반적인 측정 결과는 FABQ, SF–36, 로랜드 모리스 및 퀘벡 요통 장애 지수를 포함하여 임상적으로 적용될 수 있다.[50]

진단영상

- MRI는 요추디스크 병리와 좌골신경통을 배제하고(pooled SN 75), 가능성을 포함하는(pooled SP 77)데[74] 적합하지 않다. CT도 요추 디스크 병리학 및 좌골 신경통(SP 77)을 배제하고 가능성을 포함하는(SP 74)[75] 데 보통수준이다.

II. 시진

- 장딴지근육의 위축:[21]
  - 비수술 환자: SN 29 및 **SP 97**
  - 수술 환자: SN 38 및 SP 50

III. 분류 및 선별검사

- 모든 비 근골격계 원인과 관련된 관절로부터의 원인은 배제되어야 한다.
- 다음 징후와 증상은 CES를 배제하는 데 도움이 된다:[120–122]
  - 허리 통증 병력(SN 94)
  - 요실금(SN 90)
  - 24시간 이내에 급격한 증상 발병(SN 89)
  - 천추부 감각 상실(SN 85)
  - 하지 약화 또는 보행 소실(SN 84)
  - 괄약근 긴장 상실(SN 80)
- 진단 예측 규칙은 5가지 변수 중 1가지가 존재할 때 척추 골절을 배제하는 것에(SN 95) 도움이 되고, 5개의 변수 중 4개가 존재할 때(SP 96) 척추 골절의 가능성을 포함하는 것에 도움이 된다.[123]
- 다른 진단 예측 규칙은 4개의 변수 중 1개만 존재할 때 척추 골절을 배제하는 데(SN 88) 도움이 되고(4개 변수 중 2개가 존재하면 SP 96, 4개 변수 중 3개 이상이 존재하면 SP 100)에 척추 골절의 가능성을 포함하는 데 도움이 된다.
- 교차 주먹 타진 검사(The closed–fist percussion test)는 척추골절을 배제하거나(SP 88, –LR 0.14) 가능성을 포함하는데(SP 90, +LR 8.8) 유용하다.[124]
- 반사 감소:[21]
  - 수술 코호트에서 발목 또는 무릎 반사: SN 54 및 SP 68

- 비수술 환자의 발목 반사: SN 48 및 **SP 89**
- 수술환자의 발목 반사: SN 54 및 SP 60
- 수술 환자의 무릎 반사: SN 4-14 및 SP 65-92
- 수술 환자의 감각 이상: SN 28-60 및 SP 57-65.[21]

IV. 움직임 검사

- 통증의 집중화를 위한 반복적인 움직임은 LBP의 척추성 원인을 포함한다.[49]
- 방사통의 중심화 또는 말초화(5회에서 20회까지 반복 사용)는 LBP의 척추성 원인의 가능성을 포함하고(SP 94, +LR 6.7)[134] 배제하는 데(SN 92, −LR 0.12)[133] 유용하다.

V. 근육 수행능력 검사

- 마비:[21]
  - 비수술적 환자의 대요근: SN 10 및 **SP 97**
  - 비수술적 환자의 전경골근: SN 54 및 **SP 89**
  - 비수술적 환자의 비복근: SN 13 및 **SP 100**
  - 수술적 환자의 비복근: SN 47 및 SP 52
  - 수술적 환자의 장무지신근: SN 62 및 SP 50

VI. 특수 검사

- 단독으로 사용하는 경우 요추부 디스크 탈출을 확인하는데 사용되는 대부분의 신체 검사의 진단 효과가 현재로선 좋지 않다고 알려져 있다. 그러나 대부분의 결과는 수술적 집단에서 발생하며 일차 진료 또는 비선택 인구에 적용되지 않을 수도 있다.[135]
- 하지 직거상 검사:
  - 추간판 탈출증의 높은 유병률(58-98%)을 특징으로 하는 수술적 집단에서, SLR은 신경근병증이나 원발성 증상 SP(10-100)을 배제하는 데(pooled SN 92, +LR 0.29) 유용하다.[135]
  - 그것은 신경근병증 및 원발성 증상을 배제하는 데 도움이 되는 좋은(**SN 91, −LR 0.35**)[136] 방법이고 유용하다(**SN 97, −LR 0.05**).[21]
  - SLR은 디스크 추간판 탈출증 때문에 좌골 신경통에 대해 SN으로 일관되게 보고된 유일한 징후이지만 낮은 SP로 인해 제한된다.[27]
- 교차 하지 또는 건측 하지 직거상 검사(Crossed leg, or well leg, raise test): 혼합된 분석에서 그것은 요추부 신경근병증과 척추성 징후의 가능성을 포함(SP 90)하는데 유용하다.[135]
- 슬럼프 검사(Slump test): (−)은 요추부 신경근병증과 척추성 징후를 배제(SN 83, −LP 0.32)하는데 도움이 된다.[137]
- 옆으로 누운 자세에서 고관절 능동 외전 검사(the side-lying active hip abduction test)에서 환자의 자가 등급이 4 이상이면 체간근의 신경학적 결손이나, 전두면에서의 자세 조절을 할 수 없으며, 통증을 유발할 가능성이 있다고 판정하는데(SP 92, +LR 4.6) 도움이 된다.[151]
- 옆으로 누운 자세에서 고관절 능동 외전 검사에서 치료사가 시행하여 2점 이상이면 체간의 신경근 조절 결손이나 자세조절이 어렵고, 잠재적으로 통증을 유발할 가능성이 있다고 판정하는데(SP 85, +LR 2.7) 도움이 된다.[151]

VII. 촉진

- 이상근이 촉진 될 수 있다.
- 치료사는 요추 및 골반대 근육(특히 척추 기립근)을 보호하고 근육 경련을 촉진해야 한다.
- 다른 신경근 긴장 신호 또는 신경학적 증상이 없이 국소적인 압통이 후관절 통증을 나타낼 수 있다.[18]

VIII. **신체 수행능력 측정**

- 적절한 신체적 기능 측정이 사용될 수 있다.
- 체간 지구력 검사는 환자가 요추 추궁 절제술을 시행하는 데 활용되었으며, FABQ 점수와 강력하게 관련이 있는 것으로 확인되었다.[154]
- 요추부 신경근병증의 신체 기능 측정결과가 임상적으로 적용될 수 있다.

잠재적 치료기반 분류

- 특정 운동 방향, 통증 조절(통증이 지배적인 경우), 운동성(제한된 이동성인 경우)과 운동 및 상태에 따라 적절히 적용할 수 있다.
- 중심화나 방향 특이성이 없는 환자라면 견인이 적용될 수 있다.

요추신경근병증

ICD-9: 724.4(흉부 또는 요천추부 신경염 또는 척추신경근염, 지정되지 않음); 729.2(신경통, 신경염, 그리고 척추신경근염, 지정되지 않음)
ICD-10: G54, M54.1(신경근 병증); M54.5 (허리 통증)

*신경근병증*은 하나 이상의 신경이 신경근으로부터 영향을 받는 일련의 상태를 나타내는 포괄적인 용어이다. 신경의 손상은 말초신경이 측벽을 통해 척수를 빠져나올 때 신경근에서 또는 그 근처에서 발생한다. 영향을 받는 신경은 부적절한 혈류로 인해 염증, 압박, 또는 징후 등을 나타낼 수 있다. 신경근 압박의 일반적인 원인은 추간판의 일부, 신경근 유착 또는 반흔조직, 주변의 뼈, 근육, 연골 또는 건에 의해 비롯된다.

손상은 신경근에 있으나, 손상 위치에 원위부의 신경 전체 길이가 영향을 받기 때문에 그 증상은 종종 그 지점과 멀리 떨어진 곳에서 느껴진다. 이것은 통증(신경근 통증), 약화, 무감각 또는 특정 근육을 조절하기에 어려움을 초래할 수 있다. 따라서 요추에 증상이 종종 원위부 다리에서 발생한다. 이것은 신경근 손상이기 때문에 요추 신경근병은 하위운동신경원 기능장애가 된다.

요추 협착과 디스크탈출로 인한 신경근병증의 임상적 구별은 어려울 수 있다. 다음 감별진단은 이러한 두 가지 유사한 병리를 구별하여 진단할 목적으로 이

디스크 탈출에 의한 요추부 척추관 협착과 신경 병증의 감별 진단

설명	요추부 척추관협착증	디스크 추간판탈출증
나이	일반적으로 > 50세	일반적으로 < 50세
발병	잠행성	일반적으로 갑자기 발생
자세 변경: 앉은 자세(굴곡)	완화	악화
자세 변경: 신전	악화	완화
주요 근육 위축	일반적이지 않음	일반적일 수 있음
경막 긴장	일반적이지 않음	일반적
상위운동신경원 또는 하위운동신경원의 포함 여부	중심부 협착증: 상위운동신경원 외측 추간공 협착: 하위운동신경원	하위운동신경원

러한 각 상태와 관련된 임상 정보를 제공한다.

I. 환자 인터뷰

주관적 병력

- 주호소는 신경근병적 통증, 약화, 다리의 무감각 및 관련 신경근의 영향을 받는 특정 근육의 조절이 어려울 수 있다.
- 환자는 일반적으로 30–45세 연령대이다.
- 대부분 굴곡과 회전이 손상의 메커니즘이다.
- 나이가 들면서 요추 디스크 탈출은 국소화된다. 디스크 추간판 탈출증 환자의 평균 나이는 L5–S1, L4–5, L3–4, L2–3에서 각각 44.1±0.5세, 49.5±0.6세, 59.5±0.9세, 59.6±2.7세였다.

측정 결과

- 일반적인 측정 결과는 FABQ, SF–36, 로랜드 모리스 및 퀘벡 요통 장애 지수를 포함하여 임상적으로 적용될 수 있다.[50]

진단영상

- MRI는 요추 신경근병증이나 좌골신경통을 배제하거나(pooled SN 75), 가능성을 포함하는데(pooled SP 77)[74] 유용하지 않는다. CT 또한 요추 신경근병증이나 좌골신경통을 배제하거나(SN 77), 가능성을 포함하는데(SP 74)[75] 보통이다.
- 최근의 체계적인 검토에 기초하여, 요추 유발 추간판조형술(lumbar provocation discography)은 만성적인 요추 추간판성 통증을 평가하는 유용한 도구일 수 있다.[167]

II. 시진

- 종아리 근육의 위축:[21]
  - 비수술 환자: SN 29 및 **SP 97**
  - 수술 환자: SN 38 및 SP 50

III. 분류 및 선별검사

- 관련된 관절로부터의 원인뿐만 아니라 모든 비근골격계적 원인은 배제되어야 한다.
- 다음 징후와 증상은 CES를 배제하는 데 도움이 된다:[120–122]
  - 허리 통증 병력(SN 94)
  - 요실금(SN 90)
  - 24 시간 이내에 급격한 증상 발병 (SN 89)
  - 천추부감각 상실(SN 85)
  - 하지 약화 또는 보행 소실(SN 84)
  - 괄약근 소실(SN 80)
- 진단 예측 규칙은 5가지 변수 중 1가지가 존재할 때 척추 골절을 배제(SN 95)하는데 도움이 되고, 5개의 변수 중 4개가 존재할 때 척추 골절의 가능성을 포함(SP 96)하는데 도움이 된다.[123]
- 다른 진단 예측 규칙은 4개의 변수 중 1개만이 척추 골절을 배제할 때(SN 88) 도움이 되고(4개 변수 중 2개가 존재하면 SP 96, 4개 변수 중 3개 이상이 존재하면 SP 100), 척추 골절의 가능성을 포함하는데 도움이 된다.[106]
- 교차 주먹 타진 검사는 척추압박 골절을 배제(SP 88, –LR 0.14)하거나 가능성을 포함(SP 90, +LR 8.8)하는데 도움이 된다.[124]
- 누운 자세에서 징후는 척추 압박 골절을 배제(SN 81, –L 0.20)하거나 가능성을 포함(SP 93, +LR 11.6)하는데 유용하다.[124]
- 더 자세한 정보는 앞 장의 좌골 신경통을 참고한다.

IV. 움직임 검사

- 반복된 움직임시 통증의 집중화는 LBP의 추간판성 원인의 가능성(SP 100)을 포함할 수 있다.[49]
- 방사통의 집중화와 말초화(5회에서 20회까지 반복 사용)는 LBP의 추간판성 원인의 가능성을 포함(SN 94, +LR 6.7)[134]하거나 배제(SP 92, –LR 0.12)[133]하는 데 도움이 된다.

V. 근육 수행능력 검사

- 근력 감소와 감각 소실은 요추신경병증

환자와 상관관계가 높다.[27]

- 더 자세한 정보는 앞장의 좌골신경통을 참고한다.

VI. 특수 검사

- 단독으로 사용하는 경우 요추부 디스크 탈출을 확인하는 데 사용되는 대부분의 신체 검사의 진단 효과가 현재로선 좋지 않다고 알려져 있다. 그러나 대부분의 결과는 수술적 집단에서 발생하며 일차 진료 또는 비선택 인구에 적용되지 않을 수도 있다.[135]
- 하지 직거상 검사:
  - 추간판 탈출증의 높은 유병률(58–98%)을 특징으로 하는 수술적 집단에서, SLR은 신경근병증이나 원발성 증상 SP(10–100)을 배제하는 데(pooled SN 92, +LR 0.29) 유용하다.[135]
  - 그것은 신경근병증 및 원발성 증상을 배제하는 데 도움이 되는 좋은(**SN 91, −LR 0.35**)[136] 방법이고 유용하다(**SN 97, −LR 0.05**).[21]
  - SLR은 디스크 추간판 탈출증 때문에 좌골 신경통에 대해 SN으로 일관되게 보고된 유일한 징후이지만 낮은 SP로 인해 제한된다.[27]
- 교차 하지 또는 건측 하지 직거상 검사: 혼합된 분석에서 그것은 요추부 신경근병증과 척추성 징후의 가능성을 포함(SP 90)하는데 유용하다.[135]
- 슬럼프 검사: (−)는 요추부 신경근병증과 척추성 징후를 배제(SN 83, −LP 0.32)하는데 도움이 된다.[137]
- 옆으로 누운 자세에서 고관절 능동 외전 검사에서 환자의 자가 등급이 4 이상이면 체간근의 신경학적 결손이나, 전두면에서의 자세 조절을 할 수 없으며, 통증을 유발할 가능성이 있다고 판정하는데(SP 92) 도움이 된다.[151]
- 옆으로 누운 자세에서 고관절 능동 외전 검사에서 치료사가 시행하여 2점 이상이면 체간의 신경근 조절 결손이나 자세조절이 어렵고, 잠재적으로 통증을 유발할 가능성이 있다고 판정하는데(SP 85) 도움이 된다.[151]
- 더 자세한 정보는 앞 장의 좌골 신경통을 참고한다.

VII. 촉진

- 다른 신경근 긴장 증상이나 신경학적 증상이 없는 후관절에 국한된 압통이 있으면 관절의 통증을 나타낼 수 있으며, 이를 확인하기 위해 부드럽게 후관절을 촉진한다.
- 척추기립근의 긴장이나 경련을 촉진한다.
- 이상근이 압통이 있다.
- 더 자세한 정보는 앞 장의 좌골 신경통을 참고한다.

VIII. 신체 수행능력 측정

- 10m 왕복 보행 검사가 제안된다.
- L3 및 L4 신경근병증에서 단측성 대퇴사두근 약화는 외발로 앉고 서기 검사를 통해 가장 잘 확인할 수 있다.[168]
- 체간 지구력 검사는 환자가 요추 추궁 절제술을 시행하는 데 활용되었으며, FABQ 점수와 강한 관련성이 있는 것으로 확인된다.[154]

잠재적 치료기반 분류

- 특정 운동 방향, 통증 조절(통증이 지배적인 경우), 운동성(제한된 이동성인 경우), 운동 및 상태에 따라 적절히 적용할 수 있다.
- 신연이 증상을 완화하면 견인이 적용될 수 있다.

요추부의 척추분리증 및 척추전방전위증

ICD-9: 738.4, 756.12(척추 분리증, 척추 전만증)
ICD-10: G; M43, M43.1(spondylolysis, spondylolisthesis); M53.2(척추 불안정성); M54.5(허리 통증); Q76.2(선천성 척추 전방

전위증)

척추분리증과 척추전방전위증은 불안정성에 기인한 LBP의 다양한 원인 중 하나이다. 척추분리증은 골결손, 아마도 스트레스 골절로 묘사되며, 한쪽 또는 양쪽 파절 관절염이 있으며, 가장 흔하게 하부 요추에서 발생한다. 척추전방전위증은 대응하는 더 높은 수준의 척추 변위로서 종종 부분 결함의 결과로 발생한다. 더 최근에 척추전방전위증의 일치된 정의는 척추의 고리에 관련된 붕괴나 결함 없는 퇴행성 변화와 관련된 하방 척추골의 전방전위 변위이다.[171] 척추분리증은 협부, 형성장애, 퇴행, 외상, 병리적으로 분류할 수 있으며, 이것이 침범인자로 보고되었다.[172–174] 척추전방전위증의 심각도를 나타내기 위해 I에서 IV로 등급을 매길 수 있다. 등급 I은 0%에서 25%의 변위를, 등급 II는 26%에서 50%의 변위를 나타내지만 III 등급에서는 변위가 최대 75%이다. 75%에서 100%의 변위는 4등급으로 분류된다.[175]

I. 환자 인터뷰

주관적 병력

- 척추염의 유병률은 일반 인구 중 약 6%에서 11.5%이며,[176] 엘리트 운동 선수는 약 17%에서 약 8%로 나타났으며, 나이 비율은 가능성이 낮다.[95,177–178]
- 청소년 운동 선수의 LBP 사례의 거의 50%가 척주분리증에 기인한다.[179]
- 이러한 높은 수준의 부상 발생률은 댄서, 체조 선수, 피겨 스케이팅 선수, 역도 선수 및 축구 선수[95,178]에서 보고되었지만 거의 모든 스포츠에서 많은 척추분리증이 보고되었다.[148]
- 소아에서의 척추분리증 발생률는 평균 7.5세의 나이에 8.2%였다. 척추 전방 전위증의 발생률은 평균연령 6.5세에서 10.9%였고, 75 %가 협부 손상이었습니다.[180]
- 반복적인 미세손상으로 인한 척추분리증은 특별한 움직임이나 활동, 특히, 회전과 체중부하가 결합된 과신전으로 인한 것이다.[95,148,178]
- 환자에서 요추 불안정성이 있는 경우 증상은 다음과 같은 것을 포함 할 수 있다:[40–46,181]
  - 외상의 병력
  - 불안정한 허리를 느낄 반복적인 증상
  - 일관성 없는 증상
  - 빈번한 자가 교정
  - 지속적인 자세로 증상이 악화되고 이러한 지속적인 자세를 취한 후 운동으로 안도감을 느끼게 됩니다.
  - 체간 굴곡–신장을 통한 이상운동
  - 가우어 징후(Gower's sign)(최대 체간의 능동관절가동범위에서 원래 위치로

L3 요추 신경근병증의 퇴행성 내측 반월판 연골 파열에 대한 감별 진단

- L3 신경근병증을 가진 환자는 슬개골 반사 또는 내측 무릎 감각에 잠재적인 감소가 있을 가능성이 더 크다.
- 신경근병증은 반복적인 몸통 움직임으로 집중화 또는 주변화에 반응할 가능성이 더 크다.
- 두 병리 모두 근 약화가 있을 수 있다.
- 두 병리는 잠재적으로 발병할 수 있다.
- 반복적인 무릎 운동은 내측 반월판 손상을 유발할 가능성이 더 크다.
- 근신경병증은 요추 운동량 감소와 함께 SLR과 slump 검사의 양성반응으로 나타날 수 있다.
- 근신경병증은 감각과 반사에 변화를 일으킬 수 있다.
- 퇴행성 내측 반월판 연골 파열은 중립위치의 체간에서 체중부하된 슬관절 굴곡 운동 시(예: 계단, 쭈그리고 앉음)에 더 많이 유발될 수 있다.

돌아올 때 허벅지에 손을 대지 않아도 어려움 없이 가능함.)
  - 체간의 과도한 능동관절가동범위
  - 가능한 높은 비욘 인대성 이완 점수 (Beighton ligamentous laxity score) (8장, 관절가동범위 평가 참고)
- 일상적인 업무를 할 때 느끼는 요추 붕괴 느낌은 요추 불안정성의 가능성(SP 88)이 있다.[46]
- 일어서고 앉을 때 즉각적인 통증 발생은 요추 불안정성의 가능성(SP 100)이 있다.[47]
- 연령이 37세 미만인 경우 신경근병증 불안정성(SP 81)의 가능성이 있다.[43]

측정 결과

- 오스웨스트리 장애 지수(Oswestry Disability Index), 일반적인 기능 점수(General Function Score) 및 장애 평가 척도(Disability Rating Index)는 최근의 체계적인 검토에서 보고되었다.[182]
- FABQ, SF-36, 로랜 모리스 및 퀘벡 요통 장애 지수를 포함한 일반적인 측정 결과 방법이 임상적으로 적용될 수 있다.[50]

진단영상

- 척주분리증 및 척주전방전위증의 정확한 진단에서 CT, 단일 광자CT, MRI의 한계를 둘러싼 논란이 있다.
- MRI는 관련된 신경근 압박을 식별하기 위한 방사선 영상 진단 방법이다. 단일 광자 방출 컴퓨터 단층 촬영(SPECT) 사용은 위양성 결과, 위음성 결과 및 상당한 전리 방사선 노출에 의해 제한된다.[94]
- MRI 결과는 단편적인 방사선 촬영에서 척추분리증 음성이었던 요통을 가지고 있는 어린 선수들을 높은 비율로 척추분리증으로 진단한다. MRI는 능동적으로 척추분리증을 조기 진단하기에 유용할 것으로 보인다.
- 방사선 사진의 경사방사선 영상은 관절간부의 골절을 보여주기 위해 고안된 것이다(Scotty dog collar fracture).
- 방사선 사진과 CT는 척추분리증을 배제하고(SN 98) 규정 하는 데(SP 97) 이상적인 기능을 가지고 있다.[84]
- MRI는 척추분리증이나 척추전방전위증을 배제하고(SN 100) 규정(SP 87)할 수 있는 우수한 기능을 가지고 있다.[83]

II. 시진

- 과도한 요추 전만 자세는 환자가 안정성 부족(특히 불안정)을 보완하고자 할 때 일반적으로 나타날 수 있다
- 치료사는 관찰할 수 있는 불안정성 징후를 모니터링해야 한다:[41,42]
  - 바른 자세로 회복하기 힘든 몸통 굴곡 가우어 징후((Gower's sign))
  - 불규칙한 체간의 능동 ROM
  - 체간 능동관절가동범위 전범위에서 척추각 형성
  - 복부 또는 허리의 주름
- 비욘 인대성 이완 검사에서 높은 점수는 요추 불안정성의 의심을 증가시킨다.[41] Beighton score의 2점 이상은 요추의 방사선학적으로 확인된 불안정성을 규정(SP 86)하기 위해 제안되었다.[43]

Ⅲ. 분류 및 선별검사

- 관련된 관절로부터의 원인뿐만 아니라 모든 비근골격계적 원인은 배제되어야 한다.
- 다음 징후와 증상은 CES를 배제하는 데 도움이 된다:[120-122]
  - 허리 통증 병력(SN 94)
  - 요실금(SN 90)
  - 24시간 이내에 급격한 증상 발병 (SN 89)
  - 천추부감각 상실(SN 85)
  - 하지 약화 또는 보행 소실(SN 84)
  - 괄약근 소실(SN 80)
- 진단 예측 규칙은 5가지 변수 중 1가지가

존재할 때 척추 골절을 배제(SN 95).하는데 도움이 되고, 5개의 변수 중 4개가 존재할 때 척추 골절의 가능성을 포함(SP 96)하는데 도움이 된다.[123]

- 다른 진단 예측 규칙은 4개의 변수 중 1개만이 척추 골절을 배제할 때(SN 88) 도움이 되고(4개 변수 중 2개가 존재하면 SP 96, 4개 변수 중 3개 이상이 존재하면 SP 100), 척추 골절의 가능성을 포함하는데 도움이 된다.[106]
- 교차 주먹 타진 검사는 척추압박 골절을 배제(SP 88, −LR 0.14)하거나 가능성을 포함(SP 90, +LR 8.8)하는데 도움을 주는 우수한 기능을 가지고 있다.[124]
- 누운 자세의 징후는 척추 압박 골절을 배제(SN 81, −LR 0.20)하거나 가능성을 포함(SP 81, +LR 11.6)하는데 유용하다.[124]

IV. 움직임 검사

- 체간이 불안정한 환자는 체간 굴곡 자세에서 직립 자세로 돌아올 때 감각을 포착하는 것을 느낄 수 있다.[40]
- 앉고 서기 검사에서 통증(앉을 때 즉시 통증, 서게 되면 통증이 줄어드는)은 요추 불안정성을 규정(SP 100, +LR Inf)하는 것에 도움이 된다.[47]
- 환자는 체간의 능동관절가동범위를 사용하여 가우어 징후를 보여준다.[41]
- 환자는 측방굴곡 및 체간 신전 동작에서 통증이 있다.[184]
- 방사선학적으로 확인된 요추 불안정성의 판정을 위해서는 53° 이상의 요추 굴곡(SP 86)이 요추의 26° 이상의 신전(SP 76)보다 더 도움이 되었다.[43]

V. 근육 수행능력 검사

- 특히 체간 근육 기능 결핍에 주목해야 한다.[185]

VI. 특수 검사

- 수동 요추 신전 검사(Passive lumbar extension test): 방사선학적 불안정성을 배제(SP 84, −LR 0.17)하고, 규정(SP 90, +LR 8.8) 하는 좋은 기능을 갖추고 있다. 이 연구의 흥미로운 발견은 조사된 환자의 평균 연령(68–69세 남녀, 여성 환자가 더 많음)이다. 따라서, 이 검사는 퇴행성 척추전방전위증이나 협착증에 대한 임상적 유용성이 더 클 수 있다.
- 불안정 포착 징후(catch sign), 통증 포착 증후군, 불안감 표시: 불안정성을 포함하거나 배제하는 능력을 제안한다.[46]
- 한발로 선 자세에서 검사(Single-leg stork)(외발로 서서 과신전(one-legged hyperextension)) test): 척추전방전위증을 배제(SN 50–55)하거나 규정(SP 46–68) 하지 못한다.[148]
- 켐프 검사: 척추전방전위증을 배제하거나 가능성을 포함하는데 거의 도움이 되지 않는다(척추전방전위증이 있는 환자의 74–77%가 양성반응, 그러나, 척추전방전위증이 없는 환자의 76%가 양성반응).[149]
- 극돌기의 타진: MRI상 척추전방전위증이 없는 환자의 66%와 척추전방전위증이 있는 환자의 58%가 일치하는 통증이 재발되었다. 그러므로 이 평가는 임상적 유용성이 거의 없다.[149]
- 누운 자세에서 불안정성 검사: 신뢰성은 높으나, 방사선상 불안전성을 배제(SN 61)하거나 가능성을 포함(SP 57)하기에 효율성이 떨어진다.[43]
- 전단 검사: 이 진단을 위해 활용되었다(진단 정확도는 알려지지 않음).
- 후방에서 전방으로 활주 시 저운동성의 결핍(Lack of hypomobility during PA glides): 하나의 변수(운동성의 결핍 또는 요추 굴곡이 53° 이상)가 존재하는 한, 그것은 방사선상 불안정성의 가능성을 포함(SP 81, +LR 4.3)하는 좋은 능력을 가졌다.[43]

- 후방에서 전방으로 활주 시 저운동성의 결핍은 방사선상 불안정성을 규정(SP 95, +LR 8.6)하기에 도움이 된다.[43]
- 신전에서 수동 역학적 척추간 움직임은 방사선상 불안정성을 규정(SP 81, +LR 4.3)[43]하는데 좋은 능력을 가지고 있고, 방사선 불안전성의 전위(**SP 98**, **+LR 7.1**), 회전(**SP 97**, **+LR 8.4**)을 규정하는데 도움을 주는 좋은 능력이 있다.[45]
- 옆으로 누운 자세에서 능동 고관절 외전 검사는 환자의 자가 등급이 4 이상이면 체간근의 신경학적 결손이나, 전두면에서의 자세 조절을 할 수 없으며, 통증을 유발할 가능성이 있다고 판정하는데(SP 92, +LR 4.6) 도움이 된다.[151]
- 옆으로 누운 자세에서 능동 고관절 외전 검사는 치료사가 시행하여 2점 이상이면 체간의 신경근 조절 결손이나 자세조절이 어렵고, 잠재적으로 통증을 유발할 가능성이 있다고 판정하는데(SP 85, +LR 2.7) 도움이 된다.[151]

VII. 촉진

- 치료사는 부정정렬을 촉진해야 한다.[41]
- 치료사는 갑자기 꺼지는 또는 한 개의 척추 전방의 촉진을 사용해야 한다.[150,184]
- 다른 것의 앞쪽에 있는 극돌기의 촉진은 척추전방전위증의 판정(SP 87, +LR 4.7)에 도움이 된다.[150]
- 환자는 척추부위 근육의 비대나 경련이 있을 수 있다.[184]
- 환자는 슬괵근 경련을 일으킬 수 있다.[184]
- 다른 신경근 긴장 신호나 신경학적 증상이 없는 후 관절에 국한된 관절의 통증을 나타낼 수 있다.[18]

VIII. 신체 수행능력 측정

- 신체 기능 측정은 환자의 상태 및 필수적인 기능적 요구를 위해 적절히 시행한다.

잠재적 치료 기반 분류

- 안정성, 운동 및 상태, 통증 조절(환자가 통증이 있는 경우), 특정 운동 방향을 사용할 수 있다.

요추 역학 관련 통증

ICD-9: 724.2
ICD-10: G; M54.5(허리 통증);
M99(lumbosacral segmental 또는 somatic dysfunction); S33.5, S33.7(요추 골절 및 인대 염좌)

역학적 요통은 전형적으로 후관절 기능장애, 분절의 기능장애 또는 체성 기능장애와 관련된 허리 통증이다. 역학적 LBP는 종종 좌상과 염좌를 수반할 수 있다.

I. 환자 인터뷰

주관적 병력

- 환자는 후관절 관련 통증을 위해 앉은 자세에서 일어설 때 통증이 없을 수도 있다.[49]
- 허리통증은 굴곡자세에서 신전할 때 악화된다.[186]
- 앉은 자세에서 완화되지 않는 통증은 후관절 관련 통증을 배제하는 데 도움이 된다.[187,188]
- 통증은 아침에 악화되고, 휴식과 함께 더욱 악화되고, 반복적인 동작으로 완화된다.[49]
- 요통의 유병률은 후관절 기능장애와 관련이 있으며, 양측 후관절을 진단받은 환자의 15%에서 40%까지 다양하다.[186, 188, 189]
- 통증은 심하고 비특이적으로 통증이 없을 수 있으며, 일반적으로 허리에서 한쪽 또는 양측으로 발생한다.[190, 191]
- 통증은 허리를 가로질러 대퇴 근위부, 사타구니 및 요추 부위로 종종 방사된다.[18, 19]
- 발살바(Valsalva) 검사에 아무런 증상이 나타나지 않는다.[191]
- 이 증상은 외상 후에 후관절 활액막염과 관련이 있다.[19]

- 후관절 관절증은 일반적으로 L3–L4보다 L4–L5가 더 많이 영향을 미친다.[192]
- 후관절의 관절증은 남성에게 가장 흔하게 발생하며, 이 유병률은 20세에서 29세 사이에서 57%, 60세는 100%까지 발생한다.

측정 결과

- 적절한 요추 관련 측정 결과(Oswestry Disability Index, Fear Avoidance Beliefs Questionnaire, Global Rating of Change, Patient–Specific Functional Scale, Roland–Morris 등)이 사용될 수 있다.

진단영상

- 진단 방사선 영상은 위험신호 또는 병리학자가 의사 추천한 경우에만 필요할 수 있다.
- 치료사는 다른 병리를 배제하는 데 도움을 주기 위해 표 19.2에 열거된 방사선 영상 진단방법(적절한 경우)을 사용해야 한다.

II. 시진

- 환자는 정상적인 보행 패턴을 나타낼 수 있다.[191]
- 치료사는 환자가 닫힌패턴(신전 및 동측 측방굴곡 또는 회전)이나 열린패턴(굴곡 및 반대측 측방굴곡 또는 회전) 중 하나를 피하기 위해 사용하는 보상작용을 관찰해야 한다.

III. 분류 및 선별검사

- 관련된 관절로부터의 원인뿐만 아니라 모든 비근골격계적 원인은 배제되어야 한다.
- 다음 징후와 증상은 CES를 배제하는 데 도움이 된다:[120–122]
  - 허리 통증 병력(SN 94)
  - 요실금(SN 90)
  - 24시간 이내에 급격한 증상 발병 (SN 89)
  - 천추부감각 상실(SN 85)
  - 하지 약화 또는 보행 소실(SN 84)
  - 괄약근 소실(SN 80)
- 진단 예측 규칙은 5가지 변수 중 1가지가 존재할 때 척추 골절을 배제(SN 95)하는데 도움이 되고, 5개의 변수 중 4개가 존재할 때 척추 골절의 가능성을 포함(SP 96)하는데 도움이 된다.[123]
- 다른 진단 예측 규칙은 4개의 변수 중 1개만이 척추 골절을 배제할 때(SN 88) 도움이 되고(4개 변수 중 2개가 존재하면 SP 96, 4개 변수 중 3개 이상이 존재하면 SP 100), 척추 골절의 가능성을 포함하는데 도움이 된다.[106]
- 교차 주먹 타진 검사는 척추압박 골절을 배제(SP 88, −LR 0.14)하거나 가능성을 포함(SP 90, +LR 8.8)하는데 도움이 되는 우수한 능력을 가지고 있다.[124]
- 누운 자세 징후는 척추 압박 골절을 배제(SN 81, −LR 0.20)하거나 가능성을 포함(SP 93, +LR 11.6)하는데 유용하다.[124]

IV. 움직임 검사

- 체간의 과신전과 신전–회전의 결합 운동은 통증을 증가시킨다.[188]

V. 근육 수행능력 검사

- 주변근육의 통증이나 근 기능이 제한적일 수 있다.
- 치료사는 더 심각한 병리를 배제하기 위해 근전도를 평가해야 한다.

VI. 특수 검사

- 신전 회전 검사: 음성 반응은 후관절 관련 통증을 배제(SN 100, −LR 0)하기에 도움을 주는 좋은 방법이다.[20,139]
- 다음 변수는 후관절 증후군을 배제하거나 진단하는데 도움이 된다.
  - 연령 ≥ 50세
  - 걷기에 가장 좋은 증상
  - 앉아있을 때 증상이 가장 좋다.
  - 통증의 발생은 척추부이다
  - (+) 요추 신전 – 회전 검사

  3개 이상: SN 85, **SP 91**, **+LR 9.7**,

−LR 0.17

2개 이상: **SN 100**, SP 50, +LR 2.0, **−LR 0.0**

- 옆으로 누운 자세에서 능동 고관절 외전 검사 결과 환자의 자가 등급이 4 이상이면 체간근의 신경학적 결손이나, 전두면에서의 자세 조절을 할수 없으며, 통증을 유발할 가능성이 있다고 판정하는데(SP 92, +LR 4.6) 도움이 된다.[151]
- 옆으로 누운 자세에서 능동 고관절 외전 검사를 치료사가 시행하여 2점 이상이면 체간의 신경근 조절 결손이나 자세조절이 어렵고, 잠재적으로 통증을 유발할 가능성이 있다고 판정하는데(SP 85, +LR 2.7) 도움이 된다.[151]

VII. **촉진**

- 다른 신경근 긴장 신호나 신경학적 증상이 없는 후 관절에 국한된 관절의 통증을 나타낼 수 있다.[18]

VIII. **신체 수행능력 측정**

- 환자의 취미 또는 직업의 신체적 요구와 관련된 신체적 기능 측정을 사용할 수 있다.

잠재적 치료기반 분류

- 이동성(관절의 저운동성이 감지될 경우)
- 안정화(관절의 과운동성이 감지되는 경우)
- 기타 잠재적인 TBC: 통증 조절(환자가 통증이 있는 경우에만), 운동 및 컨디셔닝, 특정 운동 방향

요추 좌상 또는 염좌

ICD-9: 724.2

ICD-10: M54.5(요통); S33.5(요추의 염좌 및 좌상)

요추의 병리학 또는 기능 장애는 요추 또는 관련 부위에 대한 하나 이상의 근육(좌상) 또는 인대(염좌) 손상을 포함한다. 이전에 언급했듯이, 이 기능 장애는 종종 역학적 요통이다.

I. **환자 인터뷰**

주관적 병력

- 축구 및 체조의 경우 염좌나 좌상의 비율이 통계적으로 유의하게 높았으며, 연습 시 손상이 80%, 경기 중 6%, 14%가 프리시즌 중에 발생하였다.[194]
- 근육 좌상은 다른 유형의 부상보다 훨씬 더 빈번하게 발생하였으며, 급성 요통(59%)이 과사용(12%) 또는 기존 상태와 관련된 손상(29%)보다 훨씬 더 많았다.[194]
- 통증은 종종 넓은 부위에서 발생하는 것으로 설명된다.[28,195,196]
- 환자는 그 부위에 대한 외상의 과거력을 전형적으로 설명할 것이다.[28]

척추전방전위증과 요추 역학적 통증의 차이 진단

- 척추전방전위증은 극돌기의 단계적 변형이나 하강을 가질 수 있고, 이 방법의 진단 정확도는 다소 제한적이다.
- 한발로 선자세에서 요추 과신전검사는 척추전방전위증에 양성 반응을 보이며, 병리학에서 연구되었다. 이 검사는 후관절 병리검사에서도 양성일 수 있다. 이 측정의 진단 정확도 역시 제한적이다.
- 척추전방전위증은 젊은 운동선수에게 더 흔하게 발생하는 반면, 후관절 통증은 중년부터 고령자에게 더 흔하게 나타난다.
- 경사방사선 영상 X-ray는 척추 협부의 골절과 추간판의 전위를 보여준다.

측정 결과

- 적절한 요추 관련 측정 결과(Oswestry Disability Index, Fear Avoidance Beliefs Questionnaire, Global Rating of Change, Patient-Specific Functional Scale, Roland-Morris 등)이 사용될 수 있다.

진단영상

- 진단 방사선 영상은 위험신호 또는 병리학자가 의사 추천한 경우에만 필요할 수 있다.
- 치료사는 다른 병리를 배제하는 데 도움을 주기 위해 표 19.2에 열거된 방사선 영상 진단방법(적절한 경우)을 사용해야 한다.

II. 시진

- 통증이 심한 경우, 환자는 통증 자세를 나타나게 하고, 연부조직 구조물에 장력이 가해지거나 늘어나는 자세를 피할 것이다.
- 통증이 심한 경우, 환자는 일상생활동안 보상작용이나 보호하는 행동을 설명할 것이다.

III. 분류 및 선별검사

- 관련된 관절로부터의 원인뿐만 아니라 모든 비근골격계적 원인은 배제되어야 한다.
- 다음 징후와 증상은 CES를 배제하는 데 도움이 된다:[120-122]
  - 허리 통증 병력(SN 94)
  - 요실금(SN 90)
  - 24시간 이내에 급격한 증상 발병 (SN 89)
  - 천추부감각 상실(SN 85)
  - 하지 약화 또는 보행 소실(SN 84)
  - 괄약근 소실(SN 80)
- 진단 예측 규칙은 5가지 변수 중 1가지가 존재할 때 척추 골절을 배제(SN 95)하는데 도움이 되고, 5개의 변수 중 4개가 존재할 때 척추 골절의 가능성을 포함(SP 96)하는데 도움이 된다.[123]
- 다른 진단 예측 규칙은 4개의 변수 중 1개만이 척추 골절을 배제할 때(SN 88) 도움이 되고(4개 변수 중 2개가 존재하면 SP 96, 4개 변수 중 3개 이상이 존재하면 SP 100) 척추 골절의 가능성을 포함하는데 도움이 된다.[106]
- 교차 주먹 타진 검사는 척추압박 골절을 배제(SP 88, −LR 0.14)하거나 가능성을 포함(SP 90, +LR 8.8)하는데 도움이 되는 우수한 능력을 가지고 있다.[124]
- 누운 자세에 징후는 척추 압박 골절을 배제(SN 81, −LR 0.20)하거나 가능성을 포함(SP 93, +LR 11.6)하는데 유용하다.[124]

IV. 움직임 검사

- 근육(좌상)또는 인대(염좌)가 스트레스를 받을 때 동작이 제한된다. 근육 좌상은 근육 수축 또는 근육 스트레칭에서 스트레스를 받는 경향이 더 크고, 인대 염좌는 온전한 스트레스를 받는 행동(대개 길어지는 활동)으로 인해 강조될 가능성이 더 크다.
- 환자는 근육길이가 부족할 수 있다. 이 근육 길이의 결핍은 통증 및 기능장애와 관련이 있을 수도 있고, 그렇지 않을 수도 있다.

V. 근육 수행능력 검사

- 근육에 대한 저항력(좌상)이나 인대를 통한 손상(염좌)으로 인한 통증이 유발될 것이다.

VI. 특수 검사

- 다른 병리학적 소견이 공존하지 않는 한 특수 검사에서는 (−)반응이 될 것이다.
- 신전 회전 검사: 음성반응은 후관절 관련 통증을 배제하는 데(SN 100, −LR0) 도움이 될 것이다.[20,139]
- 요추 역학 통증 관련 장을 참고한다.
- the side-lying active hip abduction test에서 환자의 자가 등급이 4 이상이면 체간근의 신경학적 결손이나, 전두면에서의 자세 조절을 할수 없으며, 통증을 유발할 가능성이 있다고 판정하는데(SP 92) 도움

요추 불안정성과 비불안정성 병리의 차이 진단

- 요추 불안정성 환자는 불안정한 허리의 느낌, 외상의 과거력, 그리고 불안정하지 않는 환자보다 일관성 없는 증상을 호소할 가능성이 높다.
- 불안정성 환자는 그들의 척추를 자주 교정하는 경향이 있다.
- 불안정한 환자는 증상을 유발할 수 있는 더 높은 수준의 활동이나 일상 활동에 더 많이 관여한다 (예: 스포츠 활동에 관여하기 쉽다).

이 된다.[151]

- 옆으로 누운 자세에서 능동 고관절 외전 검사에서 치료사가 시행하여 2점 이상이면 체간의 신경근 조절 결손이나 자세조절이 어렵고, 잠재적으로 통증을 유발할 가능성이 있다고 판정하는데(SP 85) 도움이 된다.[151]

VII. **촉진**

- 근육(좌상)이나 인대(염좌)가 만져진다면 촉진될 수 있다.
- 다른 신경근 긴장 신호나 신경학적 증상이 없는 후 관절에 국한된 관절의 통증을 나타낼 수 있다.[18]

VIII. **신체 수행능력 측정**

- 환자의 취미 또는 직업의 신체적 요구와 관련된 신체 기능 측정을 할 수 있다.

잠재적 치료기반 분류

- 이동성(관절의 저운동성이 감지될 경우)
- 안정화(관절의 과운동성이 감지되는 경우)
- 기타 잠재적인 TBC: 통증 조절(환자가 통증이 있는 경우에만), 운동 및 컨디셔닝, 특정 운동 방향

강직성 척추염

20장(천장관절과 골반대)을 참고한다.

결론 CONCLUSION

요추는 여러 복잡한 표현과 진단을 구별하기 어려운 다양한 임상 병리 소견을 나타낼 수 있다. 이 장에서 설명한 최상의 임상 증거를 이용하는 체계적이고 상세한 접근은 치료사가 환자의 손상과 잠재적인 진단을 가장 정확하게 파악하여 환자를 가장 적절하게 치료할 수 있는 최상의 기회를 제공한다.

20

천장관절과 골반

SACROILIAC JOINT AND PELVIC GIRDLE

골반대 통증(pelvis girdle pain)으로 가장 흔하게 언급되는 천장관절(sacroiliac Joint, 엉치엉덩관절)의 기능부전은 정형의학에서 논쟁의 소지가 가장 많은 기능부전의 하나이다. 기능부전의 실질적인 유병률, 관절의 형태, 관절의 움직임 범위, 진단영상의 정확도, 골반부위의 임상적인 평가들이 논쟁의 변수로 언급되고 있다. 구조와 기능의 문제로 인하여 천장관절은 인대의 안정성(ligamentous stabilization)에 의해 지지되고 있다. 인대에 대한 촉진은 인대가 스트레스를 받을 수 있기 때문에 촉진에 의해서도 잠재적인 병리를 나타낼 수 있다. 특히나 후방 천장인대(sacroiliac)와 천골결절인대(sacrotuberous ligament, 엉치결절인대)는 이러한 기능부전에 쉽게 영향을 받는다. 천골결절인대는 특히나 천골 굴곡(전굴)과 관골의 후방 회전에 영향 받기 쉬운 인대이다.

부인과 또는 비뇨기과적인 문제를 제외한 골반의 근골격계 통증에 대한 유럽 지침은 다음과 같이 정의한다:

골반대 통증은 일반적으로 임신, 외상, 관절염, 그리고 골관절염의 연관 관계에 따라서 발생한다. 통증은 장골 후면 그리고 둔부 주름(gluteal fold), 특히 천장관절 부위에서 경험한다. 대퇴 후면부위로 통증이 방사될 수 있으며, 섬유연골결합(symphysis)과 함께 또는 분리되어 나타날 수도 있다. 서 있기, 걷기, 앉기는 지구력이 감소된다. 골반대통증(PGP)은 요추의 원인을 배제해야만 정확하게 진단할 수 있다. PGP와 관련된 통증 또는 기능의 장애는 특정한 임상 검사에서 재현될 수 있어야만 한다.[1]

이 부위의 논란의 여지가 있는 특성으로 인하여(제한된 근거와 이 부위를 연구하는 전문가들의 합의된 동의에 따라), 이 장에서는 PGP가 있는 환자의 진단이지만 진단에서 배제되는(diagnosis of exclusion) 접근 방식을 취한다.[1,2]

임상 응용 해부학

CLINICALLY APPLIED ANATOMY

천골(sacrum, 엉치뼈)은 쐐기모양을 하고 있으

며, 제한된 관절(limitedjoint articulation)로 인대 지지대(ligamentous support)에 의해 상부에서 하부로, 전면에서 후면으로 현수 상태(suspension)로 유지된다(그림 20.1). 천장관절(SIJ)은 관절강(joint space)으로 분리된 서로 일치하는 관절면으로 구성되어진 진정한 가동성 형태의 활막관절이다(그림 20.2). 이 관절강은 섬유피막(fibrous capsule)로 둘러싸인 다른 활막관절과 마찬가지로 활액이 들어있다. 천장관절은 일부 독특한 특성으로 인하여 활막관절이기는 하지만 다른 관절들과는 상당히 다른 부분이 존재한다. 쐐기 모양의 천골과 양쪽의 각 무명골(innominate)의 관절면 사이에서 관절을 이루고 있다. 관절면은 관절에 작용하는 힘에 대한 적응(adaptations)에 의하여 발달되었다. 천장관절은 유리연골(hyaline cartilage)외에도 섬유연골을 갖고 있다. 천장관절의 관절면은 유리연골로 덮여 있으며, 장골연골(iliac cartilage)은 섬유연골의 모습을 보인다. 천장관절의 크기와 모양에 대한 상당한 변동성(significant variability)은 보고되었다.

천장관절은 상체의 무게를 지탱할 뿐만이 아니라 보행 시 지면 반발력(ground reaction forces)도 견뎌내야 한다. 따라서 천장관절은 가동성을 제한하고 관절에 안정성을 제공하는 여러 개의 인대들로 지지되고 있다(그림 20.3). 이 인대들은 천골과 무명골의 움직임에 의해 스트레스를 받게 되지만 이 인대들은 골반대 전체에 안정성을 제공해 준다.

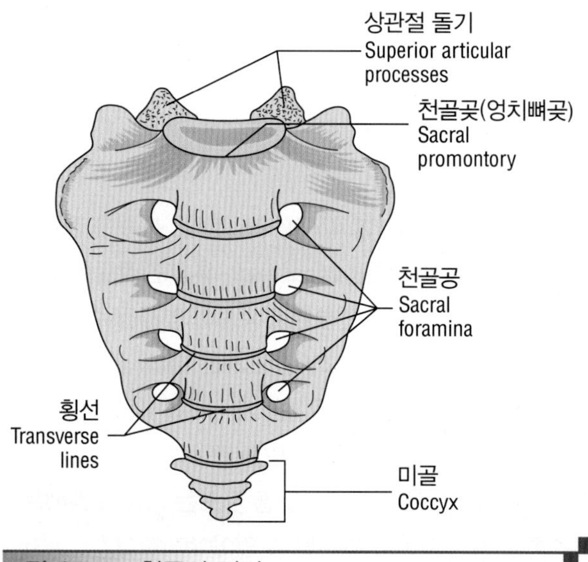

그림 20.1 천골의 전면.

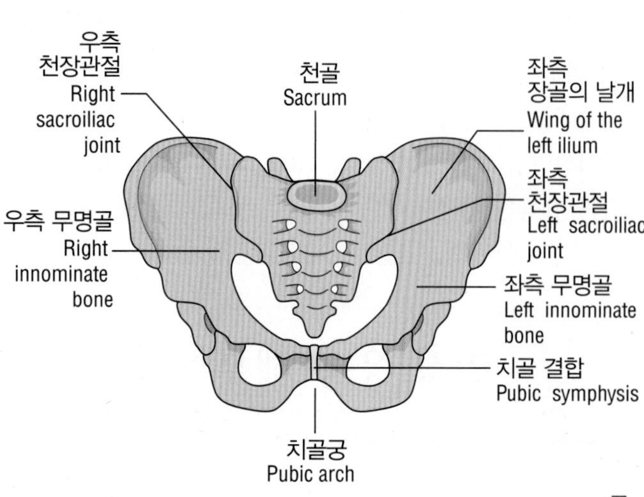

그림 20.2 천장관절을 보여준 골반의 전면.

환자 인터뷰
CLIENT INTERVIEW

인터뷰는 치료사가 환자와 함께 문제를 해결하기 위한 첫 번째 만남이다. 5장(Client Interview and Observation)에서 논의한 바와 같이, 이 검사의 구성요소들은 치료사에게 환자의 진단을 제시할 확률에 관련된 상당량의 정보를 제공할 수 있다. 이 책이 지니는 목적을 위해서, 인터뷰는 각 신체 부위 또는 구획(section)에 관련하여 기술했지만 환자에 대한 인터뷰에는 일반적으로 환자가 주관적으로 보고한 내용과 환자가 측정한 결과값을 함께 제시했으며, 이 장에서는 방사선 영상도 포함된다. 환자를 평가하는 이러한 지점에서 치료사들은 방사선 영상을 접하게 될 가능성이 매우 크지만, 치료사들은 환자를 평가하기 전에 미리 방사선 영상의 결과를 해석하여(위험 신호(red flags)와 중요한 의학적인 연관에 대한 관련이 없는 경우가 대부분이지만) 편향적인 평가를 하지 않아야 한다. 부가적으로, 경우에 따라서는 평가의 순서에 따른 여러 가지 다른 평가를 하기 전에 심각한 병태를 배제하기 위한 검사로서의 방사선 영상은 필요하다.

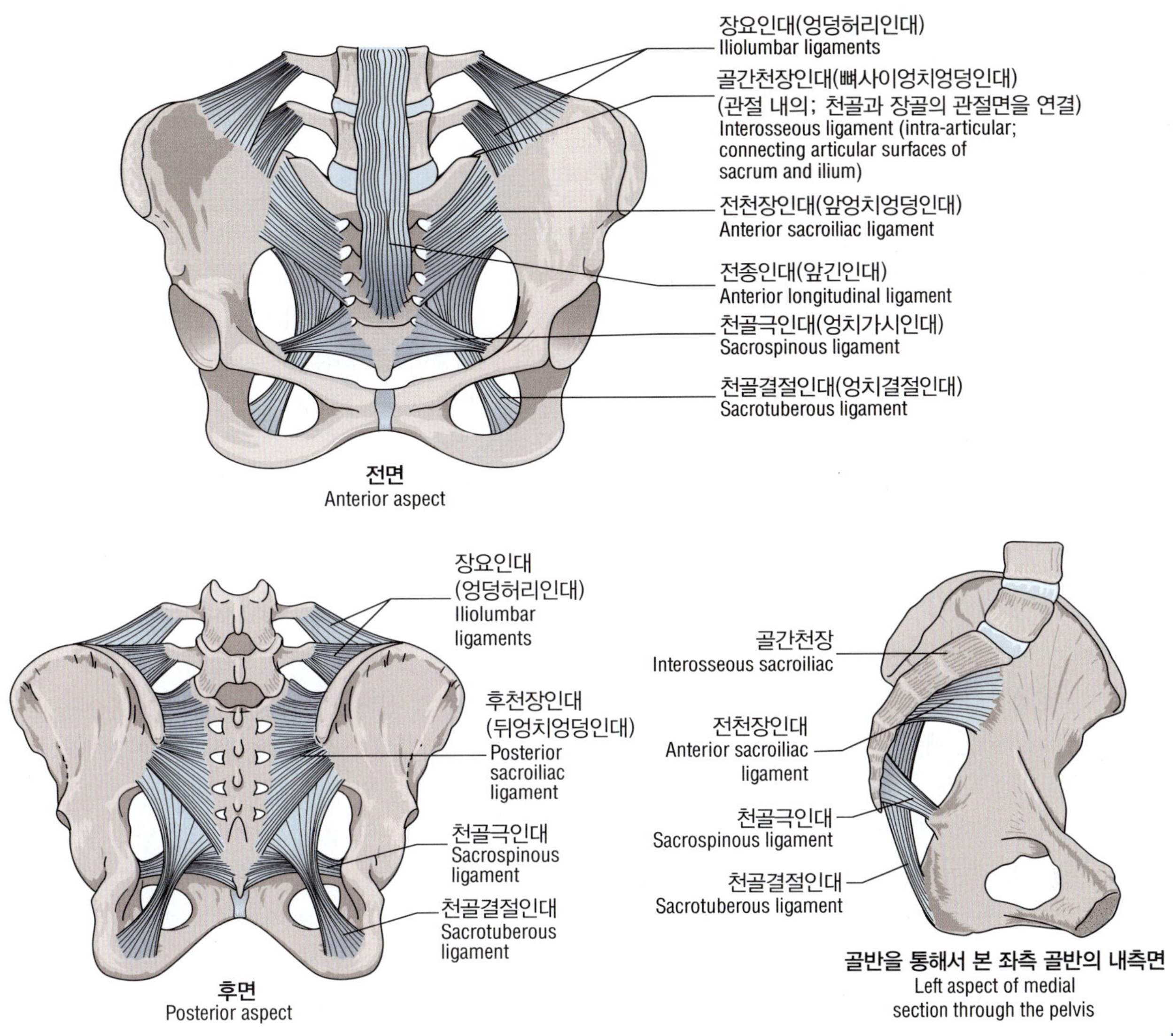

그림 20.3 천장관절을 지지하는 인대.

주관적 정보 (Subjective)

진단학적인 연구(diagnostic study)에 따르면, Slipman과 그의 동료들은 천장관절 통증에 대한 폭넓고 다양한 연관 패턴을 발견하였다. 통증의 94%가 엉덩이에 발생했지만, 대퇴부(48%)와 하지, 발목 그리고 발(연관 통증의 54%)로 통증이 방사되었다.[3] 천장관절의 통증은 요추 옆에서부터(L1에서부터 원위부로) 다리 전체에 걸쳐서 발생하는 것으로 설명되었다.[3–5] 19장(요추)에서 언급한대로, 요추, 골반, 그리고 고관절 부위에 통증이 수렴되면 통증의 위치만을 근거로 정확한 통증의 유발부위를 파악하기 어렵다.[6] 천장관절의 기능장애의 유병률은 요추, 골반 및 고관절 부위 통증이 있는 사람들에서 7%에서 45%에 이른다고 보고되었다.[3,7,8] 보다 최근의 연구에서는, 천장관절의 통증은 기계적 요통의 원인으로 과소 평가되었고, 만성환자, 비방사통적 통증(nonradicular pain) 환자의 15%에서 30%가량의 영향을 미친다고 설명되었다.[9] 천장관절 기능부전이 있는 환자, 특히나 급성기의 환자는 Fortin 손가락 검사(그림 20.4)에서 묘사된 것과 같이 후상장골극(PSIS, 위뒤장골가시) 바로 위에서 통증의 위치를 묘사한다.[4] 다른 연구에 따르면 가장 불편한 지점은 2개의 연구[4,10]에서는 PSIS에서 10cm 꼬리방향 그리고 3cm 외측방향 내로 묘사

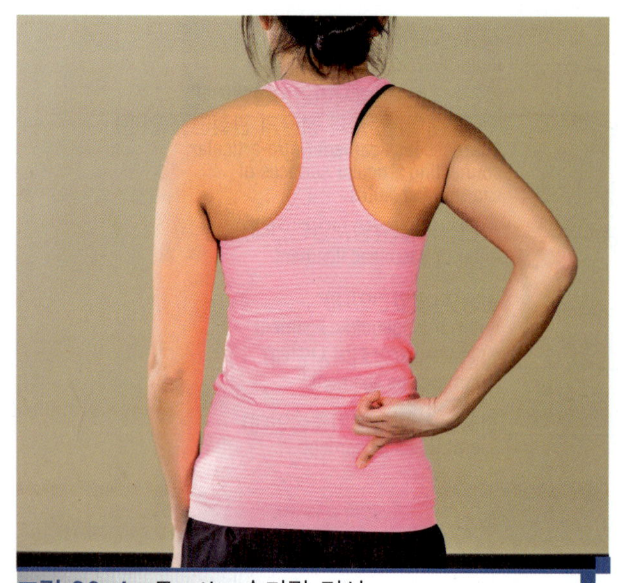
그림 20.4 Fortin 손가락 검사.

되었고 다른 연구에서는 PSIS에서 3cm 이내로 묘사되었다.[11] 천장관절에 나타나는 통증의 연관 형태(referral patterns)는 매우 다양하다.

천장관절 기능부전을 갖고 있는 환자의 통증의 발병 기전은 여러 가지가 있을 수 있다. 특히나 이러한 부분은 천장관절 기능 장애에 여러 가지 유형이 있기 때문에 그렇다(천장관절 기능부전, 치골결합박리(symphysiolysis), 그리고 임신 관련 골반 후방의 통증). 가장 많이 설명되어지는 기전은 축 방향의 부하와 체간의 회전이 함께 일어날 때 이다.[9] 손상의 기전이 외상에 의한 것이라면, 한 번의 큰 외상(macro-traumatic episode)에 의한 것인지, 또는 반복적인 미세손상으로 인한 기전(microtraumatic mechanism)에 의한 것인지를 반드시 환자에게 질문하여야 한다. 반복적인 미세손상으로 인한 것이라면 불안정성을 의심할 수 있다. 요추와 마찬가지로, 불안정성에 대한 다른 지표에는 자극에 의하지 않은 불안정한 느낌, 일치하지 않는 증상, 장시간 지속적인 체위에 의해 악화되는 증상, 그리고 빈번한 자가 조작(self manipu-lating) 등에 대한 주관적 보고가 포함된다.

치료사들은 또한 악화요인에 대하여 반드시 질문하여야 한다. 이전에 언급된 바와 같이, 요천추의 불안정에 대한 특정 지표가 존재한다. 저운동성에 기인된 천장관절의 기능부전 환자들은 일반적으로 골반대의 움직임이 큰 곳에서 더 많은 통증을 느끼게 된다. 서 있는 것보다 걷기가, 걷기보다 뛰기가 더 통증을 느낄 것이다. 저운동성 또는 과운동성을 불문하고 천장관절 기능부전환자들은 이행성 운동(transitional movements)시 통증을 느낄 가능성이 높다. 이러한 운동으로는 침대에서 돌아 눕거나, 앉은 자세에서 일어나는 동작이 포함된다.[12] 이상근증후군을 가진 환자는 앉는 자세(특히 지갑이 있는 경우)와 같이 엉덩이 부위에 체중이 증가되는 경우에 통증이 증가되고 고관절이 외회전되는 보행 형태에서는 통증이 감소될 수 있다.

잠재적인 천장관절의 불안정성에 대한 구체적인 질문에는 임신과 관련된 질문이 포함된다. 이러한 질문에는 반드시 다음의 질문이 포함된다: 첫 번째 임신입니까? 첫 임신이 아닌 경우에는, 임신을 몇 번이나 하셨습니까? 그리고 이전의 임신에서도 이와 비슷한 통증과 기능의 장애가 있었습니까? 출산 후에는 통증이나 기능의 장애가 해결되었습니까? 이전에도 통증이나 기능장애를 위해 치료를 하셨나요? 치료를 했었다면, 그 치료는 도움이 되었나요? 임신은 자세의 변화(전만의 증가), 체중 증가, 임신 후기(third-trimester) 호르몬에 의해 유발된 인대의 이완으로 천장관절의 통증을 유발할 수 있다.[9] 임산부의 49%~62%가 요통을 겪는다고 보고된다.[13,14] 임신관련 골반통증(pregnancy-related posterior pelvic pain (PRPPP)) 환자의 증상은 다음과 같다:[15] 찌르는 듯한 통증, 장골능 후면과 둔부 주름선사이의 쑤시는 통증, 하지 방사통의 유무와 상관없이; 치골결합 통증뿐만 아니라 전형적으로 체중 부하 활동으로 인하여 증가하는 골반대부위의 통증; 그리고 때때로 골반저와 허벅지 아래로 방사되는 치골의 통증이 있다. 일반적으로 임신 24~36주 사이가 임산부가 겪는 통증이 가장 악화되는 기간이다.[16] 피임제의 복용, 체질량 지수(BMI), 신장, 임신기간 중의 체중의 증가는 질문해야 하지만 임신관련 골반통증(PRPPP)을 악화시키는 인자로 보이지는 않는다. PRPPP와 상관관계가 있는 위험 요소로는 젊은 연령(young age), 요통의 기왕력, 과중한 작업량, 그리고 골반대 부위에 대한 외상의 과거력이 있다.[1]

환자의 연령은 특정 요통과 골반대 기능 부전을 의미할 수 있다. 젊은 연령의 환자는 천장관절의 원인에 의한 통증보다 추간판 질환이 더 많다.[17] 젊은 연령은 PRPPP 환자의 위험요소다. 강직성 척추염(AS)은 어린 나이에 발생이 예측된다. 강직성 척추염은 40세 이전에 100% 발생한다.[18]

주관적인 평가와 관련하여 다른 신체의 부위에 대한 중요한 질문에는 아래의 내용이 포함된다: 증상을 악화시키거나 완화시키는 요인이 있는가? 통증의 본질은 무엇이라고 생각하는가? 통증 강도의 수준은(통증 수준은 0-10척도)? 수면 중에도 통증이 있는가? 직업 활동이나 여가활동에도 통증이 확연히 나타나는가? 환자는 어떤 약을 복용하는가? 그 약들은 통증이나 기능장애에 도움을 주는가? 진단적 영상사진은 촬영되었나? 그 진단영상의 결과는 무엇인가? 또한 위험 신호(red flags) 또는 비근골격 원인(nonmusculoskeletal causes)과 관련된 질문은 반드시 시행해야 한다.

보다 특이한 천장관절 통증에 대한 질문에는 다리 길이의 불일치와 수술적 유합술의 기왕력이 포함된다. 한 연구에 따르면 만성 요통을 갖고 있는 환자는 무증상 대조군보다 다리 길이의 불일치가 5mm 이상이 될 가능성이 훨씬 높았다. 퇴행성 변화를 포함한 증가된 천장관절의 스트레스는 요추 유합술(lumbar spine fusion)을 시행한 환자에서 보고되었다.[20-24]

측정 결과 (Outcome Measures)

결과 값의 측정은 대부분 특정 신체 부위(body-part specific)의 결과이며 이러한 특정 신체 부위에 대한 결과 값을 측정하는 방식으로 사용될 것을 권장한다. 요통과 천장관절 사이에서 통증의 위치, 통증의 표현 그리고 객관적인 측정에 대하여 서로 겹치는 부분이 있기 때문에 적절한 천장관절의 기능장애의 평가를 위해서 19장(요추)의 결과 값 측정의 기준을 제안한다. 오웨스트리 장애지수(Oswestry Disability Index(ODI)), 공포회피 반응설문지(Fear-Avoidance Beliefs Questionnaire(FABQ)), 변화의 전체적 평가(Global Rating of Change(GROC)), 환자 특정 기능적 등급(Patient-Specific Functional Scale (PSFS))등은 천장관절 기능장애가 있는 환자에게 적합한 측정 방법이다. 이러한 측정방법들은 PRPPP(임신관련 골반통증) 환자에게도 적합하게 사용될 수 있다. PRPPP 환자에 대한 기본적인 측정은 퀘백 요통장애 등급(Quebec Back Pain Disability Scale)과 ODI를 사용한다. 원칙적으로 AS(강직성 척추염) 환자에 대한 측정 방법에는 척추와 야간 통증의 측정을 위한 시각통증등급(Visual Analogue Scale)과 Bath AS Global score(BASG)를 사용을 제안한다.[25]

진단영상 (Diagnostic Imaging)

천장관절에 대한 진단 영상은 이 부위의 다른 검사들과 마찬가지로 논쟁이 되고 있다(표 20.1). 신체의 다른 부위, 즉 척추와 고관절과 같이 밀접하게 연관되어 있는 부위와 마찬가지로 증상이 없는 환자에서도 천장관절의 비정상적인 영상이 나타났다. 이와 같이 연관된 부위와 마찬가지로, 이러한 비정상적인 영상이 나타났다는 것은 표준적인 관행상 진행되는 진단영상에 의문을 제기하게 한다.[26]

방사선 사진 (Radiographs)

안정되고 의식이 명료한 외상환자의 경우는 세밀한 임상검사를 통해 거의 100% 민감도(SN)로 골반의 골절을 파악할 수 있으며, 이에 따라 초기 방사선 사진은 필요하지 않다.[35] 모든 연구에 따르면, 골반의 골절을 가장 잘 예측할 수 있는 변수로는 외상의 병력, 부종, 골반의 압박에 의한 통증, 불안정성에 대한 불만(complaints), 신경병증, 고관절의 관절가동범위(ROM) 내에서의 통증 그리고 직장 검사(rectal examination) 중 통증이 있다.[35]

MRI (Magnetic Resonance Imaging)

현재, MRI는 천장관절염을 검사하는 가장 민감도가 높은 영상이며, 구조적인 병변이 X-선 영상으로 관찰되기 훨씬 전에 축상 염증(axial inflammation)의 발견이 가능하며 이러한 이유로 축상 척추 관절염(SpA)의 조기 진단을 쉽게 할 수 있다. 다만, MRI는 SpA의 모든 면을 찾아내지는 못하며, 여전히 류마티

표 20.1 천장관절과 골반대에 대한 다양한 진단 영상의 정확도

병리학	진단검사	gold standard	민감도 / 특이도
척추관절염과 천장관절 기능장애	혈관조영술	류마티즘 학자 진단	어떠한 질환이든(쌍방의, 단독의) 65/51 쌍방의, 하나의, 단독의 엉치엉덩관절염 민감도 65, 40 그리고 25 각각의/ 각각의 특이도 51, 58 그리고 93[27]
	뼈 스캔	감별진단	13/100[28] 46/89[29]
	CT	감별진단	58/69[10]
	MRI	표준화된 정의	26/100[31]
강직성 척추염	MRI	조사되지 않은 (NI)	NI; 4명의 방사선과 의사간의 신뢰도(κ)는 0.63~0.72, 관절의 침식의 감지는 0.73이었다. 침식에 대한 부식에 대한 상관관계 (ICC)는 0.79였다. 상호 비교를 위한, 골수 부종의(κ) 및 ICC 값은 각각 0.61과 0.93이었다
	MRI	MRI 온라인 데이터 입력 시스템의 표준화된 정의	90/97[33]
엉치엉덩관절염 강직성척추염	혈관조영술	MRI	52/78[34]

SIJ = 천장관절(sacroiliac joint); NI = 조사되지 않은(not investigated); CT = computed tomography; MRI = magnetic resonance imaging; AS = 강직성 척추염(ankylosing spondylitis); ICC =상관 관계(interclass correlation coefficient)

이 표에 보고된 양호하면서(good) 이상적인(ideal) 진단에 대한 정확도 값에 대해 제안된 색상 코딩(color coding)은 질 평가 점수(QUADAS)가 없다는 것은 임상적인 유용서의 가치를 결정하는 매우 중요한 측면이다. 따라서 독자들은 이 정확도의 값을 해석할 때 이 점을 명심해야 한다.

스 전문의의 의견이 이 질환을 인식하는 중요한 단계로 남아있다. 일반적인 MRI는 영상의 양식을 선택할 수 있다. 골 부식(bony erosions)은 SpA 환자에서 골 부종(bony edema)보다 확연히 나타나고, 증상이 나타나지 않고 비특이적 LBP환자는 골 부종이 나타나기 때문에 MRI 영상에서 골 부식(bony erosions)은 거의 보이지 않을 것이다.

컴퓨터 단층 촬영 (Computed Tomography)

컴퓨터 단층 촬영은 일반적으로 이미 확정된 뼈의 변화에 대한 가장 중요한 기준을 알려준다. CT 스캔의 한계는 염증을 감지할 수 없다는 것인데, 천장관절 기능장애를 갖고 있는 환자들에서는 염증이 흔히 나타날 수 있다.

초음파 영상 (Ultrasound)

초음파 영상은 신체의 다른 영역에서의 사용과 마찬가지로 연부조직의 병리를 찾아내는데 적합하다. 특히 후기 인대성 병리(posterior ligamentous pathology)를 확인하는데 특히 유용하다. 초음파 영상은 방사선 제한의 문제가 있는 임산부에게 특히 도움이 될 수 있다.

시스템에 대한 재조사 (Review of Systems)

천장관절과 골반대에 관련된 시스템에 대한 검사에 대한 자세한 내용은 6장(분류 검사 및 감별 진단)을 참고한다.

시진 OBSERVATION

환자의 이동 및 보행을 주의 깊게 관찰하면 치료사에게 도움을 줄 수 있다. 이러한 이동과 보행에는 요추와 골반 그리고 고관절 복합체의 최적의 기능이 필요하다. 이러한 작업을 수행하는 동안 보상작용이나 통증이 있다면 이 부위에 기능장애가 있다는 것을 경고하는 것이다. 앉은 자세에서 환자의 체중이 양쪽에 균형 있게 분산되는지를 관찰하게 되면 치료사에게 기능장애가 발생한 측이 어디인지의 가능성을 알려준다. 예를 들어, 이상근증후군을 앓고 있는 환자는 병변측에 체중을 덜 실으려고 할 것이다.

저운동성의 천장관절 기능부전환자의 시진으로 관찰할 수 있는 기능장애는 골반대에 대한 요구의 증가로 걷는 자세(walking gait)보다 달리는 자세(running gait)가 더 많이 실행되었다.[38] 보행 폭과 시간의 타이밍(timing)의 변화는 요골반 고관절복합체(lumbo-pelvic-hip complex)내의 가동성 또는 안정성의 기능부전을 의미할 수 있다. 이행 운동(transitional movements) 중 통증은 골반대 통증에서 종종 일어나는 특징이지만 특정 기능부전(particular dysfunction)의 일반적인 특징은 아니다.[1]

자세에 대한 관찰은 골반대 기능부전 환자를 평가하는 검사에서 필수적인 요소이며, 시상면, 관상면, 횡단면의 편차(deviation)는 반드시 정적 자세와 동적 자세 모두를 평가해야 한다.

요추 또는 천장관절의 불안정성을 잠재적으로 관찰할 수 있는 징후에는 복부와 후면의 주름, 척추전방전위증과 같은 층 형성 징후(step-off sign), 전 체간 능동운동범위(full-trunk active range of motion), full-spine ROM에서 척추 경사(spinal angulation) 형성(둥근 척추의 감소), 보상작용이 없으면(Gower's sign에서와 같이 환자가 허벅지에 손을 지지하여 척추를 바로 선 자세(Upright position)로 하려고 하는) 완전 체간 굴곡(full-trunkflexion) ROM에서 바로 설 수 없음, 척추 ROM을 이용한 정상적인 운동의 면에서 편차가 발생된다. 강직성척추염의 환자에서는 요추의 전만 감소, 흉부 후만의 증가, 경추의 과신전 자세가 관찰되었다.[39-41] 또한 이 환자들은 이행성 운동(transitional movements)시 근육의 경련과 통증 자세(pain posturing)를 보였다.[40,42]

추가적으로, 세부적인 관찰에 대한 내용은 19장(요추)을 참고한다.

분류 및 선별검사 TRIAGE AND SCREENING

환자분류와 심사는 환자에 대한 검사를 계속적으로 수행하기 전에 반드시 시행해야 하는 필수 구성요소라 할 수 있다. 심각한 병리 제6장(환자분류와 감별진단 참고)과 관련된 다른 구조들(other related structures)에 의한 통증의 생성을 배제하고 치료사가 다른 검사의 구성 요소를 계속적으로 이용하여 환자 통증의 실제 원인의 식별을 보다 정확하게 판단할 수 있다. 또한, 검사를 시행하는 시점에서 강한 선별 검사(strong screening tests)(높은 SN 및 낮은-LR)를 적용하면 신체의 각 부위(이 경우에는 요추와 고관절)에 대한 감별진단을 가능하게 한다.

심각한 병리 배제: 위험신호 (Ruling Out Serious Pathology: Red Flags)

치료사는 요추와 골반대에 연관된 병리학적인 증상을 가진 환자의 요추 및 고관절과 관련된 위험신호(red flags)에 대하여 반드시 인지해야 한다. 이 부위는 통증을 야기할 수 있기 때문이며, 관련된 각 부위에 대한 위험신호는 19장과 24장을 참고한다.

골반대에 대한 특정하게 권고되는 사항에는 MRI, 전후방사진, 골반입구(inlet)와 출구(outlet), 뼈의 부골화(sequestration of bone), 뼈와 관절의 염증, 그리고 뼈 종양을 배제하기 위한 플라밍고 방사선 사진(flamingo radiographic views)이 있다. 혈액 검사와 소변검사는 임상병리 검사를 제안한다. 유도된 국소 마취 주사의 (+)반응은 비골격계 원인에 의한 골반의 통증을 배제할 수 있다.[16]

비관절낭패턴의 환자와 알 수 없는 원인의 둔부 종창(gluteal swelling)은 골반대 관련 통증환자에게는 위험신호로 제안된다. 고관절의 관절낭패턴은 굴곡, 외전 및 내회전이 가장 제한된 움직임이며, 둔부 종창은 외상에 의해 유발되지 않고 서서히 발병한다.

천장관절과 골반대에 대한 특정한 위험신호에는 *엉덩이 징후(sign of the buttock)*와 골반 골절이 포함된다. 엉덩이 징후는 환자의 통증에 대한 원인이 비근골격계 통증이라는 의심을 강하게 할 수 있는 임상평가다. 임상적인 검사는 다음의 순서로 진행된다;

- 환자는 바로 누운 자세를 하고, 치료사는 제한된 지점까지 수동적으로 다리를 편 상태에서 들어 올린다.
- 대퇴부를 같은 위치(같은 위치의 고관절 굴곡)를 유지하면서 환자의 슬관절을 수동적으로 구부린다.
- 치료사는 수동적으로 고관절의 굴곡을 시행한다.
- 이 검사의 양성반응(+)은 고관절의 굴곡이 여전히 제한되거나 또는 슬관절의 신전 시 통증이 유발되는 경우이다.

골반 골절은 외상과 관련이 있으며, 징후와 증상은 외상, 골반 촉진시 통증, 치골 압박 검사, 종창, 골반 압박 시 통증, 불안정성 통증, 신경 병증, 고관절 ROM시 통증, 직장에 대한 검진 시 통증 등이 있다.[35,45,46]

특히 급성 외상의 환자나 또는 매우 예민한 환자의 골반대 통증을 검사할 때 척추 골절은 반드시 배제되어야 한다.

- 진단 예측 규칙(diagnostic prediction rule)은 5개의 변수에서 ≤1이 존재할 때 척추골절을 배제하는 데(**SN 95**, **−LR 0.16**) 도움이 되며, 5개의 변수 중 ≥4이 존재할 때 척추골절을 의심(rule in)(**SN 96**, **−LR 9.6**)할 수 있다.[47]
- 주먹 타진 검사(closed−fist percussion test)는 척추 압박 골절을 배제(**SN 88**, **−LR 0.14**)하거나 의심(**SP 90**, **+LR 8.8**)할 수 있게 도움을 준다.[48]
- 바로 누운 자세 징후(supine sign)는 척추 압박 골절을 배제(**SN 81**, **−LR 0.20**)하거나 의심(**SP 93**, **+LR 11.6**)할 수 있게 도움을 준다.[48]

추가적인 자세한 선행 검사에 대해서는 18장을 참고한다.

골반부 후면에 대한 촉진(POSTERIOR PELVIC PALPATION)

환자 자세 바로 누운 자세로 상지와 하지를 이완한다.

치료사 자세 환자 옆에 선다.

움직임 치료사는 환자의 양측 천장관절과 천골(이 장의 촉진 부분을 참고)을 조심스럽게 촉진한다.

평가 적절한 힘을 이용한 심부 촉진을 시행할 때 국소적인 압통이 발생한다면 검사를 시행한다.

통계 표준 CT스캔 사용하여 외상 후 24시간 내에 응급실로 내원한 66명의 골반골절 환자(평균 연령 34세, 여성 32명)를 대상으로 한 연구: SN 98(보고되지 않았거나 정상): SP 94(NR), +LR 16.3, −R 0.02, QUADAS 7[45]

전후방 그리고 측방 압박 검사(ANTEROPOSTERIOR AND LATERAL COMPRESSION TEST)

영상 20.1 **인터넷 지원으로 이 검사의 평가 방법을 볼 수 있다.**

환자 자세 바로 누운 자세로 상지와 하지를 이완한다.

치료사 자세 환자의 얼굴을 보면서 환자 옆에 선다.

움직임 치료사는 전방에서 후방으로 그리고 측방으로 장골날개(iliac wings)에 압박을 가한다.

평가 압박을 가하는 중에 통증이 발생하면 양성(+)이다.

통계 표준적인 CT스캔 사용하여 외상 후 24시간 내에 응급실로 내원한 66명의 골반골절 환자(평균 연령 34세, 여성 32명)를 대상으로 한 연구: SN 98(NR), SP 24(NR), +LR1.3, −R 0.08, QUADAS 7[45]

고관절 굴곡 검사(HIP FLEXION TEST)

환자 자세 양측 상하지를 신전한 상태로 누운 자세를 한다.

치료사 자세 환자를 정면으로 바라보면서 옆에 선다.

움직임 환자는 능동적으로 고관절을 굴곡 한다

평가 능동적인 고관절 굴곡을 하는 동안 통증이 유발되거나, 또는 이 동작에서 불안정이 나타나는 경우 양성(+)

통계 표준 방사선 검사를 이용하여 측정한 골반 골절 환자 20명을(평균 연령 57세, 여성 9명, 급성기 환자) 대상으로 한 연구: **SN 90(NR)**, **SP 95(NR)**, **+LR 18**, **−LR 0.10**[46]

치골 압박 검사(PUBIC COMPRESSION TEST)

환자 자세 양측 상하지를 신전한 상태로 누운 자세를 한다.

치료사 자세 환자를 정면으로 바라보면서 옆에 선다.

움직임 치료사는 환자의 치골에 하방 압력(downward pressure)을 가한다.

평가 압박을 가하는 동안 통증이 유발되면 양성(+)이다.

통계 표준 방사선 검사를 사용하여 골반골절(평균 연령 57세, 여성 9명, 급성기)환자 20명을 대상으로 한 연구: SN 55(NR), SP 84(NR), +LR 3.4, −LR 0.53, QUADAS 9[46]

수동적 고관절 움직임(PASSIVE HIP MOTION)

환자 자세 양측 상하지를 신전한 상태로 누운 자세를 한다.

치료사 자세 환자를 정면으로 바라보면서 옆에 선다.

움직임 치료사는 수동적으로 환자의 고관절을 굴곡, 외전, 내전, 내회전, 그리고 외회전을 시행한다(24장 고관절 참고).

평가 수동적인 움직임을 시행하는 동안 통증이 유발되면 양성(+)

통계 외상 후 24시간 이내에 응급실에 진료를 받은 골반 골절 환자 66명을 대상으로 한 연구(평균 연령 34세, 여성 32명)로 표준 CT 스캔을 사용하였다: SN 53(NR), SP 76(NR), +LR 2.2, −LR 0.62, QUADAS 7[45]

연관된 다른 구조물들에 의한 통증 생성의 배제 (Ruling Out Pain Generation From Other Related Structures)

천장관절의 기능부전은 복잡성과 논란의 여지가 있기 때문에 종종 진단에서 배제되었다. 따라서 이 부위에 연관된 통증을 유발할 수 있는 일반적 진단(common diagnoses)은 배제하고, 유일한 진단으로 남은 SIJ 기능부전에 검사를 구성하는 요소로(examination component) 초점을 맞추어 시행한다. *배제에 의한 진단(diagnosis by exclusion)*이라고 하는 이 과정은 여타의 다른 진단하기 어려운 증후군(difficult-to-diagnose syndromes)에서도 지지되고 있다.[49]

요추 배제 (Rule Out Lumbar Spine)

엉덩이 통증을 호소하는 환자에서 잠재적인 통증 생성기(potential pain generator)로 작용할 수 있는 요추를 배제하기 위해 제안된 특별검사들을 제안한다. 각 검사의 세부적인 사항은 19장에서 찾을 수 있다. 또한, 다른 어떤 관절과 마찬가지로, 명확한 능동 가동 범위 검사(AROM)를 위해서는 과압력(overpressure)을 가하거나 또는 과압력을 가하지 않는 것이 필요하다. 하지에 대한 AROM의 거의 모든 동작은 7장에서 시행되었다. 요추와 다른 주위관절들을 완전히 배제하기 위해서는 AROM(통증이 없는 경우에는 과압력을 가함)의 전범위를 수행할 수 있어야 한다.

신경병증 또는 추간판성 병리(Radiculopathy or Discogenic-Related Pathology) 이러한 병리상태는 ROM과 특별검사 평가(special tests assessments)를 조합하여 배제할 수 있다.

- 반복적 움직임(ROM)
  - 중심화 또는 말초화: 5-20회 반복
    - **SN 92(NR)**, SP 64(NR), +LR 2.6, **−LR 0.12**, QUADAS 12[50]
    - SN 40(28-54), **SP 94(73-99)**, **+LR 6.7**, −LR 0.64, QUADAS 13[51]
  - 슬럼프 검사
    - **SN 83(NR)**, SP 55(NR), +LR 1.8, **−LR 0.32**, QUADAS 1155
    - SN 84(NR), SP 83(NR), +LR 4.9, −LR 0.19, QUADAS 7

후관절 기능 부전(Facet Joint Dysfunction) 앉은 자세에서 신전-회전 검사를 통해 배제할 수 있다. 요추에서 언급한 바와 같이, 후관절 기능 부전은 후-전방 척추 관절 놀이(posterior-anterior spinal joint play) 평가에서 뻣뻣함(stiffness)과 일치성 통증(concordant pain)이 유발되는 것으로 알 수 있다.

- 앉은 자세에서 신전-회전 검사(Seated Extension-Rotation)
  - **SN 100(NR)**, SP 22(NR), +LR 1.3, **−LR 0.0**, QUADAS 11[57]
  - **SN 100(NR)**, SP 12(NR), +LR 1.1, **−LR 0.0**, QUADAS 10[58]

고관절 배제 (Rule Out Hip Joint)

고관절은 천장관절과 골반대 통증을 호소하는 환자에게 잠재적인 통증의 발생기(potential pain generator)로 작용하기 때문에 반드시 배제해야 한다. 슬개골-치골 타진 검사(patellar-pubic percussion test)를 이용해 잠재적인 고관절 골절을 배제할 수 있다. 고관절 골관절염과 관절내 병리(intra-articular pathology)의 환자는 연령, ROM의 제한, 주관적인 불평(complaints), 그리고 굴곡-내전 내회전 검사를 결합하여 배제시킨다.

고관절 골절(Hip Fracture) 임상적인 평가를 시행하는 여러 검사중에서 슬개골-치골 타진 검사는 고관절 골절을 배제하기 가장 좋은 검사다.

- 슬개골-치골 타진 검사
  - 통합 분석(Pooled analysis): **SN 95(92-97)**, **SP 86(78-92)**, **+LR 6.11**, **−LR 0.07**, 782명의 환자를 대상으로 한 3건의 연구에서.[59]

고관절 관절염(Hip Osteoarthritis) 고관절 관절염에

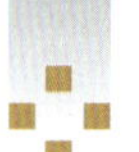

대한 가장 이상적인 표준 임상 진단(gold standard clinical diagnosis)은 다음과 같다: 고관절 통증과 내회전(IR)이 ≥15°이고 내회전시 통증을 경험하며, 조조 강직(morning stiffness)이 1시간 미만이며, 연령이 50세 이상인 사람들에서 고관절 관절염을 확인할 수 있었다(OA; SN 86).[60]

대퇴비구충돌증후군(Femoroacetabular Impingement), **비구순 파열**(labral tear) **또는 관절내 병리**(Intra-Articular Pathology) 환자가 표현하는 것에 따라 고관절과 관련된 다른 병리들도 반드시 고려되어야 한다. 보다 자세한 내용은 24장을 참고한다. 잠재적인 고관절 충돌(대퇴비구충돌증후군) 또는 비구순 파열은 반드시 배제되어야 한다. 굴곡-외전-내회전(FADDIR)검사는 두 가지 병리에 대하여 기술되었다. 최근의 메타 분석에서 이 검사의 정확도는 아래와 같다:

- 통합(Pooled) **SN 94(88-97)**, SP 8(2-20), +LR 1.02, **-LR 0.48**, 128명의 환자를 대상으로 한 4건의 연구(MRA 검사 기준)
- 통합(Pooled) **SN 99(95-100)**, SP 7(0-34), +LR 1.06, **-LR 0.15**, 157명의 환자를 대상으로 한 2건의 연구(관절경 검사 기준)

또한, 다른 관절과 마찬가지로, 과압력을 가하거나, 가하지 않은 명확한 AROM이 필요하다. 하지에 대한 AROM의 모든 동작은 7장에 기술되어 있고, 반드시 시행해야 한다. 고관절과 요추를 명확하게 하기 위해(이 경우에), 완전 AROM(통증이 없는 경우 과압력을 가한다)이 나타나야 한다.

민감도 검사: 천장 관절
(Sensitive Tests: Sacroiliac Joint)

Laslett과 동료들은 Mckenzie의 기계적인 평가 방법에 대한 진단적 유용성(diagnostic utility)을 다음과 같은 천장관절 검사법들과 결합하여 평가하였다: 신연(distraction), 대퇴골 밀치기(thigh thrust), 갠슬렌 검사(Gaenslen's test), 천골 밀치기(sacral thrust)와 압박(compression).[2] Mckenzie 평가는 선 상태에서 굴곡, 선 상태에서 신전, 좌우측 활주, 누운 자세에서 굴곡, 누운 자세에서 신전으로 구성되어 있다. 이러한 움직임들은 10세트(set) 반복하였으며, 중심화 현상과 말초화 현상은 기록하였다. 반복된 움직임의 결과로 집중화 현상이 나타났다면, 이는 환자의 추간판성에 기인된(discogenic origin) 통증으로 생각될 수 있다.

- 시험군(Cluster of tests): 통증이 추간판성에 기인된 통증이라면 배제한다. 시험군에서는 다음과 같이 나타났다(양성은 5가지 검사에서 3개 이상):
  - SN 94(72-99), SP 78(61-89), +LR 4.29, -LR 0.80, QUADAS 12, 연구중인 48명(평균 연령 42.1±12.3, 32세 여성, 증상이 지속된 기간 31.8±8.8개월)으로 SIJ 통증의 증상이 갖고 있는 환자로, 형광투시법(fluoroscopically)을 이용한 조영증강 천장관절 조영술(contrast-enhanced SIJ arthrography)을 참고 표준으로 사용하였다.[2]

천장관절의 기능장애를 배제하기 위한 가장 강력한 진단 기능을 갖춘 검사는 대퇴골 밀치기 검사(thigh thrust test)다:

- 대퇴골 밀치기 검사
  - **SN 88(64-97)**, SP 69(47-82), +LR 2.80, **-LR 0.18**, QUADAS 12[2]

움직임 검사 MOTION TESTS

천장관절에서의 움직임은 제한적이지만, 고관절과 요추관절은 서로 상호의존적인 움직임을 이루고 있다. 이 부위 중 한 곳의 움직임은 다른 부위의 움직임에 영향을 미치게 된다. 또한, 천장관절에서는 천골 굴곡(nutation)과 천골 신전(contranutation)은 천골결절 인대와 긴 배측 인대(long dorsal ligaments)에

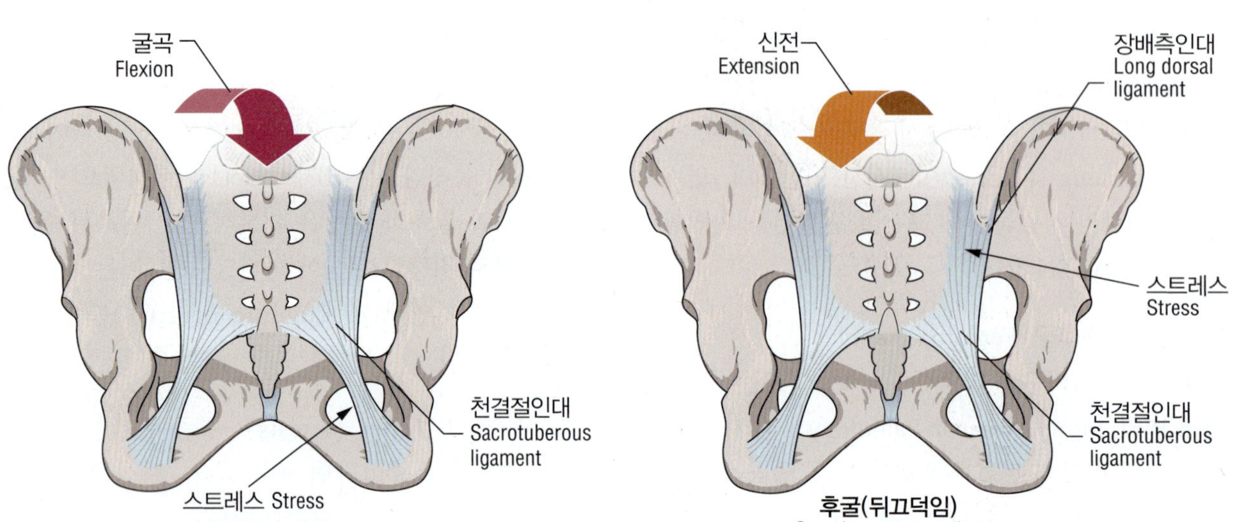

그림 20.5 천골의 전념에 의한 천결절인대의 스트레스와 후념에 의한 장배측인대의 스트레스.

각각 스트레스를 가한다(그림 20.5). 천골의 전굴(nutation)(장골에 대하여 천골의 굴곡)은 천골의 상부면(superior aspect)이 전방으로 움직인 것이다(그림 20.6). 이 움직임은 부하의 지지(load bearing)와 일반적으로 골반대를 안정시키기 위한 기능적인 적응(functional adaptation)이 만들어낸 결과다. 반면, 후굴(Counternutation 또는 contranutation)(장골에 대하여 천골의 신전)은 천골의 상부면이 후방으로 움직인 결과이다(그림 20.6)

임산부나 산후의 여성들은 천장관절에서 과도한 관절 놀이(joint play) 또는 관절운동학이 발생된다고 생각되어진 반면에,[9,38,61–63] 척추관절염(spondylarthritis)이나 강직성척추염(AS)을 앓고 있는 환자에서는 관절 놀이가 제한되었을 것으로 생각되었다. 이

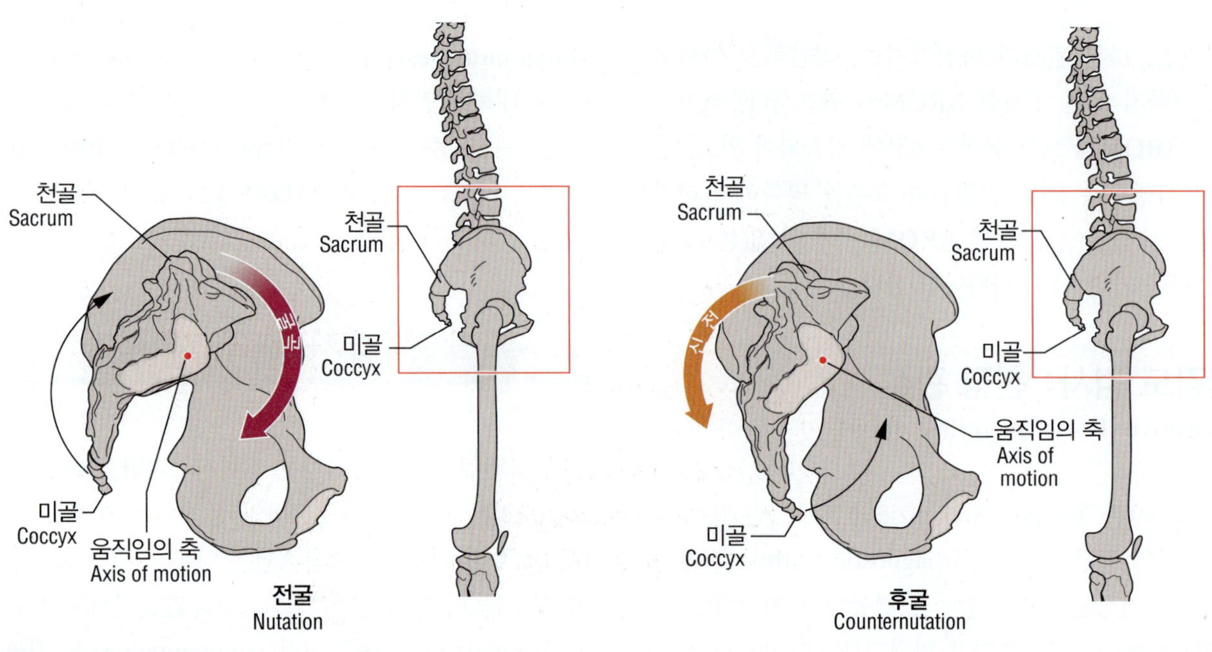

그림 20.6 천골에서의 전굴과 후굴.

상근증후군환자에서는 고관절에서의 굴곡, 내전 및 내회전이 결합된 움직임에서는 통증이 유발될 것이라고 생각되었다.[64,65]

움직임 평가는 정형적 문제를 가진 환자에게는 매우 중요한 요소이며, 움직임 장애(Motion dysfunction)는 수축성 조직과 비수축성조직을 감별하는데 사용할 수 있다(9장과 1장의 일부 내용을 참고). 끝느낌, 잠재적인 관절낭 패턴, 그리고 ROM 표준값(표 20.2)은 치료사에게 정형외과적 문제를 가진 환자의 잠재적인 손상을 평가하는데 필요하다. AROM, PROM 및 관절 놀이 평가를 통해 관절 기능부전의 유무만이 아니라 장애가 있는 움직임의 정교한 부분을 알 수 있다.

수동 그리고 능동 ROM
(Passive and Active ROMs)

천장관절과 골반대에 관련된 고니어메터 검사(goniometry testing)에 대해서는 19장(요추)과 24장(고관절)을 참고하며, 천장관절과 골반대를 따로 독립적으로 측정하지 않는다.

표 20. 2 천장관절과 골반대 관절학

관절	닫힌사슬 자세	안정위치	관절낭 패턴	가동범위 표준	끝느낌
천장관절	기술되지 않음	기술되지 않음	관절이 스트레스 받을때 통증	천장관절의 움직임은 3면(three planes) 모두 제한적이지만, 모든 3면에서 움직임이 있다.[66] • x축을 중심으로 한 회전은 시상면 움직임에(천골의 굽힘-폄) 해당하며, -1.1~2.2의 범위이며, 이 평면에서의 평행이동(translation) 0.3~8mm까지이다. • y축을 중심으로 한 회전은 수평면 또는 가로면의 움직임에 해당되며(회전) 이 면에서 0.2에서 7mm로 평행 이동하여 0.8°에서 4°까지의 가동범위를 갖는다. • z축을 중심으로 한 회전은 관상면 또는 전두면의 움직임에 해당되며(측면 굽힘), 이 면에서 0.3mm에서 6mm로 평행 이동하여 0.5°~8°까지의 가동범위를 갖는다.	딱딱함
치골결합	기술되지 않음	기술되지 않음	관절이 스트레스 받을때 통증	3° 회전 및 2°도 평행이동이 기술되어 있다. 한 다리 자세에서(singleleg stance)는 2.6mm의 수직 및 1.3mm의 시상 운동이 체중 부하측에서 나타남이 입증되었다. 걷는 동안에, 치골 결합은 수직으로 최대 2.2mm, 시상면으로 1.3mm를 피스톤과 같이 위아래로 움직일 수 있다.	딱딱함

수동적 부가적 검사

후전방 활주 검사: 천골 (POSTERIOR-ANTERIOR GLIDE: SACRUM))

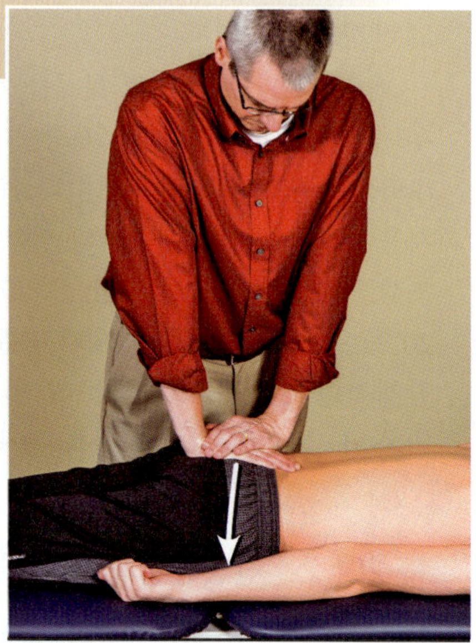

그림 20.7

환자 자세 다리를 펴고 엎드린 자세

치료사 자세 환자 옆에 선 자세

안정화 환자는 이완된 상태에서 고정하는 힘(stabilizing force)을 가한다.

힘의 움직임과 방향 치료사는 한 손으로 손가락이 머리 방향으로 가도록 하고 다른 손으로는 포개어 올린다. 양측 주관절을 신전한 상태를 유지하면서 치료사는 전방으로 힘을 가하면서 전반적인 천장관절의 가동성을 평가한다. 천골의 상부면에 가해진 힘을 통해 천골 굴곡 또는 전골 움직임을 평가하며, 천골의 하부면에 가해진 힘을 통해 천골 신전 또는 후굴 움직임을 평가할 수 있다.

평가 평가는 관절 놀이/수동적 부가 움직임, 환자의 반응, 끝느낌에 대하여 이루어진다. 일치성 통증(concordant pain)이 재현된다면 기능부전이 있다는 것을 의미한다. 관절가동성 또는 끝느낌의 손상으로 일치성 통증이 재현되었다면 이 또한 기능부전을 의미한다.

장골의 전방 회전 활주 (ANTERIOR ROTATION GLIDE OF INNOMINATE)

영상 20.8 **인터넷 지원으로 이 검사의 평가 방법을 볼 수 있다.**

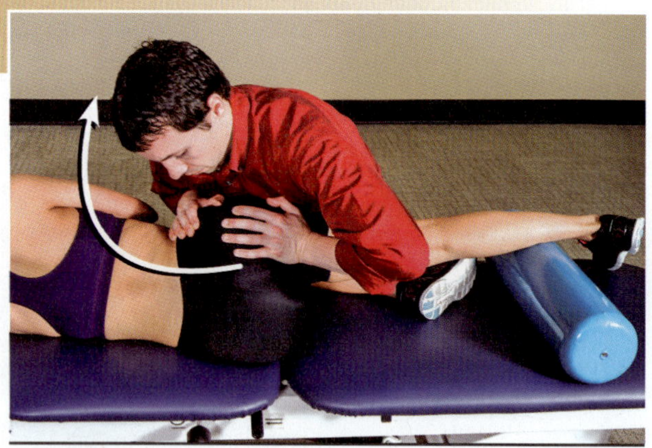

그림 20.8

환자 자세 중립 신전(neutral extension)자세에서 베개나 받침대위에 한쪽다리가(검사하는 다리) 올라가게 치료대와 평행하게 옆으로 누운 자세를 한다(우측 하지를 보여주고 있다).

치료사 자세 환자를 바로 바라보고 선다.

안정화 치료대 위에 있는 환자의 신체가 고정할 수 있는 힘을 제공한다. 치료사는 환자의 전상장골극(ASIS)과 전방 장골 능선(anterior iliac crest)에 머리쪽 손(그림과 같이 우측 손)을, 그리고 환자의 좌골결절 위에 꼬리쪽 손(좌측 손)을 위치한다.

힘의 움지임과 방향 치료사는 장골을 전방으로 회전시켜 ASIS가 대퇴골/허벅지(femur/thigh)쪽으로 전방 회전방향(anterior rotation direction)으로 움직인다(시계방향으로 [그림에서는 우측 장골을 보여준다]).

평가 평가는 관절 놀이/수동적 부가 움직임, 환자의 반응, 끝느낌에 대하여 이루어진다. 일치성 통증(concordant pain)이 재현된다면 기능부전이 있다는 것을 의미한다. 관절가동성 또는 끝느낌의 손상으로 일치성 통증이 재현되었다면 이 또한 기능부전을 의미한다.

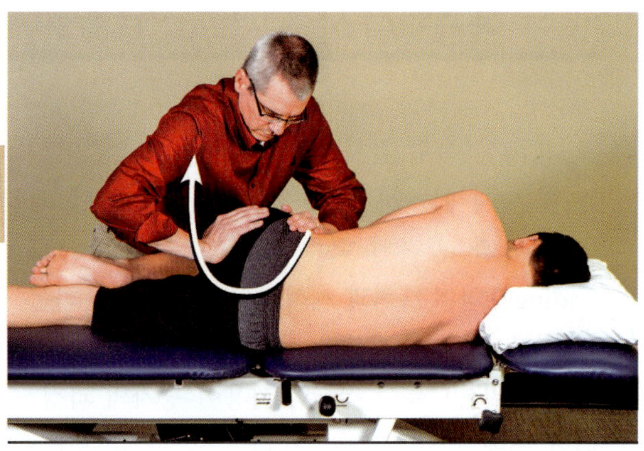

그림 20.9

장골의 후방 회전 활주 (Posterior Rotation Glide of Innominate)

환자 자세 검사하고자 하는 측면이 천장을 향하게 하여 고관절을 가능한 끝 범위까지 굴곡하고 옆으로 누운 자세를 한다 (좌측을 보여준다). 환자의 슬관절은 치료사의 고관절 전면에 놓는다.

치료사 자세 환자를 바로 바라보고 선다.

안정화 치료대 위에 있는 환자의 신체가 고정할 수 있는 힘을 제공한다. 치료사는 환자의 전상장골극(ASIS)과 전방 장골 능선(anterior iliac crest)에 머리쪽 손 좌측 손)을, 그리고 환자의 좌골결절 위에 꼬리쪽 손(우측 손)을 위치한다.

힘의 움직임과 방향 치료사는 장골을 후방으로 회전시켜 ASIS가 대퇴골/허벅지(femur/thigh)쪽에서 멀어지게, 또는 후방 회전 방향(시계 반대 방향으로 [그림은 좌측 장골을 보여준다]).

평가 평가는 관절 놀이/수동적 부가 움직임, 환자의 반응, 끝느낌에 대하여 이루어진다. 일치성 통증(concordant pain)이 재현된다면 기능부전이 있다는 것을 의미한다. 관절가동성 또는 끝느낌의 손상으로 일치성 통증이 재현되었다면 이 또한 기능부전을 의미한다.

장골의 전방 및 후방 회전 활주는 천장관절과 골반대의 전반적인 관절가동성에 대한 일반적으로 시행하는 평가로 다른 가동성에 대한 평가와 마찬가지로 치료사는 환자가 나타내는 반응이 어떠한가를 확인하기 위해 이러한 검사를 반복적으로 사용해야 한다. 반복적인 움직임으로 인해 환자의 증상이 호전되었다면, 치료사는 환자의 복합 치료 접근(multimodal treatment approach)의 일부분으로 잠재적인 개입(potential intervention)으로의 특정한 움직임을 실행해야 한다.

유연성 (Flexibility)

천장관절의 유연성에 대한 평가는 19장(요추)과 24장(고관절)을 참고바란다.

근육 수행능력 검사 MUSCLE PERFORMANCE TESTING

골반대와 관련된 근육의 기능 검사에 대한 자세한 내용은 19장(요추)과 24장(고관절)을 참고한다. 골반대 기능부전의 환자는 근육 수행력이 저하를 일으킬 수 있다. 고관절 이상근증후군의 환자는 외전과 회전에 대한 저항 검사 시 통증 약화가 나타날 것이다.[64,65,69] 척추, 고관절, 그리고 견관절 부위와 연관된 제한된 근력(limited strength)은 강직성 척추염(AS) 환자에게서 나타날 수 있다. 고관절 내전근의 약화와 골반대 관련 통증 또는 기능부전의 심각성의 사이에는 긍정적이며 직접적인 상관 관계가 있음이 입증되었다.[70]

특수 검사 SPECIAL TESTS

제10장(특수 검사)에서 설명된 바와 같이 치료사는 많은 사례들에서 환자가 표현하는 통증에 대한 감별 진단과 관련된 특수 검사 소견(special test findings)의 수행력과 해석에 지나치게 의존하는 경향이 있다. 특정 병리학의 진단을 위한(또는 진단을 보조하기 위한) 특수 검사의 사용이 평가의 과정 중 이러한 면에서 시행되어야 한다. 또한 치료사가 검사의 시점 이전에 환자가 표현하는 통증에 대해서 훨씬 더 명확한 그림(clearer picture)을 갖고 있고 환자의 통증 진단과 관련하여 특수 검사 소견에 너무 큰 의존을 하지 않기를 기대한다.

골반대에 대한 진단은 전통적으로 징후와 증상(signs and symptoms), 특수 검사 등 다양한 형태의 평가에 의존해왔다. 골반대에 대한 특수 검사는 기본적으로 정적 해부학적 자세 검사(static anatomical position testing), 동적 촉진 검사(motion palpation testing)와 통증 유발 검사(pain provocation testing)가 포함된다. 정적 해부학적 자세 검사에는 천골구(sacral sulcus), 치골결합, 그리고 전상장골극, 장골능의 양측이 비대칭인지를 발견하는 촉진 검사가 포함된다. 문헌 고찰에 따르면 천장관절의 움직임은 미세한 양의 회전과 평행이동(translation)에 의해 제한이 결정되며, 천장관절의 병리에 대해 활용되는 임상적 방법인 위치와 동적 촉진 검사(position and motion palpation testing)는 임상적인 유용성이 제한적일 수 있음을 시사한다.[66] 이와 같은 고찰에서는 환자를 평가하는 중에 치료사는 검사를 시행할 때 반드시 주의하여야 한다고 여러 연구에서 결론을 내렸다.[66]

Levangie는 골반대에 대한 여러 가지 해부학적 표식점 및 동작 검사 평가(anatomic landmark and motion testing assessments)를 조사했다.[71] Gillet's test(+LR 1.2), long-sitting test(+LR 1.1), standing flexion test(+LR 0.81), standing ASIS asymmetry > 3mm(+LR 0.94), standing PSIS asymmetry > 3mm(+LR 1.1), and seated PSIS asymmetry > 3mm(+LR 0.88) 모두 인상적인 진단 정확도(impressive diagnostic capabilities)에 비해서 낮은 것으로 나타났다. 위 검사들 중 어느 것도 최소한의 정도(minimal degree)를 충족하며 진단명을 변경할 수 있는 능력을 보여주지 못하였다.[72]

Laslett와 동료 2인은 다음과 같은 통증 유발 검사를; (신연 검사, 대퇴골 밀치기 검사, 갠슬렌 검사, 천골 밀치기 검사 그리고 압박 검사)하면서 McKenzie 검사의 기계적 방법의 진단에 대한 유용성을 평가하였다. 이 연구에서 사용된 McKenzie 평가는 선 자세에서 체간 굴곡, 선 자세에서 체간 신전, 좌우측 활주, 누운 자세에서 굴곡, 누운 자세에서 신전으로 구성되었다. 이 움직임은 10세트를 반복하였고, 중심화(centralization)와 말초화(peripheralization)를 기록하였다. 이러한 반복적인 움직임으로 중심화가 발생하였다면, 환자는 추간판에 기인된(discogenic origin) 통증으로 간주된다. 고관절에 대한 평가 또한 사용되었다.[73] 추간판에 기인된 원인과 골반의 문제로 발생된 통증이 배제되었다면(ruled out), 시험 집단은 다음을 따르게 된다(5명 중 3명은 양성이어야 함):[2]

- 3개(+)검사: **SN 94(72–99)**, SP 78(61–89), +LR 4.29, **−LR 0.80**, QUADAS 12, 48명의 환자(평균 연령 42.1±12.3세, 여성 32명, 평균 증상 지속 기간 31.8±38.8월)로 천장관절의 통증을 호소하고, 형광 투시경을 이용한 대비 증강 천장관절 관절조영술(contrast-enhanced SIJ arthrography)을 사용하였다.
- 2개(+)검사: **SN 93(72–99)**, SP 66(48–80), +LR 2.7, **−R 0.10**
- 신연 검사, 대퇴골 밀치기 검사, 압박 검사 그리고 천골 밀치기 검사에서 2개(+)검사: **SN 88(64–97)**, **SP 78(61-89)**, **+LR 4.0**, **−LR 0.16**

따라서 통증 유발 검사의 진단 정확도는 다른 형태의 천장관절 및 골반대 검사에 비해서 명확하게 높다.

이 부위에 대한 통증 유발 검사를 신뢰하기에는 어려움이 있으며, 이것은 치료의 방향을 설정하거나 특정 기능 장애를 결정하는데 필수적이지는 않다는 것이다. 이러한 형태의 검사로는 천장관절 및 골반대의 잠재적인 통증 생성기(potential pain generator)를 포함시킬 수 있을 뿐이다. 천장관절에 대한 통증 유발 검사는 형태학상으로 틀렸음이 입증되었고(morphologically confounded): 이것은 관심있는 구조(structure of interest) 뿐만이 아니라 다른 잠재적인 통증 생성 조직에도 검사를 해야 된다는 것이다.

특정 천장관절 기능 부전에 대한 진단을 위해 아래의 내용들이 추천된다. 첫 번째로, 전방 그리고 후방 장골 회전은 근본적인 기능부전으로 문헌에 기재되어 있다. 생역학적으로, 전방 장골 회전은 천골의 신전 운동과 연관이 있는 반면, 후방 장골 회전은 천골의 굴곡 운동과 연관이 있으며, 그 반대의 경우도 마찬가지다. 천장관절 기능부전은 제한된 움직임과 표식점 검사의 제한(imitations in landmark testing)으로 인해 진단하기가 매우 어렵다. 저운동성(hypomobile) 골반대 또는 천장관절의 검사를 위한 평가 순서는 다음과 같이 제안 한다:

- 경쟁 진단(competing diagnoses)과 통증 생성기(pain generators)의 배제.
- Laslett과 동료들의 실험(cluster of tests)을 사용하여 기능 장애의 존재 여부 확인.[2]
- 앞에서 설명한 바와 같이 전후방 회전 활주 평가를 통해 장골의 제한 방향을 결정. 증상이 호전되는 방향으로 치료(예: 반복적인 장골의 전방 관절가동술을 적용하여 증상이 호전되며 치료는 반복적인 장골의 전방 관절가동술을 적용한다)

특수 검사 목록

통증유발 검사

후방 전단 검사(Posterior Shear Test(Thigh Thrust))
갠슬렌 검사(Gaenslen's Test)
압박 검사(Compression Test)
신연 검사(Distraction Test)
천골 밀치기 검사(Sacral Thrust Test)

골반대 통증과 임신과 연관된 후방 골반 통증

능동 SLR 검사(Active Straight Leg Raise Test)
스토크 검사(Stork Test(March Test or Gillet's Test))
자가 검사P4(Self-Test P4)

동작 검사

선 자세 스토크 검사 또는 행진 검사(Standing Stork or March Test)
선 자세 체간 굴곡 검사(Standing Flexion Test(Standing Forward Bending Test))
바로 누운 자세에서(긴다리) 일어나 앉기 검사(Supine Long-Sitting Test)
엎드린 자세에서 무릎 굴곡 검사(Prone Knee-Bending Test(Deerfield's Test))

근 기능 부전 검사: 이상근증후군

FAIR 검사(FAIR Test)

통증 유발 검사

후방 전단 검사 (POSTERIOR SHEAR TEST(THIGH THRUST))

영상 20.10 **인터넷 지원으로 이 검사의 평가 방법을 볼 수 있다.**

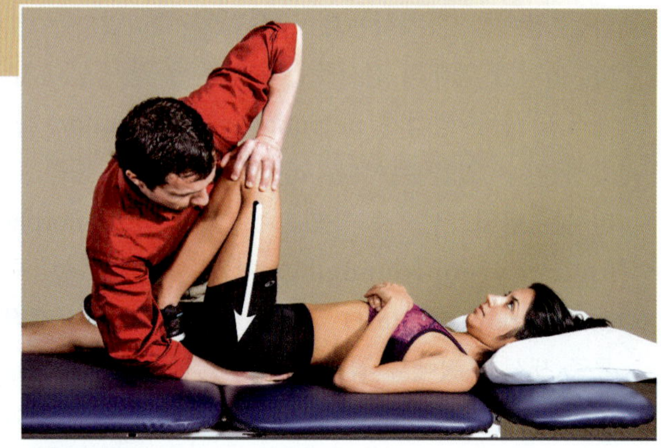

그림 20.10

환자 자세 상지를 이완한 상태에서 양측 하지를 편 상태로 누운 자세

치료사 자세 검사하고자 하는 측의 반대편에서 환자의 얼굴로 바라보고 선다.

움직임 환자의 고관절을 90° 굴곡한 상태에서 내전의 중립자세. 치료사의 손을(오른손) 검사하고자 하는 측의(오른손) PSIS 내측 천골위에 위치한다. 치료사는 고관절을 내전 또는 외전의 각도를 달리하여 대퇴골을 통하여 축성 압박(axial force)을 가한 후 30초 가량 종축 방향의 힘을 적용하고 만약 환자의 통증이 유발되지 않는다면, 검사의 끝에서 튀는 힘(bounce force)을 추가한다. 치료사는 일치성 통증(concordant pain)이 검사의 시작 시점에서 재현되지 않으면 최대 5회의 추력을 시행할 수 있다. 첫 번째 면(first side)에서 통증이 나타나지 않는다면, 이 검사의 음성(-)을 결정하기 전에 다른 면을 동일한 방식으로 검사한다.

평가 검사의 양성(+)은 환자의 일치성 천장관련 통증이 유발될 때다.

통계 이 검사는 안정화 운동 치료로 이익을 얻을 수 있는데 적합한 환자를 식별하는데 유용한 임상 검사로 확인되었다.

- 천장관절의 통증을 호소하는 48명을 대상으로 한 연구, 형광 투시경을 이용한 대비 증강 천장관절 관절조영술(contrast-enhanced SIJ arthrography)을 사용하였다(평균 연령 42.1±12.3세, 여성 32명, 평균 증상 기간 31.8 ± 38.8개월): **SN 88(64-97)**, SP 69(82), +LR 2.80, **-LR 0.18**, QUADAS 12[12]
- 우측: SN 55(22-84), SP 70(51-85), +LR 1.9, -LR 0.62, QUADAS 10; 좌측: SN 45(18-75), SP 86(67-95), +LR 3.3, -LR 0.63 3개월 이상의 만성 요통을 가진 환자나 활성 천장관절염(active sacroiliitis)(평균 연령 26세, 여성 16명)을 대상으로 가돌리늄 조영제을 주사하거나 주사하지 않은 MRI 검사를 이용하였다.[75]
- 임신한 여성 2,269명, 535명의 골반 관절 통증 환자(연령 NR, 임신 33주)를 대상으로 병리학적 정의를 참고하여 연구하였다: SN 17(치골결합박리), 84(편측 천장관절 증후군), 90(골반대 증후군), 및 93(양측성 천장관절 증후군); SP 98, +LR 46.5, -LR 0.07, QUADAS 7[76]
- 임신 관련 골반 통증이 있는 123명의 임신 여성 환자(평균 연령 29.6-32.5세, 임신 36주)를 대상으로 도플러 영상 진동(Doppler imaging vibration)을 사용하였다: SN 62(NR), SP 72(NR), +LR 2.2, -LR 0.53, QUADAS 8[77]

- 천장관절 기능장애를 가진 환자(평균 연령 36세, 여성 30명, 평균 지속 기간 NR)를 대상으로 한 연구: SN 80(NR), SP 100, +LR Inf, −LR 0.2, QUADAS 9[78]
- 디스크 수술(disc surgery)을 기다리는 23명의 환자(평균 연령 43세, 여성 14명), 디스크 수술 후 6주가 경과 한 30명의 환자(평균 연령 45세, 여성 18명), 임신 중 골반통증을 가진 25명의 환자(평균 연령 29세), 산후 골반 통증을 호소하는 환자 32명을 대상으로 디스크 환자와 골반대 통증 분류를 위해 표준적인 CT 스캔을 사용하였다: SN 88(NR), SP 89(NR), +LR 8.0, −LR 0.13, QUADAS 7[79]

중요한 임상적 핵심

대퇴골 밀치기 검사를 시행할 때, 치료사는 다음 사항에 대하여 주의하여 시행해야 한다:

- 이 검사의 원래의 설명은(original description) 천골위에 손을 대는 것으로 되었지만
- 손은 반드시 평가하려고 하는 쪽의 PSIS의 내측에 위치시켜야 한다.
- 추력을 가하기 전에 천천히 점진적으로, 대퇴골을 통하여 종축 방향으로 부하를 30초 가량(통증이 재발(reproduction)되지 않는다고 가정) 가한다.
- 평가가 음성이 되기 위해서는 좌우측 양면이 통증이 없는지(pain-free) 여부를 평가해야 한다.
- 통증이 있는 측과 검사를 적용하는 측을 상호 연관시켜 판단 내려서는 안된다.

갠슬렌 검사(GAENSLEN'S TEST)

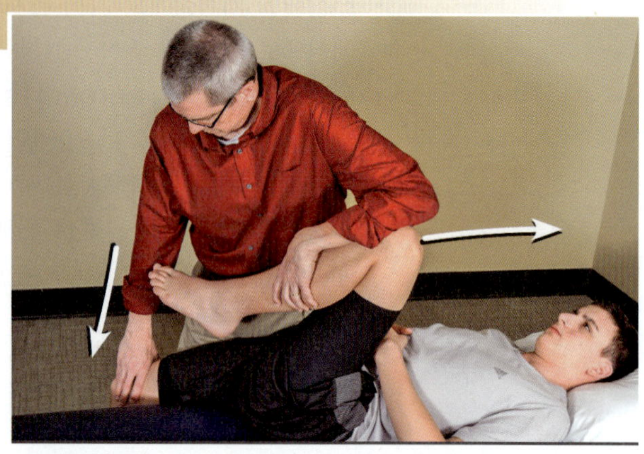

그림 20.11

환자 자세 상지를 이완한 상태에서 양 하지를 신전한 상태로 누운 자세를 한다.

치료사 자세 검사하고자 하는 하지 측에서 발을 바라보고 선다.

움직임 치료사는 환자의 한쪽 하지를 고관절, 슬관절 굴곡한 상태에서 다른 쪽 하지(우측 하지를 보여주고 있다)를 치료대에서 신전한다. 치료사는 굴곡된 하지에 먼저 과압력을 가한 후, 통증이 유발되지 않는 경우에는 양쪽 하지의 말단에 동시적으로 압력을 가한다. 치료사는 잠재적인 골반대의 병리를 배제하기 위해 3–5회 과압력을 수반한 염전(torsions of overpressure)을 가한다(통증이 재발되면 멈춘다). 이러한 검사의 순서에서 통증이 발생하지 않았다면, 검사의 음성(−)을 결정하기 전에 치료사는 환자를 테이블의 반대편으로 옮기고 반대측 하지의 움직임을 검사 순서에 맞추어 시행한다.

평가 통증이 천장관절 부위에서 재현될 때 검사의 양성(+)이라고 기록된다.

통계
- 우측: SN 53(30–75), SP 71(53–84), +LR 1.84, −LR 0.66, QUADAS 12[2]
- 좌측: SN 50(27–73), SP 77(60–89), +LR 2.21, −LR 0.65, QUADAS 12
  천장관절의 통증을 호소하는 48명(평균 연령 42.1±12.3, 여성 32명, 평균 증상 기간 31.8±38.8개월)을 대상으로 한 연구, 형광 투시경을 이용한 대비 증강 천장관절 관절조영술(contrast-enhanced SIJ arthrography)을 사용하였다.[2]

신연 검사(DISTRACTION TEST)

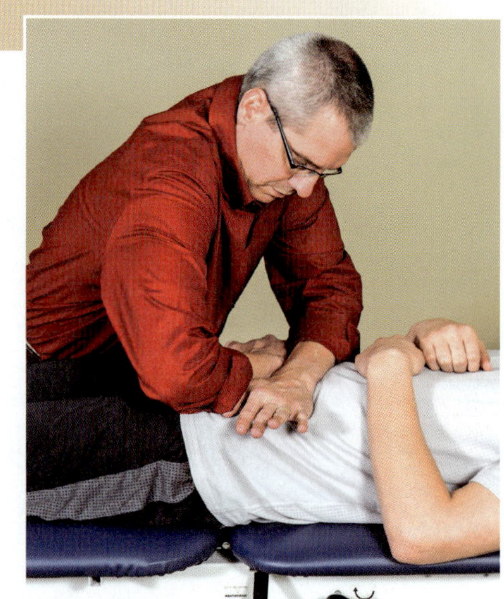

그림 20.12

환자 자세 상지를 이완한 상태에서 양하지를 신전한 상태로 누운 자세를 한다.

치료사 자세 검사하고자 하는 하지 쪽에 환자를 바라보고 선다.

움직임 치료사는 환자의 양측 ASIS에 손을 대고(팔을 교차하여) 후외측 방향으로 압박을 가한다. 치료사는 신연의 힘(distraction force)을 30초 가량 적용하고, 통증이 유발되지 않는다면 검사의 끝 지점에서 튀는 힘(bounce force)을 추가한다.

평가 환자의 증상이 재현되면 양성(+)이다.

통계 천장관절 통증이 있는 48명의 환자(평균 연령 42.1±12.3세, 여성 32명, 평균 증상 지속 기간 31.8±38.8월)를 대상으로 한 연구, 형광 투시경을 이용한 대비 증강 천장관절 관절조영술(contrast-enhanced SIJ arthrography)을 사용하였다.
SN 60(36–80), SP 81(65–91), +LR 3.20, −LR 0.49, QUADAS 12[2]

참고 신연과 압박 검사는 천장관절 전면과 그 부위 인대성 구조들(ligamentous structures)에 어떠한 현상이 발생되었는가에 따라 명명된다.

압박검사(COMPRESSION TEST)

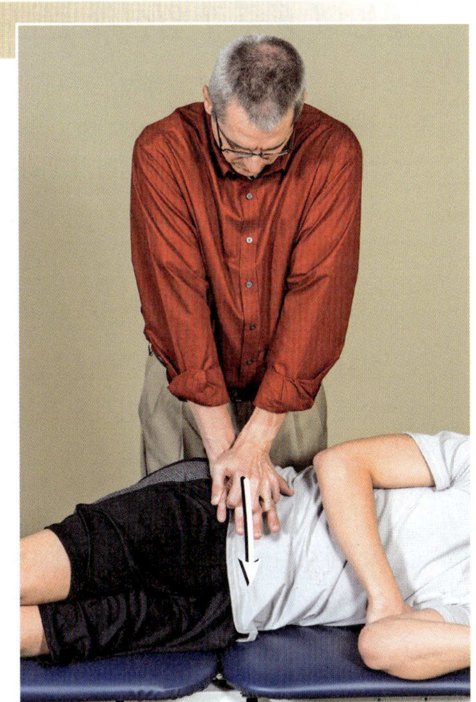
그림 20.13

환자 자세 고관절과 슬관절을 살짝 구부린 상태로 옆으로 누운자세

치료사 자세 고관절을 바라보며 환자의 뒤에 선다.

움직임 치료사는 장골능의 전면부(anterior portion of the iliac crest)에서 반대편 장골능을 향하게 압력을 적용하여 환자의 골반에 압박을 가한다. 최대 30초 동안 힘을 가하고 통증이 재발되지 않으면 끝 지점에서 튕기는 힘을 가한다. 한쪽 부위에서 통증이 없다면, 검사의 음성(−)을 판단내리기 전에 다른 부위에 대한 같은 방법의 검사를 반드시 시행해야 한다.

평가 증상이 재현되면 양성(+)이다.

통계 천장관절 통증이 있는 48명의 환자(평균 연령 42.1±12.3세, 여성 32명, 평균 증상 지속 기간 31.8±38.8월)를 대상으로 한 연구, 형광 투시경을 이용한 대비 증강 천장관절 관절조영술(contrast-enhanced SIJ arthrography)을 사용하였다. SN 69(44−86), SP 69(51), +LR 2.20, −LR 0.46, QUADAS 12[2]

참고 신연과 압박 검사는 천장관절 전면과 그 부위 인대성 구조들(ligamentous structures)에 어떠한 현상이 발생되었는가에 따라 명명된다.

천골 밀치기 검사(SACRAL THRUST TEST)

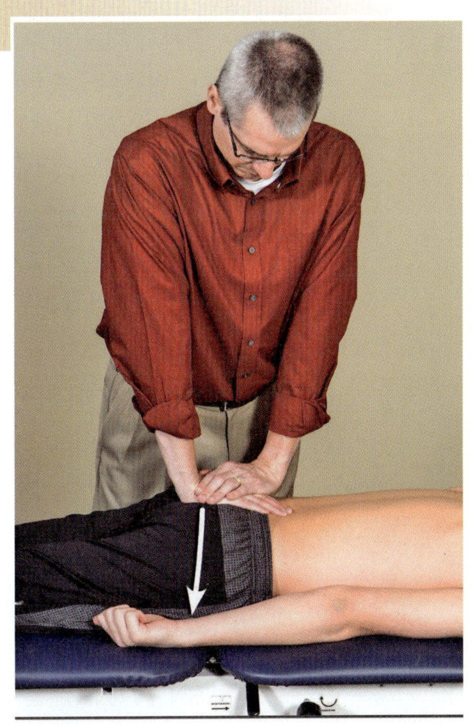
그림 20.14

환자 자세 상지를 이완한 상태에서 양측 하지를 신전한 상태로 엎드린다.

치료사 자세 환자의 다리를 보고 선다.

움직임 치료사는 환자의 천골에 전방으로 추력을 가한다. 치료사는 환자의 천골 3번째 극돌기에 3−5회의 강한 추력을 적용한다.

평가 천장관절 부위에 통증이 재현되면 양성(+)이다.

통계 천장관절 통증이 있는 48명의 환자(평균 연령 42.1±12.3세, 여성 32명, 평균 증상 지속 기간 31.8±38.8월)를 대상으로 한 연구, 형광 투시경을 이용한 대비 증강 천장관절 관절조영술(contrast-enhanced SIJ arthrography)을 사용하였다; SN 63(39−82), SP 75(58−87), +LR 2.50, −LR 0.50, QUADAS 12[2]

골반대 통증과 임신과 관련된 후방 골반 통증

임신 중 후방의 골반에 발생된 통증에 대한 정의는 이 장의 끝 부분을 참고. ASLR 검사와 스토크 검사는 두 검사를 함께 적용하여 골반 링(pelvic ring)의 불안정성과 하중이 있는 상태에서 신경근 조절(neuromuscular control)이 불량한 지를 측정하기 위해 사용된다.

능동 하지 직거상 검사 (ACTIVE STRAIGHT LEG RAISE TEST)

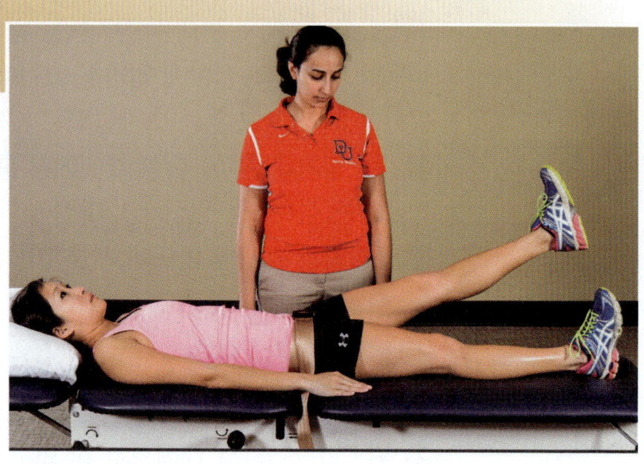

그림 20.15

환자 자세 양팔을 이완한 상태에서 양측다리가 20cm 벌어져 있고 신전한 상태로 누운 자세를 한다.

치료사 자세 환자를 바라보고 옆에 선다.

움직임 치료사는 환자에게 "무릎을 구부리지 않고 20cm 위로 다리를 차례대로 올리세요"라고 요청한다. 환자의 손상 정도를 6점 척도로 평가한다.

- 0 = 모든 동작에서 어려움이 없음
- 1 = 조금의 어려움
- 2 = 다소 어려움
- 3 = 상당히 어려움
- 4 = 매우 어려움
- 5 = 할 수 없음

양 하지의 점수가 합산되기 때문에 합계 점수는 0-10사이 점수로 평가된다.

검사의 처음(first time)이 어렵거나 통증이 유발되었다면, 이 검사를 추가하여 비교할 수 있다. 반복적으로 다리를 올리는 절차는 벨트를 착용하며 이 벨트는 골반 주위에 단단히 고정한다(그림 참고). 환자에게 벨트를 착용할 때와 착용하지 않았을 때의 비교를 요청한다: 더 힘이 드나요, 더 편하나요?

평가 벨트가 골반에 고정된 상태에서 다리를 들어 올리기가 더 편하다면 검사는 양성(+)이다. 이 검사는 또한 치료사가 벨트를 대신하여 골반대의 양쪽에서 외측에서 내측으로의 압박을 가한다고 설명되고 있다.

통계

- 골반대 통증을 호소하는 200명의 임신부(평균 연령 32.7±3.5세, 출산 후 평균 기간 1.7년)와 대조군 여성 50명(평균 연령 47.7±8.1)을 대상으로 퀘백 요통 장애 척도(Quebec Back Pain Disability Scale)를 이용하여 장애를 측정한 연구: SN 87(NR), SP 94(NR), +LR 14.5, −LR 0.13, QUADAS 8
- 이 검사와 천골 밀치기 검사를 시행하기 어려운 환자: SN 76(NR) 분만 전후 골반통증을 가진 178의 여성(평균 연령 32.7±3.4세, 산후 기간의 중간 기간 1.7년): SN 98(NR)
- 임신 관련 골반통증을 가진 임신 여성 123명(평균 연령 29.6−32.5, 임신 36주)을 대상으로 도플러 영상 진동(Doppler imaging vibration)을 표준으로 하여 연구: SN 77(NR), SP 55(NR), +LR 2.2, −LR 0.42, QUADAS 8[77]

중요한 임상적 핵심

능동 하지 직거상 검사를 시행할 때 치료사는 다음 사항에 유의하여 진행해야 한다.

- 벨트를 사용하면 손을 사용하는 것보다 골반에 일정한 압력을 적용할 수 있다.
- 치료사의 손을 사용하여 검사할 때 일정한 힘을 적용한다면, 이 검사의 성공여부는 환자와 치료사의 체구에 달려 있다.
- 반복적인 검사를 통하여 검사 해석(수치 평점 대 용이 평점(numerical rating versus ease rating)은 지속적으로 활용되어야 한다.

스토크 검사(행진 검사 또는 질렛 검사) (STORK TEST(MARCH TEST OR GILLET"S TEST))

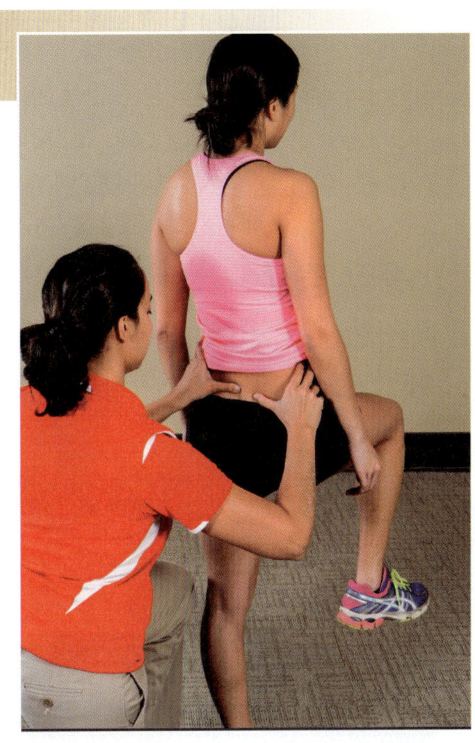

그림 20.16

환자 자세 양팔을 편하게 이완한 상태로 양쪽 발에 체중이 균형되게 지지한 상태로 선다.

치료사 자세 환자 뒤에 무릎을 구부린 자세로 선다: 한쪽 엄지(그림에서는 오른쪽 손)를 검사하려고 하는 환자의 PSIS 아래에 놓고 다른 쪽 엄지(그림의 왼손)는 S2 극돌기 위에 놓는다.

움직임 환자는 반대쪽 다리는 고정하고 검사하고자 하는 쪽의 다리는(오른쪽) 고관절, 슬관절 90° 굴곡하여 무릎을 가슴으로 가져온다.

평가 만일 동측의 PSIS가 S2에 대항하여 후방, 하방으로 움직이지 않는다면 검사의 양성(+)이며, 검사 측은 저운동성(hypomobility)을 알려준다.

통계

- 요통을 호소하는 144명의 환자와 요통이 없는 137명(평균 연령 35.2±7.8세에서 35.5±8세, 여성 60%, 환자의 60%는 3개월 이내의 급성 요통환자)에 대한 능 높이 검사(crest level tester)의 참고 표준을 이용한 장골의 염전(innominate torsion)을 측정한 연구: SN 8(4–13), SP 93(85–97), +LR 1.1, −LR 0.99, QUADAS 10[71]
- 천장관절통을 호소하는 85명의 환자(평균 연령 44.5세, 여성 61명, 증상의 지속 기간은 다양함)을 대상으로 천장관절 블록(sacroiliac joint blocks)을 참고 표준으로 사용한 연구: SN 43(NR), SP 68(NR), +LR 1.3, −LR 0.84, QUADAS 10[5]

자가 검사 P4(SELF-TEST P4)

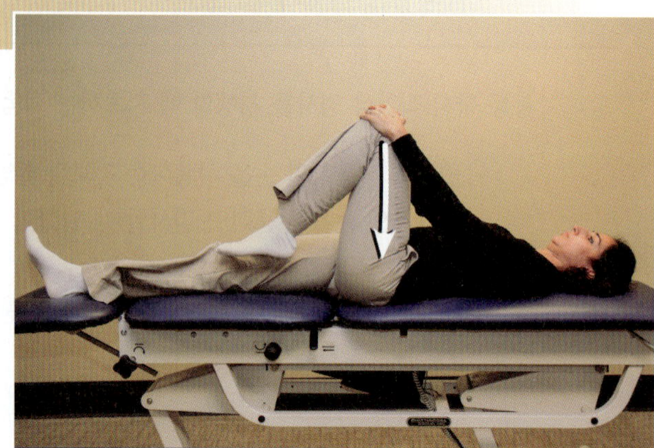
그림 20.17

환자 자세 누운 자세에서 대퇴골이 90°가 되게 한다.

치료사 자세 환자의 측면에서 관찰한다.

움직임 환자는 자신의 슬관절에서 대퇴골을 통하여 수직의 힘을 가하여 본인의 고관절을 통해 자발적인 하방으로의 힘(downward force)이 적용되게 한다.

평가 일치성 통증(concordant pain)이 재발되면 양성(+)이다.

통계 175명(골반대 통증을 가진 임신부 100명, 통증이 없는 임신부 25명, 비임신 여성 50명, 평균 연령 28.2세~30.5세, 평균 임신 기간 24.6주)을 대상으로 골반대 통증 진단(diagnosis of pelvic girdle pain)을 참고 표준으로 이용한 연구: SN 90(NR), SP 92(NR), +LR 11.3, −LR 0.11, QUADAS 4[82]

동작 검사

이러한 유형의 검사는 진단의 정확성과 신뢰도가 불량하다. 이 검사의 결과는 정확하지 않을 수 있다; 그러므로 이러한 검사의 사용에서 치료사는 반드시 의문의 여지를 가져야 한다.

스토크 또는 행진 검사(STANDING STORK OR MARCH TEST)

이전의 검사를 참고한다.

선 자세 체간 굴곡 검사(선 자세 전방 굴곡 검사)(STANDING FLEXION TEST(STANDING FORWARD BENDING TEST))

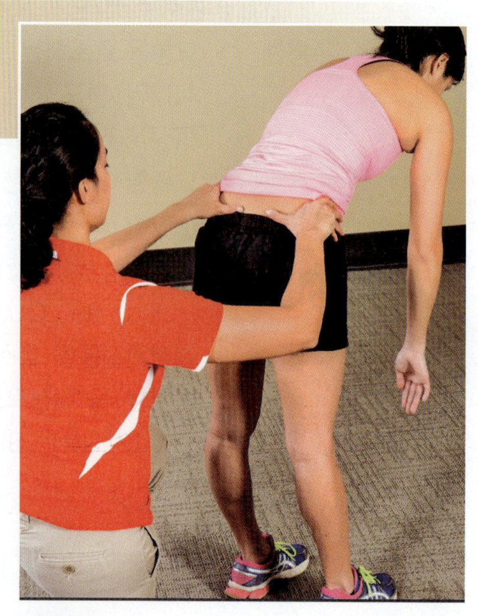
그림 20.18

환자 자세 양팔을 몸통 옆에 이완된 상태에서 양쪽 발에 체중이 균등하게 분산되게 선다.

치료사 자세 환자 뒤에서 반무릎자세를 한다.

움직임 환자의 양쪽 PSIS를 촉진하여 높이를 평가한다. 치료사가 PSIS를 촉진한 상태에서 환자는 할 수 있는 만큼 체간을 굴곡한다.

평가 환자가 체간을 최대 굴곡한 상태에서 선 상태에서 보다 좌우측의 PSIS의 높이 변화가 있다면 양성(+)이다. 저운동성의 골반 측에서는 PSIS가 보다 더 높게 올라간다.

통계 요통이 있는 114명, 요통이 없는 137명을 대상으로(평균 연령 35.2±7.8세, 에서 35.5±8.5세, 여성 60%, 3개월 이내의 급성 요통 60%), 능 높이 검사기(crest level tester)를 참고 표준으로 하여 무명골의 염전(innominate torsion)을 측정하였다; SN 17(12–24), SP 79(70–87), +LR 0.8, –LR 1.04, QUADAS 10[71]

참고 앉은 자세에서 체간 굴곡 검사(환자가 앉은 자세에서 시행하는 것을 제외하면 선 자세와 같은 절차)는 천골 기능 부전(앉은 자세)과 장골 기능 부전(선 자세 체간 굴곡 검사)을 구별하기 위해 제안 되었으며 아래와 같은 통계가 나타났다: SN 9(6–14), SP 93(85–98), +LR 1.3, –LR 0.97, QUADAS 10, Levangie study의 결과[71]

누운 자세에서 일어나 앉기 검사 (SUPINE LONG-SITTING TEST)

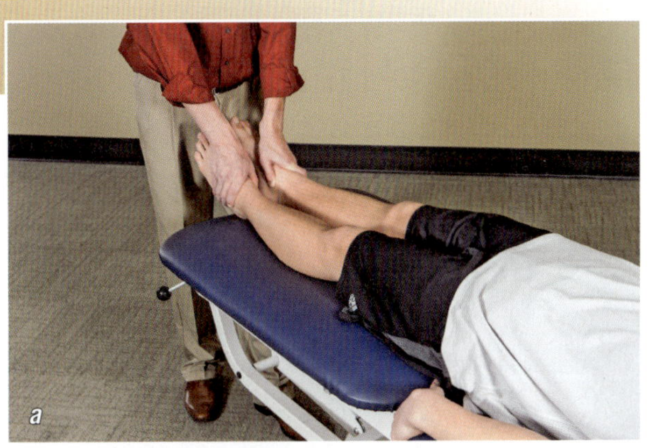

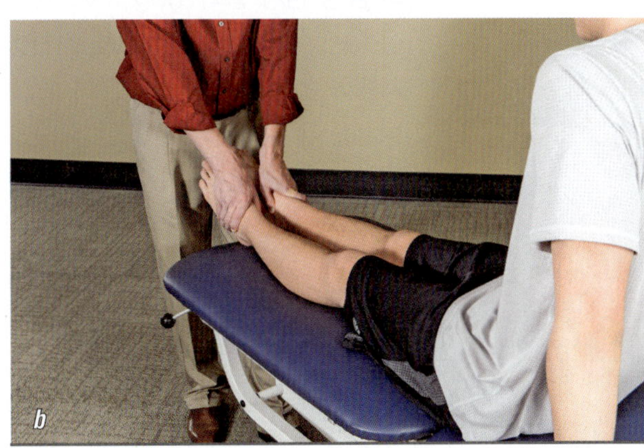

그림 20.19

환자 자세 슬관절과 고관절이 신전된 상태로 바로 눕는다.

치료사 자세 환자의 얼굴을 보며, 환자의 발 아래 선다.

움직임 치료사는 환자의 양측 발목관절 내측 복사뼈 아래에 엄지를 접촉한다(a). 치료사는 다리의 길이를 눈으로 측정한 후 일어나 앉기 자세(long-sitting position)를 요청한다. 치료사는 다리 길이의 변화를 재검사한다(b).

평가 내측 복사뼈의 상대적인 위치의 변화는 양성(+)으로 간주되며, 누운 자세에서 길었던 다리가 반대측 다리와 다리 길이가 같아졌다면 다리가 전방으로 회전되었다고(시작 자세에서 짧았던 다리가 길어지거나 같아졌다면 후방 회전) 제안될 수 있음. 이 검사만으로 환측 다리(involved side)가 결정되지는 않는다.

통계 요통환자 144명, 요통 없는 137명을 대상으로(평균 연령 35.2±7.8세에서 35.5±8.5세, 여성 60%, 3개월 이내 급성 요통환자 60%) 능 높이 검사기(crest level tester)를 참고 표준으로 하여 무명골의 염전(innominate torsion)을 측정하였다: SN 44(36–52), SP 64(53–74), +LR 1.7, –LR 0.9, QUADAS 10[71]

참고 치료사는 거짓 긍정(false positive)과 음성 검사 결과(negative results of testing)를 피하기 위해 검사를 시행하는 동안 환자의 체간이 중앙선에 정렬을 유지하도록 해야 한다.

엎드린 자세에서 무릎 구부리기 검사 (PRONE KNEE-BENDING TEST)

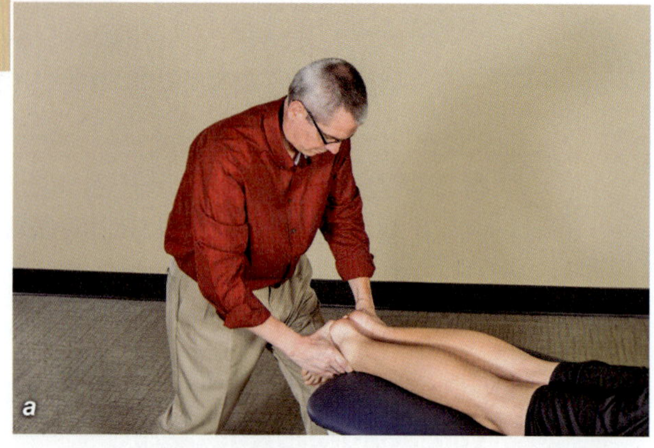

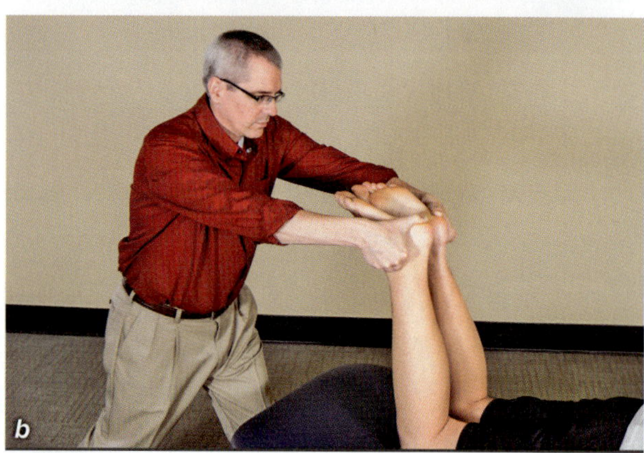

그림 20.20

환자 자세 양발이 침대에서 떨어지게 하여 양측 하지를 펴고 엎드린다.

치료사 자세 환자를 바라보며 환자의 발 밑에 선다.

움직임 치료사는 환자의 양측 발바닥을 촉진하여 다리의 길이를 측정한다(a). 치료사는 환자의 무릎을 90°가량 수동적으로 굴곡하고(b), 이 자세에서 다리의 길이 변화를 측정한다.

평가 엎드린 자세와 무릎 구부린 자세에서 발생된 상대적인 다리의 길이는 양성(+)이다. 누운 자세에서 일어나 앉기 검사에 대한 해석도 이 검사를 통해 제안되었다. 다시 말해, 이 검사만으로 관련된 환측하지를 결정할 수는 없다.

통계 NR

참고
- 치료사는 거짓 긍정(false positive)과 음성 검사 결과(negative results of testing)를 피하기 위해 검사를 시행하는 동안 환자의 체간이 중앙선에 정렬을 유지하도록 해야 한다.
- 검사의 구체적인 해석은 다음과 같이 제안되었다.
  - 음성: 두 가지의 검사 위치 사이에 하지 길이의 상대적인 변화가 없다.
  - 우측 무명골의 후방 회전: 증상은 우측에서 나타나고, 엎드린 자세에서 무릎을 신전했을 때 좌측 하지보다 우측 하지가 짧으며, 무릎을 구부린 자세에서는 좌측 하지보다 같거나 길다.
  - 좌측 무명골의 후방 회전: 증상은 좌측에서 나타나고, 엎드린 자세에서 무릎을 신전했을 때 우측 하지보다 좌측 하지가 짧으며, 무릎을 구부린 자세에서는 우측 하지보다 같거나 길다.
  - 우측 무명골의 전방 회전: 증상은 우측에서 나타나고, 엎드린 자세에서 무릎을 신전했을 때 좌측 하지보다 우측 하지가 길며, 무릎을 구부린 자세에서는 좌측 하지보다 같거나 짧다.
  - 좌측 무명골의 전방 회전: 증상은 좌측에서 나타나고, 엎드린 자세에서 무릎을 신전했을 때 우측 하지보다 좌측 하지가 길며, 무릎을 구부린 자세에서는 우측 하지보다 같거나 짧다.
  - 이 책을 읽는 독자는 운동 또는 촉진 검사들 그리고 증상의 측면을 기초로 한 진단의 결정(diagnostic decisions)에 대하여 주의를 기울여야 한다(앞에서 설명한 모든 운동 검사).

근육의 기능부전

FAIR 검사(FAIR(FLEXION, ADDUCTION, AND INTERNAL ROTATION) TEST)

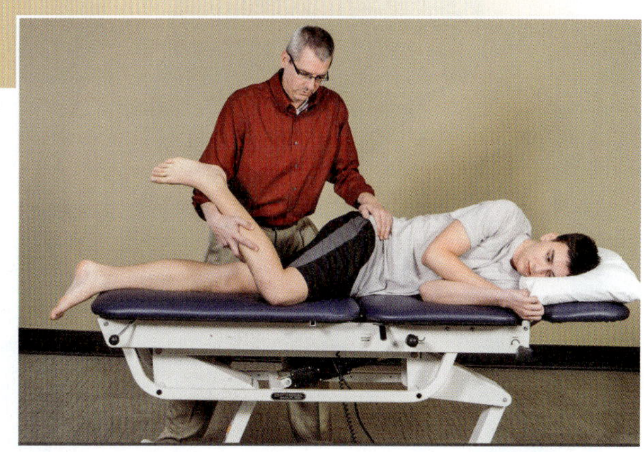

그림 20.21

환자 자세 측면으로 눕는다.

치료사 자세 환자의 장골능을 고정하고 환자의 뒤에 선다.

움직임 검사자는 수동적으로 하지를 고관절 굴곡 90° 가량, 최대 내전, 슬관절 9° 굴곡한 후, 검사자는(우측 그림과 같이) 상방 그리고 외측 압박을 검사하는 하지의 정강이뼈에 적용하고, 수동적으로 대퇴골을 45° 또는 대상자가 허용할 수 있는 45°에 가까운 방향으로 내회전시킨다.

평가 좌골신경과 이상근이 가로지르는(intersection) 지점에서 유도된 통증은 양성(+)이다.

통계 733명의 하지(733 legs)와 H 반사 검사(H reflex testing)를 참고 표준하여 추적 연구한 918명의 계속적으로 들어오는 환자(consecutive clients)(1,014 다리; (연령 54–57세, 성별, 증상 지속 기간 NR): SN 88(NR), SP 83(NR), +LR 5.2, −LR of 0.14[64,65]

촉진 PALPATION

골반대 통증 진단을 위한 촉진은 임상적인 측면에서의 활용성은 제한적이다. 이러한 제한적임에도 불구하고 촉진은 관절외 장애(extraarticular disorders)뿐만 아니라, 장배측인대(long dorsal ligament)가 골반대 병태에 기여하는데 연관되었다는 것을 검사하는데 유용하다는 것이 입증되었다. 이번 장에서 설명하겠지만 골반대의 표식점들은(landmarks) 19장(요추)을 참고한다.

엎드린 자세(Prone)

천장관절과 골반대의 촉진을 위한 많은 표식점들은 엎드린 자세에서 접근이 가능하다. 다음은 엎드린 자세에서 촉진하는 표식점들이다.

- **천골 기저부**(Sacral base): 검사자는 대상자의 PSIS에서 시작하여 엄지손가락을 천골의 기저부에 접촉할 때까지 내측 및 전방으로 움직인다.
- **천골 구**(천골 고랑, Sacral sulcus): PSIS에서 시작하여 약간 위를 촉진하고(그림의 좌측 제2수지) 장골에 인접한 천골의 내측(그림의 제3수지)을 촉진한다(그림 20.22). 오른쪽과 왼쪽의 깊이를 반드시 비교해야 한다. 다른 쪽에

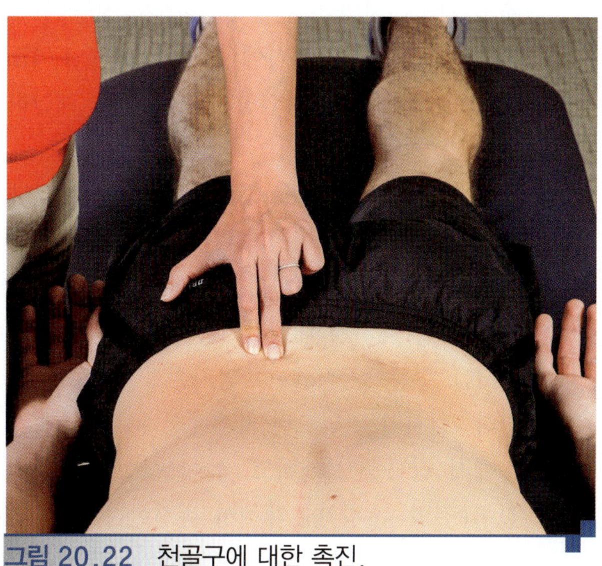

그림 20.22 천골구에 대한 촉진.

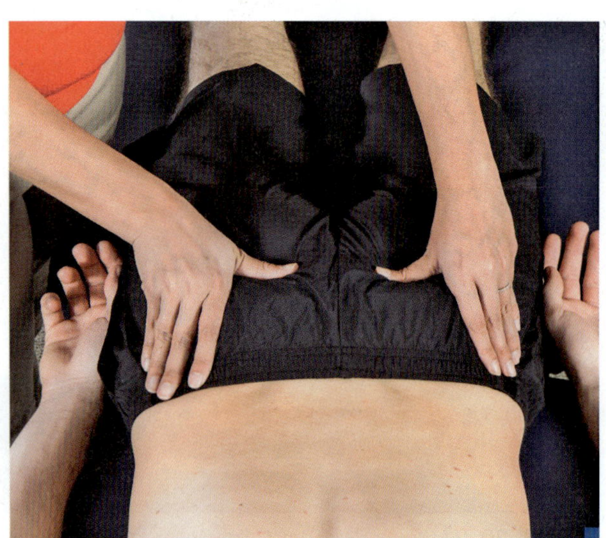

그림 20.23 후외측각에 대한 촉진.

비하여 천골 구가 깊다면, 수평면에서의 천골의 염전(sacral torsion)이나 회전을 의심할 수 있다.

- 장배측인대는 천골구 부위에서 촉진할 수 있고 PSIS의 원위부에서 촉진한다. 이 인대는 분만 전후 골반통증이 있는 환자에서 대개 압통이 있는 것으로 나타났다: SN76.[81]
- **후외측각**(Inferior lateral angle(ILA)): 후외측각은 천미골 접합부(sacrococcygeal junction)에서 약 1inch(2.5cm) 측면, 약간 상방에 위치하고 있다(그림 20.23). 검사자는 양측의 ILA를 촉진하여 상대적으로 상방 또는 하방에 위치하는지의 여부를 결정한다. 천골이 측면으로 구부러져 있기에(side bent) 1/4in (6mm) 또는 그 이상의 차이가 있음을 제안하였다.
- **좌골결절**(Ischial tuberosity): 검자자는 반대측(contralateral side) 슬관절이 약간 구부린 상태로 대상자를 눕힌다. 검사자는 두드러진 것을 느낄 때까지 대상자의 둔부 주름(gluteal folds) 수준에서(level) 엄지손가락으로 촉진한다. 검사자는 엎드린 자세에서 둔부 주름 수준에서 검사를 시행하고, 높이(상방-하방)와 깊이(전방-후방)에 대해서 촉진한다. 장골의 전방 회전은 좌골결절이 후방으로 움직이고 그 반대의 경우도 마찬가지다. 골반이 상방으로 올림(upslip)될 때 좌골결절은 상방(superior)으로 움직이며 그 반대의 경우도 마찬가지이다.
- **미골**(Coccyx): 미골의 끝은 상부 둔부 틈새(superior gluteal cleft)에서 찾을 수 있다.

신체 수행능력 측정
PHYSICAL PERFORMANCE MEASURES

19장(요추)의 내용을 참고한다.

천장관절과 골반대에 나타나는 정형외과적 문제
COMMON ORTHOPEDIC CONDITIONS OF THE SACROILIAC JOINT AND PELVIC GIRDLE

천장관절의 다양한 병리학적 문제를 명확하게 기술하는 것은 불가능하지만, 이 신체 부위의 특정 병리에 대한 근거에 기초한(evidence-based) 연구 결과가 있다. 그러므로 이 장(chapter)의 이 절(section)의 목적은 천장 관절의 병리를 암시하는 현재의 증거가(present current evidence)가 뒷받침된 결과를 제시하는 것이다. 다만 4장(근거에 기초한 실습 및 환자 검사)에서 이미 설명한 것처럼 모든 검사의 결과가 임상 증거로 절대적으로 뒷받침되는 것은 아니며 검사자는 환자가 호소하는 통증과 기능장애의 감별 진단을 수행하기 위해 임상 경험 및 환자의 호소에 주의하여 검사를 시행해야 한다.

이 장에서 언급했듯이, 이 부위의 논란의 여지가 있는 해부학적 특성과 이 부위를 연구하는 제한된 증거와 전문가 사이의 동의에 따라 PGP환자에 대한 진단은 배제할 것을 제안한다.[1,2] 치료사들은 이전에 제안된 PGP의 정의를 사용해야 한다.[1] 따라서 이 정의

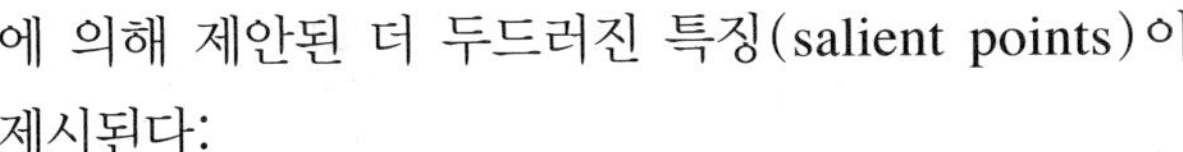

에 의해 제안된 더 두드러진 특징(salient points)이 제시된다:

- 요추가 원인이 되는 진단은 배제(이 책에서는 고관절의 잠재적인 통증 생성 또한 배제 하였다).
- 임신, 외상, 관절염 또는 골관절염과 관련되어 발생되는 통증
- 허벅지 뒤쪽으로 방사될 수 있는 천장관절 부근에 위치한 통증
- 서기, 걷기, 앉기에 대한 지구력의 감소
- 통증이나 기능 장애는 특정 임상 검사를 통해 재현되어야 한다.

천장관절이 원인이 되는 통증

ICD-9: 724.6(천골의 장애(disorders of sacrum))

ICD-10: M33.6(천장관절 염좌와 좌상(sprain and strain of sacroiliac joint))

천장관절이 원인이 되는 통증은 감별 진단을 하기에 매우 어렵기 때문에 때때로 이 진단은 진단에서 배제하는 것을 제안하기도 한다. 이 부위의 통증은 이 관절 근처에 있는 조직의 정도(extent)에 따라 근육 또는 연부조직의 문제로 나타난다. 후방 인대성 구조물들은(posterior ligamentous structures) 이 관절의 병리에 관여하는 것으로 가장 자주 설명되고 있다. 비록 움직임의 제한이 있기는 하지만 이 관절에서의 움직임은 문헌상에 기록되었고, 기계적 기능장애(mechanical dysfunction)를 유발할 수 있다.

I. 환자 인터뷰

주관적 병력

- L5 이하의 지속적인 기계적인 요통 환자의 10%에서 25%는 천장 관절의 병리에 의한 이차적인 통증을 갖고 있다.[84]
- 일반적으로 묘사한(Commonly described) 서혜부 통증에 대한 진단적 가치는 매우 적다(SP 63). 어떤 다른 역사적으로 특색있는 검진(historical feature examined)도 진단적 가치를 제공하지 못했다.[5]
- 천장관절에는 다양한 위치를 포함하여 통증에 대한 여러 가지 형태의 설명이 있다. 가장 보편적인 위치는 엉덩이(94%)부위다. 통증 연관 패턴(pain-referral patterns)의 26%는 발과 발목의 통증이 포함되었다. 임상 기준을 충족하고 형광 투시 유도 천장관절 주사(fluoroscopically guided sacroiliac joint injection)에 대한 양성 진단 반응을 나타낸 50명의 연속적으로 내원한 대상자들에게서 18가지의 통증 연관 패턴이 관찰되었다.[3]
- 디스크 내장증(IDD), 후관절 통증(FJP) 및 천장관절 통증(SIJP)에 대한 유병률은 각각 42%, 31% 및 18%로 추정된다.[85]
- 손상의 기전(Mechanism of injury)은 염전 스트레스(torsional stresses)를 반복할 수 있다.[3,8]
- 환자는 앉아 있거나 환측으로 누워있거나, 차에 타거나, 서 있거나 걸을 때 환측으로 체중을 지지하거나, 발살바 기법(Valsalva maneuver) 그리고 체간의 굴곡에 의해 통증이 악화되는 것으로 보고되었다.[8]
- 최근에 천장관절 통증을 갖고 있는 환자는 서 있기, 걷기, 앉기에 대한 지구력이 감소되는 것으로 제기가 되었지만 진단적인 가치가 있는 특징적인 증상(예: 서기, 걷기, 앉기, 눕기)을[5,86] 보이지는 않는다.[1]
- 대퇴부 통증의 존재 여부는 다양한 연령에 걸쳐 만성 요통의 원인으로 작용한다. 반면, 고관절과 골반대 통증 또는 하지 통증을 가지고 만성 LBP의 원인인 IDD, FJP, 또는 SIJP를 확연하게 감별하지는 못한다. 젊은 연령층은 대퇴부 통증의 유무와 상관 없이 척추추간판 질환을 예측할 수 있다.[17]
- 통증은 일반적으로 편측성이며, 앉은 자세에서 일어날 때 유발되거나 증가되며, L5 수준 이상에서는 거의 발생하지 않는다.[12]
- 천장관절의 저운동성(hypomobility)이 있

는 환자들은 골반대 운동의 증가(increased excursion of the pelvic girdle)로 더 많은 통증을 겪는 것으로 추측된다.

측정 결과

- 적절한 경우라면 ODI, FABQ, GROC, 그리고 PSFS의 사용을 권장한다.

진단영상

- 비강직성 척추염 PGP(nonankylosing spondylitis PGP)의 대부분은 영상을 통한 진단적 가치는 제한적이다.[1]
- 국소적인 천장관절 주사는(Local SIJ injections) 권장하지 않는다.[1]
- 천장관절 관절염과 퇴행(degeneration and arthritis)의 초기 단계를 발견하기에는 불량한 SN으로 인해 방사선 촬영을 이용한 진단은 제한적이다.[1]
- CT 스캔은 염증이 아닌 골성 변화(bony changes)의 진단에 사용된다. 천장관절의 병리에서 진단 배제(ruling out)(SN 58)와 진단(ruling in)(SP 69)의 임상적인 유용성을 제한적이다.[30]
- MRI는 천장관절의 병리에 대한 진단에(SP 100) 도움을 준다.[31]
- 뼈 스캔(Bone scan)은 천장관절 병리에 대한 진단에(SP 100,[28] SP 89[29]) 도움을 준다.

II. 시진

- 천골 굴곡 병변이 있는 환자는 요추의 전만이 증가된 것으로 생각되는 반면 천골의 신전 병변이 있는 환자는 일자 허리(flat lumbar)로 생각되어 진다. 천골이 굴곡되면 요추는 신전되고 천골이 신전되면 요추는 굴곡된다.
- 천장관절은 스트레스 분산 관절(stress-relieving joint)이기 때문에 체중 부하 자세(예: 걷기보다 뛰기, 서기 보다 걷기가 더 악화)에서 통증이 유발된다.[8]

III. 분류 및 선별검사

- 연관된 관절의 문제만이 아니라 비근골격계 질환에 의한 원인도 배제되어야 한다.
- 엉덩이 징후(Sign of the buttock)가 의심되는 경우엔 이전에 설명한 대로 고관절 굴곡된 상태에서 양측 슬관절 신전과 굴곡을 통해 엉덩이 징후를 배제해야만 한다.
- 골반의 후면 부위 촉진은 검사 편향으로 인해(study bias) 골반 골절에 대한 진단 배제(SN 98, −LR 0.02) 그리고 진단(rule in)(SP 94, +LR 16.3)에 도움을 주기 어렵다.[45]
- 압박 검사(Compression test): 골반에 대한(−)압박은 검사 편향으로 인해(study bias) 골반 골절에 대한 진단 배제(SN 98, −LR 0.08)에 도움을 주기 어렵다.[45]
- 고관절 굴곡 검사(Hip flexion test): (−) 검사는 골반 골절을 진단 배제하는데 양호한 기능을 갖고 있으며(SN 90, −LR 0.10), (+)검사는 골반 골절의 진단에 양호한 기능을 한다((SP 95, +LR 18).[46]
- 척추 골절이 의심되는 경우라면, 강직성 척추염 섹션에서 설명한 바와 같이 반드시 배제(ruled out)되어야 한다.

IV. 움직임 검사

- 굴곡과 내전의 제한은 관절에 가해지는 스트레스로 인해 나타날 수 있다.

V. 근육 수행능력 검사

- 검사자는 골반대 근육 특히나 둔부 및 작은 안정화 근육에 대한 기능 부전에 대한 평가를 시행해야 한다.

VI. 특수 검사

- 다음의 검사들은 골반대 통증의 진단을 위한 유럽 지침에서 권장한 것이다.
  - 후면 골반 통증 유발 검사(Posterior pelvic pain provocation test)(P4/thigh thrust)
  - 패트릭(FABER) 검사(Patrick's

(FABER) test)
– 장배측천장인대와 치골 결합 촉진 (Palpation of the long dorsal SIJ ligament and pubic symphysis)
– 갠슬렌 검사(Gaenslen's test)
– 수정된 트렌델렌버그 검사(Modified Trendelenburg test)

- 5가지의 검사 중 3가지의 검사에서 (−)가 더 많은 경우(경추원성 증상이 배제된 후 시행) 천장관절 기능장애에 대한 진단(SN 94, −LR 0.80)에 비해 배제하는데(SP 78, +LR 4.3) 더 도움을 준다.
- 대퇴골 밀치기 검사(Thigh thrust test); 이 검사는 통증 유발 검사 중 가장 많은 SN이다. (−)대퇴골 밀치기 검사는 천장관절 관련 기능부전(SIJ−related dysfunction)을 배제하는데((SN 88, −LR 0.18;[2] SN 80, −LR 0.2[78]) 도움을 주고 (+)검사는 천장관절 관련 기능부전을 진단하는데(SP 100, +LR Inf;[78] SP 70−86, +LR 1.9−3.3[75]) 도움을 준다.
- 능동 직하지 검사(ASLR)는 다음과 같은 골반대 안정성 및 운동 조절, 특히 임신부나 출산 후 여성에 대한 기능적 검사로 권장된다. 이 검사의 진단적 정확성은 매우 양호하다(SN 87 [NR], SP 94 [NR], +LR 14.5, −LR 0.13). 다만 QUADAS가 나타났다.[63]
- 모든 골반대의 움직임과 촉진을 통한 비대칭 검사의 진단적 정확도는 낮다.

VII. 촉진

- 장배측(후방천장관절)인대에 압통이 없다면 골반 관련 통증을 배제하는데 도움이 된다: 대퇴골 밀치기 검사와 ASLR 검사 모두(−)인 경우 SN 76, SN 86, 심각한 환자만 포함되었을 때 SN 98.[81]
- 동측의 장배측인대의 촉진시 압통(반대측 인대와 비교하여)은 그쪽 천골의 신전 또는 무명골의 전방회전을 암시한다.
- 동측의 천결절인대(sacrotuberous ligament)의 촉진시 압통은 그쪽 천골의 굴곡 또는 무명골의 후방회전을 암시한다.
- 염전(torsion)의 촉진은 임상적인 유용성이[66] 매우 제한적이라고 제안되었지만 다음과 같은 내용이 설명되었다.
  – 천골의 전방 염전(left on left, right on right 기능부전)은 굴곡 기능 부전으로 천골 구(sacral sulcus)가 회전 방향의 반대측이 깊고(deeper), 후외측각(inferior lateral angle)은 회전 방향측이 눈에 띄게 후방으로 돌출되어 있다. 이러한 병변은 증가된 요추 신전 자세와 천골의 가동성: PA활주와도 일치하는 것으로 설명된다(후방 염전과 비교하여).
  – 천골의 후방 염전((right on left; left on right 기능부전)은 신전 기능 부전으로 천골 구(sacral sulcus)가 회전 방향측이 얕고(shallow), 후외측각(inferior lateral angle)은 회전 반대 방향측이 눈에 띄게 후방으로 돌출되어 있다. 이러한 병변은 감소된 요추 전만 또는 일자허리 그리고 결여된 천골의 가동성: PA활주와도 일치하는 것으로 설명된다(전방 염전과 비교하여).

VIII. 신체 수행능력 측정

- 대상자의 취미나 직업적, 신체적인 요구와 관련된 신체 기능 수행 측정을 사용할 수 있다.
- 추가적인 사항은 제19장(요추)을 참고한다.

잠재적 치료기반 분류

- 가동성(저운동성이 나타날 경우)
- 안정화(과운성성이 나타날 경우)
- 다른 잠재적 TBCs: 통증 조절(통증이 우세할 경우에만), 운동과 컨디셔닝(conditioning), 특정 방향 운동(specific exercise direction)

임신 관련 골반 후면 통증(PRPPP)

ICD-9: 724.6(천골의 장애)

ICD-10: M33.6(천장관절의 염좌와 좌상)

임신때 발생하는 골반 후면 통증의 정의는 다음과 같다:[80]

- 골반 후면과 둔부의 심부의 통증이 과거력이 있으며 체중부하와 관련이 있다.
- 통증은 L5-S1 부위의 둔부와 측면에서 명확하게 나타나며, 허벅지 후면 또는 슬관절까지 방사통이 있거나 또는 없다. 발까지는 나타나지 않는다.
- 골반 후면 통증 유발검사(대퇴골 밀치기 검사) 검사에서 양성(+)
- 고관절과 척추의 움직임은 자유롭고 신경근 증후군(nerve-root syndrome)은 나타나지 않음
- 침대에서 돌아 누울 때 통증

첨가한다면, 알버트와 그의 동료들은 이러한 대상자들을 하위 그룹으로 분류하였다:

- 골반대 증후군: 골반대 3개의 관절 모두에 일상적 통증(daily pain)이 나타나며, 관절 유발검사에서 통증의 양성반응이 나타날 때 확진.
- 치골결합박리(Symphysiolysis): 치골결합에서만 일상적 통증, 치골결합 유발 검사를 통하여 양성 통증을 확진할 수 있다. 치골결합박리(Symphysiolysis)가 실제적인 용해(lysis)를 의미하지는 않지만, 덴마크 보건 당국(Danish Health Authorities)에서는 골반 통증이 있는 임산부를 분류하는데 사용된다.
- 편측성 천장관절 증후군(One-sided sacroiliac syndrome): 한쪽 천장관절에서 일상적 통증, 동측 관절에 대한 통증 유발검사에서 양성반응이 나타날 때 확진.
- 양측성 천장관절 증후군(Double-sided sacroiliac syndrome): 양쪽 천장관절에서 일상적 통증, 양측 관절에 대한 통증 유발검사에서 양성반응이 나타날 때 확진.
- 기타: 하나 또는 그 이상의 골반 관절에서 일상적 통증은 있지만 일관적이지 않은 객관적인 소견(objective findings)(예: 치골결합의 통증 병력과 편측 천장관절에서의 객관적인 소견). 이 범주에는 염증성 류마티즘 질환도 포함

천장관절에서 기인된 통증과 요추에서 기인된 통증의 감별진단

- 두 질환 모두 허리 또는 엉덩이 부위에 통증이 있을 수 있다.
- 추간원판에 기인된 요추관련 통증은 반복되는 움직임에 반응하는 방사통(집중화 또는 말초화)을 유발할 가능성이 더 크다.
- 천장관절의 원인으로 인한 통증보다 요추의 원인으로 인한 통증이 더 크다고 보고되었다.
- 잠재적인 천장관절에 기인된 원인으로 인한 통증을 배제하는데 가장 많은 도움을 줄 수 있는 SN검사(SN test)는 대퇴골 밀치기검사이다.
- 천장관절에 기인된 원인에 의한 통증에 대한 평가는 제한된 임상적인 유용성으로 인하여 표식점 촉진(palpation of landmarks) 또는 움직임 변별 검사(movement discrimination tests)만을 의존하여 평가해서는 안된다.
- 치료사들은 이 두 부위 사이의 밀접한 관계로 인한 잠재적인 통증 발생의 원인을 판별하는데 도움을 주기 위해 각각의 신체 부위에 대해 높은 SN검사를 사용해야만 한다.
- 이 두 부위 모두 병리학적인 변수가 있을 수 있지만, 요추부위는 보다 다양한 형태의 병리학적인 증상이 나타날 수 있다. 이 점에 관해서는 19장(요추)을 참고한다.

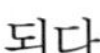

된다.

I. 환자 인터뷰

주관적 병력

- 임신과 연관된 치골결합 기증 장애의 걷기, 침대에서 돌아눕기, 계단 오르기, 한쪽 다리로 서기에서 특이한 증상을 나타내며, 허리 또는 골반에 이전에 손상의 병력이 있다. 이러한 각각의 전조 증상(preceding symptoms)에 대해 1점을 사용하여, 2점 이상의 점수는 치골결합의 기능부전에 대한 진단으로 간주된다.[87]
- 임산부 요통의 75%에서 85%는 PRPPP다.[15]
- 전체적으로 약 45%의 임산부와 25%의 산후 여성이 PRPPP로 고통받는다.[15]
- 증상:[15] 방사통이 있거나 또는 없으면서 후방 장골 능선(posterior iliac crests)과 둔부 주름사이의 찌르는 듯한 통증, 치골결합의 통증과 골반대 다른 부위의 통증이 체중 부하시 강도가 증가하고 치골의 통증이 때때로 골반저(pelvic floor)와 허벅지로 방사될 수 있다.
- 임신 24주와 36주 사이 증상이 최대로 나타난다(Peak of symptoms)고 보고 되었다.[16]
- 임신 중 통증이 발현되는 위험 요소로는 이전의 요통에 대한 과거력, 어린 나이(young age), 과중한 작업량과 골반에 대한 이전의 외상 등이 있다.[1]
- 임신 중 피임약, BMI, 신장 및 체중 증가는 임신 관련 SIJ 통증의 위험 요소로 제안되지 않는다.[1]
- 임신 중 요통으로 인한 병가의 사용은 산후 골반대 통증의 위험요소이다.[88]

측정 결과

- Quebec Back Pain Disability Scale과 ODI를 권장한다.[1]
- 적절한 경우라면 FABQ, GROC, 그리고 PSFS를 권장한다.

진단영상

- 섬광조영술(Scintigraphy), CT, 국소적 천장관절 주사술을 권장하지 않는다.[1]
- 비강직성척추염성 PGP의 대부분의 경우에서 영상의 효용성은 제한적이다.[1]
- 천장관절의 관절염과 퇴행성 변화의 조기 발견에 불량한 SN으로 인하여 방사선 촬영의 사용에 대한 적응증은 제한적이다.[1]
- MRI는 강직성 척추염과 심각한 외상(산후)을 배제하기 위해 권장된다.[1]

II. 시진

- 임산부는 과전만 자세와 양측성 외회전 보행(bilaterally externally rotated gait)

III. 분류 및 선별검사

- 모든 비근골격계 원인뿐만 아니라 관련된 관절의 원인도 배제되어야 한다.
- 엉덩이 징후(Sign of the buttock)가 의심되는 경우는 천장관절이 원인이 되는 통증에서 설명한 바와 같이 반드시 배제되어야 한다.
- 골반의 골절이 의심되는 경우는 천장관절이 원인이 되는 통증에서 설명한 바와 같이 반드시 배제되어야 한다.
- 척추의 골절이 의심되는 경우는 강직성 척추염에서 설명한 바와 같이 반드시 배제되어야 한다.

IV. 움직임 검사

- 임산부와 산후 임산부는 천장관절에서 관절 놀이와 관절 운동학이 과도하게 나타난다.[9,38,61–63]

V. 근육 수행능력 검사

- 고관절 내전근의 약화와 골반대의 심각성(통증과 기능부전) 사이에서 직접적인 상관 관계가 입증되었다.[70]

VI. 특수 검사

- 대퇴골 밀치기 검사: 두 가지 검사 모두 연

구에 대한 논란이 있지만 음성(−) 대퇴골 밀치기는 임신 관련 골반대 통증을 배제(SN 84−93;[76] SN 88, −LR 0.13[79]), 양성 검사는 임신 관련 골반대 통증을 진단(SP 98, +LR 46.5; SP 89, +LR 8.0)하는데 도움을 준다.

- 능동 직하지 검사(ASLR): 특히 임산부 또는 산후 여성에서의 골반대의 안정성 및 운동 조절 기능 검사에 능동 직하지 검사가 권장된다.
  - 두 가지 검사 모두 연구에 대한 논란이 있지만 음성(−) ASLR 검사는 임신 관련 골반대 통증을 배제(SN 87, −LR 0.13;[63] SN 76−98;[81] SN 77, −LR 0.42[77])하는데, 그리고 양성 ASLR 검사는 임신 관련 골반대 통증을 진단((SP 94, +LR 14.5)[63]하는데 도움을 준다.
  - 모든 골반대 동작 검사와 촉진을 통한 비대칭 검사의 진단 정확도는 불량하다.

VII. **촉진**

- 촉진 후 5초 이내에 치골 결합에 통증을 유발하는 촉진[76]
- 치골결합은 대체로 매우 아프다.[82]
- 장배측인대(후방 천장관절)의 촉진시 압통이 없다면 골반대 관련 통증을 배제하는데 도움을 준다: ASLR과 대퇴골 밀치기 검사 모두 음성(−)인 경우 전반적으로 SN 76, SN 86; 심각한 골반 환자만을 대상으로 하였을 경우는 SN 98.[81]

VIII. **신체 수행능력 측정**

- 대상자의 취미나 직업적, 신체적인 요구와 관련된 신체 기능 수행 측정을 사용할 수 있다.
- 추가적인 사항은 제19장(요추)을 참고한다.

잠재적 치료기반 분류

- 가동성(저운동성이 나타날 경우)
- 안정화(과운성성이 나타날 경우)
- 다른 잠재적 TBCs: 통증 조절(통증이 우세할 경우에만), 운동과 컨디셔닝(conditioning), 특정 방향 운동(specific exercise direction)

척추 관절염과 척추 관절 병증

ICD−9: 720(강직성 척추염); 721(척추증); 724.6(천장관절의 장애)
ICD−10: M53.3(천미골 장애, 다른 곳에 분류되지 않은)

이러한 광범위한 용어는(terminology) 척주(vertebral column)의 관절 질환으로 설명되었다. 염증이 있는 척추 관절 병증은 *척추 관절염*이라 하며, 척추 관절 병증은 특별히 *혈청 반응 음성 척추 관절 병증(seronegative spondyloarthropathies)*이라 불린다. 이 질환들은 증가된 HLA−B27의 발병률이 증가

천장관절이 원인이 되는 통증과 임신 관련 골반후면 통증의 감별진단

- 두 질환 모두 천장관절 또는 골반대의 병태적(pathologies) 문제다.
- 임산부 요골반 통증의 75%에서 83%가 PRPPP이다.
- 천장관절이 원인이 되는 통증은 남녀 모두에서 나타날 수 있지만, 여성에게 더 많이 발생된다.
- ASLR검사로 운동 조절 장애(motor control dysfunction)를 검사할 수 있으며, 여성(임신부나 PRPPP 병력이 있는 여성)만을 대상으로 연구되었다. 이 검사는 특히 임산부 또는 산후 여성에서 골반대의 안정성 및 운동 조절 기능 검사로 권장된다.

되었고 류마티즘 인자는 음성이었다. 강직성 척추염, 반응성 관절염(Reiter's syndrome) 그리고 건선성 관절염(psoriatic arthritis)은 전형적인 혈청 반응 음성 척추 관절병증이다. 보다 일반적이지 않은 다른 병태로는 베체트 병(Behçet's disease)과 휘플씨병(Whipple's disease)이 있다. 이러한 질환자들은 관절 이외의 증상을 겪을 수 있다. 이전에 기술된 증상으로는 낮은 골밀도, 염증성 내장, 죽상 동맥 경화성 질환(atherosclerotic diseases)을 포함하지만 이외에도 다른 증상이 나타날 수 있다.[89,90]

I. 환자 인터뷰

주관적 병력

- 비척추 증상은(Nonvertebral symptoms) 비대칭성 말초 관절염, 족저근막염, 늑연골염(갈비연골염,costochondritis), 그리고 지절간 관절염을 포함한다.
- LBP가 가장 흔하게 나타나는 증상이며, 일반적으로 환자의 요통은 활동에 따라 감소된다.

측정 결과

- 적절한 경우라면 ODI, FABQ, GROC, 그리고 PSFS가 권장된다.
- 적절한 경우라면 어떠한 관련된 측정이라도 권장된다.

진단영상

- 방사선 소견으로는 관절강의 협소, 골경화증, 관절 주위 낭종과 골극의 형성이 포함된다. Kellgren과 Lawrence에 따른 골관절염의 정의에 대해서는 제6장을 참고한다.[91]
- MRI는 진단의 배제(SN 90)와 진단(SP 97) AS의 확정에 도움을 준다.[33]
- 골수 부종(Bone marrow edema)은 일반적으로 이러한 환자들만이 아니라 비특이적 LBP 환자 및 건강한 대상자에게도 발생되며, 비특이적 LBP 환자와 건강한 대상자 그룹에서는 침식(erosions)이 거의 관찰되지 않았다.[37]

II. 시진

- 다른 관절증과 마찬가지로, 이행 운동(transitional movements)시 대개 통증을 호소한다(예: 앉았다 일어서기, 몸을 뒤집을 때)
- 대상자가 처음 정적인 위치에서 움직일 때 나타나는 뻣뻣함(Stiffness)과 근방호(guarding)는 기록되어야 한다.

III. 분류 및 선별검사

- 모든 비근골격계 원인뿐만 아니라 관련된 관절의 원인도 배제되어야 한다.
- 엉덩이 징후(Sign of the buttock)가 의심되는 경우는 천장관절이 원인이 되는 통증에서 설명한 바와 같이 반드시 배제되어야 한다.
- 골반의 골절이 의심되는 경우는 천장관절이 원인이 되는 통증에서 설명한 바와 같이 반드시 배제되어야 한다.
- 척추의 골절이 의심되는 경우는 강직성 척추염에서 설명한 바와 같이 반드시 배제되어야 한다

IV. 움직임 검사

- 다른 관절증(arthropathies)과 마찬가지로 제한된 관절 놀이(관절운동학적 운동, arthrokinematic motion)와 골반대의 ROM이 나타난다.

V. 근육 수행능력 검사

- 요추와 고관절에 관절증 환자에서 둔부 근력의 약화에 유의한 상관관계가 나타나기 때문에 이러한 환자들에게는 둔부근력의 약화가 나타날 수 있다(따라서 반드시 검사를 시행해야 함).
- AS환자들에서는, 척추, 고관절, 그리고 견관절에 제한된 근력이 나타날 것을 예상할 수 있다.

VI. 특수 검사

- 강직성 척추염에서 설명된 특별검사는 이 질환의 병태 가능성을 배제하기 위해 반드

시 시행해야 한다.

- 허벅지 추력검사는 천장관절이 원인이 되는 통증 섹션에서의 설명을 참고한다.
- 모든 골반대의 움직임과 비대칭에 대한 촉진 검사의 진단의 정확성은 불량하다.

VII. **촉진**

- 천장관절 바로 위에는 압통이 존재한다.[39]
- 후관절에 국소적인 압통이 있고 다른 신경근의 긴장 징후나 신경학적인 징후가 없다면 후관절 통증을 의미할 수 있다.[92]
- 장배측인대(long dorsal(posterior sacroiliac) ligament)에 압통이 없다면 골반 관련 통증을 배제하는데 도움이 된다: 전체 SN 76, SN 86은 능동 SLR과 대퇴골 밀치기 검사가 모두 음성(−)인 경우, SN 98은 심각한 골반대 환자만 포함되었을 때.[81]

VIII. **신체 수행능력 측정**

- 대상자의 취미나 직업적, 신체적인 요구와 관련된 신체 기능 수행 측정을 사용할 수 있다.
- 추가적인 사항은 제19장(요추)을 참고한다.

잠재적 치료기반 분류

- 가동성(저운동성이 나타날 경우)
- 안정화(과운성성이 나타날 경우)
- 다른 잠재적 TBCs: 통증 조절(통증이 우세할 경우에만), 운동과 컨디셔닝(conditioning), 특정 방향 운동(specific exercise direction)

강직성 척추염

ICD−9: 720(강직성 척추염(ankylosing spondylitis))

ICD−10: M08.1(청소년 강직성 척추염(juvenile ankylosing spondylitis));

M45(강직성 척추염(ankylosing spondylitis))

강직성 척추염(AS)은 천장관절과 척추에 주로 영향을 미치는 일반적 염증성 류마티스 질환으로(common inflammatory rheumatic disease) 구조적인 손상과 기능 장애를 일으키고 삶의 질을 저하시킨다. 강직성 척추염의 발병률은 1년에 10만 명당 0.5~14명이다. 강직성 척추염은 천장관절에 언제나 영향을 미치며 대체적으로 흉추로 진행된다. AS의 발병시기는 평균 25세이며, 남성에서 AS의 발병률이 더 높다. AS는 유전적인 요인과 관련이 있다.

I. **환자 인터뷰**

주관적 병력[39−42, 75, 93]

- 남성의 유병률이 여성에 비해 2~3배 가량 높다.
- 이 증후군의 발병은 일반적으로 2, 3년 후에 발생한다.
- 전형적으로 청소년기 말이나 성인기 초기에 증상이 시작된다.
- 발병연령이 40세 이후라면 강직성 척추염을 배제(SN 100)하는데 도움이 된다.[18]
- 통증이 누운 자세에서도 감소가 되지 않는다면, 강직성 척추염을 배제하는데 도움이 된다(SN 80).[18]
- 여성이 남성에 비해 조금 더 일찍 발병할 수 있다.
- 전형적인 통증의 양상은 천골, 엉덩이, 또는 요부에서 시작된다; 같은 부위에서 몇 시간 동안 조조 강직(morning stiffness)을 동반한다.
- 환자는 병의 초기에 고관절과 요부에 관절염 증상을 호소한다; 질병이 진행됨에 따라 환자는 목의 강직과 늑골의 확장이 요구되는 활동의 어려움을 호소한다(예: 심호흡).
- 환자는 피로를 호소할 수 있다.
- 강직성 척추염 환자에 대한 선별 질문:
  - 3개월 동안 아니며 그 이상 불편함을 겪은 적이 있나요?
  - 특히나 아침에 허리가 뻣뻣한 적이 있었나요?
  - 40세가 되기 전에 허리의 불편한 적이

있었나요?
- 이러한 문제가 서서히 진행되었나요?
- 운동에 의해 이러한 문제들이 호전이 되었나요?

HLA-B27 검사의 참고 표준을 사용하여 138명의 환자를 대상으로(요통환자로 류머티즘 클리닉을 내원환 63명과 75명의 건강한 대조군) 한 연구에서 적어도 4개 이상의 양성(+) 반응으로 SN 95와 SN 85가 산출되었다.[94]

측정 결과

- 척추와 야간통의 측정을 위해 VAS를, 그리고 BASG가 권장된다.

진단영상

- MRI는 AS 진단의 배제(SN 90)와 진단(SP 97)에 도움을 준다
- Stoke Ankylosing Spondylitis Spine Score(SASSS)는 임상 결과에 대한 측정에 깊은 상관 관계가 있는 유용하고 유효한 점수이며 강직성 척추염의 방사선적 진행의 특정한 패턴을 확인할 수 있다.[95]
- 남성이 보다 심각한 방사선 변화를 보인다.[96]
- 방사선 소견으로는 관절강의 협소, 골경화증, 관절주위 낭종, 골극이 보인다. Kellgren 과 Lawrence에 의한 골관절염(OA)의 정의에 대해서는 6장을 참고한다.[91]

II. 시진

- 요추의 전만이 감소되고 흉추의 후만이 증가된 모습을 보인다.
- 경추는 과전만 되있다.
- 엉덩이 근육의 위축
- 근 경련과 통증 자세(pain posturing) 또는 이행성 움직임(transitioning movements)으로 인한 제한된 가동성이 나타나기 쉽다.

III. 분류 및 선별검사

- 관절에서 기인된 원인뿐만 아니라 모든 비근골격계의 원인은 배제해야 한다.
- 진단 예측 법칙(diagnostic prediction rule)은 5가지의 변수 중 1가지가 존재할 때 척추 골절의 진단을 배제하고(SN 95), 5가지의 변수 중 4가지가 존재할 때 척추 골절을 진단(SP 96)하는데 도움을 준다.[47]
- 주먹쥐고 두드리기 검사(closed-fist percussion test)는 척추 압박 골절을 배제(SN 88)하고 진단(SP 90)하는데 도움을 준다.[48]
- 누운 자세 징후(supine sign)는 척추 압박 골절을 배제(SN 81) 하고 진단(SP 93) 하는데 도움을 준다.[48]
- 엉덩이 징후(Sign of the buttock)가 의심되는 경우엔 천장관절이 원인이 되는 통증에서도 설명했듯이 반드시 배제해야 한다.
- 골반 골절이 의심될 때는 천장관절이 원인이 되는 통증에서도 설명했듯이 반드시 배제해야 한다.

IV. 움직임 검사

- 수정된 Schober 굴곡 검사를 사용하여 첫 번째 천골의 극돌기(S1)와 최대 전방 굽힘(maximal forward bending)을 한 후 S1의 10cm 위에 있는 두 개의 피부 자국(skin marks) 사이의 거리를 측정한다.[41]
- 요추 저운동성: 대상자는 요추의 굴곡과 신전 시 척추의 가동성에 제한이 일어난다.[41,42,95,96]
- 경도의 강직에서 척추의 융합(fused spine)까지 다양하게 나타난다.[41]
- 질환의 진행과 더불어 흉곽의 확장은 감소된다.[41,42,95,96]

V. 근육 수행능력 검사

- 척추, 고관절, 그리고 견관절에 근력의 제한이 나타날 수 있다.

VI. 특수 검사

- 흉곽 확장 검사(Chest expansion test)는 강직성 척추염의 배제(SN 91, -LR 0.09)와 진단((SP 99, +LR 91)에 도움을

준다.[18]

- 천장관절에 대한 통증 유발검사(갠슬렌, FABER, Mennell, 대퇴골 밀치기, 천골 밀리기 검사)에서 5개의 검사 중 4개의 양성 검사는 AS 진단((SP 84–93)에 도움을 준다.[75]

VII. **촉진**

- 대상자의 천장관절 바로 위에는 압통이 존재한다.
- 후관절에 국소적인 압통이 있고 다른 신경근의 긴장 징후나 신경학적인 징후가 없다면 후관절 통증을 의미할 수 있다.

VIII. **신체 수행능력 측정**

- 대상자의 취미나 직업적, 신체적인 요구와 관련된 신체 기능 수행 측정을 사용할 수 있다.
- 추가적인 사항은 제19장(요추)을 참고한다.

잠재적 치료기반 분류

- 통증의 조절(통증이 주 증상이라면), 운동 및 컨디션 조절, 그리고 연부 조직의 제한을 위한 가동성이 가장 많이 사용된다.

이상근증후군

ICD–9: 355.0(좌골 신경 부위(lesion of sciatic nerve)); 724.3(좌골신경통(sciatica))
ICD–10: M54.3(좌골신경통); M62.9(근육의 장애, 명시되지 않은 질환)

이상근증후군(Piriformis syndrome)은 좌골 신경이 압박되거나 이상근에 의해 자극을 받아 통증과 작열감, 무감각이 엉덩이와 좌골신경의 경로를 따라 허벅지 아래에서 발까지 나타나는 신경근질환이다. 검증되고 표준화된 진단적 검사가 거의 없기 때문에 진단에 어려움을 겪는 경우가 많다. 이상근증후군은 다른 천장관절 장애와 마찬가지로 진단의 배제(diagnosis of exclusion가 권장되고 있다. 사실, 이상근과 관련된 통증은 다른 통증 발생인자(pain generator)와 같은 기능장애의 결과로 생각된다. 이 증후군은 근육–신경의 관계에서 과사용 또는 좌상(overuse or strain)에 의한 것일 수 있다. 대상자는 하지로 방사되는 통증을 호소할 수 있다.

I. **환자 인터뷰**

주관적 병력

- 만성 요통 환자들 사이에서 발생하는 이상근 증후군에 대한 보고는 5%에서 36%까지로 다양하다.[69,97,98]
- 둔부의 통증은 엉덩이와 하지로 방사될 수 있다.
- 통증은 일상적인 생활 동작(ADLs)을 하는 동안 고관절이 내회전 될 때 보다 확연하게 나타난다(예를 들어, 대상자는 보행을 하는 동안 고관절을 외회전할 때 통증이 감소될 수 있다)
- 앉은 자세에서 통증이 나타나고 특히나 엉덩이로 체중을 지탱할 때 증가된다 (예를 들어, 주머니에 지갑을 넣고 앉을 때)

측정 결과

- 적절한 임상적인 측정을 사용할 수 있다; 적절한 경우에는 ODI와 FABQ가 제안된다.

진단영상

- 일반적으로 사용하지 않는다.
- CT, MRI, 초음파, EMG와 같은 진단방법은 다른 질환을 배제하는데 주로 사용한다.
- 자기 공명 신경 사진술(Magnetic resonance neurography)은 좌골 신경에 자극이 있는지를 보여줄 수 있는 의료 영상 기법이다.

II. **시진**

- 특히나 지갑이 뒤쪽 주머니에 있는 경우, 병변측으로 앉으면 자극이 쉽게 일어난다.

III. **분류 및 선별검사**

- 관절에서 기인된 원인뿐만 아니라 모든 비근골격계의 원인은 배제해야 한다.

- 엉덩이 징후(Sign of the buttock)가 의심되는 경우엔 천장관절이 원인이 되는 통증에서도 설명했듯이 반드시 배제해야 한다.
- 골반 골절이 의심될 때는 천장관절이 원인이 되는 통증에서도 설명했듯이 반드시 배제해야 한다.
- 척추 골절이 의심될 때는 강직성 척추염에서 설명했듯이 반드시 배제해야 한다.

IV. 움직임 검사

- 굴곡, 내전과 고관절의 내회전이 결합된 운동은 통증을 유발한다

V. 근육 수행능력 검사

- 고관절 내전과 회전에 대한 저항은 통증을 유발하고 약화시킨다.

VI. 특수 검사

- FAIR검사는 이상근증후군의 진단 배제((SN 88,−LR 0.14)와 진단(SP 83, +LR 5.2))에 도움을 준다.

VII. 촉진

- 신경학적 징후가 있거나 또는 없는 상태에서 이상근과 좌골결절의 압통
- 주위 연부조직의 압통이 있을 수 있지만 이상근과 일치성 통증은 아니다.

VIII. 신체 수행능력 측정

- 대상자의 취미나 직업적, 신체적인 요구와 관련된 신체 기능 수행 측정을 사용할 수 있다.
- 추가적인 사항은 제19장(요추)을 참고한다.

잠재적 치료기반 분류

- 가동성(관절에 저운동성이 나타날 때)
- 안정화(관절에 과운동성이 나타날 때)
- 다른 잠재적 TBCs: 통증 조절(통증이 우세할 경우에만), 운동과 컨디셔닝(conditioning), 특정 방향 운동(specific exercise direction)

결론 CONCLUSION

천장관절과 골반대는 요추 및 고관절과 상호 의존성이 있는 제한적인 이동성 구조다. 따라서 이러한 관절 부위를 검사할 때는 의심되는 다른 질환은 배제되어야 한다. 치료사는 이 부위가 논쟁의 성격이 있다는 점을 인식해야 한다. 논쟁의 중요한 주제는 감별 진단을 위해 사용 가능한 동작의 크기와 특수 검사의 중요성과 관련된다. 치료사는 언제나 그렇듯이 이 장(이 장과 본문의 모든 장)에 설명된 대로 근거에 기초한(evidence-based) 검사를 순차적으로 활용해야 한다. 검사의 순서에 대한 모든 구성 요소는 감별 진단을 위해 중요하며, 특히 천장관절 및 골반대와 같은 신체 부위에서는 논란의 여지가 있다. 따라서 치료사는 임상적인 특수 검사(clinical special tests)에 지나치게 의존하여 검사를 시행할 필요는 없다.

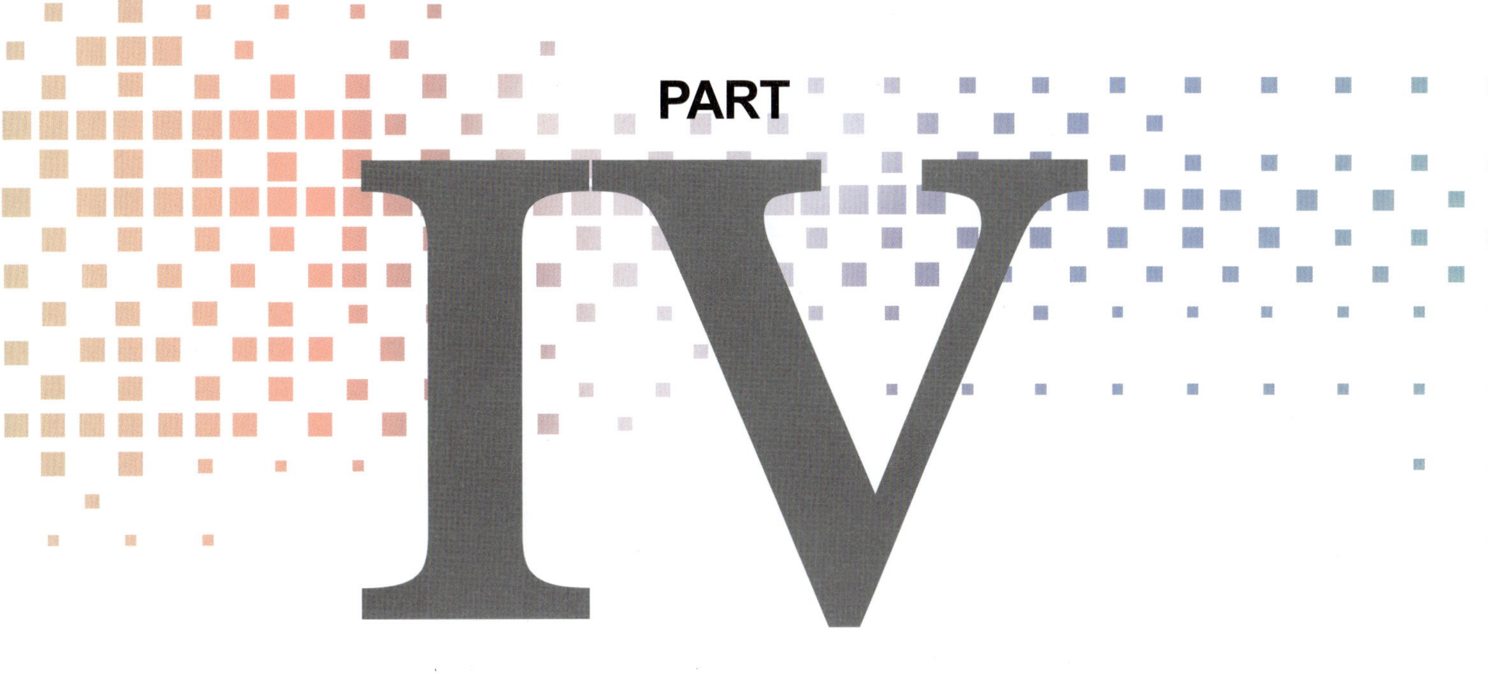

사지 검사

Examination of the Extremities

IV장에서는 치료사가 사지에 적용할 때의 깔때기(funnel) 검사 과정을 소개하였다. III장에서와 같이, 각각의 8가지 구성 요소는 신체 부분에 대해 상세히 설명된다. 또한 파트 III장에서와 같이 각 장의 끝 부분에는 일반적인 정형외과 조건 섹션이 있으며, 이 섹션에서는 각각의 8가지 주요 구성 요소에 대한 깔대기 검사의 상세한 정보를 제공하고 각 병리에 대한 ICD-9 및 ICD-10 코딩(링크 포함) 뿐만 아니라 각 구성 요소에 대한 증거(또는 부족)가 포함된다. 각 병리의 끝에서, 본문의 목록은 적절한 중재 안내를 위한 치료 기반의 분류를 제안하였다. 임상 시험자가 테스트 측정을 뒷받침하는 증거가 이상적(good)이고 양호한(ideal)지 또는 좋지 않은지를 신속하게 식별 할 수 있도록 색상 코드 체계가 있는 크고 자세한 증거를 여기에서 제공한다.

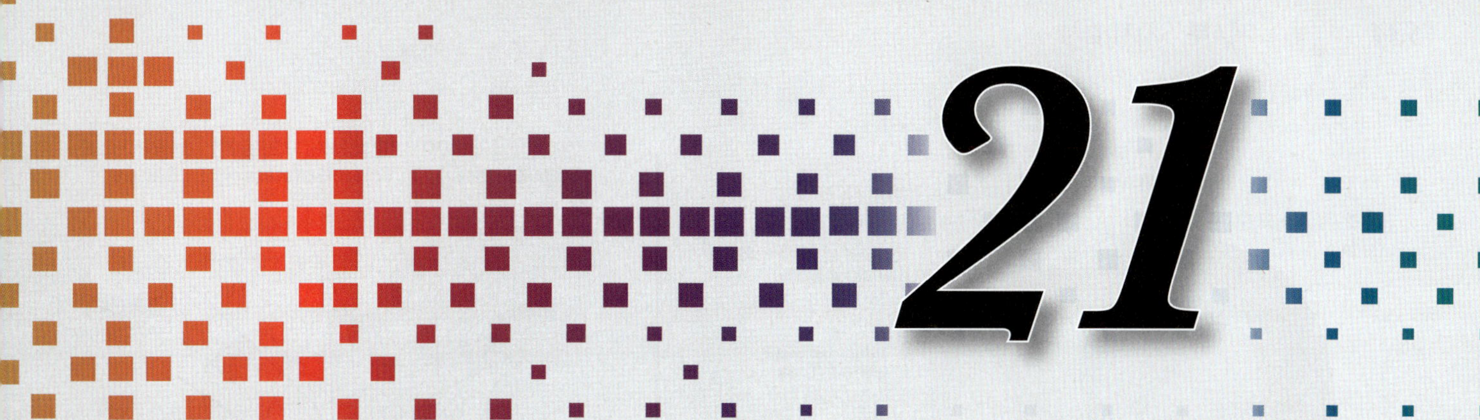

어깨

SHOULDER

미국에서 근골격계 통증에 대한 의사 사무실 방문의 33.2%가 어깨 통증에 대한 것이다. 남성과 젊은 성인(52세 이하)은 어깨 부상과 이전의 부상을 더 자주 연관시켰지만, 부상 상태에서는 인종적 차이가 없었다. 부상과 관련된 어깨 통증은 방문의 1/5(21.3%)에서 일하는 것과 관련이 있었다. 어깨 통증의 유병률은 성인의 경우 7%~27%이며, 여성과 노인의 경우에는 증가하고 있다. 25세 이상의 사람들의 어깨 통증 유병률은 20.9%로, 요통 다음으로 두 번째이다. 어깨 통증의 가장 흔한 원인은 견봉하 충돌 증후군(subacromial impingement syndrome; SAIS)이다. 그러나 이 증후군에 대한 진단 기준의 합의는 이루어지지 않았다.[4] SAIS를 진단하는데 사용되는 신체 검사는 임상 시험에서 매우 다양하다. SAIS를 진단하기 위한 이러한 합의의 부족은 치료 중재를 조사하고 이 장애에 대한 예후에 도달하는데 장애가 된다. SAIS에 대한 육체적 검사의 진단 능력에 대한 제한되고 상충되는 증거와 함께 이 질환의 다요인적 성격을 비롯한 진단적 합의의 부족에 대한 몇 가지 이유가 있다.

임상 응용 해부학

CLINICALLY APPLIED ANATOMY

5개의 뼈와 4개의 다른 관절로 구성된 어깨 관절은 넓은 관절가동범위(ROM)를 허용한다. 어깨에 ROM이 늘어난 이유 중 하나는 구상관절(절구관절, ball-and-socket joint)이다. 엉덩이와 달리, 일반적으로 체중부하 관절이 아니다. 관절와(관절오목, glenoid fossa)의 깊이는 엉덩이의 비구와(절구오목, acetabular fossa) 깊이만큼 깊지 않다. 또한, 어깨의 활액낭(윤활낭, synovial capsule)은 고관절의 긴장만큼 긴장하지 않는다. 상완골두와 관절와의 해부학적 관계는 골프공과 골프 티 사이의 관계와 유사하다고 설명하였다.

어깨는 상지와 축 골격 사이의 가장 인접한 링크이다. 효율적인 신체기능을 하기 위해 팔꿈치와 손과 협력하여 작동해야 한다. 복잡한 관절로 어깨는 견관절(오목위팔관절, GH; 그림 21.1), 견봉쇄골관절(봉우리빗장관절, 그림 21.2), 흉쇄관절(복장빗장관절, 그림 21.3), 견갑흉곽관절(어깨가슴관절, 그림 21.4)의

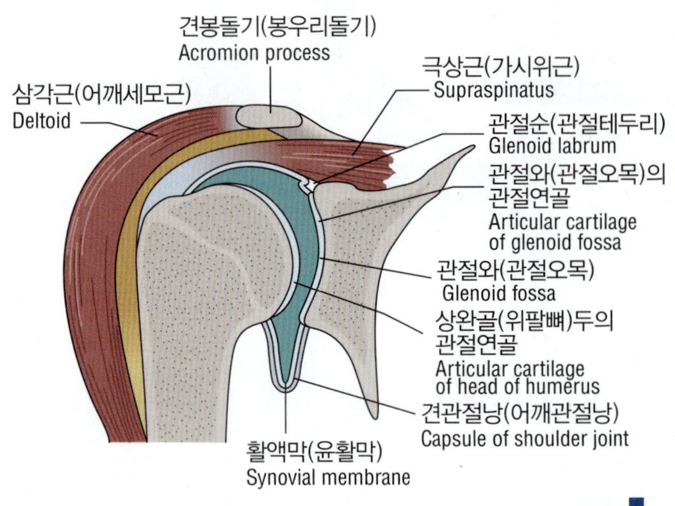

그림 21.1 견관절(오목위팔관절).

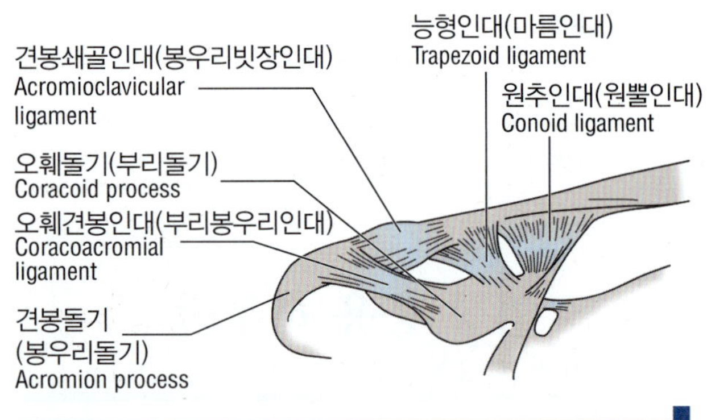

그림 21.2 견봉쇄골관절(봉우리빗장관절).

세 개의 실제 관절을 가지고 있다. 이 복합 관절은 상완골(위팔뼈), 쇄골(빗장뼈), 견갑골(어깨뼈) 및 등

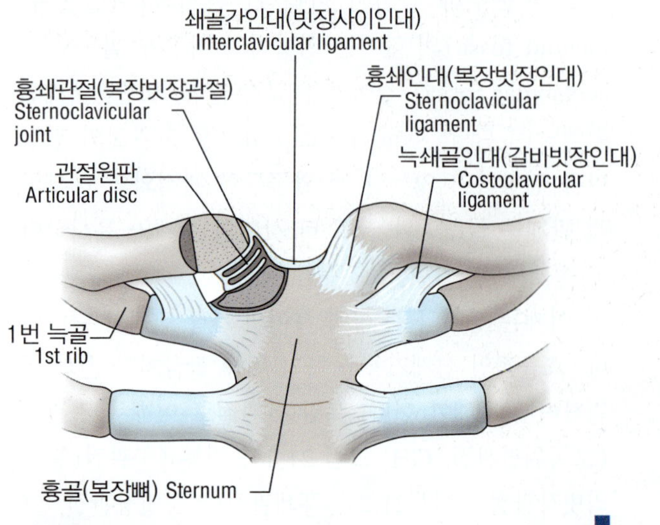

그림 21.3 흉쇄인대(복장빗장인대).

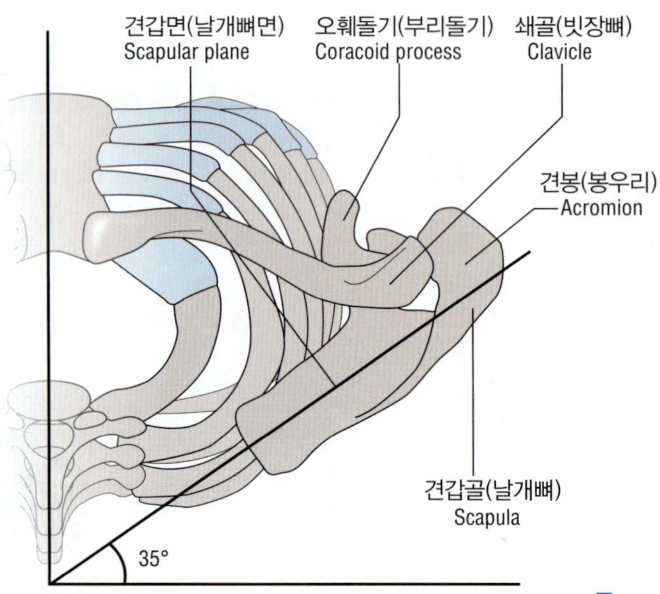

그림 21.4 견갑흉곽관절(어깨가슴관절).

쪽의 늑골(갈비뼈)을 포함한다. 어깨 복합체는 신체의 모든 관절에서 가장 많이 움직이는 곳이다. 이 다평면 관절은 다발성 상해를 일으킬 수 있는 ROM과 상대적 이완을 증가시킨다.

어깨 복합체의 이러한 이동성은 넓은 범위와 모든 운동면에서 팔을 사용할 수 있게 한다. 어깨 복합체의 안정성은 다중 인대에 의해 제공된다. 낭의 다른 부분은 다양한 범위에서 상완골 머리를 억제한다. 어깨 복합체의 다중 관절의 자연적인 특성으로 인해, 이러한 인대는 안정화를 제공하기 위해 필요하다(그림 21.5). 견관절인대는 상완골 외전의 다른 지점에서 안정성을 제공하며 외전(벌림)의 0°에서 외회전과 신전(폄)을 억제하고 중간인대는 외전의 약 45°에서 외회전(바깥돌림)과 외전을 억제하며 전하방 띠는 외전 90°에서 외회전을 억제한다.[5]

견관절인대는 말단 관절와 표면의 섬유성 연골, 관절순과 뒤섞여 있다. 관절순은 기능적으로 관절 내 깊이를 수직으로 75%, 수평으로 50% 증가시켜 관절 내 관절의 수동적 안정 성분으로 작용한다. 상완이두근 장두는 순(labrum)에 상당한 근육 부착이 되어 있어 견관절의 전측면과 순에 역동적 수준의 안정성을 제공한다. 이것은 또한 순이 상완이두근 장두를 위한 안정된 닻(anchor)이 되어야 한다는 것을 의미한다.[6]

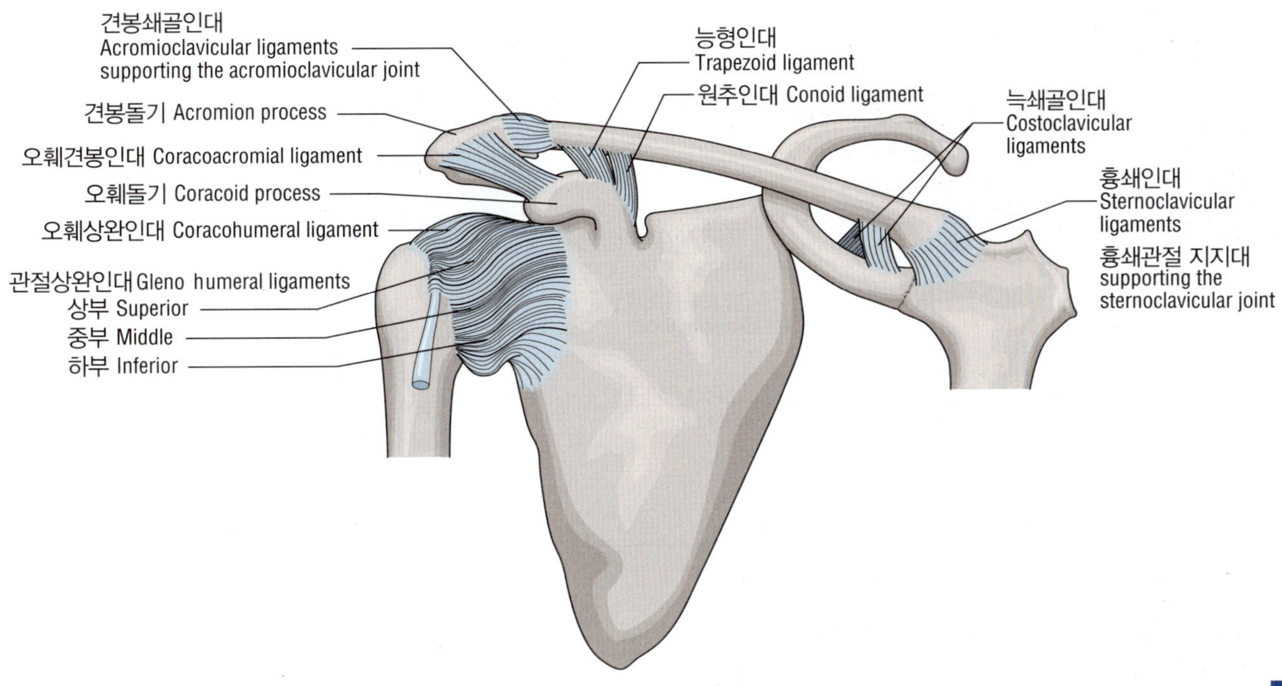

그림 21.5 견관절(오목위팔관절)낭 인대.

동적 안정화는 회전근개(근육둘레띠)와 삼각근의 힘의 결합과 관절 주위 근육과의 짝힘에 의해 생성된다. 회전근개는 관절의 상완골 머리의 중심을 유지하는 역할을 하지만 삼각근은 외전의 움직임을 만들기 위해 수축한다(그림 21.6). 이것은 전거근(앞톱니근), 상부 승모근(등세모근)과 하부 승모근에 의해

견봉하(봉우리밑) 공간
Subacromial space
극상근(가시위근)
Supraspinatus
삼각근
(어깨세모근)
Deltoid
견갑하근(어깨밑근)
Subscapularis

그림 21.6 어깨 외전(벌림)의 움직임.

생성된 짝힘으로 이루어진다. 또한, 회전근개의 수축(그림 21.7)은 견갑골 관절에 압축력을 제공하고 낭과 인대에 긴장을 가하여 수동적 안정성을 향상시킨다. 또한 견갑골 근육(그림 21.8)은 흉곽에 대한 견갑골을 안정화시킨다.

견봉쇄골(AC) 관절은 어깨 관절의 지붕을 형성한다. 견관절은 견갑대에서 가장 많은 움직임을 보이지만, AC관절과 쇄골의 운동은 정상적으로 어깨 관절의 안정성에 기여하고 머리 위 운동 중에 충돌을 방지한다. 쇄골은 후방으로 회전해야 하며 AC관절은 견갑골의 후방 경사와 상방회전이 함께 일어나야 한다. AC관절의 또 다른 고려 사항은 견봉의 모양이다. 견봉은 종종 I형(평면), II(매끄러운 곡선) 또는 III형 견봉(전방 후크)으로 설명된다. 의뢰인이 가지고 있는 견봉의 형태는 얼마나 많은 견봉하 공간이 이용 가능한지를 알 수 있으며 따라서 견봉하 충돌과 관련될 수 있다. 흉쇄(SC) 관절은 흉골을 통해 견갑대에서 흉곽을 연결한다. SC관절은 안장관절이며 안정성이 뛰어난 인대 체계와 고유의 골 안정성을 가지고 있고, 이는 인접한 혈관 구조물이 중요한 것과 같다. SC관절은 상승과 하강뿐만 아니라 전인과 후인으로도 움직

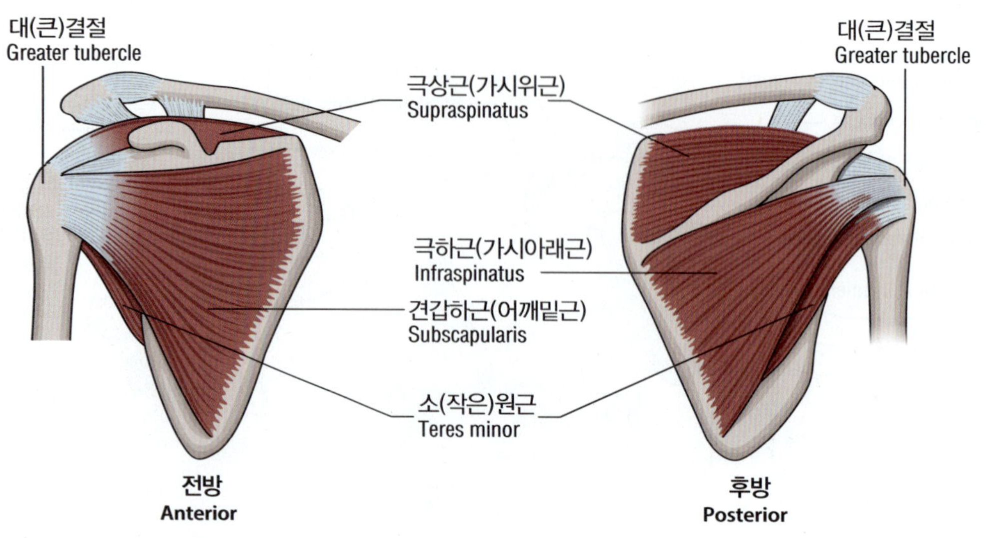

그림 21.7 회전근개(근육둘레띠).

이고, 모든 견갑대의 움직임에 필요하다.

견갑흉곽(ST) 관절은 거짓관절이지 실제 활액관절은 아니다. ST 관절은 흉곽과 견갑골의 관절로 간주되며 AC 관절로부터 원위부에 있고, 다양한 견갑골 근육이 부착되어 있어 근위부를 조절한다. 적절하고 효율적인 운동은 충돌 방지에 필수적이라고 생각된다. 이 개념은 이 장의 뒷부분에서 자세히 설명한다.

그림 21.8 견갑골(어깨뼈) 근육.

환자 인터뷰
CLIENT INTERVIEW

이 인터뷰는 일반적으로 치료사가 환자와 처음 만났을 때이다. 5장에서 이전에 논의된 바와 같이, 검사의 구성 요소는 치료사에게 환자가 제시하는 진단의 확률에 관련된 상당한 양의 정보를 제공할 수 있다. 본문의 목적상, 인터뷰는 각 신체 부위 또는 섹션과 관련하여 설명되지만, 일반적으로 환자의 주관적인 보고서와 측정 결과의 결과가 포함된다. 또한 이 섹션에는 방사선 촬영이 포함된다. 치료사는 환자를 보기 전에 방사선 촬영 이미지 결과를 해석하여 검사를 편향하는 것을 피하는 것이 좋고(대부분의 경우 빨간 깃발과 주요 의료 관련 문제에 대한 염려가 없다), 검사에서 이 점은 치료사가 방사선 촬영을 하게 될 가능성이 가장 높기 때문이다. 또한 일부 경우 치료사는 검사 순서의 다른 구성 요소를 계속하기 전에 심각한 병리를 배제하기 위해 검사 초기에 방사선 사진 영상을 해석해야 한다.

주관적 정보 (Subjective)

치료사들은 환자가 그들의 일치되는 통증과 주요 불만의 발병과 본질에 관한 상세한 배경을 인터뷰한다. 그들은 환자가 목 또는 팔 통증에 관련된 견갑대에서의 통증 부위를 지정하도록 권장해야 한다. 의사는 경추의 기능 장애로 인한 어깨 통증을 차별적으로 진단할 수 있어야 한다. 치료사는 손의 우위, 증상의 위치와 심각성, 그리고 손상의 메커니즘에 대해 질문해야 한다. 특히, 외상의 병력과 증상의 발병을 비교하면 치료사는 외상성 찢어짐과 퇴행성 과정을 확인하는 데 도움이 될 수 있다. Wofford와 동료의 코오트 연구에서, 어깨 통증에 대해 1차 진료 사무실에 오는 약 1/3의 환자는 외상 사건과 관련된 상해를 겪었다.[1] 또한 잠행성 발병으로 인해 치료사는 어깨에 대한 통증의 원인이 될 수 있는 인접한 해부학 영역을 검사해야 할 수 있다.

치료사는 환자의 과거력에서 얻은 예후 인자를 인식해야 한다. 예를 들어, 통증의 점진적인 발병, 증상 지속 기간(>3개월 이상) 및 통증 등급 점수가 높을수록 빈약한 결과와 관련된다. 정신 사회적 스트레스 요인의 존재 또한 결과와 부정적 상관관계가 있다.[9] 나이와 야간 통증의 유무는 회전근개 파열의 유무와 관련이 있다.[10]

파열, 클릭 또는 잡기에 대한 불만과 함께 외상의 병력이 SLAP(상부관절순전후방) 파열과 연관될 수 있지만 이 가설은 임상시험으로 더욱 강화된다.[11] 외상 및 불안의 보고는 견관절 불안정과 관련이 있을 수 있다. 불안정성은 여러 자발적 또는 자발적 아탈구 및 재위치의 병력을 보고하는 환자에게도 표시될 수 있다. 외상은 회전근개 파열을 유발할 수 있는데, 가장 일반적으로 남성의 경우 50대 중반이다.[12]

통증의 유형과 특성은 항상 평가되어야 한다. 많은 어깨 병리에는 비슷한 통증이 있을 수 있다. 예를 들어, 상완이두근건염 환자의 경우 견봉하 충돌 증후군 환자의 불만과 유사하게 전방 어깨 통증이나 상지 또는 하반신 통증에 대해 종종 불만을 제기한다. 몇 가지 다른 병리를 가진 환자는 어깨의 비특이적인 부위에 있는 통증에 대해 불만을 나타낼 수 있다.[13] 회전근개 파열(RCT)과 염증성 상해 모두를 가진 환자는 모호한 어깨 통증이 있는 것으로 설명되었지만 RCT 환자의 경우 통증이 가장 흔한 불만이며 어깨의 근력(통증 억제)이 감소와 기능적 장애있고, 환자는 비특이적인 일상 활동에도 불구하고 어깨에서 클릭 소리가 나거나, 잡기, 잠김, 펑소리가 나는 불만이 있을 가능성이 높다.[15,16] 이 환자는 높은 수준의 스포츠와 관련된 활동을 수행하지 못할 가능성이 크다.[16] 협착성 관절염이 있는 환자는 비특이적인 통증과 함께 활동 제한이 있을 수 있다. 활동 제한에는 수면 중의 통증, 몸단장 및 옷입기와 같은 활동을 할 때의 통증과 어려움이 포함된다.[17]

모든 어깨 통증이 본질적으로 비특이적인 것은 아니다. 견봉쇄골(AC)관절 병리를 가진 환자는 일반적으로 AC관절 근처의 어깨 꼭대기에서 통증을 호소한다. 통증의 분포는 승모근 또는 앞쪽 어깨에 발생할 수 있지만 일반적으로 AC관절 부위에 국한된다. 이들 의뢰인은 또한 AC관절에 직접적인 외상의 병력 또는 AC관절에 과부하를 주는 반복적인 활동(예를 들어, 팔굽혀 펴기)을 보고할 수 있다.[18]

견갑골 운동 이상증과 관련된 주관적인 병력은 증상이 있거나 증상이 없는 사람들 모두에서 운동 이상증 자체가 발견되어 잘 정의되어 있지 않다. 불안정한 상태의 환자에 대한 증상 보고서 또한 가변적일 수 있다.[18] 이들은 일반적으로 나타나는 어깨 통증에서부터 여러 가지 탈구의 보고 또는 관절 불안정에 관한 보고에 이르기까지 다양할 수 있다.[20]

신체의 모든 영역에서와 마찬가지로 치료사는 환자의 전형적인 기능에 대한 설명과 환자의 증상에 기여할 수 있는 반복적인 활동에 대해 질문해야 한다. 반복적으로 들어 올리고 도달하기 위해 상지를 이용하는 의뢰인은 취업의 성격과 들어 올리고 도달해야 하는 레크리에이션 활동을 설명해야 한다. 특별한 손상 메커니즘이 없다면 치료사는 심장 혈관계, 폐, 복강 내 장기 및 횡격막과 같은 어깨에 통증을 불러올 수 있는 전신 영역을 고려해야 한다. 치료사는 또한 척추에서 언급되거나 다른 중추 신경 병변이나 말초 신경 병변의 징후가 될 수 있는 신경 증상을 탐색해야 한다. 이에 대해서는 이 장의 부상자 분류 및 검사 섹션에서 더 자세히 설명한다.

측정 결과 (Outcome Measures)

신체의 다른 영역과 마찬가지로, 여러 가지 측정 결과가 어깨 기능 장애를 위해 활용되었다. 일부 측정 결과는 특정 병리학이나 조건을 위한 것이지만, 다른 측정 결과는 특히 초점이 있다.

체계적인 검토에서 4가지 어깨 장애 척도에 관한 심리 측정 기록의 양질과 내용을 조사하였다: 팔 어깨 손 장애(DASH) 설문지, 어깨 통증과 장애 지수[SPADI(Shoulder pain and disability index)], 미국 어깨 및 팔꿈치 외과 의사[ASES(American Shoulder and Elbow Surgeons)] 점수 및 단순 어깨 검사[Simple Shoulder Test(SST)]에 대한 정보를 제공한다. 대부분의 연구에 따르면 4가지 설문지 모두 신뢰성이 뛰어나다(ICC≥0.90). 4가지의 설문지는 서로 많은 유사한 지표와 강하게 상관되며($r > 0.70$), 설문 조사는 다른 인구와 장애 수준을 구별할 수 있었다. ASES, DASH 및 SPADI의 정신 측정학적 특성은 임상적으로 사용하기에 적합한 것으로 나타났다. 반대로 SST의 일부 속성은 아직은 측정의 절대 오류를 평가해야 한다.[21]

최근의 문헌 평가는 개발 과정, 유효성, 신뢰성, 반응성 및 임상 적용에 대한 몇 가지 설문지를 조사하였다. 팔 어깨 손 장애(DASH) 설문지, 옥스포드 어깨 점수[Oxford Shoulder Score(OSS)], 어깨 장애 설문지[Shoulder Disability Questionnaire(SDQ-UK)], 어깨 통증과 장애 지수(SPADI) 및 어깨 등급 설문지[Shoulder Rating Questionnaire(SRQ)]의 5가지 일반적인 어깨 환자 기반 점수가 확인되었다. 이 중요한 평가에 기초하여 저자들은 DASH가 임상적 특성에 대해 가장 우수한 평가를 받았고 그 다음에 OSS가 뒤따른다고 하였다.[22]

ASES, DASH, SPADI 및 SST는 심리측정 속성과 관련하여 가장 많이 연구되었다. DASH, ASES 또는 SPADI는 현재 중재 전후에, 특히 협착성 관절낭염(오십견)이 있는 환자에게 사용하는 것이 좋다.[17]

어깨의 불안정성에 대한 몇 가지 측정 결과가 제시되었지만 서부 온타리오 어깨 불안정성(WOSI) 지수는 문헌에서 가장 많이 검증되었으며 DASH 점수와 상관관계가 있다. 서부 온타리오 어깨 관절염(WOOS) 지수는 어깨에 1차 관절염이 있는 환자의 결과 측정법으로 입증되었다. 그것은 환자의 증상, 레크리에이션 및 일, 생활방식 및 감정과 관련이 있다.[24]

정형외과 검사의 다른 영역과 마찬가지로 환자 특정 기능 척도(PSFS)는 측정 가능하고 반복 가능한 환자의 특정 기능적 업무의 척도이다. 변화의 전체 등급(GROC)은 또한 통증이나 장애 상태의 변화에 대한 의뢰의 인식을 측정하기 위해 정형외과 시험에서 여러 영역에 사용할 수 있는 척도이다.

진단영상 (Diagnostic Imaging)

진단영상은 어깨 통증이나 기능 장애가 있는 의뢰인에게 필요할 수 있다. 표 21.1은 다양한 영상양식을 민감도와 특이도를 나타낸다. 민감도 및 특이도 값은 주어진 어깨 병리를 기준으로 제공되고 범주화된다. 영상 양식에는 방사선 사진, 자기 공명 영상(MRI), 자기 공명 관절 조영술(MRA), 컴퓨터 단층 촬영 관절 조영술(CTA) 및 초음파 검사(US)가 포함된다.

방사선(X-ray)

전통적인 전후방 방사선 사진은 환자의 임상 상태에 대한 예측 정보를 제공할 수 없다.[36] 견관절 방사선 사진 검사를 위해 가장 많이 사용되는 견해는 전후방(AP; 그림 21.9a)과 축영상(그림 21.9b)이다. AP보기는 상완골 머리의 다른 측면을 보거나 환자의 팔이 AC 관절의 엇갈림을 평가하기 위해 손에 체중을 지닌 채로 내회전 또는 외회전으로 미리 배치된 의뢰인의 상완골을 사용하여 수행할 수 있다(그림 21.9c). 액와(axillary)보기는 상완골, 상부 견갑골과 견봉쇄골관절을 형성하는 견봉과 원위 쇄골을 시각화 할 수 있다. 기타 Stenker 전후방(외전과 외회전 모두의 90°에 위치하는 상완골)과 같은 견해가 있는데, 이는 견갑상완 불안정성과 관련된 Hill-Sachs 병변을 나타낼 수 있다.[37]

표 21.1 어깨의 영상양식의 진단의 정확도

병리	진단 검사	참고 수준	민감도(SN)/특이도(SP)
회전근개(RCT) 전체 두께	초음파(US)	수술, 자기 공명 영상(MRI), 방사선 촬영(radiography), 관절경 검사(Arthroscopy)/외과적 소견	통합분석:95/96[25] 통합분석:84/98[26] 통합분석:96/93[27] 통합분석:92/94[28]
회전근개 부분 두께	초음파	수술, 자기공명영상, 관절경 검사/외과적 소견	통합분석:72/93[25] 통합분석:84/89[27] 통합분석:67/94[28]
회전근개 전체 두께	자기 공명 영상	수술	통합분석:67/95[26] 통합분석:91/97[29] 통합분석:92/93[28]
회전근개 부분 두께	자기 공명 영상	수술	통합분석:44/9026 통합분석:80/9529 통합분석:64/9228
회전근개 전체 두께	자기 공명 관절 조영술(MRA) 컴퓨터 단층 촬영 관절 조영술(CTA)	수술	통합분석:95/93[26] 통합분석:95/99[28] 100/94[30] 89/98[30]
회전근개 부분 두께	자기 공명 관절 조영술 컴퓨터 단층 촬영 관절 조영술	수술	통합분석:80/92[26] 통합분석:86/96[28] 74/100[30] 22/87[30]
회전근개 모두 찢어짐(견갑하근)	자기공명영상		73/94[31]
견봉쇄골관절 관절병증	방사선 촬영 뼈 스캔(bone scan) 자기 공명 영상	견봉쇄골관절 감염	41/90[32] 82/70[32] 85/50[32]
건병증	초음파	수술, 자기 공명 영상, 방사선 촬영	통합분석:67-93/88-100[25]
석회화 건염	초음파	수술, 자기 공명 영상, 방사선 촬영	통합분석:100/85-98[25]
견봉하 활액낭염	초음파	수술, 자기 공명 영상, 방사선 촬영	통합분석:79-81/94-98[25]
관절와순 손상	자기 공명 영상 자기 공명 관절 조영술	수술	통합분석:76/87[33] 통합분석:88/93[33]
상부관절순전후방 찢어짐	자기 공명 영상 자기 공명 관절 조영술 컴퓨터 단층 촬영 관절 조영술	수술	86/13[34] 72/95[30] 86/90[30]
뱅커트 병변	자기 공명 관절 조영술 컴퓨터 단층 촬영 관절 조영술	수술	90/100[30] 86/95[30]
힐-삭스 병변	자기 공명 관절 조영술 컴퓨터 단층 촬영 관절 조영술	수술	75/98[30] 93/90[30]
불안정성/관절순인대 찢어짐	자기 공명 관절 조영술	수술	88/91[35]

US = ultrasonography; MRI = magnetic resonance imaging; MRA = magnetic resonance arthrography; CTA = computed tomography arthrography; RCT =rotator cuff tear

이 표에 보고된 이상적(good)이고 양호한(ideal) 진단의 정확도 값의 제안을 위한 색상 코딩은 이러한 가치의 임상적 유용성을 결정하는 매우 중요한 측면인 품질 평가(QUADAS)없이 수행된다. 따라서 독자는 이러한 가치를 해석할 때 이를 명심해야 한다.

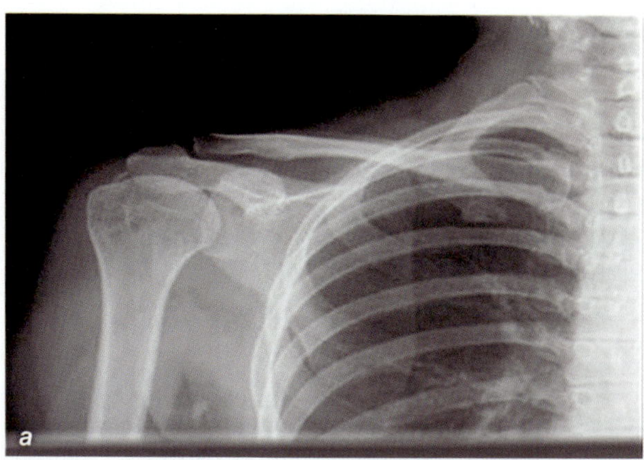
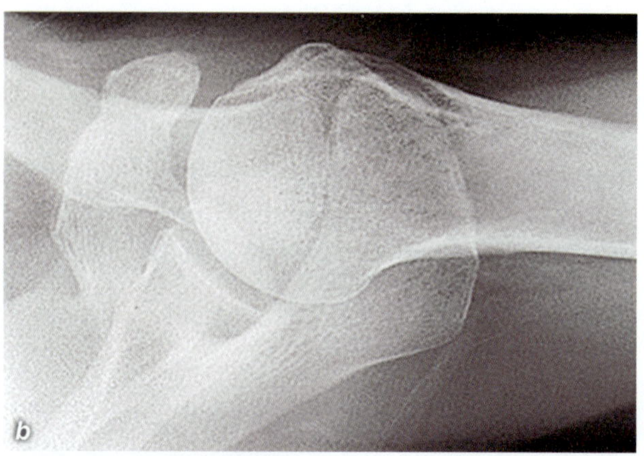
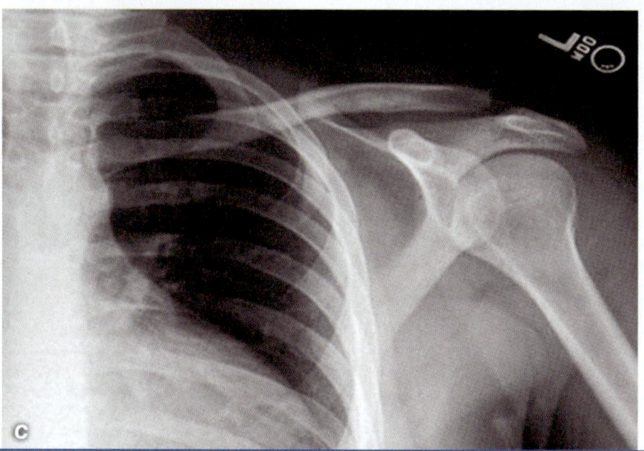

그림 21.9 어깨 방사선 사진: (a) 전후방, (b) 축 영상 및 (c) 견봉쇄골관절 분리의 전후방 체중부하 영상.
© MedPix

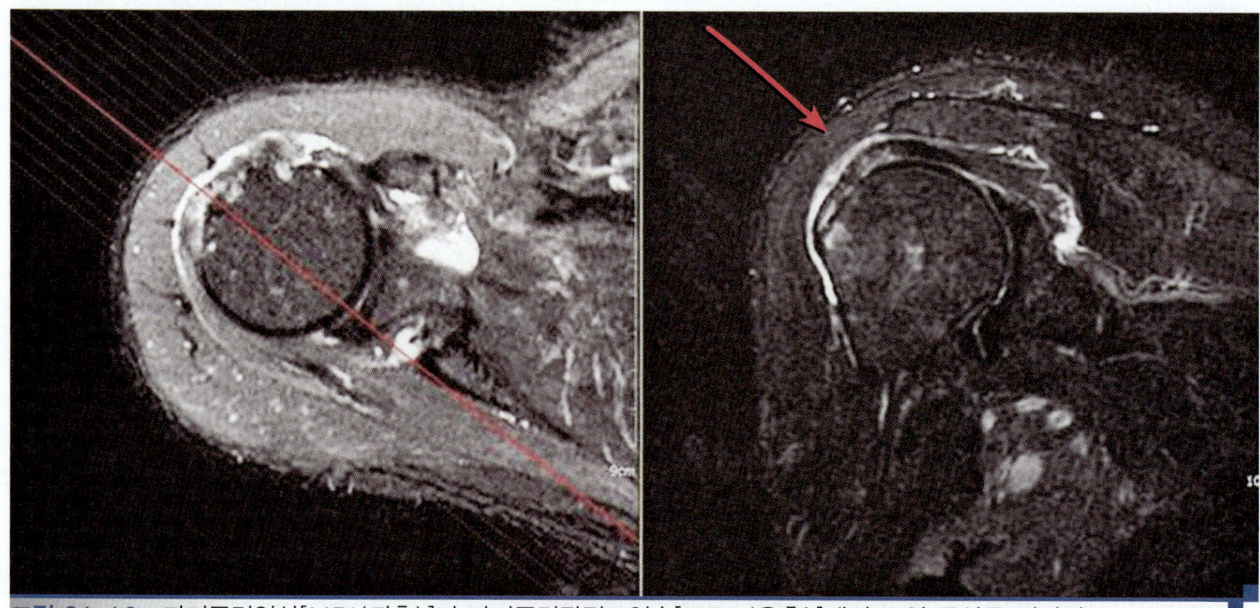

그림 21.10 자기공명영상[MRI(좌측)]과 자기공명관절조영술[MRA(우측)]에서 보인 극상근 찢어짐.
© MedPix

자기 공명 영상(MRI)

체계적인 검토에서 전체 두께의 찢어짐을 검사하는 정확도는 일부 연구에서 공명 관절 조영술(MRA)(그림 21.10)과 비교하여 자기 공명 영상(MRI)에 대해 동등하게 진단되는 것으로 밝혀졌으며 자기 공명 관절 MRA는 전체적으로 부분적인 두께의 찢어짐을 식별하는 데 더 우수하다는 것이 발견되었다. 다른 연구들에 따르면 MRA가 모든 결과에 대해 MRI보다 우수한 성능을 보였다. 부분 파열의 경우 정확도는 낮지만 MRI는 두 연구에서 모두 초음파보다 정확하다.[26]

어깨 충돌 증후군 및 회전근개 파열의 경우, MRI와 초음파(US)는 전체 두께의 회전근개 파열을 감지하는 데 비교할만한 정확도를 가지고 있다. MRA와 US는 MRI보다 부분적인 두께의 찢어짐의 검사에 대해서 더 정확할 수 있다. MR과 US 비용의 큰 차이를 고려할 때, US는 전문 병원 환경에서 전체 두께 찢어짐 식별을 위한 가장 비용 효율적인 진단 방법일 수 있다(증거 수준 3).

MRA와 컴퓨터 단층 촬영 관절 조영술(CTA)은 모두 견봉 찢어짐을 감지하는 효과적인 방법이다. 최근에는 다중 탐지기 CTA가 MRA보다 단편판단의 이점을 짧은 검사 시간에 제공하였다. 그럼에도 불구하고 MRA는 영향을 받는 구조물을 직접적으로 시각화하고 범위와 위치를 더 잘 평가하고 연관된 관절낭 인대 손상을 감지할 수 있는 CTA보다 유리하다.[38]

SLAP의 찢어짐(그림 21.11)은 MRI 평가에 기반하여 잘못 진단되는 경우가 많으며, MRI는 높은 민감도와 낮은 특이성을 제공한다. 이 연구의 결과를 토대로 기존의 MRI는 SLAP 파열의 존재에 대해 상완이두근 관절순 복합체를 정확하게 평가하기 위한 적절한 검사가 되지 못한다.[34]

AC관절 내 주사에 의한 통증 완화는 MRI에서 확인된 낭의 비대와 유의한 관련이 있었다. 성공적인 주사(범위, 9–82%) 진단의 민감도(SN)은 꼬리방향 뼈돌기(82%)와 낭비대(73%)에서 가장 높았다. 특이도(SP)(범위, 51–97%)는 연골 낭종(97%), 골연골 골종 부종(95%), 관절 삼출(92%)에서 가장 높았다. MRI 소견은 관절 내 주사 후 적절한 단기 통증 완화를 예측할 때 합리적인 SN과 높은 SP를 갖는다.[39]

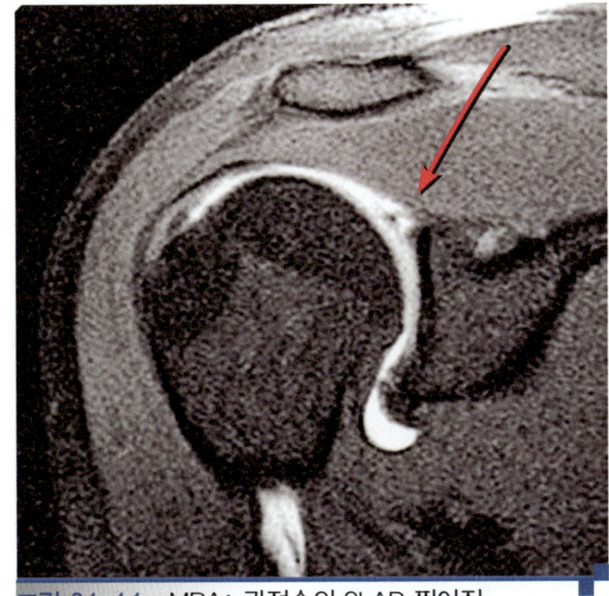

그림 21.11 MRA: 관절순의 SLAP 찢어짐.

컴퓨터 단층 촬영 (Computed Tomography)

MRI 섹션에서 언급했듯이 CT는 관절 병리를 진단하는 데 유용한 진단 방법이다.[38] 또한 외상이 표준 방사선 사진에서 쉽게 볼 수 없는 골절을 일으킬 수 있는 "예"에서 골격 해부학의 세부 사항을 평가하는 데 유용하다. 또한 CT는 진단 및 수술 계획을 위해 어깨를 3차원으로 재구성 할 수 있는 이점이 있다.[37] CTA는 89의 SN과 98의 SP를 갖기 때문에 RCT에 대한 진단 기능도 제공한다. MRA의 SN과 SP가 각각 100과 94인 반면 보고된 CTA 값은 MRA 대신 사용할 수 있다고 한다.[30]

진단용 초음파 (Diagnostic Ultrasound)

진단용 초음파(US)는 RCT를 선별하고 진단할 때 SN 및 SP 값이 높다는 것을 입증하였다. 진단용 초음파는 활액낭염과 건병증과 같은 다른 견봉하 질환을 진단하는 데 덜 유용하다.[25,26] RCT와 관련하여 US는 외과적 개입에 대해 평가받고 의심되는 RCT 병증을 가진 환자 집단의 모든 RCT를 진단할 때 MRI만큼 효과적일 수 있다.[40] MRI와 US는 모두 부분 파열이 없어 민감도가 낮다. 진단이나 심사로서의 US의 효과는 환자의 경험에 달려 있다.[37]

체계적 검토 (Review of Systems)

어깨와 관련된 체계적 검토에 대한 자세한 내용은 6장(분류 및 감별 진단)을 참고한다.

시진 OBSERVATION

능동적인 관절가동범위(ROM)를 가진 어깨 통증을 가진 환자는 걸음걸이 중 제한된 상지 스윙을 포함하여 관련된 어깨의 자세를 지키려고 할 것이다. 환자는 복부에 대응하여 전완을 들고 상지의 내전과 내회전 자세를 유지한다. 치료사는 환자를 소개할 때 검사 초기 과정에 어깨를 움직이고 사용하려는 환자의 의지를 결정할 수 있다. 우측 어깨에 높은 자극이 있는 환자는 낮은 또는 약간 자극받은 어깨를 가진 환자 보다 소개 과정에서 의사의 손을 흔드는 경향이 적다.

거북목, 둥근 어깨자세(FHRSP)는 감소된 견봉하 공간과 관련이 있다. FHRSP는 또한 흉추 후만증의 증가, 견갑근 활성의 변화, 충돌 및 회전근개 질환으로 인한 어깨 통증을 가진 환자의 역학 및 견갑골 위치와 관련이 있다. 그러나 FHRSP를 가진 무증상 환자는 어깨 높이가 올라가면 상방회전의 제한과 전방경사가 증가된 근육 활성에 변화를 가져와, 이 자세가 통증이 있을 수 있는 것만큼이나 변화된 역학의 원인이 된다.[41]

증가된 후만증 또는 FHRSP와 같은 자세의 구성 요소로 인해 어깨 상승의 결손이 있다고 생각되기 때문에 정적 자세 평가가 종종 도움이 된다. 그러나 정적 자세 측정은 환자가 SAIS로 이동하는 능력을 지속적으로 나타내지는 않는다. 왜냐하면 환자가 덜 이상적인 자세에서 벗어날 수 있기 때문이다. 비슷하게, 치료사는 일반적으로 환자에게 손의 우성을 묻는다. 관찰의 관점에서, 손의 우성은 하강된 견갑골과 관련이 있을 수 있다. 이 뚜렷한 비대칭은 기능 장애를 나타내는 것은 아니다.[43]

분류 및 선별검사
TRIAGE AND SCREENING

분류 및 선별검사는 검사를 계속하기 전에 수행해야 하는 검사 과정의 필수 구성 요소이다. 모든 특정 신체 부위 검사와 마찬가지로 이 시점에서 치료사는 검사를 계속할지 여부를 결정해야 한다. 특히, 치료사는 계속 환자를 검사할지 아니면 의사에게 보낼지 결정해야 한다. 심각한 병리학(제6장, 분류 및 감별진단 참고) 및 다른 관련(또는 가까운 근접) 구조물에서의 통증 생성을 배제하는 것은 치료사에게 환자 통증의 실제 원인을 확인하기 위해 다른 검사 구성 요소를 계속 사용해야 할 필요성을 보다 정확하게 판단한다. 또한 적용 가능한 경우 각 신체 부위(경추 및 팔꿈치 관절의 경우)의 경쟁 진단을 좁히기 위해 검사의 시점에서 강력한 선별 검사(높은 SN 및 낮은-LR 검사)를 시행하는 것이 좋다.

심각한 병리 배제: 위험신호 (붉은 깃발)
(Ruling Out Serious Pathology: Red Flags)

어깨와 관련하여 심사를 해야 하는 징후, 증상 및 상태에는 지속적이고 진보적인 비기계적 통증이 포함된다. 약물남용, 암 또는 HIV의 병력; 10-21일의 기간 동안 체중이 10% 이상 감소; 폭력적인 외상; 광범위한 신경 징후 및 증상; 임상 검사 시 연부조직 덩어리; 급성 관상 동맥 증후군; 그리고 어깨 골절의 의심되는 존재.

급성 관상 동맥 증후군에는 몇 가지 예측된 규칙이 적용된다(자세한 내용은 6장 참고). 20가지 연구에서 유래되었고, 10가지 이상에서 유효성이 확인되었다. 가장 강력한 SN(98)과 가장 낮은 거짓음성 비율(< 2%)을 가진 연구가 Selker와 동료에 의해 수행되었다. 이것은 심전도를 골드(Gold) 표준으로 활용한 시간에 민감하지 않은 예측 도구였다. 예측 변수에는 다음이 포함되었다.

- 가슴 통증
- 호흡 곤란
- 복부 통증 또는 어지러움
- 남성 > 30세 여성 > 40세

다른 나머지 예측 규칙은 추적 조사에서 SN이 95% 미만이었다. 외상으로 인한 골절과 심각한 병리 검사는 주두(팔꿈치머리)-흉골(복장뼈) 타진검사와 골(뼈) 불안 검사를 포함한다.

주두(팔꿈치머리)-흉골(복장뼈) 타진검사 (OLECRANON-MANUBRIUM PERCUSSION TEST)

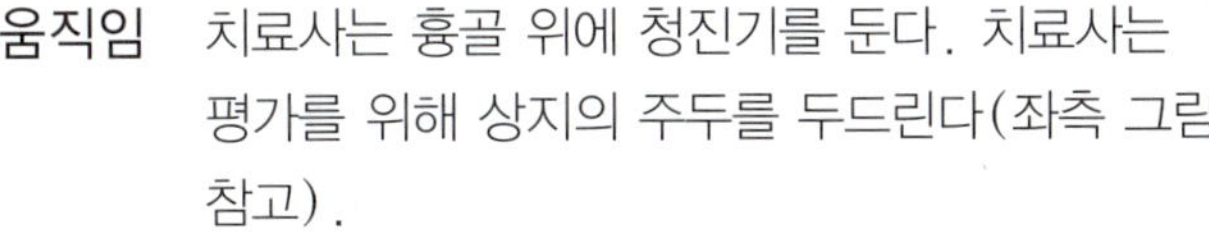

영상 21.12 **인터넷 지원으로 이 검사의 평가 방법을 볼 수 있다.**

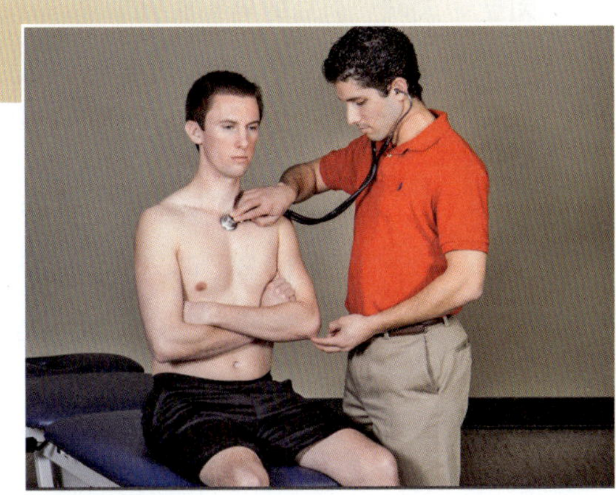

그림 21.12

흉부 외상에 대한 유용한 임상 검사 평가는 주두-흉골 타진 검사이다.[46]

환자 자세 상지를 교차하여 앉고 앉은 상태에서 평가할 상지를 지지한다.

치료사 자세 환자의 바로 앞에 선다.

움직임 치료사는 흉골 위에 청진기를 둔다. 치료사는 평가를 위해 상지의 주두를 두드린다(좌측 그림 참고).

평가 정상 반응 또는 음성 검사는 상처가 없는 상지에서 들리는 소리와 동일한 선명한 소리이다. A(+) 검사는 상지에 포함되지 않은 동등한 딱딱한 소리가 부족하다.

통계

- 96명 환자(연령, 성별 및 평균 보고 기간 [NR])에 대한 전향적 연구에서 SN 84(76-95), SP 99(87-100), +LR 84, -LR 0.3, QUADAS 12, 참고 표준으로 방사선 사진을 어깨 외상에 사용한다.[46]
- 이 검사는 전방 어깨 탈구, 쇄골 골절 및 상완골 골절에 유용한 임상적 유용성을 제공했지만 AC 합병증에는 임상적으로 유용하지 못하였다.
- 유사한 유형의 검사(골절 또는 스트레스 골절로 의심되는 반대쪽에 청진기와 튜닝 포크 사용)가 다양한 부위에 구현되었다. 어깨에 가장 적절하게 관련된 것은 쇄골과 상완골이었다.[47]

골(뼈) 불안 검사(BONY APPREHENSION TEST)

영상 21.13 인터넷 지원으로 이 검사의 평가 방법을 볼 수 있다.

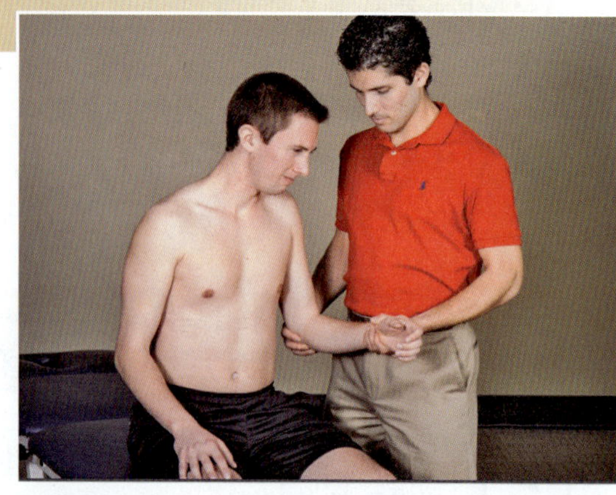
그림 21.13

환자 자세 앉기 또는 서기

치료사 자세 환자의 뒤쪽에 선다.

움직임 치료사는 환자의 팔꿈치(90°로 굴곡한 팔꿈치와 함께)를 한 손으로 평가하고(그림과 같이) 상완골/팔꿈치와 견갑대를 다른 손으로 안정화시킨다(우측 그림 참고). 치료사는 전완을 외전과 외회전 ≤45°로 한다.

평가 뼈 병변으로 인한 전방 불안정성에 대한 A(+) 검사는 환자의 시연 또는 검사하는 동안 불안정하게 나타난다.

통계
- 증상이 있는 불안정성을 가진 29명의 연속된 환자(평균 연령 24세, 여성 7명, 평균 지속 기간 증상 NR)에서 SN 94(NR), SP 84(NR), +LR 5.9, −LR 0.07, QUADAS 9, 참고 표준으로 관절경 검사를 사용한다.[48]
- 뼈 병변: 뼈 병변의 8가지 경우에서 양성이고, 3가지 연부조직 병변에서 SN 100(NR), SP 86(NR), +LR 7.1, −LR 0.0, QUADAS 9. 수술 전 방사선 사진과 비교하여 SN 50, SP 100, +LR Inf, −LR 0.5.[48]
- 이 검사는 골 부위 병변에 대한 일반 방사선 사진보다 높은 SN을 가졌다.[48]

다른 관련 구조로부터의 통증 생성을 배제 (Ruling Out Pain Generation From Other Related Structures)

모든 관절과 마찬가지로, 위와 아래의 관절을 심사하여 통증 생성에 기여할 수 있는지 확인해야 한다. 경추를 배제하는 것은 어깨와의 근접성 뿐만 아니라 어깨와 전체 상지로의 잠재적 연관성 때문에 특히 중요하다.

경추 배제 (Rule Out Cervical Spine)

경추 불안정성 또는 경추 동맥 장애의 의심은 검사를 진행하기 전에 제17장(경추)에서 논의한 대로 다루어야 한다. 위 분기 심사는 경추 관절가동범위(ROM) 및 환자의 어깨 통증에 대한 통증 생성기로서 척추의 잠재력을 결정한다. 또한 신경근 병증이나 원발성 관련 병리학으로 인한 통증 생성의 평가는 스퍼링(Spurling) 검사와 상지 신경신경학적 검사(정중 신경 편향)의 조합으로 배제할 수 있다.

- 스퍼링 검사: **SN 93(77−99)**, **SP 95(76−100)**, **+LR 19.6**, **−LR 0.07**, QUADAS 9[49]
- 상지 정중신경 신경역학적 검사: **SN 97(90−100)**, SP 22(12−33), +LR 1.3, **−LR 0.12**, QUADAS 10[50]
- 팔 쥐기 테스트(경추 신경근 압박에 대해 설명): SN 95(85−99), SP 96(87−99), +LR 24, −LR 0.05, QUADAS 8[51]

17장(경추)에서 언급했듯이, 후관절의 기능부전은 후방−전방 척추 관절 놀이 평가 또는 후관절 막힘과의 일치성 통증의 재현으로 결정될 수 있다.

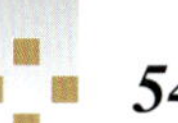

주관절(팔꿈치관절) 배제

(Rule Out Cervical Spine)

주관절은 검사를 진행하기 전에 22장(팔꿈치)에서 논의된 것처럼 분류에 통합되어야한다. 특히 손을 뻗어 넘어지는 등 외상을 입은 환자의 경우에 특히 그렇다. 팔꿈치의 ROM은 상완의 통증 생성에 대한 기여도를 나타낼 수 있다. ROM은 또한 팔꿈치에 대한 다음과 같은 민감한 테스트에서 나타난 대로 골절의 존재를 배제하는 데 도움이 될 수 있다.

골절

- 주관절 신전 검사
  - **SN 97(85–100)**, SP 69(57–80), +LR 3.1, **–LR 0.04**, QUADAS 10[52]
  - **SN 100**, **SP 100**, **+LR Inf**, **–LR 0**, QUADAS 11[53]
- 능동관절가동범위(AROM)
  - **SN 100(93–100)**, **SP 97(88–100)**, **+LR 33**, **–LR 0**, QUADAS 11[53]
- 촉진에 대한 전반적인 AROM 및 압통
  - **SN 100(93–100)**, SP 67(53–78), +LR 3, **–LR 0**, QUADAS 1[15]

또한 어떤 관절과 마찬가지로 과압력의 유무에 관계없이 완전한 AROM이 필요하다. 7장에서 설명된 상지 심사의 모든 동작에 대한 AROM을 구현해야 한다. 경추의 완전함을 위해 완전한 AROM(통증이 없는 압력)이 있어야 한다.

민감도 검사: 어깨

(Sensitive Tests: Shoulder)

어깨 관절은 상지 분류에 통합된다. 견갑대의 다양한 병리 현상에 대해 많은 임상 시험 검사가 기술되어 있다. 그러나 검사 초기에 어깨 병리를 배제하는 데 도움이 되는 강력한 SN 및(–) LR 값을 갖는 임상 검사가 부족하다. 적절한 심사 임상 시험 결과는 다음 섹션에서 설명한다.

골절

- 치료사는 앞에서 설명한대로 주두-흉골 타진 검사와 골 불안 검사를 시행해야 한다.

충돌

- 호킨스-케네디 검사
  - 통합 분석: SN 74(57–85), SP 57(46–67), +LR 1.7, –LR 0.5, 1,029명의 환자를 대상으로 한 6건의 연구[54]
  - 통합 분석: 944명의 환자를 대상으로 한 7건의 연구에서 **SN 80(72–86)**, SP 56(45–67), +LR 1.84, **–LR 0.35**[55]

또한 어떤 관절과 마찬가지로 압력이 있는 경우와 없는 경우에도 AROM을 해야한다. 어깨 관절을 완전히 움직이기 위해서는 완전 AROM(통증이 없는 경우 압력을 가함)이 있어야한다. 자세한 내용은 다음 장에서 설명한다.

움직임 검사

MOTION TESTS

어깨의 움직임은 여러 관절이 포함하여 복합적이다. 열린사슬운동에서 견관절의 움직임은 비교적 고정된 관절와 오목 위에서 움직이는 볼록한 면(상완골두)을 포함한다. 그 결과, 제안된 구름(roll)과 활주(glide)는 굴곡과 신전을 제외하고는 반대 방향이 될 것이며, 이는 관절와의 한 지점을 상완골두가 회전하는 축으로 설명한다(그림 21.14). 예를 들어, 외전은 관절와를 상완골두가 위로 구르고, 아래로 활주하는 것을 수반한다. 관절의 기계적인 것과 모양을 기초로 하여 이론적인 관절낭 패턴, 닫힌 위치와 휴식 위치를 설명한다(표 21.2에 표시). 또한 표 21.2는 각 동작에 대한 일반적인 ROM 값과 각 동작의 정상적인 끝느낌을 나타낸다.

볼록-오목 규칙과 견관절 관절운동을 시각화하는 이론적 근거를 제공하는 동안, 치료사는 이 구성으로 제안된 것보다 관절 운동학에 더 많은 변동성을 나타냄을 인식해야 한다. 이러한 다양성은 무증상 환자와 기능 장애가 있는 사람들 모두에서 나타난다.[56,57]

유사하게, 견갑상완 관절에 대해 기술된 이론상의

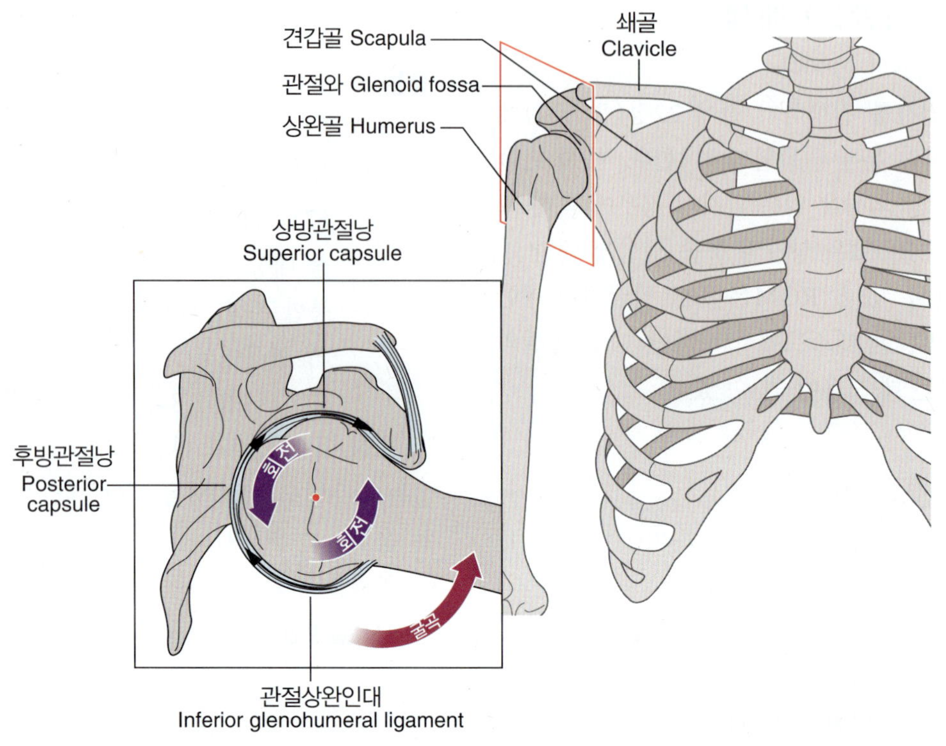

그림 21.14 시상면에서 견관절 굴곡.

표 21.2 어깨 관절 조영술

관절	닫힌 위치	휴식 위치	관절낭 패턴	관절가동범위 (ROM) 기준	끝느낌
견관(관절상완)절	외전, 외회전	50° 외전, 30° 수평내전	외회전, 외전, 내회전	굴곡: 0°–180° 신전: 0°–60° 외전: 0°–180° 내회전: 0°–70° 외회전: 0°–90°	모든 움직임은 딱딱한 끝느낌이다.
흉쇄관절	완전 상승과 전인	팔의 측면	지나친 ROM에서의 통증, 특히 완전 상승과 전인	상승 10°–15°; 약 15°–30°의 양측의 전인과 후인; 후방 회전 15°–31°[60]	딱딱한 모든 움직임
견봉쇄골관절	90° 외전	팔의 측면	지나친 ROM에서의 통증	상방회전 30°와 약 17° 하방회전[60]	딱딱한 모든 움직임
견갑흉곽관절	닫힌 또는 느슨한 위치가 없는 거짓 관절, 관절낭 패턴 및 끝느낌의 움직임은 관절와에서 참고한다. 이 관절의 움직임은 상승과 하강, 상방 및 하방 회전, 외전 및 내전, 내 및 외회전, 전방 및 후방 기울임을 포함한다				

ER = external rotation; IR = internal rotation; ROM = range of motion

관절낭 패턴은 특정한 증거가 없으며, 관절낭 기능부전을 가진 환자들에게서 특이한 패턴이 분명하지 않았다. 치료사는 관절낭의 한 부분(예를 들어, 내회전을 제한하는 후방 관절낭)에서 단지 기능 장애를 암시하는 하나의 평면에 제한을 두고, 관절낭 기능 장애(예: 협착성 관절낭염)로 모든 견갑 상완 운동의 한계를 관찰할 수 있다.[58,59]

치료사는 견갑상완 관절과 견갑흉곽 관절 사이의 움직임의 관계를 생각해야 한다. 견갑상완 리듬은 관절상완 관절의 외전 또는 굴곡의 매 2°마다 견갑흉곽 관절에서 1°의 상방 회전이 발생한다고 기술하고 있다. 따라서 어깨의 상승이 3°가 될 때 움직임의 2/3가 상완골에서 발생하고 1/3이 견갑골에서 발생한다.

흉쇄 관절은 안장관절이고 상승과 하강의 움직임은 볼록한 내측 쇄골의 움직임과 오목한 흉골의 움직임에 관련이 되어 있다(그림 21.15). 그 결과, 내측 쇄골의 하방 활주를 평가할 때, 치료사는 흉쇄 관절 상승에 대한 평가를 한다. 반면에 전인과 후인은 볼록한 흉골과 오목한 내측 끝 쇄골의 수평면에서 발생한다.

수동 및 능동관절가동범위 (Passive and Active ROMs)

표준 각도계로 어깨 ROM의 측정에서 신뢰도가 우수함(ICC: 0.98–0.99)을 보여 주었다.[61] 협착성 관절낭을 가진 환자의 외회전 수동관절가동범위(PROM)는 신뢰성이 우수한(0.80–0.99 ICC)에 잘 보여준다.[62]

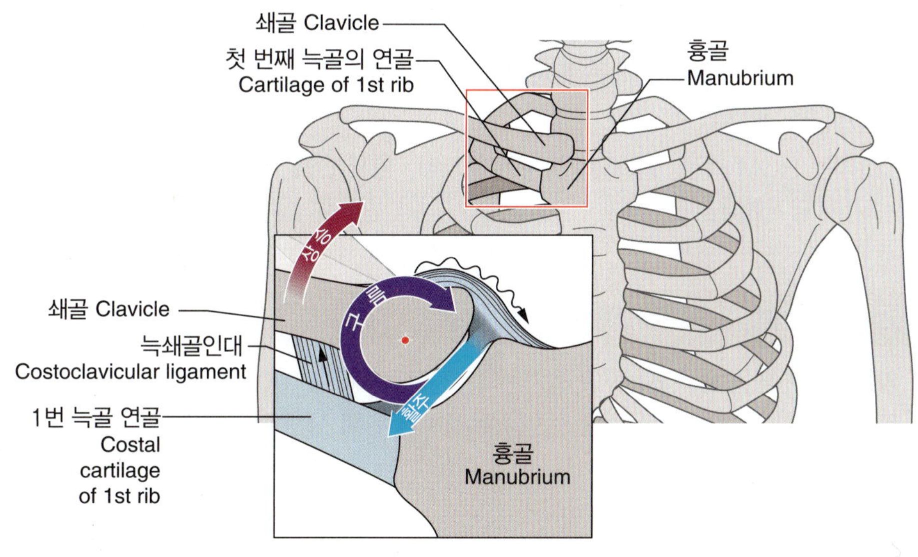

그림 21.15 흉쇄관절 상승의 관절운동학.

어깨 굴곡(SHOULDER FLEXION)

환자 자세 앙와위에서 요추가 납작하게 무릎을 굴곡하고 팔은 곁에 둔다.

치료사 자세 환자의 측면에 직접적으로 서 있는다.

각도계의 정렬 치료사는 외측 측면의 대결절을 받침점으로 하고, 외측상과를 참고하여 사용하고, 근위부 팔은 흉곽의 액와중간선에 평행하게 정렬하고, 상완골의 외측 중간선에 정렬을 한다.

움직임 치료사는 주로 테이블에 환자의 체중을 통해 견갑골을 안정화시킨다. 치료사는 수동적으로 환자의 팔을 머리위로 들어 올리고 상지를 중립 외전 또는 내전을 유지한다. 견갑상완 관절 굴곡의 최종

ROM은 움직임에서 흉곽의 움직임을 느끼거나 보상작용을 할 때 알 수 있다. 치료사는 따라서 과도한 견갑골의 움직임을 모니터링 할 수 있다. 끝느낌은 연부조직의 제한으로 인해 딱딱하다. 이 움직임은 환자(치료사의 도움없이)이 유사하게 능동적으로 수행할 수 있다. 능동관절가동범위(AROM)는 환자의 의지로 인한 움직임과 기타등등의 결정에 의한 PROM 이전에 수행해야 한다.

평가 치료사는 ROM 측정, 끝느낌, 질적인 움직임, 환자 반응, AROM과 PROM 사이의 차이점 및 기타를 평가한다.

어깨 신전 (SHOULDER EXTENSION)

환자 자세 복와위에서 반대측으로 머리를 회전하고, 팔은 편안하게 한다.

치료사 자세 환자의 측면에 직접적으로 서 있는다.

각도계의 정렬 치료사는 외측 측면의 대결절을 받침점으로 하고, 외측상과를 참고하여 사용하고, 근위부 팔은 흉곽의 액와중간선에 평행하게 정렬하고, 상완골의 외측 중간선에 정렬을 한다.

움직임 필요한 경우 치료사의 근위손으로 동측 견갑골을 안정화시킨다. 치료사는 연부조직의 제한으로 인한 딱딱한 끝느낌과 함께 신전의 끝범위를 평가하기 위해 팔을 수동적으로 움직인다. 필요하다면 팔꿈치를 구부린다. 이 움직임은 환자(치료사의 도움없이)이 유사하게 능동적으로 수행할 수 있다. 능동관절가동범위(AROM)은 환자의 의지로 인한 움직임과 기타등등의 결정에 의한 PROM 이전에 수행해야 한다.

평가 치료사는 ROM 측정, 끝느낌, 질적인 움직임, 환자 반응, AROM과 PROM 사이의 차이점 및 기타를 평가한다.

어깨 내회전 (SHOULDER INTERNAL ROTATION)

환자 자세 앙와위에서 팔을 90° 외전하여 평가한다. 전완은 테이블(90° 팔꿈치 굴곡)에 수직이고 중립 회외 또는 회내한다. 견봉과 상완골 수준을 유지하기 위해 상완 아래에 패드를 넣고 테이블에 위치시킨다.

치료사 자세 환자의 측면에 직접적으로 서 있는다.

각도계의 정렬 치료사는 주두를 받침점으로 하고, 근위부 팔은 테이블과 수직 또는 수평하게 정렬하고, 원위부 팔은 척골 중간선(척골 경상돌기를 참고)에 정렬한다.

움직임 치료사의 근위손은 상완골 근위부 또는 원위부 쇄골을 안정화시킨다. 치료사는, 환자의 손목을 잡고, 연부조직의 제한으로 인한 딱딱한 끝느낌과 함께 내회전의 끝범위를 평가하기 위해 팔을 수동적으로 움직인다. 치료사는 견갑대 상승을 모니터링 할 수 있다. 이 움직임은(치료사의 도움없이) 환자가 유사하게 능동적으로 수행할 수 있다. 능동관절가동범위(AROM)은 환자의 의지로 인한 움직임과 기타등등의 결정에 의한 PROM 이전에 수행해야 한다.

평가 치료사는 ROM 측정, 끝느낌, 질적인 움직임, 환자 반응, AROM과 PROM 사이의 차이점 및 기타를 평가한다.

어깨 외회전(SHOULDER EXTERNAL ROTATION)

환자 자세 환자는 앙와위에서 팔을 90° 외전을 한다. 전완은 테이블(팔꿈치 90° 굴곡)에 수직이고 중립적인 회외 또는 회내이다. 상완의 전체 길이는 견봉과 상완골 수준을 유지하기 위해 상완 아래에 패드를 넣고 테이블에 위치시킨다.

치료사 자세 환자의 측면에 직접적으로 서 있는다.

각도계의 정렬 치료사는 주두돌기 위에 받침점을 위치시키고 척골의 정중선(척골의 경상돌기를 참고)으로 근위부 팔을 바닥과 말단부에 수직 또는 평행하게 정렬한다.

움직임 치료사의 근위부 손은 근위 상완골이나 원위 쇄골을 안정화시킨다. 치료사는 환자의 손목을 잡고 평가할 팔을 수동적으로 움직이면서 연부조직 제한의 확실한 끝느낌인, 외회전의 끝느낌을 평가한다. 치료사는 견갑대 높이를 모니터링해야 한다. 이 움직임은(치료사의 도움없이) 환자에 의해 유사하게 수행될 수 있다. PROM 전에 움직이는 운동 범위가 환자의 이동 의지 등을 결정하기 위해 수행되어야 한다.

평가 치료사는 ROM 측정, 끝느낌, 질적인 움직임, 환자 반응, AROM과 PROM 사이의 차이점 및 기타를 평가한다.

어깨 외전(SHOULDER ABDUCTION)

환자 자세 환자는 앙와위에서 팔을 편안하게 놓는다.

치료사 자세 환자의 측면에 직접적으로 서 있는다.

각도계의 정렬 치료사는 견봉돌기의 동측 전방 부분에 받침점을 위치시키고 상완골의 전방 중간선을 기준으로 원위팔과 흉골 전방 측면의 정중선에 평행하도록 근위부를 정렬한다(중간 팔꿈치를 참고).

움직임 치료사의 근위손은 ROM을 수동적으로 평가할 때 체간을 안정시킨다. 치료사의 다른 손은 환자의 손목을 잡고 팔의 끝범위 외전으로 이동시킨다(정상적인 끝느낌은 확고한 연부조직 신장이다). 이 움직임은(치료사의 도움없이) 환자에 의해 유사하게 수행될 수 있다. PROM 전에 움직이는 운동 범위가 환자의 이동 의지 등을 결정하기 위해 수행되어야 한다.

평가 치료사는 ROM 측정, 끝느낌, 질적인 움직임, 환자 반응, AROM과 PROM 사이의 차이점 및 기타를 평가한다.

수동 부수적 움직임
(Passive Accessories)

수동 액세서리는 평가되는 관절의 내부구조물을 평가하기 위한 것이다. 치료사는 어깨에서 관절의 정상적인 활주를 재현할 힘을 부여한다. 활주 중에 활주에 대한 환자의 활주 반응(즉, 일치된 통증, 통증 완화의 보고)의 평가는 중요한 발견으로 간주된다. 치료사는 또한 무증상 측과 비교하여 명백한 저운동성이나 과운동성을 평가하려고 시도해야 한다. 다음 섹션에서는 어깨 복잡한 모든 구성 요소에 대한 수동 액세서리 평가에 대해 설명한다. 다음 섹션에서는 어깨의 복잡한 모든 구성 요소에 대한 수동 액세서리 평가에 대해 설명한다.

견관절 하방활주 (GLENOHUMERAL JOINT INFERIOR GLIDE)

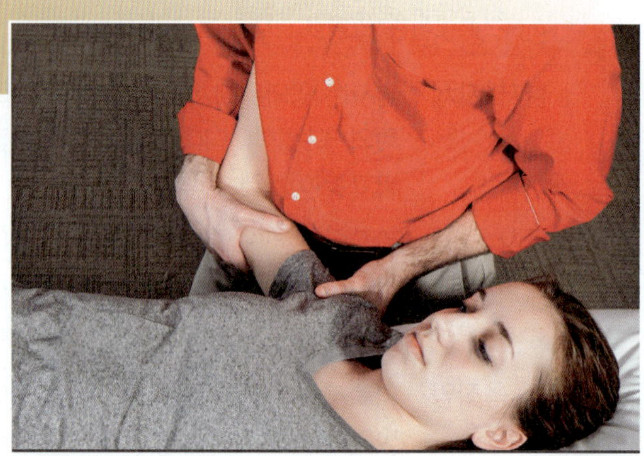

그림 21.16

환자 자세 앙와위

치료사 자세 환자의 검사할 팔에 서기

안정성 치료사는 그들의 체간으로 팔을 유지하고 어깨에서 가장 먼 손(오른쪽 그림)을 사용한다. 견갑골은 환자가 주각(plinth)에 누워서 안정된다.

힘의 움직임과 방향 치료사는 치료사의 측면에서 잠긴 팔(그림과 같이 왼쪽)을 평가하기 위해 환자의 관절과 가까운 근위 상완골을 잡는다. 그들은 신체 전체에 통하는 힘을 평가하여 적용한다. 치료사는 평가하는 손을 사용하여 상완골 근위부를 관절면을 따라 하방과 약간 측방으로 활주한다.

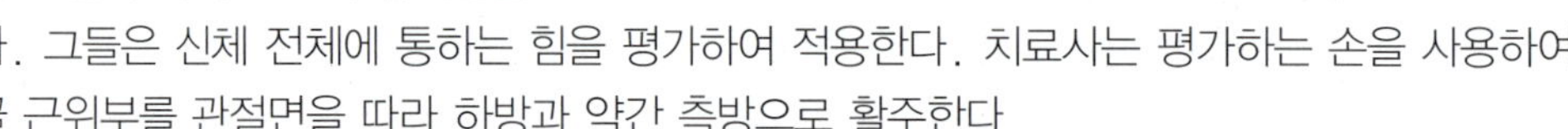

평가 관절 놀이/수동 액세서리 운동, 환자의 반응과 끝느낌에 대해 평가를 한다. 일치성 통증의 재현은 기능부전을 시사한다. 또한 조화된 통증이 재현될 경우 관절 운동성 장애 또는 끝느낌 장애를 유발할 수 있다.

견관절 전방활주 (GLENOHUMERAL JOINT ANTERIOR GLIDE)

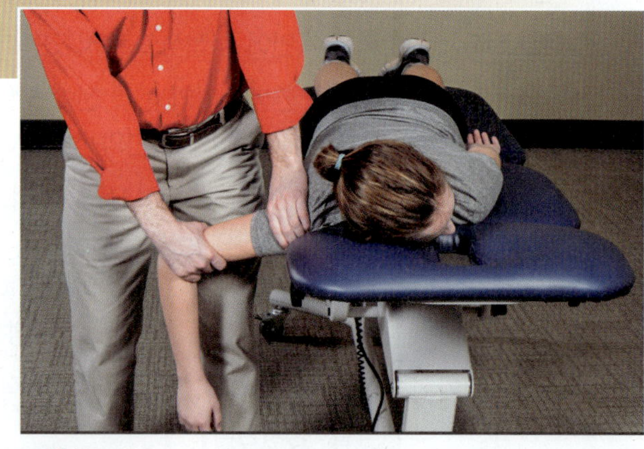

그림 21.17

환자 자세 복와위

치료사 자세 환자의 검사할 팔에 직접적으로 서기

안정성 치료사는 환자의 팔을 잡으려고 어깨에서 가장 먼 손을 사용한다(오른쪽 그림 참고). 견갑골은 환자가 주각에 누워서 안정된다.

힘의 움직임과 방향 치료사는 평가용 손(그림과 같이 왼쪽)을 사용하여 가능한한 관절에 가까운 근위 상완골을 잡고 엄지와 검지 사이의 웹 공간에서 주요한 힘을 가한다. 치료사는 평가하는 손을 사용하여 관절의 평면을 따라 후방에서 전방내측 방향으로 상완골을 활주한다.

평가 관절 놀이/ 수동 액세서리 운동, 환자의 반응과 끝느낌에 대해 평가를 한다. 일치성 통증의 재현은 기능부전을 시사한다. 또한 조화된 통증이 재현될 경우, 관절 운동성 장애 또는 끝느낌 장애를 유발할 수 있다.

견관절 후방활주 (GLENOHUMERAL JOINT POSTERIOR GLIDE)

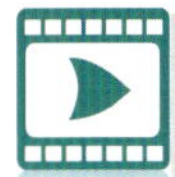

영상 21.18 web resource에서 이 테스트에 대한 예시를 보여준다.

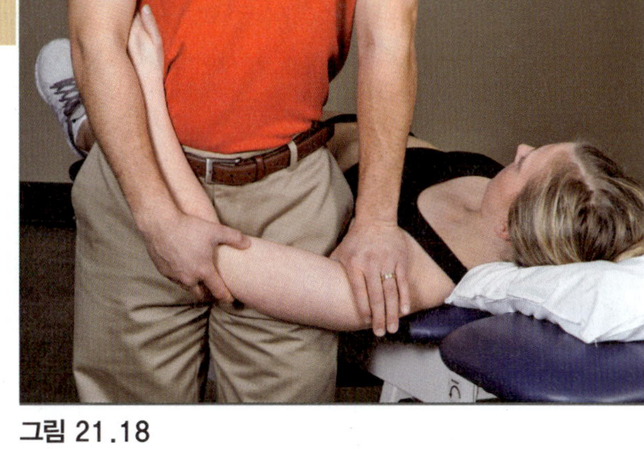

그림 21.18

환자 자세 앙와위

치료사 자세 환자의 검사할 팔에 서기

안정성 치료사는 어깨에서 가장 먼 손을 사용하고(오른쪽 그림 참고), 환자의 팔을 팔과 몸통 사이에서 안정시킨다.

힘의 움직임과 방향 치료사는 평가용 손(그림과 같이 왼쪽)을 사용하여 근위 상완골을 잡고 주된 힘이 엄지와 검지 사이의 웹 공간에서 나오게 한다. 치료사는 평가하는 손을 사용하여 관절의 평면을 따라 전방에서 후방외측 방향으로 상완골을 활주한다.

평가 관절 놀이/수동 액세서리 운동, 환자의 반응과 끝느낌에 대해 평가를 한다. 일치성 통증의 재현은 기능부전을 시사한다. 또한 조화된 통증이 재현될 경우 관절 운동성 장애 또는 끝느낌 장애를 유발할 수 있다.

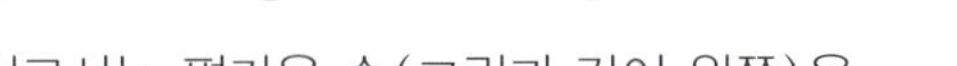

중요한 임상적 핵심

액세서리 활주의 평가를 수행할 때는 다음 사항에 유의한다.

- 치료사는 환자의 자세에 따라 힘의 방향을 조정해야 할 수도 있다. 예를 들어, 치료사는 앙와위에 있는 상당히 둥근 어깨를 가진 환자에게 보다 많은 후방-외측 활주(대개 후방 활주와 비교)를 생산해야 할 수도 있다.
- 낮은 과민성의 환자인 경우에서 치료사는 제한된 지점 또는 조화된 증상에서 활주를 생산하는 것을 고려해야 한다.
- 치료사는 오목 · 볼록 법칙이 임상 시나리오에서 일치하지 않으며 수동 치료의 효과에 대한 일관된 평가 및 재평가가 치료 목적을 위한 최적의 활주 방향으로 안내해야 한다고 상기 시켰다.

흉쇄관절 후방활주 (STERNOCLAVICULAR JOINT POSTERIOR GLIDE)

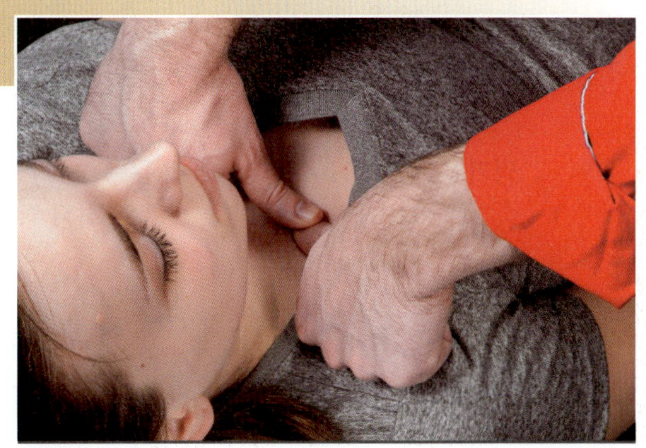

그림 21.19

환자 자세 앙와위

치료사 자세 환자의 검사할 팔에 서기

안정성 테이블 위에 놓인 환자의 몸은 안정화 역할을 한다.

힘의 움직임과 방향 치료사는 두 개의 엄지손가락을 사용하여 내측에서 약 3cm 떨어진 흉골의 전방 흉골 끝을 잡는다. 치료사는 쇄골에 엄지와 엄지를 겹쳐 잡고 관절면을 따라 직접적으로 후방활주한다.

평가 관절 놀이/수동 액세서리 운동, 환자의 반응과 끝느낌에 대해 평가를 한다. 일치성 통증의 재현은 기능부전을 시사한다. 또한 조화된 통증이 재현될 경우 관절 운동성 장애 또는 끝느낌 장애를 유발할 수 있다.

흉쇄관절 전방활주(STERNOCLAVICULAR JOINT ANTERIOR GLIDE)

환자 자세 앙와위

치료사 자세 환자의 검사할 팔에 서기

안정성 테이블 위에 놓인 환자의 몸은 안정화 역할을 한다. 치료사의 안정화 손(오른쪽 그림)은 흉골을 잡는다.

힘의 움직임과 방향 치료사는 가동술 손(오른쪽 그림)으로 쇄골 후면을 손가락으로 잡는다. 치료사는 관절면을 따라 쇄골을 전방으로 활주한다.

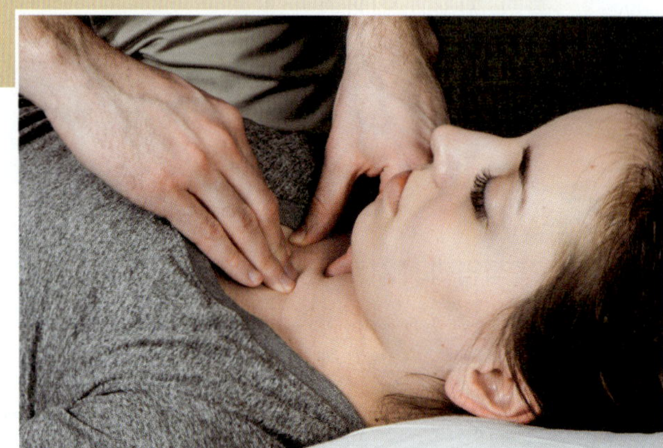

그림 21.20

평가 관절 놀이/수동 액세서리 운동, 환자의 반응과 끝느낌에 대해 평가를 한다. 일치성 통증의 재현은 기능부전을 시사한다. 또한 조화된 통증이 재현될 경우, 관절 운동성 장애 또는 끝느낌 장애를 유발할 수 있다.

흉쇄관절 상방활주(STERNOCLAVICULAR JOINT SUPERIOR GLIDE)

환자 자세 앙와위

치료사 자세 환자의 검사할 팔에 서기

안정성 테이블 위에 놓인 환자의 몸은 안정화 역할을 한다.

힘의 움직임과 방향 두 엄지는 내측(흉골)에서 약 3cm 떨어진 쇄골 끝을 하방에서 잡는다. 치료사는 두 엄지손가락(엄지손가락 겹침)을 사용하여 관절면을 따라 쇄골 상방-내측으로 활주한다.

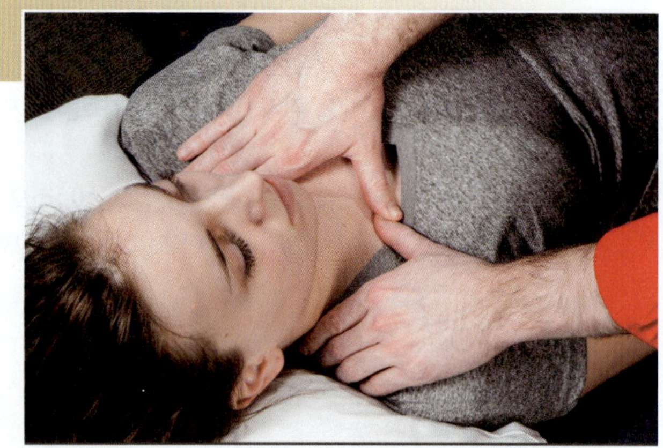

그림 21.21

평가 관절 놀이/수동 액세서리 운동, 환자의 반응과 끝느낌에 대해 평가를 한다. 일치성 통증의 재현은 기능부전을 시사한다. 또한 조화된 통증이 재현될 경우, 관절 운동성 장애 또는 끝느낌 장애를 유발할 수 있다.

흉쇄관절 하방활주(STERNOCLAVICULAR JOINT INFERIOR GLIDE)

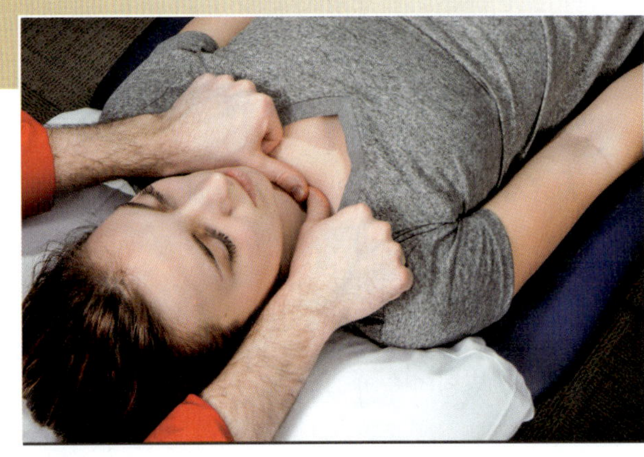

그림 21.22

환자 자세 앙와위

치료사 자세 환자의 검사할 팔에 서기

안정성 테이블 위에 놓인 환자의 몸은 안정화 역할을 한다.

힘의 움직임과 방향 두 엄지는 내측(흉골)에서 약 3cm 떨어진 쇄골 끝을 상방에서 잡는다. 치료사는 두 엄지손가락(엄지손가락 겹침)을 사용하여 관절면을 따라 쇄골 하방-외측으로 활주한다.

평가 관절 놀이/수동 액세서리 운동, 환자의 반응과 끝느낌에 대해 평가를 한다. 일치성 통증의 재현은 기능부전을 시사한다. 또한 조화된 통증이 재현될 경우, 관절 운동성 장애 또는 끝느낌 장애를 유발할 수 있다.

견봉쇄골관절 후방활주(ACROMIOCLAVICULAR JOINT POSTERIOR GLIDE)

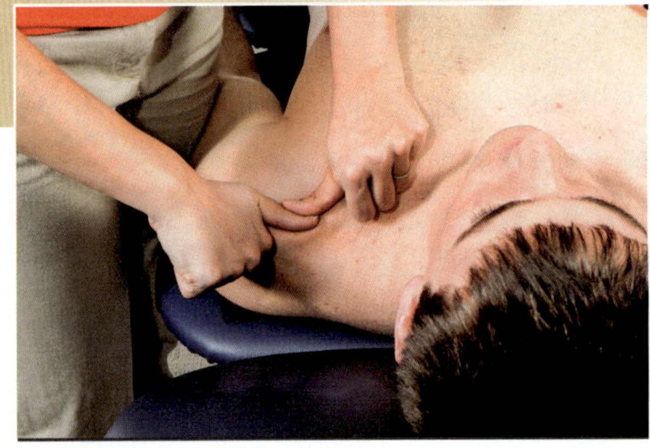

그림 21.23

환자 자세 앙와위

치료사 자세 환자의 검사할 팔에 서기

안정성 테이블 위에 놓인 환자의 몸은 안정화 역할을 한다.

힘의 움직임과 방향 두 엄지는 관절에서 쇄골의 외측(견봉 끝) 전방 표면을 잡는다. 치료사는 두 엄지손가락(엄지손가락 겹침)을 사용하여 관절면을 따라 말단부위 쇄골을 후방으로 활주한다.

평가 관절 놀이/수동 액세서리 운동, 환자의 반응과 끝느낌에 대해 평가를 한다. 일치성 통증의 재현은 기능부전을 시사한다. 또한 조화된 통증이 재현될 경우, 관절 운동성 장애 또는 끝느낌 장애를 유발할 수 있다.

견봉쇄골관절 전방활주(ACROMIOCLAVICULAR JOINT ANTERIOR GLIDE)

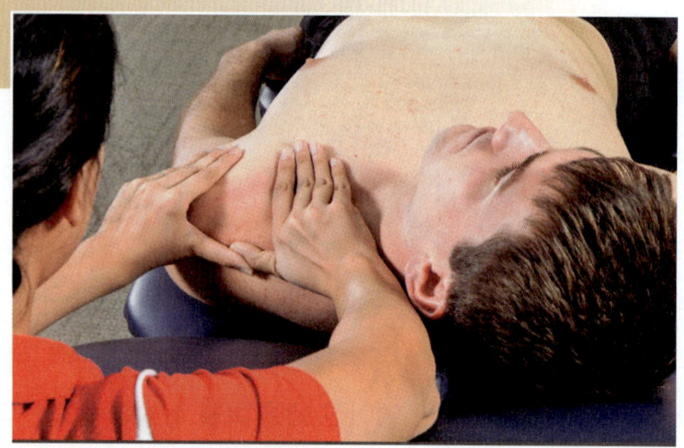
그림 21.24

환자 자세 앙와위

치료사 자세 환자의 검사할 팔에 서기

안정성 테이블 위에 놓인 환자의 몸은 안정화 역할을 한다.

힘의 움직임과 방향 두 엄지는 관절에서 쇄골의 외측(견봉 끝) 후방 표면을 잡는다. 치료사는 두 엄지 손가락(엄지손가락 겹침)을 사용하여 관절면을 따라 말단부위 쇄골을 전방으로 활주한다.

평가 관절 놀이/수동 액세서리 운동, 환자의 반응과 끝느낌에 대해 평가를 한다. 일치성 통증의 재현은 기능부전을 시사한다. 또한 조화된 통증이 재현될 경우, 관절 운동성 장애 또는 끝느낌 장애를 유발할 수 있다.

견갑흉곽관절 활주 (SCAPULOTHORACIC JOINT GLIDES)

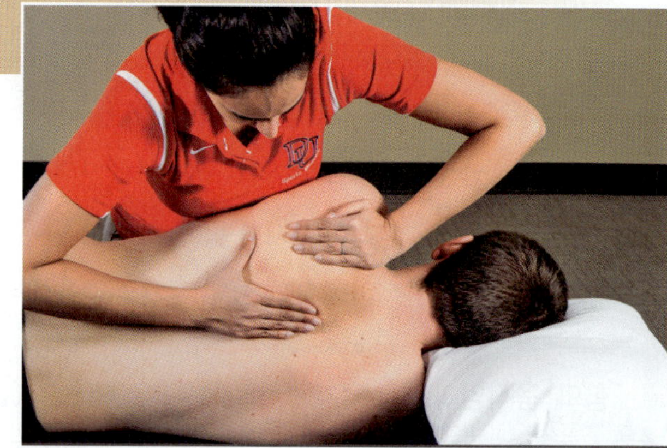
그림 21.25

환자 자세 측와위

치료사 자세 환자의 앞에 서기

안정성, 힘의 움직임과 방향 치료사는 견봉 위에 한쪽 손(오른쪽 그림)으로 잡고, 다른 손(오른쪽 그림)을 사용하여 견갑골의 아래쪽 경계선을 잡는다. 양손으로 활주를 한다. 치료사는 양손을 사용하여 견갑골을 평가할 방향으로 활주한다(다음 목록에서 설명됨).

- 신연: 양손의 손가락 끝은 견갑골의 내측을 잡고 흉곽에서 뒤쪽으로 멀어지게 한다.
- 내측 활주: 양손으로 견갑골을 척추 방향으로 활주.
- 외측 활주: 양손으로 견갑골을 반척추 방향으로 활주.
- 하방 활주: 양손으로 견갑골을 장골능 방향으로 하방 활주.
- 상방 활주: 양손으로 머리 방향으로 상방 활주.

평가 관절 놀이/수동 액세서리 운동, 환자의 반응과 끝느낌에 대해 평가를 한다. 일치성 통증의 재현은 기능부전을 시사한다. 또한 조화된 통증이 재현될 경우, 관절 운동성 장애 또는 끝느낌 장애를 유발할 수 있다.

유연성 (Flexibility)

근육 길이는 어깨의 초기 검사의 한 구성 요소일 수 있으며, 임상 시험 중에 다른 손상 발견의 우선 순위에 따라 어깨 통증이 있는 환자를 관리하는 후속 추적 조사 시 완료될 수 있다.[64] 표 21.3은 유연성 장애가 있는 경우 견갑대의 기계적인 변형에 기여한 일반적인 근육을 설명한다. 유연성 평가에 대한 설명 및 설명은 다음과 같다.

표 21.3 어깨 근육

근육	기시	정지	행동	지배신경
대흉근 (큰가슴근)	쇄골의 내측 1/4, 흉골, 늑골 2-6의 늑연골	대결절능	어깨 내전과 내회전	내측과 외측 흉신경
소흉근 (작은가슴근)	늑골 3-5	오훼돌기의 내측부분	견갑골 전인	내측과 외측 흉신경
상완이두근 (위팔두갈래근)	짧은 머리: 견갑골의 오웨골기의 최상부; 긴 머리: 견갑골의 관절상결절	요골조면과 전완 근막으로의 상완 이두근건막	전완의 굴곡과 회외; 어깨 굴곡	근피신경
상완삼두근 (위팔세갈래근)	긴 머리: 견갑골의 관절하결절; 외측머리: 상완골후면 위와 요골신경구와 외측근간중격; 내측 머리: 상완골 후면 아래와 내측 요골신경구와 양측 근간중격	척골 주두의 근위부 끝부분	전완 신전; 어깨 (긴 머리) 신전	요골신경

후방 어깨 긴장 (POSTERIOR SHOULDER TIGHTNESS)

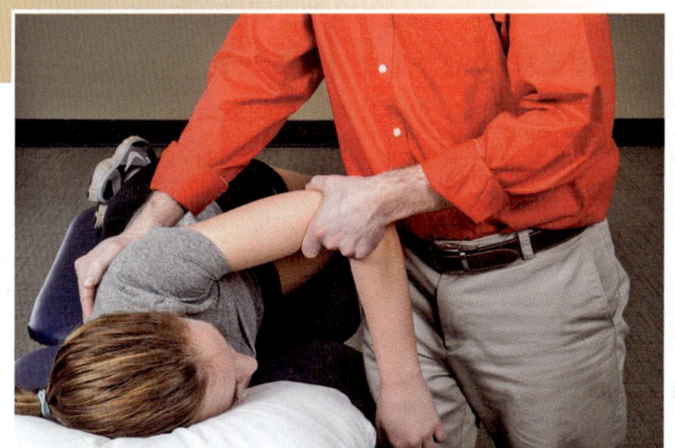
그림 21.26

환자 자세 검사측의 측와위, 머리와 체간의 중립자세

치료사 자세 환자 앞에 서서 한 손으로 검사할 팔을 잡고 동시에 견갑골의 외측연을 막는다.

움직임 치료사는 환자 검사할 팔을 중립 회전으로 유지하고 팔을 90° 외전을 한다. 상완골 원위부를 잡고 중립 회전을 유지하면서 치료사는 검사할 팔을 수동으로 수평 내전한다. 치료사의 안정화 손(오른쪽 그림 참고)은 검사 기간 동안 견갑골연을 따라 압력을 유지한다. 일부 연구에서 이 평가가 환자의 팔꿈치를 완전히 신전시키면서 동일한 동작을 수행한다고 설명하였다. 그렇지 않은 경우 여기에 설명된 대로 평가가 수행된다.

평가 치료사는 수평면에 관련된 수평 내전 각도를 측정한다. 환자의 끝범위는 ROM 지점이 수평내전에 도달한 말단이거나 환자의 팔이 내회전을 시작하는 것을 결정한다. 후방 어깨는 환자의 팔이 수평면을 기준으로 0° 지점 아래로 떨어질 수 없는 경우, 제한된 것으로 간주한다.

통계 이러한 유연성 측정을 위한 정상 자료는 없다. 한 연구는 수술 후 ROM 장애가 있는 환자의 표본에서 우수한 측정자내 신뢰도(0.79)를 나타낸다. 이 개체군에서 임상적으로 유의한 변화는 8°였다.

대흉근 평가 (PECTORALIS MAJOR ASSESSMENT)

환자 자세 앙와위, 머리뒤로 두손을 둔다.

치료사 자세 평가할 측으로 서기(앉기)

움직임 경추를 중립으로 유지하면서 환자는 요추를 평평하게 유지하면서 팔꿈치를 테이블 쪽으로 움직이도록 지시받는다.

평가 테이프 측정법을 사용하여 치료사는 상완골의 주두와 테이블 표면 사이의 거리를 측정한다.

통계 이러한 유연성 측정을 위한 정상 자료는 없다.

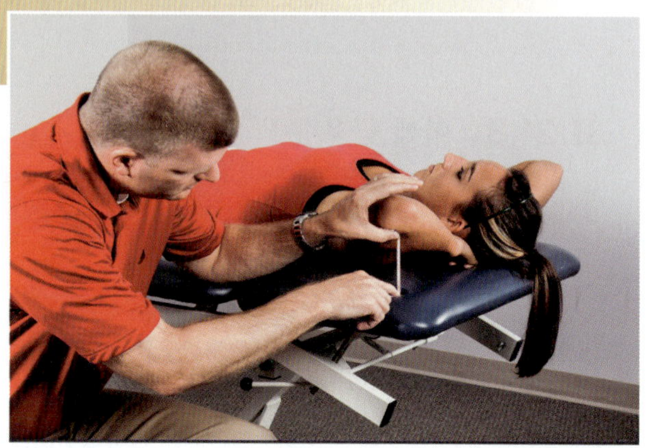

그림 21.27

소흉근 평가 (PECTORALIS MINOR ASSESSMENT)

환자 자세 앙와위, 해부학적 위치에 있는 팔과 다리와 요추를 평가면에 평행하게 놓는다.

치료사 자세 검사 테이블의 머리에 앉거나 상부 견갑대가 보이도록 무릎을 꿇는다.

움직임 환자는 휴식자세에서 어깨를 이완한다.

평가 치료사는 견봉의 후방 측면에서 검사 테이블까지의 거리를 측정한다.

통계 이러한 유연성 측정을 위한 정상 자료는 없다.

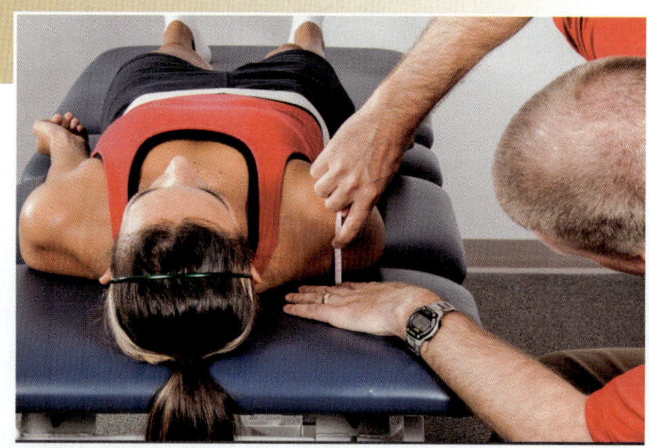

그림 21.28

상완삼두근 평가(TRICEPS ASSESSMENT)

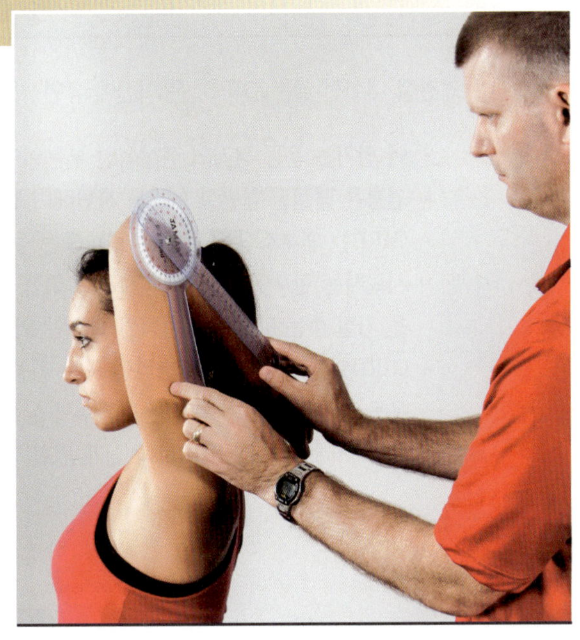
그림 21.29

환자 자세 앉은상태에서 어깨와 팔꿈치를 끝범위까지 굴곡하고 전완은 전체 회외를 한다.

치료사 자세 환자 팔이 가장 잘 보이도록 환자 옆이나 뒤에 서 있는다.

움직임 치료사는 환자의 어깨 굴곡을 유지하는 동안 팔의 끝 범위까지 굴곡한다.

평가 치료사는 외측상과의 축을 사용하여 각도계로 팔꿈치 굴곡 각도를 측정하고, 상완골 근위부와 전완의 원위부를 따라 각도계를 사용한다.

통계 이러한 유연성 측정을 위한 정상 자료는 없다.

상완이두근 평가(BICEPS ASSESSMENT)

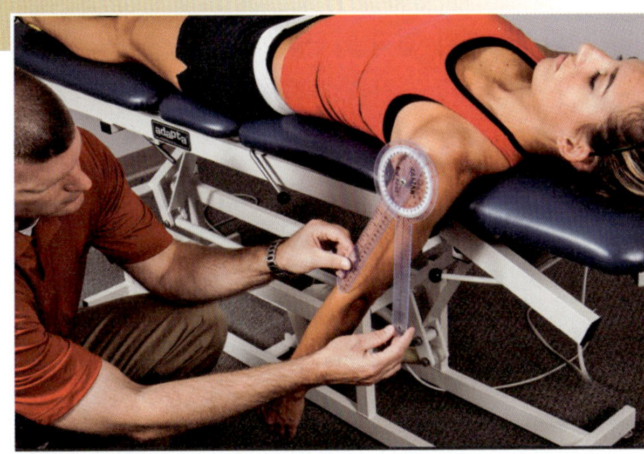
그림 21.30

환자 자세 앙와위, 측와위. 검사 테이블의 가장자리에 가깝게 눕는다.

치료사 자세 환자와 나란히 앉아 있거나 무릎을 꿇고 있다.

움직임 치료사는 환자의 팔을 테이블 밖으로 꺼내 전완 회내와 어깨와 팔꿈치를 신장한다.

평가 치료사는 견관절 중심에 회전축이 있는 각도계를 둔다. 각도계의 측정 팔은 상완골의 중간선을 따르고 각도계의 안정 팔은 흉곽에 수직 또는 평행하게 한다.

통계 이러한 유연성 측정을 위한 정상 자료는 없다.

중요한 임상적 핵심

견관절 내회전 결손(GIRD)은 이전에 유연성 평가로 기술되지 않았다. GIRD를 평가할 때는 다음 사항에 유의한다.

- 이 평가는 운동 평가의 정상적인 부분이어야 한다.
- 견봉은 단절된 견관절 운동을 차단해야 한다.
- GIRD는 연부조직 제한, 낭 제한, 또는 둘 다의 결과일 수 있다.
- 치료사는 한 사지에서 다른 사지로 회전 운동의 총 각도를 평가해야 한다. 환자의 내회전이 명백하게 부족함을 가질 수는 있지만 보완적인 과도한 외회전과 비교적 동등한 전체 회전을 양측에 가질 수 있기 때문이다.
- GIRD의 임상적 발견과 병리학 또는 기능 장애와의 관계는 논쟁의 여지가 있고, 최근 연구에서 어깨 전체의 운동 범위의 차이는 육체 운동선수의 상지 기능 장애와 더 관련이 있음을 시사한다.
- 후방 어깨 긴장은 GIRD보다 쉽게 변화 할 수 있다.

근육 수행능력 검사
MUSCLE PERFORMANCE TESTING

회전근개와 견갑골 근육에 걸쳐 근력을 인식하는 것이 어깨 기능부전을 가진 환자에게 제안되었다. 회전근개의 근육 기능부전은 여러 임상 특수 검사(예: 극하근 검사)를 통해 영향을 받을 수 있다. 비효율적인 근력이나 견갑골 근육의 운동제어로 인한 견갑골 운동 장애를 확인하기 위한 몇 가지 특수 검사가 제안되었다(예: 견갑골 보조 검사). 이러한 모든 검사는 이 장의 뒷부분에서 해당 진단 값에 대한 설명을 포함하여 참고되었다.

견봉하 충돌 증후군(SAIS) 유무에 따른 근력의 차이를 묘사하기 한 EMG 연구를 검토한 결과, 견갑골면에서 상승을 수행할 때 SAIS 환자의 상부 승모근의 과한 활동과 하부 승모근의 활동 감소가 가장 큰 차이를 보였다.[66] 상부, 하부와 중부 승모근 및 전거근에 도수근력평가(MMT)를 사용하는 경우, 근력측정장비(handheld dynamometry: HHD)가 신뢰할 수 있는 것으로 나타났다. 그러나, 동시적 표면 EMG는 상부 및 하부 승모근 검사 위치만이 유효한 평가를 위해 각각의 근육을 진정으로 결합시켰다고 제안하였다. 이와 같이, 앙와위의 전거근 검사와 복와위 중부 승모근 검사는 평가에서 타당성이 부족할 수 있다.[67]

협동 근육 활동이 없는 진정한 격리는 가능하지 않았지만 건강한 피검자에게 근력측정장비(handheld dynamometry: HHD) 및 표면 근전도가 사용되어 회전근개 근력을 평가하기 위한 전통적인 MMT 위치의 구조 타당성을 나타내었다.[68] 또 다른 연구에서 회전근개에 대한 최적의 검사 위치를 확인하기 위해 근전도 검사를 사용했으며 다음을 권고하였다: 극상근의 경우, 견봉면에서 외회전의 45°를 기준으로 90°의 상승에서 저항하는 것; 상완골 0°에서 외회전에 저항하며 내회전 45°이다.[69,70]

견갑골 외전 및 상방회전(SCAPULAR ABDUCTION AND UPWARD ROTATION)

환자 자세 테이블의 가장자리 위로 양측 무릎을 구부리고 앉는다.

치료사 자세 환자의 측면에서 서 있는다.

움직임 및 평가 치료사는 한손의 웹 공간 사이에 환자의 견갑골 하각을 촉진한다. 환자는 팔을 굴곡 130°로 올린다. 치료사의 다른 손은 팔꿈치 근위에 저항을 준다.

- 5등급: 견갑골은 팔꿈치 바로 위의 최대 저항에 대해 외전 및 회전 위치를 유지한다.
- 4등급: 견갑골 근육은 최대 저항에 견디며 견갑골은 내전 및 하방회전 저항 방향으로 움직인다.
- 3등급: 견갑골이 익상없이 전체 ROM을 가지지만 저항을 견딜 수 없다.
- 2등급: 견갑골 외전과 상방회전, 팔을 90° 이상으로 유지하려고 노력한다.
- 1등급: 움직임 없는 근육 활동
- 0등급: 근육 활동이 없음

주근육 전거근

보조근육 소흉근

주신경 장흉신경(C5-7; 전거근)

견갑골 상승(SCAPULAR ELEVATION)

환자 자세 테이블의 가장자리 위로 양측 무릎을 구부리고 앉는다.

치료사 자세 환자의 뒷면에서 서 있는다.

평가 환자는 양어깨를 으쓱하고 치료사가 어깨를 내리면서 자세를 유지하려고 시도한다.

- 5등급: 최대저항에 대항하여 운동을 완료한다.
- 4등급: 강한 저항에 대항하여 운동을 완료한다.
- 3등급: 저항없이 운동을 완료한다.
- 2등급: 중력이 최소화된 위치에서 전체 ROM을 완료한다.
- 1등급: 움직임 없는 근육 활동
- 0등급: 근육 활동 없음

주근육 승모근
견갑거근

보조근육 대능형근과 소능형근

주신경 척수부신경과 C3-4(승모근)
견갑배신경과 C3-4(견갑거근)
C5(견갑거근)

견갑골 하강과 내전(SCAPULAR DEPRESSION AND ADDUCTION)

환자 자세 엄지손가락이 천장을 가리키고, 복와위에서 팔을 머리위로 하고 약 145° 외회전을 한다.

치료사 자세 환자의 측면에서 서 있는다.

움직임 및 평가 치료사는 환자에게 팔을 천장에 올리라고 한 다음, 한쪽 손으로 상완골을 잡고 상완골에 저항을 주고 다른 한 손으로는 중부 및 하부 승모근을 촉진한다.

- 5등급: 최대저항에 대항하여 운동을 완료한다.
- 4등급: 강한 저항에 대항하여 운동을 완료한다.
- 3등급: 저항없이 운동을 완료한다.
- 2등급: 팔의 무게 없이 전체 견갑골 ROM을 완료한다(치료사는 환자의 팔을 보조한다).
- 1등급: 움직임 없는 근육 활동
- 0등급: 근육 활동 없음

주근육 중부와 하부 승모근

보조근육 대흉근과 소흉근
광배근

주신경 부신경

어깨 굴곡(SHOULDER FLEXION)

환자 자세 앉은 상태로, 전완을 굴곡하고 회내한다.

치료사 자세 환자의 측면에서 서 있는다.

움직임 및 평가 치료사는 환자에게 팔을 90° 굴곡 위치에서 유지하라고 요청한 다음 환자의 팔꿈치 바로 위에 치료사의 한 손으로 저항을 준다. 치료사는 다른 쪽 손을 사용하여 환자의 어깨를 안정시킬 수 있다.

- 5등급: 최대저항에 대항하여 운동을 완료한다.
- 4등급: 강한 저항에 대항하여 운동을 완료한다.
- 3등급: 저항없이 90° 운동을 완료한다.
- 2등급: 저항없이 중력에 대항하여 90° 부분적인 ROM을 완료한다.
- 1등급: 움직임 없는 근육 활동
- 0등급: 근육 활동 없음

주근육 전방 삼각근
오훼완근

보조근육 중간 삼각근
대흉근

주신경 부신경(C5-6; 삼각근)
근피신경(C5-7; 오훼완근)

어깨 신전(SHOULDER EXTENSION)

환자 자세 복와위, 팔을 내회전한다

치료사 자세 환자의 측면에서 서 있는다.

움직임 및 평가 치료사는 팔꿈치를 똑바로 세우고 팔을 천장까지 들어 올리라고 환자에게 요청한다. 치료사는 팔꿈치 바로 위에 저항을 준다.

- 5등급: 최대저항에 대항하여 운동을 완료한다.
- 4등급: 강한 저항에 대항하여 운동을 완료한다.
- 3등급: 저항없이 운동을 완료한다.
- 2등급: 저항없이 중력에 대항하여 부분적인 ROM을 완료한다.
- 1등급: 움직임 없는 근육 활동
- 0등급: 근육 활동 없음

주근육 광배근
후방 삼각근
대원근

보조근육 상완삼두근

주신경 견갑하신경(C5-6; 대원근)
액와신경(C5-6; 삼각근)
흉배신경(C6-8; 광배근)

어깨 외전 (SHOULDER ABDUCTION)

환자 자세 앉기, 팔을 부드럽게 굴곡한다.

치료사 자세 환자의 후면에서 서 있는다.

움직임 및 평가 치료사는 환자에게 90° 어깨 외전을 유지하라고 요청하고 치료사의 한 손으로 팔꿈치 바로 위에 저항을 준다. 치료사는 다른 쪽 손을 사용하여 환자의 어깨를 안정시킬 수 있다.

- 5등급: 최대저항에 대항하여 운동을 완료한다.
- 4등급: 강한 저항에 대항하여 운동을 완료한다.
- 3등급: 저항없이 90° 운동을 완료한다.
- 2등급: 저항없이 중력에 대항하여 부분적인 90° ROM을 완료한다.
- 1등급: 움직임 없는 근육 활동
- 0등급: 근육 활동 없음

주근육 중부 삼각근
극상근
대원근

주신경 액와(C5-6; 삼각근)
상견갑신경(C5-6; 극상근)

어깨 수평외전 (SHOULDER HORIZONTAL ABDUCTION)

환자 자세 복와위, 어깨 90°외전과 팔을 굴곡하고 테이블 가장자리에 전완이 밖으로 나온다.

치료사 자세 환자의 측면에서 서 있는다.

움직임 및 평가 치료사는 팔꿈치 바로 위에 저항을 주고 환자에게 팔꿈치를 들어 올리라고 요청한다.

- 5등급: 최대저항에 대항하여 운동을 완료한다.
- 4등급: 강한 저항에 대항하여 운동을 완료한다.
- 3등급: 저항없이 운동을 완료한다.

치료사는 팔뚝 아래에서 검사할 팔을 지지하고 앞에서 설명한 것과 비슷한 위치에 팔을 놓는다. 치료사는 겨드랑이보다 상측에 위치한 삼각형의 후방 삼각근을 촉진한다.

- 2등급: 저항이 없거나 팔을 지지한 전체적인 ROM을 완료한다.
- 1등급: 움직임 없는 근육 활동
- 0등급: 근육 활동 없음

주근육 후방 삼각근

보조근육 극하근
소원근

주신경 액와신경(C5-6)

어깨 수평내전 (SHOULDER HORIZONTAL ADDUCTION)

환자 자세 앙와위, 어깨를 90° 외전하고 전완을 90° 굴곡한다.

치료사 자세 환자의 측면에서 서 있는다.

움직임 및 평가 치료사는 환자가 가슴을 가로질러 팔을 당길 것(수평)을 요구하면서 손목에 가깝게 저항을 준다.

- 5등급: 최대저항에 대항하여 운동을 완료한다.
- 4등급: 강한 저항에 대항하여 운동을 완료한다.
- 3등급: 저항없이 운동을 완료한다.

앉은 자세는 3 미만의 등급에 사용한다. 치료사는 전완 아래에서 검사할 팔을 지지하고 이전에 설명한 팔과 비슷한 위치에 놓는다. 치료사는 견관절 중앙의 대흉근을 촉진한다.

- 2등급: 저항이 없거나 팔을 지지한 전체적인 ROM을 완료한다.
- 1등급: 움직임 없는 근육 활동
- 0등급: 근육 활동 없음

주근육 대흉근

보조근육 전방 삼각근

주신경 내측흉근신경(C5-T1; 흉늑골 부분)
외측흉근신경(C5-6; 쇄골 부분)

어깨 외회전 (SHOULDER EXTERNAL ROTATION)

환자 자세 복와위, 머리는 평가할 쪽으로 한다. 어깨는 상완골과 전완 아래 수건을 대고 테이블의 가장자리 위치한 상태에서 90°로 외전한다.

치료사 자세 환자의 측면에서 서 있는다.

움직임 및 평가 치료사는 환자에게 전완을 천장을 향해 위로 올리게 요청하고, 치료사는 두 개의 손가락으로 환자의 손목에 저항을 제공한다. 치료사는 다른 쪽 손을 사용하여 환자의 팔꿈치를 지탱하고 ROM 끝 부분에 반대압력을 제공한다.

- 5등급: 최대저항에 대항하여 운동을 완료한다.
- 4등급: 강한 저항에 대항하여 운동을 완료한다.
- 3등급: 저항없이 운동을 완료한다.

3등급 미만으로, 환자는 복와위에서 팔 전체가 테이블 가장자리에서 떨어져 나와 중립적인 회전 자세를 유지해야 한다. 환자는 손바닥을 외측으로 돌리도록 지시받는다.

- 2등급: 저항이 없거나 팔을 지지한 전체적인 ROM을 완료한다.
- 1등급: 움직임 없는 근육 활동
- 0등급: 근육 활동 없음

주근육 극하근
소원근

보조근육 후방 삼각근

주신경 액와신경(C5–6; 소원근)
견갑상신경(C5–6; 극하근)

어깨 내회전(SHOULDER INTERNAL ROTATION)

환자 자세 복와위, 머리는 평가할 쪽으로 한다. 어깨는 상완골과 전완 아래 수건을 대고 테이블의 가장자리 위치한 상태에서 90°로 외전한다.

치료사 자세 환자의 측면에서 서 있는다.

움직임 및 평가 치료사는 환자에게 전완을 바닥을 향해 아래로 내리게 요청하고, 치료사는 두 개의 손가락으로 환자의 손목에 저항을 제공한다. 치료사는 다른 쪽 손을 사용하여 환자의 팔꿈치를 지탱하고 ROM 끝 부분에 반대압력을 제공한다.

- 5등급: 최대저항에 대항하여 운동을 완료한다.
- 4등급: 강한 저항에 대항하여 운동을 완료한다.
- 3등급: 저항없이 운동을 완료한다.

3등급 미만으로, 환자는 복와위에서 팔 전체가 테이블 가장자리에서 떨어져 나와 중립적인 회전 자세를 유지해야 한다. 환자는 손바닥을 내측으로 돌리도록 지시받는다.

- 2등급: 저항이 없거나 팔을 지지한 전체적인 ROM을 완료한다.
- 1등급: 움직임 없는 근육 활동
- 0등급: 근육 활동 없음

주근육 견갑하근
대흉근
광배근
대원근

보조근육 전방 삼각근

주신경 내측과외측 흉근신경(C5–T1; 대흉근)
흉배신경(C6–8; 광배근)

특수 검사 SPECIAL TESTS

제10장(특수 검사)에서 언급했듯이 많은 경우 치료사는 환자가 제시하는 통증의 감별 진단과 관련하여 특수 검사 소견의 수행 및 해석에 지나치게 의존한다. 검사 과정 중 이 시점에서 특정 병리를 판별(또는 진단을 돕는)하기 위한 특수 검사의 활용이 이루어져야한다. 또한 치료사가 임상 시험 중 이 시점 이전에 환자의 설명에 대한 훨씬 더 명확한 그림을 가지기를 바라며, 따라서 환자의 통증 진단에 대한 특수 검사 결과에 최소한으로 의존할 것으로 기대된다.

치료사는 어깨 조직에서 병리학 및 기능장애 진단에 도움이 되는 것으로 알려진 특수 검사를 선택할 수 있다. 이용 가능한 특수 임상 검사가 풍부하게 존재함에도 불구하고, 문헌 검토를 통해 어깨 검사에서 유의한 한계가 있음을 알 수 있었다. 예를 들어, RCT를 진단 할 수 있는 다양한 검사가 나와 있다. 그러나 다수의 체계적인 검토에 의하면 회전근개(RCT) 임상 검사는 RCT의 위치와 범위를 진단하는 데 있어서 정확도가 떨어지는 것으로 나타났다.[55,71,72] 몇 가지 다른 고찰에서도 어깨 특수 검사의 진단 및 선별 능력에 있어 유사한 제한을 나타내었다.[4,55,70,71,73–80]

이 장에서는 견갑 복합체의 특수 검사와 관련된 증거에 대해 논의한다. 통계적 값은 진단의 규칙을 세우거나 배제하는 데 기여함으로써 더 강한 질적 검사를 나타낸다. 여러 경우에 있어서, 최근의 증거들은 이러한 시험들을 조합하는 것이 더 효과적일 수 있음을 보여 주었다.[55] 그러나 SAIS와 같은 공통 기능 장애에 대한 검사를 병행한다고 해서 병리학에 관한 정확한 정보는 제공되지 않는다. 따라서 특수 검사가 평가의 핵심이 되어서는 안된다. 어깨의 기능 장애 및 통증을 모방할 수 있는 경추와 같은 영역을 배제하기 위한 스크린 개념을 검토하려면 이 장의 분류 및 스크린 부분을 참고해야 한다.

특수 검사 지수

견봉하 충돌증후군(Subacromial Impingement Syndrome; SAIS)

니어 징후(Neer's Sign), 내회전 저항 근력 검사, 극상근 또는 외회전 저항 검사,
호킨스-케네디 검사(Hawkins-Kennedy Test), 수평내전 검사(Cross-Body Adduction Test),
클러스터 검사(Clusters of Tests), 통증호(Painful Arc)

회전근개 찢어짐(Rotator Cuff Tear)

렌트 검사(Rent test), 앙와위 충돌 검사(Supine Impingement Test),
외측 죠브 검사(Lateral Jobe Test), 캔 비우기 검사(Empty Can Test)

극상근 찢어짐 또는 견봉하 충돌증후군(Supraspinatus Tear or SAIS)

팔떨어뜨리기 검사(Drop Arm Test), 캔 채우기 검사(Full Can Test)

극상근과 극하근 찢어짐(Supraspinatus and Infraspinatus Tear)

외회전 지연 징후(External Rotation Lag Sign)

극하근과 소원근 찢어짐(Infraspinatus and Teres Minor Tear)

떨어짐 징후(Drop Sign), 호른부는사람 징후(Hornblower's Sign)

견갑하근 찢어짐(Subscapularis Tear)

들어올리기 검사(Lift-Off Test), 몸통압박 검사(Belly Press Test),
내회전 지연징후(Internal Rotation Lag Sign), 곰포옹 검사(Bear Hug Test)

회전근개 찢어짐 또는 후방 관절순 찢어짐(Rotator Cuff Tear or Posterior Labral Tear)

후방 충돌징후(Posterior Impingement Sign)

병리적인 관절순과 어깨 불안정성(Labral Pathology and Shoulder Instability)

상완이두근 부하 검사I(Biceps Load I), 스피드 검사(Speed's Test), 수동압박 검사,
크랭크 검사(Crank Test), 전방활주 검사, 수동신연 검사, 상완이두근 부하 검사II(Biceps Load II),
요르가손 검사(Yergason's Test), 관절순 찢어짐을 위한 클러스터 검사(Cluster Testing for Labral Tears), 능동압박 검사, 압박회전 검사

후하방 관절순 병변(Posteroinferior Labral Lesion)

김 검사(Kim Test), 저그 검사(Jerk Test)

불안정성(Instability)

놀람 검사 또는 전방이완 검사(Surprise Test or Anterior), 전방불안 검사(Anterior Apprehension Test), 과외전 검사(Hyperabduction Test), 재배치 검사(Relocation Test), 고랑 검사(Sulcus Test)

상완이두근 건병증(Biceps Tendinopathy)

상완이두근건 촉진, 스피드 검사, 어퍼컷 검사(Upper Cut Test), 클러스터(Clusters)

견봉쇄골관절 병리

파시노스징후(Paxinos Sign), 수평내전 검사(Cross-Body Adduction Test), 능동압박 검사,
견봉쇄골관절 촉진, 견봉쇄골관절 신전저항 검사, 클러스터 검사

관절낭협착(Adhesive Capsulitis)

어깨 으쓱징후(Shoulder Shrug Sign), 오훼돌기통증 검사(Coracoid Pain Test)

견갑골운동장애 검사(Tests for Scapular Dyskinesis)

견갑골도움 검사, 외측견갑골활주 검사, 견갑골이형성증(SICK scapula), 견갑골운동장애 검사, 견갑골후인 검사

신경마비(Nerve Palsies)

삼각근신전지연징후, 삼각징후(Triangle Sign), 능동거상지연징후

견봉하 충돌증후군

통증호(Painful arch), 외회전 저항 및 니어(Neer) 징후에 대한 단일 검사는 SAIS를 배제하는 유용한 스크린 검사이다. 통증호, 외회전 저항 및 캔 비우기 검사에 대한 단일 검사는 SAIS 확인에 도움이 된다. 모든 검사의 신뢰성은 임상적으로 사용하기에 적합하다. 신뢰성 및 진단 정확도를 기반으로, 통증호, 외회전 저항 및 캔 비우기는 단일 검사에서 전반적으로 임상 유용성이 가장 우수하다. ≥3/5 (+) 커트라인 검사는 SAIS의 진단을 확인하는 데 도움이 되며 ≤2/5 (+)검사는 SAIS를 배제하는 데 도움이 된다.

니어 충돌징후, 호킨스-케네디 충돌검사, 파테 조작(Patte maneuver) 및 죠브 극상근 검사는 매우 재현성이 높으므로 환자를 식별하기 위해 임상에서 사용하기에 신뢰성이 높지만 조작(maneuver)은 구조적 식별이 제한된다. 제안된 표준화를 수행할 경우, 네 번의 모든 조작은 거의 완벽한 일치를 보인다(K 계수 0.91.1.00).

니어 검사(NEER'S SIGN)

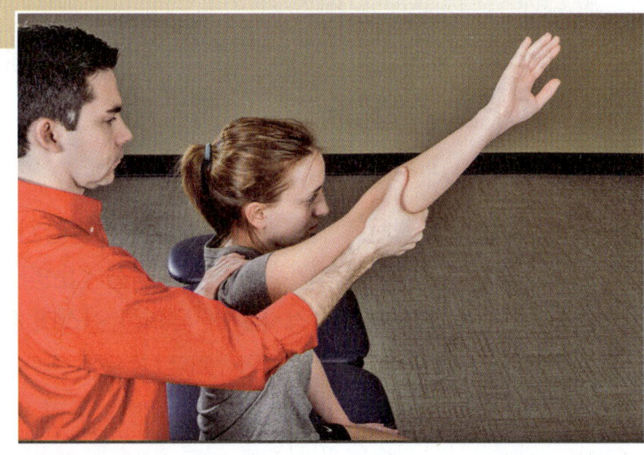
그림 21.31

환자 자세 앉기 또는 서기

치료사 자세 환자와 함께 서서, 견갑흉곽 운동을 막기 위해 견갑골을 안정시킨다.

움직임 치료사는 수동으로 환자의 팔을 잡고 견관절 내회전과 굴곡을 시킨다.[70,74] 이것은 또한 통증이 있거나 움직임의 끝 범위까지 달성될 때 환자가 능동적으로 관절 운동을 수행하도록 하는 것으로 설명한다.[54]

평가 통증이 재현될 경우, 특히 어깨의 전방 또는 측면을 따라가면 검사가 (+)이다.[70]

통계

- 통합분석(pooled analysis): 1,127명의 환자를 대상으로 한 5건의 연구에서 SN 78(68-71), SP 58(46-67), +LR 1.9, -LR 0.4를 나타내었다.[54]
- 통합분석: 946명의 환자를 대상으로 한 7건의 연구에서 SN 72(60-81), SP 60(40-77), +LR 1.79, -LR 0.47을 나타내었다.[55]
- 정형 외과 의사에게 어깨 통증을 호소하는 120명의 환자(평균 연령 52세, 여성 72명, 평균 증상 기간 NR)에 대한 연구에서 SN 89(NR), SP 30(NR), +LR 1.02NR, -LR 0.94NR, QUADAS 8을 나타내었고, 견봉하에 주사를 참고 표준으로 사용하였다.[81]
- 관절경으로 진단된 활액낭염의 참고 표준을 사용하여, 어깨 통증(평균 연령 40세, 27% 여성, 평균 증상 기간 NR)을 가진 85명의 환자의 연구에서 SN 75(NR) 및 SP 30(NR), QUADAS 7을 나타내었다.[82]
- 어깨 통증과 수술에서 참고 표준을 사용한 연구에서 55명(18-83세, 8명, 평균 증상 기간 49개월)의 연구에서 **SN 81(62-100)**, SP 54(38-69), +LR 1.76, **-LR 0.35**, QUADAS 10개월)을 나타내었다. SAIS에 대한 수술적 소견은 극상근 퇴행 또는 낭의 침범의 증거를 포함하였다.[4]
- 만성 견관절 통증 및 초음파 진단의 참고 표준으로 사용하여 34 명의 환자(평균 연령 57세, 여성 14명, 중재 증상 기간 2년)의 연구에서 SN 62(NR), SP 0(NR), QUADAS 10을 나타내었다.[70]
- 초음파 진단 및 리도카인 주사에 대한 반응을 기준으로 삼았고, 급성 견관절 통증이 있고 >90°(18-75세, 14명의 여성, 2주 미만의 어깨 통증)의 어깨를 외전을 할 수 없는 52명의 환자를 대상으로 한 연구에서 SN 60(47-73), SP 35(22-48), +LR 0.92, -LR 1.14, QUADAS 13을 나타내었다.[78]
- 신뢰도는 일차 진료 클리닉에서 어깨 통증이 있는 33명의 피험자에서 평균(κ) = 1.0, 평균 나이가 32세, 증상 지속 기간이 2-14주 사이로 계산되었다.[74]

호킨스-케네디 검사 (HAWKINS-KENNEDY TEST)

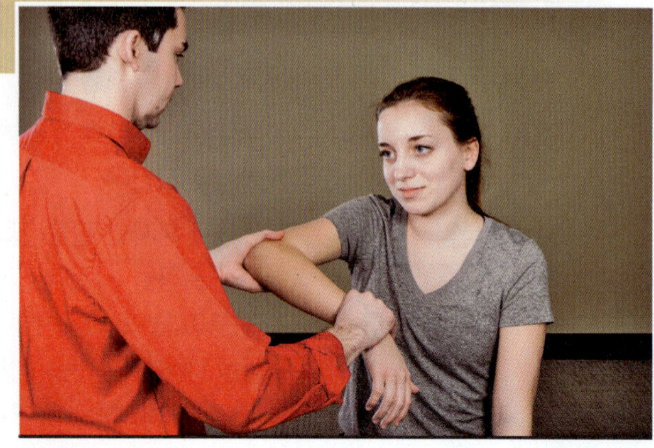
그림 21.32

환자 자세 똑바로 앉기

치료사 자세 환자의 앞쪽에 서기

움직임 치료사는 왼손으로 환자의 팔꿈치를 잡고 오른손으로 환자의 손목을 잡는다. 환자의 검사 중에 유의한 견갑대 상승을 검사하는 동안, 치료사는 한 손으로 환자의 견갑대에 안정성을 주기 위해 한 손은 팔꿈치를 다른 한 손은 손목을 잡는다. 환자의 견관절은 90° 굴곡하고 전완도 90° 굴곡한다. 견관절은 90° 굴곡을 유지하면서 내회전한다. 내회전은 환자가 일치성 통증의 도발을 보고하거나 치료사가 견갑골의 상승을 관찰할 때까지 계속된다.

평가 환자의 통증이 재발하는 경우 (+)검사이다.

통계
- 통합분석(pooled analysis): 1,029명의 환자를 대상으로 한 6건의 연구에서 SN 74(57-85), SP 57(46-67), +LR 1.7, -LR 0.5을 나타내었다.[54]
- 통합분석: 944명의 환자를 대상으로 한 7건의 연구에서 SN 80(72-86), SP 56(46-67), +LR 1.84, -LR 0.35을 나타내었다.[55]
- 초음파 진단의 참고 표준을 사용하여, 만성 어깨 통증이 있는 34명의 환자(평균 연령 57세, 여성 14명, 중간의 증상 기간 2년)의 연구에서 SN 74(NR), SP 50(NR), +LR 1.48, -LR NR, QUADAS 10을 나타내었다.[70]
- 수술의 참고 표준을 사용하여, 55명의 환자를 대상으로 한 어깨 통증(18-83세, 8명의 여성, 평균 18세, 적어도 1주간의 증상 기간)의 연구에서 SN 63(39-86), SP 62(46-77), +LR 1.63, -LR 0.61, QUADAS 10을 나타내었다.[4]
- 초음파 진단의 진단과 리도카인 주사 참고 표준을 사용하여, 급성 견관절 통증이 있고 > 90°(평균 연령 18-75세, 여성 14명, 2주 미만의 어깨 통증)의 어깨를 외전할 수 없는 52명의 환자를 대상으로 한 연구에서 SN 77(66-88), SP 26(14-38), +LR 1.0, -LR 0.88, QUADAS 13을 나타내었다.[78]
- 신뢰도는 일차 진료 클리닉에서 어깨 통증이 있는 33명의 피험자에서 평균(k) = 0.91, 평균 나이가 32세, 증상 지속 기간이 2-14주 사이로 계산되었다.[74]

통증호(PAINFUL ARC)

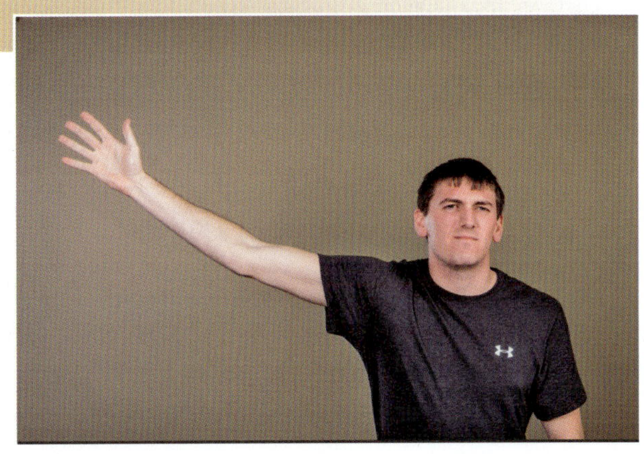
그림 21.33

환자 자세 똑바로 앉기 또는 서기

치료사 자세 움직임의 질이나 통증을 나타내는 환자 반응을 모니터링하기 위해 환자의 얼굴을 바라본다.

움직임 환자는 적극적으로 해부학적 위치를 유지하면서 팔을 외전한다(앞으로 향하는 손바닥).

평가 환자가 약 60°-120°까지에서 통증을 호소하지만 이 외전 범위 밖에서 통증을 보고하지 않으면 검사는 (+)이다.

통계
- 통합분석(pooled analysis): 756명의 환자를 대상으로 한 4건의 연구에서 SN 53(31-74), SP 76(68-84), +LR 2.3, -LR 0.62을 나타내었다.[55]
- 초음파 진단의 참고 표준을 사용하여, 만성 어깨 통증이 있는 34명의 환자(평균 연령 57세, 여성 14명, 중간의 증상 기간 2년)의 연구에서 SN 29.6(NR), SP 50(NR), +LR 0.59, -LR 1.40 NR, QUADAS 10을 나타내었다.[70]
- 수술의 참고 표준을 사용하여, 55명의 환자를 대상으로 한 어깨 통증(18-83세, 8명의 여성, 평균 18세, 적어도 1주간의 증상 기간)의 연구에서 SN 75(54-96), SP 67(52-81), +LR 2.25, -LR 0.38, QUADAS 10을 나타내었다.[4]
- 초음파 진단과 리도카인 주사 참고 표준을 사용하여, 급성 견관절 통증이 있고 > 90°(평균 연령 18-75세, 여성 14명, 2주 미만의 어깨 통증)의 어깨를 외전할 수 없는 52명의 환자를 대상으로 한 연구에서 SN 96(90-100), SP 4(1-9), +LR 1.0, -LR 1.0, QUADAS 13을 나타내었다.[78]

내회전 저항근력검사(INTERNAL ROTATION RESISTED STRENGTH TEST)

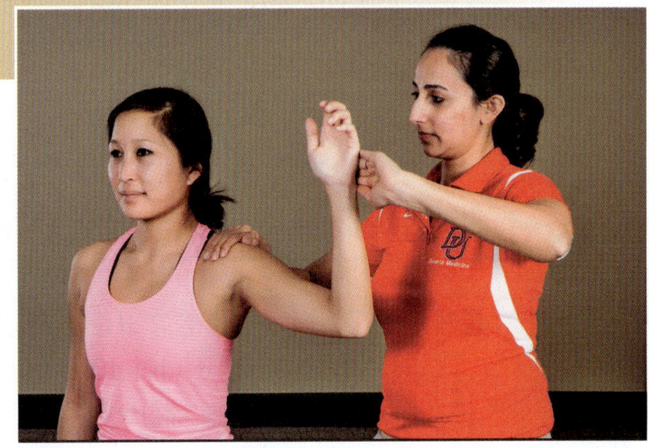
그림 21.34

환자 자세 팔을 외전 90° 및 외회전 80°에 위치시킨 상태에서 똑바로 앉거나 서기. 이 검사 중 팔꿈치는 90° 굴곡 상태로 유지한다.

치료사 자세 환자의 뒤에 서서, 한손으로 상완골 또는 견갑골을 안정화시키고, 반대손으로 전완의 말단부에 놓는다.

움직임 치료사는 이 위치에서 환자를 내회전(IR)과 외회전(ER)으로 저항을 준다.

평가 외회전과 관련하여 내회전이 약하면 검사는 (+)이다.

통계
- 관절경으로 진단된 참고 표준을 사용하여, 코르티존 주사 및 물리치료(평균 나이 NR, 여성 35명, 평균 증상 기간 10.9개월)을 포함한 보존적 측정을 실패한 평균 16주 만성 어깨 통증 환자 110명을 대상으로 한 연구에서 SN 88(NR), SP 96(NR), +LR 22, -LR 0.12, QUADAS 8을 나타내었다.[83]

수평내전 검사(CROSS-BODY ADDUCTION TEST)

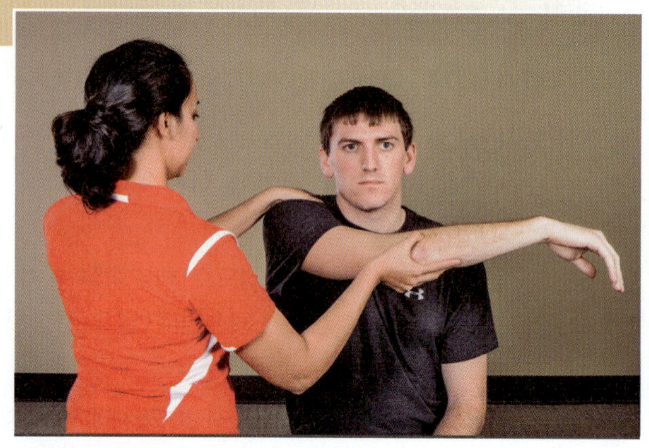
그림 21.35

환자 자세 똑바로 앉거나 선 상태에서 환자의 팔꿈치가 약간 구부러진 상태에서 어깨 굴곡 90°로 한다.

치료사 자세 환자의 전방에 서있는다.

움직임 치료사는 한 손으로 가슴과 견갑대의 안정성을 위해 한손으로 잡고, 다른 손으로는 환자의 팔꿈치를 잡는다. 치료사는 굴곡의 초기 각도를 유지하면서 환자의 팔을 반대쪽 어깨를 향하여 몸쪽으로 움직인다.

평가 어깨의 전방 또는 상부에 통증을 재현하면 이 검사는 (+)이다.

통계
- 견봉쇄골관절에 코르티존 주사를 참고 표준을 사용하여, 어깨 통증(평균 나이 NR, 여성 72명, 평균 증상 기간 NR)으로 불만이 있는 120명의 환자에 대한 연구에서 SN 82(NR), SP 27.7(NR), +LR 1.13, −LR 0.64, QUADAS 7을 나타내었다.[81]
- 관절경으로 진단된 참고 표준을 사용하여, 어깨 통증(평균 연령, 성별 및 증상 기간 NR)이 있는 552명의 환자를 대상으로 한 연구에서 SN 22.5(NR), SP 82(NR), +LR 1.25, −LR 0.93, QUADAS 10을 나타내었다.[77]

극하근 또는 외회전 저항 검사 (INFRASPINATUS OR EXTERNAL ROTATION RESISTANCE TEST)

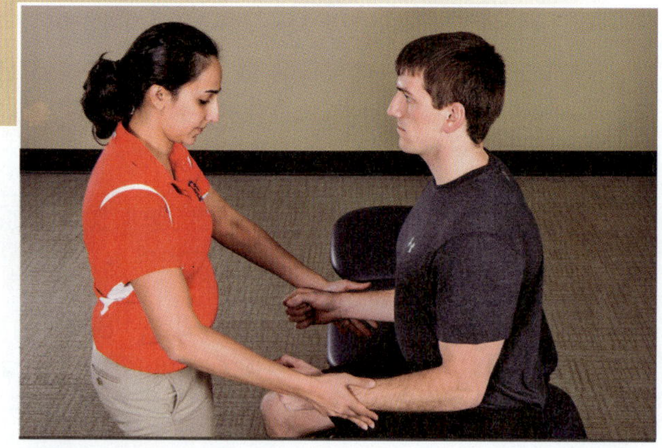
그림 21.36

환자 자세 앉은 상태에서 팔꿈치를 90°로 굴곡하고, 팔꿈치는 몸에 붙여 유지한다.

치료사 자세 환자의 전방에 서 있는다.

움직임 치료사가 전완의 원위부에 저항을 주는 동안 환자는 외회전에 저항을 준다.

평가 환자가 약화나 통증으로 인해 저항을 유지할 수없는 경우 이 검사는 (+)이다.

통계
- 외과적 소견을 참고 표준을 사용하여, 어깨 통증(평균 나이 40.6±15.1세, 여성 8명, 평균 연령 40.6±15.1세)을 나타낸 55명의 환자를 대상으로 한 연구에서 SN 56(32−81), **SP 87(77−98)**, **+LR 4.4**, −LR 0.50, QUADAS 10을 나타내었다.[4]
- 초음파 진단의 참고 표준을 사용하여, 만성 어깨 통증(평균 연령 57세, 여성 14명, 중간의 증상 기간 2년)이 있는 34명의 환자를 대상으로 한 연구에서 SN 34(NR), **SP 100(NR)**, **+LR Inf**, −LR 0.66, QUADAS 10을 나타내었다.
- 약화가 발견되면: SN 55(NR), SP 25(NR), +LR 0.74, −LR 1.8.[70]

클러스터 검사(CLUSTERS OF TESTS)

호킨스=케네디, 통증호와 극하근 검사

통계
- 세 가지 검사(+): 활액낭염, 부분 또는 전체의 회전근개 찢어짐, 관절경 소견을 참고 표준을 사용하여 552명의 환자(평균 연령, 성별, 평균 증상 기간 NR)에 대한 연구에서 SN(NR), SP(NR), +LR 10.56, −LR 0.17, QUADAS 10을 나타내었다.[77]
- 두 가지 검사(+): SN(NR), SP(NR), +LR 5.06, −LR 0.17, QUADAS 10을 나타내었다.[77]

호킨스=케네디, 통증호, 니어 징후, 외회전 저항검사와 캔 비우기 검사

통계 환자가 약화나 통증으로 인해 저항을 유지할 수 없는 경우 이 검사는 (+)이다.

회전근개 찢어짐

렌트 검사(RENT TEST)

환자 자세 앉아서 팔을 편하게 놓는다. 검사를 받는 팔은 수동 어깨 신장으로 가져온다.

치료사 자세 환자의 바로 뒤에 서기; 견관절 신전을 유지하기 위해 한손은 팔의 주두를 보조하고 다른 손은 상완골두와 견봉의 전방을 촉진한다.

움직임 치료사는 상완골을 내,외회전으로 움직인다. 치료사는 하강을 촉진하는데 대결절을 지나친 후 약 한손가락 너비로 설명된다.

평가 상지를 수동적으로 회전시키는 동안 하강이 촉진되면 이 검사는 (+)이다.

통계
- 외과적 소견을 참고 표준을 사용하여, 회전근개 찢어짐(평균 나이 NR, 여성 42명, 평균 증상 기간 NR)을 나타낸 109명의 환자를 대상으로 한 연구에서 SN 96(NR), SP 97(NR), +LR 32, −LR 0.04, QUADAS 10을 나타내었다.[84]

측방 죠브 검사(LATERAL JOBE TEST)

영상 21.37 **인터넷 지원으로 이 검사의 평가 방법을 볼 수 있다.**

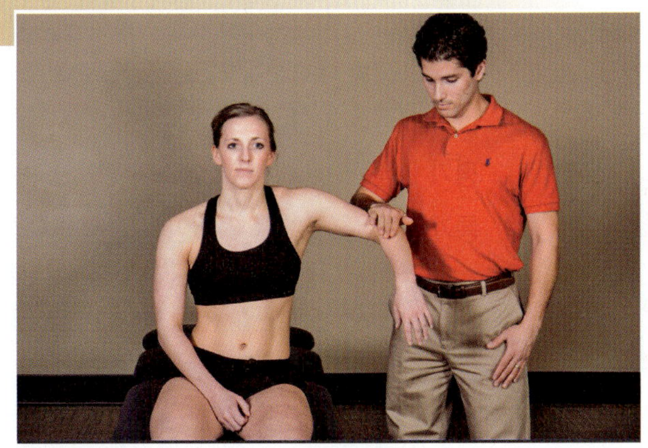

그림 21.37

환자 자세 앉거나 선자세에서, 팔을 90°로 외전하고 견관절을 전체 내회전 한다.

치료사 자세 환자의 측면 또는 바로 뒤에 서기

움직임 치료사는 환자의 움직임에 저항하는 주는 동안 상완골 원위부에 하강 힘을 적용한다.

평가 환자가 통증이나 약화를 보고하는 경우면 이 검사는 (+)이다.

통계 회전근개 찢어짐을 위한 관절경 검사의 참고 표준을 사용하여, 어깨 통증(평균 연령 NR, 여성 78명, 평균 증상 기간 NR) 175명의 환자를 대상으로 한 연구에서 SN 81(72−88), SP 89(79−95), +LR 7.36, −LR 0.10, QUADAS 10을 나타내었다.[35]

앙와위 충돌검사(SUPINE IMPINGEMENT TEST)

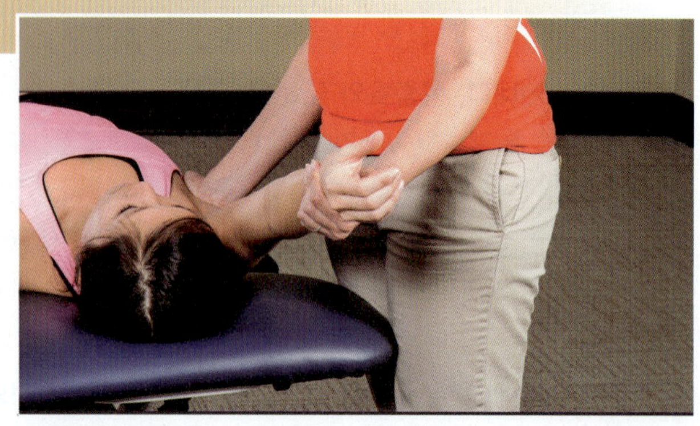
그림 21.38

환자 자세 앙와위, 팔은 편하게 놓는다.

치료사 자세 환자의 측면에 직접적으로 서 있는다.

움직임 치료사는 환자의 측면 견갑대를 안정화시키면서 팔을 수동으로 최종 범위로 상완골을 굴곡시킨 다음 상완골을 외회전시키고 팔을 환자의 귀로 가져간다. 이 위치에 도달하면 치료사는 환자의 팔을 내회전시킨다.

평가 환자가 이 자세에서 통증을 느끼면 이 검사는 (+)이다.

통계 어깨 통증과 회전근개 찢어짐을 위한 관절경 검사의 참고 표준을 사용하여, 448명(평균 연령 NR, 여성 166명, 평균 증상 기간 NR)의 환자를 대상으로 한 연구에서 **SN 97(NR)**, SP 9(NR), +LR 1.07, **−LR 0.33**, QUADAS 10을 나타내었다.

캔 비우기 검사(EMPTY CAN TEST)

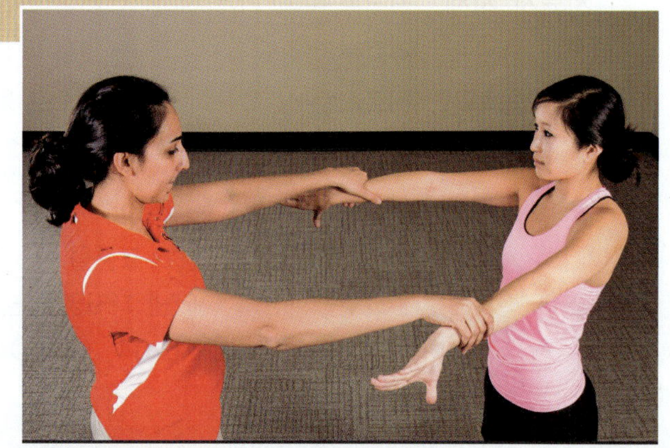
그림 21.39

환자 자세 똑바로 서거나 앉은 자세에서 팔을 90° 굴곡한다.

치료사 자세 환자의 전방에 직접적으로 서서 팔의 원위부에 저항을 제공한다.

움직임 치료사는 처음에는 팔을 엄지 위로 올린 상태에서 팔을 높인 자세(그림과 같이 팔을 아래쪽으로 밀기)에서 아래로 내리기 위해 팔의 원위부에 저항을 준다. 이런 다음 환자는 마치 캔을 쏟아내는 것처럼 전체 내회전을 하고 견갑골면에서 그들의 팔을 움직인다(그림과 같이). 치료사는 다시 팔의 원위부에 저항을 준다.

평가 통증이 재발되거나 초기 엄지손가락 위치와 비교할 때 명백한 약화가 있다면 이 검사는 (+)이다.

통계

- 통합분석: 695명의 환자를 대상으로 한 6건의 연구에서 SN 69(54–81), SP 62(38–81), +LR 1.8, −LR 0.5를 나타내었다.[54]
- 만성 견관절 통증 및 초음파 진단을 참고 표준으로 사용하여, 34명의 환자(평균 연령 57세, 여성 14명, 평균 증상 기간 2년)에 대한 연구에서 SN 52(NR), SP 33(NR), SP 33(NR), +LR 0.78을 나타내었다. 초음파 진단에서의 결과에는 전체 또는 부분 파열이 포함될 수 있다.[70]
- 약화(+) 결과: SN 52(NR), SP 67(NR), +LR 1.56, −LR(NR).[70]
- 외과적 소견을 참고 표준을 사용하여, 어깨 통증(평균 연령 18–83세, 여성 8명, 평균 증상 기간 NR)을 나타낸 55명의 환자를 대상으로 한 연구에서 SN 50(26–75), SP 87(77–98), +LR 3.90, −LR 0.57, QUADAS 10을 나타내었다.[4]
- 관절경을 참고 표준을 사용하여, 어깨 통증(평균 연령, 성별 및 평균 증상 기간 NR)을 나타내는 552명의 환자를 대상으로 한 연구에서 SN 44(NR), **SP 90(NR)**, **+LR 4.37**,

−LR 0.62, QUADAS 10을 나타내었다.[77]

- 신뢰도는 일차 진료 클리닉에서 어깨 통증(평균 연령 32세, 성별, 평균 증상 기간 2−14주)을 나타낸 33명의 피험자에서(κ) = 0.94로 계산되었다.[74]

극상근 찢어짐 또는 견봉하 충돌 증후군

팔떨어뜨리기 검사(DROP ARM TEST)

환자 자세 똑바로 서거나 앉기

치료사 자세 환자의 뒤에 서서 한 손으로는 견갑골을 지지하고 반대편 손으로는 원위부 팔을 지지한다.

움직임 치료사는 환자의 팔을 수동 외전한다. (a). 치료사는 환자가 팔이 외전된 위치를 유지하도록 함과 동시에 팔의 원위부 말단을 이완하도록 요청한다 (b). 이런 다음 환자에게 천천히 팔을 아래로 내리라고 요청한다.

평가 환자가 팔을 내리는 것을 제어할 수 없는 경우에 이 검사는 (+)이다.

통계

- 통합분석: 1,213명의 환자를 대상으로 한 5건의 연구에서 SN 21(14−30), SP 92(86−96), +LR 2.6, −LR 0.86을 나타내었다.[54]
- 초음파 진단 및 리도카인 주사에 대한 반응을 참고 표준으로 사용하여, 급성 견관절 통증이 있고 > 90°(연령 범위 18−75세, 여성 14명, 평균 증상 기간 < 2주)의 어깨를 외전할 수 없는 52명의 환자에 대한 연구에서 SN 41(28−54), SP 83(73−93), +LR 2.41, −LR 0.71, QUADAS 13을 나타내었다.[76]
- 의심되는 회전근개 찢어짐과 수술을 참고 표준으로 사용하여, 400명의 환자(연령, 성별, 평균 증상 기간 NR)에 대한 연구에서 SN 10(NR), SP 98(NR), +LR 5.0, −LR 0.92, QUADAS 5를 나타내었다.[86]
- 의심되는 회전근개 찢어짐과 수술을 참고 표준으로 사용하여 552명의 환자(연령, 성별, 평균 증상 기간 NR)에 대한 연구에서 SN 27(NR), SP 88(NR), +LR 2.3, −LR 0.83, QUADAS 10을 나타내었다.[77]

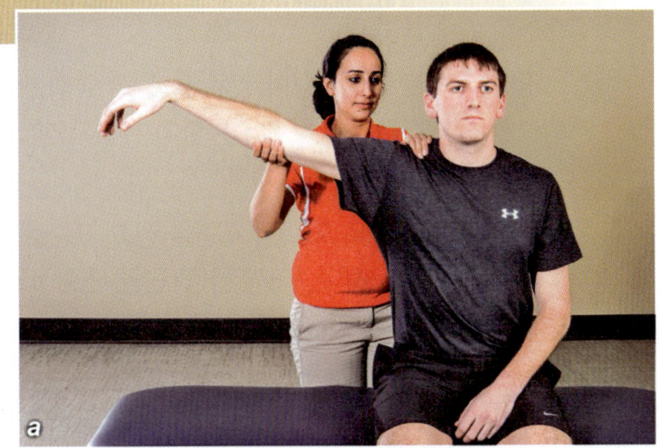

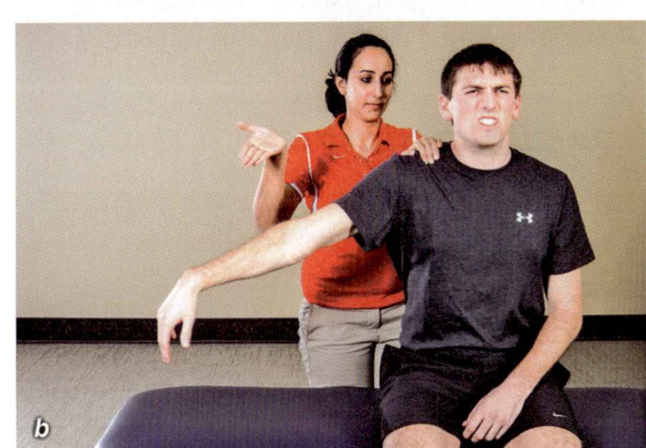

그림 21.40

캔 채우기 검사(FULL CAN TEST)

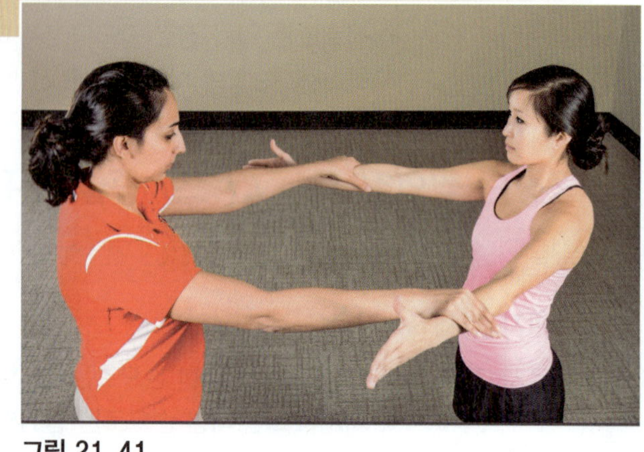

그림 21.41

환자 자세 팔을 90°로 외전하고 엄지손가락은 천장을 가리킨다.

치료사 자세 환자의 앞에 바로 서있는다.

움직임 치료사는 양측 전완 원위부에 하방으로 힘을 준다.

평가 치료사가 증상이 있는 팔에 더 유의한 약화를 기록하거나 통증이 유발되면 이 검사는 (+)이다.

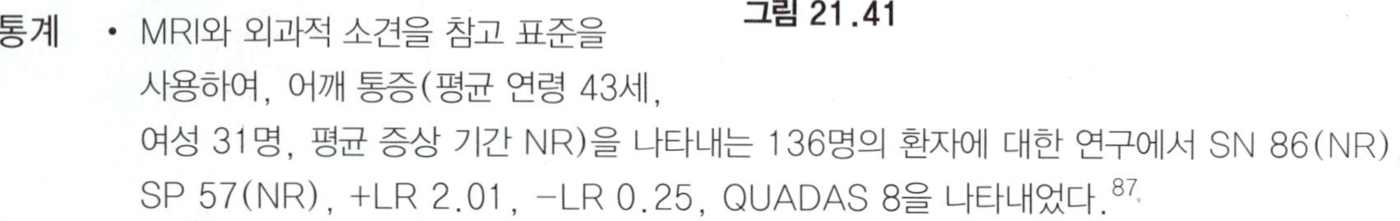

통계

- MRI와 외과적 소견을 참고 표준을 사용하여, 어깨 통증(평균 연령 43세, 여성 31명, 평균 증상 기간 NR)을 나타내는 136명의 환자에 대한 연구에서 SN 86(NR), SP 57(NR), +LR 2.01, −LR 0.25, QUADAS 8을 나타내었다.[87]
- MRI와 외과적 소견을 참고 표준을 사용하여, 어깨 통증(평균 연령 53세, 성별 및 평균 증상 기간 NR)을 나타내는 149명의 환자에 대한 연구에서 SN 80−83, SP 50−53, +LR 1.6−1.78, −LR 0.4−0.32, QUADAS 8을 나타내었다.[88]

극상근과 극하근 찢어짐

외회전 지연징후(EXTERNAL ROTATION LAG SIGN)

영상 21.42 **인터넷 지원으로 이 검사의 평가 방법을 볼 수 있다.**

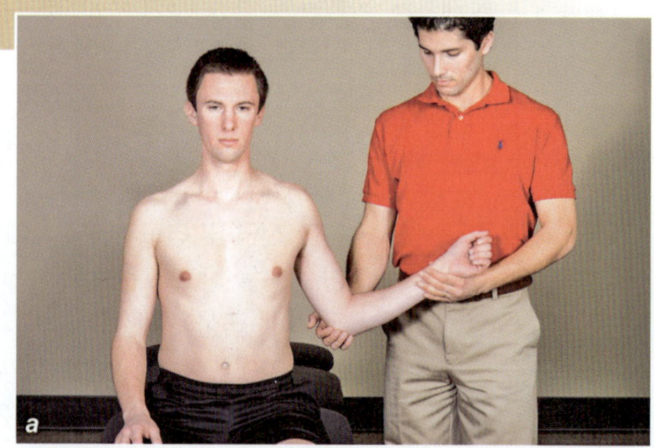

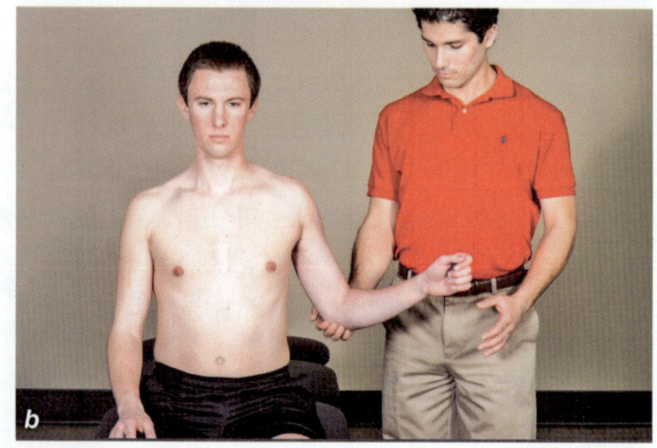

그림 21.42

환자 자세 똑바로 앉은 자세에서 팔을 20° 외전 및 완전한 외회전을 수동적으로 위치시킨다. 팔꿈치는 90°로 굴곡한다.

치료사 자세 환자의 바로 뒤에 서기

움직임 치료사는 처음에 환자의 팔을 외전 및 외회전으로 이동시키다(앞에서 설명한 것처럼)(a). 치료사는 팔꿈치의 주두를 계속 지지하고 다른 손으로 손목을 지지한다(b). 치료사는 환자에게 외회전 위치를 유지할 것을 요청한다.

평가 내회전에서 팔이 떨어지는 것으로 입증된 것처럼 환자가 20°의 외전에서 외회전을 유지할 수 없는 경우에 이 검사는 (+)이다.

통계

- 회전근개 찢어짐의 민감도와 관절경을 참고 표준을 사용하여, 552명의

환자(평균 연령, 성별 및 평균 증상 기간 NR)을 기준으로 SN 42(NR), SP 90(NR), +LR 4.20, −LR 0.65, QUADAS 10을 나타내었다.[77]

- 초음파 진단 및 리도카인 주사에 대한 반응을 참고 표준으로 사용하여, 급성 견관절 통증이 있고 > 90°(평균 연령 18–75세, 여성 14명, 평균 증상 기간 < 2주)의 어깨를 외전할 수 없는 52명의 환자에 대한 연구에서 SN 45(31–59), SP 91(83–79), +LR 5.0, −LR 0.6, QUADAS 13을 나타내었다.[78]
- 초음파 진단의 참고 표준을 사용하여, 만성 어깨 통증(평균 연령 55.5세, 여성 21명, 어깨 통증의 평균 증상 기간 37.5개월)을 나타낸 37명의 환자에서 SN 46(NR), SP 94(NR), +LR 7.2, −LR 0.60, QUADAS 11을 나타내었다.[79]

극하근과 소원근의 찢어짐

떨어뜨리기 징후(DROP SIGN)

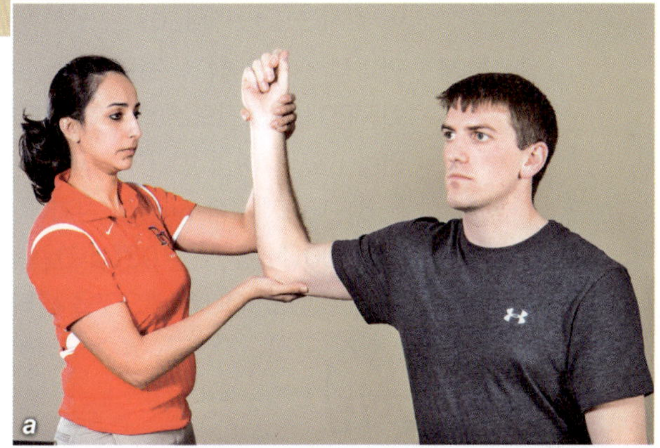

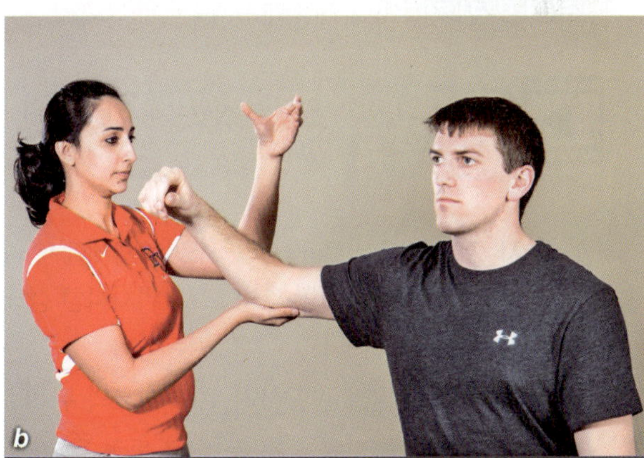

그림 21.43

환자 자세 똑바로 앉은 자세에서, 팔을 외전 및 외회전의 90°로 수동적으로 위치시킨다.

치료사 자세 환자의 측면에 서서, 환자의 주두와 손목을 지지한다.

움직임 치료사는 처음에 환자의 팔을 외전 및 외회전으로 이동시킨다(앞에서 설명한 것처럼)(a). 치료사는 팔꿈치의 주두를 계속 지지한 다음 손목에서 지지하여 이완한다(b). 치료사는 환자에게 외전된 위치에서 외회전 위치를 유지하도록 요청한다.

평가 환자가 외회전을 유지하지 못하거나 내회전으로 팔이 떨어지면 이 검사는 (+)이다.

통계

- 초음파 진단의 참고 표준을 사용하여, 만성 어깨 통증(평균 연령 55.5세, 여성 21명, 어깨 통증의 평균 증상 기간 37.5개월)을 제시한 37명의 환자에서 SN 73(NR), SP 77, +LR 3.2, −LR 0.3, QUADAS 11을 나타내었다.[79]
- 초음파 진단 및 리도카인 주사에 대한 반응을 참고 표준으로 사용하고, 급성 견관절 통증이 있고 > 90°(18–75세, 여성 14명, 평균 증상 기간 < 2주)의 어깨를 외전할 수 없는 52명의 환자에 대한 연구에서 SN 45(31–59), SP 70(58–82), +LR 1.5, −LR 0.79, QUADAS 13을 나타내었다.[78]

호른부는사람 징후(HORNBLOWER'S SIGN)

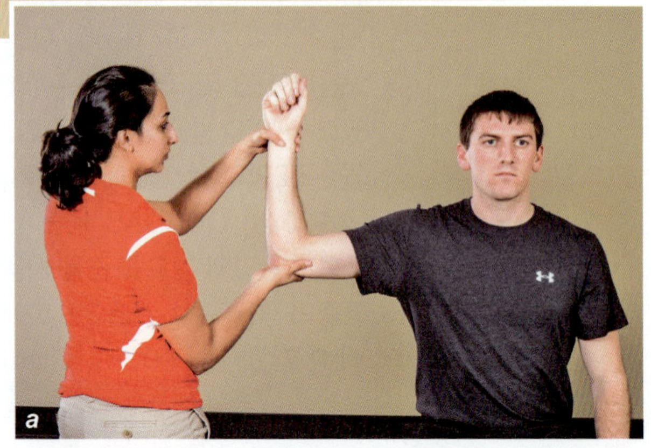

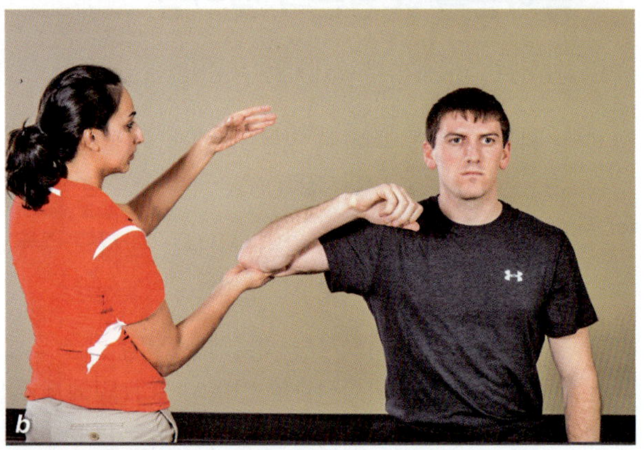

그림 21.44

환자 자세 똑바로 앉은 자세에서, 환자의 팔을 외회전과 외전 90°에 수동적으로 위치시킨다. 팔꿈치는 90°로 굴곡한다.

치료사 자세 환자의 측면에 서서, 환자의 주두와 손목을 지지한다.

움직임 치료사는 손목에 내회전으로 저항을 주고, 환자에게 저항에 대해 외회전 위치를 유지하도록 요청한다(a).

평가 환자가 외회전을 유지하지 못하거나 외전위치에서 내회전으로 팔이 떨어지면 이 검사는 (+)이다(b).

통계 외과적 소견을 참고 표준을 사용하여, 회전근개 찢어짐으로 의심되는 환자(평균 연령 66세, 여성 21명, 평균 증상 기간 5.6년)를 제시한 54명의 환자에게서 SN 100(NR), SP 93(NR), +LR 12, −LR 0.05, QUADAS 7을 나타내었다.

견갑하근 찢어짐

들어올리기 검사(LIFT-OFF TEST)

영상 21.45 **인터넷 지원으로 이 검사의 평가 방법을 볼 수 있다.**

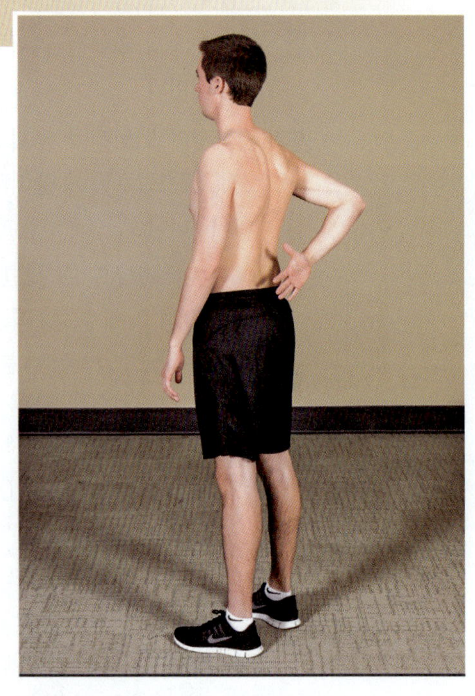

그림 21.45

환자 자세 똑바로 앉거나 서있는 자세에서, 견관절 신전, 내전 및 내회전의 후방 으로 위치시킨 상태에서 허리에 손을 놓는다.

치료사 자세 팔을 관찰하기 위해 환자의 뒤 또는 옆에 선다.

움직임 환자는 손을 등 뒤로 들어 올리려고 한다.

평가 환자가 손을 등 뒤로 들어 올릴 수 없는 경우에 이 검사는 (+)이다.

통계

- 267명의 환자를 대상으로 한 4건의 연구에서 통합분석 SN 42(19−69), 통합분석 **SP 97(79−100)**, **+LR 16.47**, −LR 0.6을 나타내었다.[54]
- 회전근개 찢어짐 진단과 외과적 소견을 참고 표준을 사용하여, 68명의 환자(평균 연령 45세, 여성 19명, 평균 증상 기간 NR)의 연구에서 SN 17.6(NR), **SP 100**(NR), +LR(NR), −LR 0.82, QUADAS 11을 나타내었다.[90]

내회전 지연 검사(INTERNAL ROTATION LAG TEST)

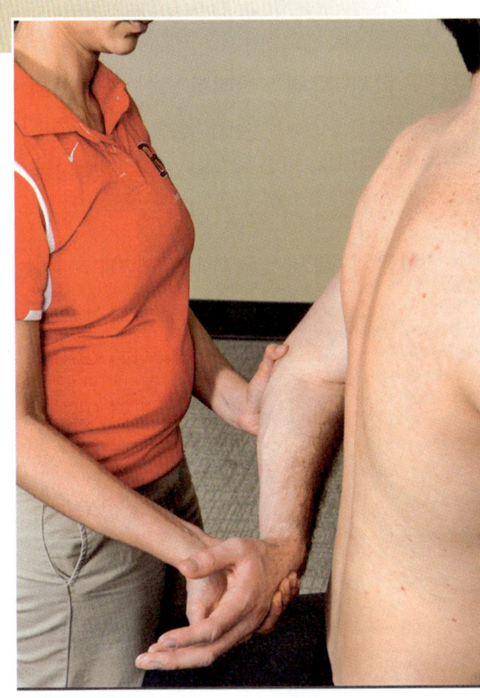
그림 21.46

환자 자세 똑바로 앉거나 서있는 자세에서, 등뒤로 내회전과 신전 위치로 수동적으로 팔을 위치한다.

치료사 자세 환자 바로 뒤에 서서 팔꿈치와 손목을 지지한다.

움직임 치료사는 손목을 이완시키고 환자에게 팔을 내회전 위치로 유지하도록 요청한다.

평가 환자가 척추쪽으로 떨어지는 손에 의해 입증된 것처럼, 내회전 위치를 유지하지 못하는 경우에 이 검사는 (+)이다.

통계
- 초음파 진단의 참고 표준을 사용하여, 어깨 통증(평균 연령 55.5세, 여성 21명, 평균 증상 기간 37.5개월)을 나타내는 37명의 환자에서 SN 100(NR), SP 84(NR), +LR 6.2, −LR 0.0, QUADAS 11을 나타내었다.[79]
- 초음파 진단 및 리도카인 주사에 대한 반응을 참고 표준으로 사용하여, 급성 견관절 통증이 있고 > 90°(18−75세, 여성 14명, 평균 증상 기간<2주)의 어깨를 외전할 수 없는 52명의 환자에 대한 연구에서 SN 31(18−41), SP 87(78−96), +LR 2.38, −LR 0.79, QUADAS 13을 나타내었다.[78]

근복 압박 검사(BELLY PRESS TEST)

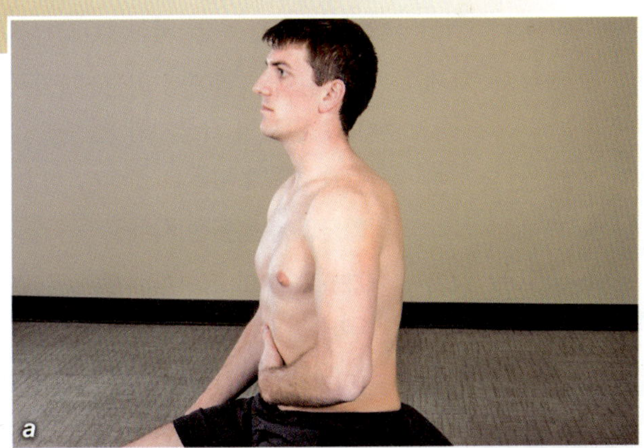

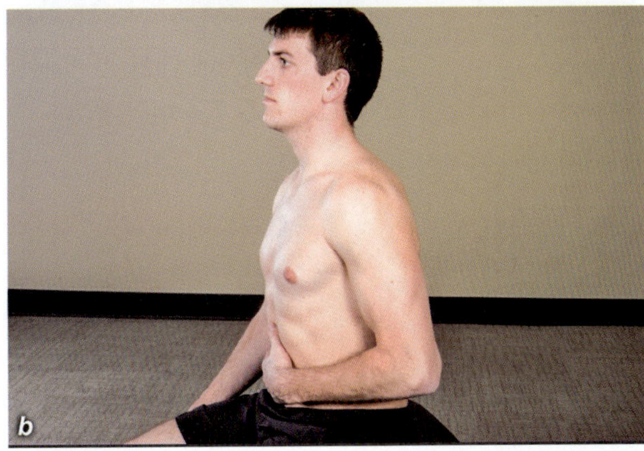

그림 21.47

환자 자세 똑바로 앉는 자세에서, 팔을 90°의 팔꿈치 굴곡과 내전으로 하여 손이 위(stomach)에 편안하게 놓이도록 한다.

치료사 자세 환자 바로 옆에 서있는다.

움직임 환자는 내회전 힘을 줄이고 그들의 위에 놓여있는 손에 압박을 주도록 요청한다(a).

평가 환자의 어깨가 팔꿈치 뒤쪽으로 흘러 내리는 것처럼 보이는 외회전 또는 신전으로 움직이는 경우에 이 검사는 (+) 이다(b).

통계 외과적 소견을 참고 표준을 사용하여, 회전근개 찢어짐(평균 연령 45세, 여성 19명, 평균 증상 기간 NR)의 진단을 제시하는 68명의 환자에 대한 연구에서 SN 40(NR), SP 98(NR), +LR 20, −LR 0.61, QUADAS 11을 나타내었다.[90]

곰포옹 검사(BEAR HUG TEST)

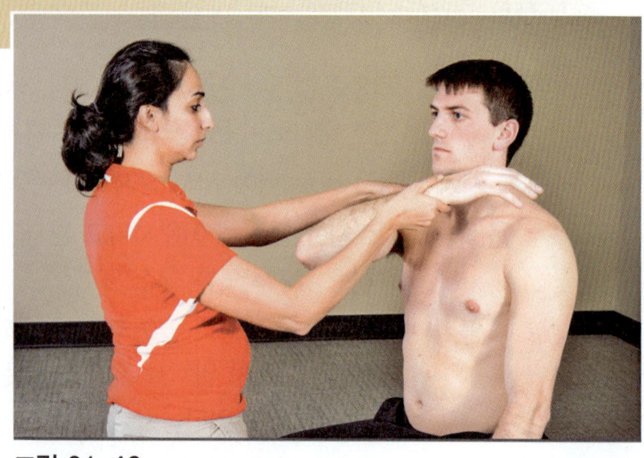
그림 21.48

환자 자세 똑바로 앉은 자세에서 반대편 어깨에 손이 닿는 자세를 한다. 어깨와 팔꿈치는 굴곡하고 몸 전방으로 똑바로 세우는 것이 중요하다.

치료사 자세 환자 바로 앞에 서 있는다.

움직임 치료사는 환자의 손을 잡고 어깨에서 손이 떨어지게 당긴다.

평가 환자가 반대편 어깨에서 손이 떨어지는 경우에 이 검사는 (+)이다.

통계
- 외과적 소견을 참고 표준을 사용하여, 회전근개 찢어짐(평균 연령 45세, 여성 19명, 평균 증상 기간 NR)의 진단을 제시하는 68명의 환자에 대한 연구에서 SN 60(NR), SP 92(NR), +LR 7.2, −LR 0.44, QUADAS 11을 나타내었다.[90]

회전근개 찢어짐 또는 후방 관절순 찢어짐

후방 충돌 징후 (POSTERIOR IMPINGEMENT SIGN)

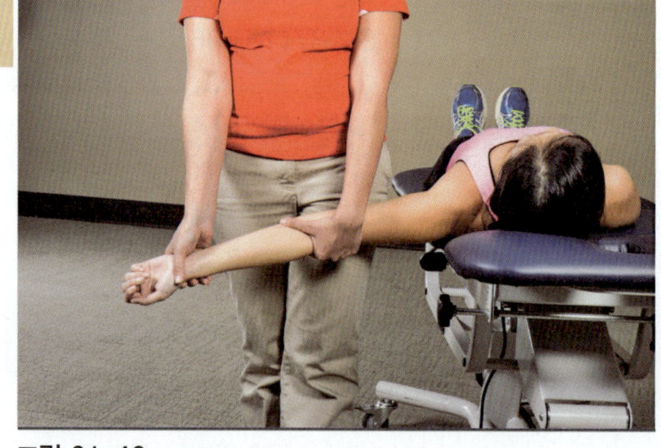
그림 21.49

환자 자세 앙와위에서 어깨 위치는 외전 90°−110°, 전체 외회전, 수평 외전 10°−15°이다.

치료사 자세 즉시, 환자의 옆에서 이전에 언급한 자세로 환자의 팔꿈치와 손목을 잡는다.

움직임 치료사는 수동적으로 환자를 외전, 외회전과 수평외전 자세로 움직인다.

평가 환자가 어깨의 뒷부분에 통증을 보고하는 경우에 이 검사는 (+)이다.

통계
- 외과적 소견을 참고 표준을 사용하여, 회전근개 찢어짐이 의심되거나 확정됨 또는 후방 관절순 찢어짐(평균 연령 22.7세, 성별과 평균 증상 기간 NR)의 진단을 제시하는 69명의 환자에 대한 연구에서 SN 76(NR), SP 85(NR), +LR 5.06, −LR 0.29, QUADAS 7을 나타내었다.[91]

관절순 병리와 어깨 불안정성

상완이두근 부하검사 I (BICEPS LOAD I)

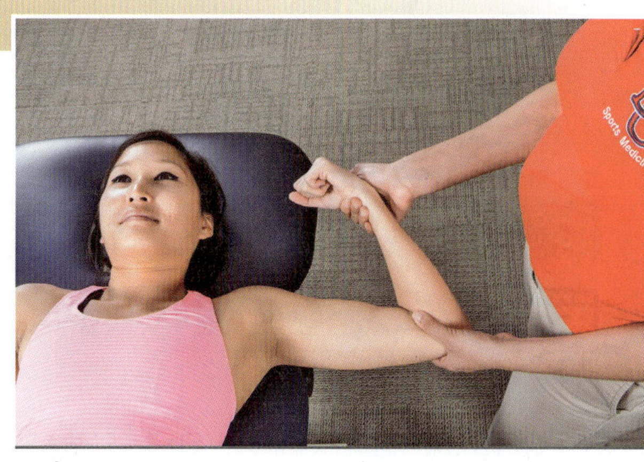
그림 21.50

환자 자세 앙와위에서 어깨 위치는 외전 90°, 전완 90° 굴곡과 전체 회외이다.

치료사 자세 즉시 환자의 측면에 서서 주두를 잡는다(그림 참고).

움직임 치료사는 환자의 팔의 외전과 외회전 위치를 유지한다. 이런 다음 치료사는 환자에게 팔꿈치 굴곡에 저항하도록 요구한다.

평가 저항을 주는 동안 통증 또는 불안을 보고하는 경우에 이 검사는 (+)이다.

통계
- 외과적 소견을 참고 표준을 사용하여, 관절순 찢어짐이 의심(평균 연령 25세, 11명 여성, 평균 증상 기간 NR)이 되는 75명의 환자에 대한 연구에서 SN 91(NR), SP 97(NR), +LR 30.3, −LR 0.09, QUADAS 9을 나타내었다.[92]

크랭크 검사(CRANK TEST)

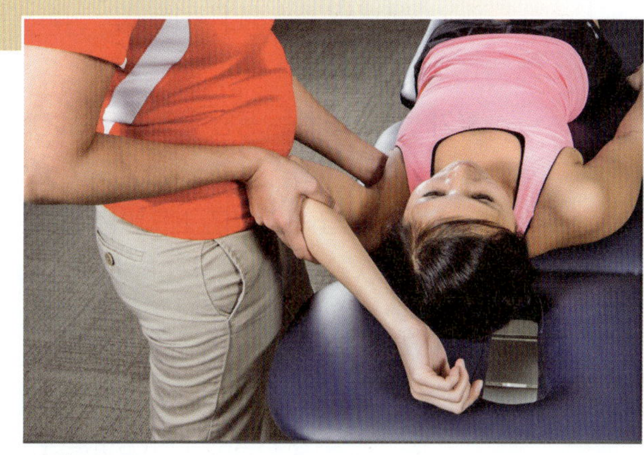
그림 21.51

환자 자세 앙와위에서 어깨 위치는 외전 160°, 전체 외회전, 전완 90° 굴곡이다.

치료사 자세 관여한 팔의 측면에 서서, 한쪽 손은 환자의 팔꿈치를 잡고 다른 손은 손목을 잡는다.

움직임 치료사는 상완골을 통해 주두에 직접 압박을 가하고, 어깨에서 내, 외회전을 통해 환자의 팔을 반복적으로 움직인다. 압박은 상완골을 통해 유지된다.

평가 환자가 통증을 보고하거나 치료사가 클릭 소리, 딸깍 소리 또는 터지는 소리를 듣는 경우에 이 검사는 (+)이다.

통계
- 통합분석: SNAP(19−53), SP 75(65−83), +LR 1.36(0.84−2.21), −LR 0.88(0.69−1.12)의 순으로 나타내었다.[55]
- 관절경을 참고 표준을 사용하여, 관절순 찢어짐이 의심(평균 연령 38세, 여성 11명, 평균 증상 기간 NR)이 되는 61명의 환자를 대상으로 한 연구에서 SN 40(NR), SP 73(NR), +LR 1.48, −LR 0.82, QUADAS 11을 나타내었다.[93]
- 관절경을 참고 표준을 사용하여, 관절순 찢어짐이 의심(평균 연령 23세, 여성 2명, 평균 증상 기간 NR)이 되는 54명의 환자를 대상으로 한 연구에서 SN 58(NR), SP 72(NR), +LR 2.1, −LR 0.58, QUADAS 9을 나타내었다.[94]
- 외과적 소견을 참고 표준을 사용하여, 관절순 찢어짐이 의심(평균 연령 46세, 여성 20명, 평균 증상 기간 12개월)이 되는 65명의 환자를 대상으로 한 연구에서 SN 46(NR),

SP 56(NR), +LR 1.1, −LR 0.96, QUADAS 11을 나타내었다.[95]

- 관절경을 참고 표준을 사용하여, 3개월간(평균 연령 28세, 여성 22명, 평균 증상 기간 NR) 약물 치료와 물리 치료로 구성된 보존적 치료를 실패한 62명의 환자를 대상으로 한 연구에서 **SN 91(NR)**, **SP 93(NR)**, **+LR 13.6** 및 **6.5**, **−LR 0.1**와 0.22, QUADAS 10을 나타내었다.[96]

상완이두근 부하검사 II (BICEPS LOAD II)

영상 21.52 인터넷 지원으로 이 검사의 평가 방법을 볼 수 있다.

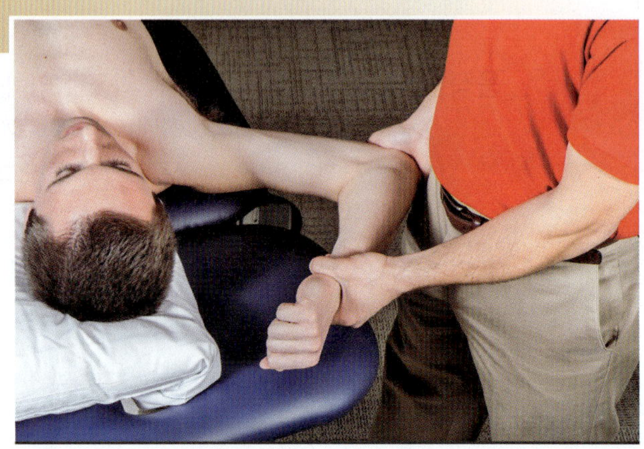

그림 21.52

환자 자세 앙와위에서 어깨 위치는 외전 120°, 전완 90° 굴곡과 전체 회외이다. 어깨는 최대한 외회전한다.

치료사 자세 환자의 팔쪽 옆에 선다. 한 손은 환자의 팔꿈치를 잡고, 다른 손으로는 손목을 잡는다.

움직임 치료사는 환자의 어깨를 외전과 외회전 위치에 유지한다. 치료사는 견관절 위치를 유지하면서 전완 굴곡에 저항하도록 환자에게 요청한다.

평가 저항을 하는 동안 통증이 있는 경우에 이 검사는 (+)이다.

통계

- 외과적 소견을 참고 표준을 사용하여, 관절순 찢어짐이 의심(평균 연령 45세, 여성 52명, 평균 증상 기간 NR)이 되는 297명의 환자를 대상으로 실시한 조사에서 SN 30(NR), SP 78(NR), +LR 1.36, −LR 0.90, QUADAS 10을 나타내었다.[97]
- 외과적 소견을 참고 표준을 사용하여, 관절순 찢어짐이 의심(평균 연령 31세, 여성 38명, 평균 증상 기간 NR)이 되는 127명의 환자에 대한 연구에 **SN 90(NR)**, **SP 97(NR)**, **+LR 30.3**, **−LR 0.11**, QUADAS 11을 나타내었다. 또 다른 체계적 고찰에서 이 똑같은 연구와 관련하여 약간 낮은 +LR 26.3의 수치를 나타내었고,[73] 두 +LRs는 이 검사가 한 연구에 기초한 약간의 진단적 이익이 있음을 나타내었다.

능동 압박 검사(ACTIVE COMPRESSION TEST)

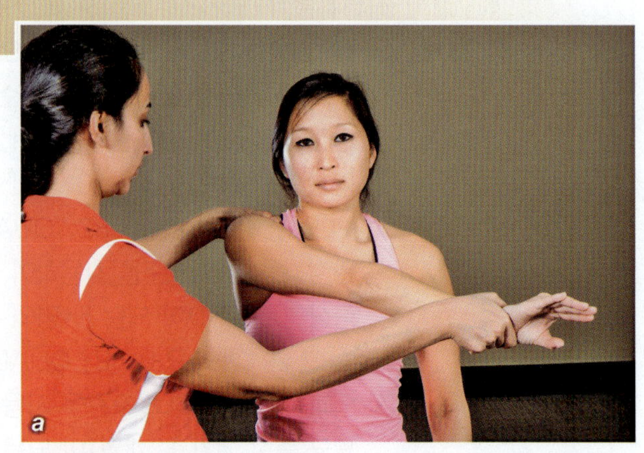

환자 자세 똑바로 앉기 또는 서기. 어깨 굴곡 90°, 전체 내회전과 수평내전 10°, 전완 신전한다.

치료사 자세 즉시 환자의 측면에 선다.

움직임 환자는 팔의 시작 위치를 유지한다. 치료사는 초기 위치(a)를 유지하면서 환자의 손목에 저항을 준다. 이런 다음 치료사는 초기 위치(b)의 다른 구성 요소를 유지하면서 환자의 팔을 완전히 외회전시킨다. 치료사는 다시 손목에 저항을 주지만 환자는 굴곡, 외회전, 수평내전의 위치를 유지한다.

평가 내회전 하는 동안 저항에서 심부관절 통증을 환자가 보고하면 관절순 병리는 (+)검사이다. 이 검사는 또한 어깨 꼭대기에서 통증을 보고하면 견봉쇄골관절 병리는 (+)검사이다.

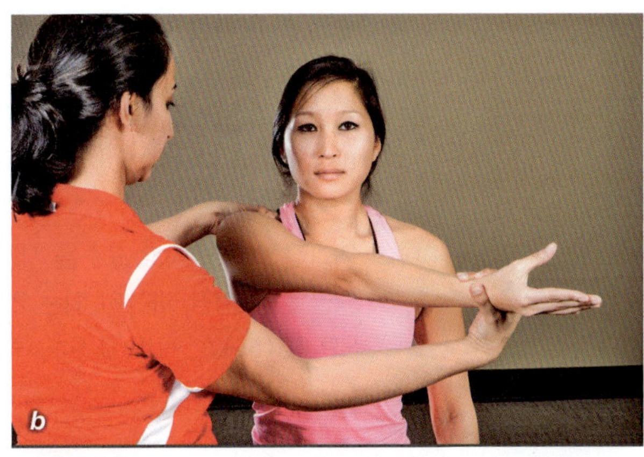

그림 21.53

통계
- 통합분석: 782명의 환자를 대상으로 한 6건의 연구에서 SN 67(51–80), SP 37(22–54), +LR 1.1, –LR 0.89을 나타내었다.[55]
- 외과적 소견을 참고 표준을 사용하여, 관절순 찢어짐이 의심(평균 연령 45세, 여성 34명, 평균 증상 기간 NR)이 되는 132명의 환자에 대한 연구에서 SN 63(NR), SP 50(NR), +LR 1.25, –LR 0.75, QUADAS 10을 나타내었다.[99]
- 외과적 소견을 참고 표준을 사용하여, 426명(평균 연령 45세, 여성 174명, 평균 증상 기간 NR)의 연구에서 SN 47(NR), SP 55(NR), +LR 1.04, –LR 0.96, QUADAS 11을 나타내었다.[100]
- 외과적 소견을 참고 표준을 사용하여, 관절순 찢어짐이 의심(평균 연령 33세, 단일사건 외상을 유지한 53명의 머리 위 운동선수와 49명의 비 운동선수, 성별과 평균 증상 기간 NR)이 되는 102명의 환자를 대상으로 한 연구에서 **SN 85(NR)**, SP 41(NR), +LR 1.44, **–LR 0.36**, QUADAS 10을 나타내었다.[101]
- 외과적 소견을 참고 표준을 사용하여, 관절순 찢어짐이 의심(평균 연령 45세, 여성 52명, 평균 증상 기간 NR)이 되는 298명의 환자 중 146명에 대한 연구에서 SN 63(NR), SP 53(NR), +LR 1.34, –LR 0.70, QUADAS 10 참고 표준으로 수술을 사용한다.[97]

스피드 검사(Speed's Test)

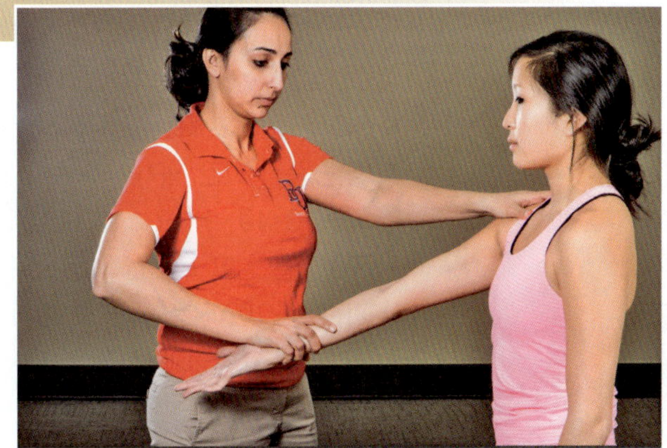

그림 21.54

환자 자세 똑바로 앉기 또는 서기. 어깨 외회전, 전완 신전과 회외한다.

치료사 자세 환자의 전방에 서서, 한쪽 손은 환자의 어깨를 지지하고 반대쪽 손은 환자의 손목을 잡는다.

움직임 환자가 어깨를 60° 굴곡할 때, 치료사는 어깨와 손목에 동시에 저항을 준다.

평가 환자가 어깨통증이 재현된 경우에 이 검사는 (+)이다.

통계
- 통합분석: 327명의 환자를 대상으로 한 4건의 연구에서 SN 20(5–53), SP 78(58–90), +LR 0.9(0.43–1.9), –LR 1.03(0.86–1.23)을 나타내었다.[55]
- 외과적 소견을 참고 표준을 사용하여, 관절순 찢어짐이 의심(평균 연령 38세, 여성 11명,

평균 증상 기간 NR)이 되는 60명의 환자에 대한 연구에서 SN 18(NR), SP 87(NR), +LR 1.4, -LR 0.94, QUADAS 11을 나타내었다.[93]

- 외과적 소견을 참고 표준을 사용하여, 관절순 찢어짐이 의심(평균 연령 64세, 여성 14명, 평균 증상 기간 NR)이 되는 46명의 환자에 대한 연구에서 SN 90(NR), SP 14(NR), +LR 1.04, -LR 0.72, QUADAS 10을 나타내었다.[102]
- 외과적 소견을 참고 표준을 사용하여, 관절순 찢어짐이 의심(평균 연령 45세, 여성 52명, 평균 증상 기간 NR)이 되는 297명의 환자 중 146명에 대한 연구에서 SN 32(NR), SP 66(NR), +LR 0.94, -LR 1.03, QUADAS 10을 나타내었다.[97]

전방 활주 검사(ANTERIOR SLIDE TEST)

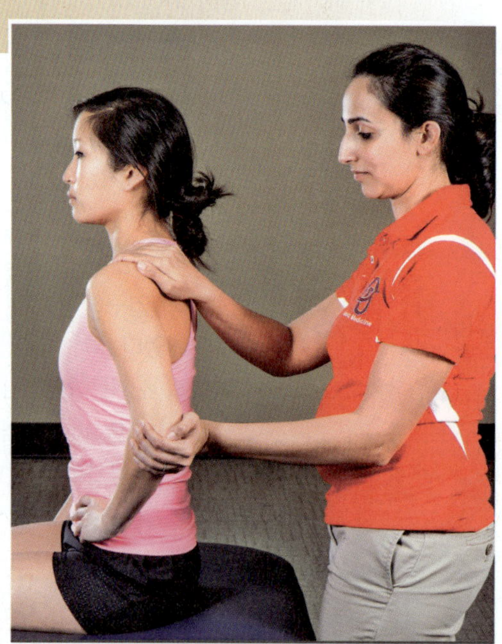

그림 21.55

환자 자세 똑바로 앉기. 전완은 회내위치에서 장골능에 편안하게 손을 놓는다.

치료사 자세 환자의 뒤에 서서 견갑골과 쇄골 위를 안정화시킨다. 다른 손은 환자의 팔꿈치를 잡는다.

움직임 치료사는 환자의 움직임에 저항을 주는데 상완골을 통해 전방으로 향하는 직접적인 힘을 준다.

평가 통증 또는 클릭 증상이 재현한 경우에 이 검사는 (+)이다.

통계

- 통합분석: 831명의 환자를 대상으로 한 4건의 연구에서 SN 17(3-55), SP 86(81-89), +LR 1.2, -LR 0.97을 나타내었다.[55]
- 관절경을 참고 표준을 사용하여, 관절순 찢어짐이 의심(평균 연령 18-38세, 여성 73명, 평균 증상 기간 NR)이 되는 226명의 환자에 대한 연구에서 SN 78(NR), SP 92(NR), +LR 4.3, -LR 0.24, QUADAS 5을 나타내었다.[103]
- 관절경을 참고 표준을 사용하여, 관절순 찢어짐이 의심(평균 연령 45세, 여성 174명, 평균 증상 기간 NR)이 되는 426명의 환자에 대한 연구에서 SN 8(NR), SP 84(NR), +LR 0.49, -LR 1.1, QUADAS 11을 나타내었다.[100]
- 관절경을 참고 표준을 사용하여, 관절순 찢어짐이 의심(평균 연령 23세, 여성 2명, 평균 증상 기간 NR)이 되는 54명의 환자 중 146명에 대한 연구에서 SN 5(NR), SP 93(NR), +LR 0.71, -LR 1.0, QUADAS 9을 나타내었다.[94]

요르가손검사(Yergason's Test)

환자 자세 똑바로 앉거나 서기. 전완을 90° 굴곡한다.

치료사 자세 환자의 측면에 선다.

움직임 환자는 전체 회내 위치에서 시작한다. 환자가 팔을 회외하려고 시도하는 동안 치료사는 손목에 저항을 준다.

평가 상완이두근 기시점에 통증을 보고한 경우에 이 검사는 (+)이다.

그림 21.56

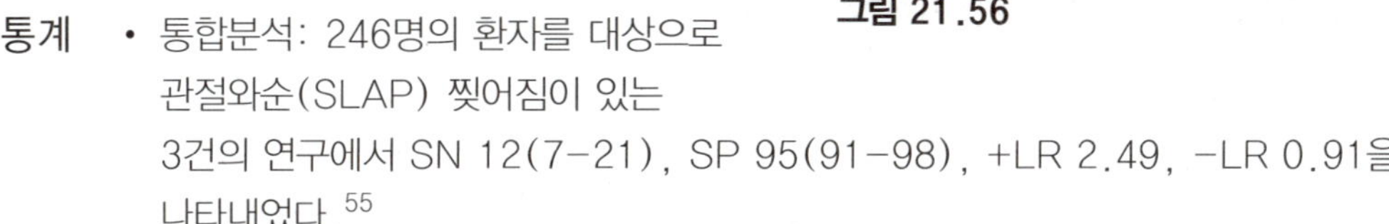

통계
- 통합분석: 246명의 환자를 대상으로 관절와순(SLAP) 찢어짐이 있는 3건의 연구에서 SN 12(7-21), SP 95(91-98), +LR 2.49, -LR 0.91을 나타내었다.[55]

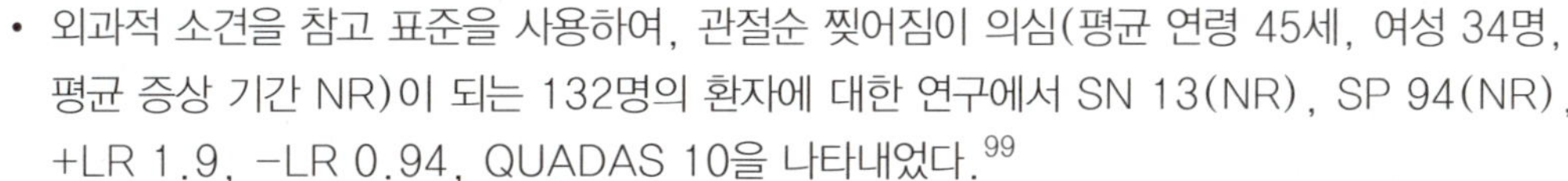

- 외과적 소견을 참고 표준을 사용하여, 관절순 찢어짐이 의심(평균 연령 45세, 여성 34명, 평균 증상 기간 NR)이 되는 132명의 환자에 대한 연구에서 SN 13(NR), SP 94(NR), +LR 1.9, -LR 0.94, QUADAS 10을 나타내었다.[99]
- 외과적 소견을 참고 표준을 사용하여, 관절순 찢어짐이 의심(평균 연령 23세, 여성 2명, 평균 증상 기간 NR)이 되는 54명의 환자에 대한 연구에서 SN 12(NR), SP 98(NR), +LR 6, -LR 0.9, QUADAS 9을 나타내었다.[94]
- 외과적 소견을 참고 표준을 사용하여, 관절순 찢어짐이 의심(평균 연령 50세, 여성 16명, 평균 증상 기간 NR)이 되는 50명의 환자에 대한 연구에서 SN 43(NR), SP 79(NR), +LR 2.1, -LR 0.72, QUADAS 11을 나타내었다.[104]
- 외과적 소견을 참고 표준을 사용하여, 관절순 찢어짐이 의심(평균 연령 38세, 여성 11명, 평균 증상 기간 NR)이 되는 60명의 환자에 대한 연구에서 N 12(NR), SP 96(NR), +LR 3.0, -LR 0.92, QUADAS 11을 나타내었다.[93]

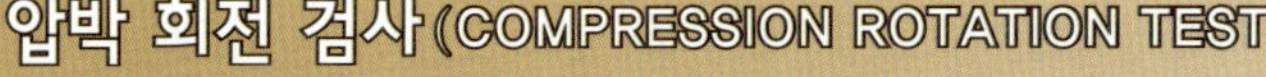

압박 회전 검사(COMPRESSION ROTATION TEST)

환자 자세 앙와위

치료사 자세 한 손은 주두를 잡아 부하를 주고 다른 손으로는 견관절을 잡는다. 치료사는 환자의 팔꿈치를 굴곡 상태로 유지하고 처음에는 어깨를 90° 외전 상태에 놓는다.

움직임 치료사는 주두/팔꿈치에 부하를 주어 상완골을 관절 내로 압박한다. 압박을 유지하면서 치료사는 환자의 팔을 외회전에서 내회전으로 수동으로 이동시킨다.

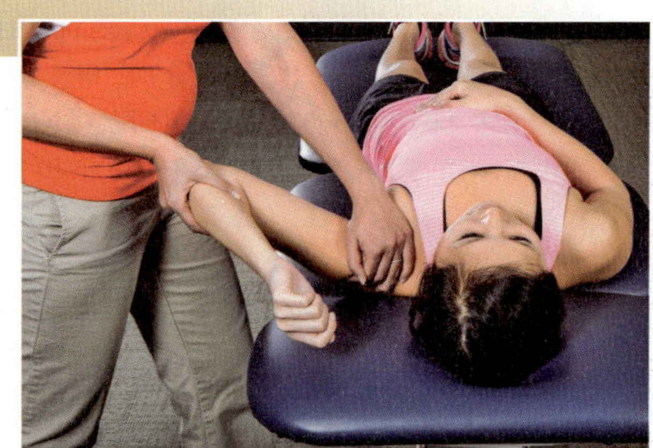

그림 21.57

평가 환자의 어깨에서 통증이나 클릭이 재현되는 경우에 이 검사는 (+)이다.

통계
- 통합분석: 831명의 환자를 대상으로 상부관절와순 찢어짐이 있는 두 연구에서 SN 25(14-38), SP 78(73-82), +LR 2.8, -LR 0.87을 나타내었다.[55]
- 관절경을 참고 표준을 사용하여, 관절순 찢어짐이 의심(평균 연령 23세, 여성 2명, 평균 증상 기간 NR)이 되는 54명의 환자에 대한 연구에서 SN 25(NR), SP 100, +LR(NR), -LR(NR), QUADAS 9을 나타내었다.[94]
- 관절경을 참고 표준을 사용하여, 관절순 찢어짐이 의심(평균 연령 45세, 여성 174명, 평균 증상 기간 NR)이 되는 426명의 환자에 대한 연구에서 SN 24(NR), SP 75(NR), +LR 0.98, -LR 1.0, QUADAS 11을 나타내었다.[100]
- 관절경을 참고 표준을 사용하여, 관절순 찢어짐이 의심(평균 연령 45세, 여성 52명, 평균 증상 기간 NR)이 되는 297명의 환자 중 146명에 대한 연구에서 SN 61(NR), SP 54(NR), +LR 1.33, -LR 0.72, QUADAS 10을 나타내었다.[97]

수동 압박 검사(PASSIVE COMPRESSION TEST)

영상 21.58 **인터넷 지원으로 이 검사의 평가 방법을 볼 수 있다.**

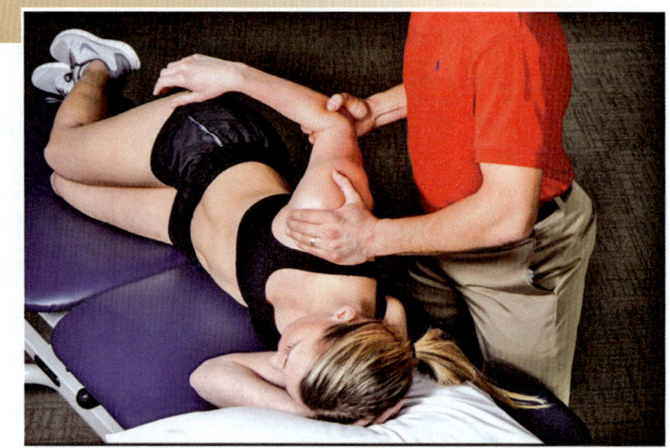

그림 21.58

환자 자세 측와위. 팔을 90°로 굴곡하고 이완한다.

치료사 자세 환자의 뒤에 서서 한 손으로 어깨를 잡아 안정화시키고 다른 손으로는 팔꿈치를 잡는다.

움직임 치료사는 상완골을 압박하고, 외회전과 압박을 유지하는 동안 환자의 팔을 외전 30°와 신전상태에서 수동적으로 외회전 한다. 이것은 관절와에서의 상부관절순에 수동적인 압박을 초래한다.

평가 환자가 통증을 보고하거나 어깨에 걸리는 것이 기록되어 있는 경우에 이 검사는 (+)이다.

통계
- 2달간의 보존적인 치료의 실패와 외과적 소견을 참고 표준을 사용하여, 관절순 찢어짐이 의심(평균 연령 33세, 여성 4명, 평균 증상 기간 NR)이 되는 61명의 환자를 대상으로 실시한 조사에서 SN 30(NR), SN 82(NR), SP 86(NR), +LR 5.7, -LR 0.21, QUADAS 9을 나타내었다.[105]

수동 신연 검사(PASSIVE DISTRACTION TEST)

환자 자세 앙와위

치료사 자세 환자의 검사할 측면에 선다.

움직임 치료사는 환자의 팔을 수동적으로 150° 외전하고, 전완 신전과 회내(a)로 움직인다. 치료사는 한 손으로 손목을 잡아 수동적으로 회내시키고, 다른 손으로는 전완이 움직일 때 어떠한 상완골의 회전을 방지하기 위해 팔꿈치를 잡는다(b).

평가 환자가 이 검사의 수동 회내 구성 요소 중에 통증을 보고하는 경우에 이 검사는 (+)이다.

통계 외과적 소견을 참고 표준을 사용하여, 246명의 환자를 대상으로 상부관절와순 찢어짐이 있는 연구에서 SN 53(NR), SP 94(NR), +LR(8.8), -LR(0.5), QUADAS 8을 나타내었다.[106]

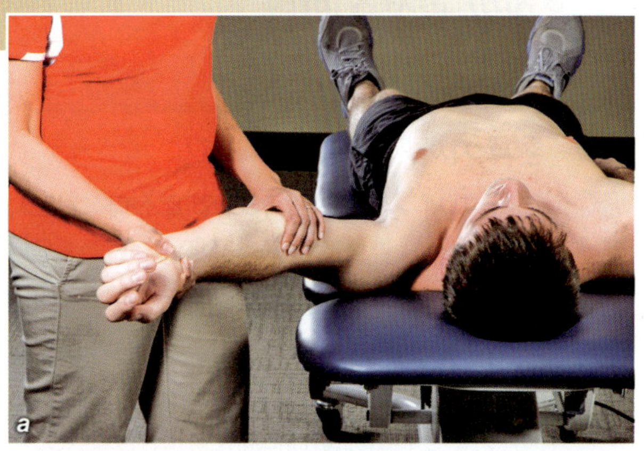

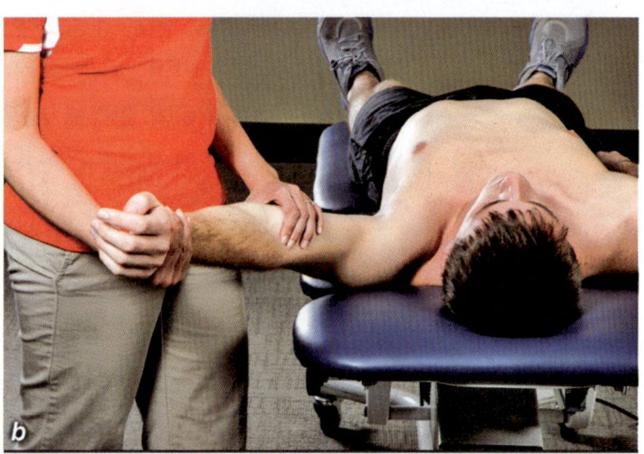

그림 21.59

관절순 찢어짐에 대한 클러스터 검사(CLUSTERS TESTING FOR LABRAL TEARS)

최소한의 바이어스(bias)를 가진 연구에서 SN, SP 또는 둘 모두가 가장 우수한 클러스터 검사는 다음과 같다.

- 상부관절와순(SLAP) 형태 II 찢어짐의 경우, 불안정 검사[apprehension test(이 장의 뒷부분에 있는 불안정성 검사 섹션에서 설명함), 압박 회전 검사와 스피드 검사는 SN 25(NR), SP 92(NR), +LR 3.13, -LR 0.82를 나타내었다.
- 어떠한 관절순 찢어짐의 경우, 크랭크 검사와 전방 활주 검사에 대한 (+) 발견은 SN 34(NR), SP 91(NR), +LR 3.75, -LR 0.73을 나타내었다.
- 어떠한 관절순 찢어짐의 경우, 불안정 및 재배치 검사(이 장의 뒷부분에 있는 불안정성 검사 섹션에 설명함)에 대한 (+) 발견은 SN 38(NR), SP 93(NR), +LR 5.43, -LR 0.67을 나타내었다.[56]

후하방 관절순 병변

김 검사(KIM TEST)

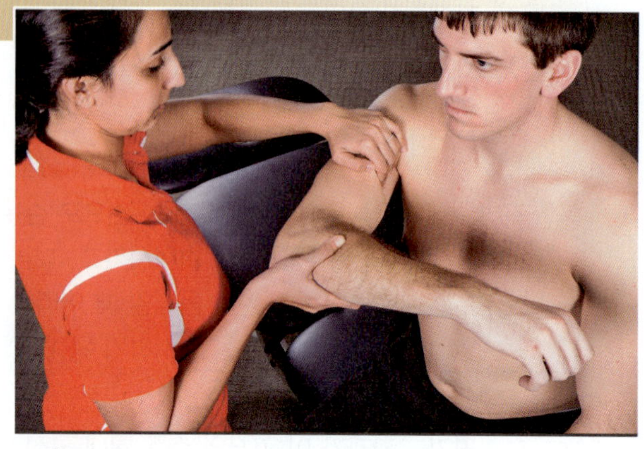
그림 21.60

환자 자세 똑바로 앉거나 서기

치료사 자세 환자의 팔 앞과 옆에 선다. 치료사는 한 손으로 팔꿈치를 잡고 다른 손을 상완골을 잡는다.

움직임 치료사는 수동적으로 환자의 팔을 90° 외전을 한다. 이런 다음 치료사는 환자의 어깨를 대각선으로 몸 전체로 가져간다. 팔꿈치를 지지하는 손은 운동 전반에 걸쳐 압박을 제공하는 반면, 다른 손은 동시에 팔꿈치 관절에 후하방 활주를 제공한다.

평가 후방 어깨에 통증이 재현되는 경우에 후방 관절순 찢어짐을 위한 (+) 검사이다.

통계
- 외과적 소견을 참고 표준을 사용하여, 관절순 찢어짐이 의심(평균 연령 43세, 여성 67명, 평균 증상 기간 NR)되는 172명의 환자를 대상으로 SN 80(NR), SP 94(NR), +LR 12.6, −LR 0.21, QUADAS 11을 나타내었다.[107]

저그검사(JERK TEST)

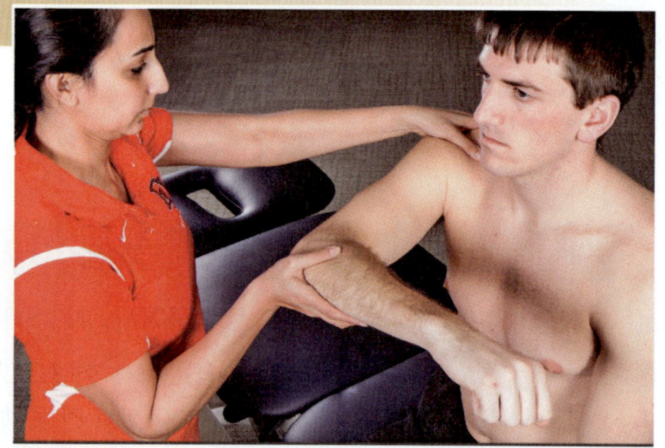
그림 21.61

환자 자세 똑바로 서기

치료사 자세 환자의 앞에 서서 검사할 팔 외측에 위치한다. 한 손은 견갑골을 안정화시키고 다른 손은 팔꿈치를 지지하고 환자의 팔을 외전 및 내전 90°로 유지한다.

움직임 치료사는 상완골을 통한 압박을 제공하고 환자의 팔을 수평 내전을 통해 움직이는 동안 압박을 유지한다.

평가 어깨 통증이나 딸깍 소리가 보고되는 경우에 이 검사는 (+)이다.

통계
- 외과적 소견을 참고 표준을 사용하여, 관절순 찢어짐이 의심(평균 연령 23세, 여성 2명, 평균 증상 기간 NR)되는 54명의 환자를 대상으로 SN 25(NR), SP 80(NR), +LR 1.3, −LR 0.94, QUADAS 9을 나타내었다.[94]
- 외과적 소견을 참고 표준을 사용하여, 관절순 찢어짐이 의심(평균 연령 43세, 여성 67명, 평균 증상 기간 NR)되는 172명의 환자를 대상으로 SN 73(NR), SP 98(NR), +LR 34.7, −LR 0.27, QUADAS 11을 나타내었다.[107]

불안정

놀람검사 또는 전방 이완 검사 (SURPRISE TEST OR ANTERIOR RELEASE TEST)

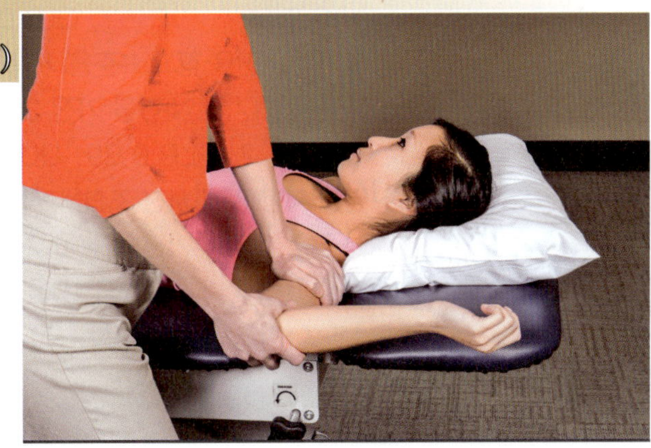
그림 21.62

환자 자세 앙와위

치료사 자세 즉시 환자의 옆에서, 한 손은 검사할 팔꿈치를 지지하고 다른 손은 상완골 머리 전방에 올려놓고, 후방으로 힘을 주는 것을 유지한다.

움직임 치료사는 수동적으로 환자의 팔을 90° 외전과 전체 외회전을 시키고, 어깨의 전방 관절선에 대해 후방힘을 유지한다. 이 위치를 달성 한 후, 치료사는 환자의 지시없이 어깨의 앞쪽에서 손을 제거한다.

평가 후방으로의 힘을 제거한 후에 환자가 통증을 보고되는 경우에 이 검사는 (+)이다.

통계
- 통합분석: 전방 불안정성을 보인 두 연구에서 128명의 환자에서 SN 82(69–91), SP 86(72–95), +LR 5.42, −LR 0.25을 나타내었다.[55]
- MRI 소견을 참고 표준을 사용하여, 외상적 탈구의 과거력(평균 연령 38세, 여성 53명, 평균 증상 기간 NR)을 가진 169명의 환자를 대상으로 SN 92(NR), SP 84(NR), +LR 5.6, −LR 0.1, QUADAS 10을 나타내었다.[20]
- 임상 시험 및 방사선 조합을 참고 표준을 사용하여, 전방 불안정성(평균 연령, 성별 및 평균 증상 지속 기간 NR)을 가진 46명의 환자에서 SN 64(NR), SP 99(NR), +LR 58.6, −LR 0.37, QUADAS 10을 나타내었다.[108]

전방 불안정 검사 (ANTERIOR APPREHENSION TEST)

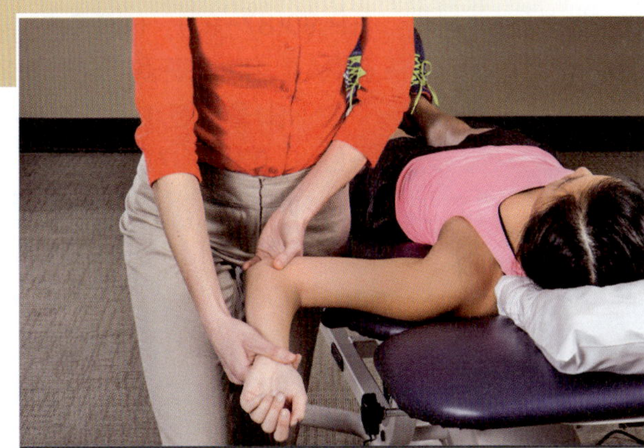
그림 21.63

환자 자세 앙와위, 전완 90° 굴곡

치료사 자세 환자의 측면에 직접 서서 팔꿈치와 손목을 지탱한다.

움직임 치료사는 환자의 팔을 수동적으로 90° 외전 및 전체 외회전을 시킨다. 환자가 불안하지 않거나 통증이 없다면, 치료사는 상완골을 전방으로 미끄러 뜨리려고 후방 근위 상완골에 전방의 힘을 준다.

평가 환자가 그 위치에서 팔을 대해 통증이나 불안감을 나타내는 경우에 이 검사는 (+)이다.

통계
- 통합분석: 전방 불안정성이 있는 2건의 연구에서 409명의 환자가 SN 66(53–77), SP 95(93–98), +LR 17.2, −LR 0.39을 나타내었다.[55]

- MRI 소견을 참고 표준을 사용하여, 외상적 탈구의 과거력(평균 연령 38세, 여성 53명, 평균 증상 기간 NR)을 가진 169명의 환자를 대상으로 SN 98(NR), SP 72(NR), +LR 3.5, −LR 0.02, QUADAS 10을 나타내었다.[20]
- 외과적 소견을 참고 표준을 사용하여, 외상적 탈구의 과거력(평균 연령 29세, 여성 166명, 평균 증상 기간 NR)을 가진 363명의 환자를 대상으로 SN 72(NR), SP 96(NR), +LR 20.2, −LR 0.29, QUADAS 11을 나타내었다.[109]
- 임상 시험 및 방사선 조합을 참고 표준을 사용하여, 전방 불안정성(평균 연령, 성별 및 평균 증상 지속 기간 NR)을 가진 46명의 환자에서 SN 53(NR), SP 99(NR), +LR 53, −LR 0.47, QUADAS 10을 나타내었다.[108]

재배치 검사(RELOCATION TEST)

영상 21.64 인터넷 지원으로 이 검사의 평가 방법을 볼 수 있다.

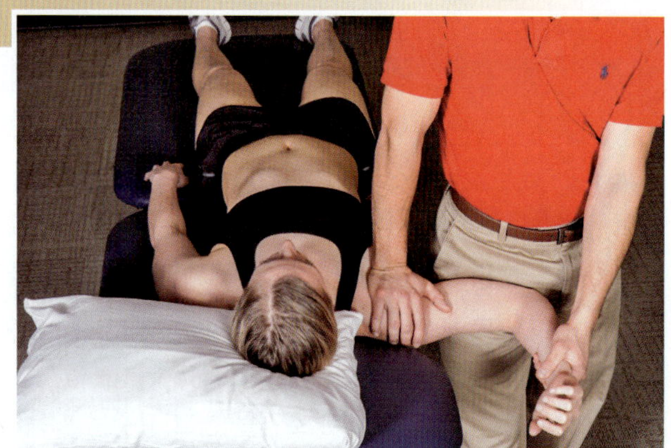

그림 21.64

환자 자세 앙와위. 팔을 90°로 외전, 전완도 90°로 굴곡한다.

치료사 자세 환자의 옆에 선다.

움직임 치료사는 수동적으로 환자의 외전된 팔을 외회전시킨다. 이런 다음 치료사는 상완부 머리의 뒷면에 전방의 힘을 가한다. 환자의 반응을 평가한 후 상지 관절의 위치를 효과적으로 바꾸기 위해 상완골 머리의 앞면에 후방 힘을 적용한다.

평가 전방의 힘이 가해졌을 때 환자가 통증이나 불안을 느낀다고 보고하고 후부에 재배치가 적용될 때 증상의 호전을 보고하는 경우에 이 검사는 (+)이다.

통계

- 통합분석: 전방 불안정성이 있는 3건의 연구에서 509명의 환자가 SN 65(55−73), SP 90(87−93), +LR 5.5, −LR 0.55를 나타내었다.[55]
- MRA를 참고 표준을 사용하여 외상성 탈구의 병력(평균 연령 38세; 여성 53명, 평균 증상 기간 NR)을 가진 169명의 환자를 대상으로 SN 92(NR), SP 84(NR), +LR 4.4, −LR 0.02, QUADAS 10을 나타내었다.[20]
- 외과적 소견을 참고 표준을 사용하여, 외상성 탈구의 병력(평균 나이 29세, 여성 166명, 평균 증상 기간 NR)을 가진 363명의 환자를 대상으로 SN 81(NR), SP 92(NR), +LR 10.4, −LR 0.2, QUADAS 11을 나타내었다.[109]
- 임상 시험 및 방사선 조합을 참고 표준을 사용하여, 전방 불안정성(평균 연령, 성별 및 평균 증상 기간 NR)을 가진 46명의 환자를 대상으로 SN 46(NR), SP 54(NR), +LR 1.0, −LR 0.99, QUADAS 10을 나타내었다.[108]

과외전 검사(HYPERABDUCTION TEST)

환자 자세 앉기와 서기

치료사 자세 검사할 측면으로 환자의 옆에 앉는다.

움직임 치료사는 환자의 팔을 수동적으로 외전하여 안정된 견갑골을 유지하면서 반대편의 손으로 견갑골 외전을 효과적으로 만든다. 환자의 팔꿈치는 굴곡 90°를 유지한다. 중립 회전이 유지된다.

평가 환자가 불안정을 보고하거나 표시하거나 과거에 환자의 팔이 105° 외전를 지나는 경우에 이 검사는 (+)이다.

통계
- MRI 소견을 참고 표준을 사용하여, 60명의 환자가 외상 후 불안정(평균 연령 30세, 여성 53명, 평균 증상 지속기간 NR)을 가진 169명의 환자를 대상으로 SN 67, SP 89, +LR 6.06, −LR 0.37을 나타내었다.[20]

고랑 검사(SULCUS SIGN)

환자 자세 앉기또는 바로서기

치료사 자세 검사할 팔의 뒤 또는 바로 측면에 선다.

움직임 치료사는 원위 상완골을 잡고 반대쪽 손으로 체간을 안정시킨다. 치료사는 상완골을 신연한다.

평가 치료사가 견관절에서 고랑의 존재를 나타내는 경우에 이 검사는 (+)이다.

통계
- 관절경 수술을 참고 표준을 사용하여, 던지는 동안 어깨 통증의 과거력이 있는 54명(평균 연령 23세, 여성 2명, 평균 증상 기간 NR)을 대상으로 SN 17, SP 93, SP 93, +LR 2.4, −LR 0.89, QUADAS 10을 나타내었다.[94]

중요한 임상적 핵심

환자에게 전방 불안정성을 평가할 때는 다음 사항에 유의한다.

- 환자는 불안정과 동시에 또는 감별 진단으로 신경 긴장을 가질 수 있다.
- 치료사는 환자가 정상 또는 지나친 외회전의 끝 범위에 근접할 수 있는지 확인해야 한다.
- 치료사가 상지 검사의 일부로 전에 신경학적 검사를 수행하지 않았다면, 환자가 탈구 또는 아탈구로 인한 불안정성이 있는 경우 신경학적 평가가 적절할 수 있다.
- Beighton 척도는 환자의 어깨 불안정성에 기여할 수 있는 일반화된 이완을 제안하는 데 도움이 될 수 있다.

상완이두근 건병증

상완이두근 건 촉진 (BICEPS TENDON PALPATION)

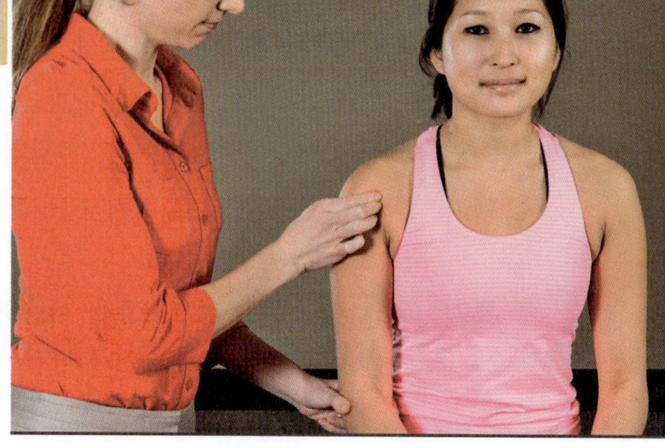
그림 21.65

환자 자세 휴식 중인 팔에 옆에 앉거나 앙와위한다.

치료사 자세 환자의 앞 또는 바로 측면에 선다.

움직임 치료사는 상완이두근 장두건을 촉진한다.

평가 환자의 통증이 재발하는 경우에 이 검사는 (+)이다.

통계
- SLAP 파열이 있는 환자를 검사하기 위해 상완이두근 건을 촉진하는 것도 제안되었다. SLAP 파열에 대한 상완이두근 촉진과 관련된 통합 분석은 SLAP 파열이 있는 두 연구 114명의 환자에서 SN 39(26-52, SP 67(79), +LR 1.06, -LR 0.95가 나타내었다.[55]
- 관절경을 참고 표준을 사용하여, 상완이두근 건 찢어짐이 의심되는 847명(평균 연령 59세, 여성 16명, 평균 증상 기간 NR)의 환자 중 40명을 대상으로 SN 53(NR), SP 54(NR), +LR 1.13, -LR(NR), QUADAS 12을 나타내었다.[110]

어퍼컷검사(UPPER CUT TEST)

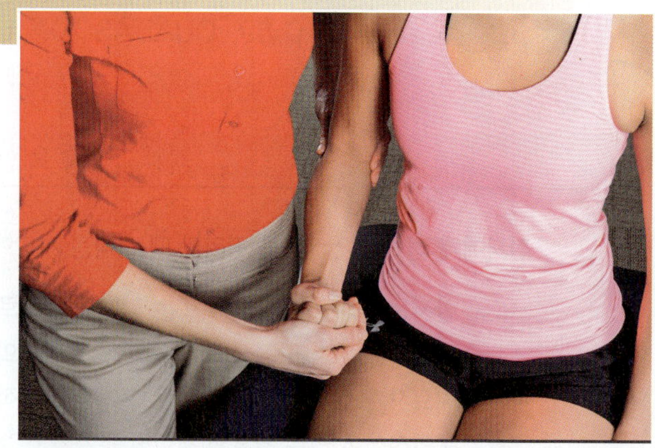
그림 21.66

환자 자세 똑바로 앉은 자세에서 검사를 받는 팔꿈치를 90° 굴곡하고 손은 주먹을 쥐고 전완은 회외한다.

치료사 자세 환자의 주먹을 한 손으로 잡고 환자의 측면에 서 있는다.

움직임 치료사는 아래로 저항력을 제공하고 복싱 어퍼컷을 생산하는 것처럼 팔을 굴곡하도록 환자에게 요청한다.

평가 어깨 통증이나 고통스러운 클릭이 재발되는 경우에 이 검사는 (+)이다.

통계
- 관절경을 참고 표준을 사용하여, 어깨 통증을 나타내는 325명(평균 연령 43.2세, 여성 93명, 평균 증상 기간 NR)의 환자를 대상으로 SN 73(NR), SP 78(NR), +LR 2.10, -LR 0.81, QUADAS 8을 나타내었다.[111]

스피드 검사(Speed's Test)

이것은 이전에 관절순 찢어짐 검사에 대한 섹션에서 설명하였다. 이 검사를 수행하는 방법에 대한 자세한 내용은 해당 섹션을 참고하라.

- 외과적 소견을 참고 표준을 사용하여, 상완이두근 장두 건염을 가진 58명의 환자(유병률 61%, 평균 연령 56세, 여성 45명, 평균 증상 기간은 11.8 개월)을 대상으로 SN 69(NR), SP 60(NR), +LR 1.7, −LR 0.5, QUADAS 12을 나타내었다.[112]
- 관절경을 참고 표준을 사용하여, 상완이두근 건의 찢어짐이 의심되는 847명(평균 연령 59세, 여성 16명, 평균 증상 기간 NR)의 40명 환자를 대상으로 SN 750(NR), SP 67(NR), +LR 1.51, −LR NR, QUADAS 12을 나타내었다.[110]

클러스터(CLUSTERS)

Gill과 환자는 스피드 척도 검사와 상완이두근 장두 촉진 통증을 조합하여, 상완이두근 건 찢어짐의 의심과 관절경을 참고 표준을 사용하여 847명(평균 연령 59세, 여성 16명, 평균 증상 기간 NR)의 환자 중 40명에서 SN 68(NR), SP 49(NR), +LR 1.31, −LR(NR)을 나타내었다.[110]

견봉쇄골관절 병리

파시노스징후(PAXINOS SIGN)

환자 자세 팔을 편안하게 하고 앉기

치료사 자세 치료사는 환자의 후방으로, 평가할 어깨측에 서있다. 치료사는 견관절의 후외측면에 엄지가 위치하도록 어깨에 손을 얹고 동일 또는 반대쪽 손의 검지와 중지는 동측 쇄골의 중간 부분보다 위쪽으로 배치한다.

움직임 치료사는 견봉을 엄지로 압박하고, 검지와 중지는 쇄골 중간 어깨와 흉골 관절에 압력을 가하고, 흉골 관절의 중간 부분과 전후방에 압력을 가한다.

평가 견봉쇄골관절 부위에 통증이 보고되거나 통증이 증가한 경우에 이 검사는 (+)이다.

통계 견봉쇄골관절 주사로 50% 이상 통증 완화를 참고 표준을 사용하여, 38명(평균 연령 NR, 여성 22명, 평균 증상 기간 NR)의 연속 환자를 대상으로 SN 79(NR), SP 50(NR), +LR 1.6, −LR 0.42, QUADAS 13을 나타내었다.[32]

견봉쇄골관절 촉진 (AC JOINT PALPATION)

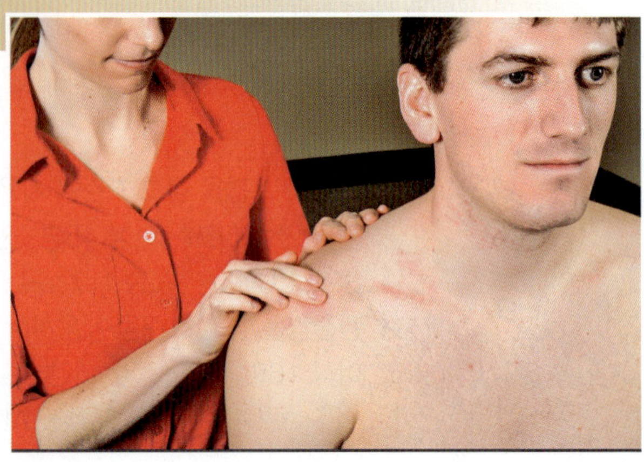
그림 21.67

환자 자세 양쪽 팔을 편안하게 하고 앉기

치료사 자세 환자의 후방에 직접서서 평가할 어깨를 마주본다.

움직임 치료사는 견봉쇄골관절을 촉진한다.

평가 견봉쇄골관절 부위에 일치된 통증이 재현된 경우에 이 검사는 (+)이다.

통계
- 견봉쇄골관절 주사로 50% 이상 통증 완화를 참고 표준을 사용하여, 쇄골 중간부분과 삼각근 정지에 의해 경계를 둔 어깨 통증을 나타내는 38명(평균 연령 NR, 여성 22명, 평균 증상 기간 NR)의 연속 환자를 대상으로의 연구에서 **SN 96(NR)**, SP 10(NR), +LR 1.1, **−LR 0.40**, QUADAS 13을 나타내었다.[32]
- 견봉쇄골관절을 투시검사하에 주사한 참고 표준을 사용하여, 어깨 통증의 초기 발병을 진단하는 1차 진료의가 정한 188명의 환자(평균 연령 42세, 여성 90명, 평균 증상 기간 7주)에 대한 연구에서 SN 36(20−57), SP 73(65−80), +LR 1.37, −LR 0.87, QUADAS 13을 나타내었다.[113]

수평내전 검사 (CROSS-BODY ADDUCTION TEST)

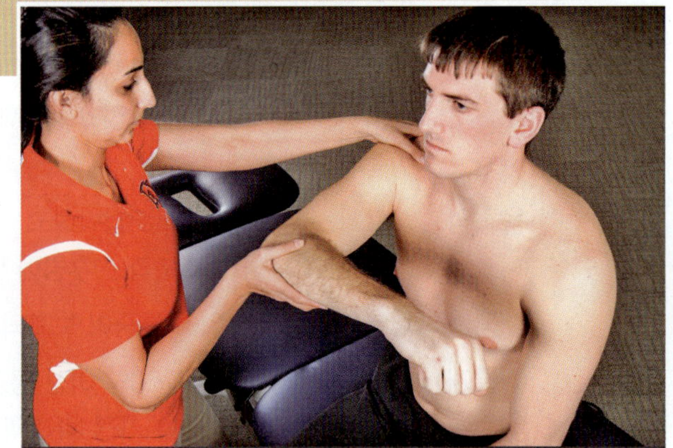
그림 21.68

환자 자세 양쪽 팔을 편안하게 하고 앉기

치료사 자세 환자의 전방 또는 측면에 직접 서서 평가할 어깨를 마주본다.

움직임 치료사는 안정성을 제공하고 체간이 회전하는 것을 방지하기 위해 환자의 체간에 한 손을 둔다. 다른 손은 환자의 팔꿈치를 잡는다. 치료사는 환자의 팔을 환자의 체간을 가로지를 수 있도록 수동 수평내전을 한다.

평가 견봉쇄골관절 부위에 일치된 통증이 재현된 경우에 이 검사는 (+)이다.

통계
- 외과적 소견을 참고 표준을 사용하여, 35명의 환자(평균 연령 45세, 여성 14명, 평균 증상 기간 NR, 그러나 21명의 환자는 외상을 앓고 있음)의 연구에서 SN 77(NR), SP 79(NR), +LR 3.6, −LR 0.29, QUADAS 11을 나타내었다.[18]
- 견봉쇄골관절을 투시검사하에 주사한 참고 표준을 사용하여, 어깨 통증의 초기 발병을 진단하는 1차 진료의가 정한 188명의 환자(평균 연령 42세, 여성 90명, 평균 증상 기간 7주)에 대한 연구에서 SN 64(43−80), SP 26(19−35), +LR 0.86, −LR 1.39, QUADAS 13을 나타내었다.[113]

견봉쇄골관절 저항 신전 (AC RESISTED EXTENSION)

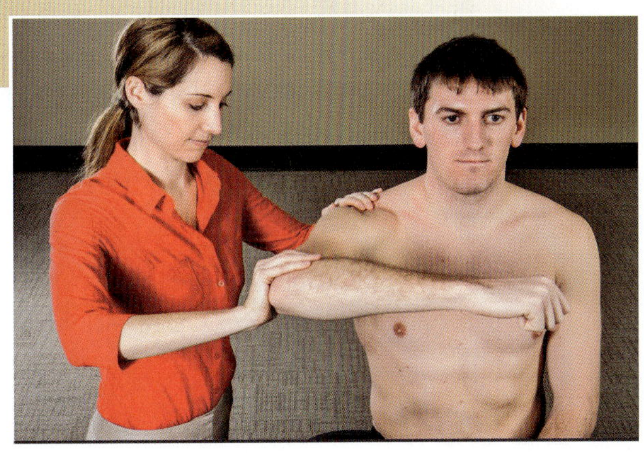
그림 21.69

환자 자세 90° 굴곡 및 내회전으로 평가할 팔을 들고 앉는다.

치료사 자세 평가할 어깨 측면에 직접 서서 환자를 마주한다. 치료사는 안정화를 위해 환자의 어깨에 한 손을 대고, 평가할 팔의 팔꿈치를 다른 손으로 잡는다.

움직임 치료사는 환자의 체간을 안정시키고 환자의 팔을 수평신전(또는 수평외전)을 등척성으로 시도한다.

평가 견봉쇄골관절 부위에 일치된 통증이 재현된 경우에 이 검사는 (+)이다.

통계 외과적 소견을 참고 표준을 사용하여, 견봉쇄골관절 병리국소 압통 및 진단 주사를 통한 상당한 통증 완화)로 진단된 35명의 환자(평균 연령 45세, 여성 14명, 평균 증상 기간 NR) 그러나 21명의 환자는 외상을 앓고 있음)의 연구에서 SN 72(NR), SP 85(NR), +LR 4.8, −LR 0.32, QUADAS 11을 나타내었다.

능동 압박검사 (ACTIVE COMPRESSION TEST)

이 검사는 이전에 병변 병리에 대해 설명되었다. 해당 섹션의 검사 설명을 참고하라.

평가 견봉쇄골관절 병리에서 국소화된 견봉쇄골관절 부위에 일치된 통증의 재현이 된 경우에 이 검사는 (+)이다.

통계 견봉쇄골관절을 투시검사하에 주사한 참고 표준을 사용하여, 어깨 통증의 초기 발병을 진단하는 1차 진료의가 정한 188명의 환자(평균 연령 42세, 여성 90명, 평균 증상 기간 7주)에 대한 연구에서 SN 14(5−33), SP 92(86−96), +LR 1.73, −LR 0.94, QUADAS 13을 나타내었다.[113]

클러스터 검사 (CLUSTER TESTING)

클러스터 검사는 수평내전검사, 견봉쇄골관절 저항신전검사와 능동압박검사로 구성되어 있다.

통계
- 모든 세 가지 검사(+): 외과적 소견을 참고 표준을 사용하여, 견봉쇄골관절 병리(평균 연령: 45세, 여성 14명, 평균 증상 기간 NR, 그러나 21명 환자는 외상을 앓고 있음)로 진단된 35명의 환자 연구에서 SN 25(NR), SP 97(NR), +LR 8.3, −LR 0.77, QUADAS 11을 나타내었다.[18]
- 2/3 검사(+): 외과적 소견을 참고 표준을 사용하여, 견봉쇄골관절 병리(평균 연령: 45세, 여성 14명, 평균 증상 기간 NR, 그러나 21명 환자는 외상을 앓고 있음)로 진단된 35명의 환자 연구에서 SN 81(NR), SP 89(NR), +LR 7.4, −LR 0.21, QUADAS 11을 나타내었다.[18]

추가 클러스터 검사는 수평내전검사, 능동압박검사, 호킨스−케네디(Hawkins−Kennedy) 검사와 견봉쇄골관절의 압통을 촉진한다.

통계
- 모든 네 가지 검사(+): 견봉쇄골관절을 투시검사하에 주사한 참고 표준을 사용하여, 어깨 통증의 초기 발병을 진단하는 1차 진료의가 정한 188명의 환자(평균 연령 42세, 여성 90명, 평균 증상 기간 7주)에 대한 연구에서 SN 5(1-24), **SP 99(95-100)**, **+LR 5.70**, -LR 0.96, QUADAS 13을 나타내었다.[113]
- 적어도 세 가지 검사(+): 외과적 소견을 참고 표준을 사용하여, 견봉쇄골관절 병리(평균 연령: 45세, 여성 14명, 평균 증상 기간 NR, 그러나 21명 환자는 외상을 앓고 있음)로 진단된 35명의 환자 연구에서 SN 30(15-52), SP 81(73-87), +LR 1.57, -LR 0.87, QUADAS 13을 나타내었다.[113]

관절낭협착

어깨 으쓱징후(SHOULDER SHRUG SIGN)

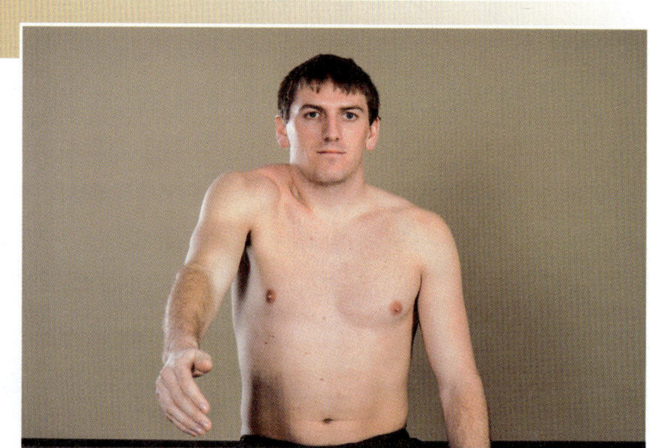
그림 21.70

환자 자세 똑바른 자세

치료사 자세 환자의 견갑골을 보기 위해 전방 또는 후방에 위치한다.

움직임 환자에게 최고로 어깨 굴곡을 요청한다.

평가 환자가 어깨의 90° 굴곡을 달성하기 전에 견갑대를 으쓱하게 되는 경우에 이 검사는 (+)이다.

통계
- 관절낭협착에 관련이 있을 때: **SN 90(NR)**, SP 50(NR), +LR 1.9, **-LR 0.1**, QUADAS 11을 나타내었다.
- 방사선 사진 및 수술 중 결과를 참고 표준을 사용하여, 982명의 환자(평균 연령 57세, 여성 267명, 평균 증상 기간 NR)가 견관절 관절염에 관련이 있을 때: **SN 91(NR)**, SP 57(NR), +LR 2.1, **-LR 0.17**을 나타내었다.[114]

오훼돌기 통증 검사(CORACOID PAIN TEST)

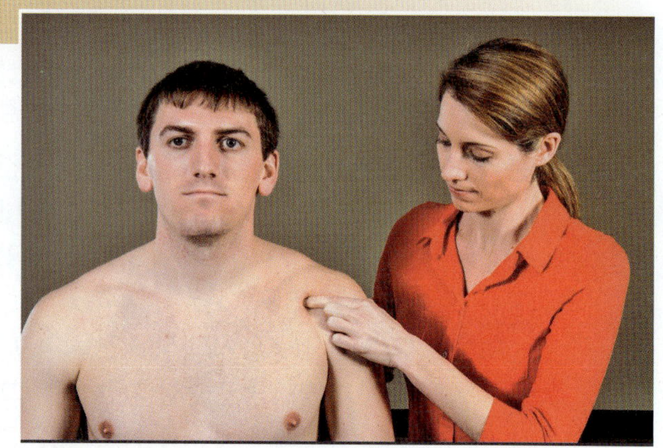
그림 21.71

환자 자세 팔을 편안하게 한 후 앉기

치료사 자세 환자의 평가할 측후방에서 직접 서기

움직임 치료사는 오훼골기, 견봉쇄골관절과 전측방 견봉하 지역을 촉진한다. 치료사는 환자에게 통증을 0(통증 없음) - 10(가장 심한 통증)까지 평가하도록 요청한다.

평가 다른 2지역을 촉진한 점수보다 오훼돌기의 촉진 점수가 3점 이상이 높은 경우에 이 검사는 (+)이다.

통계 다른 조건을 가진 환자와 대조군을 참고 표준으로 사용하여, 일차성 관절낭 협착이 있는 환자

85명, 회전근개 찢어짐 465명, 석회화 건염 48명, 무릎 관절염이 있는 16명, 견봉쇄골관절 관절증이 있는 66명, 무증상 환자 150명(평균 연령 43-64세, 성별 및 평균 지속 기간 NR)에서 SN 96(90-99), SP 89(86-91), +LR 8.7, -LR 0.04, QUADAS 7을 나타내었다.[115]

견갑골 운동이상증에 대한 검사

견갑골 도움 검사 (SCAPULAR ASSISTANCE TEST)

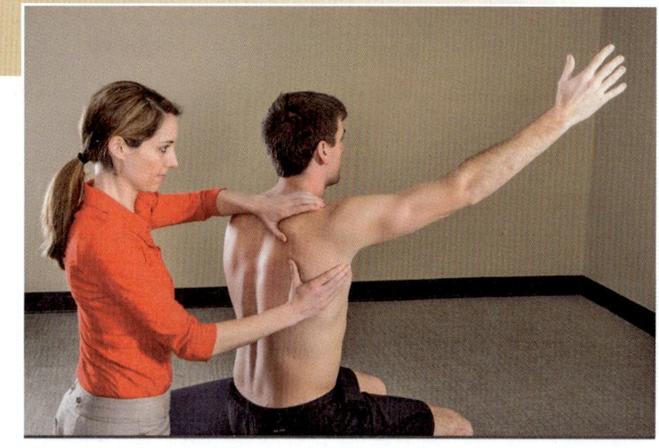

그림 21.72

환자 자세 팔을 편안하게 한 후 앉기

치료사 자세 환자의 평가할 후방에서 직접 서기

움직임 환자는 견갑골 면에서 그들의 팔을 거상할 때 통증척도 0-10(0=통증 없음, 10=최고의 통증)으로 통증을 평가해야 한다. 치료사는 또한 통증호가 있는지를 관찰한다. 치료사가 견갑골을 수동으로 상방회전 및 후방 기울기로 보조하는 동안 환자는 거상을 반복한다.

평가 치료사가 도움을 줄 때 환자가 거상 시 통증이 감소한 경우에 이 검사는 (+)이다.

통계 견갑골 검사는 진단적 가치에 대해 평가되지 않았다. 다양한 어깨 기능 장애에 대한 물리치료를 제시하는 46명의 환자의 신뢰도에 대해 연구되었다. (κ)계수는 견갑골면에서는 0.53, 시상면에서는 0.62였다.[116]

견갑골 운동이상증 검사(SCAPULAR DYSKINESIS TEST)

환자 자세 팔을 편안하게 한 후 앉기

치료사 자세 환자의 견갑골을 관찰하기 위해 후방에서 직접 서기

움직임 환자는 어깨 굴곡과 외전을 최대 다섯 번 반복 수행하도록 요청받는다.

평가 치료사가 날개 움직임이나 비정상적 움직임을 기록하는 경우에 이 검사는 (+)이다. 이것은 정상적인 움직임, 미묘한 운동 이상증, 분명한 운동 이상증으로 계량화 될 수 있다.

통계 어깨 통증은 >3/10, SN 24, SP 71, +LR 0.83, -LR 1.07이다. Penn 어깨척도를 통해 자가보고된 어깨 통증의 참고 표준을 사용하여, 어깨 통증이 >6/10일 때, 어깨통증(평균 연령 21세, 여성 16명, 평균 증상 기간 NR)을 가진 대학생 환자 66명에서 SN 21, SP 72, +LR 0.75, -LR 1.1, QUADAS 10을 나타내었다.[117]

외측 견갑골 활주 검사 (LATERAL SCAPULAR SLIDE TEST)

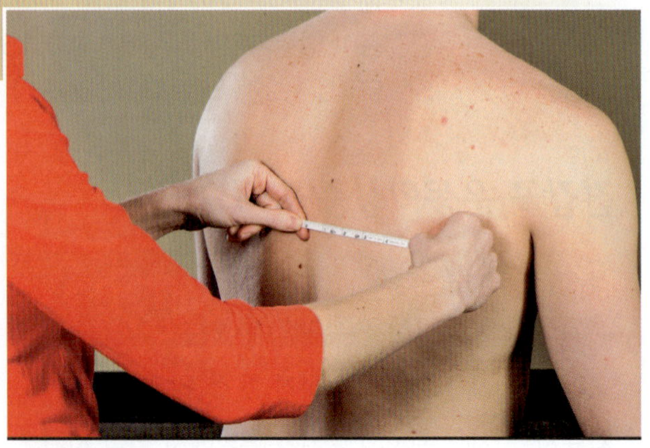

그림 21.73

환자 자세 똑바른 선 자세

치료사 자세 환자의 견갑골을 관찰할 후방에서 직접 서기

움직임 치료사는 견갑골의 하각에서 흉추의 극돌기까지 똑같은 위치에서 측정한다. 이 측정은 환자가 어깨를 0°, 45° 및 90°의 외전 상태로 유지하면서 한다. 그것은 증상과 무증상 양쪽에서 수행한다.

평가 한쪽에서 다른 쪽까지 견갑골의 위치가 1-1.5cm 이상 차이가 나면 검사는 (+)로 간주된다.

통계 어떤 어깨 기능부전이 있는지 확인하려고 시도했을 때, Odom과 동료들은 다양한 어깨 병리(평균 연령 30세, 성별 및 평균 증상 기간이 NR) 인 46명의 환자 중 20명에서 다음 통계로 QUADAS 8를 계산하였다. 통계 분석에 대한 신뢰 구간은 보고되지 않았다.

1cm 역치값에서:

- SN 35(0°), 41(45°), 43(90°)
- SP 48(0°), 54(45°), 56(90°)
- +LR 0.67(0°), 0.89(45°), 0.98(90°)
- −LR 1.35(0 °), 1.09(45°), 1.02(90°)

1.5cm 역치값에서:

- SN 28(0°), 50(45°), 34(90°)
- SP 53(0°), 58(45°), 52(90°)
- +LR 0.60(0°), 1.19(45°), 0.71(90°)
- −LR 1.36(0 °), 0.86(45°), 1.27(90°)

Shadmehr 등은 어깨 진단을 시도할 때 다양한 어깨 병리(평균 연령 48세, 성별 및 평균 증상 기간은 보고되지 않았음)가 있는 57명의 환자 중 27명에서 QUADAS 7로 다음 통계를 계산하였다. 통계 분석을 위해 신뢰 구간을 계산하지 않았다.

1cm 역치값에서:

- SN 93−100(0°), 90−93(45°), 86−96(90°)
- SP 8−23(0°), 4−23(45°), 4−15(90°)
- +LR 1.01−1.3(0°), 0.94−1.21(45°), 0.90−1.13(90°)
- −LR 0.88−0(0°), 2.5−0.3(45°), 3.5−0.27(90°)

1.5cm 역치값에서:

- SN 90−96(0°), 83−93(45°), 80−90(90°)
- SP 12−26(0°), 15−26(45°), 4−19(90°)
- +LR 1.02−1.3(0°), 0.98−1.26(45°), 0.83−1.11(90°)
- −LR 0.15−0.83(0°), 0.27−1.13(45°), 0.52−5.0(90°)

견갑골 후인 검사 (SCAPULAR RETRACTION TEST)

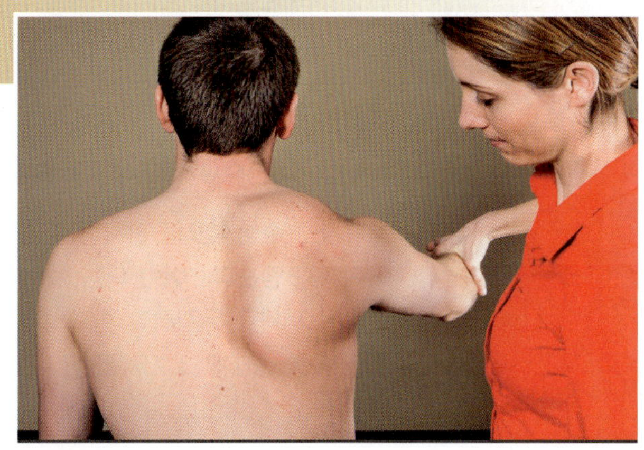
그림 21.74

환자 자세 자연스럽게 똑바로 서기

치료사 자세 환자의 전방에서 직접 서기

움직임 치료사는 환자에게 팔을 견갑골면에서 거상하도록 요청한다. 이런 다음 치료사는 팔을 아래쪽으로 밀고 환자가 운동을 거부하도록 요청한다. 다음으로, 치료사는 견갑골을 적극적으로 후인시켜 환자의 견갑골 위치를 교정하도록 환자에게 지시한다. 첫 번째 단계는 환자가 후인된 위치를 유지하면서 반복된다.

평가 환자의 힘이 어깨의 후인자세에서 자연적 휴식 자세보다 나은 경우 이 검사는 (+)이다.

통계 치료사 참고 표준 사용 또는 관절순 손상, 불안정성, 충돌의 MRI, 근상근 근력 감소와 임상 시험에서의 견갑골 운동이상증을 가진, 20명의 환자(평균 연령 43세, 성별 및 평균 증상 기간 NR)을 대상으로 한 연구에서 SN 100, SP 33(NR), +LR 1.49, −LR 0, QUADAS 3을 나타내었다.[120]

SICK 견갑골(SICK SCAPULA)

환자 자세 자연스럽게 똑바로 앉기

치료사 자세 환자의 후방에 직접 서기

움직임 치료사는 오훼돌기와 견갑골 윤곽을 촉진한다.

평가 SICK 견갑골은 견갑골 위치이상과, 오훼돌기의 하내측 경계의 통증, 오훼돌기통증과 견갑골 움직임의 운동이상의 약어이다. 이러한 특성을 나타내는 환자에게는 SICK 견갑골 소견이 있는 것으로 간주된다.

통계 임상 또는 방사선 검사를 참고 표준으로 사용하여, 만성 3급 견봉쇄골관절의 전위가 있는 환자 중 SICK 견갑골로 식별된 34명의 환자(평균 연령 47세, 여성 2명, 견봉쇄골관절 등급 Ⅲ 전위 이후 28개월의 평균 증상 기간)에서 SN 41(NR), SP, +LR와 −LR(NR)을 나타내었다.[121]

신경 마비(Nerve Palsies)

다음 검사는 액와신경의 신경 마비를 평가하는 것으로 알려져 있다. 이 검사는 작은 샘플에서만 분석되었으며, SN 및 SP 번호(삼각 징후: SN 100, SP 95)를 보고하는 연구 중 하나만 있었다. 현재의 문헌에 기초한 이러한 검사의 일반화 가능성은 현재로서는 제한적이다.

삼각근 신전 지연 징후 (DELTOID EXTENSION LAG SIGN)

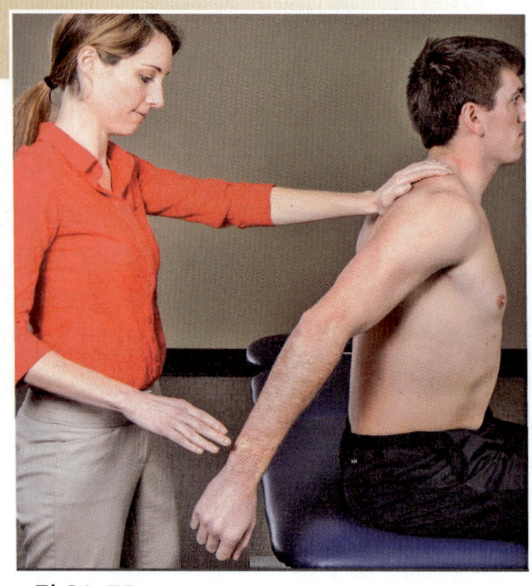

그림 21.75

환자 자세 똑바로 앉기

치료사 자세 환자의 후방에 서서 환자의 손목과 팔을 잡는다.

움직임 치료사는 수동적으로 환자의 팔을 최대한 어깨까지 뻗는다. 이런 다음 치료사는 팔을 신장된 자세로 유지하고 환자의 손목을 풀어 주면서 환자에게 그 자세를 유지하도록 요청한다.

평가 지연(환자가 신장된 위치를 유지할 수 없는 경우)이 지적되면 액와신경 마비에 대한 검사는 (+)이다.

능동 거상 지연 징후 (ACTIVE ELEVATION LAG SIGN)

환자 자세 똑바로 서기

치료사 자세 치료사는 환자의 뒤에 서서 처음에는 환자의 팔을 수동적으로 어깨 굴곡을 하여 완전한 거상이 되도록 한다. 치료사는 완전한 거상을 확보한 후 환자의 팔을 환자 옆으로 돌려 보낸다. 마지막으로, 치료사 환자의의 요추에 손을 놓는다.

움직임 치료사는 요추를 촉진하기를 계속하고 환자가 능동적인 범위 내에서 최대한 팔을 들어 올리라고 환자에게 요청한다. 치료사는 허리 과신장이 일어나기 전에 생성된 굴곡 정도에 따라 운동량을 정의한다. 운동은 증상없는 쪽에서 세 번, 증상이 있는 쪽에서 세 번 반복한다.

평가 무증상 측에 비해 증상 측에서 어깨 높이가 적으면 척추 부신경 마비에 대한 이 검사는 (+)이다.

삼각 징후 (TRIANGLE SIGN)

환자 자세 환자는 초기에 직립 자세로 앉는다. 어깨 굴곡 운동 범위가 평가된 후, 환자는 복와위에서 팔이 굴곡된 자세로 위치한다.

치료사 자세 치료사는 환자가 직립 자세에 있을 때 환자의 후방에 서 있는다. 환자가 복와위일 때, 치료사는 환자의 측방에 서서 요추를 관찰한다.

움직임 치료사는 처음에 환자의 팔을 어깨 굴곡 운동으로 움직여 전체 어깨 굴곡이 가능한지 평가한다. 완전 굴곡이 가능하면 환자는 어깨를 굽히지 않고 끝 범위까지 굴곡한다. 이런 다음 환자는 테이블에서 팔을 닫지 않도록 능동 굴곡을 시도한다.

평가 환자의 증상 측에서 능동 팔 굴곡을 달성하기 위해 요추 과신장을 사용하는 경우 척추부신경 마비에 대한 이 검사는 (+)이다.

촉진 PALPATION

어깨 관절을 평가할 때 치료사는 특정 환자의 표시에 따라 잠재적으로 어깨 복합체, 경추부, 흉추 대퇴부 및 상부 늑골 전체를 촉진해야 한다. 이러한 구조의 설명을 검토하려면 17장(경추)과 18장(흉추)을 참고한다.

전면

뼈 구조물

- **결절간구**(Bicipital groove): 치료사는 중간 위치에서 환자의 팔을 잡는다. 그들은 코오훼돌기의 측면에서부터 소결절과 결절간구로 손가락을 움직일 것이다. 그곳에 상완이두근 장두 건이 있다. 이 간구는 횡상완인대로 둘러싸여 있고 때때로 느슨해지고 상완이두근 건의 아탈구가 일어날 수 있다. 이것이 발생하면 상완골이 외측으로 회전함에 따라 일반적으로 내측으로 아탈구된다. 치료사는 환자를 내회전시켜야 하며 손가락은 대결절로 굴러갈 것이다. 이 구조는 일반적으로 환자가 어깨의 전방 탈구가 있는 경우 부드럽다.
- **흉쇄관절**(Sternoclavicular joint): 치료사는 외측 쇄골 머리 아래로 촉진한다.
- **쇄골**(Clavicle): 치료사는 팽창이 느껴질 때까지 내측을 견봉으로 움직인다. 일반적으로 쇄골은 견봉보다 약간 더 앉아있을 것이다. 치료사는 쇄골이 뒤쪽으로 회전하는 것을 느낄 수 있도록 환자의 어깨를 외전하게 할 수 있다. 쇄골은 전방 내측으로 볼록하고 전방외측으로 오목하다.
- **오훼돌기**(Coracoid process): 매우 중요한 구조물인 오훼돌기는 여러 구조물의 결합이다. 치료사가 견봉쇄골관절을 찾고 약 2cm 내측과 하방으로 밑에서 오훼돌기는 촉진될 것이다. 이 구조는 병리학이 없어도 거의 항상 부드럽게 촉진된다.
- **견봉쇄골관절**(Acromioclavicular joint): 치료사는 쇄골을 따라 측방으로 쇄골의 가장 측면에서 촉진할 수 있다. 그들은 쇄골이 견봉보다 약간 높게 느껴질 것이다. 이 부위는 AC 인대의 염좌 또는 AC 관절의 변성과 함께 부드러울 것이다. 퇴행성 변화가 있으면 환자는 이 위치에서 염발음을 얻을 수도 있다.
- **견갑골의 외측연**(Lateral border of the scapula): 치료사는 견갑골의 내측각을 찾고 견갑골을 따라 상방외측으로 움직일 수 있다. 그들이 상방과 외측으로 움직일 때, 그들은 먼저 대원근과 소원근을 촉진할 수 있다.

연부조직 구조물

- **상완이두근 단두**(Short head of biceps): 이것은 오훼돌기(그림 21.76)에 대한 근위 부착이며, 원위 부착은 상완이두근 건의 결합이다.
- **상완이두근 장두**(Long head of biceps): 이 구조는 앞에서 설명한 바와 같이 결절간구 근위부에서 촉진할 수 있다.
- **극상근**(Supraspinatus): 정지를 촉진하기 위해 치료사는 환자의 어깨를 약간 신장하고 견봉의 전방과 측방 끝을 촉진한다. 거기에서 그들은 대결절의 꼭대기의 영역이다.
- **극하근**(Infraspinatus): 극하근 정지는 상완골의 대결절의 중간에 있다.
- **소원근**(Teres minor): 이 근육은 견갑골의 외측연의 표면을 따라 기시하고 정지는 대결절의

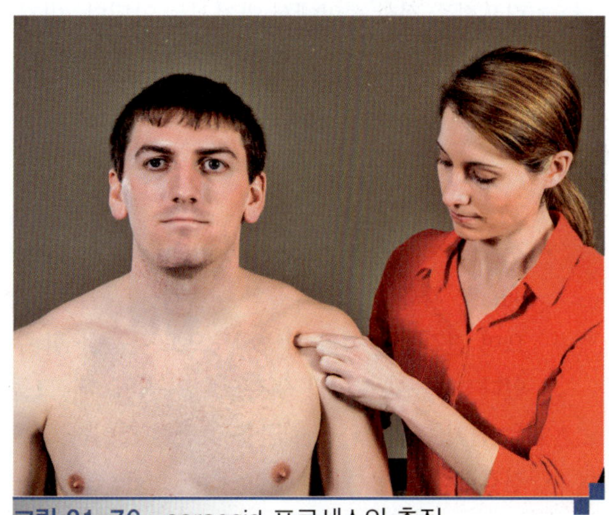

그림 21.76 coracoid 프로세스의 촉진.

하부에 있다.

- **견갑하근**(Subscapularis): 기시는 견관절 근처의 작은 공간을 제외하고 견갑골의 전체적인 늑골 표면을 따라 있다. 정지는 상완골의 작은 결절이다. 이것은 촉진하기 어려운 구조일 수 있다. 치료사들은 팔 주위를 약 45°의 외전과 약간의 외회전을 시켜 늑골표면을 노출시킴으로써 견갑하근 근복을 촉진할 수 있지만 모든 환자에게서 쉽게 할 수는 없다.
- **대흉근**(Pectoralis major): 촉진하기 위해서, 치료사는 흉골 부착에서 시작하여 쇄골을 따라 상부 섬유를 촉진할 수 있다. 대흉근은 상완골의 대결절의 능성을 따라갈 수 있다. 이 근육은 겨드랑이의 전벽을 만든다.
- **삼각근**(Deltoid): 정지는 상완골의 삼각근 대결절에 있다. 삼각근을 촉진하기 위하여, 치료사는 쇄골의 원위부 1/3에서 시작하고 후방부분을 가로질러 그리고 아래쪽으로 움직인다.
- **흉쇄유돌근**(Sternocleidomastoid muscle): 긴 얇은 근육인 SCM은 후두부의 유양 돌기에서 정지하여 근위 기시는 쇄골에 붙어있는 부분과 흉골에 붙어있는 부분이 있다. 치료사는 SC관절에 도달할 때까지 쇄골을 따라 촉진할 수 있다. 치료사는 환자가 목을 회전하면서 측방굴곡을 시킨다. 이것은 SCM이 촉진을 위해 보다 쉽게 눈에 띄게 할 것이다.
- **액와림프절**(Axillary lymph nodes): 정상적인 림프절은 정상 성인에서 만져서는 안된다. 만져서 알 수 있으면 악성 종양이나 감염을 나타낼 수 있다.

후면

뼈 구조물

- **견갑골의 외측연**(Lateral border of the scapula): 치료사는 견갑골의 내측각을 찾을 수 있으며 견갑골을 따라 상방외측으로 운동을 할 수 있다. 그들이 상방과 외측으로 움직일 때, 그들은 먼저 대원근과 소원근을 촉진할 것이다.
- **견갑골의 상방(위)각**(Superior angle of scapula): 견갑거근의 부착부위가 이 위치이다. 치료사는 견갑골의 척추를 따라 내측으로 갈 수 있으며 손가락을 움직여 견갑골의 상방각을 찾을 수 있다. 이 위치는 일반적으로 부드럽다.
- **견갑극**(Spine of scapula): 치료사는 머리방향의 척추에서 3/4의 뼈돌기를 측부에 위치시킬 수 있다. 견갑극 상방에는 극상와가 있고, 극상근이 존재한다. 견갑극 하방에는 극하와가 있고, 극하근이 존재한다.
- **견갑골의 내측연**(Medial border of the scapula): 상방에는 능형근이 부착되어 있다. 견갑골의 내측연은 정중선에서 8cm(3inch) 이상 떨어져서는 안된다. 내 경계가 정중선에서 약 3인치 이상이면 외전된 것으로 간주한다. 치료사는 견갑골의 내측연을 따라 대능형근과 소능형근을 촉진할 수 있다.
- **견갑골의 하방(아래)각**(Inferior angle of scapula): 이것은 견갑골의 하방 끝에 위치한다. 견갑골의 내측각이 흉곽에서 멀리 떨어지면 거상한 것으로 간주한다.

연부조직 구조물

- **극상근**(Supraspinatus): 촉진을 위해, 치료사는 수동적으로 어깨 90° 굴곡, 전완 90° 굴곡과 약간의 내회전을 할 수 있다. 정지를 촉진하기 위해, 치료사는 어깨를 약간 신전하고 전방 외측 견봉 끝단을 촉진한다. 대결절 상방부분에서 찾을 수 있다.
- **극하근**(Infraspinatus): 촉진을 위해, 치료사는 환자를 앉히거나 엎드리게 한다. 엎드렸을 때, 환자는 외회전을 유지하기 위해 테이블의 가장자리를 잡아야 한다. 치료사는 견갑근 외측에서 촉진할 수 있으며 극하와에서 손가락을 하방으로 움직인다.
- **소원근**(Teres minor): 촉진을 위해 치료사는 견갑골의 외측각을 따를 수 있다. 그들이 발견할 수 있는 첫 번째 근육은 대원근이다. 상방을 촉진할 때, 다음 근육은 소원근이 될 것이다.
- **광배근**(Latissimus dorsi): 이 근육은 체간의 후방외측면에서 매우 크게 촉진된다.
- 대능형근과 소능형근[Rhomboids(major and

minor)]: 능형근을 촉진하려면 치료사는 견갑골의 내측연을 찾아야 한다. 치료사는 견갑골 내전을 잘 일어나게 하기 위해 환자의 팔을 허리 뒤로 위치시키면, 그 근육은 수축할 것이다.

- **승모근**(Trapezius muscle): 상방부분은 두개골 바닥에서 하방으로 휘어지고, 목에서도 하방으로 휘어져 쇄골에 정지한다. 중간 부분은 목인대에서 견봉까지 이어진다. 그것은 훨씬 더 두껍고 강하다. 중간 부분은 견갑극에 정지하기 위해 제7경추로부터 발생하는 섬유를 포함한다. 승모근 섬유의 하부 부분은 하부 흉추에 기시에 수렴하고, 견갑골의 내측하각에 부착되는 작은 건에 연결된 짧은 건에 합류하기 위해 상측 및 외측으로 지나간다. 치료사는 후두부융기에서 쇄골쪽으로 승모근 외측과 하방으로 따라갈 수 있다. 또한, 그들은 견갑극의 내측에서 아래쪽 섬유를 따라가야 하고, 그 다음에 하부 흉추의 극돌기의 내측과 하방으로 움직여야 한다. 치료사는 견봉에서 7번째 경추 및 상부 흉추 척추의 극돌기에 이르는 중간 섬유를 따라갈 수 있다.

신체 수행능력 측정
PHYSICAL PERFORMANCE MEASURES

어깨에 사용할 수 있는 신체 성능 측정(Physical Performance Measure, PPM)은 상지의 관절뿐만 아니라 경추와 상부 흉추를 포함할 수 있는 문제가 있는 신체적인 성능을 포괄하는 경우에 종종 상사분면의 여러 영역에 적합하다. 어깨와 상사분면에 대한 PPM은 하지의 경우처럼 광범위하게 조사되지 않았다. 따라서 선택할 PPM 수가 적다. 표 21.4에는 낙상으로 인해 어깨 부상을 입은 환자가나 어깨 기능부전과 동시 낙상 위험이 있는 환자의 경우 균형에 문제가 될 수 있으므로 낮은 균형 PPM도 포함된다.

표 21.4 어깨와 위 사분면의 육체 성능 측정에 대한 제안

이산 육체 변수	낮은 수준 환자의 잠재적인 육체 성능 측정(해당되는 경우)	높은 수준 환자의 잠재적인 육체 성능 측정(해당되는 경우)
균형과 안정성	한쪽다리로 서기 직렬로 서기 롬베르그(Romberg) 서기 어깨 기능부전이 낙상과 관련이 있다면 전통적인 LE 균형 평가가 필요할 수 있다.	상지 Y 균형검사 CKCUEST 낮은 수준 환자에 적합한 모든 검사
기본적인 움직임	어떤 팔을 들어올려 뻗기 또는 기능적 뻗기 검사	오버헤드 스쿼드(Overhead squat) 낮은 수준 환자에 적합한 모든 검사
근력	적절하고 필요한 경우에만	팔 구부려 매달리기 풀업(Pull-up) 검사 푸쉬 업(Push-up)
힘	적절하고 필요한 경우에만	머리위로 메디신 볼(medicine ball) 던지기 옆으로 메디신 볼 던지기 앉아서 (포환처럼)던지기
던지는 정확도	적절하고 필요한 경우에만	기능적 던지기 성능 지수
지구력	견갑골 근육 지구력 검사	견갑골 근육 지구력 검사

닫힌사슬 상지안정성검사(closed kinetic chain upper extremity stability test; CKCUEST)

상지 Y 균형검사(UEYBT)는 건강한 대학생들에서 2분 동안에 푸쉬 업, 외측 흉곽 지구력과 닫힌사슬 상지안정성 검사(CKCUEST)와 상관 관계를 가지고 있다. 또한 UEYBT 기간 동안 우세팔에서 비우세팔까지의 측정에서 의미있는 차이는 없었으며, 이는 어깨 기능부전을 가진 환자에게서 기대할 수 있다.[124] CKCUEST는 건강한 대학생 야구 선수들과 유사하게 조사되었으며, 닫힌사슬 상지 기능의 신뢰할 수 있는 척도로 밝혀졌다.[125] UEYBT와 CKCUEST는 닫힌사슬 안정성 뿐만 아니라 일반적인 중심(core)와 근력과 간선 힘과 이동성을 나타내는 것으로 보인다.

기능적 충돌 검사(손, 목, 어깨, 그리고 팔)(FIT-HaNSA)는 어깨 기능부전이 있거나 없는 환자간을 비교하였다. 그것은 신뢰성을 보여 주었고 DASH와 SPADI, 그리고 어깨에 힘과 ROM 측정 값이 적당히 상관 관계가 있었다.[126]

오버 헤드 스쿼트는 기능적 움직임 검사(12장에서 이전에 논의됨)의 구성 요소이다. 이 움직임은 어깨 통증이 있는 환자에게는 조사되지 않았지만 오버 헤드 스쿼드에 포함된 어깨 높이로 인해 이 인구 집단에서 PPM이 유용할 수 있다.

팔 구부려 매달리기와 풀업 검사는 특정 어깨 기능부전과 상관관계가 없지만 전완과 상지 근력과 지구력을 정량화하는 데 사용된다. 마찬가지로, 푸쉬 업 검사는 일반적인 상지의 근력과 지구력을 평가하는 데 사용되지만 다양한 어깨 기능부전과는 특별히 관련이 없다.[127]

뒤 머리위로 메디신 볼(medicine ball) 던지기, 옆으로 메디신 볼 던지기, 앉아서(포환처럼)던지기 등이 모두 상지의 근력과 힘의 PPM으로 제안되었다. 뒤 머리위로 메디신 볼 던지기는 점프 및 비점핑 운동 선수 모두에서 전신 힘과 수직 점프로 신뢰성과 타당성을 입증하였다. 옆으로 메디신 볼 던지기는 흉곽 회전 토크와 벤치 프레스에서 1RM과 상관관계가 있다. 앉아서(포환처럼)던지기 대학 축구 선수들의 벤치 프레스의 힘과 적당한 상관관계가 있다.[127]

기능적 던지기 성능 지수(FTPI)는 작은 운동 선수 샘플 세트에서 우수한 신뢰성을 보여주었고 고유수용력을 정량화하는 방법이다.[128]

견갑골 근육 지구력 검사는 자세 상 목통증이 있는 환자에서 조사되었으며 적절한 안정성을 보였다. 평균 30.1초가 임상적으로 유의한 변화로 간주된다. 이것은 단 하나의 어깨 기능부전과 환자 간에 상관관계가 없지만, 견갑흉곽 근지구력과 어깨 통증의 지역적 상호 의존성을 고려할 때 유용할 수 있다.

어깨 관절의 일반적인 정형외과적 상태

COMMON ORTHOPEDIC CONDITIONS OF THE SHOULDER JOINT

어깨의 다양한 병리학적 표현을 뚜렷하게 묘사하는 것은 불가능하지만, 이 신체 부위의 특정 병리를 뒷받침하는 근거 기반의 발견되었다. 따라서 이 장에서 이 절의 목적은 어깨 병리를 암시하는 현재적인 증거로 입증된 결과를 제시하는 것이다. 그러나 4장(근거 기반 실습과 임상평가)에서 이전에 설명한 것처럼 모든 검사 결과가 임상 증거로 절대적으로 뒷받침되는 것은 아니며 치료사는 또한 환자의 통증 및 기능부전의 감별 진단을 수행할 때 임상 경험 및 환자의 경험에 의존해야 한다.

신체의 다른 부위와 마찬가지로 제5장에서 논의된 것처럼 특정 병리학적 진단표는 광범위하게 사용되지만 균일하지는 않다. 따라서 진단 결론을 위한 선정기준이 일률적으로 도출될 수 없으므로 진단 표의 사용을 폐지할 것을 강력하게 제안하였다.[130]

회전근개 찢어짐 또는 건병증

ICD-9: 726.1(어깨 및 동반 질환의 회전근개 증후군); 726.9(불명확한 부위의 골부착부병증); 727.61(회전근개 전체 찢어짐) ICD-10: M75.1(회전근개 증후군); M75.2(완전한 회전근개 찢어짐 또는 파열); M77.9 [불명확한 골부착부병증(enthesopathy)]

회전근개 부상에는 회전근개 근육 또는 어깨의

힘줄에 대한 모든 유형의 자극 또는 손상이 포함될 수 있다.

I. 환자 인터뷰

주관적 병력

- 회전근개 건병증은 성인 50명 중 1명에게 발생하며, 반복적으로 던지는 운동선수와 팔을 머리 위로 움직여야 하는 작업자에게 특히 보편적이다.[131]
- 통증이 가장 흔한 불만이며, 이는 어깨 근력(통증 억제) 및 기능 손상의 감소로 이어진다.[14]
- 발병은 종종 잠행성이고 뻗은 손이나 반복적인 활동으로 인해 발생할 수 있다.[14,26]
- 회전근개 내부의 내인성 퇴행이 회전근개 파열의 병인 발생에 주요 인자이다.[14,26]
- 통증이 없다고 해도 환자는 만성적, 퇴행성 전층 찢어짐이 있을 수 있다.[132]
- 움직임의 통증호에 대한 설명은 RCT(SP 81, +LR 3.7)를 지배하는 데 도움이 되는 능력보다 적다.[132]

측정 결과

- DASH, ASES, SSI 및 SPADI는 회전근개 찢어짐과 관련된 어깨 기능부전이 있는 환자에게 사용하기에 적합한 것으로 간주된다.[21]

진단영상

- 갈고리가 있는 견봉은 흔히 방사선 사진에 있다.[133,134]
- MRA는 회전근개 찢어짐에서의 배제와 판정 모두에 대해 초음파나 MRI보다 우수한 진단 정확도를 나타낸다(표 21.1 참고).
- 초음파는 능력을 제외(SP 88−100)하는 것 보다 능력을 참여(SN 67−95)하는데 더 도움이 된다.[25-2]

II. 시진

- 환자가 과민성일 경우 복부에 팔을 걸칠 수 있다.
- 위축은 관련된 견갑골의 극상와와 극하와에서 나타난다.

III. 분류 및 선별검사

- 모든 관련이 없는 근육들은 관련이 없는 관절과 마찬가지로 제외되어야 한다.
- 뼈 불안정 검사는 뼈의 병변으로 인한 어깨 불안정성 참여(SN 84, −LR 0.07)과 제외(SP 84, +LR 5.9)에 도움이 되는 우수한 진단 정확도를 보여준다.
- 주두−흉골병 검사는 전방 어깨탈구, 쇄골 골절 및 상완골 골절 참여(SR 84, −LR 0.3) 및 제외(SP 99, +LR 84)에 규칙을 모두 지원하는 강력한 진단 정확도를 보여준다.[46]

IV. 움직임 검사[132]

- 환자는 머리위로 움직이기와 뻗기 활동 범위가 제한 될 수 있다.
- 그들은 ROM 시도와 함께 강직, 위축, 또는 연발음을 나타낼 수 있다.
- 전체 두께의 찢어짐이 있을 때 환자는 고통은 없지만 AROM이 부족할 수 있다.

V. 근육 수행능력 검사

- 건의 근력 검사로 통증과 위축이 증가하면 초음파에서 건의 두께가 증가하고 건병증이 예측된다.[135]
- 통증이나 위축이 내회전, 외회전 및 견관절 상승에서 나타날 수 있다.[132]
- 근력 검사를 위한 최적의 위치는 상지의 경우 극상근의 견갑골 평면에서 45°의 외회전이고 거상 90°이고 거상 90°에서 저항하는 것이고 45°의 내회전에서 상완골 0°에서 외부 회전에 저항하는 것을 포함한다.[69]

VI. 특수 검사

- 통증 호: RCT를 제외(SP 71, −LR 0.36)하고, RCT를 참여(SP 81, +LR 3.7)하는데 도움이 되는 이상적인 능력이 떨어진다.[132]
- 호킨스−케네디 검사: 건병증을 제외(SN 66, −LR 0.5)하고, 참여(SP 63,

+LR 1.9)하는데 도움이 되는 좋은 능력이 떨어진다.

- 호킨스-케네디 검사: 통합 분석에서 RCT를 제외(SN 76, −LR 0.51)하고, 참여(SP 48, +LR 1.5)하는데 도움이 되는 이상적인 능력이 떨어진다.[132]
- 니어 검사: 통합 분석에서 RCT를 제외(SN 64−68, −LR 0.60−1.1)하고, 참여(SP 30−61, +LR 0.98−1.6)하는데 도움이 되는 좋은 능력이 떨어진다.[132]
- 렌트 검사: (+)검사는 RCT를 참여(SP 97, +LR 32)하는 데 이상적인 기능을 제공하고, (−)검사는 RCT를 제외(SN 96, −LR 0.04)하는 데 도움이 되는 좋은 능력을 갖추고 있다.[71]
- 외측 조브 검사: (+)검사는 RCT를 참여(SP 89, +LR 7.36)하고, 제외(SN 81, −LR 0.10)하는데 도움이 되는 이상적인 능력을 가지고 있다.[85]
- 앙와위 충돌 검사: (+)검사는 RCT를 제외(SN 97, −LR 0.33)하는데 도움이 되는 좋은 능력을 가지고 있다.[10]
- 캔 비우기 검사: RCT에서 규칙을 제외하거나 참여를 정하는 데 도움이 되는 통합 분석에서 부족한 능력을 가진다. 두 개의 독립적인 한 연구에서 RCT를 참여(SP 87−90, +LR 3.9−4.4)하는데 좋은 능력을 가지고 있다.[4,77]
- 팔떨어뜨리기 검사: 통합 분석의 RCT와 단일연구에서 최고의 진단능력에서 참여(SP 92, +LR 2.6)하는데 도움이 되는 좋은 능력이 떨어지고, 제외(SN 21, −LR 0.86)하는데 도움이 되는 낮은 능력을 가지고 있다.
- 캔 채우기 검사: RCT를 제외하거나 참여하는데 도움이 되는 좋은 능력이 떨어진다.
- 외회전 지연 징후: (+)검사는 어떤 심각한 RCT에서 참여(SP 90, +LR 4.2)하는데 도움이 되는 좋은 능력을 가지고 있는 동안, (+)검사는 전체의 극상근 또는 극하근 찢어짐에 대한 참여(SP 91−94, +LR 5.7.2)에[78,79] 도움이 되는 이상적인 능력을 가지고 있다.
- 떨어짐 징후와 호른부는사람 징후: 극하근 참여 또는 제외하는데 도움이 되는 능력이 떨어진다.
- 들어올리기 검사: (+)검사는 통합 분석에 따라 견갑하근 찢어짐에 참여(SP 97, +LR 16.5) 및 한가지 단일연구(SP 100)에 적용하는 데 이상적인 능력을 가지고 있다.[90]
- 내회전 지연 검사: (+)검사는 극하근 찢어짐에 참여(SP 84, +LR 6.2)에 도움이 되는 좋은 검사를 가지고 있고, (−)검사는 참여(SN 100, −LR 0.0)에 도움이 되는 이상적인 검사를 가지고 있다.[79]
- 몸통 압박 검사: (+)검사는 견갑하근 찢어짐에 참여(SP 98, +LR 20)에 도움이 되는 이상적인 능력을 가지고 있다.[90]
- 곰 포옹 검사: (+)검사는 견갑하근 찢어짐에 참여(SP 92, +LR 7.2)에 도움이 되는 이상적인 능력을 가지고 있다.[90]

VII. 촉진

- 잘 국소화된 압통을 이끌어 내는 경향이 있는 촉진은 활동하는 동안 비슷한 양질과 위치를 가진 통증을 경험한다.[136]
- AC 관절을 촉진할 때 (−)압통은 AC 관절 병리를 제외(SN 96, −LR 0.40)하는데 도움을 준다.[32]
- 극상근의(−)압통은 견봉하 충돌을 제외(SN 92)하는데 도움을 준다.[137]
- 상완이두근의 (−)압통은 견봉하 충돌을 제외(SN 85)하는데 도움을 준다.[137]
- 건을 포함한 촉진에서 증가된 압통은 초음파에서 증가된 건두께와 건병증 변화로 예측한다.[135]

회전근개 찢어짐과 C5 신경병증의 감별진단

- 회전근개(RC) 병리는 노인 인구에서 더 높은 유병률을 보이며 야간 통증과 외전시 위축에 대한 불만과 관련이 있다.
- 두 가지 문제는 잠행성 발병으로 나타날 수 있다.
- RC 병리는 팔을 뻗어 넘어지거나 반복되는 어깨 동작으로 과도하게 사용된 후에 나타날 수 있다.
- 부분 RCT는 저항 외회전, 외전 또는 내전에서 통증을 유발할 수 있다.
- 모든 류마티스 병증과 전체 찢어짐은 외전 및 외회전에서 명백한 위축을 나타낼 수 있다.
- 신경병증은 스펄링(Spurling) 검사에서의 통증, 경추 ROM의 감소, 양성 ULTT의 원인을 나타낸다.
- 신경병증은 감각과 반사에 변화를 줄 수 있다.
- 신경병증과 관련된 증상은 반복된 경추 ROM과 견인으로 변할 수 있다.

VIII. 신체 수행능력 측정

- 견갑골 근육 지구력 검사
- 환자가 위치를 추측할 수 있는 경우 푸쉬업 검사를 한다.
- 노인의 RCT 유병률을 고려하여 치료사는 낙상 위험에 대해 환자를 평가할 필요가 있다.

잠재적 치료 기반 분류

- 운동과 상태, 운동성에서 환자가 동시에 강직과 통증을 가지고 있다면, 환자의 높은 민감함은 적절할 것이다.

1차 어깨 충돌

ICD-9: 726.2(어깨 부위의 다른 영향, 다른 곳에서 분류되지 않음)
ICD-10: M75.4(충돌 증후군)

어깨 충돌 증후군(Shoulder impingement syndrome)은 회전근개 근육의 건이 견봉하 공간을 통과할 때 발생하는 임상 증후군이다. 일차 충돌은 어깨 관절의 이동성 부족 때문이다. 견봉하 활액낭염, 회전근개 또는 상완이두근 건염은 충돌증상의 원인이 될 수 있다.

I. 환자 인터뷰

주관적 병력

- 이 증후군은 종종 반복되는 어깨위로의 활동 중 통증과 관련이 있다.[132]

측정 결과

- ASES, DASH과 SPADI는 임상적으로 사용하기에 적합한 것으로 나타났다.[21]
- DASH는 실질적 임상적 이익(SCB)을 나타내기 위해 초기 점수에서 40%의 변경을 요구하는 것으로 나타났다.[138]

진단영상

- 갈고리가 있는 견봉은 방사선에서 흔하게 나타난다.[133,134]
- MRI는 AC관절 관절증을 제외(SN 85)하는데 더 도움이 되는 반면, 방사선 사진은 AC 관절 관절증에 참여(SP 90)하는데 도움이 되는 것이 좋다.[32]
- 초음파는 석회화 건염과 견봉하 점액낭염의 전반적인 진단 정확도를 입증한다.[25]

II. 시진

- FHRSP는 감소된 견봉하 공간과 관련이 있다.[42]
- 견갑골운동장애는 충돌과 다른 어깨 질환을 가진 환자의 기능장애로 제안되었다. 그러나 운동장애는 충돌을 포함한 어떠한 진단과 관련이 없다.[19]

III. 분류 및 선별검사

- 관련된 관절로부터의 원인뿐만 아니라

모든 비근골격계 원인은 제외되어야 한다.

- 뼈 불안 검사는 뼈병변으로 인한 불안정성을 제외(SN 94, −LR 0.07)와 참여(SP 84, +LR 5.9)하는데 매우 정확한 진단을 하도록 도움을 준다.[48]
- 주두−흉골 검사는 전방 어깨탈구, 쇄골 골절과 상완골 골절을 참여(SN 84, −LR 0.3)하고 제외(SP 99, +LR 84)하는데 강한 정확한 진단을 하도록 도움을 준다.[46]

IV. 움직임 검사

- 환자는 후방 관절낭 운동 장애가 있을 수 있다.[139]
- • 움직임의 통증호가 없는 것은 움직임의 통증호가 있는 참여(SP 67, +LR 2.3) 보다 약간의 어깨 충돌을 제외(SN 75, −LR 0.38하는데 도움을 준다.[4]

V. 근육 수행능력 검사

- 어깨의 외전, 회전 및 굴곡에는 약화가 있을 수 있다.[140]
- 초음파에서 건이 포함된 근육 검사에서 통증과 약화가 증가되는 것은 건의 두께와 건병증이 증가하는 것으로 예측된다.[135]

VI. 특수 검사

- 호킨스−케네디 검사:(−)검사는 제외(SN 80, −LR 0.35)하는데 도움을 줄 수 있는 좋은 능력이 있지만 복수의 단일연구 뿐만 아니라 통합분석에서 어깨 충돌을 통제하는데 도움이 되지 않는다.
- 니어 검사: 두 가지 교차 메타 분석과 복수의 단일 연구에서, 유일한 강한 진단 능력은 한 연구에서의(−)검사는 SAIS를 제외(SN 81, −LR 0.35)하는데 도움이 되는 좋은 능력을 가지고 있다.[4]
- 통증호: 두 가지 교차 메타 분석과 복수의 단일 연구에서, 유일한 강한 진단 능력은 한 연구에서의(−)검사는 SAIS를 제외(SN 96, −LR 0.10)하는데 도움이 되는 좋은 능력을 가지고 있다.[78]
- 내회전 저항근력 검사와 수평내전 검사: SAIS를 참여하거나 제외하는 데 도움이 되는 능력이 떨어진다.
- 극하근 또는 외회전 저항 검사: (+)검사는 SAIS를 참여(SP 87, +LR 4.4)하는데 도움이 되는 좋은 능력이 있다. 통증이 발견되었을 때, 이 검사는 SAIS를 참여(SP 100, +LR Inf)하는데 이상적인 능력이 있다.[70]
- 클러스터 검사:
  - 어떤 조합의 5가지 검사(통증호, 외회전 저항, 빈캔 검사, 니어 검사와 호킨스−케네디 검사) 중에 3가지 이상은 SAIS의 진단을 참여(SP 74, +LR 2.9)하는데 도움이 되는 유일한 낮은 능력을 가지고 있고, 5가지 중 3가지 (+)미만의 검사는 또한 SAIS의 5개 테스트 중 3개 (+)는 또한 SAIS를 제외(SN 75, −LR 0.34)하는데 유일한 낮은 능력을 가지고 있다.[4]
  - 호킨스−케네디 검사, 통증호와 극하근 검사의 (+)찾는 것은 SAIS를 참여(+LR 10.56)하는데 도움을 주는 이상적인 능력을 가지고 있다.[77]
- SAIS에 대한 특별 검사의 대부분은(개별적으로 또는 병합하여 사용하는) 증후군을 진단하거나 검사하는 능력이 제한적이다.

VII. 촉진

- 건을 포함한 촉진시의 증가된 압통은 초음파의 변화에서 건의 두께와 건병증이 증가된 것으로 예측된다.[135]
- AC 관절의 촉진시에 (−)압통은 AC 관절 병리를 제외(SN 96, −LR 0.40)하는데 도움을 준다.[32]
- 극상근의 (−)압통은 견봉하 충돌을 제외(SN 92)하는데 도움을 준다.[137]
- 상완이두근 건의 (−)압통은 견봉하 충돌을 제외(SN 85)하는데 도움을 준다.[137]

VIII. **신체 수행능력 측정**

- 견갑골 근육 지구력 검사.
- 환자가 위치를 추측할 수 있다면 푸시 업 검사
- 일, 스포츠와 특별활동 기능
- FIT-HaNSA는 활동별 기능을 정량화하는데 도움이 될 수 있다.

잠재적 치료 기반 분류

- 움직임 및 운동과 상태는 가장 많이 사용된다. 환자가 높은 과민 반응을 보이는 경우 통증 조절을 사용할 수도 있다.

2차 어깨 충돌

ICD-9: 726.2(어깨 부위의 다른 영향, 다른 곳에서 분류되지 않음)

ICD-10: M75.4(충돌 증후군)

어깨 충돌 증후군(supintement syndrome)은 회전근개 근육의 건이 견봉하 공간을 통과할 때 발생하는 임상 증후군이다. 어깨의 2차 충돌은 어깨의 약화, 느슨함, 견갑골 기능부전 또는 견관절의 안정성 부족으로 인한 것이다. 내부 충돌의 개념은 또한 견관절의 이완과 미세불안정성에 관련된 문제로 생각된다. 충돌은 관절 내 공간에서 또는 관절면을 따라 후방에서 발생할 수 있다.[141]

I. **환자 인터뷰**

주관적 병력

- 증상은 던지기의 거상기(cocking) 자세에서 발생할 수 있다(외전 90° 또는 외전 위치 90°에 접근).[142]
- 환자의 주요 불만은 종종 머리위로 던지는 스포츠(야구, 배구 서브와 테니스)에서 후방 어깨 통증이 많다.[142]

측정 결과

- ASES, DASH 및 SPADI를 사용할 수 있다.[21]

진단영상

- 방사선 사진에 갈고리가 있는 견봉이 있을 수 있다.[133,134]
- MRI는 (SN 85) AC 관절의 병리를 제외하는데 도움이 되는 반면, 방사선 사진은 (SP 90) AC 관절의 관절증을 참여하는데 도움이 된다.[32]
- 초음파는 석회화 건염과 견봉하 점액낭염의 전반적인 진단 정확도를 입증한다.[25]

II. **시진**

- 어깨 충돌은 견갑골 운동 이상증과 관련이 있는 것으로 생각된다. 그러나 운동 이상증은 특정 병리학과 관련이 없다.[19]
- 견갑골 운동 이상증과 관련된 근육 효율의 부족은 병리보다 휴식 자세와 관련이 있다.[41]

III. **분류 및 선별검사**

- 모든 비근골격계 원인과 원인에 관련이 있는 관절은 제외되어야 한다.
- 뼈 불안정검사는 뼈병변으로 인한 어깨 불안정성에서 모든 제외(SN 94, −LR 0.07)와 참여(SP 84, +LR 5.9)에 도움이 되는 좋은 진단 정확도를 입증한다.[48]
- 주두-흉골 검사는 전방 어깨 탈구, 쇄골 골절 및 상완골 골절에서 모든 참여(SP 84, −LR 0.3)와 제외(SP 99, +LR 84)에 도움이 되는 강력한 진단 정확도를 입증한다.[46]

IV. **움직임 검사**

- 환자는 외회전으로 인해 과도한 ROM을 가질 수 있다.[139,143]
- 약간의 어깨 충돌에서 움직임의 통증호를 참여(SP 67, +LR 2.3)하는 데 도움을 주는 것보다 움직임의 통증호가 없는 것을 제외(SN 75, −LR 0.38)하는데 도움이 된다.[4]
- 환자는 GIRD를 가지고 있을 수 있다.[144]

V. **근육 수행능력 검사**

- 내회전 근육이 약화가 있을 수 있다.[139,143]
- 근육의 참을성 감소는 어깨 외전근과 외회

전근에서, 특히 수영 선수에게서 발생할 수 있다.[143]

- 초음파에서 건을 포함한 근육 검사에서 증가된 통증과 근육약화는 증가된 건의 두께와 건병증 변화로 예측할 수 있다.[135]

VI. **특수 검사**

- 1차 충돌에 대해 이전에 설명한 검사를 참고하라.
- 내회전 저항 근력검사는 내부 충돌(오직 QUADAS 8임에도 불구하고)을 참여(SP 96, +LR 22)와 제외(SN 88, −LR 0.12)에 도움이 되는 좋은 능력을 보여주고, 그것은 견관절의 이완에 관련된 것으로 생각된다.[83] 이 검사는 오직 하나의 연구에 의해서만 조사되었다.

VII. **촉진**

- 초음파에서 건을 포함한 촉진에 대한 압통의 증가는 건 두께의 증가와 건병증 변화로 예측할 수 있다.[135]
- AC 관절의 촉진에 대한(−)압통은 AC 관절 병리를 제외(SN 96, −LR 0.40)하는 데 도움이 된다.[32]
- 극상근의(−)압통은 견봉하 충돌을 제외(SN 92)하는 데 도움이 된다.[137]
- 상완 이두근의(−)압통은 견봉하 충돌을 제외(SN 85)하는데 도움이 된다.[137]
- 극상근 주위의 촉진에 대한 압통은 내회전 충돌과 관련이 있다.[142]

VIII. **신체 수행능력 측정**

- 견갑근 근육 지구력 검사
- 푸시 업 검사
- 대학생, 머리위로 던지는 운동 선수를 위한 CKCUEST
- 머리위로 던지는 운동 선수를 위한 기능적 던지기 수행 지수

잠재적 치료 기반 분류

- 운동과 상태가 가장 많이 사용된다. 환자가 통증이 심한 경우 급성 증상이 나타나면 통증 조절을 사용할 수 있다. 움직임은 GIRD가 있는 경우 보조 치료일 수 있다.

관절순 찢어짐 또는 병리(상부 관절와순파열 또는 방카트)

ICD−9 : 840.7(상부 관절와순 병변)
ICD−10 : S43.439A(상부 관절와순 병변)

어깨 부분의 관절순은 관절면을 깊게하는 기능을 한다. 관절순은 어깨가 아탈구되거나 탈구되었을 때 찢어질 수 있으며 반복되는 머리위로 던지는 활동에서 흔히 발생하는 반복적인 미세 외상으로 이어질 수 있다. 상방 관절순, 전방에서 후방(SLAP) 찢어짐은 전방에서 후방까지 상부부분의 관절순의 찢어짐이다. 방카트(Bankart)의 찢어짐은 전방에서 하방에 위치한 관절순의 찢어짐이다.

I. **환자 인터뷰**

주관적 병력

- SLAP 찢어짐의 4가지 유형(유형 I−IV)이 존재한다: I형(관절순 해어짐)은 회전근개 파열과 관련된다. II형(관절순과 상완이두근의 복합)과 IV형(상완이두근 건으로 확장된 관절순의 양동이 손잡이 찢어짐)은 기계적 재생산으로보다 증상이 나타난다. III형(안정적인 관절순과 상완이두근 복합체를 가진 양동이 손잡이 찢어짐)과 IV는 외상성 불안정성과 관련이 있다. 유형 II가 가장 일반적이다.[16]
- 찢어짐은 지배적인 팔에서 더 흔하다.[15,34]
- 임상 병력에는 견인 손상, 어깨에 직접적인 외상 또는 팔이 과신장된 상태에서의 낙상이 포함될 수 있다. 종종 전례없는 상해 또는 활동이 보고된다.[15]
- 환자는 어깨에서 클릭, 잡기, 잠금 또는 터지는 불만을 제기할 수 있다.[15,16]
- 환자는 불특정 불만을 제기할 수는 있지만 높은 수준의 스포츠와 관련된 활동을 수행하지는 않는다.[16]
- 연관된 전방 탈구가 있으면 힐−삭(Hill−

Sachs) 변형과 방카트(Bankart) 병변이 SLAP 찢어짐과 함께 발생할 수 있다.[145]

측정 결과

- 치료사는 ASES, SPADI 및 DASH를 사용할 수 있다.
- 환자의 관절순 찢어짐이 어깨 불안정에 기여하는 경우 치료사는 WOSI를 사용할 수 있다.

진단영상

- 회전근개 찢어짐, 낭포성 변화 또는 상완골 머리 골수 부종, 관절낭의 이완, 힐–삭 병변 또는 방카트 병변을 포함한 SLAP 찢어짐이 동시에 나타나는 어깨 손상이 종종 발생한다.[15]
- MRI(SP 86)[34]와 CTA(SP 86)[30]는 모두 SLAP을 제외하는데 도움이 된다. MRA(SP 95)와 CTA(SP 90)는 SLAP의 참여에 도움이 된다.
- MRA(SN 90, SP 100)와 CTA(SN 86, SP 95)는 모두 방카트 병변의 제외와 참여 모두에 대해 강력한 진단 정확도를 보여준다.[30]

II. 시진

- 관절순 찢어짐과 어깨 불안정성이 관련되어 있으면 치료사는 불안정성을 관찰해야 한다.

III. 분류 및 선별검사

- 모든 비근골격계 원인과 원인에 관련이 있는 관절은 제외되어야 한다.
- 뼈 불안정 검사는 뼈병변으로 인한 어깨 불안정성에서 모든 제외(SN 94, −LR 0.07)와 참여(SP 84, +LR 5.9)에 도움이 되는 좋은 진단 정확도를 입증한다.[48]
- 주두–흉골 검사는 전방 어깨 탈구, 쇄골 골절 및 상완골 골절에서 모든 참여(SP 99, +LR 84)와 제외(SN 84, −LR 0.3) 도움이 되는 강력한 진단 정확도를 입증한다.[46]

IV. 움직임 검사

- 관절순 찢어짐은 종종 견관절의 불안정성이나 충돌과 같은 증후군과 관련이 있다.[15,16]

V. 근육 수행능력 검사

- 초음파에서 건을 포함한 근육 검사에서 증가된 통증과 근육약화는 증가된 건의 두께와 건병증 변화로 예측할 수 있다.[135]

VI. 특수 검사

- 상완이두근 하중 I: (+)검사(SP 97, +LR 30.3)과 (−)검사(SN 91, −LR 0.09)는 각각 관절순 병리와 어깨 불안정성에 참여와 제외에 도움을 주는 좋은 능력을 가지고 있다.
- 크랭크 검사: 교차 단일 메타 분석과 복합 단일 연구, 단하나의 강력한 진단 능력은 관절순 병리 또는 어깨 불안정성의 (+)검사에서 참여(SP 93, +LR 13.6)에 도움이 되는 이상적인 능력을 가지고 있고 관절순 병리(−)검사에서 제외(SN 91, −LR 0.1)에 도움이 되는 이상적인 능력을 가지고 있다.[73]
- 상완이두근 하중 II 검사: 이것은 처음에는 SLAP 찢어짐의 참여(SP 97, +LR 30.3)와 제외(SN 90, −LR 0.11)에 도움이 되는 강한 검사를 설명하지만, 큰 표본 크기를 가진 두 번째 연구에서는 이 검사를 위한 비슷한 강력한 통계를 제공하지 않았다.[97]
- 능동 압박 검사(오브라이언 검사): 관절순 병리를 참여하거나 제외하는데 도움이 되는 좋은 능력이 떨어진다.[55,71,97]
- 스피드 검사: 관절순 병리를 참여하거나 제외하는데 도움이 되는 좋은 능력이 떨어진다.
- 전방 활주 검사: 오직 하나의 연구에서 관절순 병리를 참여(SP 92, +LR 4.3)하는데 도움이 되는 좋은 능력을 입증하는데

(+)검사를 받았다.[103]

- 요르가손 검사: 오직 하나의 연구에서 SLAP 찢어짐을 참여(SP 95, +LR 2.5)하는데 도움이 되는 이상적인 능력을 입증하는데 (+)검사를 받았다.[55]
- 압박 회전 검사: 관절순 병리를 참여 또는 제외하는데 도움이 되는 좋은 능력이 떨어진다.[55,94,97,100]
- 작은 표본 크기의 단일 연구에서, 수동 압박 검사는 관절순 병리를 제외(SN 82, −LR 0.21)하는 데 도움이 되는 좋은 능력을 보여주고, 관절순 병리 (+)검사에서 참여(SP 86, +LR 5.7)에 도움이 되는 좋은 능력을 가지고 있다.[105]
- 수동 신연 검사: 관절순 찢어짐을 참여(SP 94, +LR 8.8) 또는 제외(QUADAS 8)하는데 도움이 되는 좋은 능력이 떨어진다. 이 연구는 더 일반화되기 위한 반복 연구가 필요할 것이다.[106]
- (+)검사를 하는 저크와 김 검사는 후하방 불안정성과 후방 관절순 찢어짐을 참여(각각 SP 98 및 94, +LR 34.7 및 12.6)하는 데 좋은 능력을 가지고 있다. 나카가와와 동료들은 저크 검사(SN 25, SP 80, +LR 1.3, −LR 0.94)를 위해 비슷한 강력한 숫자를 찾지 못하였다.[94]
- 관절순 찢어짐에 대한 여러 가지의 클러스터 검사를 지지하는 동안, 불안정과 재위치 검사 모두에 대한 긍정적인 결과로 구성된 클러스터는 관절순 찢어짐에 참여하는 데 도움이 되는 최상의 수를 제공한다.[55] 이러한 검사는 전통적으로 견관절 불안정성에 대한 검사로 생각되며, 이러한 검사와 관절순 병리와의 연관성은 견관절의 수동적 안정성에 기여하는 관절순 기능과 관련이 있을 가능성이 높다.

VII. **촉진**

- 환자는 전방 관절의 압통이 있을 수 있다.
- AC 관절의 촉진에 대한(−)압통은 AC 관절 병리를 제외(SN 96, −LR 0.40)하는데 도움을 준다.[32]
- 상완이두근 건의 (−)압통은 견봉하 충돌을 제외(SN 92)하는데 도움을 준다.[137]
- 상완이두근 건의 (−)압통은 견봉하 충돌을 제외(SN 85)하는데 도움을 준다.[137]
- 초음파에서 건을 포함한 촉진에 대한 압통의 증가는 건 두께의 증가와 건병증 변화로 예측할 수 있다.[135]
- 상완이두근의 압통은 관절순 찢어짐을 위한 어떤 진단적인 이점도 제공하지 않는다.[55]

VIII. **신체 수행능력 측정**

- 견갑골 근육 지구력 검사는 환자의 위치를 추측할 수 있다.
- 높은 수준의 운동선수는 닫힌사슬 안정성을 평가하기 위해 YBT 또는 CKCUEST와 같은 PPMs을 사용할 수 있다. 환자는 회복 또는 재활에 더 나아갈 필요가 있으며, 통증이나 불안정이 제한 요인일 때 이들을 해서는 안된다.
- 스포츠 또는 활동별 평가.
- 머리위로 던지는 운동 선수를 위한 기능성 던지기 성능 지수.
- 치료사는 환자의 불안정성이 낙상으로 인한 외상과 관련이 있는 경우 낙상 위험 평가를 수행하는 것을 고려해야 한다.

잠재적 치료 기반 분류

- 사례가 급성 외상과 관련된 경우 통증 조절 및 부동성이 사용될 수 있다. 운동과 상태 그리고 가능한 움직임은 환자가 후방 부동성 강직을 나타내는 경우 보조 분류로 사용될 수 있다.

어깨 불안정성(힐–삭 병변이 있거나 없음 또는 역 힐–삭 병변)

ICD–9: 831(어깨 탈구, 염좌 및 좌상)

ICD–10: S43(견갑대의 관절과 인대의 탈구, 염좌와 좌상)

어깨 불안정성은 견관절의 수동적인 요소의 이완 또는 파열과 관련이 있다. 관절낭 인대는 선천적인 이완, 전신적인 이완 또는 외상의 병력으로 인해 이완될 수 있다. 인대 구조는 또한 급성 외상으로 인해 찢어져 아탈구 또는 탈구를 일으킬 수 있다.[146] 불안정성은 관절순 찢어짐, 방카트 병변(관절와에서 떼어진 관절낭) 또는 상완골의 머리의 힐-삭 병변을 관절와연과의 외상적 접촉과 같은 다른 병리와 연관시킬 수 있다. 불안정성은 종종 TUBS(외상, 단일방향성, 방카트, 수술) 및 AMBR(비외상, 다방향성, 양측, 재활, 하방 관절낭 이동)로 분류된다. 다른 분류에는 외상의 존재 또는 부족, 불안정성의 방향 또는 탈구 대 아탈구가 포함될 수 있다.[148]

I. 환자 인터뷰

주관적 병력

- 어깨 불안정성과 관련된 가장 예측적인 환자의 속성은 탈구의 과거력, 더 어린 나이, 증상과 어깨 이완 검사에서의 능동적인 결과를 보고하였다.[20]
- 증상은 일반화된 어깨 통증에서 여러 가지 탈구의 보고 또는 관절 불안정의 증상에 이르기까지 다양할 수 있다.[20]
- 탈구가 감소된 후에는 통증이 주요 불만이 될 가능성이 적지만 환자는 종종 일상생활 활동에 대한 어깨의 사용에 대한 우려와 불안감을 보고하게 된다.[23]

측정 결과

- 서부 온타리오 어깨 불안정성 지수
- 간단한 어깨 검사
- DASH
- SPADI

진단영상

- MRA(SN 75, **SP 98**)와 CTA(**SN 93**, **SP 90**)는 힐-삭 병변을 결정하는 데 대해 강력한 진단 정확도를 나타낸다.[30]
- MRA(**SN 88**, **SP 91**)는 관절순 인대 찢어짐이나 불안정성을 진단하기 위한 강력한 진단 정확도를 나타낸다.[30]

II. 시진

- 고랑 징후는 현재 관절선에 있을 수 있다.[148]
- 불안정성이 있는 환자는 상완골의 상방 회전이 감소하고 상완골의 내회전이 증가한다.[149]
- 견갑골 위치 평가는 환자의 움직임 능력이나 특정 병리와 상관관계가 없다.[42]

III. 분류 및 선별검사

- 모든 비근골격계의 원인뿐만 아니라 관련된 관절도 제외해야 한다.
- 뼈 불안정 검사는 뼈 병변으로 인한 어깨 불안정성 제외(SN 84, −LR 0.07)와 참여(SP 84, +LR5.9)에 도움이 되는 좋은 진단 정확도를 입증한다.[48]
- 주두-흉골 검사는 전방 어깨 탈구, 쇄골 골절과 상완골 골절에서 제외(SN 84, −LR 0.3)와 참여(SP 99, +LR 84)에 도움이 되는 강력한 진단 정확도를 입증한다.[46]

IV. 움직임 검사

- 환자는 ADLs와 불안정한 자세에서 능동적 또는 수동적인 움직임으로 불안감을 느낄 수 있다.[23,20,55]
- 환자는 견관절 움직임에서 일반화된 이완을 나타낼 수 있다.[147]

V. 근육 수행능력 검사

- 내회전 근력 결손은 전방 어깨 불안정성이 있는 환자에게 나타나는 경우가 많다.[146]
- 견관절의 내회전과 외회전의 일반적인 약화는 재발성 탈구를 경험한 환자에게 있다.[146]
- 초음파에서 건을 포함한 근육 검사에서 증가된 통증과 근육약화는 증가된 건의 두께와 건병증 변화로 예측할 수 있다.[135]

VI. 특수 검사

- 전방 불안정 검사: (+)검사는 전방 어깨 불안정성에서 참여(SP 95−99, +LR 17.2−53)에 도움이 되는 이상적인 능력을 보여준다.[55,108,109] 이 검사는 또한 한 연구에서

전방 불안정성 제외(SN 98, −LR 0.02)에 도움이 되는 좋은 능력을 보여준다.[20]

- 재위치 검사: (+)검사는 전방 어깨 불안정성에서 참여에 도움이 되는 좋은(**SP 84, +LR 4.4**)[20]에서 이상적인(**SP 90−92, +LR 5.5−10.4**) 능력을 가지고 있고 (−)검사는 전방 어깨 불안정성에서 제외에 도움이 되는 좋은(**SN 81, −LR 0.2**)[109]에서 이상적인(**SN 92, −LR 0.02**)[20]의 능력을 가지고 있다.
- 놀람 검사: 통합분석에서 (−)검사는 전방 어깨 불안정성에서 제외(SN 82, −LR 0.25)에 도움이 되는 좋은 능력을 기지고 있고, (+)검사는 전방 불안정성에서 참여(SP 86, +LR 5.4)에 도움이 되는 좋은 능력을 가지고 있다. 두 번의 단일 연구에서 전방 불안정에서 제외(SN 92, −LR 0.1)에 도움이 되는 이상적인 능력을 가지고 있고, (+)검사는 전방 불안정에서 참여에 도움이 되는 좋은(**SP 84, +LR 5.6**)에서 이상적인(**SP 99**, +LR 58.6)의 능력을 가지고 있다.

VII. **촉진**

- 초음파에서 건을 포함한 촉진에 대한 압통의 증가는 건 두께의 증가와 건병증 변화로 예측할 수 있다.
- AC 관절 촉진시에(−)압통은 AC 관절 병리에서 제외(SN 96, −LR 0.40)에 도움이 된다.
- 극상근의(−)압통은 견봉하 충돌에서 제외(SN 92)에 도움이 된다.
- 상완이두근 건의(−)압통은 견봉하 충돌에서 제외(SN 85)에 도움이 된다.

VIII. **신체 수행능력 측정**

- 견갑골 근육 지구력 검사는 환자의 위치를 추측할 수 있다.
- 상위단계 운동선수는 닫힌사슬 안정성을 평가하기 위해 YBT 또는 CKCUEST와 같은 PPMs을 사용할 수 있다. 환자는 회복 또는 재활에 더 나아갈 필요가 있고, 통증이나 불안이 제한 요인일 때 이러한 행동을 해서는 안된다.
- 스포츠 및 활동별 평가.
- 머리위로 던지는 운동 선수를 위한 기능성 던지기 성능 지수.
- 환자의 불안정성이 낙상으로 인한 외상과 관련이 있는 경우 치료사는 낙상 위험 평가를 수행해야 한다.

잠재적 치료 기반 분류

- 비움직임과 통증 조절은 급성 발병과 함께 사용될 수 있다.
- 급성, 외상 발병이 있는 환자는 현재 주두−흉골 압박 검사 또는 뼈 불안정성 검사가 양성반응을 나타낼 수 있기 때문에 의뢰가 필요할 수 있다.
- 비움직임 또는 통증 관리가 필요하지 않은 환자는 운동 및 상태 범주에 속할 것이다.

어깨 골관절염

ICD−9: 715.11(골관절염, 국소화된, 1차, 어깨 부위)

ICD−10: M19.019(일차성 골관절염, 불특정 어깨)

어깨 골관절염은 관절의 퇴행성 과정을 수반한다. 관절 연골 파열, 관절 간격 축소, 관절 부종 및 통증이 이 상태의 일반적인 특징이다.

I. **환자 인터뷰**

주관적 병력

- 환자는 일반적인 어깨 통증, 어깨 기능 제한 및 장애에 대한 불만을 제기할 수 있다.
- 이 상태는 수반되는 RC 병리 또는 충돌과 관련될 수 있다.
- 서양 국가에서는 5%에서 21%의 유병률을 보인다.[150]

- 어깨 골관절염(OA)는 여성과 노년층에서 더 흔하다.[151]

측정 결과[150]

- ASES
- WOOS

진단영상

- 방사선학적 소견으로는 관절 간격 축소, 골경화증, 관절 주위 낭종 및 골 괴사가 포함된다. Kellgren과 Lawrence에 따라 골관절염(OA)의 정의에 대해서는 6장을 참고하라.[152]
- MRI는 AC 관절의 병리를 제외(SN 85)하는데 더 도움이 되는 반면, 방사선 사진은 AC 관절 관절증에서 참여(SP 90)하는데 더 도움이 된다.[32]
- 초음파는 석회화 건염과 견봉하 점액낭염의 전반적인 진단 정확도를 입증한다.[25]

II. **시진**

- 환자는 어깨 거상을 시도하는 동안 거상징후로 나타날 수 있다.[114]

III. **분류 및 선별검사**

- 모든 비근골격계의 원인뿐만 아니라 관련된 관절도 제외해야 한다.
- 뼈 불안정 검사는 뼈 병변으로 인한 어깨 불안정성 제외(SN 94, −LR 0.07)와 참여(SP 84, +LR5.9)에 도움이 되는 좋은 진단 정확도를 입증한다.[48]
- 주두−흉골 검사는 전방 어깨 탈구, 쇄골 골절과 상완골 골절에서 제외(SN 84, −LR 0.3)와 참여(SP 99, +LR 84)에 도움이 되는 강력한 진단 정확도를 입증한다.[46]

IV. **움직임 검사**

- 공통적인 움직임 검사는 모든 어깨 관절성형술(TSA)을 위한 외과 후보자인 환자는 모든 견관절면에서의 환자의 움직임에 제한이 있다.[153]

V. **근육 수행능력 검사**

- 초음파에서 건을 포함한 근육 검사에서 증가된 통증과 근육약화는 증가된 건의 두께와 건병증 변화로 예측할 수 있다.[135]
- 관절 재위치 작업에 대한 고유수용감각은 견관절 골관절염이 있는 환자에게서 변경될 수 있다.[153]

VI. **특수 검사**

- 호킨스−케네디 검사: 어깨 충돌에 참여할 수는 없지만 제외(SN 80, −LR 0.35)에 도움을 줄 수 있는 좋은 능력을 가지고 있다.[55]
- 능동 거상을 하는 동안의 거상 징후의 결손은 견관절 관절염 제외(SN 91, −LR 0.17)에 도움이 되는 이상적인 능력을 가지고 있다.[114]

VII. **촉진**

- AC 관절 촉진시에 (−)압통은 AC 관절 병리에서 제외(SN 96, −LR 0.40)에 도움이 된다.[32]
- 극상근의 (−)압통은 견봉하 충돌에서 제외(SN 92)에 도움이 된다.[137]
- 상완이두근 건의 (−)압통은 견봉하 충돌에서 제외(SN 85)에 도움이 된다.[137]

VIII. **신체 수행능력 측정**

- 견갑골 근육 지구력 검사
- 노인 환자는 낙상 위험을 평가하기 위해 PPMs을 요구할 수 있다.

잠재적 치료 기반 분류

- 움직임 또는 운동과 상태에 사용할 수 있다. 통증 조절은 환자가 높은 과민성 증후군을 가지고 있을 때 가능하다.

유착성 관절낭염

ICD−9: 726.0(어깨의 유착성 관절낭염)

ICD−10: M75.0(어깨의 관절낭염)

유착성 관절낭염, 일반적으로 *오십견*이라고 하고,

견관절 ROM의 다중 제한으로 특정지어진 어깨의 관절낭 장애이다. 이것은 다중위치의 윤활막염의 존재에 의해 표시되고, 관절에 제한된 움직임이나 강직과 관절의 통증을 만든다. 일차 유착성 관절낭염은 일반적으로 원인이 알려져 있지 않다. 이차 유착성 관절낭염은 다른 어깨 상태가 제한된 사용으로 이어지므로 어깨의 움직임이 제한되고 통증이 증가한다. 유착성 관절낭염은 3–4단계가 있다. 공통적으로 허용되는 세 단계는 동결중, 동결과 해동을 포함한다.

I. 환자 인터뷰

주관적 병력

- 유착성 관절낭염의 위험인자로는 당뇨병, 갑상선 질환, 40–65세의 연령, 여성과 과거에 발생한 반대측 팔의 유착성 관절낭염이 있는 경우이다.[17]
- 능동 제한:[17]
  - 수면 중 통증이 자주 발생한다.
  - 빗질과 옷입기 활동으로 통증과 어려움이 발생한다.
  - 등 후방, 어깨 수준 및 머리 위와 같은 뻗기 활동을 할 때 통증이 발생한다.

측정 결과

- 치료사는 DASH, ASES 또는 SPADI를 사용할 수 있다.[17]

진단영상

- 유착성 관절낭염은 주로 과거력과 신체 검사로 진단된다; 영상은 다른 병리나 근본적인 병리를 제외하는 데 유용 할 수 있다.[17]

II. 시진

- 일반적으로 환자는 걸을 때 팔의 휘두르는 동작의 감소, 통증 자세와 팔을 뻗을 때의 보상 움직임과 비자발적 팔의 움직임, 독립된 과민성 단계를 나타낸다.[17,135,137]

III. 분류 및 선별검사

- 모든 비근골격계의 원인뿐만 아니라 관련된 관절도 제외해야 한다.
- 뼈 불안정 검사는 뼈 병변으로 인한 어깨 불안정성 제외(SN 94, −LR 0.07)와 참여(SP 84, +LR5.9)에 도움이 되는 좋은 진단 정확도를 입증한다.[48]
- 주두–흉골 검사는 전방 어깨 탈구, 쇄골 골절과 상완골 골절에서 제외(SN 84, −LR 0.3)와 참여(SP 99, +LR 84)에 도움이 되는 강력한 진단 정확도를 입증한다.[46]

IV. 움직임 검사

- 다중 평면에서의 ROM의 상실, 특히 환자 측면에서의 팔의 외회전과 다양한 외전의 정도가 일반적이다.[17]
- Cyriax가 제안한 관절낭 패턴은 유착성 관절낭염을 가진 환자에서 일관되지 않으며 관절낭 기능부전을 확인하는 데에는 한계가 있다.[17]
- 견관절 부속 움직임이 제한된다.[17]

V. 근육 수행능력 검사

- 초음파에서 건을 포함한 근육 검사에서 증가된 통증과 근육약화는 증가된 건의 두께와 건병증 변화로 예측할 수 있다.[135]

VI. 특수 검사

- 오훼돌기 통증 검사: SN(96) 및 SP(89)가 유착성 관절낭염에서 제외와 참여(각각)에서 강력한 도움을 주지만 QUADAS는 단지 7이다.[115]
- 어깨의 거상 징후 결손은 유착성 관절낭염에서 제외(SN 90, −LR 0.1)하는데 이상적인 능력을 가지고 있다.[114]

VII. 촉진

- 초음파에서 건을 포함한 촉진에서 증가된 압통은 증가된 건의 두께와 건병증 변화로 예측할 수 있다.[135]
- AC 관절 촉진시에 (−)압통은 AC 관절 병리에서 제외(SN 96, −LR 0.40)에 도움이 된다.[32]
- 극상근의 (−)압통은 견봉하 충돌에서 제외(SN 92)에 도움이 된다.[137]

- 상완이두근 건의 (−)압통은 견봉하 충돌에서 제외(SN 85)에 도움이 된다.[137]
- 오훼돌기의 압통은 제외(SN 96)와 참여(SP 89)에 도움이 되고, 치료사는 유착성 관절낭염을 가진 57%의 환자가 이 관절에서 믿을 수 있는 보상 운동으로 인해 견봉쇄골 관절 통증을 겪었다는 것을 고려해야 한다.[154]

VIII. **신체 수행능력 측정**

- 특정 PPMs은 환자의 AC와 상관관계가 없다. 치료사는 환자가 보고한 활동을 기능 측정 수단으로 사용하는 것이 좋다. 예를 들어, 치료사는 환자가 팔을 뻗는 동작(등 뒤로, 신체를 가로지르는), 자가치료 또는 수면 시 통증을 수량화 할 수 있다.[17]

잠재적 치료 기반 분류

- 움직임과 통증의 조절은 환자가 매우 과민(냉동중 단계) 할 경우에 사용될 수 있다. 치료사는 운동과 상태의 ROM이 회복단계로 나아갈 수 있다.

AC 관절 병리

ICD−9: 840.0(견봉쇄골 관절[관절 또는 인대] 염좌)

ICD−10: S43.5(견봉쇄골 관절 염좌)

AC 관절 기능부전은 외상성 염좌 및 탈구와 관련된 AC 관절의 통증 장애를 포함한다. 환자는 이론적으로 AC 관절에서 통증을 유발하는 골관절염 변화를 가질 수 있다. 또한 AC 관절 기능부전과 움직임 이상이 SAIS와 관련될 수 있다.[7]

I. **환자 인터뷰**

주관적 병력

- 환자는 일반적으로 AC 관절 부근의 어깨 꼭대기에 통증이 있다고 불만을 호소한다. AC 병리학적 병변을 동반한 통증의 분포는 승모근 또는 전방 어깨에 있을 수 있다.[18]
- 환자는 직접적인 외상의 병력을 AC 관절에 보고하거나 반복적인 활동으로 AC 관절에 과부하를 일으킬 수 있다(예: 팔굽혀 펴기).[18]

측정 결과

- 치료사는 ASES, DASH 또는 SPADI를 사용할 수 있다.

진단영상

- MRI는 AC 관절 관절증을 제외(SN 85)하는데 도움을 주는 반면, 방사선 사진은 AC 관절 관절증을 참여(SP 90)하는데 도움을 준다.[32]
- 초음파는 석회화 건염과 견봉하 점액낭염

AC 관절 병리와 관절순 병리의 감별 진단

- 모든 초점은 어깨의 둔탁한 외상이나 지나친 뻗은 손의 낙상을 포함한 외상적 손상을 발생할 수 있다.
- 두 가지는 전방과 상방의 어깨 통증이 유발할 수 있다.
- 관절순 찢어짐은 견관절 움직임에서 기계적으로 펑소리가 나거나 클릭소리가 유발할 수 있다.
- AC 관절 파열은 원위 쇄골의 상승을 유발할 수 있다.
- 관절순 찢어짐은 견관절 불안정성의 주관적과 객관적 징후가 동시에 나타나고, 불안정 검사가 양성반응을 유발할 수 있다.
- AC 관절 병리는 AC 관절 위를 바로 촉진하면 부드럽게 느낄 수 있다.
- 관절순 찢어짐은 양성 상완이두근 부하 I 또는 상완이두근 부하 II 검사를 가질 수 있다.
- AC 관절 병리는 다음과 같은 클러스터 시험에서 적어도 두 가지 양성의 결과를 보일 수 있다: 수평내전검사, AC 저항 신전과 능동 압박 검사

의 전반적인 좋은 진단 정확도를 입증한다.[25]

- 방사선 사진은 AC 관절 또는 견봉하 통증과 상관이 없는 AC 관절 골관절염의 소견을 나타낼 수 있다.[155]

II. 시진

- 원위 쇄골의 다양한 상방 또는 후방 변위를 관찰할 수 있다.[156]
- AC 관절의 부종이나 변형이 나타날 수 있다.[18]

III. 분류 및 선별검사

- 모든 비근골격계의 원인뿐만 아니라 관련된 관절도 제외해야 한다.
- 뼈 불안정 검사는 뼈 병변으로 인한 어깨 불안정성 제외(SN 94, −LR 0.07)와 참여(SP 84, +LR5.9)에 도움이 되는 좋은 진단 정확도를 입증한다.
- 주두-흉골 검사는 전방 어깨 탈구, 쇄골 골절과 상완골 골절에서 제외(SN 84, −LR 0.3)와 참여(SP 99, +LR 84)에 도움이 되는 강력한 진단 정확도를 입증한다.

IV. 움직임 검사

- 고통스러운 어깨 높이가 있는 환자는 쇄골 후방 회전과 견갑골의 상향 회전이 부족할 수 있다.[7]
- 견갑골 운동이상증은 AC 관절 파열의 원인이 되는 것으로 알려져 왔으나, 견갑골 운동이상증에 대한 검사만으로는 AC 관절 기능부전을 참여 또는 제외를 시키는데 효과적이지 못하다.[19]

V. 근육 수행능력 검사

- 초음파에서 건을 포함한 근육 검사에서 증가된 통증과 근육약화는 증가된 건의 두께와 건병증 변화로 예측할 수 있다.[135]

VI. 특수 검사

- AC 관절 촉진: (−)검사는 잘 설계된 한 연구에서 AC 관절 병리를 제외(SN 96, −LR 0.40)하는 데 도움을 준다.[32]
- 파시노스 징후,[32] 수평내전 검사와[18] 능동 압박 검사는[113] AC 관절 병리에서 제외 또는 참여하는 데 도움을 주는 능력이 떨어졌다.
- 여러 클러스터 검사는 두 개 또는 그 이상의 검사(수평내전 검사, AC 저항 신장과 능동 압박 검사)가 (−)되었을 때 AC 관절 병리를 제외(SN 81, −LR 0.21)하는데 도움이 되는 좋은 능력을 가지고 있다.[18]
- 같은 그룹의 클러스터 검사는 두 가지 또는 그 이상의 검사(SP 89, +LR 7.4)가 (+)일 때 AC 관절 병리를 참여(SP 97, +LR 8.3)하는데 좋은 능력을 가지고 있다. 모든 세 가지 검사 (+)이면 AC 관절 병리를 참여(SP 97, +LR 8.3)하는데 도움이 되는 이상적인 능력을 가지고 있다.[18]

VII. 촉진

- 특수 검사에서 AC 관절 촉진의 설명을 참고하라.
- 초음파에서 건을 포함한 촉진에서 증가된 압통은 증가된 건의 두께와 건병증 변화로 예측할 수 있다.[135]
- AC 관절의 촉진에 대한 (−)압통은 AC 관절 병리를 제외(SN 96, −LR 0.40)하는데 도움이 된다.[32]
- 극상근의 (−)압통은 견갑하 충돌을 제외(SN 92)하는데 도움이 된다.[137]
- 상완 이두근의 (−)압통은 견갑하 충돌을 제외(SN 85)하는데 도움이 된다.[137]

VIII. 신체 수행능력 측정

- 푸시 업 검사.
- 스포츠, 작업 또는 능동 특별 검사: 예를 들어, 후방 머리 위의 메디슨볼을 던지는 힘 검사는 상지를 필요로 하는 스포츠를 하는 환자에게 적합할 수 있지만, FITHaNSA는 직업이 반복적인 뻗기와 거상 움직임이 필요한 환자에게 적합할 수 있다.

잠재적 치료 기반 분류

- 비움직임과 통증 조절은 급성 급성 외상과 관련이 있을 경우에 사용할 수 있다.
- 급성 통증이 없거나 환자가 통증이 없다면 움직임과 운동 및 상태를 사용할 수 있다.

견갑골 운동이상증

ICD-9: 719.41(관절 통증, 어깨 부위)

ICD-10: M25.519(불특정 어깨에 통증이 있음)

변경된 견갑골의 움직임과 위치는 *견갑골 운동이상증*이라고 불려져 정상적인 견갑골 운동학의 변화를 나타낸다. 운동이상증은 견관절과 견봉쇄골 관절 기능부전의 변화와 관련이 있다고 가설화되어 왔다. 다양한 요인은 운동이상증의 원인으로 설명되고, 또한 흉추 후만증(제한은 없음), 쇄골 골절, 견봉쇄골관절 기능부전, 견관절 내회전 이상, 경추 신경병증, 긴 흉추 또는 척추 부속 신경 마비, 연부조직 단축과 견갑골 근육 기능부전을 포함한다.

I. 환자 인터뷰

주관적 병력

- 견갑골 운동이상증과 관련된 주관적인 병력은 증상이 있거나 증상이 없는 사람들 모두에서 운동이상증 자체가 발견되어 잘 정의되어 있지 않다. 견갑골 운동이상증은 AC 관절 탈구와 견봉하 충돌증후군과 같은 다른 어깨 기능 장애에 나타날 수 있는 임상 증상이다. 주관적인 병력에 대한 자세한 내용은 이전에 언급한 병리에 관련된 장을 참고하라.

측정 결과

- 견갑골 운동이상증에 대한 측정 결과는 없지만, SAIS 및 AC 관절 탈구와 관련된 결과는 적절할 수 있다.

진단영상

- 견갑골 운동이상증을 진단하는 데 영상을 사용하지 않는다.

II. 시진

- 환자의 견갑골은 똑바로 앉거나 서있을 때 관찰될 수 있거나 이러한 자세에서 능동적을 견갑대가 움직일 때 촉진할 수 있다. 그러나, 정적과 동적에서의 견갑골 위치의 비대칭은 모든 증상이 있고, 증상이 없는 환자에서 발견될 수 있다. 이 비대칭은 견갑골 근육 근력을 더 평가할 필요성을 시사할 수 있지만, 어깨의 기능부전 또는 통증을 독립적으로 진단하거나 제외하지는 않는다.[19]

III. 분류 및 선별검사

- 모든 비근골격계의 원인뿐만 아니라 관련된 관절도 제외해야 한다.
- 뼈 불안정 검사는 뼈 병변으로 인한 어깨 불안정성 제외(SN 94, −LR 0.07)와 참여(SP 84, +LR5.9)에 도움이 되는 좋은 진단 정확도를 입증한다.[48]
- 주두-흉골 검사는 전방 어깨 탈구, 쇄골 골절과 상완골 골절에서 제외(SN 84, −LR 0.3)와 참여(SP 99, +LR 84)에 도움이 되는 강력한 진단 정확도를 입증한다.[46]

IV. 움직임 검사

- 어깨 통증이 있는 환자에서 견갑골 운동이상증이 발견되었다.[7,149]

V. 근육 수행능력 검사

- 초음파에서 건을 포함한 근육 검사에서 증가된 통증과 근육약화는 증가된 건의 두께와 건병증 변화로 예측할 수 있다.[135]

VI. 특수 검사

- 견갑골을 평가하는 검사는 어깨의 병리를 감별 진단하는 데 유용하지 않은 것으로 나타났다. 마찬가지로, 견갑골 운동이상증을 위한 특수 검사는 증상이 있는 환자와 없는 환자를 비교하는데 효과적임이 밝혀졌다.[19]
- 환자가 어깨 충돌 증후근을 나타내면 견갑골 재위치 검사와 견갑골 보조 검사가 환자의

증상을 견갑골의 위치 또는 움직임과 관련시키기 위해 권장한다.[158]

VII. **촉진**

- 초음파에서 건을 포함한 근육 검사에서 증가된 통증과 근육약화는 증가된 건의 두께와 건병증 변화로 예측할 수 있다. 도움이 된다.[135]
- 극상근의 (−)압통은 견갑하 충돌을 제외(SN 92)하는데 도움이 된다.[137]
- 상완 이두근의 (−)압통은 견갑하 충돌을 제외(SN 85)하는데 도움이 된다.[137]

VIII. **신체 수행능력 측정**

- 견갑골 근육 지구력 검사
- 푸쉬 업 검사
- CKCUEST

잠재적 치료 기반 분류

- 환자가 지속적으로 통증이 심할 경우 통증 조절을 사용할 수 있다. 견갑골 운동이상증은 비효율적인 견갑골 안정근육 근력 또는 협응과 관련이 있다고 생각되기 때문에 운동과 상태는 매우 높을 것이다.

상완이두근 건병증

ICD-9: 840.8(어깨와 팔의 다른 특정 부위의 염좌 및 좌상)

ICD-10 : S46.119A(근육 좌상, 근막과 상완이두근 장두 건, 불특정 전완, 초기 만남)

상완이두근 건병증은 상완이두근 결절간구 안의 상완이두근 장두의 건병증, 견봉하 충돌 또는 불안정성건망증을 포함할 수 있다. 관절순에 붙어있는 것을 감안할 때 상완이두근은 또한 관절순 병리에 관련이 있고, 상완이두근 장두 스트레스 임상 평가는 관절순 찢어짐을 진단하지 않는다.[112]

I. **환자 인터뷰**

주관적 병력

- 환자는 SAIS와 유사하게 어깨의 통증 또는 팔뻗기 또는 거상 통증을 호소할 수 있다.
- 환자는 만성의 퇴행성 건 병변과 외상성 병리를 동반할 수 있음 로 장두가 불안정해질 수 있다.
- 치료사는 레크리에이션 활동과 작업 활동을 분석하여 잠재적 과사용을 환자에게 조회해야 한다.

측정 결과

- 치료사는 ASES, SPADI 또는 DASH를 사용할 수 있다.

진단영상

- 관절조영 자기공명영상(MR arthrogram)은 상완이두근 활차의 장두에서 참여(97−98) 또는 제외(SN 82−89)하는 것에 도움을 주는 능력을 제공한다.[13]
- 초음파 진단은 상완이두근 건 병리를 진단하는데 역할을 할 수 있다.[159]

II. **시진**

- FHRSP는 감소된 견갑하 공간과 관련이 있다.[42]
- 견갑골 운동이상증은 환자가 충돌과 다른 어깨 장애로 인한 기능부전을 제안하였다. 그러나 운동이상증은 충돌을 포함한 단 하나의 진단과 관련이 없다.[19]

III. **분류 및 선별검사**

- 모든 비근골격계의 원인뿐만 아니라 관련된 관절도 제외해야 한다.
- 뼈 불안정 검사는 뼈 병변으로 인한 어깨 불안정성 제외(SN 94, −LR 0.07)와 참여(SP 84, +LR5.9)에 도움이 되는 좋은 진단 정확도를 입증한다.[48]
- 주두−흉골 검사는 전방 어깨 탈구, 쇄골 골절과 상완골 골절에서 제외(SN 84, −LR 0.3)와 참여(SP 99, +LR 84)에 도움이 되는 강력한 진단 정확도를 입증한다.[46]

IV. **움직임 검사**

- 어깨 굴곡과 팔에서 손바닥을 위로한 자세

는스피드 검사의 구성 요소이며 상완이두근 장두의 활동과 관련이 있는 것으로 생각된다.[55,76]

V. **근육 수행능력 검사**

- 초음파에서 건을 포함한 근육 검사에서 증가된 통증과 근육약화는 증가된 건의 두께와 건병증 변화로 예측할 수 있다.[135]
- 요르가손(Yergason)과 스피드(Speed) 검사는 모두 상완이두근에 연관된 저항 검사로, 상완이두근을 병리적으로 진단하는데 유용하다는 이론이 세워졌다. 그러나 이 시점의 통계는 어느 쪽도 강력한 진단 효용성이 입증되지 않았다.[55,111]

VI. **특수 검사**

- 상완이두근 건 촉진,[55,110] 어퍼컷 검사와[111] 스피드 검사는[110,112] 상완이두근 건병증의 참여 또는 제외하는 좋은 능력이 떨어진다.
- 조합된 스피드 검사에서 상완이두근 촉진은 상완이두근 건병증 참여 또는 제외하는 능력에 제한을 가진다.[55]

VII. **촉진**

- 초음파에서 건을 포함한 근육 검사에서 증가된 통증과 근육약화는 증가된 건의 두께와 건병증 변화로 예측할 수 있다. 도움이 된다.[135]
- 극상근의 (−)압통은 견갑하 충돌을 제외(SN 92)하는데 도움이 된다.[137]
- 상완 이두근의 (−)압통은 견갑하 충돌을 제외(SN 85)하는데 도움이 된다.
- 상완이두근 건의 촉진은 상완이두근 건의 찢어짐을 용인하거나 제외할 수 없다.[55,110]

VIII. **신체 수행능력 측정**

- PPMs는 상완이두근 건병증과 특별한 연관성이 없었지만 풀업(pull−up) 검사와 굴곡된 팔을 매달때 전완과 어깨 굴곡근에 가장 직접적으로 도전한다.[127]

잠재적 치료 기반 분류

- 운동과 상태, 움직임(동시 1차 SAIS의 일부로 사용되는 경우)과 통증 조절(환자가 매우 높은 과민성일 경우)이 적절할 수 있다.

결론 CONCLUSION

견갑대 복합체는 동적 안정성을 달성하고 팔이 기능적 위치로 이동하도록 하기 위해 여러 관절의 상호작용과 다양한 근육 그룹의 조합을 필요로 하는 변화의 구조이다. 기능 부전을 가진 환자의 임상 평가는 치료사가 효과적인 과거력을 취하고 심각한 의학 병리를 가려내고 어깨의 복합성의 움직임과 근력의 양질을 검사해야 한다.

치료사는 견갑대에 대해 설명된 광범위한 임상평가 검사를 알고 있다. 이 장에서는 이 평가를 포함하는 가장 근거에 기초한 검사를 치료사에게 제공하는 가장 적합한 최적의 민감도와 특이도를 나타낸다. 치료사는 본문의 모든 장에서 설명한대로 순차적인 평가를 수행하면서 견갑대에 대한 여러 가지 특수 검사를 반복하게 된다. 예를 들어, 근력을 평가하는 것은 흔히 극상근 검사와 도수 저항 외회전 검사를 포함한다. 유사하게 기본 PROM 검사는 니어 전방 불안정 검사와 앙와위 충돌 검사를 반복할 수 있다. 비슷하게, 임상 평가의 기본 부분의 중요성과 유용성을 강조한다. 따라서 치료사는 임상 특수 검사에 지나치게 의존하는 검사를 수행할 필요가 없다. 또한 치료사는 근거 기반의 관점에서 여러 번의 검사가 강력하더라도 환자의 기록과 검사의 초기 구성 요소가 어떤 검사가 우선순위인지를 나타내야 하므로 설명된 모든 임상 특수 검사를 사용할 필요가 없다.

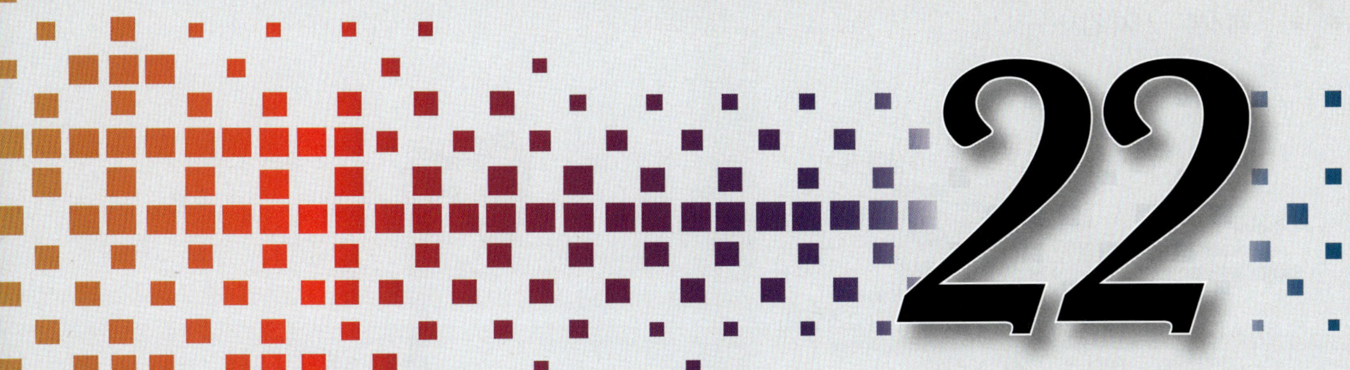

22 주관절과 전완

ELBOW AND FOREARM

환자의 병력, 임상 검사, 진단 영상 판독 결과는 주관절(elbow joint, 팔굽관절)의 감별진단에 중요한 구성 요소이다. 직업적인 특성과 반복적인 손상은 주관절에서 다양한 증상의 원인이 되고, 여러 상황에서 나타난다.[1,2] 일반적으로 주관절의 만성적인 기능부전과 증상이 있는 환자는 일상생활 동작(ADLs), 생활 방식, 스포츠, 업무에 제한이 생긴다. 경추와 같은 근위부에서 발생된 잠재적 통증을 배제하기 위한 감별진단이 필요하다. 다른 신체 부위와 마찬가지로, 제한적이며 때로는 상반되는 정보는 환자의 병력, 임상결과, 진단영상 이미지를 이용해 주관절과 전완의 병리를 확인할 수 있다. 표준화된 진단 근거(참고 문헌)가 부족할 경우 주관절 증상에 대한 진단을 내리기 어려울 것이다.[3]

임상 응용 해부학

CLINICALLY APPLIED ANATOMY

주관절은 세 개의 관절로 구성되어 있다: 상완골(humerus, 위팔뼈)(그림 22.1), 요골(radius, 노뼈), 척골(ulna, 자뼈)(그림 22.2)이 서로 관절을 이루고 있다. 상완골 소두(capitulum, 위팔뼈작은머리)에 비해 활차(trochlea, 위팔뼈 도르레)가 길기 때문에 원위부 신전시 주관절 외반(valgus, 밖굽이)이 나타난다. 상완골, 요골, 척골 사이 각을 운반각이라고 한다(그림 22.3). 정상적인 운반각은 10°~17°이다. 운반각은 신체와 물건 사이의 거리를 떨어진 상태로 유지시켜 준다. 운반각은 사람이 물건을 들고 서 있을 때 옆구리에 물건이 닿지 않도록 유지하는데 중요하다; 일반적으로 여성의 운반각은 남성보다 더 크다.[4,5]

주관절에는 세 개의 관절이 있다: 상완척골관절, 상완요골관절, 근위부에 요척관절이 있다(원위부 요척관절은 요골과 척골을 연결하는 관절이지만, 손목관절 움직임에 더 많은 영향을 준다.). 활액막은 세 개의 관절을 감싸고 있으며 신전 시 신연력을 억제한다. 주관절에서 외반(valgus, 밖굽이)과 내반(varus, 안굽이) 스트레스는 먼저 골밀도에 의해 안정화되고 관절 주머니는 거의 관여하지 않는다. 90° 굴곡상태에서 뼈의 정렬이 최대로 불안정해지며, 이 범위에서 수동이나 능동 안정자는 가장 강하게 주관절을 보호하

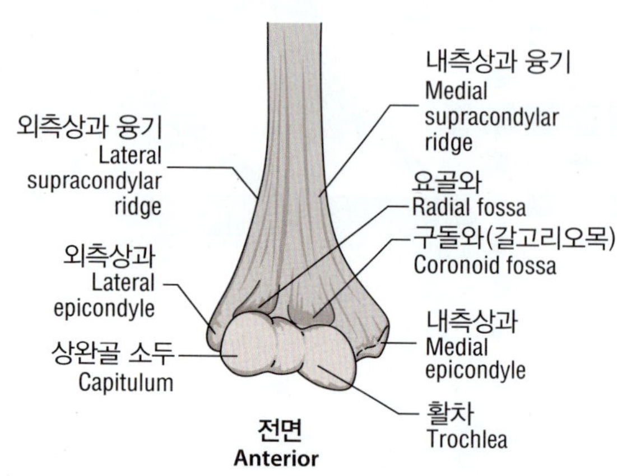

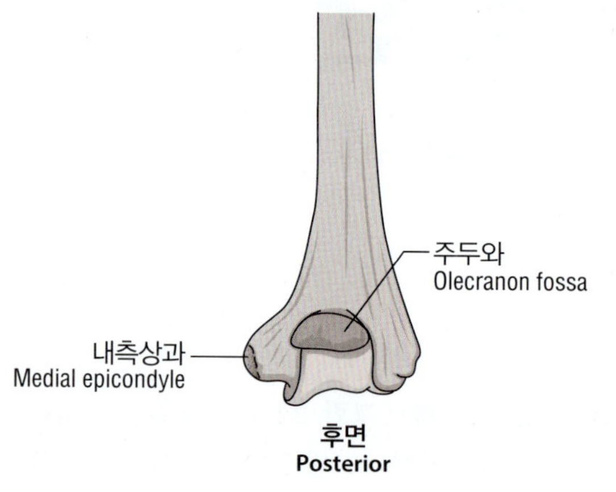

그림 22.1 상완골의 전면과 후면 표식.

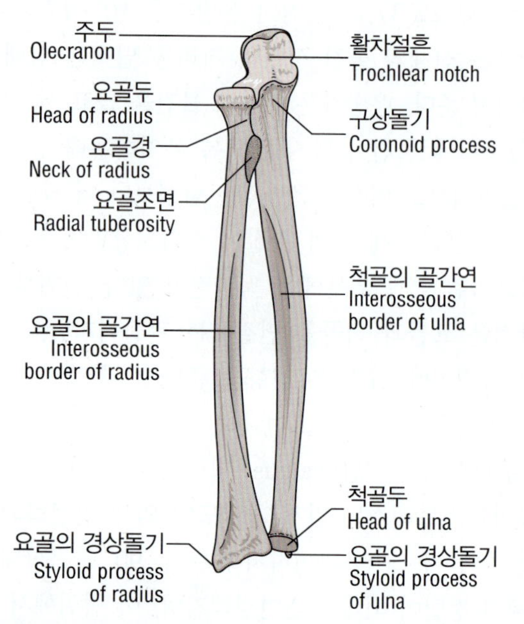

그림 22.2 전완 해부학.

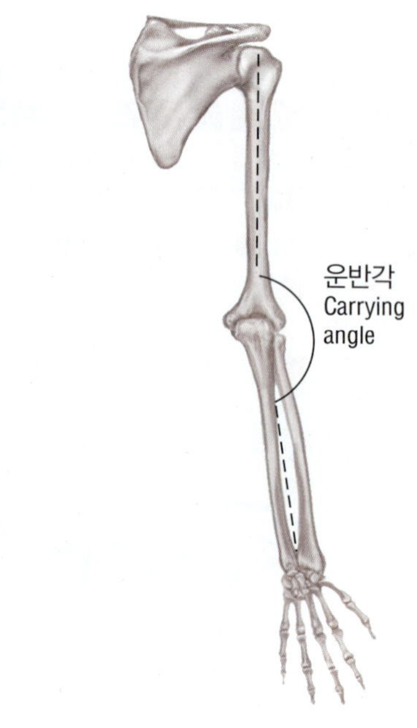

그림 22.3 운반각.

는 역할을 한다.[6]

주관절과 전완의 주된 움직임은 상완-척골관절과 상완-요골관절에서 굴곡과 신전, 상완-요골관절 근위부와 원위부 요골-척골관절에서 회외(supination, 뒤침)와 회내(pronation, 엎침)이 일어난다. 골간막(interosseous, 뼈사이막)(그림 22.4)은 요골-척골 관절에서 요골과 척골 사이에 위치해 있으며 간격을 유지하고 움직일 수 있게 한다. 골간막은 주관절과 손

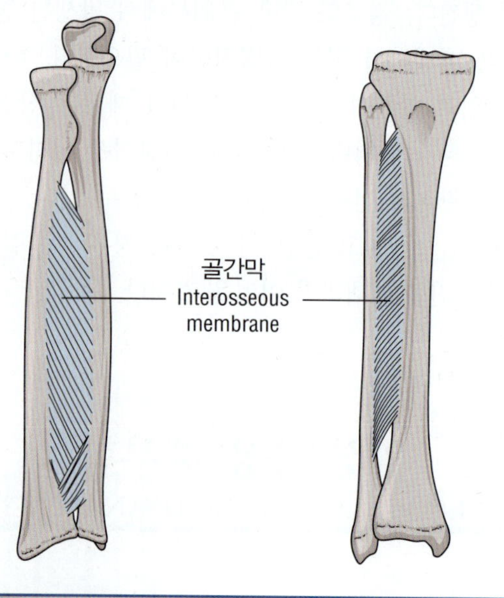

그림 22.4 골간막.

목관절의 요골과 척골 사이에 일정한 간격을 유지하고 연결하는 두꺼운 질막 조직이다. 또한 골간막은 척골과 요골 상이에서 발생한 힘을 전달하며, 전완의 안정성을 제공한다.[6]

상완-척골관절은 수정된 가동경첩관절(hinge joint, 접번관절)로 분류된다. 상완골의 볼록한 활차 부위에 척골의 오목한 활차절흔이 움직이는 형태이다. 관절 자체 모양에 따른 방향(그림 22.5)과 주관절에 중요한 인대지지, 안정화를 제공한다. 내측측부인대(MCL)(medial collateral ligament, 안쪽곁인대)로 불리는 척골측부인대(UCL)(ulnar collateral ligament, 자쪽곁인대)는 여러개의 띠로 구성되어 있으며 투수들에게 중요한 인대다. UCL의 불안정성이 심각한 경우 외과적 수술이 필요할 수도 있다(토미존 수술). 주관절은 외반(valgus, 밖굽이) 스트레스와 회전력에 손상 받기 쉬운 구조로 이에 대한 안정성을 제공하기 위해 강력한 UCL에서 전방 띠가 중요하다(상대적으로 요골측부인대(RCL)(radial collateral ligament, 노쪽곁인대) 또는 외측측부인대(LCL)(lateral collateral ligament, 가쪽곁인대)는 약하다). 전방 근 조직 구축이나 긴장의 결과로 부동(immobilization, 고정)이나 신경학적인 증상이 지속되면 주관절 신전 가동범위가 감소될 수 있으며, 정상적인 회복이 어려울 수도 있다.[6–8]

주관절에서 상완-요골관절은 전방의 경첩관절로서 볼록한 상완요골두에 대해 오목한 요골두가 회전과 미끄러짐이 일어난다. 회내와 회외는 상완-요골관절에서 중요한 동작으로 요골-척골관절의 근위부와 원위부에서 일어난다(그림 22.6). 회내 동작을 할 때는, 상완-요골관절에서 요골두는 외측과 전방으로 회전함과 동시에 척골에 대해 미세한 내측회전을 한다. 반대로 회외 동작을 할때는 요골두는 미세한 척골의 외회전과 함께 내측 후방으로 움직인다. 이 관절은 요골-척골관절 근위부에서 척골 위로 요골이 회전할 수 있는 공간을 상완이두근 조면에서 만들어진다. 회와 회내 동작은 대부분 주관절에서 일어나며, 내-외측에 비해 전-후방 움직임이 더 많이 일어난다; 하지만 원위부 요골-척골관절에서는 17°정도 더 일어난다. 윤상인대(annular ligament, 머리띠 인대)는 요골두를 둘러싸고 있으며, 미세한 측면 안정성을 제공하고 있으면서 요골두가 회전이 가능한 구조를 이루고 있다.

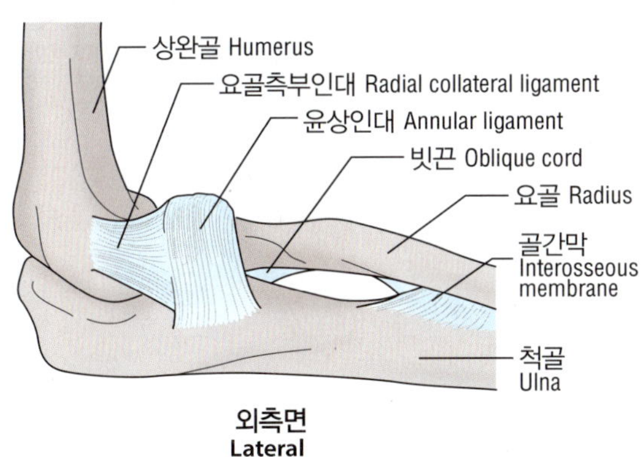

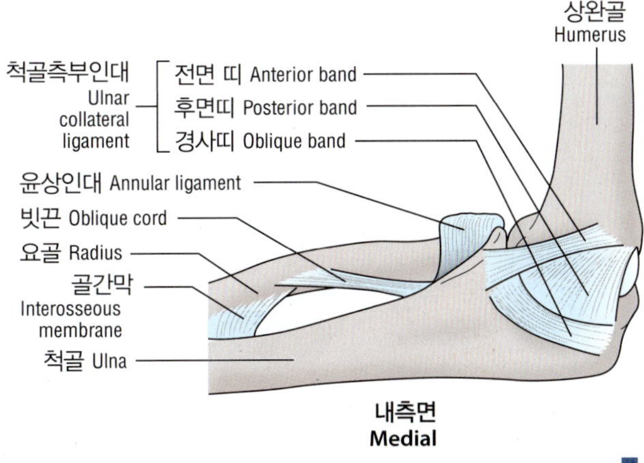

그림 22.5 주관절에서 외측과 내측 측부 인대.

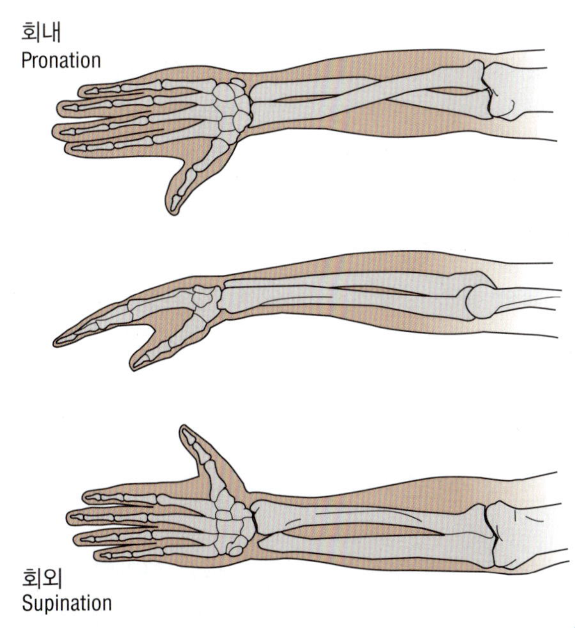

그림 22.6 열린사슬에서 회외와 회내.

윤상인대가 파열되면 내측과 외측 방향과 함께 회외와 회내 동작이 정상보다 더 크게 일어난다.[9] 닫힌사슬상태의 움직임에서, 요골이 고정된 상태에서 척골이 움직일 경우 더 큰 범위의 회내와 회외가 일어난다. 상완-요골관절도 마찬가지로 굴곡과 신전을 하는 동안 상완골 소두에서 요골이 더 잘 미끄러지도록 한다.[6]

내측과 외측상과는 일반적으로 전완 굴곡근과 신전근이 기시하는 부위이다. 이러한 근육군과 기시부위는 내측과 외측상과통증의 원인이 되며 이관절근으로 두 개의 관절 움직임에 관여한다(그림 22.7).

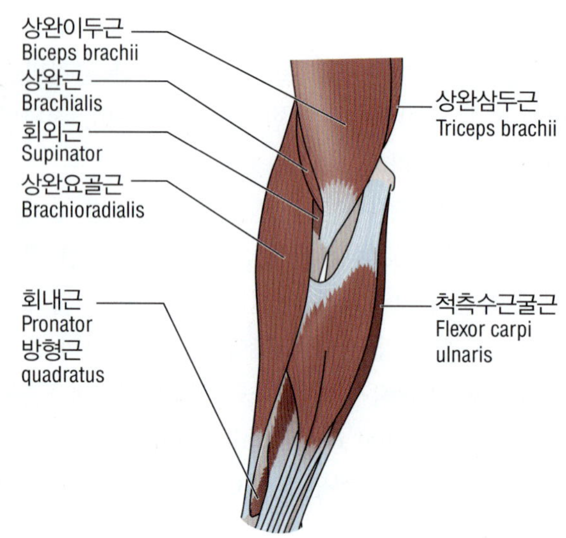

환자 인터뷰
CLIENT INTERVIEW

치료사가 환자와 처음 대면하면서 인터뷰를 하게 된다. 5장에서 논의한 바와 같이, 검사에 포함된 요소들은 치료사가 환자에게 정확한 진단을 제시할 수 있는 중요한 정보를 내포하고 있다. 본 장의 목적에 맞게, 인터뷰는 각 신체 부위나 구역에 따라 설명하고 있지만 일반적으로 환자의 주관적인 내용과 치료에 대한 결과측정 내용이 포함되어 있다. 또한 진단 방사선 촬영이 포함되어 있다. 치료사는 환자 인터뷰를 하기 전 진단 방사선 촬영 결과를 해석해 선입견을 갖고 검사하지 않기를 권고한다(대부분의 경우 적색기나 중요한 의료관련 문제를 없애기 위해 진단 방사선 촬영 결과를 해석하지만). 검사를 하는 동안 치료사는 진단 방사선 촬영 결과를 접하게 될 가능성이 가장 높다. 또한 일부 상황에서 치료사는 심각한 병리적 문제를 배제하기 위해 다른 검사를 시행하기 전에 영상이미지 검사 결과를 해석해야 하는 경우도 있다.

주관적 정보 (Subjective)

주관절의 통증과 기능저하가 있는 환자일 경우 해당부위와 증상이 나타난 시기를 파악하기 위해 과거력을 자세히 조사해야 한다. 첫째, 치료사는 외상으로

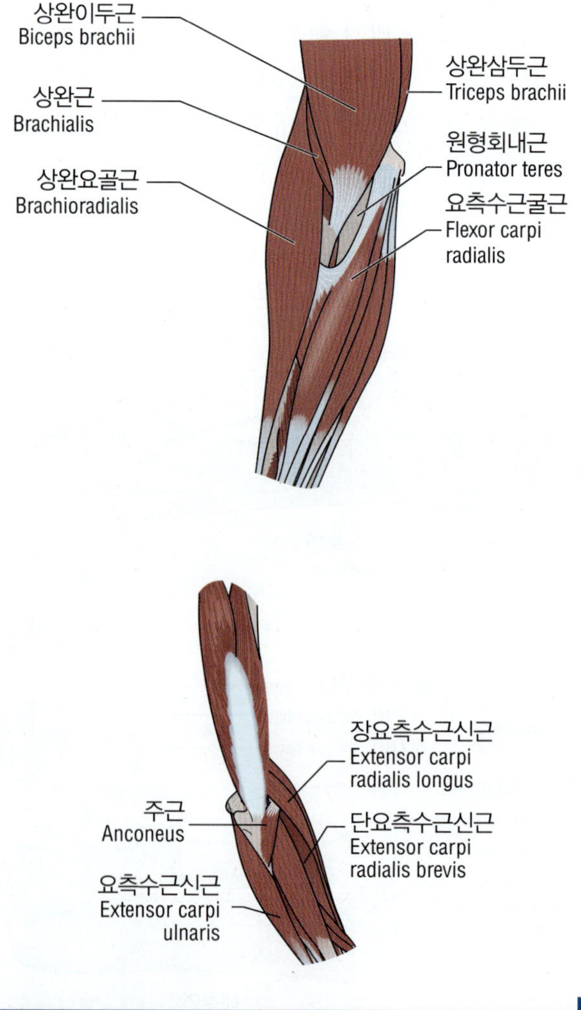

그림 22.7 주관절과 전완의 근육.

인한 과사용 증상인지, 반복적인 손상으로 인한 증상인지, 이러한 증상이 업무 관련성이 있는지, 스포츠와 관련성이 있는지 판단해야 한다. 증상의 정도는 만성적인 병리와는 다른 병리적 원인일 수 있다. 일반적으로 급성기 증상일 경우 골절, 근육 좌상, 인대 염좌일 가능성이 크다. 반대로 만성적인 문제일 경우 전형적으로 힘줄과 같은 연부조직기능 장애를 초래하고 결과적으로 업무나 스포츠 활동을 하지 못하게 된다.[10]

치료사는 환자에게 반복적인 스트레스를 유발할 수 있는 전형적인 운동패턴이 있는지 질문해야 한다. 특정 손상은 일부 직업군에서 반복적인 움직임 또는 무리하게 쥐는 동작으로 인해 상지에 손상을 야기한다. 헤어드레서, 비서 또는 키보드를 주로 사용하는 직업, 조립라인 근무자, 기계를 조작하는 직업, 전기기사는 상지의 기능장애가 생긴 가능성이 높은 직업군이다.[11,12] 환자에게 직업 관련 만성적인 상태에 대해 업무와 관련된 사회적 지원과 스트레스에 대한 의견을 제시해야 한다. 직장 내 업무 스트레스에 대한 인식이 높아지고 있으며 또 다른 정신사회학적인 요인들과 함께 부족한 지원책이 통증 정도에 영향을 줄 수 있으며 초과근무가 부정적인 영향을 줄 수 있다.[13-17] 치료사는 환자에게 과거에도 비슷한 증상이 있었는지 확인해 봐야 하고, 이는 예후에 부정적인 영향을 줄 수 있다.

과거력이나 목이나 어깨 통증에 대한 구체적인 질문은 경추부의 신경병증이나 상완신경총병증의 감별진단을 하는데 도움이 된다. 원위부에서 발생한 신경압박과 연부조직 손상은 가끔 근위부에서 발생하는 증상과 유사한 증상이 나타나기도 한다. 추가적으로 타는 느낌, 따끔거림, 마비 등의 신경학적인 증상을 확인할 때 피부절 분포를 이용하는 것이 유용하다. 이러한 증상이 나타나고 경추와 견부(과압력이 동반된 능동적인 움직임에서는 증상이 재현되지 않는다)에 대한 감별진단으로 배제되었다면 주관터널증후군(cubital tunnel syndrome, 팔꿉굴증후군) 같은 말초신경 손상을 의심할 수 있다.[18]

통증의 질, 위치, 지속 기간, 흥분성에 대한 자세한 정보는(5장, 환자 인터뷰와 관찰에서 언급함)잠재적 통증 발생 원인을 제한하는데 도움이 된다. 날카로운 통증과 무딘 통증, 타는 듯한 통증 유무는 가능성이 있는 조직(근육, 힘줄, 뼈, 신경)을 구별하는데 유용하다. 퇴행성 변화나 관절내 유리체 또는 골연골염(osteochondritis, 뼈연골염)을 확인하기 위해 관절음, 전염성, 분쇄성 여부를 검사해야 한다.[19] 생활 습관과 업무 관련 활동의 제한은 우성손에 대한 증상과 연관성이 높다.

환자 나이와 손상 기전에 대한 질문은 급성 병리학적 진단을 내리는데 유용하다. 열린 성장판과 이완성 인대로 인한 요골두 아탈구(subluxation, 불완전 탈구)(전형적인 3세 미만)와 상완골 과상(supra-condylar, 관절융기위) 골절(일반적으로 5세에서 7세 사이)와 같은 다양한 소아와 청소년 병리학적인 문제를 야기한다.[20] 성인, 특히 여성은 직업과 관련해 반복적인 스트레스로 인해 건에 대한 질환이 생길 가능성이 높다; 드문 경우 성인에서 요골의 아탈구 또는 탈구 되는 경우가 있다.[21,22] 손상 기전은 해부학적 구조상 손상된 부위를 감별하는데 유용하다. 반복적인 투구 또는 라켓을 이용해 머리 위에서 내리치는 타구를 하는 스포츠는 테니스와 비교해서 내측 주관절(척골 측부인대 손상이 더 많이 발생함)의 손상을 야기한다.[23-25] 주관절 골절에서, 손상기전을 통해 어느 구조가 손상되었는지 확인할 수 있다; 예를 들어, 팔을 뻗은 상태에서 앞으로 넘어질 때가 주관절을 굴곡시킨 상태에서 뒤로 넘어질 때 보다 요골두 골절로 인해 주두와 손상 위험이 더 높다 일반적으로 주관절의 골절은 낙상 방향에 따라 특정 패턴으로 나타난다.[26]

증상의 진행(즉, 통증과 기능제한이 점점 개선되는지 또는 더 악화되었는지 아니면 그대로 유지되는지 여부)에 대한 확인은 환자의 결과를 예측하는데 유용하다. 환자의 증상이 개선되면 일상생활 활동에 영향을 줄 것이며, 자극 수준이 감소되거나 자연적인 개선이 있을 경우 중재를 변경하거나 치료 강도 변화 여부를 결정하기 위해 환자와 협의해야 한다. 과거력에서 환자의 증상에 대한 정보를 수집하는 것은 신체검사 중에 내리는 진단을 위한 가설설정을 위해 필요하다.

주관절 병리의 다양하고 잠재적인 원인

외상 또는 반복된 미세손상

- 주관절 탈구
- 탈구를 동반하거나 탈구가 없는 상태에서 요골의 아탈구나 탈구
- 골절: 상완골 근위부, 요골, 척골 이나 세뼈 모두
- 주두(olecranon, 팔꿈치 머리)의 전위된 손상
- 뼈의 타박상(즉, 주두)
- 연부조직 타박상
- 근육의 긴장 또는 찢김(상완이두근 원위부 처럼)

감염성

- 골수염(Osteomyelitis)
- 화농성 관절염(Septic arthritis)
- 림프절의 염증

신경학적

- 경추 신경근 병증
- 증가된 신경 긴장
- 견관절의 불안정성
- 흉곽출구 증후군
- 척골신경 포착
- 신경혈관 손상

퇴행성

- 관절염
- 골 용해

염증성

- 류마티스 관절염
- 소아 류마티스 관절염
- 점액낭염
- 전신 홍반 루프스

대사성

- 통풍
- 대사성 골 질환

혈관성

- 골괴사 또는 무혈성 괴사(해리성 골연골염)
- 연골 용해증
- 겸상 적혈구 빈혈
- 신경혈관 손상
- 혈전증

종양

- 척골
- 요골
- 상완골 근위부

측정 결과 (Outcome Measures)

주관절과 전완에 사용할 수 있는 다양한 결과 측정 도구들이 논문과 임상실기과정에서 제시하고 있다. 환자 설문지와 물리치료 평가지는 통증, 근력, 가동범위(ROM), 기능, 심리사회적 측면을 평가하기 위해

다양한 평가지와 함께 사용되고 있다. 주관절에 특화된 몇몇 결과 도구는 유용한 부위별 설문지와 함께 사용된다. 여러 가지 평가도구들이 근거가 있음을 제시하고 있으나 복합적으로 사용하는 것이 더 효과적일 수 있으며, 평가도구를 개별적으로 사용하는데 있어 장점과 한계가 있기 때문에 포괄적인 평가 방법을 추천한다. 팔, 어깨, 손의 장애 평가지(Disability of the Arm, Shoulder and Hand, DASH); 요약형 팔, 어깨, 손의 장애 평가지(Quick Disability of the Arm, Shoulder, and Hand, Quick-DASH)와 옥스퍼드 주관절 척도(Oxford Elbow Score, OES)가 가장 효과적인 평가지로 확인되었다.[27]

DASH는 전체 상지에 영향을 주는 다양한 증상과 문제점을 포함하고 있는 환자-자기 보고서 형식의 측정 결과 설문지이다.[27-30] DASH는 다양한 분야를 통합하고 있으며 장애에 기여하는 보다 고위의 심리사회적 요소를 구별해 적용하고 있으며; 이미 여러 국가에서 그 효과가 확인되었다.[31] 일반적으로 측정 결과 설문지의 가장 큰 한계는 모두 작성하는데 소요되는 시간이다. DASH 전체 항목에서 필요한 특정 항목을 선별해 요약형 DASH를 개발하였다. 요약형 DASH는 DASH의 단축형 버전이다; DASH 전체 질문 중 일반적인 기능을 확인하는 11개 항목으로 구성되어 있다.[32] DASH와 마찬가지로 요약형 DASH는 기능 수준 변화에 대한 타당도, 신뢰도, 높은 응답성이 있으며, 항목이 1/3 수준으로 임상실기과정에서 초기평가와 기능 변화를 확인할 수 있는 일반적인 추적 조사에 사용하기에 적합하다.[33,34]

미국 견관절과 주관절 외과 연구위원회(Research Committee of the American Shoulder and Elbow Surgeons, ASES)는 기능 평가를 표준화하기 위해 주관절에 특화된 주관절 평가 양식을 개발하였다.[35] 환자가 기능과 통증에 대한 자기-평가 방식과 물리치료 평가를 통합해 장애 해결을 위한 신체검사 결과 이외의 항목을 평가하도록 구성되었다. 환자는 인체 도표를 통해 통증 부위를 표시하고 시각적사상척도로 통증의 정도를 표시한다. 기능에 대한 하위항목으로 일상생활에서 10개의 활동을 4점 척도를 이용해 기능 수준을 확인한다. 만약 환자가 과거에 수술 경험이 있다면 0점에서 10점 사이에 만족도를 표시하도록 되어 있다. 움직임, 안정성, 근력, 신체검사 결과는 치료사가 평가하도록 되어있다. 신체검사에서 압통, 특수검사, 흉터, 찰과상 같은 경우 현재까지 적합하고 타당한 측정 도구가 없다. 최초 ASES 상지 평가 척도와 ASES 주관절 평가도구는 연구결과 신뢰도, 타당도, 민감도가 확인되었다.[36]

옥스퍼드 주관절 척도(OES)는 주관절에 대한 환자-관리 평가에 대해 유일하게 높은 수준의 연구 결과 확인되었다.[37,38] 최초 설계는 수술 후 시행하도록 되어있으며 지난 4주 동안 경험한 증상에 대해 12가지 항목으로 구성되어 있다. 주관절 기능, 통증, 심리사회적 요인 도 별도의 항목으로 작성하도록 구성되어 있다. DASH와 요약형 DASH와 달리 OES는 장애 점수가 아닌 최고 100점, 최악은 0점으로 구성되어, 주관절 국소부위만 확인할 경우 알 수 없는 특이한 제한에 대해 설명할 수 있는 장점이 있다.[39]

주관절과 특정 병리에 대한 추가적인 측정도구로 환자-자기평가 테니스주 평가지(Patient-Rated Tennis Elbow Evaluation, PRTEE)가 있다. PRTEE는 외측 주관절 통증을 평가하기 위해 개발되었다(특이적 건병증 진단 도구). 이 척도는 PREE를 기반으로 통증과 장애를 동시에 확인할 수 있으며 총점수의 절반씩 구성되어있다.[40] 기능 요소에는 특정 활동(손잡이 돌리기, 유리컵 들기, 병 뚜껑 열기)과 일반적인 활동(개인, 직장, 가사, 스포츠 활동) 총 10개의 항목으로 구성되어 있다. 통증 요소에는 5가지 항목(휴식 시 통증, 통증이 최고일 경우, 통증이 최악일 경우, 반복되는 활동 시 통증, 장바구니 들 때 통증)으로 구성되어 있다. 타당도를 확인하기 위해 추가적으로 높은 품질의 연구가 필요하다.[41]

시각적사상척도와 휴대용 악력계 같은 주관절 평가에 유용한 다른 도구들이 있다. 신체검사 결과는 주관절 통증이 동반된 환자의 장애와 직접적인 관련성이 없더라도 여러 평가도구들의 불일치를 설명하기 위해 심리사회적 항목이 포함되어 있으며 그 기능을 보완하기 위해 다방면에 걸쳐 개선하고 있다.

표 22.1 주관절과 전완 부위에서 영상 이미지의 정확도

병리학	진단 검사	표준 폼	SN/SP
골절 상완골 원위부 골절 구상돌기 골절 소아 골절 검사자간 신뢰도	MRI X-ray + 2DCT X-ray + 3DCT 3D 장비 X-ray + 2DCT X-ray + 3DCT 3D 장비 US X-ray	관절경 검사 방사선 촬영	90-100/67-8943 Pooled analysis: 43-80/75-87[44] 65-86/77-92[44] 73-93/77-94[44] 40-95/67-100[45] 80-100/67-100[45] **80-100/83-100**[45] 86-98/70-85[46,47] κ=0.41[46]
척골 측부손상	MRI CTA	관절경 검사	57/100[48] 79/NR[49] **86/91**[48] 71/NR[49]
이단성 골연골염	MRI	관절경 검사	89/44[50] 83/44[50]
외측상과염	 MRI US	 증상 + 임상검사 징후	통합 분석: **92-100/90**[51] 76.5/76.2[52]
내측상과염	US	환자의 증상 및 임상검사 징후	**95/92**[53]
상완이두근 근위부 파열: 전체 부분 파열 완전 파열 완전 파열 vs. 정상 완전 파열 vs. 부분 파열 부분 파열 vs. 정상	MRI US	관절경	**92/100**[54,55] 59/**100**[54] **92/85**[56] **100/83**[54] **97/100**[55] **95**/71[55] 43/NR[55]
주관절에서 척골의 신경병증 가장 큰 CSA 부위 원위부의 가장 큰 CSA 부위 상과의 CSA 근위부의 LAPD 확대직경 > 1단계 확대 CSA > 1단계 최대 직경 > 3.2mm 최대 CSA > 10mm 상지 SR > 2.3 전완 SR > 2.9 흉추 2번 신경 증상I	US MRI	임상적 검사, 전기생리학 연구와 추적 연구 전기생리학 연구 임상소견과 신경 전도 검사	 95/71[57] **83/85**[57] **83/81**[57] 93/42[57] 58/78[58] 61/80[58] 44/85[58] 50/85[58] 52/82[58] 42/87[58] **83/85**[59]

MRI = 자기공명 영상; NR = 보고 된바 없음; CT = 컴퓨터 단층 촬영; CTA = 컴퓨터 단층 촬영 관절 조영술; 2DCT = 2차원 컴퓨터 단층 촬영; 3DCT = 3차원 컴퓨터 단층 촬영; US = 초음파; SN = 감도; SP = 특이성; CSA = 단면적; LAPD = 가장 큰 전후경; SR = 팽윤비율

본 표에서 제시한 색인은 정확한 기준으로 진단 정확도 평가를 위한 평가서(QUADAS) 없이 임상적 유용성을 결정하는데 매우 중요한 가치가 있다. 따라서 이러한 내용을 해석할 때 상기 내용을 명심해야 한다.

진단영상 (Diagnostic Imaging)

주관절 병리를 진단하는데 병리학 유형에 따라 다른 영상진단 방법을 권고하고 있다. 영상 진단 방법은 신체검사 방법의 발전과 더불어 임상실기과정 변화에 영향을 주었다(표 22.1). 초음파(ultrasound, US), 자기 공명 영상(magnetic resonance imaging, MRI), 자기 공명 관절 조영술(magnetic resonance arthrography, MRA), 방사선 촬영(radiography, X-rays)을 포함한 영상 기술이 뼈와 연부조직 질환의 진단과 평가하는데 효과적인지, 비용대비 효용성을 평가하였다.[42]

영상기술은 진단 및 중재에 관한 추가적인 정보를 제공하는 검사의 한 요소이지만 환자 병력과 임상 검사와 함께 사용해야 한다. 관절 구조의 복잡함으로 인해 주요지표를 시각화하기 어렵고 신체 검사결과와 장애수준과의 불일치로 인해 영상진단에 근거한 진단을 피해야 한다는 점을 더욱 강조한다.

방사선 (Radiographs)

전후방상(anteroposterior, AP)과 측면상은 일반 필름 방사선 사진의 표준화된 영상 판독법이며 측면 영상으로 환자의 해부학적 변형을 확인한다. AP상은 주관절을 완전히 신전시킨 상태와 90° 굴곡시킨 측면상을 비교하여 판독하고, 각각의 촬영은 관절의 다른 시각화를 제공한다. AP상은 앉은 자세에서 주관절을 완전히 신전과 회외 상태로 카세트 또는 테이블에 주관절과 전완을 올려놓은 자세에서, 빔을 관절 정중앙에 수직으로 위치해 촬영한다. 모든 사지 관절은, 특히 소아과 환자와 환자의 관절가동범위 제한이 이차적인 제한일 때 양쪽을 비교해야 한다.[60] AP상 평가는 다음 사항이 포함된다:

- 주관절 탈구와 골절은 AP와 측면 촬영으로 확인할 수 있다.
- 관절 간격과 골관절염이나 골극(osteophytes, 골증식체) 여부를 확인할 수 있다.
- 음성일 경우: 보존적인 치료를 시행하고 7~10일 후에 재촬영한다.

측면상은 앉은 자세에서 주관절을 90° 굴곡, 전완 중립, 엄지가 위쪽 향한 상태로 카세트 또는 테이블에 주관절과 전완을 올려놓은 자세에서 촬영한다.[60] 방사선 빔은 관절의 중심에서 7° 정도 기울어져 있으며 다음 사항을 평가할 수 있다:

- 전방 상완골선; 전방 상완골선으로 표시: 전방 상완골선은 전방 피질에 평행, 원위부의 상완골 소두 중간 1/3 지점에 교차, 골절은 과상 부위에 발생할 수 있다.
- 요골상완소골두선; 요골상완소골두선으로 표시: 요골두과 요골경 축은 상완골 소두 중앙 교차점에서 요골소두선으로 평행하게 연장된다 (그림 22.8).[60]
- 전방 또는 후방 지방체의 변위가 있는 경우 골절로 진단한다.
- 상완골 소두, 주두, 요골 골절이 빈번하다.
- 주관절 탈구와 골절은 AP상과 측면에서 확인할 수 있다.
- 관절 간격과 골관절염, 골증식체를 확인할 수 있다.
- 음성일 경우: 보존적인 치료를 시행하고 7~10일 후에 재촬영한다.

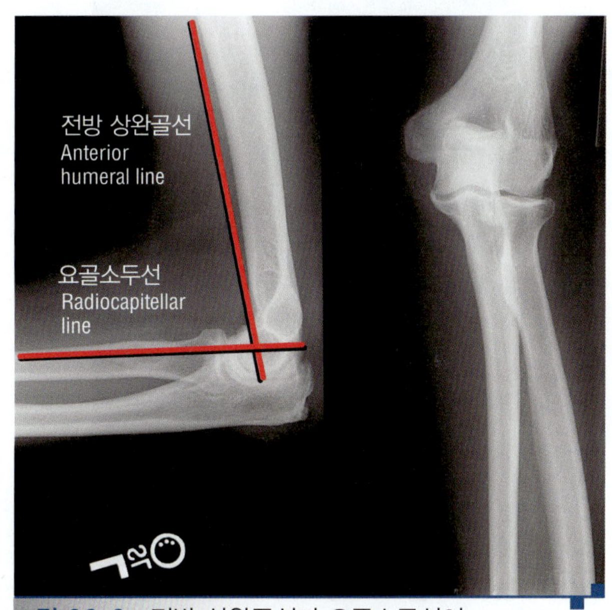

그림 22.8 전방 상완골선과 요골소두선이 보이는 측면 방사선 사진.

- 돛단배 징후: 돛단배 징후는 전방 지방체의 삼각형 모양으로 변위를 의미한다. 관절낭내 골절을 의미하지만 항상 그렇지는 않다. 돛단배 징후 정도로 흔하지 않지만 후방 지방체 징후도 있다; 돛단배 징후와 유사하며, 골절이 빈번하게 발생한다(그림 22.9).[60] 지방체 징후가 있으나 AP상과 측면상에서 골절에 대한 음성일 때 대각선상은 이에 대한 추가적인 정보를 제공할 수 있다.

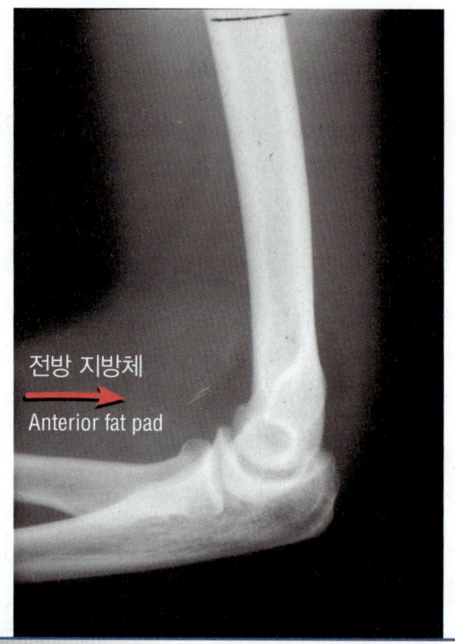

그림 22.9 전방과 후방 지방체 징후와 2차 요골두 미세 골절.

© MedPix

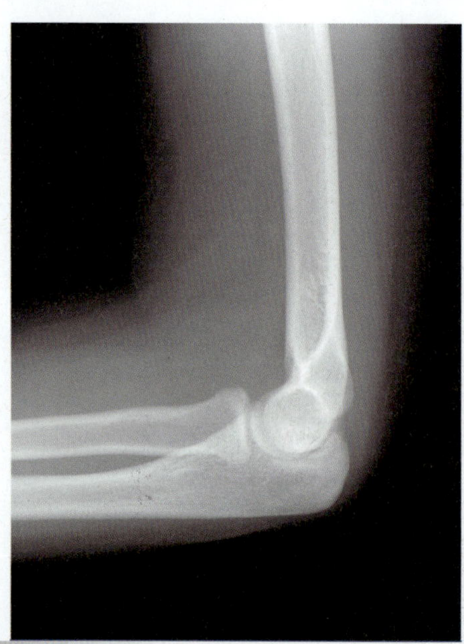

그림 22.10 요골두(요골소두)가 보이는 일반 주관절의 방사선 사진.

© MedPix

관절 내 깊은 곳에서 골절이 의심되는 경우, 특히 요골두, 갈고리 돌기(coronoid process, 근육돌기), 상완골소두를 측면상에서 보다 더 확인하기 용이하도록 요골두-상완골소두상으로 확인할 수 있다(그림 22.10). 환자의 주관절 90° 굴곡, 전완은 척골면(엄지를 위로)을 테이블에 대고 측면상과 동일하게 요골두를 기준으로 45° 각도에서 촬영한다.

일반 방사선 촬영에는 방사선사의 실력, 환자의 이동 가능성, 부상으로 인한 가동범위 제한 등에 여러 가지 제한이 있다. 일반인과 골관절염 환자의 주관절에 대한 방사선상 유의한 차이가 없지만, Rettig 등이 개발한 분류 방법은 수술 결과를 예측하는데 유용하다.[61]

자기 공명 영상과 자기 공명 관절조영술
(Magnetic Resonance Imaging and Magnetic Resonance Arthrography)

MRI와 MRA 모두 주관절 병리 평가에 사용하고 있다. 임상에서 아급성기에 사용하는 MRI는 골조직, 인대 파열, 건병증, 신경혈관 질환을 진단하는데 유용하다. CT와 비교해 일반 MRI는 뼈 손상을 진단하는데 신뢰성이 높으며, MRA는 관절 내 파편을 확인하는데 더 유용하다. 또한 MRI는 상과염을 진단할 때 영상 이미지에서 확인할 수 없는 다른 건, 인대 질환을 감별하는데 유용하다.[42]

MRA는 척골 측부인대의 완전 파열과 부분 파열을 감별하는데 유용하지만, 이에 대한 연구에서 환자가 아닌 일반인을 대상으로 진행해 민감도(SN)와 특이도(SP)에 대한 근거가 부족하다. MRI는 상완이두근건 파열이나 활액낭, 신경 손상을 진단하는데 사용되고 있지만 현재까지 연구들에서 표준화된 기준을 제시하지 못하고 있어 판독자의 실력이 의존할 수밖에 없다.[42] MRA는 급성 혈관 손상을 진단하는데 사용되고 있다.

주관절의 신경병증이 있는 경우 다른 질환을 감별하게 위해 사용되고 있다. 흉추2번 신경 병증 진단에 높은 SN과 SP(각각 83%와 85%)를 확인했다. 검사 통계상 양성이지만 초음파보다 많은 비용이 드는 MRA을 이용한 연구가 많지 않으나, 저렴한 비용으로 척골신경병증을 진단하는데 유용하다. SP가 높을수록 MRA는 초음파 진단 후 추적조사에 사용할 수 있다.[57,59]

컴퓨터 단층 촬영 (Computed Tomography)

급성기와 아급성기에 CT는 일반적으로 사용되는 검사 방법은 아니지만 골절과 유리체, 골다공증을 확인하는데 사용된다.[44] 주관절 연골 손상, 연골 병변은 MRI 보다 CT 검사에서 더 정확하게 확인할 수 있다.[42] MRI, CT, US의 비교 연구에서 진단 정확도의 한계로 주관절에 대한 영상 결과 해석에 주의를 기울어야 한다. 대부분의 연구는 표준화된 기준이 없이 그 결과가 제한적이며, CT는 초기 다른 검사(능동관절 가동범위 검사(AROM) 또는 US)를 시행한 후 사용하기를 권장한다.[44,45,47]

초음파 (Ultrasound)

손, 손목, 주관절에 사용하는 고주파 진단용 초음파(US)는 신경근골격계와 근골격계 전문의에 진단 및 관리를 위한 중요한 검사방법이다. 진단 초음파는 손, 손목, 주관절의 약화, 통증, 저린감을 호소하는 환자의 전기적진단 검사 결과에 대한 보조 검사이며, 인대 파열과 신경 압박을 확인하는데 효과적이다. 치료사는 작은 해부학 구조와 복잡한 뼈 윤곽의 시각화를 위해 주관절의 초음파 검사 촉진을 위해 끝이 뾰족한

중요한 임상적 핵심

초음파 영상을 이용하여 일반적인 주관절 병리를 평가할 수 있다.

과사용 증후군은 주로 다음 사항이 포함되어 있다:

- 외측상과 병증(일반적으로 전완 외측 근육의 힘줄 병리: 손목 신전근; 일반적인 용어로 테니스 엘보우라 한다)
- 내측상과 병증(일반적으로 전완 내측 근육의 힘줄 병리: 손목 굴곡근; 일반적인 용어로 골퍼 엘보우라 한다)
- 상완삼두근건 병증(상완 삼두근건의 힘줄 병증; 주관절 신전근)

외상성 병변일 경우 다음 사항이 포함될 가능성이 높다:

- 부분 또는 전체 건 파열(힘줄의 연속성이 부분 또는 완전 파열)
- 인대 파열(인대의 연속성이 완전 파열)
- 골절(뼈의 연속성 상실)
- 탈구(두 혹은 그 이상의 뼈가 구성하는 관절에서 관절면의 비정상적인 분리)

염증성 질환의 경우 다음 사항이 포함될 가능성이 높다:

- 활액낭염(점액낭의 염증, 조직을 감싸고 윤활성을 제공하는 작은 액체 주머니- 뼈, 힘줄, 인대, 근육 또는 피부 포함하여 서로 마찰을 최소화한다)
- 관절내 삼출(관절 내부의 부종이 발생해 통증이 있는 경우가 있으며 움직임이 제한된다)

포착신경병변일 경우 다음 사항이 포함될 가능성이 높다:

- 주관절 터널증후군(척골신경 압박으로 증상은 척수 신경 터널에서 주관절 내측면 신경 경로를 따라 나타나며, 통증과 또는 감각이상 및 척골신경손상이 특징이다)
- 요골터널증후군(요골 신경 압박으로 증상은 요골 신경 터널에서 주관절 외측면 신경경로를 따라 나타나며, 통증과 또는 감각이상 및 요골 신경손상이 특징이다)

낮은 고주파(>10㎒) 변환기를 사용해서 블런드-포인트를 사용해야 한다. 환자는 의자에 앉아 테이블 위에 팔을 올려놓은 상태에서 주관절 굴곡과 신전 자세 모두에서 후방, 내측, 측면, 전방, 종축, 횡축 방향의 표준화된 검사방법으로 시행해야 한다.[62]

힘줄, 인대 파열, 외측상과염, 신경장애, 골관절염 같은 다양한 질환을 초음파 검사를 이용해 평가할 수 있다.[63] 초음파 검사의 장점은 저렴한 비용, 편리함, 시간 단축, 능동적인 움직임을 이용한 주관절 구조물을 긴장 시켜 검사할 수 있어 진단 정확도가 높다. 주관절의 굴곡 상태를 유지하지 못하거나, 기준점에 초음파를 적용하지 못하거나, 뼈의 그림자로 인해 심부 구조물을 확인하기 어려운 경우는 초음파 검사의 장애 요소가 된다.[64]

상과염 검사의 정확성을 알아보기 위해 소수 환자를 대상으로 MRI와 비교 연구를 진행하였다. SN 값은 초음파가 MRI보다는 낮지만 SP 값은 유의한 결과를 나타내 MRI를 이용한 비용보다 저렴하게 초음파를 이용해 초기검사를 사용할 수 있게 되었다.[65] 초음파(MRI와 함께)는 상완이두근 건 파열, 활액낭염, 신경 포착을 진단하는데 적용할 수 있으나 진단의 정확성을 확인하기 위한 연구는 제한적이다.[42]

나이, 체중, 체질량 지수, 성별, 주관절 위치 등이 척골신경 검사에 영향을 줄 수 있지만 척골신경 질환 평가에 사용할 수 있다.[66] 단면적(CSA) 측정과 부종 비율을 사용하여 연구한 결과 MRI와 초음파는 주관절의 척골신경 질환 진단에 효과가 있음을 확인하였다.[57,58,67,68]

문헌 고찰 (Review of Systems)

주관절과 전완에 대한 문헌 고찰에 대한 자세한 내용은 6장(분류 및 선별검사)을 참고하라.

시진 OBSERVATION

주관절 통증 환자 관찰 방법은 다른 신체 부위와 비슷하다. 평상시 자세 평가(정적 및 동적), 보행, 이동 및 일상생활 활동에서 잠재적 제한점과 근력을 확인한다. 치료사는 환자의 전후방, 측면에서 어떤 비대칭이 있는지 확인해야 한다. 경추, 흉추, 견관절 위치(즉, 전방 머리, 둥근 어깨, 구부정하게 앉은 자세; 14장 참고)는 근위부 증상으로 나타날 수 있다. 또한 휴식 시 팔의 자세, 운반각, 몸을 보호하는 자세를 취하는 경우 심각한 구조적 병리, 골절이나 탈구를 의심할 수 있다. 흉터, 부종, 반상 출혈, 구축, 물혹, 위축은 다른 질환과 관련이 있으며 통증 발생 원인을 확인하는데 중요하다.

주관절의 동적인 활동 양상도 평가해야 한다. 보행 중, 정상적인 팔의 스윙이 없는 경우 상지 병리로 인해 팔을 보호하기 위함일 수 있다. 움직임 평가 이전에 의자에서 일어나거나 손을 흔들 때, 결과 측정 자가-설문지를 작성할 때 일반적인 일상 업무 중 이동과 기능 장애에 대한 더 많은 정보를 얻을 수 있다. 일상생활 동작에서 기능적 관절 가동범위는 굴곡과 신전, 회전(회외와 회내)에 필요한 범위는 총 100°이다.[69]

분류 및 선별검사 TRIAGE AND SCREENING

분류와 선별 검사는 검사 과정을 진행하기 전에 시행하는 필수 요소이다. 심각한 병리(6장, 분류 및 선별검사 참고)와 다른 연관된(또는 가까운 근위부) 구조로부터 생긴 통증은 치료사가 다른 검사를 통해 환자의 시제 통증 원인을 찾기 위한 중요한 요소이다. 또한 다른 신체 부위(경추, 어깨, 손목)의 감별 진단을 위해 확실한 선별 검사(높은 SN 및 낮은 -R의 검사)가 필요하다

심각한 병리 감별하기: 적색기 (Ruling Out Serious Pathology: Red Flags)

치료사는 심각한 병리와 관련된 적색기가 의심되는 경우 나머지 평가를 중단하고 즉시 검사를 받도록

해야 한다. 주관적 과거력과 관찰 내용은 이를 감별하는데 필요하다. 경추와 견관절과 관련된 병리는 주관절 병리가 있는 환자의 경우 관련된 통증을 호소할 수 있으므로 이는 배제한다. 각 영역에 대한 적색기는 17장과 21장을 참고하라.

주관절 병리와 관련된 특이한 적색기는 구획증후군과 요골두 골절이 포함될 수 있다. 구획증후군의 경우 치료사는 헐거운 느낌과 관련 부위의 긴장감 증가, 스트레칭으로 인한 통증 증가, 감각 이상, 마비, 감각 결핍, 맥박이 떨어지는 가능성을 평가해야 한다. 치료사는 환자에게 추가로 따끔거림, 타박상, 마비, 주관절 통증, 기민, 외상이나 수술 병력, 특정자세나 움직임 시 증상의 변화, 신경질환, 원인 불명의 체중감소, 스테로이드 노출 유무, 음주여부(무혈성 괴사에 대한 위험인자)를 확인해 추가적인 중재 또는 의뢰를 판단해야 한다.[70,71]

과거력에서 외상이나 낙상과 관련된 내용은 골절 유무를 감별할 수 있는 중요한 정보다. 방사선상 요골두 골절을 포함한 골절이 발생하는 기전은 팔을 뻗은 상태(FOOSH)로 넘어질 때 발생한 가능성이 높다. 환자 증상은 주관절 삼출물 생성, 상지를 보호하는 자세, 요골두의 헐거움, 능동적인 회외와 회내 시 통증이 나타난다.[72]

상지와 하지에서 골절 가능성에 대한 평가는 이전 연구들에서 확인되었다.[73–75] 골절과 관련된 특이적 부위는 상완골, 요골, 척골을 포함하고 있으며 일반적으로 능동적인 가동범위 제한이다.[73] 주관절 부위의 골절 유무를 판단하기 위해 환자에게 방사선 촬영을 권하는 지침을 마련하기 위해 여러 가지 검사 결과를 제시하고 있다.[76]

골절 유무를 판별하기 위한 튜닝포크와 청진기 검사(TUNING FORK AND STETHOSCOPE TO IDENTIFY FRACTURES)

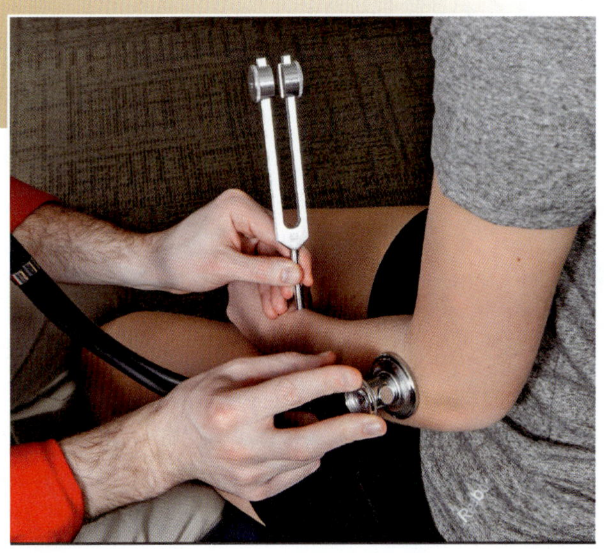

그림 22.11

환자 자세 바닥에 다리를 지지하고 앉은 자세

치료사 자세 서 있거나 앉은 자세로 환자를 마주 보는 자세

움직임 손상이 의심되는 뼈 위치보다 근위부에 청진기를 댄다. 고무패드 위에 튜닝포크를 두고 때린 후 검사자는 손상 부위에 튜닝포크를 댄다. 비손상측을 먼저 검사한다. 검사자는 각각 6~8초 동안 확인한다.

평가 비손상측과 비교해 소리가 사라지거나 없어지면 양성(+)이다.

통계
- 방사선 이미지를 이용해 골절 발병이 7일 이내, 상지와 하지에 부위와 유형이 다른 37명(7-60세; 여성은 18명)의 환자를 대상으로 한 연구에서 SN 83, SP 80, +LR 4.2, −LR 0.21, QUADAS 6의 정확도는 81%였다.[73]
- 팽윤이 있는 부위에 적용했을 때: SN 83, SP 92, +LR 10.4, −LR 0.2, 같은 연구에서 확인하였다.

주두와-흉골 타진검사(OLECRANON-MANUBRIUM PERCUSSION TEST)

그림 21.12를 참고하라.

환자 자세 의자에 앉아 팔짱을 끼고 검사할 팔을 지지한 자세.

치료사 자세 환자를 마주보고 선다

움직임 치료사는 흉골 위에 청진기를 대고 주두와를 두드린다. 비손상측을 먼저 검사한다.

평가 양성인 경우 팔에서 나는 소리가 선명하지 못한다. 정상이거나 음성인 경우는 비손상측과 동일한 선명한 소리가 난다.

통계

- 어깨 외상 환자 96명을 대상으로 한 전향적인 연구에서 방사선 표준값을 이용해 비교한 결과 SN 84(76-95), SP 99(87-100), +LR 84, -LR 0.3, QUADAS 12였다.[75]
- 이 검사는 상완골 전방 탈구, 쇄골 골절, 상완골 골절에 대해서는 임상적 유용성이 있으나 AC 관절에 대해서는 임상적 유용성이 없었다.
- 비슷한 유형의 검사(골절이나 스트레스 골절이 의심되는 경우 반대편에 청진기나 튜닝포크를 사용)를 여러 위치에 적용해 본 결과 유용성이 있는 어깨 부위는 쇄골과 상완골이었다.[73]

표현징후 검사(BONY APPREHENSION TEST)

그림 21.13을 참고하라.

환자 자세 앉거나 선 자세

치료사 자세 환자 바로 뒤에 선다

움직임 치료사는 팔꿈치(90° 굴곡 상태에서)와 팔뚝 근위부를 잡고 견관절을 안정화 시킨다. 팔을 외전과 외회전(45° 이내) 시킨다.

평가 양성은 뼈의 기능장애로 인한 전방 불안정성이 있는 경우, 검사 도중 불안감을 표현한다.

통계

- 관절경 검사를 통해 어깨 불안정성 증상이 있는 환자 29명을 대상으로 한 연구에서 SN 94 (보고되지 않거나, NR), SP 84(NR), +LR 5.9, -LR 0.07, QUADAS 9이었다.[77]
- 뼈 병변: SN 100(NR), SP 86(NR), +LR 7, -LR 0.0, QUADAS 9였다. 8명은 양성이었고 3명은 연부조직 병변이었다. 수술 전 방사선 사진과 비교했을 때: SN 50, SP 10, +LR Inf, -LR 0.5이었다.[77]
- 뼈 병변의 경우 일반 방사선 촬영 보다 SN이 높다.[77]

주관절 신전 검사(ELBOW EXTENSION TEST)

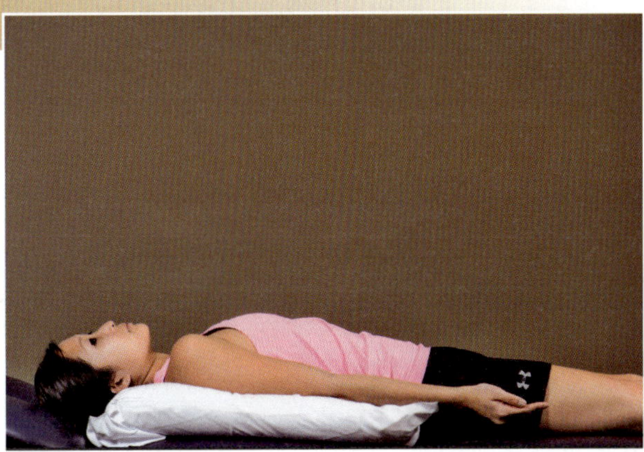
그림 22.12

환자 자세 바로 눕거나 앉은 자세에서 주관절을 신전한 상태로 팔을 베개로 지지한 자세.

치료사 자세 측면에서 환자를 모니터링 한다.

움직임 환자는 주관절을 최대로 신전한다.

평가 양성은 주관절을 최대로 신전하지 못한다. 비손상측과 비교한다.

통계

- 급성 주관절 손상 후 24시간 이내에 대도시 응급실을 이용한 14세 이상의 환자 114명(평균 연령 37세, 여성 61명, 손상 후 평균 3.75시간)을 대상으로 방사선 촬영 표준값으로 비교했을 때 **SN 97(85–100)**, SP 69(57–80), +LR 3.1, **–LR 0.04**, QUADAS 10이었다.[78]
- 영국에서 급성 주관절 손상후 72시간 이내에 5곳의 응급실을 이용한 2,127명의 성인(15세 이상)과 어린이(3–15세) 환자(성인 960명: 평균 38세, 여성 49%, 어린이 780명: 평균 10세, 야아 48% 증상의 평균 지속 시간 NR)를 대상으로 방사선 촬영 표준값으로 비교했을 때 SN 96(95–98), SP 48(45–51), +LR 1.9, –LR 0.06, QUADAS 8이었다.[76]
- 영국에서 급성 주관절 손상으로 72시간 이내에 5곳의 응급실을 이용한 958명의 성인(15세 이상) 환자(평균 나이 38세, 여성 49%, 증상의 평균 지속 시간 NR)를 대상으로 방사선 촬영 표준값을 이용해 비교했을 때 SN 98(96–99), SP 48(44–52), +LR 1.9, –LR 0.06, QUADAS 8이었다.[76]
- 영국에서 급성 주관절 손상으로 72시간 이내에 5곳의 응급실을 이용한 어린이(3–15세) 환자 778명(평균 연령 10세, 여아 48%, 증상의 평균 지속 시간 NR)을 대상으로 방사선 촬영 표준값을 이용해 비교했을 때 SN 94(91–97), SP 50(45–54), +LR 1.9, –LR 0.06, QUADAS 8이었다.[76]
- 급성 주관절 손상으로 24시간 이내에 4곳의 응급실을 이용한 소아(5세 이상), 성인(18세 이상), 청소년(18세 이하) 환자 115명(성인 71명: 평균 연령 29세, 여성 43%, 평균 연령 41세, 여성 45.5%, 어린이 42명: 평균 연령 10.5세, 여성 41.5%, 증상의 평균 지속 시간 NR)을 대상으로 방사선 촬영 표준값을 이용해 비교했을 때 **SN 100(93–100)**, **SN 100(94–100)**, **+LR Inf**, **–LR 0**, QUADAS 11이었다.[79]

전반적인 능동가동범위 검사(OVERALL AROM)

환자 자세 바로 눕거나 앉은 자세

치료사 자세 NA

움직임 환자는 능동적으로 주관절 90° 이상 굴곡이 가능하며, 잠김 위치인 신전 0°, 능동적으로 회내와 회외 180°를 할 수 있다.

평가 양성은 비손상측과 비교하여 90° 이하의 굴곡이나 완전한 신전이 불가하다.

통계 급성 주관절 손상으로 4곳의 응급실을 이용한 소아(5세 이하), 청소년(18세 이하), 성인(18세 이상) 환자 115명(성인 71명: 평균 연령 29세, 여성 43%, 평균 연령 40.5세, 여성 75%, 어린이 42명: 평균 연령 10.5세, 여성 40.5%, 증상의 평균 지속 시간 NR)을 대상으로 방사선 촬영 표준값을 이용해 비교했을 때 SN 100(93-100), SP 97(88-100), +LR 33, -LR 0, QUADAS 11이었다.[79]

전반적인 능동가동범위와 촉진을 이용한 압박검사 (OVERALL AROM AND TENDERNESS TO PALPATION)

환자 자세 바로 눕거나 앉은 자세

치료사 자세 검사할 환자 팔의 측면에 앉거나 선다.

움직임 치료사는 주두와, 내측상과, 외측상과, 요골두를 촉진한다. 환자는 능동적으로 90° 이상 굴곡, 잠김위치(0°)까지 신전이 가능하고 회내와 회가 전체 범위(180°)에서 가능하다.

평가 양성인 경우 비손상측과 비교했을 때 헐거운 느낌과 함께 주관절 90° 이상 굴곡 할 수 없거나 완전한 신전을 할 수 없다.

통계 급성 주관절 손상으로 24이내에 4곳의 응급실을 이용한 어린이(5세 이상)와 성인(18세 이상) 환자 115명(성인 71명: 평균 연령 29세, 여성 43%, 평균 연령 40.5세, 여성 75%, 어린이 42명: 평균 연령 10.5세, 여성 40.5%, 증상의 평균 지속 시간 NR)을 대상으로 방사선 촬영 표준값을 이용해 비교했을 때 **SN 100(93-100)**, SP 67(53-78), +LR 3.03, **-LR 0**, QUADAS 11이었다.[79]

다른 부위로 인한 통증 감별
(Ruling Out Pain Generation From Other Related Structures)

모든 관절과 마찬가지로 위쪽과 아래쪽 관절 문제로 인한 통증인지 확인해야 한다. 경추 부위를 배제하는 것은 견관절과 근접해 있어 매우 중요할 뿐만 아니라 견관절과 상지 전체의 문제일 가능성이 있기 때문이다.[80] 상지 선별검사는 잠재적인 통증 발생을 구별할 수 있는 구조화된 전형적인 방법으로 피부분절, 근절, 심부건 반사, 연관된 상위운동신경으로 구성되어 있다; 7장(정형외과적 선별 및 신경계 검사)의 상지 선별 검사를 참고하라. 다른 신체 부위를 배제하기 위해서는 체계적인 접근이 필요하다. 이 검사 절차에 대한 보다 자세한 내용은 17장(경추)과 21장(견관절)을 참고하라.

경추부위 배제하기 (Rule Out Cervical Spine)

상지 선별 검사는 경추 관절가동범위 검사와 경추부에서 기인한 통증을 감별할 수 있다. 또한 신경근병증으로 인한 통증유발 검사에 대한 자세한 내용은 17장(경추)을 참고하라.

방사선 신경 병증이나 디스크 관련 병리학

경추 압박 검사와 상지 신경학적 검사(정중신경에 한함)를 포함한 특수 검사를 통해 배제할 수 있다.

- 스펄링 검사: **SN 93(77-99)**, **SP 95(76-100)**, **+LR 19.6**, **-R 0.07**, QUADAS 9[81]
- 정중신경 신경가동술 검사: **SN 97(90-100)**, SP 22(12-33), +LR 1.3, **-LR 0.12**, QUADAS10[82]
- 팔 쥐기 검사(경추부 신경근 압박): SN 95 (85-99), SP 96(87-99), +LR 24, -LR 0.05, QUADAS 8[83]

후관절(Facet Joint, 돌기사이관절) 기능저하

17장(경추)에서 언급했듯이 관절의 기능저하는 후-전방 척추관절 관절 놀이 평가 또는 후관절 블럭 검사를 통해 통증을 유발시켜 확인할 수 있다.

견관절과 손목관절 배제하기
(Rule Out Shoulder and Wrist Joints)

상지 선별 검사는 견관절과 손목관절에서 기인한 주관절 통증을 확인하기 위함이다. 완전한 능동 관절 가동범위와 관절에 대한 과압의 적용(통증이 없는 경우)은 증상을 유발하는 다른 관절을 배제하는데 도움이 된다. 어떤 관절이든, 완전한 능동 관절가동범위 유무와 상관없이 과압 적용 검사는 필요하다. 7장 상지 선별검사에서 모든 동작에 대한 능동 관절가동범위를 확인해야 한다. 경추의 가능성을 배제하기 위해 완전한 능동 관절가동범위(통증이 없는 경우 과압 적용)가 가능해야 한다

골절

치료사는 주두와–흉골병 검사와 불안징후 검사를 통해 확인할 수 있다.

충돌증후군

호킨스–케네디 검사

- 통계 분석: 1,029명의 환자를 대상으로 한 6개 연구 결과 SN 74(57–85), SP 57(46–67), +LR 1.7, −LR 0.5이었다.[84]
- 통계 분석: 944명의 환자를 대상으로 한 연구 결과 **SN 80(72–86)**, SP 56(45–67), +LR 1.84, **−LR 0.35**이었다.[85]

어떤 관절이든, 완전한 능동 관절가동범위 유무와 상관없이 과압 적용 검사는 필요하다. 이상이 없다면 주관절의 능동 관절가동범위(통증이 없는 경우)가 가능해야 한다. 이에 대한 자세한 내용은 다음 절에서 설명한다.

움직임 검사
MOTION TESTS

움직임 검사는 정형외과 환자를 검사하는데 매우 중요한 내용이다. 움직임 기능저하는 수축성과 비수축성 조직을 감별하는데 사용할 수 있다(9장 참고). 치료사는 끝느낌, 관절낭 패턴 여부, 관절가동범위 정도를 평가해 장애를 확인할 수 있다(표 22.2). 능동 관절가동범위, 수동 관절가동범위, 관절 놀이 평가는 관절 기능저하 유무뿐만 아니라 정확한 운동 양상을 확인할 수 있다.

수동 관절가동검사와 능동 관절가동검사 (Passive and Active ROMs)

치료사는 잠재적 병리학에 기초해 수동과 능동 관절가동범위를 평가할 때 차이점을 확인할 수 있다. 예를 들어, 초기 골관절염 환자는 질환이 진행됨에 따라 굴곡과 신전의 감소가 나타난다.[69] 반대로, 골절이 의심되는 환자는 R관절가동범위의 제한이 있으며, 한 방향 또는 모든 방향에서 심각한 가동성 제한이 있다.[76,78,79]

연구 결과에 의하면 AROM과 PROM 모두 검사

표 22.2 주관절과 전완의 관절 조영술

관절	잠김위치	이완자세	관절낭 패턴	정상 ROM	끝느낌
상완척골관절	완전 신전 전완 회외	굴곡 70°(to 90°), 회외 10°	굴곡 > 신전	0°–150° 0°–150°	굴곡: 연부조직(연부조직이 맞닿는 느낌), 딱딱한(마른 사람의 경우 뼈가 맞닿는 느낌), 또는 단단한; 뼈와 뼈가 맞닿는 느낌으로 신장이 되지 않는다.
상완요골관절	90° 굴곡, 5° 회외	완전 신전 완전 회외	굴곡 > 신전		
근위 요척관절	5° 회외	70° 굴곡, 35° 회외	회외 = 회내	양방향으로 80°–90°	모든 동작에서 단단한 느낌
원위 요척관절	10° 회외	5° 회외	회외 = 회내		

자 간 신뢰도가 높았으며, 검사-재검사는 동일한 치료사에 의해 진행되어야 함을 의미한다. 측각기로 측정했을 때 하지에 비해 높은 검사자 간 신뢰도를 확인하였다.[86,87] 숙련된 치료사는 눈으로 주관절 가동범위를 추정하는데 높은 정확성이 있음을 확인하였으며, 측각기로 측정했을 때와 비교해서 검사자 간 신뢰도가 ICC 0.9에서 0.97로 높게 나왔다. 흥미로운 점은 고도로 숙련된 치료사의 시각적 평가는 검사자간 신뢰도가 높게 나왔으며 신전에 대한 신뢰도는 0.96, 굴곡에 대한 신뢰도는 0.93이었다. 높은 유의성을 위해서는 측정한 가동범위에 5° 정도 반올림이 필요하다.[88]

주관절 굴곡(ELBOW FLEXION)

환자 자세 검사할 팔을 바로 놓인 상태에서 바로 누운 자세

치료사 자세 검사할 팔 측면에 선다.

각도계 정렬 치료사의 위치는 상완골의 외측상과 위쪽과 근위부 팔을 상완골 외측 중앙선의 일직선상에 맞추고 원위부 팔은 요골의 외측중앙선(방사선 기준 참고)에 맞춘다.

움직임 견관절 굴곡을 방지하기 위해 상완골을 안정적으로 고정한다. 치료사는 수동으로 환자의 주관절을 굴곡 마지막 범위까지 움직인다. 정상적인 끝느낌은 부드럽거나(또는 마른 사람인 경우 딱딱하다) 단단하다. 이 동작은(치료사 도움 없이) 환자가 능동적으로 수행할 수 있다. 능동관절 가동범위 확인 이전에 수동관절 가동범위를 확인해야 한다.

평가 치료사는 능동관절가동범위와 수동관절 가동범위에서 ROM의 범위, 끝느낌, 움직임의 질, 환자 반응의 차이를 평가해야 한다.

주관절 신전(ELBOW EXTENSION)

환자 자세 검사할 팔을 바로 놓인 상태에서 바로 누운 자세

치료사 자세 검사할 팔 측면에 선다.

각도계 정렬 치료사의 위치는 상완골의 외측상과 위쪽과 근위부 팔을 상완골 외측 중앙선의 일직선상에 맞추고 원위부 팔은 요골의 외측중앙선(방사선 기준)에 맞춘다.

움직임 견관절 굴곡을 방지하기 위해 상완골을 안정적으로 고정한다. 치료사는 수동으로 환자의 주관절을 신전 마지막 범위까지 움직인다. 정상적인 끝느낌은 단단하다. 이 동작은(치료사 도움 없이) 환자가 능동적으로 수행할 수 있다. 능동관절 가동범위 확인 이전에 수동관절 가동범위를 확인해야 한다.

평가 치료사는 능동관절가동범위와 수동관절 가동범위에서 ROM의 범위, 끝느낌, 움직임의 질, 환자 반응의 차이를 평가해야 한다.

회내(PRONATION)

환자 자세 팔을 몸통에 대고 앉은 자세

치료사 자세 검사할 팔 측면에 선다.

각도계 정렬 치료사 위치는 손목의 척골 경상돌기 외측 중앙지점과 팔의 근위부와 상완골의 전방 중앙선과 일직선상에서 팔의 원위부 교차점에 맞춘다(요골과 척골의 근위부 경상돌기).

움직임 치료사는 주관절을 90°로 굴곡 시키고 전완을 중립위치로 고정한다. 치료사는 수동으로 환자의 전완을 회내 끝범위까지 움직인다. 정상 끝느낌은 일반적으로 단단하다(요골과 척골 사이의 접촉으로 딱딱할 수 있다). 이 동작은(치료사 도움 없이) 환자가 능동적으로 수행할 수 있다. 능동관절 가동범위 확인 이전에 수동관절 가동범위를 확인해야 한다.

평가 치료사는 능동관절가동범위와 수동관절 가동범위에서 ROM의 범위, 끝느낌, 움직임의 질, 환자 반응의 차이를 평가해야 한다.

회외(SUPINATION)

환자 자세 팔을 몸통에 대고 앉은 자세

치료사 자세 검사할 팔 측면에 선다.

각도계 정렬 치료사 위치는 손목의 척골 경상돌기 외측 중앙지점과 팔의 근위부와 상완골의 전방 중앙선과 일직선상에서 팔의 원위부 교차점에 맞춘다(요골과 척골의 근위부 경상돌기). 척골의 경상돌기와 요골은 원위부 팔과 평행하게 위치한다.

움직임 치료사는 주관절을 90°로 굴곡 시키고 전완을 중립위치로 고정한다. 치료사는 수동으로 환자의 전완을 회외 끝범위까지 움직인다. 정상 끝느낌은 일반적으로 단단하다(요골과 척골 사이의 접촉으로 딱딱할 수 있다). 이 동작은(치료사 도움없이) 환자가 능동적으로 수행할 수 있다. 능동관절 가동범위 확인 이전에 수동관절 가동범위를 확인해야 한다.

평가 치료사는 능관절가동범위와 수동관절 가동범위에서 ROM의 범위, 끝느낌, 움직임의 질, 환자 반응의 차이를 평가해야 한다.

수동 부수적 움직임 (Passive Accessories)

수동 부수적 움직임 평가는 검사하고자 하는 관절의 관절 놀이의 기능장애를 평가하는데 중요하다. 다음 장에서 주관절 수동관절 가동성의 개별 요소에 대한 평가를 설명한다.

상완척골 관절 신연 (HUMEROULNAR JOINT DISTRACTION)

환자 자세 팔을 편안하게 내려둔 바로 누운자세에서 전완은 회외 시킨 상태에서 치료사 어깨에 편안하게 걸친 자세

치료사 자세 환자를 마주보는 방향에서 주관절 부위에 근접해 앉는다.

안정화 테이블 위에 있는 환자의 다른 신체 부위가 안정화 역할을 한다. 치료사의 안정화시키는 손(오른쪽 그림 참고)은 상완골 근위부를 고정한다.

힘의 움직임과 방향 치료사의 평가 손(오른쪽 그림 참고)은 주관절의 척골 근위부에 위치한다. 치료사는 척골을 치료면에서 90° 각도로, 또는 척골 축보다 45° 굴곡 방향으로 신연을 적용해 상완골과 척골 간격을 벌린다.

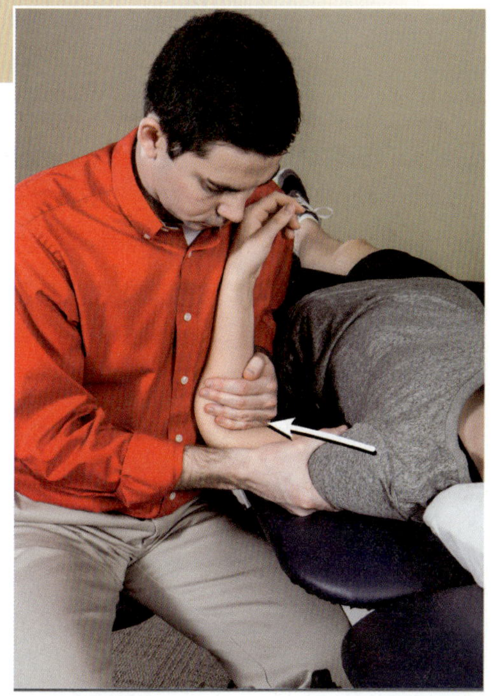

그림 22.13

평가 관절 놀이/부수적인 수동 움직임, 환자 반응, 끝느낌을 평가한다. 관절 가동성이 손상되거나 끝느낌에서 기능장애가 있다면 통증이 유발될 수 있다.

중요한 임상적 핵심

상완요골관절에 대한 신연을 시행할 때 다음 사항을 유의하라:

- 골성정도에 영향을 주지 않도록 시행하라.
- 견관절과 견갑골의 안정화를 위해 상완골 근위부와 테이블에 고정했는지 확인하라.
- 관절 평가 시 오류를 최소화하기 위해 환자의 근 긴장을 확인하라.

상완척골관절의 내측 가동술 (HUMEROULNAR JOINT MEDIAL GLIDE)

영상 22.14 **인터넷 지원으로 이 검사의 평가 방법을 볼 수 있다.**

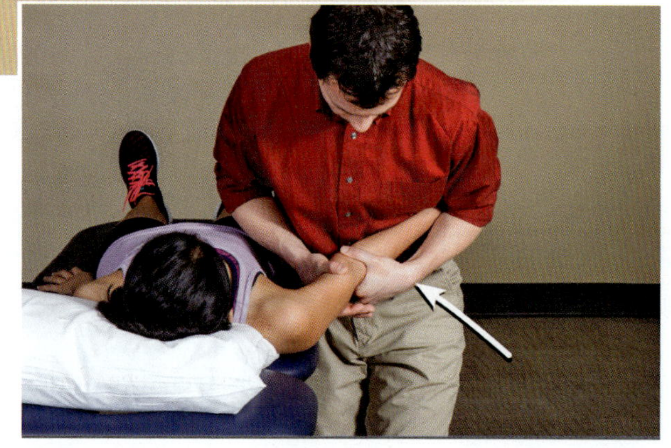

그림 22.14

환자 자세 팔을 대고 편안하게 누운 자세

치료사 자세 환자 옆에 앉거나 서서 가동술을 적용할 팔(왼손과 같이) 반대쪽 측면을 고정한다. 환자 팔은 회외 상태를 유지시키고 환자 몸통에 가까운 치료사의 손을 이용해 상완골 원위부 내측을 안정화 시키고(오른손과 같이) 치료사의 반대측 손(가동술 적용 손; 왼손과 같이) 전완의 근위부(요골) 외측에 위치한다.

안정화 테이블에 있는 나머지 신체 부위가 안정화 역할을 한다. 치료사의 안정화 손은 상완골 원위부를 고정한다.

힘의 움직임과 방향 치료사의 평가 손은 주관절의 요골과 척골 근위부 즉, 주관절의 원위부에 위치한다. 치료사는 평가 손을 이용해 요골을 내측 방향으로 밀어 척골 근위부에 가동술을 적용한다(체간 힘을 이용한다).

평가 관절 놀이/부수적인 수동 움직임, 환자 반응, 끝느낌을 평가한다. 관절 가동성이 손상되거나 끝느낌에서 기능장애가 있다면 통증이 유발될 수 있다.

상완척골관절의 외측 가동술 (HUMEROULNAR JOINT LATERAL GLIDE)

환자 자세 팔을 대고 편안하게 누운 자세

치료사 자세 환자 옆에 앉거나 서서 가동술을 적용할 팔(왼손과 같이) 반대쪽 측면을 고정한다. 환자 주관절은 약간 굴곡 상태에서 팔은 회외 상태를 유지시키고, 치료사 한 손을 이용해 상완골 원위부 외측을 안정화시키고(오른손과 같이), 치료사의 반대측 손(가동술 적용 손; 왼손과 같이) 전완의 근위부(척골) 내측에 위치한다.

안정화 테이블에 있는 나머지 신체 부위가 안정화 역할을 한다. 치료사의 안정화 손은 상완골 원위부에 위치한다. 환자의 팔은 체간과 평가 손으로 고정한다.

힘의 움직임과 방향 치료사의 평가 손은 주관절 바로 옆, 척골 근위부 내측에 위치한다. 치료사는 평가 손으로 척골을 외측 방향으로 가동술을 적용한다(체간 힘을 이용한다).

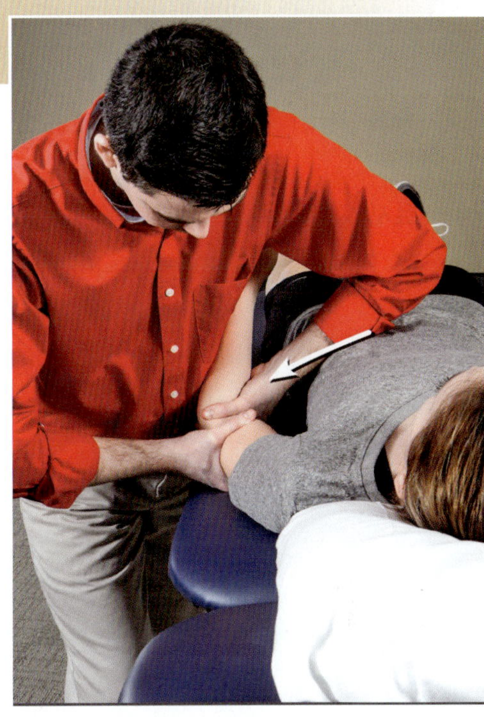

그림 22.15

평가 관절 놀이/부수적인 수동 움직임, 환자 반응, 끝느낌을 평가한다. 관절 가동성이 손상되거나 끝느낌 기능장애가 있다면 통증이 유발될 수 있다.

상완요골관절의 신연(HUMERORADIAL JOINT DISTRACTION)

환자 자세 팔을 대고 편안하게 누운 자세, 전완은 회외 주관절은 약간 굴곡시킨 상태

치료사 자세 주관절 부위에 근접해 앉거나 선 자세(그림과 같이)

안정화 테이블에 있는 나머지 신체 부위가 안정화 역할을 한다. 치료사의 안정화 손(왼손과 같이)은 상완골 원위부를 고정한다.

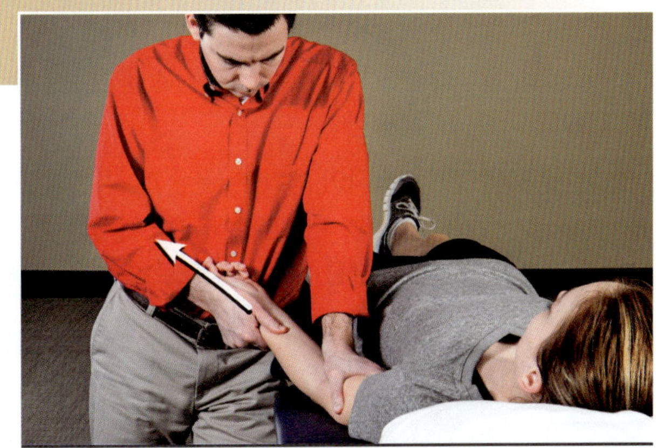

그림 22.16

힘의 움직임과 방향 치료사의 평가 손(오른손)은 요골 원위부를 잡는다. 요골과 상완골의 관절 간격을 벌리기 위해 평가 손을 화살표 방향으로 당긴다.

평가 관절 놀이/부수적인 수동 움직임, 환자 반응, 끝느낌을 평가한다. 관절 가동성이 손상되거나 끝느낌에서 기능장애가 있다면 통증이 유발될 수 있다.

상완요골 관절의 후방 가동술 (HUMERORADIAL JOINT POSTERIOR GLIDE)

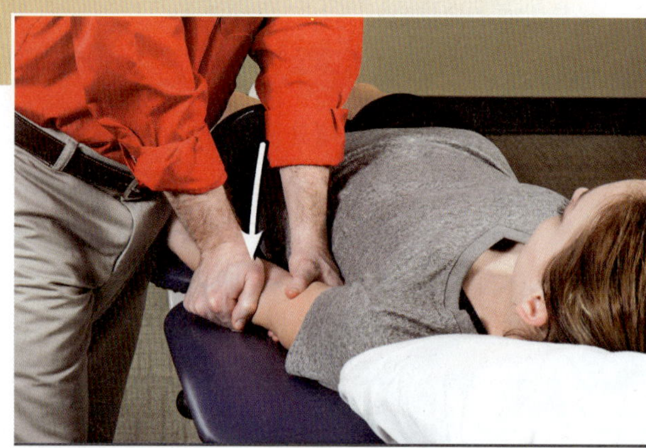

그림 22.17

환자 자세 팔을 대고 편안하게 누운 자세, 전완은 회외 상태

치료사 자세 주관절 옆에 선 자세

안정화 테이블에 있는 나머지 신체 부위가 안정화 역할을 한다. 치료사의 안정화 손(왼손과 같이)은 상완골 원위부를 고정한다.

힘의 움직임과 방향 치료사의 평가 손(오른손과 같이)은 요골 근위부 앞면에 손바닥을 위치한다. 평가 손을 이용해 요골 근위부를 뒤쪽 방향으로 힘을 적용한다.

평가 관절 놀이/부수적인 수동 움직임, 환자 반응, 끝느낌을 평가한다. 관절 가동성이 손상되거나 끝느낌 기능장애가 있다면 통증이 유발될 수 있다.

상완요골 관절의 전방 가동술 (HUMERORADIAL JOINT ANTERIOR GLIDE)

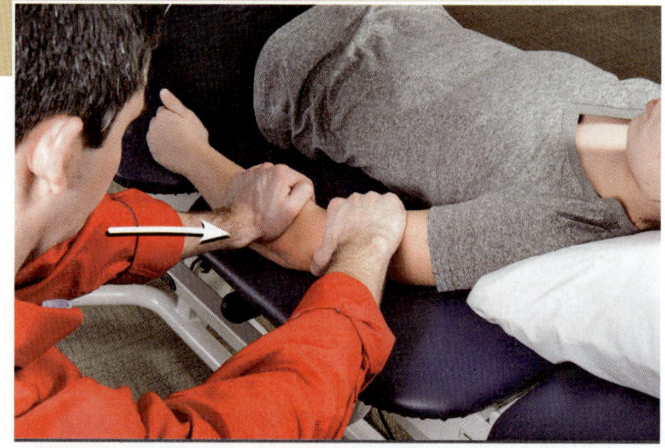

그림 22.18

환자 자세 팔을 대고 편안하게 누운 자세, 전완은 엄지가 천장을 향하는 중립 상태

치료사 자세 주관절 옆에 서거나 앉은 자세

안정화 테이블에 있는 나머지 신체 부위가 안정화 역할을 한다. 치료사의 안정화 손(오른손과 같이)은 상완골 원위부를 고정한다.

힘의 움직임과 방향 치료사의 평가 손(왼손과 같이)은 요골 근위부 후방에 손바닥을 위치한다. 요골 근위부를 앞쪽 방향으로 힘을 적용한다.

평가 관절 놀이/부수적인 수동 움직임, 환자 반응, 끝느낌을 평가한다. 관절 가동성이 손상되거나 끝느낌 기능장애가 있다면 통증이 유발될 수 있다.

요척관절 근위부 후방(손등) 관절가동술 (PROXIMAL RADIOULNAR JOINT POSTERIOR(DORSAL) GLIDE OF RADIAL HEAD)

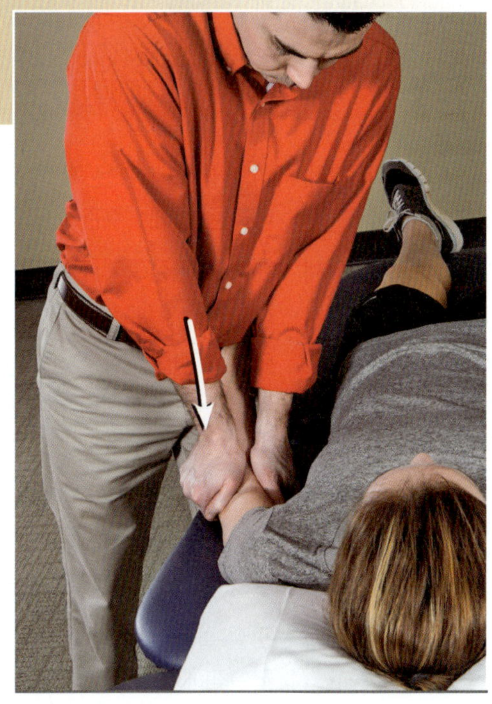

그림 22.19

환자 자세 테이블에 편안하게 앉은 자세로, 주관절 70° 굴곡, 전완은 35° 회외 시킨 상태

치료사 자세 주관절 옆에 선 자세

안정화 테이블에 있는 나머지 신체 부위가 안정화 역할을 한다. 치료사의 안정화 손(왼손과 같이)은 척골 근위부 후방이나 손등방향을 고정한다.

힘의 움직임과 방향 치료사의 평가 손(오른손과 같이)은 요골 근위부에, 손바닥은 요골두 전방이나 손바닥 방향에 위치한다. 평가손을 이용해 요고 근위부를 후방이나 손등 방향으로 가동술을 적용한다.

평가 관절 놀이/부수적인 수동 움직임, 환자 반응, 끝느낌을 평가한다. 관절 가동성이 손상되거나 끝느낌에서 기능장애가 있다면 통증이 유발될 수 있다.

요척관절에서 요골두의 근위부 전방(손바닥) 가동술 (PROXIMAL RADIOULNAR JOINT ANTERIOR (VOLAR) GLIDE OF RADIAL HEAD)

영상 22.20 **인터넷 지원으로 이 검사의 평가 방법을 볼 수 있다.**

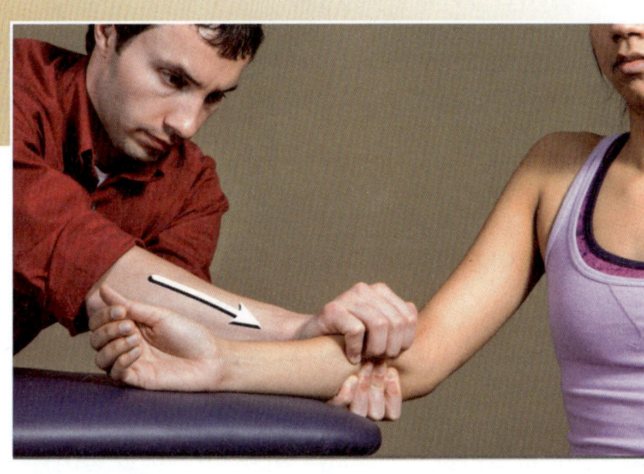

그림 22.20

환자 자세 테이블에 편안하게 앉아서; 주관절은 굴곡 70°, 전완은 회외 35°

치료사 자세 환자 주관절 쪽에 선 자세

안정화 테이블에 있는 나머지 신체 부위가 안정화 역할을 한다. 치료사의 안정화 손(왼손과 같이)은 척골 근위부의 전방이나 손바닥 쪽을 고정한다.

힘의 움직임과 방향 치료사의 평가 손(오른손과 같이) 요골 근위부, 요골두 후방이나 손등 방향에 위치한다. 치료사의 평가 손은 요골 근위부를 전방이나 손바닥 방향으로 가동술을 적용한다. 치료사는 평가 손을 사용해 척골 근위부를 내측 방향으로 가동술을 적용한다(체간 힘을 이용한다).

평가 관절 놀이/부수적인 수동 움직임, 환자 반응, 끝느낌을 평가한다. 관절 가동성이 손상되거나 끝느낌에서 기능장애가 있다면 통증이 유발될 수 있다.

요척 관절에서 요골의 후방(손등) 가동술 (DISTAL RADIOULNAR JOINT POSTERIOR (DORSAL) GLIDE OF THE RADIUS)

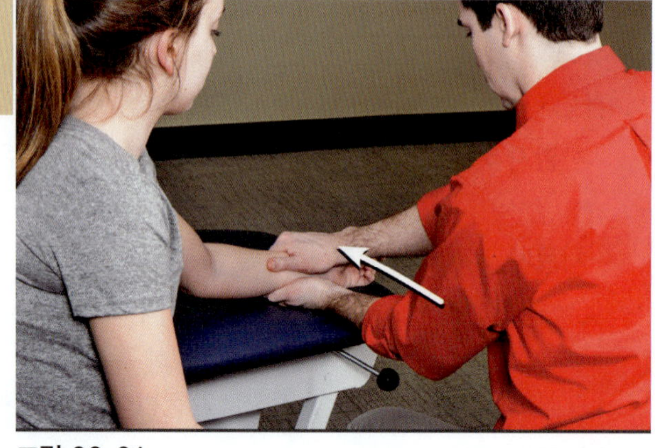
그림 22.21

환자 자세 바로 눕거나 앉은 자세에서 팔은 편안하게 내려둔 상태; 주관절 굴곡, 회외 10°

치료사 자세 환자 주관절쪽에 선 자세

안정화 테이블에 있는 나머지 신체 부위가 안정화 역할을 한다. 치료사의 안정화 손(왼손과 같이)은 척골 원위부 후방이나 손등쪽을 고정한다.

힘의 움직임과 방향 치료사의 평가 손(오른손과 같이)은 요골 원위부에, 손바닥은 요골두 전방이나 손바닥방향에 위치한다. 평가 손을 이용해서 요골 원위부를 후방 또는 손등 방향으로 가동술을 적용한다.

평가 관절 놀이/부수적인 수동 움직임, 환자 반응, 끝느낌을 평가한다. 관절 가동성이 손상되거나 끝느낌에서 기능장애가 있다면 통증이 유발될 수 있다.

요척 관절에서 요골의 전방(손바닥) 가동술 (DISTAL RADIOULNAR JOINT ANTERIOR (VOLAR) GLIDE OF THE RADIUS)

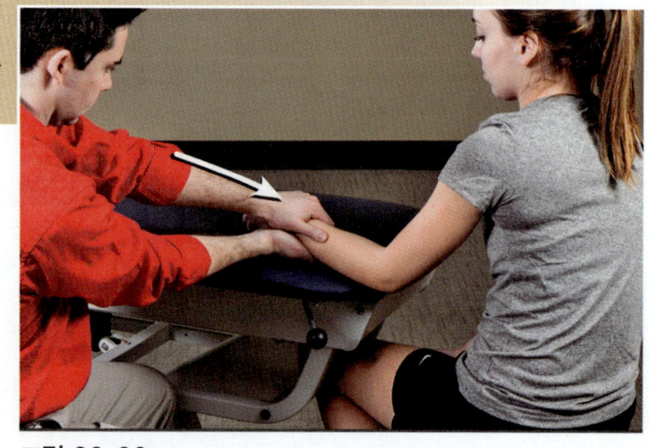
그림 22.22

환자 자세 바로 눕거나 앉은 자세에서 팔은 편안하게 내려둔 상태; 주관절 굴곡, 회외 10°

치료사 자세 환자 주관절쪽에 선 자세

안정화 테이블에 있는 나머지 신체 부위가 안정화 역할을 한다. 치료사의 안정화 손(오른손과 같이)은 척골 원위부 전방 또는 손바닥을 고정한다.

힘의 움직임과 방향 치료사는 평가 손(왼손과 같이)은 요골 원위부에, 손바닥은 요골두 후방이나 손바닥 방향에 위치한다. 평가 손을 요골 원위부를 전방이나 손바닥 방향으로 가동술을 적용한다.

평가 관절 놀이/부수적인 수동 움직임, 환자 반응, 끝느낌을 평가한다. 관절 가동성이 손상되거나 끝느낌에서 기능장애가 있다면 통증이 유발될 수 있다.

유연성 (Flexibility)

유연성 평가는 7장을 참고하라. 8장에서 설명했듯이 유연성은 특정 관절이 수행할 수 있는 동작을 의미한다. 유연성 평가는 치료사가 연부조직 기능장애의 잠재적 손상을 확인하는데 유용하다. 각 근육의 기시와 정지에 맞춰 평가한다(표 22.3).

표 22.3 주관절 근육

근육	기시	정지	움직임	지배신경
굴곡근				
상완이두근(일차)	장두: 견갑골의 관절와상 결절 소두: 견갑골의 오훼돌기	요골 조면, 전완 건막과 연결된 근막	주관절 굴곡, 주관절 회외, 견관절 굴곡 보조	근피신경(C5, C6)
상완근(일차)	상완골하반의 전방 측면	오훼돌기와 척골 결절	주관절 굴곡	근피신경(C5, C6)
상완요골근(일차)	상완골 근위부 외측과상 2/3와 근간중격	요골 원위부 외측면에서 요골 경상돌기	주관절 굴곡, 회외와 회내 보조	요골신경(C5, C6)
원회내근	상완골두: 공통 굴근건에서 상완골 과상 내측 융기, 근간중격, 전완근막 요골두: 척골 구상돌기 내측	요골 외측면 중간부위	회내, 주관절 굴곡 보조	정중신경(C6, C7)
요측 수근굴근과 척측 수근굴근	요근: 상완골 내측상과와 전완근막 척근 상완골두: 공통 굴근건에서 상완골 내측상과 척근 척골두 Ulnaris ulnar head: 주두와 내측면과 척골 후면부	요근: 제2중수골 기저부와 제3중수골 바닥 척근: 제5중수골 기저부, 굴곡근 띠, 유구골 고리, 두상골	요골근: 손목 굴곡, 손목 외전과 주관절 굴곡 보조 척골근: 손 굴곡과 내전, 주관절 굴곡 보조	요골: 정중신경(C6, C7) 척골: 척골신경(C7, C8)
장요측수근신근	상완골 외측상과	제2중수골 기저부, 제2중수골 바닥	손의 신전과 외전, 주관절 굴곡 보조	요골신경(C6, C7)
신전근				
상완삼두근(일차)	장두:견갑골 관절하결절 내측두: 상완골 후면과 내측 원위부 2/3 외측두: 상완골 후면 상부 중간	척골 주두와 후면	주관절 신전; 장두는 견관절의 안정화와 내전 보조	요골신경(C6, C7, C8)
주근	상완골 외측상과	척골의 주두돌기 외측면과 척골 후면 근위부	주관절 안정화, 주관절 신전 보조	요골신경(C7, C8)
회내근				
원회내근(일차)	상완골두: 공통 굴근건에서 상완골 과상 내측 융기, 근간중격, 전완근막 요골두: 척골 구상돌기 내측	요골 외측면 중간부위	회내와 주관절 굴곡 보조	정중신경(C6, C7)
방형회내근	척골 원위부 전면 1/4	요골 원위부 전면 1/4	전완과 손목의 회내	정중신경(C8, T1)
요측 수근굴근	요근: 상완골 내측상과와 전완 근막	요근: 제2중수골 기저부와 제3중수골 바닥	요골근: 손목의 굴곡, 손목 외전과 주관절 굴곡 보조	요골: 정중신경(C6, C7)

표 22.3 계속

회외근				
회외근	상완골 외측상과, 요골 측부인대, 윤상인대, 척골 배면의 회외근 능선	요골 근위부 1/3 지점의 외측, 후면, 전면	회외	요골신경: 심부가지(C5, C6, C7)
상완이두근(일차)	장두: 견갑골의 관절와상 결절 소두: 견갑골의 오훼돌기	요골 조면, 전완 건막과 연결된 근막	주관절 굴곡, 주관절 회외, 견관절 굴곡 보조	근피신경(C5, C6)

근육 수행능력 검사 MUSCLE PERFORMANCE TESTING

표 22.3에 제시하고 있는 관절 주위 근육의 움직임에 대한 정보를 이용해 관련된 움직임을 평가해야 한다.

주관절 굴곡(ELBOW FLEXION)

환자 자세 팔을 체간 옆에 두고 앉은 자세
- 전완을 회외 시키고 상완이두근 평가
- 전완을 회내 시키고 상완근 평가
- 전완을 회내와 회외 중간 위치에 두고 상완요골근 평가

치료사 자세 환자 바로 앞에 선 자세

움직임 및 평가 환자의 팔을 굴곡하게 한다. 한 손으로 손목 근위부에 저항을 주고 다른 손은 견관절 앞쪽을 고정한다.
- 5등급: 최대저항에 동작을 수행한다.
- 4등급: 강한 저항에 동작을 수행한다.
- 3등급: 저항없이 동작을 수행한다.

3등급 이하 자세는 다음과 같다: 환자는 앉은 자세에서 치료사가 외전 90°로 지지한 자세에서 시행한다. 각 근육에 대한 전완을 위치시킨다.
- 2등급: 전체 관절가동범위를 수행한다.
- 1등급: 근 수축만 있다.
- 0등급: 근 수축이 없다.

주근육 상완이두근
상완근
상완요골근

보조근육 원회내근
요측수근굴근과 척측수근 굴근
장요측수근신근

주신경 근피신경(C5-6; 상완이두근과 상완근)
요골신경(C5-6; 상완요골근)

주관절 신전(ELBOW EXTENSION)

환자자세 엎드린 자세에서 외전 90°, 주관절 굴곡시키고 전완은 테이블 가장자리에 걸친다.

치료사 자세 검사할 팔쪽에 선 자세

움직임 및 평가 주관절을 바로 펴라고 지시한다. 한 손으로 손목 근위부에 저항을 주고 다른 손은 견관절 앞쪽을 고정한다.

- 5등급: 최대저항에 동작을 수행한다.
- 4등급: 강한 저항에 동작을 수행한다.
- 3등급: 저항없이 동작을 수행한다.

3등급 이하 자세는 다음과 같다: 환자는 앉은 자세에서 치료사가 외전 90°로 지지한 자세에서 시행한다.

- 2등급: 중력을 최소화한 엎드린 자세에서 전체 범위 가능
- 1등급: 근 수축만 있다.
- 0등급: 근 수축이 없다.

주근육 상완삼두근

보조근육 주근

주신경 요골신경(C6-8)

전완 회내(FOREARM PRONATION)

환자자세 검사할 팔은 주관절 굴곡 90°와 전완은 회외시켜 테이블에 앉은 자세

치료사 자세 검사할 팔쪽에 선 자세

움직임 및 평가 환자에게 손바닥이 아래를 향할 때까지 회내시키도록 한다. 치료사는 한 손으로 전완 원위부 또는 손목에 저항을 주고 다른 손은 환자의 주관절을 지지한다.

- 5등급: 최대저항에 동작을 수행한다.
- 4등급: 강한 저항에 동작을 수행한다.
- 3등급: 저항없이 동작을 수행한다.

아래 등급의 경우 환자는 45°~90° 견관절 굴곡, 주관절 90° 굴곡, 전완은 중립자세에서 시행한다. 치료사는 환자의 팔꿈치를 지지한다.

- 2등급: 전체 관절가동범위를 수행한다.
- 1등급: 근 수축만 있다.
- 0등급: 근 수축이 없다.

주근육 원회내근
방형회내근

보조근육 요측 수근굴근

주신경 정중신경(C6-8)

전완 회외(FOREARM SUPINATION)

환자자세 검사할 팔은 주관절 굴곡 90°와 전완은 회내시켜 테이블에 앉은 자세

치료사 자세 검사할 팔쪽에 선 자세

움직임 및 평가 환자에게 손바닥이 천장을 향할 때까지 회외 시키도록 한다. 치료사는 한 손으로 전완 원위부 또는 손목에 저항을 주고 다른 손은 환자의 주관절을 지지한다.

- 5 등급: 최대저항에 동작을 수행한다.
- 4 등급: 강한 저항에 동작을 수행한다.
- 3 등급: 저항없이 동작을 수행한다.

아래 등급의 경우 환자는 45°~90° 견관절 굴곡, 주관절 90° 굴곡, 전완은 중립자세에서 시행한다. 치료사는 환자의 팔꿈치를 지지한다.

- 2등급: 전체 관절가동범위를 수행한다.
- 1등급: 근 수축만 있다.
- 0등급: 근 수축이 없다.

주근육 회외근

보조근육 상완이두근

주신경 요골신경(C5-7)

특수 검사
SPECIAL TESTS

10장(특수 검사)에서 언급했듯이 치료사는 환자가 호소하는 통증에 대한 감별 진단과 관련된 특수 검사 결과 해석에 지나치게 의존하는 경향이 있다. 검사 과정에서 특정 질병을 감별 검사(또는 진단을 위한)하기 위한 검사는 모든 과정에서 이뤄져야 한다. 또한 치료사가 환자의 인터뷰 과정에서 더 정확한 결과를 얻었다면 환자의 통증과 관련된 진단을 위한 특수 검사 결과에 대한 의존도가 낮을 것이다.

환자의 통증에 대한 잠재적인 요소를 배제하는 과정은 주관절 검사에서 필수요소이다. 자세한 내용은 본 장의 분류 및 감별 검사 부분을 참고하라. 다음 부분에서 주관절과 전완에 대한 자세한 설명이 포함된 특수 검사가 설명되어 있으며 병리현상에 대한 규칙을 알려주고 있다. 다른 신체 부위와 마찬가지로 치료사는 별도의 특수 검사에 의존하지 않고 전체적인 검사과정에 특수 검사가 포함되어 있음을 기억해야 한다.

특수 검사 색인

정렬

운반각

근육 기능부전

외측상과염

코젠 검사
마우드슬리 검사

내측상과염

없음

이두근 원위부의 찢어짐 또는 파열

이두근 압박 검사
후크 검사
수동 전완 회내 검사
이두근 주름 간격 검사(BCI)
완전 열상에 대한 압박 검사
상완이두근건막 굴곡 검사

불안정성 또는 인대 긴장

주관절 내측 또는 척골 측부인대

외반 동작 스트레스 검사
주관절 내측 불안정성 검사
외반 스트레스 검사

주관절 외측 또는 요골 외측 측부인대

내반 스트레스 검사

후외측 회전 불안정성

외측 회전 이동 검사
후외측 회전 불안정성 견인 검사
엎드려 푸쉬업 검사
의자 푸쉬업 검사
테이블 재배치 검사

관절 내 병리학

골절

주관절 신전 검사(분류와 감별 참고)
주관절 굴곡 검사
주관절 회내 검사
주관절 회외 검사

신경 포착

주관절 터널 또는 척골신경병증

압력 유발 검사
주관절 터널 증후군에 대한 주관절 굴곡 검사
주관절 티넬징후 검사
주관절 긁은 자국 소실 검사
신경병증에 대한 주관절 굴곡 검사

주관절 골관절염

없음

정렬

운반각(CARRYING ANGLE)

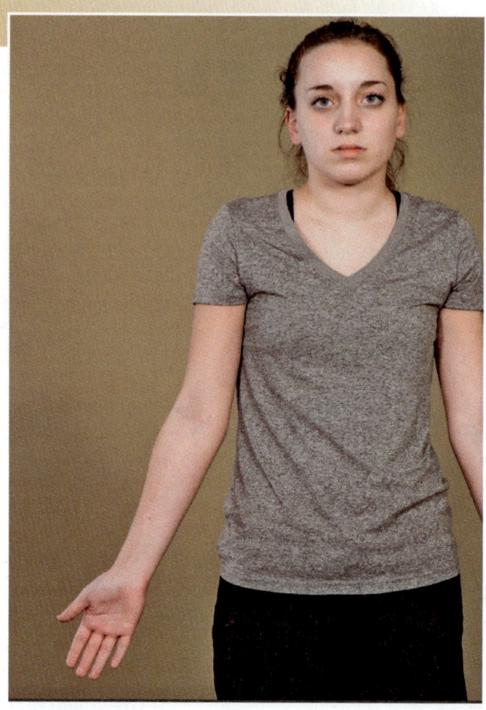
그림 22.23

환자 자세 손바닥이 전면을 향한 해부학적 위치로 선자세

치료사 자세 환자와 마주보고 선 자세

움직임 없음

평가 치료사는 양쪽 상완골과 전완길이의 이등분선상의 교차점에서 주관절 각도를 측각기로 측정한다.

통계

- 1,275명의 건강한 성인(평균 연령 22.9±16세, 여성 644명)을 대상으로 측각기로 주관절 각도를 측정하는 연구를 진행하였다. 남녀 모두 우세팔에서 운반각은 비우세팔보다 유의하게 컸으며, 특히 14세 이상에서 더 유의했다. 우측팔이 우세팔인 경우 11.3±3.7°, 좌측은 10.6±3.6°이었다. 좌측팔이 우세팔인 경우 우측은 10.7±4.0°, 좌측은 12.9±4.2°.[89]
- 방사선 이미지 결과를 기준으로 선정한 20명의 건강 성인(평균 연령 25세, 여성 50%)을 대상으로 측각기를 이용해 신전 상태에서 운반각을 측정한 결과 남성은 11.6±3.2°, 여성은 16.7±3°이었다. 굴곡 상태의 운반각은 각도가 증가함에 따라 전차 감소한다.[4]
- 51명의 건강 성인(평균 연령 31.7±9세, 여성 31명)을 대상으로 한 연구 결과 교차실험 신뢰도는: 측각기는 ICC of 0.97±0.003(0.96-0.97), 방사선 촬영은: 우측은, ICC 0.99; 좌측은, ICC 0.99이었다. 방사선 촬영 결과와 비교했을 때 측각기를 이용한 측정값의 평균 차이는 -3.0°±3.2°였다.[90]

근육 기능부전: 외측상과 병증

코젠 검사(COZEN'S TEST)

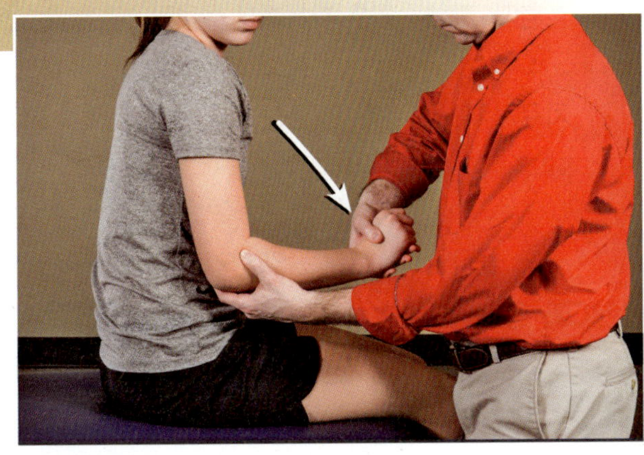

그림 22.24

환자 자세 앉거나 선 자세에서 주관절은 90° 굴곡, 전완 회내, 주먹을 쥔 자세

치료사 자세 환자와 마주본 상태에서 외측상과를 엄지로 촉진한 자세(왼손과 같이)

움직임 환자는 치료사가 주는 저항에 대해 손목을 신전시킨다.

평가 양성인 경우, 외측상과를 따라 통증이 유발된다.

통계 보고된 바 없음[91]

마우드슬리 검사(MAUDSLEY'S TEST)

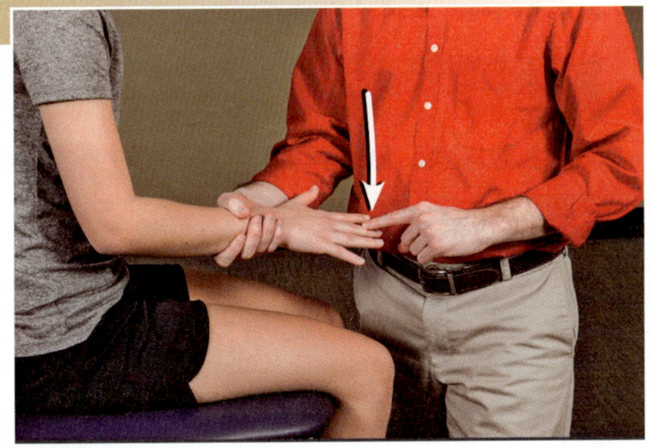

그림 22.25

환자 자세 앉은 자세에서 주관절 90° 굴곡 손가락은 외전과 신전된 자세

치료사 자세 환자를 마주보고 손목을 고정한 자세

움직임 치료사는 세 번째 손가락에 신전에 대한 정항을 준다.

평가 양성인 경우 통증이 유발된다.

통계 보고된 바 없음[92]

근육 기능부전: 내측상과병증

이를 확인할 수 있는 검사는 없다.

근육 기능부전: 상완이두근 원위부 찢김이나 파열

중요한 임상적 핵심

상완이두근 원위부 찢김이나 파열에 대한 특별검사는 아래와 같다:

- 관절 불안정성이나 관절 구조에서 골절을 배제한다.
- 환자가 통증없이 정상적인 수동관절가동범위가 가능한지 확인한다.
- 항상 증상이 없는 반대쪽을 먼저 검사한다.

이두근 압박 검사(BICEPS SQUEEZE TEST)

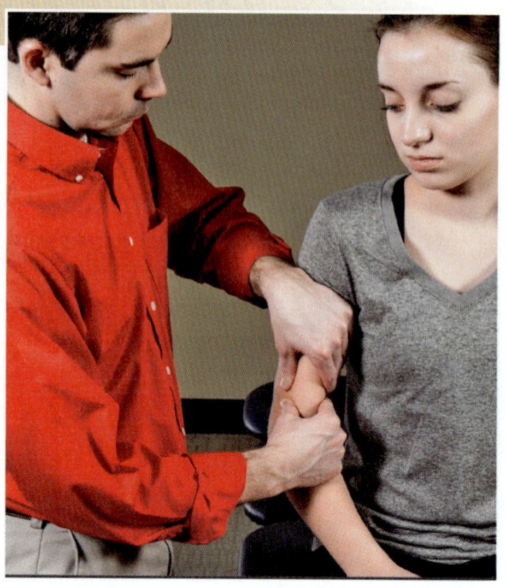

그림 22.26

환자 자세 앉은 자세에서 주관절 90° 굴곡, 손가락은 외전과 신전된 자세

치료사 자세 환자의 증상이 있는 쪽에 서서 한쪽 손(오른손과 같이)은 원위부 근건접합부에 위치하고 다른 손은(왼손과 같이) 상완근 근복을 잡고 있는 자세

움직임 치료사는 양손으로 주관절을 강하게 압박한다.

평가 양성인 경우 전완의 회외 범위가 감소된다.

통계 방사선 이미지를 기준(2명은 MRI 참고)으로 상완이두근 원위부 건 파열이 있는 25명의 해군장병(26건, 한명은 양측 손상, 평균 연령은 42세; 남성만; 증상의 지속 기간은 알 수 없음)을 대상으로 한 연구에서 SN 96(NR), SP 100(NR), +LR Inf, −LR 0.04, QUADAS 9이었다.[93]

후크 검사(HOOK TEST)

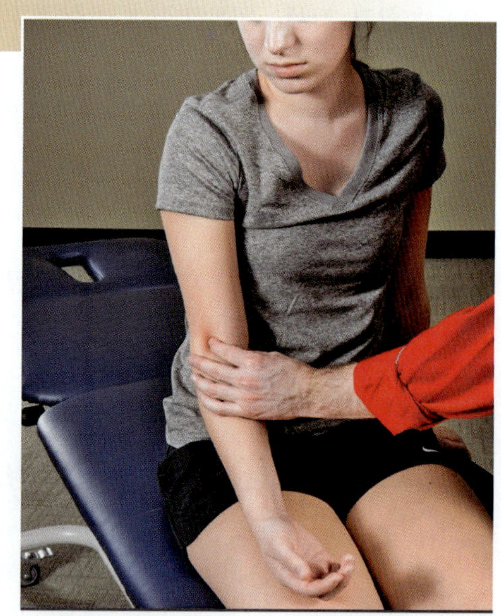

그림 22.27

환자 자세 전완을 회외 시키고 앉거나 선 자세

치료사 자세 마주본 상태에서 환자가 오른쪽 주관절인 경우; 치료사는 그림과 같이 왼쪽 집게 손을 사용

움직임 치료사는 측면에서 검지 손가락을 이용해 건을 잡아 전방으로 당긴다.

평가 양성인 경우 치료사가 건을 걸어 잡을 수 없다; 치료사가 걸어 잡을 끈모양 구조가 없다는 의미다.

통계

- 관절경 검사나 수술(25명을 MRI로 확인한 결과: 완전 파열 13명, 부분파열 12명)을 통해 상완이두근 원위 건의 부분 또는 완전 파열된 환자 45명(평균 연령 49세; 여성 1명; 증상 지속 기간 급성기 31%[10일 이내], 아급성기 11%[11–21일], 만성기 58%[21일 이상])을 대상으로 한 연구에서 완전 파열인 경우 SN 100(NR), SP 100(NR), +LR Inf, −LR Inf, QUADAS 6이었다. 완전 파열에 대한 MRI의 SN 92(NR), SP 85(NR), +LR 6.1, −LR 0.09 이었다.[56]
- 부분 파열에 대한 수정된 후크 검사: 집게손가락으로 강하게 상완이두근 건을 강하게 당기면 양성인 경우 통증이 유발된다. 부분파열인 12명의 환자 중 9명에서 유발되었으며 모두 양성이었다.[56]
- 상완이두근 건 손상이 의심되는 환자 17명을 대상으로 후향연구한 결과 SN 81(NR), SP 100(NR), +LR Inf, −LR 0.19, QUADAS 7이었다. 모든 대상자는 사전 연습 후 시행했으며 수술한 과거력이 있었다. 수술 전 검사를 시행했으며 18세 이상(평균 연령 47.2세, 남성 100%, 증상의 평균 지속 시간: 10일 미만의 급성기– 평균 4.7일 9명, 90일 이상의

만성기- 평균 165일 8명)이었다.[94]

- 외과적 평가나 MRI를 기준으로 선정한 상완이두근 건 손상이 의심되는 환자 48명(평균 연령 47세, 여성 1명, 증상의 평균 지속 시간 76일)을 대상으로 한 코호트 연구 결과, SN 81(NR), SP 100(NR), +LR Inf, −LR 0.19, QUADAS 10이었다.[95]

수동 전완 회내(PASSIVE FOREARM PRONATION)

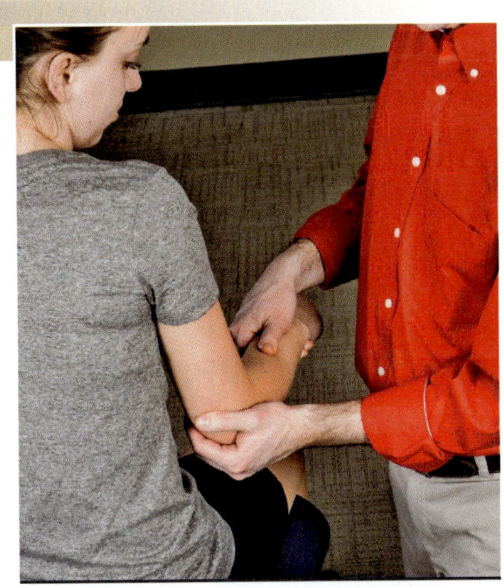

그림 22.28

환자 자세 전완을 회외시켜 앉거나 선 자세

치료사 자세 전완을 잡고 환자와 마주선 자세

움직임 치료사는 수동으로 환자의 전완을 회내시킨다.

평가 양성인 경우 상완이두근 근복의 근위부와 원위부에서 가동성 감소가 있다.

통계

- 상완이두근 원위부 건 손상이 의심되는 환자 17명을 대상으로 후향적 연구를 시행한 결과 진단 정확도 94%, SN 87.5(NR), SP 100(NR), +LR Inf, −LR 0.12, QUADAS 7이었다. 모든 대상자를 검사했으며 수술한 과거력이 있었다: 18세 이상(평균 연령 47.2세), 100% 남성, 증상의 평균 지속 기간: 10일 미만의 급성기−평균 4.7일 9명, 90일 이상의 만성기−평균 165일 8명이었다.[94]
- 외과적 평가나 MRI를 기준으로 선정한 상완이두근 건 손상이 의심되는 환자 48명(평균 연령 47세, 여성 1명, 증상의 평균 지속 시간 76일)을 대상으로 한 코호트 연구 결과, SN 95(NR), SP 100(NR), +LR Inf, −LR 0.05, QUADAS 10이었다.[95] 근복의 움직임은 회내 속도와 양을 확인하였다.

이두근 주름 간격 검사 (BICEPS CREASE INTERVAL)

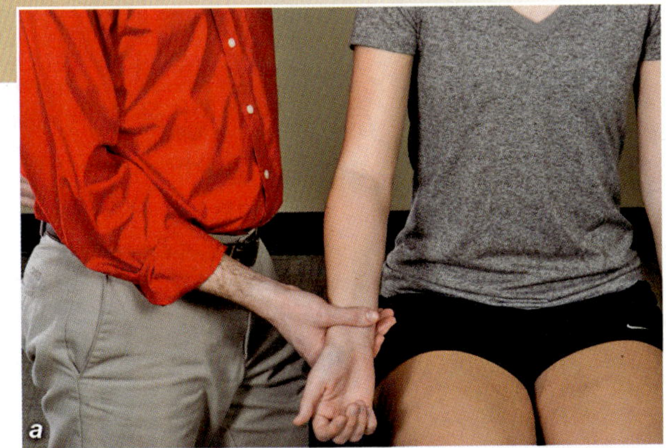

환자 자세 앉거나 선 자세

치료사 자세 환자의 손목을 잡고 마주 선 자세

움직임 치료사는 주관절 주름을 확인하고 수동적으로 주관절을 신전과 회외시킨다(a). 주두와 위치의 주름을 대고 상완이두근 원위부에서 장축으로 평행하게 펜을 사용해 긋는다(주름선에 수직이 아닐 수 도 있다;(b). 상완이두근 원위부에 곡선으로 주두와 방향으로 가장 급격히 변하는 끝지점을 확인하고 이를 짧은 가로선으로 표시한다. 상완이두근 끝지점에서 주두와까지 거리를 cm로 측정하고, 반대측도 동일한 방법으로 진행한다.

평가 BCI가 6cm 이상이면 완전 파열을 의미한다. 상완이두근 주름비(Biceps crease ratio,

BCR)는 손상측 BCI를 비손상측 BCI로 나눈값으로 산출한다. BCR비가 1.2 이상이면 완전파열을 의미한다.

통계
- 외과적 평가, MRI, 방사선 촬영을 기준으로 상완이두근 원위부 건 파열이 의심되는 환자 29명(평균 연령 47세, 남성 100%, 증상의 평균 지속 기간 49일)을 대상으로 한 코호트 연구 결과 진단 정확도 93%, SN 92(NR), SP 100(NR), +LR Inf, −LR 0.08, QUADAS 5이었다. 신뢰도는 0.75이상이었다.[96]
- 상완이두근 원위부 건 손상이 의심되는 환자 17명을 대상으로 후향적 연구를 시행한 결과 진단 정확도 94%, SN 87.5(NR), SP 100(NR), +LR Inf, −LR 0.12, QUADAS 7이었다. 모든 대상자를 검사했으며 수술한 과거력이 있었다: 18세 이상(평균 연령 47.2세), 100% 남성, 증상의 평균 지속 기간: 10일 미만의 급성기-평균 4.7일 9명, 90일 이상의 만성기-평균 165일 8명이었다.[94]
- 외과적 평가나 MRI를 기준으로 선정한 상완이두근 건 손상이 의심되는 환자 48명(평균 연령 47세, 여성 1명, 증상의 평균 지속 시간 76일)을 대상으로 한 코호트 연구 결과, **SN 88(NR)**, SP 50(NR), +LR 1.76, **−LR 0.24**, QUADAS 10이었다.95
- BCR: 외과적 평가, MRI, 방사선 촬영을 기준으로 상완이두근 원위부 건 파열이 의심되는 환자 29명(평균 연령 47세, 남성 100%, 증상의 평균지속 기간 49일)을 대상으로 한 코호트 연구 결과 진단 정확도 93%, SN 92(NR), SP 100(NR), +LR Inf, −LR 0.08, QUADAS 5이었다. BCI는 양측을 측정하였고, BCR은 손상측 BCI를 비손상측 BCI로 나눈 값을 사용하였다. BCI와 BCR을 양의 값으로 전환해 사용했으며 BCR와 일치하였다.[96]

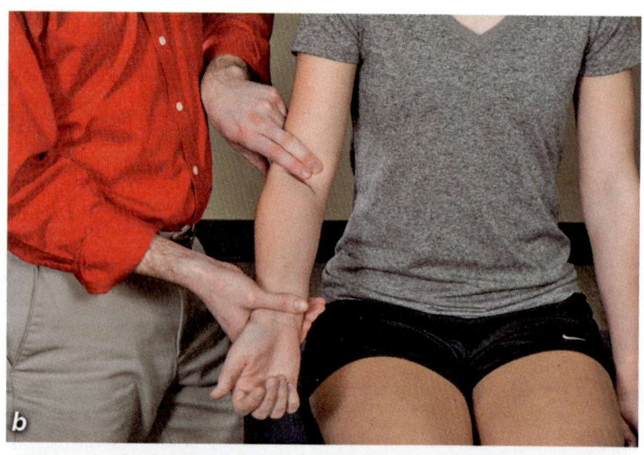

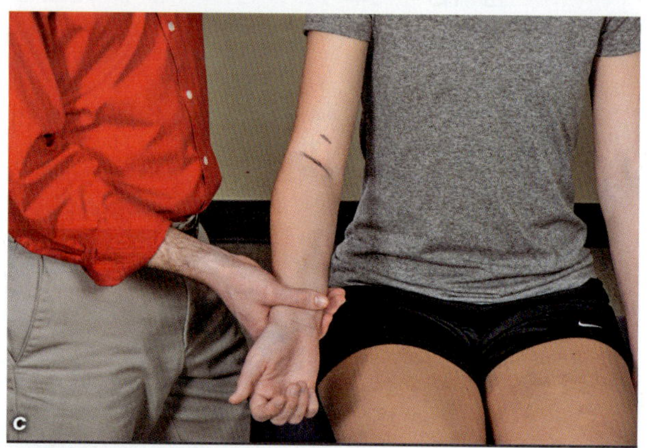

그림 22.29

완전 열상에 대한 결합 검사(EXAM CLUSTER FOR COMPLETE TEAR)

본 검사 이전에 후크 검사, 수동 전완 회내 검사, BCI 검사를 시행한다.

평가 양성은 세가지 검사가 같은 결과(모두 [+] 또는 모두 [−])일 경우이다. 상반되는 결과이거나 모호한 결과일 때는 연부조직 영상 검사(MR 또는 US)가 필요함을 의미한다.

통계 외과적 평가나 MRI를 기준으로 선정한 상완이두근 건 손상이 의심되는 환자 48명(평균 연령 47세, 여성 1명, 증상의 평균 지속 시간 76일)을 대상으로 한 코호트 연구 결과, **SN 100(NR), SP 100(NR), +LR Inf, −LR 0**, QUADAS 10이었다.[95] 세 가지 검사 결과가 일치하는 경우 영상검사를 시행할 필요가 없다. 상충되는 결과가 있을 경우에만 영상검사 시행을 권고한다.

상완이두근건막 굴곡 검사 (BICIPITAL APONEUROSIS FLEXION TEST)

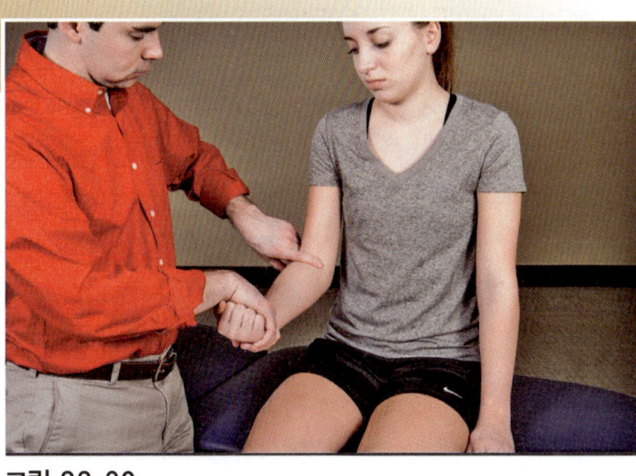
그림 22.30

환자 자세 전완을 회외하고 앉은 자세

치료사 자세 환자와 마주한 자세

움직임 치료사는 주두와의 내측, 외측, 중앙 부분을 촉진한다. 주먹을 쥐고 손목 굴곡, 주관절 75° 굴곡 시킨 상태에서 등척성 수축을 유지한다(전완에 대해 [오른손과 같이] 전완에 굴곡에 대한 등척성 저항을 그리고 주두와를 촉진[왼손과 같이]한다).

평가 양성인 경우, 건막 내측 가장자리에 날카로운 느낌을 호소한다.

통계 상완이두근 원위부 건 손상이 의심되는 환자 17명을 대상으로 후향적 연구를 시행한 결과 진단 정확도 94%, SN 100(NR), SP 90(NR), +LR 10, −LR 0, QUADAS 7이었다. 모든 대상자를 검사했으며 수술한 과거력이 있었다: 18세 이상(평균 연령 47.2세), 100% 남성, 증상의 평균 지속 기간: 10일 미만의 급성기-평균 4.7일 9명, 90일 이상의 만성기-평균 165일 8명이었다.[94] 본 검사는 상완이두근 파열에 대한 분류와 선별을 위한 2차 검사에서 높은 수준임을 확인하였다.

불안정성이나 이완성 인대: 주관절 내측이나 척골 측부인대

동적 외반 스트레스 검사 (MOVING VALGUS STRESS TEST)

영상 22.31 인터넷 지원으로 이 검사의 평가 방법을 볼 수 있다.

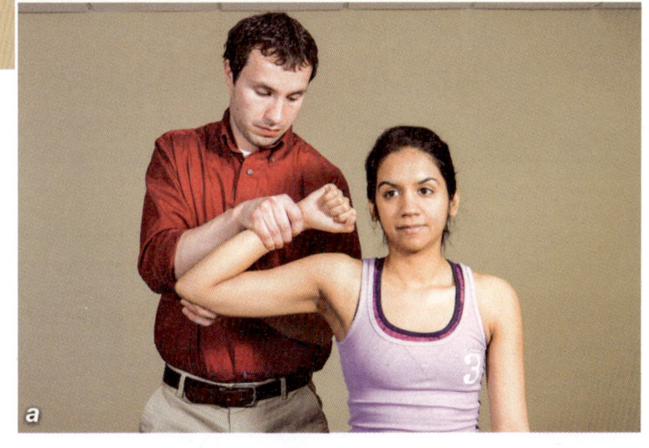

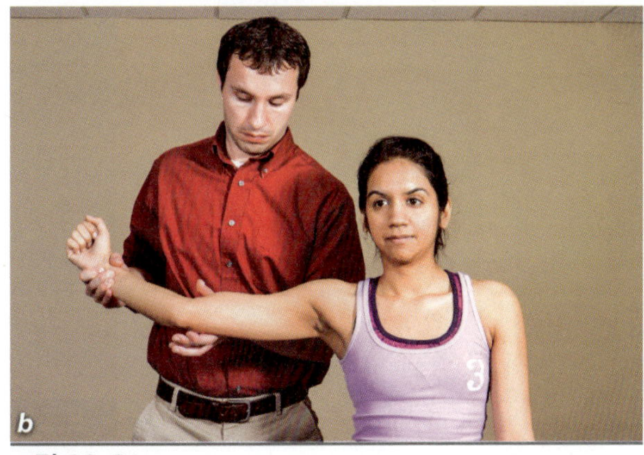
그림 22.31

환자 자세 앉은 자세에서 팔은 90° 외전, 주관절은 완전 굴곡자세

치료사 자세 환자 뒤에 서서, 손목을 잡고 주관절 아래를 지지한 위치

움직임 견관절을 최대로 외회전과 외반 스트레스(a)를 주고 외반 스트레스를 유지한 채 빠르게 주관절을 30° 신전시킨다(b).

평가 양성인 경우 주관절 신전 시 통증이 유발된다. 가장 강한 통증은 70°~120°(전단 각도)시에 나타난다.

통계 외과적 평가와 MRI를 기준으로 만성 UCL(MCL) 손상이 의심되는 환자 21명(평균 연령 28세; 여성 2명; 평균 지속 기간 NR)을 대상으로 한 연구결과 **SN 100(81−100)**, SP 75(19−99), +LR 4.0, **−LR 0**, QUADAS 10이었다.[97]

주관절 내측 불안정성 검사(MEDIAL ELBOW INSTABILITY TEST)

환자 자세 주관절을 신전하고 앉은 자세

치료사 자세 환자를 마주보고 주관절에 한 손을 댄 자세

움직임 치료사는 주관절을 굴곡 시키며 아탈구나 척골신경 압통을 확인하기 위해 촉진한다. 상완삼두근의 내측면을 따라 압통이나 신전 저항을 통해 아탈구를 확인한다. 인대 이완성 검사를 추가로 시행한다.

평가 양성인 경우 관절 내측선으로 통증이 유발되거나 촉진시 이완성이 있다.

통계 외과적 평가와 MRI를 기준으로 만성 UCL(MCL) 손상이 의심되는 환자 21명(평균 연령 28세; 여성 2명; 평균 지속 기간 NR)을 대상으로 한 연구결과 SN 19(4–46), **SP 100(40–100)**, **+LR Inf**, –LR 0.08, QUADAS 10이었다.[97]

외반 스트레스 검사(VALGUS STRESS TEST)

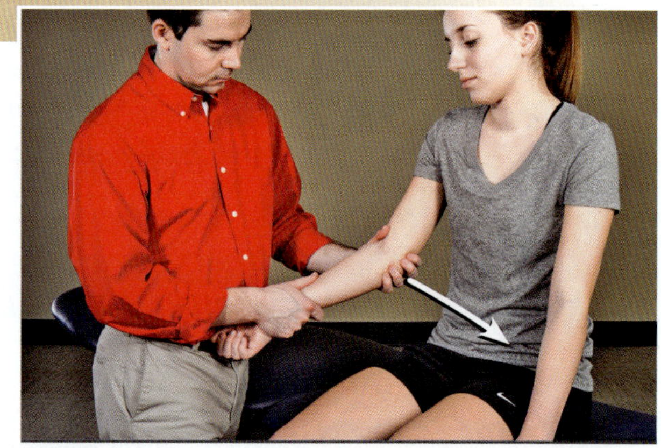

그림 22.32

환자 자세 주관절을 신전하고 앉은 자세

치료사 자세 환자를 마주보고 한 손은 주관절(왼손과 같이)을 잡고 다른 한 손은 손목(오른손과 같이)을 잡는 자세

움직임 척골 또는 내측 측부인대를 촉진하고 외전이나 외반 스트레스를 적용한다. 주관절을 20°~30° 굴곡시킨 상태에서 추가로 검사한다.

평가 양성인 경우 신연으로 인해 내측부에 통증이, 압박으로 인해 관절선을 따라 외측에 통증이 유발된다.

통계 외과적 평가와 MRI를 기준으로 만성 UCL(MCL) 손상이 의심되는 환자 21명(평균 연령 28세; 여성 2명; 평균 지속 기간 NR)을 대상으로 한 연구결과 SN 65(38–86), SP 50(7–93), +LR 1.3, –LR 0.7, QUADAS 10이었다.[97] 본 연구는 30°, 60°, 70°, 90° 굴곡 위치에서 외반 스트레스 검사를 진행했다.

불안정이나 이완성 인대: 외측 주관절이나 요골/외측 측부인대

내반 스트레스 검사(VARUS STRESS TEST)

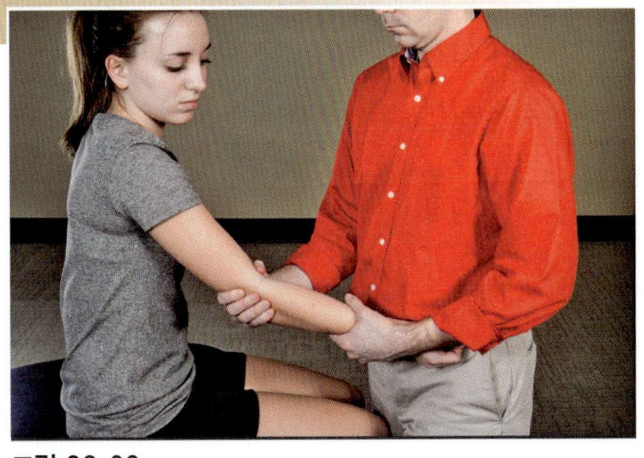

그림 22.33

환자 자세 주관절을 신전하고 앉거나 선 자세

치료사 자세 환자를 마주보고 한 손은 주관절(오른손과 같이)을 잡고 다른 한 손은 손목(왼손과 같이)을 잡고 있는 자세

움직임 요골(RCL)이나 외측 측부인대(LCL)를 촉진한 내전이나 내반을 적용한다. 주관절을 20°~30° 굴곡시킨 상태에서 검사를 추가로 시행한다.

평가 양성인 경우 외측부에 통증과 압박으로 인해 관절선을 따라 내측에 통증이 유발된다.

통계 보고된 바 없음

불안정성이나 이완성 인대: 후외측 회전 불안정성

외측 회전 이동 검사(LATERAL PIVOT SHIFT TEST)

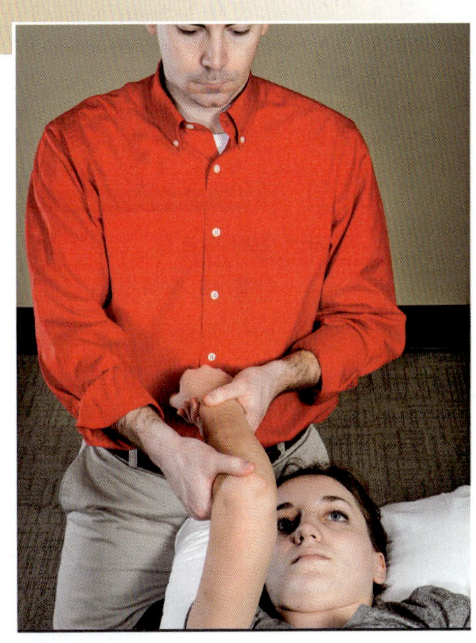

그림 22.34

환자 자세 팔을 머리위로 올리고 견관절의 ER, 전완의 회외시키고 누운자세

치료사 자세 환자 머리위에 서서 한 손(오른손과 같이)은 주관절 외측에서 외회전시키고 다른 한 손(왼손과 같이)은 원위부 손목을 잡는다.

움직임 환자의 주관절을 굴곡시키면서 외반, 회외, 축에 맞춰 압박을 적용한다(굴곡 40°에서 최대 회전이 일어난다).

평가 양성인 경우, 환자는 검사 중 불안감이 호소하며 마취했을 때는 요골두 근위부에서 촉진되거나 둔탁한 소리, 움푹 패이는 것을 확인할 수 있다.

통계
- 주관절 불안정성 의심환자 8명(평균 연령 44세, 여성 3명, 평균 증상 지속 기간 4.5년)을 대상으로 진행한 코호트 연구 결과 SN 38(NR), SP(NR), +LR(NR), −LR(NR), QUADAS 8이었다. 마취 상태에서는 8명 모두 중심점 이동으로 양성이었으나 마취에서 회복 후 3명이었다.[98]
- 보고된 바 없음[99]

후외측 회전 불안정성 견인 검사 (POSTEROLATERAL ROTATORY DRAWER TEST)

환자 자세 무릎에 팔을 올리고 앉은 자세

치료사 자세 검사할 팔 곁에 서서 한 손으로 상완골을 고정한다(오른손과 같이).

움직임 치료사는 전완 근위부 외측을 후방으로 당긴다.

평가 양성인 경우, 불안감을 호소하거나 요골두 피부가 움푹 패인다.

통계 보고된 바 없음[100]

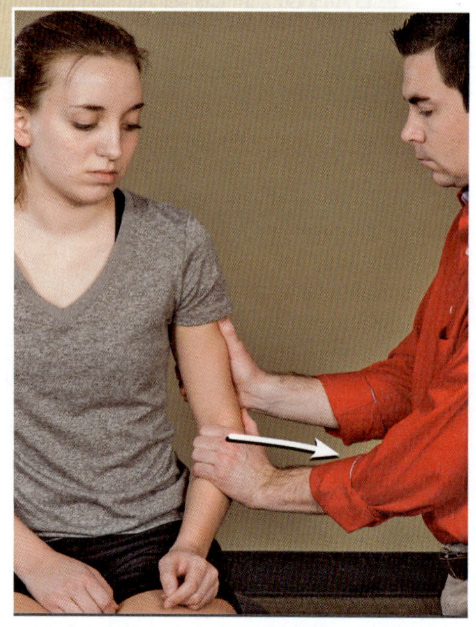

그림 22.35

엎드려 푸쉬업 검사(PRONE PUSH-UP TEST)

환자 자세 바닥에 엎드린 자세로 주관절 90° 굴곡, 전완 회외, 팔은 어깨 넓이보다 더 외전시킨 자세(a)

치료사 자세 없음

움직임 주관절을 신전시켜 밀어 올린다(b).

평가 양성인 경우, 능동적이거나 보조하에 시행했을 때 주관절을 굴곡 상태에서 완전한 신전 자세에서 불안정성을 확인하는 검사이다. 완전 탈구 여부도 확인할 수 있다.

통계

- 외과적 평가를 기준으로 주관절 불안정성이 의심되는 환자 8명(평균 연령 44세; 여성 3명; 평균 증상 지속 기간 4.5년)을 대상으로 한 코호트 연구 결과 SN 88(NR), SP(NR), +LR(NR), −LR(NR), QUADAS 8이었다.[98]
- 보고된 바 없음[101]

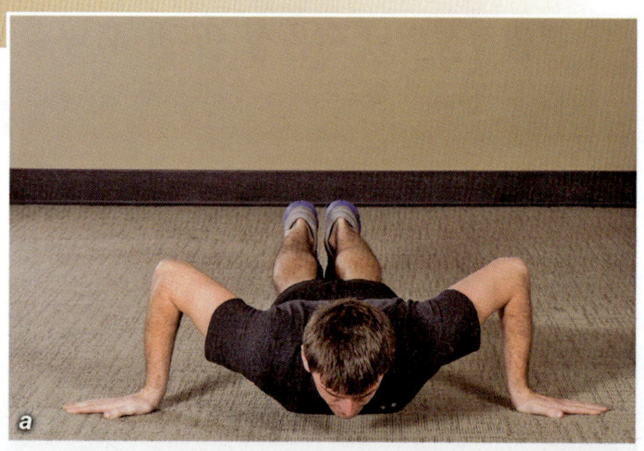

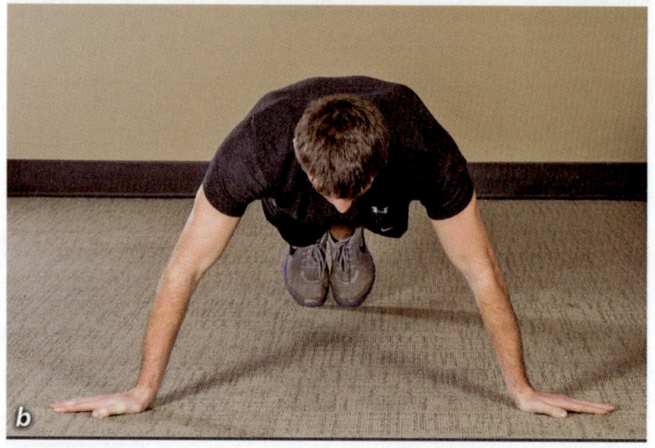

그림 22.36

의자 푸쉬업 검사(CHAIR PUSH-UP TEST)

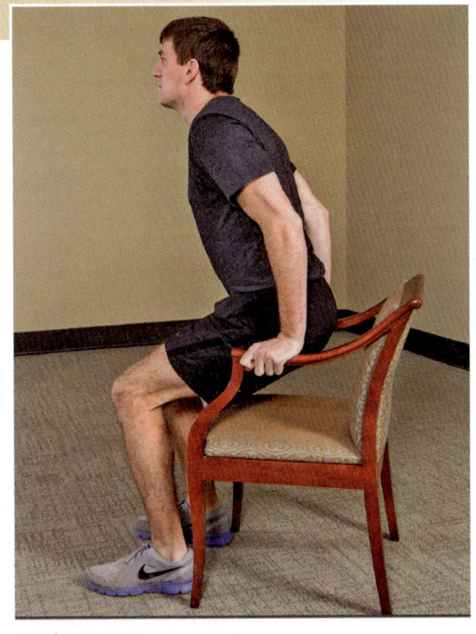
그림 22.37

환자 자세 주관절 90° 굴곡, 전완 회외, 팔은 어깨넓이보다 넓게 외전한 상태로 의자에 앉은 자세

치료사 자세 NA

움직임 환자는 상지 힘을 이용해 의자의 팔걸이를 바닥 방향으로 민다.

평가 양성인 경우, 환자는 주관절을 완전히 신전 시키는 것에 대해 불안감을 호소하거나 회피하는 경우에 불안정성이나 완전 탈구를 의미한다.

통계
- 외과적 평가를 기준으로 주관절 불안정성이 의심되는 환자 8명(평균 연령 44세; 여성 3명; 평균 증상 지속 기간 4.5년)을 대상으로 한 코호트 연구 결과 SN 87(NR), SP(NR), +LR(NR), −LR(NR), QUADAS 8이었다.[98]
- 외과적 평가를 기준으로 주관절 불안정성이 의심되는 환자 8명(평균 연령 44세; 여성 3명; 평균 증상 지속 기간 4.5년)을 대상으로 한 코호트 연구 결과 SN 100(NR), SP(NR), +LR(NR), −LR(NR), QUADAS 8이었다. 푸쉬업 검사와 의자 푸쉬업 검사를 같이 할 경우 SN이 높아졌다.[98]

테이블 재배치 검사 (TABLETOP RELOCATION TEST)

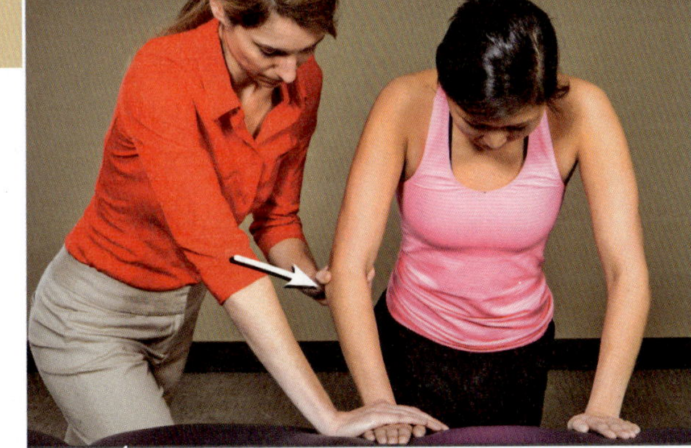
그림 22.38

환자 자세 테이블 앞에 서서 증상이 있는 한 손(또는 양손)을 테이블 가장자리에 댄 자세

치료사 자세 환자 옆에 서서 환자가 손바닥을 누르는 압력을 줄 때 엄지를 이용해 요골두를 지지하고 후방 아탈구를 방지한다. 마지막으로 환자가 체중을 지지한 채 주관절을 약간 굴곡시킬 수 있도록 한다.

움직임 환자는 주관절이 바깥쪽으로 향한 상태에서 손바닥에 압력을 주도록 한다(주관절이 굴곡시키며 손바닥을 통해 테이블로 압력이 가해지도록 하고 상체를 테이블에 닿도록 한다). 치료사는 검사하는 동안 엄지를 이용해 요골두를 지지하고 아탈구가 생기지 않도록 한다.

평가 양성인 경우, 주관절 굴곡이 40°이거나 요골두의 압력을 제거했을 때 불안감이나 통증을 호소한다. 불안정이 있을 경우 다시 압력을 줄 때 불안정성과 통증 증상이 완화된다. 엄지를 이용한 요골두 지지를 제거할 경우, 불안정성과 통증을 다시 호소한다.

통계
- 양성 피벗 시프트 검사를 기준으로 선정한 주관절 불안정성이 있는 환자 8명(평균 연령, 성별, 평균 증상지속 기간 알 수 없음)을 대상으로 한 연구 결과 SN 100(NR), SP(NR), +LR(NR), −LR(NR), QUADAS 6이었다.[102]

- 외과적 평가를 기준으로 주관절 불안정성이 의심되는 환자 8명(평균 연령 44세; 여성 3명; 평균 증상 지속 기간 4.5년)을 대상으로 한 코호트 연구 결과 SN 100(NR), SP(NR), +LR(NR), -LR(NR), QUADAS 8이었다. 푸쉬업 검사와 의자 푸쉬업 검사를 같이 할 경우 SN이 높아졌다.[98]

관절 내 병리학

골절(FRACTURE)

튜닝 포크와 청진기 검사(분류와 감별 참고)
주두돌기 타진 검사(분류와 감별 참고)
골 불안정성 검사(분류와 감별 참고)
주관절 신전 검사(분류와 감별 참고)
전체 수동 관절가동범위 검사(분류와 감별 참고)
전체 수동 관절가동범위 검사와 압통 촉진 검사(분류와 감별 참고)

주관절 굴곡 검사(ELBOW FLEXION TEST)

환자 자세 바로누운자세

치료사 자세 NA

움직임 환자는 능동적으로 주관절을 굴곡한다. 치료사는 신전 방향으로 저항을 준다.

평가 양성인 경우, 반대측과 비교해 충분히 굴곡시키지 못한다.

통계 방사선 촬영을 기준으로 급성 주관절 손상으로 24이내에 4곳의 응급실을 이용한 어린이(5세 이상), 성인(18세 이상), 소아(5세 이하) 환자 115명(성인 71명: 평균 연령 29세, 여성 43%, 평균 연령 40.5세, 여성 75%, 어린이 42명: 평균 연령 10.5세, 여성 41.5%, 증상의 평균 지속 시간 NR)을 대상으로 한 연구 결과 SN 64(50-69), **SP 100(94-100)**, **+LR Inf**, -LR 0.36, QUADAS 11이었다.[79]

주관절 회내 검사(ELBOW PRONATION TEST)

환자 자세 바로누운자세

치료사 자세 NA

움직임 환자는 전완을 회내시킨다. 치료사는 반대측과 움직임을 비교한다.

평가 양성인 경우, 반대측에 비해 전완을 완전히 회내시킬 수 없다.

통계 방사선 촬영을 기준으로 급성 주관절 손상으로 24이내에 4곳의 응급실을 이용한 어린이(5세 이상), 성인(18세 이상), 소아(5세 이하) 환자 115명(성인 71명: 평균 연령 29세, 여성 43%, 평균 연령 40.5세, 여성 75%, 어린이 42명: 평균 연령 10.5세, 여성 41.5%, 증상의 평균 지속 시간 NR)을 대상으로 한 연구 결과 SN 34(22-48), **SP 100(94-100)**, **+LR Inf**, -LR 0.66, QUADAS 11이이었다.[79]

주관절 회외 검사(ELBOW SUPINATION TEST)

환자 자세 바로누운자세

치료사 자세 NA

움직임 환자는 전완을 회외시킨다. 치료사는 반대측과 움직임을 비교한다.

평가 양성인 경우, 반대측에 비해 전완을 완전히 회외시킬 수 없다.

통계 방사선 촬영을 기준으로 급성 주관절 손상으로 24이내에 4곳의 응급실을 이용한 어린이(5세 이상), 성인(18세 이상), 소아(5세 이하) 환자 115명(성인 71명: 평균 연령 29세, 여성 43%, 평균 연령 40.5세, 여성 75%, 어린이 42명: 평균 연령 10.5세, 여성 41.5%, 증상의 평균 지속 시간 NR)을 대상으로 한 연구 결과 SN 43(30-55), SP 97(88.5-100), +LR 14.3, -LR 0.58, QUADAS 11이이었다.[79]

신경포착: 주관터널증후군과 척골신경병증

압력 유발 검사 (PRESSURE PROVOCATION TEST)

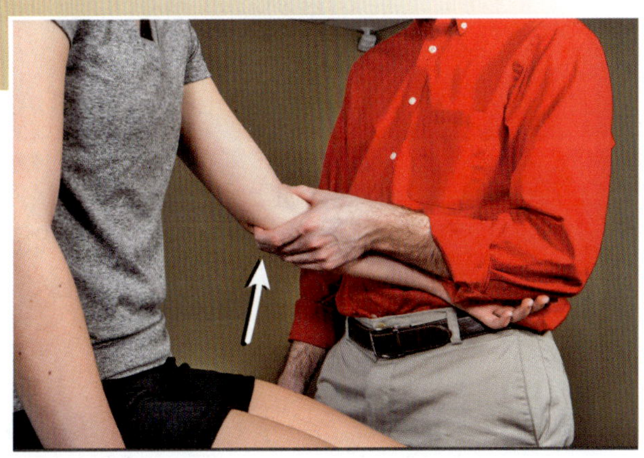

그림 22.39

환자 자세 앉은 자세

치료사 자세 환자의 주관터널에 인접한 척골신경에 손가락 두 개를 대고 선 자세

움직임 치료사는 척골신경에 가하는 압력을 유지한 채 환자의 팔을 굴곡 20°와 전완을 회외시킨다. 60초 동안 유지한다.

평가 양성인 경우, 척골신경을 따라 증상이 나타난다.

통계

- 검사와 양성 전기진단 검사를 기준으로 선정한 169명의 환자와 주관터널 증후군에 대한 과거력이 있는 환자 64명이 포함된 109명의 대조군(평균 연령 52세; 여성 29명; 평균 증상 지속 기간 42개월)을 대상으로 한 비교 연구 결과 SN 46(NR), SP 99(NR), +LR 46, -LR 0.54, QUADAS 6, 정확도 81%이었다.[104]
- 초음파 검사나 전기 진단 검사를 기준으로 선정한 55명의 대조군을 포함한 192명의 환자(평균 연령, 성별, 평균 증상 지속 기간 알 수 없음)를 대상으로 한 비교 연구 결과 SN 60(NR), SP(NR), +LR(NR), -LR(NR), QUADAS 12, 정확도 55%이었다.[105]
- 전기 진단 검사를 기준으로 선정한 32명의 환자와 33명의 대조군(환자 평균 연령 실험군 46세, 대조군 41세; 성별 알 수 없음, 평균 증상 지속 기간 알 수 없음)을 대상으로 한 비교 연구 결과 SN 89(NR), SP 98(NR), +LR 45, -LR 0.11, QUADAS 7이었다.[18]

주관절 터널증후군을 위한 주관절 굴곡 검사 (ELBOW FLEXION TEST FOR CUBITAL TUNNEL)

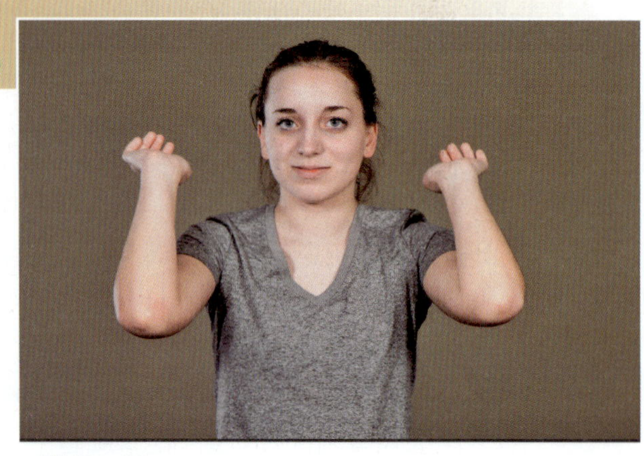
그림 22.40

환자 자세 팔을 해부학적 위치로 한 채 앉은 자세

치료사 자세 NA

움직임 환자는 주관절을 완전히 굴곡시키고 손목을 신전한 다음 3분 동안 유지하면서 변화에 대해 얘기한다.

평가 양성인 경우, 척골신경 분포에 따라 통증, 따끔거림 같은 감각 증상을 호소한다.

통계

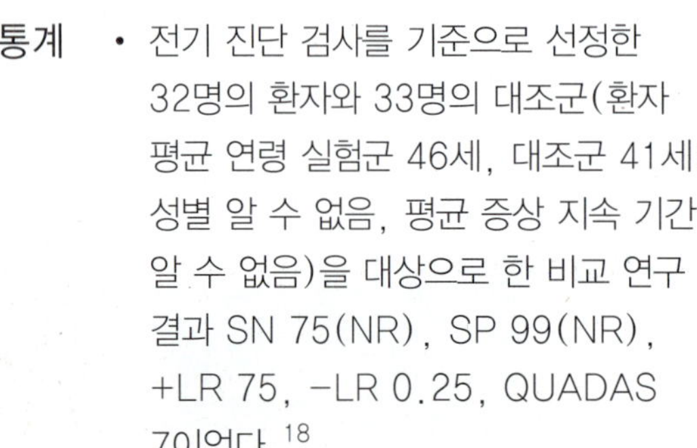

- 전기 진단 검사를 기준으로 선정한 32명의 환자와 33명의 대조군(환자 평균 연령 실험군 46세, 대조군 41세; 성별 알 수 없음, 평균 증상 지속 기간 알 수 없음)을 대상으로 한 비교 연구 결과 SN 75(NR), SP 99(NR), +LR 75, −LR 0.25, QUADAS 7이었다.[18]
- 전기 진단 검사를 기준으로 선정한 주관터널증후군 환자 13명(평균 연령 59세; 남성 100%, 평균 증상 지속 기간 알 수 없음)을 대상으로 한 연구결과 SN 93(NR), SP(NR), +LR NA, −LR NA, QUADAS 7이었다.[106]

주관절 티넬징후 검사 (TINEL'S SIGN AT THE ELBOW)

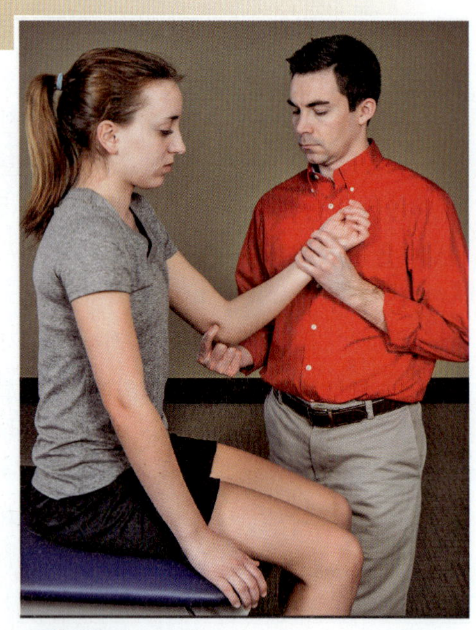
그림 22.41

환자 자세 주관절을 90° 굴곡시킨 상태로 앉은 자세

치료사 자세 환자의 주관절과 전완을 지지한 채 손가락으로 근위부 내측 주관터널 위에 위치한다.

움직임 치료사는 척골신경을 4~6회 두드린다.

평가 양성인 경우, 척골신경 분포에 따라 증상이 재현된다.

통계

- 검사와 양성 전기진단 검사를 기준으로 선정한 169명의 환자와 64명의 환자가 주관터널증후군에 대한 과거력이 있는 109명의 대조군(평균 연령 52세; 여성 29명; 평균 증상 지속 기간 42개월)을 대상으로 한 비교 연구 결과 SN 54(NR), SP 99(NR), +LR 54, −LR 0.46, QUADAS 6, 정확도 84%이었다.[104]
- 초음파 검사나 전기 진단 검사를 기준으로 선정한 55명의 대조군을 포함한 192명의 환자(평균 연령, 성별, 평균 증상 지속 기간 알 수 없음)를 대상으로 한 비교 연구 결과 SN 62(NR), SP(NR), +LR(NR), −LR(NR), QUADAS 12, 정확도

59%이었다.[105] 표현징후 검사나 굴곡 압박 검사, 신경압통 검사와 결합했을 때 SN 30(NR), SP 84(NR), +LR 1.84, −LR 0.83, QAUDAS 12이었다.[105]

- 전기 진단 검사를 기준으로 선정한 32명의 환자와 33명의 대조군(환자 평균 연령 실험군 46세, 대조군 41세; 성별 알 수 없음, 평균 증상 지속 기간 알 수 없음)을 대상으로 한 비교 연구 결과 SN 70(NR), SP(NR), +LR 35, −LR 0.31, QUADAS 7이었다.[18]
- 증상이 없는 환자 204명 중 47명에서 양성 결과가 나와 진단 효용성이 없는 것으로 나왔다.[107]

주관절 긁은 자극 소실 검사 (ELBOW SCRATCH COLLAPSE TEST)

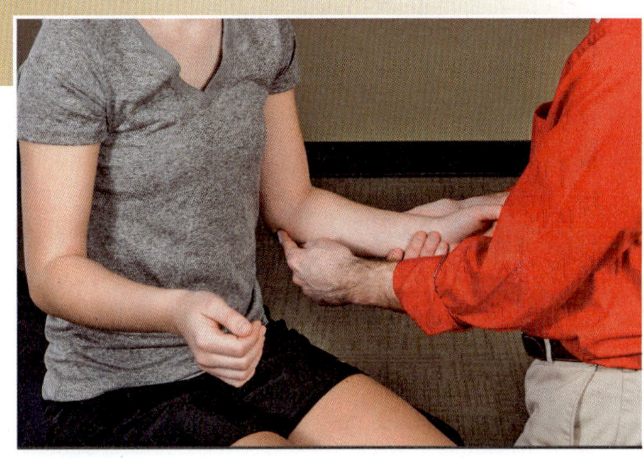
그림 22.42

환자 자세 주관절을 굴곡 90°시킨 상태로 앉은 자세

치료사 자세 환자 앞에 앉거나 선 자세

움직임 치료사는 환자가 견관절 외회전을 할 때 이에 대한 저항을 적용한 다음 압박된 척골신경 영역에 손가락 끝을 이용해 긁거나 문지르며 이를 저항과 함께 반복한다.

평가 양성인 경우, 약하게 나타난다(반대측에 비해).

통계 검사와 양성 전기진단 검사를 기준으로 선정한 169명의 환자와 주관터널 증후군에 대한 과거력이 있는 환자 64명이 포함된 109명의 대조군(평균 연령 52세; 여성 29명; 평균 증상 지속 기간 42개월)을 대상으로 한 비교 연구 결과 SN 69(NR), SP 99(NR), +LR 69, −LR 0.31, QUADAS 6, 정확도 89%이었다.[104]

신경병증에 대한 주관절 굴곡 검사 (ELBOW FLEXION TEST FOR NEUROPATHY)

환자 자세 앉은 자세

치료사 자세 NA

움직임 환자는 손목은 중립 위치, 주관절을 어깨 높이까지 완전히 굴곡 시키고(a) 60초 동안 유지한다. 이 자세에서 손목을 완전 신전시켜(b) 60초 동안 유지한다. 견관절을 90°로 외전, 주관절 완전 굴곡, 손목 신전을 최대로 한 채(c) 90초 동안 유지한다.

평가 양성인 경우 척골신경 분포를 따라(모든 위치에서) 증상이 재현된다. 증상이 나타나면 다음 단계로 진행하지 않는다.

통계 보고된 바 없음[107]

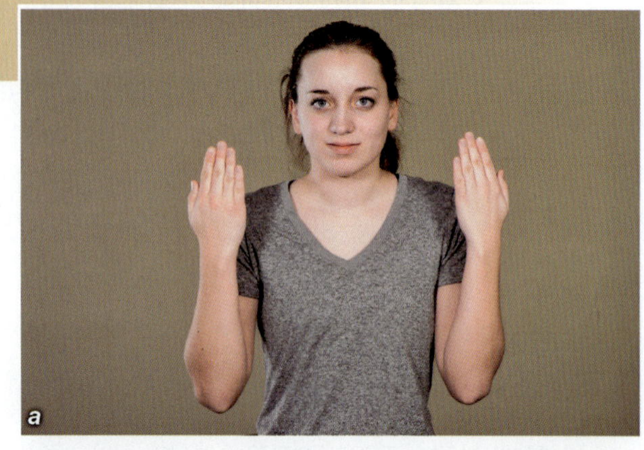

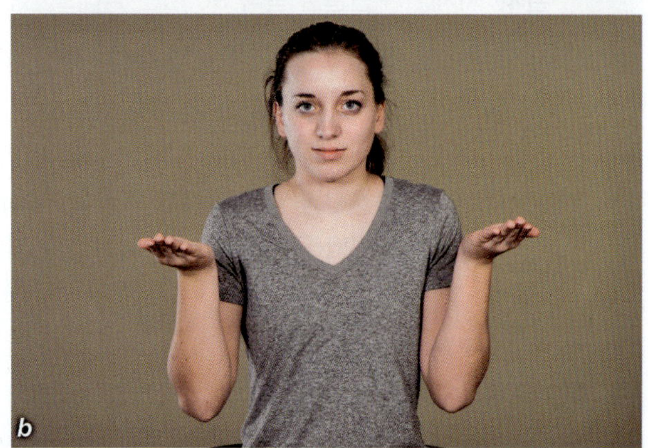

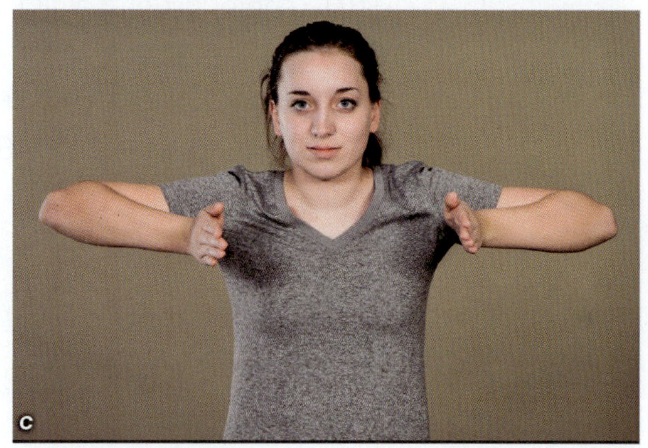

그림 22.43

주관절 골관절염

골관절염에 대한 특별한 검사는 없다. 모든 검사와 마찬가지로 다른 감별 진단으로 선별하는 것이 중요하다.

촉진 PALPATION

손상된 관절과 근육의 완벽한 촉진은 구조물들이 손상되어 있는지 확인하는데 유용하다. 촉진의 유용성을 증가시키기 위해서 특수 검사 후에 검진의 마지막 부분에 수행되어야 한다(11장 참고).

주관절과 전완 Elbow and Forearm

완전한 검사과정에는 해당 부위의 정확한 촉진이 포함되고 주관절의 모든 측면을 촉진했을 때 체계적인 접근법이 될 수 있다. 치료사는 검사하는 동안 환자에게 특수 검사와 근력검사, 움직임검사 시 특정 구조물에서 압통이 발생하는지 확인해야 한다. 추가적인 정보는 11장(촉진)을 참고하라.

전면

골 구조

• **상완골의 구돌와**: 전완을 굴곡하는 동안 척골의 구상돌기와 관절하는 작은 함몰부이다. 상완골의 요골 오목에 인접한 부위이고 활차 전면의 위쪽에 위치한다. 주관절와의 심부쪽에 있어서 촉진하기 어렵다.

• **척골 구상돌기**: 척골의 앞쪽과 위쪽 돌출부이고 삼각형 모양으로 굴곡하는 동안에 구돌와와 관절한다. 척골측부인대가 안쪽면에 부착한다. 구상돌기는 이곳에 부착하는 심지굴근과 천지굴근에 저항하면서 촉진하면 잘 만질 수 있다. 환자는 견관절을 이완하고, 이 근육들에 저항을 주고 나면 근육들 아래의 깊은 곳에서 촉진할 수 있다.

연부조직 구조

• **주관절와**: 주관절 앞쪽에 위치하고, 이 삼각형 부위를 전주와라고도 부른다. 경계선은 원회내근에 의한 안쪽선과 상완요골근에 의해 외측선이 만들어진다. 근위 또는 상부 경계는 상완골의 내측과 외측상과 사이의 수평선으로 형성되고 삼각형의 꼭대기가 아래로 향하게 된다. 주관절와 바닥은 상완근과 회외근이 만들고, 지붕은 상완이두근 건, 근막, 피부가 형성한다. 주관절와 안에 포함되는 구조물은 내측 부터 외측 순으로 아래에 제시하고 있다:

- **정중신경**: 상완동맥의 내측에 위치한다. 원회내근의 심부에서 주관절와를 가로질러 지나간다.
- **상완동맥**: 상완이두근 건의 원위부 내측에 위치한다. 주관절와의 꼭대기에서 척골 동맥과 요골 동맥으로 분리된다.
- **상완이두근 건**: 전완 회외와 함께 주관절 굴곡에 대한 저항을 줄 때 원위부 건이 가장 잘 나타난다. 주관절을 더 굴곡 시키면 근복이 나타날 수 있다.

내측부

골 구조

• **내측상과**: 주관절 내측에서 가장 많이 튀어나온 돌출부이다. 전완 굴곡근과 공통 굴곡근 건이 시작하는 기시부위를 제공한다. 내측상과 바로 위 내측부는 내측상과 융선으로 가장 큰 돌출부위 위쪽에서 촉진할 수 있다.

• **상완골 활차**: 척골의 활차절흔과 관절을 이루는 상완골 내측 융기부위이다. 활차는 내측상과를 확인하고 후외측 방향으로 움직이면 척골의 주두와 내측에서 촉진할 수 있다. 주관절을 굴곡한 상태에서 촉진하기 용이하다. 척골신경이 자극되지 않도록 주의해야 한다.

연부조직 구조

• **척골신경**: 내측상과와 근간중격 바로 뒤쪽에 위치한다. 촉진에 매우 민감하게 반응한다. 척골신경은 내측과 위쪽으로 굴릴 수 있다. 팔을 약간의 외전, 외회전, 20°~70° 굴곡시키면 더 잘 나타난다. 주관절 터널 증후군 진단을 받은 환자에서 촉진을 통해 신경 압통이 있는 대상자 중 초음파 검사나 전기 진단 검사를 기준으로 선정한 55명의 대조군을 포함한 192명의 환자(평균 연령, 성별, 평균 증상 지속 기간 알 수 없음)를 대상으로 한 비교 연구 결과 SP(NR), +LR(NR), −LR(NR), QUADAS 12, 정확도 46%이었다.[105]

• **전완 굴곡근 그룹**: 하나의 구성 단위로 내측상과에서 공통으로 기시하며 손목 굴곡과 내전 저항을 주면 촉진하기 용이하다. 근위부에서 시작해서 점점 원위부로 연결되고 근육은 원회내근, 요측수근굴근,

장장근이 있다.

후면부

골 구조

• **척골의 주두**: 주관절을 신전했을 때 내측과 외측상과 사이 일직선상 중간 부위에 위치한다. 주관절 30°까지 굴곡하는 동안 상완삼두근이 이완되고 주두와는 외측과 아래 방향으로 움직인다.

• **상완골의 주두와**: 주관절 굴곡시킬 때 상완 삼두근건 내측 주두 바로위에서 확인된다.

연부조직 구조

• **상완삼두근건**: 주관절낭의 후면벽과 요골 주두 돌기에 기시한다. 치료사는 주관절 신전에 저항을 주면 삼두근건의 가장자리를 촉진하기 용이하다.

• **주두 점액낭**: 염증이 발생하거나 두꺼워지면 촉진이 가능하다. 주관절 점액낭은 윤활공간에 부착되지 않는다. 증상이 심하거나 만성 활액낭염이 있는 경우 활액낭의 염증이 있을 수 있다.

외측부

골 구조

• **외측상과**: 외측에서 가장 돌출된 주요지표이고 외측상과 융선으로 연결된다.

• **요골두**: 외측상과 원위부 약 2cm에 위치한다. 엄지를 외측관절선에 놓고 다른 손으로 전완을 회외와 회내시키면 촉진이 용이하다.

연부조직 구조

• **전완 신전근 그룹**: 외측상과에서 시작하는 공통건 때문에 손목 신전에 저항을 주면 촉진이 용이하다.

• **상완요골근**: 전완 중립자세(회외와 회내 중간)에서 주관절을 굴곡하고 주먹을 힘껏 쥐라고 한다.

• **주근**: 주두 외측에 있는 요골두 뒤쪽에서 촉진이 용이하다. 주관절을 신전 저항을 주면 돌출된다.

신체 수행능력 측정
PHYSICAL PERFORMANCE MEASURES

하지와는 다르게 주관절에서 신체 수행력 검사에 대한 정보는 거의 없다. 상지 전체와 주관절을 이용해 측정하는 PPMs는 근력, 유산소 능력, 지구력, 속도, 정밀한 기민성을 포함한 객관적인 정보를 제고할 수 있다. 치료사는 환자에게 적절하고 도전적인 측정을 시작해야 하고 능력치를 고려해 좀 더 도전적인 활동을 진행해야 한다. 검사 예시는 표 22.4에 제시하고 있다. 수정된 의자 올리기 검사는 외측상과염 환자의 증상을 재현하기 위해 사용된다. 검사자 내와 검사자 간 신뢰도는 모두 높으며(각각 ICC 0.9 – 0.97과 0.8 – 0.93) 낮은 측정 오차(5.8–7.2%)를 보여주고 있다.

표 22.4 주관절에 대한 신체 수행력 측정 제안

개별적 신체 변수	하위 수준의 환자에 대한 잠재적 신체 수행력 측정(해당되는 경우)	상위 수준의 환자에 대한 잠재적 신체 수행력 측정(해당되는 경우)
기본 동작	글 쓰기 수정된 의자 들기	하위 수준의 환자에 적합한 모든 검사 체간 안정성 푸쉬업
Strength and power	악력	하위 수준의 환자에 적합한 모든 검사
지구력	악력 지구력 검사 심부 목 굴곡근 검사	하위 수준의 환자에 적합한 모든 검사 박스 들어올리기 반복 검사 견갑골 주위 지구력 검사 회전근개 지구력 검사 푸쉬업 반복 검사

외측상과염 환자에서 활동 중 통증과 전체 근력, 순간 근력 사이에서 강한 음의 상관관계를 확인하였다.[108]

주관절의 일반적인 정형학적 상태

COMMON ORTHOPEDIC CONDITIONS OF THE ELBOW JOINT

주관절의 다양한 병리학적인 상태를 명확하게 구별하는 것은 불가능하지만 부분적인 신체 부위 병리를 지지하는 근거가 있다. 따라서 이 장에서는 주관절의 병리학적 문제를 감별하는 근거 기반 소견을 제시하는 것이다. 4장(근거중심 임상평가)에서 설명했지만 모든 검사 소견이 임상 근거로 절대적이지 않으며, 치료사는 환자 통증과 기능장애 감별진단을 시행할 때 임상경험과 환자 의견을 확인해야 한다.

검진을 완료한 후 치료사는 환자 징후와 증상의 원인에 대한 병리학적 가설을 수립할 수 있다. 자주 발생하는 주관절의 정형외과적 내용에 대한 예상되는 자세한 설명은 다음 절에서 논의할 것이다.

내측과 외측상과염

ICD-9: 726.31(내측상과염); 726.32(외측상과염)

ICD-10: M 77.00(내측상과염, 상세불명 주관절); M77.10(외측상과염, 상세불명 주관절)

내측과 외측상과 통증은 주관절에서 가장 흔한 병리학적 상태이다. 이는 반복적인 과활동으로 발생한다. 외측상과 통증은 단요측수근신근(ECRB) 건이 가장 흔히 침범되고 전단력은 굴곡과 신전 움직임의 양쪽 축에서 ECRB 내측 기시부에서 이차적으로 발생한다.[108] 흔히 *테니스엘보우*라고 불리우는 외측상과 통증 환자는 주관절과 전완의 외측 부위에서 반복된 잡기 활동들에 의해 통증이 증가됨을 호소한다.[109]

내측상과 통증은 흔히 *골퍼엘보우*라고 부른다. 외측상과 통증과 유사한 증상이 있으며 주관절과 전완 내측에 통증을 호소한다. 젊은이에서 변형된 내측상과 통증을 리틀 리그 엘보우라 한다. 이 질환은 내측상과의 견인골단염이다. 이름에서 알 수 있듯이 젊은 오버핸드 투수에서 흔히 발생한다. 커브볼과 같이 던지기와 관련돼 있으며 반복된 외반력은 뼈의 내성보다 더 큰 스트레스를 가해 뼈가 자라게 한다. 나이가 들 때까지 투구수를 제한하고 이러한 유형의 투구를 피하는 것이 일반적인 예방법이다.

I. 환자 인터뷰

주관적 병력

- 이 질환은 40~60대에서 가장 흔히 발생한다.[108,109]
- 여성이 남성보다 더 자주 발생한다.[110]
- 일반인의 외측상과염 유병률은 남성은 1.0~1.3%이고 여성은 1.1~4.0%이다. 내측상과염은 남성에서 0.3~0.6%, 여성은 0.3~1.1%이다.[110]
- 격렬한 활동, 많은 반복이나 어색한 자세와 함께 강한 힘이 결합된 힘은 상과염과 연관성이 높다.[110]
- 건축 또는 노동 작업 근로자들에서는 최대 7.4%의 유병률을 나타낸다.[110]

측정 결과

- DASH와 QuickDASH는 두 부위에 대한 측정임에도 불구하고 안쪽과 가쪽 위관절융기통증에 대한 임상적인 타당성이 입증되었다.
- 환자-보고식 테니스엘보우 평가(PRTEE)는 외측상과통증 환자를 위한 특화된 결과 측정법이다.

진단영상

- 방사선 이미지는 인대 불안정성을 감별하는 이외에는 필요하지 않다.
- 초음파검사는 외측상과 통증을 감별(SN 77–92, –LR 0.09–0.31)하기 보다는 진단(SP 77–90, +LR 3.2–9.2)하는데 더 유용한 검사 방법이다.[51,52]

- 초음파 검사는 내측상과 통증을 진단(SP 95, +LR 11.9)하고 감별(SN 92, −LR 0.05)하는 데 유용한 검사방법이다.[53]

II. 시진

- 환자는 잡기가 제한될 수 있고, 2차적인 통증에 의해 악수를 피할 수 있다.

III. 분류 및 선별검사

- 다른 관절과 비근골격계 관련 원인을 배제해야 한다.
- 주두와−흉골 타진 검사: 견관절 전방 탈구, 쇄골 골절, 상완골 골절을 진단(SP 99, +LR 84)하거나, 감별(SN 84, −LR 0.3)하는데 유용하다.[75]
- 표현징후 검사: 골 병변을 진단(SN 94, −LR 0.07)하는데 유용하다.[77]
- 주관절 신전 검사: 세 개의 연구결과 골절을 진단(SN 95−100, −LR 0−0.06)하는데 유용하다.[76,78,79]
- 주관절 능동관절가동범위: 골절을 감별(SN 100, −LR 0)하거나 진단(SP 97, +LR 33)하는데 유용하다.[79]
- 치료사는 경추, 견관절, 신경 긴장 같은 근위부 원인을 감별해야 한다.

IV. 움직임 검사

- 모든 움직임과 관절 놀이 평가를 추천한다.
- 외측상과 통증은 모든 움직임을 검사해야 하지만 능동적인 손목 신전과 수동적인 손목 굴곡 시 환자 반응에 주의해야 한다. 환자는 주관절을 굴곡하거나 신전 상태에서 손목을 움직여야한다. 환자는 전형적으로 주관절을 신전한 상태에서 손목을 능동적으로 신전하거나 외측전완 신전근 그룹을 신장된 위치에서 이차적으로 전완을 회내시키면 증상이 최대로 재현된다. 수동적인 손목 굴곡은 통증이 재현된다.
- 반대로 능동적인 손목 굴곡과 수동적인 손목 신전은 내측상과통증과 더 연관된 있지만 모든 동작에 대한 움직임 검사를 해야 한다. 환자는 주관절을 신전과 굴곡상태에서 손목 움직임을 해야 한다. 일반적으로 주관절을 신전한 상태에서 능동적으로 손목을 굴곡하거나 내측 전완 굴곡근 그룹이 신장된 위치에서 이차적으로 전완을 신전하면 증상이 최대로 재현된다. 주관절을 신전하고 회외 할 때 수동적인 손목관절 신전과 회외 시 통증이 재현된다.

V. 근육 수행능력 검사

- 외측상과 통증은 근력을 약화시키고 손목 신전에 대한 저항 시 통증이 유발된다. 통증은 주관절을 신전하고 전완을 회내할 때 가장 높다.
- 통증과 약화된 근력은 내측상과통증에서는 주관절을 신전하고 손목 굴곡에 대한 저항 시 유발될 수 있다.

VI. 특수 검사

- 코젠 검사와 메우즐리 검사는 진단값을 사용할 수 없기 때문에 제한적이다.

VII. 촉진

- 촉진을 했을 때 활동하는 동안에 유발되는 통증 부위와 양상과 같은 유사한 압통을 느낄 수 있다.[111]

VIII. 신체 수행능력 측정

- 악력
- 수정된 의자 들어올리기 검사

잠재적 치료 기반 분류

- 운동치료와 관리, 통증조절(통증이 많을 경우), 가동성 증진 중재를 권고한다.

이두근 원위부 파열

ICD-9: 841.8(주관절과 전완의 다른 특정부위에 대한 염좌 또는 좌상)

ICD-10: S53.499A(상세불명 주관절 좌상)

이두근 파열은 근위부에서 97% 정도 발생되지만 원위부 이두근 손상은 전형적으로 팔에 대한 빠른 부하로 인해 발생한다. 일반적으로 열상은 요골 조면의 이두근 정지부에서 발생하고 치료가 지연되는 경우 합병증과 함께 예후를 악화시키고 손상 후 10일 이내에 적절한 치료를 하지 않을 경우 결과를 악화시킨다.[96] 이두근 원위부 파열은 완전 파열과 부분파열로 분류된다. 건 섬유들이 일부분 존재하면 부분 파열로 간주한다. 진단 이미지를 촬영하기 위한 시간이나 타 진료기관으로 전원이 부정적인 영향을 줄 수 있으며 좀 더 정확한 신체 검사방법 개선이 필요하다.[95]

I. 환자 인터뷰

주관적 병력

- 이두근 원위부 파열은 40~60대에서 흔히 발생한다.[96]
- 우성측이 더 흔히 손상된다.[112]
- 급성 부하 외상, 전형적인 편심성 힘, 날카로운 통증 호소.
- 편심성 힘을 발생시키는 일반적인 활동들은 잔디깍기 기계 시동걸기, 머리위로 하는 테니스 서브, 머리 위로 물건 들기, 골프에서 팔로우 스루이다. 주관절을 굴곡하고 회외시킨 상태에서 낙상되지 않기 위한 활동도 이두근에 큰 부하를 줄 수 있다.
- 퇴행성 열상은 반복적인 미세 손상, 비정상적인 뼈, 저혈관성의 결과로 발생할 수 있다.[113]

측정 결과

- DASH와 QuickDASH는 국소부위에 한정된 평가 도구로서 이두근 원위부 파열에 대한 측정 결과 도구로 사용할 수 있음을 확인하였다.

진단영상

- US는 부분 파열 진단에 대한 신뢰도를 높일 수 있으며 결과 평가도구로 치료시간 단축을 위해 사용이 증가되고 있다. 최근 연구 결과 이두근 원위부 병리에 대한 진단(SP 71–100, +LR 3.28–Inf)하거나 감별(SN 95–97, −LR 0.03 – .07)하는데 유용하다.[55,114]
- MRI는 이두근 원위부 손상에 대한 진단방법으로 널리 사용되고 있지만 완전 파열을 진단하는데 더 유용하다. MRI는 이두근 근위부 병리를 진단(SP 100, +LR Inf) 하거나 감별(SN 92, −LR 0.08)하는데 유용하다.[54]

II. 시진

- 급성인 경우 팔을 옆구리 쪽에 붙이는 보호자세를 취할 수 있다. 또한 반상출혈, 부종이 있을 수 있고, 이두근 건막에 제한적인 반상출혈을 확인할 수 있다.[115]
- 이두근 굴곡 시키고 만졌을 경우 뾰족한 느낌이 있을 수 있다.[116]

III. 분류 및 선별검사

- 다른 관절과 비근골격계 관련 원인을 배제해야 한다.
- 주두와–흉골 타진 검사: 견관절 전방 탈구, 쇄골 골절, 상완골 골절을 진단(SP 99, +LR 84)하거나, 감별(SN 84, −LR 0.3) 하는데 유용하다.[75]
- 표현징후 검사: 골 병변을 진단(SN 94, −LR 0.07)하는데 유용하다.[77]
- 주관절 신전 검사: 세 개의 연구결과 골절을 진단(SN 94.6 – 100, −LR 0 – 0.06)하는데 유용하다.[76,78,79]
- 주관절 능동관절가동범위: 골절을 진단 (SP 97, +LR 33)하거나 감별(SN 100, −LR 0)하는데 유용하다.[79]
- 치료사는 근위부 원인일 수 있는 경추부, 견관절, 신경학적 원인을 배제해야 한다.

IV. 움직임 검사

- 모든 움직임과 관절 놀이 평가를 추천하며 특히, 주관절 능동 굴곡 움직임에 초점을 맞춘다. 치료사는 움직임의 질이 낮고 통증이 많지 않음을 유의해야 한다.

V. 근육 수행능력 검사

- 환자는 능동적인 주관절 굴곡이나 회외동작 시 통증을 호소하고 근력이 저하되어

있다.[93,117]

VI. **특수 검사**

- 군집 검사: 완전 파열을 확인하기 위한 군집 검사에는 후크 검사, 수동 전완 회외 검사, 이두근 주름 간격 검사 포함되어 있으며 세 가지 검사 결과가 일치 할 경우 이두근 원위부 손상을 진단(SP 100, +LR NA)하거나 감별(SN 100, −LR 0)하는데 유용하다. 연구 결과에 의하면 세가지 검사 결과가 일치하면 방사선 촬영은 필요 없지만 세 가지 검사 결과가 상충되거나 모호한 경우 MRI나 US 검사를 권고하고 있다.[95]
- 후크검사: 저-편파성 연구에서 이두근 원위부 손상을 진단(SP 100, +LR Inf)하거나 감별(SN 81,−LR 0.19)하는데 유용하다.[95]
- 이두근 비틀림 검사: 이두근 원위부 파열을 감별(SN 96, −LR 0.04)하거나 진단(SP 100, +LR Inf)하는데 유용하다.[93]
- 전완 수동 회내 검사: 이두근 원위부 파열을 감별(SN 95, −LR 0.05)하거나 진단(SP 100, +LR Inf)하는데 유용하다.[95]

VII. **촉진**

- 환자는 이두근 근복에서 압통을 느끼고 원위부가 요골 조면쪽으로 삽입되어 근육 조직의 뚜렷한 결손을 확인할 수 있다.

VIII. **신체 수행능력 측정**

- 악력
- 상완이두근과 회외근의 지구력과 근력 검사[117]

잠재적 치료 기반 분류

- 가동성 조절과 통증 조절(통증이 심할 경우)을 권고한다.

척측측부인대(UCL) 염좌

ICD-9: 841.1(척측측부인대 염좌)

ICD-10: S53.449A(상세불명의 주관절 척측측부인대 염좌)

UCL은 세 개의 인대로 구성되어 있다: 횡, 전방사선, 후방사선 인대. UCL 손상은 반복적인 과부하 동작 또는 흔하지는 않지만 급성 파열로 인해 조직의 퇴행성 변화가 생기는 것이다. 반복적인 과부하로 인한 외상성 손상은 피칭과 같은 반복적인 투구로 인한 가능성이 높다. 급성 파열은 미식축구나 레슬링과 같은 스포츠에서 주관절이 굴곡 상태로 충돌할 경우 발생한다.[24]

I. **환자 인터뷰**

주관적 병력

- 반복적인 스포츠 또는 작업 활동에 대한 과거력
- 동적인 활동(던지기) 중에 주관절 내측에서 통증과 압통
- 던지기: 최고 속도에 도달하기 위한 불안정성, 감소된 볼 조절
- 네 번째와 다섯 번째 손가락 쪽으로 저린감과 무감각
- 급성: 손상 시에 펑소리나 파열되거나 당기는 느낌이 있다.

측정 결과

- DASH와 QuickDASH는 신체 부위에 대한 측정이지만 내측 주관절 불안정성과 관련된 장애에 대한 임상적 타당도가 있다.

진단영상

- MRI는 척측측부인대 열상에 대한 연부조직 구조를 진단(SP 100, +LR Inf)하는데 유용하다.[49]
- CT 관절 영상은 척측측부인대 열상을 진단(SP 91, +LR 9.6)하거나 감별(SN 86, −LR 0.15)하는데 유용하다.[49]
- US는 주관절의 연부조직 구조를 시각화하는데 사용되며 대조적으로 작은 열상을 진단하는데 유용하다.[114]

II. **시진**

- 손상이 급성인 경우를 제외하고 정상처럼 보일 수 있다. 환자는 팔을 몸통 앞쪽으로 보호된 위치에 붙이고 있을 수 있다. 부종

도 있을 수 있다.

III. 분류 및 선별검사

- 다른 관절과 비근골격계 관련 원인을 배제해야 한다.
- 주두와-흉골 타진 검사: 견관절 전방 탈구, 쇄골 골절, 상완골 골절을 진단(SP 99, +LR 84)하거나, 감별(SN 84, −LR 0.3)하는데 유용하다.[75]
- 표현징후 검사: 골 병변을 진단(SN 94, −LR 0.07)하는데 유용하다.[77]
- 주관절 신전 검사: 세 개의 연구결과 골절을 진단(SN 95 - 100, −LR 0 - 0.06)하는데 유용하다.[76,78,79]
- 주관절 능동관절가동범위: 골절을 진단(SP 97, +LR 33)하거나 감별(SN 100, −LR 0)하는데 유용하다.[79]
- 치료사는 근위부 원인일 수 있는 경추부, 견관절, 신경학적 원인을 배제해야 한다.

IV. 움직임 검사

- 관절가동범위는 환자마다 다양하다. 급성 손상인 경우 치료사는 회내와 신전, 굴곡 가동범위가 약간 제한되고 회외는 크게 제한될 것을 예상해야 한다. 만성인 경우 가동범위가 정상 범위일 수 있다.
- 주관절 내측 인대 구조에 부하를 주는 종속 활주에서 과가동성과 통증이 나타날 수 있다. 급성 손상 환자는 이 동작에서 근방호가 나타날 수 있다.

V. 근육 수행능력 검사

- 만성인 경우에는 근력이 정상 범위에 있지만 좀 더 급성인 경우에는 전완 굴곡근과 회내근과 관련된 통증뿐만 아니라 근력 감소를 확인할 수 있다.

VI. 특수 검사

- 동적 외반스트레스 검사: 만성 UCL(MCL) 손상이 의심되는 경우 이를 감별(SN 100, +LR 4.0)하는데 유용하다.[97]
- 외반스트레스 검사: UCL(MCL) 열상을 진단(SP 60, −LR 0.56)하거나, 감별(SN 66, +LR 1.65)하는데 유용하다.[48]
- 주관절 내측 불안정성 검사: 만성 UCL(MCL) 손상이 의심되는 경우 이를 진단(SP 100, +LR Inf)하는데 유용하다.[97]

VII. 촉진

- 내측 주관절과 근육을 따라서 촉진할 때 통증을 호소할 수 있다.
- 촉진시 압통: UCL(MCL) 열상을 감별(SN 81−94, −LR 0.2)하는데 타당성이 확인된 검사 방법이다.[48,49]

VIII. 신체 수행능력 측정

- 악력
- 투구를 하는 사람들에서 정확도뿐만 아니라 던지기 또는 투구 속도의 관찰, 운동과제의 수행은 UCL(MCL)에 대한 손상을 확인하는 지표가 될 수 있다.

내측상과통과 만성 척측측부인대 염좌의 감별진단

- 내측상과통은 남성보다 여성에서 흔히 잘 발생한다.
- 내측상과통의 증상은 손목의 굴곡과 회내에 대한 능동이나 저항 움직임, 수동 손목 신전 또는 회외 시에 재현된다.
- 만성척골측부인대 염좌는 일반적으로 정상 가동범위 내에서 움직임 시 통증이 없다.
- 주관절의 종속활주, 특히 외반력을 가해지는 활주는 UCL 염좌가 있는 경우 과가동성이 나타날 수 있다.
- 동적 외반스트레스 검사는 만성 UCL 염좌를 감별하는 데 사용할 수 있고 내측 주관절 불안정성 검사는 UCL 염좌를 진단하는데 사용할 수 있다.

잠재적 치료 기반 분류

- 급성기: 통증 조절, 수정된 고정
- 만성기: 활동의 수정, 운동치료, 훈련

요골두 아탈구 또는 탈구

ICD-9: 841.1(주관절의 폐쇄성 탈구)

ICD-10: S53.096A(상세불명의 요골두 탈구)

요골두에서 급성 아탈구나 탈구의 경우 일반적으로 외측 탈구가 발생한다; 소아의 경우 탈구가 가장 빈번히 일어나는 관절이다.[118] 일명 애기보는 *여자 팔꿈치*로 불리는 주관절 아탈구는 팔을 갑자기 잡아당겨서 요골두가 탈구되거나 전위되는 것을 의미한다. 만약 팔을 회내하고 주관절을 신전시키면(아이 팔을 잡고 돌릴 때와 위치가 비슷함) 더 쉽게 탈구될 수 있다.

I. 환자 인터뷰

주관적 병력

- 연령<6세, 4세 미만에서 가장 일반적임
- 통증은 팔이 빠지거나 견인된 후에 발생
- 팔을 사용하지 않음
- 경도의 부종

측정 결과

- DASH와 Quick DASH는 모든 상지 장애에 대한 임상적 관련성을 제시할 수 있으나 국소부위에 한정되어 있다. 요골두 탈구는 소아에서 흔히 발생하기 때문에 이 측정법의 유용성이 제한적일 수 있다.

진단영상

- 일반 방사선 이미지에서 특히 측면 이미지는 요골두 탈구를 확인하는데 유용하다. 요골 근위부 중앙에서 상완골 소두 중앙을 가로지르는 선이 방사선상 선이다. 이 선이 상완골 소두를 지나가지 않을 경우 요골두 탈구를 의심할 수 있다.[60]
- 골절 여부를 확인하기 위해 방사선 촬영이 필요하다.

II. 시진

- 팔을 보호하고 있는가
- 팔의 회내와 미세한 굴곡을 하고 있는가

III. 분류 및 선별검사

- 다른 관절과 비근골격계 관련 원인을 배제해야 한다.
- 주두와-흉골 타진 검사: 견관절 전방 탈구, 쇄골 골절, 상완골 골절을 진단(SP 99, +LR 84)하거나, 감별(SN 84, −LR 0.3)하는데 유용하다.[75]
- 표현징후 검사: 음성인 경우 골 병변이 없음을 진단(SN 94, −LR 0.07)하는데 유용하다.[77]
- 주관절 신전 검사: 세 개의 연구결과 골절을 진단(SN 95−100, −LR 0−0.06)하는데 유용하다.[76,78,79]
- 주관절 능동관절가동범위: 골절을 진단(SP 97, +LR 33)하거나, 감별(SN 100, −LR 0)하는데 유용하다.[79]
- 치료사는 근위부 원인일 수 있는 경추부, 견관절, 신경학적 원인을 배제해야 한다.

IV. 움직임 검사

- 치료사는 주관절 신전과 회내에 대한 수동과 능동 움직임 시 통증이 나타나는지 확인해야 한다.

V. 근육 수행능력 검사

- 환자는 일반적으로 통증이 유발되면 다른 검사를 수행하기 어렵다.

VI. 특수 검사

- 의자 푸쉬업 검사: 두 연구 결과 후외측 불안정성이나 탈구를 감별하기 위한(SN 88−100, −LR NR) 근거가 부족하다.[98,102]
- 테이블 위 재배치 검사: 음성인 경우 후외측 불안정성을 감별하는데(SN 100, −LR NR) 근거가 부족하다.[102]
- 외측 피벗시프트 검사와 후외측 회전 당김 검사가 의미가 있을 수 있으나 연구 결과들이 SN에 대한 신뢰성과 SP를 보고된 바가

없다.

VII. **촉진**

- 요골두 외측부에서 압통을 호소한다.

VIII. **신체 수행능력 측정**

- 요골두 탈구나 아탈구에 대한 신체 수행력 측정 방법은 없다.

잠재적 치료 기반 분류

- 움직임을 제한하고 보호와 통증 조절이 적절할 수 있다.

주관절 터널증후군

ICD-9: 354.2(척골신경 병변)

ICD-10: G56.20(상세불명의 상지, 척골신경 병변)

주관절 터널증후군은 척골신경 압박으로 인해 주관절 내측부를 따라 증상이 나타나며, 내측부에는 두 개의 척측수근굴근, 상완척골 건막, 내측 인대로 구성되어 있다. 전기진단을 통해 척골신경 병증 진단을 받은 36명의 환자를 대상으로 한 연구 결과 주관절의 축전위나 운반각, 척골신경 증상이 있는 경우 나타날 수 있다.[119]

I. **환자 인터뷰**

주관적 병력

- 주관절 내측 통증, 감각이상이 전완과 손의 척골측 원위부에서 나타난다.
- 감각 손실은 소지구에서 나타나며; 감각은 일반적으로 무뎌진다.
- 척골에 위치한 손 근육의 근력이 약화된다.
- 환자는 주관절 굴곡이나 신전을 반복적이고 장기적으로 사용한 과거력이 있다.[120]

측정 결과

- DASH와 Quick DASH는 모든 상지 장애에 대한 임상적 관련성을 제시할 수 있으나 국소부위에 한정되어 있다.

진단영상

- 근전도 검사와 신경전도 속도 검사는 전형적인 검사로 사용되고 있지만 주관절 터널증후군 진단에서는(37-86%) 광범위한 민감도가 있다; 따라서 더 나은 진단 방법이 필요할 수 있다.[58]
- 초음파는 척골신경 CSA를 측정하는데 사용할 수 있으며 척골신경 병증이 있는 환자의 부종 비율을 일반인과 비교할 수 있다.[57,68,121]
- 초음파는 최대 CSA > 10mm인 경우 척골신경병증을 감별(SN 50, −LR 0.58)하거나 진단(SP 85, +LR 3.4)하는데 유용하다. 초음파는 전완 부종 비율이 2.9mm 이상인 겨우 척골신경 병증을 감별(SN 50, −LR 0.58)하거나 진단(SP 85, +LR 3.4)하는데 유용하다.[57,58]
- MR 평가는 척골신경병증에서 T2 신경 신호 증가에 대해 감별(SN 83, −LR 0.2)하거나 진단(SN 85, +LR 5.5)하는데 유용하다.[59]

II. **시진**

- 특이사항이 없이 정상소견을 보인다.

III. **분류 및 선별검사**

- 다른 관절과 비근골격계 관련 원인을 배제해야 한다.
- 주두와-흉골 타진 검사: 견관절 전방 탈구, 쇄골 골절, 상완골 골절을 진단(SP 99, +LR 84)하거나, 감별(SN 84, −LR 0.3)하는데 유용하다.[75]
- 골밀도 검사: 음성인 경우 골 병변을 진단(SN 94, −LR 0.07)하는데 유용하다.[77]
- 주관절 신전 검사: 세 개의 연구결과 골절을 진단(SN 95-100, −LR 0-0.06)하는데 유용하다.[76,78,79]
- 주관절 능동관절가동범위: 골절을 감별(SN 100, −LR 0)하거나 진단(SP 97, +LR 33)하는데 유용하다.[79]
- 치료사는 경추, 견관절, 신경 긴장 같은 근위부 원인을 감별해야 한다. 경추 신경근병

증(C7-8), 상완신경총 손상, 내측상과염, 흉곽출구증후군을 감별하는 것이 중요하다.

IV. **움직임 검사**

- 주관절 굴곡을 유지하면 증상이 재연된다.

V. **근육 수행능력 검사**

- 전완과 손 근육의 근력 저하가 있을 수 있다.

VI. **특수 검사**

- 압력 유발 검사: 두 개의 연구 결과 주관절 터널증후군을 진단(SP 98-99, +LR 45-46)하는데 유용하다.[18,104]
- 주관절 터널증후군을 위한 주관절 굴곡 검사: 편향성이 높은 한 개의 연구 결과 주관절 터널증후군을 진단(SP 99, +LR 74)하는 근거가 부족하다.[18]
- 티널 징후: 세 개의 연구 결과 주관절 터널증후군을 진단(SP 98-99, +LR 35-54)하는 근거가 부족하다.[18,104,105]
- 주관절 긁은 자극 소실 검사: 주관절 터널증후군을 진단(SP 99, +LR 69)하는 근거가 부족하다.[104]

VII. **촉진**

- 환자는 주관절 내측에서 압통을 호소한다(증상은 상과 원위부 1인치까지).

VIII. **신체 수행능력 측정**

- 악력

잠재적 치료 기반 분류

- 일상 활동 수정, 운동과 컨디션 조절, 잠재적 통증 조절(통증이 있는 경우)이 적절하다.

상완골 원위부 골절

ICD-9: 812.41(폐쇄성 상완골 과상와 골절)

ICD-10: S42.416A(비전위 과상와 골절)

팔을 편 채 넘어지거나 주관절 타박상, 회전력에 의한 손상 같은 급성 손상이나 외상은 주관절 골절의 원인이 될 수 있다.[122] 상완골 원위부 골절의 다양한 유형과 관절 외 골절, 관절 내 골절을 분류하는 체계가 있다. 또한 관절 내 골절은 과간, 과상, 융기 골절로 분류한다(상완골 원위부 골절에 대한 뮬러 분류법) 소아 골절의 60%를 차지하는 과상 골절은 신경혈관 손상 위험이 높다. 소아 골절의 20~25%에서 성장판 손상 위험이 있다.[60]

I. **환자 인터뷰**

주관적 병력

- 급성 외상이나 낙상 과거력.
- 외상이나 낙상 시 '펑'소리나 금가는 소리
- 휴식기 통증.
- 소아과 환자에서 더 많이 호발
- 신경혈관 절충이 발생하면 후외측 전위 골절인 경우 환자는 신경기능의 소실, 특히 정중신경 손상이 생긴다.

측정 결과

- DASH와 Quick DASH는 모든 상지 장애에 대한 임상적 관련성을 제시할 수 있으나 국소부위에 한정되어 있다. 낙상과 골절이 소아 환자에서 흔히 발생하고 있어 DASH와 Quick DASH를 이용한 결과 측정은 제한적일 수 있다.

진단영상

- 방사선 이미지는 외상 후 골절을 진단하는 가장 먼저 하는 보편적인 방법이지만 최근 연구에서 방사선 촬영을 줄이기 위해 관절 가동범위 검사를 사용해 진단하는 방법을 사용하였다.[76,79,123]
- 방사선: 표준화된 전후면, 측면 촬영 이미지를 사용해야 한다. 과상 골절은 상완골 전방 선이 혈관 전방에 있을 수 있다(또는 1/3미만일 수도 있다).[60]
- CT는 분쇄골절이 있는 경우 골절 수준을 결정하고 3차원적 복구를 위한 수술계획을 수립하기 위해 사용된다.[44,124,125]

II. **시진**

- 낙상 후 환자는 팔을 몸에 밀착시키고 움직임이 감소된다. 부종, 멍이 있으며 움직임

이 감소된다.

- 골절이 있는 경우 주관절 인접부 후방에 상처가 있을 수 있다.

III. **분류 및 선별검사**

- 다른 관절과 비근골격계 관련 원인을 배제해야 한다.
- 주두와–흉골 타진 검사: 견관절 전방 탈구, 쇄골 골절, 상완골 골절을 진단(SP 99, +LR 84)하거나, 감별(SN 84, −LR 0.3)하는데 유용하다.[75]
- 표현징후 검사: 골 병변을 진단(SN 94, −LR 0.07)하는데 유용하다.[77]
- 주관절 신전 검사: 세 개의 연구결과 골절을 진단(SN 94.6 – 100, −LR 0 – 0.06)하는데 유용하다.[76,78,79]
- 주관절 능동관절가동범위: 골절을 진단(SP 97, +LR 33)하거나 감별(SN 100, −LR 0)하는데 유용하다.[79]
- 치료사는 근위부 원인일 수 있는 경추부, 견관절, 신경학적 원인을 배제해야 한다.

IV. **움직임 검사**

- 환자는 능동이나 수동으로 회내 및 회외(골절 부위에 따라 차이가 있음)보다 굴곡이나 신전을 할 때 통증이 더 심해질 수 있다.
- 환자는 움직임을 망설일 수 있다.

V. **근육 수행능력 검사**

- 환자는 통증이 유발되면 다른 검사를 할 수 없다.

VI. **특수 검사**

- 주관절 굴곡 검사: 신뢰 수준이 높은 연구결과 골절을 진단(SP 100, +LR Inf)하는데 유용하다.[79]
- 주관절 회내 검사: 신뢰 수준이 높은 연구결과 골절을 진단(SP 100, +LR Inf)하는데 유용하다.[79]
- 주관절 회외 검사: 신뢰 수준이 높은 연구결과 골절을 진단(SP 97, +LR 14.3)하는데 유용하다.[79]
- 주두와–흉골 타진 검사와 주관절 능동관절가동범위: 분류와 감별을 참고하라

VII. **촉진**

- 환자는 일반적으로 전체 관절에서 주관절에 압통을 느낄 수 있으며 근위부 보다 더 심한 압통을 느낄 수 있다.

VIII. **신체 수행능력 측정**

- 상완골 원위부 골절에 대한 신체 수행력 측정 방법은 없다.

잠재적 치료 기반 분류

- 움직임을 제한하고 통증 조절이 필요하다.

요골 골절

ICD–9: 813.00–813.93(요골과 척골 골절)
ICD–10: S52.90XA(상세불명의 전완 폐쇄성 골절)

팔을 편 채 넘어지거나 주관절 타박상, 회전력에 의한 손상 같은 급성 손상이나 외상은 주관절 골절의 원인이 되며 요골두가 상완골 소두로 이동할 수 있다. 요골두 골절은 성인에서 흔한 주관절 골절이다. 팻 패드 징후는 요골두 골절 진단에 유용하다. 불행 3징후는 관절 내 각각의 긴장, 압박력으로 인한 요골두 골절과 측부인대 열상이나 탈구, 구상돌기 골절을 의미한다.[60]

I. **환자 인터뷰**

주관적 병력

- 어린이 보다 성인에서 더 자주 발생한다.
- 급성 외상이나 낙상 과거력 있음
- 외상 시 '펑'소리나 금가는 소리
- 휴식 시나 움직일 때 통증
- 골 파편이 있는 경우 역학적 변화가 있다.

측정 결과

- DASH와 Quick DASH는 모든 상지 장애에 대한 임상적 관련성을 제시할 수 있으나 국소부위에 한정되어 있다. 낙상과 골절이 소아 환자에서 흔히 발생하고 있어 DASH와 Quick DASH를 이용한 측정 결과는

제한적일 수 있다.

진단영상

- 방사선 이미지는 외상 후 골절을 진단하는 가장 먼저하는 보편적인 방법이지만 최근 연구에서 방사선 촬영을 줄이기 위해 관절 가동범위 검사를 사용해 진단하는 방법을 사용하였다.[76,79,123]
- 방사선: 표준화된 전후면, 측면 촬영 이미지를 사용해야 한다. 측면 방사선 이미지는 양성 팻 패드나 전방 돛단배 징후를 확인할 수 있다. 만약 골절이 일반적인 이미지에서 확인되지 않을 경우 대각선이나 요골두 소두 영상(측면 영상의 변화)이 요골두 골절을 진단하는데 유용하다.[60]
- CT는 분쇄골절이 있는 경우 골절 수준을 결정하고 3차원적 복구를 위한 수술계획을 수립하기 위해 사용된다.[44,124,125]

II. 시진

- 낙상 후 환자는 팔을 몸에 밀착시키고 움직임이 감소된다. 골절이 있는 경우에도 부종, 멍이 있으며 움직임이 감소된다.
- 골절이 있는 경우 주관절 인접부 후방에 상처가 있을 수 있다. 골절 시 요골 신경 손상이 있는 경우 신전근의 약화가 있을 수 있다.

III. 분류 및 선별검사

- 다른 관절과 비근골격계 관련 원인을 배제해야 한다.
- 주두와-흉골 타진 검사: 견관절 전방 탈구, 쇄골 골절, 상완골 골절을 진단(SP 99, +LR 84), 감별(SN 84, −LR 0.3)하는데 유용하다.[75]
- 표현징후 검사: 골 병변을 진단(SN 94, −LR 0.07)하는데 유용하다.[77]
- 주관절 신전 검사: 세 개의 연구결과 골절을 진단(SN 94.6 – 100, −LR 0 – 0.06)하는데 유용하다.[76,78,79]
- 주관절 능동관절가동범위: 골절을 진단(SP 97, +LR 33)하거나 감별(SN 100, −LR 0)하는데 유용하다.[79]
- 치료사는 근위부 원인일 수 있는 경추부, 견관절, 신경학적 원인을 배제해야 한다.

IV. 움직임 검사

- 회내와 회외 시 통증이 굴곡과 신전 시 통증보다 심하지만 모든 능동과 수동 움직임에서 통증이 있다.
- 요골신경 손상이 있다면 신전근 약화가 있을 수 있다.
- 환자는 움직임을 주저할 수 있다.

V. 근육 수행능력 검사

- 환자는 통증이 유발되면 다른 검사를 할 수 없다.

VI. 특수 검사

- 주관절 굴곡 검사: 신뢰 수준이 높은 연구결과 골절을 진단(SP 100, +LR Inf)하는데 유용하다.[79]
- 주관절 회내 검사: 신뢰 수준이 높은 연구결과 골절을 진단(SP 100, +LR Inf)하는데 유용하다.[79]
- 주관절 회외 검사: 신뢰 수준이 높은 연구결과 골절을 진단(SP 97, +LR 14.3)하는데 유용하다.[79]
- 주두와-흉골 타진 검사는 견관절 전방 탈구, 쇄골 골절, 상완골 골절을 진단(SP 99, +LR 84)하거나, 감별(SN 84, −LR 0.3)하는데 유용하다.[75]
- 주관절 능동관절가동범위: 골절을 진단(SP 97, +LR 33)하거나 감별(SN 100, −LR 0)하는데 유용하다.[79]

VII. 촉진

- 환자는 일반적으로 전체 관절에서 주관절에 압통을 느낄 수 있으며 관절 외측부에서 더 심한 압통을 느낄 수 있다.

VIII. 신체 수행능력 측정

- 요골두 골절에 대한 신체 수행력 측정 방법은 없다.

잠재적 치료 기반 분류

- 움직임을 제한하고 통증 조절이 필요하다.

주두와 골절

ICD-9: 813.00-813.93(요골과 척골의 골절)

ICD-10: ~S52.90XA(상세불명의 전완 폐쇄성 골절)

두 가지 메커니즘으로 주두와 골절이 발생한다. 낮은 외력 골절은 상완삼두근과 상완근의 갑작스러운 당김으로 인한 이차적인 결과로 노인들에게 주로 호발한다. 높은 외력 골절은 높은 외력이(척골의 분쇄골절이 동시에 발생할 수 있기 때문) 작용하는 직접적인 외상으로 발생한다.[60]

I. 환자 인터뷰

주관적 병력

- 어린이보다 성인에게 더 자주 발생한다.
- 급성 외상, 주두와에 대한 직접적 타격, 주관절이 굴곡된 상태에서의 낙상에 대한 과거력.
- 외상 시 '펑'소리나 금가는 소리
- 휴식 시 통증
- 투수나 던지는 일을 하는 경우 미세 손상으로 인해 골절이 발생할 수 있다.

측정 결과

- DASH와 Quick DASH는 모든 상지 장애에 대한 임상적 관련성을 제시할 수 있으나 국소부위에 한정되어 있다. 낙상과 골절이 소아 환자에서 흔히 발생하고 있어 DASH와 Quick DASH를 이용한 측정 결과는 제한적 일 수 있다.

진단영상

- 방사선 이미지는 외상 후 골절을 진단하는 가장 먼저하는 보편적인 방법이지만 최근 연구에서 방사선 촬영을 줄이기 위해 관절가동범위 검사를 사용해 진단하는 방법을 사용하고 있다.[76,79,123]
- 방사선: 표준화된 전후면, 측면 촬영 이미지를 사용해야 한다. 측면 이미지는 주두와 골절을 가장 잘 확인할 수 있다.[60]
- CT는 분쇄골절이 있는 경우 골절 수준을 결정하고 3차원적 복구를 위한 수술계획을 수립하기 위해 사용된다.[124,125]

II. 시진

- 낙상 후 환자는 팔을 몸에 밀착시키고 움직임이 감소된다. 골절이 있는 경우에도 부종, 멍이 있으며 움직임이 감소된다.

III. 분류 및 선별검사

- 다른 관절과 비근골격계 관련 원인을 배제해야 한다.
- 주두와-흉골 타진 검사: 견관절 전방 탈구, 쇄골 골절, 상완골 골절을 진단(SP 99, +LR 84)하거나, 감별(SN 84, -LR 0.3)하는데 유용하다.[75]
- 표현징후 검사: 골 병변을 진단(SN 94, -LR 0.07)하는데 유용하다.[77]
- 주관절 신전 검사: 세 개의 연구결과 골절을 진단(SN 95-100, -LR 0-0.06)하는데 유용하다.[76,78,79]
- 주관절 능동관절가동범위: 골절을 진단(SP 97, +LR 33)하거나 감별(SN 100, -LR 0)하는데 유용하다.[79]
- 치료사는 근위부 원인일 수 있는 경추부, 견관절, 신경학적 원인을 배제해야 한다.

IV. 움직임 검사

- 굴곡과 신전 시 통증이 회내와 회외 시 통증보다 심하지만 모든 능동과 수동 움직임에서 통증이 있다.
- 환자는 움직임을 망설일 수 있다.

V. 근육 수행능력 검사

- 환자는 통증이 유발되면 다른 검사를 시행할 수 없다.

VI. 특수 검사

- 주관절 굴곡 검사: 신뢰 수준이 높은 연구결과 골절을 진단(SP 100, +LR Inf)하는데 유용하다.[79]

- 주관절 회내 검사: 신뢰 수준이 높은 연구 결과 골절을 진단(SP 100, +LR Inf)하는데 유용하다.[79]
- 주관절 회외 검사: 신뢰 수준이 높은 연구 결과 골절을 진단(SP 97, +LR 14.3)하는데 유용하다.[79]
- 주두와-흉골 타진 검사는 견관절 전방 탈구, 쇄골 골절, 상완골 골절을 진단(SP 99, +LR 84)하거나, 감별(SN 84, −LR 0.3)하는데 유용하다.[75]
- 주관절 능동관절가동범위: 골절을 진단(SP 97, +LR 33)하거나 감별(SN 100, −LR 0)하는데 유용하다.[79]

VII. **촉진**

- 환자는 일반적으로 전체 관절 중 주관절에 압통을 느낄 수 있으며 관절 후면부에서 더 심한 압통을 호소할 수 있다.

VIII. **신체 수행능력 측정**

- 주두와 골절에 대한 신체 수행력 측정 방법은 없다.

잠재적 치료 기반 분류

- 움직임을 제한하고 통증 조절이 필요하다.

주관절 복합 불안정성: 골절 또는 탈구

ICD-9: 812.41(폐쇄성 상완골 과상 골절); 813.00-813.93(요골과 척골 골절)
ICD-10: S42.416A(과상 전위 골절); ~ S52.90XA(폐쇄성 전완 골절)

팔을 뻗은 채 넘어지거나 주관절 타박상, 회전력에 의한 급성 손상이나 외상은 주관절 골절을 야기한다.[126] 주관절 탈구는 흔한 질병이며 견관절만 탈구 되는 경우가 더 빈번히 일어난다. 일반적인 탈구는 요골이나 척골 변위 방향에 따라 정해지며 복합 전위는 골절(일반적으로 요골두와 구돌돌기)과 신경혈관 손상이 동반될 수 있다.[118] 탈구의 전위 방향은 요골과 척골의 복합적인 후방 탈구가 일반적이다. 가능한 다른 방향은 전방, 후방, 분리탈구이다.

요척골 원위부 탈구를 동반한 요골두 골절은 전완부 골간막 골절 또는 탈구로 정의되며; 요골과 척골 사이 골간막 열상을 동반한다. 이런 종류의 골절 또는 탈구는 강한 힘이나 외상으로 발생한다.[127] 또 다른 탈구 유형은 주관절 후방 탈구, 요골두 골절, 갈고리돌기 골절이 생기는 불행 3징후이다(MCL 열상).[128] 몬테기아 골절이나 탈구는 요골두 탈구와 척골 골절이 동반된다. 몬테지아 골절과 다른 골절 또는 전위에는 유형에 따른 분류체계가 있다. 일반적으로 몬테지아 골절은 주관절에 직접적인 타박상에 의해 발생한다.[60,129]

I. **환자 인터뷰**

주관적 병력

- 어린이보다 성인에서 더 많이 발생한다.
- 전완 회내 상태에서 팔을 뻗고 갑작스럽게 넘어질 때, 낙상 시 자기 보호 동작을 할 때
- 외상 시 '펑'소리나 금가는 소리
- 휴식 시 통증

측정 결과

- DASH와 Quick DASH는 모든 상지 장애에 대한 임상적 관련성을 제시할 수 있으나 국소부위에 한정되어 있다. 낙상과 골절이 소아 환자에서 흔히 발생하고 있어 DASH와 Quick DASH를 이용한 결과 측정은 제한적 일 수 있다.

진단영상

- 방사선 이미지는 외상 후 골절을 진단하는 가장 먼저 하는 보편적인 방법이지만 최근 연구에서 방사선 촬영을 줄이기 위해 관절가동범위 검사를 사용해 진단하는 방법을 사용하고 있다.[76,79,123]
- 방사선: 표준화된 전후면, 측면 촬영 이미지를 사용해야 한다. 측면 이미지는 주두와 골절을 가장 잘 확인할 수 있다. 대각선 이미지는 일반 방사선 이미지에서 놓칠 수 있는 요골두 탈구를 진단하는데 유용하다.[60]
- CT는 분쇄골절이 있는 경우 골절 수준을

결정하고 3차원적 복구를 위한 수술계획을 수립하기 위해 사용된다.[124,125]

II. **시진**

- 낙상 후 환자는 팔을 몸에 밀착시키고 움직임이 감소된다. 골절이 있는 경우에도 부종, 멍이 있으며 움직임이 감소된다.
- 요골신경 손상이 있다면 신전근 약화가 있을 수 있다.

III. **분류 및 선별검사**

- 다른 관절과 비근골격계 관련 원인을 배제해야 한다.
- 주두와-흉골 타진 검사: 견관절 전방 탈구, 쇄골 골절, 상완골 골절을 진단(SP 99, +LR 84)하거나, 감별(SN 84, −LR 0.3)하는데 유용하다.[75]
- 표현징후 검사: 골 병변을 진단(SN 94, −LR 0.07)하는데 유용하다.[77]
- 주관절 신전 검사: 세 개의 연구결과 골절을 진단(SN 95−100, −LR 0−0.06)하는데 유용하다.[76,78,79]
- 주관절 능동관절가동범위: 골절을 진단(SP 97, +LR 33)하거나 감별(SN 100, −LR 0)하는데 유용하다.[79]
- 치료사는 근위부 원인일 수 있는 경추부, 견관절, 신경학적 원인을 배제해야 한다.

IV. **움직임 검사**

- 회내, 회외, 굴곡, 신전 시 통증을 호소한다; 모든 능동과 수동 움직임에서 통증이 있다.
- 요골신경 손상이 있다면 신전근 약화가 있을 수 있다.
- 환자는 움직임을 망설일 수 있다.

V. **근육 수행능력 검사**

- 환자는 통증이 유발되면 다른 검사를 시행할 수 없다.

VI. **특수 검사**

- 주관절 굴곡 검사: 신뢰 수준이 높은 연구결과 골절을 진단(SP 100, +LR Inf)하는데 유용하다.[79]
- 주관절 회내 검사: 신뢰 수준이 높은 연구결과 골절을 진단(SP 100, +LR Inf)하는데 유용하다.[79]
- 주관절 회외 검사: 신뢰 수준이 높은 연구결과 골절을 진단(SP 97, +LR 14.3)하는데 유용하다.[79]
- 주두와-흉골 타진 검사는 견관절 전방 탈구, 쇄골 골절, 상완골 골절을 진단(SP 99, +LR 84)하거나, 감별(SN 84, −LR 0.3)하는데 유용하다.[75]
- 주관절 능동관절가동범위: 골절을 진단(SP 97, +LR 33)하거나 감별(SN 100, −LR 0)하는데 유용하다.[79]

VII. **촉진**

- 환자는 일반적으로 전체 관절 중 주관절에 압통을 느낄 수 있으며 관절 장애가 가장 큰 부위에서 더 심한 압통을 호소할 수 있다.

VIII. **신체 수행능력 측정**

- 주관절 복합 불안정성에 대한 신체 수행력 검사는 없다.

잠재적 치료 기반 분류

- 움직임을 제한하고 통증 조절이 필요하다.

주관절 관절염

ICD−9: 715.12(골관절염, 국소부, 1차, 상지)
ICD−10:M19.029(상세불명의 주관절, 일차성 골관절염)

주관절 골관절염(OA)은 전형적인 특발일차 골관절염 또는 외상으로 인한 뻣뻣함의 결과이다.[130] 주관절 OA는 상지를 이용해 무거운 물건을 나르거나 손을 이용한 작업을 하는 남성에서 흔히 발생하며 처음에는 마지막 동작에서 증상이 발현되다 진행됨에 따라 모든 범위에서 통증이 나타난다.[131] 주관절에 대한 어떤 외상 후, 외상후 관절염에서 통증, 관절 관련 충돌, 신경 포착으로 진행될 가능성이 있다.[69] 류마티스 관절염(RA)이 있는 경우, 주관절 관련 증상이 있으며 특히 통증 관련 증상이 더 빈번하며 가동범위 전체에서 통증을 호소한다. 따라서 RA를 감별해야 한다.

I. 환자 인터뷰

주관적 병력

- 통증이 점진적으로 심해지며 외상으로 인한 관절가동범위 감소와 기능 저하
- 마찰음, 분쇄, 관절음 호소
- 통증 특징: 둔감, 통증
- 수면 장애
- 활동에 따라 통증이 심해지고 휴식이나 온열 자극 시 감소
- 여성 보다 남성에 더 많이 발생[131]
- 나이: 일차적으로 중년에서 고령, RA나 외상 과거력이 있는 경우 더 낮아짐[61]
- 근력 감소

측정 결과

- DASH와 Quick DASH는 모든 상지 장애에 대한 임상적 관련성을 제시할 수 있으나 국소부위에 한정되어 있다.

진단영상

- 방사선 소견상 관절 협착, 골 경화증, 관절 주위 낭종, 골극이 있다. Kellgre과 Lawrence에 의한 OA 정의는 6장을 참고하라.[132]
- 주관절 90° 굴곡, 요골소두에 대한 AP, 측면 방사선 이미지를 일반인과 비교했을 때 유의한 차이가 없음에도 불구하고 일반적으로 시행하고 있었다.[61,69]
- 긍정적인 수술 결과를 예측 할 수 있는 분류체계는 다음과 같다:[61]
  - Ⅰ 등급: 관상 동맥 우회술에서 퇴행성 변화는 없으나 척수강 내 관절의 퇴행성 변화가 양성행성 변화가 양성
  - Ⅱ 등급: 요골소두에서 중등도의 관절 협착과 척골활차 가장자리 관절증이 동반
  - Ⅲ 등급: 요골소두 아탈구와 Ⅰ과 Ⅱ 등급 변화가 동반

II. 시진

- 정상으로 보일 수 있으나 기능적 활동에서 ROM 감소 가능성이 있다; 만약 통증이 있다면 보호 작용으로 팔을 몸에 붙이고 있을 것이다.

III. 분류 및 선별검사

- 다른 관절과 비근골격계 관련 원인을 배제해야 한다.
- 주두와–흉골 타진 검사: 견관절 전방 탈구, 쇄골 골절, 상완골 골절을 진단(SP 99, +LR 84)하거나, 감별(SN 84, −LR 0.3)하는데 유용하다.[75]
- 표현징후 검사: 골 병변을 진단(SN 94, −LR 0.07)하는데 유용하다.[77]
- 주관절 신전 검사: 세 개의 연구결과 골절을 진단(SN 95−100, −LR 0−0.06)하는데 유용하다.[76,78,79]
- 주관절 능동관절가동범위: 골절을 진단하거나(SP 97, +LR 33) 감별하는데 유용하다(SN 100, −LR 0).[79]
- 건선 관절염과 류마티스 관절염을 포함한 다른 관절염을 감별하기 위해 혈액 검사가 필요할 수 있다.
- 주관절에서는 희귀 질환인 라임병과 급성 감염이 발생할 수 있으므로 이에 대한 감별도 필요하다.[133]

IV. 움직임 검사

- 많은 방향에서 움직임 감소가 있을 수 있다. 과거 외상이나 반복적인 활동, 과도한 스트레스를 받은 관절 양쪽 원인의 결과에 따라 증상이 나타나는 부위가 달라진다.
- 일차적인 제한과 통증은 주관절 굴곡과 신전 시에 나타난다; 가동범위는 100° 이하로 제한된다.[61]

V. 근육 수행능력 검사

- 근력은 대체로 감소하지만 통증이 없는 가동범위에서는 근력이 정상 일 수 있다.

VI. **특수 검사**

- 골관절염에 대한 특별 검사는 없다. 모든 검사와 마찬가지로 다른 질병을 감별하기 위한 검사가 필요하다.

VII. **촉진**

- 주관절 주위에(국소화 되지 않은) 압통을 호소할 수 있다.

VIII. **신체 수행능력 측정**

- 악력

잠재적 치료 기반 분류

- 가동성 증진, 운동치료, 관리가 필요하다.

이단성 골연골염

ICD-9: 732.7(이단성 골연골염)
ICD-10: M93.20(상세불명의 이단성 연골염)

주관절의 관절연골 골편 또는 이단성 골연골염은 주관절의 미세외상이 원인일 수 있다. 외상은 허혈성 변화를 일으키거나 해당 부위의 혈류를 감소시키고 연골을 손상시킨다.

I. **환자 인터뷰**

주관적 병력

- 청년
- 움직일 때 통증, 특히 격렬한 운동 시
- 남녀 비율은 3:1
- 50% 이상에서 일반적인 외상 과거력이 있음
- 고도의 지방화, 극심한 통증
- 우세 팔
- 관절음, 딸깍음
- 라켓볼, 야구, 체조, 역도를 한 과거력

측정 결과

- DASH와 Quick DASH는 모든 상지 장애에 대한 임상적 관련성을 제시할 수 있으나 국소부위에 한정되어 있다.

진단영상

- 방사선 이미지는 외상 후 골절을 진단하는 가장 먼저 하는 보편적인 방법이지만 최근 연구에서 방사선 촬영을 줄이기 위해 관절 가동범위 검사를 사용해 진단하는 방법을 사용하고 있다.[76,79,123]
- MRI는 연골 손상 정도와 위치를 확인하고 방사선 이미지 결과를 확진하는데 사용된다.[50]

II. **시진**

- 급성 손상인 경우 부종과 출혈이 있을 수 있다.
- 능동 움직임 시에 통증을 호소하거나 움직임 중에 걸리는 느낌이 있을 수 있다.

III. **분류 및 선별검사**

- 다른 관절과 비근골격계 관련 원인을 배제해야 한다.
- 주두와-흉골 타진 검사: 견관절 전방 탈구, 쇄골 골절, 상완골 골절을 진단(SP 99, +LR 84)하거나, 감별(SN 84, −LR 0.3)하는데 유용하다.[75]
- 표현징후 검사: 골 병변을 진단(SN 94, −LR 0.07)하는데 유용하다.[77]
- 주관절 신전 검사: 세 개의 연구결과 골절을 진단(SN 94.6-100, −LR 0-0.06)하는데 유용하다.[76,78,79]
- 주관절 능동관절가동범위: 골절을 진단(SP 97, +LR 33)하거나 감별(SN 100, −LR 0)하는데 유용하다.[79]
- 치료사는 근위부 원인일 수 있는 경추부, 견관절, 신경학적 원인을 배제해야 한다.

IV. **움직임 검사**

- 움직임이 감소되거나 굴곡과 신전 끝범위에서 통증을 호소한다.

V. **근육 수행능력 검사**

- 정상범위 이내에서 시행해야 한다.

VI. **특수 검사**

- 능동 요골소두 압박검사: 주관절을 굴곡과 신전 시키면서 전완을 회외와 회내시킨다.

VII. **촉진**

- 심부 촉진시 특이한 압통은 없다; 심부 촉진시 근육 구조에 대한 압통으로 인해 불만을 호소할 가능성이 있다.

VIII. **신체 수행능력 측정**

- 악력
- 기능적 활동이나 수행력 검사

잠재적 치료 기반 분류

- 가동성, 통증 조절, 운동치료, 관리가 필요하다.

결론 CONCLUSION

체계적인 정형학적 평가와 검사 과정은 치료사가 환자 증상의 원인을 파악하고 치료-기반 분류와 병리적 진단을 하는데 유용하다. 환자의 주관적 사실, 결과 측정, 방사선 이미지 결과, 관찰로 구성된 인터뷰 과정은 치료사에게 중요한 정보를 제공한다. 인터뷰 이후에 검사를 통해 심각한 병리학적 문제를 감별하고 나머지 절차(움직임 검사, 근육 수행능력 검사, 특수 검사, 촉진, 신체 수행능력 측정)를 통해 관련 사항들을 확인해야 한다. 검사 과정에서 수집된 정보를 종합하는 것은 장애 개선 및 치료적 중재를 위한 환자 중심 재활 프로그램을 구성하는데 필요하다.

23

손목과 손
WRIST AND HAND

손목과 손(wrist and hand, WH) 복합체는 많은 동적이고 정적인 요소로 구성되어 있다. 이러한 구조물들의 상호작용과 복잡한 균형은 놀라울 정도의 힘, 민감성, 정밀도를 가질 수 있게 만든다. 이러한 구성 요소 중에 어떠한 것이라도 붕괴되면 각각의 일상생활 수행 능력 및 직업 또는 레크레이션 활동에 상당한 영향을 미치게 된다. WH는 상지에서 매우 활동적인 부분이지만 부상에 매우 취약하다. 손목과 손을 검사하는 동안에는 가장 효과적인 치료방법을 확인하기 위해 원인 요소를 정확하게 밝히는 것에 있어 도전을 받게 된다. 종종 진단은 모호하고 유익하지 않다; 따라서, WH 부분의 통증을 가진 환자를 포함하여, 각각의 환자와의 상호작용 동안 임상 검사의 구성요소(주관적인 내역, 측정 결과, 진단영상, 객관적인 검사 및 특수 검사를 포함하지만 이에 국한되지 않음)들은 특정 진단의 확률을 높일 수 있는 치료사 자신의 능력이 포함되어야 한다. 이 장에서는 WH 복합체의 검사에 대한 근거 중심 접근법을 제시한다.

임상 응용 해부학
CLINICALLY APPLIED ANATOMY

원위 요척관절(distal radioulnar joint, 먼쪽 노자관절)은 손목에 가장 가까운 근위부 관절이다(자세한 내용은 22장 참고). 손목과 손과의 관계 때문에 몇몇의 세부사항이 제시된다. 이 관절은 차축 관절로서, 원위 요골과 척골의 관절원판 또는 삼각섬유연골복합체(TFCC)와 연결된다. TFCC는 요골과 인접하는 것을 도와주고 원위 요척관절의 일차적인 안정자 역할을 한다. TFCC는 또한 손에서 팔꿈치로 축 하중을 전달하고 체중 부하에 대한 쿠션 역할을 하며 인대의 부착 부위가 된다(그림 23.1).

손목은 8개의 손목 뼈가 근위와 원위의 두 줄로 배열되어 있다. 주상골(scaphoid, 손배뼈), 월상골(lunate, 반달뼈), 삼각골(triquetrum, 세모뼈), 두상골(pisiform, 콩알뼈)가 근위줄을 이루고, 대능형골(trapezieum, 큰마름뼈), 소능형골(trapezoid, 작은마름뼈), 유두골(capitate, 알머리뼈), 유구골(hamate, 갈고리뼈)가 원위줄을 이루고 있다(그림

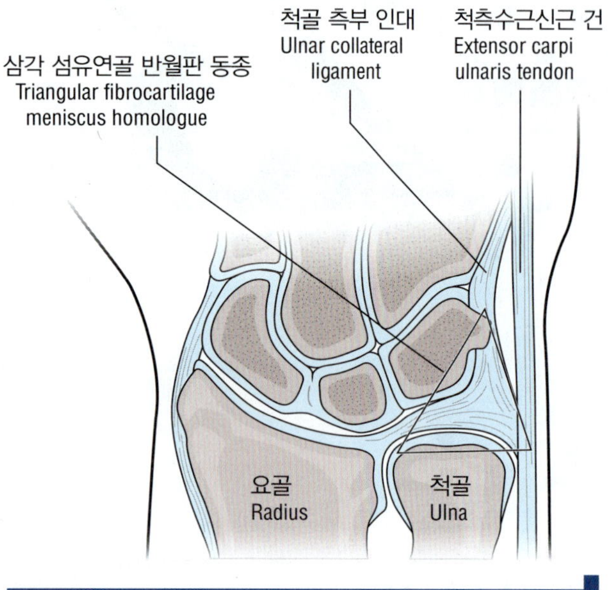

그림 23.1 삼각 섬유연골 복합체(TFCC) 부분의 관절 디스크.

23.2). 전체적으로 근위열의 손목뼈는 근위 쪽으로는 볼록한 모양이고, 원위 쪽으로는 오목한 모양이다. 손목뼈로부터 원위 쪽으로는 중수골(metarcarpal, 손허리뼈)과 지절골(phalanges, 손가락뼈)이 있다. 중수골은 손의 손바닥과 손등 쪽을 구성한다. 이들 뼈는 서로 거의 움직이지 않는다. 반면 지절골은 손으로 물건을 조작할 수 있도록 상당한 양의 움직임을 가지고 있다.

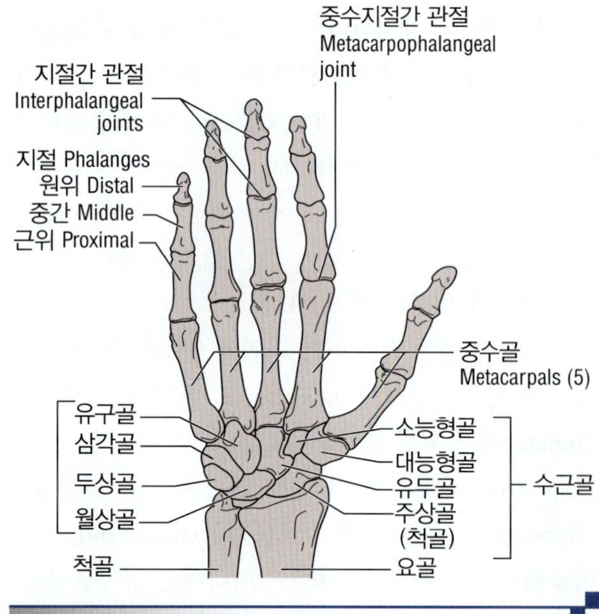

그림 23.2 손목과 손의 뼈.

몇 가지 변수들(여러 작은 뼈, 여러 관절의 존재, 물건을 잡기 위해 손에 필요한 움직임의 양)로 인해, 손의 적절한 안정성은 다양한 관절을 안정화시키는 인대와 손을 움직이는 데 사용되는 여러 근육들 간의

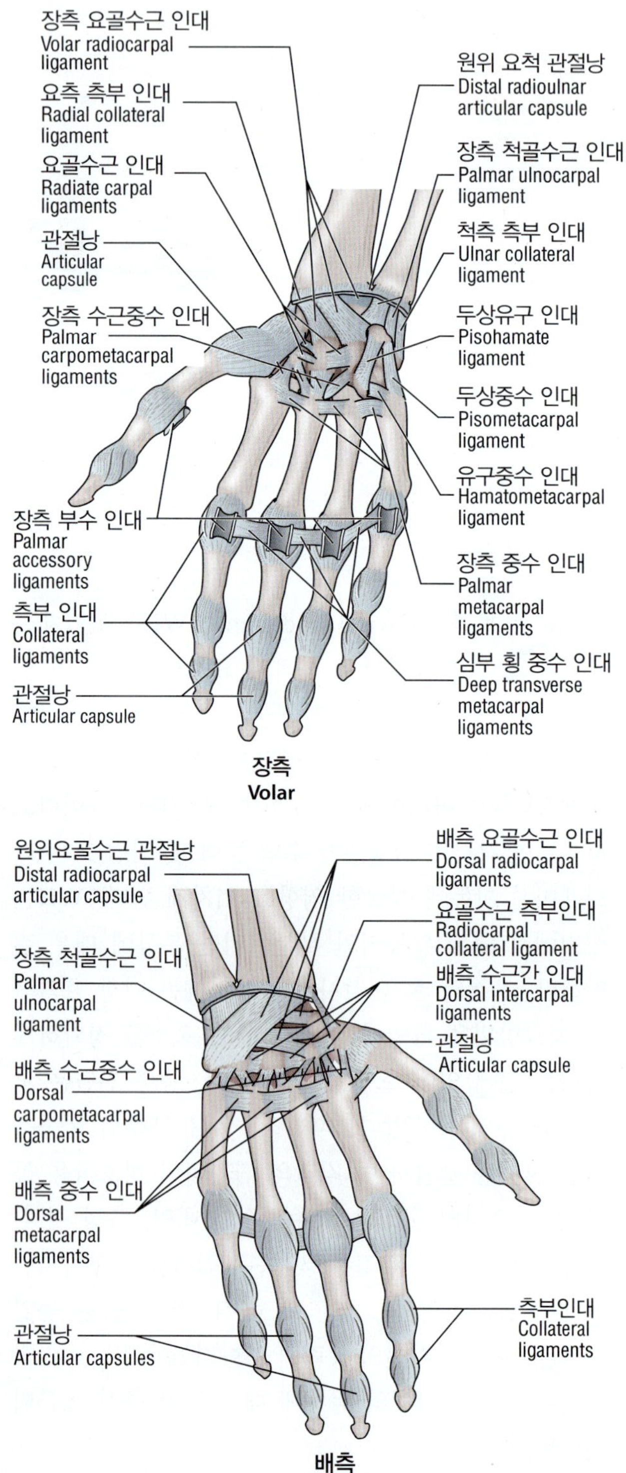

그림 23.3 손목과 손의 배측과 장측 인대들.

복잡한 상호 관계를 필요로 한다(그림 23.3). 손의 적절한 안정성은 과제를 수행하는 근육들을 위해서도 필요하다.

이러한 손목뼈의 몇몇은 임상 치료사에게 중요한 특성들을 가지고 있다. 주상골은 해부학적인 코담배갑의 바닥을 구성한다(그림 23.4). 주상골은 또한 가장 빈번하게 골절되는 손목뼈이다. 이와 같은 골절에 대해 일반적으로 설명되는 기전은 뻗은 손 부상(FOOSH)에 대한 낙상이다. 월상골 또한 FOOSH의 부상을 받기 쉽고, 아탈구 또는 탈구의 가능성을 가지고 있다. 유두골은 손목뼈에서 가장 중심에 있고 가장 큰 뼈이다. 유두골은 원위로 3번째 중수골과 관절하게 된다. 그것은 손의 근위 횡 아치의 쐐기돌로 간주된다. 유구골의 갈고리는 손의 굴근 지지대에 부착한다.

손목의 굴곡과 신전근 지지띠는 신전과 굴곡근 건들의 활주를 방지한다. 이를 통해 손목과 손의 움직임은 기계적 효율성을 가지고 수행할 수 있게 된다. 굴근지지띠(횡손목 인대)는 일반적으로 수근관으로 지나가는 정중신경의 압박으로 인해 수근관 증후군의 병리학에 기여하는 것으로 알려져 있다(그림 23.5). 이 병의 외과적 고정은 종종 정중신경에 대한 압박을 감소시키기 위해 이 지지띠를 부분적으로 이완시키게 된다.

손가락의 해부학적 구조는 건과 인대 구조물들의 복잡한 상호작용을 가지고 있다. 중수지(MCP) 관절에서, 지신근(extensor digitorum, 손가락 폄근)의 건

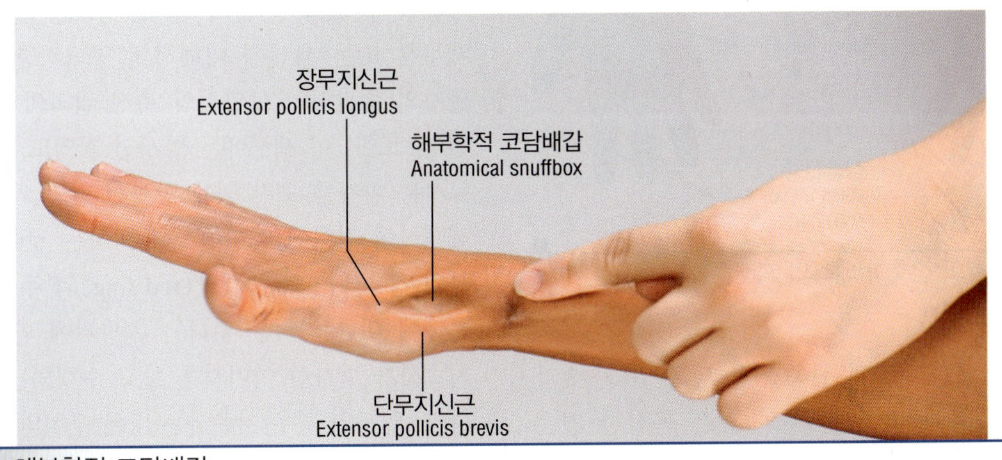

그림 23.4 해부학적 코담배갑.

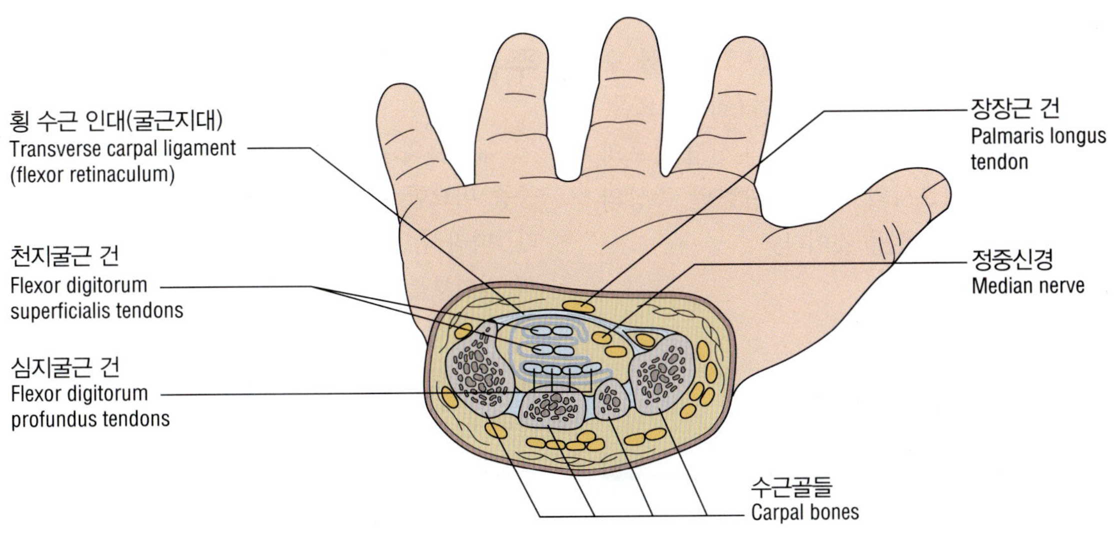

그림 23.5 수근관의 횡관찰, 정중신경과 굴근건들을 보여주고 있다.

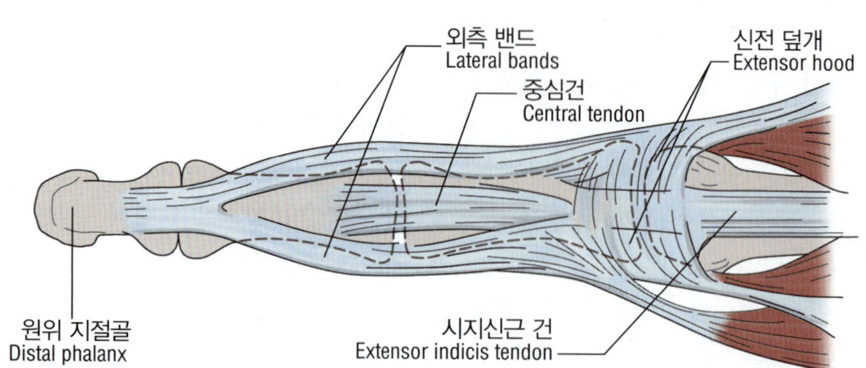

그림 23.6 신전 덮개와 건들.

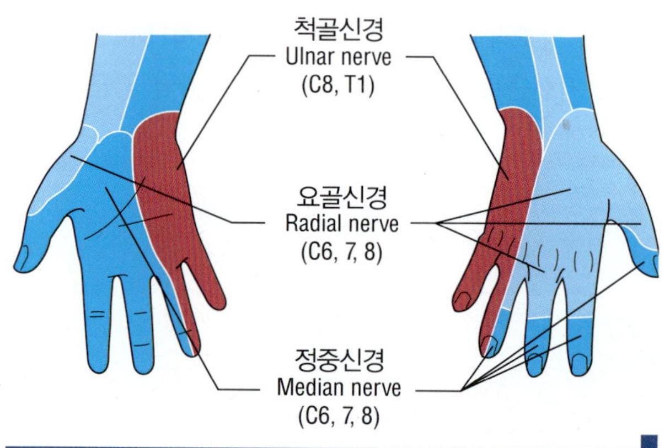

그림 23.7 손의 장측과 배측의 지배.

은 마치 후드처럼 관절의 뒤쪽 면을 덮고 있다. 손가락의 후부 면을 덮고 있는 이와 같은 복잡한 건은 지신근, 시지신근(extensor indicis, 집게펴근), 소지신근(extensor digiti minimi, 짧은새끼폄근)에 정지되는 근의 복합에 의해서 형성된다(그림 23.6).

손의 신경 지배는 복잡하다. 그림 23.7에서 볼 수 있듯이, 팔의 일차적인 세 가지 신경들(척골, 요골, 정중신경) 모두가 손을 지배한다. 여기의 신경 분포의 복잡성을 이해하면 치료사의 신경과 관련된 증상의 감별진단에 도움을 줄 수 있을 것이다.

환자 인터뷰
CLIENT INTERVIEW

인터뷰는 일반적으로 치료사와 환자가 처음 만났을 때 시행된다. 전에 5장에서 논의했던 것처럼(환자 인터뷰와 관찰), 이 검사의 구성요소는 치료사에게 환자가 나타내는 진단의 확률에 대해 상당량의 정보를 제공할 수 있다. 본문의 목적을 위해, 인터뷰는 각 신체부분 또는 섹션에 대해서 설명되지만 일반적으로 환자의 주관적인 보고서와 측정 결과의 소견이 포함된다. 또한, 이 섹션에는 방사선 촬영도 포함된다. 치료사는 환자를 보기 전에 방사선 촬영 이미지 결과를 해석하여 검사에 바이어스를 피하는 것이 좋다(대부분의 경우에는 붉은 깃발(red flag)과 주된 의학 관련 문제에 대한 염려는 없다). 그렇기에 환자 인터뷰는 치료사가 방사선 이미지를 보고 수행되는게 좋다. 게다가, 일부의 경우 치료사는 다른 구성의 검사들을 계속 해나가기 전에 심각한 병리를 배제하기 위해서라도 검사 초기에 방사선 이미지를 해석할 필요가 있다.

주관적 정보 (Subjective)

대부분의 손목과 손의 손상은 분명하다. 하지만, 종종 미묘한 손상을 감지하는 것이 어려운 경우도 있다. 따라서, 체계적인 검사가 중요하다. 더욱이, 상지의 원위부를 검사할 때 치료사는 환자의 상태에 근위부 구조가 관여하는지 여부를 결정하기 위해 근위부를 검사해야한다. 주관적 검사는 감별진단에 유익한 관련 단서를 제공하고 신체검사의 범위를 결정하는데 도움을 줄 것이다.

신체의 모든 영역과 마찬가지로, 근골격계 통증으로 환자를 검사할 때, 검사 초기에 치료사는 그 상태의 본질, 손상기전, 조화로운 징후를 명확하게 이해해야만 한다. 손상의 기전과 상태의 본질을 세밀하게 파악하는 것은 잠재적인 통증 생성기를 결정하는데 큰 도움을 줄 수 있다. 예를 들어, 손을 뻗어서 넘어지는 것은 원위부 요골과 주상골의 골절을 야기시키는 손목과 손의 외상[3]에 대한 일반적인 기전임이 밝혀졌다.[5] 또한, 반복적인 미세 손상은 특히 손목과 손에서 빈번히 나타나고 이로 인해 수근관 증후군이나 다양한 건초염을 야기할 수 있다.[6-9] 통증 반복의 원인에 대한 이유 역시 밝혀져야만 한다(직업, 레크레이션 활동, 취미 등).

손목과 손 영역은 일상생활, 레크레이션 활동, 취미 및 직업과 관련된 활동을 수행하는데 필수적인 구성요소이다. 따라서, 일상생활에서 환자의 통증의 영향을 파악해야 한다. 치료사는 환자에 대한 손상의 정도를 결정하기 위해 일상적으로나 직업 또는 취미에 상관없이 가장 일반적으로 부상의 영향을 받는 특정한 과제를 명확하게 이해해야 한다. 예를 들어, 만약 가장 큰 장애가 빈도가 낮은 활동이라면 경영보조사의 타이핑 처럼, 일상적으로 빈도가 높은 과제보다 환자의 기능에 영향을 거의 미치지 않을 것이다.

치료사들은 환자의 나이와 직업, 증상의 위치와 경과기간, 증상이 심해질 때와 경감될 때, 증상을 심하게 만들거나 경감시키는 기능적 움직임, 전에 받았던 치료, 수행되었던 진단 검사나 촬영에 대해서 물어봐야만 한다.

치료사들은 또한 마비나 따끔거림 같은 변화된 감각의 존재와 위치에 대해서도 관심을 가져야 한다. 예를 들어, 야간의 감각이상은 전형적인 수근관 증후군에서 나타나는 증상이다. 하지만 그것 하나만 가지고는 유의한 진단학적 정확성을 제시하지 못한다(민감도[SN] 77, 특이도[SP] 27, +LR 1.1, −LR 0.9). 손목과 손의 신경혈관 시스템은 매우 복잡하고 능숙하다, 환자가 터치에 대한 감각이 감소되었음을 묘사하면 치료사는 잠재적으로 신경혈관 손상을 생각해야만 한다. 정중신경의 변화된 감각은 비록 수근관이나 정중신경 문제가 일반적이긴 하지만 그 병에 속하기 위한 최소한의 조건임을 생각해야 한다(SP 67, +LR 1.2).[11]

측정 결과 (Outcome Measures)

결과측정은 치료 절차의 효능과 효과를 평가하기 위해서 매우 중요하다. 손목과 손에서 일반적으로 사용되는 결과측정 방법은 Disability of the Arm, Shoulder, and Hand(DASH) 설문지, QuickDASH, 환자 특정 기능 척도(Patient-specific Functional Scale(PSFS), Patient-Rated Wrist Evaluation (PRWHE) 설문지, Brigham and Women's carpal tunnel설문지(CTQ), 그리고 Gartland and Werey score가 있다. 이들 손목과 손의 결과 측정법은 일반적으로 상지의 남은 기능(DASH, QuickDASH), 일반적인 전체 척도(PSFS), 손목과 손만 평가하는 것들(PRWE, CTQ, Gartland and Werey score)로 나눌 수 있다. 손목과 손의 복잡성은 여러 측면에서 신체의 다른 많은 부분의 복잡성을 능가한다. 측정 결과는 이러한 영역들을 포함한다. 따라서, 다른 장의 대부분에서보다 손목 및 손 측정에 대한 측정 결과는 좀 더 세부적으로 제공된다.

DASH[12]와 QuickDASH[13]는 21장(어깨)와 22장(팔꿈치와 팔뚝)에서 논의한 것처럼 증상과 기능을 평가하는데 있어 상지를 통한 제한이 나타나는 환자에게 일반적으로 사용하는 측정 방법이다. 손목과 손 내에서 DASH는 매우 좋은 타당도, 좋은 신뢰도, 매우 좋은 반응도를 가지고 있다. 최소 감지 변화(Minimal detectable change, DC)과 최소 임상적 중요 변화(minimal clinical important difference, MCID)는 13.7[16,20]과 10.0~10.83이다(SN 82, SP 74)[16,21,22] QuickDASH는 좋은 타당도,[13-15] 신뢰도,[13-17] 반응도[13-15,18,19]를 가지고 있다. MDC와 MCID는 각각 11.0과 8.0~15.91이다(SN 79-80, SP 75-77).

PSFS는 기능을 평가하는 일반적인 측정 결과 방법이다. 그것은 환자에 의해 완벽하게 된다. 환자들은 11점 척도로 3가지의 활동을 완료할 수 있는 능력을 평가하게 된다.[26] PSFS는 상지 근골격계 문제의 환자에게 좋은 타당도(구성과 동시, construct and concurrent),[27] 신뢰도[27]와 반응도[27]를 가지고 있다. MDC와 MCID는 3.0[27]과 1.16이다(SN 88, Sp 79).[27]

CTQ는 환자의 증상과 가능을 평가하는 진단 관련 측정 방법이다. 19개 항목의 설문지로 구성되어 환자가 증상의 중증도(SSS로 알려진 증상의 심각한 정도의 점수)와 수근관 증후군의 기능적 상태를 평가한다.[28] CTQ는 적정한(fair) 타당도,[14,28] 좋은 신뢰도[14,28]와 반응도[29]를 가지고 있다. CTQ에 SSS 구성요소를 주입후 환자의 MCID는 1.04이다.[30] 수술 후 환자에게 MCID는 전체 0.92, SSS 1.14, FSS 0.31이다.[31]

PRWE는 15개의 항목으로 구성된 환자가 완성하는 설문으로 기능적 활동과 특정 과제에서 손목관련 통증과 장애를 평가한다.[32] PRWE는 적정한 타당도

표 23.1 손목과 손의 이미지 방법들의 진단 정확도

병리	진단 검사	참고 기준 Reference standard	민감도(SN) / 특이도(SP)
골관절염	MRI	가변성 조직학 방사선	61/82[35]# 74/76[36]# 61/81[35]#
수근관	EMG MRI CT US	임상소견 임상적 또는 전기진단적 검사 전기진단적 검사	91/81[36] 43-88/40-100*[36] 통합분석(Pooled analysis): 68-97/48-87*[36] 통합분석: 77-88/46-79*[36] 통합분석: 87/83[37] 통합분석: 78/87[38] 통합분석: 84/78[39]
신전근 건 파열	CT	관절경 검사	33-95/82-99^[40]
원위 요골 골절	방사선	CT	75/68[41]
TFCC(삼각섬유연골복합체) 손상	MRI MRA 엑스레이 관절경	관절경 가변성	통합분석: 75/81[42] 통합결과: 83/80[43] 100/90[44] 통합분석: 84/95[42] 통합분석: 76/93[45]
주상골 골절	뼈 신티그래피 (scintigraphy) MRI CT 방사선	가변성 임상 검사 관절경 임상 검사/방사선 관절경	통합분석: 97/89[46] 94-100[47]/60-95[48] 통합분석: 96/99[46] 100/100[49] 77/86[50] 89-97/85-91[51] 94-100[52] 45/95[50]

#=Menashe의 연구는 다양한 관절들(고관절, 슬관절, 손)에서 골관절염을 조사하였다. 연구의 대부분은 슬관절 골관절염에서 수행되었다. *=사용된 위치에 따른 진단 정확도;^=건이 포함된 진단 정확도;EMG=근전도, electromyography; MRI=자기공명영상, magnetic resonance imaging; MRA=자기공명관절경, magnetic resonance arthrography; CT=전산화 단층촬영법, computed tomography; TFCC=삼각섬유연골복합체, triangular fibrocartilaginous complex; US=초음파, ultrasound

이 표에서 보고된 **양호**하고 **이상적**인 진단 정확도 값을 제안하기 위한 칼라 코딩은 이러한 값의 임상적 유용성을 결정하는데 매우 중요한 면인 질적 점수(QUADAS)가 없다. 따라서, 독자는 이러한 값을 해석할 때 이점을 유념해야 한다.

[14,32]와 좋은 신뢰도[14,32]와 반응도[14,18]를 가졌다. MDC와 MCID는 12.2[20]과 14.[22]이다. PRWE에 손과 손목이 포함되도록 수정된 것이 PRWHE이다.[19] PRWHE는 PRWE와 유사하다. 이는 환자가 직접 작성하는 15개의 설문지로 기능적 활동과 특정 과제에서 손목과 손에 관련된 통증 및 장애를 평가하는 평가법이다. PRWHE는 좋은 타당도,[33] 신뢰도,[14,33] 반응도[19]를 보여주었다. MDC와 MCID는 현재 사용할 수 없다.

Gartland and Werley score는 손목과 손의 특정 부위의 기능을 측정하는 방법이다. 앞에서 언급한 측정법들과는 달리, 치료사가 환자를 검사한 후에 점수를 매기게 된다. 이 시스템은 손목 기능의 객관적 평가가 포함된 벌점 시스템에 기초를 두고 있다.[34] 아직 타당도와 신뢰도의 연구는 없다. 이 평가는 객관적인 결과를 측정하는 몇 안되는 결과 측정법중 하나이고 이는 정형외과 의사들에게 매우 인기가 있다.[14]

진단영상 (Diagnostic Imaging)

WH에 사용되는 다양한 영상 기법은 병리에 따라 달라질 수 있다. WH에 사용되는 가장 일반적인 진단학적 기법들의 구체적인 진단적 정확도는 표 23.1을 확인하라.

일반적인 방사선 촬영은 특히 골절처럼 일차적인 이미지 양식으로 사용될 수 있다. 방사선핵종뼈 영상(radionuclide bone imaging), 컴퓨터 단층 촬영(CT), 자기 공명 영상(MRI)과 같은 진보된 영상 기술은 원위 요골 골절(그림 23.8) 또는 주상골 골절(그림 23.9)을 가진 환자에게 우선적으로 선택되어서는 안된다. 전통적인 방사선 사진으로 결론을 내릴 수 없을 때에만 사용되어야 한다. 신티그라피(scintigraphy)는 잠재된 골절을 진단하고 골절치유와 인대나 연골 외상 후 장애를 진단하고 반사성 교감신경 장애에 대해서 진단하고 추적관찰 할 수 있다. 신티그라피의 단점은 병리에 대한 국소화가 미흡한 것이다. CT의 적응증은 신체검사의 소견이 의심스러울 때 잠재된 골절을 확인하기 위해 추가로 사용할 수 있고,

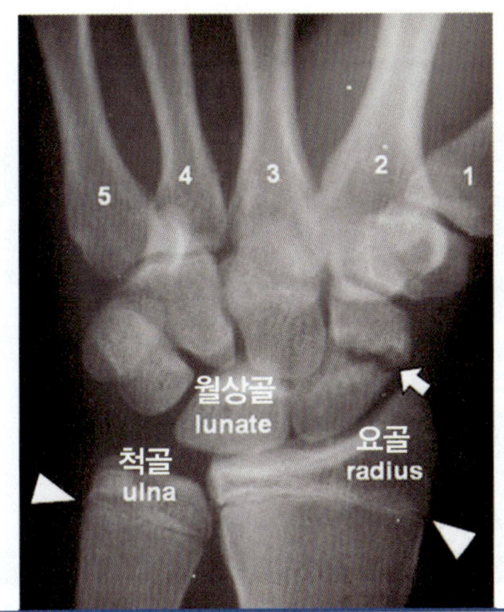

그림 23.9 방사선 사진: 주상골 골절.

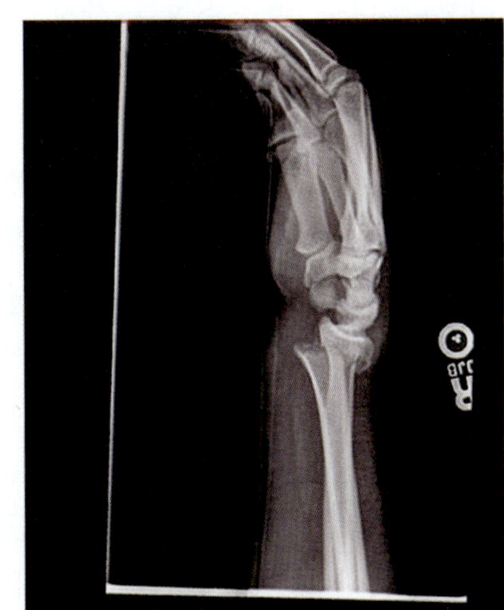

그림 23.8 방사선 사진: 요골 원위 골절.

단순 촬영이 정상이거나 결과가 의심스러울 때 신티그라피와 같이 사용할 수 있다. CT는 원위 요골의 복잡한 분쇄골절의 수술 전 평가에 우수하며, 골절 치유의 평가뿐만 아니라 원위 요골 관절면과 골편의 크기와 위치를 볼 수 있다. 게다가, CT는 원위 요척 관절의 아탈구에 대한 정확한 진단을 위해 사용하는 촬영 기법이다. MRI는 굴곡과 신전근의 건 또는 정중신경과 같은 원위 요골 골절과 관련된 연부조직의 손상이 의심될 때 평가할 수 있는 중요한 진단적 기법이고, 주상골 또는 월상골의 괴사에 대한 초기 진단에도 활용된다(그림 23.10). 또한 삼각섬유연골복합체의 천공을 확인하는데도 사용되고(그림 23.11), 손목 인대의 파열 및 수근관 내의 구조물을 보기위해서도 사용된다.[53]

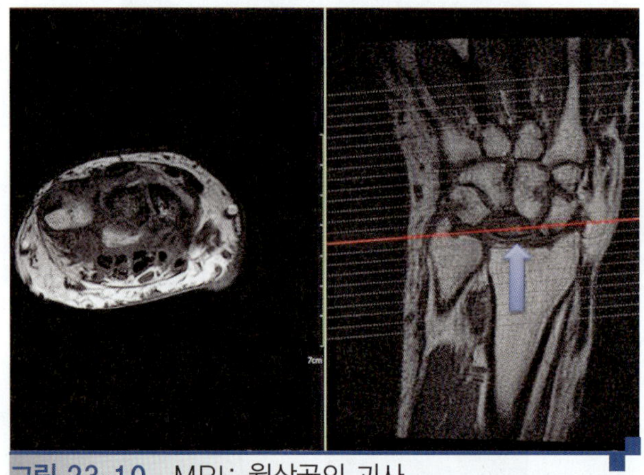

그림 23.10 MRI: 월상골의 괴사.

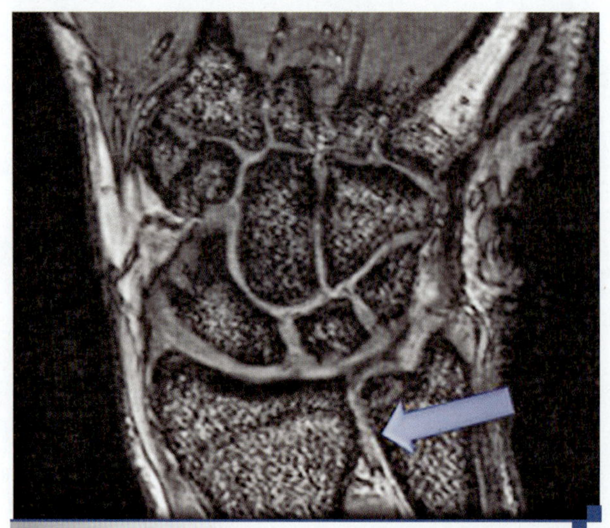

그림 23.11 MRI: 삼각 섬유연골 복합체 천공.

방사선 사진 (Radiographs)

신체의 다른 모든 영역의 촬영과 마찬가지로, 방사선 사진은 전형적으로 손목 및 손의 기능부전을 조사하는 치료사에게 있어 가장 쉽게 할 수 있는 이미지 양식이다. 이전에 언급했듯이, 방사선 사진은 종종 WH에 골절의 병리가 있을 때 첫 번째로 선택되는 이미지 양식이다.

자기 공명 영상 (Magnetic Resonance Imaging)

말초 신경의 MRI 확산 가중 영상은 초기 신경 기능부전을 확인하는데 가장 유용한 영상 시퀀스가 될 수 있다. 전기진단학적 연구는 가까운 미래에 수근관 증후군이 의심되는 환자의 중추 진단 검사로 남아있다. 그러나 말초신경의 고해상도 MRI 촬영은 빠르고, 싸고, 더욱 정확해질 가능성이 있으며, 이들 공통된 증후군의 진단에 있어 더욱 확장된 역할로서 길을 포장해 줄 수 있다.[54]

초음파 (Ultrasound)

초음파학적으로 접근 가능한 지역 중에, 미국은 말초신경계 부위에 의심되는 병변의 해부학적 평가를 위해 처음에 사용하는 이미지 양식이다. 초음파는 말초신경 병증을 주로 감지하고 단일신경병증과 상완신경총병증 환자의 감별진단에도 기여한다. 초음파는 MRI보다 더욱 높은 SN을 가지고 있고(93% vs 67%), 같은 SP를 가지고 있고(86%) MRI보다 더욱 다초점 병변을 잘 확인할 수 있다.[55]

초음파는 수근관을 포함한 다른 병리학에서도 더욱 주로 사용되어지고 있다. 그것의 임상적 가치는 여전이 결정되어지고 있다. 현재, 정중신경의 단면적 영역을 사용하는 미국은 수근관 증후군 진단을 위한 전기진단 검사의 변화로써 수용되어지지는 않지만 보완적인 결과를 얻을 수는 있다.[39,56] 손, 손목과 팔꿈치의 고주파 진단적 초음파는 신경근과 근골격계에 대한 전문가에 의해 제공되어는 진단과 치료의 질을 개선하기 위한 유의한 잠재력을 가지고 있다. 손, 손목, 팔꿈치의 약화, 통증, 무감각이 연관된 환자들에게 진단적 초음파는 전기 진단의 보조 장치가 될 수 있고 파열된 힘줄을 식별하고 수근관 증후군이나 방아쇠 수지 같은 증상을 치료하는데 도움을 줄 수 있다. 치료사는 손, 손목, 팔꿈치에 사용되는 모델인 둔감하게 뾰족한 팁이 있는 작은 고주파 트랜스듀서(>10MHz)를 사용하여 초음파 촉진을 향상시키고 작은 해부학적 구조와 복잡한 골격 윤곽의 시각화를 향상시켜야 한다. 미국에서는, 건과 인대 파열, 방아쇠 수지, 드퀘르뱅 건초염, 교차 증후군, 외측상과염, 골관절염과 같은 다양한 상태들이 평가되어질 수 있다.[57]

체계적 평가 (review of systems)

손목과 손에 대한 체계적 평가의 자세한 내용은 6장을 참고하라(분류와 감별진단).

시진 OBSERVATION

일반적으로 관찰은 환자과 처음 만날 때와 소개할 때 수행된다. 환자에게 인사할 때 치료사는 손을 흔드는 것과 같은 과제로 통증의 유의함을 가능한 한 나타낼 수 있는 환자의 계속되는 거부 또는 이동, 걱정이나 손 교체를 관찰할 수 있고 그러므로 환자가 부상당한 손에 대해 거부하는 것을 확인할 수 있을 것이다. 안정 위치에서 손의 관찰은 손의 기능부전을 확인하는데 유용할 수 있다. 치료사들은 전방과 후방의 양 손목과 손을 관찰해야 한다. 정상자세의 상실은 병리에 의해서 발생될 수 있다. 예를 들어, 손가락이 구부러진 환자는 신전근의 건이 손상되었을 수 있다. 반대로 손가락이 많이 펴진 환자는 굴곡근의 건이 손상되었을 수 있다.

치료사들은 또한 손의 질감과 양측 상지의 피부윤곽을 평가해야 한다. 이때 특히 피부 색깔의 변화 또는 땀이 나는 것의 차이를 봐 손가락 신경 손상인지를 확인해야한다; 모세혈관 재충전 불충분은 미세 혈관 손상을 나타낼 수 있다; 이점식별력이 어려우면 신경학적 손상을 나타낼 수 있다; 부종은 연부조직 손상 또는 골절과 연관될 수 있다; 유의한 위축은 상위 운동 신경병 또는 말초신경, 또는 신경근 손상과 연관될 수 있다. 부종이나 심각한 위축의 평가는 일반적으로 검사의 관찰 동안 발생된다. 대부분의 경우 후속 방문 동안 변화를 평가하기 위해 객관적인 측정값을 얻는 것이 유용하다. figure-eight 방법을 사용하여 부기를 평가하거나 체적 측정 평가를 얻는 것은 좋은 타당도($r = 0.92 - 0.94$)와 신뢰도(ICP = 0.98 − 0.99)를 가지고 있다.[60]

전형적으로 손의 안정위치는 중수지, 근위 지절간 그리고 원위 지절간 관절을 포함한 약간의 손목굴곡이다. 다양한 신경 손상이 있는 환자들은 황폐하게 된 근육을 볼 수 있거나 손목과 손의 안정 위치가 변화되기도 한다. 요골신경 마비는 손목 신전의 불능을 발생시킨다. 그러므로 환자는 굴곡된 손목 자세를 나타낼 것이다. 정중신경 마비는 장무지굴근(flexor pollicis longus, 긴엄지굽힘근)과 심지굴근(flexor digitorum profundus, 깊은손가락굽힘근)의 약화 때문에 집는 과제를 적절하게 수행하지 못할 것이다. 집는 동안 환자는 지절간 관절을 굴곡할 수 없기에 손패드로 잡을 것이다.

분류 및 선별검사 TRIAGE AND SCREENING

분류 및 심사는 검사가 계속되기 전에 완료되어져야 하는 검사 과정의 필수 구성요소이다. 모든 특정 신체 검사와 마찬가지로, 이 시점에서 치료사는 검사를 계속 할지에 대해서 결정해야만 한다. 특히 치료사는 환자를 계속 검사할지 아니면 그들을 의사에게 보낼지를 결정해야 한다. 특별한 병리에서 배제하는 것(6장 분류와 감별진단을 참고하라)과 다른 연관된 구조물(근위-원위부)로 부터의 통증 기전을 배제하는 것은 치료사가 다른 검사의 구성요소를 계속 사용하여 환자의 통증의 정확한 근원을 확인해야 할 필요성을 보다 정확하게 판단할 수 있도록 도와준다. 게다가, 치료사는 각각의 신체부위의 경쟁 진단(경추와 상지의 근위부들)을 좁히기 위해 강력한 선별검사(높은 SN과 낮은 −LR)를 시행해야 한다.

치료사는 외상으로 인한 골절이나 탈구와 같은 의학적 중재의 필요가 요구되는 손목과 손의 영향을 주는 질병을 인식해야 한다. 추가적인 감별진단은 4장과 6장을 참고하라.

심각한 병리에 대한 배제: 붉은 깃발

(Ruling Out Serious Pathology: Red Flags)

팔꿈치, 손목, 손의 골절이나 탈구와 관련된 잠재적인 붉은 깃발에 대한 특별 검사는 소리굽쇠의 사용, 능동과 수동 관절가동범위 평가, 촉진, 그리고 쥐기 검사를 활용해야 한다.

급성 외상 후 손목 골절에 대한 신체적 소견 (Physical Findings for Wrist Fracture Following Acute Trauma)

급성 손목 외상 환자의 손목 골절 검사에서 가장 유용한 것으로 밝혀진 신체 검사 결과는 다음과 같다.[62]

- 국소화된 압통(SN 94)
- 능동 운동에서 통증(SN 97)
- 수동 운동에서 통증(SN 94)
- 쥐기에서 통증(SN 71)
- 회외에서 통증(SN 68)

외상의 병력이 있는 선행적 소견을 가지고 있는 환자는 방사선 사진을 찍으러 보내야만 한다.

급성 소아 손목 손상에 대한 임상적 예측 법칙 (Clinical Prediction Rule for Acute Pediatric Wrist Injuries)

급성 소아 손목 손상과 관련이 있을 가능성이 가장 큰 임상적 변수를 확인하게 위한 임상 예측 법칙이 개발되었다. 유의한 변수들은 아래와 같다:

- 반대 측과 비교해서 20% 이상의 쥐기 힘 감소
- 원위 요골에서의 압통
- 통계: SN 79, SP 63, +LR 2.14, −LR 0.33[63]

소리굽쇠 사용(TUNING FORK)

환자 자세 상지를 이완시킨 자세에서 바로 눕거나 앉는다.

치료사 자세 직접적으로 환자의 얼굴을 보면서 평가할 상지의 옆에 선다.

움직임 치료사는 각각의 지골, 중수골, 요골 또는 척골의 근위 부분에 청진기를 댄다. 치료사는 각각의 지골, 중수골, 요골 또는 척골의 원위 부분에 소리굽쇠를 가지고 두드린다.

평가 A(+) 검사 시 소리가 둔하거나 없다.

통계
- 뼈의 랜드 마크 부위에 사용 SN 83, SP 80, +LR 4.2, −LR 0.21, QUADAS 6, 방사선 사진의 기준참고를 사용하여 다양한 위치와 유형의 골절 환자의 연구(7–60세, 18명 여성)[61]
- 부은(swelling) 부위에 위치: SN 8e, SP 92, +LR 10.4, −LR 0.2, 같은 연구에서[61]

다른 관련 구조로부터의 통증 생성 배제 (Ruling Out Pain Generation From Other Related Structures)

모든 관절들과 마찬가지로, 치료사는 통증 생성에 잠재적으로 기여하는 손상에 대해 위와 아래의 관절을 관찰해야 한다. 특히, 경추의 배제는 어깨에 가까이 있는 근위부이기 뿐만 아니라 어깨와 전체 상지에 잠재적으로 매우 깊은 관계를 가지고 있다.[64] 우선 붉은 깃발이 배제가 되면, 잠재적인 통증의 근원에 차이를 알기 위한 효율적인 방법은 상지 사분위(upper quarter) 선별검사를 통해 이루어진다. 전통적인 상지 사분위 선별검사는 피부분절 근육분절, 심부건 반사, 그리고 가능한 상위 운동원에 대한 검사로 구성되어 있다. 이러한 다른 영역을 배제하는 체계적인 접근법이 제안되었다. 이 접근법의 주요 내용은 아래 장에 나와 있다. 이 검사 절차와 관련된 많은 세부사항들은 17장(경추), 21장(어깨) 그리고, 22장(주관절과 전완)을 참고하라.

경추의 배제 (Rule Out Cervical Spine)

상지 사분위 선별검사는 경추의 가동범위를 확인하고 손목과 손의 환자 문제에 대해 경추에서의 문제인지를 확인한다.

신경병증과 디스크와 관련된 병리

이 병리들은 스펄링 압박 검사와 상지 긴장 검사(upper limb tension test)(정중신경)의 조합으로 배제될 수 있다.

- 스펄링 검사: **SN 93(77−99)**, **SP 95(76−100)**, **+LR 19.6**, **−LR 0.07**, QUADAS 9[65]
- 정중신경 상지 긴장 검사 : **SN 97(85−99)**, SP 22(12−33), +LR 1.3, **−LR 0.12**, QUADAS 10[66]
- 팔 쥐어짜기 검사(경추 신경근 압박): SN 95(85−99), SP 96(87−99), +LR 24, −LR 0.05, QUADAS 8[67]

파셋 관절 기능부전

17장(경추)에서 지적한 것과 같이, 파셋 관절 기능부전은 후−전방 척추 관절 놀이 중에 통증이 재현되거나 파셋 관절의 움직임 제한(block)으로 포함시킬 수 있다.

견관절과 주관절의 배제 (Rule Out Shoulder and Elbow Joints)

상지 사분위 선별검사는 견관절과 주관절의 가동범위를 확인하고 손목과 손의 환자 문제에 대해 견관절과 주관절에서의 문제인지를 확인한다. 전체 능동가동범위와 각 관절 동작에 과압력을 가하는 것(만약 통증이 없다면)은 환자의 증상이 이 동작과 관절의 문제인지를 배제할 수 있게 해준다. 게다가 어느 관절에서와 마찬가지로, 과압력이 있거나 없는 능동관절가동범위의 평가 후 소거는 필수적이다. 7장에서 소개된 상지 사분위 선별검사로써 능동관절가동범위의 모든 동작들이 이행되어야 한다. 경추를 완전히 배제하기 위해, 전체 능동관절가동범위(만약 통증이 없다면 과압력)는 반드시 수행되어야한다.

어깨의 배제: 충돌

- 호킨스 케네디 검사
  - 혼합 분석: SN 74(57−85), SP 57(46−67), +LR 1.7, −LR 0.5, 6가지 연구에서 1,029명 대상자[68]
  - 혼합 분석: SN 80(72−86), SP 56(45−67), +LR 1.84, −LR 0.35, 7가지 연구에서 944명 대상자[69]

팔꿈치의 배제: 골절

- 주관절 신전 검사
  - **SN 97(85−100)**, SP 69(57−80), +LR 3.1, **−LR 0.04**, QUADAS 10[70]
  - **SN 100**, **SP 100**, **+LR Inf**, **−LR 0**, QUADAS 11[71]
- 전체 능동가동범위: **SN 100(93−100)**, **SP 97(88−100)**, **+LR 33**, **−LR 0**, QUADAS 11
- 촉진에 대한 압통: **SN 100(93−100)**, SP 67(53−78), +LR 3, **−LR 0**, QUADAS 11

중요한 임상적 핵심

주관적 검사를 수행할 때 아래의 사행에 유의하라.

- 주관적 검사는 환자의 증상에 가능한 원인에 대한 통찰력을 제공하고 치료사에게 객관적 검사의 우선순위를 정하는데 도움을 준다.
- 치료사는 상태의 본질에 대해 명확하게 이해해야 한다; 손상 기준, 만약 나타난다면 증상의 행동; 그리고 일치하는 증상.
- 치료사는 경추, 어깨, 팔꿈치의 근위 신경근 구조물들을 선별검사하여 환자의 증상에 관여하는지 판단해야 한다.
- 초기 검사에서 결과측정 평가는 선택된 중재의 효과를 평가하는데 매우 가치가 있다.

게다가 어느 관절에서와 마찬가지로, 과압력이 있거나 없는 능동관절가동범위의 평가 후 소거는 필수적이다. 7장에서 소개된 하지 사분위 선별검사로써 능동관절가동범위의 모든 동작들이 이행되어야 한다. 연관된 관절을 완전히 배제하기 위해, 전체 능동관절가동범위(만약 통증이 없다면 과압력)는 반드시 수행되어야한다. 손목과 손 관절의 문제를 완전히 배제하기 위해서 손목과 손의 전체 능동관절가동범위(만약 통증이 없다면 과압력)가 수행되어야 한다. 이 점에 대한 세부사항은 다음 섹션을 참고하라.

움직임 검사 MOTION TESTS

동작 평가는 정형외과 환자의 검사에서 매우 중요한 부분이다. 동작 기능부전은 수축성이 있는 조직과 없는 조직에 다르게 사용되어질 수 있다(9장을 보라). 끝느낌의 평가, 잠재적인 관절낭 패턴 그리고 관절가동범위 표준 값은 치료사에게 그들이 평가한 정형 환자들에 대한 잠재적인 손상을 평가할 수 있게 한다. 능동가동범위, 수동가동범위, 관절 놀이 평가는 관절 문제의 유무를 결정할 뿐만 아니라, 기능부전이 있는 동작의 정확한 양상을 결정하기 위해서 필요하다. 손목과 손 관절의 끝느낌, 가동범위 평균값, 관절낭 패턴, 안정위치, 닫힌 위치는 표 23.2에 표시되어 있다.

수동과 능동 관절가동범위
(Passive and Active Range of Motion)

손목과 손의 관절가동범위(ROM)은 많은 병리학적 이유로 인해 제한되어질 수 있다. 더욱이, 손목과 손의 해부학적 복잡성은 객관적 움직임 평가 동안 유의하고 미묘한 차이를 봐야할 필요성이 있다고 간주된다. 손목과 손의 ROM 측정은 능동 ROM과 수동 ROM이 포함된다.

일반적으로 치료사는 각도계 또는 경사계를 사용하여 이러한 측정을 수행하지만, 대다수는 시각적으로 측정을 얻는데 의존한다. 현재의 문헌에서는 동작 제한에 대한 신뢰할 수 있는 결정을 얻기 위해서 각도계나 경사계를 사용해야 한다. 이러한 측정은 치료사가 임상의사결정을 만드는데 궁극적인 목표로, ROM 장애 또는 제한을 평가하는데 사용된다. 본질적으로 임상적 측정이 타당하고 신뢰할 수 있어야 치료사들은 각 환자 사이를 차별화할 수 있다. WH에서의 각도계 측정값은 우수한 신뢰도를 나타내고 있다.

손목과 손에 대해 수행되는 ROM 측정은 일반적으로 단일 면에서만 적용되어지고 일상생활에서 발생되는 기능적 움직임의 범위를 측정하지는 않는다. 그러나, 평면 움직임 동안 평가된 감소된 동작은 환자의 지각된 기능의 감소와 연관이 있다. 회내와 회외의 움직임은 22장에 열거되어 있다(주관절과 전완). 이러한 측정에 대한 내용은 해당 장을 참고하라.

표 23.2 손목과 손의 관절학

관절	닫힌 위치	안정 위치	관절낭 패턴	평균 ROM	끝느낌
손목	요측편위와 신전	10° 굴곡과 약간의 UD	굴곡과 신전의 같은 제한, RD와 UD 모두 약간의 제한	85° 굴곡 70° 신전 20° RD 30° UD	굴곡, 신전, UD에서 팽팽함(firm), RD에서 단단함(hard)
중수지(2-5) MCP	완전 굴곡	약간 굴곡	굴곡과 신전의 동일 제한	90° 이상 굴곡 45° 또는 그 이상 신전	굴곡시 단단함 (팽팽함도 느낌) 신전과 외전시 팽팽함 외전시 부드러움 (soft)
근위지절 PIP	완전 신전	약간 굴곡	굴곡과 신전에서 동일 제한	2-5 수지 100° 신전은 돌아와서 0°	굴곡의 단단함 신전의 팽팽함
원위지절 DIP	완전 신전	약간 굴곡	굴곡과 신전에서 동일 제한	2-5 수지 90° 굴곡 신전은 돌아와서 0°	모든 동작에서 팽팽함
엄지 수근중수 1st CMC	완전 대립 (opposition)	동작의 중간범위	외전 제한과 신전의 약간 제한	0°-15° 굴곡 엄지기 20°-80°까지 약간 굴곡해서 시작함 엄지와 5번지 수지가 대립이 되어야 함	굴곡시 부드러움과 팽팽함 신전과 외전시 팽팽함 내전과 대립시 부드러움
엄지 중수지 1st MCP	완전 굴곡	약간 굴곡	신전보다 굴곡에서 더 큰 제한	50° 굴곡 신전은 중립자세	굴국에서 팽팽함 또는 단단함 신전시 팽팽함
엄지 지절 1st IP	완전 신전	약간 굴곡	굴곡과 신전에서 동일제한	80° 굴곡 중립에서 20° 정도 신전	굴곡과 신전 모두 팽팽함

RD = 요측 편위(radial deviation), UD = 척측 편위(ulnar deviation), MCP = metacarpal phalangeal; PIP = proximal interphalangeal; DIP = distal interphalangeal; CMC = carpometacarpal; IP = interphalangeal

손목 굴곡(WRIST FLEXION)

환자 자세 손은 중립자세로 테이블의 가장자리에 원위 팔을 떼고 앉는다.

치료사 자세 환자의 옆에 직접적으로 서거나 앉는다.

각도계 정렬 치료사는 삼각골 위 환자의 손목의 외측면에 받침점을 놓고 근위팔은 주두를 사용하여 척골의 외측 중간선을 설정하고 원위팔은 5번째 중수골의 외측 중간선에 위치시킨다.

움직임 치료사는 근위손으로 환자의 요골과 척골을 안정화시키고 원위손으로 환자의 손을 쥔다. 그리고 나서 끝범위까지 수동으로 손목 굴곡을 수행한다(끝느낌은 팽팽함이다). 유사하게, 환자는 능동적으로 동작을 수행할 수 있다(치료사의 도움 없이). AROM은 PROM 이전에 수행하여 환자의 자발적인 이동 의사를 결정해야 한다.

평가 치료사는 ROM 양, 끝느낌, 움직임의 질, 환자 반응, AROM과 PROM 간의 차이 등을 평가한다.

손목 신전(EXTENSION)

환자 자세 손은 중립자세로 테이블의 가장자리에 원위 팔을 떼고 앉는다.

치료사 자세 환자의 옆에 직접적으로 서거나 앉는다.

각도계 정렬 치료사는 삼각골 위 환자의 손목의 외측면에 받침점을 놓고 근위팔은 주두를 사용하여 척골의 외측 중간선을 설정하고 원위팔은 5번째 중수골의 외측 중간선에 위치시킨다.

움직임 치료사는 근위손으로 환자의 요골과 척골을 안정화시키고 원위손으로 환자의 손을 쥔다. 그리고 나서 끝범위까지 수동으로 손목 신전을 수행한다(끝느낌은 팽팽함이다). 유사하게, 환자는 능동적으로 동작을 수행할 수 있다(치료사의 도움 없이). AROM은 PROM 이전에 수행하여 환자의 자발적인 이동 의사를 결정해야 한다.

평가 치료사는 ROM 양, 끝느낌, 움직임의 질, 환자 반응, AROM과 PROM 간의 차이 등을 평가한다.

요측 편위(RADIAL DEVIATION)

환자 자세 손은 중립자세로 테이블에 원위 팔이 지지된 자세로 앉는다.

치료사 자세 환자의 옆에 직접적으로 서거나 앉는다.

각도계 정렬 치료사는 유구골 위 환자의 손목 배측면에 받침점을 위치시킨다. 그리고 전완의 배측 중간선에 근위팔을 정렬하고, 세 번째 중수근골의 배측 중간선에 원위팔을 정렬한다.

움직임 치료사는 근위손으로 환자의 요골과 척골을 안정화시키고 원위손으로 환자의 손을 쥔다. 그리고 나서 끝범위까지 수동으로 손목 요측 편위를 수행한다(끝느낌은 단단함이다). 유사하게, 환자는 능동적으로 동작을 수행할 수 있다(치료사의 도움 없이). AROM은 PROM 이전에 수행하여 환자의 자발적인 이동 의사를 결정해야 한다.

평가 치료사는 ROM 양, 끝느낌, 움직임의 질, 환자 반응, AROM과 PROM 간의 차이 등을 평가한다.

척측 편위(ULNAR DEVIATION)

환자 자세 손은 중립자세로 테이블에 원위팔이 지지된 자세로 앉는다.

치료사 자세 환자의 옆에 직접적으로 서거나 앉는다.

각도계 정렬 치료사는 유구골 위 환자의 손목 배측면에 받침점을 위치시킨다. 그리고 전완의 배측 중간선에 근위팔을 정렬하고, 세 번째 중수근골의 배측 중간선에 원위팔을 정렬한다.

움직임 치료사는 근위손으로 환자의 요골과 척골을 안정화시키고 원위손으로 환자의 손을 쥔다. 그리고 나서 끝범위까지 수동으로 손목 척측 편위를 수행한다(끝느낌은 단단함이다). 유사하게, 환자는 능동적으로 동작을 수행할 수 있다(치료사의 도움 없이). AROM은 PROM 이전에 수행하여 환자의 자발적인 이동 의사를 결정해야 한다.

평가 치료사는 ROM 양, 끝느낌, 움직임의 질, 환자 반응, AROM과 PROM 간의 차이 등을 평가한다.

손의 중수지 관절 굴곡(HAND METACARPOPHALANGEAL(MCP) JOINT FLEXION)

환자 자세 전완과 손이 중립 자세로, 테이블에 원위팔이 지지된 자세로 앉는다.

치료사 자세 환자의 옆에 직접적으로 서거나 앉는다.

각도계 정렬 치료사는 중수지 관절의 배측면에 받침점을 위치시키고, 중수골의 배측 중간선에 근위팔을 정렬하고, 근위 수근골의 배측 중간선에 원위팔을 정렬시킨다.

움직임 치료사는 근위손으로 환자의 중수골을 안정화시키고 원위손으로 환자의 근위부 수근골의 배측면을 쥔다. 치료사는 수동으로 끝범위까지 손바닥을 향해 손가락을 움직인다(끝느낌은 단단함이다). 작은 손가락 각도계가 이 측정을 위해 필요하다. 유사하게, 환자는 능동적으로 동작을 수행할 수 있다(치료사의 도움 없이). AROM은 PROM 이전에 수행하여 환자의 자발적인 이동 의사를 결정해야 한다.

평가 치료사는 ROM 양, 끝느낌, 움직임의 질, 환자 반응, AROM과 PROM 간의 차이 등을 평가한다.

중수지 관절 신전(MCP JOINT EXTENSION)

환자 자세 전완과 손이 중립 자세로, 테이블에 원위팔이 지지된 자세로 앉는다.

치료사 자세 환자의 옆에 직접적으로 서거나 앉는다.

각도계 정렬 치료사는 환자의 중수지 관절 배측면에 받침점을 위치시키고, 중수골의 배측 중간선에 근위팔을 정렬하고, 근위 수근골의 배측 중간선에 원위팔을 정렬시킨다.

움직임 치료사는 근위손으로 환자의 중수골을 안정화시키고 원위손으로 환자의 근위부 수근골의 배측면을 쥔다. 치료사는 수동으로 끝범위까지 손바닥으로부터 멀어지게 손가락을 움직인다(끝느낌은 팽팽함이다). 작은 손가락 각도계가 이 측정을 위해 필요하다. 유사하게, 환자는 능동적으로 동작을 수행할 수 있다(치료사의 도움 없이). AROM은 PROM 이전에 수행하여 환자의 자발적인 이동 의사를 결정해야 한다.

평가 치료사는 ROM 양, 끝느낌, 움직임의 질, 환자 반응, AROM과 PROM 간의 차이 등을 평가한다.

중수지 관절 외전과 내전(MCP JOINT ABDUCTION AND ADDUCTION)

환자 자세 전완이 회내되고 손이 중립 자세로, 테이블에 원위팔이 지지된 채로 앉는다.

치료사 자세 환자의 옆에 직접적으로 서거나 앉는다.

각도계 정렬 치료사는 환자의 중수지 관절 배측면에 받침점을 위치시키고, 중수골의 배측 중간선에 근위팔을 정렬하고, 근위 수근골의 배측 중간선에 원위팔을 정렬시킨다.

움직임 치료사는 근위손으로 환자의 중수골을 안정화시키고 원위손으로 환자의 근위부 수근골의 배측면을 쥔다. 치료사는 수동으로 끝범위까지 손바닥을 향해 손가락을 움직인다(끝느낌은 팽팽함이다). 작은 손가락 각도계가 이 측정을 위해 필요하다. 이 관절의 내전은 최대 외전으로부터 다시 처음자세로 돌아오는 것으로 기록한다. 유사하게, 환자는 능동적으로 동작을 수행할 수 있다(치료사의 도움 없이). AROM은 PROM 이전에 수행하여 환자의 자발적인 이동 의사를 결정해야 한다.

평가 치료사는 ROM 양, 끝느낌, 움직임의 질, 환자 반응, AROM과 PROM 간의 차이 등을 평가한다.

근위지절간 관절과 원위지절간 관절의 굴곡(PROXIMAL INTERPHALANGEAL (PIP) AND DISTAL INTERPHALANGEAL(DIP) JOINT FLEXION)

환자 자세 전완과 손이 중립 자세로, 테이블에 원위팔이 지지된 채로 앉는다.

치료사 자세 환자의 옆에 직접적으로 서거나 앉는다.

각도계 정렬 치료사는 환자의 근위지절간 관절 또는 원위지절간 관절 배측면에 받침점을 위치시키고, 근위 수근골(PIP) 또는 중간 수근골(DIP)의 배측 중간선에 근위팔을 정렬하고, 중간 수근골(PIP) 또는 원위 수근골(DIP)의 배측 중간선에 원위팔을 정렬시킨다.

움직임 치료사는 근위손으로 환자의 근위 수근골(PIP 관절) 또는 중간 수근골(DIP)을 안정화시키고 원위손으로 환자의 중간 수근골(PIP) 또는 원위 수근골(DIP)의 배측면을 쥔다. 치료사는 수동으로 끝범위까지 손바닥을 향해 손가락을 움직인다(끝느낌은 단단함(PIP) 또는 팽팽함(DIP)이다). 작은 손가락 각도계가 이 측정을 위해 필요하다. 이 관절의 내전은 최대 외전으로부터 다시 처음 자세로 돌아오는 것으로 기록한다. 유사하게, 환자는 능동적으로 동작을 수행할 수 있다(치료사의 도움 없이). AROM은 PROM 이전에 수행하여 환자의 자자발적인 이동 의사를 결정해야 한다.

- PIP 신전: PIP 굴곡 시와 마찬가지로 안정화하고 각도계 정렬을 한다; 끝느낌은 팽팽함이다.
- DIP 신전: DIP 굴곡 시와 마찬가지로 안정화하고 각도계 정렬을 한다; 끝느낌은 팽팽함이다.

평가 치료사는 ROM 양, 끝느낌, 움직임의 질, 환자 반응, AROM과 PROM 간의 차이 등을 평가한다.

엄지 수근중수관절(CMC) 굴곡(THUMB CARPOMETACARPAL(CMC) JOINT FLEXION)

환자 자세 전완과 손이 중립 자세로, 테이블에 원위팔이 지지된 채로 앉는다.

치료사 자세 환자의 옆에 직접적으로 서거나 앉는다.

각도계 정렬 치료사는 환자의 첫 번째 수근중수 관절의 손바닥 면에 받침점을 위치시키고, 규정대로 요골 경상돌기를 사용하여 요골의 복측 중간선에 근위팔을 정렬하고, 첫 번째 중수골의 복측 중간선에 원위팔을 정렬시킨다.

움직임 치료사는 근위손으로 환자의 수근골, 요골과 척골을 안정화시키고 원위손으로 환자의 중수골(엄지)의 배측면을 쥔다. 치료사는 수동으로 끝범위까지 엄지를 손의 척측을 향해 움직인다(끝느낌은 부드러움 또는 팽팽함이다). 작은 손가락 각도계가 이 측정을 위해 필요하다. 유사하게, 환자는 능동적으로 동작을 수행할 수 있다(치료사의 도움 없이). AROM은 PROM 이전에 수행하여 환자의 자발적인 이동 의사를 결정해야 한다.

평가 치료사는 ROM 양, 끝느낌, 움직임의 질, 환자 반응, AROM과 PROM 간의 차이 등을 평가한다.

엄지 CMC 관절 신전(THUMB CMC JOINT EXTENSION)

환자 자세 전완과 손이 중립 자세로, 테이블에 원위팔이 지지된 채로 앉는다.

치료사 자세 환자의 옆에 직접적으로 서거나 앉는다.

각도계 정렬 치료사는 환자의 첫 번째 수근중수 관절의 손바닥 면에 받침점을 위치시키고, 규정대로 요골 경상돌기를 사용하여 요골의 복측 중간선에 근위팔을 정렬하고, 첫 번째 중수골의 복측 중간선에 원위팔을 정렬시킨다.

움직임 치료사는 근위손으로 환자의 수근골, 요골과 척골을 안정화시키고 원위손으로 환자의 중수골(엄지)의 배측면을 쥔다. 치료사는 수동으로 끝범위까지 엄지를 손의 요측을 향해 움직인다(끝느낌은 팽팽함이다). 작은 손가락 각도계가 이 측정을 위해 필요하다. 유사하게, 환자는 능동적으로 동작을 수행할 수 있다(치료사의 도움 없이). AROM은 PROM 이전에 수행하여 환자의 자발적인 이동 의사를 결정해야 한다.

평가 치료사는 ROM 양, 끝느낌, 움직임의 질, 환자 반응, AROM과 PROM 간의 차이 등을 평가한다.

엄지 CMC 관절 외전(THUMB CMC JOINT ABDUCTION)

환자 자세 전완을 회외와 회내의 중간에 위치하고 손이 중립자세로, 테이블에 원위팔이 지지된 채로 앉는다.

치료사 자세 환자의 옆에 직접적으로 서거나 앉는다.

각도계 정렬 치료사는 요골 경상돌기의 외측면에 받침점을 위치시키고, 중수지절(MCP) 관절의 중심을 사용하여 환자의 두 번째 중수골의 외측 중간선에 근위팔을 정렬하고, MCP 관절의 중심을 사용하여 첫 번째 중수골의 외측 중간선에 원위 팔을 정렬시킨다.

움직임 치료사는 근위손으로 환자의 수근골과 두 번째 중수골을 안정화시키고 원위손으로 환자의 중수골(엄지)의 내외측면을 쥔다. 치료사는 수동으로 끝범위까지 엄지를 손바닥으로부터 멀어지게 움직인다(끝느낌은 팽팽함이다). 작은 손가락 각도계가 이 측정을 위해 필요하다. 유사하게, 환자는 능동적으로 동작을 수행할 수 있다(치료사의 도움 없이). AROM은 PROM 이전에 수행하여 환자의 자발적인 이동 의사를 결정해야 한다.

- CMC 관절 외전: 최대 외전으로부터 돌아오는 것을 기록한다.
- CMC 관절 대립: 치료사는 첫 번째와 5번째 중수골이 각각을 향하도록 움직여야 한다. 손가락 사이의 거리를 측정한다. 정상 끝느낌은 부드러움이다.

평가 치료사는 ROM 양, 끝느낌, 움직임의 질, 환자 반응, AROM과 PROM 간의 차이 등을 평가한다.

엄지 MCP 관절 굴곡(THUMB MCP JOINT FLEXION)

환자 자세 전완이 최대 회외하고 손이 중립자세로, 테이블에 원위팔이 지지된 채로 앉는다.

치료사 자세 환자의 옆에 직접적으로 서거나 앉는다.

각도계 정렬 치료사는 MCP 관절의 배측 면에 받침점을 위치시키고 중수골의 배측 중간선에 근위팔을 정렬하고 근위 수근골의 배측 중간선에 원위 팔을 고정한다.

움직임 치료사는 근위손으로 환자의 첫 번째 중수골을 안정화시키고 원위손으로 환자의 근위 수근골 배측면을 쥔다. 치료사는 수동으로 끝범위까지 엄지를 손의 척측을 향해 움직인다(끝느낌은 단단함이다). 작은 손가락 각도계가 이 측정을 위해 필요하다. 유사하게, 환자는 능동적으로 동작을 수행할 수 있다(치료사의 도움 없이). AROM은 PROM 이전에 수행하여 환자의 자발적인 이동 의사를 결정해야 한다.

평가 치료사는 ROM 양, 끝느낌, 움직임의 질, 환자 반응, AROM과 PROM 간의 차이 등을 평가한다.

엄지 MCP 관절 신전(THUMB MCP JOINT EXTENSION)

환자 자세 전완은 최대 회외하고 손이 중립자세로, 테이블에 원위팔이 지지된 채로 앉는다.

치료사 자세 환자의 옆에 직접적으로 서거나 앉는다.

각도계 정렬 치료사는 MCP 관절의 배측 면에 받침점을 위치시키고 중수골의 배측 중간선에 근위 팔을 정렬하고 근위 수근골의 배측 중간선에 원위 팔을 고정한다.

움직임 치료사는 근위손으로 환자의 첫 번째 중수골을 안정화시키고 원위손으로 환자의 근위 수근골 배측면을 쥔다. 치료사는 수동으로 끝범위까지 엄지를 손의 요측을 향해 움직인다(끝느낌은 팽팽함이다). 작은 손가락 각도계가 이 측정을 위해 필요하다. 유사하게, 환자는 능동적으로 동작을 수행할 수 있다(치료사의 도움 없이). AROM은 PROM 이전에 수행하여 환자의 자발적인 이동 의사를 결정해야 한다.

평가 치료사는 ROM 양, 끝느낌, 움직임의 질, 환자 반응, AROM과 PROM 간의 차이 등을 평가한다.

엄지 지절간(IP) 관절 굴곡(THUMB INTERPHALANGEAL (IP) JOINT FLEXION)

환자 자세 전완은 최대 회외하고 손이 중립자세로, 테이블에 원위팔이 지지된 채로 앉는다.

치료사 자세 환자의 옆에 직접적으로 서거나 앉는다.

각도계 정렬 치료사는 IP 관절의 배측 면에 받침점을 위치시키고 근위 수근골의 배측 중간선에 근위 팔을 정렬하고 원위 수근골의 배측 중간선에 원위 팔을 고정한다.

움직임 치료사는 근위손으로 환자의 첫 번째 근위 수근골을 안정화시키고 원위손으로 환자의 원위 수근골 배측면을 쥔다. 치료사는 수동으로 끝범위까지 엄지를 손의 척측을 향해 움직인다(끝느낌은 팽팽함이다). 작은 손가락 각도계가 이 측정을 위해 필요하다. 유사하게, 환자는 능동적으로 동작을 수행할 수 있다(치료사의 도움 없이). AROM은 PROM 이전에 수행하여 환자의 자발적인 이동 의사를 결정해야 한다.

평가 치료사는 ROM 양, 끝느낌, 움직임의 질, 환자 반응, AROM과 PROM 간의 차이 등을 평가한다.

수동 부수적 움직임
(Passive Accessories)

손목과 손의 가동성 검사에는 여러 구성요소들이 있다. 수동 부수적 움직임은 손목과 손의 여러 관절과 관련된 각 환자의 일치된 증상을 확인하는데 유용할 수 있다. 만약 일치된 증상이 검사 동안 확인된다면, 치료사는 지속적인 움직임이나 진동 움직임 동안 움직임에 어떤 영향이 가는지 결정해야 한다. 치료사는 일치된 증상이 좋아지는지 안 좋아지는지 또는 전혀 변화가 없는지 확인해야 한다. 이 정보는 치료 계획을 세우는데 유용하게 사용되어질 것이다. 손목 관절과 환자의 증상의 관계에 대해서 평가하는 것은 정상, 과가동성, 저가동성으로 평가되어 진다. 유사한 증상을 가진 환자에게, 두 명의 다른 숙련된 치료사 사이에서 동의율은 60~100%이다.[80]

손목(요수근과 척수근) 후방(배측) 활주 (WRIST (RADIOCARPAL AND ULNOCARPAL) POSTERIOR(DORSAL) GLIDE)

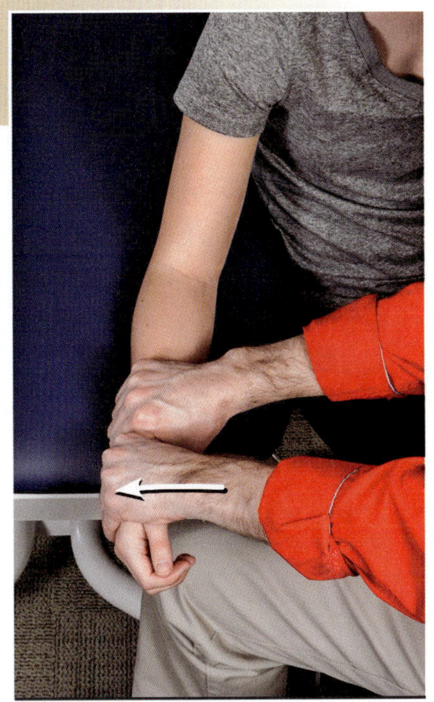
그림 23.12

환자 자세 엄지가 천장을 보도록 전완을 회외하고 손목 중립자세로 앉는다.

치료사 자세 평가할 환자의 옆에 서거나 앉는다(그림 참고).

안정화 테이블에 붙은 환자의 신체들은 안정화 역할을 한다. 치료사의 고정손(stabilizing hand)은 테이블에 대해 원위 요골과 척골을 잡는다(오른쪽 그림 참고).

힘의 움직임과 방향 치료사의 가동손(assessing hand)은 수근골의 근위열을 잡는다(왼쪽 그림 참고). 치료사의 가동손은 수근골의 근위열을 후방(배측) 방향으로 활주한다(치료사로부터 멀어지게).

평가 평가는 관절 놀이/수동 부속 운동, 환자 반응, 그리고 끝느낌에 대해 수행된다. 일치된 통증의 재현은 기능부전을 시사한다. 또한, 손상된 관절 가동성 또는 끝느낌도 만약 일치된 통증이 재현될 경우 기능부전을 시사한다.

참고
- 이 기법은 또한 환자의 전완을 완전히 회외시키고 치료사가 서서 수근골을 바닥을 향해 후방(배측) 활주할 수 있다.
- 중수근 관절 후방 활주는 고정손은 수근골과 손목의 근위열을 잡고 가동손은 수근골의 원위열을 잡아서 후방(배측) 활주하여, 같은 방식으로 수행할 수 있다.

손목 전방(복측·장측) 활주(WRIST ANTERIOR (VOLAR/PALMAR) GLIDE)

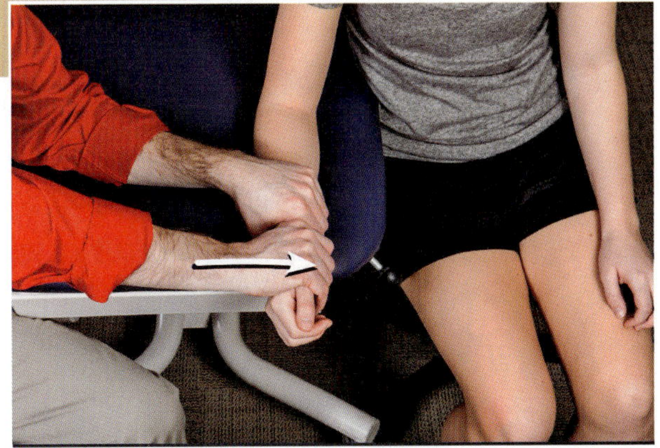
그림 23.13

환자 자세 엄지가 천장을 보고 테이블에 전완을 올려놓고 손목 중립자세로 앉는다.

치료사 자세 환자의 평가할 쪽 옆에 서거나 앉는다 (그림 참고).

안정화 테이블에 붙은 환자의 신체들은 안정화 역할을 한다. 치료사의 고정손은 테이블에 대해 원위 요골과 척골을 잡는다(오른쪽 그림 참고).

힘의 움직임과 방향 치료사의 가동손은 수근골의 근위열을 잡는다(오른쪽 그림 참고). 치료사의 가동손은 수근골의 근위열을 전방(복측, 장측) 방향으로 활주한다(치료사로부터 멀어지게).

평가 평가는 관절 놀이/수동 부속 운동, 환자 반응, 그리고 끝느낌에 대해 수행된다. 일치된 통증의 재현은 기능부전을 시사한다. 또한, 손상된 관절 가동성 또는 끝느낌도 만약 일치된 통증이 재현될 경우 기능부전을 시사한다.

참고
- 이 기법은 또한 환자의 전완을 완전히 회내 시키고 치료사가 서서 수근골을 바닥을 향해 전방(복측, 장측) 활주 할 수 있다.
- 중수근 관절 전방(복측, 장측) 활주는 고정손은 수근골과 손목의 근위열을 잡고 가동손은 수근골의 원위열을 잡아서 전방(복측, 장측) 활주하여, 같은 방식으로 수행할 수 있다.

손목 요측 활주(WRIST RADIAL GLIDE)

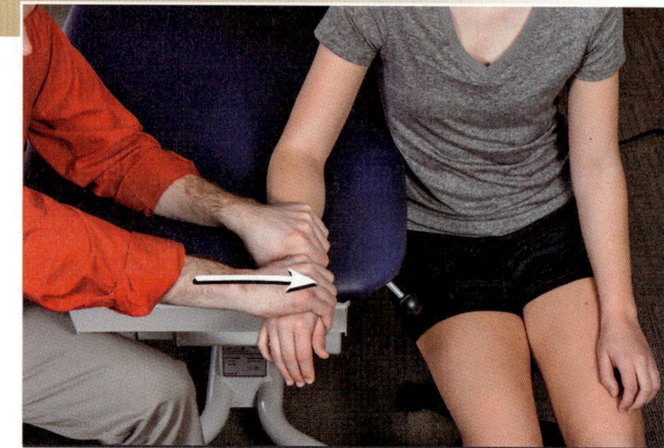
그림 23.14

환자 자세 전완을 최대 회내 시키고 테이블에 지지된 자세로, 손목 중립으로 앉는다.

치료사 자세 환자의 평가할 쪽 옆에 서거나 앉는다(그림 참고).

안정화 테이블에 붙은 환자의 신체들은 안정화 역할을 한다. 치료사의 고정손은 테이블에 대해 원위 요골과 척골을 잡는다(그림 참고).

힘의 움직임과 방향 치료사의 가동손은 수근골의 근위열을 잡는다(오른쪽 그림 참고). 치료사의 가동손은 수근골의 근위열을 요측 방향으로 활주한다(치료사로부터 멀어지게).

평가 평가는 관절 놀이/수동 부속 운동, 환자 반응, 그리고 끝느낌에 대해 수행된다. 일치된 통증의 재현은 기능부전을 시사한다. 또한, 손상된 관절 가동성 또는 끝느낌도 만약 일치된 통증이 재현될 경우 기능부전을 시사한다.

참고 중수근 관절 요측 활주는 고정손은 수근골과 손목의 근위열을 잡고 가동손은 수근골의 원위열을 잡아서 요측 활주하여, 같은 방식으로 수행할 수 있다.

손목 척측 활주(WRIST ULNAR GLIDE)

그림 23.15

환자 자세 아래팔을 최대 회외 시키고 테이블에 지지된 자세로, 손목 중립으로 앉는다.

치료사 자세 환자의 평가할 쪽 옆에 서거나 앉는다(그림 참고).

안정화 테이블에 붙은 환자의 신체들은 안정화 역할을 한다. 치료사의 고정손은 테이블에 대해 원위 요골과 척골을 잡는다(그림 참고).

힘의 움직임과 방향 치료사의 가동손은 수근골의 근위열을 잡는다(오른쪽 그림 참고). 치료사의 가동손은 수근골의 근위열을 척측 방향으로 활주한다(치료사로부터 멀어지게).

평가 평가는 관절 놀이/수동 부속 운동, 환자 반응, 그리고 끝느낌에 대해 수행된다. 일치된 통증의 재현은 기능부전을 시사한다. 또한, 손상된 관절 가동성 또는 끝느낌도 만약 일치된 통증이 재현될 경우 기능부전을 시사한다.

참고 중수근 관절 요측 활주는 고정손은 수근골과 손목의 근위열을 잡고 가동손은 수근골의 원위열을 잡아서 척측 활주하여, 같은 방식으로 수행할 수 있다.

특정 수근골 후방(배측) 활주(SPECIFIC CARPAL BONE POSTERIOR (DORSAL) GLIDE)

환자 자세 전완을 최대 회외 시키고 테이블에 지지된 자세로, 손목 중립으로 앉는다.

치료사 자세 평가할 쪽 옆에 선다.

안정화 테이블에 붙은 환자의 신체들은 안정화 역할을 한다. 치료사의 고정손은 테이블에 대해 원위 요골과 척골을 잡는다(그림 참고).

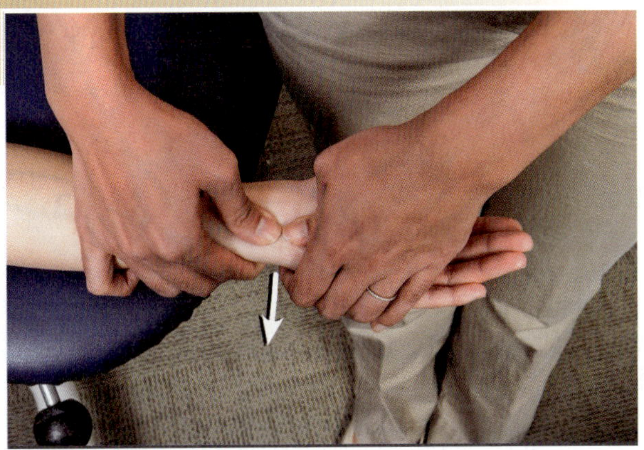

그림 23.16

힘의 움직임과 방향 치료사의 가동손은 주어진 근위 수근골을 잡는다(그림 참고). 치료사의 가동손은 주어진 수근골을 후방(배측) 활주한다(바닥을 향해 치료사로부터 멀어지게).

평가 평가는 관절 놀이/수동 부속 운동, 환자 반응, 그리고 끝느낌에 대해 수행된다. 일치된 통증의 재현은 기능부전을 시사한다. 또한, 손상된 관절 가동성 또는 끝느낌도 만약 일치된 통증이 재현될 경우, 기능부전을 시사한다.

참고
- 요골에 대해 주상골 후방 활주
- 요골에 대해 월상골 후방 활주
- 관절원판에 대해 삼각골 후방 활주
- 각각의 수근골은 인접한 수근골에 대해서 후방(배측) 활주될 수 있다.
- 중수근 관절 후방(배측) 활주(특정 수근골)
  - 주상골에 대해 대능형골과 소능형골의 후방(배측) 활주
  - 월상골에 대해 유두골 후방(배측) 활주
  - 삼각골에 대해 유구골 후방(배측) 활주

특정 수근골 전방(복측/장측) 활주 (SPECIFIC CARPAL BONE ANTERIOR (VOLAR/PALMAR) GLIDE)

환자 자세 전완을 최대 회내시키고 테이블에 지지된 자세로, 손목 중립으로 앉는다.

치료사 자세 평가할 쪽 옆에 선다.

안정화 테이블에 붙은 환자의 신체들은 안정화 역할을 한다. 치료사의 고정손은 테이블에 대해 원위 요골과 척골을 잡는다(그림 참고).

힘의 움직임과 방향 치료사의 가동손은 주어진 근위 수근골을 잡는다(그림 참고). 치료사의 가동손은 주어진 수근골을 전방(복측/장측) 활주한다(바닥을 향해 치료사로부터 멀어지게).

평가 평가는 관절 놀이/수동 부속 운동, 환자 반응, 그리고 끝느낌에 대해 수행된다. 일치된 통증의

재현은 기능부전을 시사한다. 또한, 손상된 관절 가동성 또는 끝느낌도 만약 일치된 통증이 재현될 경우 기능부전을 시사한다.

참고
- 요골에 대해 주상골 전방(복측/장측) 활주
- 요골에 대해 월상골 전방(복측/장측) 활주
- 관절원판에 대해 삼각골 전방(복측/장측) 활주
- 각각의 수근골은 인접한 수근골에 대해서 전방(복측/장측) 활주될 수 있다.
- 증수근 관절 전방(복측/장측) 활주(특정 수근골)
  - 주상골에 대해 대능형골과 소능형골의 전방(복측/장측) 활주
  - 월상골에 대해 유두골 전방(복측/장측) 활주
  - 삼각골에 대해 유구골 전방(복측/장측) 활주

대능형중수 관절(엄지) 후방(배측) 활주 (TRAPEZIOMETACARPAL JOINT (THUMB) POSTERIOR (DORSAL) GLIDE)

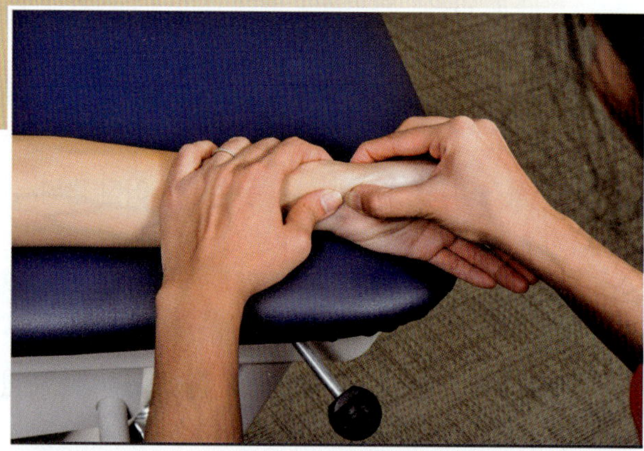

그림 23.17

환자 자세 엄지가 천장을 보고 테이블에 전완이 지지된 자세로, 손목 중립으로 앉는다.

치료사 자세 평가할 쪽 옆에 선다.

안정화 테이블에 붙은 환자의 신체들은 안정화 역할을 한다. 치료사의 고정손은 테이블에 대해 대능형골과 손목을 잡는다(그림 참고).

힘의 움직임과 방향 치료사의 가동손은 엄지로 전방(복측/장측) 면을 잡고 검지로 후방(배측) 면을 잡아 근위 중수골을 잡는다(그림 참고). 치료사의 가동손은 근위 중수골을 후방(배측) 활주한다(치료사로부터 멀어지게).

평가 평가는 관절 놀이/수동 부속 운동, 환자 반응, 그리고 끝느낌에 대해 수행된다. 일치된 통증의 재현은 기능부전을 시사한다. 또한, 손상된 관절 가동성 또는 끝느낌도 만약 일치된 통증이 재현될 경우, 기능부전을 시사한다.

대능형중수 관절(엄지) 전방(복측/장측) 활주(TRAPEZIOMETACARPAL JOINT (THUMB) ANTERIOR (VOLAR/ PALMAR) GLIDE)

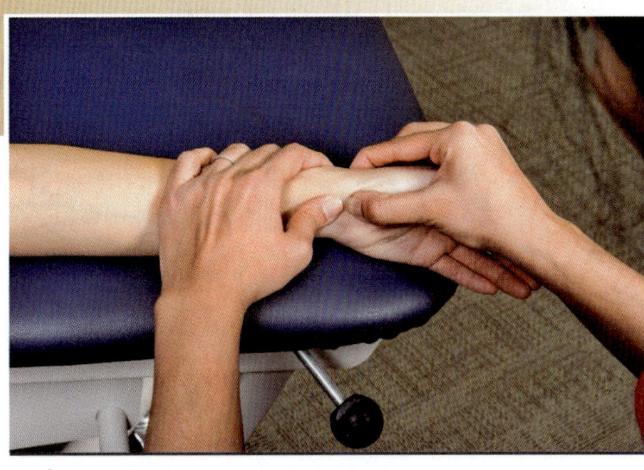

그림 23.18

환자 자세 엄지가 천장을 보고 테이블에 전완이 지지된 자세로, 손목 중립으로 앉는다.

치료사 자세 평가할 쪽 옆에 선다.

안정화 테이블에 붙은 환자의 신체들은 안정화 역할을 한다. 치료사의 고정손은 테이블에 대해 대능형골과 손목을 잡는다(그림 참고).

힘의 움직임과 방향 치료사의 가동손은 엄지로 전방(복측/장측) 면을 잡고 검지로 후방(배측) 면을 잡아 근위 중수골을 잡는다(그림 참고). 치료사의 가동손은 근위 중수골을 전방(복측/장측) 활주한다(치료사를 향해서).

평가 평가는 관절 놀이/수동 부속 운동, 환자 반응, 그리고 끝느낌에 대해 수행된다. 일치된 통증의 재현은 기능부전을 시사한다. 또한, 손상된 관절 가동성 또는 끝느낌도 만약 일치된 통증이 재현될 경우, 기능부전을 시사한다.

대능형중수 관절(엄지) 요측 활주(TRAPEZIOMETACARPAL JOINT (THUMB) RADIAL GLIDE)

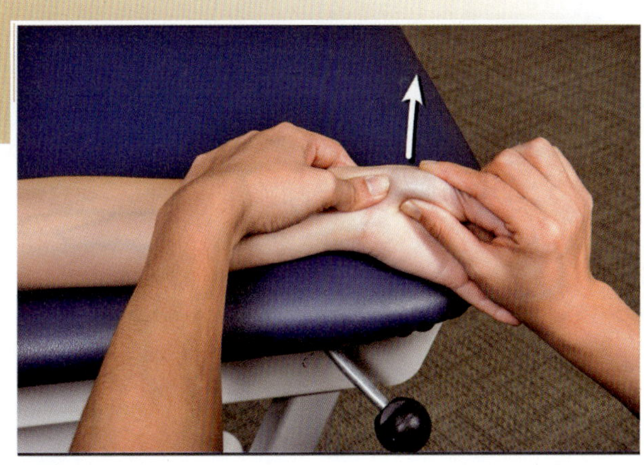

그림 23.19

환자 자세 엄지가 천장을 보고 테이블에 전완이 지지된 자세로, 손목 중립으로 앉는다.

치료사 자세 평가할 쪽 옆에 선다.

안정화 테이블에 붙은 환자의 신체들은 안정화 역할을 한다. 치료사의 고정손은 테이블에 대해 대능형골과 손목을 잡는다(그림 참고).

힘의 움직임과 방향 치료사의 가동손은 엄지로 척측 면을 잡고 검지로 요측 면을 잡아 근위 중수골을 잡는다(그림 참고). 치료사의 가동손은 근위 중수골을 요측 활주 한다(천장을 향해서)

평가 평가는 관절 놀이/수동 부속 운동, 환자 반응, 그리고 끝느낌에 대해 수행된다. 일치된 통증의 재현은 기능부전을 시사한다. 또한, 손상된 관절 가동성 또는 끝느낌도 만약 일치된 통증이 재현될 경우, 기능부전을 시사한다.

대능형중수 관절(엄지) 척측 활주 (TRAPEZIOMETACARPAL JOINT(THUMB) ULNAR GLIDE)

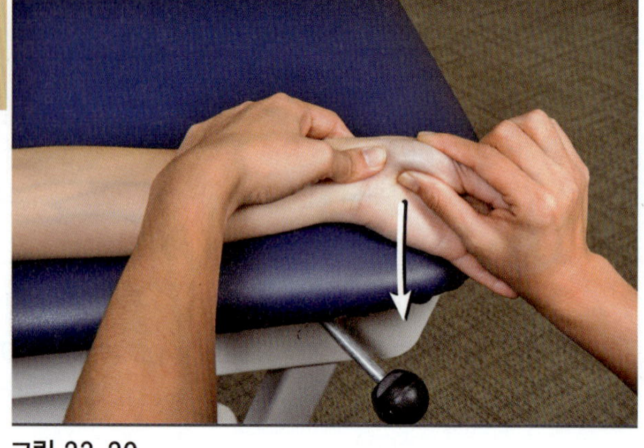
그림 23.20

환자 자세 엄지가 천장을 보고 테이블에 전완이 지지된 자세로, 손목 중립으로 앉는다.

치료사 자세 평가할 쪽 옆에 선다.

안정화 테이블에 붙은 환자의 신체들은 안정화 역할을 한다. 치료사의 고정손은 테이블에 대해 대능형골과 손목을 잡는다(그림 참고).

힘의 움직임과 방향 치료사의 가동손은 엄지로 척측 면을 잡고 검지로 요측 면을 잡아 근위 중수골을 잡는다(그림 참고). 치료사의 가동손은 근위 중수골을 척측 활주한다(바닥을 향해서)

평가 평가는 관절 놀이/수동 부속 운동, 환자 반응, 그리고 끝느낌에 대해 수행된다. 일치된 통증의 재현은 기능부전을 시사한다. 또한, 손상된 관절 가동성 또는 끝느낌도 만약 일치된 통증이 재현될 경우 기능부전을 시사한다.

수근중수 관절 2-5 후방(배측) 활주 (CARPOMETACARPAL JOINTS 2-5 POSTERIOR (DORSAL) GLIDE)

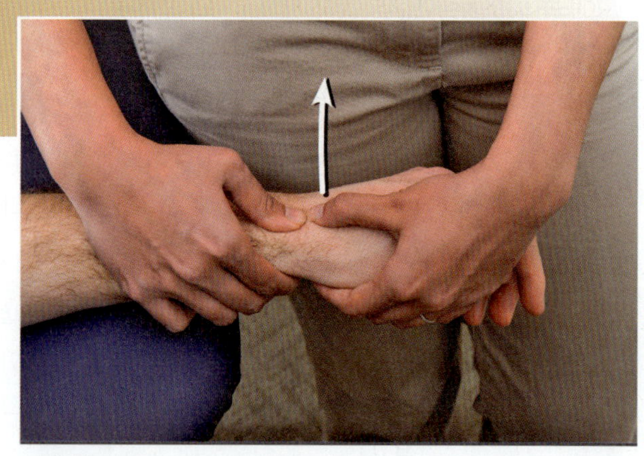
그림 23.21

환자자세 전완이 최대 회내 상태로, 손목 중립으로 앉는다.

치료사 자세 평가할 쪽 옆에 선다.

안정화 테이블에 붙은 환자의 신체들은 안정화 역할을 한다. 치료사의 고정손은 테이블에 대해 수근골과 손목을 잡는다(그림 참고).

힘의 움직임과 방향 치료사의 가동손은 엄지로 후방(배측) 면을 잡고 검지로 전방(복측/장측) 면을 잡아 근위 중수골을 잡는다(그림 참고). 치료사의 가동손은 근위 중수골을 후방(배측) 활주한다(천장을 향해서)

평가 평가는 관절 놀이/수동 부속 운동, 환자 반응, 그리고 끝느낌에 대해 수행된다. 일치된 통증의 재현은 기능부전을 시사한다. 또한, 손상된 관절 가동성 또는 끝느낌도 만약 일치된 통증이 재현될 경우, 기능부전을 시사한다.

수근중수 관절 2–5 전방(복측/장측) 활주 (CARPOMETACARPAL JOINTS 2–5 VOLAR/PALMAR GLIDE)

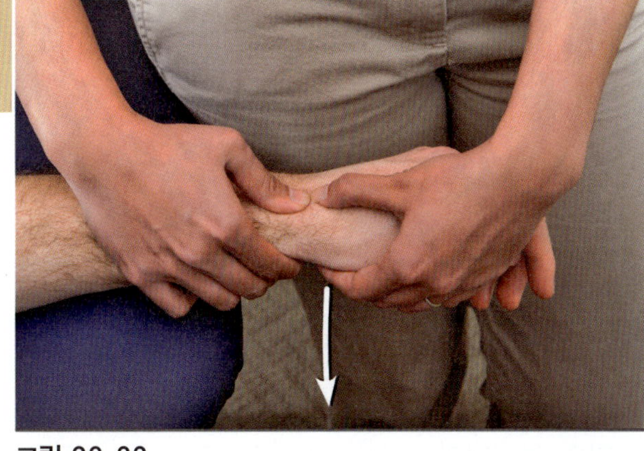
그림 23.22

환자 자세 전완이 최대 회내 상태로, 손목 중립으로 앉는다.

치료사 자세 평가할 쪽 옆에 선다.

안정화 테이블에 붙은 환자의 신체들은 안정화 역할을 한다. 치료사의 고정손은 테이블에 대해 수근골과 손목을 잡는다(그림 참고).

힘의 움직임과 방향 치료사의 가동손은 엄지로 후방(배측) 면을 잡고 검지로 전방(복측/장측) 면을 잡아 근위 중수골을 잡는다(그림 참고). 치료사의 가동손은 근위 중수골을 전방(복측/장측) 활주 한다(바닥을 향해서).

평가 평가는 관절 놀이/수동 부속 운동, 환자 반응, 그리고 끝느낌에 대해 수행된다. 일치된 통증의 재현은 기능부전을 시사한다. 또한, 손상된 관절 가동성 또는 끝느낌도 만약 일치된 통증이 재현될 경우, 기능부전을 시사한다.

중수지절 관절 1–5 활주 (METACARPOPHALANGEAL JOINTS 1–5 GLIDES)

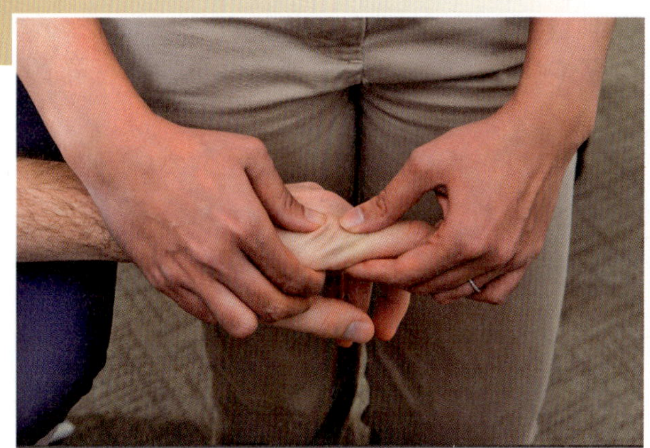
그림 23.23

환자자세 전완이 최대 회내 상태로, 손목 중립으로 앉는다.

치료사 자세 평가할 쪽 옆에 선다.

안정화 테이블에 붙은 환자의 신체들은 안정화 역할을 한다. 치료사의 고정손은 테이블에 대해 중수골과 손을 잡는다(그림 참고).

힘의 움직임과 방향 치료사의 가동손은 근위 지절골을 잡는다(그림 참고). 치료사의 가동손은 지절골을 각각의 방향으로 활주한다.

평가 평가는 관절 놀이/수동 부속 운동, 환자 반응, 그리고 끝느낌에 대해 수행된다. 일치된 통증의 재현은 기능부전을 시사한다. 또한, 손상된 관절 가동성 또는 끝느낌도 만약 일치된 통증이 재현될 경우, 기능부전을 시사한다.

참고
- 후방 활주(치료사와 천장을 향한 근위 지절골의 활주)
- 전방 활주(치료사로부터 바닥을 향한 근위 지절골의 활주)
- 요측 활주(요측을 향한 근위 지절골의 활주)
- 척측 활주(척측을 향한 근위 지절골의 활주)

지절간 관절 1–5 활주 (INTERPHALANGEAL JOINTS 1–5 GLIDES)

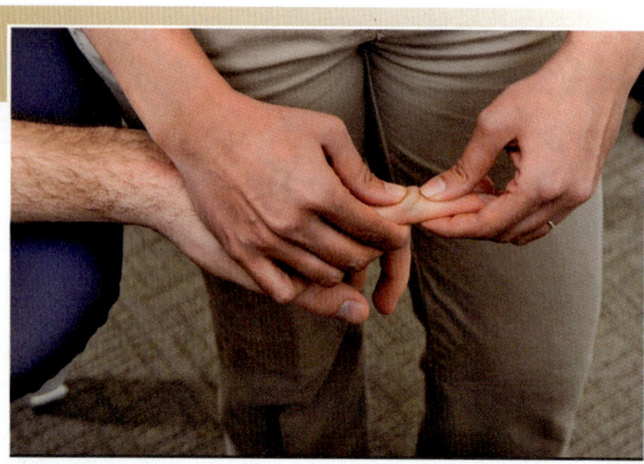
그림 23.24

환자 자세 전완이 최대 회내 상태로, 손목 중립으로 앉는다.

치료사 자세 평가할 쪽 옆에 선다.

안정화 테이블에 붙은 환자의 신체들은 안정화 역할을 한다. 치료사의 고정손은 테이블에 대해 근위 지절골과 손을 잡는다(그림 참고).

힘의 움직임과 방향 치료사의 가동손은 원위 지절골을 잡는다(그림 참고). 치료사의 가동손은 원위 지절골을 각각의 방향으로 활주한다.

평가 평가는 관절 놀이/수동 부속 운동, 환자 반응, 그리고 끝느낌에 대해 수행된다. 일치된 통증의 재현은 기능부전을 시사한다. 또한, 손상된 관절 가동성 또는 끝느낌도 만약 일치된 통증이 재현될 경우, 기능부전을 시사한다.

참고
- 후방 활주(치료사와 천장을 향한 원위 지절골의 활주)
- 전방 활주(치료사로부터 바닥을 향한 원위 지절골의 활주)

유연성 (Flexibility)

적절한 유연성 평가를 위해서 21장(어깨)을 참고하라.

근육 수행능력 검사 MUSCLE PERFORMANCE TESTING

도수 근력 검사와 휴대용 동력계 검사는 근력을 평가하고 측정하는 정확하고, 타당하고, 신뢰성 있는 방법들이다. 일반적인 손목과 손의 도수 근력 검사는 여기에 설명되어 있다.

손목 굴곡 (WRIST FLEXION)

환자 자세 전완은 회외하고 손목 중립으로, 앉는다.

치료사 자세 환자의 옆에 직접적으로 선다.

움직임 및 평가 치료사는 한 손은 손목 아래 환자의 전완을 고정하고 다른 손을 사용하여 환자가 손목을 굴곡하도록 손바닥에 저항을 준다(요측수근굴근(flexor carpi radialis, 노측손목굽힘근)을 위해, 힘을 손바닥의 요측면에 주로 가하고, 척측수근굴근(flexor carpi ulnaris, 자측손목굽힘근)을 위해, 힘을 손바닥의 척측면에 주로 가한다).
- 5등급: 최대 저항과 함께 전체 범위 완료
- 4등급: 강한 저항과 함께 전체 범위 완료

- 3등급: 저항 없이 전체 범위 완료
- 2등급: 전완이 중립 회외 또는 회내된 상태에서 단지 부분적인 범위만 완료
- 1등급: 움직임이 없는 근 활성도
- 0등급: 근 활성도 없음

주근육 요측수근굴근
척측수근굴근

보조근육 장장근(palmaris longus, 긴손바닥근)
표지굴근(flexor digitorum superficialis, 얕은손가락굽힘근)
심지굴근(flexor digitorum profundus, 깊은손가락굽힘근)
장무지외전근(abductor pollicis longus, 긴엄지벌림근)
장무지굴근(flexor pollicis longus,긴엄지굽힘근)

주신경 정중신경(C6-7; 요측수근굴근)
척골 신경(c7-t1; 척측수근굴근)

손목 신전(WRIST EXTENSION)

환자 자세 전완은 회내하고 손목 중립으로 앉는다.

치료사 자세 환자의 옆에 직접적으로 선다.

움직임 및 평가 치료사는 한 손은 손목 아래 환자의 전완을 고정하고 다른 손을 사용하여 환자가 손목을 신전하도록 손의 배측면에 저항을 가한다(장 · 단요측수근신근(extensor carpi radialis&ulnaris, 긴 · 짧은노측손목폄근)을 위해, 힘을 배측면의 요측방향에 주로 줄 수 있고; 척측수근신근(extensor carpi ulnaris, 자측손목폄근)을 위해 배측면의 척측 방향에 힘을 줄 수 있다).

- 5등급: 최대 저항과 함께 전체 범위 완료
- 4등급: 강한 저항과 함께 전체 범위 완료
- 3등급: 저항 없이 전체 범위 완료
- 2등급: 전완이 중립 회외 또는 회내된 상태에서 단지 부분적인 범위만 완료
- 1등급: 움직임이 없는 근 활성도
- 0등급: 근 활성도 없음

주근육 장요측수근신근, 단요측수근신근
척측수근신근

보조근육 지신근(extensor digitorum, 손가락폄근)
소지신근(extensor digiti minimi, 새끼손까락폄근)
시지신근(extensor indicis, 집게폄근)

주신경 요골신경(c6-8)

손가락 중수지(MCP) 굴곡(FINGER METACARPOPHALANGEAL (MCP) FLEXION)

환자 자세 손목은 중립, 중수지가 신전된 자세로 전완을 회외하고 앉는다.

치료사 자세 환자의 옆에 직접적으로 선다.

움직임 및 평가 치료사는 한 손은 중수지 관절에 환자의 중수골 근위부를 고정하고 다른 손을 사용하여 수지골 배측/장측면 근위부에 저항을 준다. 그동안, 환자는 중수지 관절 굴곡을 시도한다. 손가락들은 또한 선택적으로 검사할 수 있다.

- 5등급: 최대 저항과 함께 전체 범위 완료
- 4등급: 강한 저항과 함께 전체 범위 완료
- 3등급: 저항 없이 전체 범위 완료
- 2등급: 전완이 중립 회외 또는 회내된 상태에서 단지 부분적인 범위만 완료
- 1등급: 움직임이 없는 근 활성도
- 0등급: 근 활성도 없음

주근육 충양근
배측 골간근(Dorsal, interossei, 등쪽 뼈사이근)
복측 골간근(Palmar interossei), 바닥쪽 뼈사이근)

보조근육 천지굴근(flexor digitorum superficialis, 얇은손가락 굽힘근)
심지굴근(flexor digitorum profundus, 깊은손가락 굽힘근)

주신경 정중신경(C8-T1; 충양근 1,2)
척골신경(C8-T1; 충양근 3,4)

손가락 중수지 신전(FINGER MCP EXTENSION)

환자 자세 손목 중립, 중수지가 이완된 자세로 전완을 회내하고 앉는다.

치료사 자세 환자의 옆에 직접적으로 선다.

움직임 및 평가 치료사는 한 손은 중수지 관절에 환자의 중수골 근위부를 고정하고 다른 손을 사용하여 수지골 복측면 근위부에 저항을 준다. 그동안, 환자는 중수지 관절 신전을 시도한다. 손가락들은 또한 선택적으로 검사할 수 있다(시지를 위해 시지신근, 5번째 손가락을 위해 소지신근).

- 5등급: 최대 저항과 함께 전체 범위 완료
- 4등급: 강한 저항과 함께 전체 범위 완료
- 3등급: 저항 없이 전체 범위 완료
- 2등급: 전완이 중립 회외 또는 회내된 상태에서 단지 부분적인 범위만 완료
- 1등급: 움직임이 없는 근 활성도
- 0등급: 근 활성도 없음

주근육 총지신근
시지신근
소지신근

주신경 요골신경(C7-8)

손가락 근위지절간(PIP)과 원위지절간(FIP) 굴곡(FINGER PROXIMAL INTERPHALANGEAL(PIP) AND DISTAL INTERPHALANGEAL(DIP) FLEXION)

환자 자세 손목 중립, 중수지가 이완된 자세로 전완을 회외하고 앉는다.

치료사 자세 환자의 옆에 직접적으로 선다.

움직임 및 평가 치료사는 한 손으로 검사할 한 개의 수지골을 제외한 모든 수지골을 신전된 채로 고정시키고 다른 손으로 검사할 수지골의 중수지 원위 끝의 복측/장측 면에 저항을 준다. 그동안, 환자는 각각의 관절을 굴곡하는 것을 시도할 수 있다.

- 5등급: 최대 저항과 함께 전체 범위 완료
- 4등급: 강한 저항과 함께 전체 범위 완료
- 3등급: 저항 없이 전체 범위 완료

3등 아래의 등급을 위해서는 전완을 중립 회외 또는 회내한다.

- 2등급: 전완이 중립 회외 또는 회내된 상태에서 단지 부분적인 범위만 완료
- 1등급: 움직임이 없는 근 활성도
- 0등급: 근 활성도 없음

주근육 천지굴근
심지굴근

주신경 정중신경(C8–T1; 천지굴근과 심지굴근 2,3)
척골신경(C8–T1; 심지굴근 4,5)

손가락 외전(FINGER ABDUCTION)

환자 자세 손목중립, 중수지가 이완된 자세로 전완을 회내하고 앉는다.

치료사 자세 환자의 옆에 직접 선다.

움직임 및 평가 치료사는 한 손으로 환자의 손목을 고정하고 다른 손으로 2개의 연관된 손가락에 대해 요측과 척측으로 저항을 준다. 그동안, 환자는 두 손가락이 각각 멀어지도록 외전을 시도한다.

- 5등급과 4등급은 주관적이다.
- 3등급: 저항없이 주어진 손가락을 외전할 수 있다.
- 2등급: 주어진 손가락의 일부만 완전히 가능
- 1등급: 움직임이 없는 근 활성도
- 0등급: 근 활성도 없음

주근육 배측 골간근
소지 외전근

보조근육 지신근
소지신근

주신경 척골신경(C8–T1)

손가락 내전(FINGER ADDUCTION)

환자 자세 손목 중립, 중수지가 이완된 자세로 전완을 회내하고 앉는다.

치료사 자세 환자의 옆에 직접적으로 선다.

움직임 및 평가 치료사는 한 손으로 환자의 손목을 고정하고 다른 손으로 손가락을 멀리 때놓는 것에 대해 저항을 준다. 그동안, 환자는 손가락 내전을 시도하고 각각 서로 붙게끔 유지한다.

- 5등급과 4등급은 주관적이다: 이 동작에서 손가락 의 근력은 매우 약하다.
- 3등급: 저항 없이 전체 범위 완료
- 2등급: 전완이 중립 회외 또는 회내된 상태에서 단지 부분적인 범위만 완료
- 1등급: 움직임이 없는 근 활성도
- 0등급: 근 활성도 없음

주근육 복측 골간근

보조근육 시지신근

주신경 척골신경(C8-T1)

엄지 중수지와 지절간 굴곡(THUMB MCP AND IP FLEXION)

환자 자세 손목과 엄지가 중립으로, 전완을 회외하고 앉는다.

치료사 자세 환자의 옆에 직접적으로 선다.

움직임 및 평가 치료사는 환자의 각각 근위 골을 고정하고(첫 번째 중수근골 또는 수지골) 다른 손으로 원위 골의 장측면에 손가락 한 개에 저항을 준다. 그동안, 환자는 각각의 관절 굴곡을 수행한다(중수지 또는 지절간).

- 5등급: 최대 저항과 함께 전체 범위 완료
- 4등급: 강한 저항과 함께 전체 범위 완료
- 3등급: 저항 없이 전체 범위 완료
- 2등급: 전완이 중립 회외 또는 회내된 상태에서 단지 부분적인 범위만 완료
- 1등급: 움직임이 없는 근 활성도
- 0등급: 근 활성도 없음

주근육 중수지 굴곡을 위한 단무지굴근(flexor pollicis brevis, 짧은엄지 굽힘근)
지절간 굴곡을 위한 장무지굴근(flexor pollicis longus, 긴엄지 굽힘근)

주신경 정중신경(C8-T1; 장무지굴근과 단무지굴근의 천두)
척골신경(C*-T1; 장무지굴근의 심두)

엄지 중수지와 지절간 신전(THUMB MCP AND IP EXTENSION)

환자 자세 손목과 엄지가 중립으로, 전완을 중립 회외 또는 회내하고 앉는다.

치료사 자세 환자의 옆에 직접적으로 선다.

움직임 및 평가 치료사는 환자의 각각 근위 골을 고정하고(첫 번째 중수근골 또는 수지골) 다른 손으로 원위 골의 배측 면에 손가락 한 개에 저항을 준다. 그동안, 환자는 각각의 관절 신전을 수행한다(중수지 또는 지절간).

- 5등급과 4등급은 주관적이다: 이 동작에서 손가락의 근력은 매우 약하다.
- 3등급: 저항 없이 전체 범위 완료
- 2등급: 전완이 중립 회외 또는 회내된 상태에서 단지 부분적인 범위만 완료
- 1등급: 움직임이 없는 근 활성도
- 0등급: 근 활성도 없음

주근육 중수지 신전을 위한 단무지신근
지절간 신전을 위한 장무지신근

주신경 요골신경(C7-8)

엄지 외전(THUMB ABDUCTION)

환자 자세 엄지를 내전시키고, 손목 중립자세로, 전완을 회외하고 앉는다.

치료사 자세 환자의 옆에 직접적으로 선다.

움직임 및 평가 치료사는 환자의 손을 고정하고 다른 손으로 엄지의 수근중수 관절의 척측면 원위부에 저항을 준다. 그동안, 환자는 엄지의 외전을 수행한다(천장 방향으로 들어 올리거나 손바닥과 검지로부터 땐다).

- 5등급: 최대 저항과 함께 전체 범위 완료
- 4등급: 강한 저항과 함께 전체 범위 완료
- 3등급: 저항 없이 전체 범위 완료

아래의 등급을 위해서는 전완을 중립 회외 또는 회내한다.

- 2등급: 전완이 중립 회외 또는 회내된 상태에서 단지 부분적인 범위만 완료
- 1등급: 움직임이 없는 근 활성도
- 0등급: 근 활성도 없음

주근육 장무지외전근
단무지외전근

보조근육 장장근
단무지신전근
무지대립근(opponens pollicis, 엄지맞섬근)

주신경 정중신경(C8-T1; 단무지외전근)
척골신경(C7-8; 장무지외전근)

엄지 내전(THUMB ADDUCTION)

환자 자세 엄지를 외전시키고, 손목 중립자세로, 전완을 회내하고 앉는다.

치료사 자세 환자의 옆에 직접적으로 선다.

움직임 및 평가 치료사는 환자의 손을 고정하고 다른 손으로 엄지의 수근중수 관절의 요측면 원위부에 저항을 준다. 그동안, 환자는 엄지의 내전을 수행한다(손바닥과 검지 방향으로 들어올린다).

- 5등급: 최대 저항과 함께 전체 범위 완료
- 4등급: 강한 저항과 함께 전체 범위 완료
- 3등급: 저항 없이 전체 범위 완료

아래의 등급을 위해서는 전완을 중립 회외 또는 회내한다.

- 2등급: 전완이 중립 회외 또는 회내된 상태에서 단지 부분적인 범위만 완료
- 1등급: 움직임이 없는 근 활성도
- 0등급: 근 활성도 없음

주근육 무지 내전근(adductor pollicis, 엄지 모음근)

보조근육 첫 번째 배측 골간근

주신경 척골신경(C8-T1)

대립(엄지와 5번째 손가락)(OPPOSITION(THUMB TO FIFTH FINGER))

환자 자세 엄지를 이완하고, 손목 중립자세로, 전완을 회외하고 앉는다.

치료사 자세 환자의 옆에 직접적으로 선다.

움직임 및 평가 치료사는 엄지와 5번째 손가락의 중수골두 원위부에 저항을 주는 동안 손을 고정한다. 그동안, 환자는 이 두 손가락을 서로 붙도록 수행한다.

- 5등급: 최대 저항과 함께 전체 범위 완료
- 4등급: 강한 저항과 함께 전체 범위 완료
- 3등급: 저항 없이 전체 범위 완료
- 2등급: 전완이 중립 회외 또는 회내된 상태에서 단지 부분적인 범위만 완료
- 1등급: 움직임이 없는 근 활성도
- 0등급: 근 활성도 없음

주근육 무지대립근
소지대립근

보조근육 단무지외전근
단무지굴곡근

주신경 정중신경(C8-T1; 무지대립근)
척골신경(C8-T1; 두 근육 모두)

특수 검사 SPECIAL TEST

10장(특수 검사)에서 언급했듯이, 많은 경우 치료사는 환자가 나타내는 통증의 감별진단과 관련하여 특수 감사 소견의 수행 및 해석에 지나치게 의존한다. 특정한 병리를 확인하거나 진단에 도움을 주기 위해 특수 검사를 하는 것은 검사과정의 시점에서 사용해야 한다. 또한 치료사는 검사 시점 이전에 환자의 상태에 대해서 매우 명확한 그림을 가져야 하고 그러므로 환자의 통증 진단과 관련한 특수 검사의 소견은 최소한으로 의존해야 할 것이다.

손목과 손의 다양한 병리에 대해서 규칙화하기 위한 특정 검사들이 다음 부분에서 자세한 설명과 함께 나열되어 있다. 특수 검사는 전체 검사의 매우 일부분이라는 것을 기억하라; 그러므로, 특수 검사만의 소견에 의존하는 것은 임상 상황에서는 부적절하다.

특수 검사 색인

수근관 증후군

상지 신경가동성 검사(정중신경)
상지 신경가동성 검사(요골신경)
Wainner의 수근관증후군에 대한 임상 예견법칙(Wainner's Clinical Prediction Rule for Carpal Tunnel Syndrome)
팔렌 검사(Phalen's test)
역 팔렌 검사(Reverse Phalen's test)
수정된 팔렌 검사(Modified Phalen's test)
티넬 징후(Tinel's sign)
플리크 징후(Flick sign)
손 거상 검사(Hand Elevation Test)
묶인 정중신경 부하 검사(Tethered Median Nerve Stress Test)
닫힌-주먹 또는 충양근 유발 검사(CLosed-Fist or Lumbrical Provocation test)
손목-비율 지수(Wrist-Ratio Index)
카츠 손 다이어그램(Katz Hand Diagram)
정중신경 손가락 점수(Median Nerve Digit Score)
무지구 위축(Thenar Atrophy)
손목 굴곡과 정중신경 압박(Wrist Flexion and Median Nerve Compression)
정중신경 압박 검사(Median Nerve Compression Test)
수근 압박 검사(Carpal Compression Test, Durkan's test)
수정된 수근 압박 검사(Modified Carpal Compression Test)
이점 식별 능력(Two Point Discrimination)
Semmes-Weinstein 모노필라멘트 검사(Semmes-Weinstein monofilament test)
감각 저하(Hypoesthesia)
Gilliat 지혈대 검사(Gilliat Tourniquet Test)
비정상 진동(Abnormal vibration)

단무지외전근 약화(Abductor pollicis brevis Weakness)
수근관 증후군에 대한 Hems' 설문지(Hems' Questionnaire for Carpal Tunnel Syndrome)

엄지 불안정성

척측 측부인대 검사(게임키퍼, 스키어 엄지, Gamekeeper's or Skier's Thumb)

엄지 건초염

Finkelstein's 검사(Finkelstein's test)

척측수근신근 건병증

척측수근신근 시너지 검사(Extensor Carpi Ulnaris Synergy Test)

주상골 골절

주상골 압박 검사(Scaphoid Compression Test)
해부학적 코담배갑 압통(Anatomical Snuffbox Tenderness)
주상골 결절 압통(Scaphoid tubercle Tenderness)
손목의 척측편위와 함께 회내(Pronation With Ulnar Deviation of the Wrist)
엄지의 외전
엄지의 축 부하(Axial Loading of the Thumb)
손목의 신전
손목의 척측편위
전완의 회외
손목의 요측편위
손목의 굴곡
손의 파워그립
전완의 회내
엄지-검지 집기

손목 이완성(Wrist Laxity)

Garcia Elias 검사
AROM 방법
베이턴 방법(BEighton Method)

손목 불안정성

Watson 주상골 검사(주상골 불안정성)
Ulnomenscotruquetral 배측 활주 또는 피아노 열쇠 검사(piano key test)(삼각섬유연골복합체(TFCC) 찢어짐 또는 삼각골 불안정성)
Ballottement 검사(월상삼각 인대 통합)
손목 굴곡과 손가락 신전 검사(주상월상 병리)
배측 유두골 전위 불안 검사(Dorsal Capitate Displacement Apprehension Test)-유두골의 안정성을 결정하기 위해 사용함)
임상적 부하 검사(Clinical stress test)-원위 요골 골절
척골수근골 부하 검사
그라인드 검사(Grind test)-TFCC
누름 검사(Press test)-TFCC
회외 들어올리기 검사(Supination lift Test)-TFCC

수근관 증후군

상지 신경가동성 검사(정중신경) (UPPER LIMB NEURODYNAMIC TEST (MEDIAN NERVE))

이 검사의 수행 및 진단 정확도에 대해서는 7장(정형외과적 선별 및 신경계 검사)을 참고하라.

상지 신경가동성 검사(요골신경) (UPPER LIMB NEURODYNAMIC TEST (RADIAL NERVE))

이 검사의 수행 및 진단 정확도에 대해서는 7장(정형외과적 선별 및 신경계 검사)을 참고하라.

Wainner의 수근관 증후군에 대해 임상적 예견 법칙 (WAINNER'S CLINICAL PREDICTION RULE FOR CARPAL TUNNEL SYNDROME)

수근관 증후군의 현상에 대해 예견하기 위해 5가지 검사 방법이 사용된다: (1) 손목을 움직이거나, 흔들거나, 잘 위치시키면 증상이 개선되고, (2) 손목 비율 지수 > 0.67, (3) Brigham과 여성 병원 증상 심각섬 점수 >1.9, (4) 엄지의 정중신경 지배 감각의 저하, 또는 (5) 연령 > 45세.

평가 A(+) 5가지 중 2개 또는 그 이상이다.

통계

- 2개 이상; 전기진단 검사를 기준으로 사용한, 수근관 증후군(평균 연령 45±12세; 41명 여성; 183일 동안 증상) 환자 82명을 대상으로 한 연구에서, **SN 98(14–100)**, SP 14(13–23), +LR 1.1, **–LR 0.14**, QUADAS 10[86]
- 3개 이상: **SN 98(14–100)**, SP 54(40–67), +LR 2.1, **–LR 0.04**, QUADAS 10[86]
- 4개 이상: SN 77(61–93), **SP 83(73–93)**, **+LR 4.6**, –LR 0.28, QUADAS 10[86]
- 5개 모두: SN 18(3–31), **SP 99(97–100)**, **+LR 18.3**, –LR 0.83, QUADAS 10[86]

중요한 임상적 핵심

수근관 증후군을 위해 상지 긴장 검사를 수행할 때, 다음 사항에 유의하라.

- 무증상의 환자가 제한이나 불편을 경험하는 것은 드문 일이 아니다.
- 처음에 치료사는 좋은 쪽을 먼저 검사해야 한다.
- 치료사는 각각 양측 상지에 검사절차를 수행할 때 순차적으로 움직임을 수행해야 한다.
- 양성 소견을 위해서는 다음과 같다:
  - 환자의 일치된 증상을 재현
  - 원위 구성요소의 움직임에 의해 변화되는 검사 반응
  - 손상 받은 쪽과 받지 않은 쪽 사이의 차이. 차이는 범위, 움직임 동안 저항, 증상 반응에서 나타날 수 있다.

팔렌 검사(PHALEN'S TEST)

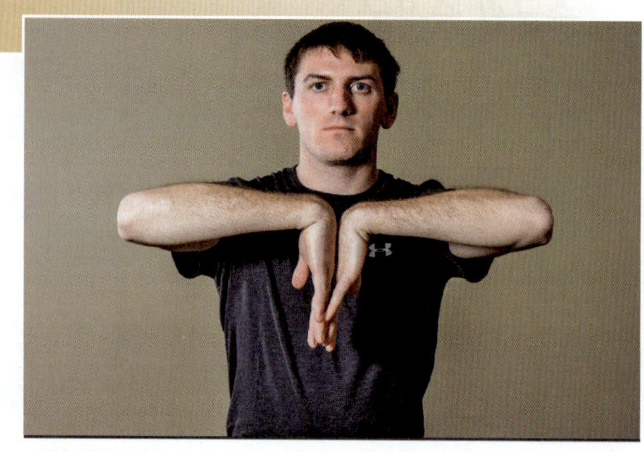
그림 23.25

환자 자세 팔을 이완한 채로 앉고 팔꿈치와 전완을 수평으로 한다.

치료사 자세 환자 앞에 앉는다.

움직임 환자는 손목을 이완하고 중력에 도움을 받아 손목을 굴곡하여 떨어뜨리고 나서 60초 유지한다. 치료사는 환자에게 60초 동안 15초 간격으로 증상에 대해서 물어본다. 이 검사의 변형은 환자가 양쪽 손목 굴곡을 하기 위해 양손의 배측을 접근시키는 것이다.

평가 A(+) 검사는 손의 정중신경이 지배하는 피부 부분에 둔감이나 무감각의 재현이나 악화이다.

통계

- 전체 평가: SN 68(보고되지 않았거나, NR) SP 73(NR), +LR 2.3, −LR 0.44, 31개의 연구에서 병리를 가진 3,218명의 대상자와 1,637명의 대조군[87]
- SN 77(61−93), SP 40(26−53), +LR 1.3, −LR 0.58, QUADAS 10, 전기진단 검사를 기준으로 사용한, 수근관 증후군(평균 연령 45±12세; 41명 여성; 183일 동안 증상) 환자 82명을 대상으로 한 연구[86]
- SN 75(62−82), **SP 95(85−100)**, **+LR 15**, −LR 0.3, QUADAS 10, 100명의 연속적인 대상자의 연구에서/50명의 건강한 지원자와 포함 조건으로 전기진단학적 검사를 사용한 157개 손의 실험군/표준 기준으로 수술과 손, 손목, 전완에 문제를 가진 100개 손의 대상자(모든 대상자의 나이 범위는 18−73세;111명 여성; 증상 기간은 2주부터 20년까지 다양함)[88]
- SN 34(24−43), SP 74(62−87), +LR 1.3, −LR 0.9, QUADAS 11, 전기진단 검사를 기준으로 사용한 수근관을 가진 142명의 대상자 연구(평균 46,6세; 82명 여성; 증상의 기간 NR)[89]
- 2.83 단위로 수정 한 Semmes−Weinstein monofilament 검사: 손목 터널을 제안한 21명의 환자(33개의 손)에 대한 연구에서 **SN 82(NR)**, **SP 86(NR)**, **+LR 5.9**, **−LR 0.21**, QUADAS 11(평균 나이 60세(범위 28−85세), 여성 18명, 증상 지속 기간 3주~10년), 전기 진단 검사를 참고 표준으로 사용.[90]
- 전기진단 검사를 기준으로 확인한 손목 관절 증후군(27−88세, 26명, 지속 기간)이 있는 37명의 환자(66개의 손)에 대한 연구에서 **SN 80(NR)**, **SP 100(NR)**, **+LR Inf**, **−LR 0.20**, QUADAS 9, 증상 기간 NR).[91]
- 전기진단 검사를 기준으로 확인한 수근관 증후군(평균 연령 56.9세, 범위 48세) 환자 83명/90개의 손 연구에서 SN 61(53−69), SP 83(77−89), +LR 3.6, −LR 0.47, QUADAS 8(평균 56.9세 범위 48−64세], 76 명의 여성; 평균 증상 지속 기간 NR).[92]

역 팔렌 검사(REVERSE PHALEN'S TEST)

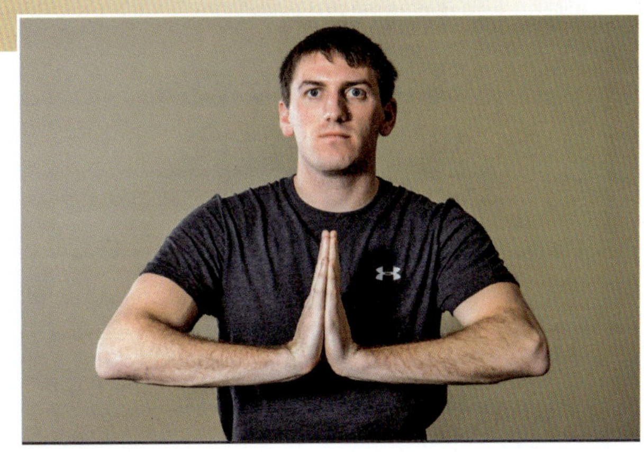

그림 23.26

환자 자세 팔을 이완하고 앉는다.

치료사 자세 환자 앞에 앉는다.

움직임 치료사는 환자에게 60초 동안 완전하게 두 손을 배측 신전하도록 지시한다.

평가 A(+) 검사는 60초 내에 정중신경이 지배하는 부분에서 둔감의 재현과 찌르는 느낌이 나타난다.

통계
- SN 41(NR), SP 55(NR), +LR 0.9, −LR 1.1, QUADAS 10, 참고 표준으로 신경 전달 연구를 사용한 CTS 50명의 대상자(평균 연령 NR; 43명 여성; 증상 기간 NR)[93]
- SN 42(36−49), SP 35(29−42), +LR 0.65, −LR 1.7, QUADAS 9, 참고 표준으로 전기 진단 연구와 American Academy of Neurology 임상 진단 기준을 사용하여 CTS 232명의 대상자(평균 연령 NR, 범위 20−91세; 163명 여성; 증상 기간 NR)[95]
- SN 55(NR), SP 96(NR), +LR 14, −LR 0.5, QUADAS 8, 참고 표준으로 정중신경 감각과 운동 전도의비정상, 신체검사, 임상 병력을 사용한, 179명의 CTS 대상자(평균 연령 53세, 142명 여성; 증상 징후 NR)[96]

수정된 팔렌 감사(MODIFIED PHALEN'S TEST)

환자 자세 팔을 편안하게 앉고, 베개 또는 팔 받침대에 끝에 손이 뜬 채로 앉는다.

치료사 자세 환자 앞에 앉거나 선다.

움직임 치료사는 수동으로 환자의 손을 90°까지 굴곡한다.

평가 A(+) 검사는 손의 정중신경 지배 부위의 증상을 재현시킨다.

통계 SN과 SP를 결정하는 진단 정확도 연구는 현재까지 임상 검사로 수행되지 않았다. 이 검사는 팔렌 검사와는 이완된 자세에서 전완을 수직으로 하는 것과 수동적으로 치료사가 손목 굴곡을 수행한다는 점에서 다르다.[97]

티넬 징후(TINEL'S SIGN)

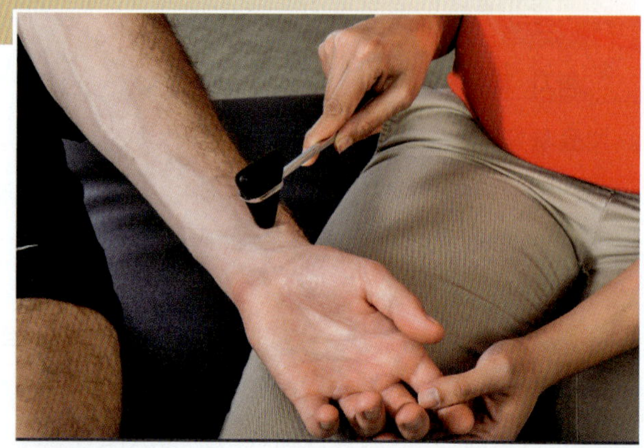
그림 23.27

환자 자세 팔을 이완하고 앉는다.

치료사 자세 환자 앞에 앉는다.

움직임 치료사는 환자의 주관절을 0°에서 30° 정도로 굴곡하고 환자의 손목과 손을 중립위치에서 지지하는 동안 전완을 회외시킨다. 치료사는 손목위에 6인치(15cm) 정도에 건 반사 망치를 위치시키고 그것을 4~6번정도 정중신경(요측수근굴근과 장장근의 건 사이 위치)을 근위손목 주름 위치에서 때린다.

평가 A(+) 검사는 신경의 경로를 따라 원위 쪽으로 방사되는 비역적인 따끔거림감 또는 손목에서 발생하거나 신경 경로를 따라 원위 쪽으로 방사되는 환자의 상태와 관련된 통증으로 나타난다.

통계 이들 통계는 신경의 경로에 따라 원위부로 방사되는 통증은 없는 따끔거리는 감각을 나타낸다.

- 전체 평: SN 50(NR), SP 77(NR), +LR 2.3, −LR 0.44, 28개의 연구와 병리를 가진 2,640명의 대상자와 1,614명의 대조군[87]
- SN 41(22−59), SP 58(45−72), +LR 0.98, −LR 1.0, QUADAS 10, 참고 기준으로 전기생리학적 검사를 사용한 CTS 진단받은 82명의 대상자 연구(평균 연령 45±12세; 41명 여성; 평균 증상 기간 183일)[86]
- SN 64(53−75), **SP 99(96−100)**, **+LR 64**, −LR 0.4, QUADAS 10, 참고 기준으로 수술과 손, 손목과 전완의 문제를 사용하여 100명의 연속적인 대상자/포함 조건으로 전기진단 검사를 사용한 157개의 손, 50명의 건강한 지원자/100개의 손 연구(모든 대상자의 연령 18−73세; 111명 여성; 증상 기간 2주~20년)[88]
- SN 27(18−36), SP 91(62−87), +LR 3.0, −LR 0.8, QUADAS 11, 참고 기준으로 전기진단 검사를 사용한 CTS 진단받은 142명의 대상자 연구(평균 연령 46.6세; 82명의 여성; 증상 기간 NR)[89]
- SN 74(66−81), **SP 91(86−95)**, **+LR 8.2**, −LR 0.29, QUADAS 9, 참고 기준으로 전기진단 검사를 사용한 CTS 진단받은 83명의 대상자/90개의 손 연구(평균 연령 56.9세, 48−64세; 76명 여성; 평균 증상 기간 NR).[92]

이들 통계는 대상자의 상태와 연관하여 신경 경로에서 원위부로의 방사통 또는 손목의 통증이나 불편감에 대한 것이다.

- SN 48(29−67), SP 67(54−79), +LR 1.4, −LR 0.78, QUADAS 10, 참고 기준으로 전기생리학적 검사를 사용한 CTS 진단받은 82명의 대상자 연구(평균 연령 45±12세; 41명 여성; 평균 증상 기간 183일).[86]

플리크 징후(FLICK SIGN)

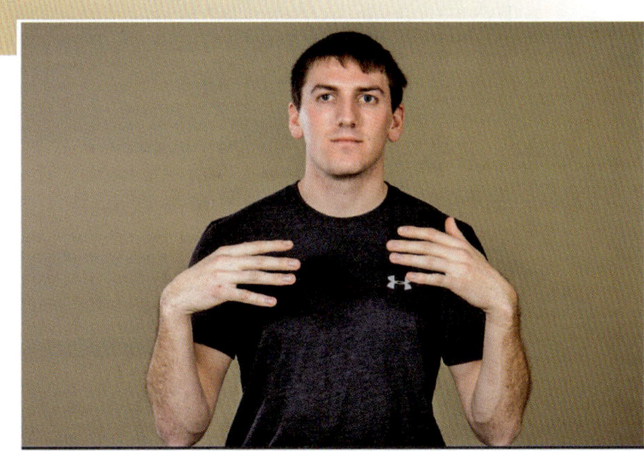
그림 23.28

환자 자세 팔을 이완하고 앉는다.

치료사 자세 서서, 환자를 모니터링 한다.

움직임 치료사는 환자에게 적극적으로 손을 흔들거나 가볍게 치라고 지시한다.

평가 A(+) 검사는 검사 동안이나 검사에 따라 둔감의 증상이 나타나게 된다.

통계
- 전체 평가: SN 47(NR), SP 62(NR), +LR 2.3, -LR 0.44, 4개의 연구와 병을 가진 5036명의 대상자와 3854명의 대조군[87]
- SN 37(27-46), SP 74(62-87), +LR 1.4, -LR 0.9, QUADAS 11, 참고 기준으로 전기진단 검사를 사용하여 CTS를 받은 142명의 대상자 연구(평균 연령 47세; 82명의 여성; 증상 기간 NR)[89]
- SN 50(NR), SP 61(NR), +LR 1.3, -LR 0.8, QUADAS 10, 참고 기준으로 전기진단 검사를 사용하여 CTS를 받은 50명의 대상자 연구(평균 연령 NR; 43명의 여성, 증상 기간 NR)[93]
- **SN 90(80-96)**, SP 30(20-42), +LR 1.3, **-LR 0.3**, QUADAS 13, 참고 기준으로 임상과 신경생리학적 검사를 사용하여 CTS 진단을 받은 59명의 대상자/75개의 손 연구(평균 연령 47세, 범위 15-82세, 43명 여성; 증상 기간 NR)[11]

손 거상 검사(HAND ELEVATION TEST)

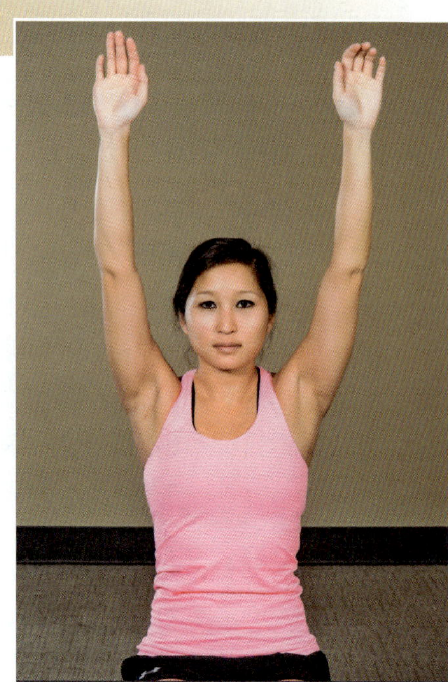
그림 23.29

환자 자세 편하게 앉거나 선다.

치료사 자세 환자의 옆에 앉거나 선다.

움직임 환자는 능동적으로 두 팔을 머리 위로 올리고 자세를 2분넘게 유지하거나 증상이 유발될 때까지 유지한다.

평가 A(+) 검사는 정중신경 지배 부위의 둔감이나 감각이상이 나타난다.

통계
- SN 76(NR), SP 99(NR), +LR 50.3, −LR 0.25, QUADAS 8, 참고 기준으로 전기진단 검사로 확인한 118명의 CTS 진단을 받은 대상자(증상이 있는 200개의 손)(평균 연령 55.3세 44−75세; 118명 여성; 평균 증상 기간 6개월 이상)[98]
- **SN 87(NR), SP 89(NR), +LR 7.8, −LR 0.15**, QUADAS 9, 참고 기준으로 전기진단 검사를 사용한 CTS 진단받은 83명의 대상자/90개의 손 연구(평균 연령 57세, 48−64세; 76명 여성; 증상 기간 NR)[92]
- SN 99, SP 91, +LR 11.5, −LR 0.02, QUADAS 7, 참고 기준으로 전기진단 검사를 사용하여 CTS 진단받은 70명의 대상자 연구(평균 연령 58세 26−87세; 51명 여성; 증상 기간 NR)[99]
- SN 88(81−94), SP 98(95−100), +LR 44, −LR 0.12, QUADAS 7, 참고 기준으로 전기진단 검사를 사용하여 CTS 진단받은 48명의 대상자(60개의 손) 연구(평균 연령 56세 27−92세; 32명 여성; 증상 기간 NR)[100]

묶인 정중신경 부하 검사 (TETHERED MEDIAN NERVE STRESS TEST)

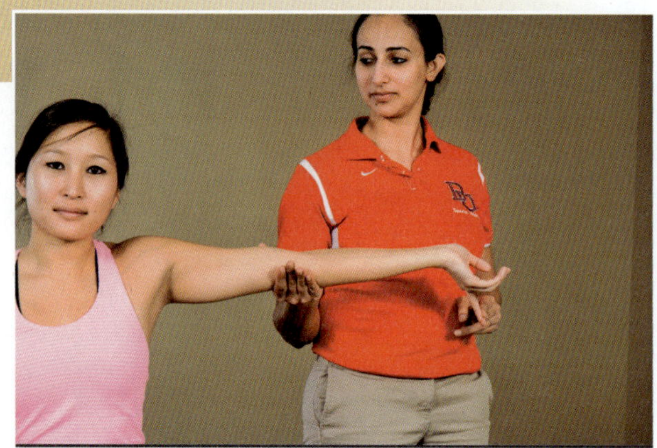
그림 23.30

환자 자세 편안한 자세로 앉거나 바로 눕는다.

치료사 자세 환자의 앞에 편안하게 위치한다.

움직임 환자의 전완 회외와 함께, 치료사는 수동으로 검지의 원위 지절간 관절을 신전하는 동안 손목을 수동으로 과신전시킨다. 이 자세를 15초 동안 유지한다.

평가 A(+) 검사는 전완의 근위 복측 면에 통증을 유발시킨다.

통계 SN 50(NR), SP 59(NR), +LR 1.22, −LR 0.59, QUADAS 11, 참고 기준으로 전기진단 검사를 사용하여 CTS 진단받은 102명의 대상자 연구(평균 연령 53세; 5명 여성; 증상 기간 3~12개월)[101]

닫힌 주먹 또는 충양근 유발 검사(CLOSED-FIST OR LUMBRICAL PROVOCATION TEST)

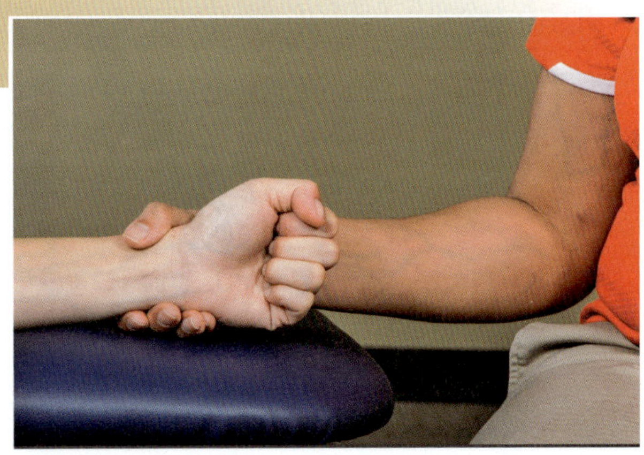

그림 23.31

환자 자세 편안한 자세로 앉거나 바로 눕는다.

치료사 자세 환자 앞에 편안하게 위치한다.

움직임 환자는 손가락을 완전히 굴곡된 자세로 움직이고 60초 동안 주먹쥐는 것을 유지하거나 증상이 발현될 때 까지 유지한다. 치료사는 환자의 손목을 잡는다.

평가 A(+) 검사는 정중신경 지배 부위의 감각이상 또는 둔감을 유발시킨다.

통계
- 합동 통합(Pooled synthesis): SN 48, SP 81, +LR 2.5, −LR 0.64, 159명의 대상자를 포함한 두 연구의 체계적 고찰[102]
- SN 37(NR), SP 71(NR), +LR 1.28, −LR 0.89, QUADAS 8, 참고 기준으로 전기진단 검사를 사용하여 CTS 진단받은 96명의 대상자 연구(평균 연령 53세; 6명 여성; 증상 기간 3–12개월)[103]

손목 비율 지수(WRIST-RATIO INDEX)

환자 자세 테이블 위에 팔을 편안하게 놓고 앉는다.

치료사 자세 환자 앞에 앉는다.

측정 일반적인 슬라이딩 캘리퍼를 사용하여, 치료사는 원위손바닥 손목주름의 수준에서 손목의 배측-복측 직경과 요측-척측 직경을 측정한다.

평가 A(+) 검사는 손목 지수를 나타낸다.(D−V/R−U) ≥0.70.

통계 SN 69(NR), SP 73(NR), +LR 2.6, −LR 0.42, QUADAS 10, 참고 기준으로 전기진단 검사를 사용하여 CTS 진단받은 143명의 대상자(228개의 손) 연구(평균 연령, 여성 인원, 증상 기간 모두 NR)[104]

Katz 손 다이어그램(KATZ HAND DIAGRAM)

환자 자세 환자는 둔감, 따끔거림, 감각 감소를 사용하여 자가-관리 손 다이어그램을 채운다.

평가 KATZ 손 다이어그램은 환자를 classic, probable, possible, 그리고 unlikely CTS로 구분한다.

통계
- 합동 통합: SN 75, SP 72, +LR 2.7, -LR 0.35, 293명의 대상자를 포함한 6개 연구에 대한 체계적 고찰[102]
- SN 80(NR), SP 90(NR), +LR 3.6, -LR 0.1, QUADAS 11, 참고 기준으로 전기진단 검사를 포함한 객관적 임상 분류기준을 사용하여 CTS 진단받은 63명의 대상자(83개의 손) 연구(평균 연령, 성별, 증상 기간 NR)[105]
- SN 33-40(20-52), SP 76-81(69- 87), +LR 1.38-2.11, -LR 0.89-0.74, QUADAS NR, 참고 기준으로 전기진단 검사를 사용하여 CTS 진단받은 노동자 221명의 연구(평균 연령 32세; 65명 여성; 증상 기간 NR)[106]

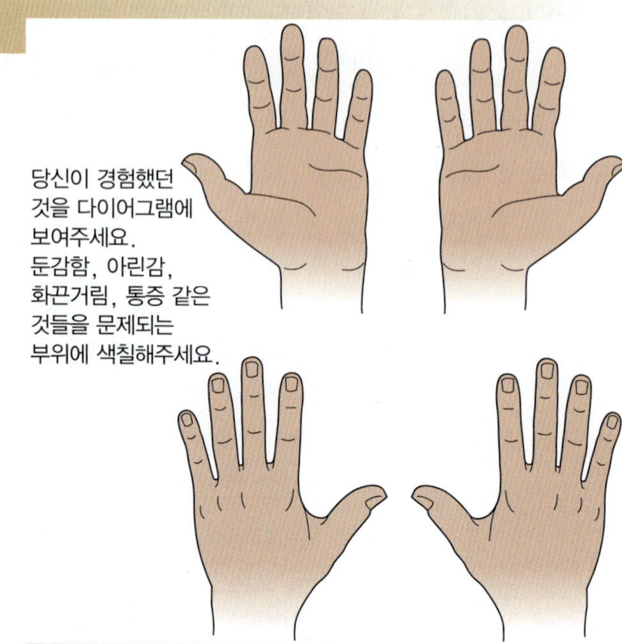

그림 23.32

정중신경 손가락 점수(MEDIAN NERVE DIGIT SCORE)

환자 자세 환자는 둔감, 따끔거림, 감각 감소를 사용하여 자가-관리 손 다이어그램을 채운다.

평가 치료사는 음영과 함께 환자의 의해 나타나는 손가락의 수(엄지, 검지, 세 번째 손가락)를 통해서 다이어그램 점수를 매긴다. 각각의 손가락은 영향을 받거나 받지 않은 것처럼 따로 점수를 매긴다.

통계
- 전체 SN 54-58(40-69), SP 70-76(62-83), +LR 1.8-2.4, -LR 0.66-0.55, QUADAS 9, 참고 기준으로 전기진단 검사를 사용하여 CTS 진단받은 221명의 노동자 연구(평균 연령 32세; 65명 여성; 증상 기간 NR)[106]
- 세 번째 손가락: SN 67(52-79), SP 65-73(57-80), +LR 1.9-2.5, -LR 0.45-0.51[106]
- 검지: SN 54-59(40-70), SP 67-73(60-80), +LR 1.6-2.2, -LR 0.69-0.56[106]
- 엄지: SN 31-35(21-50), SP 77-79(70-85), +LR 1.4-1.7, -LR 0.89-0.82[106]

무지구 위축(THENAR ATROPHY)

환자 자세 테이블 위에 팔을 이완하고 앉는다.

치료사 자세 환자 앞에 앉는다.

평가 치료사는 시각적으로 단무지외전근이 있는 무지구 벌크의 손실을 검사한다. A(+) 검사는 위축이 관찰될 것이다.

통계
- 통합 합계: SN 12, SP 94, +LR 2.0, −LR 0.94, 107명의 대상자가 포함된 두 개의 연구에 대한 체계적 고찰[102]
- SN 18(NR), SP 96(NR), +LR 4.5, −LR 0.85, QUADAS 9, 참고 기준으로 전기진단 검사를 사용하여 CTS를 진단받은 88명의 대상자 연구(평균 연령 56세 21−85세; 55명 여성; 증상 기간 NR)[107]

손목 굴곡과 정중신경 압박(WRIST FLEXION AND MEDIAN NERVE COMPRESSION)

영상 23.33 **인터넷 지원으로 이 검사의 평가 방법을 볼 수 있다.**

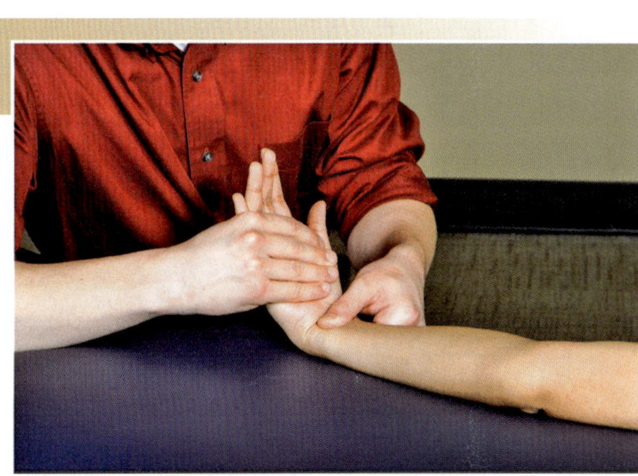

그림 23.33

환자 자세 주관절 완전신전, 전완 회외, 손목 60° 굴곡하고 앉는다.

치료사 자세 환자 앞에 앉는다.

움직임 치료사는 수근관에 있는 정중신경에 일정하고 균일한 압력을 가한다.

평가 A(+) 검사는 20 또는 30초 내에 정중신경 분포를 따라서 환자의 증상이 재현되게 할 것이다.

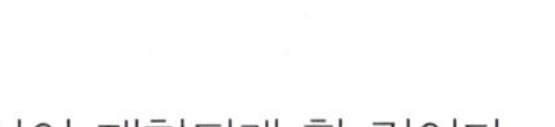

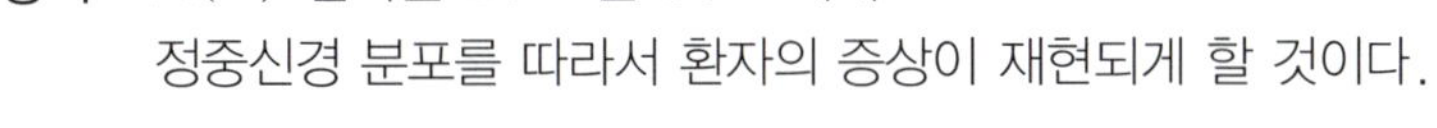

통계
- 합동 통합: SN 80, SP 92, +LR 10, −LR 0.22, 190명의 대상자를 포함한 3개의 연구에 대한 체계적 고찰[102]
- 30초 컷오프: SN 86(80−92), SP 95(91−99), +LR 17.2, −LR 0.15, QUADAS 9, 참고 기준으로 전기진단 검사를 사용하여 CTS 진단받은 114명의 대상자/191개의 손 연구(평균 연령 NR; 32% 여성; 평균 증상 기간 NR)[108]
- 20초 컷오프: SN 82(76−89), SP 99(97−100), +LR 82, −LR 0.18, QUADAS 9, 참고 기준으로 전기진단 검사를 사용하여 CTS 진단받은 114명의 대상자/191개의 손 연구(평균 연령 NR; 32% 여성; 평균 증상 기간 NR)[108]

정중신경 압박 검사 (MEDIAN NERVE COMPRESSION TEST)

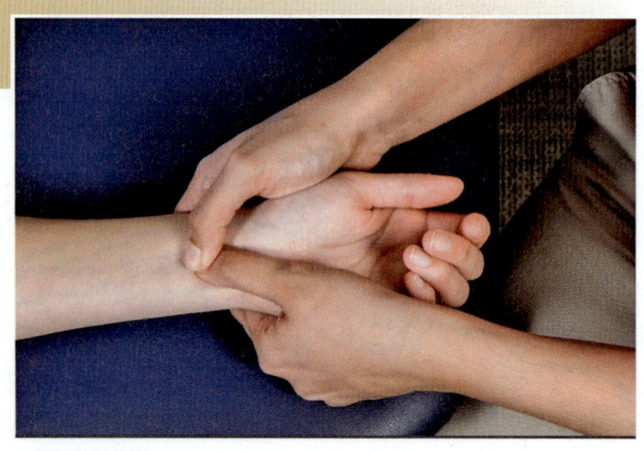

그림 23.34

환자 자세 테이블 위에 팔을 이완하고 앉는다.

치료사 자세 환자의 맞은편에 앉고, 엄지를 직접적으로 정중신경 위에 위치시킨다(요측수근굴근과 장장근 사이의 굴근지대 아래를 지나간다).

움직임 치료사는 엄지를 사용하여 15초에서 2분 동안 일정하고 균일한 압력을 가한다. 그 후, 치료사는 엄지를 떼고 환자에게 증상이 경감되는지를 물어본다.

평가 A(+) 검사는 정중신경 지배 부위를 따라 압박 부위의 원위에서 환자의 증상(통증, 감각이상, 둔감함)을 재현하는 것이다.

통계 합동 통합: SN 64, SP 83, +LR 3.8, −LR 0.43, 1,985명의 대상자를 포함한 17개 연구에 대한 체계적 고찰[102]

수근골 압박 검사(CARPAL COMPRESSION TEST (DURKAN'S TEST))

환자 자세 테이블 위에 팔을 이완하고 앉는다.

치료사 자세 환자의 맞은 편에 앉고 환자의 정중신경 위에 직접적으로 엄지를 올려놓는다.

움직임 치료사는 엄지를 이용하여 30초 동안 수근 인대의 근위 끝 부분(손목 주름 근위) 위에 일정하고 균일한 압력을 가한다.

평가 A(+) 검사는 정중신경 지배 부위를 따라 압박 부위의 원위에서 환자의 증상(통증, 감각이상, 둔감함)을 재현하는 것이다.

통계
- 합동 통합: SN 64, SP 83, +LR 3.8, −LR 0.43, 1,985명의 대상자를 포함한 17개의 연구에 대한 체계적 고찰.[102]
- SN 75(67−82), **SP 93(88−97)**, **+LR 10.7**, −LR 0.27, QUADAS 9, 참고 기준으로 전기진단 검사를 사용하여 CTS 진단을 받은 83명의 대상자(90개의 손) 연구(평균 연령 56.9세 48−64세; 76명 여성; 평균 증상 기간 NR)[92]
- SN 77(NR), SP 18(NR), +LR 0.9, −LR 1.29, QUADAS 9, 참고 기준으로 전기진단 검사를 사용하여 CTS 진단받은 88명의 대상자 연구(평균 연령 56세 21−85세; 55명 여성; 평균 증상 기간 NR).[107]

수정된 수근골 압박 검사 (MODIFIED CARPAL COMPRESSION TEST)

환자 자세 손목은 중립 정렬로, 테이블 위에 전완을 회외하고 앉는다.

치료사 자세 환자 맞은편에 앉아, 인접한 엄지와 함께 수근관의 장측면 위에 직접적으로 양 엄지를 위치시킨다.

움직임 수근관의 장측면 위에 진동 압박을 적용한다.

평가 A(+) 검사는 5초 내에 복측/장측의 정중신경 지배 부위에서 환자의 증상의 재현이다.

통계 SN 14(8–24), SP 96(72–100), +LR 3.5, –LR 0.89, QUADAS 9, 참고 기준으로 전기진단 검사를 사용하여 CTS 진단받은 43명의 대상자/86개의 손 연구(평균 여성 연령 47세, 평균 남성 연령 52세; 32명 여성; 평균 증상 기간 NR)[109]

이점 식별 능력(TWO-POINT DISCRIMINATION)

환자 자세 테이블 위에 손을 이완한 채 앉는다.

치료사 자세 환자의 앞에 앉는다.

움직임 치료사는 피부가 희게 될 때까지 검지에 적용하는 2점 식별 심미도계를 사용한다. 환자는 뾰족한 끝이 접촉하는 상이를 구분한다(하나 또는 둘). 치료사는 두 개의 분리된 점으로 인식되는 가장 작은 거리를 밀리미터 단위로 기록한다.

평가 A(+) 검사는 6mm 또는 그 이상의 거리에서 2점 식별을 인식하지 못하는 것이다.

통계 합동 통합: SN 24, SP 93, +LR 4.8, –LR 0.80, 381명의 대상자를 포함한 6개 연구에 대한 체계적 고찰[102]

SEMMES–WEINSTEIN 모노필라멘트 검사

환자 자세 테이블 위에 팔을 이완하고 앉는다.

치료사 자세 환자 앞에 앉는다.

움직임 치료사는 영향 받은 손의 1,2,3 손가락에 검사에 사용되는 장측면의 위치에 수직으로 모노필라맨트를 적용한다. 치료사는 모노필라맨트가 구부러지기 시작할 때까지 압력을 가한다. 이 과정을 3번 반복한다.

평가 A(+) 검사는 환자가 눈을 감고 구두로 손가락에 2.83mg의 압력이 가해지는 것을 보고하게 된다.

통계 합동 통합: SN 72, SP 62, +LR 1.9, –LR 0.45, 811명 대상자를 포함한 11개의 연구에 대한 체계적 고찰.[102]

감각저하(HYPOESTHESIA)

환자 자세 테이블 위에 팔을 이완하고 앉는다.

치료사 자세 환자 앞에 앉거나 선다.

움직임 치료사는 정중신경 지배 분포에 환자의 손을 가로질러 바람개비(pinwheel)를 굴린다.

평가 A(+) 검사는 정중신경 지배 부위로 손에 통증에 대한 느낌이 감소되어 있는지를 환자가 보고하는 것이다.

통계 SN 51(NR), SP 85(NR), +LR 3.4, −LR 0.6, QUADAS 10, 참고 기준으로 전기진단 검사를 사용하여 CTS 진단받은 143명의 대상자 연구(228개의 손)(평균 연령, 여성 수, 증상 기간 NR)[104]

Gilliat 지혈대 검사(GILLIAT TOURNIQUET TEST)

환자 자세 테이블 위에 팔을 이완하고 앉는다.

치료사 자세 환자 앞에 앉거나 선다.

움직임 치료사는 혈압 커프를 환자의 팔꿈치 근위에 놓고 60초 동안 수축기 혈압 위로(환자의 수축기 혈압 이상으로) 또는 수축기 혈압 아래(70mmhg)로 부풀인다.

평가 A(+) 검사는 60초 이내에 환자의 엄지 또는 검지에서 무감각 또는 둔감함의 재현 또는 악화이다.

통계
- 합동 통합(수축기위): SN 59, SP 61, +LR 1.5, −LR 0.67, 306명의 대상자를 포함한 6개의 연구에 대한 체계적 고찰[102]
- 수축기위: SN 67(53–80), SP 33(1–91), +LR 1, −LR 1, QUADAS 8, 참고 기준으로 전기진담 검사를 사용하여 CTS 진단받은 49명의 대상자/ 52개의 손 연구(평균 연령 52세; 40명 여성; 평균 증상 기간 NR)[110]
- 수축기 아래: SN 55(40–69), SP 100(29–100), +LR 55, −LR 0.46, QUADAS 8, 참고 기준으로 전기진단 검사를 사용하여 CTS 진단받은 49명의 대상자 52개의 손 연구(평균 연령 52세 40명 여성; 평균 증상 기간 NR)[110]

비정상 진동(ABNORMAL VIBRATION)

환자 자세 테이블 위에 팔을 이완하고 앉는다.

치료사 자세 환자 앞에 앉거나 선다.

움직임 치료사는 256진동/초의 튜닝 포크를 사용할 것이다. 치료사는 견고한 물체에 튜닝포크를 부딪쳐 시험해보고 그리고 나서 환자의 손에 각각의 손가락 끝에 댄다. 반대쪽 상지의 검사와 비교한다.

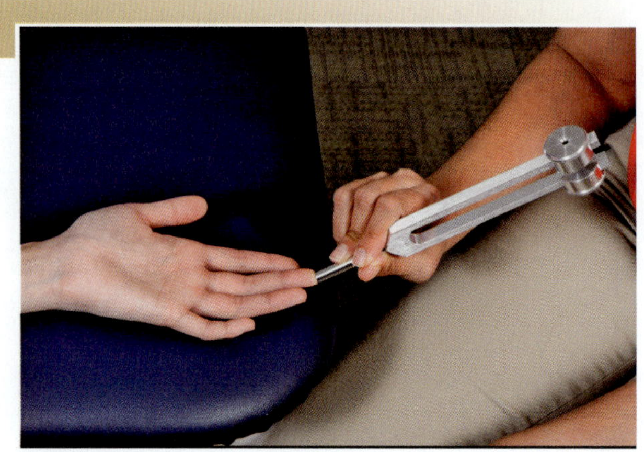

그림 23.35

평가 A(+) 검사는 환자가 자극에 대한 지각력의 변화와 질의 유사한지, 작은지, 큰지에 대해서 보고하는 것이다.

통계 합동 통합: SN 55, SP 81, +LR 2.9, −LR 0.56, 343명의 대상자가 포함된 6가지 연구에 대한 체계적 고찰[102]

단무지외전근 약화 (ABDUCTOR POLLICIS BREVIS WEAKNESS)

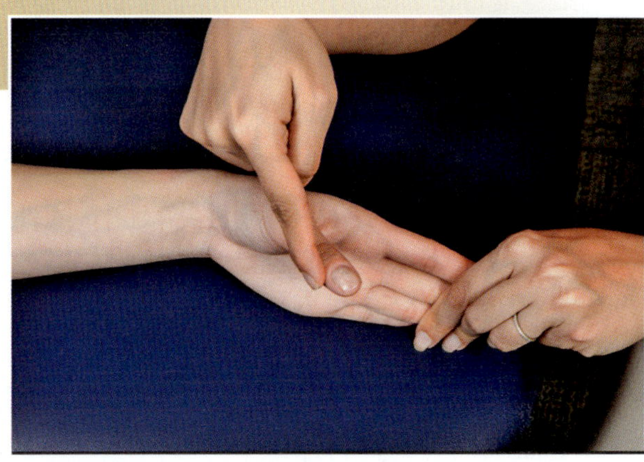

그림 23.36

환자 자세 테이블 위에 팔을 이완하고 앉고 엄지를 중립자세로 놓는다.

치료사 자세 환자 앞에 앉거나 선다.

움직임 치료사는 손바닥 방향으로 저항을 주고 엄지를 외전하여 움직이라고 환자에게 지시한다.

평가 A(+) 검사는 엄지 외전의 약화다.

통계
- 합동 통합: SN 29, SP 80, +LR 1.5, −LR 0.89, 107명의 대상자를 포함한 2개의 연구에 대한 체계적 고찰[102]
- SN 37(NR), SP 73(NR), +LR 1.4, −LR 0.86, QUADAS 9, 참고 기준으로 전기진단 검사를 사용하여 CTS 진단받은 88명의 대상자에 대한 연구(평균 연령 56세(평균 21−85세); 55명 여성; 평균 증상 기간 NR)[107]

수근관 증후군에 대한 Hems' 설문지 (HEMS' QUESTIONNAIRE FOR CARPAL TUNNEL SYNDROME)

설문지는 2개의 단계로 되어있다. 환자가 첫 번째 단계를 완료하고 치료사가 2번째 단계를 완료한다. 설문지는 아래의 시스템에 따라 점수를 매긴다.

통계
- 나이: 60세 이하(2점), 60세 초과(0점)
- 증상: 밤 통증(2점), 정중신경 지배 부위의 감각 이상(2점), 흔들면 통증 감소(2점), 스플린트에 의해 통증 감소(1점), 서투름(1점)
- 징후: 티넬 징후(2점), 팔렌 검사(1점), 정중신경 지배부위의 감각 이상(2점) 무지구의 감소(wasting)(2점)
- 전체: 17점
- 점수≥6점: SN 92(83−97), SP 61(36−83), +LR 2.4, −LR 0.13, QUADAS 7, 참고 기준으로 신경전도검사를 사용하여 CTS 진단받은 91명의 대상자/52개의 손에 대한 연구(평균 연령 55세; 108명 여성; 증상 기간 3개월~1년)[111]
- 점수≥7점: SN 82(72−90), SP 67(41−87), +LR 2.5, −LR 0.27, QUADAS 7, 참고 기준으로 신경전도검사를 사용하여 CTS 진단받은 91명의 대상자/52개의 손에 대한 연구(평균 연령 55세; 108명 여성; 증상 기간 3개월~1년)[111]
- 점수≥8점: SN 82(72−90), SP 67(41−87), +LR 2.5, −LR 0.27, QUADAS 7, 참고 기준으로 신경전도검사를 사용하여 CTS 진단받은 91명의 대상자/52개의 손에 대한 연구(평균 연령 55세; 108명 여성; 증상 기간 3개월~1년)[111]

엄지 불안정성

척측 측부인대 검사(게임키퍼 또는 스키어 엄지) (ULNAR COLLATERAL LIGAMENT TEST (GAMEKEEPER'S OR SKIER'S THUMB))

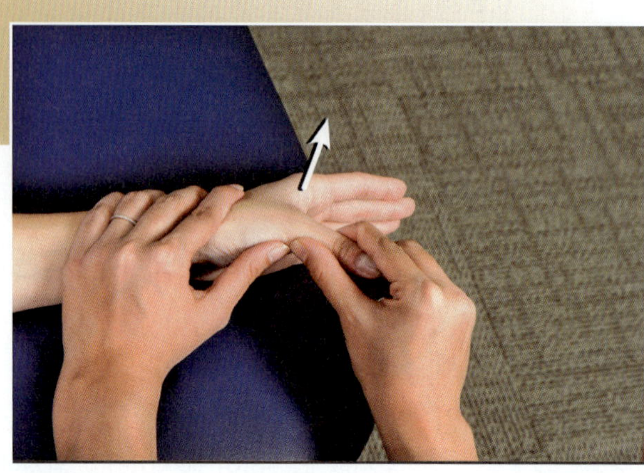

그림 23.37

환자 자세 팔을 이완하고 앉는다.

치료사 자세 환자 앞에 앉는다.

움직임 치료사는 그들의 근위손으로 환자의 손 또는 손가락을 안정화시키고 원위손으로 환자의 엄지를 신전시킨다. 엄지 신전을 유지한 채로 치료사는 엄지의 중수-수근 관절에 내반 부하를 가한다.

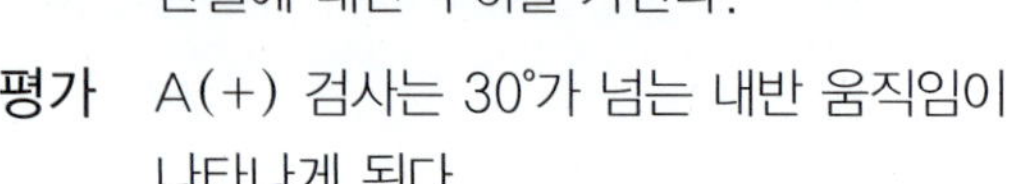

평가 A(+) 검사는 30°가 넘는 내반 움직임이 나타나게 된다.

통계 SN 94(NR), SP(NR), +LR(NR), −LR(NR), QUADAS 8, 참고 기준으로 수술을 사용하여, 급성 척골 측부 인대 손상을 가진 23명의 대상자의 추적 연구(평균 연령 NR; 여성 인원 NR; 증상 기간 7일)[112]

엄지 건초염

Finkelstein's 검사(FINKELSTEIN'S TEST)

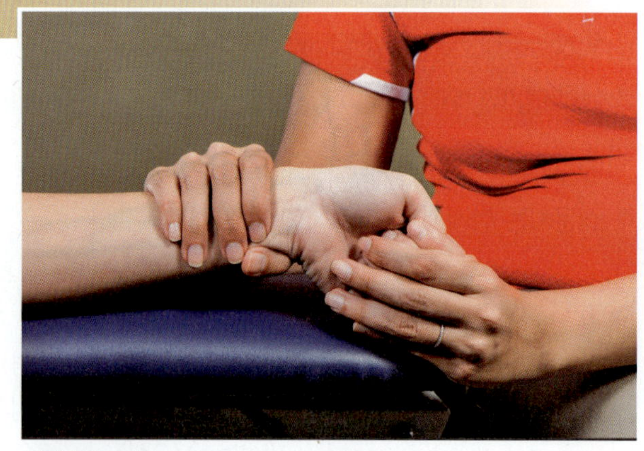

그림 23.38

환자 자세 팔을 이완하고 앉는다.

치료사 자세 환자 앞에 앉는다.

움직임 환자는 손가락 안으로 엄지가 들어가게끔 주먹을 쥔다. 치료사는 근위 전완을 안정화하고 환자의 손목을 척측 편위 시킨다.

평가 A(+) 검사는 장무지외전근(APL)과 단무지신전근(EPB) 건에서 통증을 발생시킨다.

통계

- NR
- 단무지신전근 검사는 만약 중격(septum)이 EPB와 APL 사이에서 나타나는지를 결정하게 위해 수행되어져야 한다. 검사는 두 부분으로 이루어져 있다. (1) 치료사는 엄지의 중수-수근관절 신전에 저항을 준다. 그리고 나서 (2) 엄지의 장측 외전에 저항을 준다. A(+) 검사는 부분에 의해 생성된 통증 (1)이 (2)보다 더 크게 나타난다.
- SN 81(NR), SP 50(NR), +LR 1.62, −LR 0.38, QUADAS 9, 참고 기준으로 수술을 사용하여 드퀘르뱅 진단받은 178명 대상자 연구(평균 연령 46세; 138명 여성; 평균 증상 기간 NR)[113]

척측수근신근 건증

척측수근신근(ECU) 시너지 검사 (EXTENSOR CARPI ULNARIS (ECU) SYNERGY TEST)

환자 자세 팔꿈치를 90° 구부린 채로 테이블 위에 평가받을 팔을 이완하고 올려놓고 앉는다. 전완은 최대회외, 손목 중립, 손가락은 최대 신전된 자세로 만든다.

치료사 자세 환자 앞에 앉아서, 치료사는 한 손으로는 환자의 엄지와 세 번째 손가락을 잡고 다른 손으로 ECU 건을 촉진한다.

움직임 환자는 저항에 대해서 엄지를 요측으로 외전한다.

평가 A(+) 검사는 손목의 배측면에서 통증의 재현이 나타난다.

통계
- NR
- 참고 기준으로 MRI 또는 손목 관절경을 사용하여 배측-척측 손목 통증을 가진 55명의 대상자에 대한 전향적 연구에 임상 알고리즘의 부분. 저자는 ECU 시너지 검사가 관절 내 및 관절 외 병리를 구별하는데 도움이 되는 임상 알고리즘의 일부를 구성하고, 손목 MRI와 진단학적인 관절경의 필요성을 최소화 할 수 있다고 제안하였다.[114]

주상골 골절

주상골 압박 검사 (SCAPHOID COMPRESSION TEST)

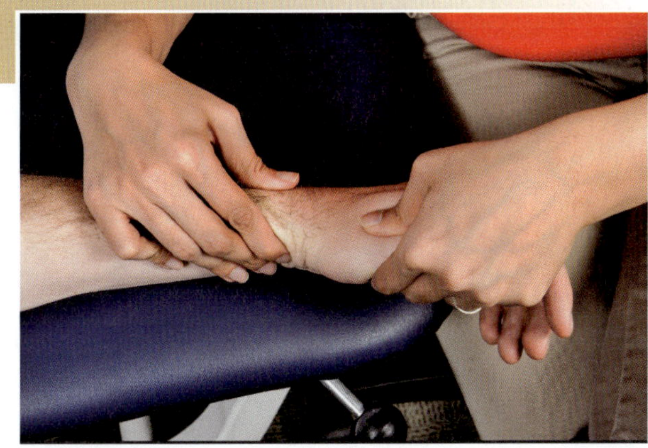

그림 23.39

환자 자세 팔을 이완하고 앉는다.

치료사 자세 환자 앞에 앉는다.

움직임 치료사는 주상골에 압박 힘을 주기 위해, 엄지를 이용하여 수직 압력을 적용한다.

평가 A(+) 검사는 손목에서의 환자 통증의 재현이 나타난다.

통계
- SN 70(NR), SP 22(NR), +LR 0.90, −LR 1.4, QUADAS 9, 참고 기준으로 손상 후 초기 엑스레이 또는 2주 후에 반복 엑스레이 또는 뼈 스캔을 사용하여 주상골 골절을 진단받은 99명의 대상자에 대한 전향적 연구(평균 연령 NR 10−74세; 급성 손목통증을 가진 44명의 여성; 증상 기간 NR)[115]
- **SN 100(94−100)**, SP 48(40−60), +LR 1.92, **−LR 0**, QUADAS 9, 참고 기준으로 손상 초기 엑스레이 또는 2주 후에 반복 엑스레이 또는 뼈 스캔을 통해 주상골 골절을 진단받은 21명의 대상자에 대한 전향적 연구(평균 연령 36세; 48% 여성; 증상 기간 24시간 내).[116]

해부학적 코담배갑 압통 (ANATOMICAL SNUFFBOX TENDERNESS)

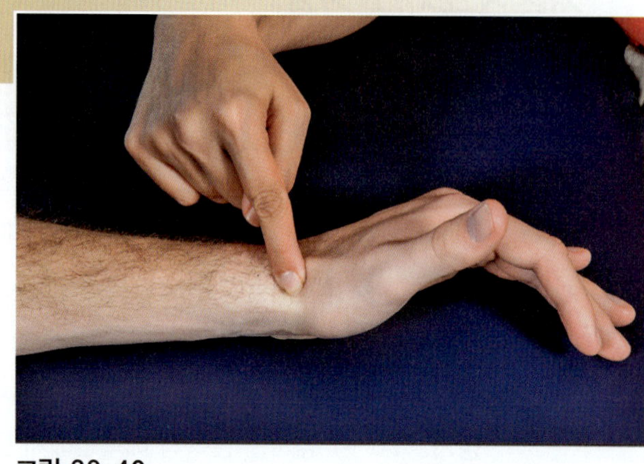

그림 23.40

환자 자세 팔을 이완하고 앉는다.

치료사 자세 환자 앞에 앉는다.

움직임 치료사는 해부학적 코담배갑을 촉진하고 압박을 가한다.

평가 A(+) 검사는 압박과 함께 촉진하는 동안 통증 또는 압통이다.

통계
- SN 90(80–100), SP 40(33–47), +LR 2.37, −LR 2.25, QUADAS 8, 참고 기준으로 초기 엑스레이 또는 14일 후 반복 엑스레이를 사용하여 주상골 손상이 의심되는 246명의 대상자 연구[117]
- **SN 100(94–100)**, SP 19(13–26), +LR 1.23, **−LR 0**, QUADAS 9, 참고 기준으로 초기 엑스레이 또는 2주후 반복 엑스레이 또는 뼈 스캔을 사용하여 주상골 골절을 진단받은 215명의 대상자에 대한 전향적 연구(평균 연령 36세; 48% 여성; 증상 기간 24시간 내)[116]

주상골 결절 압통(SCAPHOID TUBERCLE TENDERNESS)

환자 자세 팔을 이완하고 앉는다.

치료사 자세 환자 앞에 앉는다.

움직임 치료사는 한 손으로 환자의 손목을 신전하고 다른 손으로 근위손목의 결절을 촉진하고 압박을 가한다.

평가 A(+) 검사는 압박과 함께 촉진하는 동안 통증 또는 압통이다.

통계
- SN 87(75–99), SP 57(50–64), +LR 1.55, −LR 1.51, QUADAS 8, 참고 기준으로 초기 엑스레이 또는 2주 후 반복 엑스레이를 사용한, 주상골 손상이 의심되는 246명의 대상자 연구(평균 연령, 여성 수, 평균 증상 기간 모두 NR)[117]
- **SN 100(94–100)**, SP 30(23–38), +LR 1.43, **−LR 0**, QUADAS 9, 참고 기준으로 초기 엑스레이 또는 2주 후 반복 엑스레이 또는 뼈 스캔을 사용하여 주상골 골절을 진단받은 215명의 대상자에 대한 전향적 연구(평균 연령 36세; 48 여성; 증상 기간 24시간 내)[116]

손목 척측 편위와 함께 회내(PRONATION WITH ULNAR DEVIATION OF THE WRIST)

환자 자세 팔을 이완하고 앉는다.

치료사 자세 환자 앞에 앉는다.

움직임 치료사는 척측 편위하면서, 환자에게 끝범위까지 손목을 회내하도록 한다.

평가 A(+) 평가는 해부학적 코담배갑에서의 통증이 나타난다.

통계
- NR
- Powell과 동료 연구자들은 73명의 대상자에 대한 전향적 연구에서 이 검사가 52%의 긍정적인 예견적 가치를 가졌고 100%의 부정적인 예견적 가치를 가졌다고 보고하였다.[118]

주상골 골절에 대한 다음 10가지 검사는 손을 뻗은 채로 넘어진(fall on an outstretched hand) 41명의 대상자에게 검사되고 수행되어 졌다. MRI는 참고 기준으로 사용되었다. 외상 치료에 10년간 경험을 가진 3명의 정형외과 의사에 의해 MRI는 검토되었다. 정형외과 의사는 각각의 MRI를 해석하기 전에 임상 검사의 결과를 제공 받았다. 임상 검사는 통증 저항성에 영향을 줄 수 있는, 다음 처방으로 수행되어졌다; 이것은 결과에 나쁜 영향을 줄 수 있다.[119]

엄지의 외전(ABDUCTION OF THE THUMB)

환자 자세 팔을 이완하고 앉는다.

치료사 자세 환자 앞에 앉는다.

움직임 치료사는 환자에게 엄지를 능동적으로 외전하도록 요구한다.

평가 A(+) 검사는 엄지 외전 동안 통증의 재현이다.

통계 SN 73(NR), SP 50(NR), +LR 1.45, −LR 0.55, QUADAS 11, 참고 기준으로 MRI를 사용하여, 임상적으로 의심되는 잠재성 주상골 골절을 진단받은 41명의 대상자 연구(평균 연령 29세; 12명 여성; 증상 기간 NR)[119]

손목의 요측 편위 (RADIAL DEVIATION OF THE WRIST)

환자 자세 팔을 이완하고 앉는다.

치료사 자세 환자 앞에 앉는다.

움직임 치료사는 능동적으로 손목을 요측 편위 하도록 요구한다.

평가 A(+) 검사는 요측 편위동안 통증의 재현이다.

통계 SN 68(NR), SP 33(NR), +LR 1.03, −LR 0.95, QUADAS 11, 참고 기준으로 MRI를 사용하여, 임상적으로 의심되는 잠재성 주상골 골절을 진단받은 41명의 대상자 연구(평균 연령 29세; 12명 여성; 증상 기간 NR)[119]

엄지의 축 부하 (AXIAL LOADING OF THE THUMB)

환자 자세 팔을 이완하고 앉는다.

치료사 자세 환자 앞에 앉는다.

움직임 치료사는 환자의 엄지 손가락을 통해 압박 부하를 가한다.

평가 A(+) 검사는 압박 부하동안 환자의 통증 재현이다.

통계 SN 71(NR), SP 35(NR), +LR 1.10, −LR 0.82, QUADAS 11, 참고 기준으로 MRI를 사용하여, 임상적으로 의심되는 잠재성 주상골 골절을 진단받은 41명의 대상자 연구(평균 연령 29세; 12명 여성; 증상 기간 NR)[119]

손목의 굴곡(FLEXION OF THE WRIST)

환자 자세 팔을 이완하고 앉는다.

치료사 자세 환자 앞에 앉는다.

움직임 치료사는 환자의 손목을 능동적으로 굴곡하도록 지시한다.

평가 A(+) 검사는 손목 굴곡 동안 환자의 통증 재현이다.

통계 SN 71(NR), SP 50(NR), +LR 1.43, −LR 0.57, QUADAS 11, 참고 기준으로 MRI를 사용하여, 임상적으로 의심되는 잠재성 주상골 골절을 진단받은 41명의 대상자 연구(평균 연령 29세; 12명 여성; 증상 기간 NR)[119]

손목의 신전(EXTENSION OF THE WRIST)

환자 자세 팔을 이완하고 앉는다.

치료사 자세 환자 앞에 앉는다.

움직임 치료사는 환자의 손목을 능동적으로 신전하도록 지시한다.

평가 A(+) 검사는 손목 신전 동안 환자의 통증 재현이다.

통계 SN 72(NR), SP 60(NR), +LR 1.81, −LR 0.46, QUADAS 11, 참고 기준으로 MRI를 사용하여, 임상적으로 의심되는 잠재성 주상골 골절을 진단받은 41명의 대상자 연구(평균 연령 29세; 12명 여성; 증상 기간 NR)[119]

손의 파워 그립(POWER GRIP OF THE HAND)

환자 자세 팔을 이완하고 앉는다.

치료사 자세 환자 앞에 앉는다.

움직임 치료사와 환자는 악수하는 자세를 한다. 치료사는 환자에게 손을 꼭 쥐라고 지시한다.

평가 A(+) 검사는 치료사의 손을 꼭 쥐는 동안 통증의 재현이다.

통계 SN 67(NR), SP 20(NR), +LR 0.83, −LR 1.67, QUADAS 11, 참고 기준으로 MRI를 사용하여, 임상적으로 의심되는 잠재성 주상골 골절을 진단받은 41명의 대상자 연구(평균 연령 29세; 12명 여성; 증상 기간 NR)[119]

손목의 척측 편위(ULNAR DEVIATION OF THE WRIST)

환자 자세 팔을 이완하고 앉는다.

치료사 자세 환자 앞에 앉는다.

움직임 치료사는 환자의 손목을 능동적으로 척측 편위하도록 지시한다.

평가 A(+) 검사는 손목 척측 편위 동안 환자의 통증 재현이다.

통계 SN 70(NR), SP 36(NR), +LR 1.10, −LR 0.83, QUADAS 11, 참고 기준으로 MRI를 사용하여, 임상적으로 의심되는 잠재성 주상골 골절을 진단받은 41명의 대상자 연구(평균 연령 29세; 12명 여성; 증상 기간 NR)[119]

전완의 회내(PRONATION OF THE FOREARM)

환자 자세 팔을 이완하고 앉는다.

치료사 자세 환자 앞에 앉는다.

움직임 치료사는 환자의 전완을 능동적으로 회내하도록 지시한다.

평가 A(+) 검사는 전완 회내 동안 환자의 통증 재현이다.

통계 SN 79(NR), SP 58(NR), +LR 1.90, −LR 0.35, QUADAS 11, 참고 기준으로 MRI를 사용하여, 임상적으로 의심되는 잠재성 주상골 골절을 진단받은 41명의 대상자 연구(평균 연령 29세; 12명 여성; 증상 기간 NR)[119]

전완의 회외(SUPINATION OF THE FOREARM)

환자 자세 팔을 이완하고 앉는다.

치료사 자세 환자 앞에 앉는다.

움직임 치료사는 환자의 전완을 능동적으로 회외 하도록 지시한다.

평가 A(+) 검사는 전완 회외 동안 환자의 통증 재현이다.

통계 SN 76(NR), SP 50(NR), +LR 1.52, −LR 0.48, QUADAS 11, 참고 기준으로 MRI를 사용하여, 임상적으로 의심되는 잠재성 주상골 골절을 진단받은 41명의 대상자 연구(평균 연령 29세; 12명 여성; 증상 기간 NR)[119]

엄지–검지 집기(THUMB–INDEX FINGER PINCH)

환자 자세 팔을 이완하고 앉는다.

치료사 자세 환자 앞에 앉는다.

움직임 치료사는 환자가 능동적으로 엄지와 검지를 함께 집도록 지시한다.

평가 A(+) 검사는 집기 통안 통증의 재현이다.

통계 SN 73(NR), SP 75(NR), +LR 2.92, −LR 0.36, QUADAS 11, 참고 기준으로 MRI를 사용하여, 임상적으로 의심되는 잠재성 주상골 골절을 진단받은 41명의 대상자 연구(평균 연령 29세; 12명 여성; 증상 기간 NR)[119]

손목 이완성

Garcia–elias 검사

손목 이완성은 4가지 임상 검사를 사용하여 평가된다. 각각의 검사는 1~50점의 점수가 주어지며, 1점의 점수는 가장 큰 뻣뻣함을 나타내며 50점은 가장 큰 관절의 이완성을 나타낸다. 4가지 검사의 모든 점수는 4~200점까지의 범위에서 함께 추가된다. 환자는 이완성 점수에 따라서 순위가 매겨진다. A(+) 검사는 전체 환자의 상위 25%에 포함되는 것이다. 4개의 임상 검사는 다음과 같다:

- 환자가 손목을 신전하는 동안 전완을 향해 최대한 엄지를 움직이도록 요청 받는 동안 전완과 엄지손톱의 중심 사이의 가장 짧은 수직 거리를 밀리미터로 측정한다.

- 환자가 손목을 최대한 신전할 때 손목의 각도를 측정한다.
- 환자가 손목을 최대한 굴곡할 때 전완과 엄지손톱 중심 사이의 가장 짧은 수직 거리를 밀리미터로 측정한다.
- 환자가 손목을 최대한 굴곡할 때 손목의 각도를 측정한다.

통계 SN 20(NR), SP 55(NR), +LR 0.44, −LR 1.46, QUADAS 8, 참고 기준으로 리커르트 척도(Likert scale)의 마지막 점수를 결과로 두 명의 전문 외과의로부터 임상적으로 평가받은 50명의 건강한 폐경 전의 여성 대상자 연구[120]

베이턴 방법(BEIGHTON METHOD)

일반적인 인대의 이완성을 평가하는 베이턴방법은 8장(가동범위 평가)에 자세히 설명되어 있다.

AROM 방법(AROM METHOD)

검증된 임상적 고니오미터를 기반으로 손목의 AROM을 측정하는 측정 장치가 만들어 졌다. 비록 연구자들은 약간의 손목 움직임을 막을 수 없다고 하였지만 전완과 손은 고정하고 움직임이 손목에 국소화 돼야 한다.

통계 SN 54(NR), SP 67(NR), +LR 1.61, −LR 0.69, QUADAS 8, 참고 기준으로 리커르트 척도(Likert scale)의 마지막 점수를 결과로 2명의 전문 외과의로부터 임상적으로 평가받은 50명의 건강한 폐경 전의 여성 대상자 연구[120]

손목 불안정성

Watson 주상골 검사(주상골 불안정성) (WATSON SCAPHOID TEST(SCAPHOID INSTABILITY))

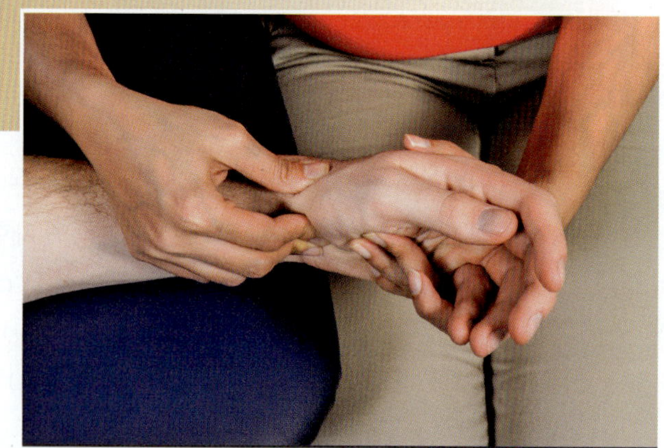

그림 23.41

환자 자세 팔을 약간 회내 하고 앉는다.

치료사 자세 환자 앞에 앉거나 선다. 치료사는 환자의 손목 요측면을 잡고 주상골 결절에 엄지를 올려놓는다. 다른 손으로는 환자의 중수골을 잡는다.

움직임 치료사는 환자의 손을 척측편위와 약간 신전된 자세에서 요측 편위와 약간 굴곡된 자세로 움직인다. 치료사는 엄지를 사용하여 주상골이 이완성이 나타날 때까지 정상 정렬에서 바깥쪽으로 누른다. 엄지가 이완되면, 주상골이 정상정렬로 되돌아가면서 "탁" 소리가 들린다.

평가 A(+) 검사는 치료사의 엄지에서 "탁" 하는 소리가 들리거나 아탈구를 느끼고 환자에게 나타나는 통증의 재현이다.

통계 SN 69(NR), SP 66(NR), +LR 2.0, −LR 0.47, QUADAS 12, 참고 기준으로 관절경을 사용하여 손목 통증이 있는 50명의 대상자에 대한 후향 연구(평균 연령 38세; 24명 여성; 최소 4주의 증상

Ulnomenscotruquetral 배측 활주 또는 피아노 열쇠 검사(piano key test) (삼각섬유연골복합체(TFCC) 찢어짐 또는 삼각골 불안정성)

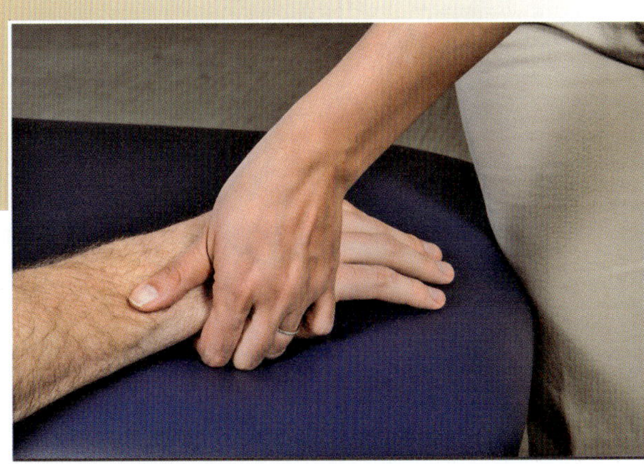

그림 23.42

환자 자세 팔을 이완하고 앉는다.

치료사 자세 환자 앞에 앉거나 선다. 치료사는 엄지를 환자의 척골 위에 놓고 검지는 두상삼각(pisotriquetral) 복합체 위 근위 지절간 관절에 놓는다.

움직임 치료사는 엄지와 검지를 함께 쥐어 두상삼각 복합체를 배측 활주시킨다.

평가 A(+) 검사는 Ulnomenscotruquetral 구역에 이완성 또는 통증의 재현을 나타낸다.

통계 SN 66(NR), SP 64(NR), +LR 1.8, −LR 0.5, QUADAS 12, 참고 기준으로 관절경을 사용하여 손목 통증이 있는 50명의 대상자에 대한 후향 연구(평균 연령 38세; 24명 여성; 최소 4주의 증상 기간)[121]

Ballottement 검사(월상삼각 인대 통합) (BALLOTTEMENT TEST (LUNOTRIQUETRAL LIGAMENT INTEGRITY))

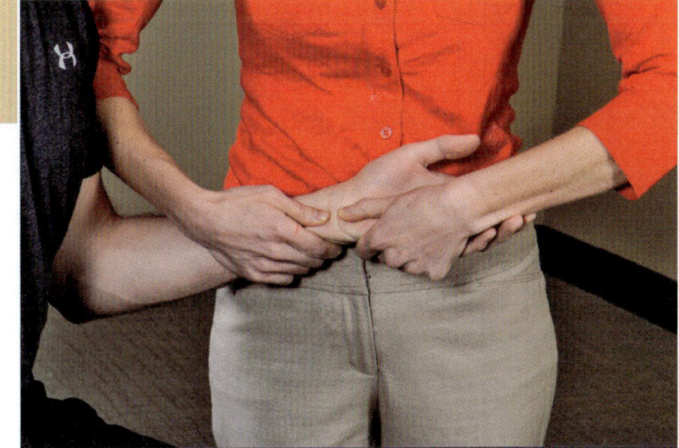

그림 23.43

환자 자세 팔을 이완하고 앉는다.

치료사 자세 환자 앞에 앉거나 선다. 치료사는 한 손의 엄지와 검지를 이용하여 삼각골을 잡고 다른 손은 엄지와 검지로는 월상골을 잡는다.

움직임 치료사는 삼각골에 대해서 월상골을 배측, 복측으로 움직인다.

평가 A(+) 검사는 이완성, 염발음, 움직임 동안 통증의 재현이다.

통계 SN 64(NR), SP 44(NR), +LR 1.14, −LR 0.82, QUADAS 12, 참고 기준으로 관절경을 사용하여 손목 통증이 있는 50명의 대상자에 대한 후향 연구(평균 연령 38세; 24명 여성; 최소 4주의 증상 기간)[121]

손목 굴곡과 손가락 신전 검사(주상월상 병리) (WRIST FLEXION AND FINGER EXTENSION TEST (SCAPHOLUNATE PATHOLOGY))

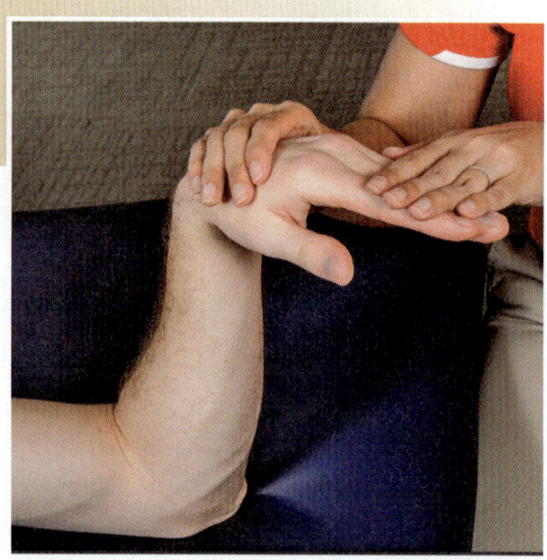

그림 23.44

환자 자세 테이블 위에 팔꿈치와 함께 올려놓는다.

치료사 자세 치료사는 환자의 손목을 굴곡 시키고 잡는다. 그리고 저항에 대항하여 환자의 손가락을 신전하라고 지시한다.

움직임 A(+) 검사는 주상골에서의 통증 재현이다.

통계
- NR
- Truong와 동료 연구자들은[122] 이 검사가 주상월상 병리인지를 결정하기 위해 사용되는 5가지 임상 검사 중 하나라고 보고하였다.

배측 유두골 전위 불안 검사(유두골의 안정성) (DORSAL CAPITATE DISPLACEMENT APPREHENSION TEST (STABILITY OF THE CAPITATE BONE))

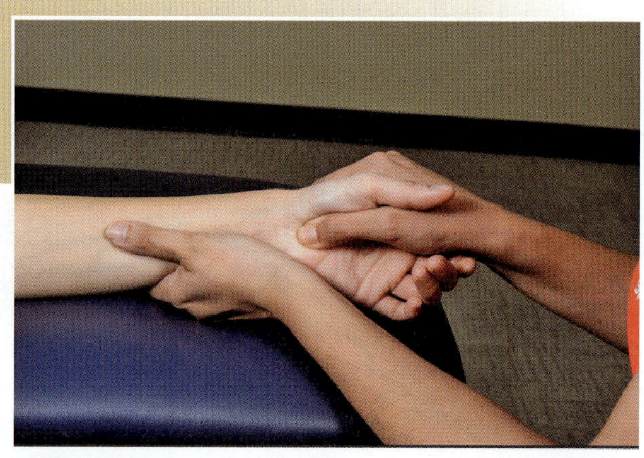

그림 23.45

환자 자세 치료사 얼굴이 보이게 앉는다.

치료사 자세 환자 앞에 앉거나 선다. 치료사는 한 손으로 중립 상태인 환자의 손을 잡는다. 다른 손으로, 엄지는 유두골의 장측면 위를 잡고 다른 손가락으로 배측면을 잡는다.

움직임 치료사는 유두골을 뒤쪽으로 누르고 배측면의 손가락으로 대항 압력을 적용한다.

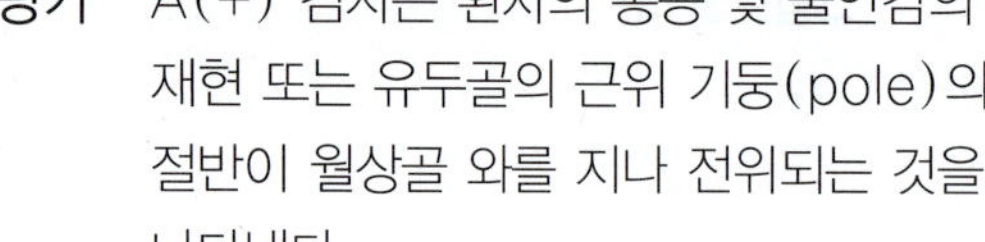

평가 A(+) 검사는 환자의 통증 및 불안감의 재현 또는 유두골의 근위 기둥(pole)의 절반이 월상골 와를 지나 전위되는 것을 나타낸다.

통계
- NR
- Truong와 동료 연구자들은[122] 주상월상 병리를 결정하기 위해 사용되는 5가지 임상 검사의 구성요소로, 유두월상 불안정 패턴 손목 수기(capitolunate instability pattern wrist maneuver)라 불리는 유사한 검사를 제기하였다.

임상적 부하 검사(원위 요골 골절)(CLINICAL STRESS TEST(DISTAL RADIUS FRACTURE))

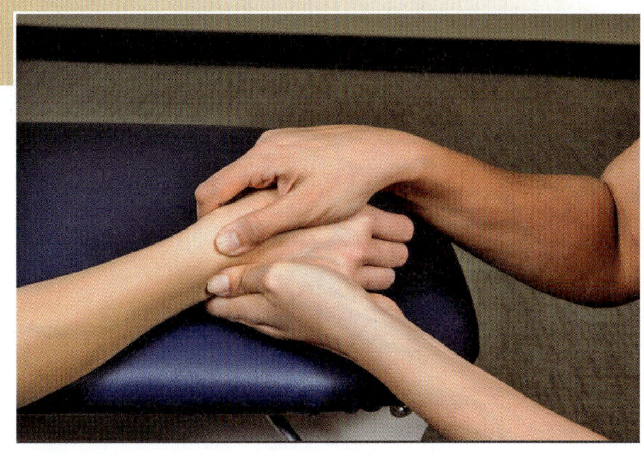
그림 23.46

환자 자세 팔을 이완하고 앉는다.

치료사 자세 환자 앞에 앉거나 선다. 치료사는 환자의 전완을 중립자세에 놓고 요골을 잡는다.

움직임 치료사는 엄지와 검지를 사용하여 원위 척골을 고정하고 요골과 관련하여 원위 척골에 배측과 장측 방향으로 힘을 가한다.

평가 A(+) 검사는 반대편 손과는 다르게 척골에서 통증 또는 불안감과 함께 전위됨이 나타난다.

통계
- NR
- Kim과 동료 연구자들은[123] CT 측정과 임상적 부하 검사를 비교하여 원위 요척 관절 불안정에 대한 결과의 일치에 대한 카파 값(kappa values)을 결정하였다. 신뢰도 값은 다음과 같다: 변형된 요척라인 0.33, 중심점 0.56, 요척 비율 방법 0.41. 이 연구의 한계는 두 번째 치료사가 임상적 부하 검사의 신뢰도를 재평가하지 않은 것이다.

척골수근 부하 검사(ULNOCARPAL STRESS TEST)

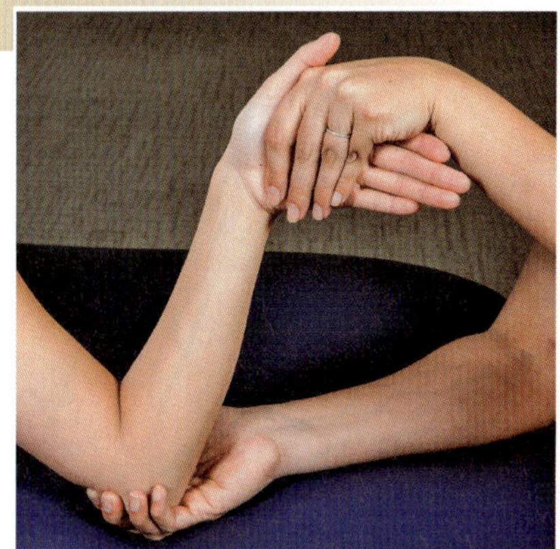
그림 23.47

환자 자세 팔꿈치 최대 굴곡, 전완 회외, 손목 최대 척측 편위하고 앉는다.

치료사 자세 환자 앞에 앉거나 서고, 환자의 팔꿈치를 지지하면서 손바닥을 잡는다.

움직임 치료사는 손목을 회외와 회내하면서 척측 편위를 유지한다.

평가 A(+) 검사는 척골수근 구역 내 손목의 내측면에 염발음이나 통증이 나타난다.

통계
- NR
- Moriya와 동료 연구자들은[124] 이 검사를 평가하기 위해 11구의 신선하고 냉동상태의 카데바를 사용하였다. 조사자들은 원위 요척 관절의 불안정을 가장하기 위해 삼각 인대를 풀었다(release).

그라인드 검사(TFCC)

환자 자세 팔을 이완하고 앉는다.

치료사 자세 환자 앞에 앉거나 선다.

움직임 치료사는 첫 번째 중수골과 대능형골을 압박하고 회전한다.

평가 A(+) 검사는 움직임으로 인해 나타나는 통증과 염발음의 재현이다.

통계 NR

누름 검사(TFCC)

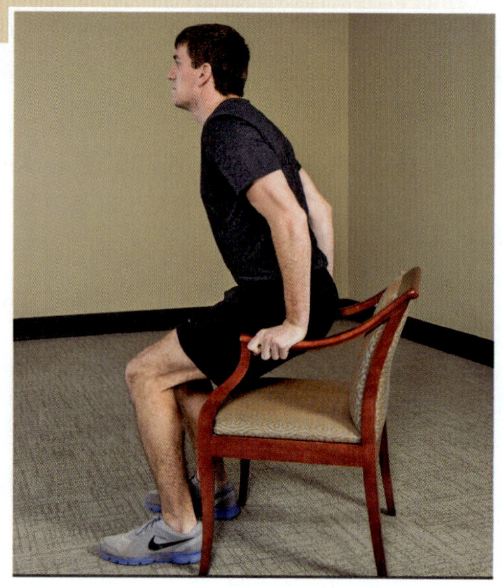

그림 23.48

환자 자세 팔걸이가 있는 의자에, 두 손과 팔은 팔걸이를 잡고 앉는다.

치료사 자세 환자 앞에 앉거나 선다.

움직임 환자는 손을 사용하여 팔걸이를 누르면서 몸을 띄운다.

평가 A(+) 검사는 환자가 체중을 손으로 지탱하는 동안 손목 통증의 재현이다.

통계
- SN 100, QUADAS 7, 참고 기준으로 관절경 수술을 사용하여 삼각섬유연골 복합체 찢김을 진단받은 27명의 노동자에 대한 전향 연구(평균 연령 31세; 9명 여성; 증상 기간 NR). 검사 디자인 방법 때문에 SP는 결정되지 않았다.
- SN 79, QUADAS 7, 참고 기준으로 관절경 수술을 사용하여 삼각섬유연골 복합체 찢김을 진단받은 27명의 노동자에 대한 전향 연구(평균 연령 31세; 9명 여성; 증상 기간 NR).[125] 검사 디자인 방법 때문에 SP는 결정되지 않았다.

회외 들어올리기 검사(TFCC)

환자 자세 주관절은 90° 굴곡하고 전완은 회외하고 앉는다. 환자는 무겁고 안정적인 테이블면 아래 손을 평평하게 놓거나 치료사의 손 아래에 놓을 수 있다.

치료사 자세 환자 앞에 앉거나 선다.

움직임 치료사는 테이블을 들어 올리거나 환자의 손에 대항하여 들어 올리라고 지시한다.

평가 A(+) 검사는 손목의 척측면에서의 국소적인 통증이나 환자가 힘을 내는게 어렵게 된다.

통계 NR

촉진 PALPATION

WH의 촉진은 뼈와 연부조직을 포함한다. 연부조직과 뼈의 촉진은 상과가 있는 주관절의 근위부에서부터 시작하고 원위부인 손으로 진행한다. 평가 대상이 되는 특정한 뼈 구조는 상완의 상과, 상완의 주두, 원위 요골과 척골 체(shaft, 몸통), 요골두와 요골 경상돌기, 수근골과 중수골, 지절골이다. 연부조직 촉진은 팔꿈치와 전완의 근육, 인대, 건, 신경 구조를 포함하고, 특히 이전에 노출된 주관적이고 객관적인 소견으로부터 우려되는 영역으로 확인되는 구조를 구체적으로 평가해야한다. 특정 촉진 소견은 진단을 보조하는데 유용하다는 것이 입증되었다:

- 중수지절 관절에 근위부에 촉진되는 크기의 부족은 엄지의 척측 측부 인대(ulnar collateral ligament, UCL)의 완전한 찢김을 배제하는데 사용될 수 있다(SN 100).[112]
- 신체적 소견은 국소적 압통을 포함한 급성 손목 외상을 가진 환자에 대해 손목 골절을 확인하기 위한 검사로 가장 유용한 것으로 나타났다 (SN 94).[62]
- 원위 요골 촉진시에 압통은 명백한 기형이 없는 급성 외상 후 소아에게 발견되었다: SN 79,SP 63.[63]

다음은 손목과 손의 촉진 평가 동안 일반적으로 평가되는 주요 해부학적인 랜드마크 이다(그림 23.2와 23.3참고).

- **요골 경상돌기**: 수근골의 첫 번째 열에 부착하면서 요골의 가장 원위와 외측에 위치해 있다. 치료사는 요골의 원위 끝에서, 주상골의 근위부 쪽에서 촉진해야 한다.
- **척골 경상돌기**: 척골의 가장 원위 배측 면에 위치해 있다. 치료사는 척골의 원위 끝에서 촉진해야 한다.
- **해부학적 코담배갑**: 내측으로는 장무지신전근, 외측으로는 단무지신전근과 장무지외전근으로 경계되어 있다(그림 23.4). 이곳은 환자가 능동으로 엄지를 신전할 때 가장 잘 볼 수 있다. 주상골은 코담배갑 안에서 촉진될 수 있다.
- **주상골**: 이 뼈는 코담배갑의 바닥면에 있다. 수근골 근위열의 가장 큰 뼈이다. 척측 편위와 함께, 주상골은 요골 경상돌기 아래에서 바깥으로 미끄러져 나와 더욱 잘 촉진할 수 있게 된다.
- **월상골**: 주상골의 바깥쪽, 요골의 원위부에 위치해 있고, 직접적으로 유두골의 근위부에 있다. 손목이 굴곡되면, 월상골은 손목의 배측면으로 튀어나오게 된다.
- **삼각골**: 이 뼈는 수근골의 근위열로, 척골 경상돌기의 원위쪽에 위치해있다. 이 수근 골은 심지어 손목 요측 편위를 할지라도 촉진하기는 어렵다.
- **두상골**: 척측수근굴근내에 형성된 종자골이다. 촉진하면서 쉽게 움직일 수 있다.
- **유구골 갈고리**(hook of hamate): 두상골의 약간 외측과 요골측에 위치해 있다. 두정골에 엄지의 지절간 관절을 촉진하고, 치료사는 환자의 손바닥쪽으로 엄지의 끝을 가지고 유구골 갈고리를 촉진해야 한다. 이것은 가이온 터널의 외측 경계를 이룬다(여기를 통해 손의 척골신경과 동맥이 지나간다).
- **대능형골**: 이 뼈는 수근골의 요측면에 위치해 있고, 첫 번째 중수골과 관절한다. 치료사는 환자에게 엄지를 굴곡과 신전하도록 요청하고, 주상골의 원위부와 첫 번째 중수골과 근위부를 촉진한다.
- **유두골**: 이 뼈는 세 번째 중수골과 요골 사이에 놓여있다. 손목이 중립일 때 약간의 하강이 유두골 부분에 나타난다. 손목을 굴곡하는 것은 월상골 아래에 있는 유두골을 바깥으로 미끄러지게 올리게 되고, 하강되있던 유두골을 전체적으로 튀어 나오게 만든다.
- **중수지절 관절**: 치료사는 중수골부터 손의 너클 부분까지 원위부로 움직여야 한다. 옆쪽을 촉진하면, 치료사는 관절 라인을 촉진할 수 있다.
- **척측수근굴근**(FCU): FCU는 두정골의 근위부에서 가장 쉽게 촉진되어진다. 이 근육은 능동적으로 손목 굴곡 또는 척측 편위하면 더욱 쉽게 촉진된다.
- **장장근**: 그림 23.49를 보라. 치료사는 환자에

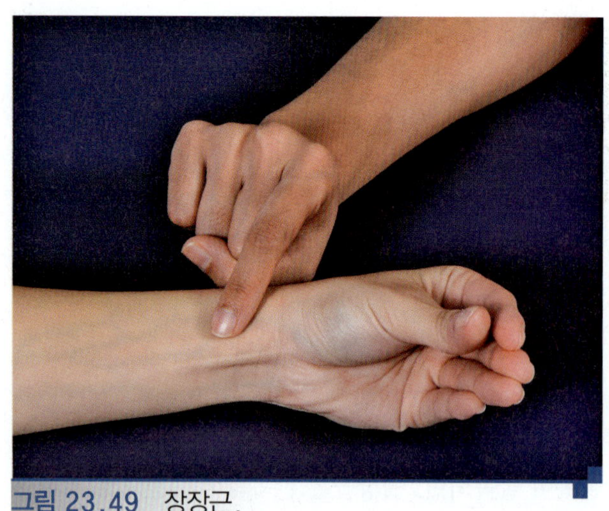

그림 23.49 장장근.

게 손목을 구부리고 그들의 엄지와 5번째 손가락을 함께 대립하여 접촉하도록 할 수 있다. 만약 나타난다면(이 근육은 전체 인구의 7~10%는 없다), 이 근육은 굴근지대의 전방에 위치해 있기 때문에 이 움직임과 함께 두드러지게 보일 것이다.

- **요골 동맥**: 요골 경상돌기의 근위부와 요측수근굴근의 요측에서 촉진할 수 있다.
- **척골 동맥**: 두정골의 근위부와 FCU의 요측에서 촉진할 수 있다.

신체 수행능력 측정
PHYSICAL PERFORMANCE MEASURES

상지의 신체 성능 측정은 손목과 손 기능장애가 있는 환자에게 적용할 수 있다. 더 자세한 내용은 21장(어깨)을 참고하라. 특히, 손목과 손에 가장 일반적으로 사용되는 측정 방법은 손목과 손의 쥐기(grip) 강도와 세밀한 운동 조절 능력의 측정이다. 전체적인 손목 또는 손의 강도 평가는 아래와 같다.

- 최대 쥐기 강도
- 손가락 끝으로 집기 강도
- 열쇠 집기 강도
- 삼각 집기 강도

이들 검사의 선택과 활용은 각 환자의 기능적 상태와 목표에 따라 개별적일 것이다. 이전 장에서 언급했듯이, 이러한 측정의 선택과 활용은 가장 쉬운 것에서부터 도전적인 것으로 옮겨져야 한다.

쥐기 강도는 신체 성능 측정에서 가장 일반적으로 사용되는 것 중에 하나이다. 그것은 일반적으로 손목과 손에 기능부전이 있는 환자에게 사용된다. 쥐기 강도는 종종 손이 활동(activity) 중에 발휘할 수 있는 힘의 지표로 간주된다. 최대 쥐기 강도는 손 기능의 중요한 예견인자로 제시되며, 중재 후 시간이 지난 후 변화를 평가하는데 사용되어진다. 쥐기 강도는 일반적으로 임상 환경에서 손과 상지 기능, 장애 수준 및 신체 성능을 평가하기 위해 사용된다.[18,127–130] 쥐기 강도는 또한 사망률의 가능한 예견인자로 제안되었으며,[131] 쥐기 강도의 손실은 독립의 손실을 의미할 수 있다.[132]

쥐기 검사의 검사–재검사 신뢰도는 증상이 있고 없는 환자 모두에게 좋은 신뢰도를 나타냈다.[129,130,135,138] 더욱이 여 연구에서 어린이,[139] 청소년,[140,141] 성인에[134–136] 쥐기 강도의 신뢰성이 입증되었다. 쥐기 강도의 기준치는 넓은 연령대의 두 성별 모두에 대해 건강한 성인을 대상으로 결정되었으며 일반적인 대상자들과 비교하여 환자의 정상에 대한 임상 결정을 돕는데 필수적이다.[142–144]

일반적으로 *기민성(dexterity)*이라고 하는 세밀한 운동 조절은 일상생활 및 작업관련 과제를 수행하는데 필요한 중요한 기술이며 손목 및 손 기능 부전이 있는 환자의 경우 자주 영향을 받게 된다. 기민성은 "특별한 과제동안 작은 물체를 조절하는데 사용되는 세밀한 수의적 움직임"으로 정의한다.[145] 기민성 평가는 손목과 손 손상이 있는 환자에게 객관적인 정보를 제공하며 손상 또는 기능 상실 후 기능적 회복을 입증할 수 있다. 기민성은 두 가지 관련 용어로 설명된다: *도수 기민성과 세밀한 운동 기민성*. 도수 기민성은 손으로 기술적으로 물체를 조절하고 움직임을 협응하는 능력이고 세밀한 운동기민성은 손가락으로 도구 또는 물체를 기술적으로 조절하는 손 안의 능력과 연관되어 있다.[21,145] 기민성 성능 측정은 일상생활과 직업적 또는 레크레이션 과제와 연관하여 물체와 도구들을

표 23.3 자주 사용되는 기민성 검사 요약

기민성 검사	초기 연구	양측성 또는 일측성	도수 또는 세밀한 기민성	신뢰도
기능적 기민성 검사	Aaron 등, 2003	일측성	도수	**Aaron 등.**[147] 인원 = 5개의 다른 연구를 합쳐서 339명 대상자: 학생, 노동자, 손 치료 환자들의 손상당하고 손상당하지 않은 손 측정자간 신뢰도 ICP = 0.82–0.93 측정자내 신뢰도 ICP = 0.91 **Sartorio 등.**[21] 인원 = 324명의 대상자 대상자: 임상적이고 기능적으로 무증상의 환자 검사-재검사 신뢰도 ICP ≥ 0.90
퍼듀 페그보드 검사	Tiffin 등, 1948	일측성	세밀한	**Gallus 등.**[149] 인원 = 25명;22명 여성; 3명 남성 대상자: 다발성 경화증 환자 1번 수행 시 검사-재검사 신뢰도 ICP = 0.85 – 0.90 3번 수행 시 검사-재검사 신뢰도 ICP = 0.92 – 0.96 **Buddenberg 등.**[150] 인원 = 47명; 33명 여성; 14명 남성 대상자: 전문대 학생 1번 수행 시 검사-재검사 신뢰도 ICP = 0.37 – 0.70 3번 수행 시 검사-재검사 신뢰도 ICP = 0.81 – 0.89
나인 홀 페그 검사(Nine hole peg test)	Kellor 등, 1971	일측성	세밀한	**Svensson 등.**[152] 인원 = 20명; 11명 여성, 9명 남성 대상자: Charcot-Marle-Tooth 질환을 가진 스웨덴 성인 오른손 검사-재검사 ICP = 0.99 왼손 검사 = 재검사 ICP = 0.80 **Grice 등.**[153] 인원 = 신뢰도 검사를 위한 25명 대상자: 전문대 학생/공동체 지원자 측정자간 신뢰도: 피어슨 r 계수: 오른쪽 r = 0.984, 왼쪽 r = 0.933 검사-재검사 신뢰도: 피어슨 r계수: 오른쪽 r = 0.459, 왼쪽 r = 0.442 **Mathlowetz 등.**[154] 인원 = 664 대상자: 26명 여성 작업치료과 학생과 618명의 지원자 측정자간 신뢰도: 피어슨 r 계수: 오른쪽 r = .97, 왼쪽 r = 0.99 검사-재검사 신뢰도: 피어슨 r 계수: 오른쪽 r = 0.69, 왼쪽 r = 0.43

(계속)

표 23.3 계속

기민성 검사	초기 연구	양측성 또는 일측성	도수 또는 세밀한 기민성	신뢰도
젭슨 테일러 손 기능 검사 (Jebsen = taylor hand function test)	Jebsen 등, 1969	일측성	도수와 세밀한	**jebsen 등.** 인원 = 전체 300; 여성 30명, 남성 30명, 나이에 따라 분류 (20-29, 30-39, 40-49, 50-59, 60-94) 대상자: 30명의 건강한 성인과 60명의 환자 검사-재검사 신뢰도: 피어슨 *r* 계수: 0.60-0.99
박스와 블록 검사	Mathlo-wetz 등, 1985	일측성	도수	**Svenson 등.**[152] 인원 = 전체 20명; 여성 11명, 남성 9명 대상자: Charcot-Marie-Tooth 질병을 가진 스웨덴 성인 오른손 검사-재검사 ICP = 0.95 왼손 검사-재검사 ICP = 0.96 **Platz 등.**[157] 인원 = 56명 대상자: 신경학적 손상이 있는 성인 측정자내 신뢰도와 검사-재검사 신뢰도 ICP와 Spearman rho > 0.95 **Desroslers 등.**[158] 인원 = 35명의 건강한 성인, 34명의 손상이 있는 성인, 104명(타당도 검사를 위해), 전체 360명 대상자: 상지 손상이 있거나 없는 60대 이상의 노인 신뢰도: ICP = 0.89와 0.97 **Mathlowetz 등.**[156] 인원 = 628; 318명 여성; 301명 남성 대상자: 밀워키 지역의 7개의 다른 도시로부터 지원자 측정자간 신뢰도: 피어슨 *r* 계수: 오른쪽 *r* = 1.00, 왼쪽 *r* = 0.999

N = number of clients; ICC = interclass correlation coefficient; y.o. = years old; UE = upper extremity

손으로 조절하고 작업하면서 환자의 움직임에 대한 질과 속도의 능력을 정량화하는데 사용된다. 수많은 기민성 성능 측정은 환자의 도수와 정밀한 운동 기민성을 평가하기에 신뢰할 수 있고 타당한 도구로 밝혀졌다.[146] Yancosek와 동료 연구자들은 도수 기민성을 위해 박스와 블록 검사(box and block test) 사용을, 세밀한 운동 기민성을 위해 퍼듀 페그보드(perdue pegboard)를 권고했다. 표 23.3은 가장 일반적으로 사용되는 기민성 검사 성능 측정의 개요를 나타내고 있다.

손목과 손의 일반적인 정형외과적 상태

COMMON ORTHOPEDIC CONDITIONS OF THE WRIST AND HAND

손목과 손의 다양한 병리학적 표현을 뚜렷하게 묘사하는 것은 불가능하지만, 이 신체 부위의 특정한 병리를 지지하는 근거에 입각한 소견들이 있다. 그러므로, 이 장에서 이 절의 목적은 손목 및 손의 병리를 암시하는 현재 근거 지지의 소견을 나타내는 것이다. 그러나, 4장(증거 기반의 실습 및 환자 검사)에서 이전에 설명되었던 것처럼 모든 검사 소견이 임상 증거로 절대적으로 뒷받침되는 것은 아니며 치료사는 환자에게 나타나는 통증과 기능 부전에 대해 감별진단을 수행할 때 환자으로부터의 정보와 임상 경험에도 의지해야 한다.

다음 섹션에서는 손목과 손의 일반적인 정형외과적 상태에 대한 증거-기반 검사 템플릿에 대해 설명하고 제공한다. 이 섹션에서는 검사 템플릿의 각 섹션을 포함한 각각의 특정 진단에 대한 현재 증거를 강조 표시한다: 대상자의 병력, 측정 결과, 진단 검사, 관찰, 분류, 가동성 검사, 근육 성능 검사, 특별 검사, 촉진, 신체 성능 측정. 마지막으로, 잠재적인 치료-기반 분류가 각 상태에 대해 제안된다.

수근관 증후군(CTS)

ICED-9: 354.0(수근관 증후군)
ICED-10: G56.0(수근관 증후군, 비특이적 (unspecific) 상지)

수근관 증후군은 신근지대에 의해 손바닥 쪽으로 경계되어 있다. 수근관 증후군은 관에서의 정중신경 압박으로 통증, 감각 저하, 둔감, 그리고 다른 연관된 정중신경 증상이 나타나게 된다. 이것은 상지에서 가장 흔한 압박성 신경병증이다. CTS의 진단은 몇몇 논쟁을 조절하기 위해 계속 발전하고 있다.[150]

I. 환자 인터뷰

주관적 병력

- 감각 저하에 대해 통증, 둔감, 찌르는 느낌의 가장 성가신 증상들은 수근관 증후군의 포함(rule in)에(SP 91, +LR 0.42) 도움을 줄 수 있다.[86]
- 밤에 환자가 깨어 정중신경 분포 부위에 감각이상을 겪지 않으면 수근관 증후군의 배제(rule out)(SN 96, −LR 0.04;[88] SN 84, −LR 0.5[160])와 포함(SP 100, +LR Inf)[88]에 도움을 줄 수 있다.
- 엄지, 검지와 약지에 감각이상이 없는 것은 수근관 증후군의 배제에 도움을 줄 수 있다 (SN 95, −LR 0.19).[11]
- 증상이 일정하지 않고, 간헐적이고 변화적인 것은 수근관 증후군의 포함에 도움을 줄 수 있다(SP 89, +LR 2.1).[86]
- 만약 손을 흔드는 것이 증상을 개선시키지 못한다면, 수근관 증후군의 배제에 도움을 줄 수 있다(SN 81, −LR 0.34).[86]
- 다양한 인자들이 CTS의 원인으로 기술되어왔다: 유전, 수근관 크기, 연관된 국소적이고 전신적인 질병, 반복적이고 지속적인 손목 굴곡과 관련된 명확한 습관[88,161]
- 수근관 구역이 부은 것에 대한 대상자의 말은 CTS에 대한 배제(SN 49, −LR 1.3)와 포함(SP 32, +LR 0.8)에 거의 도움이 되지 않는다.[162]
- 일반적인 위험 요인:[163]
  - 여성 [교차비(odds ratio), 또는 OR = 3.7(2.6 - 5.2)]
  - 연령(40~60세) [OR = 2.2(0.9 - 4.9)]
  - 과체중 또는 비만 [OR = 1.5(1.1 - 1.9)]
  - 당뇨 [OR = 5.3(1.6 - 16.8)]
  - 과도한 알코올 남용 [OR = 2.3(0.7 - 2.3)]
- 직업적 위험 요인:[164]
  - 반복 작업 [OR = 2.7(1.8 - 39)]
  - 만성 손목 굴곡 [OR = 1.7(1.0 - 0.6)]
  - 강한 쥐기 [OR = 4.4(1.4 - 13.6)]
  - 만성 진동적 부하 [OR = 2.6(1.7 - 4.0)]

측정 결과

- Brigham과 여성 병원 증상 심각섬 점수 >1.9는 수근관 증후군의 배제에 도움을 줄 수 있다.[86]
- Katz 손 다이어그램에서 긍정적 평가는 수근관 증후군에 포함시키는 좋은 능력보다(SP 90, +LR 3.6[105]) 더 좋았다

(**SP 98**, **+LR 38**)[88].

- Katz 손 다이어그램에서 부정적 평가는 수근관 증후군에 배제하는데 도움을 제공한다(SN 90, −LR 0.1[105]).
- 표준 기준으로 CTS의 임상적 진단에 사용된 Katz 손 다이어그램은 둔감하고 따끔거림을 손에 가진 집단 표본에서 CTS를 배제하는 것으로(SN 90) 도움을 주어 유리한 진단을 주었다.[165]
- Katz 손 다이어그램은 또한 수술 전에 증상의 확대된 영역을 보는 것이 좋지 않은 결과와 상관관계가 있음을 보여주었다.[166]

진단영상

- 임상 소견과 비교하여 EMG는 CTS의 배제(SN 91)와 포함(SP 81)에 중증도의 도움을 제공하였다.[36] 일반적으로 EMG는 처음으로 수행된다. 그 이유는 다른 영상들과 비교하여 가장 높은 민감도와 특이도를 가지고 있기 때문이다.
- 임상 소견과 비교하여 CT는 CTS의 배제(SN 68~97)와 포함(SP 48~87)을 위해 도움을 제공한다. 그러나, 진단적 정확도는 기기가 사용된 위치에 달려있다.[36]
- 임상 소견과 비교하여 MRI는 CTS의 배제(SN 43~88)와 포함(SP 40~100)을 위해 도움을 제공한다. 그러나 진단학적 정확도는 기기가 사용된 위치에 달려있다.[36]
- 초음파(US)는 CTS의 배제(SN 77~88)와 포함(SP 46~87)을 위해 도움을 제공한다.[36-39] 그러나 진단학적 정확도는 기기가 사용된 위치에 달려있다. 전기진단 검사와 비교하여 US의 장점은 수행 시간이 짧고, 환자가 불편해 하지 않고, 비용이 저렴한 것이다.
- 신경 전도 검사는 CTS 표본 인구들의 배제(SN 70)와 포함(SP 82)을 위해 도움을 제공한다. 그러나, 이 검사에 대해서 높은 가성-양성 검사 결과(false-positive test results)(18%)를 나타낸 연구가 있다.[165]

II. 시진

- 환자는 통증을 경감하기 위해 그들의 손을 흔들 것이다.
  - 이 flick 징후는 양성일 때 CTS의 배제(SN 90, −LR 0.3)에 도움을 제공한다는 한 개의 연구가 있다.[11]
- 오랫동안 지속된 CTS는 아마도 무지구 근육들의 위축이 나타날 것이다.
- 무지구 위축이 나타나면 CTS의 포함에 좋은 도움을 제공한다(SP 96, +LR 4.5).[107]

III. 분류 및 선별검사

- 근위 관절로부터 야기된 신경근골격계 뿐만 아니라 모든 비근골격계 원인들은 배제되어야만 한다.[64]
- 국소적 압통 감소(SN 94), 능동 운동에서 통증(SN 97), 수동 운동에서 통증(SN 94)는 손목 골절 배제에 도움을 준다.[62]
- CTS는 운동, 감각, 자율 신경 손상에 의한 특징으로 손의 정중신경 분포 부위에 둔감과 찌르는 통증이 타나나고, 무지구의 근위축, 물건을 떨어트리고, 손의 땀 기능이 저하되며, 손목과 손의 빈번하거나 반복적인 사용과 밤에 증상이 심해진다.[167]
- 비정상적 진동 감각: A(−) 검사는 CTS 배제(SN 87)[88]를 도와줄 좋은 능력을 가지고 있지 않고 a(+) 검사는 CTS에 포함(SP 80, +LR 3.1;[168] SP 85, +LR 1.4[169])을 도와줄 좋은 능력을 가지고 있지 않다.
- 엄지, 검지, 약지에 터치에 대한 떨어진 감각은 CTS에 포함에 우수한 능력을 가지고 있지 않다(SP 67, +LR 1.2).[11]
- 엄지, 검지, 약지에 하얀 손가락이 나타남은 CTS 포함에 우수한 능력을 가지고 있지 않다(SP 83, +LR 1.4).[11]

IV. 움직임 검사

- 환자는 보통 능동과 수동 손목 ROM에 대해 제한과 통증을 가지고 있다.

V. 근육 수행능력 검사

- 단무지외전근 약화는 CTS 포함에 도와줄 좋은 능력을 가지고 있지 않다(SP 80–89, +LR 1.5–1.7).[86,87]
- 오래 지속된 CTS는 대립과 쥐기, 집기 힘의 약화를 가져온다.[161]
- 쥐기, 열쇠 잡기, 세 손가락으로 잡기, 손가락 끝으로 집기 약화 또는 통증은 CTS의 배제와 포함에 거의 도움이 되지 않는다.[88]

VI. 특수 검사

- 임상 예견 규칙은 다음과 같다:[86]
  - 2개 또는 더 많은 변수가 나타남: CTS에 배제 또는 포함에 제한된 능력
  - 5개 모든 변수가 나타남: CTS 포함에 좋은 도움을 준다(SP 95, +LR 18.3).
  - 변수: (1) 손을 흔들면 증상이 개선된다. (2) 손목–비율 지수 > 0.67 (3) Brigham과 여성 병원 손 증상 심각성 점수 > 1.9, (4) 엄지의 정중신경 지배부위의 감소된 감각, (5) 나이 > 45세
- CTS를 위한 진단적 임상 선별 CTS–6은 다음과 같다.[170]
  - 정중신경 지배부위에 둔감함과 찌르는 느낌
  - 야간 둔감함
  - 무지구의 약화 또는 위축
  - 티넬 징후
  - 팔렌 검사
  - 2점 식별능력 감소
- 팔렌 검사: 통합 분석과 몇몇 다른 연구들에서 CTS의 배제와 포함에 좋은 능력을 제공하지 못하였다.[86,89,92]
- 팔렌 검사: A(+) 검사는 CTS의 포함에 이상적인 능력을 제공하였다(**SP 86–100, +LR 5.9–Inf**),[90,91] (**SP 95, +LR 15**)[88].
- 팔렌 검사: A(–) 검사는 한 개의 높은 질의 연구에서 배제에 좋은 능력을 나타냈다(SN 82, –LR 0.21).[90]
- 역 팔렌과 수정된 팔렌 검사는 CTS의 포함과 배제에 좋은 능력을 제공하지 못하였다.
- 티넬 검사는 통합 분석[87]과 2개의 다른 연구에서 CTS의 포함과 배제에 좋은 능력을 제공하지 못하였다.[86,89]
- 티넬 검사: A(+) 검사는 CTS에 포함에 이상적인 좋은 능력을 나타내었다(**SP 91, +LR 8.2**)[92], (**SP 99, +LR 64**).[88]
- 티넬, 팔렌, 역 팔렌, 수근관 압박 검사는 더욱 SN하다; 이것들은 CTS를 위한 특별 검사보다도 오히려 손목 굴근의 건초염의 진단에 대한 SP이고 상태에 대한 의학적 관리를 위한 지표로 사용될 수 있다.[95]
- 플릭 징후: 통합 통계[87]와 2개의 연구에서 CTS의 포함과 배제에 좋은 능력을 가지지 않았었다.[89,93]
- 플릭 징후: A(–) 검사는 한 개의 질 높은 연구에서 CTS의 배제에 대해 이상적인 능력을 지닌 것으로 나타났다(SN 90, –LR 0.3).[11]
- 손 거상 검사: A(–) 검사는 한 개의 질 높은 연구[92]에서 CTS의 포함(SP 89, +LR 7.8)과 배제(SN 87, –LR 0.15)에 대해 좋은 능력을 가지고 있음이 나타났다. 낮은 질의 다른 연구에서는 CTS의 포함과 배제에 좋은 능력을 가지고 있지 못한 것으로 나타났다.
- 상지 긴장 검사(정중신경): A(–) 검사는 한 연구[171]에서 CTS을 배제하는 것에 좋은 능력을 가진 것으로 나타났지만(SN 92, –LR 0.56), 다른 높은 질의 연구에서는 그렇지 않았다(SN 75, –LR 1.9).[86]
- 상지 긴장 검사(요골신경), 묶인 정중신경 부하 검사, 닫힌–주먹 또는 충양근 유발 검사, 수정된 수근 압박, 손목–비율 지수, 정중신경 손가락 점수, Semmes–Weinstein 모노필라멘트 검사, 감각 저하, Gilliat 지혈대 검사, 비정상 진동, 단무지외전근 약화, 수근관 증후군에 대한 Hems' 설문지 모두는 CTS의 배제와 포함에 좋은 능력을

나타내지 못하였다.

- 무지구 위축(SP 96, +LR 4.5),[107] 수근 압박 검사(SP 83–93, +LR 3.8–10.7),[87,92] 2점 식별 능력(SP 93, +LR 4.8)[87]이 양성일 때, 이 검사들은 모두 CTS의 포함에 좋은 능력을 제공했다.
- Katz 손 다이어그램: 이전 측정 결과 단락에서 정보를 확인하라.
- 신체 검사는 단지 Semmes–Weinstein 감각 검사 점수가 31점 SN 이상(실제 가치: SN 58)과 함께 할 때에만 직장 감시(workplace surveilance)와 사전–배치 스크리닝 프로그램(pre–placement screening progmam)에서 수근관의 진단에 대해 낮은 수율을 가졌다.[172]
- 다른 연구는 또한 신체 검사는 노동자의 수근관을 위한 선별 메가니즘으로써 최소한으로만 유용하다고 제안하였다.[165,173]

VII. **촉진**

- 정중신경과 해당 부위는 촉진에 압통을 느끼기 쉽고 촉진은 감각 이상을 나타나게 할 수 있다.

VIII. **신체 수행능력 측정**

- 손목과 손의 악력과 세밀한 운동 조절 측정이 사용된다. 이들 검사의 선택과 사용은 각각마다 개별적일 것이고 그들의 기능적 상태와 목표에 의존할 것이다.

잠재적 치료 기반 분류

- 신경가동술, 가동성, 운동, 조절(conditioning)이 사용된다.

삼각 섬유연골 복합체(TFCC) 손상

ICED–9: 842.01(손목의 수근 관절의 염좌); 842.09(손목의 다른 염좌나 좌상)
ICED–10: M24.139(다른 관절 연골 질병, 비특이적 손목)

TFCC는 원위 척골에 있는 삼각형 모양의 연골 원판이고 여러 중요한 기능을 수행한다: 요골과의 연결 역할을 하여 척골 체중부하로 압축 하중을 분산시키고, 척골두를 덮어 전완 회전을 허용하고 원위 요척관절에 안정화 작용을 한다. TFCC손상은 급성 외상

수근관 증후군과 경추 신경병증(C6~7)의 감별 진단

- CTS는 정중신경 지배 부위인 엄지, 검지, 중지, 손바닥 면에서 약지의 내측 절반까지에서 감각이상이나 통증이 나타나는 특징이 있다.
- CTS 증상은 종종 밤에 더 심해져서 환자가 깨게끔 만든다.
- 치료받지 않은 CTS는 무지구 내 근육의 위축과 약화를 가져오고, 결과적으로 엄지의 대립과 쥐기를 어렵게 만든다.
- 경추 신경병증은 척추 통증 발생, 경추 능동 운동 시 상지 통증 재현, 근시(myotomal) 패턴에 따른 약화, 반사 손상 또는 저하 또는 정중신경 지배 부위가 아닌 운동이나 감각 신경 장애가 나타난다.
  - C6 신경병증은 엄지와 검지 내의 팔의 상외측면에 통증을 느끼고, 감소된 이두근과 완요골근 반사, 주관절 굴곡과 손목 관절 신전의 약화가 나타난다.
  - C7 신경병증은 세 번째 손가락 내의 전완의 후외측면과 팔의 배측면에 통증을 느끼고, 감소된 삼두근 반사와 주관절 신전과 손목관절 굴곡의 약화가 나타난다.
- 스펄링 압박 검사는 C6~7 방사통을 악화시킬 수 있다(양성 소견), 하지만, 정중신경 부위는 아니다.
- 선정된 특별 검사는 CTS의 포함 또는 배제에 유용할 수 있다(수근관 증후군을 참고하라).
- 진단 영상은 감별 진단 동안 부가적으로 도움을 줄 수 있다.

에 의해 유발되거나(타입 1), 이전의 손상, 원위 요척 관절 상태 또는 감염 상태와 연관되어 손목의 퇴행성 변화 때문에 생기기도 한다(타입 2).[174,175]

I. 환자 인터뷰

주관적 병력

- 환자는 기계적 성격의 손목통증(관절 염발음 및 딸깍 소리가 날 수 있음), 국소적 팽창, 손목과 전완의 약화와 불안정을 호소한다.[176]
- 다음과 같은 경험을 가진 환자들은 타입 1 외상성 TFCC 손상의 위험이 있다.[176,177]
  - 그들은 손을 뻗은 채로 넘어졌다.
  - 그들은 무거운 도구나 장비를 사용하거나, 라켓, 배트, 클럽(테니스, 야구, 골프 등)을 사용하는 스포츠에 참여할 때와 같이 손바닥 회전으로 반복적으로 힘차게 비틀거나 당기는 움직임을 한다. 또는 손에 직접적으로 압력이 가해진다(체조, 레슬링).
- 다음 환자들은 타입 2 퇴행성 TFCC 손상의 위험이 있다:[176,177]
  - 전에 원위 요골 또는 척골의 골절 병력을 가진 환자 또는 어릴 때 손목 골절의 병력을 가전 환자
  - 선천적으로 비정상이 나타나는 환자(척골이 해부학적으로 요골보다 길어서 양성 척골 변형을 가진). 연구에서는 중립일 경우에 TFCC는 부하력의 20% 정도를 수용하는데 반해, 양성변형 시에는 부하량이 40%를 초과할 수 있다고 보고하였다.[178]
  - 고령의 환자
- 퇴행성 TFCC 찢김(tear)은 30세까지 손목의 7.6%, 40세까지 손목의 18.1%, 50세까지 손목의 40%, 60세까지 손목의 42.8%, 60세 이후의 환자의 손목의 53.1%에서 나타났다.[177]
- 골다공증은 낮은 뼈 질량과 미세 구조의 열화를 특징으로 하며, 고관절, 척추 및 원위부 전완부의 골절의 주요 위험 요소이다.[179]

측정 결과

- DASH, QuickDASH, PRWHE와 PSFS는 이들 환자에게 적합하다. 이들 모두는 상지 기능부전을 가진 환자에게 임상적 적용 가능성을 입증했다.

진단영상

- TFCC는 방사선에서는 보이지 않는다. 하지만, 방사선은 주상골 또는 원위 요골에서 가능한 골절, 양성 척골 변형, 척골 경상돌기의 박리(avulsion), 손목 불안정(특히, 장측 사이 구간 불안정(volar intercalate-dsegment instability, VISI 변형)에 대한 배제에 도움을 줄 수 있다.
- 삼중 구획 주사와 함께 x-ray 관절조영술은 TFCC의 완전 찢김의 포함(SP 93)에 도움을 주고 손상의 배제(SN 76)에 도움을 별로 제공하지 못한다.[45]
- 자기 공명 영상(MRI)과 자기 공명 조영술(MRA)는 TFCC 손상의 포함과 배제에 도움을 줄 수 있고 찢김의 위치를 확인하는 목적으로 사용될 수도 있다.
  - MRA 찢김 감지:
- SN 84, SP 95[42]
  - MRI 찢김 감지:
- 통합 결과들: SN 83, SP 80[43]
- SN 75, SP 81[42]
- SN 100, SP 90[44]
  - MRI 찢김 위치:
- SP 75, SN 100[44]

II. 시진

- 치료사는 요골과 수근골에 인접하여 연관된 원위 척골의 배측으로의 과도한 돌기를 관찰할 수 있을 것이다.

III. 분류 및 선별검사

- 근위 관절의 신경근골격계 원인 뿐만 아니라 모든 비근골격계 원인을 배제해야만 한다.[64]

- 국소화된 압통 없음(SN 94), 능동 운동에서 통증(SN 97), 수동 운동에서 통증(SN 94)는 손목 골절의 배제를 도와준다.[62]

IV. **움직임 검사**

- 환자는 전완의 회내 또는 회외와 손목의 척측 편위의 제한과 통증을 나타낼 것이다.[176]
- 환자는 척골두에 대하여 수근골의 움직임 동안 부수적 운동 평가시 통증을 호소할 것이다.

V. **근육 수행능력 검사**

- 환자는 손목 요측편위와 엄지 신전에 저항 운동 동안 어려움과 통증이 나타날 수 있다.

VI. **특수 검사**

- Ulnomeniscotriquetral 배측 활주 또는 피아노 열쇠 검사: TFCC 손상의 포함(SP 64, +LR 1.8)과 배제(SN 66, −LR 0.5)에 좋은 능력을 제공하지 못한다.
- 누름 검사, 회외 들어올리기 검사, 그라인드 검사: 이들 모두는 빈약한 방법으로 인해 주의해서 사용되어야 한다. 그들은 TFCC의 포함과 배제에 좋은 능력을 제공하지 못한다.
- Watson 주상골 검사(주상골 불안정), Ballottement 검사(월상삼각 인대 통합), 손목 굴곡과 손가락 신전 검사(주상–월상 병변), 배측 유두골 전위 불안 검사(유두골 안정성), 임상 부하 검사(원위 요골 골절), 척골수근골 압박검사, 이 모두는 그것들의 연관된 병변에 대한 포함과 배제에 좋은 능력을 가지지 않았다.

VII. **촉진**

- TFCC는 척골 경상돌기, 척측수근굴근, 척골두의 장측면, 두상골 사이의 부드러운 곳에서 가장 잘 촉진되어진다. 이 지역 통증의 재현은 TFCC 또는 척골삼각 인대의 와(fovea, 오목) 파열을 나타낼 수 있다. 이 검사는 *척골 와 징후(ulnar fovea sign)*라고 하며 TFCC 손상의 포함(SP 87)과 배제(SN 95)를 도와줄 좋은 능력을 가지고 있지 않다.[180]
- 삼각골 주변 압통이 나타날 수 있다.[181]

VIII. **신체 수행능력 측정**

- 손목과 손의 악력과 세밀한 운동 조절 측정이 상용된다. 이들 검사의 선택과 사용은 각각 마다 개인적이며, 기능적인 상태와 목표에 따라 의존한다.

잠재적 치료 기반 분류

- 보조기(bracing), 안정화, 가동성, 통증 조절, 운동과 조절이 사용된다.

드퀘르뱅 건초염

ICED−9: 727.04(요골 경상돌기 건초염)
ICED−10: M65.4(요골 경상돌기 건초염[드퀘르뱅])

드퀘르뱅 건초염은 요골의 경상돌기에서 장무지외전근(APL)과 단무지신전근(EPB)의 건을 감싸는 협착성 건초염이다. 이들 근육은 엄지 신전의 공통 기능으로 서로 바로 옆에 있다.

I. **환자 인터뷰**

주관적 병력

- 여성, 40세 이상, 흑인의 위험요인[182]
- 발병은 점진적이며 외상과 관련이 없다.[183]
- 증상은 다른 건초염들과 유사하다, 일반적으로 통증, 부기, 손상된 관절을 움직이기 어렵다(이 경우에는 엄지).
- 환자는 반복적으로 쥐기, 들어올리기, 비틀기 동작을 하기 어렵다.
  - 배측외측 요골측 손목 통증이 쥐기와 엄지 신전과 함께 전완의 근위부로 방사된다.
  - 통증은 "지속적으로 아프거나, 타거나, 당기는 감각"으로 묘사되어진다.[184]
  - 이들 상태는 임산부나 산후 여성에게 흔하다.[185–188]

측정 결과

- DASH, QuickDASH, PRWHE, and PSFS는 이들 대상자에게 적합하다. 이들 모두는 상지 기능부전을 가진 대상자들에게 임상적 적용 가능성을 입증했다.

진단적 검사

- 방사선은 관절증을 위한 수근중수 관절을 평가하기 위한 목적으로 감별진단 하는데 이점을 가지고 있다.
- 초음파는 건과 주위 덮개를 평가하고, 병리학적 변형을 평가하고,[189] 해부학적 비정상을 감지하는 데 이점을 가지고 있고 비용적으로 효율적이다.[190]
- 손목 MR영상의 후향적 검토에서 EPB, APL의 증가된 두께와 건 주변의 부종이 나타났다. 이 소견은 신뢰성 있고 임상적으로 상관관계가 있음이 밝혀졌다.[191]

II. **시진**

- 치료사는 손목과 손의 안정자세를 평가해야 하고 특히 엄지를 평가해야 한다.
- 치료사는 엄지의 배측외측 면이나 요골 경상돌기의 가까운 근위부에 염증을 평가해야 한다.

III. **분류 및 선별검사**

- 근위 관절의 신경근골격계 원인 뿐만 아니라 모든 비근골격계 원인들을 배제해야 한다.[64]
- 국소적 압통 없음(SN 94), 능동 운동에 통증(SN 97), 수동 운동에 통증(SN 94)은 손목 골절의 배제에 도움이 된다.[62]

IV. **움직임 검사**

- 통증은 엄지의 외전과 손목의 척측 편위 때 증가할 것이다.[183]
- 수동 신장 동안 APL과 EPB의 증가된 긴장 부하는 일치된 통증을 재현할 수 있다.[183]

V. **근육 수행능력 검사**

- 악력 검사는 통증 때문에 이차적으로 감소될 것이다.[183]
- 도수 근력 검사 동안 APL과 EPB에 증가된 긴장 부하는 일치된 통증을 재현할 수 있다.[183]

VI. **특수 검사**

- Finkelstein 검사: 이 검사는 흔하게 사용되는 검사이지만, SN과 SP를 위해 수행된 진단적 정확도 연구는 없다.
- 단무지신전근 검사: 이 검사는 만약 충격이 EPB와 APL 사이에서 나타날 때 결정하기 위해 사용된다. 검사가 음성일 때 드퀘르뱅 건초염을 배제하기 위한 좋은 능력을 가지고 있다(SN 81, −LR 0.38).[113]

VII. **촉진**

- 요골 경상돌기에 통증은 활동 동안 경험한 통증의 질과 위치와 유사하게 매우 국소적인 압통이 나타나는 경향이 있다.[192]
- 치료사는 요골 경상돌기에 압통을 찾고 첫 번째 배측 구획의 신전 덮개의 두께를 촉진하고, 신전 덮개 내에서 움직이는 건의 마찰음을 찾아야 한다.[193]

VIII. **신체 성능 측정**

- 손목과 손의 악력과 세밀한 운동 조절 측정이 사용된다. 이들 검사의 선택과 사용은 각 환자마다 개개인적이고, 환자의 기능적 상태와 목표에 의존한다.

잠재적 치료 기반 분류

- 보조기, 가동성, 통증 또는 염증 조절, 운동과 조절이 사용된다.

골관절염

ICED-9 : 715.14(골관절염, 국소적, 일차, 손)
ICED-10 : M19.039(일차성 골관절염, 손목), M19.049(일차성 골관절염, 불특정 손)

퇴행성 관절 질환이라고도 알려져 있는 골관절염(OA)은 관절연골과 연골하골의 퇴행성이다. 골관절염은 미국에서 가장 흔한 관절 질환이다.[194] 그것은

55세 이상의 성인 3명 중 1명에 영향을 줄 수 있는 겹쳐지고 별개의 질환 그룹이다.[195] 손목과 손의 OA는 양측 사지의 여러 관절 중 어떠한 것을 포함할 것이다. 증상적 손의 OA는 DIP관절에서 가장 유병률이 높고 그 다음으로 첫 번째 수근중수 관절, PIP, MCP 순이다.[196] 퇴행성 손목 관절염의 95%는 일반적으로 외상에 이차적으로 발생하는 주상골 주변 지역 문제로 발생하게 된다.[197] 일차적 OA는 다원적이고, 이질적이고 복잡한 질병이다. 이차적 OA는 합병증, 감염, 외상 및 관절의 이완성으로 인해 발생한다.

I. 환자 인터뷰

주관적병력

- 삶에서 50 또는 70대에서 가장 빈번하게 발생한다.[198]
- 통증, 쑤심(arching), 그리고 뻣뻣함의 보고[199]
- 손 OA의 위험인자는 다음을 포함한다.[196]
  - 40세 이상
  - 여성
  - 가족력
  - 직업적 사용
  - 비만
  - 손가락 관절 손상 병력

측정 결과

- 여러 가지 타당하고 신뢰할 수 있는 측정 결과를 통해 환자의 손 기능을 구체적으로 평가할 수 있다. 이들 측정법은 Health Assessment Questionnaire(HAQ),[200] the Arthritis Hand Function Test(AHFT),[201] the Arthritis Impact Measurement Scale 2(AIMS2),[202] the Score for Assessment and quantification of Chronic Rheumatic Affections of the Hands(SACRAH),[203,204] the Functional Index for Hand Osteoarthritis(FIHOA),[205,206] the Cochin scale,[207,208] and the Australian/Canadian Osteoarthritis Hand Index(AUSCAN)[209]을 포함한다.
- 이들 측정법 선택에 대한 체계적 고찰 연구에서는 문헌의 전반적인 고찰을 제공하지만 어떤 측정법을 권고하지는 않는다. 고찰의 결과는 AIMS2, HAQ, AUSCAN, Cochin 및 FIHOA는 손 OA가 있는 환자에게 잘 수행되어지고 유용하다고 보고하였다.[210]

진단영상

- 단순 방사선 사진은 높은 관찰자간 신뢰도를 가진 손목과 손의 골관절적 변화를 평가하기 위한 초기에 일차적으로 사용되는 진단 영상 도구이다.[211,212] 방사선학적 소견으로는, 관절 간격 축소, 골 경화증, 관절 주위 낭종, 골 괴사가 포함된다. Kellgren and Lawrence에 따른 OA의 정의에 대해서는 5장을 참고하라.[213]
- 단순 방사선 사진은 또한 시간 경과에 따른 변화에 대한 민감도를 입증하였다(1년).[211]
- 손 OA, 골곡, 또는 관절 간격 축소의 방사선학적 징후는 노인의 81%에서 나타난다.[214]
- MRI는 OA가 있는 것에 대한 포함과 배제에 도움을 줄 수 있다. Menashe와 동료 연구자들은[35] 다양한 관절(고관절, 슬관절, 손)에서 골관절염을 조사하였다. 연구의 대부분은 슬관절 골관절염에서 수행되었다.
  - 가변 참고 기준과 함께 SN 61, SP 82
  - 참고 기준으로 사용된 조직학과 함께 SN 74, SP 76
  - 참고 기준으로 사용된 방사선과 함께 SN 61, SP 81

II. 시진

- 헤베르덴과 부샤드 결절(Heberden's and Bouchard node)이 평가자들 사이에서 높은 확률의 동의로 관찰에서 임상적으로 평가되어질 수 있다.[215]
  - 헤베르덴 결절은 DIP 관절의 배측외측 부위에 나타나는 젤라틴 모양의 히알루론산을 포함하는 낭성 부종이다.[216,217]

- 뷰샤르 결절은 PIP 관절의 배측외측 부위에 나타나는 젤라틴 모양의 히알루론산을 포함하는 낭성 부종이다.[216,217]

III. **분류 및 선별검사**

- 근위 관절로부터의 신경근골격계 원인 뿐만 아니라, 모든 비근골격계 원인은 배제되어야 한다.[64]
- 국소적 압통 없음(SN 94), 능동 운동에 통증(SN 97), 수동 운동에 통증(SN 94)은 손목 골절의 배제에 도움이 된다.[62]

IV. **움직임 검사**

- 환자는 손상된 관절에 제한되고 통증이 있는 능동과 수동 ROM이 나타날 것이다.

V. **근육 수행능력 검사**

- 환자는 통증 때문에 손상된 관절 부위에 근육 성능에 제한이 있을 것이다.
- 환자는 쥐기와 짜기가 어려울 것이다.

VI. **특수 검사**

- 손의 골관절염의 임상 예견 법칙으로[218] 손 통증, 쓰림, 뻣뻣함, 그리고 아래와 같이 3개 또는 4개가 있다:
  - 10개의 선택된 관절 중에 ≥2로 확대*
  - MCP 관절의 부음 ≤3
  - DIP 관절 ≥2 확대
  - 10개의 선택된 관절 중 1개의 변형*
    - *10개의 선택된 관절은 각각의 손에 있는 2번째와 3번째 DIP, 2번째와 3번째 PIP, 첫 번째 CMC이다.
  - 손의 OA에 대해서 포함(SP 87, +LR 7.2)에 대해 좋은 능력을 가지고 배제(SN 94, −LR 0.7)에 대해서는 제한된 능력을 가진다.

VII. **촉진**

- 헤르베덴과 뷰사르 결절과 관절선 압통이 평가자들 사이에서 높은 확률로 촉진에 의해 임상적으로 평가될 수 있다.[215]

VIII. **신체 수행능력 측정**

- 손목과 손의 악력과 세밀한 운동 조절 측정이 사용되어질 수 있다. 이들 검사의 선택과 사용은 각 환자마다 개인적이고, 그들의 기능적 상태와 목표에 의존한다.

잠재적 치료 기반 분류

- 가동성, 통증 또는 염증 조절, 운동과 조절, 보조기가 사용되어질 수 있다.

류마티스 관절염

ICED-9: 714.0(류마티스 관절염)

ICED-10: M06.9(류마티스 관절염, 비특이적); M05.40(비특이적 부위의 류마티스 관절염을 가진 류마티스 근육병증); M05.449(비특이적 손의 류마티스 관절염을 가진 류마티스 근육병증); M05.439(비특이적 손목의 류마티스 관절염을 가진 류마티스 근육병증)

류마티스 관절염(RA)은 진단과 치료가 복잡한 질병이다. RA는 만성이고 진행성 자가 면역 상태로 , 장기와 관절, 특히 손목과 손, 발에 침범하게 된다. 비록 환자는 완화가 되긴 하지만, 평생 질병으로 간주된다. 북미에서의 유병률인 정상 성인 인구에서 0.9에서 1.1이다.[219] RA는 영속적인 활액막염, 전신성(systemic) 염증, 자가항체 및 광범위한 다중체계 동반 질환을 특징으로 한다. 적절한 진단과 치료는 일상의 기능적 활동에 제한을 일으키는 관절 변형의 진행을 감소시킴이 요구된다. 지연된 진단은 장기간의 관절 손상을 초래할 수 있다.[220] 실험실 검사와 영상은 진단을 확인하고 질병 진행을 추적하는데 용이하지만, 진단은 일차적으로 임상 소견에 기반을 둔다. 연구자들은 여러 가지 환경적 및 유전적 요인들이 RA 발생 위험이 증가하는데 기여한다고 보고했으며, 다음 섹션에 나열되어 있다. 현재, RA를 치료할 치료제는 없다. 현재 치료법들은 물리치료, 작업치료, 코티고 스테로이드, 비스테로이드성 소염 진통제(NSAIDs), 생물학적 또는 비생물학적 질병 변형 항류마티스제(DMARDs)가 있다.[221] 이들 치료법들은 통증 감소, 가동성과 기능 유지, 질병 진행을 늦추는데 목적이 있다. 나쁜 예후는 질병 진행 초기에 낮은 기능 점수, 낮은 사회경제적 상태, 낮은 교육 수준, 강한 가족력, 초기에 많은 관절에 침범 등과 관련이 있다.[222]

I. 환자 인터뷰

주관적 병력

- 30~50세 사이의 발병 연령[222]
- 다관절에서의 통증과 뻣뻣함 호소[222]
- 손상된 지역에 증가된 혈류로 인해 이차적으로 부푼 손 호소[222]
- 아침 뻣뻣함의 잠행성 발현이나 1시간 이상 지속되는 퍼져가는 쑤시는 느낌[221]
- 증상은 바이러스성 질환같은 방아쇠 사건 후에 시작될 수도 있다.[222]
- RA를 위한 환경적 위험 요소는 다음과 같다:[222,223]
  - 호르몬 노출
  - 담배 사용
  - 미생물 노출
  - 흡연
  - 하루에 디카페인 커피를 3컵 이상 소비
  - 규산염 노출
- RA에 대한 유전적 위험 요소는 다음과 같다:[222,223]
  - 여성
  - 양성 가족력
  - 노인
  - HLA 유전자형

측정 결과

- 미국 류마티스 학회는 RA의 질병 활동 측정을 확인하기 위해 문헌의 체계적 고찰을 만들기 위해 실무 그룹을 소집하였다. 실무 그룹은 다음과 같은 활동 측정을 권고하였다: 임상 질병 활동 지수(Clinical Disease Activity Index), 28개 관절 수의 질병 활동 점수(적혈구 침강 속도(erythrocyte sedimentation rate, ESP) 또는 C 반응성 단백질(C-reaction protein, CRP), 환자 활동 척도(Paient activity scale, PAS), PAS-II, 세가지 측정과 함께 환자 색인 데이터의 일상적 평가, 그리고 간단한 질병 활동 지수(Simplified Disease Activity Index).[224]
- 이들 활동 측정은 타당하고 질병 활동을 정확하게 반영하는 걸로 나타났다. 이들 평가는 변화에 민감하고 임상에서 사용하기에 실용적이다. 이들 평가는 낮음, 중등, 높음의 질병 활동 상태를 식별하고 완화 기준을 논의한다.[224]

진단영상

- 전통적인 방사선은 선택의 영상 진단 방식이다. 방사선 촬영은 뼈 침식, 관절 간격 축소, 관절 옆(junta-articular) 골다공증, 낭종, 관절 아탈구, 부정렬, 강직성을 감지할 수 있다. 그러나, RA의 조기발견을 위한 사용에는 한계가 있는데, 그 이유는 연부 조직의 변화와 뼈 침식의 초기 단계를 탐지하는데 한계가 있기 때문이다.[225]
- 전통적인 방사선은 질병 진행을 모니터링 하는데 도움을 준다. 라르센(Larsen) 방법, 샤프(Sharp) 방법, 그리고 다른 변형을 포함하여 방사선학적 손상을 평가하는 타당한 점수 방법을 사용할 수 있다.[225]
- MRI와 초음파는 손상된 구역에 파괴적인 관절 변형과 초기 염증을 직접적으로 시각화해서 볼 수 있게 해준다. 초기 RA의 진단과 예후를 위해서 MRI를 사용하여 평가하는 것에 대한 현재의 증가는 부적절하다. 문헌으로 보면 MRI를 기준으로 사용하면 만감도와 특이도의 범위가 20~100%, 0~100%까지의 범위에 있음을 나타낸다.[226]

II. 시진

- 환자는 대칭성 관절 부종을 가질 수 있다.
- 환자는 손상된 관절의 근위부의 근육에 위축이 있을 수 있다.[221]

- 침범된 관절들은 관절낭의 팽창에 대한 통증을 감소하기 위해 환자에 의해 굴곡상태로 유지될 것이다.[221]
- 환자의 25%는 다양한 크기의 류마티스 결절이 나타날 것이다. 일반적인 위치는 전완의 신전근쪽이다.[221]

III. 분류 및 선별검사

- 근위 관절로부터의 신경근골격계 원인 뿐만 아니라, 모든 비근골격계 원인은 배제되어야 한다.[64]
- 국소적 압통 없음(SN 94), 능동 운동에 통증(SN 97), 수동 운동에 통증(SN 94)은 손목 골절의 배제에 도움이 된다.[62]

IV. 움직임 검사

- 환자는 손상된 관절에 제한되고 통증이 있는 능동과 수동 ROM이 나타날 것이다.

V. 근육 수행능력 검사

- 환자는 통증 때문에 손상된 관절 부위에 근육 성능에 제한이 있을 것이다.
- 환자는 쥐기와 짜기가 어려울 것이다.

VI. 특수 검사

- 미국 류마티스 학회와 류마티스 관절염을 위한 류머티즘 분류 기준에 대한 유럽 기구에서는 다음과 같이 기술하였다.[227]
  - 관절 참여(0~5)
    - 1개의 중간–큰 관절(0)
    - 2~10개의 중간–큰 관절(1)
    - 1~3개의 작은 관절, 큰 관절은 포함 안 됨(2)
    - 4~10개의 작은 관절, 큰 관절은 포함 안 됨(3)
    - 10개 이상의 관절(최소한 한 개의 작은 관절)(5)
  - 혈청학(0~3)
    - 음성 류마티스 인자(Rheumatoid factor, RF)와 음성 적혈구 감소 단백질 항체(Anticitrullinated protein antibody, ACPA)(0)
    - 낮은 양성 RF 또는 낮은 양성 ACPA(2)
    - 높은 양성 RF 또는 높은 양성 ACPA(3)
  - 1급성–상 반응물(acute–phase reaction)(0~1)
    - 정상 CRP와 정상 ESP(0)
    - 비정상 CRP와 비정상 ESP(1)
  - 증상 지속 기간(0~1)
    - 6주 미만(0)
    - 6주 이상(1)

VII. 촉진

- 침범받은 관절들은 따뜻하고, 부드럽고

골관절염과 류마티스 관절염의 감별 진단

- 손가락에서 OA의 증상은 DIP관절에 가장 유병률이 높고 헤르베덴 결절과 주로 연관있다. 반면에, RA는 MCP와 PIP에서 가장 유병률이 높다. 그것은 또한 헤르베덴 결절과 연관이 없고 대칭적인 관절 부종이 나타난다.
- RA의 발병 나이는 전형적으로 30~50세 사이인데 반해서 OA는 주로 50대 이후의 노인에서 발병한다.
- OA가 침범된 관절을 촉진해보면 보통 단단하고 뼈 느낌인데 반해서 RA는 부드럽고, 따뜻하고, 부드럽고, 푹 들어가는 느낌이다.
- RA에서는 1시간 이상 지속되는 아침 뻣뻣함이나 확산되는 쓰림이 매우 심하게 나타난다. OA의 경우에는, 아침 뻣뻣함은 일시적이고 움직임에 따라 감소한다.
- 방사선 사진은 RA와 OA를 구분하는데 도움을 줄 수 있다. OA 방사선은 관절 연골 손상 또는 골극에 의해서 관절 공간이 좁아짐을 특징으로 한다. 반면에 RA는 침식 또는 낭종이 나타나게 된다.

(tender), 촉진하며 푹 들어간다(boggy).

VIII. **신체 수행능력 측정**

- 손목과 손의 악력과 세밀한 운동 조절 측정이 사용되어질 수 있다. 이들 검사의 선택과 사용은 각 환자마다 개인적이고, 그들의 기능적 상태와 목표에 의존한다.

잠재적 치료 기반 분류

- 가동성, 통증 또는 염증 조절, 운동과 조절, 보조기가 사용될 수 있다.

콜레스 골절(Colles' fracture)

ICED-9: 813.41(닫힌 콜레스 골절)
ICED-10: S52.539(비특이적 요골의 콜레스 골절)

모든 손과 전완의 골절중 44%는 요골과 척골의 골절이다. 콜레스 골절은 원위 요골의 관절외 골절이다.[228] 골절은 전형적으로 손목을 신전시킨 상태에서 손을 뻗어서 넘어졌을 때 발생한다. 골절은 대개 원위 파편의 배측과 요측 전위와 요골-척골 관절의 장애와 연관있다. 손상과 관련하여, 척골 경상돌기 골절, TFCC 찢김, 주상월상 분리을 포함한 부수적인 손상이 발생할 수 있고 이로 인해 감별진단이 어려울 수 있다.

I. **환자 인터뷰**

주관적 병력

- 이 손상은 남성보다 여성이 더 많이 발생하고(6:1) 위험요인으로 나이와 상관관계가 있다. 젊은 남성과 노인 여성에서 증가된 위험요소를 가지고 있어 이정점(bimodal)의 나이 분포를 가지고 있다.[4,229,230]
- 손상은 전형적으로 전완을 회내하고 손목을 신전한 상태에서 팔을 뻗어서 넘어져서 외상으로 인한 이차 손상이다.
- 환자는 손목의 감소된 가동 범위를 호소한다.
- 환자는 손목의 배측과 요측 통증을 호소한다.

결과측정

- DASH, QuickDASH, PRWE, PRWHE, PSFS가 환자를 위해서 적절하다. 위 모두는 상지 기능 부전의 환자들에게 임상적 적용이 증명되었다.
- 한 연구에 따르면, PRWE의 사용과 함께 정상적 회복 과정은 3개월 이내에 통증과 기능 제한이 완만하게 되어야 한다.[231]

진단영상

- PA와 외측을 보는, 단순 방서선 촬영은 콜레스 골절의 유무를 평가하는데 사용되는 초기의 일차적인 진단 영상 도구이다.[232]
- CT 스캔은 관절내 골절, 관절면의 하강, 분쇄를 평가하는데 도움을 줄 수 있다.[233]
- MRI는 골절과 수반되는 연부조직의 손상 식별에 유용하다.[232]

II. **시진**

- 원위 요골의 가능한 한 증가된 각도
- 배측 손목으로 삼출액

III. **분류 및 선별검사**

- 근위 관절로 부터의 신경근골격계 원인 뿐만 아니라, 모든 비근골격계 원인들을 배제 해야만 한다.[64]
- 국소적 압통 없음(SN 94), 능동 운동에 통증(SN 97), 수동 운동에 통증(SN 94)은 손목 골절의 배제에 도움이 된다.[62]

IV. **움직임 검사**

- 환자는 AROM과 PROM 시 손목 굴곡, 신전, 요측 또는 척측 편위에 통증이 있을 것이다.

V. **근육 수행능력 검사**

- 환자는 쥐기에 통증과 어려움을 가지고 있을 것이다.

VI. **특수 검사**

- 현재까지는 특별하게 콜레스 골절을 조사할만한 검사는 없다. 다른 골절 검사들을 사용하여 환자가 가지고 있을 다른 질병의

가능성을 배제할 수 있다.

VII. **촉진**

- 환자는 원위 요골을 촉진할 때 통증과 압통을 가지고 있을 것이다.

VIII. **신체 수행능력 측정**

- 목과 손의 악력과 세밀한 운동 조절 측정이 사용되어질 수 있다. 이들 검사의 선택과 사용은 각 환자마다 개인적이고, 그들의 기능적 상태와 목표에 의존한다.

잠재적 치료 기반 분류

- 고정과 통증 또는 염증 조절이 사용되어질 수 있다.

주상골 골절

ICED-9: 814.01(손목 주상골의 폐쇄성 골절; 814.11 손목 주상골의 개방성 골절)

ICED-10: S62.009A(비특이적 손목의 주상골 비특이적 골절, 초기 폐쇄성 골절); S62.009B(비특이적 손목의 주상골 비특이적 골절, 초기 개방성 골절)

모든 손과 전완의 골절에서 14%~19%는[228,234] 손의 골절이고 그중 8%는 수근골 골절이다. 주상골은 손의 해부학적 코담배갑(anatomical snuffbox, ASB)에 위치해 있고, 손목에서 거의 90%에 다다를 정도로 가장 빈번히 골절되는 수근골이다.[235,236] 이들 골절은 보통 넘어질 때 스스로를 잡기 위해 손을 *뻗어서 넘어지는* 경우에 주로 발생하고 이를 FOOSH라고 한다.[237] FOOSH는 강제적인 손목 과신전과 요측 편위의 특징을 가지고 있다. 손목을 요측편위하고 신전하는 동안, 주상골은 요골과 가까워지면서 더 많은 동작을 제한하게 된다.

초기 그리고 정확한 진단은 주상골에 나쁜 혈액 공급 때문에 필수적이다. 치료사들은 무형성 괴사, 불유합, 수근골 불안정성 및 골관절염을 포함하여, 향후 합병증을 유발할 수 있는 불충분한 치료를 최소화하기 위해 이들 골절의 가능성을 잘 감지해야 한다.[238] 한편으로는, 과잉 치료는 또한 의료 비용의 증가와 환자가 고정 또는 일 제한으로 인해 업무를 못할 수 있는 가능성이 있기 때문에 피해야 한다.

대부분의 주상골 골절은 횡단으로 뼈의 허리쪽에서 발생하지만, 또한 근위 극, 원위극, 결절에서도 발생한다. 근위극의 골절은 동맥혈액 공급의 손상과 연관되어 있어서 무혈성 괴사가 나타날 수도있다.

I. **환자 인터뷰**

주관적 병력

- 최근의 한 역학 연구를 보면 25살 나이의 남성의 중간값으로 전형적으로 10~29살 사이의 젊은 남성에서 가장 높은[237,239] 위험이 있다.[237]
- 통증 손목 요측에 깊고, 둔한 쓰라림이 나타난다.[5]
- 가장 일반적인 손상 기전은 FOOSH로 설명된다. 감속과 관련된 손목의 과신전은 거의 일반적인 기전이 아니다(예를 들어, 차의 운전대에 대항하여). 이 외에도 기계 반동 부상, 손등으로 넘어짐(예를 들어, 과굴곡 손상), 강제 척측 편위, 직접적인 주상골 부하, 운동과 연관된 스트레스성 골절들도 거의 일반적인 기전은 아니다.[235,237,240]
- 환자는 특히 손목 신전, 굴곡, 요측 편위 움직임을 할 때 통증을 호소할 것이다.
- 환자는 쥐기 활동을 할 때 통증을 호소할 것이다.[5]

측정 결과

- DASH, QuickDASH, PRWE, PRWHE, PSFS가 환자를 위해서 적절하다. 위 모두는 상지 기능 부전의 환자들에게 임상적 적용이 증명되었다.

진단영상

- 4가지 표준 관찰의 단순 방사선 영상(PA, PA 척측편위, 외측, 반회내하고 사선)은 주상골 골절을 평가하기 위해 사용되는 초기 일차적 진단 도구이다. 그러나 문헌에서 민감도에 있어서 매우 다양함을 찾았다(sn 35~86).[48,50,241-243] 특이도는 높은 것으로

나타났다(SP 92~95).[50,243]

- 뼈 섬광조영술은 배제를 돕기 위해 사용될 수 있고(SN 94–100;[47] SN 97, –LR 0.03[46]), 주상골 골절의 포함을 돕기 위해서 사용될 수 있다(SP 89, +LR 8.8).[46] 그러나, 최근 고찰에 따르면 섬광조영술은 높은 거짓 양성 비율을 가지고(25% 이상) 낮은 특이도를 가진다고(Sp 60~95) 보고하였다. 그러므로, 양성 스캔은 추가적인 영상이 필요할 것이다.[48]
- MRI는 일반적으로 초기 평가에는 권장되지 않는다. 그러나 그것은 만약 초기 단순 방사선 촬영에서 음성이 나온다면 주상골 골절에 대한 포함(SP 100;[49] SP 99, +LR 96;[46] SP 86[50])과 배제(SP 100;[49] SN 96, –LR 0.04[46])에 도움을 줄 수 있다. MRI의 비용은 높다; 그러므로, 보통은 급성기에는 사용되지 않는다. 그러나, 최근 연구에서, MRI는 불필요한 석고 고정과 건강관리를 위한 돈의 사용을 막기 때문에 주상골 골절을 가진 환자의 전체적인 관리 측면에서는 비용 효율성이 좋은 것으로 보고하였다.[238]
- CT 스캔은 주상골 골절의 포함(SP 85–91;[51] SP 100[52])과 배제(SN 89–97;[51] SN 94[52])에 도움을 줄 수 있다. CT는 주상골의 골절과 뼈 구조의 형태를 평가하는데 유용하다.[52]

II. 시진

- 배측 손목의 경미한 부종과 멍과 ASB의 가득참(fullness)[5]

III. 분류 및 선별검사

- 근위 관절로 부터의 신경근골격계 원인 뿐만 아니라, 모든 비근골격계 원인들을 배제해야만 한다.[64]
- 국소적 압통 없음(SN 94), 능동 운동에 통증(SN 97), 수동 운동에 통증(SN 94)은 손목 골절의 배제에 도움이 된다.[62]

IV. 움직임 검사

- 환자들은 손목 능동과 수동 ROM동안에 제한되고 통증이 있을 것이다. 특히, 그 중에 손목 신전, 굴곡과 요측 편위할 때 심하다.
- 엄지 움직임의 범위는 주상골 골절의 포함과 배제에 거의 도움이 되지 않는다(SN 69, SP 66).[116]

V. 근육 수행능력 검사

- 환자는 전완 회외에 대해서 저항 운동을 할 때 ASB에서 통증이 있을 것이다.[244]
- 환자는 쥐기 한때 통증이 있을 것이다.[5]

VI. 특수 검사

- 엄지–검지 집기(SN 73, SP 75, +LR 2.92, –LR 0.36)와 전완 회내 동안 통증(SN 79, SP 58, +LR 1.90, –LR 0.35)은 주상골 손상을 감지하기 위한 다른 신체 검사들보다도 더욱 효과적인 것으로 나타났다. 하지만, 이 검사들은 주상골 골절의 포함과 배제를 위해서는 좋은 능력을 가지고 있지는 않다.[119]
- 주상골 압박 검사: A(–) 검사는 주상골 골절의 포함과 배제에 좋은 능력을 가지고 있지 않다(SN 70, +LR 0.90; SN 100 +LR 1.92[116]).
- 여러 임상 증상의 교집합이(ASB 압통, 주상골 결절 압통, 종 압박) 손상의 초기 24시간 내 사용되어질 수 있지만 주상골 골절의 포함과 배제에 좋은 능력을 가지고 있지는 않다(SN 100, SP 74).[116]

VII. 촉진

- ASB의 촉진(SN 90, –LR 2.25) 또는 주상골 결절의 촉진(SN 87, –LR 1.51)시 압통이 음성인 것은 주상골 골절의 배제를 위한 좋은 능력을 가지고 있지 않다.[117]

VIII. 신체 수행능력 측정

- 목과 손의 악력과 세밀한 운동 조절 측정이 사용되어질 수 있다. 이들 검사의 선택과 사용은 각 환자마다 개인적이고, 그들의

기능적 상태와 목표에 의존한다.

잠재적 치료 기반 분류

- 고정과 통증 또는 감염 조절이 사용되어질 수 있다.

키엔백 병(Kienböck's Disease)

ICED-9: 732.3(상지의 청소년 골연골증)

ICED-10: M87.9(골괴사, 비특이적)

키엔백 병은 손목 수근관절의 근위부에 있는 월상골의 무혈성 괴사이다. 월상골은 탈구, 골절 탈구, 월상골 주변 탈구에 대부분 관여하며 모든 손목 손상의 약 10%를 차지한다.[245,246] 정확한 병인은 알려져 있지 않다. 하지만 환자들은 보통 가장 일반적인 기전인 FOOSH를 동반한 외상을 가지고 있을 것이다. 주상골과 유사하게, 월상골은 제한된 혈액공급을 가지고 있어 외상후 유의하게 무혈성 괴사가 가능할 수 있다. 음성 척골 변위,[247] 비정상적 요골 각도, 월상골의 소능형골쪽 모양, 월상골의 혈관분포의 다양성과 같은 형태학적 변화들은 선행요인이 될 수도 있다.[248]

질병의 초기 단계에서 환자들은 거의 의료진료를 찾지 않는다; 그러므로, 실제 발생률과 자연적 병력을 잘 알지 못한다.[249] 질병의 과정은 손목관절 골관절염과 후에 수근골의 불안정화와 함께, 월상골의 붕괴로 이어진다. 초기의 진단과 치료는 진행을 멈추고 합병증을 최소화 하는데 필수적이다.

I. 환자 인터뷰

주관적 병력

- 18~40세사이의 젊은 남자들에게 가장 일반적이다.[250,251]
- 전형적으로 편측성이다.[250]
- 배측 손목 통증과 연관된 활동들은 전완에 방사통을 일으킬 것이다.[251]
- 뻣뻣함, 압통, 부종이 보고되었다.[249]
- 증상에 대한 환자들의 호소는 수개월에서 수년 전부터 시작되었을 수 있다.[249]

측정 결과

- 질병의 진행은 임상적으로 DASH와 손목의 굴곡 감소로 모니터링 할 수 있다.[252]
- DASH, QuickDASH, PRWE, PRWHE, PSFS가 환자를 위해서 적절하다. 위 모두는 상지 기능 부전의 환자들에게 임상적 적용이 증명되었다.

진단영상

- 단순 방사선 촬영과 함께 감지될 수 있는 음성 척골 변형은 키엔백 병과 연관될 수 있다.[247]
- 단순 방사선 촬영은 키엔백 병의 진단과 진행단계를 설명하기 위한 일차적인 진단 도구이다. 수정된 Stahl's 분류와 Lichtman's 방사선 분류는 일차적인 진행 단계를 위해 사용된다.
- MRI는 질병의 초기 단계에 유용한데, 특히 소견이 단순 촬영으로 안 나왔을 때 그렇다. MRI는 이전보다 더욱더 광범위하게 변화를 감지할 수 있다.[250,253]
  - 수근골의 골괴사는 뼈 생검의 병력 검사와 함께 MRI 소견과의 상관관계를 보여준다.
  - 통합 결론: 정확도 0.98(95% confidence interval [CI] 90–100), SN 97, and SP 100.[43]
- CT는 질병의 단계와 확장을 감지하기에 유용하다.

II. 시진

- 마지막 단계에, 월상골 부위 주변의 배측 부종은 요골수근 관절의 활액막염 때문에 나타날 수 있다.[251]

III. 분류 및 선별검사

- 근위 관절로 부터의 신경근골격계 원인 뿐만 아니라, 모든 비근골격계 원인들을 배제해야만 한다.[64]
- 국소적 압통 없음(SN 94), 능동 운동에 통증(SN 97), 수동 운동에 통증(SN 94)은

손목 골절의 배제에 도움이 된다.[62]

IV. **움직임 검사**

- 환자들은 손목 굴곡과 신전에 제한이 있고 통증이 있을 것이다.[249-251]

V. **근육 수행능력 검사**

- 환자는 아마도 쥐기 검사 시에 약화와 통증이 있을 것이다.[249-251]

VI. **특수 검사**

- 특별히 키엔백 병을 위한 특별 검사는 없다.

VII. **촉진**

- 환자들은 월상골의 배측면에 국소적인 통증을 가지고 있을 것이다.[250]

VIII. **신체 수행능력 측정**

- 손목과 손의 악력과 세밀한 운동 조절 측정이 사용되어질 수 있다. 이들 검사의 선택과 사용은 각 환자마다 개인적이고, 그들의 기능적 상태와 목표에 의존한다.

잠재적 치료 기반 분류

- 고정과 통증 또는 감염 조절이 사용되어질 수 있다.

엄지의 척골 측부인대 파열(게임키퍼, 스키어 엄지)

ICED-9: 경련 병변: 719.94(불특정 관절 장애, 손)

ICED-10: 경막 외 병변: M25.9(관절 질환, 불특정)

엄지의 척측 측부인대 파열은 엄지의 MCP 관절의 척측 측부 인대(UCL)의 불충분으로 묘사되는 질병이다. 손상은 외전된 MCP 관절에 갑작스런 내반의 힘이 가해지거나 반복적인 외전 염좌 때문에 생길수 있고 이전에는 만성 손상으로는 게임키퍼 엄지, 급성 손상으로는 스키어 엄지로 불리었다.[254,255] UCL 파열의 원인이 되는 다른 병으로는 류마티스 관절염과 일반적인 인대 이완성이 있다.

UCL 손상은 부분일수 있고 완전 파열일 수 있다. 완전 파열은 또 전위와 비전위로 나눌 수 있다. 전위된 파열의 스터너 병변은 내측 건막이 근위 지절골의 기저면의 기시부와 파열된 UCL 사이에 끼었을 때 발생한다. 그러므로 인대의 원위 부분이 푹 들어가고 위쪽과 근위쪽으로 향한다. UCL은 더 이상 기시 부위를 접촉하지 못하고 치유할 수 없다. 이 병변은 게임키퍼 골절과도 연관이 있다. UCL의 파열과 관련된 스터너 병변의 유병률은 수술 소견에 기초하여 45%만큼 높다고 보고되었다.[256] MCP 관절의 치료되지 않은 UCL은 관절의 불안정으로 인해 만성 통증과 기능적 제한을 이끌게 될 것이다.[257]

I. **환자 인터뷰**

주관적 병력

- 환자는 파악하며 쥐기를 포함하여, 엄지의 MCP 관절에서 내전 또는 굴곡이 요구되는 활동을 할 때 통증과 약화를 호소할 것이다.[258]
- 환자는 통증, 부종, 뻣뻣함을 경험할 것이다.[258,259]
- 환자는 통증 없이 엄지를 가능한 한 신전하고 외전 하는데 제한된 능력을 나타낼 것이다.[258,260]
- 이 손상은 또한 비급성일 수도 있다. 예를 들어, 외전으로 엄지의 MCP 관절에 반복적으로 부하가 가해지는 과제로 인할 수 있다.[258,260]
- 환자는 주관적으로 외상과 반복적인 염좌에 대해서 보고한다.[259]

측정 결과

- DASH, QuickDASH, PRWHE, PSF는 이들에게 적합하다. 이들 모두는 상지 기능 부전이 있는 환자들에게 임상적 적용성이 보고되었다.

진단영상

- 스트레스 방사선(MCP 관절에 내반 부하와 신전을 시키고 엄지를 굴곡된 자세에서 얻어진 방사선)은 UCL의 부분 파열의 불안정성 정도를 결정하는데 도움을 줄 수

있다.[257]

- 관절경, 초음파 MRI는 완전파열을 확인하는데 사용된다; 그러나, 이들 검사는 특히 비용–효율적이지 않고 100% 정확하지도 않다.[257,261,262]

II. **시진**

- 출혈이나 멍은 급성 손상 환자에게서 흔히 볼 수 있다.[257–260]

III. **분류 및 선별검사**

- 근위 관절로 부터의 신경근골격계 원인 뿐만 아니라, 모든 비근골격계 원인들을 배제해야만 한다.[64]
- 국소적 압통 없음(SN 94), 능동 운동에 통증(SN 97), 수동 운동에 통증(SN 94)은 손목 골절의 **배제**에 도움이 된다.[62]

IV. **움직임 검사**

- 엄지 MCP 관절의 부수적 검사는 과도할 것이고 또는 내반 부하시 통증이 나타날 것이다.[258,263]
- 환자들은 외전 능력이 제한되고 가능한 한 통증을 없애려고 엄지를 신전할 것이다.[258,260]

V. **근육 수행능력 검사**

- 최대 쥐기 힘과 집기 힘의 약화[257,259]

VI. **특수 검사**

- 30°에서의 부하 검사: 30° 굴곡에서 부하 검사 시 명확한 끝범위에서의 결핍은 척골 측부 인대의 완전 파열을 나타낼 수 있다.[263]
- 척골 측부 인대 검사: A(−) 검사는 척골 측부 인대 손상의 배제(SN 94)를 위한 좋은 능력을 가지고 있지는 않다.[112] 이 검사는 잘못된 방법으로 인해 주의해서 사용해야 한다.

VII. **촉진**

- MCP 관절에 근위부에서 만져지는 질량의 부족은 엄지 UCL의 완전 파열을 배제(SN100)하는데 사용할 수 있다.[112]
- 환자들은 엄지의 MCP의 UCL 위에 촉진을 하면 통증을 호소할 것이다.[258,259,263]
- 스터너 병변의 경우에, 내전 건막의 근위부에서 촉진되는 질량이 있을 것이다.[259,264]

VIII. **신체 수행능력 측정**

- 손목과 손의 악력과 세밀한 운동 조절 측정이 사용되어질 수 있다. 이들 검사의 선택과 사용은 각 환자마다 개인적이고, 그들의 기능적 상태와 목표에 의존한다.

잠재적 치료 기반 분류

- 고정과 통증 또는 감염 조절이 사용되어질 수 있다.

복서 골절

ICED–9: 815(중수골의 골절)

ICED–10: S62(손목과 손에서의 골절)

복서 골절은 4번째 5번째 중수골의 횡 경부에 축방향 부하로 인해 주먹을 쥐고 물건을 치는 것과 같은 간접적인 힘에 의해 발생한다. 복서 골절은 모든 중수골 골절의 절반 이상을 차지한다.[265]

I. **환자 인터뷰**

주관적 병력

- 이 손상은 주먹을 쥐고 물건을 펀치 하는 것처럼 공격적 관련성을 가지고 있다.[265,266]
- 환자들은 갈라지는 소리(cracking), 딱소리가 남(snapping), 튕기는 감각(popping)이 있다고 보고한다.[266]
- 통증에 대한 설명은 대부분 손 영역과는 격리되어 있다.
- 남성은 여성보도 펀치 기전의 골절을 유지할 확률이 50% 이상이다.[265]
- 공격과 연관된 골절은 22세의 중간나이에 발생한다(7~51).[266]
- 사고와 연관된 골절은 34세(2~90)의 중간 나이에서 발생한다.[266]

측정 결과

- DASH, QuickDASH, PRWHE, PSF는

이들에게 적합하다. 이들 모두는 상지 기능 부전이 있는 고개들에게 임상적 적용성이 보고되었다.

진단영상

- 전후방과 외측 관찰의 표준 관찰은 전형적으로 진단에 충분하다.[267,268]
- 초음파 검사는 5번째 중수골 골절 환자에게 효과적인 진단 도구로 나타났다: SN 97(84–99), SP 92(79–98), +LR 14(4.6–41), –LR 0.03.[269]
- 공격과 관련된 골절은 일반적으로 중수골 경에 위치한다.[266]
- 사고와 관련된 골절은 중수골의 기저부, 골 간부, 골 하부에서 거의 동일하게 위치한다.[266]

II. 시진

- 만약 급성으로 나타난다면, 환자는 부종, 출혈, 그리고 상지의 보호성 움직임을 나타낼 것이다.[265,268,270,271]
- 환자는 또한 손상된 중수골의 파괴적 변위와 찰과상 또는 상처를 나타낼 것이다.[265,268,270,271]

III. 분류 및 선별검사

- 근위 관절로 부터의 신경근골격계 원인 뿐만 아니라, 모든 비근골격계 원인들을 배제해야만 한다.[64]
- 국소적 압통 없음(SN 94), 능동 운동에 통증(SN 97), 수동 운동에 통증(SN 94)은 손목 골절의 배제에 도움이 된다.[62]

IV. 움직임 검사

- 환자는 MCP의 ROM 제한이 나타나고, 원위부 움직임은 많아진다; 손목 ROM 제한 또한 나타날 수 있다.[265,271]

V. 근육 수행능력 검사

- 환자들은 MCP의 제한된 힘과 원위부의 과한 움직임이 나타난다; 손목 약화 또한 가능하다.

VI. 특수 검사

- 복서 골절의 특별한 검사는 없다.

VII. 촉진

- 손 영역에서의 압통 묘사는 나타나지 않는다.[268,271]

VIII. 신체 수행능력 측정

- 손목과 손의 악력과 세밀한 운동 조절 측정이 사용되어질 수 있다. 이들 검사의 선택과 사용은 각 환자마다 개인적이고, 그들의 기능적 상태와 목표에 의존한다.

잠재적 치료 기반 분류

- 고정과 통증 또는 감염 조절이 사용되어질 수 있다.

단추구멍 변형(Boutonniere Deformity)

ICED–9: 736.21(단추구멍 변형)
ICED–10: M20.029(불특정 손가락의 단추구멍 변형)

단추구멍 변형(BD)은 PIP 관절은 굴곡되고 DIP 관절은 과신전된 손가락 변형중 하나이다. 이것은 PIP 관절의 신전 기전의 주요 구성요소인 중앙 슬립의 기형이나 붕괴로 발생한다. 삼각 인대의 절충과 함께 중앙 슬립의 약화 또는 붕괴는 PIP 관절의 추회전을 손바닥쪽으로 이동시키게 된다. 변형이 진행되면서, 현재 우세한 굴곡 표재근육들은 PIP관절에서 일정한 굴곡을 만들게 된다. 시간이 지남에 따라, BD는 손바닥 판 주위에 고정되고 인대는 수축되게 된다.

이 손상은 일반적으로 손가락이 틈새에 끼어서(jamming) 나타나는 결과라고 믿어져 왔지만, 단지 5%만 이러한 결과로 인한 거였고 50% 이상은 류마티스 관절염이 BD로 진행되어졌다.[270] 문헌에서 나타난 주된 병인은 류마티스 관절염, 기계적 외상, 화상, 감염이다.

배측 건열 골절 또는 중간 지골의 기저부를 포함한 어떤 골절들은 BD가 될 수 있는 높은 위험성을 가지고 있다. 개방성 또는 폐쇄성 골절은 후속적으로 BD 형성

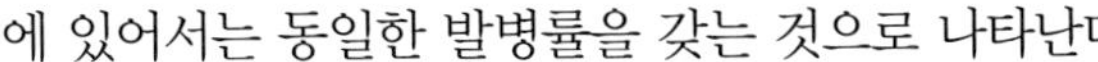

에 있어서는 동일한 발병률을 갖는 것으로 나타난다.

I. 환자 인터뷰

주관절 병력

- 환자들은 손가락이 끼인 것 같은 급성 기계적 외상을 호소할 것이다.
- 류마티스 관절염 병력 또는 감염 또한 영향을 주는 요인들이다.

측정 결과

- DASH, QuickDASH, PRWHE, PSF는 이들에게 적합하다. 이들 모두는 상지 기능부전이 있는 환자들에게 임상적 적용성이 보고되었다.

진단영상

- 후방-전방, 경사, 측방 촬영의 손과 손가락에 하는 표준적인 방사선 사진으로 보통 충분하다. 만약 이들에서 음성과 높은 골절이나 기형이 의심된다면, 스트레스 촬영 또는 형광 투시 검사가 필요할 수 있다.[270]

II. 시진

- 치료사는 문제가 있는 손가락에 PIP의 굴곡과 DIP의 과신전을 관찰할 수 있다.
- PIP 관절은 붓고 통증이 있을 것이다.
- 변형은 손상후 즉각적으로 나타나지는 않는다; PIP 관절 주위에 근육 불균형이 발생하기 전인 몇 주 동안은 나타나지 않는다.[272]

III. 분류 및 선별검사

- 표준 방사선 사진이 골절의 배제에 사용될 수 있다. 이전의 진단 영상 란을 참고하라.

IV. 움직임 검사

- 손목과 MCP가 최대 굴곡된 상태로, PIP 관절의 능동 신전 각도가 ≥20°는 BD의 진단에 도움을 준다.[270]
- 환자들은 능동 PIP 신전은 어려울 것이다. 하지만, 만약 수동적으로 자세를 만들어 놓으면 신전으로 손가락을 능동적으로 유지는 할 수 있을 것이다.

V. 근육 수행능력 검사

- 환자들은 능동 PIP 관절 신전이 어려울 것이다.

VI. 특수 검사

- Haines-Zancolli 검사:
  - A 검사(-) 만약 DIP의 수동 굴곡이 PIP가 신전 상태로 유지되면서 가능하다면
  - A 검사(+) 만약 DIP의 굴곡이 PIP가 신전된 상태로 가능하지 않다면
  - 이 임상 검사를 위해 수행된 진단학적인 정확도, SN, SP는 없다.

VII. 촉진

- 환자들은 손상된 손가락을 촉진하였을 때 압통이 나타날 수 있다.

VIII. 신체 수행능력 측정

- 손목과 손의 악력과 세밀한 운동 조절 측정이 사용되어질 수 있다. 이들 검사의 선택과 사용은 각 환자마다 개인적이고, 그들의 기능적 상태와 목표에 의존한다.

잠재적 치료 기반 분류

- 상지 보조기와 통증 또는 염증 조절이 사용되어질 수 있다.

백조목 변형

ICED-9: 736.22(백조목 변형)
ICED-10: M20.039(불특정 손가락의 백조목 변형)

백조목 변형(Swan-neck deformity, SND)은 PIP가 과신전되고 DIP가 굴곡된 손가락 변형이다(그림 23.50). 변형은 DIP 또는 PIP에서 시작할 수 있다. SND는 류마티스성 질환(류마티스 관절염), 신경장애(뇌성마비), 과가동성 증후군(Ehlers-Danlos 증후군)과 외상과 연관되어 있다. 주된 병변은 PIP 관절의 과신전이 허용되는 손바닥 판에서의 이완성이다. 원인으로는 외상, 일반화된 인대 이완성, 그리고 류마티스 관절염이 포함된다. 이차 병변은 PIP 관절

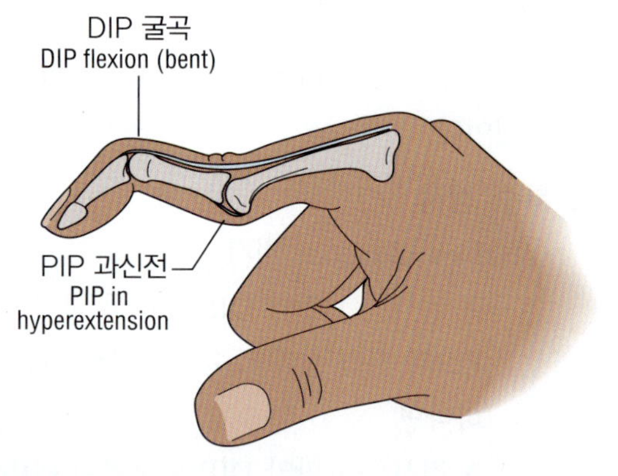

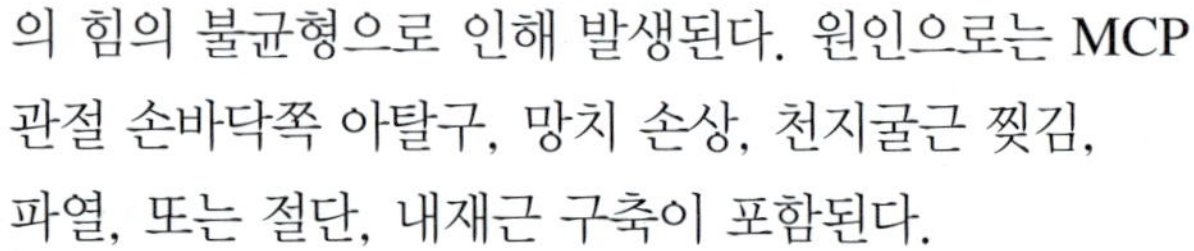
그림 23.50 백조목 변형.

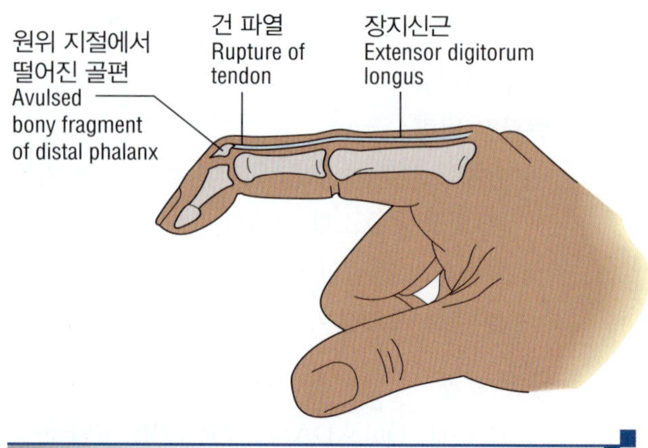

그림 23.51 망치 손가락.

의 힘의 불균형으로 인해 발생된다. 원인으로는 MCP 관절 손바닥쪽 아탈구, 망치 손상, 천지굴근 찢김, 파열, 또는 절단, 내재근 구축이 포함된다.

환자들은 손상받은 손가락에서 관찰할 수 있는 변형이 나타날 것이다. 그리고 손가락에서 고정 또는 잠김을 보고할 수 있다. 진단은 전형적으로 신체검사에서 분명하게 나타난다. 의사는 감염된 관절 표면의 상태를 평가하기 위해 엑스레이를 주문할 수 있다. SND에 책임 있는 근본적인 임상 진단에 대한 인식이 중요하다. 전통적인 치료는 환자 교육, 활동 수정, 그리고 부목을 포함한다. 부목은 능동 PIP 굴곡을 허용하고 관절의 과신전을 제한한다. 균형을 회복할 수 없는 환자의 경우에는, 수술 중재가 필요할 수 있다.

망치 손가락

ICED-9: 736.1(망치 손가락)
ICED-10: M20.019(불특정 손가락에 망치 손가락)

변형은 원위 지절간(Distal interphalangeal, DIP) 관절의 말단 신전 기전의 붕괴에 의해 나타난다(그림 23.51). 망치 손가락은 보통 운동선수에게 흔히 볼 수 있는 폐쇄성 건 손상이다; 이 손상은 또한 경미한 외상 후의 비 운동선수에게서도 보통 나타난다.[274] 손상은 신전된 DIP 관절에 강제적인 굴곡에 의해서 발생되며 심지굴근으로부터 무저항의 굴곡의 결과가 나타난다.

망치 손가락은 또한 떨어짐, 해머, 야구 손가락(야구는 매우 작은 확률밖에 차지하지 않지만)과 연관이 있다. 환자들은 DIP 구역에 통증을 호소할 것이고 손상된 손가락을 신전하는데 어려움을 보일 것이다. 우세손의 3, 4, 5번 손가락에서 가장 빈번하게 발생한다.[274] 때때로 환자는 건열골절과 관절면의 골절을 배제하기 위해 방사선 사진이 필요할 것이다.[274]

비수술적 관리는 망치 손가락 치료의 표준이다. 치료는 6~8주 정도 망치 손가락에 스프린트를 하는 것으로 구성되어 있어, 건이 정상적인 휴지시 길이로 돌아가게끔 한다. 손상된 손가락은 DIP 관절에서 약간의 과신전 또는 신전된 자세로 있게 된다. 비록 스프린트 관리가 최소한의 합병증을 가져오고 간단하지만, 세심한 주의와 함께 환자를 교육시키는 것이 성공적인 결과를 보장하기 위해서 꼭 필요하다. 장기 추적 관찰 후의 스프린트는 매우 좋은 결과를 보여주었고, 연구자들에 의하면 스프린트가 잔여 변형의 가능성을 가지고 있음에도 불구하고 매우 높은 환자 만족도를 나타냈다고 보고하였다.[274,277]

환자가 개방 골절이 있거나 관절 내 골절이 관절의 30% 이상을 구성하는 경우 수술적 중재가 권고된다.[274] 치료되지 않은 망치 손가락은 고통스럽다. 만약 치료하지 않은채로 나두면, 근위 지절간 관절에서의 보상적 과신전으로 인해서 백조목 기형이 발생할 수 있다.[274, 277]

굴곡근 건초염

ICED-9: 727.0(윤활막염과 건초염)

ICED-10: M65(윤활막염과 건초염)

건초는 힘줄주위조직(paratenon)과 윤활막에 의해 세워져 있다; 그러므로, 같은 질병 과정은 관절과 같이 건도 영향을 준다. 건초염의 증상은 관절내 질병보다 이전에 발생될 수 있다. 영향을 받은 부위는 건이 굴곡과 신전지대 아래와 손목 아래를 통과하면서 덮여있기 때문에 손목의 배측과 장측면에 발생되고, 건이 손가락의 섬유-골 관(fibro-osseous canans)에 윤활막에 의해 덮여있기 때문에 손가락의 장측면에서 발생한다. 건의 활액막염은 통증, 기능부전, 결과적으로 건 파열을 야기할 수 있다.

상태에 따라 손가락이 구부러진 위치에서 걸리면, 그 상태는 *협착성 건초염*이라 불리고 가장 일반적으로 *방아쇠 수지*(그림 23.52)와 연관이 있다. 이 상태는 종종 건 염과 공존한다. 방아쇠 수지는 수초의 좁아짐과 얇아짐 때문에 굴곡근 건과 지대집(retinacular sheath) 의 지름 차이로 발생한다. 중수골두에서 A1 도르래의 폭이 좁아지는 것은 가장 자주 발생하게 되는데 그 이유는 이 위치가 정상 그리고 강한 쥐기 동안 높은 힘을 유도하는 위치이기 때문이다. 따라서, 건의 활주 기전의 비정상은 염증을 일으키고, 이로 인해 도르래의 원위부 건에서 결절성 확대가 일어난다.

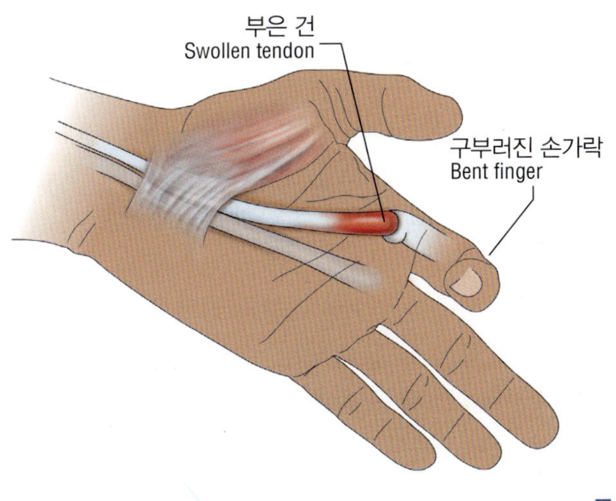

그림 23.52 방아쇠 수지.

제안된 원인으로는 반복적인 손가락 움직임과 외상이 있다.[279,280] 특정 상황에서 직업 관련 과제(광범위한 쥐고 또는 전단력)는 이와 같은 질병을 만드는 요인이 될 수 있다.[281,282] 그러나, 그 관계는 의문스럽고 연구 결과는 방아쇠 수지는 직업과 관련이 없다는 것을 보여준다.[283,284] 그러므로, 치료사는 원인을 다양하게 고려해야만 한다.

방아쇠 수지는 50과 60세 사이에 가장 일반적으로 발생하며 남성보다 여성이 6배 이상 많이 발생한다.[285] 평생 위험은 일반 인구의 2.6%이고[286] 당뇨병 환자에게서 10%정도 증가한다.[287] 방아쇠 수지는 부수적으로, 수근관 증후군, 드퀘르뱅 질병, 갑상선 기능저하, 류마티스 관절염, 신장 질환, 아밀로이드증을 수반할 수도있다.[288-291]

환자는 초기에는 점진적으로 통증없는 펑소리, 딱소리, 딸각소리, 잠김, 뻣뻣함, 또는 DIP 또는 PIP 관절의 굴곡된 손가락을 신전하기 어려움을 호소할 것이다. 그러다가 상태가 진행되면서 통증이 생기게 된다. 방아쇠 수지는 엄지에서 가장 종종 발생하고 그다음 3번째 4번째 손가락 순이다.[292] 통증이 있는 촉진성 결절은 MCP 관절 지역에 손의 장측면에서 발견될 수 있다. 질병이 진행됨에 따라, 환자는 통증과 딸각, 펑 소리로 인해 손의 사용을 피할 수 있으며 이는 PIP 관절의 이차적 구축의 결과를 가져온다.[289] 객관적으로 확인할 검사는 없다. 영상 검사는 일반적으로 수행되지 않는다; 만약 완료되면, 보통 정상이다. 실험실 검사는 당뇨, 갑상선 기능저하증, 류마티스 관절염과 같은 상태의 관련 질환의 존재를 탐지하는데 유용하다.[293]

방아쇠 수지와 관련된 증상의 만성적인 상태 때문에, 전통적인 치료는 종종 성공적이지 못하고 환자들에게 실망스럽다. 그러나, 환자교육, 활동 수정, MCP 관절 가동술, 비스테로이드성 소염 진통제, 스프린트, 코티코 스테로이드 주사 같은 전통적 관리는 전형적으로 수술 전에 우선 권고되어진다.[294]

스프린트의 목적은 염증을 해결하기 위해 A1 도르래를 통한 건 이탈을 감소시키는 것이다.[278,295] 스프린트는 MCP 관절을 10°에서 15° 굴곡상태로 유지하기 위해 맞춤형 스프린트를 착용하고, PIP와 DIP 관절은 자유롭게 남겨놓는다. 연구 결과에 따르면 스프린트는 명확한 환자에게는 효과적일 수 있다; 그러나, 더욱 심하고 오랜 기간이 지난 질병이 있는 환자들에게는 성공률이 낮을 수 있다.[295,296]

코티코 스테로이드 주사는 환자의 93% 까지 증상의 호전 또는 개선을 제공하는 것으로 입증되었다.[297] 주사는 손상받은 건 안에 주사한다; 만약 증상이 해결되지 않거나 재발하면, 두 번째 주사는 초기만큼의 효과에 비해 절반 정도로 보고되었다.[298]

수술치료는 만약 전통적인 치료가 성공하지 못하면 치료의 황금 표준으로 고려되어진다. 일반적인 수술 기법은 개방형 수술, 내시경 또는 경피적 이완이 포함된다. 합병증에는 장기간의 흉터 압통, 부적절한 이완, 신경 손상, 굴근집 감염이 포함될 수 있다.[299]

베넷 골절

ICED-9: 815(중수골의 골절)

ICED-10: S62(손목과 손 수준의 골절)

베넷 골절은 CMC 관절 내에서 신전되는 첫 번째 중수골의 기저부 골절이다(그림 23.53). 이 관절 내 골절은 첫 번째 중수골 골절의 가장 일반적인 유형이다. 이 유병률인 첫 번째 중수골의[300] 모든 골절의 1/3을 차지하고 거의 항상 어느 정도의 수근 중수골의 아탈구와 둔위 탈구(frank dislocation)가 동반된다. 방사선 사진에서, 골절 선은 비스듬하고 첫 번째 수근중수 관절을 포함한다.[301] 베넷 골절은 부분적으로 굴곡된 중수골을 향한 축 방향의 힘에서 발생한다. 손상은 전형적으로 젊은 남성[301,302]에게 발생하는데 그들의 우세 손[302]으로 낙상하거나 운동 활동(복싱, 무술)을 하는 동안 부분적으로 주먹을 쥐고 타격을 입었을 때 발생하게 된다.[301] 환자들은 통증, 첫 번째 수근중수관절의 기능 상실, 급성 부종, 첫 번째 중수골 촉진시 압통, 감소된 능동 ROM, 쥐기 어려움, 집기 자세 약화의 합병증을 나타낸다.[303]

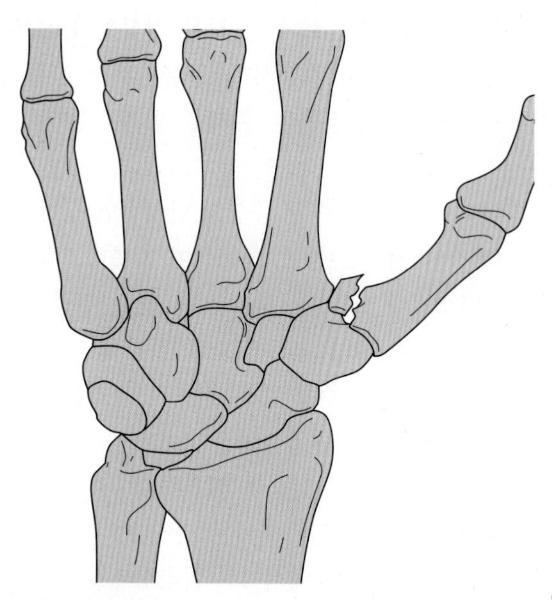

그림 23.53 베넷 골절.

이 골절의 치료는 어려울 수 있다. 예후 인자로는 골절의 위치와 전위, 중수골의 충돌 정도, 대능형골의 관절 손상의 유무가 포함된다. 골절 때문에 불안정하기 때문에, 고정이 부적절하면, 골관절염, 손의 약화 또는 첫 번째 수근중수 관절의 기능 저하와 같은 장기적인 결과를 가져올 수 있다.[303,304] 베넷 골절은 전통적으로 폐쇄 정복과 부목, 폐쇄 정복과 경피 키슈너(Kirschner) 와이어 고정, 개방 정목과 내부고정(open reduction and internal fixation, ORIF)로 치료될 수 있다. 연구 결과는 골절과 아탈구에 가장 신뢰할 수 있는 정복과 최고의 결과를 위한 상충되는 근거를 제공한다.[302,305-307]

적절한 치료 후 회복을 위한 치료 선택과 상관없이, 1mm보다 미만의 변위 정복을 이룩할 수 있게 권고된다.[308,309] 고정 또는 수술적 중재 이후, 재활의 목표는 통증과 부종을 줄이고, 근력과 AROM을 증가시켜 기능적인 능력을 회복하는 것이다.

듀피트렌 구축

ICED-9: 728.6(수장 근막 구축

ICED-10: M72.0(수장 근막 섬유종증)

듀피트렌 구축은 수장 근막의 진행성 질병으로 근막과 건막의 섬유증, 단축, 비대를 초래한다(그림 23.54). 듀피트렌 구축은 중수골의 점진적, 영구적 증상적 굴곡 구축을 일으키는 손바닥 손에 영향을 준다. 발병률은 북부 유럽계 혈통의 백인에게서 가장 높다.[310] 발병의 평균 연령은 60세이며, 나이에 따라 발

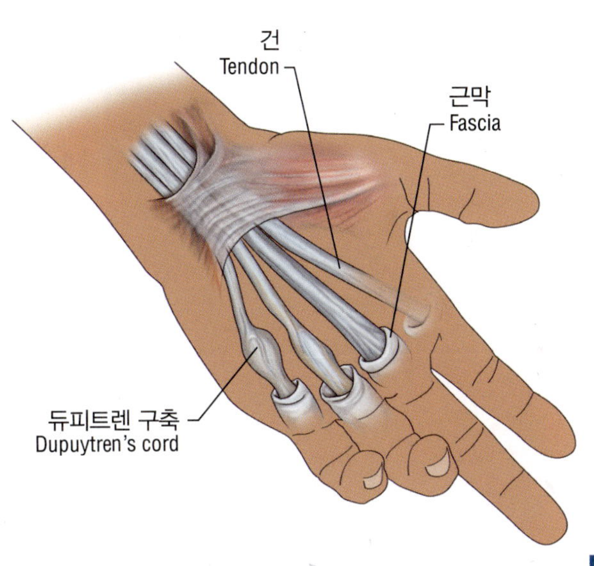

그림 23.54 듀피트렌 구축.

병률이 증가한다.[312]

듀피트렌 구축의 위험 인자는 담배,[313,314] 알코올 소비,[314,315] 유착성 관절낭염, 간질,[316] 당뇨,[314,318] 도수 노동 병력,[173] 손 외상,[319] 유전[315]을 포함한다. 그러나, 현재의 근거는 본질적으로 약하기 때문에 더욱 많은 연구가 필요하다.

신체 검사는 듀피트렌 질병의 진단의 주류이다. 환자는 손의 장/손바닥측면의 피부에 결절이나 두꺼움이 나타날 수 있고, 피부 구멍과 움푹 들어감(dimples), MCP 관절의 장측 손가락 구축, 섬유성 조직에 밴드가 나타날 수 있다.[312] 듀피트렌 구축은 전형적으로 양측으로 발생하고 대부분 4번째, 5번째 손가락에서 종종 발생한다.[320] 휴스턴 탁상 검사(Hueston tabletop test)는 진단을 도울 수 있다. 환자는 손바닥을 탁상 위에 평평하게 올려놓도록 지시 받는다; 만약 그들이 할 수 없다면 검사는 양성으로 간주된다. 진단 정확도 연구는 현재까지 수행되지 않았다.

수술적 중재는 듀피트렌 구축을 위한 치료의 주류이다. 이 사실로 인해, 치료사의 주 역할은 수술 후 환자 교육, 스프린트, 치료적 운동, 부종과 상처 관리를 포함한 수술 후 발생된다.

결론 CONCLUSION

손목과 손은 신체에서 가장 복잡한 해부학적 구조들이다. 그들은 많은 정적이고 동적인 구성요소들을 가지고 있어서 손상을 당하기 쉽다. 이러한 구조의 상호 작용과 균형은 힘, 기민성, 정밀성을 허용하는 광범위한 일상 기능 활동을 허용한다. WH 복합체의 구성 요소에 손상이 발생하면 환자들을 직업적 그리고 레크레이션적인 과제들을 하기 어렵게 만들 것이다. WH 복합제를 검사하는 동안, 원인적 구성 요소를 명백하게 하기 위한 도전에 놓이게 된다. 이 장에서는 WH 복합체의 생체 역학 기반과 구조에 대한 포괄적인 개요, 근거 기반 검사 개요, 손목과 손의 일반적인 정형외과적 상태에 대한 증거 기반 논의를 제공하였다. 치료사들은 주관적인 병력, 측정 결과, 진단 영상, 객관적 검사, 특수 검사를 포함한(그러나 이에 제한되지 않음) 임상 검사의 구성요소가 특별한 진단의 가능성을 바꾸기 위해서 그들 자신의 능력과 함께 하는 평가라는 것을 명심해야만 한다.

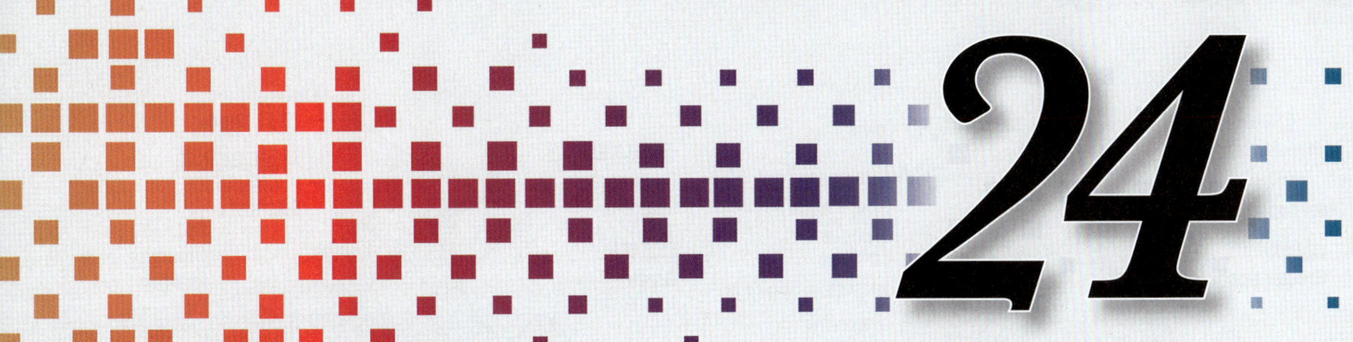

24 고관절

HIP

고관절의 감별 진단은 고관절 부위의 통증이 특정 병리학적 구조에 국한되기 어렵다는 것을 감안할 때 진단에 대한 딜레마를 유발한다. 진단영상과 수술 기술의 발전과 함께 엉덩이와 관련된 통증 및 기능 장애의 일차적인 통증 원인으로서 대퇴관절 및 관절 주위의 구조를 관찰한 결과 큰 주목을 받았다. 비록 제한된 정보가 진단 유용성의 도움 속에서 존재하지만 환자 내력, 진단검사 결과, 자기공명영상(MRI), 관절조영상은 현재 관절 내 고관절의 병리의 존재를 결정하기 위해 발전되어지고 있다. 의료전문가들이 이 검사과정을 실시했을때 극히 적은 효과를 보였다. 저자는 의료인들이 지난 21개월 동안 평균 3.3명의 환자들에게서 관절순 열상을 진단했다고 보고했다.[5] 고관절의 진단과정에서 혼란스러움은 실제 검사에 대해서 의견과 다르기 때문이다.[6] 또한, 고관절 관절순 열상의 감별진단에 대해 혼란스러운 변수들은 환자들의 고관절 또는 서혜부 통증과 요추, 골반, 엉덩이와의 복합적인 관계로 고관절의 관절순 열상에 대한 유병률이 다양하기 때문이다.[7-12] 관절순 열상 병변의 유병률은 22%에서 55%로 보고된다.[13-16] 대퇴비구충돌증후군, 비구순파열 그리고 골관절염과 같은 고관절 안에 다양한 병리의 공존하는 정도는 또렷하게 정의되지 않았다.

임상 응용 해부학
CLINICALLY APPLIED ANATOMY

고관절은 몸통에서 하퇴까지 부착된 큰 윤활관절이다. 어깨와 마찬가지로 절구관절이다. 어깨와는 다르게 주된 체중부하 관절이다. 오목한 비구와 볼록한 대퇴골두를 연계하면 고관절의 역학은 어깨관절과 비슷하다. 따라서, 고관절은 상당한 양의 가동성을 가지고 있다. 이것은 또한, 건축구조, 인대지지와 하중지지기능으로 인한 선천적으로 안정된 관절이다.

절구테두리는 고관절의 안정성을 높이기 위해서 관골구(비구)가 더 깊어진다(그림 24.1). 대퇴골의 방향과 인대의 힘 또한 고관절의 안정성에 기여한다. 생체역학적 분석에서 관골구는 고관절의 지나친 운동과 압축하중에 의해 스트레스 받는다는 것을 보여준다.[17-19] 따라서, 관골구(비구)의 열상은 하중분포와

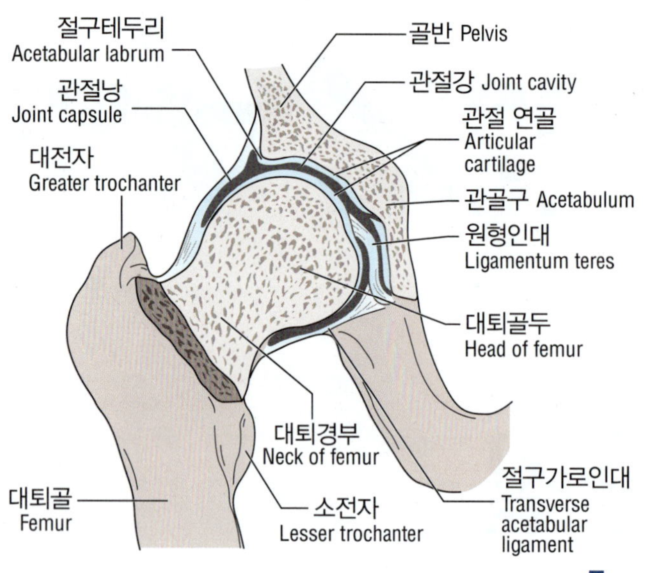

24.1 관절순.

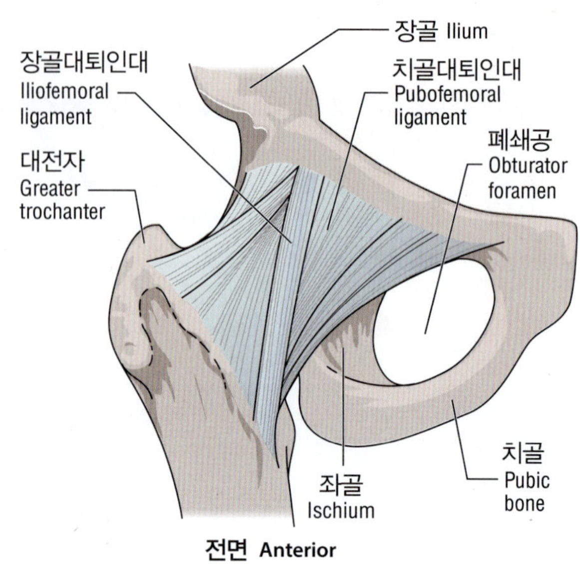

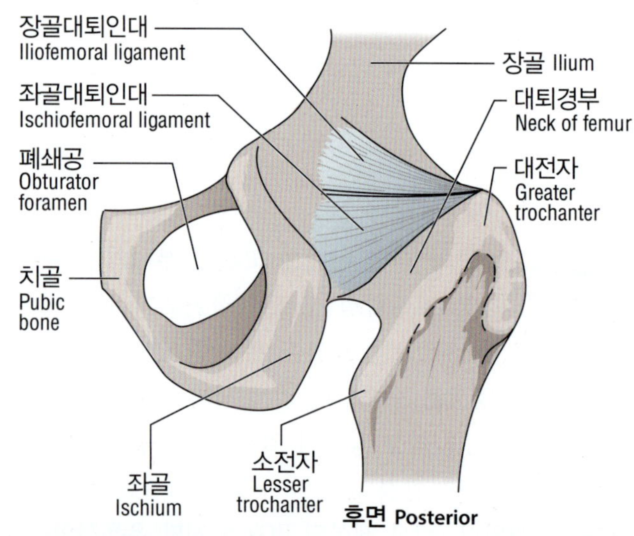

24.3 고관절 주변의 중요한 인대.

관절안정성을 높이는 것과 같은 생리적인 기능이 변하게 된다.[17]

대퇴골은 대퇴골의 축에 대해 관상면에서 약간 전방, 전방경사가 있다(그림 24.2). 관골구도 일반적으로 약간 전방 경사되어 있다. 따라서 환자가 굴곡, 내전, 내회전의 결합된 동작 시 제한 또는 통증이 있을 때 치료사는 대퇴골두의 뼈 이상 또는 관골구의 후방경사로 인한 기계적 충돌을 의심해야 한다.

인대의 지지는 고관절 안정성에 중요한 변수이다(그림 24.3). 고관절의 세 가지 기본적인 인대(장골대퇴, 좌골대퇴, 치골대퇴)는 모두 고관절 안정화의

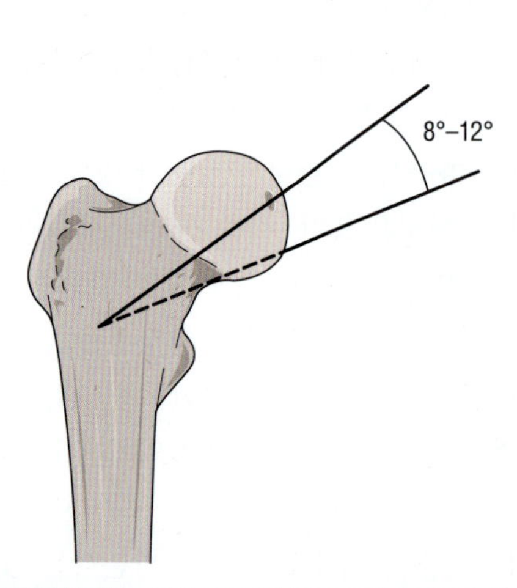

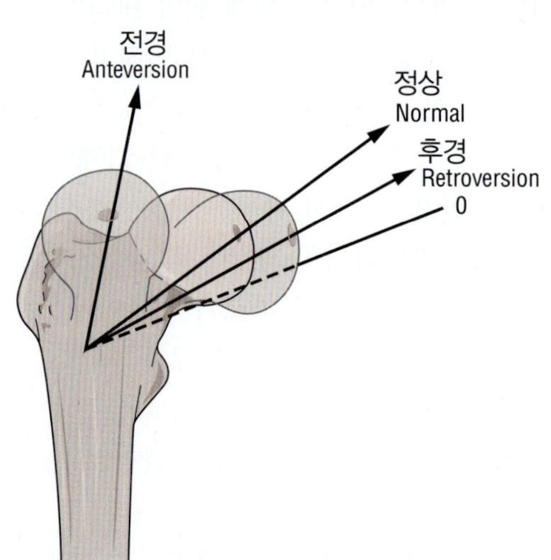

24.2 비틀림 각도, 정상, 전경,후경.

주된 기능을 한다. 3개의 인대 모두 고관절 신전 시 팽팽해지지만 치골대퇴인대는 굴곡하는 동안 더 팽팽해진다는 연구결과가 있다. 추가적으로 이 인대를 긴장키는 운동은 주로 고관절 외전 그리고 외회전의 조합이다. 인대의 느슨함이 있는 환자는 고관절의 과도한 외회전을 보인다.[20,21]

고관절의 하중은 변수가 있을 수 있다.[22] 환자가 서 있을때 체중의 0.3배, 걸을 때는 체중의 1.3~5.8배 사이, 계단을 걸을 때는 체중의 3배, 그리고 뛸 때는 체중의 4.5배가 넘게 고관절에 적용된다.

환자 인터뷰
CLIENT INTERVIEW

이 인터뷰는 일반적으로 의사와 환자의 첫 만남이다. 이전 5장에서 논의된 바와 같이, 검사의 구성요소는 환자에게 드러난 진단과 관련 있는 상당한 양의 정보를 의사에게 제공한다. 이 글의 목적에 맞게 인터뷰는 각 신체의 부분 또는 분절과 관련지어 묘사되지만 일반적으로 환자의 주관적으로 알려진 것뿐만 아니라 그들의 측정 결과를 통한 결과도 포함된다. 또한, 이 부분에서는 방사선 촬영도 포함된다. 의사는 사전에 환자의(위험 신호와 중요한 의학 관련 문제가 없는 경우) 방사선 촬영 사진을 보는 것이 결과해석에 있어서 그들의 검사를 편견에서 피하려는 것으로 이러한 점은 의사가 방사선 사진을 접하게 될 상황이 만들어질 것 같다. 또한, 일부 경우, 의사들은 검사순서에서 다른 구성요소를 사전에 계속하기 전에 심각한 병리적인 요소를 배제하기 위하여 검사 초기에 방사선 촬영 사진을 해석해야만 한다.

주관적 정보 (Subjective)

환자는 그들의 일치되는 통증의 구체적인 위치를 자세하게 설명하도록 권장해야 한다. 이전에 설명한 것처럼 요추, 골반, 고관절는 감별진단이 어려운 경우가 많다. 몇몇 변수들은 고관절 통증에 강한 경향을 입증 하는 것으로 나타났다. 다리, 서혜부 통증 또는 내회전의 제한은 엉덩이에서 척추까지 주로 시작이 되어 엉덩이의 상당한 진단 결함이 예상된다. 절뚝거

다양한 엉덩관절 병변의 잠재적인 원인

외상 또는 반복 미세 외상

고관절 탈구	근염좌(대부분 모음근 또는 햄스트링)
비구나 관절와순의 손상과 함께, 또는 없는 고관절 아탈구	인대 염좌
비구, 대퇴골, 골반의 골절 또는 피로골절	이단성 골연골염
장골능, 고관절 또는 요대의 분리 손상	비구순 파열
장골능의 타박상(요부포인터)	운동선수 탈장 또는 스포츠 탈장
대퇴부 또는 서혜부 탈장	치골 결합 기능장애
연부조직 타박 손상	천장관절 기능장애
골화 근육염	대퇴골 관골구
건염 또는 건병변	

전염

골수염	화농성관절염

고관절 화농관절증
요로감염증
염증이 생긴 림프절

신경학적

디스크 탈출증
신경 저림
- 대퇴신경
- 폐쇄신경
- 이상근
- 외측대퇴 경피신경(대퇴감각이상증)
- 음부대퇴신경
- 장골서경신경

신경 혈관 손상

퇴행성

퇴행성관절염
- 척추
- 대퇴관골구관절
- 천장관절
- 치골 결합

골용해

염증성

류마티스관절염
소아 류마티스관절염
강직성 척추염
활액낭염
- 전자활액낭 또는 전자하활액낭
- 장골치골활액낭
- 장골둔근활액낭
- 장요근 활액낭

치골골염
건염
골반 염증성 질환
크론병
라이터증후군
전신 홍반 루푸스
전립선염
부인과 질병
부고환염
음낭수종
정계정맥류
신장결석증
연관 장기 통증
염증이 생긴 림프절
일과성 활액막염

신진대사

통풍
대사성 골질환

혈관성

무혈성 괴사(예를 들어, 박리뼈 연골염)
연골용해
겸상 적혈구병
신경 혈관 손상
혈전증

종양

골반
비구
대퇴
고환
부인과의학

리는 환자는 척추결함 보다 고관절에 결함이 있을 확률이 7배 높았다. 서혜부 통증이 있는 환자는 척추 단독 결함에 비해 고관절 단독결함 또는 척추와 고관절의 결함이 7배 높았다. 환자의 제한된 내회전은 척추의 단독결함에 비해 고관절 와 척추의 결함 또는 고관절의 단독 결함으로 제안할 가능성이 14배 높았다.[23] 추가적으로, 고관절 안에 통증발생기의 복잡한 감별진단은 이 부위에 대한 통증이 복합적이고 잠재적인 원인이다. 원인이다. 명확한 원인을 분명히 기술하기 위해서는 신중한 탐색이 필요하다. 구체적인 통증 위치, 과민 반응의 정도, 통증 지속 기간 및 발병에 대한 세부 사항(4장에서 6장까지 논의된 모든 정보)이
가장 중요하다.

몇몇의 특정한 질문들은 고관절과 연관되어 있다(4~6장에 나열되어 있는 환자의 나이는 고관절의 감별진단에 도움을 준다). Legg-calve-Perthes(레그카르페르세병)(전형적으로 3-12세에 시작)와 대퇴골두골단분리증(평균적 12.1세의 여아와 14.4세의 남아)와 같은 소아와 청소년기의 병변들은 비구순 파열(청소년기에서 성년)과 엉덩관절 골관절염, 대퇴골경부골전골다공증, 둔근힘줄병변(노인)들을 비교
했을 때 환자의 나이에서 상당한 차이를 보일 것이다.

발생의 메커니즘은 고관절 질환의 감별진단을 도와줄 수 있다. 예를 들어, 비구순 파열은 시작 또는 기여 요인으로 네 가지 주된 메커니즘을 갖고 있다: 정신적 외상, 형성 장애, 대퇴골 관골구 충격, 이완과 운동기능 과잉증, 연부조직 손상은 전력질주하는 동안에 뒤쪽(슬건근)[25,26]이나 안쪽(내전근)[27,28]에서 "평"하는 느낌을 받은 운동선수에게 의심해 볼 수 있다. 환자의 세심한 질문은 잠재적인 구조의 특성을 결정하는데 도움이 된다.

서혜부 통증은 다수의 고관절 병변(요추와 요대병변 뿐만 아니라)의 공통된 부위다. 서혜부와 대퇴부 통증은 각각 고관절 통증환자의 55%, 57%에서 발견됐다. 그러나 연관통 또한 엉덩이, 원위부 하지와 무릎으로 각각 71%와 22%씩 보여졌다.[29] 관절순이 파열된 대부분 환자들의 통증부위는 서혜부 중앙과 바깥쪽 대퇴골 전자 부위다.[30] 그러므로 의사는 보통 기록된 서혜부 통증을 체계적으로 구별하여 전달한다. 앞쪽 서혜부와 대퇴부의 감각이상은 요추를 제외하고 폐쇄성 말초 신경에 비해 대퇴 신경을 연상시킨다.

클릭, 잡기, 딱소리를 내는 통증은 감별진단의 비구순 파열, 관절내 병변, 고관절 소음을 포함한다.[16,31-33] 이런한 증상의 관련성을 신중하게 기술하는 것이 환자를 올바르게 진단하기 위해 필수적이다. 예를 들어, 발레댄서의 91%는 탄발성고관절로 기록됐다; 그들의 60%는 의지로 이 탄발음을 만들고, 그러나
오직 7%는 탄발음 때문에 춤을 계속 출 수 없다.[34]

따라서 그들의 현재 증상이 일상과 여가활동에 영향을 미치는 정도와 마찬가지로, 그 상태가 악화되고 있는지, 그대로 유지되고 있는지, 개선되고 있는지에 대한 문제와 관련이 있다. 고관절의 골관절염과 같은 진단은 병변에 관해서 진행이 계속될 것이다. 그러나, 환자는 단지 그들의 일상생활이 제한될지도 모른다. 나이가 어린 환자들은 이러한 활동등을 제한하기를 꺼려하기 때문에 활동에 더 큰 영향을 미칠 수 있다고 보고 할 수 있다. 그러므로, 다른 범위의 평가 뿐만 아니라, 치료사는 환자의 증상을 명확하게 이해해야 한다. 기능적 상태가 얼마나 영향을 미치는지, 증상이 어디에 위치하는지, 악화, 완화 요인이 무엇인지를 잘 파악해야 한다.

측정 결과 (Outcome Measures)

치료사들은 다수의 결과측정을 사용할 수 있다. 연구에서 찾고 시행되어 매일 임상실습에 활용될 결과측정은 고관절에서 많히 나타난다. 이용될 만한 특정 결과에 대한 측정은 고관절 병변에 따라 좌우된다. 고관절 관절경 검사를 받은 환자의 평가를 위한 측정 결과에서 단일 설문지 결과를 지지하지 않는다. 고관절 관절경검사 환자의 가장 효과적인 고관절 측정 결과의 연구는 관절염이 아닌 고관절 점수(NAHS)와 고관절 결과 점수(HOS), 수정된 해리스 고관절 점수지 사이에서 NAHS가 최고 양질의 설문지라는 것을 제시한다.[35] NAHS는 가장 높은 내용 신뢰도를 입증했다. 반면에, HOS는 일치성, 내적 일관성, 민감성에서 최고 점수를 매겼다.[35]

고관절 고관절염 환자의 치료목적의 평가를 위해,

나열되는 측정 도구들은 다음과 같이 추천된다: Lequesne 지표, 서부 온트리와와 맥마스터대학(WOMAC) 골관절염 지표, 엉덩관절 장애와 골관절염 결과 점수지, 무릎 부상과 골관절염에 대한 통증 설문지, 각도 측정, 힘에 대한 의학연구협의회, 포켓용의 악력계 등이 있다.[36] 다수의 측정이 추천됐다는 사실은 종합적인 평가 접근법의 중요성의 기저를 이룬다. 이 맥락은 4장에서 거론된 것과 같이, 기능 평가를 위한 종합적인 접근법에 대해 많은 변수를 요구한다.

종합적인 기능 평가의 부분으로써 고관절 골관절염 환자의 기능의 구조를 볼때 자기보고 측정을 보완하기 위한 신체적 수행 측정 결과 의 표준화된 검사의 발전을 제안되어 왔다.[37] 그런 제안에 대한 이유 중 한 부분은 신체적 기능을 평가하기 위한 WOMAC-PF의 구성타당도와 추적타당도를 물어보는 증거다. 이러한 고관절의 골관절염 환자에 기능을 보다 포괄적으로 평가하기 위해서는 신체기능에 대한 자가보고 측정과 수행 측정에 관한 여러가지의 종합적인 자료가 필요하다.[37]

최근 체계적인 문헌고찰은 12개의 다른 측정 결과의 활용을 조사했다. 고관절 기능장애와 퇴행성 관절염 결과 점수지(HOOS)를 포함하는 자료들에는 고관절 퇴행성 관절염이나 고관절 전치환술(THR) 환자들을 평가하기 위한 충분한 양질의 측정을 담고 있다. HOS는 고관절 관절경 검사를 평가하기 위한 가장 활용할만한 설문지이다. 그러나, 오직 서혜부 장애를 평가하기 위해 확인하는 서혜부 통증에 관한 설문지는 충분한 양질의 측정 내용을 담고 있지 않다.

HOOS는 비수술적 치료와 THR과 같은 수술적 중재를 겪은 고관절 퇴행성 관절염 환자를 평가하기 위해 추천된다. HOS는 엉덩관절 관절경 검사를 겪은 환자들을 평가하기 위해 추천된다. 저자는 이러한 설문지들을 수술적, 비수술적 환자를 포함한 고관절과 서혜부 장애를 갖고 있는 젊은 환자(50세 이하)를 대상으로 평가됐다고 결론지었다.[38]

새로 개발된 도구는, 33개 항목의 국제기준의 고관절 결과 도구(iHOT-33)로 큰 표본 크기와 가장 정확한 방법을 따르는 방법으로 비구순 파열(ALT)환자를 위한 우선적인 측정 결과 로써 제안된다. 이 설문지는 고관절 병변을 갖고 있는 활동적이고 젊은 환자에 의해 컴퓨터로 자기 평가 기입법으로 고안된 시각 통증 척도 응답 형식을 사용한다. iHOT-33은 의학적 변화에 믿음직스러움과 높은 호응도를 보여줬으며, 그리고 본문과 내용에 관한 타당도를 입증했다.[39] 국제기준의 엉덩관절에 대한 결과 도구는 짧은 기간(iHOT-12)동안 발전되어 왔다. 이것은 원래 엄격하게 입증된 33개 항목의 설문지와 매우 유사한 특징을 갖고 있다. 신뢰성, 유효성 및 변화에 대한 반응이 뛰어났다. 이것은 일상적 임상 실습에서 처음 평가와 수술 후 후속조치에 사용될 수 있다.[40]

코펜하겐의 고관절과 서혜부 결과 검사지(HAGOS)는 오래 서 있을 때 고관절과 서혜부 통증이 있는 젊은이부터 중년 환자의 증상, 활동 제한, 참여, 제한 그리고 신체적 활동의 삶의 질의 측정을 위해 제한되어왔다. HAGOS는 통증, 증상, 일상생활에서의 신체적 기능, 운동과 오락에서 신체적 기능, 신체적 활동의 참여, 그리고 고관절, 서혜부와 관련된 삶의 질을 평가하는 여섯 개의 분리된 척도를 구성한다. 이것은 또한 변화에 유효하고 믿을만하며 즉시 반영된다. 이 측정은 환자의 관점에서 건강과 관련된 삶의 질의 중요한 흥미의 중재를 위해 제안된다.[41]

단기 근골격계 기능 평가(SMFA)는 고관절 골절 환자에게 대체로 좋은 반응성을 갖고, 고관절 골절 후에 결과를 평가하기 위한 측정으로써의 사용이 권고된다.[42]

소아 병원 오클랜드의 고관절 평가(CHOHES)는 해리스 고관절 점수지(HHS)의 수정본이다. 이것은 사용하기 쉽고 타당성이 높고 믿을만한 평가 도구로 나타나고, 무혈성괴사(AVN)를 갖고 있는 겸상 적혈구 질환 환자의 일상의 임상 실습에서의 사용을 위해 고려된다.[43]

진단영상 (Diagnostic Imaging)

고관절의 방사성 검사는 신체의 다른 부위와 마찬가지로 병리학의 유형에 달려 있다. 의학적 검사 같은 진단 영상은 계속 진화한다. 어떤 영상의 형태는 최고

표 24.1 고관절을 위한 다양한 영상 진단의 정확도

병리	진단 검사	참고 기준	SN/SP
골관절염	방사선 사진: 다양한 기준 (e.g., 관절 간견, 골괴사, 그리고 기타 등등.	수술	조사 없음
	MRI	변수 조직학 방사선 사진	통합분석: 61/82[54]# 통합분석: 74/76[54]# 통합분석: 61/81[54]#
관절내 병리학	관절내 감염	수술	90% 정확도
관절순 열상	CT MRI MRA US	수술	**97/87**[55] **92/100**[56] 통합분석: 66/79[57] **91/80**[58] 통합분석: 87/64[57] 82/60[58]
관절의 연골손상	MRA CT MRI	수술	58-81/69-100[59] 50-79/77-84[60] 49-67/76-89[61] 통합분석: 62/**86**[62] 70-79/**93-94**[61] **88/82**[55] 통합분석: 59/**94**[62]
찝힘 현상	MRA CT scan MRI Bone scan	수술 고관절 통증, (+) 찝힘 검사, 그리고(+) 영상사진	**87**/64[57] **92-97/87-100**[55], [56] 66/79[57] **85**/63[63]
근위부 대퇴부 골절 (예, 대전자간 목)	방사선 사진 뼈 스캔 MRI CT	수술	**90-95**/68-100[64] **91/100**[65] **100/100**[65] NR
대퇴부 축 스트레스 골절	뼈 스캔 방사선 사진 MRI	수술	**91/100**[65] **90-95**/68-100[64] **100/100**[65]
AVN/대퇴골두 무혈성 괴사	MRI 뼈 스캔	수술	**99/99**[66] SN 100[67] SN 81[67]
둔근 건 파열	MRI US	수술 수술/조직병리학 발견	33-100/**92-100**[68] **93/92**[69] SN 79-100[68] PPV 95-100[68] 61/**100**[70]
스포츠와 관련된 만성 서혜부 통증	MRI	보편적인 임상 검사	78/**88**[71]

the Menashe study54에서 많은 관절의 골관절염을 조사하였다(고관절, 슬관절, 손목). 대부분 연구 중에 슬관절염을 조사하였다. CT=컴퓨터 단층촬영, MRI = 자기공명영상, MRA = 자기공명 관절경 검사, US = 초음파촬영, NR = 보고되지 않음.

이 표에 보고된 좋고 이상적 진단의 정확한 값의 제안에 대한 색상 기록은 양질의 점수 없이(QUADAS) 이러한 가치들을 임상적으로 유용하게 결정하기 위해서 매우 중요하다. 그러므로, 이러한 가치들을 해석할 때 연구자들은 명심해야 한다.

의 진단이나 검사 과정을 결정하기 위한 비교 연구로 병변과 같은 형태에서도 활용된다. 잠재적인 고관절 병변을 위한 각각의 검사의 요소와 같이, 진단 영상은 환자의 진단과 잠재적 치료에 대한 최고의 의학적 결정을 내리기 위하여 치료사에게 중요한 정보를 제공한다. 고관절 검사의 다른 부분과 다르지 않게, 진단 영상은 치료사들에게 조심스러운 해석을 요구한다. 몇몇 연구들은 증상이 없는 사람들에게 고관절 병변 변화를 발견했다.[44–47] 그러므로, 단지 진단 영상으로만 만들어진 진단은 분별 있는 의학적 검사는 아니다.

특정한 병변에서 여러 다른 영상 기법과 때때로 방법에 대한 선택의 여지가 있는 반면에, 일부 진단 영상에서는 FAI와 같이 진단에서 주의깊게 확인해야 하는 가중치를 갖고 있다(표 24.1).[48] 고관절 내 병변에 대하여 MRI는 의사가 직접 연골을 상상할 수 있게 도와주며 연부조직을 대조할 수 있도록 제공하는 최고의 기술에 해당한다. 그리고 이것은 다양한 영상의 가능성을 제공한다. 다만 MRI의 진단 효능과 어떤 MRI 기법이 가장 적합한지에 대해서는 의견이 엇갈린다.[49] 골반의 대한 큰 범위의 MRI검사, 치골 결합의 고해상도 MRI와 함께 선수의 스포츠 탈장의 다양한 원인을 평가하고 부상 부위에 대한 정보를 제공하며 질병의 심각함을 기술하는 훌륭한 방법이다.[50] 서혜부 통증[50–52]을 가진 주제에 다양한 결과들이 발견되었기 때문에 앞에 언급한 접근법들을 제안한다.

엉덩이와 골반의 부상으로부터 유발된 서혜부 통증은 성인의 운동부상이 5%에서 6%를 차지하며 어린이의 부상은 10%–24%를 차지한다.[51] 임상가치의 진단 이미지은 "버뮤다 스포츠 의학의 삼각형"이라 불리는 것은 감별진단을 하는 것에 필수적이다.[53]

방사선사진 (Radiographs)

전후방(AP) 및 측면보기는(축 "프로그 로그, frog log") 일반 필름 방사선 촬영에 활용되는 표준보기이다. 모든 팔다리 관절과 마찬가지로 측면사이에 비교가 필요하다. AP보기의 특정측면의 평가는 다음이 포함된다.

- 고관절 탈구와 대부분의 골절은 종종 AP와 측면보기에서 보인다.
- 고관절 내회전의 AP 보기는 대퇴경부 골절이 의심되나 일반적인 방사선촬영 결과는 음성으로 나오는 환자들의 대퇴경부를 필수적으로 확인해야 한다.
- 목(Neck)–축(shaft)의 각도: 비정상적인 목의 오프셋(또는 피스톨 그립 변형)이 이러한 견해에서 보여진다.
- 알파 각: 알파각도는 불충분한 전방측면의 머리–목 오프셋과 대퇴골두의 비구면계수를 나타내는 대퇴변형의 각도를 수량화하는데 사용되는 매개변수이다.[72] 60°보다 큰 알파각도는 충돌증상을[72,73](그림 24.4) 보이는 것과 관련이 있다고 제안했지만, 다른 결과는 병리학과 통제를 받는 대상자들 사이에 구별하는 더 높은 가치를 제안하고 있다.[74] Ca m 충돌은 알파각이 정상보다 큰 것과 관련 있다.

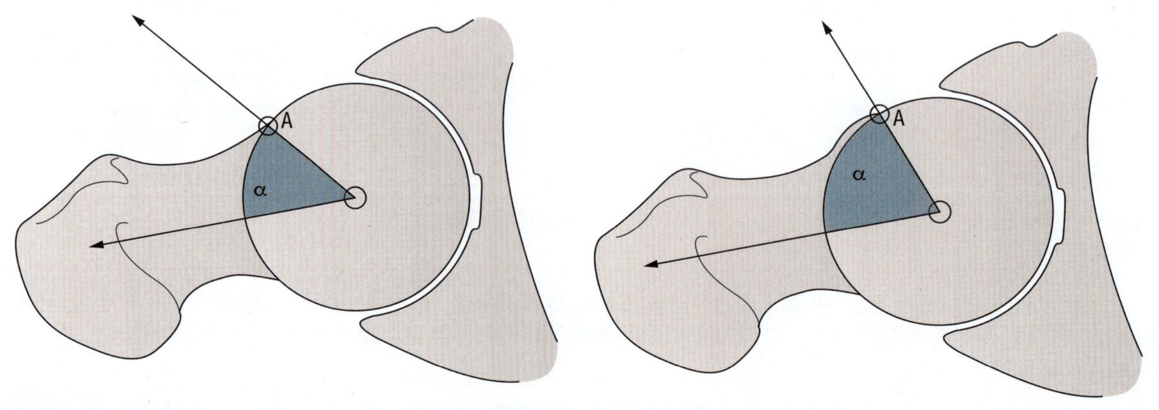

그림 24.4 알파 각.

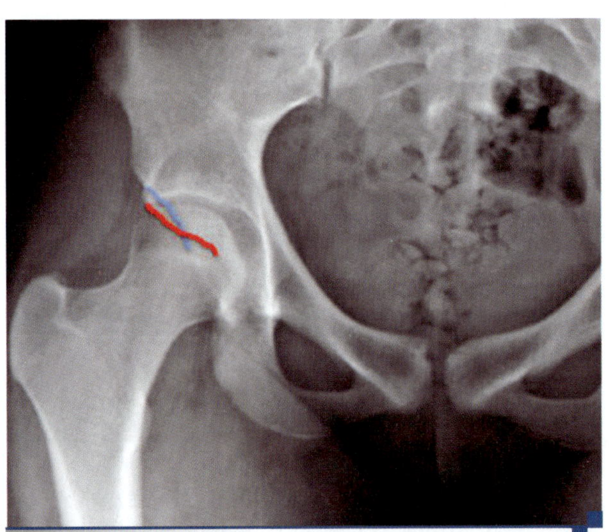
그림 24.5. 고관절의 교차점 징후. 관골구 후방벽(적색선) 교차하여 관골구 전방벽(파랑색).

- 교차 사인: AP보기의 교차사인은 비구의 전벽의 일부가 측면으로 더 멀리 돌출되거나 후벽을 가로지르는 것이다(그림 24.5). 이 사인은 고관절의 핀서 타입 충돌과 관련되어진다. 대퇴골 관골구 충돌의세 가지 다른 유형은 그림 24.6에 묘사되어 있다.
- 대퇴골두의 윤곽
- 대퇴골두와 비구 방향: 절구형성이상과 골반 내 돌출비구에 대한 평가(비구의 과도한 덮힘; 고관절 심부혈관). 골반내 돌출비구는 40°(그림 24.8)보다 큰 중앙부 각(그림 24.7, 붉은색[대퇴골두의 가운데 지점부터 비구테두리 가측끝까지 선]과 파란[대퇴 골두의 직선 수직선 중간지점] 사이의 각도)을 입증하는 AP 보기에서

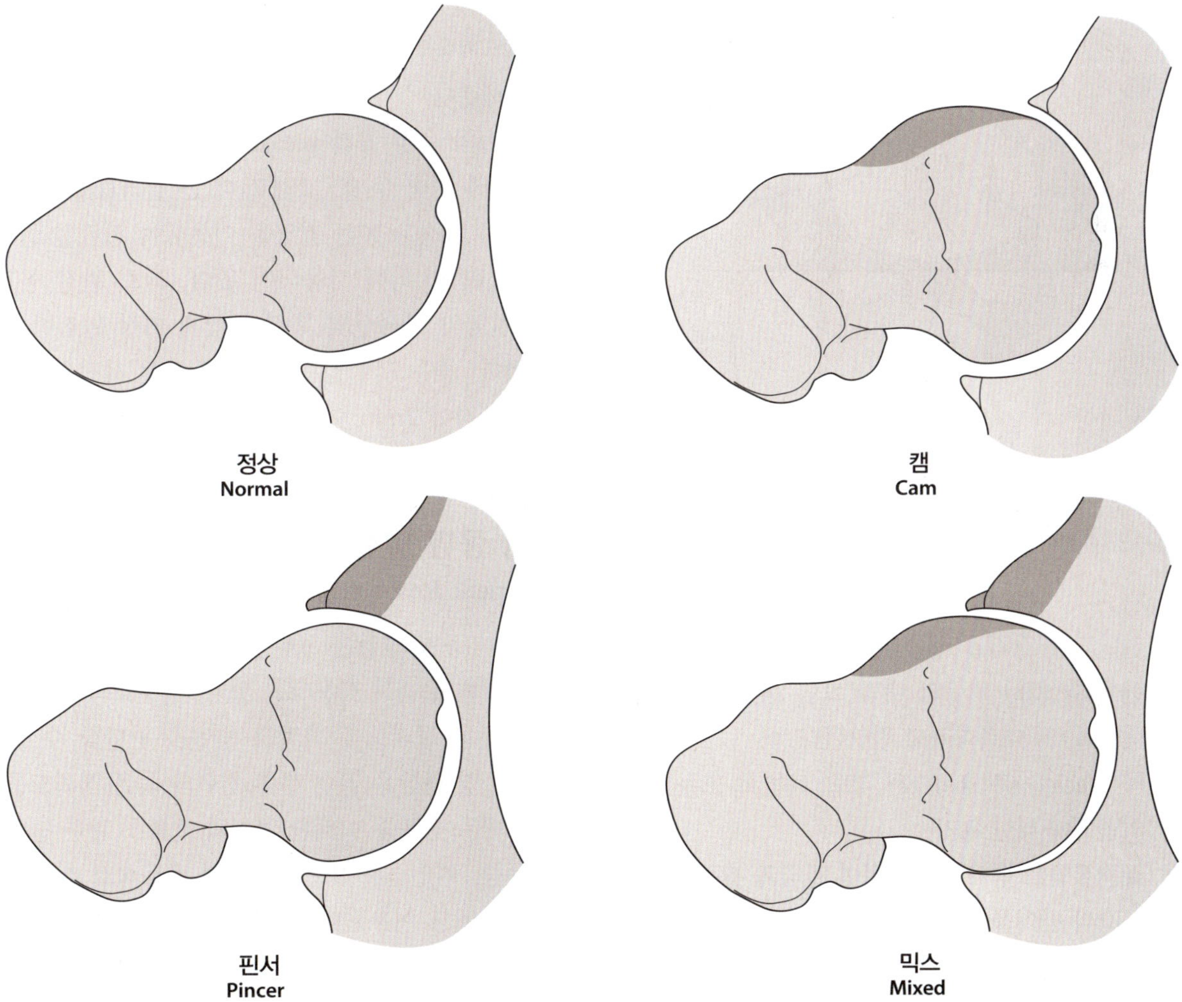

정상
Normal

캠
Cam

핀서
Pincer

믹스
Mixed

그림 24.6 대퇴비구 충돌형태.

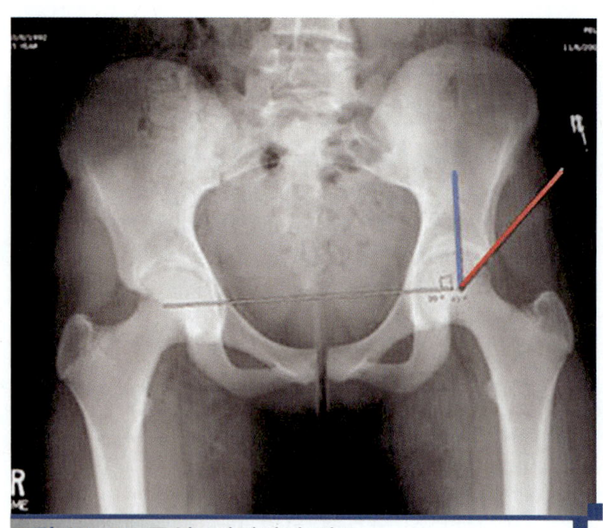
그림 24.7 중심-가장자리 각도.

© Michael Reiman

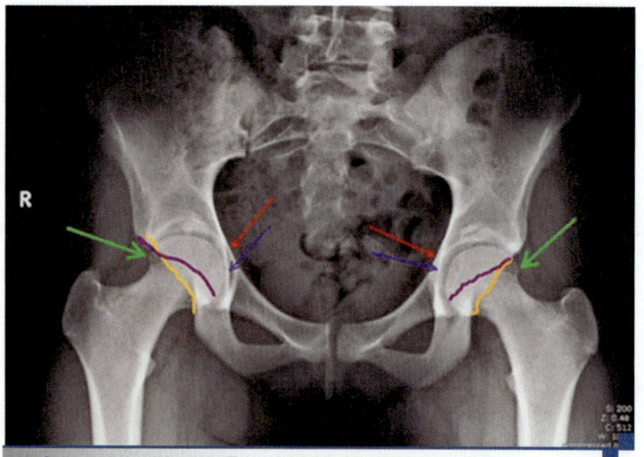

그림 24.9 비구돌출(적색의 화살표로 관골구 선을 지정하였으며) 장좌골 선(파랑색 화살표)을 내측에 돌출 부위에 표시하였다. 녹색의 화살표는 변형을 가리킨다.

© Michael Reiman

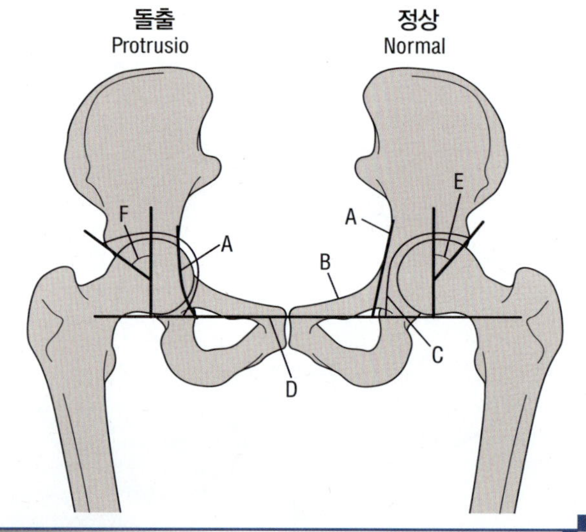

그림 24.8 과도한 중심-가장자리 각도의 돌출을 명시하다.

진단되고 장좌골 선을 지나는(그림 24.9의 파란색 화살표) 비구의 내벽(그림 24.9의 빨간색 화살표)의 내측화라고 진단된다.

- 목(Neck)-축(shaft)의 각도: 내반고 또는 외반고에 대한 평가.
- 골관절염을 평가하기 위하여 골극과 관절 공간의 깊이를 확인한다.
- 뼈 질환과 같은 뼈 결절(OA처럼), 종양들, 레그-칼베-페르테스병

측면 방사선 검사는 환자가 바로 누워 있을 때 엉덩 굽힘, 벌림, 가쪽돌림을 시행하여 가능한 모든 대퇴골 기울임 또는 대퇴골두 골단 분리증을 볼 수 있게 해준다.[75]

관절의 측정 공간(measure of joint space), 연골 경화증의 최대 두께, 그리고 더 큰 골극(osteophyte)의 크기 측정은 X선 촬영을 이용하여 고관절 골관절염의 진단을 위해 사용되어 왔다. 최소 관절 공간은 골관절염의 방사선의 특징과 함께 가장 밀접한 관련이 있다. 중등도의 골관절염은 방사선 사진으로 보아 관절 간격이 2mm 이상으로 정의되었으나 심한 골관절염은 관절 간격이 1.5mm 이하로 정의되어 있다.[76]

자기 공명 영상

(Magnetic Resonance Imaging(MRI))

자기 공명 영상은 고관절의 병리학적 존재를 평가하기 위해 꾸준히 사용되고 있다. 연부조직과 뼈 조직 모두 높은 신뢰도를 가지고 병변을 판단할 수 있다. 자기 공명 영상은 골수 부종 진단의 높은 정확도를 보이기 때문에 종종 미세한 골절과 스포츠 관련 만성 허리 통증, 뼈연골증 또는 치골 뼈 스트레스 손상과 같은 진단에도 이용된다.[77] 관절 조영술을 함께 사용하면 관절염과 같은 진단에 덜 민감하고 특이성이 있는 MRI보다[57] 관절순 열상과 같은 고관절 관련 병리학적 병변의 진단에 더 민감하고 특이한 것으로 나타났

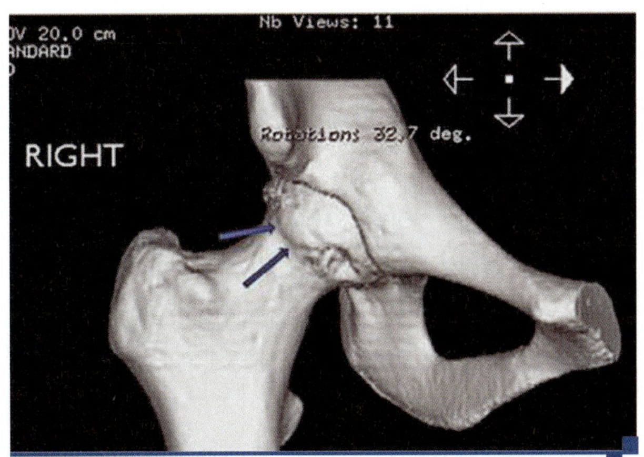

그림 24.10 세 가지 면을 CT스캔으로 고관절의 cam-type 찝힘과 함께 연관된 피스톨 그립변형을 확인한다.

© Michael Reiman

다.[68] 자기 공명 혈관영상(MRA)는 MRI와 함께 사용하기 위하여 이 같은 형태의 병리학적인 많은 부분에도 사용되어졌다. 다양한 병리학적 결과가 MRI와 MRA에서 비정상적으로 발견한 부분을 진단하여 이에 대한 이해도를 가지고 치료사는 환자에게 더욱 주의를 기울여야 한다.[44,78]

컴퓨터 단층촬영 (Computed Tomography(CT))

컴퓨터 단층촬영 스캔은 절구벽과 대퇴골두 골절, 고관절의 미묘한 탈구를 확인하기 위해 사용되어 왔다. 대퇴골두(캠의 찝힘에서 뼈 외골종; 그림 24.10)와 엉덩뼈 절구의 모양 및 크기, 전립선 및 후 좌굴 측정과 같은 뼈 이상 평가에 CT 스캔은 중요한 역할을 한다. 방사선 사진과 MRI 또는 MRA는 마찬가지로 무증상 환자[45]에게서 이상이 발견되면 고관절에서 CT의 검사 및 진단에 주의가 필요하다.

초음파 (Ultrasound(US))

Ultrasound, 또는 ulstrasonography라고 불리는데 이것은 방사선과는 관련 없는 이미징 기술이다. 초음파는 다양한 고관절의 연부조직과 하지의 병변 진단에 이용되긴 하지만 전형적으로 고관절에서의 힘줄 병변[68]을 진단할 때 이용된다.[79] 최근 초음파 검사의 체계적인 검토에 따르면 임상적 유용성이 약하기 때문에 사용을 주의하고 있지만, 발달성 고관절 이형성 검사에[80] 검사에 대해서 초음파가 제안되기도 했다.[81]

뼈 스캔(섬광조영술)
(Bone Scan(Scintigraphy))

뼈 스캔은 떨림과 괴사, 그리고 고관절의 스트레스성 골절 진단에 사용된다.

체계적 고찰 (Review of Systems)

고관절과 관련하여 체계적 고찰에 관한세부적 내용을 위한 것은 챕터 6을 추천한다(감별 진단).

시진 OBSERVATION

고관절 통증을 가진 환자의 관찰을 위한 항목에는 일반적인 자세 평가, 보행, 이동 및 일상생활수행에 있어 체력과 이동성과 근력 강도에 관한 잠재적인 한계가 포함되어야 한다. 정적 자세 평가는 전후방뿐만 아니라 측면에서도 봐야 한다. 좌우 비대칭인 병변을 찾는 것은 환자의 신체 구조적 이상을 말할 수 있다. 장골 능선 높이, 대전자 높이, 전후 장골 높이(전방, 후방, 전상장골극)가 환자의 고관절 통증을 유발할 수 있는 일부 잠재적인 구조 장애임을 알 수 있다. 잠재적 기능장애는 하부교차증후군과 측만증(see chapter 14)과 같은 고관절에 상당한 영향이 있다.

자세에 대한 더 세부적인 사항은 14장에서 몇 가지 추가할 사항이 있다. 모두 보면, 치료사는 반흔, 피부색의 변화, 피부 촉감의 변화와 기타 등등을 평가해야 한다. 또한 고관절의 관절염과 함께 밀접한 관련이 있는 근육의 둔부 위축을 평가하기 위해 측면, 후방을 봐야 한다.[82,83]

몇 가지 고관절 근육은 보행 시 활동한다. 그 중 중둔근은 넓고, 부채꼴모양의 근육이며 대퇴골 외측, 상후방면에 부착해있다. 해부학적으로 3가지 파트로 나뉘어져 있어 각각의 다른 움직임에 관여한다. 하지만 전체적으로 체중지지 동안 대퇴골와 골반의 안정성에 기여한다. 중둔근의 큰 움직임은 보행 중 입각기에서 관찰할 수 있다. 고관절에 대한 중력토크는 한 다리로 선 자세를 유지하면서 상대적으로 골반을 안정화시킨다. 게다가 이 근육은 전진하는 반대편쪽 스윙 다리와 같은 방향으로 골반을 전후로 움직여진다. 따라서 병변 시 골반의 반대편 운동에 기여하는 근육의 기능 장애와 트렌들렌버그 보행 패턴이 나타난다고 판명된다. 체중을 지탱하는 고관절에 작용하는 모멘트 암을 감소시키고 이로 인해 골반의 비체중지지측이 떨어지는 것을 방지하기 위해 환자가 상체를 과도하게 변화시킨 보상적 보행 패턴 존재한다. 치료사는 고관절 기능 장애가 있는 환자를 평가할 때 외전근 그룹의 병변 시 보행 패턴에서 서로 다른 보상작용을 알아야 한다. 예를 들어, 고관절 골관절염 환자와 대퇴골두 골단 분리증을 가진 환자는 트렌들렌버그의 보행 장애를 입증했다. 트렌들렌버그 검사는 특정 진단 및 임상적 관련성에 관한 특별 검사 섹션의 뒷부분에서 논의된다.

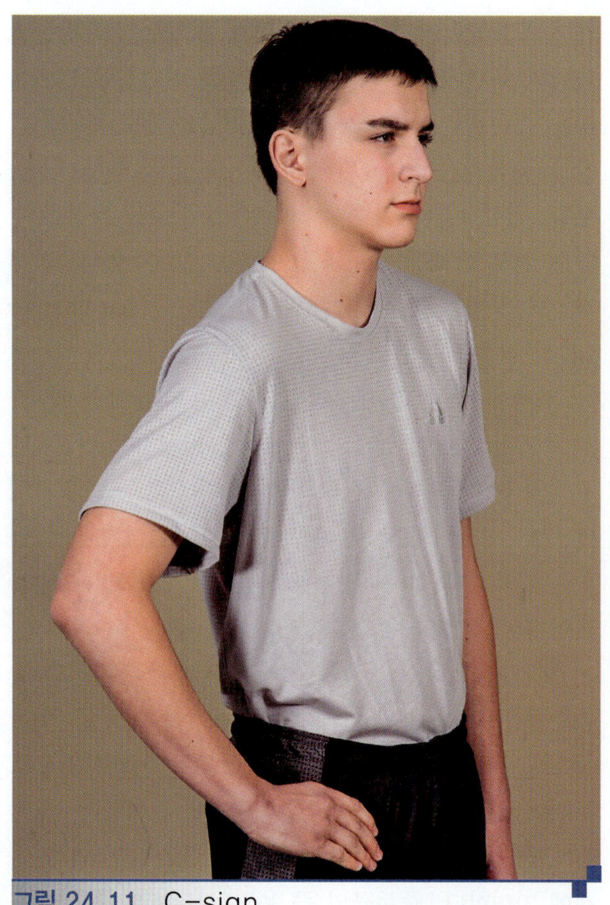
그림 24.11 C-sign.

대둔근(gluteus maximus)은 다른 근육 그룹에 비해 고관절에 큰 힘을 생성한다. 이 힘은 고관절 굽힘 위치에서 사람의 상체를 앞뒤로 이동시키는데 이용된다. 보행훈련 중 의자에서 일어서서 가파른 언덕을 오르거나 경사를 기울이거나 스프린트로 밀어 넣는 것을 예로 들 수 있다. 대둔근이 마비된 경우, 몸통을 굽히는 순간, 전방으로 넘어지지 않도록 하기 위해 발 뒤꿈치를 세워 후방으로 무게중심을 이동해야 한다.

대둔근을 포함하는 고관절 장애가 있는 환자는 계단보행과 일어나기, 앉았다가 이어나기 시 어려움이 발생한다. 따라서 앉았다가 일어서기 또는 일어섰다가 앉기가 어렵다. 치료사는 관절순의 찢김, 충돌, 이형성증, 골관절염과 같은 변화를 인지해야 한다. 이러한 변화는 근육 또는 관절 운동 장애로 이어져 활동 제한이 될 수 있다.

관절의 변화를 느끼는 환자는 굴곡, 내전, 내회전을 포함한 고관절의 위치의 일부 조합에서 불편함을 느낄 수 있다. 통증은 C-sign 패턴(그림 24.11에서 보는 것과 같이 통증의 위치를 C자 활자 형태와 같은 손을 이용하기 때문에) 잠재적으로 관절 부위를 가리킬 수 있다.[92] 의자에 앉거나 경사진 곳을 오르고 스쿼트를 할때 등, 허리의 복합적인 움직임이 반복되기 때문에 이때 환자는 통증을 볼 수 있다.

고관절의 움직임 범위는 특별한 검사 없이 관찰할 수 있다. 바로 누운자세에서 치료사는 고관절의 일반적인 관절낭을 평가할 수 있다. 환자는 편하게 누워있고 그 대안으로 외회전이 거의 또는 전혀 없는 환자는 전방 캡슐 이동 제한 또는 대퇴전경에 대해 고려해야 한다.

고관절에서의 관절가동범위의 제한은 일상생활동작과 함께 평가할 수 있다. 바닥이 편평한 곳에서 보행 시엔 고관절이 30°~40° 굽힘과 계단보행 시에 45°~66°의 고관절 굽힘이 필요하다. 앉은 자세에서는 평균적으로 고관절의 112°의 굽힘이 필요하다. 양말을 신을 때에는 120°의 굴곡과 20° 외전, 20° 외회전이 필요하다. 고관절 충돌증후군(FAI)이 있는 환자는 FAI가없는 환자만큼 완벽하게 쭈그리고 앉을 수 없다. 이러한 일상생활동작을 수행하기가 어렵다는 것은 치료사에게 환자의 어떤 동작을 더 주의 깊게 평가해야 할 것인지를 알 수 있다.

분류 및 선별검사

TRIAGE AND SCREENING

선별 및 검사는 검사를 시작하기 전에 실시해야 할 과정의 필수 요소이다. 모든 특정 신체 부분 검사와 마찬가지로 계속 진행해 나갈 것인가에 대한 여부를 결정해야 한다. 구체적으로는 환자의 진찰을 계속하거나 검사를 계속할지 안 할지에 대한 방법 중에 결정해야 한다. 기타 관련된 인체 구조에서 심각한 병리 및 통증들을 제외하는 것은 치료사가 환자의 통증 원인을 파악하기 위해 다른 검사 구성 요소를 계속할 것인가에 대해 정확하게 판단하는 데 도움이 된다. 게다가 평가 중 정확한 자세에서 검사를 하는 것은 관절 사이 충돌을 막기 위해 중요하다.

심각한 병적 문제를 제거한다: 위험신호

(Ruling out serious pathology: red flgs)

환자의 병력을 조사하는 것과 관찰하는 것은 치료사가 환자를 평가하는데 도움을 줄 것이다. 치료사는 고관절 평가 시 복부 및 골반 장기에 영향을 미치는 장애를 인지하고 있어야 하며 근골격계 기능 장애를 재현하면서 고관절 부위에 통증을 유발할 수도 있다. 또 남성의 전립선암 또는 여성의 생식암 또는 유방암과 같은 암의 병력은 암이 고관절로 전이하는 병리적 현상과 관련 있을 수 있기 때문이다.[97]

서혜부 통증이 있는 여성을 대상으로 한 연구에서는 병리적 현상의 여러 원인이 밝혀졌으며 임상 검사의 상세한 관찰에 대한 필요성을 더욱 시사했다.[98] 다른 병리에는 외상, 발열, 설명할 수 없는 체중 감소, 배뇨 야간 통증으로 인한 통증 및 장기간의 코르티코스테로이드 사용 기록이 포함된다.[99–101] 치료사는 또한 엉덩이 또는 근위 하반부 수술, 이전의 복부 또는 골반 장기 수술, 통증의 출현, 위치 또는 운동에 의한 변화가 없는 조직, 여성의 월경주기와 관련된 증상들과 같은 다른 변수들을 알아야 한다. 또 다른 위험요소는 발열, 발적, 야간 발한, 설명할 수 없는 체중 감소, 정맥 주사, 면역 체계 손상, 코르티코 스테로이드 노출 또는 알코올 남용, 자세 변화로 부터 영향을 받지 않는 야간 통증, 급성 고관절 질환, 암의 병력 등이 있다. 이러한 잠재적인 우려에 대한 인식은 치료사 의료 개입의 필요성을 경고할 수 있다. 감별 진단에 대한 자세한 내용은 6장을 참고하라.

고관절과 관련된 근골격계가 아닌 원인으로 인한 특수 검사를 하는 동안 치료사는 하지 직거상 저항 검사 및 발 뒤꿈치 검사를 활용해야 하며 이 검사의 세부 사항은 여기에 나열되어 있다.

하지 직거상 저항검사 (RESISTED STRAIGHT-LEG RAISE TEST)

환자 자세 앉고 손을 뒤에다 두거나 눕는다.

치료사 자세 서 있는 상태에서 하지 옆면에서 평가한다.

움직임 환자는 테이블에서 하지를 30초 들어 올린다. 치료사는 환자의 원위부 다리를 아래방향으로 압박을 주어 환자에게 저항하도록 한다.

평가 A(+) 검사는 만약 통증이 하복부 부위에 있다면, 장요근 염증이나 충수돌기염,

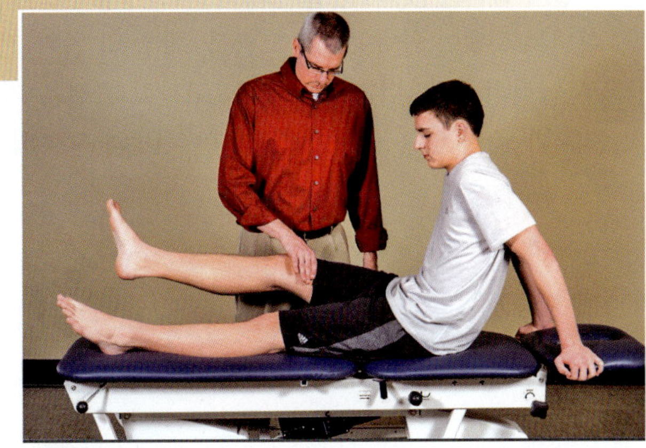

그림 24.12

복막염의 가능성 있다. A(+) 검사는 관절순 열상과 통증이 일치되어 나타나거나 부딪힘이나 고관절 전면에 나타나지만 하복부 통증은 아니다.

통계
- SN 16(not reported, or NR), SP 95(NR), +LR 2.4, −LR 0.90, 연구 요약 보고 급성 충수돌기염으로 진단이 가능[102]

충수돌기염 통계
- SN 59(57−96), SP 32(9−48), +LR 0.9, −LR 1.3, QUADAS 7, 50명의 환자들에게 징후가 고관절에 병리적인 증상이 있다고 제안한다(평균 60.2세, 30명 여성, NR 동안의 증상), 고관절 내에 시술 후에 통증의 개선이 80% 이상 되었음을 참고 기준으로 한다.[103]
- SN 56(NR), SP는 검사하지 않았으며, QUADAS 9, 51명의 환자 연구에서(52명 고관절). 이들 환자의 평균 나이는 35세이며, 22명은 여성, 3달에서 15년까지의 증상의 범위가 있다. 증상을 보이는 FAI와 방사선 촬영(모든 집단)이나 수술(43명의 대상자)을 기준으로 참고하여 적용한다.[104]

발 뒤꿈치 검사(HEEL STRIKE TEST[105])

환자 자세 테이블 위에 누워있거나 팔을 이완한다.

치료사 자세 환자 발 부위에 서있고 환자를 본다.

움직임 치료사는 하지를 들어서 평가한다. 환자는 무릎을 뻗은 상태에서 유지하고 치료사는 한 손으로 환자의 발 뒤꿈치를 잘 뻗을 수 있도록 둔다(오른쪽 그림)

평가 A(+) test는 특히 고관절 깊숙한 통증이 환자에게 나타나는 것을 가리켜준다.

통계 NR

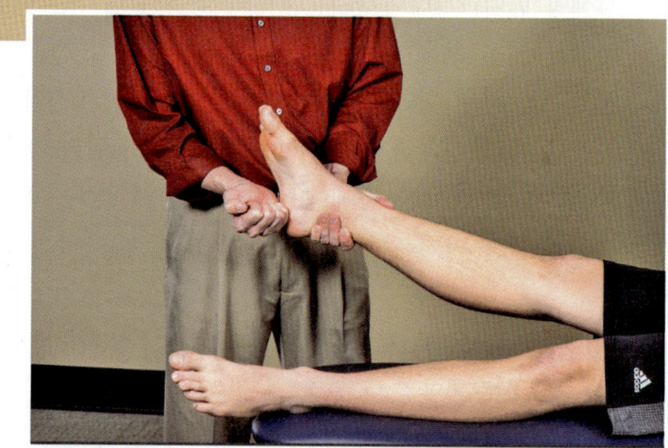

그림 24.13

골절 제외 (Rule Out Fracture)

고관절을 포함하는 선별 검사의 특별한 관심사는 골절이 없다는 것이다. 골밀도가 낮고 미세 구조가 악화되는 특징인 골다공증은 고관절, 척추 및 원위 전완부 골절의 주요 위험 요소이다. 고관절 골절은 가장 예후가 좋지 않는 골절이고 20%는 사망과 50%의 영구적인 장애를 유발시킬 수 있다.[106] 고관절 부위의 골절 또는 스트레스 골절의 존재를 배제하거나 배제하기 위한 검사에는 슬개골−치골 타진 검사 및 지렛점 검사가 포함된다. 이 검사의세부 정보는 여기에 나열되어 있다.

스트레스 골절 검사(지렛점 검사)

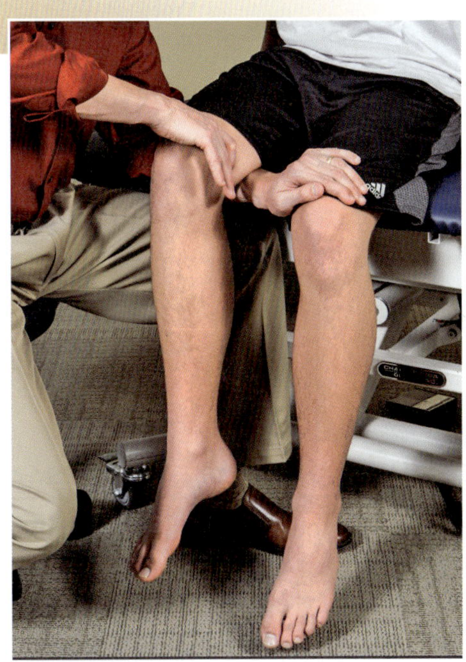
그림 24.14

환자 자세 테이블 끝에 앉은 상태에서 양쪽 발을 가장자리에 두고 이완상태로 있는다.

치료사 자세 환자와 마주보고 테이블 끝에서 앉은 상태로 있는다.

움직임 치료사는 한쪽 팔을 환자의 다리 아래에 두고 검사를 한다(왼쪽 그림). 다른 손으로 치료사는 무릎 근위부에 압박 아래 방향으로 적용한다. 이 검사는 이전에 위치에서 증상이 없을 때 대퇴골의 근위부로 더 반복적으로 적용해도 되는 검사이다.

평가 이 검사는 만약 환자가 이 방법에서 통증을 느낀다면 스트레스 골절이 있다라고(+) 간주한다.

통계
- SN 93(NR), SP 75(NR), +LR 3.7, −LR 0.09, QUADAS 5, 대퇴골 근위부에 스트레스 골절이 있는 7명의 환자 연구에서(평균 19.8세; 여성이 4명; 평균 증상 기간 NR), 뼈 스캔이나 방사선 사진을 참고 기준으로 이용한다.[107]
- SN 88(NR), SP 13(NR), +LR 1.0, −LR 0.92, QUADAS7, 대퇴골 근위부에 스트레스 골절이 있는 환자 6명의 환자 연구에서(나이 19-23세; 모두 여성; mean symptom duration NR), 방사선 사진, 뼈 스캔, MRI를 참고 기준으로 한다.[108]
- 스트레스 골절을 확인하기 위해서 뼈 스캔을 이용하고, 양성의 발견되며 의료진의 조언을 받는다.

슬개골-치골 타진 검사 (PATELLAR-PUBIC PERCUSSION TEST)

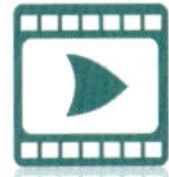
영상 24.15 인터넷 지원으로 이 검사의 평가 방법을 볼 수 있다.

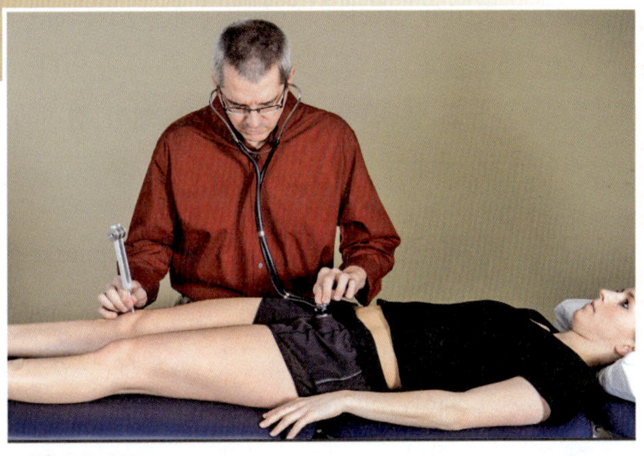
그림 24.15

환자 자세 양쪽 다리를 편 상태에서 이완상태로 누워 있는다.

치료사 자세 환자 얼굴을 보고 검사하고자 하는 하지의 부위 옆에 서 있는다.

움직임 치료사는 검사하고자 하는 동측 하지면의 치골결절 위에 청진기를 놓는다(오른쪽 그림). 치료사는 동측의 슬개골 윗부분에 청진기를 대고 듣는다. 슬개골 위에 소리굽기(진동기)로 두드려서 슬개골을 두드릴때 사용했다.

평가 A(+) 검사는 잠재적인 대퇴골의 골절을 가리키는 통증면은 충격을 통하여 구별할 수 있다.

통계
- 통계적 분석 SN 95(92−97), SP 86(78−92), +LR 6.11, −LR 0.07, 782명의 환자들과 함께 3가지 연구를 하였다.[109]

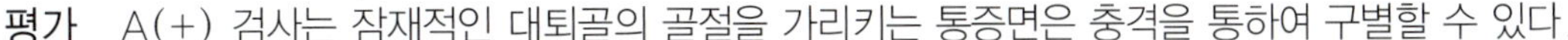

- SN 94(NR), SP 95(NR), +LR 20.4, −LR 0.06, QUADAS 9, 41명의 환자들을

대상으로(평균 나이, 성별, symptom duration NR) 방사선 사진을 참고 기준으로 적용하여, 필요한 방사선학적인 검사를 통하여 고관절 외상에 대한 과거력을 응급실에서 나타났다.[110]

- SN 91(NR), SP 82(NR), +LR 5.1, −LR 0.11, QUADAS 8, 100명의 환자를 대상으로 한 연구에서 방사선 사진을 참고 기준으로 적용하여, 대퇴경부 골절을 의심할 수 있었다(평균 나이 78.6세; 82명의 여성; mean symptom duration NR).[111]
- **SN 96(87−99)**, **SP 86(49−98)**, **+LR 6.7**, **−LR 0.75**, QUADAS 10, 290명의 환자를 대상으로 한 연구에서 방사선 사진, 뼈 스캔, MRI나 CT를 기준으로 하여 대퇴 경부 골절을 확인할 수 있다(평균 나이 72±6.8세, 236명의 여성; 평균 증상 기간 NR).[112]

기타 관련 구조물의 통증을 의심

(Ruling out pain generation from other related structures)

일단 위험 요소가 배제된 후에 잠재적으로 많은 통증을 검사해서 병명을 진단하는 방법은 하지 사분위를 검사하는 것이다. 하지 사분위는 피부분절검사, 근절, 깊은힘줄검사 그리고 가능한 상위운동과 연관되어 구성된다. 치료사는 초기 환자의 고관절 통증을 줄 수 있는 천장(SI)관절 또는 골반과 허리의 분별성 있는 진단을 해야 한다. 이러한 영역을 위한 선별검사는 환자의 병적 고관절 통증의 관련성을 어느 정도 제한하기 위함이다. 이러한 영역의 배제를 위한 계통적 접근이 제안된다. 이 접근의 요점은 여기에 있다. 19장(요추)과 20장(천장 관절과 골반)에서 검사과정이 대하여 더 자세히 나와 있다.

요추 배제 조건 (Rule out lumbar spine)

이학검사에 제안된 목록에 따르면 고관절에 나타나는 환자들의 잠재적인 통증은 요추와 관련이 되었다는 것을 제안한다. 이 검사의 세부적인 사항은 19장에 잘 나와 있다.

신경병증이나 추간판성과 관련된 병리 이것은 ROM과 특별검사 평가를 제외한다.

반복적인 움직임(ROM)

- Centralization and peripheralization(중심화와 말초화): 5−20reps
  - **SN 92(NR)**, SP 64(NR), +LR 2.6, **−LR 0.12**, QUADAS 12[113]
  - SN 40(28−54), **SP 94(73−99)**, **+LR 6.7**, −LR 0.63, QUADAS 13[114]

특별 검사

- 하지 신전검사
  - **SN 97(NR)**, SP 57(NR), +LR 2.2, **−LR 0.05**, QUADAS 10[115]
  - 통계분석: **SN 92(87−95)**, SP 28(18−40), +LR 2.9, **−LR 0.29**[116]
  - **SN 91(82−94)**, SP 26(16−38), +LR 2.7, **−LR 0.35**[117]
- 슬럼프 검사
  - **SN 83(NR)**, SP 55(NR), +LR 1.8, **−LR 0.32**, QUADAS 11[118]
  - SN 84(NR), SP 83(NR), +LR 4.9, −LR 0.19,QUADAS 7[119]

후 관절 기능부전 이것은 신전 − 회전 검사로 앉는 것을 배제하였다. 19장(요추)에서는 후 관절 기능장애를 관절 경직 후방 − 전방으로 척추 관절을 관절놀이로 평가하여 관절 경직 및 일부 통증을 유도하는 검사로 이용된다.

앉은 자세에서 신전-회전

- **SN 100(NR)**, SP 22(NR), +LR 1.3, **−LR 0.0**, QUADAS 11[120]
- **SN 100(NR)**, SP 12(NR), +LR 1.1, **−LR 0.0**, QUADAS 10[121]

천장관절 기능부전에서 배제조건

(Rule Out SIJ Dysfunction)

다음 섹션 목록에서 고관절에 통증을 있는 환자들에게 나타나는 잠재적인 통증으로 천장관절(SI joint) 배제한 상태에서 특별검사를 제안하였다. 이 검사는 20장에서 더세부적으로 되어 있다.

Pain provocation cluster testing:[122]
SN 91(62−98), SP 83(68−96), +LR 6.97, −LR 0.11, QUADAS 13

- 다리 비틀림 검사: **SN 88(64−97)**, SP 69(47−82), +LR 2.80, **−LR 0.18**; QUADAS 12[123]
- 갠슬링 검사: SN 50−53, SP 71−77, +LR1.8−2.2, −LR 0.66, QUADAS 12[123]
- 신연 검사: SN 60(36−80), SP 81(65−91),+LR 3.20, −LR 0.49; QUADAS 12[123]
- 압박검사: SN 69(44−86), SP 69(51−79), +LR 2.20, −LR 0.46; QUADAS 12[123]
- Sacral thrust test(천추 추력검사): SN 63(39−82), SP 75(58−87), +LR 2.50, −LR 0.50; QUADAS 12[123]

Laslett과 대학연구에서는 역학적 평가의 방법인 멕켄지의 진단적 유용성을 평가하는 것은 천장관절과 결합되어 평가될 수 있다고 하였으며: 신연, 하지 쓰러스트, 갠슬링(Gaenslen) 천장 쓰러스트와 압박 등이 있다. 멕켄지 평가는 서 있는 상태에서 굴곡, 서 있는 상태에서 신전, 우측과 측굴, 누운 상태에서 굴곡, 누운 상태에서 신전으로 이루어졌다. 움직임은 10번을 한 세트 반복하고 중심화와 말초화를 기록하였다. 만약 이 평가에서 환자가 추간판 부위에 통증이 나타난다면 반복적인 움직임으로 요통의 중심화를 결정해야 할 것이다. 만약 추간판 통증의 시작되는 부위를 제외한다면, 다음과 같이 검사를 한 집단에서 나타날 것이다(5명 중에 3명은 양성반응): SN 94(72−99), SP 78(61−89), +LR 4.29, −LR 0.80, QUADAS 12.[123]

이 검사는 천장관절과 관련된 기능장애를 제외하면 가장 강한 추간판에 문제를 보는 검사로는 하지 쓰러스트 검사이다. **SN 88(64−97)**, SP 69(47−82), +LR 2.80, **−LR 0.18**, QUADAS 12.[123]

더 말하면, 어떤 관절이든, 과한 압력이 있든지 아니면 없든지 간에 확실한 AROM은 필요하다. 모든 동작의 AROM은 7장에 하지 사분법을 설명한 것처럼 해야 한다. 요추와 말초관절에 명확히 하기 위해서, AROM이 끝 범위까지 나와야만 한다(과한 압력과 통증이 없는 범위라면).

고관절의 민감성 검사

(Sensitive tests for the hip)

고관절에서 특정 병리적인 부분을 배제하는 것은 복잡하다. 서로 상반된 통증이 있는 관절들을 이전의 기준 틀에서 제외시켰다면, 고관절에 SN 검사를 통하여 잠재적인 진단의 범위를 줄이기 위하여 하는 것이 좋다고 제안한다. 이 특수 검사를 적용하면 도움을 받을 수 있다(모든 다른 구성들뿐만 아니라 집중해서 검사를 할 수 있다). 이 검사는, 병리학적인 것과 상관관계를 하여 여기에 나타난다. 더 말하면, 이 검사의 진단 정확도는 병리적으로 믿을만하게 나타났다.

골관절염을 제외하여 설명하였다. 복잡한 고관절을 배제하는 것을 돕기 위해 관절순 파열이나 관절내 병리, 치료사들은 굴곡−내전−내회전(FADDIR)과 굴곡−내회전 검사를 해야 한다.

- 고관절 관절염의 임상적인 진단 기준의 목표에 따르면: 고관절에 통증이 있는 환자들은 고관절 내회전(IR)은(ROM) ≥ 15°로 내회전 동작 시 통증을 경험하고 60분 이내 아침 강직이 있으며, 50세나 그 이상에서 고관절의 관절염이 나타난다(SN 86).[124]
- 고관절의 찝힘이나 관절순 파열, 잠재적인 관절내 부분을 포함하여: FADDIR test를 실시한다.
  - 통계 분석: **SN 94(88−97)**, SP 8(2−20), +LR 1.02, **−LR 0.48**, 128명의 환자를 대상으로 한 4가지 연구(MRA 참고 기준)[109]
  - 통계 분석: **SN 99(95−100)**, SP 7(0−34),

+LR 1.06, **−LR 0.15**, 157명의 환자를 대상으로 2가지 교차연구를 진행(관절경을 참고 기준)[109]

- 굴곡−내회전 검사
  - 통계 분석: **SN 96(82−100)**, SP 17(12−54), +LR 1.12, **−LR 0.27**, 42명에게 3개의 교차 연구를 진행[109]

형광투시를 하여 고관절의 내측면에 주입하여 고관절과 요추의 관절염이 있는 환자들에게 통증이 나타나는 부위를 구별할 수 있도록 제안했던 적이 있다. 이 기법은 **SN 100**, **SP 81**, **+LR 11.1**, **−LR 0**.[125] 설명하였다.

더 말하면, 어떤 관절이든, 과한 압력이 있든지 아니면 없든지 간에 확실한 AROM(능동 관절운동)은 필요하다. 고관절의 끝 범위를 위해서 AROM(능동 관절 운동) 전 범위(과한 압력의 통증이 없이)가 나타나야 한다. 다음 섹션에 더 세부적으로 묘사가 되어 있다.

움직임 검사
MOTION TESTS

움직임 평가는 정형 근골격계 환자를 위한 검사 면에서 매우 중요한 평가이다. 운동 기능장애는(9장 참고) 수축성과 비수축성 조직으로 구분할 수 있다. 끝느낌과 잠재적인 관절낭 패턴(capsular) 그리고 관절가동범위가 치료사에게 정형외과적인 질병이 있는 환자(표 24.2)를 평가하여 잠재적인 손상 대해 진단을 하게 해준다. AROM(능동 관절운동범위), PROM(수동 관절운동범위)와 관절 놀이 평가는 관절의 기능장애가 있든지 없든지 뿐만 아니라 움직임의 기능장애가 나타나는 것에서도 결정이 필요할 것이다.

수동과 능동관절운동범위
(Passive and active ROMs)

고관절 ROM의 구조적 안정성은 고관절 골관절염이 있거나 없는 환자에서 중등도~최상위 상태(측정자간 상관 계수 or ICC = 0.50 - 0.97)로 나타났다.[126−128] 특히 고관절 범위의 측정은 관찰자간 신뢰도는 아주 향상되어야 하며, ICC 0.76−0.97의 범위를 갖는다.[129] 수동 또는 능동으로 관절가동범위를 확인했을 때 병적인 반응을 확인할 수가 있다. 예를 들어, 고관절충돌증후군과 골관절염을 가진 환자에게는 고관절 내회전의 제한이 있으며, 고관절 충돌증후군(FAI)과 관절순 열상이 있는 환자들은 고관절의 굴곡, 내회전, 내전의 감소가 나타난다.[5,11,104,124,130−132] 그러므로, 치료사는 환자 평가에서 이러한 병리적인 부분을 의심할때 이와 같은 제한을 발견하기를 기대한다.

표 24.2 고관절의 관절학

관절	닫힌 관절 위치	풀린 위치	관절낭 패턴	ROM 기준	끝느낌
대퇴 관골구	완전 신전, 외전, 내회전	30° 굴곡, 30° 외전, 약간 외회전	굴곡, 외전, 내회전	굴곡: 슬관절 굴곡 140° 신전: 20° 내회전: 45° 외회전: 45° 외전: 40° 내전: 25°	모든 움직임이 딱딱함

고관절 굴곡(HIP FLEXION)

환자 자세 테이블 위에 다리를 곧게 펴고 바로 눕는다.

치료사 자세 환자 옆면에 서 있는다

각도계 정렬 치료사는 환자의 대전자 옆면에 지렛대 지점에 위치하고, 체간의 외측 외측 중간 팔의 근위부를 정렬시키고 팔의 원위부는 대퇴부의 외측 중간에 놓고 무릎의 외측 상과 부위를 이용하여 참고한다.

움직임 치료사는 그들의 원위부 손으로 환자의 하부쪽 하지를 움켜잡고 근위부 손은 환자의 골반을 안정화한다. 치료사는 하지를 수동적으로 들어 올려 관절의 끝느낌이 뻗뻗할 때까지 올린다(슬괵근의 스트레칭 때문에). 무릎을 구부리면 슬괵근이 느슨해지기 때문에 고관절 굴곡이 증가한다. 치료사는 고관절 굴곡의 끝 범위까지 수동적으로 움직인다(끝범위는 복근과 대퇴직근의 근육 그룹과 접하기 때문에 부드럽다). 위치 평가는 고관절 수동관절범위(ROM)를 더 정확하게 측정한다. 이들의 움직임은 환자와 비슷하게 활동할 수 있다(치료사의 도움 없이). 능동관절가동범위는 환자들의 의지처럼 움직임을 결정하기 위해서는 초기의 수동관절가동범위(PROM)를 해야만 한다.

평가 치료사는 관절가동범위(ROM), 끝느낌, 움직임의 양, 환자반응, AROM과 PROM의 잠재적인 차이 등을 평가해야 한다.

고관절 신전(HIP EXTENSION)

환자 자세 테이블 위에 다리를 곧게 펴고 바로 눕는다.

치료사의 자세 환자의 옆면에 서 있는다

각도계 정렬 치료사 환자의 대전자 옆면에 지렛대 지점에 위치하고, 체간의 외측 중간에 팔의 근위부를 정렬시키고 팔의 원위부는 대퇴부의 외측 중간에 놓고 무릎의 외측 상과 부위를 이용하여 참고한다.

움직임 치료사들은 끝범위까지 신전시킨 상태에서 하지를 수동적으로 들어올리고 무릎 위의 평가를 위해 하지를 치료사의 원위부 팔로 움켜잡고 근위부의 팔은 골반을 고정한다. 만약 무릎을 굴곡하면, 대퇴직근의 긴장 때문에 끝범위는 딱딱해 질 것이다. 능동관절가동범위는 환자들의 의지처럼 움직임을 결정하기 위해서는 초기의 수동관절가동범위(PROM)을 해야만 한다.

평가 치료사는 관절가동범위(ROM), 끝느낌, 움직임의 양, 환자반응, AROM과 PROM의 잠재적인 차이 등을 평가해야 한다.

고관절 내회전(HIP INTERNAL ROTATION)

환자 자세 바로 누운 상태에서 하지의 고관절과 무릎을 90°로 굴곡하여 평가한다.

치료사 자세 환자의 옆면에 서 있는다.

각도계 정렬 치료사 위치는 슬개골의 전면부위를 지렛대 중심으로 하여 내외측 사이 경골의 중간선으로 원위부 팔과 함께 양쪽의 ASIS(전상장골극)를 기준선으로 평행하게 하거나 환자의 신체를 평행하게 근위부 팔로 정렬한다.

움직임 치료사들은 근위부 손으로 대퇴골을 안정화하고 원위부 손으로 환자의 발이나 뒤꿈치를 움켜잡는다. 치료사는 대퇴골의 내전이나 외전을 유지하는 동안 뒤꿈치를 외측으로 잡아당겨 내회전의 끝 범위까지 하지를 회전시킨다. 끝느낌은 고관절 외회전근과 후방관절낭의 긴장으로 인하여 딱딱하게 느껴진다. 이 움직임은 환자에게 비슷하게 느껴질 수 있다(치료사로부터 도움 없이). 능동움직임은 같은 위치에서 실행할 수 있으나 앉은 자세에서 실행한다면 그들은 편안하게 고관절의 내전/외전 그리고 환자들의 의지대로 움직임 등을 결정해야 한다면 초기에 PROM을 해야 한다.

평가 치료사는 관절가동범위(ROM), 끝느낌, 움직임의 양, 환자반응, AROM과 PROM의 잠재적인 차이 등을 평가해야 한다.

고관절 외회전(HIP EXTERNAL ROTATION)

환자 자세 누워있는 상태에서 고관절과 무릎 관절 굴곡 90° 상태에서 평가한다.

치료사 자세 환자의 옆면에 서 있는다.

각도계 정렬 치료사 위치는 슬개골의 전면부위를 지렛대 중심으로 하여 내외측 사이 경골의 중간선으로 원위부 팔과 함께 양쪽의 ASIS(전상장골극)를 기준선으로 평행하게 하거나 환자의 신체를 평행하게 근위부 팔로 정렬한다.

움직임 치료사들은 근위부 손으로 대퇴골을 안정화하고 원위부 손으로 환자의 발이나 뒤꿈치를 움켜잡는다. 치료사는 대퇴골을 내전과 외전 중간에 유지하는 동안 뒤꿈치를 외회전의 끝범위까지 밀어서 하지를 수동적으로 회전한다. 끝느낌은 장골대퇴와 치골대퇴 인대와 관절낭 전면부의 긴장 때문에 딱딱할 것이다. 이 움직임은 환자에게 비슷하게 느껴질 수 있다(치료사로부터 도움 없이). 능동움직임은 같은 위치에서 실행할 수 있으나 앉은 자세에서 실행한다면 그들은 편안하게 고관절의 내전/외전 그리고 환자들의 의지대로 움직임 등을 결정해야 한다면 초기에 PROM을 해야 한다.

평가 치료사는 관절가동범위(ROM), 끝느낌, 움직임의 양, 환자반응, AROM과 PROM의 잠재적인 차이 등을 평가해야 한다.

고관절 외전(HIP ABDUCTION)

환자 자세 테이블 위에 다리를 옆으로 쭉 뻗어 평가 받기 위해 누워 있는다.

치료사 자세 환자의 옆면에 서 있는다.

각도계 정렬 치료사는 같은쪽의 ASIS를 중심으로 근위부 팔을 같은 면의 전상장골극의 중심선을 따라 정렬하도록 위치하고 원위부 팔은 같은쪽의 대퇴골의 길이를 따라 정렬을 할 수 있도록 놓고, 슬개골을 참고한다.

움직임 치료사들은 근위부 근위부 손을 골반에 원위부 손은 무릎 위를 평가하기 위해 하지를 움켜잡는다. 치료사는 외전의 끝범위를 위해 하지를 수동적으로 움직인다(끝느낌은 내전근 그룹, 내측 관절낭과 인대들의 긴장 때문에 딱딱하다). 이 움직임은 환자에게 비슷하게 느껴질 수 있다 (치료사로부터 도움없이). 능동움직임은 같은 위치에서 실행할 수 있으나 앉은 자세에서 실행한다면 그들은 편안하게 고관절의 내전/외전 그리고 환자들의 의지대로 움직임 등을 결정해야 한다면 초기에 PROM을 해야 한다.

평가 치료사는 관절가동범위(ROM), 끝느낌, 움직임의 양, 환자반응, AROM과 PROM의 잠재적인 차이 등을 평가해야 한다

고관절 내전(HIP ADDUCTION)

환자 자세 테이블 위에 옆으로 누운 상태에서 하지를 평가한다. 다리는 외전하지 않으며, 하지의 끝범위를 평가하기 위하여 참고하여 평가한다.

치료사 자세 환자의 옆면에서 서 있는다.

각도계 정렬 치료사는 같은쪽의 ASIS를 중심으로 근위부 팔을 같은 면의 ASIS의 중심 선을 따라 정렬하도록 위치하고 원위부 팔은 같은쪽의 대퇴골의 길이를 따라 정렬을 할 수 있도록 놓고, 슬개골을 참고한다.

움직임 치료사들은 근위부 손을 골반에 고정하고 원위부 손은 무릎 위를 평가하기 위해 하지를 움켜잡는다. 치료사는 외전의 끝범위를 위해 하지를 수동적으로 움직인다(끝느낌은 외측관절낭과 대퇴근막장근(IT band), 중둔근의 긴장 때문에 딱딱하다). 이 움직임은 환자에게 비슷하게 느껴질 수 있다(치료사로부터 도움없이). 능동움직임은 같은 위치에서 실행할 수 있으나 앉은 자세에서 실행한다면 그들은 편안하게 고관절의 내전/외전 그리고 환자들의 의지대로 움직임 등을 결정해야 한다면 초기에 PROM을 해야 한다.

수동 부수적 움직임(Passive Accessories)

종속 움직임 평가는 관절에서 움직임의 잠재적인 기능 부전을 평가하기 위해 검사해야 한다.

다음 섹션에서 고관절을 위한 수동적 관절의 움직임을 평가하는 구성들을 세부적으로 구분하였다.

간접적 신연(INDIRECT DISTRACTION)

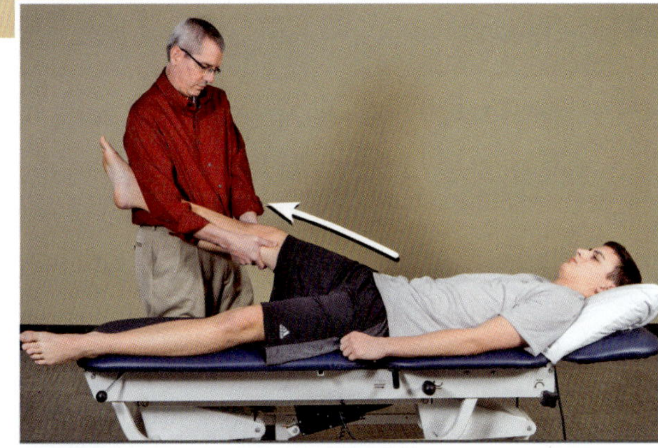

그림 24.16

환자 자세 바로 누운 자세에서 양쪽 다리를 이완한다.

치료사 자세 환자의 고관절을 보면서 발쪽에 서 있는다.

안정화 테이블 위에 환자의 나머지 신체는 고정된 힘으로 제공받고, 특히 치료사로 부터 떨어져 요추를 측면으로 굽힌다. 밸트는 환자 골반 주위에 감싸고 골반의 고정은 치료 테이블에 도움을 받는다.

힘의 움직임과 방향 치료사는 무릎의 근위부쪽 환자의 다리를 (대퇴부의 관절융기위 능선) 양손으로 감싼다. 더 말하면, 치료사는 환자의 다리에 팔과 체간을 두며 힘을 제공하고 개선 부위를 찾기 위해 환자의 다리에 둔다. 치료사는 고관절을 안정 위치에 둔다(30° 굴곡, 30° 외전, 약간 외회전). 신연의 힘은 양손을 겹쳐 꼬리방향으로 실시한다. 치료사는 평가하는 동안 더 많은 힘을 이용하기 위해 그들의 전신을 이용하고 허리를 뒤로 젖힌 상태에서도 할 수 있다. 힘의 방향은 고관절의 세로축을 따라 아래 방향으로 치료사들의 신체를 뒤로 젖힌 상태에서 힘을 줄 수 있다.

평가 평가는 관절 놀이/수동 종속 운동, 환자 반응, 끝느낌으로 진행할 수 있다. 동일한 통증이 나타나면 기능부전이 있다고 제안한다. 손상된 관절의 가동성이나 끝느낌이 만약 동일한 통증이 다시 나타난다면 기능부전을 제안한다.

전방활주(ANTERIOR GLIDE)

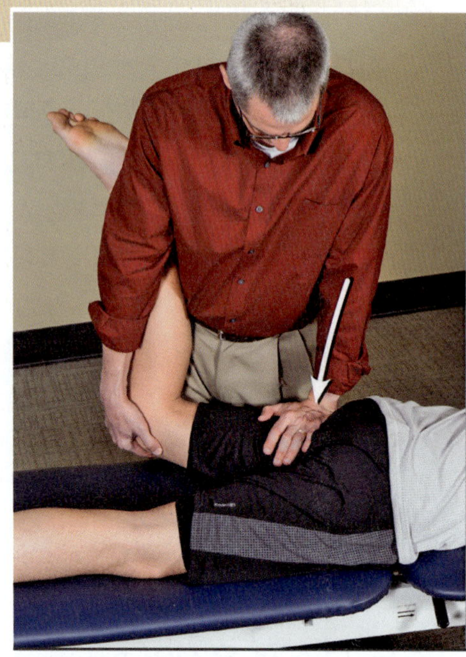
그림 24.17

환자 자세 바로 누운 자세에서 양쪽 다리를 이완한다.

치료사 자세 환자의 옆에서 서 있는 상태에서 고관절을 평가한다. 치료사는 체간과 손으로 고정하여 환자의 다리를 지탱한다.

안정화 테이블 위에 환자의 나머지 신체는 고정된 힘을 제공받는다. 밸트로 환자의 골반주변을 감싸고 치료 테이블 위에 골반을 안정화시킨다. 치료사는 손으로 다리/무릎의 원위부의 전면부를 고정시킨다(오른쪽 그림). 손은 대퇴골을 조절하여 움직인다.

힘의 움직임과 방향 치료사는 손을 넓게 대고(전체적인 손에 힘을 위해서) 환자의 다리에 가장(둔부 아래면) 근위부 면에 대고 후방으로 진행한다. 치료사는 잠긴 위치를 위해서 고관절을 신전하지 않도록 주의해야만 한다(고관절 신전, 외전과 내회전의 끝범위). 치료사는 전방으로 대퇴골을 손으로 활주시켜 평가한다.

평가 평가는 관절 놀이/수동 종속 운동, 환자 반응, 끝느낌 등을 진행할 수 있다. 동일한 통증이 나타나면 기능부전이 있다고 제안한다. 손상된 관절의 가동성이나 끝느낌이 만약 동일한 통증이 다시 나타난다면 기능부전을 제안한다.

후방활주 I(POSTERIOR GLIDE I)

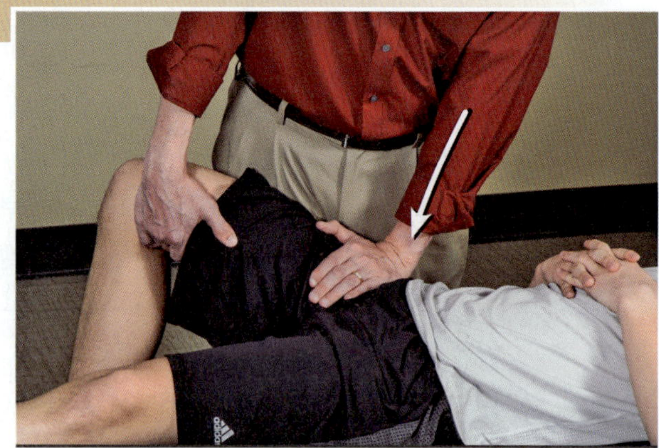
그림 24.18

환자 자세 바로누운 자세에서 양쪽 다리를 이완한다.

치료사 자세 환자의 옆에서 서 있는 상태에서 고관절을 평가한다. 치료사는 체간과 손으로 고정하여 환자의 다리를 지탱한다.

안정화 테이블 위에 환자의 나머지 신체는 고정된 힘을 제공받는다. 밸트로 환자의 골반주변을 감싸고 치료 테이블 위에 골반을 안정화시킨다. 치료사는 환자의 무릎을 근위부 손으로 잡고(오른쪽 그림) 고정한다. 내회정이나 외회전의 범위를 본다.

힘의 움직임과 방향 내회전이나 외회전은 고관절을 가장 효과적으로 스트레칭하기 위한 위치를 찾기 위한 방법이라 할 수 있다. 치료사는 환자 근위부 다리의(서혜부에서 약간 아래) 전면부를 찾아 손으로 평가한다. 이 손은 초기 고관절에 열린 위치로부터 관절을 따라 후방과 후하방을 위해 대퇴골을 활주해야 하며 넓게 접촉해야 한다.

평가 평가는 관절 놀이/수동 종속 운동, 환자 반응, 끝느낌 등을 진행할 수 있다. 동일한 통증이 나타나면 기능부전 있다고 제안한다. 손상된 관절의 가동성이나 끝느낌이 만약 동일한 통증이 다시 나타난다면 기능부전을 제안한다.

후방 활주법 II(POSTERIOR GLIDE 2)

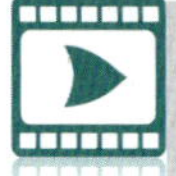

영상 24.19 인터넷 지원으로 이 검사의 평가 방법을 볼 수 있다.

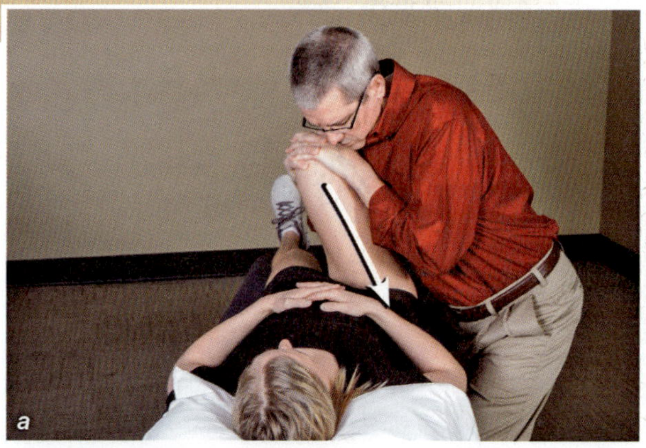

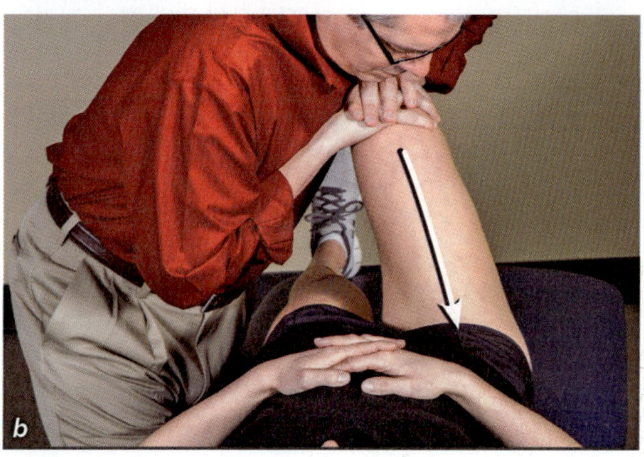

그림 24.19

환자 자세 양다리에 긴장을 풀고 반듯이 눕는다

치료사 자세 검사를 진행할 환자의 고관절 옆이나(a) 반대편에 서서(b) 환자를 정면으로 본다

안정화 테이블 위에서 누워 있는 환자의 몸을 고정력으로 작용한다.

힘의 움직임과 방향 치료사는 양손으로 환자의 무릎을 잡고 이때 고관절에 굴곡이 생기고 약간의 내전이 생기도록 한다(허용치에 가깝게 관절을 위치시킨다). 치료사는 양손과 몸을 이용해 대퇴골에 세로로 힘을 전달하고 후방 및 횡방향으로 전달한다. 검사할 다리 반대편에 서서 진행하는 기술을 이용하여(b), 치료사는 반대편 골반(검사할 다리와 같은 편)이 있는 테이블의 가장자리를 잡을 수 있고 만약 환자의 고관절(hip)이 매우 뻣뻣한 경우, 추가적인 안정과 힘을 얻기 위해 주동손을 사용한다(사진에선 오른손을 사용).

평가 관절 가동술/ 부가적인 부분의 수동적 움직임, 환자 반응, 그리고 끝느낌. 지속적인 통증의 재발은 기능장애를 나타냄. 관절 운동성 장애나 끝느낌은 만약 지속적인 통증이 재발될 경우 또한 기능장애를 의미함.

중요한 임상적 핵심

관절 가동을 평가를 할 때, 치료사는 다음을 기억해야 한다:

- 고관절은 매우 큰 관절이고 대부분의 다른 말단 관절보다 더 큰 힘을 사용해야 한다.
- 모든 관절에서 관절 가동을 평가할 때, 치료사는 늘어진 연부조직을 확인하고 요구되는 방향으로 관절을 움직이고 이때 관절 움직임, 끝느낌, 그리고 환자 반응을 평가한다.
- 열린 위치, 잠긴 위치, 그리고 고관절의 끝느낌을 보기 위해 표 24.2를 참고한다.

유연성 (Flexibility)

7장에서 자세히 설명된 바와 같이, 유연성은 특정 관절이 가동할 수 있는 움직임을 말한다. 유연성의 평가는 치료사로 하여금 표 24.3에 나온 다양한 연부 조직의 기능장애의 잠재적 가능성을 결정하는데 도움을 줄 수 있다.

- 토마스 검사: 특수 검사 참고
- 오버 검사: 특수 검사 참고

표 24.3 고관절 근육

근육	기시	정지	움직임	지배
고관절 굴곡근들				
장골근(일차의)	장골와	소전자 (대퇴부의 대요근)	다리의 굴곡, 자유하지 골의 약간 내전	대퇴신경 L1–L4
요근(일차의)	신체와 요추의 횡돌기	대퇴부의 소전자	다리의 굴곡, 자유하지 골의 약간 내전	L1–L4
대퇴직근	전하장골극, 장골과 관골구 위	슬개골과 경골조면의 슬개골 인대 사이	다리 신전, 굴곡 넓적 다리	대퇴신경 L1–L4
대퇴근막장근	전상장골근(ASIS)에서 장골 능선	장경대	굴곡, 내회전, 넓적 다리 내전	상둔신경 L4–S1
봉공근	ASIS(정상장골근)	내측면, 경골 끝의 근위부에서 경골 조면의 원위부	굴곡, 외전과 넓적다리의 외회전; 다리의 굴곡	대퇴신경
치골근	상위 치골지	대퇴부의 소전자의 원위부	굴곡과 넓적다리 내전	대퇴신경, 연관된 폐쇄신경이나 종속된 폐쇄신경 아니면 둘다
단내전근	신체와 하위 치골지	치골근, 대퇴부의 근위부 조선면	내전과 넓적다리 굴곡	폐쇄신경
단내전근	신체와 하위 치골지	치골선, 대퇴골의 근위부 부분의 라인선	내전과 넓적다리 굴곡	폐쇄신경
장내전근	하위 치골지, 좌골지, 좌골결절	조면(전 섬유들) 대퇴부의 내전 결절 (후방 섬유)	내전, 굴곡(전방 섬유들), 넓적다리의 신전 (후방 섬유들)	폐쇄신경(전 섬유들) 좌골신경(후방 섬유들)
중둔근(전면)	좌골의 외측면과 전면과 후면 둔부선	대전자	외전, 내회전과 굴곡 (전 섬유들), 외회전과 넓적다리의 신전(후 섬유들)	상둔신경 L5–S1
이상근	천골(골반면)	대퇴부의 대전자	고관절 신전과 넓적다리의 외회전 다리를 굴곡할 때 외전한다.	복측지 S1과 S2
고관절 내전근들				
치골근	상위 치골가지	대퇴부의 소전자 원위부	굴곡과 넓적다리의 내전	대퇴신경 L2–L3
장내전근	치골결절	대퇴부의 조선의 내측면	내전과 넓적다리 굴곡	폐쇄신경 L2–4
박근	하위 치골지, 좌골지	내측면, 경골 근위부 끝의 내측과에서 원위부	넓적 다리 내전, 다리의 굴곡, 내회전이나 다리의 굴곡	폐쇄신경 L3–L4

표 24.3 계속

근육	기시	정지	움직임	지배
단내전근	신체와 하위 치골지	치골근, 대퇴부의 근위부 조선면	내전과 넓적 다리 굴곡	폐쇄신경 L3-L4
대내전근	하위 치골가지, 좌골 가지, 좌골 결절	대퇴부(후섬유들)의 내전결절의 조선(전섬유들)	내전, 굴곡(전섬유들), 넓적다리의 신전(후섬유들)	폐쇄신경(전섬유들), 좌골신경(후섬유들) L2-4
슬괵근				
반건양근	좌골결절	경골끝의 근위부 내측면	넓적 다리 신전, 다리의 굴곡, 다리 굴곡의 내회전	좌골신경: 경골 가지 L4-S2
반막양근	좌골결절	경골의 내측과	넓적 다리 신전, 다리의 굴곡, 다리 굴곡의 내회전	좌골신경: 경골 가지 L4-S2
대퇴이두근	짧은 머리 : 외측근간 중격과 대퇴부의 조선	비골의 외측머리와 외측 경골과	넓적 다리의 신전(긴머리), 다리의 굴곡, 다리의 굴곡과 외회전	좌골신경: 경골 가지의 긴머리(L5-S3), 비골가지의 짧은 머리(L5-S2)

요근 평가 I(PSOAS ASSESSMENET 1)[133]

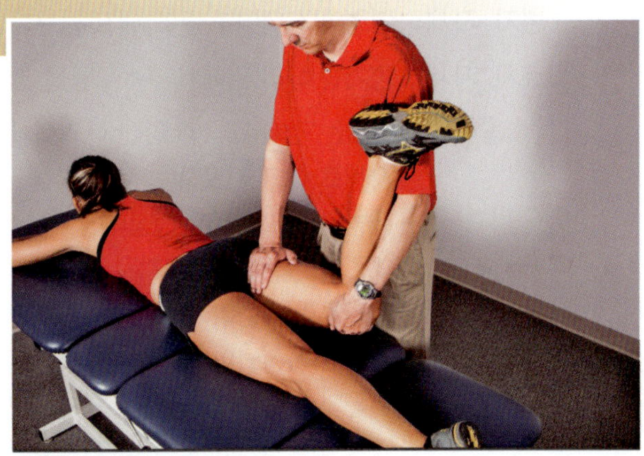

그림 24.20

환자 자세 상체를 이완하여 엎드린 자세

치료사 자세 검사를 진행할 다리 옆에 서 있는다.

움직임 치료사는 환자의 다리를 굴곡으로 들어 올리면서 걸리는 느낌이 들때까지 좌골 결절에서 골반 움직임을 예방한다.

평가 보통 무릎을 테이블에서 15cm까지 들어올릴 수 있다. 만약 거리가 15cm 미만이라면 요근은 현재 강직(tightness)과 짧은(shortness) 상태이다. 만약 관절가동범위가 비대칭이라면 tightness와 shortness 모두 존재할 것이다.

통계 NR(정상범위)

요근 평가 II (PSOAS ASSESSMENET 2)[133]

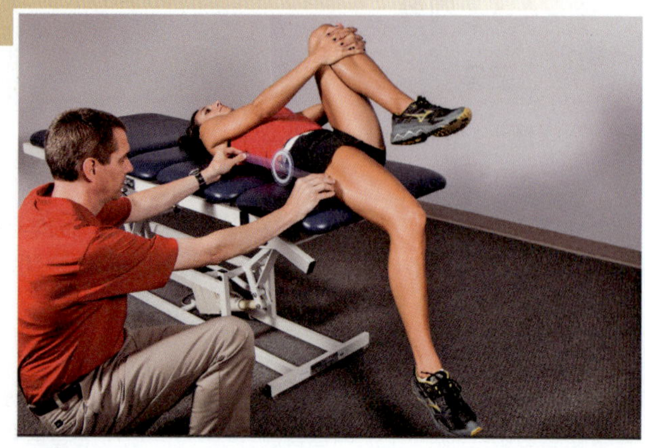
그림 24.21

환자 자세 테이블의 끝에 반듯이 눕는다.

치료사 자세 평가할 다리 옆에 서거나 무릎을 꿇는다.

움직임 환자는 검사 대상이 아닌 다리를 굴곡 자세로 잡고 치료사는 검사 대상인 다리를 끝범위의 고관절 신전 상태에서 수동적으로 내린다. 측각기(goniameter)의 정지된 팔은 몸통과 평행하도록 한다; 축은 고관절의 중간에 오도록 하고 움직이는 팔은 허벅지와 평행이 되도록 한다. 이때 무릎의 측면 상완골을 기준으로 삼는다.

평가 허벅지의 뒷부분이 테이블에 닿지 않는다면, 요근이 짧다는 것을 의미한다. 고관절굴곡 각도가 수평으로 최소 7° 이하가 안된다면 장요근이 팽팽하다고 고려된다.

통계 NR: 고관절순 파열 병리학에 대해서 이 검사의 진단 정확도를 알기 위해선 특별 검사로 확인한다.

대퇴직근 평가 (RECTUS FEMORIS ASSESSMENT)[133, 135]

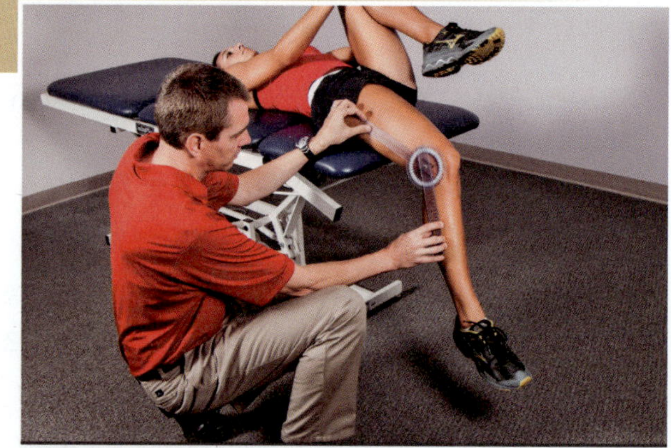
그림 24.22

환자 자세 엉덩이를 테이블 끝에 대고 눕는다.

치료사 자세 평가할 다리 옆에서거나 무릎을 꿇는다.

움직임 환자는 검사 대상이 아닌 다리를 굴곡 자세로 잡고 치료사는 검사대상인 다리를 끝범위의 고관절 신전상태에서 수동적으로 내린다. 측각기의 정지된 팔은 허벅지와 대퇴골과 평행이 되도록 하고 고관절의 가운데와 정렬이 되도록 한다. 치료사는 무릎의 중간 축과 무릎의 외과에 있는 이동 암을 정렬시키고 중간 경골과 평행하도록 한다.

평가 다음은 어떤 구체적인 구조에 결함이 있는지 결정하기 위해 사용할 수 있는 가이드라인이다:

- 10°에서 15°보다 작은 엉덩이의 신장은 장요근 긴장을 나타낸다. 이 움직임 동안 무릎의 동시적인 확장은 대퇴직근의 경직(tightness)을 나타낸다.
- 무릎 굴곡: 100°에서 105° 이하라면, 대퇴직근의 경직(tightness)을 나타낸다.
- 테이블에 허리와 천골를 평행으로 두고, 허벅지 뒤쪽이 테이블에 닿고 무릎이 대략 80° 정도를 유지한다.
- 대퇴근막장근(tensor fasia latae)의 단축(shortness)은 고관절이 확장할 때 허벅지의 외전에 의해서 나타날 수 있고 고관절이 확장될 때 허벅지가 외전을 하지 못하거나 수동적으로 외전 한다면 무릎 신전에 의해서 나타날 수 있고 또는 허벅지의 내부적인 회전에 의해서 나타날 수 있다.

통계 NR

고관절 내전근 평가(장/단 비교)(HIP ADDUCTOR ASSESSMENT (LONG VERSUS SHORT)[133])

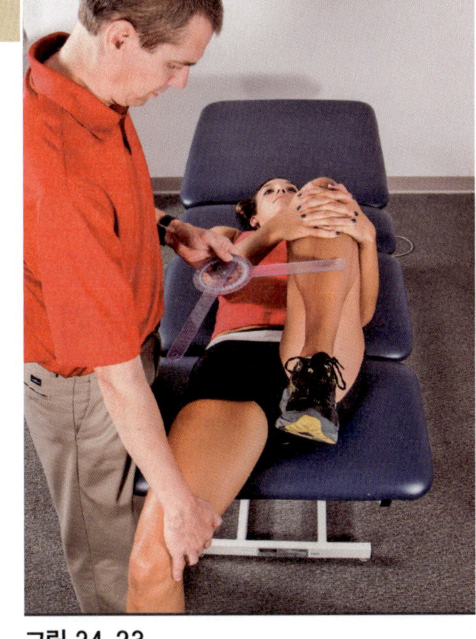
그림 24.23

환자 자세 테이블 가장자리 가까이에 검사할 다리를 밀착시키고 반듯이 눕는다.

치료사 자세 검사할 다리 바로 옆에 서 있는다.

움직임 환자의 비 검사다리는 고관절 쪽으로 굴곡시킨다.

평가 검사할 다리를 완전히 확장된 상태로 유지하고 치료는 수동적으로 다리를 외전시킨다(정상적인 범위는 40°)이다. 최대의 범위에 도달하면, 치료사는 검사 다리의 무릎을 수동적으로 굴곡시키고 다리를 더욱 외전시키려는 시도를 한다.

측각기 측정은 표준적인 고관절 외전 기술과 같다.

- 고관절 외전: 15°에서 20°가 안된다면 고관절 내전근이 긴장되어 있음.
- 최대 고관절 외전 범위가 무릎이 풀렸음에도 불구하고 증가하지 않으면 단일 관절 내전근(치골근, 대내전근, 장내전근, 그리고 단내전근)이 짧음
- 만약 고관절 외전 범위가 무릎이 수동적으로 풀렸을 때 증가한다면 이중 관절 내전근(박근, 반막근, 반힘줄근)이 짧음.

통계 NR

슬괵근 길이: 수동적 반듯이 누운 90/90 자세 평가(HAMSTRING LENGTH: PASSIVE SUPINE 90/90 POSITION ASSESSMENT[136])

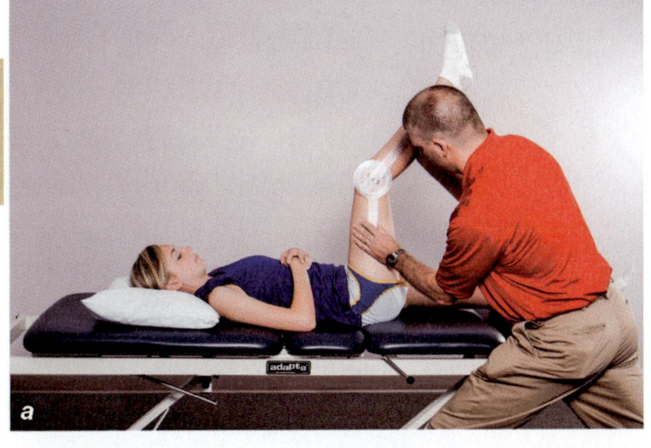
a

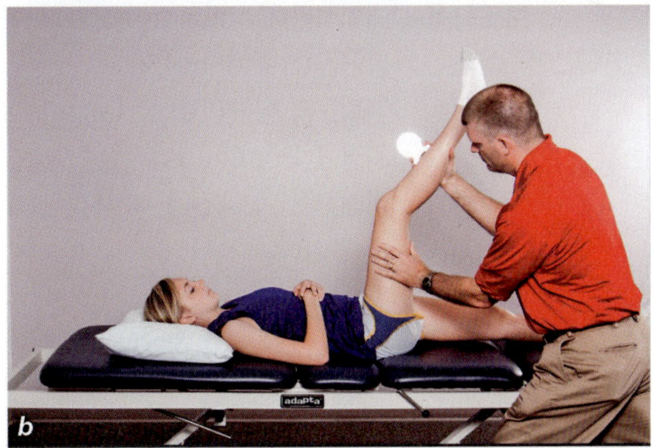
b

그림 24.24

환자 자세 고관절 90°로 한 상태로 반듯이 누움.

치료사 자세 검사할 다리 옆에서 서서 환자를 정면으로 바라봄.

움직임 치료사는 무릎을 최대로 편 상태에서 상태에서 지지대 위에 반대쪽 다리를 위치시킨다. 팽팽한 근육 저항이 느껴질 때까지 수동적으로 최대 범위까지 환자의 무릎을 펴고 고관절은 90°를 유지한다. 치료사는 측각기를 대퇴골을 따라 정지 암에 맞추거나(a) 경사계를 가운데 정강이를 외측 상과이고 이동 암은 외측과(lateral malleous)에 맞춘다.

평가 치료사는 측정된 각도를 사용해야 한다. Youdas와 그의 동료들은 남자와 여자 모두에서 슬괵근 근육 길이를 측정했고

20세에서 80세 연령층에 대한 표준자료를 작성했다. 결과적으로 남성의 슬와각도(popliteal angle)는 138.1°에서 142.8°이고 평균은 141.4°이다. 같은 나이의 여성의 슬와 각도(popliteal angle)은 148.7°에서 154.8°이고 평균은 152°이다. 이러한 데이터를 봤을 때 여성은 남성보다 슬괵근 길이가 훨씬 길다는 것을 볼 수 있다.

통계 NR

근육 수행능력 검사 MUSCLE PERFORMANCE TESTING

고관절의 관절 근력 검사(MMT)는 연부조직의 기능장애, 근 약화 등을 알 수 있다. 또한 이것은 다른 병변을 가진 많은 환자에게 근 약화가 MMT를 입증시켜 상기시켜주는 좋은 기회이기도 하다. 고관절의 관절 근력 검사(MMT)는 골관절염이 없는 환자들에게 좋은 신뢰성을 가지고 있는 것을 보여준다.[128]

고관절 굴곡(HIP FLEXION)

환자 자세 테이블 가장자리에 양쪽 다리를 굴곡한 채 앉아 있는 자세

치료사 자세 환자 옆에서 있는다.

움직임 및 평가 치료사는 환자의 골반을 몸중심쪽 손으로 고정시키고 원위쪽 대퇴골의 앞면에 저항을 제공한다.

- 5등급: 최대의 저항을 이기고 움직임을 완수
- 4등급: 강한 저항을 이기고 움직임을 완수
- 3등급: 저항 없이 움직임을 완수
- 2등급: 저항 없이 옆으로 누워 움직임을 완수
- 1등급: 움직임 없는 근육 활동
- 0등급: 근육 활동 없음

주근육 대요근(Psoas major)
장골근(Iliacus)

보조근육 대퇴직근(Rectus femoris)
봉공근(Sartorius)
대퇴근막 장근(Tesor fasia latae)
치골근(Pectineus)
장내전근, 단내전근, 대내전근(Adductor longus, brevis, and magnus)

주신경 L2—4(psoas)
대퇴신경(L2—3; ilicus)

고관절 신전(HIP EXTENSION)

환자 자세 테이블위에 다리를 쭉 뻗고 엎드려 누워있는 자세

치료사 자세 환자의 옆에 서 있는다.

움직임 및 평가 치료사의 몸쪽 손으로 골반을 고정시키고 원위부 손은 뒷면에 저항을 제공한다. 이때 하지는 쭉 펴있거나 무릎을 구부린 상태로 유지한다(대둔근과 구분하기 위해).

- 5등급: 최대의 저항을 이기고 움직임을 완수
- 4등급: 강한 저항을 이기고 움직임을 완수
- 3등급: 저항 없이 움직임을 완수
- 2등급: 저항 없이 옆으로 누워 움직임을 완수
- 1등급: 움직임 없는 근육 활동
- 0등급: 근육 활동 없음

주근육 대둔근(Gluteus maximus)
슬괵근 그룹(Hamstring group)

- 반힘줄근(Semitendinosus)
- 반막근(Semimembranosus)
- 대퇴이두근(Biceps femoris)

보조근육 장내전근(Adductor longus)
후면 중든근(Posterior gluteus medius)

주신경 하둔신경(L5-S2; gluteus maximus)
좌골신경의 경골지(L5-S2; 슬괵근)

고관절 내회전(HIP INTERNAL ROTOATION)

환자 자세 엉덩이 90°와 무릎을 굴곡하여 앉은자세, 테이블 끝에서 다리를 뗀다.

치료사 자세 환자 앞에 서 있는다.

움직임 및 평가 치료사의 몸 중심쪽 손은 대퇴골에 원위쪽 손은 외측 과(lateral malleous) 위에 저항을 제공한다. 환자의 하지를 외회전 하도록 시도한다.

- 5등급: 최대의 저항을 이기고 움직임을 완수
- 4등급: 강한 저항을 이기고 움직임을 완수
- 3등급: 저항 없이 움직임을 완수
- 2등급: 누운 자세에서 저항 없이 다리를 신전시킨 상태에서 움직임 완수
- 1등급: 움직임 없는 근육 활동
- 0등급: 근육 활동 없음

주근육 전면 소둔근(Anteroir gluteus minimus)
전면 중등근(Anteroir gluteus medius)
대퇴근막 장근(Tensor fasia latae)

보조근육 반힘줄근(Semitendinosus)
반막근(Semimembranosus)

주신경 상전신경(L4-S1)(Superior gluteal nerve)

고관절 외회전(HIP EXTERNAL ROTOATION)

환자 자세 고관절 90°와 무릎 구부린 채로 평가하기 위해 바로 누운자세

치료사 자세 환자 옆에 서 있는다.

움직임 및 평가 환자의 몸쪽 손은 대퇴골을 고정시키고 워위쪽 손은 내측 과(medial malleous)위에 저항을 제공한다. 환자의 하지를 내회전 하도록 시도한다.

- 5등급: 최대의 저항을 이기고 움직임을 완수
- 4등급: 강한 저항을 이기고 움직임을 완수
- 3등급: 저항 없이 움직임을 완수
- 2등급: 누운 자세에서 저항 없이 다리를 신전시킨 상태에서 움직임 완수
- 1등급: 움직임 없는 근육 활동
- 0등급: 근육 활동 없음

주근육 대둔근(Gluteus maximus)
상하 쌍자근(Superior and inferior gemellus)
내외폐쇄근(Obturator internus and externus)
대퇴방형근(Quadrutus femoris)
이상근(Priformis)

보조근육 봉공근(Sartorius)
대퇴이두근(Biceps femoris)
후면 중둔근(Posterior gluteus medius)
대요근(Psoas major)
장내전근(Adductor longus)

주신경 하둔신경(L4-S1; 대둔근)
대퇴방형근 신경 (L5-S1; 내폐쇄근과 상쌍자근)
내폐쇄근 신경(L5-S1; 내폐쇄근과 상쌍자근)
이상근 신경(S1-2; 이상근)
폐쇄신경 (L3-4; 외폐쇄근)

고관절 외전(HIP ABDUCTION)

환자 자세 검사하지 않은 다리를 위로 올라가게 하여 옆으로 누운 자세

치료사 자세 환자 뒤에 서 있는다.

움직임 및 평가 환자의 몸쪽 손은 골반을 고정시키고 원위쪽 손은 외측 대퇴과 위에 저항을 제공한다.

- 5등급: 최대의 저항을 이기고 움직임을 완수
- 4등급: 강한 저항을 이기고 움직임을 완수
- 3등급: 저항 없이 움직임을 완수
- 2등급: 저항 없이 다리를 편 상태로 반듯이 누운 상태에서 움직임을 완수. 치료사가 마찰을 피하기 위해 테이블 위로 발꿈치를 들어 올림.
- 1등급: 움직임없는 근육 활동
- 0등급: 근육 활동 없음

주근육 중둔근
소둔근

보조근육 대둔근의 두개섬유
대퇴근막장근
봉공근(Sartorius)

주신경 상전신경(L4-S1) (Superior gluteal nerve)

고관절 내전(HIP ADDUCTION)

환자 자세 검사할 다리를 검사하지 않는 다리 밑에 두고 측면으로 눕는다.

치료사 자세 환자 바로 뒤에 선다.

움직임 및 평가 치료사의 몸 중심쪽의 손으로 환자의 검사하지 않는 다리를 잡고 원위쪽의 손으로 내측 대퇴과에 저항을 준다.

- 5등급: 최대의 저항을 이기고 움직임을 완수
- 4등급: 강한 저항을 이기고 움직임을 완수
- 3등급: 저항 없이 움직임을 완수
- 2등급: 저항 없이 다리를 편 상태로 반듯이 누운 상태에서 움직임을 완수. 치료사가 마찰을 피하기 위해 테이블 위로 발꿈치를 들어 올림.
- 1등급: 움직임 없는 근육 활동
- 0등급: 근육 활동 없음

주근육 대내전근 박근
장내전근 골근
소내전근

보조근육 외폐쇄근 대둔근의 미골부 섬유

주신경 폐쇄신경(L2-4) 대퇴신경(L2-3; 치골근)

특수 검사 SPECIAL TEST

10장(특수 검사)에서 언급되었듯, 많은 경우, 치료사는 환자의 고통에 대한 차별적인 진단과 관련하여 특수 검사 결과에 대한 성취와 해석에 지나치게 의존한다. 특정 병리학을 용인(또는 진단을 돕기 위한)하기 위한 특수 검사의 사용은 검사 과정 시 이 시점에서 발생해야 한다. 또한 치료사는 이 검사 이전에 환자의 프리젠테이션에 대한 더 명확한 그림을 가지고 있어야 하며 환자의 고통의 진단과 관련하여 특수 검사 결과에 최소한으로 의존해야 한다.

고관절을 검사할 때, 치료는 관련 구조로부터 나오는 환자의 고통의 잠재적인 기여를 배제해야 한다. 요통과 천장관절 또는 골반대가 가장 심하다. 부상자 분류와 심사에 대한 장을 참고하도록 한다. 고관절의 다양한 병리학을 용인하기 위한 구체적 검사는 다음에 검사 설명과 함께 나타나 있다. 치료사는 많은 고관절의 특수 검사에 대한 임상적 적용 가능성이 제약되는 것에 대한 연구 결과들과 관련하여 주의를 해야 한다.[109, 138,139] 특수 검사들은 전체 검사에 있어서 매우 작은 요소임을 기억해야 한다. 특별 검사의 결과에만 의존하는 것은 부적절한 임상적 실천이다.

특수 검사 색인

정렬

실제 다리길이 차이

다리길이 불일치

크레이그 검사(Craig's test)

근 기능장애

둔부 건병증(Gluteal tendinopathy)

트렌델렌버그 사인 (Trendelenburg's sign)

고관절 내전 저항 검사(Resisted hip abduction test)

외측 역회전 저항 검사(Resisted External Derotation Test)

피버 검사(페트릭 검사) (FABER TEST)

이상근증후군(Piriformis Syndrome)

이상근징후군(FAIR test) (Piriformis Syndrome(FAIR Test))

만성 사타구니 증후군(Sport-Related Choronic Groin Pain)

한측 내전 검사(Single Adductor Test)

스쿼즈 검사(Squeeze test)

양측 내전 검사(Bilateral Adductor Test)

햄스트링 손상(Hamstring Injury)

Puren-Orava Test

슬괵근 구축 검사(Bent knee Stretch Test)

수정된 슬괵근 구축검사

신발 벗기 검사(Taking off the shoe Test)

근길이 검사(Muscle length Testing)

토마스 검사(Thomas Test)

오버 검사: 장경대(Ober's test: IT band)

인대 이완(Ligamentous Laxity)

다이얼 검사(Dial Test)

장축 대퇴 신연 검사(Long axis-Femoral Distraction Test)

로그 롤검사

내전-신전-외회전 검사(Abduction-Extension-External Rotation Test)

관절 내의 병리학(Intra-Articular Pathology)

굴곡-외전 검사(병리적인 변화 결정) (Flexion-Abduction Test(detecting pathologic changes))

피버 검사(Faber test(Patrick's test, Figure-four test))

고관절 스코어 검사(Hip scour test)

인대 파열 검사(인대 파열을 결정) (Ligamentum teres test(Detection of torn ligamentum teres))

둔부 골관절염(Hip Osteoarthritis)

트렌델렌 검사(Trendelenburg's sign)
고관절 외전 저항 검사(Resisted hip abduction test)
피버 검사(Faber test)

충돌 또는 비구순 파열(Impingement or labral tear)

대퇴골 관절순 검사(Femoral acetabular test)
굴곡-내전-축 압박 검사(Flexion-adduction-axial compression test)
내회전-굴곡-축압 검사(Internal rotation-flexion-axial compression test)
굴곡-내회전 검사(Flexion-IR test)

고관절 이형성(Hip Dysplasia)

수동고관절 내전 검사(Passive hip abduction test)

정렬

실제 다리 길이 차이 (TEST FOR TRUE LEG LENGTH)

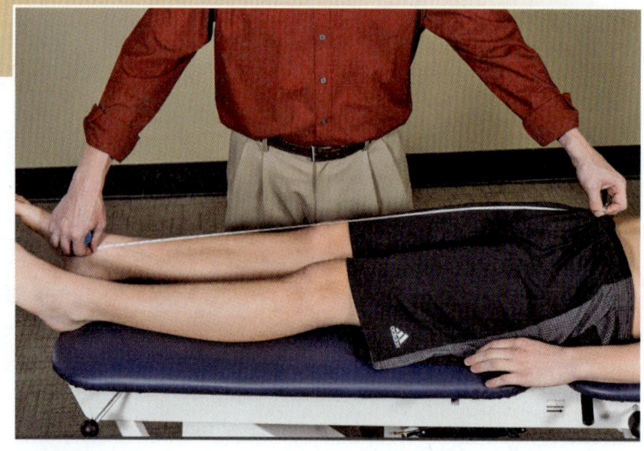

그림 24.25

환자 자세 양쪽 다리를 펴고 팔은 편안히 두고 바로 누운 자세. 양쪽다리는 외전 또는 내전과 외회전과 내회전은 같은 각도가 나와야 한다. 환자는 또한 테이블 위에 쭉 뻗은 상태로 한다.

치료사 자세 측정하고자 하는 다리 옆에 선다.

움직임 전상장골근(ASIS)부터 원외 과(Distal malleous)까지 같은 장소에서 측정한다.

평가 치료사는 측면에서 측면으로 비교를 실시한다. 실제 다리 길이 불일치는 양쪽 무릎을 풀고 양발을 테이블 위에 놓은 자세로 누웠을 때 더 잘 평가된다. 이 자세에서, 치료사는 무릎이 같은 높이에 있는지 관찰한다. 만약 무릎이 더 긴 측면으로 더욱 확장이 된다면(두개골에서 미골), 이 짧음은 대퇴부의 길이의 차이에서 기인한다고 제시될 수 있다. 만약 무릎이 짧은 면에서 더 낮다면(수직으로), 다리 길이에서의 차이는 경골에 기인한다고 제시될 수 있다.

통계 다양한 연구와 통계적 분석에서 신뢰도는 좋음에서 훌륭함까지 나타났다.[140-142] 하지만 병리학과의 상관관계는 거의 없었다.[143-146]

참고 1cm에서 1.5cm의 차이는 정상으로 여겨지지만 여전히 증상의 원인이 될 수 있다.

명백한 다리 길이 불일치 (APPARENT LEG LENGTH DISCREPANCY)

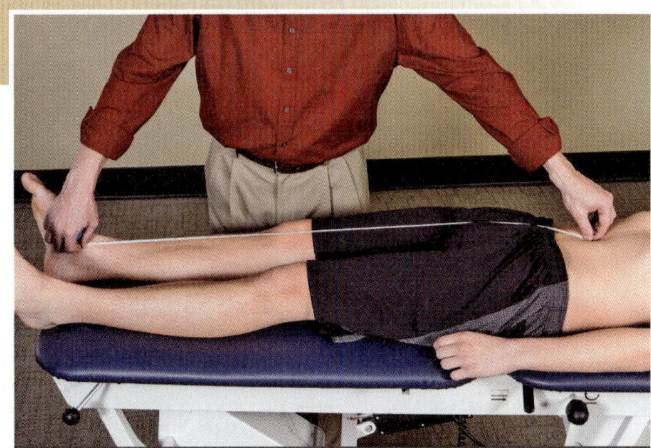
그림 24.26

환자 자세 양쪽다리를 펴고 팔의 긴장을 푼 상태로 눕는다. 양쪽 다리는 안전성을 위해 같은 외전 또는 내전과 내부 또는 외부 회전을 취해야 한다. 환자는 테이블에 곧게 누워야 한다.

치료사 자세 측정될 다리 옆에 서 있는다.

움직임 치료사는 양측의 배꼽에서 내측 복사까지 측정한다.

평가 측정에서의 차이는 명백한 다리 길이의 차이를 나타낸다.

통계 NR

참고 이 검사는 실제 다리 길이 불일치가 배제된 후 시행된다.

Craig's Test 크레이그 검사(CRAIG'S TEST)

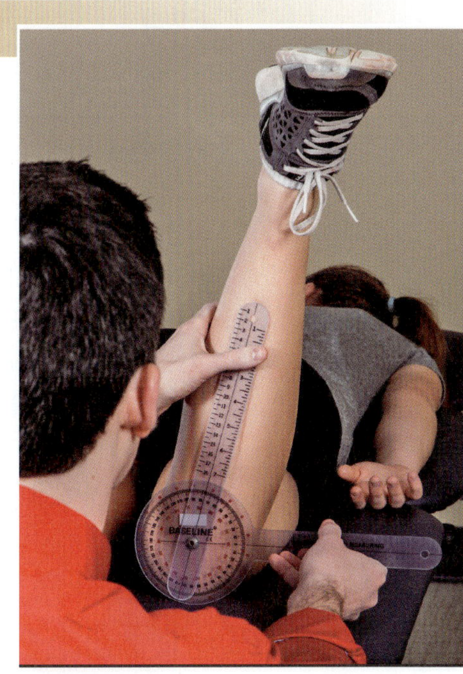

그림 24.27

환자 자세 무릎을 90°로 구부린 상태로 엎드린다.

치료사 자세 평가될 엉덩이 옆에서 있거나 앉는다.

움직임 치료 사는 대퇴골의 대전자의 뒤쪽을 촉진시킨다. 그러면 대전자가 검사 테이블과 평행이 되거나 가장 측면까지 이것이 도달할 때까지 엉덩이는 수동적으로 내부와 외부로 돈다 각도는 각도계로 측정된다.

평가 전념(anteriotorsion)의 각도는 정지된 팔을 테이블에 평행하게(수평으로) 하고 앞쪽 발목의 중간을 통과해 경골을 따라 각도계의 이동된 팔을 평행하게 한 상태로 대퇴골에서 내부적/외부적 회전의 각도를 측정함으로써 평가될 수 있다. 앞쪽에서의 뒤틀림의 정상범위는 외부 회전의 10°에서 15°이다. 전념은 정상범위보다 큰 모든 각도이고 후념은 이 정상 범위보다 작은 모든 각도를 말한다.

통계 신뢰성: $ICC_{(2,1)}$ = 0.45(0.10; 0.70)[147]

이 측정은 MRI를 가지고 정확하게 측정한다. 넓은 신뢰구간(Cis)과 임상적인 효율적인 질문을 한다.[148]

근기능장애: 둔부 건병증(Gluteal tendinopathy) 또는 대전자 통증 증후군

트렌델렌버그사인(TRENDELENBURG'S SIGN)

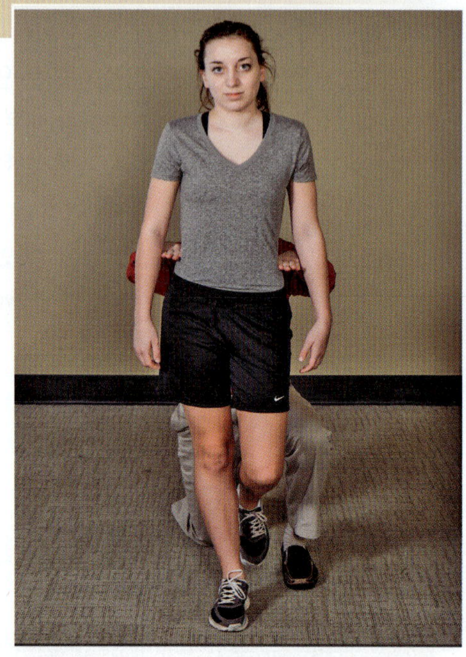

그림 24.28

환자 자세 양쪽 하지 서있는 상태

치료사 자세 환자의 관찰하고자 하는 자세 뒤에 서 있는다.

움직임 한쪽 하지는 서 있는 것으로 보여진다. 치료사가 기울어진 골반을 관찰한다. 손상을 받은 다리로 서있을 때 반대측 골반이 내려간다.

통계

- 통계분석: SN 61(46–75), **SP 92(83–97)**, **+LR 6.83**, –LR 0.25, 78명을 대상으로 3가지 연구들을 하였다.[109]
- SN 73(NR), SP 77(NR), +LR 3.2, –LR 0.4, QUADAS 10, GTPS로 계속적인 임상적 특징을 갖은 24명의 환자 연구에서는(36–75세 평균나이; 24명의 여성; mean duration of symptoms NR), MRI를 참고 기준으로 하였다.[149]
- SN 24(5–57), **SP 94(53–100)**, **+LR 3.6**, –LR 0.82, QUADAS 12, 한쪽의 고관절 통증이 있는 환자 40명의 연구에서는(54.5±9.5세; 37세의 여성; 증상의 변화 기간; 적어도 1년 미만에서 최대 5년 이상) MRI를 참고 기준으로 하였다.[150]
- **–SN 97(NR)**, **SP 96(NR)**, **+LR 24.3**, **–LR 0.03**, QUADAS 10, 잘 회복않은 GTPS가 있는 17명의 환자 연구에서는(68.1±10.8세; 15명의 여성; 증상 기간 평균은 13±10.5달), 그리고 MRI나 수술을 참고 기준으로 하였다.[151]
- SN 55(NR), SP 70(NR), +LR 1.83, –LR 0.82, QUADAS 10, 건강한 성인 20명과 방사선 사진술에서 고관절에 OA(퇴행성 관절)이 있는 환자는(50.4–53.4세의 평균나이; 각 그룹에서 10명의 여성들; mean symptom duration NR) 방사선 사진을 참고 기준으로 하였다.[88]

외적인 역회전 저항 검사(RESISTED EXTERNAL DEROTATION TEST)

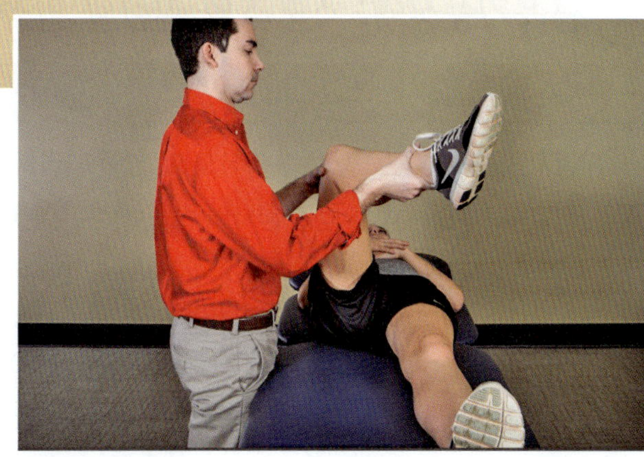
그림 24.29

환자의 자세 반드시 누운 자세로, 고관절 굴곡 90°와 외회전

치료사 자세 검사를 받는 환자의 다리 옆에 서서 통증 완화를 위해 약간의 외회전을 한다(통증이 있는 경우).

움직임 환자는 적극적으로 다리를 중심위치로 유지한다(다리의 축을 따라 놓는다). 저항에 대항하여. 검사 결과가 (-)인 경우, 치료사는 환자를 편안하게 누운 자세에서 다시 고관절을 신전한 상태에서 90° 굽힌다.

평가 A(+) 검사는 환자의 고통스러운 통증을 자발적으로 재현하는 것이다.

통계 SN 88(NR), SP 97(NR), +LR 32.6, −LR 0.12, QUADAS 10, 난치성 GTPS 환자 17명(평균 나이 68.1±10.8세, 여성 16명, 평균 증상 지속 기간)과 MRI의 참고 표준[151]

고관절 외전 저항 검사(RESISTED HIP ABDUCTION TEST)

고관절염에 대한 설명을 참고하라.

피버 검사(FABER TEST)

관절 내의 병리학에 대한 설명을 참고하라.

근육기능장애: 이상근증후군

이상근증후군 (PIRIFORMIS SYNDROME(FAIR TEST))

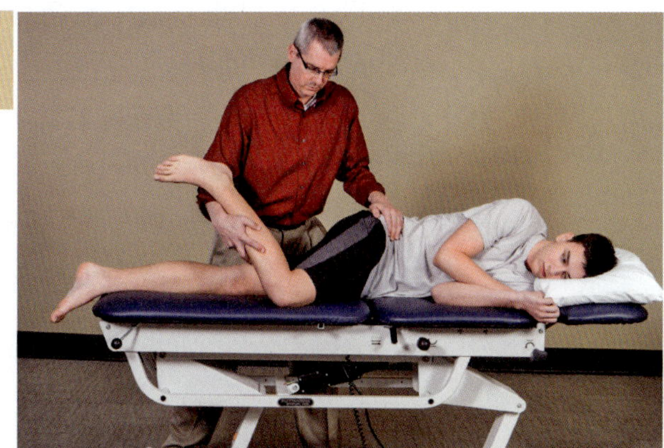
그림 24.30

환자의 자세 엉덩이와 무릎이 약간 반대쪽으로 구부려 안정성을 유지한다. 몸통은 정상적인 자세로 정렬되어 있다.

치료사 자세 환자의 엉덩이 위치 바로 뒤에 서 있는다.

움직임 검사자는 환자의 정강이를 붙잡고 다리를 굴곡위치, 내전, 내회전 위치를 검사한다. (FAIR) Fishman과 동료들(2002)은 나중에 굴곡을 한 무릎과 정강뼈의 아래쪽으로 수동 이동 압력된 것을 추가 설명하였다.[152]

평가 A(+) 검사는 환자가 겪는 통증을 재현하는 것이다.

통계 733다리(평균 연령, 성별 및 증상의 지속 시간)를 포함한 918명의 연속적인 환자(1,014다리)의 샘플에서 SN 88(NR) SP 83(NR) +LR 5.2, −LR 0.14 QUADAS 8 및 H 반사 시험 기준 표준[152,153]

근육기능장애: 스포츠와 관련된 만성통증

단순 내전 검사(SINGLE ADDUCTOR TEST)

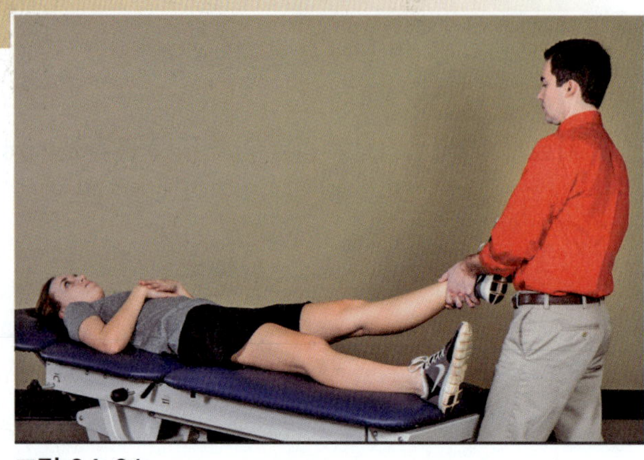

그림 24.31

환자의 자세 반듯이 누운 자세에서 양쪽 다리를 벌림

치료사 자세 평가 받을 환자의 발 앞에 서 있는다.

움직임 검사자는 평가하기 위해 다리를 수동으로 다리를 30° 구부린다. 환자는 시험 대상 다리를 외전하려는 검사자의 시도에 저항하고, 그 옆에 모음 근육을 효과적으로 수축시킨다.

평가 A(+) 검사는 환자가 겪는 통증을 재현하는 것이다.

통계 만성 사타구니 통증(평균 연령 및 증상의 지속 시간 NR; 모두 남성)을 갖는 89명의 호주 축구 선수의 연구에서 SN 30(NR), SP 91(NR) +LR 3.3, -LR 0.66, QUADAS 7 MRI를 기준 표준[27]

스퀴즈 검사(SQUEEZE TEST)

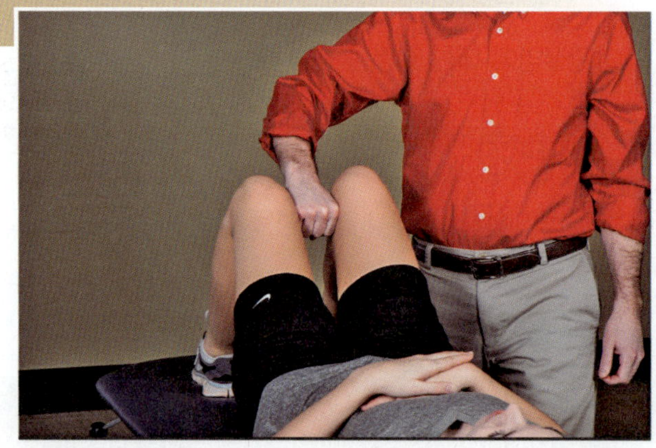

그림 24.32

환자 자세 이 누운 자세에서 양쪽 고관절이 45° 굽힘 무릎이 90° 굽힘 양쪽 다리가 평평하게 한다.

치료사 자세 환자의 양 무릎에 서서 무릎 사이에 주먹을 넣는다.

움직임 환자는 주먹을 최대한 수축하라는 메시지가 두 다리의 내전근을 동시에 닫아야 효과적이다.

평가 검사는 환자가 겪는 통증을 재현하는 것이다.

통계 만성 사타구니 통증(평균 연령 및 증상의 지속 시간 NR, 모두 남성)을 갖는 89명의 호주 축구 선수의 연구에서 SN 43(NR), SP 91(NR), +LR 4.8, - LR 0.63 QUADAS 7 MRI의 기준 표준[27]

양측성 내전 검사 (BILATERAL ADDUCTOR TEST)

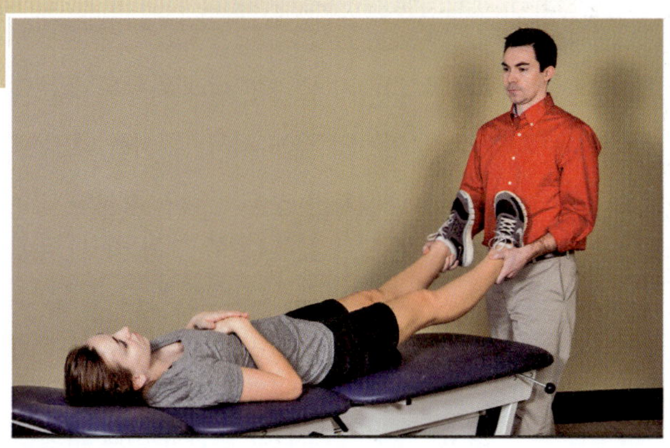
그림 24.33

환자 자세 반듯이 누운 자세에서 양측의 다리를 벌림

치료사 자세 환자의 양측 발쪽에 서서 환자와 직접 마주 한다.

움직임 검사자는 환자의 다리를 수동적으로 30° 굽힌다. 환자는 양쪽의 내전 근육을 동시에 수축 하도록 요청받아, 양쪽다리를 함께 모으려고 한다.

평가 A(+) 검사는 환자가 겪는 통증을 재현하는 것이다.

통계 만성 사타구니 통증(평균 연령 및 증상의 지속 시간 NR, 모두 남성)을 갖는 89명의 호주 축구 선수의 연구에서 SN 54(NR), SP 93(NR), +LR 7.7, −LR 0.49, QUADAS 7 MRI의 기준 표준[27]

근육 기능장애: 슬괵근 손상

PURANEN-ORAVA TEST

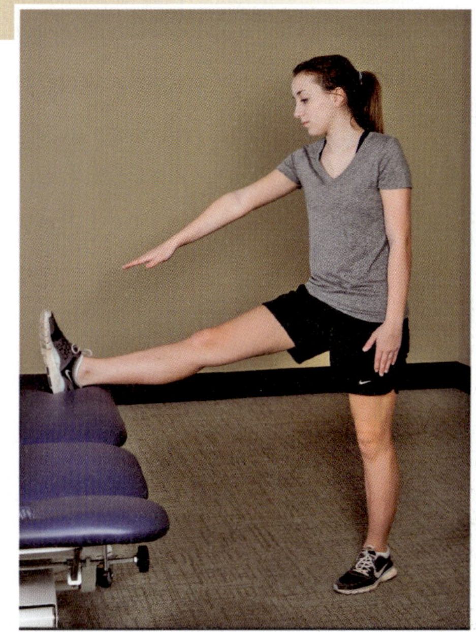
그림 24.34

환자 자세 서있는 자세

치료사 자세 환자의 편에 서 있는다.

움직임 환자는 서있는 자세에서 고관절 굴곡을 약 90°한 상태에서 적극적으로 슬괵근을 늘리고, 무릎은 완전히 신전 상태로 단단한 지지 표면 위에 발을 딛는다.

평가 A(+) 검사는 환자가 겪는 통증을 재현하는 것이다.

통계 15개월 평균 증상 지속 기간(평균 나이 22.8±2.3세, 여성 12명, 증상 지속 기간 15.0±7.2개월) 46명과 무증상 선수 46명을 대상으로 실시한 연구에서 SN 76(61−87), SP 82(68−92), +LR 4.2, −LR 0.29, QUADAS 8, MRI의 기준 표준.[154]

슬괵근 구축 검사(BENT KNEE STRETCH TEST)

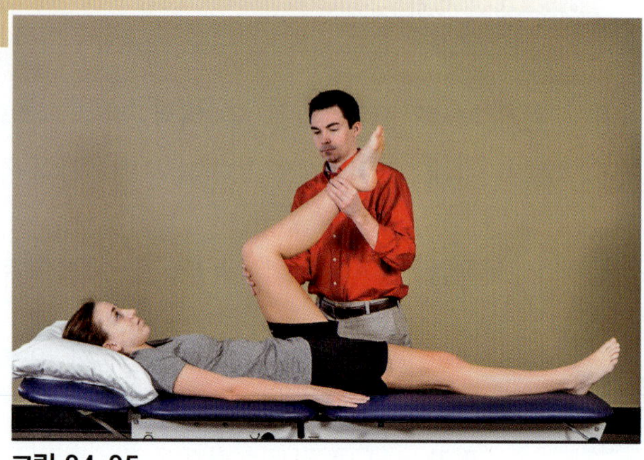

그림 24.35

환자 자세 다리가 편안한 상태로 누워 있는다.

치료사 자세 환자의 옆에 서서, 환자를 대면한다.

움직임 검사자는 발꿈치 뒤의 증상이 있는 다리를 손으로 잡고(왼쪽 그림 참고) 무릎을 다른 손으로 잡는다(오른쪽 그림 참고). 검사자는 엉덩이와 무릎을 최대한 구부리고 무릎을 천천히 신전한다.

평가 A(+) 검사는 환자가 겪는 통증을 재현하는 것이다.

통계 15개월 평균 증상 지속 기간(평균 나이 22.8±2.3세, 여성 12명, 증상 지속 기간 15.0±7.2개월) 46명과 무증상 선수 46명을 대상으로 실시한 연구에서 SN 84(71–93), SP 87(73–95), +LR 6.5, –LR 0.18, QUADAS 8, MRI의 기준 표준.[154]

수정된 무릎 굽힘 스트레칭 검사(MODIFIED BENT KNEE STRETCH TEST)

환자 자세 다리가 편안한 상태로 누워 있는다.

치료사 자세 환자의 옆에 서서, 환자를 대면한다.

움직임 검사자는 한쪽 손으로 발 뒤꿈치를 잡고 한쪽 손으로 무릎을 꿇고 한쪽 손을 잡는다. 검사자는 엉덩이와 무릎을 최대한 구부린 후 무릎을 빠르게 회전시킨다. 이 검사는 움직임이 빠르다는 점을 제외하고 이전 검사와 비슷하다.

평가 A(+) 검사는 환자가 겪는 통증을 재현하는 것이다.

통계 15개월 평균 증상 지속 기간(평균 나이 22.8±2.3세, 여성 12명, 증상 지속 기간 15.0±7.2개월) 46명과 무증상 선수 46명을 대상으로 실시한 연구에서 SN 89(79–96), SP 91(79–97), +LR 9.9, –LR 0.12, QUADAS 8, MRI의 기준 표준.[154]

신발 벗기 검사(TAKING OFF THE SHOE TEST)

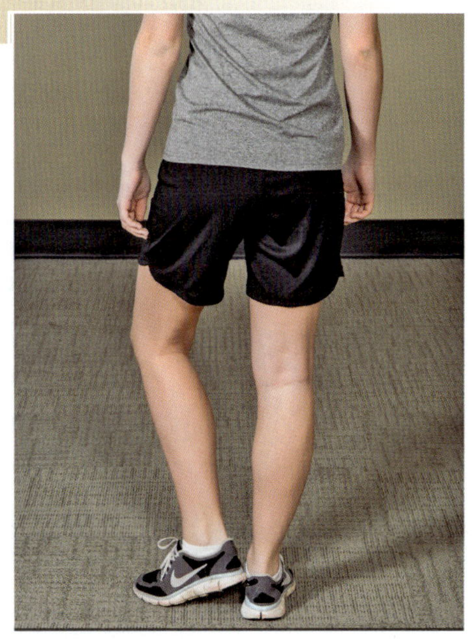

그림 24.36

환자 자세 서있는 자세

치료사 자세 검사할 환자의 측에 서 있는다.

움직임 환자는 다른 신발을 사용하여 영향을 받은 측면 신발을 벗어야 한다. 이 행동 중 영향을 받은 다리 쪽에는 엉덩이에서 약 90°의 외회전과 무릎에서 20°에서 25°의 굽힌다.

평가 A(+) 검사는 환자가 겪는 통증을 재현하는 것이다.

통계 증상이 있는 전문 축구 선수 140명(연령대는 17-33세, 모두 남성이었고, 증상의 지속 기간은 0-42일), SN 100(97-100), SP 100(97-100), +LR 280, -LR 0.0, QUADAS 6, 미국 표준 기준[155]

근육의 길이 검사

토마스 검사(THOMAS TEST)

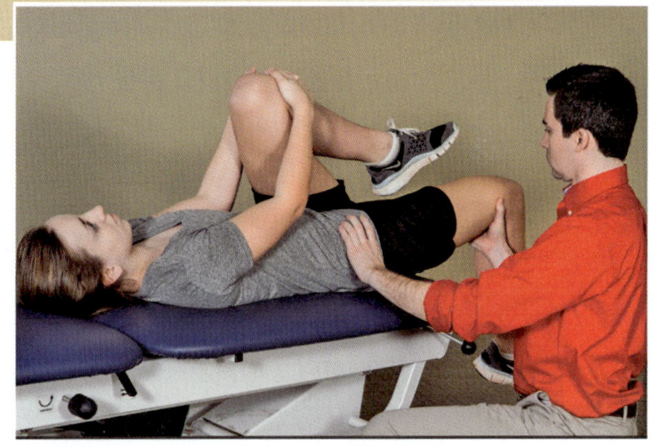

그림 24.37

환자 자세 테이블 끝 부분에 누워, 검사하지 않은 다리(그림과 같이 왼쪽)를 구부린 자세로 잡고 있는다.

치료사 자세 검사할 다리 옆에 서 있거나 무릎을 꿇는다.

움직임 검사자는 검사할 다리를 수동적으로 신전한다(오른쪽 그림 참고).

평가 허벅지 뒤쪽이 테이블에 닿아야 한다. 그렇지 않으면 장요근 단축이 존재한다. 고니오미터의 고정 축은 몸통과 평행하게 정렬되어 있으며, 고관절 중앙이 있는 축과 무릎의 외측 관절융기로 기준점을 사용하여 움직이는 팔이 넓적 다리와 평행하게 뻗는다. 관절순 파열의 경우, a(+) 검사 중 아픈 부위의 통증을 재현하는 검사이다.

통계 (유일한 관절순 파열 병리학) 난치성 고관절 통증이 있는 59명의 환자를 대상으로 조사한 결과(평균 35세, 평균 연령 37세, 여성 32명, 평균 증상 지속 기간 NR), SN 89(NR), SP 92(NR), +LR 11.1, -LR 0.12 QUADAS 10, 관절경 검사 기준.[14]

참고
- 검사자는 몸 중심에 가까운 손을 사용하여 요추 위치를 모니터링 할 수 있다. 요추는 테이블과의 접촉을 유지해야 한다. 환자는 증가된 요추 전만증 또는 전방 골반 경사를 보상할 수 있다.
- 어떤 특정 구조에 결함이 있는지를 확인하기 위해 고관절 신전이 0° 미만이면, 이것은 긴장된

장요근을 나타낸다. 이 행동 중 무릎의 동시에 신전은 대퇴직근의 긴장을 나타낸다.

- 허리의 신전은 골반의 위치를 바꿀 수 있다.
- 수정된 접근 방식을 사용하여 검사 중에 후방의 안정적인 자세를 유지할 수 있도록 유도하는 자세를 취한다.

오버 검사: 장경인대 (OBER'S TEST: ILIOTIBIAL BAND)

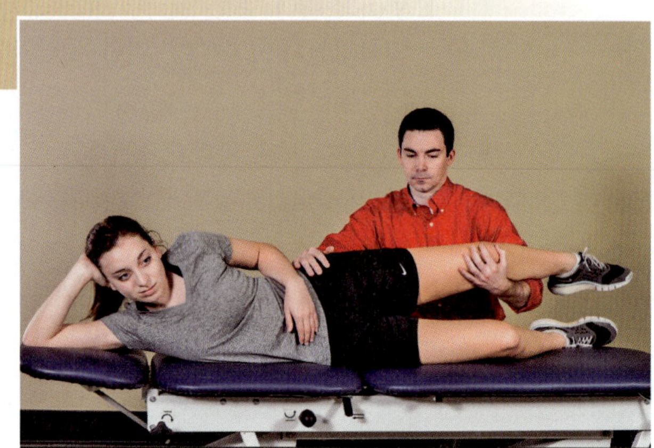

그림 24.38

환자 자세 검사하는 측면의 옆으로 누워야 한다. 몸통과 몸 전체의 회전을 방지하고, 더 안정된 기반을 제공하기 위해 아래쪽 다리를 구부려야 한다. 몸은 평면상 정렬에 가지런히 있어야 하며, 회전 또는 고관절 굴곡을 허용하지 않는다.

치료사 자세 환자의 바로 뒤에서, 오른손(오른쪽 그림과 같이) 평면상 정렬이나 회전에서 기울어지지 않도록 골반을 안정화시킨다. 뒤쪽의 손(왼쪽 그림과 같이)은 무릎 아래로 당긴다.

움직임 검사자는 환자가 체간에서 회전할 수 없도록 하기 위해 평면상 정렬을 유지한다. 검사자는 동측의 고관절을 안정시키고 무릎 바로 아래에 환자의 다리를 잡는다. 환자의 무릎은 20° 굽힘과 엉덩이는 외회전을 해야 한다. 검사자는 고관절의 안정성을 유지하면서 환자의 다리를 늘려 서서히 내려가야 한다.

평가 치료사는 객관적인 측정을 위해 무릎 안쪽 관절융기에서 테이블까지의 거리를 측정한다. 비교는 좌우로 이루어진다. 켄달(kendall)은 넓적다리가 수평보다 10° 떨어졌을 때 보통의 측정값으로 설명하였다. 이 수준을 능가하는 것은 장경 인대의 조임 상태를 나타낸다.

통계

- 제한되고 고통스러운 결과: 84명의 환자, 관절염 환자 및 GTPS 환자(67%의 환자; 41명은 GTPS 환자 평균 연령은 53.8세, 여성은 38명, 증상의 평균 기간은 3~24개월), SN 41(26–58), **SP 95(75–100)**, **+LR 8.2**, –LR 0.62, QUADAS 10, GTPS 정의 고관절 OA 및 연속 US 가이드 국소 마취제 주입을 기준 표준으로 제거하는 방사선 사진.[157]
- 신뢰도
  - ICC(고니오미터) = 0.82–0.92[158]
  - (경사계) = 0.94[159]
  - (경사계) = 0.91[160]

인대의 느슨함

다이얼 검사(DIAL TEST)

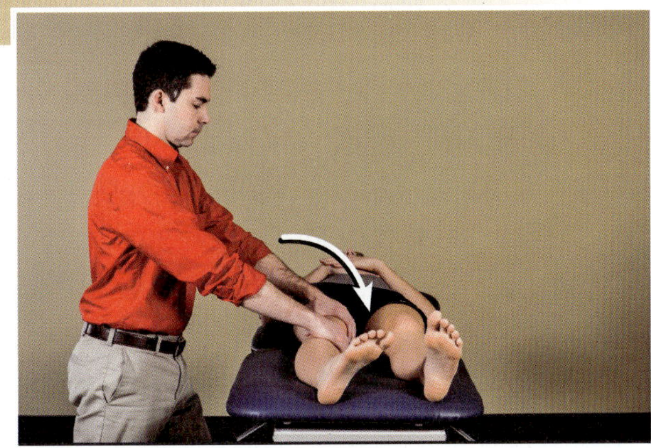

그림 24.39

환자 자세 반듯이 누운 자세에서 양쪽 다리를 펴고 팔을 푼 상태

치료사 자세 검사와 다리의 측면에 서서 환자와 대면한다.

움직임 고관절이 중립적으로 굴곡 및 신전 그리고 내전과 외전인 자세로 검사자는 환자의 다리를 잡고 수동적으로 대퇴골과 경골를 내회전한다. 다리를 풀었을 때 외회전은 허용된다.

평가 검사자는 양측의 관절가동범위 차이와 소리를 평가해야한다. A(−) 다이얼 는 검사 측정된 다리의 45° 이하의 외회전을 구성하고, 수동적인 외회전이 45° 보다 큰 환자는 A(+) 다이얼 검사가 있는 것으로 간주한다.

통계 NR

참고 이 검사를 통해 근육질의 보호와 가능한 근골격계 질환의 가능성을 인정해야 한다.

로그 롤 검사 – 통나무 구르기 (LOG ROLL TEST)

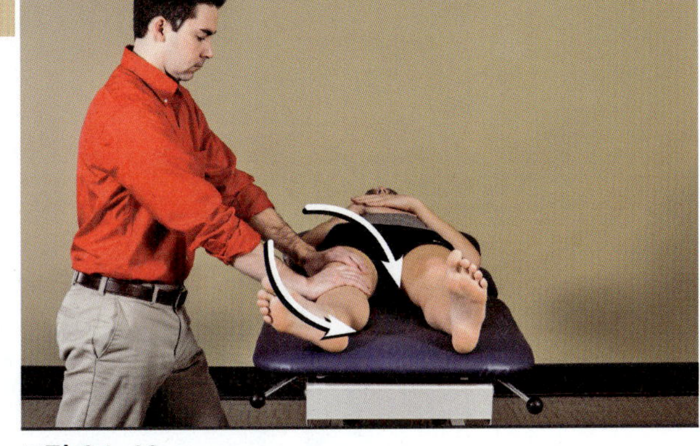

그림 24.40

환자 자세 반듯이 누운 자세에서 양쪽 다리를 풀고 편안한 자세로 호흡

치료사 자세 검사할 다리의 측면에서 환자와 대면한다.

움직임 엉덩이가 중립적으로 굴곡 및 신전 그리고 내전과 외전인 자세로 환자의 다리를 수동적으로 내회전과 외회전으로 돌린다(그림 참고).

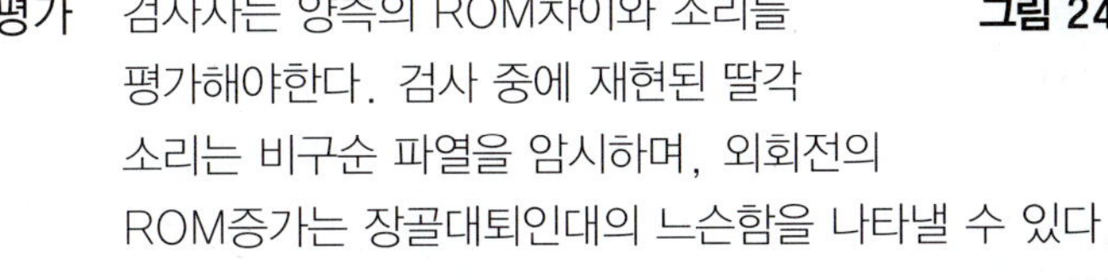

평가 검사자는 양측의 ROM차이와 소리를 평가해야한다. 검사 중에 재현된 딸각 소리는 비구순 파열을 암시하며, 외회전의 ROM증가는 장골대퇴인대의 느슨함을 나타낼 수 있다.

통계
- 평가자간 신뢰도: ICC = 0.63;[161] (κ) = 0.61[162]
- 이 검사를 통해 근육질의 보호와 가능한 근골격계 질환의 가능성을 인정해야 한다.

장축 대퇴골 신연 검사 (LONG-AXIS FEMORAL DISTRACTION TEST)

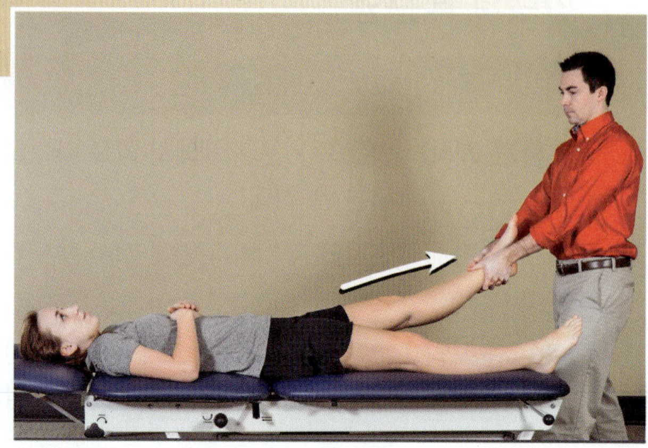

그림 24.41

환자 자세 바로 누운 자세에서 양팔과 다리가 양쪽으로 편안하게 신전상태

치료사 자세 테이블 밑에 서서 환자와 직접 마주 본다.

움직임 검사자는 환자의 다리가 엉덩이 30° 굴곡, 30° 외전, 10°에서 30° 외회전으로 당긴다. 검사자가 다리를 잡고 있는 동안 뒤로 기울이는 것이다.

평가 관절낭 이완을 가진 환자는 움직임을 증가시키면 불안감을 느낄 수 있다. 비교적 환자는 줄어든 움직임으로 인해 안정과 통증 완화를 느낀다.

통계
- NR
- 이 검사를 통해 근육질의 보호와 가능한 근골격계 질환의 가능성을 인정해야 한다.

외전-신전-외회전 검사 (ABDUCTION-EXTENSION-EXTERNAL ROTATION TEST)

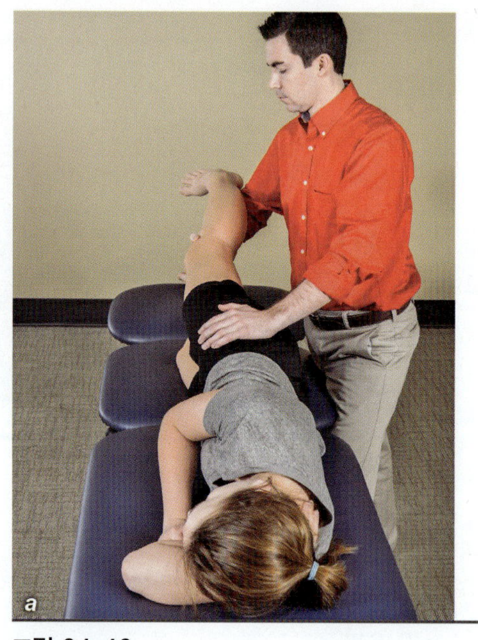

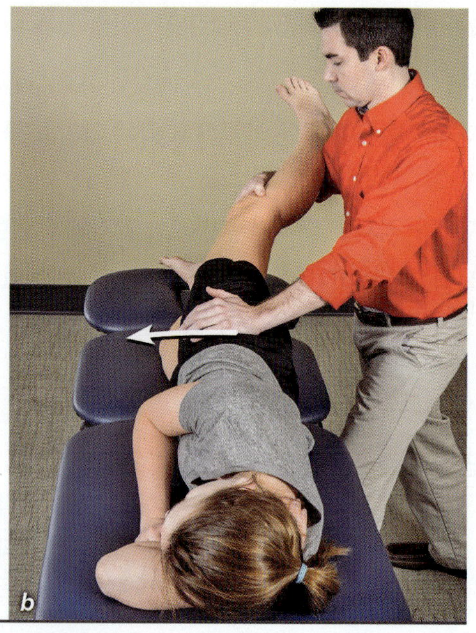

그림 24.42

환자 자세 옆으로 누워있는 상태, 몸통의 안정화를 위해 엉덩이와 무릎을 굽힌다.

치료사 자세 환자의 엉덩이 위치 뒤에 선다. 검사자는 환자의 다리를 손으로 무릎 아래쪽을 잡는다(오른쪽 그림 참고). 다른 손(왼쪽 그림 참고)은 대전자 바로 뒤쪽에 위치한다.

움직임 무릎은 똑바로 유지하고, 엉덩이 30° 외전과 중립 회전 그리고 10° 굽힘(a) 대전자를 앞으로 밀고, 다리를 후방으로 밀면서 외회전시킨다(b). 통증이나 불편함에 대한 불만을 재현한다.

평가 A(+) 검사는 다른 쪽과 비교하여 일치하는 통증의 재현 또는 이완 또는 ROM의 증가이다. A(+) 검사는 미세 불안정성, 과잉관절이완, 장골대퇴인대 손상, 전방 전립선과 비구형 전만 합병증과 연관될 수 있다.

통계
- NR
- 이 검사는 어깨관절 검사와 유사하다.

중요한 임상적 핵심

비평적인 임상 병리학

- 이 검사의 진단 정확도는 매우 제한적이다.
- 예를 들어, 다리 길이의 불일치는 임상적으로 관련이 있을 수도 있고 그렇지 않을수도 있으며, 결과는 이를 염두해 두고 해석되어야 한다.

굴곡-내전 검사(병리적인 변화 결정) (FLEXTION-ADDUCTION TEST(DETECTING PATHOLOGIC CHANGES))

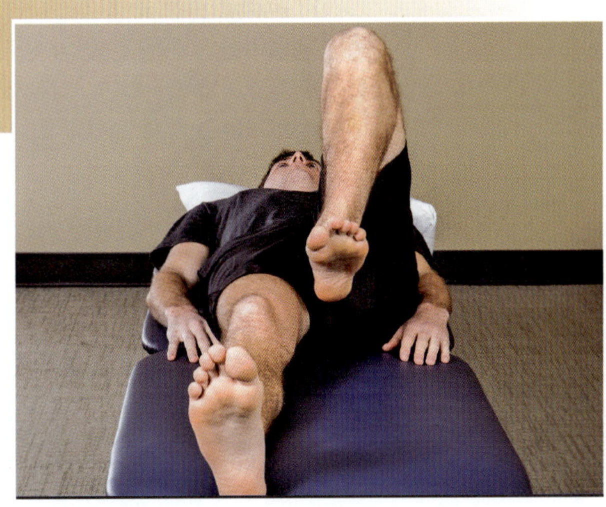

그림 24.43

환자 자세 바로 누운 자세에서 양측 다리가 신전이 되어있고, 팔이 이완된 상태

치료사 자세 환자와 직접 마주보며 양발 끝에 서서

움직임 고관절을 90° 굴곡하고 중립회전을 한다. 고관절에서 내전이 가능한 상태까지 허용된다.

평가 일반적인 모집단은 무릎이 반대쪽 어깨로 향해야 한다(오른쪽 그림 참고). 병리학적으로 다른 다리에 비해 낮은 내전이 발생한다(오른쪽 그림 참고).

통계 NR

고관절 스코어 검사(HIP SCOUR TEST)

영상 24.44 **web resource에서 이 검사에 대한 예시를 보여준다.**

환자 자세 바로 누운 자세에서 팔을 편안하게 하고 테이블의 가장자리 가까이에 위치

치료사 자세 환자의 쪽으로 향하도록 서서 직접 마주한다.

움직임 검사자는 굴곡과 내전(a)의 고관절 움직임에 대한 저항이 감지되거나 환자의 골반이 테이블에서 올려지기 시작할 때까지(안쪽 사면을 평가). 치료사는 굴곡의 저항을 유지하고 고관절을 외전 및 외회전으로 움직인다. (b)(바깥 사면 평가), 그리고 나서 두개의 완전한 아크를 통해 엉덩이를 가져온다. 만약 환자가 통증을 호소하지 않는다면, 치료사는 대퇴골의 장축 압박을 가하는 검사를 반복한다.

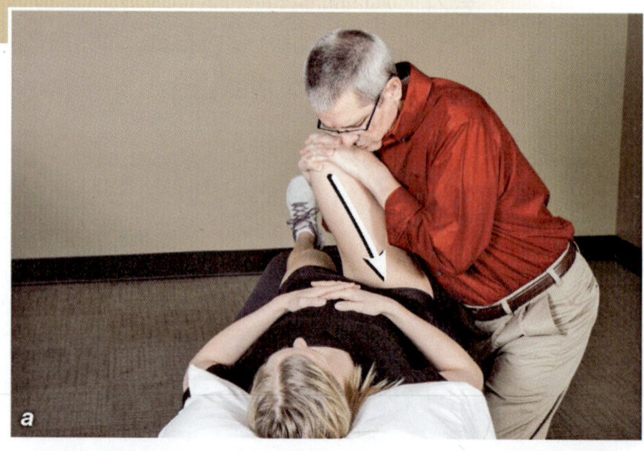

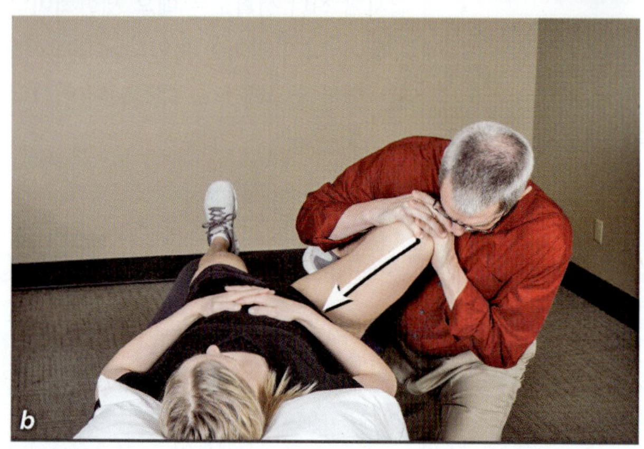

그림 24.44

평가 A(+) 검사는 통증이나 딸깍 소리를 반복하는 것을 의미한다.

통계
- 다양한 고관절 변증 환자(평균 나이 62세, 여성 30명, 평균 증상 지속 시간 NR)와 참고 관절 내 관절 엉덩이 주사 50명의 환자를 대상으로 한 연구에서, SN 50(26-74), SP 29(12-51), +LR 0.70, -LR 1.72, QUADAS 7[103]
- 스코어 검사의 신뢰성은 고관절 통증 평가에 좋았다(ICC 0.87, 0.96, 0.96).[163]

페트릭 검사(FABER TEST(PATRICK'S TEST, FIGURE-FOUR TEST))

환자 자세 바로 누운 자세에서 팔을 이완한다.

치료사 자세 환자에 측에서 직접 마주 한다.

움직임 검사자는 반대쪽 무릎에(왼쪽 그림과 같이) 검사할 다리의 발뒤꿈치를 둔다(오른쪽 그림). 검사할 다리를 안정시키면서 무릎 관절 위로 압력을 가해서 고관절을 수동적으로 외회전한다.

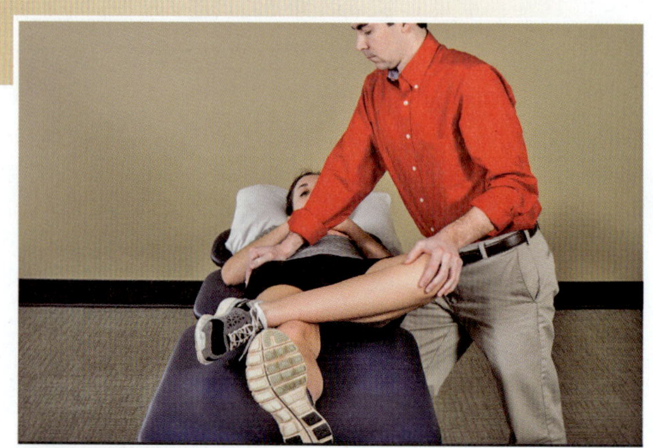

그림 24.45

평가 검사자는 병적 통증(병리학에 의해 좌우되는)뿐만 운동의 강도와 질을 검사로 찾아야 한다.

통계
- SN 81(57–96), SP 25(9–48), +LR 1.1, –LR 0.72, QUADAS 7, 다양한 엉덩관절 병리(평균 연령 60.2세, 여성 30명, 3–24개월의 평균 증상 지속 기간)를 지닌 50명의 환자를 대상으로 한 연구에서 참고 표준으로 관절 내 고관절 주사[103]
- SN 60(41–77), SP 18(7–39), +LR 0.73, –LR 2.2 QUADAS 9, 고관절 통증이 있는 환자 105명(평균 나이 42±15세, 여성 24명, 평균 지속 기간 1.9년), MRA 및 참고 표준으로서의 관절 내 주사[4]
- SN 42(NR), SP 75(NR), +LR 1.7, –LR 0.8, QUADAS 9, 이전에 비구 주위 절골 수술받은 18명의 환자 연구에서(17명은 관절순 파열, 평균 나이 32–56세; 16명은 여성; mean duration of symptoms NR), MRA를 참고 기준으로 하였다.[164]

큰돌기 통증 증후군(GTPS) SN 83(63–93), SP 90(68–99), +LR 8.3, –LR 0.19, QUADAS 10, GTPS환자 84명의(평균 연령 53.8세, 여성 38명, 증상 지속 기간 3~24개월) 등 84명의 환자를 대상으로 실시한 연구에서, 고관절 전치환술을 배제한 방사선 사진과 추후 미국(US)지침서에 유도된 국소 마취주사를 참고 표준으로 사용.[157]

GTPS 대 고관절염
- (+) 제한되고 고통스러운(외측 고관절통증) FABER 검사는 고관절염이 아닌 GTPS와 밀접하게 연관되어 있다(SN 81, SP 82, +LR 4.5, –LR 0.23).
- 신뢰도:
  - (κ) = 0.63(채점자간), % 일치도 = 84%[162]
  - ICC = 0.87(채점자간)[163]
  - ICC = 0.93(검사자간)[165]
  - ICC 움직임 평가 = 0.90; (κ) for end-feel = 0.47(검사자간)[166]
  - ICC = 0.66 그리고 0.74(검사자간)[167]
- FABER 검사는 MDC는 움직임의 차이가 8° 정도의 관절가동범위가 나타나고 통증이 MDC는 NPRS보다 1.6포인트보다 더 변화가 있다.[168]

인대 손상 검사(손상 인대 검사의 발견) (LIGAMENTUM TERES TEST(DETECTION OF TORN LIGAMENTUM TEST))

영상 24.46 **인터넷 지원으로 이 검사의 평가 방법을 볼 수 있다.**

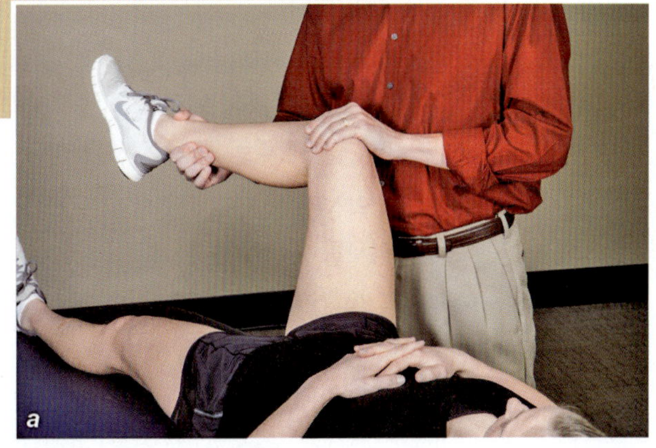

환자 자세 바로 누운 자세에서 시작하기 편안한 다리 상태

치료사 자세 검사할 환자의 측면에 직접 서 있는다.

움직임 검사자는 엉덩이를 완전히 구부린 후 70° 굴곡을 유지하며 30°를 신전한다(무릎 굽힘 90°). 그 후 고관절은 완전히 30° 굴곡되다가 일반적으로 30° 정도 굴곡이 된다. 그러면 다리가 수동으로 내부(a)와 외부적으로(b) 회전하여 사용 가능한 상태로 회전한다. 이런 다음 다리를 수동적으로 외전에서(a) 적용하고 안쪽으로 (b)를 사용하여 사용 가능한 상태로 회전시킨다.

평가 (+) 검사는 외회전 또는 내회전으로 인한 통증을 재현하는 것이다.

(계속)

통계 SN 90(81–96), SP 85(75–92), +LR 6.5, –LR 0.11 QUADAS 10, 75명의 연속 환자(평균 나이 34.2세, 여성 29명, 평균 3개월 이상 증상 지속) 및 수술 표준을 연구한 결과[169]

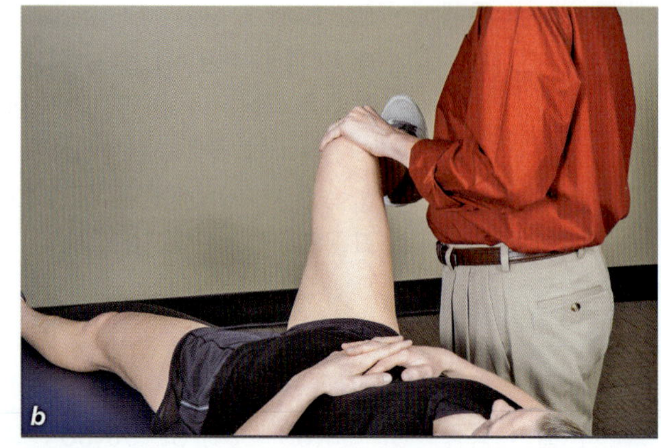

그림 24.46

고관절염

트렌델렌버그 징후(TRENDELENBURG's SIGN)

근육 기능 장애 섹션 참고: 고관절 건병증과 대전자 점액낭염 증후군

피버 검사(FABER TEST)

관절내의 병리학을 참고

고관절 외전 저항검사(RESISTED HIP ABDUCTION)

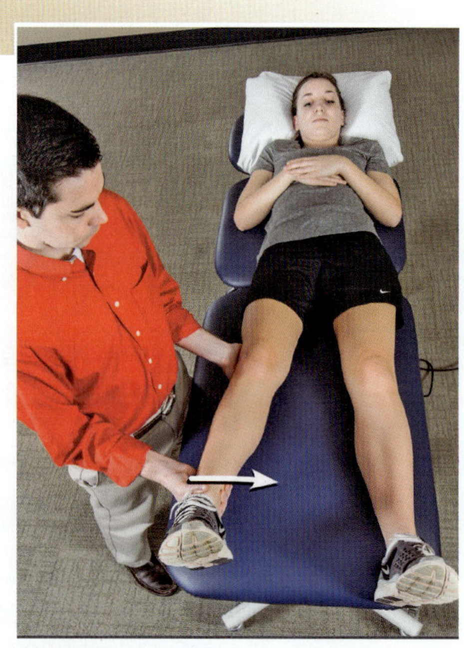

그림 24.47

환자 자세 바로 누운 자세에서 시작하기 편안한 다리 상태

치료사 자세 환자의 다리 측면에 서서 휴대용 동력계를 들고 서 있는다.

움직임 검사자는 휴대용 동력계를 사용하여 다리에 힘을 가하고, 고관절 외전에 힘을 가한다. 고관절 관절염을 평가할 때 수동 근육 검사를 한다.[88]

평가 취약점은 환자의 체중을 이용해 30%는 저항한 것을 검사를 통해 기록한다.

통계
- SN 35(NR), SP 90(NR), +LR 3.5, –LR 0.72, QUADAS 10, 건강한 성인 20명과 성인 20명(평균 나이 50.4–53.4세, 각 그룹당 10명, 증상 지속 기간)과 방사선으로 입증된 고관절염[88]
- 대전자 점액낭염 또는 GTPS 평가(동력계 제외): SN 71(51–87), SP 84(71–93), +LR 5.5, –LR 0.37, 두 연구에서 79명[109]

관절순 파열이나 찝힘

대퇴부 관골구 찝힘 검사(굴곡-내전-내회전 검사, FADDIR TEST) (FEMORAL ACETABULAR IMPINGEMENT TEST(FLEXION-ADDUCTION-IR TEST, FADDIR TEST))

영상 24.48 **인터넷 지원으로 이 검사의 평가 방법을 볼 수 있다.**

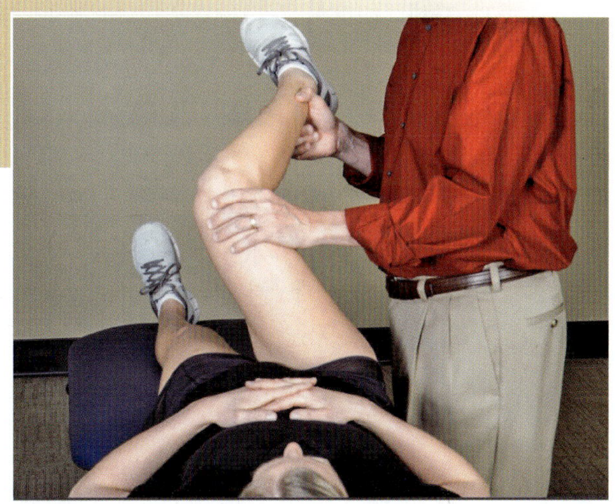

그림 24.48

환자 자세 바로 누운 자세에서 다리를 편 상태로 팔이 허리 옆에 이완된 상태

치료사 자세 환자를 직접 마주하고 평가하도록 다리 옆에 서 있는다.

움직임 처음부터 끝까지의 굴곡(일반적으로 90°)과 내전의 움직임은 처음에 표시된 대로 수행된다. 이런 다음 검사자는 과도한 압력으로 고관절 내전을 유지하며 동시에 내회전을 하는 움직임에도 지나친 압력을 유지한다.

평가 환자의 사타구니 통증과 또는 딸깍 소리를 내면 고관절 충돌 또는 비구순 파열을 암시한다. 결합된 움직임은 대퇴골두목의 접합부를 전상방 관절순과 절구어귀를 결합시킨다.[170] 이 결합된 운동은 대퇴골두의 인공 관절 및 또는 견봉의 전단력을 기계적으로 받쳐주는 원인이 될 수 있다.

통계

- 통계적 분석: **SN 94(88–97)**, SP 8(2–20), +LR 1.02, **−LR 0.48**, 128명의 환자를 대상으로 한 4개의 연구(MRA 참고 표준)[109]
- 통계적 분석: **SN 99(95–100)**, SP 7(0–34), +LR 1.06, **−LR 0.15**, 157명의 환자를 대상으로 한 2 개의 연구(관절 경 검사 기준)[109]
- **SN 99(NR)**, SP 25(NR), +LR 1.3, **−LR 0.04**, QUADAS 9, FAI 또는 비구순 파열(평균 연령 40.7세)을 가진 30명의 환자를 대상으로 하며, 기준 표준으로서 MRA 또는 CT스캔을 사용하여 3개월간의 평균 증상을 나타낸다.[171]
- SN 99(NR), SP 5(NR), +LR 1.0, −LR 0.2, QUADAS 8, 관절염 병력이 있는(평균 나이 37.6세, 여성 71명, 증상 지속 기간 21.6개월), MRA 및 관절 내시경 검사를 참고 표준으로 사용하는 101명의 환자에 대한 연구[172]
- SN 97(NR), SP 13(NR), +LR 1.1, −LR 0.23, QUADAS 7, 비구순 파열을 가진(평균 연령 40.2세, 여성 14명, 평균 증상 지속 기간 3.5년) 23명의 환자를 대상으로 수술을 참고 표준한 연구[173]
- SN 78(59–89), SP 10(3–29), +LR 0.9, −LR 2.2 QUADAS 9, 다양한 관절 내 병리학(평균 나이 42±15세, 여성 24명, 평균 지속 기간 1.9년)을 가진 105명의 환자에 대한 연구에서 MRA 또는 참고 표준으로서의 관절 내 주사[4]
- SN 97(NR), SP 4(NR), +LR 1.0, −LR 0.75, QUADAS 10, FAI 또는 비구순 파열(평균 나이는 16세, 여성은 30명, 증상 지속 기간은 3개월에서 3년 사이)을 가진 35명의 청소년 환자를 대상으로 MRI 또는 MRA를 기준으로 한 연구[174]
- SN 59(NR), SP 75(NR), +LR 2.4, −LR 0.55, QUADAS 9, 비구순 파열(20–56세의 연령 범위, 16명은 여성, 평균 증상 지속 기간은 NR), MRA를 기준으로 한 18명의 환자에 대한 연구[164]

굴곡-내회전 검사(FLEXIXON-IR TEST)

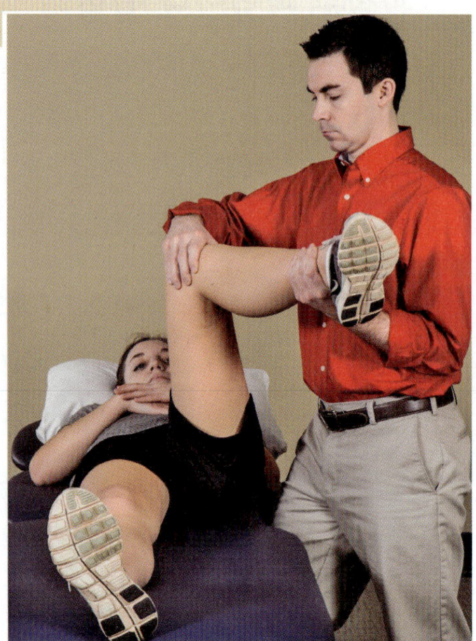

그림 24.49

환자 자세 바로 누운 자세에서 팔다리가 편 상태로 뻗어 있고 팔이 옆구리에 편안하게 놓여있는 상태

치료사 자세 환자와 마주보며 평가할 수 있도록 다리 옆에 서 있는다.

움직임 검사자는 환자의 발목을 잡고 필요하다면 환자의 무릎을 지지한다. 90°의 굴곡과 내회전의 최종 범위(지나친 범위)를 결합 운동이 수행된다.

평가 A(+)검사는 동일한 통증과 클릭을 동반한 통증을 유발한다. 충돌 시험과 마찬가지로, 사타구니에 통증이 생기면 퇴행성이고, 닳아 없어지며, 찢어지는 증상을 나타낸다.

통계

- 통계적 분석: **SN 96(82-100)**, SP 17(12-54), +LR 1.12, **-LR 0.27**, 42명의 환자와 3개의 연구를 하였다.[109]
- **SN 98(NR)**, SP 8(NR), +LR 1.1, **-LR 0.25**, QUADAS 11, 비구순파열(평균 나이 41세, 여성 13세, 평균 이상 증상 지속 시간)의 30명의 환자를 대상으로 하며, MRA를 기준으로 한 연구[175]
- **SN 97(NR)**, SP 25(NR), +LR 1.3, **-LR 0.12**, QUADAS 11, 관절순 파열이 있는 환자 30명의 연구에서(평균 나이 41세; 여성 13명; 평균 NR 증상 기간), 관절경을 참고 기준으로 한다.[175]
- **SN 94(NR)**, SP 13(NR), +LR 1.1, **-LR 0.46**, QUADAS 8, 관절순 파열이 있는 환자 10명 연구에서(평균 나이 28.7세; 여성 7명; 평균 증상 기간 2.9년), 그리고 관절경을 참고 기준으로 한다.[176]
- **SN 94(NR)**, SP 17(NR), +LR 1.1, **-LR 0.35**, QUADAS 9, 관절순 파열 10명의 연구에서(평균 나이 38.4세, 5명의 여성; NR 평균 증상 기간), 관절경을 참고 기준으로 한다.[177]

굴곡-외전-축 압박 검사(FLEXION-ADDUCTION-AXIAL COMPRESSION TEST)

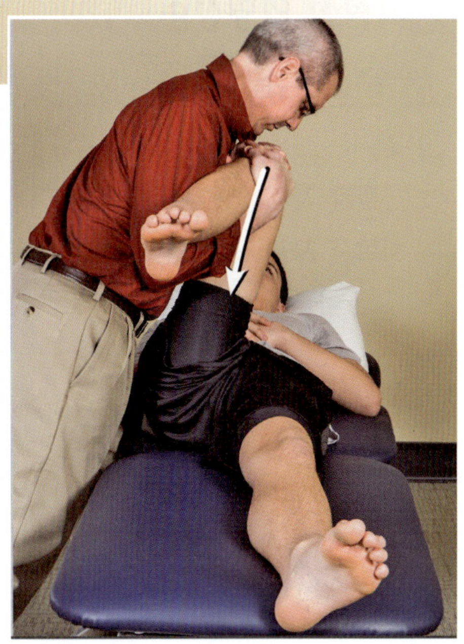

그림 24.50

환자 자세 환자는 누워 팔을 뻗거나 팔을 위로 올려놓는다.

치료사 자세 환자를 직접 마주하고 평가할 수 있도록 다리 옆에 서 있어야 한다. 치료사는 환자의 슬관절을 양쪽으로 교차시켰다.

움직임 다리를 90°까지 굴곡, 내회전에서 종료범위와 내전은 그림과 같이 수행한다.

평가 치료사는(+) 검사를 통과하거나 잡지 않고도 환자의 통증을 재현하거나 검사할 수 있어야 한다.

통계 관절경 검사를 받은 10명의 환자에 대한 연구에서 QUADAS 8, SN 100 SP 검사하지 않았다.[176]

내회전-굴곡-축 압박 검사(INTERNAL ROTATION-FLEXION-AXIAL COMPRESSION TEST)

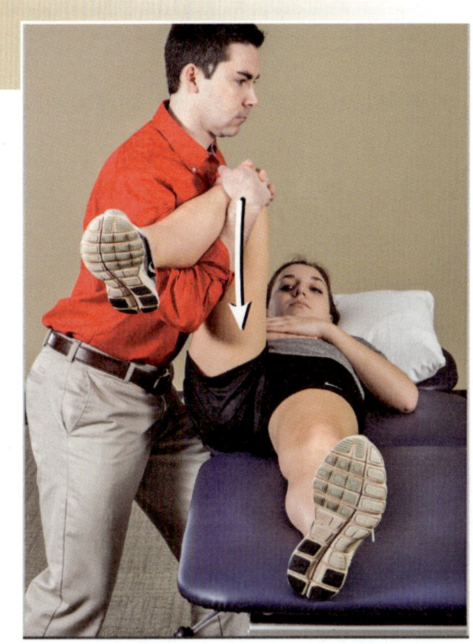

그림 24.51

환자 자세 환자는 누운 채 팔을 뻗거나 엎드려 팔을 위로 올려놓는다.

치료사 자세 환자를 직접 대면할 수 있도록 평가된 다리 옆에 서 있어야 한다. 무릎 위에 양쪽 손이 십자로 교차하고 있다.

움직임 치료사는 그림과 같이 환자의 다리를 지지한다. 굴곡 운동과 축 방향 압축을 통한 끝 범위에서 내회전을 수행한다.

평가 통증을 재현하는 것은(+)검사를 나타낸다.

고관절 이형성증

수동 고관절 외전검사(PASSIVE HIP ABDUCTION TEST)

이 검사는 신생아에 한정되어 있다

환자 자세 테이블 위에 눕는다.

치료사 자세 환자를 마주보고 선다.

움직임 치료사는 의뢰인의 양쪽 엉덩이를 90°로 수동 구부린다. 그러고 나서 수동적으로 양쪽 엉덩이를 끝까지 닿게 한다.

평가 A(+) 검사는 반대쪽과 비교하여 외전 ROM의 제한으로 표시된다.

통계
- SN 70(NR), SP 90(NR), +LR 7.0, −LR 0.33, QUADAS 7, in a study of 1, 107명의 신생아들은 고관절 이형성증의 위험에 노출되어 있고(성별로 보고되지 않았다), 초음파 영상을 참고 기준으로 하였다.[178]
- 고관절 외전의 한쪽 제한은 임상적인 증상에서 중요하게 고려되어야 하고, 이것은 출생 후에서 4달까지 나타나므로 그 이상 의에서도 필수적으로 조사가 진행되어야 한다.

촉진 PALPATION

치료사는 특정 환자의 프레젠테이션에 따라 고관절 부위를 평가할 때 전체적으로 요천추와 고관절을 촉진할 수 있어야 한다. 이러한 구조의 촉진을 위해 19장과 20장을 참고한다.

앞면

골질구조

- **장골 능선**(Iliac crest): 이 구조물은 매우 쉽게 찾을 수 있고 촉진하기가 손쉽게 할 수 있다. 치료사는 골반의 측면에 따라 배치한 다음 장골 능선을 느낄 때까지 양쪽 손을 위아래로 올린다. 치료사는 만약 능선의 높이를 확인하였다면 수평인지 여부를 확인하기 위해 측면을 비교할 수 있다.
- **장골 결절**(Iliac tubercle): 이것은 장골 결절의 가장 넓은 부분이다.
- **극전상장골극**(ASIS): 성능에 대한 설명은 19장을 참고한다.
- **치골결절**(Pubic tubercles): 성능에 대한 설명은 19장을 참고한다.
- **대전자**(Greater trochanters): 치료사는 작은 플래토에 도달할 때까지 측면 중심선을 따라 장골 능선을 따라 시작할 수 있다. 치료사는 손을 확대하여 높이의 대칭을 결정할 수 있도록 확대된 손위에 올려놓을 수 있다. 그리고 외부적으로 회전시켜 비틀림 각도를 결정하기 위해 돌기의 가장 두드러진 부분을 결정해야 한다(그림 24.52).
- **대퇴골두에 대한 후방접근**(Posterior approach to the femoral head): 환자가 엎드린 자세를 취할 때 치료사는 대퇴골두를 밀어 넣기 위해 골반을 회전시킴으로써 고관절을 이동시킬 수 있다. 머리는 치골뼈의 더 큰 부분과 치골의 횡방향 표면 사이의 근육 용적을 통해 접근할 수 있다.
- **대퇴골두에 대한 전방접근**(Anterior approach

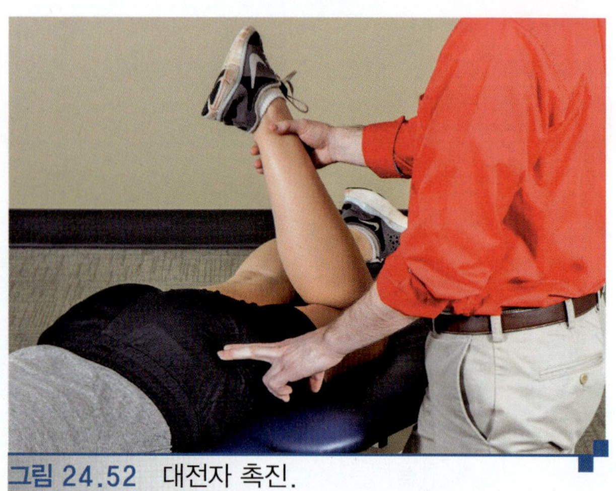

그림 24.52 대전자 촉진.

to the femoral head): 환자가 누워있는 상태에서 치료사는 환자의 골반을 안정시킬 수 있다. 치료사는 고관절의 중심면에 배치하고 엄지손가락을 사용하여 전방측면을 잡는다. 그들의 원위부 손은 치료사가 천천히 사지를 연장할 때 대퇴골 부위의 전방 내측면을 지지한다. 그들의 근위의 손가락은 점차 대퇴골 부위의 머리를 점진적으로 느끼게 될 것 이다. 대퇴골 부위는 대퇴골 머리 앞으로 지나가는 대퇴골 동맥에 고통을 느낄 수 있을 것이다. 대퇴골 부위 맥박을 촉진하는 것은 잠재적인 하지의 혈관손상 감별 진단에 적합하다.

연부조직구조

- **서혜부인대**(Inguinal ligament): 이 구조물은 전상장골극(ASIS)에서 치골 결절에 부착된다. 횡단 촉진을 통해 촉진될 수 있다. 만약 돌출된 부위가 발견된다면 사타구니에 탈장이 될 수 있다. 일반적으로 부드러운 것은 아니다(아마도 말초신경 장애 때문일 것이다.)
- **대퇴골 삼각**(Femoral triangle): 이것은 사타구니 주름 쪽으로 직접적으로 먼 곳에 위치해 있다. 삼각형의 말단은 사타구니 인대에 의해 형성된다(그림 24.53). 외측 경계선은 봉공근의 내측부분이고 내측경계선은 장대내전근이다. 바닥은 장골근, 대요근, 장내전근, 치골근으로 이루어져 있다. 대퇴골 혈관은 표층에 있다. 그들은 대퇴골 신경, 동맥, 정맥으로 구성된다. 삼각지점과 그 구성요소는 가장 눈에 쉽게 FABER 위치에서 촉진할 수 있다. 부어오른 림프절은 삼각지점의 상위에서 촉진할 수 있다. 요근낭은 삼각지점 안에서 촉진할 수 있지만 부어오를 경우도 있다.
- **대퇴 신경, 동맥, 정맥**(Femoral nerve, artery and vein): 대퇴 정맥과 신경은 정상적으로 쉽게 보이지 않는다. 대퇴부분 맥박은 공중결절과 흉골 사이의 중간지점에서 가장 쉽게 검출할 수 있다. 이것은 보통 강한 맥박이다. 대동맥 또는 장골 동맥의 협착은 약한 맥박으로 고려해야 한다.

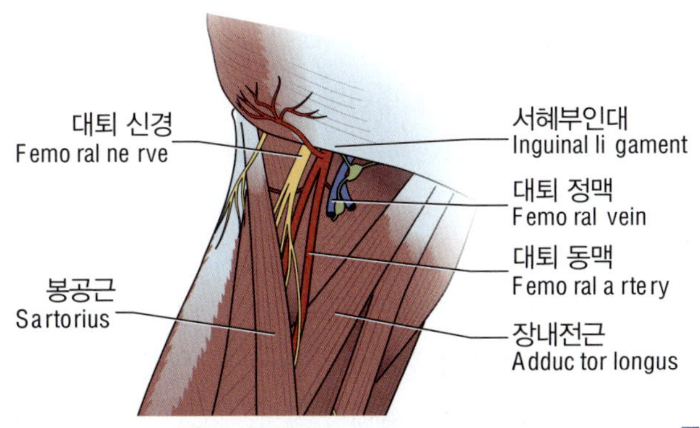

그림 24.53 대퇴골 삼각.

- **봉공근**(Sartorius): 이 같은 FABER위치는 넙다리 네갈래근 안쪽 면에 가장 쉽게 만져질 수 있다.
- **장내전근**(Adductor longus): 치골결합의 넓적다리 아래면과 근위부 내측면에서 촉진이 가능하다. 이것은 환자가 내전근을 저항하게 함으로써 더 쉽게 촉진할 수 있다.
- **치골근**(Pectineus): 이것은 장내전근 외측에서만 나타나 발견된다. 이것은 scarps's triangle(삼각면의 경사) 바닥의 내측면을 형성한다.
- **대퇴직근**(Rectus femoris): 이것의 시작은 전방하부 대퇴근막장근(TFL)과 봉공근 사이의 전상장골근에 있다.
- **장요근 원위측면**(Iliopsoas muscle at the distal aspect): 치료사는 봉공근의 근위 코스에 내측의 그립을 놓을 수 있으며 전상장골근(ASIS)에서 근원과 가깝다. 이것은 치골근 근육에 의해 내측으로 늘어서 있다. 긴장상태에 놓이게 되면 치료사는 장치골 과정에서 이 근육의 수축섬유를 촉진할 수 있다.

후방측면

뼈 구조

이러한 구조의 촉진에 대한 자세한 내용은 19장을 참고.

- 후상장골근(PSIS)
- 천장관절
- 좌골결절

옆으로 누운 자세

연부조직구조

- **이상근과 좌골신경**(Piriformis muscle and sciatic nerve): 성능에 대한 내용은 19장 참고
- **대둔근**(Gluteus maximus): 환자는 무릎이 구부려지는 경향이 있다. 치료사는 고관절 굴곡에 저항을 줄 수 있고 중후반 부위 고관절을 촉진할 수 있다. 치료사는 경계를 기억해야 한다: 장골 능선, 천골, 그

리고 대퇴골의 외측돌기 또는 둔부 융기

• **중둔근**(Gluteus medius): 뼈의 표식은 장골의 전방부분이며 그리고 우측의 경계에 큰 돌기가 있다. 치료사는 환자가 정면에서 다리를 벌리게 환자에게 요청해야 한다. 내회전은 소둔근 뿐만 아니라 앞쪽 섬유를 움직일 수 있을 것이다.

• **대퇴근막장근**(Tensor fasciae latae): 옆으로 누운 자세에서 환자는 허리를 약간 구부린다. 외전은 평면에서 대퇴근막장을 더 두드러지게 만든다.

신체 수행능력 측정

PHYSICAL PERFORMANCE MEASURES

고관절의 신체적인 기능측정은 요추 또는 골반과 하체에 적용할 수 있다. 신체의 다른 부분에 있는 PPMs(신체적 기능 측정)과 마찬가지로 이러한 검사의 선택 및 종료는 환자에게 가장 까다로운 것이어야 한다. 고관절이 말단부 체중지지 관절이므로 PPMs로 평가할 관심 대상 매개변수는 강도, 힘, 지구력, 균형, 몸통지구력, 속도, 민첩성, 그리고 신속성은 병리학과 환자의 기능수준에 따라 다르다. 잠재적으로 적절한 시험의 예는 표 24.4에 주어져 있다. 체계적인 고찰은 고관절의 병리학적 환자를 위해 한 다리로 서 있기, 한쪽 다리로 스쿼트 및 SEBT의 사용을 유도한다.

FAI가 있는 환자는 대조군에 비해 최대 평균 스쿼트 깊이가 감소하였고 최대 스쿼트 깊이는 FAI에 대한 유효성 평가의 유요한 척도임을 시사한다. 균형, 운동범위, 근육활동의 측정으로 알려진 SEBT는 중둔근의 49%를 중심으로 최대 의지적 등척성 수축 49%를 동원하였다.[183] 또한 단하지 스쿼트는 외전 기능과의 관계에서도 입증되었다. 이러한 PPMs의 기능장애는 이전에 논의된 조치를 수행하도록 치료사에게 알려야 한다.[184]

이러한 검사의 대부분은 규범적 값 또는 무릎 및 발목 병리에 대해 보고되었다. 이런 조치들은 고관절 기능장애를 구체적으로 고려하지 않았다.[185] 스포츠 검사는 고관절 관절 검사를 한 환자가 스포츠를 할 수 있도록 복귀할 준비가 되었는지를 객관적으로 평가하는 것을 목적으로 하고 있다. 고정된 움직임을 측정하는 대신에 이것은 환자의 조정된 움직임 패턴과 관련된 힘을 분석한다. 이 스포츠 검사는 한쪽 무릎굴곡, 사이드 이동, 대각선 방향 이동, 앞으로 기울이기, 당기기 등이 포함된다. 환자는 검사의 4가지 구성요소를 각각 통과하기 위해 17/20 이상의 점수를 획득해야 한다.[186] 이 검사를 ALT가 있는 환자들이 적합할지라도 조사하지는 않았었지만, 스포츠 활동을 대부분 구성하여 반복하는 것으로부터 ALT가 있는 환자들을 위한 스포츠와 연관된 활동을 더 나은 상태에서 평가하고 가능한 기능을 검사하는 것이다. 다시 말하면, 가치가 있는 것이 제한된다는 것은 스포츠에 복귀하는 예측 능력이나 정확한 진단이 부족한 것이다.

고관절의 일반적인 정형외과적 조건

COMMON ORTHOPEDIC CONDITIONS OF THE HIP JOINT

고관절의 다양한 병리학적 표현을 명확히 하는 것은 불가능하지만 신체 부위의 특정 부분을 뒷받침 하는 증거가 있다. 따라서 이 장에서의 목적은 현재 증거 기반의 고관절 병리를 암시하는 결과를 제시하는 것에 있다. 그러나 4장에서 설명한 바와 같이 모든 검사 결과가 임상적 증거에서 완전히 입증된 것은 아니다. 치료사는 또한 환자의 통증 및 기능장애에 대한 진단을 수행할 때 환자로부터 임상경험과 입력정보(input)에 의존해야 한다.

고관절 기능부전과 병리학적 특징들은 다른 관절의 병리적인 것과 같이 다양한 변화로 나타난다. 이러한 병리학적 출현은 그들의 발표에서 유사점을 가질 수 있다. 그들의 임상적인 발견들 사이의 차이점은 치료사가 적절한 임상개입뿐만 아니라 다른 잠재적 요소들을 더 적당한 건강관리를 위하여 임상인들에게 의뢰를 할 수 있도록 결정해야 한다.

표 24.4 고관절을 위한 신체 기능 측정 제안들

분리된 신체적인 매개변수	낮은 단계 환자의(접합하다면) 잠재적인 신체 기능측정	높은 단계 환자의(적합하다면) 잠재적인 신체기능 측정
균형	한발서기 검사 롬베르그 검사 Four square step test 사분원 스텝 검사 가능적 뻗기 검사 사이드스텝 검사 일자걷기 Tinetti test	낮은 수준의 환자를 위한 어떤 적합한 검사들 Star excursion balance test 다수의 한발 뛰기 안정성 검사
기본적인 움직임	딥 스쿼트 검사 Sock test 앉은자세에서 일어서는 검사 자가 속도조절 걷기 검사 일어나 걷기 검사	낮은 수준의 환자를 위한 어떤 적합한 검사들 회전 안정성 푸쉬업의 체간 안정성
강도와 힘	1RM 레그 프레스 런지 검사 30 s 무릎 구부리기	낮은 수준의 환자를 위한 어떤 적합한 검사들 점프와 뛰기 검사들
하지의 무산소 힘	적절하고 필요한 경우에만 해당	낮은 수준의 환자를 위한 어떤 적합한 검사들 원게이트 무산소 힘 검사 하지 기능 검사
SAQ	적절하고 필요한 경우에만 해당	낮은 수준의 환자를 위한 어떤 적합한 검사들 에드그런 사이드 스텝 검사 Illinois Agility test Pro agility test 지그재그 달리기 검사
체간 지구력	바로 누운자세에서 브릿지 검사	체간 굴곡, 신전과 양쪽 외측 굴곡 반복적인 박스 들기 과제

SAQ = speed, agility, and quickness

고관절 및 요추에 관련된 통증과 감별진단

- 다리가 휜 환자들은 척추장애보다 고관절 질환을 일으킬 확률이 7배 더 높은 것으로 나타났다.
- 사타구니 통증을 앓았던 환자들은 고관절 질환이나 척추장애 또는 척추장애에만 고관절 질환을 가질 확률이 7배 더 높았다.
- 고관절 질환이 있는 환자들은 고관절 질환과 척추 장애 또는 척추장애에만 고관절 질환을 가진 사람들이 14배 더 많았다.
- 신체 부위에 대한 고통스러운 관절 운동성 평가는 특히 관절 운동이 제한되고 반복적인 관절운동치료로 관절운동 또는 통증이 개선되는 경우 신체 부위를 통증 발생기로 함축 하는데 도움이 될 수 있다.
- 고관절 통증은 종종 뚜렷하지 않은 가슴 아픈 통증을 동반한다.

고관절 골관절염

ICD−9: 721.5(퇴행성 관절 질병; 고관절 관절염)

ICD−10: M16.0(고관절 골관절염)

고관절 골관절염은 일반적인 골관절염(OA)이다. 고관절은 체중지지 관절이기 때문에 OA는 심각한 문제를 일으킬 수 있다. 고관절 OA는 관절 연골의 퇴행과 관절표면 손상으로 인해 발생한다. 류마티스 분류 기준의 미국 대학에 따르면 고관절 골관절염은 고관절 통증과 다음 세 가지 기준 중 적어도 두 가지를 포함해야 한다:

- 적혈구 침강속도 < 20mm/hour
- 대퇴골 또는 비구골골세포가 방사선 사진에서 관찰된다.
- 방사선 사진에서 볼 수 있는 관절 간격 축소

I. 환자 인터뷰

주관적 병력

- 강직 ≤ 60분 동안 아침에 일어나자마자[187]
- 점진적이고 고통스러운 통증[131,187]
- 활동과 운동으로 점차 악화되는 통증이 흔하다. 통증은 활동 후에도 연장될 수 있다.
- 보고된 통증의 더 흔한 위치는 좌골 결절과 앞쪽 넓적다리였다.[30]
- 이전 고관절 손상은 일반적인 고관절 수술과 관련이 있다.[188]
- 비만은 고관절 골관절염과 관계되어 있다.[188−190]
- 담배 흡연과 골관절염 간에는 부정적인 연관성이 있다.[188,190]
- 장기간의 정규 스포츠 활동과 골관절염 사이에는 긍정적인 연관이 있다.[188]
- 골관절염은 무거운 짐을 들어 올리는 것과 같은 직업 관련 위험 요소가 있다.[188,190]
- 남성보다 여성 OA가 많다.[190]
- 고령, 이전의 무릎외상, 손의 골 관절염 또한 헤베르덴 결절 같은 위험 요소로 설명되어 있다.[188,190]
- 허리 관절통 환자의 55%와 57%에서 사타구니와 허벅지 통증이 발견되었다. 그러나 무릎의 둔부와 하지 말단에서 통증의 각각 71%와 22%로 나타났다.[29]
- 징후와 증상의 종합:
  - 고관절 통증 및 내회전 < 15° 및 둔부굴곡 ≤115°
  - 고관절 ≥ 및 내회전 아침경직 ≤ 60분과 > 연령 50세
  - 도움을 배제하고(SN 86, −LR 0.2) 고관절 통증을 경험한 201명 환자를 대상으로 실시한 연구에서(SP 75, LR 3.4) 첫개월의 대부분을 통증으로 경험을 하였다고 규정하였다.[124]

측정 결과

- WOMAC, 신체 기능하위척도 및 LEFS 환자의 통증 수준에 크게 영향을 받으므로 임상적 적용 가능성을 입증했다.[191−194]
- 발견된 주의점은 신체기능 평가의 자가 보고에 대해 격리된 적용은 통증의 변화 단계가 신체 기능 측정의 자가 보고에 상당한 영향을 받을 것이다.[191−193]

진단영상

- 방사선학적 소견으로는 관절 간격축소, 뼈 경화증, 관절 주위 낭종 및 골 괴사가 포함한다. 6장에서 골관절염의 정의를 언급하였다.[195]
- 최소 관절 간격은 골관절염의 다른 방사선학적 특징과 가장 밀접한 관련이 있는 지표였다.[76]
- 이전에 논의된 임상징후와 증상기준과 그의 동료[124]들과 만난 환자들은 방사선학에서 고관절 검사를 시연했다.
- 방사선 사진(SN 61, −LR0.6)는 골관절염(SP 81, +LR 3.2)이 있든지 아니든지 도움을 준다.[54]
- MRI(SN 61, −LR 0.6)는 고관절 골관절염(SP 82, +LR 3.4)이 있든지 아니든지 도움을 준다.

II. 시진

- 골반위축은 고관절의 골관절염 환자에게 관찰되었다.[82,83]
- 아킬레스건 병증 또는 골반 OA가 있는 환자에 대해 트렌델렌버그 소견이 표시된다;[150,166] 따라서 치료사는 보상 또는 비보상성 대둔근 보행 패턴을 관찰해야 한다.
- 요천추 관절의 관절가동범위와 연부조직의 제한은 정상보행 동안 관상면에서 골반의 관절가동범위가 제한을 받는다.[196]
- 고관절의 안정위치(고관절 굴곡, 약간 외전, 외회전)는 점진적으로 고관절의 삼출물 나타나는 것을 억제하기 위함이다.

III. 분류 및 선별검사

- 관련이 없는 관절에서 발생하는 원인뿐만 아니라 비근골격계 원인도 배제해야 한다.
- 슬개골-치골 타진 검사는 대퇴골 골절이 있든지(pooled SN 95, −LR 0.07) 없든지(pooled SP 86, +LR 6.1) 간에 도움이 된다.[109]
- 남성의 전립선암 또는 여성의 재발성 암 또는 유방암은 요추 또는 고관절 전이와 연관될 수 있으므로 위험 신호이다.[97]
- 고관절 병리를 의심할 때 요추 및 천장관절 또는 골반거들기능 장애를 배제해야 한다.

IV. 움직임 검사

- 모든 움직임과 관절 평가는 특히 내회전(IR) 및 굴곡 ROM을 권장한다.[131,150,187] 따라서 이러한 동작과의 상관관계로 인해 후방 및 하위 관절 놀이 움직임을 권장된다.
- 관절 운동의 장애 범위는 기능 상태를 감소시키는 결과를 가져왔다.[197,198]
- 제한된 움직임을 보이지 않은 움직임은 다양한 일반적인 전문가들에게 새로운 고관절 통증을 나타내는 195명의 피실험자를 대상으로 한 연구에서 고관절 관절염을 배제하는데 도움이 된다.[131]
- 두 개의 움직임을 갖을 때 심한 고관절염과 경도(SP 77, +LR 2.5)에서 중증도의 제한된 움직임에 도움이 되었다(SP 69, +LR 2.6).[131]
- 세 개의 움직임을 갖을 때 심한 고관절염(SP 88, +LR 4.5)과 경도에서 중등도(SP 93, +LR 4.7)에서 제한된 움직임에 도움이 되었다.[131]
- 수동적인 고관절 내회전(SP 86, +LR 3.0)의 감소, 수동적인 고관절 내회전(SP 86, +LR 3.7)과 능동적인 고관절 내회전의 통증(SP 86, +LR 2.2)은 40명의 한쪽 고관절 통증이 있는 환자들 중에서 둔부 건병증이나 고관절염을 결정하는데 모두 도움이 되었다.[150]
- 골반 퇴행성 관절염(OA) 예측을 위한 임상 예측 규칙은 다음과 같다.
  - 자가 스쿼트를 악화 요인으로 간주한다.
  - 사타구니 검사 또는 고관절 통증을 일으키는 내전이 있는 검사
  - 능동적인 고관절 굴곡은 고관절 통증을 유발
  - 수동식 고관절 IR ≤ 25°
  - 능동적으로 고관절 신전은 통증의 원인이 된다:
- CPR은 고관절염을 배제하는데 도움을 주며, ≥1 예측자(SN 95, −LR 0.27) 또는 ≥2 예측자(SN 81, −LR 0.31)가 나타났다; 5명의 예측자(SP 98, +LR 7.3) 또는 ≥ 4명의 예측자일 때 고관절 관절염 환자를 포함한다. 3명의 예측자보다 고관절 관절염이 많다면 포함한다.[166]
- 최근 연구결과에 따르면 고관절 증상이 있는 환자의 경우 둔부 내 회전이 24° 미만이고 굴곡이 < 114°인 환자가 방사선학적 특징이 있거나 없는 환자를 구별할 수 있는 가장 높은 감별능력을 가진 것으로 나타났다.[132]
- 내부측정의 신뢰성은 일반적으로 고관절 내 병리를 가진 환자에게 적당하다.[126,127,198]

V. 근육 수행능력 검사

- 근육강화, 유산소 운동, 그리고 기립균형은 기능 상태의 악화를 방지하기 위한 방어적인 요인이었다.[197,198]
- 중둔근과 대둔근의 약화와 위축은 고관절 관절염과 연관이 있다.[82,83,200]

VI. 특수 검사

- 트렌델렌버그 검사: (SN 55, −LR 0.8)을 배제하고 20명의 건강한 성인과 20명의 성인을 대상으로 x선 촬영법으로 문서화된 고관절염 검사에 활용할 경우(SP 70, LR 1.83) 고관절증을 통제할 수 있는 능력이 떨어진다.[88]
- 고관절 외전 저항 검사: A(+)검사는 (SP 90, +LR 3.5) 엉덩이 골관절염을 예방하는데 도움이 되는 능력이 없다.[88]
- 제한적이고 고통스러운(외측 고관절 통증) FABER 검사는 OA가 아닌 GTOS와 밀접하게 관련되어 있다(**SN 81**, **SP 82**, **+LR 4.5**, **−LR 0.23**).[157]
- FABER TEST: A(+)검사는 골관절염(SN 71, +LR 1.9)에 대한 규정을 도와준다.[166]
- 진단 검사에 제한이 있긴 하지만, 검사는 이러한 의뢰인들의(+)시험일 가능성이 높다.

VII. 촉진

- 전방 고관절과 둔부 근육의 촉진은 특히 적절하다.

VIII. 신체 수행능력 측정[201]

- 6m 걷기검사
- TUG 검사
- 앉았다 일어서기 검사
- Self-paced walk test 자가 보행 조절 검사
- 계단 오르기
- 소켓 검사(socket test)
- 통증과 기능상태가 서서히 악화되는 것처럼 보인다.[198]
- 자가 보행 조절(self paced walk), 계단 검사, 일어나서 걷기 검사, 그리고 6분간 걷는 것은 이러한 환자들의 신체적 기능을 더 많이 측정하는 것으로 제안되었다.[191-194]
- Terwee와 동료들은 26가지 실행 기반 검사를 확인했다. 동일한 주제에 많은 변화들이 나타난다. 가장 유용한 검사는 어떤 활동과 기능적 매개 변수가 포함되어야 하는 것에 대하여 합의가 부족하기 때문에 결정될 수 없었다.[202]

잠재적 치료기반 분류

- 이동성, 통증제어(통증완화), 운동 및 조절을 사용할 수 있다.

고관절 찝힘이나 관절순 파열

ICD-9: 719.45; 719.95; 718.85

ICD-10: S76(고관절과 넓적 다리에 다른 특별한 손상)

대퇴충돌증후군(FAI)은 전형적으로 대퇴골두와 관골구 사이의 교차점이며 일반적으로 관골구의 위-앞부분에서 발생한다. FAI는 일반적으로 캡과 협공충돌의 두 가지 기본유형이 있다. 캠 유형은 비구면 또는 완전 원형이 아닌 대퇴골두와 대퇴경부 관계를 설명한다. 이 비구면 형상은 헤드와 소켓 사이의 비정상적인 접촉에 기여한다. 전형적인 과도한 덮힘은 소켓 또는 비구가 공 또는 대퇴 골두를 너무 많이 덮는 상황을 나타낸다. 이 과도한 덮힘은 일반적으로 관절 연골이 소켓의 테두리와 앞쪽 대퇴골두-경부 교차점 사이에 끼는 결과를 초래한다. 충격의 협동 형태는 전형적으로 뒤틀림에 뒤이은 것이고 소켓의 뒤가 너무 깊어지거나 대퇴골 두가 골반 안으로 뻗는 상황인 돌출이다. 고관절 파열은 엉덩이뼈 절단의 주된 원인 중 하나이다.

I. 환자 인터뷰

주관적 병력

- C-sign 통증묘사[92]
- 서혜부 통증이 두드러진다. 환자들은 날카

롭거나 둔한 통증에 대해 불편할 수도 있고 통증을 활동과 연관 지을 수도 있다.[5]

- 가장 일반적인 통증의 위치는 서혜부와 상완골 마비 부위였다.[30]
- 서혜부 통증은 96%[172]와 100%[14]로 SN은 관절순 파열을 배제하는데 도움이 되었다.
- 전방 서혜부 통증은 오랜 기간 동안 서있거나 앉아있거나 걸을 때 느껴진다.[203]
- 관절순 파열은 서혜부의 덜컹거리는 소리와 무너지는(r = 0.79) 관절증상이다.[14]
- 날카로운 통증은, 특히 관절순 파열의 덜커덩 소리와 같이 관절순 파열에 규명이 되든(SP 85, +LR 6.7) 그리고 (SN 100, −LR 0) 않되든 간에 도움이 될 것이다.
- 가장 최근에 보고된 통증의 위치는 중추 정중 사타구니 부위와 경동맥 연부조직 부위이다. 가장 흔한 것은 결막결절과 앞 허벅지였다.[30]
- FAI는 고관절 내회전이 감소하고 체중이 증가한 사람들에게서 더 흔하다.[74]
- 관절염이 있는 환자의 90%는 FAI 형태를 보인다.[205]
- 최근 연구결과는 스포츠, 특히 미식축구, 하키 및 축구에 참가한 사람들의 FAI 유병률이 증가했다는 것을 보여준다.[46]
- 환자는 쭈그리고 앉아서 통증이 있을 수 있다.[96,207]

측정 결과

- 고관절 결과 점수[208]
- 국제적인 고관절 결과 도구[39,40]

진단영상

- 캠유형 충돌 시 각도 증가[204]
- MRA의 알파각도 측정은 과도한 각도로 인한 충돌에 대한 약간의 도움을 제공한다.[209]
- 자기공명영상은 고관절 충돌(SP 79, −LR 0.43)에 도움이 된다.[57]
- 좌골극 융기는 방사선 사진을 뒤집어서 평가하여 고관절 충돌을 발견하거나(SP 91, +LR 45.5) 그렇지 않으면(SN98, −LR 0.09) 된다.[210]
- 평가를 위한 컴퓨터 단층촬영검사는 고관절 충돌을 발견하거나(SN 92−97, −LR 0.03 − 0.08) 그렇지 않는 것들(SP 87−100, +LR 7.5)을 제공한다.[55]
- 컴퓨터 단층촬영에서 관절순 파열을 발견하거나(SN 92−97, −LR 0.03 − .08) 그렇지 않거나(SP 87−100, +LR 7.5)를 확인하는데 도움이 된다.[55,56]
- 자기공명 영상은 관절염에서 MRI를 제외하는데 더 도움이 되는 반면 MRI는 MRA보다 관절염에서의 판결에 더 도움이 된다.[57]

II. 시진

- 환자는 쭈그리고 앉는 동작, 낮은 의자에 앉아서, 내전 및 내회전 결합과 같은 움직임을 피한다. 골반이 내회전한 채로 쭈그리고 앉아있으면 다리가 외회전 한 상태에서 스쿼트의 자세는 통증이 증가하는 원인이 된다.
- 둔부 근육기능 저하와 관절순 파열은 걸음걸이의 진행단계, 의자에서 일어서서 가파른 언덕이나 경사를 오르는 것, 스프린트로 밀어내는 것과 같은 기능적 한계가 있음을 시사한다.
- 안정위치에서 잠겨 있는 고관절(고관절 굴곡, 약간 외전과 외회전)은 일반적으로 고관절 삼출의 존재를 나타낸다.
- 정상적인 보행 동안 FAI 환자들은 고관절 외전, 골반 전면 ROM, 그리고 전반적인 ROM의 범위가 적었다.[196]
- 고관절 치환술을 시행하는 운동선수의 37%는 인대성 이완을 보였고,[211] 이는 보행 중 서있거나 이완되어 누워 있는 자세에서 고관절에 외회전이 증가할 수 있다.

III. 분류 및 선별검사

- 관련이 없는 관절에서 발생하는 원인뿐만 아니라 모든 비근골격계 원인도 배제해야 한다.
- 슬개골-타진 검사는 대퇴부 골절을 규명하든(pooled SP 86, +LR 6.1) 배제하든(pooled SN 95, −LR 0.07) 도움을 준다.
- 남성의 전립선암 또는 여성의 유방암 또는 고관절 전이와 관련될 수 있기 때문에 위험 신호일 수 있다.[97]
- 요추와 천장 관절 질환 혹은 골반대 마비 기능을 배제한다.
- 연부조직 및 천장 요추 관절운동제한은 정상 보행 중에 골반 ROM을 제한하기 위해 제안되었다.

IV. 움직임 검사

- 연부 조직의 제한은 정상 보행동안 관상면의 골반 ROM의 제한으로 나타난다.[196]
- FAI와 관절순 파열이 있는 환자들은 고관절 굴곡, 내회전, 내전의 움직임이 감소된다.[5,11,104,130]
- 3D-CT 운동학적 분석을 이용해 FAI를 가진 고관절은 굴곡, 내회전, 외전을 감소되었다. 내회전은 굴곡과 내전이 증가함에 따라 감소하였다.[212]
- FAI가 있는 환자들에게서 내회전 ROM이 감소되었다.[204,213–216]
- 내부자간의 신뢰도는 일반적으로 고관절 내 병리를 가진 환자들에게 적당하다.[126,127,199]

V. 근육 수행능력 검사

- 고관절 굴곡의 약화와 지구력 결핍은 FAI 환자에게서 나타난다.[217,218]
- 관절순 파열 환자는 둔부 근육을 감소시킨다.[15]
- 중둔군과 대둔근의 약화와 위축은 고관절 골관절염과 관련이 있다.[82,83,200]

VI. 특수 검사

- 고관절 충돌 및 관절염에서의 관절순 파열 검사는 일반적으로 병리학적으로 규명하든지 배제하든지 비교하여 더 좋은 쪽으로 하는 것이 좋다.[109]
- FADDIR: A(−)검사는 여섯 가지 연구의 통합분석을 통해 FAI 또는 비구순 파열을 배제하는데(SN 94–99, −LR 0.15–0.48) 도움이 된다.[109]
- 굴곡 IR: A(−)검사는 4가지 연구의 통합분석을 통해 FAI 또는 관절순 파열을 배제하는데(SN 96, −LR 0.27) FAI 도움이 된다.[109]
- FADDIR 검사위치는 관골구의 넓은 영역을 검사할 수 있으며 전방외측 관골구로 국한되지 않았다.[219]
- 토마스 검사: A(−) 검사는 고관절 관절순 파열을 규명하거나(SP 92, +LR 11.1) 배제하는데(SN 89, −LR 0.12) 도움이 된다.[14] 고관절의 가장 큰 인장 변형률은 캡슐이나 인대의 앞쪽 상부에서 발견된다. (+) 토마스 검사에 대한 메카니즘 가능성이 있다.
- The scour test는 진단조사가 제한적이지만 이러한 환자의 (+)검사일 가능성이 높다.
- 굴곡-내전 축 압박 검사와 내회전 축 압박 검사는 FAI나 비구순 파열에서 배제하는 능력이 저하된다.

VII. 촉진

- 이 환자들에서 나타나는 통증은 전형적으로 서혜부에 나타나고 더 적은 범위의 통증은 엉덩이와 외측 전자이며,[220] 고관절 범위는 관절외 부분을 포함하지 않으면 촉진이 쉽지 않다(내측의 촉진은 어렵다).
- 대요근에 일치된 통증 부위를 촉진하고, ALT 병리적으로[220–222] 잠재적인 영향은 최근에 발견되어 관련되어 가치가 있었다.

고관절 FAI 환자나 관절순 파열과 관절염의 감별진단

- FAI 또는 관절순 파열과 관련된 병리학은 중년에서 고령자에게 고관절 관절염의 가능성이 높다.
- FAI 또는 Labral 파열과 관련된 병리학적 특성은 일반적으로 이러한 증상이 발생할 수 있는 고관절 관절염이나 (잠김, 딸깍거림,catching)을 나타내지만 FAI나 관절순 파열보다 끊임없는 체중 부하에서 더 많이 나타난다.
- FAI 또는 비구순 파열 및 고관절 관절염 환자에게 고관절 굴곡 및 내회전이 제한적이라고 제안했었다.
- 더 진행된 고관절 관절염은 다중 평면의 관절가동범위를 제한한다.
- 관절 공간협착, 골 괴사의 방사선 촬영영상은 FAI 환자의 방사선 사진에서 고관절 관절동맥 및 협착의 형태에 대한 가능성을 암시한다.
- 두 가지 병리를 가진 환자들은 쭈그리고 앉아서 고통을 겪을 뿐만 아니라 Scour이나 FADIR 같은 검사를 받도록 제안했었다.
- 일부 문헌은 FAI 또는 labral tear pathology는 아직 결론적으로 입증된 것은 아니지만, 고관절 OA 병리학이 선행된 질환이라고 제안했다.

VIII. 신체 수행능력 측정

- FAI 환자는 시상면의 골반 관절범위가 감소하기 때문에 FAI가 없는 환자들처럼 쭈그려 앉을 수 없다.[96]
- 전반적인 골반 ROM이 개선되지 않았음에도 불구하고 FAI가 있는 환자들은 전반적으로 수술 후 회복이 좋아졌고, 스쿼트가 증가하면서 무릎과 발목의 각도가 증가함에 따라 최근 스쿼트를 하는 동안 골반의 후방 경사가 증가했다. 따라서 후방 활주 가동술은 대퇴골두에 중요하다.[207]
- 치료사는 직업과 스포츠 관련 검사를 수행할 수 있다.

잠재적 치료기반 분류

- 이동성, 통증조절(만약 통증이 우세하다면), 운동 및 컨디셔닝 그리고 안정성의 가능성을 적용할 수 있다.

대퇴부 골절

ICD-9: 820.0(대퇴경부 골절); 821.0(축 골절이나 불특정이나 명시되지 않는 대퇴골 부분)
ICD-10: S72(대퇴 경부 골절)

대퇴부 스트레스 골절은 대퇴골의 불완전한 골절이다. 전형적으로 이 스트레스 골절은 대퇴 경부나 대퇴 축에서 가장 높은 발병률을 갖는다.

I. 환자 인터뷰

주관적 병력

- 이 골절은 남성보다 여성에서 더 흔하다. 아프리카계 미국인 여성보다 백인여성은 40대 후 둔부골절이 1.5~4배 더 많다.
- 통증은 흔히 아프고 깊은 고관절 또는 서혜부 통증으로 묘사된다.
- 통증부위: 근위 전방 또는 외측 둔부 또는 서혜부 부위
- 통증은 활동과 함께 증가하며 종종 휴식으로 완화된다.
- 야간통증은 흔하지 않는다.
- 골다공증의 병력은 고관절 골절의 위험요소이다.
- 고관절 골절은 가장 해로운 골절이며, 20% 사망률과 50% 영구적인 기능상실과 관련이 있다.

측정 결과

- 적절한 고관절 측정으로 사용할 수 있다.

진단영상

- 뼈 스캔(**SN 91, SP 100, +LR Inf, −R Infa**), 방사선 사진(**SN 90-95, SP 68−100, +LR 2.1−Inf, −R 2.1−In**),[64] 및 MRI(**SN 100, SP 100**)[65]는 모두 대퇴부 스트레스 골절을 막고 배제할 수 있는 능력을 보여주었다.

II. 시진

- 환자는 관련된 다리에 체중 부하가 감소했다.[224,225,227]
- 유통성 보행(진통 보행)의 스텝 길이가 감소되어 나타났다.[224,225,227]
- 트렌델렌 버그의 표시는 둔부 건병증 또는 고관절의 관절염이 있는[150,166] 환자에게 나타난다. 그러므로 치료사들은 보상되거나 보상되지 않은 대퇴부의 보행 패턴을 관찰해야 한다.[225]
- 안정 위치(고관절 굴곡, 약간 외전과 외회전)에 있는 고관절은 일반적으로 고관절의 삼출의 존재를 나타낸다.

III. 분류 및 선별검사

- 관련이 없는 관절에서 발생하는 원인뿐만 아니라 모든 비 근골격계 원인도 배제해야 한다.
- 완전한 골절을 제외해라: 관여하는 다리에 무게를 감당할 수 없는 환자, 힘이 빠진 다리, 능동적이거나 수동적인 움직임이 있는 통증, 엉덩이의 징후 등등이 있다.
- 남성의 전립선 암 또는 여성의 유방암 또는 고관절 전이와 관련될 수 있기 때문에 위험 신호일수 있다.[97]
- 치료사는 요추 및 천장관절 및 골반대 기능장애를 배제해야 한다.
- 연부조직 및 천장 및 요추관절운동 제한은 정상보행 중에 골반 ROM을 제한하기 위해 제안되었다.[196]
- 스코어검사는 진단검사가 제한적이지만 관절 내 침범을 배제하는 훌륭한 검사일 가능성이 높다.

IV. 움직임 검사

- 고관절 ROM의 측정자간 신뢰도는 고관절 관절염이 없는 환자에게 훌륭하게(ICC = 0.50 – 0.97) 보여준다(ICC는 0.76에서 0.97).[126–128] 특히 고관절 ROM 측정은 ICC of 0.76−0.97 측정자간의 신뢰도가 훌륭하게 보여준다.[129]

V. 근육 수행능력 검사

- 고관절의 약화 특히 외전의 가능성이 있다.

VI. 특수 검사

- 슬개골−치골 타진 검사: A(−) 검사는 배제하고 A(+) 검사는 통합 분석에서 대퇴골절을 **규명**하여(pooled SP 86, +LR 6.1) **배제**시킬(pooled SN 95, −LR 0.07) 수 있다.
- Fulcrum test: 높은 편향적 연구(SN 88−93, −LR 0.09 – 0.92)에서 스트레스 골절을 배제하는데 도움이 된다.[107,108]
- 환자들은 SLR 저항검사에서 통증을 겪을 것이다.

VII. 촉진

- 촉진은 근부 앞쪽 및 외측 허벅지 또는 서혜부 또는 의심되는 골절 위치 주변이 적당하다.

VIII. 신체 수행능력 측정

- 이러한 유형의 검사는 이러한 환자에 적합하지 않을 가능성이 크다. 이 병리학의 급성 평가에서 만약 이 형태의 검사가 모두 적합하다면, 더 낮은 수준의 검사를 제안했다.

잠재적 치료기반 분류

- 만약 심하게 감지되면 치료사는 환자를 의사에게 안내할 것이다(골절 같은 경우로 정의한다).
- 안정
- 이동성, 통증조절(만약 통증이 우세하다면), 운동 과 조절 상태

무혈성 괴사

ICD-9: 733.40(무균의 괴사뼈, 불특정한 면)

ICD-10: M87.9(골괴사, 불특정한 면)

무혈성 괴사 경색(AVN, 또는 골괴사, 뼈 감염, 무균성 괴사 및 허혈성 골괴사) 혈액공급 중단으로 인한 뼈 성분의 세포사멸(괴사)로 인한 질병이다. 그러므로 뼈 조직은 죽고 뼈는 붕괴된다. 관절의 뼈와 관련된 무혈관 괴사는 종종 관절면의 파괴를 가져온다.

I. 환자 인터뷰

주관적 병력

- 코르티코 스테로이드 사용, 알코올중독 및 겸상 적혈구 빈혈을 포함한 다양한 조건과의 연관성
- 환자는 종종 체중부하에 의해 악화되는 서혜부 통증을 보고한다. 통증은 순응적으로 가벼울 수 있지만 시간이 지남에 따라 그리고 사용과 함께 심각하게 악화되며 결국 통증은 밤에 나타날 수 있다.
- 허리 관절통 환자의 55%와 57%에서 서혜부와 허벅지 통증이 발견되었다. 그러나, 연관통은 엉덩이와 무릎 밑에 하지에 각각 71%와 22% 나타났다.[29]

측정 결과

- 적절한 고관절 측정 결과를 사용할 수 있다.

진단영상

- 골 스캔은 무혈관 괴사를 배제할 수 있는 (SN 81)[67] 일부 능력이 있지만 MRI는 무혈성 괴사를(SN 99[66] and 100[67]) 배제하는데(SP 99, +LR 99)[66] 더 도움이 된다.

II. 시진

- 트렌델렌버그의 나타남은 둔부 건병증 또는 고관절 관절염[150,166]이 있는 환자에게 존재한다. 그러므로 치료사들은 보상되거나 보상되지 않은 중둔근의 보행패턴을 관찰해야 한다.
- 안정위치에 있는 고관절의 잠김은 일반적으로 고관절 삼출물의 존재(고관절 굴곡, 약간 외전과 외회전)를 나타낸다.

III. 분류 및 선별검사

- 관련이 없는 관절에서 발생하는 원인뿐만 아니라 모든 비근골격계 원인도 배제해야 한다.
- 무릎-치골 타진 검사는 대퇴골 골절을 확인하고(pooled SP 86, +LR 6.1) 배제해야(pooled SN 95, −LR 0.07)된다.[109]
- 스코어 검사는 진단검사가 제한적이지만 관절 내 침범을 배제하는 훌륭한 검사일 가능성이 높다.[97]
- 남성의 전립선암 또는 여성 유방암, 재발성 암은 요추 또는 고관절 전이와 연관될 수 있으므로 위험 신호이다.
- 치료사는 요추 및 천장관절이나 골반대 장애를 배제해야 한다.
- 연부조직 및 천장 요추관절 운동 제한은 정상 보행 중에 관상면의 골반 ROM을 제한되었다.[196]

IV. 움직임 검사

- 고관절의 움직임에 제한은 공통적으로 나타난다.
- 측정자간 신뢰도는 고관절 내 병리를 가진 환자에게 점차적으로 적당하다.[126,127,199]

V. 근육 수행능력 검사

- 고관절 근육 약화는 종종 일반적이다.

VI. 특수 검사

- 신전 < 15° 무혈성 괴사(SP 92, +LR 2.4)의 증명하기 위한 움직임으로 제한이 있는 것이 도움이 된다.
- 외회전 < 60°(SP 73, +LR 0.48) 및 내회전의 통증(SP 86, +LR 0.93)은 무혈성 괴사의 판결에 덜 도움이 된다.[231]

VII. 촉진

- 병리학적 위치 때문에 치료사는 전방 및 외측 고관절을 촉진해야만 한다.

VIII. **신체 수행능력 측정**

- 급성진단 환자에게는 적합하지 않다.

잠재적 치료기반 분류

- 만약 급성으로 결정되면 치료사는 환자를 의사에게 안내할 것이다.
- 안정성
- 이동성, 통증조절(만약 통증이 우세하다면), 운동 및 조절 상태

발음성 고관절 증상

ICD-9: 719.65(other symptoms referable to joint, pelvic region and thigh)
ICD-10: M76.1(psoas tendinitis)

이 증상에서 측면 또는 깊은 전방고관절에서의 딱딱한 느낌은 대퇴 전면과 전방고관절 부위의 갑작스러운 날카로운 통증과 관련이 있다. 딱딱한 감각과 통증은 장치 돌기나 대전자 위에 장요근 건의 아탈구한 결과로 나타난다. 3가지 형태의 발음성 고관절 신드롬의 존재: 외적(대전자 위에 장경인대가 소리가 나는 것), 내적(장요근이 고관절 머리나 장치 융기 위에서 소리 나는 것), 관절 내(고관절 내에서 민감한 소리를 나는 것을 포함).

I. **환자 인터뷰**

3가지 형태들.[31,33,232–234]

- 외부: IT 장경인대가 큰 대전자 위에서 딸깍 소리를 낸다.
- 내부: 장요근 건은 대퇴골두나 장치골융기 위에 딸깍 소리를 낸다.
- 관절내: 비구순 파열, 느슨한 신체 및 관절 연골 결손

주관적 병력

- 고관절 굴곡에서 신전까지 가져오는 동안 딸깍소리가 들릴때; 또는 고관절 굴곡, 외전 및 회전과 함께 대전자 주변에서 들릴때
- 댄서들에게 공통적으로 나타남.[34,235–237]
- 장애가 자주 발생하지만 딸깍소리는 중요한 것은 아니다.[31,237]
- 서혜부와 허벅지 통증은 고관절 통증 환자의 55%와 57%에서 각각 나타났다. 그러나, 둔부와 하지 말단에서 무릎까지 통증이 각각 71%와 22%로 나타났다.[29]

측정 결과

- 고관절 측정은 적절하게 사용할 수 있다.

진단영상

- 비특정

II. **시진**

- 환자들은 내반고를 갖을 수도 있다.[31]
- 댄서는 종종 양하지를 외회전으로 자주 서 있다.[34,235–237]
- 안정위치에 있는 고관절의 잠김은 일반적으로 고관절 삼출물의 존재를(고관절 굴곡, 약간 외전과 외회전) 나타낸다.
- 환자는 전형적인 움직임을 피하거나 그들과 함께 통증을 호소할 수 있다.

III. **분류 및 선별검사**

- 관련이 없는 관절에서 발생하는 원인뿐만 아니라 모든 비 근골격계 원인도 배제해야 한다.
- 무릎-치골 타진 검사는 대퇴골 골절을 확인하고(pooled SP 86, +LR 6.1) 배제해야(pooled SN 95, -LR 0.07)된다.[109]
- 진단 검사로는 제한적이지만 scour 검사는 관절 내 침범을 배제하기 위한 좋은 검사일 수 있다.
- 남성의 전립선암 또는 여성 유방암, 재발성 암은 요추 또는 고관절 전이와 연관될 수 있으므로 위험 신호이다.[97]
- 치료사는 요추 및 천장관절이나 골반대 장애를 배제해야 한다.
- 연부조직 및 천장 요추관절 운동 제한은 정상 보행 중에 관상면의 골반 ROM을 제한되었다.[196]

IV. **움직임 검사**

- 환자들은 고관절의 외전, 신전이나 외회전

(특히 암 환자들)에서 증가되어질 것이다.[34,235-237]

- 내부 측정 신뢰성은 일반적으로 엉덩이 관절 내 병리를 가진 환자에게 적당하다.[126, 127,199]

V. **근육 수행능력 검사**

- 고관절 외전의 약화, 외회전 및 굴곡은 댄서에게 공통적으로 나타낼 수 있다.[34,235-237]

VI. **특수 검사**

- 고관절의 동적 움직임을 포함하는 검사는 종종 있다(+). 사분법, 인대 파열 검사(e.g., scour, ligamentum teres tear test)
- 딸깍 소리가 들리거나 퍽 소리 나는 것의 재출현은 큰 진폭 움직임에서 세면 움직임을 포함한 ROM 움직임과 많은 특별 검사에서 다시 나타난다. 딸깍 소리나 퍽 소리의 발생은 감별진단에서 결정될 것이다.

VII. **촉진**

- 외측 대전자(외부의) 앞쪽 고관절, 특히 대요근(내부의)이 촉진이 가능할 것이다.

VIII. **신체 수행능력 측정**

- 적절한 고관절 측정

잠재적 치료기반 분류

- 안정성
- 통증 조절(우세한 통증), 운동과 훈련, 가능한 유동성

대퇴 골두 골단 분리증

ICD-9: 732.2(비외상성 상위 골단 분리증)

ICD-10: S76(고관절과 넓적 다리에 다른 특별한 손상)

대퇴 골두 골단 분리증(SCFE)은 대퇴골의 위쪽 성장판에서 고관절과 대퇴골의 머리를 분리한 것이다. 골단 판에서의 분리는 성장판에 평행하게 가해지는 전단력으로부터 발생한다. 이것은 실제로 대퇴골 머리가 관골구에 남아있는 동안 위쪽, 가쪽으로 움직이는 부분이다. SCFE는 안정적 또는 비안정적일 수 있다. 불리한 합병증에는 무혈성 괴사 괴사 및 연골 분해가 포함된다(둘다 드물다). 원인은 비교적 알려지지 않았지만 성장 호르몬이나 내분비 이상과 관련이 있다고 생각된다.

I. **환자 인터뷰**

주관적 병력[238-243]

- 8세에서 17세 사이에 발생한다. 여아의 평균 연령은 12.1±1세이며 남아는 14.4±1.3세다.
- 환자들은 일반적으로 고관절, 서혜부, 허벅지 또는 무릎에 통증을 호소한다; 통증은 사실상 종종 모호하다.
- SCFE 환자의 거의 15%는 내측 무릎 통증과 원위 허벅지 통증이 있다. 이 중 46%는 내측 무릎 또는 원위 허벅지 통증의 초기 증상을 나타낸다.
- SCFE 를 앓고 있는 환자는 대개 둔하고 모호하며 간헐적인 증상을 보인다.
- 서혜부와 허벅지 통증은 고관절 통증 환자의 55%와 57%에서 각각 나타났다. 그러나, 둔부와 하지 말단에서 무릎까지 통증이 각각 71%와 22%로 나타났다.[29]
- SCFE 환자의 95%는 비만이거나 과체중이다.
- 사례 중 60%의 환자는 남성이다.
- 발병은 대부분 서서히 퍼진다.
- 급성 발병은 대개 외상과 관련이 있다.
- 아프리카계 미국인 환자는 백인보다 더 자주 영향을 받는다.
- 환자는 모호한 허벅지나 무릎 통증을 가지고 있다.

측정 결과

- 모든 적절한 측정이 사용될 수 있다.

진단영상

- 골반의 전후와 개구리자세에서의 방사선 사진은 항상 분리가 후방으로 일어난다는 SCFE 진단을 확증한다.

II. **시진**

- 환자는 관련된 쪽으로 과도하게 몸통이 기울어지는 트렌델렌버그 보행, 절름발이 보행을 가지고 있을 수 있다.[238,239]
- 환자는 외회전이 된 다리에 체중을 싣기가 어려울 수 있다.[243]
- 안정된 자세(고관절 굽힘, 약간의 벌림, 외회전)으로 유지되는 고관절은 일반적으로 둔부 삼출의 존재를 나타낸다.
- 대퇴 사두근의 위축은 일부 환자에게 나타난다.[244]

III. **분류 및 선별검사**

- 관련이 없는 관절에서 비롯된 원인뿐만 아니라 모든 비근골격계 원인을 배제해야 한다.
- 슬개골-치골 타진 검사는 대퇴 골절의 배제(SN 95, −LR 0.07), 포함(SP 86, +LR 6.1)에 도움이 된다.[109]
- 사분법 검사는 진단 조사가 제한적이지만 관절 내 침범을 배제하는 데 좋은 검사일 수 있다.
- 남성의 전립선암 또는 여성의 생식암 또는 유방암은 요추 또는 고관절의 전이와 연관될 수 있으므로 위험신호이다.[97]
- 치료사는 허리 및 천장 관절 또는 골반대의 기능 장애를 배제해야 한다.
- 연부조직과 천장관절, 허리 관절의 관절가동범위(ROM)제한은 정상 보행 중에 관상면의(frontal plane) ROM을 제한하기 위해 제안되었다.[196]

Ⅳ. **움직임 검사**

- 환자는 허리 및 무릎에서 제한된 고관절 내회전 또는 통증 없이 운동 범위를 가질 수 있다.
- 다른 연구 결과는 관절낭 패턴에서의 제한된 고관절 움직임(내회전, 외전, 굴곡)을 발견했다.
- 측정자간 신뢰성은 일반적으로 고관절 내관절 병리를 가진 환자에게 좋으며 적당하다.

V. **근육 수행능력 검사**

- 고관절 외전근의 약화는 이런 환자들을 묘사한다.[243]

VI. **특수 검사**

- 고관절 내회전과 90° 굽힘의 평가는 흔히 사용되는 스크리닝 기법이다.

VII. **촉진**

- 환자는 앞쪽 및 바깥쪽 고관절에서 일반화된 부드러움을 가질 수 있다.[245]

VIII. **신체 수행능력 측정**

- 급성 진단의 환자에게는 아무것도 적합하지 않다.

잠재적 치료기반 분류

- 심하게 발견이 된다면, 환자는 의사에게 문의하라.
- 안정성
- 가동성, 통증 조절(우세한 통증), 운동과 훈련.

대퇴골두의 연소성 골연골증

ICD-9: 732.1(아동의 고관절과 골반에서 골연화증)

ICD-10: M91.1(아동의 대퇴골두에서 골연화증)

이 질병은 대퇴골두의 골연화증 박리로 발생한다. 결정적인 원인은 아직 밝혀지지 않았으며, 발병은 일반적으로 서서히 퍼진다.

I. **환자 인터뷰**

주관적 병력

- 90%는 일방적이다.
- 여자아이보다 남자아이에게 4배 더 흔하다.
- 환자들은 서혜부에서 안쪽 허벅지와 무릎에 쑤시는 통증의 애매한 통증을 가지고 있을 수 있다.
- 고관절 통증 환자에게서 서혜부와 허벅지

통증은 각각 55%와 57%로 발견됐다.

- 그러나 둔부 및 하지 말단에서 무릎까지의 연관통 또한 각각 71% 및 22%로 나타났다.
- 근육의 경련은 흔한 통증이다.[29]

측정 결과

- 모든 적절한 측정이 사용될 수 있다.

진단영상

- 기존의 방사선 촬영은 MRI보다 대퇴 골두의 측면 아탈구 정도와 괴사 정도를 확인하는데 덜 세심했다.[246,247]
- MRI는 방사선 촬영 전에 근위 대퇴골의 이상을 보여줄 수 있다.[247]

II. 관찰

- 환자는 관련된 쪽으로 과도하게 몸통이 기울어지는 트렌델렌버그 보행, 절름발이 보행을 가지고 있을 수 있다.[237,239]
- 절뚝거림은 일반적으로 초기 신호이며 환자는 종종 보행 중에 바깥으로 돌아가는 다리를 끌 수 있다.
- 환자는 허벅지에 근위축이 있을 수 있다.
- 안정된 자세(고관절 굽힘, 약간의 외전, 외회전)으로 유지되는 고관절은 일반적으로 둔부 삼출의 존재를 나타낸다.

III. 분류 및 선별검사

- 관련이 없는 관절에서 비롯된 원인뿐만 아니라 모든 비근골격계 원인을 배제해야 한다.
- 슬개골-치골 타진 검사는 대퇴 골절의 배제(SN 95, −LR 0.07), 포함(SP 86, +LR 6.1)에 도움이 된다.[109]
- 사분법 검사는 진단 조사가 제한적이지만 관절 내 침범을 배제하는 데 좋은 검사일 수 있다.
- 남성의 전립선암 또는 여성의 생식암 또는 유방암은 요추 또는 고관절의 전이와 연관될 수 있으므로 위험신호이다.[97]
- 치료사는 허리 및 천장관절 또는 골반대의 기능 장애를 배제해야 한다.
- 연부조직과 천장 관절, 허리 관절의 관절가동범위(ROM)제한은 정상 보행 중에 관상면의(frontal plane) ROM을 제한하기 위해 제안되었다.[196]

IV. 움직임 검사

- 환자는 일반적으로 고관절 외전, 내회전에 가동범위 제한이 있다.
- 측정자간의 신뢰성은 일반적으로 고관절 내 관절 병리를 가진 환자에게 좋으며 적당하다.[126,127,199]

V. 근육 수행능력 검사

- 환자는 일반적으로 고관절의 약화를 가지고 있을 가능성이 있다.[245]

VI. 특수 검사

- 이 질환에는 특별 검사가 없다.

VII. 촉진

- 고관절의 앞쪽은 힘줄이 촉진될 수 있다.[245]

VIII. 신체 수행능력 측정

- 급성 진단의 환자에게는 아무것도 적합하지 않다.

잠재적 치료기반 분류

- 심하게 발견이 된다면, 환자는 의사에게 문의하라.
- 안정성
- 가동성, 통증 조절(우세한 통증), 운동과 훈련

내전 건병증 또는 스포츠 관련된 만성 서혜부 통증

ICD-9: 762.5; 843.9(고관절과 허벅지의 염좌와 좌상)

ICD-10: S76.2(허벅지 건과 내전근의 손상)

이것은 내전근 군이 건병증이다. 스포츠와 관련된 만성 서혜부 통증 자체는 잠재적으로 운동선수의 만성적인 서혜부 통증의 다인성 병인을 포괄하는 광범위한 용어이다.

I. 환자 인터뷰

주관적 병력

- 치골 관련 통증은 대부분 축구선수들[248,249]에게 가장 중요하다.[250,251]
- 통증은 서혜부에서 가장 많이 발생한다.[77,248-252]
- 심한 부상을 입은 운동선수는 즉각적인 통증을 동반 한 부상의 특유한 메커니즘을 보고하고 아마도 퍽 소리가 들릴 것이다.
- 여러 연구들은 최근의 조사 결과들이 잠재적인 상관관계를 시사함에도 불구하고 94%의[253] 높은 유병률과 함께 FAI(아일랜드 축구 협회 국제 항공 연맹)와 내전근 건병증의 상관관계가 장기간의 추적과 함께 성공적인 재활치료를 막지 않는다고 제안한다.[254]

측정 결과

- 서혜부 통증 설문지는 서혜부 통증을 조사하는 유일한 설문지이지만 추가 유효성 검사가 필요하다.[38]

진단영상

- 비록 병리학에 대한 상관관계가 알려지지 않았지만 치골의 부종은 MRI[77,255]에 기록되어있다.
- 자기 공명 영상(MRI)은 스포츠 관련 만성 서혜부 통증(SN 78)을 배제하는 것보다 (**SP 88, +LR 4.0**) 포함하는 것이 더 낫다.[71]

II. 시진

- 심하게 부상당한 환자는 내전 동작에 어려움을 겪을 수 있다(예: 바로 누운 자세에서 앉기, 차에서 나올 때 등등).
- 심각한 부상을 입은 환자는 근육계를 포함한 붓기 또는 타박상을 나타낼 수 있다.
- 안정된 자세(고관절 굽힘, 약간의 외전, 외회전)으로 유지되는 고관절은 일반적으로 둔부 삼출의 존재를 나타낸다.

III. 분류 및 선별검사

- 관련이 없는 관절에서 비롯된 원인뿐만 아니라 모든 비근골격계 원인을 배제해야 한다.
- 치료사는 비뇨기과, 부인과, 류마티스, 종양학 및 염증성 사타구니 통증을 배제해야 한다.[256]
- 슬개골-치골 타진 검사는 대퇴 골절의 배제(SN 95, −LR 0.07), 포함(SP 86, +LR 6.1)에 도움이 된다.[109]
- 사분법 검사는 진단 조사가 제한적이지만 관절 내 침범을 배제하는 데 좋은 검사일 수 있다.
- 남성의 전립선암 또는 여성의 생식 암 또는 유방암은 요추 또는 고관절의 전이와 연관될 수 있으므로 위험신호이다.[97]
- 치료사는 허리 및 천장관절 또는 골반대의 기능 장애를 배제해야 한다.
- 연부조직과 찬장관절, 허리 관절의 관절가동범위(ROM)제한은 정상 보행 중에 관상면의(frontal plane) ROM을 제한하기 위해 제안되었다.[196]

IV. 움직임 검사

- 제한된 내전근의 유연성은 운동선수의 서혜부 통증과 적절하게 관련된다.[250]
- 고관절 내회전, 외회전 뿐만 아니라 전체적인 고관절 가동범위가 제한됨은 스포츠 관련 만성 서혜부 통증이 있는 운동선수에게 잘 알려져 있다.[252]

V. 근육 수행능력 검사

- 증거는 하키 선수와 축구 선수의 내전근 약화와 사타구니 통증과의 상관관계를 제시한다.[248,249]

VI. 특수 검사

- 간단한 내전근(SP 91, +LR 3.3), 스퀴즈 검사(SP 91, +LR 4.8), 양측 내전근(SP 93, +LR 7.7)검사들은 모두 스포츠 관련 만성 서혜부 통증 검사에 도움을 준다.[27]

VII. 촉진

- 특히 근위부 내전근의 유연함은(그리고

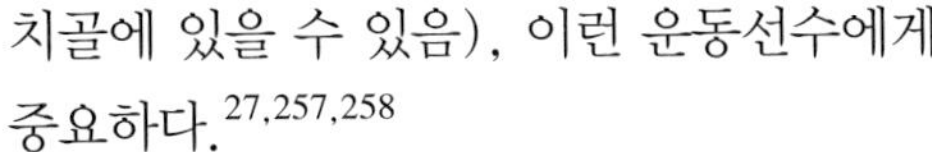

치골에 있을 수 있음), 이런 운동선수에게 중요하다.[27,257,258]

VIII. **신체 수행능력 측정**

- 이러한 환자들은 가장 빈번히 운동하는 선수이기 때문에 운동선수의 특정 하체 기능 구성 요소가 평가되어야 한다.
- 속도와 민첩성 및 신속 검사는 대부분의 운동선수에게 가장 적합할 수 있다.

잠재적 치료기반 분류

- 가동성, 통증조절(우세한 통증), 운동과 훈련이 사용될 수 있다.

슬괵근 염좌

ICD-9: 843.9(허벅지와 고관절의 염좌와 좌상)
ICD-10: S76.3(허벅지 단계의 후반 근육 그룹의 건과 근육의 손상)

햄스트링의 염좌나 손상은 햄스트링 근육과 관련 조직의 근육 섬유가 과도하게 늘어나거나 찢어지는 것이다. 햄스트링 변형은 부착 부위 중 하나 또는 근육 길이를 따라 임의의 지점에서 발생할 수 있다. 이것들은 심각도에 따라 1도, 2도, 3도로 분류될 수 있다.

- 1도: 과도한 늘어남 또는 몇 근육 조직의 최소한의 찢어짐. 통증은 한 손가락 정도로 국소적일 수 있습니다. 약간의 뻣뻣함과 약화도 나타날 수 있다. 운동을 시도하면 통증과 뻣뻣함이 활동 중에 감소 할 수는 있지만 종종 훨씬 더 큰 강도로 회복된다.
- 2도: 일반적으로 1도 변형보다 큰 영역을 덮는 통증을 가진 근육 섬유의 중간의 찢김. 뻣뻣함과 약화가 느껴지고, 부상당한 근육 내부의 출혈로 인해 고통스러운 부위가 검거나 푸른색으로 변할 수 있습니다. 걸을 때도 상당한 절뚝거림이 발생할 수 있다.
- 3도: 광범위하게 멍이 생기고 근육이 완전히 찢어짐. 치료사는 근육이 엉망으로 되어있는 것을 보거나 느낄 수 있다. 3도 손상은 드문 경우이다.

I. **환자 인터뷰**

주관적 병력

- 운동선수에게 더 나타날 가능성이 있다.[25,26,259–262]
- 심한 부상을 입은 운동선수는 즉각적인 통증을 동반한 부상의 특유한 메커니즘을 보고하고 아마도 퍽 소리가 들릴 것이다. 허벅지는 통증이 있다.
- 통증은 허벅지의 뒤쪽에 위치하고, 엉덩이 쪽에 가깝다.
- 저항된 고관절 신전과 저항된 무릎관절 굽힘(계단과 같은)을 포함한 활동으로 통증이 더 심해진다.
- 슬괵근 부상은(HI) 운동선수에게서 가장 흔한 연부조직 손상 중 하나이다.[25,259,263–267]
- 선수들에게 두 가지 부상 메커니즘으로는 급속 달리기와 느린 속도의 과도한 스트레칭이 있다(댄서처럼).[25,262] 슬괵근의 역할은 무릎 신전의 제동장치이다(런닝 사이클 신장 스트레스의 85%까지).[268]
- 부상은 또한 무릎을 상대적으로 곧게 펴고 고관절 굴곡에서 고정된 발을 넘어서서 떨어지며 발생할 수 있다. 이 메카니즘은 수상스키 선수에게서도 발생할 수 있다.[269]
- 환자는 외측의 반상출혈과 잠재적인 염증의 나타남과 함께 즉각적인 통증이 있다.[259,269]

측정 결과

- 모든 적절한 측정이 사용될 수 있다.

진단영상

- 자기공명영상(MRI)[273,274]와 US275는 스포츠로 돌아오는 환자에 대한 결과를 계속 보여주며 환자의 스포츠 복귀 능력의 유일한 기준으로 사용해서는 않되지만, 슬괵근 부상 진단을 위한 기준 참고 표준으로 간주된다.

II. **시진**

- 심하게 부상을 당한 환자는 제한된 체중 부하, 보행 중 걸음걸이 길이 감소, 염증 가능성이 있을 수 있다.
- 안정된 자세(고관절 굽힘, 약간의 외전, 외회전)으로 유지되는 고관절은 일반적으로 둔부 삼출의 존재를 나타낸다.

III. **분류 및 선별검사**

- 관련이 없는 관절에서 비롯된 원인뿐만 아니라 모든 비근골격계 원인을 배제해야 한다.
- 슬개골-치골 타진 검사는 대퇴 골절의 배제(SN 95, −LR 0.07), 포함(SP 86, +LR 6.1)에 도움이 된다.[109]
- 사분법 검사는 진단 조사가 제한적이지만 관절 내 침범을 배제하는 데 좋은 검사일 수 있다.
- 남성의 전립선암 또는 여성의 생식암 또는 유방암은 요추 또는 고관절의 전이와 연관될 수 있으므로 위험신호이다.[97]
- 치료사는 허리 및 천장 또는 골반대의 기능 장애를 배제해야 한다.
- 연부조직과 찬장관절, 허리 관절의 관절가동범위(ROM)제한은 정상 보행 중에 관상면의(frontal plane) ROM을 제한하기 위해 제안되었다.[196]

IV. **움직임 검사**

- 환자는 고관절 굽힘과 고관절 신전과 무릎 폄을 포함하여 가동범위가 제한될 수 있다.[28,269,276,277]

V. **근육 수행능력 검사**

- 환자는 고관절 신전과 무릎관절 굽힘의 가동범위를 포함하여 고관절 신전의 약화가 올 수 있다.[28,269,276,277]
- 편심성 슬괵근의 약화는 대부분 중요하다.[278]

VI. **특별 검사**

- Puranen-over test, 구부러진 무릎 스트레칭, 변형된 구부러진 무릎 검사는 슬괵근의 손상을 좋은 기능보다 적을 때(−) 배제하거나, 포함시킬 때(+) 사용한다.[154]
- Shoe-test(신발 검사), 능동적인 ROM, 수동적인 ROM 및 저항력이 있는 ROM 검사를 모두 제거하는 것은 높은 편견의 연구에서 한 결과 슬괵근 부상을 배제하고(SN range of 55−100, −LR 0.0−0.5) 포함시키는데(SP 100) 도움 되는 능력이 떨어진다.[155]
- 1도 슬괵근 손상의 럭비선수들의 57%는 슬럼프 검사와 함께 부정적인 신경계통의 장력으로 발생했다.[279]

VII. **촉진**

- 찢어진 위치에서 손상부위는 부드럽다.[26,276,280]
- 더 많은 원위부의 유연함은 좌골 결절까지이고, 스포츠로의 복귀가 길어진다.

VIII. **신체 수행능력 측정**

- 이러한 환자들은 가장 빈번히 운동하는 선수이기 때문에 운동선수의 특정 하체 기능 구성 요소가 평가되어야 한다.
- 속도와 민첩성 및 신속 검사는 대부분의 운동선수에게 가장 적합할 수 있다.

잠재적 치료기반 분류

- 통증조절(우세한 통증), 운동과 훈련이 사용될 수 있다.

중둔근의 건병증과 찢어짐 또는 큰돌기의 통증 증후군

ICD-9: 843.9(허벅지와 고관절의 염좌와 좌상);
GTPS: 726.5(고관절 범위에서 장질환)
ICD-10: S76(고관절의 건과 근육의 손상);
GTPS: M70.6(대전자 점액낭염)

이것은 건병증, 기능장애, 또는 근육의 실제 찢어짐과 비교하여 중둔근의 바뀐 근육 조절을 포함한다. 대전자 통증 증후군(GTPS)은 외측 고관절 통증(LHP; 대전자의 7cm 근위, 원위, 3cm의 앞과 뒤)의 병력으로 정의되고 다음 중 하나 이상을 사용하여 LHP를 경험한다.

- 동측에 누워있을 때.
- 체중 부하 활동 중
- 앉아있을 때.

I. 환자 인터뷰

주관적 병력

- 둔부의 건병증은 대부분 중년 여성에게 많이 발생한다.[281]
- 공통적으로 둔탁한 통증이 외측엉덩이에 있다.[281]
- 주관적인 것의 다량은 고관절 퇴행성관절염 환자에 의해 기술된 것과 유사하다: 약화, 통증, 기능 제한, 뻣뻣함.
- 외측 고관절의 통증은 고관절 외전 활동의 저항과 함께 더 심해진다.[151,281]
- GTPS는 신발과 양말을 착용하는 데 어려움이 없을 때 LHP의 역사로 정의되는 것을 제안했다.[157]

측정 결과

- The WOMAC, Physical Function Sub-scale, LEFS는 환자의 통증 수준에 크게 영향을 받지만 임상 적용 가능성을 입증했다.[191-194]

진단영상

- 자기 공명 영상과 US는 둘 다 여러 연구에서 둔부 힘줄 파열을 배제하고 배제할 수 있는 능력을 갖고 있는 것으로 보인다.[68-70]
- 방사선 촬영에서 경화성 뼈 반응은 찢김 발생한 모든 환자 중 중둔근이 찢어짐 55%, 크게 찢긴 모든 환자들의 100%에 근거한다.[282]
- 대퇴골 상부 증상이 있는 환자 중 50%는 둔두 굴곡증이 있었고 0.5%는 둔부 파열이 있었고 29%는 두꺼운 IT 밴드를 보였다. 80%는 미국에서 활액낭염을 가지지 않았다.[283]
- 대퇴골전자 증상이 있는 고관절의 88%는 둔부의 건병증이다.[284]
- 초음파에서는 건병증과 활액낭이 병리학적으로 GTPS에 공존한다고 입증했다.[70]

II. 시진

- 트렌델렌버그 사인은 고관절의 퇴행성관절염 또는 둔부의 건병증이 있는 환자에게 나타난다;[150,166] 그러므로, 치료사들은 보상되거나 보상되지 않는 중둔근의 보행 패턴을 관찰해야 한다.
- 둔부 근육의 위축은 둔부의 힘줄 또는 퇴행성관절염 병리를 연상시킨다.[82,83]
- 안정된 자세(고관절 굽힘, 약간의 외전, 외회전)으로 유지되는 고관절은 일반적으로 둔부 삼출의 존재를 나타낸다.

III. 분류 및 선별검사

- 관련이 없는 관절에서 비롯된 원인뿐만 아니라 모든 비근골격계 원인을 배제해야 한다.
- 슬개골-치골 타진 검사는 대퇴 골절의 배제(SN 95, −LR 0.07), 포함(SP 86, +LR 6.1)에 도움이 된다.[109]
- 사분법 검사는 진단 조사가 제한적이지만 관절 내 침범을 배제하는 데 좋은 검사일 수 있다. 남성의 전립선암 또는 여성의 생식암 또는 유방암은 요추 또는 고관절의 전이와 연관될 수 있으므로 위험신호이다.[97]
- 치료사는 허리 및 천장관절 또는 골반대의 기능 장애를 배제해야 한다.
- 연부조직과 요천추관절, 허리 관절의 관절가동범위(ROM) 제한은 정상 보행 중에 관상면의(frontal plane) ROM을 제한하기 위해 제안되었다.[196]

IV. 움직임 검사

- 감소된 수동적 내회전과 수동 고관절 내회전의 통증은 둔부의 건병증을 배제하는데 도움이 된다.[150]
- 수동적인 고관절 외전 검사: 둔부의 건병증을 배제하는데 도움을 주는 좋은 검사이다.

- 측정자 간의 신뢰성은 일반적으로 고관절 내 관절 병리를 가진 환자에게 좋으며 적당하다.[126,127,199]

V. **근육 수행능력 검사**

- 근력, 호기성 능력 및 기립 균형은 기능상태의 악화를 예방하기 위한 보호 요인이 된다.[197,198]
- 환자들은 대둔근, 중둔근의 약화와 위축을 가지고 있다.[82,83,150,200,281]
- 중둔근과 수둔근 둘 다의 근육 저항력 검사할 때의 통증은 둔부의 건병증에 포함(SP 86, +LR 3.3)될 수 있다.[150]

VI. **특수 검사**

- 제한적이고 고통스런(외측 고관절 통증) FABER 검사는 OA(**SN 81**, **SP 82**, **+LR 4.5**, **−LR 0.23**)가 아닌 GTPS와 밀접하게 관련되어 있다.[157]
- FABER test: GTPS를 포함시키거나(SP 90, +LR 8.3) 배제시키는데(SN 83, −LR 0.19) 이상적인 능력을 가지고 있다.[157]
- 트렌델렌버그 현상: 이 검사는 분석과 둔부의 건병증 또는 GTPS의 포함을 돕기(**SP 94**, **+LR 3.6**) 위한 간단한 연구에 있어서 이상적인 능력(**SP 92**, **+LR 6.8**)을 가지고(**SP 96**, **+LR 24.3**) 있다.[109]
- 역 외회전 저항 검사: 이 검사는 GTPS를 포함(SP 97, +LR 32.6)시키거나 배제(SN 88, −LR 0.12)시킬 수 있는 이상적인 능력을 가지고 있다.[151]

VII. **촉진**

- 그 부위가 종종 부드럽기 때문에 둔부 근육 조직은 대부분 임상적으로 적용 가능하다.[281]

VIII. **신체 수행능력 측정**

- 낮은 수준의 균형, 근본적인 움직임 및 이러한 검사는 모든 검사가 특정 환자에게 적합한 경우 가장 임상적으로 적용할 수 있다.

잠재적 치료기반 분류

- 통증(우세한 통증), 가동성, 운동 및 훈련
- 가능한 안정성

윤활낭염

ICD−9: 726.5(고관절 영역에 골부착부 질병); 727.3(다른 활액낭염)

ICD−10:(고관절과 허벅지에 다른 특별한 손상)

윤활낭염은 점액낭의 종창(부종)과 자극이다. 점액낭은 근윤, 힘줄, 관절들 사이에 쿠션 역할을 해주는 윤활액으로 채워진 주머니이다. 돌기의 윤활낭염은 돌기의 바깥쪽에 위치해 있는 돌기 점액낭의 염증이다. 점액낭은 근육의 손상 없이 돌기를 지나 근육을 굽히고 펼 수 있도록 하기 위하여 윤활 및 쿠션을 제공한다. 중둔근, 소둔근의 부착지점 전의 힘줄에 쿠션이 되어주기도 한다. 엉덩이의 다른 일반적인 점액낭은 장요근(iliopsoas)의 점액낭 및 장치골(iliopectin−eal)의 점액낭을 포함한다. 병리학적으로 고립될 만큼 중요한 윤활낭염은 이미지상[283] 낮은 유병률, 조직학적으로 적은 점액낭의 염증 때문에 의문을 가지게 되는데 이는 대퇴돌기 통증 신드롬에서 점액낭 염증의 병인학적 역할이 없음을 시사한다.[285]

I. **환자 인터뷰**

주관적 병력

- 장요근 윤활낭염(Iliopsoas bursitis)
  - 깊은 딱 소리가 나는 느낌[286,287]
  - 넙다리 삼각부위의 유연함[286,287]
  - 활동 시 고관절 전면의 통증[286,287]
  - 외상과 관련, 과사용, 육상활동, 퇴행성 관절염, 그리고 류마토이드 관절염[286]
- 돌기오목의 윤활낭염(Trochenteric bursitis)
  - 육상 활동과 관련, 특히 뛰기와 과사용[286,288]
  - 낙상과 관련될 수도 있음[286,288]

측정 결과

- 모든 적절한 측정이 가능하다.

진단영상

- 돌기오목의 증상이 있는 환자의 50%는 둔부 건병증이 있었고, 0.5%는 둔부 힘줄의 파열이 있었고, 29%는 두꺼운 장경인대(Iliotibial band)를 보였다. 미국에서는 80%가 윤활낭염을 가지고 있지 않았다.[283]
- 고관절의 88%는 돌기의 증상과 함께 둔부의 건병증이 있다.[284]

II. 시진

- 환자는 특히 고관절 굽힘 또는 신전을 포함한 과도기 운동과 함께 통증을 느낀다.[227]
- 안정된 자세(고관절 굽힘, 약간의 외전, 외회전)으로 유지되는 고관절은 일반적으로 둔부 삼출의 존재를 나타낸다.

III. 분류 및 선별검사

- 관련이 없는 관절에서 비롯된 원인뿐만 아니라 모든 비근골격계 원인을 배제해야 한다.
- 슬개골-치골 타진 검사는 대퇴 골절의 배제(SN 95, -LR 0.07), 포함(SP 86, +LR 6.1)에 도움이 된다.[109]
- 남성의 전립선암 또는 여성의 생식암 또는 유방암은 요추 또는 고관절의 전이와 연관될 수 있으므로 위험신호이다.[97]
- 치료사는 허리 및 천장관절 또는 골반대의 기능 장애를 배제해야 한다.
- 연부조직과 천장관절, 허리 관절의 관절가동범위(ROM)제한은 정상 보행 중에 관상면의(frontal plane) ROM을 제한하기 위해 제안되었다.[196]

IV. 움직임 검사

- 측정자 간의 신뢰도는 일반적으로 고관절 내 관절 병리를 가진 환자에게 좋은 편이다.[126,127,199]
- 고관절의 회전, 외전 및 내전을 통해 통증이 재현된다.[286,289]
- 환자는 신전의 제한이 있다.[227]

V. 근육 수행능력 검사

- 환자는 고관절 굽힘(특히, 장요근)의 저항될 때 딱 소리와 함께 통증과 약화를 가지고 있습니다.[286]

VI. 특수 검사

- 통증은 저항된 외부의 돌림과 FAIR 검사(돌기오목의 윤활낭염)로 유발될 수 있다.[151-153,288]
- 통증은 고관절 굽힘, 내전, 내회전 동작을 포함한 고관절 충돌 또는 테두리 파열 검사와 함께 유발될 수 있다.[216]
- 환자는 제한된 장요근(Iliopsoas)의 굴곡

고관절의 퇴행성관절염와 대전자의 통증 증후군 또는 중둔근의 건병증에 대한 감별적 진단

- A(+)제한되고 고통스러운(엉덩이 외측 통증) FABER 검사는 GTPS와 강하게 연관되어 있으며 고관절 골관절염 검사는 아니다.
- Hip OA는 특징적인 딱딱한 끝느낌과 함께 특정한 제한적인 ROM 한계(고관절 굽힘과 내회전의 제한)가 있다.
- 이런 병리학은 그들의 발견을 따라 종종 공존한다.
- Hip OA에 대한 방사선학적 소견은 GTPS 소견보다 더 중요합니다(예를 들어, 관절 간격 축소, 관절 연골 손상, 잠재적 골 변형).
- 트렌델렌버그 현상뿐만 아니라 약점, 통증, 기능 제한 및 뻣뻣함의 주관적인 병력은 두 병리의 규칙을 도울 수 있다.

성을 위해 Thomas 검사를 할 수 있다.[227,287]

VII. **촉진**

- 대퇴부 삼각부의 유연성(장요근의 윤활낭염)[286,287]
- 외측 전자 위로 유연함(돌기오목의 윤활낭염)[286,288]

VIII. **신체 수행능력 측정**

- 적절한 측정은 환자의 기능적 수준, 장애, 직업 및 취미에 달려있다.

잠재적 치료기반 분류

- 사용될 통증조절(우세한 통증); 그 외에 치료는 가동성 또는 운동, 훈련일 것이다.

이상근증후군

ICD-9: 843.9(허벅지와 고관절에 염좌와 좌상)
ICD-10: S76(고관절 건과 근육의 손상)

이상근증후군은 종종 다른 근육과 건의 기능 이상과 유사하게 묘사된다(저항과 근육의 신장과 함께 하는 통증). 이것은 또한 좌골신경과 해부학적으로 가깝고 근육의 기능 이상은 비슷한 증상을 만들 수 있다는 견해 때문에 좌골신경통과 유사하게 묘사된다. 이상근증후군의 임상 증상을 뒷받침하는 증거는 다음과 같다.

I. **환자 인터뷰**

주관적 병력

- 통증은 둔부나 엉덩이 부위에서 환자가 다리를 포함하여 방사통을 가짐에도 불구하고 자주 묘사된다.
- 환자는 낙상을 포함한 외상 또는 비틀림는 기전으로 인한 병력을 가지고 있다.
- 환자는 종종 보행에 어려움이나 통증을 가진다.
- 급성 통증은 종종 쪼그려앉기, 허리 구부리기, 옆으로 굽히기와 함께 잘 알려져 있다.

측정 결과

- 모든 고관절와 허리 척추 측정은 적용 가능하다.

진단영상

- 이 증후군은 일반적으로 제외되는 진단을 필요로 한다.

II. **시진**

- 환자는 마지못해 앉거나 한쪽으로 체중이 치우쳐질 수 있다.
- 환자는 진통성 보행 패턴을 가질 수 있다.
- 환자는 종종 쪼그려앉기, 의자에서 일어서 있기, 허리 구부리기 동작 시 어려움 또는 통증을 가진다.

III. **분류 및 선별검사**

- 관련이 없는 관절에서 비롯된 원인뿐만 아

노화관련 병리에 대한 감별적 진단

환자의 나이는 다양한 고관절 질병에 대해 차별적 진단과 함께 도움을 줄 수 있다.

- 소아연령은(일반적으로 3~12세) 레그깔베피데스씨병(Legg-Calve-Perthes)의 지표이다.
- 청소년기 연령은(일반적으로 12~14.5세) 대퇴부 골단 골절이 더 심하게 나타났다.
- 청소년기에서 중년까지의 연령은 대퇴 경부 충돌이나 테두리 파열의 가능성이 더 높다.
- 나이든 성인의 연령은 고관절 골관절염 또는 GTPS의 가능성이 높다.
- 대퇴골두무혈성괴사(AVN)와 FAI 또는 테두리 파열 등, 일부 병리는 여러 연령대 범주에 걸쳐 존재할 수 있다(청소년기부터 고령층 어른).

니라 모든 비근골격계 원인을 배제해야 한다.

- 치료사는 엉덩이의 징후를 배제해야 한다(제20장 천장관절 및 골반 거들 참고).
- 슬개골-치골 타진 검사는 대퇴 골절의 배제(SN 95, -LR 0.07), 포함(SP 86, +LR 6.1)에 도움이 된다.[109]
- 사분법 검사는 진단 조사가 제한적이지만 관절 내 침범을 배제하는 데 좋은 검사일 수 있다.
- 남성의 전립선암 또는 여성의 생식암 또는 유방암은 요추 또는 고관절의 전이와 연관될 수 있으므로 위험신호이다.[97]
- 치료사는 허리 및 천장관절 또는 골반대의 기능 장애를 배제해야 한다.
- 연부조직과 천장관절, 허리 관절의 관절가동범위(ROM)제한은 정상 보행 중에 관상면의(frontal plane) ROM을 제한하기 위해 제안되었다.[196]

IV. **움직임 검사**

- 통증은 이상근(piriformis)의 스트레칭 때문에 수동적인 안쪽 돌림과 함께 종종 나타난다.
- 관절의 기능장애가 공존하는 경우를 제외하고는 환자가 부가적인 움직임의 제한을 갖는 것은 일반적인 것이 아니다.

V. **근육 수행능력 검사**

- 환자는 가장 현저히 외측과 내회전의 고관절의 약화를 가지고 있다.
- 약화는 아마 둔부 근육들에 있다.
- 환자는 고관절 외회전의 저항과 함께 통증이 있다.

VI. **특수 검사**

- FAIR 검사: 이상근증후군의 양성, 음성을 가릴 수 있는(SN 88, -LR 0.14) 그야말로(SP 83, +LR 5.2) 좋은 검사이다.
- 치료사는 항상 이 위치가 안쪽 고관절의 병리를 위한 FAD DIR 검사와 유사하며 환자의 통증 재생이 어디인지를 분명히 식별해야 한다는 사실을 인식해야 한다.

VII. **촉진**

- 이 부위는 자주 촉진하기 위해 유연해야 하고, 이상근 위로 더 뚜렷하고 일반적으로 엉덩이 옆쪽이 포함될 것이다.

VIII. **신체 수행능력 측정**

- 환자의 기능적 수준에 따라 다르다.
- 엉덩이 또는 허리 척추평가는 환자에게 적절하다.

잠재적 치료기반 분류

- 통증조절(우세한 통증), 가동성(특히 관절의 기능 이상을 포함해서), 운동과 훈련이 사용되어야 한다.

결론 CONCLUSION

고관절은 허리, 골반 및 무릎 관절과 상호 의존적인 기계 및 통증 생성 관계를 가지고 있다. 이 관절의 감별 진단에는 환자의 임상 증상에 대한 주의 깊은 해석이 필요하다. 이 장에서 제시된 최선의 증거와 체계적인 검사 방법의 통합은 이 신체 부위의 다른 진단을 더욱 복잡하게 하는 것을 최소화하기 위해 사용되어야 한다. 체계적이고 증거 기반의 집중하는 접근법은 치료사에게 시험 과정의 모든 구성 요소를 사용하는 것이 중요하다는 것을 암시한다. 또한, 치료사는 검사 과정 초기에 잠재적인 병리를 배제하거나 심사하고 나중에 검사 과정에서 특정 병리를 판단하거나 진단하려고 하는 데 중점을 둔다. 검사에 집중하고 체계적으로 스크리닝 과정을 활용하거나 더 많은 SP 결과 또는 검사로 더 많이 지배될 수 있는 잠재적인 경쟁 진단을 좁힌다.

25

슬관절

KNEE

진단의 주요 목표는 환자의 임상 설명에 일치하는 가장 효과적인 치료 접근법을 찾는 것이다.[1] 경골대퇴관절(tibiofemoral joint, 정강넙다리관절)의 인대 손상 진단은 특정 임상 소견으로 합리적인 수준의 확실성을 가지고 이루어질 수 있다. 반월판(menical, 반달) 손상에 대해서는 상당한 수준의 확실성을 가질 수 있지만, 관절 연골 손상의 경우 확실성이 낮은 수준으로 감소된다.[3] 환자 중 일부는 대퇴(thigh, 넙다리)와 슬관절에 대한 외상이 흔히 발생하는 손상보다 더 심할 수 있다.[4,5]

임상 응용 해부학

CLINICALLY APPLIED ANATOMY

슬관절(그림 25.1)은 실제로 경골대퇴관절과 슬개대퇴관절(patellofemoral joint, 무릎넙다리관절) 두 개의 관절로 구성되어 있다. 경골대퇴관절은 신체에서 가장 큰 윤활관절이며, 가장 긴 두 개의 지레팔 대퇴와 경골을 연결한다. 경골대퇴관절은 내측과 외측부두 부위에서 관절을 이루는 변형된 경첩관절로 부수적인 회전과 함께 굴곡과 신전을 허용한다. 기능적인 활동 중에는 2~5배의 체중을 지지하는 주요 체중 부하 관절이다. 경골대퇴관절의 기능적 안정성은 인대의 수동적 억제, 근육에 의한 능동적 지지, 관절의 기하학, 경골과 대퇴 사이의 압박력에 기인한다.

슬개대퇴관절(Patellofemoral joint, 무릎넙다리관절)은 대퇴골의 활차절흔(trochlear groove, 도르래고랑)에 관절하고 있는 슬개골로 구성되어 있다. 슬개골은 대퇴사두근 구조물 안쪽에 위치하고 있는 큰 종자골이다. 슬개골의 역할은 움직임의 축으로부터 거리를 증가시켜 대퇴사두근의 힘을 증가시키는 것이다. 또한, 무릎이 굴곡될 때 대퇴과의 원위 관절면에 골 보호 기능을 제공하고 슬관절 신전에 대한 대퇴골과대의 말단 관절면에 뼈 보호 기능을 제공하며, 슬관절 신전에 저항하는 대퇴사두근 건에 손상을 주는 압박력에 대해 보호한다.

인대의 지지는 슬관절에 수동 안정성을 제공한다(그림 25.2). 4개의 주요인대(전십자인대[ACL], 후십자인대[PCL], 내측(경골)측부인대[MCL]와 외측(비골)측부인대[LCL])는 경골대퇴관절의 주요한 수

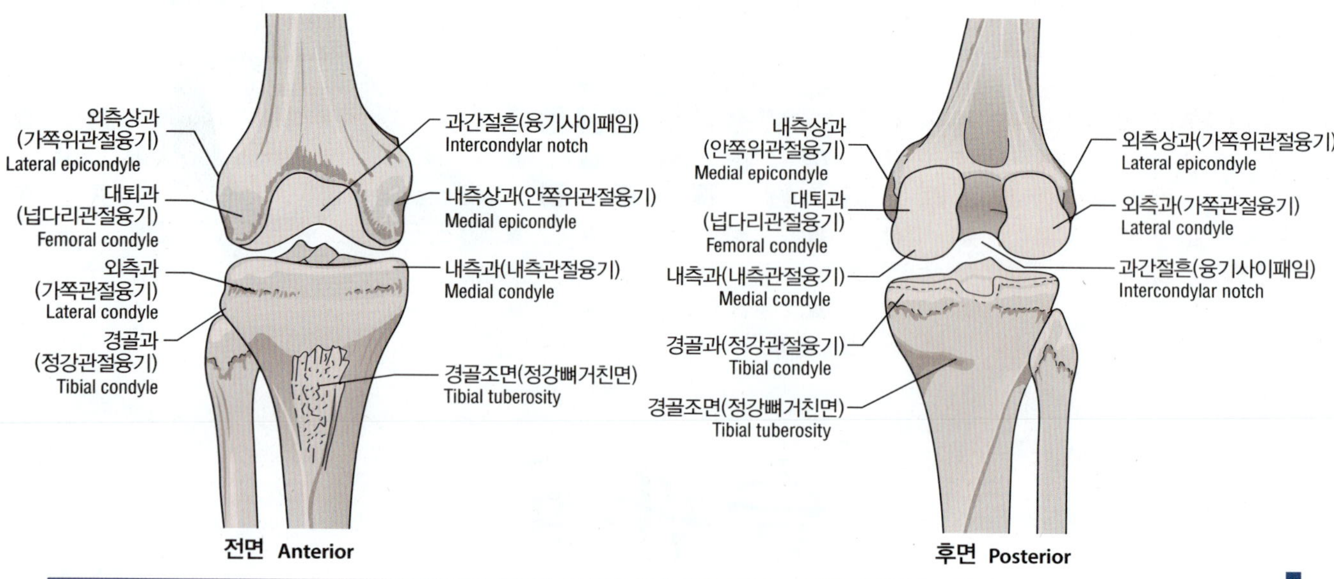

그림 25.1 슬관절.

동 안정성을 제공한다. 전십자인대는 ACL은 일차적으로 대퇴골에 대해 경골의 전방 전위를 제한하며, 주로 이차적으로는 관절이 거의 완전 신전 시 내회전을 제한한다.[7] PCL은 일차적으로 무릎 굴곡 아크[8]를 가로지르는 저항의 약 90%를 담당하여 경골의 후방 전위를 제한하고, 이차적으로 대퇴골에 대한 경골의 외회전을 제한한다.[9] MCL의 표층부분은 후관절낭의 감소된 기여에 의해 무릎 굴곡 5°에서 무릎 외반 움직임의 57%를, 무릎 굴곡의 25°에서 제한 움직임의 78%를 제공한다.[10] LCL은 특히 무릎 굴곡의 초기 0°~30°에서 나타나는 내반 움직임에 저항하는 주요 구조물이며, 굴곡된 무릎의 외회전을 제한하는 역할을 한다.[10]

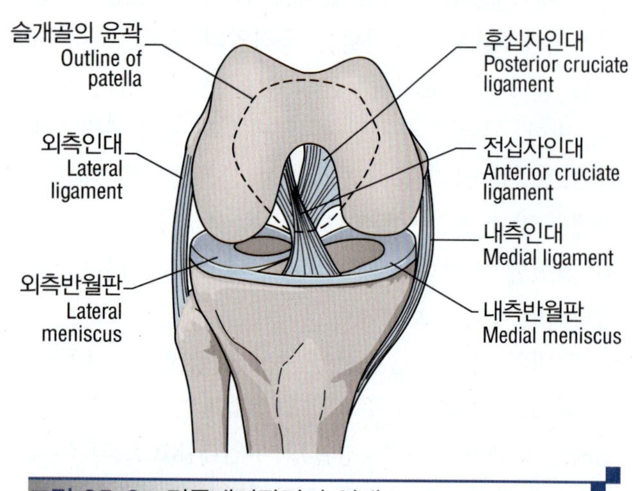

그림 25.2 경골대퇴관절의 인대.

내외측 반월판은 경골의 상면을 덮는다(그림 25.3).[11] 각 반월판은 섬유연골로 구성되어 있다. 두 반월판 모두 쐐기 모양이지만, 외측 반월판은 원형의 모양인 반면에 내측 반월판은 초승달 모양이다. 외측 반월판이 내측 반월판보다 움직임이 크다. 반월판의 기능은 체중 부하 시 무릎에 가해지는 스트레스를 분산시키고, 충격흡수를 제공하며, 이차적으로는 관절을 안정화시키면서 관절 활주를 촉진하고 과신전을 방지하며 관절을 보호한다.[11]

슬관절에 대한 하중은 활동에 따라 달라질 수 있다. 무릎 임플란트 기기를 사용하면 평균 최대 합력은 양하지 지지기 시 체중의 107%에서 계단을 내려가는 동안 체중의 346%까지 이른다.[12]

환자 인터뷰
CLIENT INTERVIEW

인터뷰는 일반적으로 치료사가 환자과 첫 대면을 할 때 시작된다. 5장(환자 인터뷰 및 관찰)에서 이미 논의했듯이, 이러한 인터뷰는 치료사가 환자의 진단을 확인하는 것과 관련하여 상당량의 정보를 제공할 것이다. 본문의 목적상, 인터뷰는 각 신체 부위 또는 섹션과 관련하여 설명되지만 일반적으로 환자의 주관

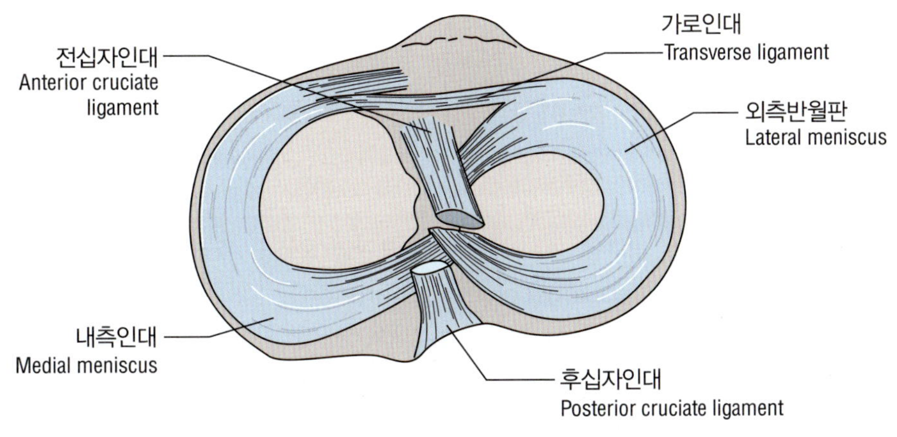

그림 25.3 무릎의 반월상 연골.

적인 정보와 측정 결과에서 나타난 소견이 포함된다. 또한 이 과정에서 방사선 촬영 영상도 포함된다. 치료사는 환자를 만나기 전 방사선 촬영 영상의 결과를 해석하여 검사의 편향을 피하는 것이 좋다(위험 상황(red flag) 및 의학적 관련 문제에 대해 염려가 없는 경우가 대부분). 검사에서 이러한 점은 치료사가 방사선 영상을 접하게 될 가능성이 높을 것이다. 또한 일부의 경우 치료사는 순차적 검사를 계속하기 위해 심각한 병변을 배제하기 위해 검사 초기에 방사선 사진을 해석해야 한다.

무릎의 검사 과정은 환자의 인터뷰와 함께 시작된다. 치료사는 환자 인터뷰를 통해 환자의 주 호소, 손상기전, 손상부위, 손상과 관련된 과민 반응에 대한 정보를 얻을 수 있다. 치료사는 손상의 근본 원인과 기능적 결함[13] 및 손상당한 구조물에 관한 초기 가설을 세우기 위해 환자 인터뷰에서 얻은 정보를 이용한다.[14] 이를 통해 치료사는 검사 전략을 세우고 안내하는데 사용할 수 있는 환자 식별 문제 목록을 생성할 수 있다.

주관적 정보 (Subjective)

환자에게 통증 발생이 일치하는 특정 위치를 자세히 설명할 수 있도록 권장해야 한다. 이것은 특히 무릎 위치와 관련이 있다. 치료사에게 슬관절에 대한 감별진단은 몇 가지 어려움을 제공한다. 진단의 일차적인 목표는 환자의 임상 증상을 가장 효과적인 치료법과 일치시키고, 환자가 물리치료가 필요로 하는지 여부를 결정하는 것이다. 슬관절 부위에서 발생하는 통증의 감별 진단을 복잡하게 하는 것은 발생 부위의 다양한 잠재적 통증이 원인이다. 특정 원인을 명확하게 묘사하려면 심도 있는 질문이 요구된다. 구체적인 통증 위치, 과민 반응의 정도, 통증 지속 기간 및 발병(5장에서 논의된 모든 정보)에 대한 세부 사항을 수집하는 것이 가장 중요하다.

일부 특정 질문들은 슬관절과 관련이 있다. 환자의 나이를 아는 것은 슬관절 통증의 감별 진단에 도움이 될 것이다. 오스굿-슐레터(Osgood-Schlatter) 및 전방 슬관절 충동증후군(Sinding-Larsen-Johansson) 같은 소아 및 청소년 병변들은 슬개골 건병증(청년에서 노인 발생)과 비교하여 환자의 연령이 분명히 다를 것이다.

발병 기전은 슬관절 병변의 감별 진단에 도움이 될 수 있다. 환자의 신중한 질문은 관련된 주요 기본 구조물을 결정하는데 매우 유용할 수 있다. 비접촉성 외반력이 가해진 상태나 슬관절 완전 신전 상태에서의 감속 및 가속 움직임은 전방십자인대(ACL, 앞십자인대) 파열의 징후이다.[16,17] 무릎 뒤틀림에 의한 손상은 인대 또는 반월판 파열을 나타낼 수 있다. 2시간 이내에 관절에서 출혈(hemarthrosis)이 발생하는 급성 외상은 관절내 무릎 손상(ACL 파열, 반월판 파열 또는 골연골 골절)과 관련된다.[18-20]

따라서 치료사는 일반적으로 보고된 슬관절 통증을 체계적, 선택적으로 진단해야 한다. 슬관절 내측의

위치에 따른 슬관절 통증의 가능한 원인들

슬관절 전방 통증

슬개골(무릎뼈, patella) 아탈구 또는 탈구
경골 골단염(오스굿-슐레터 병변)
슬개골 골단염(전방 슬관절 충동증후군, Sinding-Larsen-Johansson)
슬개건염(점퍼무릎, jumper's knee)
슬개대퇴 증후군(Patellofemoral pain syndrome)

슬관절 내측 통증

경골(내측) 측부인대 좌상
내측 추벽 증후군(plica syndrome)
내측 반월판 손상
내측 관절연골 병변
거위발 점액낭염(Pes anserine bursities)
대퇴골두 골단 분리증(고관절과 관련, Slippd capital femoral epiphysis)

슬관절 외측 통증

비골(종아리뼈, Fibular) 측부 인대 좌상
장경인대 증후군(Iliotibial band syndrome)
외측 반월판 손상
외측 관절연골 병변

슬관절 후방 통증

슬와낭종(베이커낭종, Baker's cyst)
슬괵근(뒤넙다리근, hamstring) 원위부 손상
후십자인대 손상
비복근(장딴지근, Gastronemius) 근위부 손상
후외측 부분 손상(corner injury)

비특이적 슬관절 및 대퇴 또는 다리 증후군

관절섬유화(Arthrofibrosis)
류마토이드 관절염(Rheumatoid arthritis)
심부정맥 색전증(Deep vein thrombosis)
감염성 관절염(septic arthritis)
탈구(Dislocation)
고관절 병변으로 인한 관련통(Referred pain)
골절(Fracture)
말초신경 포착(Peripheral nerve entrapment)
신경혈관의 이상(Neurovscular compromise)
요추부 신경근병변(radiculopathy)
골관절염(Osteoarthritis)

Calmbach and Hutchens 2003.15에 근거.

이상감각(paresthesia)은 일단 요추를 배제하면 대퇴의 말초신경(슬관절 내측)인 복재신경(saphenous nerve, 두렁신경)의 문제를 시사한다. 딸깍 거리는 소리(clicking), 간헐적인 걸림(catching), 염발음(snapping)이나 무릎 잠김(locking) 같은 불편에 대한 감별 진단 시 반월판 파열, 관절내 병변, 골연골 손상을 생각해야 한다.[20,21] 이러한 증상의 원인(관련성)을 자세히 서술하는 것은 환자를 제대로 진단하는데 반드시 필요하다. 따라서 환자의 현재 증상이 일상 및 레크리에이션 활동에 영향을 주는 것처럼, 현 상태가 악화되고 있는지, 동일하게 유지되는지 또는 개선되는지 여부에 대한 질문과 관련되어야 한다. 슬관절 골관절염(osteoarthritis)과 같은 진단은 병리학 측면에서는 진행성 질환이지만, 환자에게는 단지 일상 활동

에 제한을 줄 뿐일지도 모른다. 젊은 환자들은 이러한 활동의 제한에 의해 자신의 활동에 더 큰 영향을 줄 수 있다. 따라서 다른 모든 평가 영역과 마찬가지로 치료사는 환자의 증상, 환자의 기능 상태, 증상의 위치, 악화 요인 및 완화 요인 등에 대해 명확하게 이해해야 한다.

측정 결과 (Outcome Measure)

연구 결과로 공식화되고 실행되며 일일 임상 실습에 활용되는 슬관절에 대한 여러 측정 결과가 있다. 활용되는 구체적인 측정 결과는 때로는 슬관절 병리에 달려 있다. 전방십자인대 손상 환자에 대한 가장 효과적인 슬관절 측정 결과에 대한 연구는 IKDC 2000 주관적 슬관절 양식(form)이 KOOS보다 유용한 설문지였다고 제안됐다. 그러나 KOOS는 IKDC 2000보다 스포츠와 레크리에이션 및 삶의 질을 평가하는 척도로서 우수하였다.[22] 슬관절 장애가 있는 환자의 치료 목적을 위한 평가 도구로 검증된 환자보고 측정 결과, 일반 건강 설문지, 검증된 활동 척도, 신체 수행 측정, 관절가동범위 검사 및 근력 검사와 같은 측정 도구를 권장한다.[2] 다양한 평가 방법이 추천되었다는 사실은 4장에서 논의된 바와 같이 포괄적인 평가 방법의 중요성을 뒷받침한다. 기능은 종합적인 평가 방법을 요구하는 다단계 KNEE 807 변수이다. 기능은 종합적인 평가를 요구하는 많은 요소로 된 변수이다.

통증정도의 변화는 신체적 기능의 자가보고 척도 변화에 유의한 영향을 미치기 때문에 신체적 기능의 자가보고 평가법이 사용되어 왔다.[23,24] 신체적 수행능력 평가는 이러한 자가 보고 결과 평가와 함께 환자의 기능을 보다 정확하게 측정하는 방법으로서 사용되어 왔다.[23,24] 기능에 대한 포괄적인 평가의 일환으로 무릎 손상을 가진 환자의 기능 구성을 파악할 때 환자-자가보고 측정방법을 보완하기 위해 치료사들이 개발한 표준화된 신체적 수행 측정 결과방법들이 제안되어왔다.[25,26] 수행력을 기반으로 한 측정방법은 무릎 수술 후 슬관절 기능에 대한 중요한 지표이며,[27] 전반적인 무릎의 성능과 기능을 신체적 손상과[25] 환자-자가보고 결과를 통해 여러 측면에서 파악한다.[28-30] 슬관절 병변을 가진 환자의 기능에 대한 보다 포괄적인 평가를 위해서는 신체기능의 자가보고 측정 및 신체적 수행능력 측정이 모두 필요하다.

진단영상 (Diagnostic Imaging)

슬관절은 신체에서 가장 빈번히 손상이 발생하는 관절 중 하나이다.[31] 슬관절의 방사선 검사는 병변의 유형에 따라 크게 의존된다. 영상 진단은 계속 개선되고 정제된다. 영상 진단은 연부조직, 관절 표면 및 뼈 손상 및 형태에 대한 상세한 주요 정보를 제공할 수 있으므로, 치료사가 정보에 입각하여 임상 결정을 내릴 수 있는 능력을 강화시킨다. 영상 진단은 치료사가 슬관절 장애를 찾고 직접적인 목표를 둔 치료 중재를 할 수 있게 큰 도움을 줄 것이다. 영상 진단은 적절한 해석이 요구되고 오직 영상 진단에 기반한 임상 의사결정은 권장되지 않는다. 많은 연구에서 증상이 없는 환자에게서 슬관절의 비정상이 발견되었다.[32-34] 따라서 치료사가 최상의 치료 옵션(options)과 보다 정확한 예후를 제공하기 위해 환자의 임상 증상 및 징후와 영상 진단 결과를 일치시키는 것을 권장한다.[19,34,35] 표 25.1은 슬관절의 특정 조건에 대한 다양한 영상 진단 방식에 따른 진단 정확도를 나타낸다.

방사선 사진 (Raiographs)

일반 엑스레이 방사선 촬영은 일반적으로 슬관절 질환 평가를 위해 처음으로 찍는 영상이다. 바로 누운 자세에서의 전후방 촬영(AP)과 수평측 방향 촬영, 접선방향 촬영법(sunrise 또는 Merchant 촬영법)은 슬관절 및 슬개골에 대한 일반 엑스레이 방사선 촬영에서 일반적으로 권장된다. 또한 과간와(intercondylar fossa, 융기사이오목) 후전방 축 영상 촬영법이 포함되기도 한다. 양쪽 사지비교가 이루어져야 한다. 서 있는 상태에서 촬영하는 방법(standing series)은 비외상성 손상의 경우 사용될 수 있으며, 관절공간 및 정렬을 가장 잘 평가할 수 있는 방법이다.

일반 방사선 촬영을 통해 골절, 골연골 병변, 뼈의 부정렬 및 이상, 관절 삼출물 및 관절공간의 협착 정

표 25.1 슬관절에 대한 영상 진단 방식에 따른 진단 정확성

병변	진단 테스트	표준	민감도/특이도(SN/SP)
골관절염	자기공명영상(MRI)	변수(Variable) 조직학(Histology) 방사선 사진(Radiographs) 관절경 검사(Arthroscopy)	61/82[36]# 74/76[36]# 61/81[36]# 0-86/48-95[37]
관절연골 비정상	자기공명영상	관절경 검사	26-96/50-100[37] 83/94[38]
반월판 손상	자기공명영상	관절경 검사	임상시험의 통합분석: MM 91/81[39] 93/88[40] 임상시험의 통합분석: LM 76/93[39] 79/96[40]
전십자 인대	자기공명영상 스트레스 방사선 검사	관절경 검사	임상시험의 통합분석: 87/95[39] 94/94[40] 81/82[41]
후십자 인대	자기공명영상	관절경 검사	100/100[42]

#=Menashe 연구는[36] 다양한 관절에서 골관절염을 연구했다(고관절, 슬관절, 손). 대부분의 연구는 슬관절의 골관절염에 대한 연구였다. ACL=전십자인대; PCL=후십자인대; MM=내측 반월판; LM=외측 반월판

이 표에 기록한 좋음(good)과 이상적인(idal) 진단 정확도 값에 대한 색상 코딩은 이러한 값의 임상적 유용성을 결정하는데 매우 중요한 측면인 질 평가(QUADAS)가 수행된다. 따라서 독자는 이러한 값을 해석할 때 이를 명심해야 한다.

도를 알 수 있다. 전후방 및 측면 촬영의 경우 다음이 포함된다:

- 대퇴골 원위부 및 경골의 근위부 골절은 AP와 측면촬영에서 볼 수 있다. 급성 슬관절 손상은 오타와 무릎 규칙(Ottawa Knee Rules)을 사용하여 평가해야 한다.[43]
- 대퇴골, 경골의 장축 정렬은 내반슬(genu varum, 안굽이무릎), 외반슬(genu valgum, 밖굽이무릎)이 보일 수 있다.
- Kellgren-Lawrence 등급은 방사선 사진을 이용하여 골관절염의 진단하는 방법으로 사용되고 있다(그림 25.4).[44]
  - 0등급: 골관절염에 대한 방사선 사진 상 이상이 없다
  - 1등급: 의심스러운 관절공간의 좁아짐 및 골극(osteophyte formation)
  - 2등급: 관절공간이 좁아지는 것이 의심스러우며, 명확한 골극
  - 3등급: 명확한 관절공간 좁아짐, 많은 골극, 뼈의 부정렬 가능성

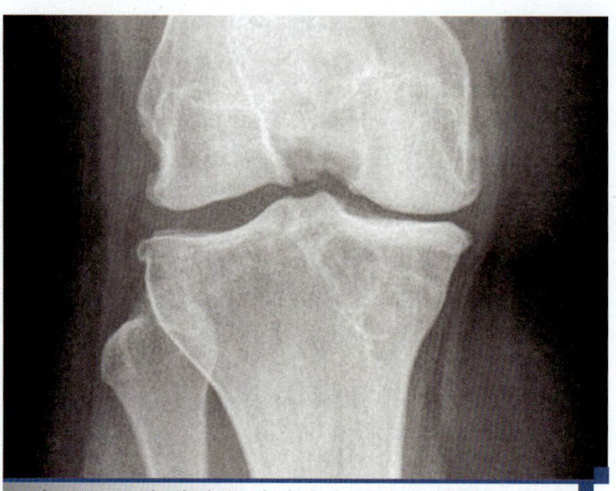

그림 25.4 슬관절 골관절염의 방사선 사진.

Courtesy of David Logerstedt

- 4등급: 큰 골극, 두드러진 관절공간 좁아짐, 뼈의 부정렬, 뼈 경화(sclerosis)
- 관절내로 골절이 된다면 골수 지방이 관절내로 확장될 수 있으며, 골수 지방은 골절이 관절로 확장되어 지방혈관절증(lipohemarthrosis)을 초래할 수 있다. 이것은 측면 방사선 사진에서 가장 잘 보인다.

접선방향 촬영(Tangential projection)은 슬개대퇴관절 공간과 슬개골 및 대퇴골의 관절 연골의 축상면(axial view)을 제공한다. 접선방향 촬영의 경우 다음이 포함된다:

- 슬개골 장애(골절, 미세한 슬개골 불안정성)
- 구각(Sulcus angle, 고랑각-그림 25.5): 대퇴과에서 가장 높은 점과 활차구의 가장 깊은 지점을 연결한 선 사이의 각도(정상적인 각도는 142.4°±6.9°)[45]
- 슬개골 축(Patella axis-그림 25.6): 슬개골을 지나는 중심선과 후방 대퇴과에 평행한 선 사이의 각도.[45]
- 외측 슬개대퇴 길이(그림 25.7): 슬개골의 가장 외측 부위와 대퇴과 외측면에 평행한 선 사이의 거리[45]
- 외측 슬개대퇴 각(그림 25.8): 전방 대퇴과의 끝(tip) 부위에 평행한 선과 슬개골의 외측 관절면(facet) 사이의 각도[45]

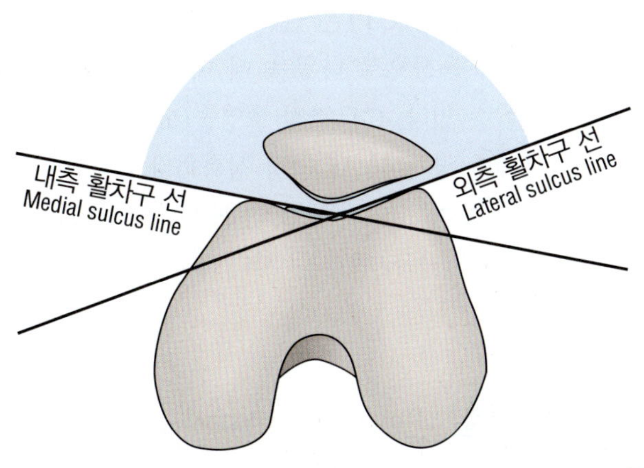

그림 25.5 구각(Sulcus angle).

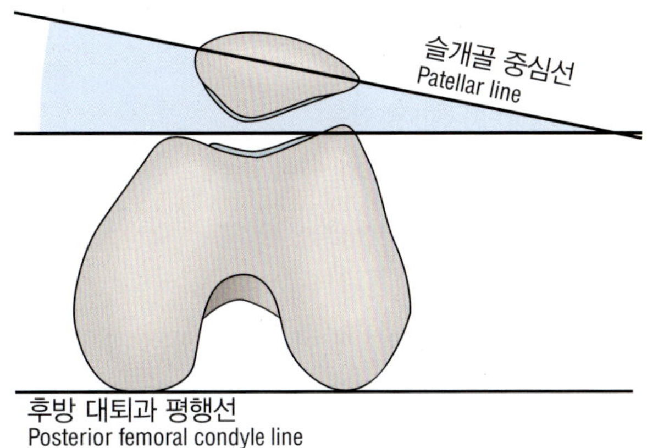

그림 25.6 슬개골 축(Patella axis).

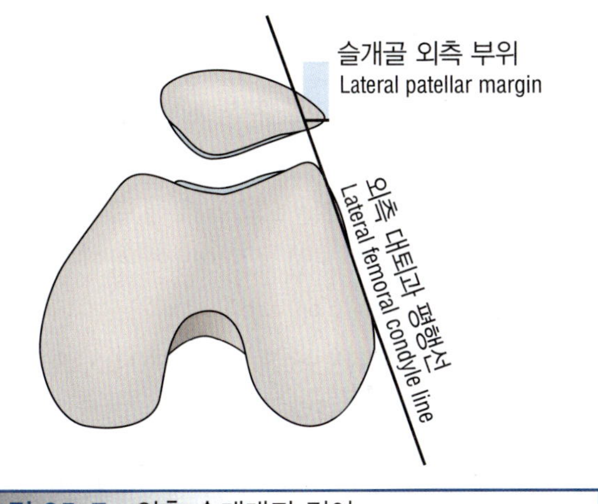

그림 25.7 외측 슬개대퇴 길이 (Lateral patellofemoral length).

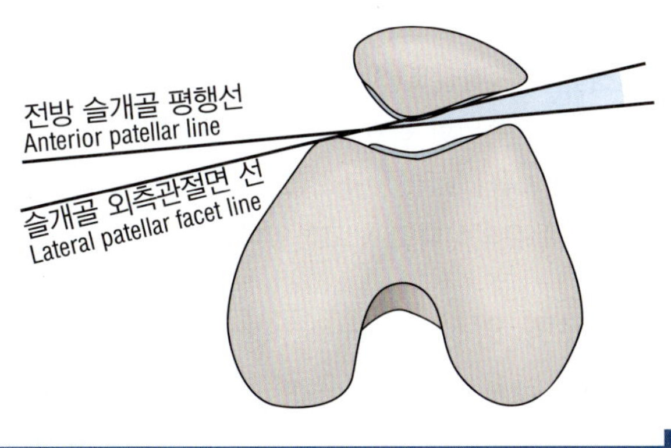

그림 25.8 외측 슬개대퇴각 (Lateral patellofemoral angle).

오타와 무릎 규칙(Ottawa Knee Rules) 슬관절에 대한 방사선 촬영은 나이, 압통(tenderness) 또는 기능과 관련이 있는 하나 이상의 소견을 가진 급성 무릎 손상 환자에게 오직 요구된다.[43]

- 나이 55세 이상
- 비골두에 압통
- 슬개골에 국한된 압통
- 슬관절을 90° 구부릴 수 없을 때
- 응급실에서 무거운 것을 들고 네 발자국 이상 움직이지 못할 때

위의 요구사항에서 1개 이상 해당되는 경우 민감도(SN)가 (95% 신뢰도 CI, 95-100) 100이며, 특이도(SP)가 54(51-57)인 연구 집단에서 68건의 골절이 확인되었다. 이 규칙의 적용은 연구 집단에서 방사선 촬영을 68.6%에서 49.4%로 즉 28%의 상대적 감소를 가져왔다.

다른 연구에서도 이 규칙의 사용에 대한 근거를 제시되었다. 무릎 골절 식별을 위한 신뢰도가 100%이며, 의사가 급성 슬관절 손상 환자에게 방사선 촬영 감소를 줄일 수 있도록 하는 오타와 무릎 규칙의 예측 타당도를 보고하였다.[46] 또한 4,249명의 성인 환자를 대상으로 한 6개의 연구에 대한 체계적 고찰 결과 통계적으로 유의한 SN은 98.5, -LR은 0.05, 통계적으로 유의한 SP는 49로 나타났다.[47]

피츠버그 결정규칙(Pittsburg Decision Rule) 이 결정규칙은 무릎 방사선 사진은 보행 장애 또는 연령이 12세 미만이거나 50세 이상인 환자가 급성 낙상 또는 흉부압박상인 경우에만 필요로 한다고 말한다.[48] 이 결정규칙은 민감도(SN)가 77~100, 특이도(SP)가 57~79인 유의한 결과로 검증되었다.[48-50] 또한 한 연구에서는 오타와 무릎 규칙(27)보다 특이도(51)가 통계적으로 유의하다고 보고하였다.[51]

자기 공명 영상 (Magnetic Resonance Imaging)

경험이 많은 치료사의 임상 검진은 슬관절의 인대와 반월판 병변(그림 25.9)의 진단과 관련하여 자기공명영상(MRI)만큼 정확할 수 있다.[19,35,52] 관절연골 병변에 대한 임상 검진은 환자가 가지고 있는 질병이 진행되는 동안 늦게까지 나타나지 않을 수 있는 관절 통증이나 부종(swelling)의 비특이적 증상을 보이기 때문에 흔히 결론을 내리기 쉽지 않다.[53,54] MRI는 잠재적인 연골이나 반월판 병변을 나타내는 통증과 부종의 증상이 지속되는 환자를 위해 예약될 수 있다.[35] 슬관절의 관절연골 변성이나 관절염 변화에 대한 MRI 정확도의 제한된 진단 정확도가 수행되었다. 진단 정확도에 관한 광범위한 변동성이 현재 보여지고 있다.[37] 일부 MRI 프로토콜에서는 MRI는 관절연골 변성을 확인하기 위한 상대적으로 유효하고, 민감도, 타당도, 정확하고 신뢰할 수 있는 임상 도구라는 임상 도구라는 근거가 있다. 유감스럽게도 MRI 시퀀스의 이질성으로 인해 진단 및 치료 전략을 이끌어내는 세계적인 임상 효용에 관해 결정적인 결론을 내리는 것은 불가능하다.[37]

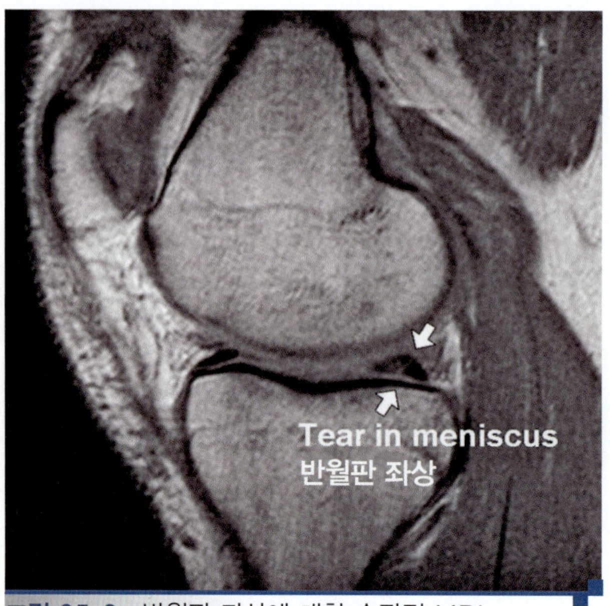

그림 25.9 반월판 좌상에 대한 슬관절 MRI.

전산화 단층촬영 (Computed Tomography)

전산화 단층촬영(CT)은 슬관절 외상 후 방사선 촬영으로 결과가 음성으로 나왔을 때 미묘한 골절의 진단에 유용할 수 있다. CT 관절 조영술(arthrography)은 연골 두께를 평가하는데 가장 정확하다.[55] CT는 국소적인 연골 병변을 기술하고,[56] 연골하골의 경화증(sclerosis) 및 골극 형성을 시각화하는데 보다 더 신뢰할 수 있다.[55,57]

체계적 고찰 (Review of Systems)

슬관절과 관련된 체계적 고찰에 대한 상세내용은

6장(분류와 감별진단) 참고.

시진 OBSERVATION

무릎 통증 환자의 관찰은 (신체의 모든 부위도 마찬가지) 일반적인 자세 평가(정적 및 동적), 보행, 이동 그리고 일상 작업으로 인한 힘 및 가동성의 잠재적 제한이 포함되어야 한다. 정적 자세 평가는 전후 및 측면에서 모두 관찰해야 한다. 측면에서 비대칭을 찾는 것은 치료사가 환자의 구조적 비정상을 알 수 있게 한다. 장골능의 높이, 대전자의 높이, 전상장골극(ASIS) 및 후상장골극(PSIS) 높이(요추 및 골반부에서도 마찬가지로 관찰해야 함), 다리 길이 차이, 외반슬 및 내반슬, 슬관절 굴곡은 환자의 무릎 통증에 영향을 줄 수 있는 잠재적 구조적 기능 장애를 치료사가 알 수 있게 한다.

자세에 관한 보다 상세한 내용은 14장에 나와 있지만 여기에서는 필요한 몇 가지 추가 사항만 언급하겠다. 모든 관점에서, 치료사는 흉터, 피부 변색, 질감 변화 등을 평가해야 한다. 측면 및 전방에서 볼 때, 치료사는 대퇴사두근 약화와 강한 관계가 있는 대퇴사두근의 위축에 대해 평가해야 한다.[58]

슬관절 손상 후, 환자는 전형적인 진통성(antalgic) 보행 패턴을 보인다. 보행의 입각기 동안 무릎의 뻣뻣한 형태의 보행전략은(대퇴사두근과 슬괵근의 동시 수축의 증가로 인해 슬관절 굴곡이 감소되는 형태)은 전십자인대(ACL)손상 후 나타나는 보행 패턴이라 생각할 수 있다.[58] 동적 슬관절 불안정성 또는 통증이 있는 환자의 경우, 손상당한 하지의 슬관절 신전 움직임과 입각기 기간이 줄어들 수 있다. ACL 손상 후 고관절 운동범위에 변화가 나타날 수 있다.[60] 내측 슬관절 골관절염이 있는 많은 환자들은 질환의 유무,[61] 중증도[62] 및 진행률[63]을 예측할 수 있는 슬관절 외회전 및 내전 움직임이 증가된다. 다른 슬관절 장애와 마찬가지로, 골관절염이 있는 환자도 무릎이 뻣뻣한 형태의 보행전략을 가지며 보행을 한다.

슬관절 관절가동범위(ROM)의 제한은 일상 생활 활동에 영향을 줄 수 있다. 평지에서 보행 시 입각기에서는 20°의 슬관절 굴곡과 유각기에서는 70°의 슬관절 굴곡이 필요하다. 특히, 계단을 오르고 내리고 할 때는 80°~100°의 슬관절 굴곡이 필요하다. 의자에 앉아 있거나 의자에서 일어나기 위해서는 85°의 슬관절 굴곡이 필요하며, 양말을 착용하거나 신발 끈을 묶는 데는 120°의 슬관절 굴곡이 필요하다. 이러한 일상의 일을 수행하는 것이 어렵다는 것은 치료사에게 특정 움직임에 대해 좀 더 자세히 검사해야 할 필요성을 알 수 있게 한다.

분류 및 선별검사 TRIAGE AND SCREENING

환자 분류와 선별검사는 검사 과정의 필수구성 요소중 하나로 검사를 계속하기 전에 완료해야 한다. 모든 특정 신체 부위 검사와 마찬가지로, 이 환자 분류와 선별검사에서 치료사는 검사를 계속할지 여부를 결정해야 한다. 특히, 치료사는 계속 환자를 검사할지 아니면 의사에게 문의할지 결정해야 한다. 심각한 병변(제6장 분류와 감별진단 참고) 및 다른 관련(또는 근접 구조물) 구조물로부터 야기된 통증 발생을 배제하는 것은 치료사가 환자의 통증의 실제 원인을 확인하기 위해 다른 검사의 구성 요소를 계속해서 사용할 필요성을 보다 정확하게 결정할 수 있게 도와준다. 또한, 치료사는 이러한 검사가 적용(이 경우 요추, 골반 및 엉덩이)될 때 각 부위의 잘못된 진단을 줄이기 위해 이 검사의 시점에서 강력한 선별검사(높은 신뢰도(SN) 및 낮은 음성우도비(−LR) 검사)를 실시해야 한다.

심각한 병변 배제: 붉은 깃발
(Ruling Out Serious Pathology: Red Flags)

치료사는 심각한 병변을 가진 환자를 알아볼 수 있어야하고, 적절한 건강 관리 전문가에게 환자를 안내해야 한다.[65] Red flag 발견은 심각한 병변의 지표가 될 수 있다. 슬관절과 하지 원위부와 관련되는 Red flag는 골절, 말초 동맥 질환, 심부 정맥 혈전증, 구획 증후군, 패혈성 관절염(septic arthritis) 및 봉와직염(cellulitis)을 포함한다. 골절은 슬관절에 대해서는 잘 조사되어 왔다. 앞에서 설명한 오타와 무릎 규칙(Ottawa Knee Rules[43])은, 골절이 의심되는 어떠한 경우에도 시행하여야 한다. Red flag에 대한 염려가 완화되면 치료사는 다음 섹션에 나열된 신체의 다른 부위와 관련하여 통증을 배제해야 한다.

골절 배제 (Rule Out Fracture)

슬관절 외상에 대한 보고는 치료사가 골절의 가능성을 알 수 있게 한다. 방사선 사진을 언제 얻을 수 있는지를 적절하게 확인하면 불필요한 방사선 사진을 제거할 수 있고 비용 효과적일 수 있다.[47]

- 슬관절 골절의 선별검사나 진단을 위한 오타와 무릎 규칙(Ottawa Knee Rules)
  - 임상시험의 통합분석(Pooled analysis): **SN 99(93–100)**, SP 49(43–51), +LR 1.9, **−LR 0.02** 4,249명의 성인 환자를 대상으로 한 6건의 연구(방사선 촬영 참고 표준)[47]
  - **SN 100(96–100)**, SP 52(49–55), +LR 2.1, **−LR 0.01** 슬관절 골절을 식별하고 의사가 급성 슬관절 손상 환자의 방사선 촬영을 줄이게 한다.[46]
- 피츠버그 결정 법칙(Pittsburg Decision Rule)
  - 임상시험의 통합분석(Pooled analysis): **SN 86(57–96)**, SP 51(44–59), +LR 1.8, **−LR 0.27** 90명의 손상을 입은 환자(방사선 촬영 참고 표준)[51]

다른 관련 구조물로부터의 통증 발생 배제 (Ruling Out Pain Generation From Other Related Structures)

일단 Red flags가 배제되면, 많은 잠재적인 통증 관련 원인들을 구별하기 위한 가장 효율적인 방법은 하지 선별검사가 통하는 것이다. 전통적인 하지선별검사는 피부분절(dermatomes), 근절(myotomes), 심부건 반사 및 가능한 상지 운동 관련 검사로 구성되어 있다. 치료사는 환자의 슬관절 통증에 대한 주요한 통증 원인으로 천장 관절이나 골반대, 요추 및 고관절의 잠재적 기여를 차별적으로 진단해야 한다. 이러한 부위의 선별검사는 환자의 슬관절 통증에 기여하는 병변에 대한 감별 진단의 범위를 제한하는 데 사용된다. 이러한 부위를 배제하는 체계적인 접근법이 제안된다. 이러한 접근법의 요점은 여기에 나열되어 있다. 이러한 검사절차에 관한 보다 상세한 내용은 19장(요추)과 20장(천장관절과 골반대)을 참고해라.

요추 배제 (Rule Out Lumbar Spine)

다음 단락에서는 슬관절 통증이 있는 환자의 잠재적 통증 발생기로서 요추를 배제하기 위한 특수 검사가 제시되었다. 각 검사의 세부 항목은 19장에서 찾을 수 있다.

신경병증 또는 디스크 관련 병변 이것은 ROM과 특수 검사 평가를 통해 배제된다.

반복 움직임(ROM)

중심화(Centralization) 및 말초화(peripheralization): 5–20 reps

- **SN 92(notreported, or NR)**, SP 64(NR), +LR 2.6, **−LR 0.12**, QUADAS 12[66]
- SN 40(28–54), **SP 94(73–99)**, **+LR 6.7**, −LR 0.64, QUADAS 13[67]

특수 검사

- 하지 직거상 검사(Straight leg raise test)
  - **SN 97(NR)**, SP 57(NR), +LR 2.3, **−LR 0.05**, QUADAS 10[68]
  - 임상시험의 통합분석: **SN 92(87–95)**, SP 28(18–40), +LR 2.9, **−LR 0.29**[69]
- 슬럼프 검사(Slump test)
  - **SN 83(NR)**, SP 55(NR), +LR 1.8, **−LR 0.32**, QUADAS 11[70]

후관절 기능장애(Facet Joint Dysfunction) 이것은 앉은 상태에서 신전-회전 검사를 통해 배제된다. 요추 장에서 했듯이, 후관절 기능장애는 경직(stiffness)과 동형 통증(concordant pain)을 유발하는 후전방(P-A)방향의 관절 놀이(joint play) 평가를 포함해야 한다.

- 앉은 상태에서 신전-회전(Seated extension-rotation): **SN 100(NR)**, SP 22(NR), +LR 1.3, **-LR 0.0**, QUADAS 11[71]

천장관절 기능장애 배제

(Rule Out SI Joint Dysfunction)

천장관절(SIJ) 기능 장애는 통증 유발 클러스터 검사(Pain provocation cluster testing)와 대퇴 추력 검사(Thigh thrust test)는 배제된다.

- 통증 유발 클러스터 검사[72]: **SN 91(62-98)**, **SP 83(68-96)**, **+LR 6.97**, **-LR 0.11**, QUADAS 13
- 대퇴 추력 검사: **SN 88(64-97)**, SP 69(47-82), +LR 2.80, **-LR 0.18**, QUADAS 12[73]

고관절 기능장애 배제

(Rule Out Hip Joint Dysfunction)

고관절 ROM 제한은 모든 면에서 배제되어야 한다(24장 참고). 고관절의 관절내 기능장애는 굴곡-내전-내회전(FADDIR) 검사는 배제된다.

- **Pooled SN 94(88-97)**, SP 8(2-20), +LR 1.02, **-LR 0.48**, 128명의 환자를 대상으로 한 4개의 연구(MRA 참고 표준)[74]
- **Pooled SN 99(95-100)**, SP 7(0-34), +LR 1.06, **-LR 0.15**, 157명의 환자를 대상으로 한 2개의 연구(관절경 참고 표준)[74]

어떠한 관절과 마찬가지로, 과압력의 유무에 관계없이 능동관절가동범위(AROM)를 확실히 알고 있는 것이 필요하다. 7장에 설명된 하지 선별검사의 모든 동작에 대해 AROM을 검사해야 한다. 고관절에 대한 기능장애에 대한 완전 배제를 하기 위해서 완전한 AROM(통증이 없는 경우 과압력을 가함)이 나타나야 한다.

또한 어떤 관절과 마찬가지로 과압력의 유무에 관계없이 AROM을 확실히 알고 있는 것이 필요하다. 슬관절을 완전히 배제하기 위해서는 완전 AROM(통증이 없는 경우 과압력을 가함)이 나타나야 한다. 이와 관련한 자세한 내용은 다음 단락에서 기술하겠다.

움직임 검사

MOTION TESTS

움직임 평가는 정형외과 환자의 검사에서 매우 중요한 부분이다. 움직임 기능장애는 수축성조직과 비수축성 조직을 감별하는데 사용될 수 있다(9장 참고). 끝느낌(end-feel), 잠재적인 관절낭 패턴 및 ROM 기준값 평가는 치료사가 평가중인 정형외과 환자의 잠재적인 손상을 알 수 있게 한다(표 25.2). 능동관절가동범위(AROM), 수동관절가동범위(PROM) 및 관절 놀이 평가는 관절의 기능장애 유무뿐만 아니라 기능장애가 있는 움직임의 정확한 양상을 결정하는데 필요하다.

슬관절 손상 후 움직임 범위의 손실은 일반적인 손상이지만, 환자의 기능 회복에 치명적일 수 있다. 슬관절의 능동 움직임 검사는 환자의 움직임을 수행할 수 있는 능력 및 의지, 움직임 범위 및 근 기능을 나타낸다. 수동 움직임 검사(passive motion testing)는 치료사에게 관절의 끝느낌과 관절의 민감성(irritability)에 대한 정보를 제공한다.

수동 및 능동 관절가동범위

(Passive and Active ROMs)

슬관절 수동관절가동범위의 측정자내 신뢰도(Intrarater reliability)는 우수(intra class correlation coefficient 또는 ICC = 0.85-0.99), 슬관절 수동 ROM의 측정자간 신뢰도 중등도에서 우수 (ICC = 0.62-0.99)로 나타났다.[75] 슬관절 능동 신전의 측정자내 신뢰도는 좋았으며(ICC2,1 = 0.85), 슬관절 능

표 25.2 슬관절의 관절학

관절	닫힌 위치	안정 위치	관절낭 패턴	ROM 기준	끝느낌
경대퇴관절 (Tibiofemoral)	완전 신전 및 경골의 외회전	25°–30° 굴곡	굴곡 > 신전	0°–150°	굴곡=연부 조직 압박 신전=딱딱함
경비골관절 (Tibiofibular)	족관절 배측굴곡 (ankle dorsiflexion, 발목관절 발등굽힘)	0° 족관절 저측굴곡	대퇴이두근 수축 시 통증		딱딱함 (Firm)
슬개대퇴관절 (Patellofemoral)	슬관절 완전 신전	슬관절 5° 굴곡에서 완전신전		완전굴곡에서 신전 시 8–10mm 움직임	
	슬개대퇴관절의 움직임은 굴곡 및 신전, 내외측 활주(glides), 내외측 경사(tilts), 내외측 회전(rotation), 전후방 경사를 포함한다. 슬관절 굴곡 시 슬개골은 하방으로 활주하고, 신전 시 상방으로 활주한다. 슬개골은 또한 내외측으로 활주하며 움직인다. 외측 활주 중에 슬개골의 외측 극(edge)은 슬관절 외측으로 더 가깝게 이동한다. 내측 활주 중에 슬개골의 내측 극은 슬관절 내측으로 이동한다.				

동 굴곡은 우수했다(ICC2,1 = 0.95).[76] 수동 및 능동 ROM을 평가할 때, 치료사는 잠재적 병변을 고려해야 한다. 예를 들어, 전십자인대 손상이나 재건술, 반월판이나 관절연골 수술, 슬관절 골관절염 환자는 슬관절 굴곡 및 신전에 제한을 가지고[77,78] 반면에 슬개대퇴통증증후군이나 슬개골건병증(tendinopathy) 환자는 드물게 ROM 제한이 나타난다. 그러므로 치료사는 이러한 병변이 의심되는 환자를 평가할 때 이러한 손상을 발견할 것으로 기대할 수 있다.

슬관절 굴곡(KNEE FLEXION)

환자 자세 테이블에 평가할 다리를 펴고 바로 눕는다.

치료사 자세 환자 옆에 앉아 위치한다.

각도계 정렬 관절각도계의 중앙지점(fulcrum)은 대퇴의 외측상과에 두고, 근위부 팔(proximal arm)은 대퇴의 중심선(대전자를 기준)에 정렬시키고, 원위부 팔은 비골의 중심선(외측과와 비골두를 기준으로 하여)과 정렬시킨다.

움직임 치료사는 환자의 고관절을 수동으로 90°로 굴곡시키고, 대퇴는 근위부 손으로 안정시키고 수동으로 환자의 뒤꿈치를 엉덩이 쪽을 마지막 가동범위까지 굴곡시킨다(정상적인 끝느낌은 연부조직의 압박으로 인해 부드러운 느낌). 이 움직임은 환자에(치료사의 도움없이) 의해 능동적으로 수행될 수 있다. 환자의 움직이려고 하는 의지 등을 알아보기 위해 PROM 전에 능동 관절가동범위를 시행하여야 한다.

평가 치료사는 ROM의 정도, 끝느낌, 움직임의 질, 환자 반응, AROM과 PROM의 사이의 잠재적 차이 등을 평가한다.

슬관절 신전(KNEE EXTENSION)

환자 자세 바로 누운자세에서 평가받을 다리를 베개위에 올려 놓는다.

치료사 자세 환자 옆에 앉아 위치한다.

각도계 정렬 관절각도계의 중앙지점(fulcrum)은 대퇴의 외측상과에 두고, 근위부 팔(proximal arm)은 대퇴의 중심선(대전자를기준)에 정렬시키고, 원위부 팔은 비골의 중심선(외측과와 비골두를 기준으로 하여)과 정렬시킨다.

움직임 치료사는 환자의 슬관절을 수동으로 마지막 신전 범위까지 편다(정상적인 끝느낌은 딱딱함이다). 이 움직임은 환자에(치료사의 도움없이) 의해 능동적으로 수행될 수 있다. 환자의 움직이려고 하는 의지 등을 알아보기 위해 PROM전에 능동 관절가동범위를 시행하여야 한다.

평가 치료사는 ROM의 정도, 끝느낌, 움직임의 질, 환자 반응, AROM과 PROM의 사이의 잠재적 차이 등을 평가한다.

수동 부수적 움직임 (Passive Accessories)

수동 부수적 움직임은 하나의 관절면과 다른 관절면 사이에서 발생하는 움직임이다. 이러한 움직임을 *관절운동학(arthrokinematics)*이라고도 한다. 수동적 부수적 움직임 평가는 검사하고 있는 관절의 관절 놀이 기능부전의 가능성을 결정하는데 필수적이다. 다음 단락에서 슬관절 및 슬개대퇴관절에 대한 수동 관절 가동성의 개별 구성요소 평가에 대해 자세히 설명한다.

슬관절 또는 슬개대퇴관절의 수동 부수적 움직임에 대한 신뢰도 또는 타당도 검사는 거의 또는 전혀 발표되지 않았다. 일부 발간되지 않은 논문에서는 슬관절의 수동 부수적 움직임에 대한 신뢰도가 좋지 않다고 보고되었다.[79–81]

경대퇴관절의 견인 (TIBIOFEMORAL JOINT DISTRACTION)

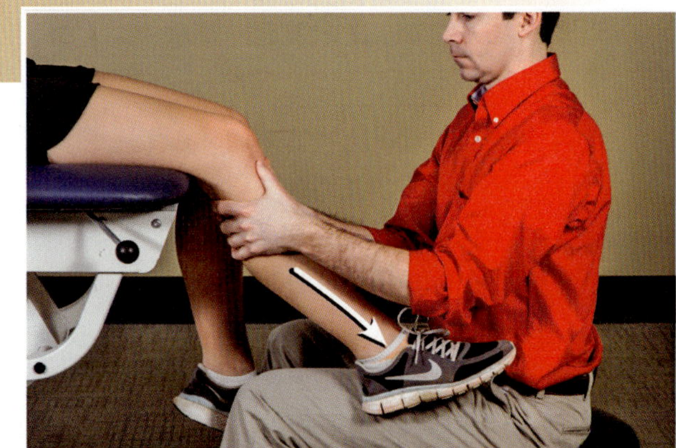

그림 25.10

환자 자세 테이블의 가장자리에 평가해야 할 다리의 슬관절을 약 25°로 구부린 채 앉는다.

치료사 자세 평가해야 할 환자의 슬관절을 마주보며 앉는다.

안정화 테이블 위에 위치하고 있는 환자의 나머지 신체는 안정화 역할을 한다.

힘의 움직임과 방향 양쪽 손으로 치료사는 내측과 외측에서 경골 근위부를 손으로 고정한다. 치료사는 또한 환자를 바로 눕히고, 대퇴에 단단한 수건 롤이나 작은 베개를 두어 안정화시킨 후 평가할 수 있다. 치료사는 양손을 사용하여 경골의 장축과 평행한 방향으로 원위쪽으로 경골을 동시에 견인한다.

평가 평가는 관절 놀이/수동 부수적 움직임, 환자 반응과 끝느낌에 대해 시행한다. 동형 통증(concordandt pain)의 재현은 기능부전을 시사한다. 또한 동형 통증이 재현된다면 관절의 운동성 손상이나 끝느낌은 기능부전을 시사할 수도 있다.

경대퇴관절의 후방활주 (TIBIOFEMORAL JOINT POSTERIOR GLIDE)

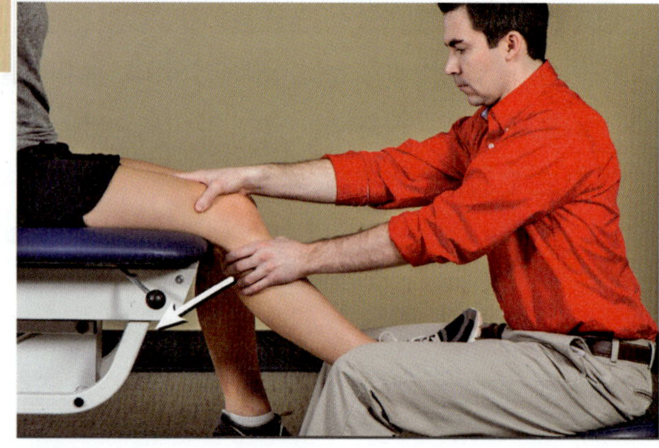
그림 25.11

환자 자세 테이블의 가장자리에 평가해야 할 다리의 슬관절을 약 25°로 구부린 채 앉는다.

치료사 자세 평가해야 할 환자의 슬관절을 마주보며 앉는다.

안정화 테이블 위에 위치하고 있는 환자의 신체는 안정화 역할을 한다. 치료사의 안정화 손(그림에서 오른손)은 대퇴의 원위부를 손으로 고정하고 테이블에 대해 유지한다.

힘의 움직임과 방향 치료사의 평가하는 손(그림에서 왼손)은 전면에서 경골의 근위부를 잡는다(손의 web space로 주로 잡는다). 평가는 또한 환자를 바로 눕히고, 대퇴에 단단한 수건 롤이나 작은 베개를 두어 안정화시킨 후 할 수 있다. 치료사는 후방으로 경골을 활주시키기 위해 평가하는 손을 사용한다.

평가 평가는 관절 놀이/수동 부수적 움직임, 환자 반응과 끝느낌에 대해 시행한다. 동형 통증(concordandt pain)의 재현은 기능부전을 시사한다. 또한 동형 통증이 재현된다면 관절의 운동성 손상이나 끝느낌은 기능부전을 시사할 수도 있다.

경대퇴관절의 전방활주 (TIBIOFEMORAL JOINT ANTERIOR GLIDE)

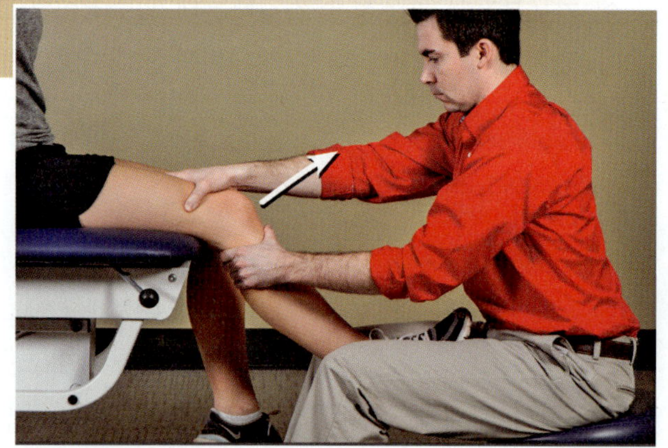
그림 25.12

환자 자세 테이블의 가장자리에 평가해야 할 다리의 슬관절을 약 25°로 구부린 채 앉는다.

치료사 자세 평가해야 할 환자의 슬관절을 마주보며 앉는다.

안정화 테이블 위에 위치하고 있는 환자의 신체는 안정화 역할을 한다. 치료사의 안정화 손(그림에서 오른손)은 대퇴의 원위부를 손으로 고정하고 테이블에 대해 유지한다.

힘의 움직임과 방향 치료사의 평가하는 손(그림에서 왼손)은 후면에서 경골의 근위부를 잡는다(손가락으로 주로 잡는다). 평가는 또한 환자를 바로 눕히고, 대퇴에 단단한 수건 롤이나 작은 베개를 두어 안정화시킨 후 할 수 있다. 치료사는 전방으로 경골을 활주시키기 위해 평가하는 손을 사용한다.

평가 평가는 관절 놀이/수동 부수적 움직임, 환자 반응과 끝느낌에 대해 시행한다. 동형 통증(concordandt pain)의 재현은 기능부전을 시사한다. 또한 동형 통증이 재현된다면 관절의 운동성 손상이나 끝느낌은 기능부전을 시사할 수도 있다.

경대퇴관절의 내측활주 (TIBIOFEMORAL JOINT MEDIAL GLIDE)

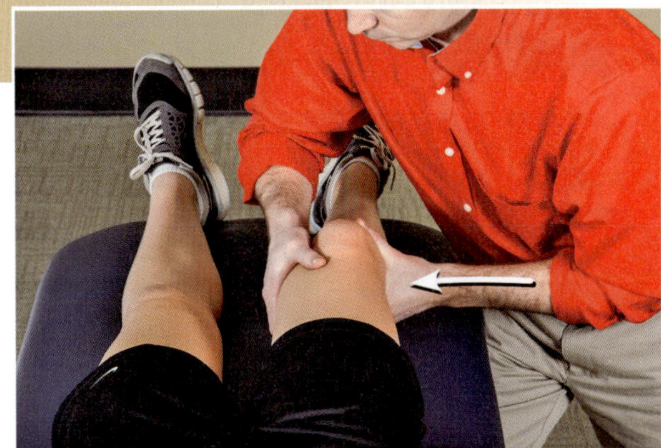

그림 25.13

환자 자세 테이블에 바로 눕는다.

치료사 자세 평가해야 할 환자의 다리 옆에 선다.

안정화 테이블 위에 위치하고 있는 환자의 신체는 안정화 역할을 한다. 환자의 슬관절을 약 25° 굴곡시킨다. 치료사 안정화 손(그림에서 오른손)은 대퇴의 원위부 내측을 잡는다.

힘의 움직임과 방향 치료사의 평가하는 손(그림에서 왼손)은 안정화 손과 평행하게 위치시킨다. 이 손은 주로 web space로 경골의 외측 근위부를 잡는다. 치료사는 내측 방향으로 경골 근위부를 활주시키기 위해 평가하는 손을 사용한다.

평가 평가는 관절 놀이/수동 부수적 움직임, 환자 반응과 끝느낌에 대해 시행한다. 동형 통증(concordandt pain)의 재현은 기능부전을 시사한다. 또한 동형 통증이 재현된다면 관절의 운동성 손상이나 끝느낌은 기능부전을 시사할 수 있다.

경대퇴관절의 외측활주 (TIBIOFEMORAL JOINT LATERAL GLIDE)

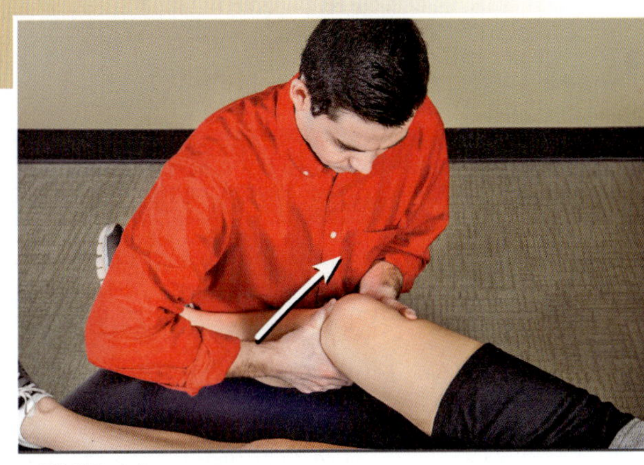

그림 25.14

환자 자세 테이블에 바로 눕는다.

치료사 자세 평가해야 할 환자의 다리 옆에 선다.

안정화 테이블 위에 위치하고 있는 환자의 신체는 안정화 역할을 한다. 환자의 슬관절을 약 25° 굴곡시킨다. 치료사 안정화 손(그림에서 왼손)은 대퇴의 원위부 외측을 잡는다.

힘의 움직임과 방향 치료사의 평가하는 손(그림에서 오른손)은 안정화 손과 평행하게 위치시킨다. 이 손은 주로 web space로 경골의 내측 근위부를 잡는다. 치료사는 외측 방향으로 경골 근위부를 활주시키기 위해 평가하는 손을 사용한다.

평가 평가는 관절 놀이/수동 부수적 움직임, 환자 반응과 끝느낌에 대해 시행한다. 동형 통증(concordandt pain)의 재현은 기능부전을 시사한다. 또한 동형 통증이 재현된다면 관절의 운동성 손상이나 끝느낌은 기능부전을 시사할 수 있다.

슬개대퇴관절의 상방활주 (PATELLOFEMORA JOINT SUPERIOR GLIDE)

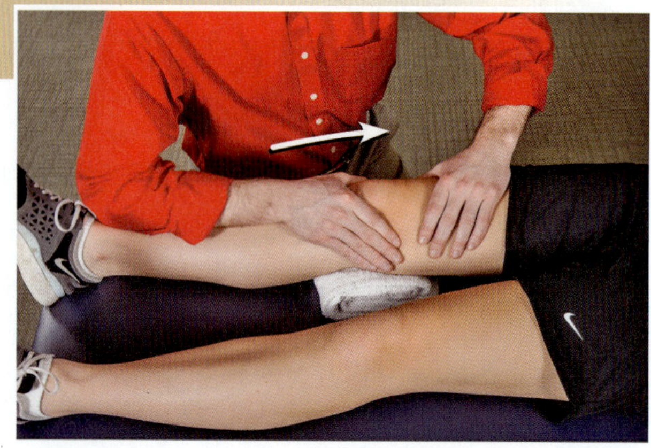

그림 25.15

환자 자세 테이블에 바로 눕는다.

치료사 자세 평가해야 할 환자의 다리 옆에 앉는다.

안정화 테이블 위에 위치하고 있는 환자의 신체는 안정화 역할을 한다. 환자의 슬관절을 약 5°–10° 굴곡시킨다. 치료사 안정화 손(그림에서 왼손)은 대퇴의 원위부를 잡는다.

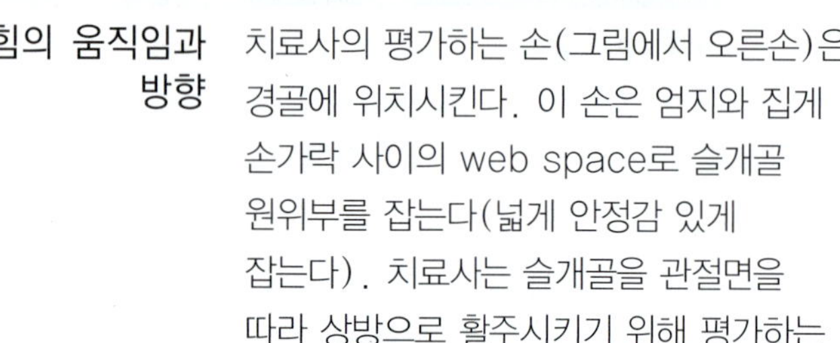

힘의 움직임과 방향 치료사의 평가하는 손(그림에서 오른손)은 경골에 위치시킨다. 이 손은 엄지와 집게 손가락 사이의 web space로 슬개골 원위부를 잡는다(넓게 안정감 있게 잡는다). 치료사는 슬개골을 관절면을 따라 상방으로 활주시키기 위해 평가하는 손을 사용한다.

평가 평가는 관절 놀이/수동 부수적 움직임, 환자 반응과 끝느낌에 대해 시행한다. 동형 통증(concordandt pain)의 재현은 기능부전을 시사한다. 또한 동형 통증이 재현된다면 관절의 운동성 손상이나 끝느낌은 기능부전을 시사할 수 있다.

슬개대퇴관절의 하방활주 (PATELLOFEMORA JOINT INFERIOR GLIDE)

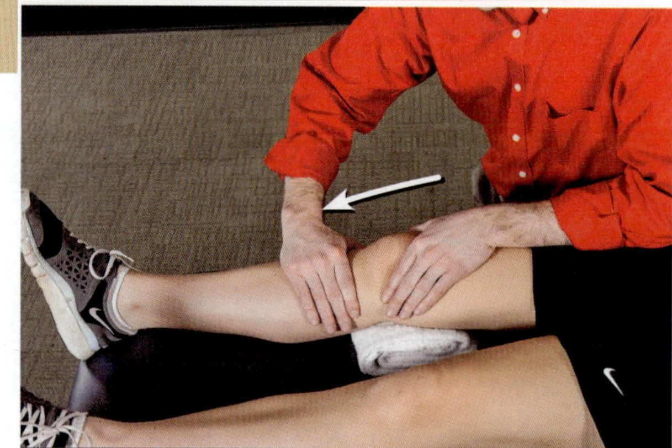

그림 25.16

환자 자세 테이블에 바로 눕는다.

치료사 자세 평가해야 할 환자의 다리 옆에 앉는다.

안정화 테이블 위에 위치하고 있는 환자의 신체는 안정화 역할을 한다. 환자의 슬관절을 약 5°–10° 굴곡시킨다. 치료사 안정화 손(그림에서 오른손)은 대퇴의 근위부를 잡는다.

힘의 움직임과 방향 치료사의 평가하는 손(그림에서 왼손)은 대퇴에 위치시킨다. 이 손은 엄지와 집게 손가락 사이의 web space로 슬개골 근위부를 잡는다(넓게 안정감 있게 잡는다). 치료사는 슬개골을 관절면을 따라 하방으로 활주시키기 위해 평가하는 손을 사용한다.

평가 평가는 관절 놀이/수동 부수적 움직임, 환자 반응과 끝느낌에 대해 시행한다. 동형 통증(concordandt pain)의 재현은 기능부전을 시사한다. 또한 동형 통증이 재현된다면 관절의 운동성 손상이나 끝느낌은 기능부전을 시사할 수 있다.

슬개대퇴관절의 내측활주 (PATELLOFEMORA JOINT MEDIAL GLIDE)

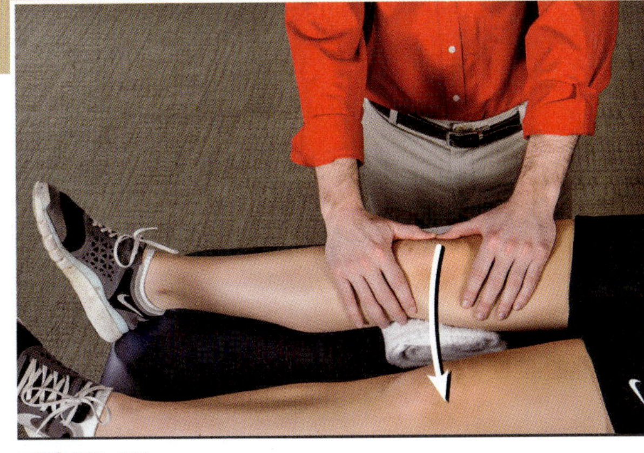
그림 25.17

환자 자세 테이블에 바로 눕는다.

치료사 자세 평가해야 할 환자의 다리 옆에 앉는다.

안정화 테이블 위에 위치하고 있는 환자의 신체는 안정화 역할을 한다. 환자의 슬관절을 약 5°-10° 굴곡시킨다.

힘의 움직임과 방향 치료사는 슬개골 외측면에 양쪽 엄지(또는 한 손의 안쪽 면)를 위치시킨다(그림에서 보여지듯 넓게 안정감 있게 위치시킨다). 치료사는 슬개골을 내측 방향으로 활주시키기 위해 양쪽 엄지(또는 한 손의 안쪽 면)를 이용한다.

평가 평가는 관절 놀이/수동 부수적 움직임, 환자 반응과 끝느낌에 대해 시행한다. 동형 통증(concordandt pain)의 재현은 기능부전을 시사한다. 또한 동형 통증이 재현된다면 관절의 운동성 손상이나 끝느낌은 기능부전을 시사할 수 있다.

슬개대퇴관절의 외측활주 (PATELLOFEMORA JOINT LATERAL GLIDE)

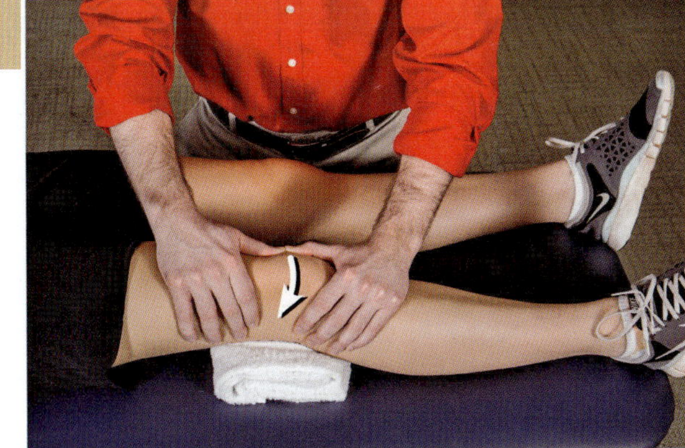
그림 25.18

환자 자세 테이블에 바로 눕는다.

치료사 자세 평가해야 할 환자의 다리 옆에 앉는다.

안정화 테이블 위에 위치하고 있는 환자의 신체는 안정화 역할을 한다. 환자의 슬관절을 약 5°-10° 굴곡시킨다.

힘의 움직임과 방향 치료사는 슬개골 내측면에 양쪽 엄지(또는 한 손의 안쪽 면)를 위치시킨다(그림에서 보여지듯 넓게 안정감 있게 위치시킨다). 치료사는 슬개골을 외측 방향으로 활주시키기 위해 양쪽 엄지(또는 한 손의 안쪽 면)를 이용한다.

평가 평가는 관절 놀이/수동 부수적 움직임, 환자 반응과 끝느낌에 대해 시행한다. 동형 통증(concordandt pain)의 재현은 기능부전을 시사한다. 또한 동형 통증이 재현된다면 관절의 운동성 손상이나 끝느낌은 기능부전을 시사할 수 있다.

슬개대퇴관절의 내측 경사 (PATELLOFEMORA JOINT MEDIAL TILT)

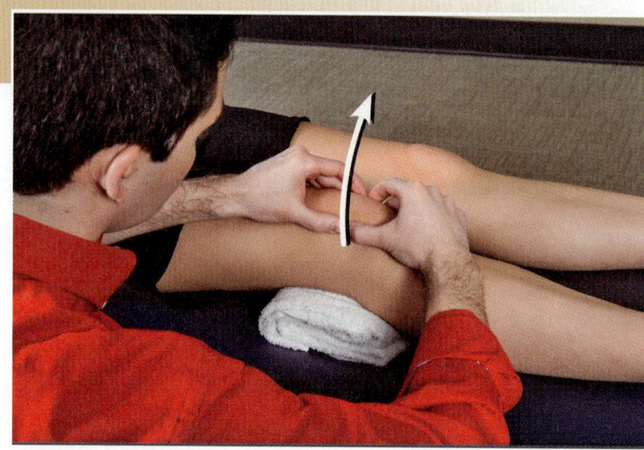

그림 25.19

환자 자세 테이블에 바로 눕는다.

치료사 자세 평가해야 할 환자의 다리 옆에 앉는다.

안정화 테이블 위에 위치하고 있는 환자의 신체는 안정화 역할을 한다. 환자의 슬관절을 약 5°-10° 굴곡시킨다.

힘의 움직임과 방향 치료사는 슬개골 외측면 밑에 양쪽 엄지를 위치시킨다(그림에서 보여지듯 넓게 안정감 있게 위치시킨다). 치료사는 양쪽 엄지를 이용하여 슬개골 외측면을 전방으로 들어올린다(슬개골 내측면이 활차구내에서 후방으로 기울어진다).

평가 평가는 관절 놀이/수동 부수적 움직임, 환자 반응과 끝느낌에 대해 시행한다. 동형 통증(concordandt pain)의 재현은 기능부전을 시사한다. 또한 동형 통증이 재현된다면 관절의 운동성 손상이나 끝느낌은 기능부전을 시사할 수 있다.

슬개대퇴관절의 외측 경사(PATELLOFEMORA JOINT LATERAL TILT)

이 평가는 슬개골이 원래 외측으로 기울어져 있기 때문에 일반적으로 필요한 평가가 아니다. 평가가 필요한 경우, 슬개골 내측면을 잡고 슬개골을 외측으로 기울인다.

유연성 (Flexibility)

슬관절에 대한 적절한 유연성 평가는 24장(고관절)을 참고하면 된다.

근육 수행능력 검사
MUSCLE PERFORMANCE TESTING

무릎 신전을 위한 도수근력검사(MMT)의 진단 정확도는 근력 손상에 대한 선별 검사도구로서는 제한이 있다.[82] 근 불균형과 비대칭은 슬관절 손상 또는 재발에 기여할 수 있는 위험 요소이다. 근육 불균형과 비대칭은 무릎의 부상 또는 재발에 기여할 수 있는 가변성 위험 요인이다. 운동 선수는 슬관절 굴곡근과 고관절 신근의 근력 비대칭이 존재할 경우 하지에 손상을 입을 가능성이 더 크다.[83,84] 원심성 슬괵근의 근력 비대칭을 가진 선수들은 비대칭이 없는 선수들보다 슬괵근 손상을 입을 위험이 더 크다.[85] 필드 스포츠의 선수는 발목 근력의 불균형으로 인한 위험이 증가하며,[86] 낮은 슬괵근 대퇴사두근의 근력 비율은 외상 위험도를 증가시키고, 높은 슬괵근과 대퇴사두근의 근력 비율은 과사용의 위험이 증가시켰다.[87] 하지의 비대칭성은 손상 후에 나타나며,[88] 수년간 지속될 수 있다.[89]

슬관절 굴곡(KNEE FLEXION)

환자 자세 테이블에 다리를 편 채 엎드린다.

치료사 자세 환자의 옆에 선다.

힘의 움직임과 방향 치료사가 발목 근위부에 저항을 주면서 환자에게 슬관절을 90° 미만으로 굴곡하라고 지시한다. 치료사는 다른 손으로 슬괵근 건 위에 위치시킨다. 다리를 내회전시키면서, 치료사는 슬괵근 내측을 평가할 수 있다. 다리를 외회전시키면서, 치료사는 슬괵근 외측을 평가할 수 있다.

- 5등급: 최대 저항에 대하여 움직임 수행 가능
- 4등급: 강한 저항에 대하여 움직임 수행 가능
- 3등급: 저항없이 움직임 수행 가능

2등급으로 평가할 수 있는 자세는 테이블 위에 비검사용 다리를 위치하고 평가해야 할 다리는 펴고 치료사에 의해 지지한 채 옆으로 누운 자세를 취한다.

- 2등급: 중력이 최소화된 옆으로 누운 자세에서 완전 관절가동범위

다음 3, 4, 5등급에서는 환자는 엎드린 자세에서 취한다.

- 1등급: 움직임없이 건 움직임을 느낄 수 있다.
- 0등급: 근 수축 없음

주근육 슬괵근

- 대퇴이두근
- 반건양근
- 반막양근

보조근육 봉공근

- 박근
- 비복근
- 슬와근
- 족척근

주신경 총비골신경(좌골신경; L5~S2; 대퇴이두근)
경골신경(좌골신경; L5~S2; 3가지 근육 모두)

슬관절 신전(KNEE EXTENSION)

환자 자세 테이블 끝에 다리를 걸치고 대퇴 원위부 밑에 수건을 데고 앉는다.

치료사 자세 환자의 옆에 선다.

힘의 움직임과 방향 치료사는 발목에 근위부 즉 경골의 원위부 뒤쪽에 저항을 주면서 환자의 슬관절을 신전하도록 지시한다. 슬관절이 잠기는 것을 피하기 위해 슬관절을 약간 굴곡시킨다.

- 5등급: 최대 저항에 대하여 움직임 수행 가능
- 4등급: 강한 저항에 대하여 움직임 수행 가능
- 3등급: 저항없이 움직임 수행 가능

3등급 이하에 대한 평가 자세는 테이블위에 비검사용 다리를 위치하고 평가해야 할 다리는 슬관절을 90° 굴곡시키고 치료사에 의해 지지한 채 옆으로 누운 자세를 취한다.

- 2등급: 중력이 최소화된 옆으로 누운 자세에서 완전 관절가동범위

- 1등급: 움직임없이 건 움직임을 느낄 수 있다.
- 0등급: 근 수축 없음

주근육 대퇴사두근
- 대퇴직근
- 장내측광근과 사선내측광근
- 외측과근
- 중간광근

주신경 대퇴신경(L2~4; 대퇴사두근 전체)

특수 검사 SPECIAL TEST

10장(특수 검사)에서 언급된 것과 같이, 많은 경우 치료사는 환자에게 나타나는 통증의 감별 진단과 관련하여 특수 검사 결과의 수행 및 해석에 지나치게 의존한다. 검사 과정 중 특정 병변을 포함(또는 진단을 돕는)시키기 위한 특수 검사의 활용은 이 시점에서 이루어져야 한다. 또한 치료사는 특수 검사 이전 환자의 상태에 대한 훨씬 더 명확한 병명의 소견을 가지고 있기 때문에 환자의 통증 진단과 관련하여 특수 검사 결과에 최소한으로 기대하고 있을 것이다.

상당한 수의 병리학적 검사와 특수 검사는 슬관절과 연관되어 있다. 또한 각각의 병변에 대한 특수 검사의 진단 정확도와 관련하여 상당히 많은 양의 슬관절에 대한 연구가 있었다. 이 책의 III부와 IV부의 다른 장들과 마찬가지로, 독자는 체계적인 고찰과 메타 분석(가능한 경우)을 살펴보길 바란다. 가장 정확한 진단 정확도 및 임상적 적용 가능성을 갖는 검사는 적절하게 강조하였다.

특수 검사 목록

슬관절 골절

오타와 무릎 규칙(상세한 설명은 진단 영상 부분을 참고)

반월판 손상

종합적인 이학적 검사	Ege's 검사
맥머리 검사(McMurray's Test)	Apley's 검사
테슬리 검사(Thessaly Test)	관절선(joint line) 압통
Steinmann 징후 I	Bounce-Home 검사
Steinmann 징후 II	Squat 또는 Duck Waddle 검사
축 이동 검사(Axial Pivot-Shift Test)	강한 굴곡(Forced Flexion)
동적 슬관절 검사(Dynamic Knee Test)	삼출물(Effusion)
내외측 압박 검사(Medial-Lateral Grind Test)	Payr 징후

전십자 인대 손상과 전방 회전 불안정성

종합적인 이학적 검사
라크만 검사(Lachman's Test)
전방 끌림 검사(Anterior Drawer test)
축 이동 검사
외회전과 함께 전방 끌림 검사(ACL과 전내측 불안정성)
내회전과 함께 전방 끌림 검사(ACL과 전외측 불안정성)
능동 라크만 검사

후십자 인대 손상과 후방 회전 불안정성

종합적인 이학적 검사
Posterior Sag sign(Godfrey's검사)
대퇴사두근 능동 끌림 검사
역 축-이동 검사(후외측 불안정성 손상0
역라크만 검사(Trillet's 검사)
후방 끌림 검사

내측측부인대 손상

슬관절 30° 굴곡 상태에서 외반 스트레스 검사(Valgus Stress Test)

외측측부인대 손상

내반 스트레스 검사(Varus Stress Test)
종합적인 이학적 검사

슬개대퇴 통증 증후군(Patellofemoral Pain Syndrome)

Q각 측정
슬개골 기울기 검사
슬개골 불안정 검사(Patellar Apprehension Test)
Squatting 시 통증
Kneeling 시 통증
슬관절 신전에 대한 저항
압박 검사(Compression Test)
Waldron's 검사 1단계(바로 누운 자세)
Waldron's 검사 2단계(선 자세)
Clarke's 징후 또는 슬개골 압박 검사
원심성 계단 내려오기(Step-down) 검사
건병증(Tendinopathy)에 대한 촉진

추벽증후군(Plica syndrome)

종합적인 이학적 검사

근위 경비골관절 불안정성(Proximal Tibiofibular Joint Instability)

비골두 전위 검사(Fibular Head Translation Test)
Radulescue 징후

슬관절 삼출물(Knee Effusion)

수정된 Stoke 검사
부구(Ballottement) 검사
자가보고 부종(Self-Noticed Swelling)
검사결과의 cluster

슬관절 골관절염

골관절염에 대한 종합적인 이학적 검사

골연골 병변(Osterochondral Lesion)

유리체에 대한 종합적인 이학적 검사
연골 골절에 대한 종합적인 이학적 검사

반월판 손상

종합적인 이학적 검사(COMPOSITE PHYSICAL EXAMINATION)

종합적인 이학적 검사를 입증하기 위한 다양한 연구 결과가 포함되어 있다:

- 임상시험의 통합 분석: 참고 표준으로 관절경 및 MRI를 사용하여 내측 반월판 손상이 있는 274명의 환자를 대상으로 한 연구[18]에서 **SN 86(79-92)**, SP72(61-83), +LR 3.1, **-LR 0.19**
- 임상시험의 통합 분석: 참고 표준으로 관절경 및 MRI를 사용하여 외측 반월판 손상이 있는 274명의 환자를 대상으로 한 연구[18]에서 **SN 88(77-99)**, **SP 92(89-95)**, **+LR 11**, **-LR 0.13**
- 참고 표준으로 관절선 압통, 맥머리, Steinmann과 수정된 Apley's 검사와 같은 이학적 검사 및 MRI를 사용하여 반월판 손상(평균 연령 22세;13명 여성; 평균 증상 지속 기간 NR)의 감별 진단을 받은 50명 환자의 내측 반월판 손상에 대한 연구[35]에서 **SN 87(NR)**, SP 68(NR), +LR 2.7, **-LR 0.19**, QUADAS 10
- 참고 표준으로 관절선 압통, 맥머리, Steinmann과 수정된 Apley's 검사와 같은 이학적 검사 및 MRI를 사용하여 반월판 손상(평균 연령 22세; 13명 여성; 평균 증상 지속 기간 NR)의 감별 진단을 받은 50명 환자의 외측 반월판 손상에 대한 연구[35]에서 SN 75(NR), **SP 95(NR)**, **+LR 15**, -LR 0.26, QUADAS 10
- 참고 표준으로 관절경을 사용하여 내측 반월판 손상(평균 연령 38세; 97명 여성; 평균 증상 지속 기간 NR)이 있는 290명 환자를 대상으로 한 연구[90]에서 SN 87(NR), **SP 93(NR)**, **+LR 12.4**, -LR 0.14, QUADAS 9
- 참고 표준으로 관절경을 사용하여 외측 반월판 손상(평균 연령 38세; 97명 여성; 평균 증상 지속 기간 NR)이 있는 290명 환자를 대상으로 한 연구[90]에서 **SN 81(NR)**, **SP 93(NR)**, **+LR 11.6**, **-LR 0.10**, QUADAS 9
- 참고 표준으로 관절경을 사용하여 관절내 병변(내측 반월판 손상; 평균 연령 36세; 73명 여성; 평균 증상 지속 기간 NR)이 있는 195명 환자를 대상으로 한 연구[91]에서 **SN 87(NR)**, **SP 93(NR)**, **+LR 12.4**, **-LR 0.14**, QUADAS 9
- 참고 표준으로 관절경을 사용하여 관절내 병변(외측 반월판 손상; 평균 연령 36세; 73명 여성; 평균 증상 지속 기간 NR)이 있는 195명 환자를 대상으로 한 연구[91]에서 **SN 81(NR)**, **SP 93(NR)**, **+LR 11.6**, **-LR 0.2**, QUADAS 9

맥머리 검사(MCMURRAY'S TEST)

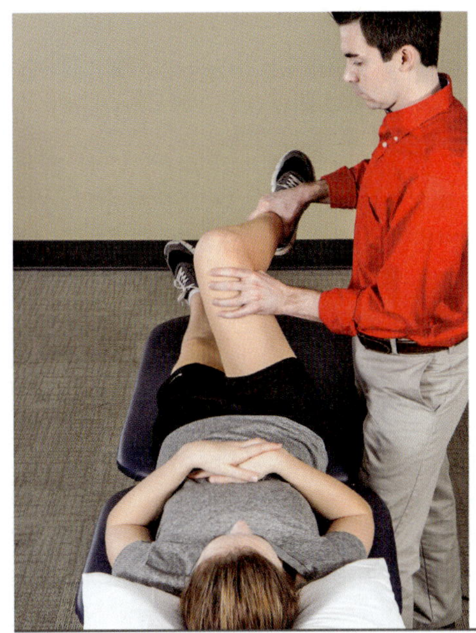
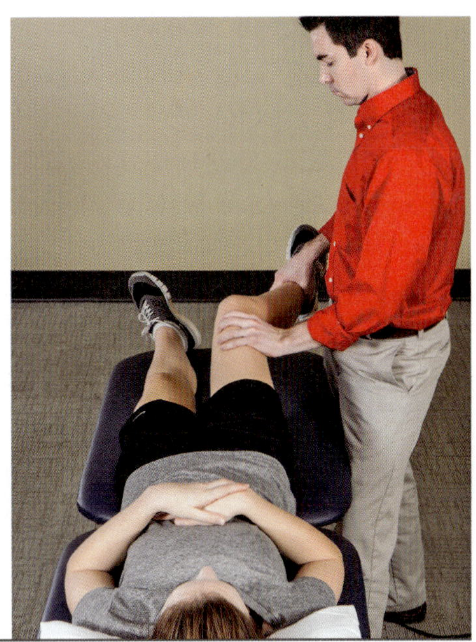

그림 25.20

환자 자세 테이블에 바로 누운 자세

치료사 자세 검사해야 할 다리 옆에 선다. 치료사는 원위부쪽 손(오른쪽 그림)으로 검사해야 하는 다리의 발목을 잡고, 근위부쪽 손(오른쪽 그림)은 대퇴골 원위부 외측(그림)이나 검사할 다리의 슬관절 앞쪽에 위치시킨다. 치료사가 슬관절 전면부를 한 손으로 잡거나 슬관절을 적절하게 조절가능하다면, 근위부의 손의 엄지손가락은 관절선 외측에 위치하고, 가운데 손가락은 관절선 내측에 위치시킨다.

움직임 내측 반월판의 완전성(integrity)를 평가하기 위해 치료사는 검사해야 할 슬관절을 최대한 굴곡시키고 외회전시킨 후 슬관절을 천천히 신전시킨다. 외측 반월판의 완전성을 평가하기 위해 치료사는 평가해야 할 슬관절을 최대한 굴곡시키고 내회전시킨 후 슬관절을 천천히 신전시킨다. 맥머리 검사 중에 내반 또는 외반 스트레스를 적용할 수 있다.

평가 촉진되거나 쿵(thud)이나 걸쇠음(click)이 들리면 검사의 양성 반응을 의미한다. 독립된 통증의 재현은 검사의 양성반응을 나타낸다.

통계

- 임상시험의 통합분석: 931명의 환자를 대상으로 QUADAS 점수가 10 이상인 6개의 연구에서 SN 75(71–79), SP 67(64–69), +LR 2.3, –LR 0.37[92]
- 임상시험의 통합분석: 1,232명의 환자를 대상으로 4개의 연구에서 SN 55(50–60), SP 77(62–87), +LR 2.4, –LR 0.58[93]
- 참고 표준[94]으로 관절경을 사용하여 반월판 손상 감별진단을 받은 109명 환자의 내측 반월판 손상에 대한 연구(평균 연령 39±12세; 29명 여성; 평균 증상 지속 기간 NR)에서, SN 50(38–62), SP 77(57–90), +LR 2, –LR 0.6, QUADAS 8
- 참고 표준[94]으로 관절경을 사용하여 반월판 손상 감별진단을 받은 109명 환자의 외측 반월판 손상에 대한 연구(평균 연령 39±12세; 29명 여성; 평균 증상 지속 기간 NR)에서, SN 21(9–43), SP 94(85–98), +LR 3, –LR 0.8, QUADAS 8

- 참고 표준[95]으로 관절경을 사용하여 무릎 손상이 있는 63명의 환자에 대한 연구(평균 연령; 성별; 평균 증상 지속 기간 NR)에서, SN 28(NR), **SP 92(NR)**, **+LR 3.5**, −LR 0.8, QUADAS 11
- 참고 표준[96]으로 관절경을 사용하여 내측 반월판 손상이 있는 32명 환자에 대한 연구(평균 연령 27세; 2명 여성; 평균 증상 지속 기간 NR)에서, SN 50(NR), SP 40(NR), +LR 1.3, −LR 0.6, QUADAS 11
- 참고 표준[97]으로 관절경을 사용하여 ACL 손상(평균 연령 26.6세; 4명 여성; 평균 증상 지속 기간 NR)이 있는 80명 환자의 연구에서 반원판 손상에 대한 SN 79(9−43), SP 40(NR), +LR 1.3, −LR 0.5, QUADAS 10
- 참고 표준[98]으로 관절경을 사용하여 반월판 손상 감별진단을 받은 104명 환자의 내측 반월판 손상에 대한 연구(평균 연령; 성별; 평균 증상 지속 기간 NR)에서, SN 16(NR), **SP 98(NR)**, **+LR 8**, −LR 0.9, QUADAS 10

참고 많은 저자들은 위에서 설명된 내외측 반월판은 어느 하나에 특정하지 않고 잠재적으로 모두 스트레스를 받는다는 회전 편향에 대해서 시사하였다.

테슬리 검사(THESSALY TEST)

영상 25.21 인터넷 지원으로 이 검사의 평가 방법을 볼 수 있다.

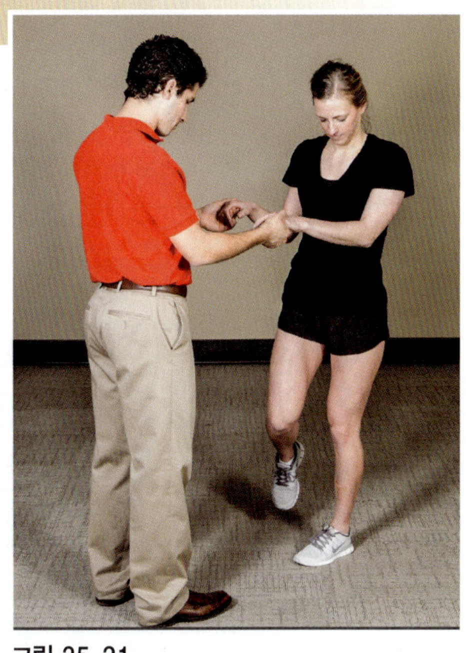

그림 25.21

환자 자세 검사하고자 하는 다리의 슬관절을 처음에는 5° 굴곡한 상태 다음에는 20° 굴곡한 상태로 서 있는다.

치료사 자세 치료사는 손을 상지의 지지대로 사용할 수 있게 그림과 같이 환자의 손을 잡고 앞에 선다.

움직임 환자는 슬관절과 체간을 내회전 및 외회전을 3번 실시(환자 신체를 회전)한다.

평가 슬관절 내외측 관절선을 따라 불편감이나 무릎 잠김(locking)이나 걸린 듯한(catching) 느낌이 나타난다면 양성반응이다.

통계

- 참고 표준[94]으로 관절경을 사용하여 반월판 손상 감별진단을 받은 109명 환자(평균 연령 39±12세; 29명 여성; 평균 증상 지속 기간 NR)의 내측 반월판 손상에 대한 연구의 슬관절 5° 굴곡 상태 Thessaly 검사에서 SN 41(30-54), SP 68(47-84), +LR 1, -LR 0.9, QUADAS 8
- 참고 표준[99]으로 MRI를 사용하여 반월판 손상 초기진단을 받은 슬관절 손상 213명 환자(평균 연령 29.4세; 56명 여성; 평균 증상 지속 기간 NR)의 내측 반월판 손상에 대한 연구의 슬관절 5° 굴곡 상태 Thessaly 검사에서 SN 66(NR), **SP 96(NR)**, **+LR 16**, -LR 0.35, QUADAS 9
- 참고 표준[94]으로 관절경을 사용하여 반월판 손상 감별진단을 받은 109명 환자(평균 연령 39±12세; 29명 여성; 평균 증상 지속 기간 NR)의 내측 반월판 손상에 대한 연구의 슬관절 20° 굴곡 상태 Thessaly 검사에서 SN 59(47-71), SP 67(45-83), +LR 2, -LR 0.6, QUADAS 8
- 참고 표준[99]으로 MRI를 사용하여 반월판 손상 초기진단을 받은 슬관절 손상 213명 환자(평균 연령 29.4세; 56명 여성; 평균 증상 지속 기간 NR)의 내측 반월판 손상에 대한 연구의 슬관절 20° 굴곡 상태 Thessaly 검사에서 **SN 89(NR)**, **SP 97(NR)**, **+LR 29**, **-LR 0.11**, QUADAS 9
- 참고 표준[94]으로 관절경을 사용하여 반월판 손상 감별진단을 받은 109명 환자(평균 연령 39±12세; 29명 여성; 평균 증상 지속 기간 NR)의 외측 반월판 손상에 대한 연구의 슬관절 5° 굴곡 상태 Thessaly 검사에서 SN 16(6-38), SP 89(78-94), +LR 1, -LR 0.9, QUADAS 8
- 참고 표준[99]으로 MRI를 사용하여 반월판 손상 초기진단을 받은 슬관절 손상 213명 환자(평균 연령 29.4세; 56명 여성; 평균 증상 지속 기간 NR)의 외측 반월판 손상에 대한 연구의 슬관절 5° 굴곡 상태 Thessaly 검사에서 **SN 81(NR)**, **SP 91(NR)**, **+LR 9**, **-LR 0.21**, QUADAS 9
- 참고 표준[94]으로 관절경을 사용하여 반월판 손상 감별진단을 받은 109명 환자(평균 연령 39±12세; 29명 여성; 평균 증상 지속 기간 NR)의 외측 반월판 손상에 대한 연구의 슬관절

20° 굴곡 상태 Thessaly 검사에서 SN 31(15–54), SP 95(87–98), +LR 6, −LR 0.7, QUADAS 8

- 참고 표준[99]으로 MRI를 사용하여 반월판 손상 초기진단을 받은 슬관절 손상 213명 환자(평균 연령 29.4세; 56명 여성; 평균 증상 지속 기간 NR)의 외측 반월판 손상에 대한 연구의 슬관절 20° 굴곡 상태 Thessaly 검사에서 **SN 92(NR)**, **SP 96(NR)**, **+LR 23**, **−LR 0.08**, QUADAS 9

EGE'S 검사(EGE'S TEST)

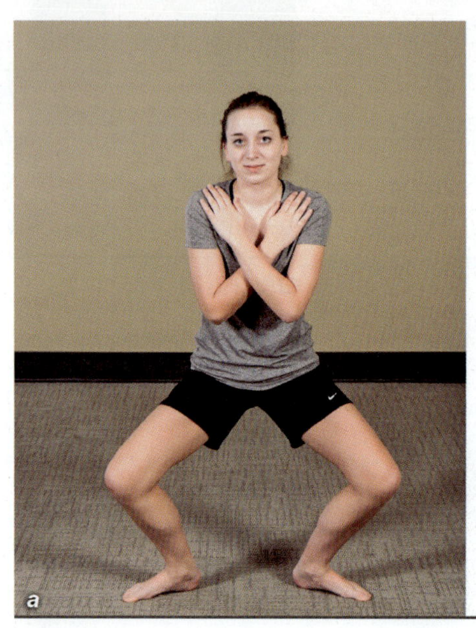

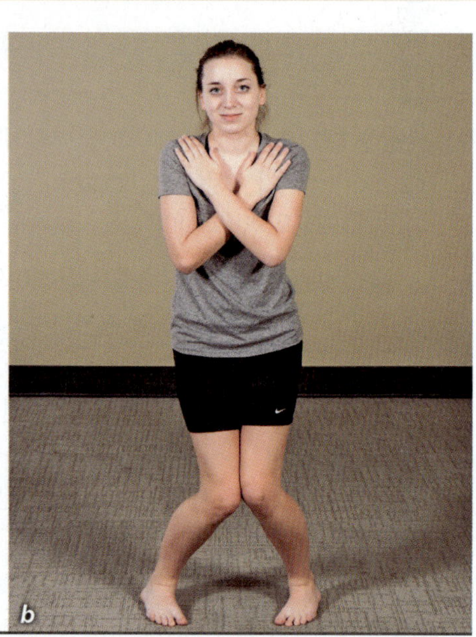

그림 25.22

환자 자세 양쪽 슬관절을 신전하고 발 너비를 30~40cm 정도 벌린 상태로 선다.

치료사 자세 환자 앞에 선다.

움직임 내측 반월판을 검사하기 위해, 환자는 최대한 양쪽 하지를 외측으로 회전시키고 쭈그려 앉은 후(a) 천천히 일어선다. 외측 반월판을 검사하기 위해 최대한 양쪽 하지를 내측으로 회전시키고 쭈그려 앉은 후(b) 천천히 일어선다.

평가 관절선을 따라 통증이나 염발음이 들리면 검사의 양성 반응을 의미한다.

통계

- 참고 표준[100]으로 관절경을 사용하여 반월판 손상이 있는 150명 환자(평균 연령 35.7세; 40명 여성; 평균 증상 지속 기간 NR)의 연구에서 내측 반월판 손상에 대한 검사에서 SN 67(NR), SP 81(NR), +LR 3.5, −LR 0.4, QUADAS 11
- 참고 표준[100]으로 관절경을 사용하여 반월판 손상이 있는 150명 환자(평균 연령 35.7세; 40명 여성; 평균 증상 지속 기간 NR)의 연구에서 외측 반월판 손상에 대한 검사에서 SN 64(NR), **SP 90(NR)**, **+LR 6.4**, −LR 0.4, QUADAS 11

APLEY'S 검사(APLEY'S TEST)

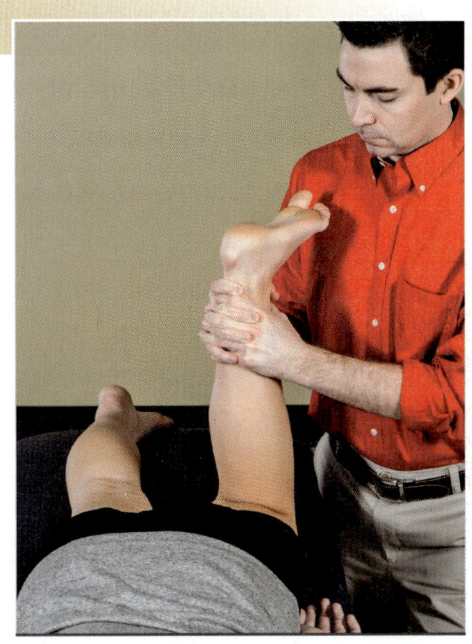

그림 25.23

환자 자세 테이블에 엎드린 자세를 취한다.

치료사 자세 검사하고자 하는 다리 바로 옆에 선다. 치료사는 검사하고자 하는 다리의 발목을 잡고 슬관절을 90° 굴곡시킨다.

움직임 슬관절을 90° 굴곡시킨 채, 치료사는 경골을 견인과 동시에 회전시킨다. 그 이후에 치료사는 경골을 견인과 동시에 회전시킨다.

평가 견인과 동시에 회전 시 통증이 악화되는 것은 연부조직 염좌에 대한 양성 반응이다. 압박과 동시에 회전 시 통증이 악화되는 것은 반월판 손상에 대한 양성 반응이다.

통계

- 참고 표준[99]으로 MRI를 사용하여 내측 반월판 손상을 가진 213명 환자(평균 연령 29.4세; 56명 여성; 평균 증상 지속 기간 NR)을 대상으로 한 연구에서 SN 41(NR), SP 93(NR), +LR 5.9, −LR 0.6, QUADAS 9
- 참고 표준[96]으로 관절경을 사용하여 내측 반월판 손상을 가진 32명 환자(평균 연령 27세; 2명 여성; 평균 증상 지속 기간 NR)을 대상으로 한 연구에서 SN 81(NR), SP 56(NR), +LR 1.8, −LR 0.3, QUADAS 11
- 참고 표준[99]으로 MRI를 사용하여 외측 반월판 손상을 가진 213명 환자(평균 연령 29.4세; 56명 여성; 평균 증상 지속 기간 NR)을 대상으로 한 연구에서 SN 41(NR), SP 86(NR), +LR 2.9, −LR 0.7, QUADAS 9
- 참고 표준[101]으로 관절경을 사용하여 반월판 손상을 가진 156명 환자(평균 연령 23세; 73명 여성; 평균 증상 지속 기간 NR)을 대상으로 한 연구에서 SN 13(NR), SP 90(NR), +LR 1.3, −LR 1.0, QUADAS 10
- 참고 표준[102]으로 관절경을 사용하여 반월판 손상을 가진 161명 환자(평균 연령 33세; 55명 여성; 평균 증상 지속 기간 NR)을 대상으로 한 연구에서 SN 16(NR), SP 80(NR), +LR 0.8, −LR 1.1, QUADAS 10

관절선 압통(JOINT LINE TENDERNESS)

환자 자세 테이블에 바로 누운 자세를 취한다.

치료사 자세 검사하고자 하는 다리 옆에 선다.

움직임 치료사는 슬관절 내외측 관절선을 촉진한다.

평가 슬관절 내측 또는 외측 관절선을 따라 압통이 나타나면 양성반응을 의미한다.

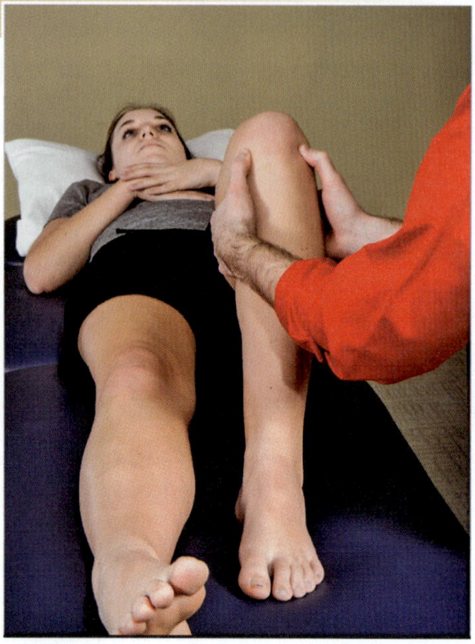

통계
- 임상시험의 통합분석: 1,354명의 대상자를 대상으로 한 4개의 연구에서 SN 76(73–80), SP 77(64–87), +LR 3.3, −LR 0.31
- 참고 표준[94]으로 관절경을 사용하여 반월판 손상 감별진단을 받은 109명 환자(평균 연령 39±12세; 29명 여성; 평균 증상 지속 기간 NR)의 내측 반월판 손상에 대한 연구에서 SN 83(71–90), SP 76(55–86), +LR 3, −LR 0.2, QUADAS 8
- 참고 표준[94]으로 관절경을 사용하여 반월판 손상 감별진단을 받은 109명 환자(평균 연령 39±12세; 29명 여성; 평균 증상 지속 기간 NR)의 외측 반월판 손상에 대한 연구에서 SN 68(46–85), SP 97(89–99), +LR 22, −LR 0.3, QUADAS 8

그림 25.24

Steinmann Sign I

환자 자세 테이블에 바로 누운 자세를 취한다.

치료사 자세 검사하고자 하는 다리 옆에 선다.

움직임 치료사는 원위부 손으로 검사하고자 하는 다리의 발 뒤꿈치를 잡고 반대측(근위부) 손은 슬관절 전면에 위치시킨다. 근위부 손의 엄지는 외측 관절선에 위치하고, 중지는 내측 관절선에 놓는다. 치료사는 다양한 각도로 슬관절 및 고관절을 굴곡시킨 다음 슬관절을 굴곡이나 신전시키지 않고 경골을 내회전 및 외회전시킨다.

평가 관절선 통증이 나타나면 반월판 손상에 대한 양성반응을 의미한다.

통계
- 참고 표준[95]으로 MRI를 사용하여 슬관절 손상 있는 63명의 환자(평균 연령, 성별, 평균 증상 지속 기간 NR)을 대상으로 한 연구에서 SN 29(NR), **SP 100(NR)**, **+LR Inf**, −LR 0.7, QUADAS 11
- 참고 표준[96]으로 관절경을 사용하여 내측 반월판 손상을 가진 32명 환자(평균 연령 27세; 2명 여성; 평균 증상 지속 기간 NR)을 대상으로 한 연구에서 SN 66(NR), **SP 83(NR)**, **+LR 3.9**, −LR 0.4, QUADAS 11
- 참고 표준[103]으로 관절경을 사용하여 반월판 손상을 가진 68명 환자(평균 연령, 성별, 평균 증상 지속 기간 NR)을 대상으로 한 연구에서 **SN 86(NR)**, **SP 88(NR)**, **+LR 7.2**, **−LR 0.2**, QUADAS 9

Steinmann Sign II

환자 자세 테이블에 바로 누운 자세를 취한다.

치료사 자세 검사하고자 하는 다리 옆에 선다.

움직임 치료사는 원위부 손으로 검사하고자 하는 다리의 발 뒤꿈치를 잡고 반대측(근위부) 손은 슬관절 전면에 위치시킨다. 근위부 손의 엄지는 외측 관절선에 위치하고, 중지는 내측 관절선에 놓는다. 치료사는 다양한 각도로 슬관절 및 고관절을 굴곡시킨다.

평가 슬관절을 굴곡하는 동안 관절선 통증이 뒤쪽으로 이동하면 반월판 손상에 대한 양성반응을 의미한다.

통계 NR

축 이동 검사(AXIAL PIVOT-SHIFT TEST)

환자 자세 양쪽 다리와 팔을 이완한 채 바로 누운 자세를 취한다.

치료사 자세 평가해야 할 다리의 옆에 선다.

움직임 치료사는 근위부 경골에 외반 및 내회전력을 가한다. 치료사는 슬관절을 30°~45° 굴곡하는 동안 발을 통해 축하중(axial load)을 적용한다. 슬관절이 처음 위치로 되돌아올 때까지 외반, 내회전 및 축하중을 지속적으로 적용한다.

평가 치료사가 관절선 통증이나 걸쇠음(click)을 느끼면 반월판 손상에 대한 양성반응을 의미한다.

통계
- 참고 표준[101]으로 관절경을 사용하여 반월판 손상을 가진 156명 환자(평균 연령 23세; 73명 여성; 평균 증상 지속 기간 NR)을 대상으로 한 연구에서 SN 71(NR), SP 83(NR), +LR 4.2, −LR 0.4, QUADAS 10

동적 슬관절 검사(DYNAMIC KNEE TEST)

환자 자세 바로 누운 자세에서 슬관절을 90° 굴곡 및 고관절 60° 외전, 45° 굴곡시킨 후 외회전시킨다.

치료사 자세 검사해야 할 다리 옆에 서고 외측 관절선을 촉진한다.

움직임 치료사는 슬관절은 90° 굴곡을 유지한 채 고관절을 내전시킨다.

평가 치료사가 관절선 통증이나 염발음을 느끼면 반월판 손상에 대한 양성반응을 의미한다.

통계
- 참고 표준[104]으로 관절경을 사용하여 외측 반월판 손상을 가진 421명 환자(평균 연령, 성별, 평균 증상 지속 기간 NR)을 대상으로 한 연구에서 SN 85(NR), SP 90(NR), +LR 8.5, −LR 0.2, QUADAS 9

내외측 압박 검사(MEDIAL-LATERAL GRIND TEST)

환자 자세 테이블에 바로 눕는다.

치료사 자세 검사해야 할 다리 옆에 선다.

움직임 치료사는 원위부 손으로 검사하고자 하는 다리의 발 뒤꿈치를 잡고 반대측(근위부) 손은 슬관절 전면에 위치시킨다. 근위부 손의 엄지는 외측 관절선에 위치하고, 중지는 내측 관절선에 놓는다. 치료사는 슬관절을 45° 굴곡시킨 상태에서 슬관절에 외반력을 적용한다. 치료사는 슬관절이 신전된 상태에서 슬관절에 내반력을 가한다. 위 두 움직임의 결합이 슬관절의 회선(circumduction)이다.

평가 치료사가 압박감을 느끼면 반월판 손상에 대한 양성반응을 의미한다.

통계
- 참고 표준[105]으로 관절경을 사용하여 반월판 손상을 가진 93명(100명 슬관절 환자) 환자(평균 연령 31세, 24명의 여성, 평균 증상 지속 기간 NR)을 대상으로 한 연구에서 SN 70(NR), SP 67(NR), +LR 2.1, −LR 0.45, QUADAS 9

BOUNCE-HOME 검사(BOUNCE-HOME TEST)

환자 자세 테이블에 바로 눕는다.

치료사 자세 검사해야 할 다리 옆에 선다.

움직임 치료사는 슬관절은 마지막 신전범위까지 신전한다.

평가 슬관절 완전 신전을 제한하는 역학적 장벽이나 마지막 신전 범위에서 통증이 나타나면 반월판 손상에 대한 양성반응을 의미한다.

통계
- 참고 표준[101]으로 관절경을 사용하여 반월판 손상을 가진 156명 환자(평균 연령 23세; 73명 여성; 평균 증상 지속 기간 NR)을 대상으로 한 연구에서 SN 47(NR), SP 67(NR), +LR 1.4, −LR 0.8, QUADAS 10
- 참고 표준[106]으로 관절경을 사용하여 반월판 손상을 가진 200명 환자(평균 연령; 성별; 평균 증상 지속 기간 NR)을 대상으로 한 연구에서 SN 38(NR), SP 67(NR), +LR 1.2, −LR 0.9, QUADAS 9
- 참고 표준[102]으로 관절경을 사용하여 반월판 손상을 가진 161명 환자(평균 연령 33세; 55명 여성; 평균 증상 지속 기간 NR)을 대상으로 한 연구에서 SN 44(NR), SP 85(NR), +LR 2.9, −LR 0.7, QUADAS 10

Squat 또는 Duck Waddle 검사(SQUAT OR DUCK WADDLE TEST)

환자 자세 선 자세를 취한다.

치료사 자세 환자 앞에 선다.

움직임 환자는 쭈그려 앉는다(squat); 만약 통증이 재현되지 않는다면, 환자는 오리처럼 걷는다.

평가 슬관절 완전 굴곡을 제한하는 역학적 장벽이나 마지막 굴곡 범위에서 통증이 나타나면 반월판 손상에 대한 양성반응을 의미한다.

통계
- 참고 표준[106]으로 관절경을 사용하여 반월판 손상을 가진 200명 환자(평균 연령; 성별; 평균 증상 지속 기간 NR)을 대상으로 한 연구에서 SN 55(NR), SP 67(NR), +LR 1.7, −LR 0.7, QUADAS 9

- 참고 표준[95]으로 MRI를 사용하여 슬관절 손상 있는 100명의 환자(평균 연령, 성별, 평균 증상 지속 기간 NR)을 대상으로 한 연구에서 SN 68(NR), SP 60(NR), +LR 1.7, −LR 0.5, QUADAS 11

강한 굴곡(FORCED FLEXION)

환자 자세 테이블에 바로 눕는다.

치료사 자세 검사할 다리 끝에 선다.

움직임 치료사는 검사할 다리의 슬관절을 마지막 신전범위에서 굴곡시킨다.

평가 슬관절 완전 굴곡을 제한하는 역학적 장벽이나 마지막 굴곡 범위에서 통증이 나타나면 반월판 손상에 대한 양성반응을 의미한다.

통계

- 참고 표준[106]으로 관절경을 사용하여 반월판 손상을 가진 200명 환자(평균 연령; 성별; 평균 증상 지속 기간 NR)을 대상으로 한 연구에서 SN 44(NR), SP 57(NR), +LR 1.0, −LR 1.0, QUADAS 9
- 참고 표준[102]으로 관절경을 사용하여 반월판 손상을 가진 161명 환자(평균 연령 33세; 55명 여성; 평균 증상 지속 기간 NR)을 대상으로 한 연구에서 SN 50(NR), SP 68(NR), +LR 1.6, −LR 0.7, QUADAS 10
- 참고 표준[107]으로 MRI를 사용하여 반월판 손상을 가진 134명 환자(평균 연령 40.2±12.2세; 70명 여성; 평균 증상 지속 기간 NR)을 대상으로 한 연구에서 SN 77(NR), SP 41(NR), +LR 1.3, −LR 0.6, QUADAS 11

삼출물(EFFUSION)

환자 자세 테이블에 바로 눕는다.

치료사 자세 환자 옆에 선다.

움직임 치료사는 슬관절에 대한 부종의 양을 측정한다.

평가 반대측 슬관절과 비교하여 검사한 슬관절에 부종이 더 심하면 반월판 손상에 대한 양성반응을 의미한다.

통계 참고 표준[106]으로 관절경을 사용하여 반월판 손상을 가진 200명 환자(평균 연령; 성별; 평균 증상 지속 기간 NR)을 대상으로 한 연구에서 SN 53(NR), SP 54(NR), +LR 1.2, −LR 0.9, QUADAS 9

Payr 징후(PAYR SIGN)

환자 자세 반대측 슬관절에 4자 모양의 자세로 검사할 발을 올리고 앉는다.

치료사 자세 환자의 검사할 다리 옆에 선다.

움직임 치료사는 검사할 슬관절을 바닥 방향으로 민다.

평가 내측 관절선에 통증이 나타나면 내측 반월판 후각 손상에 대한 양성반응을 의미한다.

통계 참고 표준[108]으로 관절경을 사용하여 반월판 손상을 가진 64명 환자(평균 연령 38.5세; 22명 여성; 평균 증상 지속 기간 NR)을 대상으로 한 연구에서 SN 54(NR), SP 44(NR), +LR 1.0, −LR 1.1, QUADAS 11

중요한 임상적 핵심

인대의 완전성(integrity)을 평가하는 검사를 수행할 때 다음과 같은 것이 나타나면 양성 반응이다.

- 반대측 슬관절과 비교하여 범위 증가
- 반대측 슬관절과 비교하여 끝느낌 비정상
- 힘을 가할 때 인대에서 통증

전십자 인대 손상

종합적인 이학적 검사(COMPOSITE PHYSICAL EXAMINATION)

- ACL 손상에 대한 참고 표준으로서 마취 상태에서 검사와 전십자 인대 손상을 위한 이학적 검사로 라크만 검사와 전방 끌림 검사를 이용하여 급성 슬관절 손상을 가진 118명 환자(평균 연령; 성별; 평균 증상 지속 기간 NR)을 대상으로 한 연구에서 SN 62(NR), SP 75(NR), +LR 2.5, −LR 0.5, QUADAS 12. 종합적인 이학적 검사의 진단 정확도는 표본크기와 손상율[109]로 인해 제한된다.
- 참고 표준[110]으로서 MRI와 ACL 손상에 대한 이학적 검사로 라크만 검사, 전방 끌림 검사, 축이동 검사를 이용하여 ACL 손상 100명 환자(평균 연령; 성별; 평균 증상 지속 기간 NR)을 대상으로 한 연구에서 **SN 100(75−100)**, **SP 99(94−100)**, **+LR 100**, **−LR 0**, QUADAS 10
- 참고 표준[35]으로서 MRI와 이학적 검사로 라크만 검사, 전방 끌림 검사, 축이동 검사로 ACL 손상 감별 진단을 받은 50명 환자(평균 연령 22세; 13명 여성; 평균 증상 지속기간 NR)을 대상으로 한 연구에서 **SN 100(NR)**, **SP 100(NR)**, **+LR Inf**, **−LR Inf**, QUADAS 10
- 참고 표준[111]으로서 MRI와 이학적 검사를 이용하여 32명의 어린이와 청소년(평균 연령 12.6±2.1세; 18명 여성; 평균 증상 지속기간 NR)을 대상으로 **SN 81(NR)**, **SP 91(NR)**, **+LR 9**, **−LR 0.2**, QUADAS 11
- 참고 표준[112]으로서 MRI와 삼출물 과거력, 단열감(popping), 무릎 꺽임(giving away) 경험을 이용하여 급성 슬관절 손상을 가진 134명 환자(평균 연령 40.2±12.2세; 60명 여성; 평균 증상 지속기간 NR)을 대상으로 한 연구에서 SN 18(0−36), **SP 98(96−100)**, **+LR 9.8**, −LR 0.8, QUADAS 11
- 참고 표준[112]으로서 MRI와 전방 끌림 검사, 삼출물의 과거력, 단열감(popping), 무릎 꺽임(giving away) 경험을 이용하여 급성 슬관절 손상을 가진 134명 환자(평균 연령 40.2±12.2세; 60명 여성; 평균 증상 지속기간 NR)을 대상으로 한 연구에서 SN 19(0−38), **SP 99(98−100)**, **+LR 19.9**, −LR 0.8, QUADAS 11

라크만 검사 (LACHMAN'S TEST)

영상 25.25 인터넷 지원으로 이 검사의 평가 방법을 볼 수 있다.

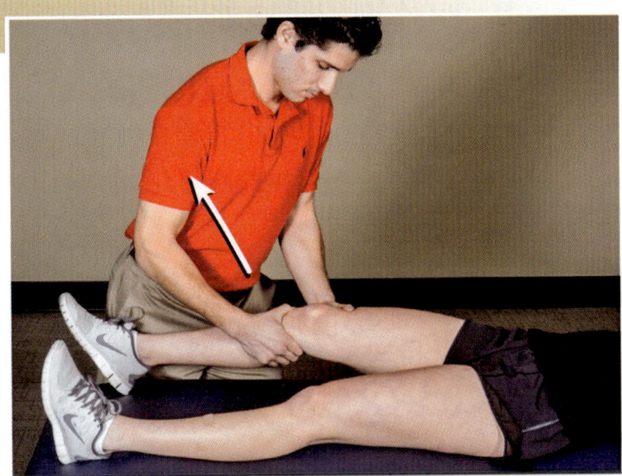

그림 25.25

환자 자세 20°~30° 슬관절을 굴곡시킨 상태에서 테이블 위에 바로 눕는다.

치료사 자세 검사할 다리 바로 옆에 선다.

움직임 치료사는 한 손(그림에서 왼쪽)으로 대퇴를 안정화시키고, 반대편 손(그림에서 오른쪽)은 근위부 경골의 후내측에 엄지는 전내측에 위치시킨다. 경골을 전방으로 움직인다.

평가 반대측 슬관절과 비교하여 부드러운 끝느낌과 함께 대퇴와 관련하여 경골의 전방 움직임 범위가 증가된 것은 양성반응을 의미한다.

통계

- 급성이나 만성 ACL 손상[113]이 있는 1,729명 환자의 메타분석을 통한 임상 시험의 통합분석 SN 85(83–87), SP 94(92–95), +LR 10.2, –LR 0.2
- 급성 ACL 손상[113]이 있는 377명 환자의 메타분석을 통한 임상 시험의 통합분석 SN 94(91–96), SP 97(93–99), +LR 9.4, –LR 0.1
- 만성 ACL 손상[113]이 있는 274명 환자의 메타분석을 통한 임상 시험의 통합분석 SN 95(91–97), SP 90(87–94), +LR 7.1, –LR 0.2
- 참고 표준[18]으로서 MRI와 ACL 손상에 대한 관절경을 이용하여 슬관절 손상 274명 환자를 대상으로 한 연구에서 임상 시험의 통합분석 SN 87(76–98), SP 93(89–96), +LR 12.4, –LR 0.14

전방 끌림 검사(ANTERIOR DRAWER TEST)

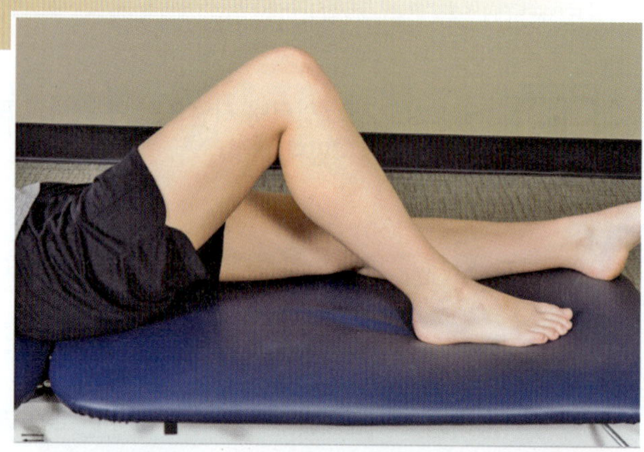

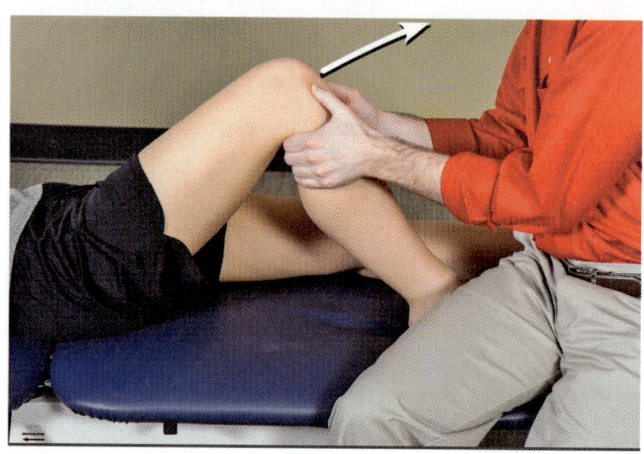

그림 25.26

환자 자세 슬관절을 90° 굴곡시키고 세운 상태(hook lying)에서 테이블 위에 눕는다.

치료사 자세 다리를 안정화시키기 위해 환자의 발 위에 앉는다.

움직임 치료사는 양 손을 경골 뒤에 위치시키고 엄지를 관절선에 위치시킨다. 치료사는 경골의 근위부를 전방으로 당기고 움직임을 평가한다.

평가 반대측 슬관절과 비교하여 부드러운 끝느낌과 함께 대퇴와 관련하여 경골의 전방 움직임 범위가 증가된 것은 양성반응을 의미한다.

통계

- 급성이나 만성 ACL 손상[113]이 있는 1,420명 환자의 메타분석을 통한 임상 시험의 통합분석 SN 55(52-58), **SP 92(90-94)**, **+LR 7.3**, -LR 0.5
- 급성 ACL 손상[113]이 있는 77명 환자의 메타분석을 통한 임상 시험의 통합분석 SN 49(43-55), SP 58(39-76), +LR1.4, -LR 0.7
- 만성 ACL 손상[113]이 있는 375명 환자의 메타분석을 통한 임상 시험의 통합분석 **SN 92(88-95)**, **SP 91(87-94)**, **+LR 8.9**, **-LR 0.1**
- 참고 표준[18]으로서 MRI와 ACL 손상에 대한 관절경을 이용하여 슬관절 손상 274명 환자를 대상으로 한 연구에서 임상 시험의 통합분석 SN 48(38-59), **SP 87(83-91)**, **+LR 3.7**, -LR 0.6

축 이동 검사(PIVOT SHIFT TEST)

영상 25.27 인터넷 지원으로 이 검사의 평가 방법을 볼 수 있다.

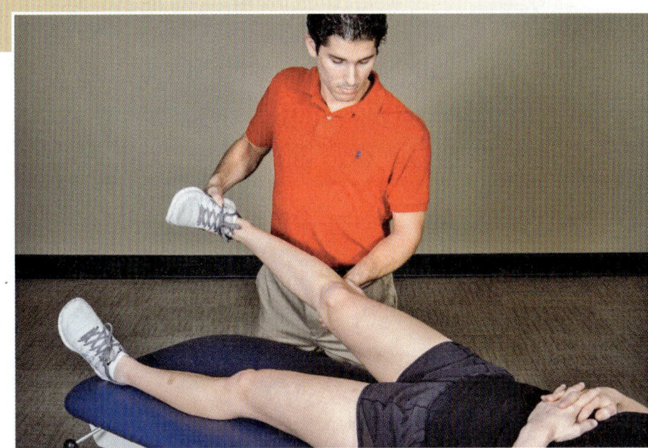

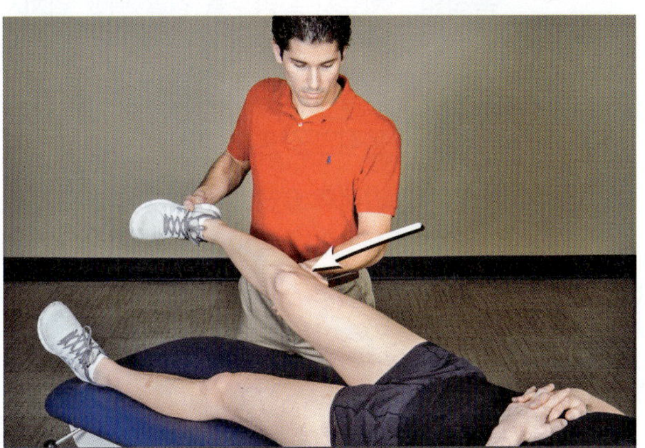

그림 25.27

환자 자세 양쪽 다리와 팔을 이완한 채 바로 누운 자세를 취한다.

치료사 자세 평가해야 할 다리의 옆에 선다.

움직임 치료사는 슬관절을 20°~30° 굴곡하고 경골을 내회전하는 동안 회전력을 가한다(그림에서 오른손). 동시에 치료사는 근위부 뒤쪽에 손으로 슬관절을 굴곡시키고, 발뒤꿈치의 손(그림에서 왼쪽)에 외반력을 적용한다. 그리고 나서 다리가 처음 위치로 되돌아올 때까지 외반력을 지속적으로 적용한다.

평가 다리를 시작 위치로 되돌릴 때 감소하는 굴곡과 함께 외측 경골 고원(plateau)의 전방 아탈구는 양성반응을 의미한다.

통계
- 급성이나 만성 ACL 손상[113]이 있는 1,073명 환자의 메타분석을 통한 임상 시험의 통합분석 SN 24(21–27), **SP 98(96–99)**, **+LR 8.5**, −LR 0.9
- 급성 ACL 손상[113]이 있는 27명 환자의 메타분석을 통한 임상 시험의 통합분석 SN 32(25–38), **SP 100(98–100)**, **+LR Inf**, −LR 0.68
- 만성 ACL 손상[113]이 있는 395명 환자의 메타분석을 통한 임상 시험의 통합분석 SN 40(29–52), **SP 97(95–99)**, **+LR 7.7**, −LR 0.8
- 참고 표준[18]으로서 MRI와 ACL 손상에 대한 관절경을 이용하여 슬관절 손상 274명 환자를 대상으로 한 연구에서 임상 시험의 통합분석 SN 61(40–82), **SP 97(93–99)**, **+LR 20.3**, −LR 0.4
- 참고 표준[114]으로서 스트레스 방사선 검사를 이용하여 전방 경골 변위가 4mm에서 9mm로 차이가 있는 ACL 부분 손상이 있는 300명 환자(평균 연령 29.5±11.3세, 141명 여성, 손상 평균 기간이 6.5개월에서 19개월)을 대상으로 한 연구 SN 56(NR), **SP 92(NR)**, **+LR 7.0**, −LR 0.47, QUADAS 9
- 참고 표준[114]으로서 스트레스 방사선 검사를 이용하여 전방 경골 변위가 4mm에서 9mm로 차이가 있는 ACL 완전 손상이 있는 300명 환자(평균 연령 29.5±11.3세, 141명 여성, 손상 평균 기간이 6.5개월에서 19개월)을 대상으로 한 연구 **SN 88(NR)**, **SP 96(NR)**, **+LR 22**, **−LR 0.13**, QUADAS 9
- 참고 표준[41]으로서 관절경을 이용하여 급성 ACL 완전 손상이 있는 171명 환자를 대상으로 한 연구에서 **SN 82(NR)**, **SP 87(NR)**, **+LR 6.3**, **−LR 0.21**

외회전 상태에서 전방 끌림(ACL 및 전내측 불안정성) (ANTERIOR DRAWER IN EXTERNAL ROTATION(ACL AND ANTEIOR-MEDIAL INSTABILITY)

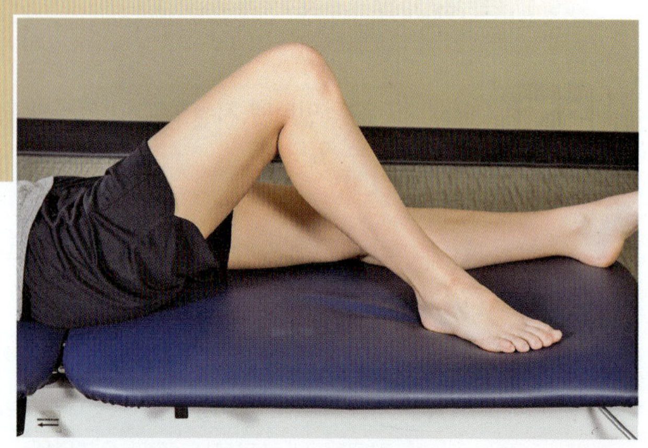

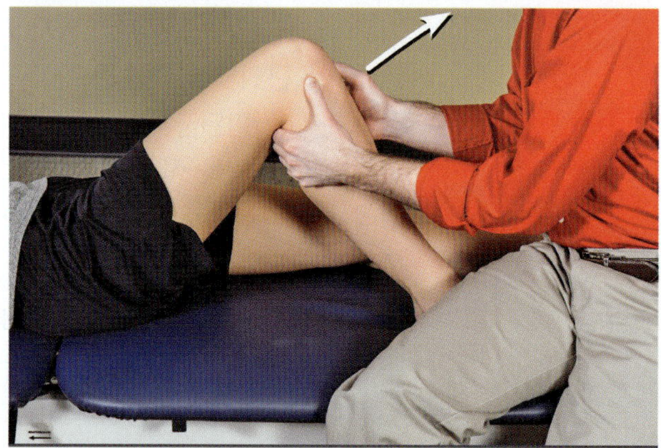

그림 25.28

환자 자세 슬관절 90° 굴곡시키고 세운 상태(hook lying)에서 경골을 15° 외회전 하며 테이블 위에 눕는다.

치료사 자세 다리를 안정화시키기 위해 환자의 발 위에 앉는다.

움직임 치료사는 양손을 경골 뒤에 위치시키고 엄지를 관절선에 위치시킨다. 치료사는 경골의 근위부를 전방으로 당기고 움직임을 평가한다.

평가 반대측 슬관절과 비교하여 부드러운 끝느낌과 함께 대퇴와 관련하여 경골의 전방 움직임 범위가 증가된 것은 양성반응을 의미한다.

내회전 상태에서 전방 끌림(ACL 및 전외측 불안정성) (ANTERIOR DRAWER IN INTERNAL ROTATION(ACL AND ANTEIOR-LATERAL INSTABILITY)

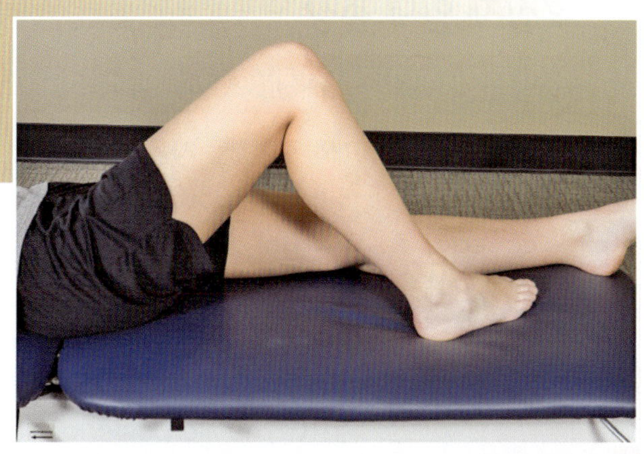

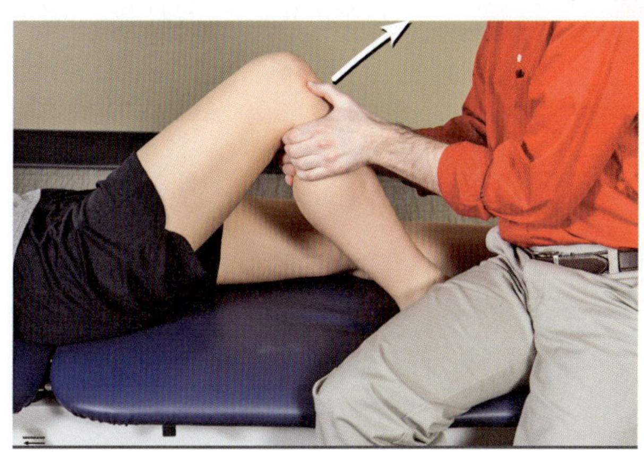

그림 25.29

환자 자세 슬관절 90° 굴곡시키고 세운 상태(hook lying)에서 경골을 30° 내회전하며 테이블 위에 눕는다.

치료사 자세 다리를 안정화시키기 위해 환자의 발 위에 앉는다.

움직임 치료사는 양손을 경골 뒤에 위치시키고 엄지를 관절선에 위치시킨다. 치료사는 경골의 근위부를 전방으로 당기고 움직임을 평가한다.

평가 반대측 슬관절과 비교하여 부드러운 끝느낌과 함께 대퇴와 관련하여 경골의 전방 움직임 범위가 증가된 것은 양성반응을 의미한다.

통계 NR

능동 라크만 검사(ACTIVE LACHMAN'S TEST)

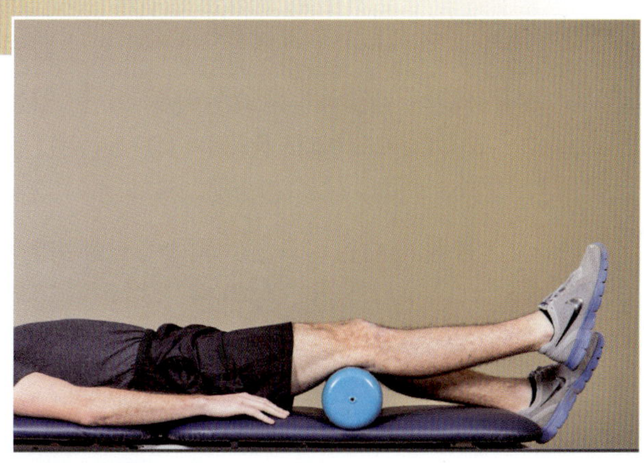

그림 25.30

환자 자세 검사할 슬관절(30°~40° 슬관절 굴곡) 아래에 볼스터(bolster)를 대고 바로 눕는다.

치료사 자세 환자 옆에 선다.

움직임 환자는 능동적으로 다리를 신전하고 다시 처음 위치로 되돌아 온다.

평가 근위부 경골의 전방 활주는 양성반응을 의미한다.

통계 NR

후십자 인대 손상

종합적인 이학적 검사(COMPOSITE PHYSICAL EXAMINATION)

참고 표준[18]의로서 MRI와 관절경을 사용하여 슬관절 손상을 입은 274명 환자를 대상으로 한 연구에서 임상시험의 통합분석 SN 81(63-98), SP 95(81-100), +LR 16.2, -LR 0.2

종합적인 이학적 검사
- 역 라크만 검사(Reverse Lachman's test), 역 라크만 종료점(reverse Lachman's endpoint), 역 축이동(revese pivot shift), 후방 끌림(posterior drawer), 후방 시상면 징후(posterior saggital sign), 외회전에 의한 슬관절 잠김(external rotation recurvatum), 대퇴사두근 능동 끌림(quadriceps active drawer), 동적 후방 이동 검사(dynamic posterior shift test)
- 참고 표준[115]으로서 관절경을 이용하여 만성 PCL 손상을 입은 18명 환자(평균 연령, 성별, 평균 증상 지속기간 NR)을 대상으로 한 연구에서 임상시험의 통합분석 SN 90(84-94), SP 99(96-100). +LR 90, -LR 0.10, QUADAS 9

후방 끌림 검사(POSTERIOR DRAWER TEST)

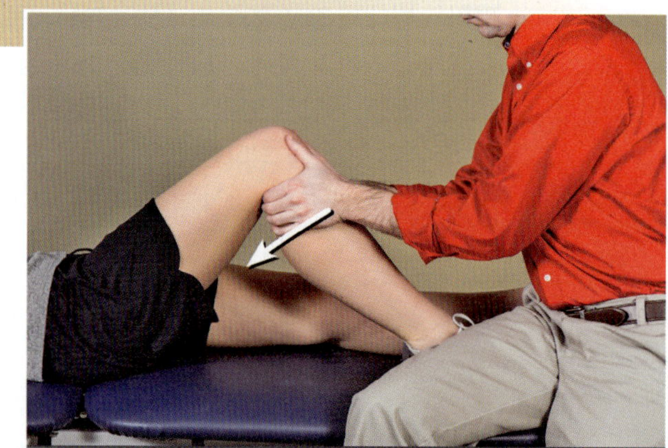

그림 25.31

환자 자세 슬관절을 90° 굴곡시키고 세운 상태(hook lying)에서 테이블 위에 눕는다.

치료사 자세 다리를 안정화시키기 위해 환자의 발 위에 앉는다.

움직임 치료사는 양손을 경골 전면에 위치시키고 엄지를 관절선에 위치시킨다. 치료사는 경골의 근위부를 후방으로 밀고 움직임을 평가한다. 방향성 평가를 위해 발을 내회전 및 외회전하면서 검사 할 수 있다.

평가 경골의 후방 이동이 증가하면 양성반응을 의미한다: 등급 Ⅰ+(0-5mm), 등급 Ⅱ+(6-10mm), 등급 Ⅲ+(11+mm)

통계
- 참고 표준[115]으로서 관절경을 이용하여 만성 PCL 손상을 입은 18명 환자(평균 연령, 성별, 평균 증상 지속기간 NR)을 대상으로 한 연구에서 SN 90(NR), SP 99(NR), +LR 90, -LR 0.1, QUADAS 9

Posterior Sag sign(Godfrey's 검사)

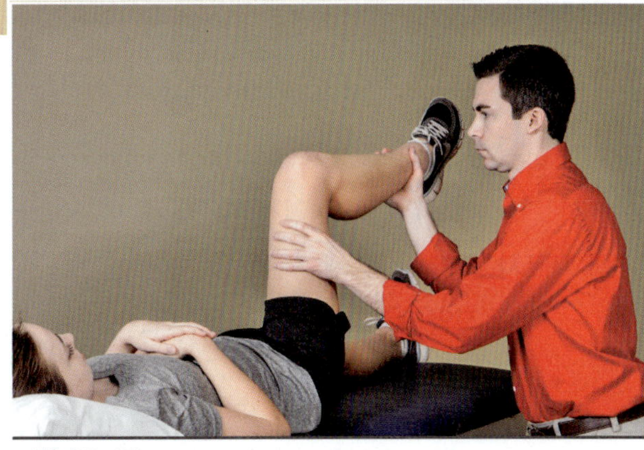
그림 25.32

환자 자세 고관절 및 슬관절을 90° 굴곡시키고 바로 눕는다.

치료사 자세 검사할 다리 바로 옆에 선다.

움직임 치료사는 발목과 발뒤꿈치 부위에서 다리를 지지한다.

평가 경골이 중력에 의해 후방 처짐 증상이 나타나면 양성반응을 의미한다.

통계
- 참고 표준[115]으로서 관절경을 이용하여 만성 PCL 손상을 입은 18명 환자(평균 연령, 성별, 평균 증상 지속기간 NR)을 대상으로 한 연구에서 SN 79(54–94), SP 100(95–100), +LR 88.4, −LR 0.28, QUADAS 9

대퇴사두근 능동 끌림 (QUADRICEPS ACTIVE DRAWER)

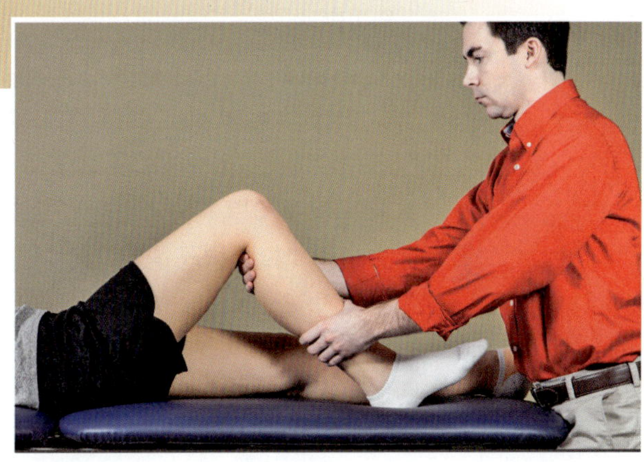
그림 25.33

환자 자세 슬관절을 90° 굴곡시키고 세운 상태(hook lying)에서 테이블 위에 눕는다.

치료사 자세 환자의 얼굴을 마주보고 발 앞에 선다.

움직임 치료사는 환자의 대퇴와 근위부 경골(경골의 전후 안정화 없이 내외측)을 지지한다. 발을 안정화 하는 동안 환자의 대퇴는 이완 상태를 유지한다. 치료사는 환자에게 부드럽게 발을 테이블 아래로 움직이도록 한다.

평가 대퇴사두근 수축으로 인한 경골의 전방 이동은 양성반응을 의미한다.

통계 참고 표준[115]으로서 관절경을 이용하여 만성 PCL 손상을 입은 18명 환자(평균 연령, 성별, 평균 증상 지속기간 NR)를 대상으로 한 연구에서 SN 52(29–76), SP 96(88–100), +LR 12.0, −LR 0.50, QUADAS 9

역 축 이동(후외측 불안정성 손상) (REVERSE PIVOT-SHIFT TEST (POSTEROLATERAL INSTABILITY TEAR))

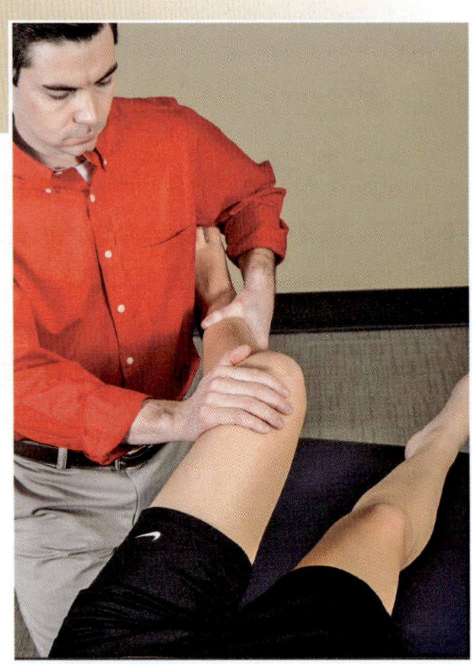
그림 25.34

환자 자세 슬관절을 70°~80° 굴곡시키고 바로 눕는다. 원위부 손(그림에서 왼쪽)으로 하지에 외회전을 적용한다.

치료사 자세 평가해야 할 다리 옆에 선다.

움직임 치료사는 슬관절을 펴고 다리의 무게를 허용하게 한 후, 원위부 손(그림에서 왼쪽)으로 약간의 축하중을 적용하고, 근위부 손(그림에서 오른쪽)으로 슬관절에 외반력을 적용한다. 슬관절을 20° 굴곡할 때까지, 치료사는 후방 아탈구 위치 및 외회전 위치의 감속과 중립 회전위치로 반사운동 같은 움직임과 함께 전방으로 외측 경골 고원부의 움직임을 느끼고 관찰해야 한다.

평가 위치 감소 및 중립 회전 위치로의 변화는 양성반응을 의미한다.

통계
- 역 축 이동: 참고 표준[115]으로서 관절경을 이용하여 만성 PCL 손상을 입은 18명 환자(평균 연령,성별, 평균 증상 지속기간 NR)을 대상으로 한 연구에서 SN 26(12–49), SP 95(85–98), +LR 4.9, –LR 0.78, QUADAS 9
- 동적 축 이동: 참고 표준[115]으로서 관절경을 이용하여 만성 PCL 손상을 입은 18명 환자(평균 연령,성별, 평균 증상 지속기간 NR)을 대상으로 한 연구에서 SN 58(36–77), SP 95(85–98), +LR 10.8, –LR 0.45, QUADAS 9

역 라크만 검사(TRILLET'S 검사)

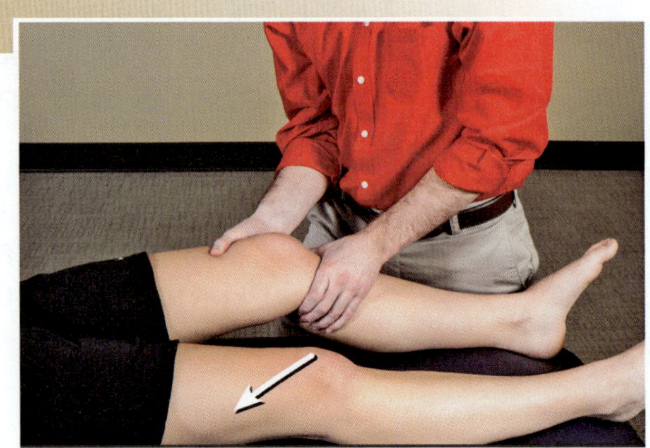
그림 25.35

환자 자세 슬관절을 20°~30° 굴곡한 채 바로 눕는다.

치료사 자세 평가해야 할 다리 바로 옆에 선다.

움직임 치료사는 원위부 손(그림에서 오른쪽)으로 대퇴의 원위부를 안정화시키고, 다른 한손(그림에서 왼쪽)으로 경골의 후방을 잡는다. 치료사는 원위부 손(그림에서 왼쪽)으로 경골의 근위부를 잡고 경골을 후방으로 밀고, 그 다음에 전방으로 당긴다.

평가 경골의 후방 이동이 증가되거나 후방으로의 종말점(endpoint)이 없다면 양성반응을 의미한다.

통계
- 참고 표준[115]으로서 관절경을 이용하여 만성 PCL 손상을 입은 18명 환자(평균 연령, 성별, 평균 증상 지속기간 NR)을 대상으로 한 연구에서 SN 63(41–81), SP 89(79–95), +LR 5.6, –LR 0.43, QUADAS 9

내측 측부 인대 손상

슬관절 30° 굴곡 상태에서 외반 스트레스 검사(VALGUS STRESS TEST AT 30° KNEE FLEXION)

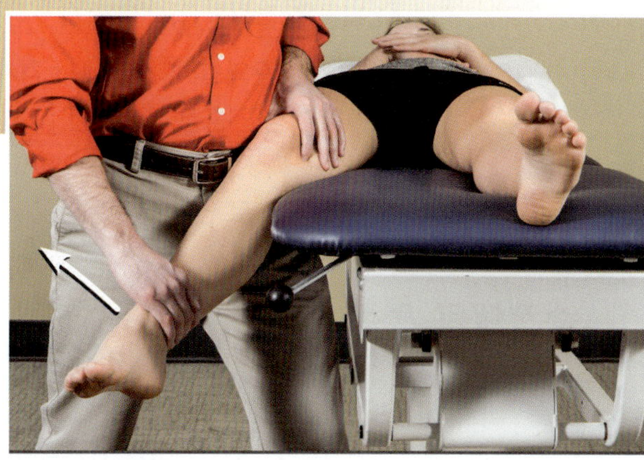

그림 25.36

환자 자세 테이블 끝에 검사할 다리를 올려놓고 슬관절을 30° 굴곡한 채 바로 눕는다.

치료사 자세 환자의 발을 마주보고 평가해야 할 다리 옆에 선다.

움직임 치료사는 바깥쪽 손(그림에서 오른손)으로 검사하는 다리의 발목을 잡는다. 검사하는 다리의 대퇴에 치료사의 대퇴를 위치시킨다. 반대측 손(그림에서 왼쪽 손)은 검사하는 다리의 내측 관절선에 놓는다. 대퇴를 안정화시키고 발목을 외전시키면서 외반력을 적용한다.

평가 MCL에서 통증이나 대퇴와 경골 사이의 범위 증가는 MCL 파열을 시사한다.

통계
- 참고 표준[116]으로서 MRI를 이용하여 급성 외상성 무릎 손상을 입은 134명 환자(평균 연령 40.2±12.2세, 60명 여성, 36일[9-81])을 대상으로 한 연구에서 SN 78(64-92), SP 67(57-76), +LR 2.3, -LR 0.3, QUADAS 11
- 참고 표준[116]으로서 MRI를 이용하여 급성 외상성 무릎 손상을 입은 134명 환자(평균 연령 40.2±12.2세, 60명 여성, 36일[9-81])의 이완성(인대)에 대한 연구에서 SN 91(81-100), SP 49(39-59), +LR 1.8, -LR 0.2, QUADAS 11

외측 측부 인대 손상

외반 스트레스 검사(VALGUS STRESS TEST)

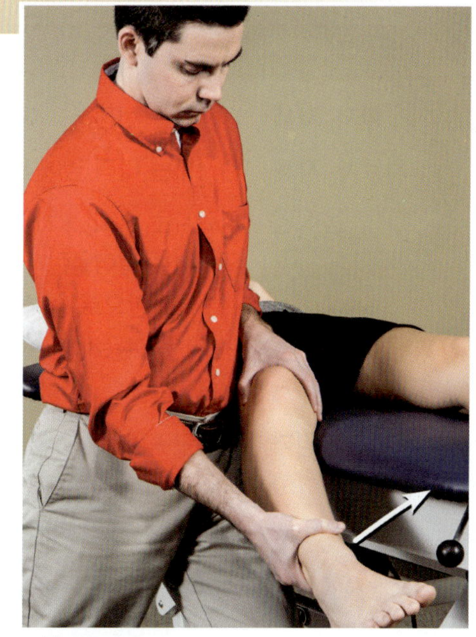

그림 25.37

환자 자세 테이블 끝에 검사할 다리를 올려놓고 슬관절을 30° 굴곡한 채 바로 눕는다.

치료사 자세 환자의 발을 마주보고 평가해야 할 다리 옆에 선다.

움직임 치료사는 바깥쪽 손(그림에서 오른손)으로 검사하는 다리의 발목을 잡는다. 검사하는 다리의 대퇴에 치료사의 대퇴를 위치시킨다. 반대측 손(그림에서 왼손)은 검사하는 다리의 외측 관절선에 놓는다. 대퇴를 안정화시키고 발목을 내전시키면서 내반력을 적용한다.

평가 LCL에서 통증이나 대퇴와 경골 사이의 범위 증가는 LCL 파열을 시사한다.

통계 NR

종합적인 이학적 검사(COMPOSITE PHYSICAL EXAMINATION)

ACL, PCL 및 LM 병변을 결합한 임상적 검사

- 참고 표준의 마취 상태에서 검사를 통해 급성 슬관절 손상이 있는 118명 환자(평균 연령, 성별, 평균 증상 지속기간 NR)을 대상으로 한 연구에서 **SN 100(NR)**, SP 20(NR), +LR 1.3, **-LR 0.0**, QUADAS 12 종합적인 이학적 검사의 진단 정확도는 표본크기와 손상율[109]로 인해 제한된다.

슬개대퇴 통증 증후군

Q 각 측정(Q-ANGLE MEASUREMENT)

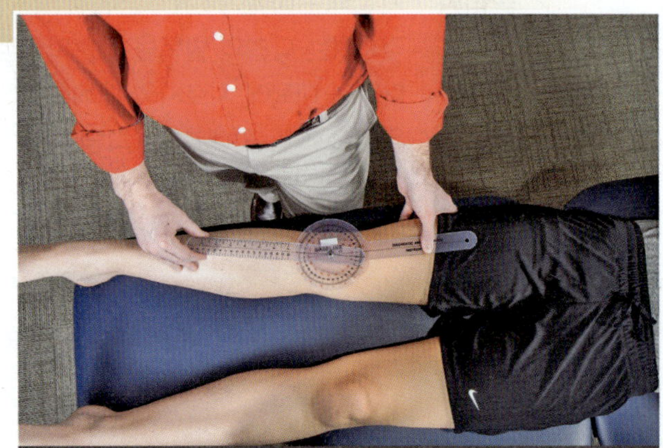

그림 25.38

환자 자세 검사하는 슬관절은 완전 신전하고 바로 눕는다.

치료사 자세 검사하는 다리 옆에 선다.

움직임 관절각도계의 중앙지점(fulcrum)은 슬개골 중앙에 위치시킨다, 고정팔은 골반의 ASIS 향해 대퇴 전면을 따라 정렬시킨다. 운동팔은 경골 결절의 전면 정강이를 따라 정렬시킨다.

평가 각도가 남성은 10°, 여성은 15°보다 크면 양성반응을 의미한다.

통계 참고 표준[117]으로 17명의 건강한 성인을 대상으로 한 대조군과 PFPS가 있는 29명의 환자(평균 연령, 성별, 평균 증상 지속기간 NR)을 대상으로 한 연구에서 SN 76(NR), SP 63(NR), +LR 2.1, -LR 0.4, QUADAS 11

슬개골 경사 검사(PATELLA TILT TEST)

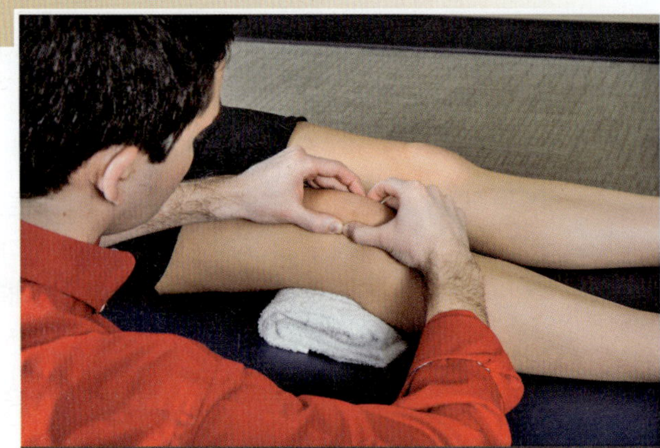

그림 25.39

환자 자세 슬관절은 신전하고 이완한 채 바로 눕는다.

치료사 자세 검사하는 다리 옆에 앉는다.

움직임 치료사는 무지(활차구 밖으로 슬개골 외측면을 들어올린다)와 집게손가락(활차구 안으로 슬개골 내측면을 후방으로 민다)을 이용하여 슬개골 외측면을 기울인다.

평가 활차구 밖으로 슬개골이 움직이거나 외측으로 아탈구가 나타나면 슬개대퇴관절 불안정성에 대한 양성반응을 의미한다.

통계
- 참고 표준[118]으로 23명의 건강한 성인을 대상으로 한 대조군과 PFPS가 있는 59명의 환자(평균 연령, 성별, 평균 증상 지속기간 NR)을 대상으로 한 연구에서 SN 19(13-22),

SP 83(68-93), +LR 1.1, -LR 0.9, QUADAS 8

- 참고 표준[119]으로 25명의 건강한 성인을 대상으로 한 대조군과 PFPS가 있는 61명의 환자(평균 연령, 성별, 평균 증상 지속기간 NR)을 대상으로 한 연구에서 SN 43(31-55), **SP 92(75-98)**, **+LR 5.4**, -LR 0.6, QUADAS 10

슬개골 불안정 검사 (PATELLA APPREHENSION TEST)

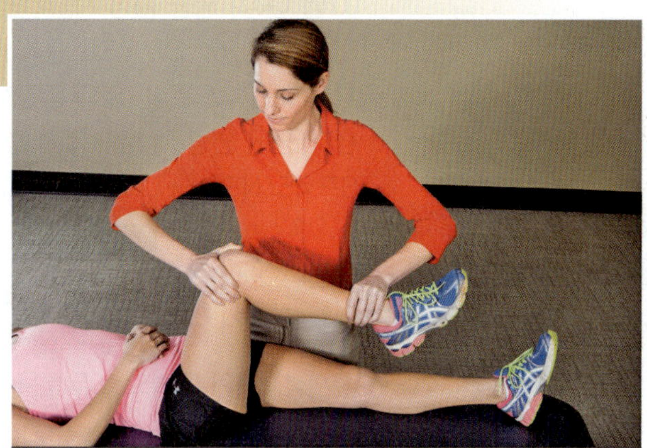

그림 25.40

환자 자세 검사하는 슬관절을 30° 굴곡하고 바로 눕는다.

치료사 자세 검사하는 다리 옆에 선다.

움직임 치료사는 한 손(그림에서 오른쪽)으로 슬개골을 최대한 외측 활주시킨다. 다른 한 손(그림에서 왼쪽)으로는 발목을 잡고 슬관절 완전 신전상태나 90° 굴곡상태(그림에 보여진 상태)에서 30° 굴곡까지 슬개골 외측 활주를 유지한 채 천천히 고관절과 슬관절을 굴곡시킨다.

평가 환자의 통증이 재현되거나 불안정한 모습을 보이면 양성반응을 의미한다.

통계
- 참고 표준[120]으로 53명의 건강한 성인을 대상으로 한 대조군과 PFPS가 있는 92명의 환자(평균 연령, 성별, 평균 증상 지속기간 NR)을 대상으로 한 메타분석에서 임상시험의 통합분석 SN 15(9-24), SP 89(77-95), +LR 1.3, -LR 1.0,
- 참고 표준[121]으로 28명의 건강한 성인을 대상으로 한 대조군과 PFPS가 있는 31명의 환자(평균 연령 31.0±15.2, 9명 여성, 평균 증상 지속기간 [통증] 45.1±55.2개월)을 대상으로 한 연구에서 SN 32(NR), SP 86(NR), +LR 2.3, -LR 0.8, QUADAS 11
- 참고 표준[119]으로 25명의 건강한 성인을 대상으로 한 대조군과 PFPS가 있는 61명의 환자(평균 연령, 성별, 평균 증상 지속기간 NR)을 대상으로 한 연구에서 SN 7(NR), SP 92(NR), +LR 0.9, -LR 1.0, QUADAS 10

스쿼트 시 통증(PAIN WITH SQUATTING)

움직임 환자는 정상적인 느낌을 주는 쭈그려 앉은 자세(squatting)를 취한다.

평가 검사 동작을 하는 동안 통증이 나타나거나 재현되면 슬개대퇴 통증 증후군에 대한 양성 반응이다.

통계
- 참고 표준122으로 이학적 검사를 통해 PFPS가 있는 52명의 환자(평균 연령 49.3±13.5, 17명 여성, 평균 증상 지속기간 [통증] 34.3±55.6개월)을 대상으로 한 연구에서 **SN 91(NR)**, SP 50(NR), +LR 1.8, **-LR 0.2**, QUADAS 10
- 참고 표준[117]으로 17명의 건강한 성인을 대상으로 한 대조군과 PFPS가 있는 29명의 환자(평균 연령, 성별, 평균 증상 지속기간 NR)을 대상으로 한 연구에서 **SN 94(NR)**, SP 46(NR), +LR 1.7, **-LR 0.1**, QUADAS 11

계단 오르기 시 통증(PAIN WITH STAIR CLIMBING)

움직임 환자는 정상적인 방법으로 계단을 올라간다.

평가 검사 동작을 하는 동안 통증이 나타나거나 재현되면 슬개대퇴 통증 증후군에 대한 양성 반응이다.

통계
- 참고 표준[122]으로 이학적 검사를 통해 PFPS가 있는 52명의 환자(평균 연령 49.3±13.5, 17명 여성, 평균 증상 지속기간 [통증] 34.3±55.6개월)을 대상으로 한 연구에서 SN 75(NR), SP 43(NR), +LR 1.3, −LR 0.6(0.03−1.1), QUADAS 10
- 참고 표준[117]으로 17명의 건강한 성인을 대상으로 한 대조군과 PFPS가 있는 29명의 환자(평균 연령, 성별, 평균 증상 지속기간 NR)을 대상으로 한 연구에서 **SN 94(NR)**, SP 45(NR), +LR 1.7, **−LR 0.1**, QUADAS 11

무릎 꿇은 자세 시 통증(PAIN WITH KNEELING)

움직임 환자는 정상적인 방법으로 무릎을 꿇는다.

평가 검사 동작을 하는 동안 통증이 나타나거나 재현되면 슬개대퇴 통증 증후군에 대한 양성 반응이다.

통계
- 참고 표준[122]으로 이학적 검사를 통해 PFPS가 있는 52명의 환자(평균 연령 49.3±13.5, 17명 여성, 평균 증상 지속기간 [통증] 34.3±55.6개월)을 대상으로 한 연구에서 **SN 84(NR)**, SP 50(NR), +LR 1.7, **−LR 0.3**, QUADAS 10

슬관절 신전에 대한 저항 (RESISTED KNEE EXTENSION)

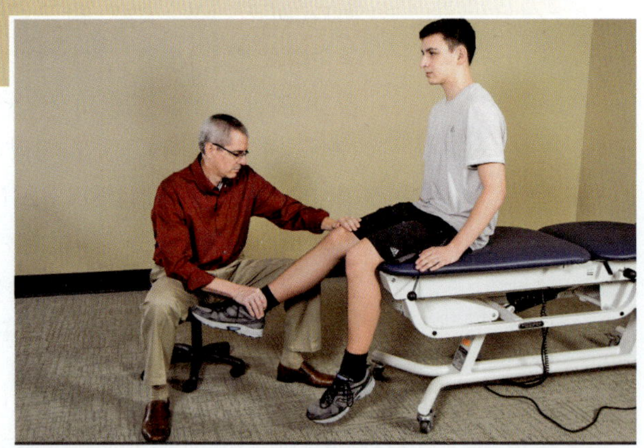

그림 25.41

환자 자세 슬관절을 굴곡하고 테이블 끝에 앉는다.

치료사 자세 검사하는 다리 옆에 앉는다.

움직임 환자는 치료사의 저항에 대하여 슬관절을 신전한다.

평가 검사 동작을 하는 동안 통증이 재현되면 슬개대퇴 통증 증후군에 대한 양성 반응이다.

통계
- 참고 표준[122]으로 이학적 검사를 통해 PFPS가 있는 52명의 환자(평균 연령 49.3±13.5, 17명 여성, 평균 증상 지속기간 [통증] 34.3±55.6개월)을 대상으로 한 연구에서 SN 39(NR), SP 82(NR), +LR 2.2, −LR 0.8, QUADAS 10
- 참고 표준[123]으로 건강한 성인을 대상으로 한 집단과 PFPS가 있는 20명의 환자(평균 연령 41±12세; 6명 여성; 평균 증상 지속기간 NR)을 대상으로 한 연구에서 SN 21(NR), **SP 95(NR)**, **+LR 4.2**, −LR 0.8, QUADAS 9

압박 검사(COMPRESSION TEST)

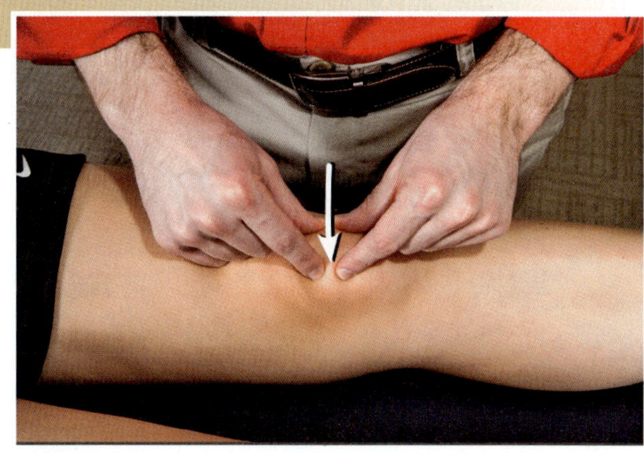

그림 25.42

환자 자세 테이블 위에 다리를 뻗고 앉는다.

치료사 자세 검사하는 다리 옆에 선다.

움직임 치료사는 슬개골을 대퇴골 활차방향으로 민다.

평가 환자의 통증이 재현되면 검사에 대한 양성 반응이다.

통계
- 참고 표준[117]으로 17명의 건강한 성인을 대상으로 한 대조군과 PFPS가 있는 29명의 환자(평균 연령, 성별, 평균 증상 지속기간 NR)을 대상으로 한 연구에서 SN 83(66-92), SP 18(6-41), +LR 1.0, -LR 1.0, QUADAS 11
- 참고 표준[122]으로 이학적 검사를 통해 PFPS가 있는 52명의 환자(평균 연령 49.3±13.5, 17명 여성, 평균 증상 지속기간 [통증] 34.3±55.6개월)을 대상으로 한 연구에서 SN 68(NR), SP 54(NR), +LR 1.5, -LR 0.6, QUADAS 10

WALDRON'S 검사 1단계(바로 누운 자세)

환자 자세 슬관절을 신전 한 체 바로 눕는다.

치료사 자세 검사하는 다리 옆에 선다.

움직임 치료사는 한 손으로 슬관절을 굴곡시키면서 다른 한 손으로 대퇴에 대하여 슬개골을 압박한다.

평가 '뚝' 소리의 염발음과 환자의 통증이 재현되면 검사에 대한 양성 반응이다.

통계 참고 표준[121]으로 28명의 건강한 성인을 대상으로 한 대조군과 PFPS가 있는 31명의 환자(평균 연령 31.0±15.2, 9명 여성, 평균 증상 지속기간 [통증] 45.1±55.2개월)을 대상으로 한 연구에서 SN 45(28-64), SP 68(48-83), +LR 1.4,-LR 0.8, QUADAS 11

WALDRON'S 검사 2단계(바로 선 자세)

환자 자세 바로 선 자세를 취한다.

치료사 자세 환자 옆에 선다.

움직임 치료사가 부드럽게 슬개골을 대퇴에 대하여 압박하는 동안 환자는 천천히 쭈그려 앉은 자세를 수행한다.

평가 '뚝' 소리의 염발음과 환자의 통증이 재현되면 검사에 대한 양성 반응이다.

통계 참고 표준[121]으로 28명의 건강한 성인을 대상으로 한 대조군과 PFPS가 있는 31명의 환자(평균 연령 31.0±15.2, 9명 여성, 평균 증상 지속기간 [통증] 45.1±55.2개월)을 대상으로 한 연구에서 SN 23(10-42), SP 79(55-91), +LR 1.1,-LR 1.0, QUADAS 11

CLARKE'S 징후 또는 슬개골 압박 검사 (CLARKE'S SIGN OR PATELLAR GRIND TEST)

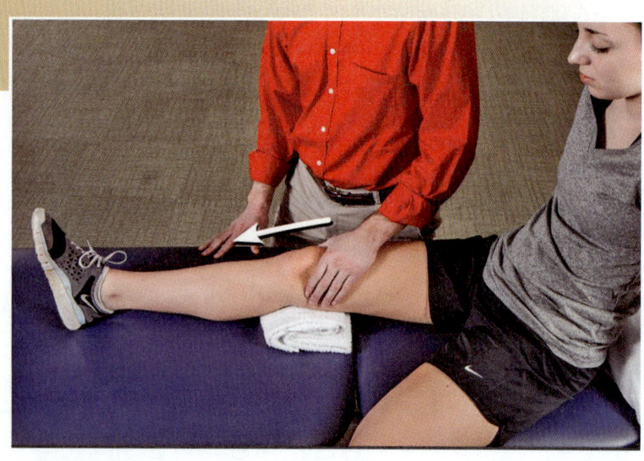
그림 25.44

환자 자세 슬관절을 약간 굴곡하고 바로 눕는다.

치료사 자세 슬개골 상면에 한 손을 위치시키고 검사할 다리 옆에 선다.

움직임 치료사가 슬개골을 하방으로 활주(슬개골 하방 활주 운동성 평가처럼)시키고 환자는 대퇴사두근을 수축시킨다.

평가 환자의 통증이 재현되면 검사에 대한 양성 반응이다.

통계 참고 표준[121]으로 28명의 건강한 성인을 대상으로 한 대조군과 PFPS가 있는 31명의 환자(평균 연령 31.0±15.2, 9명 여성, 평균 증상 지속기간 [통증] 45.1±55.2개월)을 대상으로 한 연구에서 SN 48(31-67), SP 75(55-89), +LR 1.9, -LR 0.7, QUADAS 11

외측 밀기 검사(LATERAL PULL TEST)

환자 자세 슬관절을 신전한 채 바로 눕는다.

치료사 자세 하지를 중립 회전 위치로 안정화시키고 환자 옆에 선다.

움직임 환자는 대퇴사두근에 대하여 등척성 수축을 한다. 치료사는 슬개골 상면에 대한 압박 없이 슬개골의 움직임을 관찰한다.

평가 슬개골 주행경로가 위쪽보다는 외측으로 더 이동한다면 검사에 대한 양성 반응이다.

통계 참고 표준[119]으로 25명의 건강한 성인을 대상으로 한 대조군과 PFPS가 있는 61명의 환자(평균 연령, 성별, 평균 증상 지속기간 NR)을 대상으로 한 연구에서 SN 25(NR), **SP 100(NR)**, **+LR 249**, -LR 0.8, QUADAS 10

원심성 계단 내려오기 검사 (ECCENTRIC STEP-DOWN TEST)

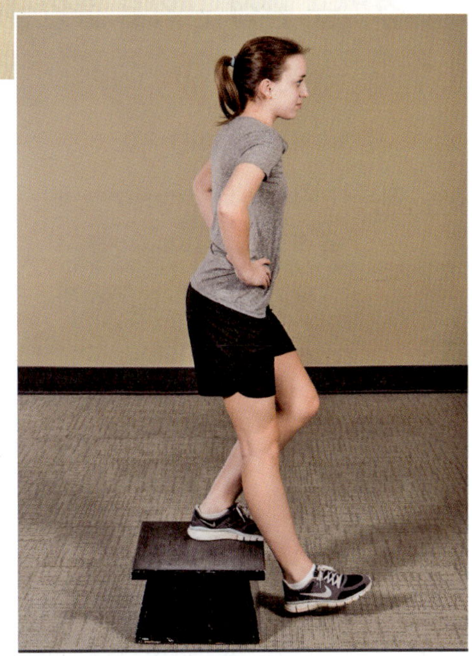
그림 25.44

환자 자세 허리에 손을 얹고, 계단 위에 올라 선다.

치료사 자세 환자를 마주 보고 앞에 선다.

움직임 환자는 가능한 한 천천히 움직임을 조절하면서 계단에서 한쪽 다리를 앞쪽으로 내린다.

평가 환자의 통증이 재현되면 검사에 대한 양성 반응이다.

통계 참고 표준[121]으로 28명의 건강한 성인을 대상으로 한 대조군과 PFPS가 있는 31명의 환자(평균 연령 31.0±15.2, 9명 여성, 평균 증상 지속기간 [통증] 45.1±55.2개월)을 대상으로 한 연구에서 SN 42(NR), SP 82(NR), +LR 2.3, −LR 0.7, QUADAS 11

슬개골 건병증

건병증 촉진(PALPATION FOR TENDINOPATHY)

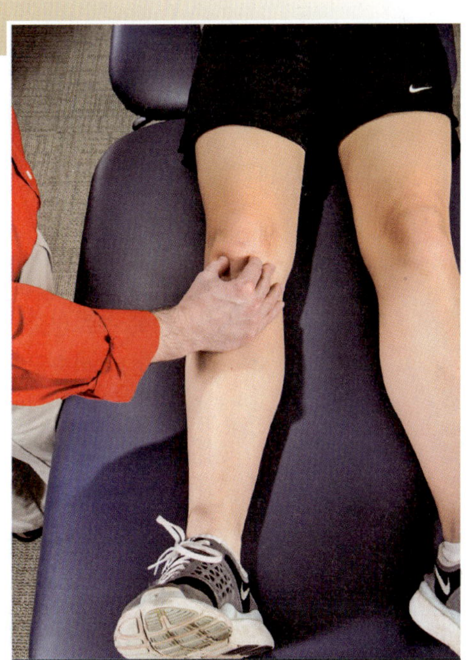
그림 25.45

환자 자세 슬관절을 신전한 체 바로 눕는다.

치료사 자세 환자를 옆에 선다.

움직임 치료사는 슬개골 하극(inferior pole)을 촉진한 후 앞쪽으로 기울인다.

평가 환자의 통증이 재현되면 검사에 대한 양성 반응이다.

통계 참고 표준[124]으로 초음파 검사와 슬개골 건병증 있는 163명의 환자(평균 연령 16.4±1.0, 83명 여성, 평균 증상 지속기간 NR)을 대상으로 한 연구에서 SN 56(NR), SP 47(NR), +LR 1.0, −LR 0.9, QUADAS 12

추벽 증후군

추벽 증후군에 대한 진단 평가를 위한 여러 검사가 있지만, 이 검사들의 진단 정확도는 조사되지 않았다.

종합적인 이학적 검사 이학적 검사의 수행에 관해서는 기술되지 않았다.

통계 참고 표준[91]으로 관절경 검사와 관절내 병변이 있는 195명의 환자(평균 연령 36세, 73명 여성, 평균 증상 지속기간 NR)을 대상으로 한 연구에서 SN 70(NR), SP 99(NR), +LR 7.0, −LR 0.3, QUADAS 9

경비골 관절 근위부 불안정성

비골두 이동 검사(FIBULAR HEAD TRANSLATION TEST)

환자 자세 테이블 위에 바로 눕는다.

치료사 자세 한 손은 비골두에, 다른 한 손은 경골 근위부에 위치시키고, 환자 옆에 선다.

움직임 치료사는 비골두를 전후방으로 움직인다.

평가 환자의 통증이 재현되거나 환자가 불안한 모습을 보이면 검사에 대한 양성 반응이다.

통계 NR[125]

RADULESCU 징후(RADULESCU SIGN)

환자 자세 슬관절을 90° 굴곡한 채 테이블 위에 엎드린다.

치료사 자세 한 손은 대퇴 후부에, 다른 한 손은 경골 원위부에 위치시키고, 환자 옆에 선다.

움직임 치료사는 경골을 내회전시킨다.

평가 통증재현, 비골 아탈구나 환자가 불안한 모습을 보이면 검사에 대한 양성 반응이다.

통계 NR[126]

슬관절 삼출물

수정된 STROKE 검사(MODIFIED STROKE TEST)

환자 자세 테이블 위에 바로 눕는다.

치료사 자세 환자 옆에 선다.

움직임 치료사는 경대퇴관절 관절선 내측에서 근위부 쪽으로 삼출물을 여러번 쓸어 올린다(a). 삼출물이 즉시 돌아오지 않으면, 치료사는 대퇴 원위부 외측을 따라 하방으로 삼출물을 쓸어 내리며(b), 내측구에서 삼출물이 돌아오는지 관찰한다.

평가 평가의 단계는 다음과 같다:

- 하방으로 쓸어내릴 때 변화가 없다(0)
- 하방으로 쓸어내릴 때 내측구에서 돌아오는 삼출물의 변화가 작다(trace)
- 슬관절 내측으로 돌아오는 삼출물의 변화가 크다(1+)
- 하방으로 쓸어내림 없이 부종이 발생(2+)
- 내측구 밖에서 삼출물 이동 불가능(3+)

통계 NR[127]

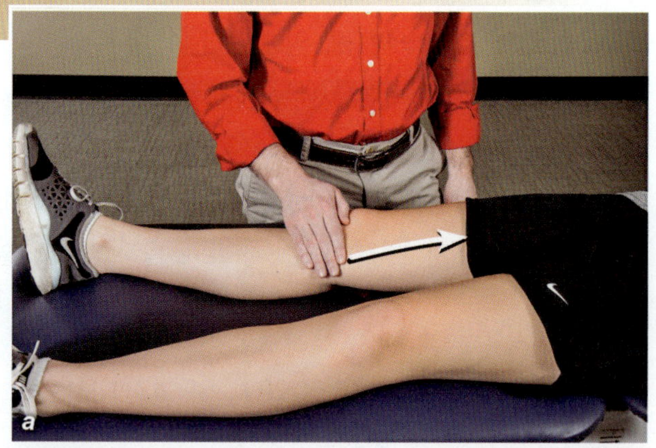
a

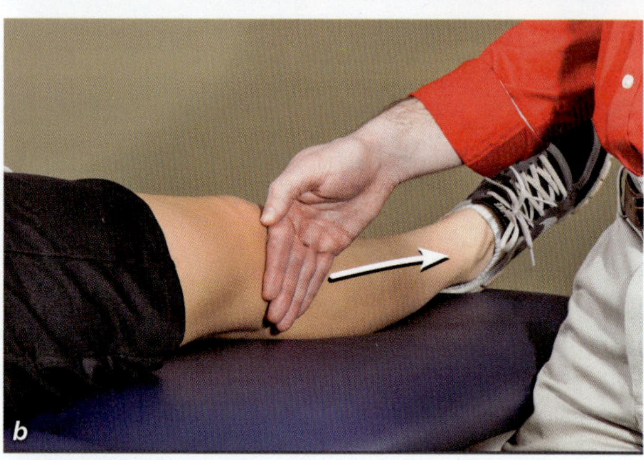
b

그림 25.46

부구 검사(BALLOTTEMENT TEST)

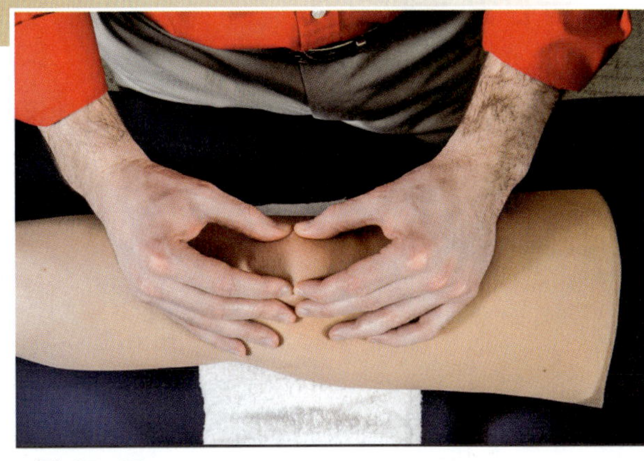
그림 25.47

환자 자세 테이블 위에 다리를 뻗고 앉는다.

치료사 자세 한 손으로는 슬개골 윗부분을, 다른 한 손은 슬개골 아래부분을 잡고 옆에선다.

움직임 치료사는 슬개골 방향으로 손을 접근시키고 슬개골을 대퇴 활차구 내로 압력을 가한 후 처음 위치로 돌아오는지 관찰한다.

평가 슬개골이 처음 위치로 돌아올 때 뜨는 느낌일 경우 검사의 양성반응이다.

통계 참고 표준[128]으로 MRI와 외상성 슬관절 불편함을 가진 134명의 환자(평균 연령 40.2±12.2세; 60명 여성; 평균 증상 지속기간 36일[9-81]을 대상으로 한 연구에서 **SN 83(71-94)**, SP 49(39-59), +LR 1.6, **-LR 0.3**, QUADAS 13

자가보고 부종(SELF-NOTICED SWELLING)

평가 환자는 슬관절 부종을 기록한다.

통계 참고 표준[128]으로 MRI와 외상성 슬관절 불편함을 가진 134명의 환자(평균 연령 40.2±12.2세; 60명 여성; 평균 증상 지속기간 36일[9-81]을 대상으로 한 연구에서 **SN 80(68-92)**, SP 45(35-59), +LR 1.5, **-LR 0.4**, QUADAS 13

검사결과의 CLUSTER(CLUSTER OF TEST FINDINGS)

부구 검사, 자가보고 부종

통계 참고 표준[128]으로 MRI와 외상성 슬관절 불편함을 가진 134명의 환자(평균 연령 40.2±12.2세; 60명 여성; 평균 증상 지속기간 36일[9-81]을 대상으로 한 연구에서 SN 67(52-81), SP 82(73-90), +LR 3.6, -LR 0.4, QUADAS 13

슬관절 골관절염

골관절염에 대한 종합적인 이학적 검사 이학적 검사 수행은 기술하지 않는다.

통계
- 참고 표준으로 관절경을 사용하여 관절내 병변(내측 반월판 손상; 평균 연령 36세; 73명 여성; 평균 증상 지속 기간 NR)이 있는 195명 환자를 대상으로 한 연구[91]에서 **SN 94(NR)**, **SP 94(NR)**, **+LR 15**, **-LR 0.06**, QUADAS 9
- 참고 표준으로 관절경을 사용하여 외측 반월판 손상(평균 연령 38세; 97명 여성; 평균 증상 지속 기간 NR)이 있는 290명 환자를 대상으로 한 연구[90]에서 **SN 94(NR)**, **SP 100(NR)**, **+LR IIf**, **-LR 0.06**, QUADAS 9

슬관절 골관절염

유리체에 대한 종합적 검사 이학적 검사 수행은 기술하지 않는다.

통계
- 참고 표준으로 관절경을 사용하여 관절내 병변(내측 반월판 손상; 평균 연령 36세; 73명 여성; 평균 증상 지속 기간 NR)이 있는 195명 환자를 대상으로 한 연구[91]에서 SN 67(NR), SP 98(NR), +LR 33.5, −LR 0.3, QUADAS 9
- 참고 표준으로 관절경을 사용하여 외측 반월판 손상(평균 연령 38세; 97명 여성; 평균 증상 지속 기간 NR)이 있는 290명 환자를 대상으로 한 연구[90]에서 SN 65(NR), SP 99(NR), +LR 65, −LR 0.4, QUADAS 9

연골 골절에 대한 종합적 검사 이학적 검사 수행은 기술하지 않는다.

통계
- 참고 표준으로 관절경을 사용하여 관절내 병변(내측 반월판 손상; 평균 연령 36세; 73명 여성; 평균 증상 지속 기간 NR)이 있는 195명 환자를 대상으로 한 연구[91]에서 SN 14(NR), SP 99(NR), +LR 14, −LR 0.9, QUADAS 9
- 참고 표준으로 관절경을 사용하여 외측 반월판 손상(평균 연령 38세; 97명 여성; 평균 증상 지속 기간 NR)이 있는 290명 환자를 대상으로 한 연구[90]에서 SN 15(NR), SP 98(NR), +LR 7.5, −LR 0.9, QUADAS 9

촉진 PALPATION

치료사는 특정 환자의 설명에 따라 슬관절을 평가할 때 슬관절 뿐만 아니라 가능성 있는 고관절 복합체 및 하지를 촉진해야 한다. 치료사는 이러한 구조물의 촉진을 평가하기 위해 고관절 및 하지 장을 참고하길 바란다.

전면

뼈 구조(Bony structures)–그림 25.48

- **슬개골**: 슬관절 전면의 돌출된 종자골이다.
- **경골결절**: 경골고원 바로 아래에 위치한 커다란 돌출부위이다.
- **경골 고원**: 경골과 근위부의 부드러운 뼈 표면이다. 치료사는 슬개인대의 내외측 확인을 위해 손가락을 위치시킬 수 있다. 고원의 모서리는 촉진 가능하다.
- **대퇴과**: 대퇴 원위부에 위치한 두 개의 커다란 뼈 돌출부이며, 관절 연골과 일치되어 있다. 슬관절을 굴곡하면 대퇴과는 슬개골 내외측에서 촉진할 수 있다.
- **활차구**: 대퇴의 오목한 면으로 슬개골하 표면과 관절을 이룬다
- **제르디 결절**: 경골 근위부 전외측면에 위치한 작은 결절이다.

연부조직 구조

- **대퇴사두근 건**: 슬개골 상면에 대퇴사두근이 부착하는 건이다.
- **슬개인대 및 건**: 슬개골 하극에서 경골 결절에 부착하는 인대
- **거위발 건**(Pes anserine tendon): 봉공근, 박근 및 반건양근의 결합된 건은 경골 고원의 내측 아랫부분에서 근위부 경골 전내측에 부착한다.
- **내외측 슬개골 지지대**: 대퇴사두근의 건막의 연장이다. 슬개골 내외측면에서 대퇴의 원위부와 경골의 근위부에 부착한다.
- **슬개하 지방체**: 슬개인대 후면에 위치하고 있는 원통형의 지방이다. 슬관절이 완전 신전되었을 때, 슬개 인대의 지방체의 내외측 부분이 슬개인대를 밀어 촉진할 수 있다.

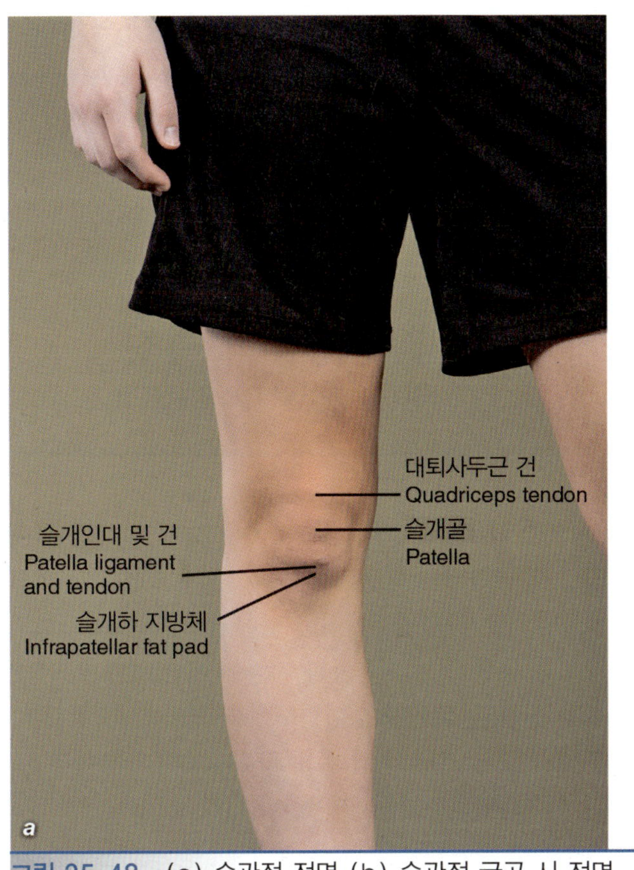

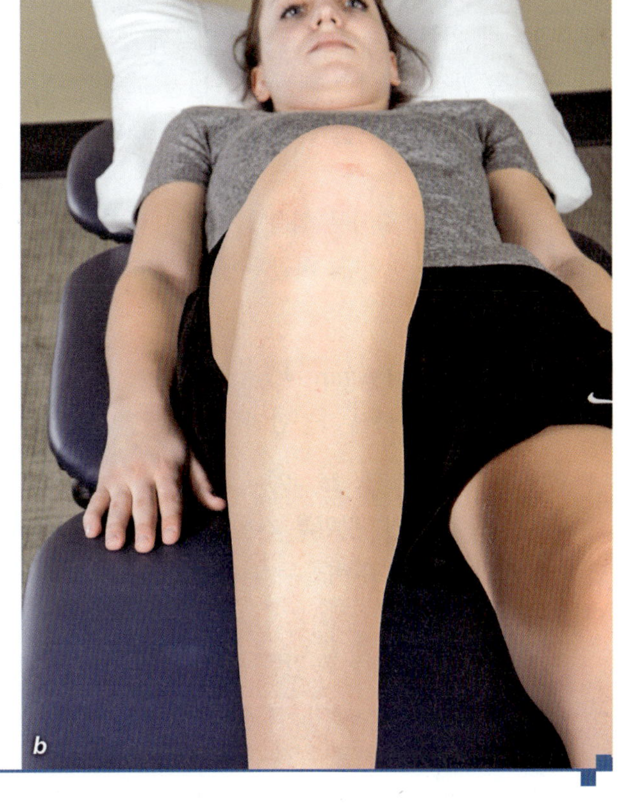

그림 25.48 (a) 슬관절 전면 (b) 슬관절 굴곡 시 전면.

내측면

뼈 구조

• **내측과**: 대퇴의 원위부 끝 내측면에 위치한 커다란 뼈 돌출부이다.

• **내전근 결절**: 대내전근 건이 부착할 수 있는 내측과 정점부에 위치한 작은 돌출부이다. 내측상과 근위부에서 융기부위를 느낄 때까지 내전근 따라 손을 원위부로 움직이면서 촉진할 수 있다.

연부조직 구조

• **내측 측부인대**: 경골의 내측과와 경골체에서 대퇴의 내측상과에 부착한다. 내측 반월판에 직접 부착되는 깊은 섬유이다. 내측 관절선을 따라 촉진하다 보면, MCL은 관절선에서 촉진 가능하나 인대 아래에서는 사라진다.

• **내측 관절선**: 내측 관절선은 대퇴 내측과와 경골 고원 내측부 사이의 공간이다. 슬관절 굴곡 시 가장 잘 확인할 수 있다.

• **박근 건**: 대퇴 내측과의 뒤쪽을 지나 경골 내측과를 따라가며 봉공근, 반거양근 건과 하나로 결합된 건(거위발 건)을형성하고, 경골 근의부 전내측에 부착한다.

• **봉공근 건**: 대퇴 전면을 가로 질러 전방 및 내측을 지나가고, 박근과 반건양근 건과 하나로 결합된 건(거위발 건)을 형성하고 경골 근위부 전내측에 부착한다.

외측면

뼈 구조

• **내측 상과**: 대퇴의 원위부 말단 외측면에 위치한 뼈 돌출부로 가끔 장경인대로 인해 잘 보이지 않을 수 있다.

• **비골두**: 비골 근위부 말단이며, 경골 고원 외측부 끝이며 대퇴이두근, 외측측부인대 및 다른 연부조직 구조물에 대한 부착부를 제공한다.

연부조직 구조

• **외측 측부인대**: 대퇴 외측과에서 비골두에 부착한다. 슬관절을 90° 굴곡시키고 고관절을 외회전시키

면 가장 촉진하기 쉽다.

• **장경인대**: 결합조직의 두꺼운 섬유 밴드로 경골의 근위부에 위치한 제르디 결절 원위부에 부착한다.

• **외측 관절선**: 외측 대퇴과와 경골 고원 외측부 사이의 공간이다. 슬관절 굴곡 시 가장 잘 확인할 수 있다.

• **총비골신경**: 슬와부 외측면 따라 내려가면 비골두 주위를 감는 신경이다. 비골두에서 촉진 가능하다.

후면

뼈 구조(Bony structures)

• 이 부위에서 촉진 가능한 뼈 구조물은 없다.

연부조직 구조(그림 25.49)

• **대퇴이두근 건**: 원위부 건은 대퇴이두근 장두와 단두의 결합된 건으로 비골두 외측면과 외측 경골과의 부위에 부착한다.

• **반막양근 건**: 원위부 건은 주로 내측 경골과 후내측에 부착한다.

• **반건양근 건**: 원위부 건은 슬와부 내측면과 내측 경골과 주위을 따라 진행하여 봉공근, 반거양근 건과 하나로 결합된 건(거위발 건)을 형성하고 경골 근위부 전내측면에 부착한다.

• **슬와부**: 슬관절 후면에 위치한 얕은 오목부위로 반건양근과 반막양근에 의해 위쪽과 내측, 대퇴이두근에 의해 위쪽과 외측, 비복근의 내측두에 의해 아래쪽과 내측 그리고 비복근의 외측두에 의해 아래쪽과 외측부위의 경계를 이룬다. 슬와부에는 슬와동맥, 슬와정맥 그리고 후경골신경이 지나간다.

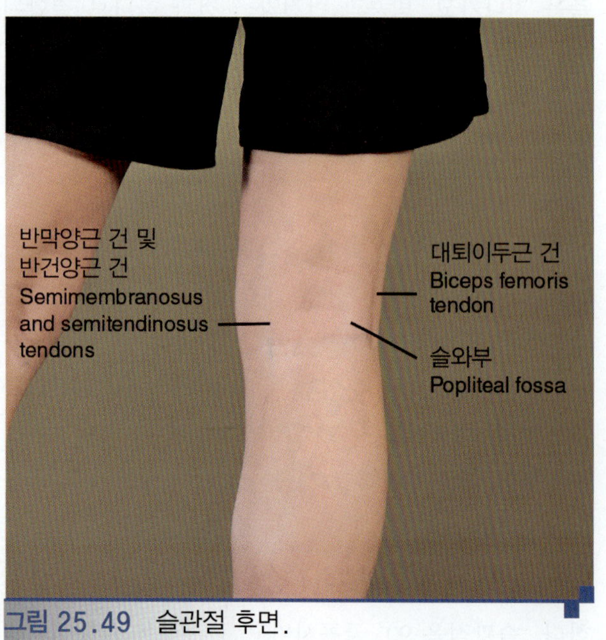

그림 25.49 슬관절 후면.

신체 수행능력 측정
PHYSICAL PERFORMANCE MEASURES

보행 검사, TUG 검사 및 6분 보행 검사를 통해 건강과 관련되는 통증과 기능의 두 요소를 전체적으로 평가할 수 있다. 이러한 검사의 적용은 자가보고 측정을 통한 정보의 통증과 기능에 대한 보다 더 뚜렷한 사고를 치료사와 임상연구에게 제공될 수 있다.[23,24,129] 표 25.3은 상위단계 및 하위단계의 환자에게 신체 수행력의 지침을 제공한다.

슬관절의 일반적인 정형외과적 상태
COMMON ORTHOPEDIC CONDITIONS OF THE KNEE

슬관절의 다양한 병리학적 증상을 명확하게 기술하는 것은 불가능하지만, 이러한 신체 부위의 특정 병리를 뒷받침하는 근거 기반의 연구결과들이 있다. 따라서 이번 섹션에서는 슬관절 병변에 대한 현재의 근거 기반으로 한 연구 결과를 제시한다. 그러나, 이전에 4장(근거 기반 실습 및 환자 검사)에서 설명한 것처럼 모든 검사 결과가 임상 근거로 절대적으로 뒷받침되는 것은 아니며, 치료사는 환자의 통증 및 기능장애에 대한 설명에 대한 감별 진단을 할 때 환자에게 얻은 정보와 임상 경험에 의존해야 한다.

슬관절은 신체 활동이 활발한 사람들에게 가장 자주 부상당하는 관절 중 하나이다.[130-132] 슬관절 손상은 과사용, 급성 외상성 사건, 급성 또는 만성적인 손

표 25.3 슬관절에 대한 신체 수행능력 측정 지침

독립적 신체 변수	하위 단계 환자에 대한 잠재적 신체 수행능력 측정(적절한 경우)	상위 단계 환자에 대한 잠재적 신체 수행능력 측정(적절한 경우)
균형능력	한 다리 서기 검사(Sing-leg stance test) 롬버그 검사(Romberg test) Four square step 검사 기능적 뻗기 검사(Functional reach test) sidestep 검사 일자보행(Tandem walking) Tinetti 검사	하위단계 환자에 적합한 모든 검사 Star excursion 균형 검사 Y 균형 검사 Multiple single-leg hop 안정화 검사
기본동작능력	딥 스쿼드 검사(Deep squat test) Sock 검사 앉고 일어서기 검사(Sit-to-stand test) 30s chair stand 검사 Self-paced 보행 검사 일어서서 걷기 검사(Timed up and go test) 계단 오르기 검사(Stair climbing test)	하위단계 환자에 적합한 모든 검사 회전 안정성(Rotational stability) 체간 안정 푸쉬업(Trunk stability push-up)
체력	1RM 레그 프레스(leg press) 런지 검사(Lunge test) 30초 동안 슬관절 굴곡(Knee bending in 30s)	하위단계 환자에 적합한 모든 검사 Jump and hop 검사 Vail Sport 검사
하지 무산소 파워	적절하고 필요한 경우만	하위단계 환자에 적합한 모든 검사 무산소 근파워 검사(Wingate anaerobic power test) 하지 기능적 검사(Lower extremity functional test)
SAQ	적절하고 필요한 경우만	하위단계 환자에 적합한 모든 검사 edgren sidestep 검사 일리노이즈 민첩성 검사(Illinois agility test) 프로 민첩성 검사(Pro agility test) 지그재그 검사(Zigzag run test)
체간 지구력	바로 누운 자세에서 브릿지 검사(Supine bridge test)	체간 굴곡, 신전, 외측굴곡, 양측 굴곡 반복적인 박스 들기 작업(Repetitive box lifting task)

SAQ = 속도, 민첩성, 순발력

상의 결합으로 인해 반복적인 미세 외상을 초래할 수 있다. 슬개대퇴 통증 및 슬개골 건병증 같은 슬관절 과사용 손상은 전형적으로 미세외상, 비정상적인 관절 정렬이나 열악한 훈련 전략이나 적절한 치유가 일어날 수 없는 방법의 결과로 발생한다.[133] 관절내 골절, 인대파열 및 반월판 및 관절 연골 손상과 같은,[134] 부상의 대부분은 본질적으로 외상성이며 점프, 컷팅(cutting) 및 회전과 관련된 스포츠 중에 발생한다.[135] 외상 후 골관절염(PTOA) 발병 위험이 높은 사람들은 외상성 슬관절 손상에 노출되어 있다. 이전 슬관절 손상을 가진 사람들은 일생동안 증상이 나타나는 슬관절 OA로 발전할 위험이 50%를 넘기 때문에 PTOA는 슬관절 OA의 주요 원인이다.[136] 이러한 손상들은 기능이 손상되고 삶의 질 감소로 인해 단기적으로는 장애와 장기적으로는 사망을 초래할 수 있다.

중요한 임상적 핵심

상위 단계 환자에 대한 잠재적 신체 수행능력 측정을 실시할 때, 환자는 다음의 조건에 부합해야 한다.

- 관절삼출물이 없거나 trace
- 수동적 완전 관절가동범위
- 손상된 슬관절의 대퇴사두근 근력이 반대측 대퇴사두근 근력과 비교하여 80% 이상
- 상위 단계 검사에서 정상 보행 패턴으로 보행하고 달릴 수 있는 능력
- 관절 통증없이 손상된 하지로 뛸 수 있는 능력

ACL 손상

ICD-9: 844.2(슬관절 십자인대 염좌)
ICD-10: S83.5(슬관절 전십자인대를 포함한 염좌 및 좌상)

ACL 손상은 가장 충격적이고 스포츠 활동과 관련이 있다. 기전은 발이 지면에 고정되어 있고 병진 움직임이나 회전 형태의 활동에서 빈번하게 일어난다. 수술 직후에는 흔히 부종, 통증 및 제한된 ROM이 흔히 나타난다. ACL은 슬관절을 안정화시키는 중요한 인대이기 때문에, 환자는 슬관절에 불안정성에 대한 불편을 호소할 수 있다.

I. 환자 인터뷰

주관적 병력

- 슬관절의 완전 신전상태에서 비접촉성 동적 외반력에 대한 감속 및 가속[17]
- 손상 시 단열감에 대한 느낌이나 소리[18]
- 손상 후 2시간 이내의 슬관절 부종[18]
- 슬관절이 꺽이거나 젖힌 경험이 있는 과거력[137,138]

측정 결과

- Knee Outcome Survey-Activities of Daily Living Scale(KOS-ADALs)[139]
- International Knee Ducumentation Committe 2000(IKDC 2000) subjective knee form[140,141]
- Knee Injury and Osteoarthritis Outcome Score(KOOS)[142]
- Lysholm Knee Scale[143]
- Sorts Activity Level[137]
- Marx Activity Level Scale[144]
- Tegner Activity Level Scale[145]
- Shortened version of TAmpa Scale of Kinesiophobia-11(TSK-11)[146,147]
- ACL-Return to Sports After Injury(ACL-RSI)[148,149]

진단영상

- MRI는 ACL 손상[39,40] 시 배제(임상시험의 통합분석 SN 87-94)와 포함(임상시험의 통합분석 SP 94-95)시키는 것에 대해 도움이 된다.

II. 시진

- 대퇴사두근 위축
- 환자는 슬관절이 뻣뻣한 상태로 보행하거나 굴곡된 상태에서 보행한다.[151]

III. 분류 및 선별검사

- 관절에서 비롯된 원인뿐만 아니라, 모든 비 근골격계 원인들을 배제해야 한다.
- 필요하다면, Ottawa 슬관절 규칙은 슬관절 골절에 대해 배제(SN 100)를 하는데 도움을 줄 수 있다.[43]
- 분류 체계는 ACL 손상을 가진 환자가 단시간에 수술 없이 높은 기능 수준으로 회복될 가능성을 능동적으로 결정할 수 있게 한다

(즉, 스포츠 시즌이나 직장에서 기회를 끝나는 것). 환자는 잠재적인 쿠퍼(coper)로서 분류되기 위해 다음 기준을 모두 충족해야 한다.[138,152]

- 슬관절이 꺽이는 경험 횟수 ≤1
- Single-leg 6m hop symmetry index ≥80%
- KOS-ADLS ≥80%
- GRS ≥60%

IV. 움직임 검사

- ACL 손상 후 슬관절 관절가동범위의 완전 손실은 수술 후 슬관절 관절가동범위 손실에 영향을 준다.[153-155]
- 환자의 25%가 ACL 재건술 4주 후 수동적으로 슬관절 신전 시 5° 보다 더 큰 차이가 있다.[78]
- 치료사는 슬개골 가동성을 확인해야 한다.[154,156]

V. 근육 수행능력 검사

- ACL 손상 후 대퇴사두근과 슬괵근의 근력의 결핍이 나타난다.[29,157-162] ACL 손상 1년 후 대다수에서 대퇴사두근의 비대칭이 보고되는 반면, 슬괵근의 대칭성은 회복된다고 보고되었다.[162]
- 수술 전 대퇴사두근 강도는 ACL 재건 후 무릎 기능을 예측한다.[158,163-165]

VI. 특수 검사

- 종합적인 이학적 검사: 여러 고품질 연구를 걸쳐 ACL 손상을 배제(범위 SN 18-100, -LR 0.8-0.0)하는 것보다 진단을 포함(범위 SP 75-100, 범위 +LR 2.5-Inf) 시키는데 보다 유용한 검사이다.[35, 109-112]
- 라크만 검사(Lachman's 검사): 급성 및 만성 손상을 포함(SP 94, +LR 10.2) 및 배제(SN 85, -LR 0.2)시키는데 도움이 되는 이상적인 검사이다.[113,166]
- 라크만 검사: 급성 손상을 포함(SP 97, +LR 9.4) 및 배제(SN 94, -LR 0.1)시키는데 도움이 되는 이상적인 검사이다.[113]
- 라크만 검사: 만성 손상을 포함(SP 90, +LR 12.4) 및 배제(SN 95, -LR 0.2)시키는데 도움이 되는 이상적인 검사이다.[113]
- 축 이동검사(Pivot shift test)는 ACL 손상을 포함(SP 98, +LR 8.5)시키는데 도움이 되는 가장 좋은 검사이지만, ACL 손상을 배제(SN 24, -LR 0.9)시키는데 도움이 되지 않은 검사이다.[113]
- 축 이동검사: 임상시험의 통합 분석에서 급성 및 만성 손상을 포함(SP 97-100, +LR 7.7-Inf)하는데 유용한 이상적 검사이다.[18,113]
- 축 이동검사: 별도의 두 개의 연구에서 축 이동검사는 배제(SN 82-88, -LR 0.21-0.13)를 돕는 훌륭한 능력과 완전한 만성 손상을 진단(SP 87-96, +LR 6.3-22)하는데 도움이 되는 이상적인 검사이다.[41,114]
- 전방 끌림 검사(Anterior drawer test): 급성 손상을 배제(SN 49, -LR 0.88) 또는 포함(SP 58, +LR 1.17)하는데 도움이 되지 않는다.[113]
- 전방 끌림 검사: 만성 손상을 배제(SN 92, -LR 0.1) 또는 포함(SP 91, +LR 8.9) 하는데 도움이 되는 이상적인 검사이다.[113]
- 전방 끌림 검사: 급성 및 만성 복합손상을 배제(SN 55, -LR 0.5)하는데 도움이 되지 않지만, 포함(SP 92, +LR 7.3)하는데 도움이 되는 이상적인 검사이다.[113]
- 종합적인 이학적 검사: 골연골병변이 존재할 가능성이 있는 경우 포함(SN 98, +LR 33.5)하는데 도움을 줄 뿐이다.[91]

VII. 촉진

- 관련 골절 가능성을 평가하기 위한 경골 고평부
- 관련 반월판 손상 가능성을 평가하기 위한 관절선
- 관련 인대손상이 동시에 일어날 가능성을 평가하기 위한 내측측부인대와 외측측부인대

VIII. **신체 수행능력 측정**

- 싱글 레그 홉(single-leg hops)으로 ACL 손상 및 재건 후 자가-보고 무릎 기능을 예측할 수 있다. ACL 손상 후 거리에 대한 싱글 홉(single-hop)에서 컷오프 점수가 88%를 초과하면 1년 후 환자는 정상적인 무릎 기능을 갖게 될 가능성이 높다는 것을 확인할 수 있다.[167] ACL 재건술 후 6개월 후에 수행된 싱글 레그 홉 검사는 ACL 재건술 후 1년 후 성공 및 실패 결과의 가능성을 예측할 수 있다. 6개월 동안 6m 홉 검사에서 88% 컷오프 점수 미만을 기록한 환자는 기능 정상화를 위한 시도로 사지 대칭을 개선하기 위한 표적 훈련의 이점을 받을 수 있다. 6개월의 크로스오버 홉 검사에서 좌우 차이가 최소인 환자는 현재 훈련 방법을 지속한다면 1년 후 무릎 기능이 양호할 수 있다. 수술 전 싱글 레그 홉 검사는 수술 후 결과를 예측할 수 없다.[168]

잠재적 치료기반 분류

- 급성: 고정 및 통증 조절(필수)
- 수술 후: 통증 조절 및 가동성
- 재활: 대부분의 시간동안 가동성과 운동 및 조절(수술 후 또는 수술 후 여부)
- 비수술 관리 시 안정성

후십자인대(PCL) 손상

ICD-9: 844.2(슬관절 십자인대 염좌)
ICD-10: S83.5(슬관절 후십자인대를 포함한 염좌 및 좌상)

ACL과 유사한 PCL의 손상은 가장 외상적이며 스포츠 활동과 관련이 있다.

기전은 흔히 발이 저측굴곡 또는 갑작스러게 힘이 가해져 무릎 과신전으로 굴곡된 무릎의 근위부 경골에 직접적으로 충격이 가해져 발생하게 된다. 수술 직후 부종이 심하고 통증이 심하며 ROM이 제한되는 경우가 많다. PCL은 무릎의 중요한 안정자(stabilizer)인 반면, 환자는 ACL 손상과 유사한 무릎의 불안정성에 대해 호소할 것이다. PCL 손상은 ACL 손상에 비해 발생 빈도가 작다.

I. **환자 인터뷰**

주관적 병력

- 일반적으로 환자들은 발이 저측굴곡 ,무릎이 굴곡된 상태에서 넘어졌다고 이야기 한다.
- 자동차 사고에서 환자는 경골 근위부가 대쉬 보드에 부딪혔다고 보고 할 수 있다(경골 근위부에 직접적인 후방력).
- 경골 근위부 전면에 찰과상 또는 반상 출혈이 나타날 수 있다.
- 환자는 무릎을 꿇거나 감속하면서 국소화된 후방 통증을 호소할 수 있다.

측정 결과

- Knee Outcome Survey-Activities of Daily Living Scale(KOS-ADALs)[139]
- International Knee Ducumentation Committe 2000(IKDC 2000) subjective knee form[140,141]
- Knee Injury and Osteoarthritis Outcome Score(KOOS)[142]
- Lysholm Knee Scale[143]
- Sorts Activity Level[137]
- Marx Activity Level Scale[144]
- Tegner Activity Level Scale[145]

진단영상

- PCL 손상에 대한 진단영상에 대한 문헌 보고는 제한적이다.[169]

II. **시진**

- 치료사는 급성 상태에서 경골 근위부 전면의 찰과상 또는 반상 출혈을 찾아야 한다.

III. **분류 및 선별검사**

- 관절에서 비롯된 원인뿐만 아니라, 모든 비 근골격계 원인들을 배제해야 한다.
- 필요하다면, Ottawa 슬관절 규칙은 슬관절 골절에 대해 배제(SN 100)를 하는데 도움

을 줄 수 있다.[43]

VI. **움직임 검사**

- 슬관절의 관절가동범위는 삼출물로 인해 제한될 수 있다. 장기간의 결과는 PCL 손상 무릎과 관련되지 않은 무릎 사이에 차이가 없는 것으로 나타났다.[170]

V. **근육 수행능력 검사**

- PCL 손상과 대퇴사두근 근력 손실에 대한 관련성이 없다는 결과가 보고 되었다.[171] 슬괵근 약화는 PCL 손상 후 6개월에 보고되었다.[172]

VI. **특수 검사**

- 종합적인 이학적 검사: PCL 손상 후 배제(임상시험의 통합 분석 SN 81–90, –LR 0.2–0.1) 및 포함(임상시험의 통합 분석 SP 95–99, +LR 16–90) 도움이 되는 이상적인 검사이다.[18,115]
- 후방 끌림 검사: 만성 손상을 포함(SP 99, +LR 90) 및 배제(SN 90, +LR 0.1)시키는데 도움이 되는 검사이다.[115]
- Posterior sag sing(SP 100, +LR 88), 대퇴사두근 능동 끌림 검사(SP 96,+LR 12), 역 축이동 검사(SP 95, +LR 4.9), 동적 후방 이동 검사(SP 95, +LR 10.8), 역 라크만 검사(SP 89, +LR 5.6) 모두 PCL 손상을 포함시키는 도움이 되는 검사들이다.[115]
- 종합적인 이학적 검사: 골연골 병변이 존재할 가능성을 포함키는 도움이 되는 검사(SP 98, +LR 33.5)이다.[91]

VII. **촉진**

- 골절과 관련 가능성을 평가위한 경골 고원
- 반월판 손상과 관련 가능성을 평가하기 위한 관절선
- 동시에 인대 손상과 관련 가능성을 평가하기 위한 MCL과 LCL
- 후외측 구조물과 관련 가능성을 평가하기 위한 슬관절 후외측 모서리

VIII. **신체 수행능력 측정**

- 쉽게 재현가능한 신체 수행력 평가는 PCL 손상과 관련된 활동 제한 및 참여 제한이 있는 환자를 평가하는데 사용될 수 있다. 한발로 뛰기(single–leg hop)는 기능 회복, 재활 진행 및 스포츠로 복귀 준비를 평가할 수 있다.

잠재적 치료기반 분류

- 급성: 고정 및 통증 조절(가장 선호)
- 수술 후: 통증 조절 및 가동성
- 재활: 대부분의 시간동안 가동성 및 운동, 컨디션 조절(수술 후나 비수술이든지)
- 비수술적으로 관리 시 안정화

슬개대퇴 통증 증후군

ICD–9: 719.46(관절 통증, 하지)

ICD–10: M22.2(슬개대퇴 장애)

슬개대퇴 증후군(PFPS)은 슬개대퇴관절의 다양한 병변에 대한 포괄적인 용어이다. 이 증후군은 슬개골의 과도한 움직임, 대퇴구에 대한 슬개골의 과도한 압박에 영향을 주는 병변, 뿐만 아니라 다양한 다른 잠재적인 병변들을 포함한다. 치료사는 환자의 통증에 의한 병리학적 과정을 결정하기 위해 포괄적인 검사를 수행하는 것이 좋다.

I. **환자 인터뷰**

주관적 병력

- 환자는 슬관절 전면에 국한된 통증은 잠행성으로 보고된다. 증상의 시작은 오랜 시간 동안 착석, 쪼그려 앉기, 계단 오르기 또는 내려가기 또는 언덕에서 달리기 시 통증이 천천히 또는 급격하게 진행될 수 있다.[173]

측정 결과

- 하지 기능 척도(Lower extermity Functional Sacle)–LEFS[174]
- KOS–ADLS
- 슬관전 전방 통증 척도(AKPS)
- IKDC 2000

- PFPS sevirty scale(PSS)[175]

II. 시진

- 선 자세 및 바로 누운자세에서 Q 각
- 다리 길이
- 슬개골 주행경로
- 슬개골 알타(alta)

III. 분류 및 선별검사

- 관절에서 비롯된 원인뿐만 아니라, 모든 비근골격계 원인들을 배제해야 한다.
- 필요하다면, Ottawa 슬관절 규칙은 슬관절 골절에 대해 배제(SN 100)를 하는데 도움을 줄 수 있다.[43]

IV. 움직임 검사

- 슬개골의 관절 가동성은 경대퇴관절의 완전하고 통증없는 관절가동범위를 허용하기 위해 필요하다. 슬개골의 저가동성를 가지고 있는 환자는 슬관절의 완전 관절가동범위를 요구하는 활동에 어려움이 있을 수 있는 반면에, 슬개골의 과가동성은 인대 이완이나 슬개골 불안정성을 나타낼 수 있다. 일부 움직임 검사는 관절 놀이 가동성을 결정하는데 적합하다:
  - 슬개골 수동 활주(passive gliding patella)
  - 슬개골 상방–하방 병진운동
  - 슬개골 내측–외측 병진운동
  - 슬개골 하극(inferior pole) 검사

V. 근육 수행능력 검사

- 저항을 준 상태에서 대퇴사두근의 등척성 수축
- 내측 광근 협조성 검사

VI. 특수 검사

- 슬개골 경사 검사: PFPS(SN 19, −LR 0.9; 118 SN 43, −LR 0.6[119])을 배제하는데 유용성이 떨어지지만; PFPS에 대한 낮은 바이어스(bias)를 가진 연구[119]에서는 증후군(SP 92, +LR 5.4)을 포함시키는데 도움이 되는 검사이다.
- 슬개골 불안정 검사: 낮은 바이어스를 가진 연구(SN 32, −LR 0.8;[121] SN 7, −LR 1.0[119])와 임상시험의 통합분석(SN 15, −LR 1.0)[120]에서 PFPS를 배제하는데 유용성이 떨어진다. 낮은 바이어스를 가진 연구(SN 86, −LR 2.3;[121] SN 92, +LR 0.9[119])와 임상시험의 통합분석(SN 89, +LR 1.3)[120]에서 PFPS를 배제하는데 약간의 도움이 되는 검사이다.
- 압박 검사: 낮은 바이어스의 연구에서 PFPS를 배제(SN 83, −LR 1.0;[117] SN 68, −LR 0.6[122]) 및 포함(SP 18, +LR 1.0[117] SP 54, +LR 1.5[122])시키는데 유용성이 떨어지는 검사이다.
- Clake 징후: 낮은 바이어스를 나타내는 하나의 연구[121]에서 PFPS를 배제(SN 48, −LR 0.7) 및 포함(SP 75, +LR 1.9)시키는데 유용성이 떨어지는 검사이다.
- Waldron's 검사(1단계 및 2단계): 낮은 바이어스를 나타내는 하나의 연구[121]에서 PFPS를 배제(SN 45, −LR 0.8; SN 23, −LR 1.0) 및 포함(SP 68, +LR 1.4; SP 79, +LR 1.1)시키는데 유용성이 떨어지는 검사이다.
- squatting 시 통증(SN 91−94, −LR 0.2−0.1)[117,122]과 계단 오르기 시 통증(SN 94, −LR 0.1)[122]은 PFPS를 배제하는데 도움이 되는 검사이다. 뿐만 아니라, Kneeling 시 통증(SN 84, −LR 0.3)[122]은 PFPS를 배제하는데 도움이 되는 검사이다.
- 슬관절 신전에 대한 저항: PFPS를 진단하는데 도움이 되는 검사(SP 95, +LR 4.2)[123]이다.
- 종합적인 이학적 검사: 골연골 병변이 존재할 가능성을 진단하는데 도움이 되는 검사(SP 98, +LR 33.5)이다.[91]

VII. 촉진

- 내측 면(facet)
- 외측 면

- 슬개골 하극
- 슬개골 상극

VIII. **신체 수행능력 측정**

- Kneeling, 오랫동안 앉아 있고,squatting 및 계단을 오르는 등의 활동과 업무[176]는 PFPS 환자의 통증 증상을 악화시킬 수 있다. squatting 및 계단 오르기 시 통증은 슬개대퇴관절의 반발력의 증가와 관련이 있다. 통증의 신뢰성 및 변화를 평가하기 위해 몇가지 기능 검사가 사용되어왔지만, 이러한 검사들의 유효성은 아직 결정되지 않았다.
  - 양쪽 squat
  - 원심성 step 검사나 step-down
  - 전내측 런지(lunge)
  - single-leg press
  - Balance and reach

잠재적 치료기반 분류

- 통증 조절
- 운동(강화운동, 신경근 조절운동) 및 컨디션 조절
- 가동성 및 유연성

반월판 손상

ICD-9: 836.0(슬관절 내측 연골이나 반월판 손상; 836.2(다른 부위의 슬관절 연골이나 반월판 손상)

ICD-10: S83.2(반월판 손상); M23.2(오래된 손상으로 인한 반월판 변위

반월판은 대퇴골과 경골 사이의 연골 구조물로서 슬관절의 안정 및 압박-부하 기능을 담당한다. 반월판 손상 기전은 ACL 손상(발이 지면에 고정되어 있는 상태에서 병진 움직임이나 회전 형태의 활동)과 비슷하다. 또한 ACL 손상에 비해 반월판 손상이 슬관절에서 소리가 나는 증상이 덜 나타나지만, 환자는 ACL 손상과 유사한 증상(잠김이나 끼임)을 호소한다.

I. **환자 인터뷰**

주관적 병력

- 손상 시 심한 통증과 함께 찢어지는 느낌이나 단열감을 들음[18]
- 손상 후 슬관절에 지연된(6-24시간) 부종[18]
- 완전체중지지 상태에서 뒤틀림으로 인한 슬관절 통증[11,18]
- 슬관절에 걸림이나 잠김 현상이 있었던 병력[177]

측정 결과

- Knee Outcome Survey-Activities of Daily Living Scale(KOS-ADALs)[139]
- International Knee Ducumentation Committe 2000(IKDC 2000) subjective

중요한 임상적 핵심

- 십자인대 손상(보다 즉각적인 삼출액)과 비교하여 지연된 삼출액
- 십자인대 손상과 유사한 슬관절의 잠김이나 걸림 증상이 보고되었으며, 십자인대 손상과 같이 빈번하게 나타나지 않으며 불안정성은 드물다.
- 반월판 손상 시 걸림 감각은 PFPS 걸림 증상과 비교하여 관절에서 보다 더 분명하고 깊다.
- 동반된 통증
  - 강한 과신전
  - 최대 굴곡
  - 맥머리 검사 또는 유사한 움직임(양쪽 체중지지 및 비체중지지)
- Thessaly 검사 자세에서 관절선에 걸림이나 잠김의 불편한 감각

knee form[140,141]

- Knee Injury and Osteoarthritis Outcome Score(KOOS)[142,178]
- Lysholm Knee Scale[179]
- Sorts Activity Level[137]
- Marx Activity Level Scale[144]
- Tegner Activity Level Scale[179]

진단영상

- MRI는 내측 반월판 손상[39,40]을 진단(임상시험의 통합분석 SP 81−88)하는 것보다 배제(임상시험의 통합분석 SN 91−93)하는 것에 보다 유용하다.
- MRI는 외측 반월판 손상[39,40]을 진단(임상시험의 통합분석 SP 93−95)하는 것보다 배제(임상시험의 통합분석 SN 76−79)하는 것에 유용하지 않다.

II. 시진

- 대퇴사두근 위축[58,150]
- 환자는 슬관절을 굴곡한 상태나 뻣뻣한 상태로 보행한다.[151]

III. 분류 및 선별검사

- 관절에서 비롯된 원인뿐만 아니라, 모든 비근골격계 원인들을 배제해야 한다.
- 필요하다면, Ottawa 슬관절 규칙은 슬관절 골절에 대해 배제(SN 100)를 하는데 도움을 줄 수 있다.[43]

IV. 움직임 검사

- 슬관절 과신전 시 통증은 반월판 손상을 진단(SP 86.3)하는데 유용할 수 있다.
- 슬관절 강한 굴곡 시 통증은 반월판 손상에 대한 SN(47.7) 및 SP(58.8)가 낮다.

V. 근육 수행능력 검사

- 대퇴사두근 근력의 결핍은 관절경을 통한 반월판 부분절제술 후 4년까지 지속되는 것으로 보고되었다.[180]

VI. 특수 검사

- 클러스터 검사의 임상시험의 통합분석: 내측(SN 86, −LR 0.19) 및 외측(SN 88, −LR 0.13) 반월판 손상을 배제하는데 유용하며, 외측 반월판 손상 진단(SP 92, +LR 11)에 도움이 된다.[18]
- 맥머리 검사: 임상시험의 통합분석에서 반월판 손상에 대한 포함(SP 67−77, +LR 2.4) 및 배제(SN 55−75, −LR 0.58−0.37)는 보통으로 나타났다.[92,93]
- 저편향(low−bias) 단일 연구에서, 맥머리 검사는 반월판 손상을 진단을 할 때 이상적(**SP 98**, **+LR 8**)[98]이며, 정확하지만(**SP 92**, +LR 3.5)[95] 배제하는데 있어 유용하지 않으며 부족하다(SP 40, +LR 1.3)[97].
- 맥머리 검사: 저편향 연구와 임상시험의 통합분석(SN 55, −LR 0.70) 결과 반월판 손상을 배제(SN 75, −LR 0.70)하는 검사로서는 중등도 수준보다 낮으나, 반월판 손상을 진단(SP 67, +LR 3.6)[92]에 유용하다.
- Thessaly's test: has poor(SN 66, −LR 0.35) to good ability(SN 81−92, +LR 0.21 − 0.08)[99] when performed at different degrees of knee flexion in a single low−bias study to help rule out meniscal tear, and a good ability to help rule in(SP 91−97, +LR 9−29) meniscal tear.[99]
- 테살리 검사(Thessaly's test): 다양한 형태의 반월판 손상 진단(SP 91−97, +LR 9−29)에 도움이 되는 유용한 검사이다.[99]
- Ege's test: 반월판 손상 진단에 도움이 되는 이상적(**SP 90**, **+LR 6.4**; 외측반월판)이며 우수한(**SP 81**, **+LR 3.5**; 내측반월판) 검사이다.[100]
- Apley's test: 저편향 연구[92]와 임상시험의 통합분석(SN 22, −LR 1.0)[93] 결과 반월판 손상 배제에 대해서는 미흡하지만, 저편향 연구[92]와 임상시험의 통합분석(SN 88, +LR 1.0)[93] 결과 반월판 손상 진단

(SP 64, +LR 1.9)에 유용한 검사이다.

- Apley's test: 각각 독립된 연구에서는 반월판 손상 배제(SN 81, −LR 0.3)[96]와 진단(SP 93, +LR 5.9)[99]에 유용한 검사라고 보고되었다.
- Steinman sign I: 반월판 손상 진단에 도움이 되는 이상적(**SP 100, +LR Inf**)[95]이며 우수한(**SP 83−88, +LR 3.9−7.2**)[96] 검사이나 반월한 손상 배제에 대해서는 중등도(**SN 86, −LR 0.2**)[103]의 검사법이다.
- Dynamic knee test: 반월판 손상 진단(SP 90, +LR 8.5) 도움이 되는 유용한 검사이다.[104]
- Axial pivot−shift test: 반월판 손상 진단(SP 83, +LR 4.2) 도움이 되는 유용한 검사이다.[101]
- Joint line tenderness, Payr's sign, 관절 삼출물 존재, Forece knee flexion, 쭈그려 앉기 검사, bounce−home test, Steinmann sign Ⅱ, 내외측 압박(grind) 검사: 저편향 연구에서 반월판 손상을 진단 또는 배제하는데 미흡한 검사라고 나타났다.
- 종합점수(Composite score): 맥머리 검사, 무릎 과신전 시 통증, 역학적 증상의 병력, joint line tenderness, 무릎 과굴곡(forced knee flexion)시 통증으로 구성되어 있다. 다섯 가지 검사에서 모두 양성반응이 나타났을 경우 반월판 손상을 진단(SP 99, +LR 11.45)에 가장 이상적이다. 3가지 이상 검사에서 양성반응이 나타났을 경우 반월판 손상 진단(SP 90, +LR 3.15)에 적합하다.[177]
- 종합 이학적 검사(composite physical examination): 오직 연골병변의 존재 유무를 진단(SP 98, +LR 33.5)하기 위해 도움이 되는 유용한 검사이다.[91]

VII. **촉진**

- Joint line tenderness는 저편향 연구(SN 61, −NR 0.72)[92]와 임상시험의 통합분석(SN 76, −LR 0.3)[93]에서 반월판 손상 배제에 대해서는 중등도의 검사이며, 저편향 연구(SP 77, +NR 4.1)[92]와 임상시험의 통합분석(SP 77, +LR 3.3)에서는 반월판 손상 진단에 도움이 되는 검사이다.

VIII. **신체 수행능력 측정**

- 쉽게 재현할 수 있는 신체 수행력 평가는 반월판 손상과 관련된 활동 제한 및 참여 제한이 있는 환자를 평가할 수 있다.

잠재적 치료기반 분류

- 급성: 고정 및 통증 조절(필수)
- 수술 후: 통증 조절 및 가동성
- 재활: 대부분의 시간동안 가동성과 운동 및 조절(수술 후 또는 수술 후 여부)

내측측부인대 또는 외측측부인대 손상

ICD−9: 844.0(무릎 외측 측부인대 좌상)

ICD−10: S83.429A(상세불명의 무릎 외측 측부인대 좌상)

내측측부인대 손상은 일반적으로 무릎 외측에 대한 접촉의 결과이며 충돌 및 접촉 스포츠에서 가장 빈번하게 발생한다.[2] 외측측부인대 손상은 무릎 인대 부상 중 가장 흔하지 않으며 일반적으로 무릎의 후외측 모서리와 관련된 더 광범위한 부상의 일부로서 발생한다.[181]

I. **환자 인터뷰**

주관적 병력

- 내측측부인대 손상의 경우, 일반적으로 체중을 견디는 자세에서[182] 무릎 외측에 직접적인 타격을 가하지면 무릎에 갑작스런 외반력이 가해져 손상을 입게 된다.[183] 알파인 스키[184] 또는 다른 형태의 갑작스러운 회전을 요구하는 스포츠에서 비접촉성 외전−외회전이 발생할 수 있다.
- 완전손상보다 부분 손상에서 통증이 더 심하다.[185]

측정 결과

- Knee Outcome Survey–Activities of Daily Living Scale(KOS–ADLS)[139]
- International Knee Documentation Committee 2000(IKDC 2000)의 subjective knee form[140,141]
- Knee Injury and Osteoarthritis Outcome Score(KOOS)[142]
- Lysholm Knee Scale[143]
- Sports Activity Level[137]
- Marx Activity Level Scale[144]
- Tegner Activity Level Scale[145]

II. 시진

- 완전 파열 손상을 입은 환자의 3/4 이상은 지지없이 보행할 수 없다.[185]

III. 분류 및 선별검사

- 관절에서 비롯된 원인뿐만 아니라, 모든 비근골격계 원인들을 배제해야 한다.
- 필요하다면, Ottawa 슬관절 규칙은 슬관절 골절에 대해 배제(SN 100)를 하는데 도움을 줄 수 있다.[43]

IV. 움직임 검사

- 내측측부인대 불안전한 손상은 무릎 신전 및 굴곡 마지막 범위에서 통증으로 인해 제한될 수 있다.

V. 근육 수행능력 검사

- 내측측부인대의 단독 완전 손상은 내측 불안정성, 근육약화, 기능적 결과와 같은 장기 결과가 불완전 손상보다 훨씬 좋지 않았다.[186]

VI. 특수 검사

- 외반 스트레스 검사는 무릎을 30° 굴곡상태에서 시행: 내측측부인대(MCL)의 완전성(integrity)를 단독으로 검사한다. 외반 스트레스 검사에 대한 진단 정확도는 제한적이다. 두 연구에서 SN 86–86로 보고되었지만, 방법론적 결함은 연구결과를 제한한다.[187] 보다 최근의 연구에 따르면 MCL 손상(SN 91, –LR 0.2)을 배제하기 위해 30° 굴곡상태에서 외반 스트레스로 이완성을 평가하는데 좋은 검사로 보고되었지만, MCL 손상(SP 49, + LR 2.3)을 진단하는데 유용하지 않으며 부족하다.[116] 또한, 30° 굴곡상태의 외반 스트레스 검사에서 나타나는 통증은 MCL 손상을 배제(SN 78, –LR 0.3)와 진단(SP 67, + LR 2.3)하는데 도움이 되며, 중등도의 검사방법이다.[116]
- 외측측부인대(LCL) 손상에 대한 내반 스트레스 검사는 진단의 정확성이 보고되지 않았다.
- 종합 이학적 검사(composite physical examination): 오직 연골병변의 존재 유무를 진단(SP 98, +LR 33.5)하기 위해 도움이 되는 유용한 검사이다.[91]

VII. 촉진

- 내측 대퇴 외측상과, 관절 선 또는 경골 근위부의 촉진시 압통이 보고되었다.[188]
- 내측측부인대의 촉진으로 인한 통증은 익숙한 통증을 재현한다.[2]

VIII. 신체 수행능력 측정

- 이러한 환자는 운동선수에게 가장 빈번하게 발생하므로, 운동 선수의 특정 하지 기능 구성요소를 평가해야 한다.
- 속도, 민첩성 및 신속성 테스트는 대부분의 운동 선수에게 가장 적합하다.

잠재적 치료기반 분류

- 급성: 고정 및 통증 조절(필수)
- 수술 후: 통증 조절 및 가동성
- 재활: 대부분의 시간동안 가동성과 운동 및 조절(수술 후 또는 수술 후 여부)
- 비수술로 관리할 때 안정화

슬개골 건병증

ICD–9: 726.9(비특이적 부위의 골근부착부병증

ICD–10: M77.9(골근부착병증, 비특이적 부위)

슬개골 건병증은 건염, 건 병증 및 복막염을 포함하는 광범위한 용어이다. 몇몇 저자들은 슬개골 하극 근위부에서 경골결절 원위부에 부착하는 슬개 건을 포함한 모든 과사용 상태를 포함하는 임상적 상태로 슬개골 건병증 용어를 제안했다.[189-192]

I. 환자 인터뷰

주관적 병력

- 환자는 일반적으로 신체 활동 또는 과도한 무릎 굴곡에 의해 악화된 슬개골 하극에 부착된 슬개 인대 전방에 국한된 통증을 호소한다.[189] 움직임의 시작 또는 전체에 나타날 수 있는 통증은 수행력에 영향을 줄 수 있다.

측정 결과

- Victorian Institute of Sport Assessment patellar tendinopathy(VISA-P)[193,194]

II. 시진

- 증가된 체질량 지수는 슬개골 건병증의 위험인자 일 수 있다.[195]

III. 분류 및 선별검사

- 관절에서 비롯된 원인뿐만 아니라, 모든 비근골격계 원인들을 배제해야 한다.
- 필요하다면, 급성 무릎 손상을 입은 1,047명의 성인을 대상으로 한 연구에서 결정된 Ottawa 슬관절 규칙은 슬관절 골절에 대해 배제(SN 100)를 하는데 도움을 줄 수 있다.[43]

IV. 움직임 검사

- 감소된 대퇴사두근과 슬괵근의 유연성은 슬개골 건병증과 관련이 있을 수 있다.[195]
- 제한된 발목 배측굴곡(<36.5°)은 1년 이내에 슬개건 병증으로 발전될 위험이 증가된다.[196]

V. 근육 수행능력 검사

- 대퇴사두근 근력의 결핍은 슬개골 건 병증의 위험을 증가시킬 수 있다.[196]

VI. 특수 검사

- 건병증의 촉진: 병변을 진단 또는 배제하는데 도움이 되지 않는다.[124]
- 근력 약화에 대한 싱글 레그 스쿼트(single-legged squat) 수행은 슬개골 건병증에 대한 특수 검사 또는 기능적 검사로 제안되지만,[197] 타당성은 아직 확립되지 않았다.

VII. 촉진

- 촉진은 활동 중에 겪는 통증의 질과 위치에서 유사한 국소화된 압통을 이끌어내는

PFPS와 슬개골 건병증의 선별적 진단

- 두 경우 모두 촉진을 통한 진단 정확도가 제한적이지만, PFPS를 가진 환자는 슬개골 건병증을 가진 환자보다 내측 또는 외측 슬개골에 통증이 있을 가능성이 더 높다(슬개 건, 슬개골 하극 또는 경골결절에 정지하는 건 부착부에 더 압통이 있을 가능성이 있음).
- 두 상태 모두 무릎 전방에 국소화된 통증, 쭈그려 앉는 자세 시 통증 및 무릎 신전에 대한 저항 시 통증이 상대적으로 서서히 발생한다.
- PFPS는 건병증보다 앉아있는 시간이 길어질 때 통증이 나타날 가능성이 높다.
- 일반적으로, 특수 검사는 이러한 상태를 구별할 수 있는 진단 능력은 좋지 않다.
- 슬개골 건병증이 있는 환자는 무릎 완전 신전을 위한 초기 등척성 수축 시 통증이 나타날 수 있지만, 반복하면 통증이 개선 될 수 있다.
- PFPS가 있는 환자는 무릎 굴곡 또는 30° 이상의 굴곡(슬개골이 활차구에 접촉하는 지점)에서 등척성 수축 시 통증이 나타날 가능성이 높다.

경향이 있다.[198]

VIII. **신체 수행능력 측정**

- 슬개골 건병증이 있는 선수의 경우 수직 점프 수행력이 보다 높을 수 있다.[195]

잠재적 치료기반 분류

- 통증 조절
- 운동(근력, 신경근 조절) 및 컨디션 조절
- 가동성 및 유연성

무릎 골관절염

ICD-9: 715.16(골관절증, 국소화, 원발성, 하지)
ICD-10: M17.10(편측 원발성 골관절염, 비특이적 무릎)

무릎의 골관절염(OA)은 관절 연골의 퇴행, 연골하골의 형태학적 변화 및 연부조직 주변의 손상을 특징으로 한다.[199] 이러한 구조적 변화는 관절 통증, 근육 약화, 관절가동범위 및 관절 불안정성을 초래한다.[200,201] 결과적으로, 증상이 있는 무릎 OA를 가진 대부분의 사람들은 걷기, 계단 오르기, 차에서 일어나거나 무거운 짐을 실는 데 어려움이 있다고 보고된다.[202]

I. **환자 인터뷰**

주관적 병력

- 50세 이상의 환자에서 더 가능성이 높다.[203,204]
- 65세 이상의 여성은 같은 연령의 남성보다 무릎 OA가 두 배 더 높다.[205]
- 여성의 성별,[206,207] 이전의 무릎 외상[207] 및 나이는[207] 무릎 OA의 강력한 위험 요인이다.
- 체질량 지수는 무릎 OA와 절대적인 관련이 있다.[206,207]
- 환자는 30분 이내 넓은 부위에 압통 및 아침에 뻣뻣함을 가질 수 있다.[208]
- 환자는 특히 움직임 시 무릎에서 염발음 및 걸리는 느낌을 호소할 수 있다.[208]
- 발병 기전은 일반적으로 환자가 이전에 외상 병력이 없는 한 잠행성이다.[208]
- 무릎 골관절염의 분류 기준.[203]
  - 50세 이상
  - 무릎 염발음
  - 촉진가능한 골 비대
  - 촉진에 뼈의 부드러움
  - 30분 이내에 개선되는 아침 뻣뻣함
  - 활막의 따뜻함을 촉진할 수 없음
- 환자에게서 이러한 변수 3개의 증상이 나타나지 않는다면, 무릎 OA 가능성을 배제(SN 95, −LR 0.07)하는 데 도움이 된다.
- 환자에게서 3개 이상 변수가 나타난다면 무릎 OA를 진단(SP 69, + LR 3.1)하는 데 약간의 도움이 된다.

측정 결과

- WOMAC, Physical Function sub-scale 및 LEFS는 환자의 통증 정도에 크게 영향을 받지만, 임상 적용 가능성이 입증되었다.[23,24,209,210]
- 결과는 통증 수준의 변화가 신체 기능의 자가-보고 척도의 변화에 크게 영향을 미치기 때문에 신체 기능의 자가-보고 평가의 단독 사용에 대해 주의를 기울인다.[23,24,209]

진단영상

- 골관절염 환자에 대한 MRI의 골수 병변은 기존 및 미래의 연골 손실과 관련이 있다.[211]
- 방사선학적 소견에는 관절 공간 협착, 골 경화증, 관절주위 낭종 및 골육종이 포함된다. Kellgren 및 Lawrence에 따른 OA 정의는 6장을 참고하라.[212]
- MRI는 관절 연골 손상을 진단(SP 94)하는 것보다 배제(SN 83)하는데 유용하지 않다.[38]

II. **시진**

- 환자는 유통성 보행(antlgic gait) 양상을 보이고 관절가동범위와 관절 삼출액이 손실될 수 있다.[3,204]

- 무릎에 발적(redness)이 나타날 수 있다.[204]

III. 분류 및 선별검사

- 관절에서 비롯된 원인뿐만 아니라, 모든 비근골격계 원인들을 배제해야 한다.
- 필요하다면, Ottawa 슬관절 규칙은 슬관절 골절에 대해 배제(SN 100)를 하는데 도움을 줄 수 있다.[43]

Ⅳ. 움직임 검사

- 환자는 일반적으로 관절낭 패턴에서는 관절 가동범위가 손실된다.[204,213]
- 환자는 특히 경대퇴관절의 전후방 활주의 관절 가동성이 제한된다.[3,208,213]
- 수동 관절 가동성 검사에서 염발음 또는 걸림 현상이 나타날 수 있다.[208]
- 관절 운동 범위의 손상은 기능적 상태의 감소를 가져온다.[214,215]

V. 근육 수행능력 검사

- 강한 근력, 유산소 능력 및 기립 균형은 기능적 상태의 악화를 방지하기 위한 보호 요인이다.[214,215]

VI. 특수 검사

- 무릎 골관절염 진단은 주로 병력, 신체검사 및 진단 영상을 기반으로 한다.[213]
- 종합 이학적 검사(composite physical examination): 골관절염 배제(SP 94, −LR 0.06) 및 진단(SP 94, +LR 15.7)에 도움이 된다.[91]
- 종합 이학적 검사(composite physical examination): 골 연골병변 가능성을 진단(SP 98, +LR 33.5)하는데 도움이 된다.[91]
- 치료사는 무릎 골관절염과 관련된 반월판 또는 인대 파열의 가능성을 배제하고자 할 것이다.

VII. 촉진

- 환자는 촉진 가능한 골 비대, 촉진시 골 압통 및 활액의 따뜻함을 느낄 수 있다.[203]
- 환자는 무릎 주위에 압통이 광범위하게 나타날 수 있다.[3,208]
- 무릎을 촉진시 따뜻함을 느낄 수 있다.[204]

VIII. 신체 수행능력 측정

- 통증과 기능적 상태가 천천히 악화되는 경향이 있다.[215]
- 골관절염 환자의 신체 기능 평가로 자기 주도형 보행, 계단 검사, TUG 및 6분 보행 검사가 제안되었다.[23,24,209,210]
- Terwee와 동료들은 같은 주제에 대해 많은 변수를 대표하는 26개의 수행을 기반으로 한 검사를 확인하였다. 어떤 활동과 기능 매개 변수를 포함해야 하는지에 대한 합의가 결여되어 있기 때문에 가장 유용한 검사를 결정할 수 없었다.[216]

잠재적 치료기반 분류

- 통증 및 움직임 제한에 대한 가동성을 위해 통증 조절, 운동 및 컨디션 조절이 사용될 수 있다.

결론 CONCLUSION

무릎 관절은 하지와 체간 전체에 걸쳐 상호의존적인 역학 및 통증 발생 관계를 가진다. 이 관절의 감별진단에는 환자의 임상적 특징에 대한 주의깊은 해석이 요구된다. 치료사는 신체에서 이 부위의 감별진단를 최소화하기 위한 체계적 검사 접근과 이 장에서 제안한 최상의 근거를 통합해야 한다. 체계적, 근거기반의 퍼널 접근(funnel approach)은 치료사가 검사 과정의 모든 구성 요소의 중요성을 실행하는 것을 제안한다. 또한, 치료사는 검사 과정 초기에는 잠재적 나타날 수 있는 병변을 배제하거나 선별하는 것에 초점을 맞추고 검사 과정의 후반에서는 특정 병변을 진단 내리고자 하는 것을 제안한다. 퍼널 검사 초기 체계적 선별 과정 활용과 잠재적인 진단 범위를 좁히면 더 많은 SP 발견 또는 검사로 진단될 수 있다.

26

하퇴, 발목과 발

LOWER LEG, ANKLE, AND FOOT

하퇴, 발목과 발은 인체에서 가장 원위부에 위치한 관절들이다. 이 관절들은 위치상 무릎, 고관절 및 다른 근위 관절들에 쉽게 영향을 줄 수 있어 평가시에 매우 중요하게 여겨진다. 발목과 발은 상호 간의 기능을 보조하기 위하여 안정적이면서도 유연한 독특한 기능을 지니고 있다. 발목과 발은 인간이 보행하는 동안에 고르지 않은 지면에 적응하고, 지면반발력을 흡수하는 동시에 안정적인 지지 기반을 통해 발끝 떼기(push-off) 동작에서 충분한 견고함을 제공하는 기능을 지닌다. 이 장에서는 경골(tibia, 정강뼈), 비골(fibula, 종아리뼈), 거골(talus, 목말뼈), 종골(calcaneus, 발꿈치뼈), 설상골(cuneiform, 쐐기뼈), 주상골(navicular, 발배뼈), 중족골(metatarsals, 발허리뼈), 지절골(phalanges, 발가락뼈)과 뼈들 사이의 관절을 하퇴, 발목과 발로 설명되어 있다.

체계적이고 근거중심의 접근법은 치료사들에게 검사 과정의 모든 단계에서 중요하다. 이 장에서는 하퇴, 발 및 발목에 대한 환자 인터뷰, 시진, 분류 및 선별검사, 움직임 검사, 근육 수행능력 검사, 특수 검사, 촉진 및 신체 수행능력 측정과 더불어 일반적인 정형외과 질환에 대한 정보를 제공한다. 이러한 틀을 바탕으로 치료사들은 적절한 치료-기반 분류(treatment-based classification)로 환자들을 분류하고 손상을 접근하는데 도움이 되는 관련 정보들을 수집할 수 있다.

임상 응용 해부학

CLINICALLY APPLIED ANATOMY

하퇴, 발목과 발은 여러 뼈와 관절들이 복잡하게 연결된 구조들이 포함된다. 이러한 해부학적 복잡성은 하퇴전체가 골반대, 고관절 및 무릎관절과 기능적으로 연결된 구조라는 사실에 의해 더욱 복잡해진다(그림 26.1). 하지의 근위부 및 원위부의 움직임은 다른 영역에서의 기능장애를 일으키는 것으로 알려져 있다. 무릎과 발에서 나타나는 통증 및 관절염은 발의 구조적 문제와 관련이 있다.[1,2]

하퇴는 경골과 비골이라는 두개의 기본적인 뼈로 구성되어 있다. 경골은 인체에서 두 번째로 큰 뼈이며 체중 부하 뼈이다. 비골은 주로 안정성 및 근육들의

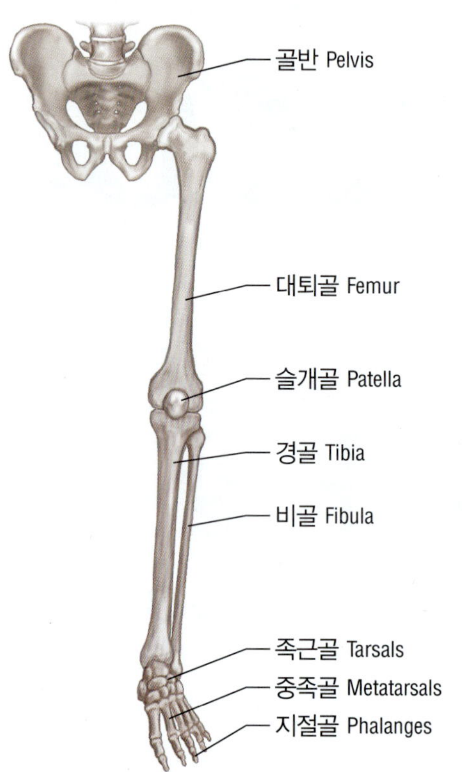

그림 26.1 골반대와 하지 원위부와의 연관성.

부착지점을 제공한다. 이 두 뼈는 근위부에서 근위경비골관절(proximal tibioficular joint)로 원위부에서 원위경비골관절(distal tibiofibular joint)로 연결된다. 이 두 뼈의 원위부는 치밀인대결합 조직으로 연결되어 있으며, 이를 인대결합관절(syndesmotic joint)이라고 한다. 인대결합의 안정성은 비골에 의해 제공되며, 이는 경골결절의 앞뒤에 비골이 위치하고 있기 때문인 것으로 여겨진다.[3] 전하방경비인대(anteroinferior tibiofibular ligament), 후하방경비인대(posteroinferior tibiofibular ligament), 하횡방향인대(inferior transverse ligament), 골간인대(interosseous ligament), 그리고 삼각인대(deltoid ligament) 심부는 이 관절의 안정성을 제공한다.3 경비관절의 움직임은 제한적이나 보행 시 거골의 움직임에 따라 비골의 움직임이 일어난다.

발목 관절은 세 개의 주요 관절로 구성된다(그림 26.2). 일반적으로 발목관절은 거퇴관절(talocrural joint, 발목관절)로 여겨졌다. 이 관절은 원위경골면(오목)과 거골의 상부면(볼록)이 관절하는 지점이다. 일축 활막 경첩 관절이며, 저측굴곡(plantarflexion)과 배측굴곡(dorsiflexion)이 주요 움직임으로 나타난다. 이 관절의 내측은 강력한 삼각인대가 있고, 외측은 다소 약한 외측인대(전거비인대[anterior talofibular ligament], 후거비인대[posterior talofibular ligaments]와 종비골 인대[calcaneofibular ligament]; 그림 26.3)로 둘러쌓여 있다. 발목 인대 중 염좌가 가장 빈번히 일어나는 인대는 전거비인대이며, 대부분의 외측 인대들은 매우 낮은 부하에도 손상된다.[4] 관절의 일치도(congruency) 또한 관절의 안정성을 제공한다. 내측 발목 염좌가 드문 두 가지 주된 이유는 내측에 위치하는 삼각인대의 견고함과 더불어 비골이 경골보다 더 길게 뻗어 있기 때문이다. 발목

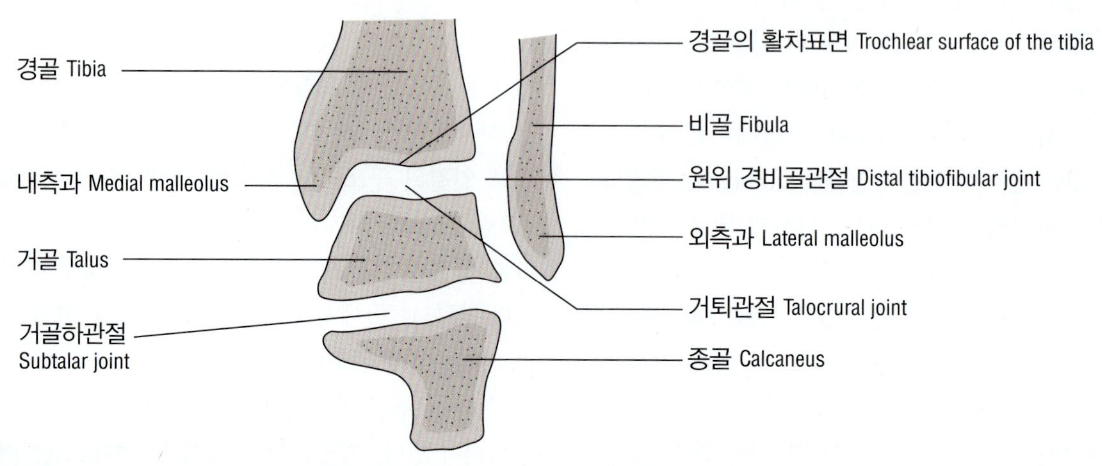

그림 26.2 원위 경비골, 거퇴 및 거골하관절.

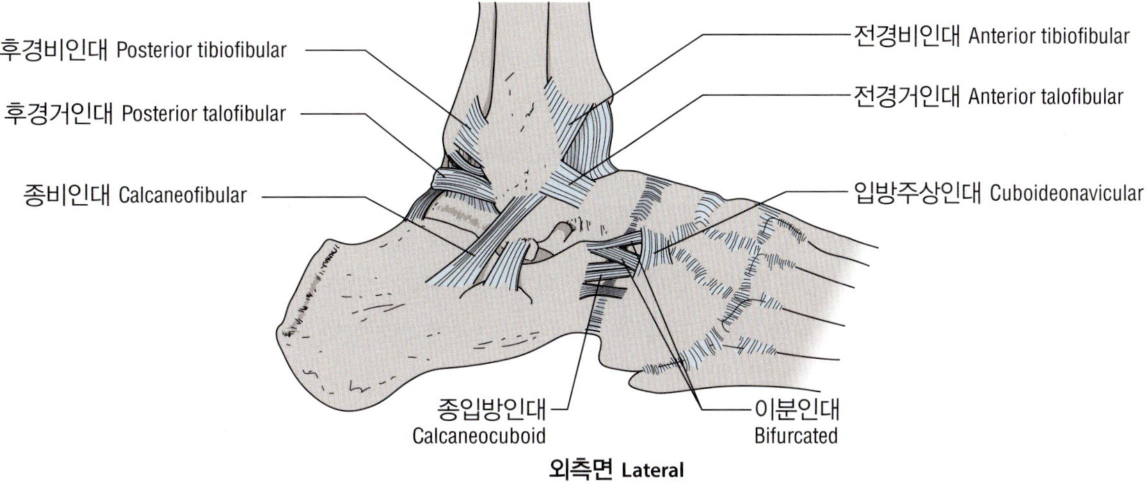

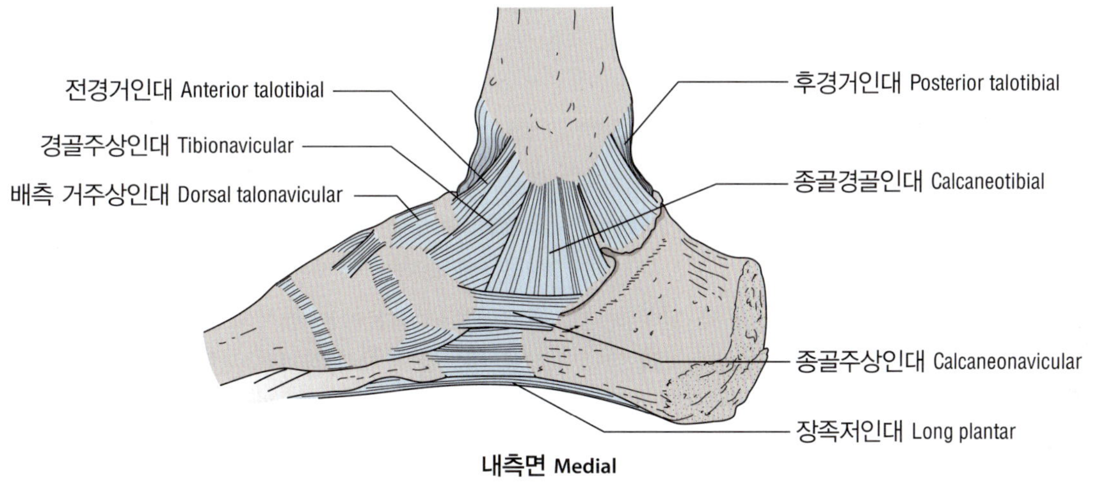

그림 26.3 발과 발목의 외측면과 내측면 인대.

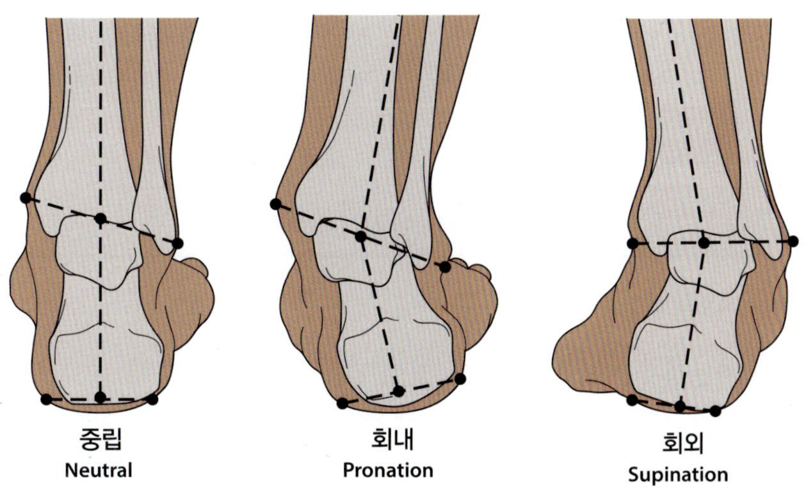

그림 26.4 거골하 관절의 운동: 중립, 회내와 회외.

관절은 인체에서 관절의 표면적당 부하가 가장 큰 관절이다.[5]

거골하관절은 거골과 종골로 구성된 가동관절이다. 이 관절은 회내와 회외와 같은 삼면 운동이 일어난다(그림 26.4). 거골하관절의 회내동작은 열린운동사슬에서 전두면상 종골 외반, 횡단면상 외전, 시상면상에서는 배측굴곡으로 구성된다. 또한 열린운동사슬에서 회외동작은 전두면에서 종골 내반, 횡단면에서 내전, 시상면에서 저측굴곡으로 구성된다. 거골하 관절의 회외동작은 닫힌운동사슬에서 종골 외반, 거골 저측굴곡과 내전 및 경골 내회전이 나타나며, 회내 동작은 종골 내번, 거골 배측굴곡과 외반 및 경골 외회전이 나타난다.

발목과 발 부위는 여러 개의 뼈들과 관절 및 복합적인 움직임들이 포함된다. 발은 일반적이면서 기능적으로 후족부(rearfoot), 중족부(midfoot), 전족부(forefoot)로 나뉜다(그림 26.5). 후족부는 거골하관절, 중족부는 발뼈(주상골, 입방골와 3개의 설상골)로 구성되며, 전족부는 5개의 중족골과 지절골로 구성되어 있다. 일반적으로 첫 번째 선은 첫 번째 설상골과 관절하고 있는 첫 번째 중족골을 나타낸다. 다섯 번째 선은 5번째 중족골이다.

후족부의 주요 기능은 하지의 토크를 변환시키고, 발과 앞발의 기능에 영향을 주면서 하지가 시상면, 전두면 및 횡단면에서 움직일 때 횡단면에서 회전 토크로 전환시키는 역할을 한다. 중족부는 전족부에서 후족부로 움직임을 전달하며, 전족부가 고르지 못한 지형에 맞게 변형되는데 있어서 안정성을 제공한다.[6] 발에서 긴 뼈는 중곡골이다. 중족골 관절은 전족부에 속한다. 이 관절은 중족관절과 중족지절관절을 포함한다.

발의 아치는 내측종아치(medial longitudinal arch), 외측종아치(lateral longitudinal arch)와 횡아치(transverse arch)로 구성된다(그림 26.6). 내측종아치의 축은 주상골이며, 이에 발의 국소적이고 전반적인 병리적 상태를 확인하기 위해 종종 주상골의 높이를 평가한다. 외측종아치는 외측에 위치하며 정점은 입방골에 위치한다. 횡아치는 횡으로 주행한다.

환자 인터뷰
CLIENT INTERVIEW

인터뷰는 일반적으로 치료사가 환자와 처음 대면하는 시점이다. 5장에서 이미 논의된바와 같이, 인터뷰는 치료사가 검사과정 중에 환자의 현재 진단명을 추측할 수 있는 상당한 정보를 제공받을 수 있는 과정이다. 이 교재의 목적에 따라 인터뷰는 각 신체부위별 관련내용을 서술하는 동시에 일반적으로 환자의 주관적인 정보들과 측정결과를 포함된다. 또한 이 세션에서는 방사선 이미지 판독도 포함된다. 치료사는 환자를 만나기 전에 방사선이미지 결과를 해석하여 검사의 편향을 피하는 것이 좋다(대부분은 레드플레그와 주요 의학관련문제가 없는 경우임). 치료사들은 방사선 이미지를 인터뷰 과정에서 확인할 가능성이 가장 높다. 또한 일부의 경우 치료사들은 순서에 따라 검사를 진행하기 전에 심각한 병리적 문제를 배제하기 위해 검사초기에 방사선 이미지를 해석해야 한다.

비평적 임상 가치

내측종아취가 중요한 이유는 다음과 같다:

- 높거나 낮은 아취는 족저근막염과 같은 병리학적 문제를 나타낸다.
- 아취는 윈드라스 기전(windlass mechanism)에 의해 말기입각기(terminal stance) 동안 상승한다.
- 주상골 높이, 주상골 위치검사 또는 아치비를 이용한 아취의 측정은 치료사가 환자의 다양한 병리학적 문제를 평가하고 치료하는데 도울 수 있는 객관적인 정보이다.

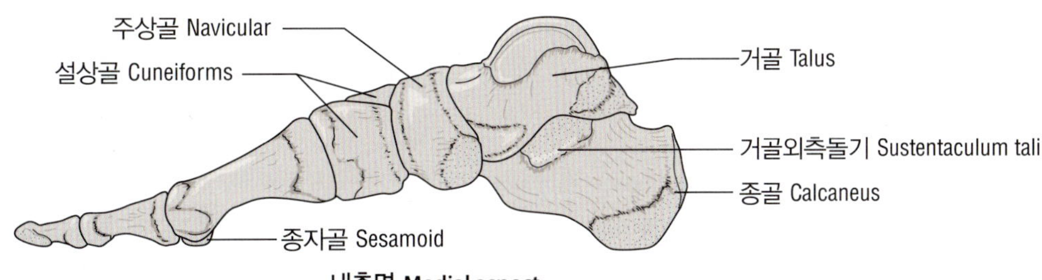

내측면 Medial aspect

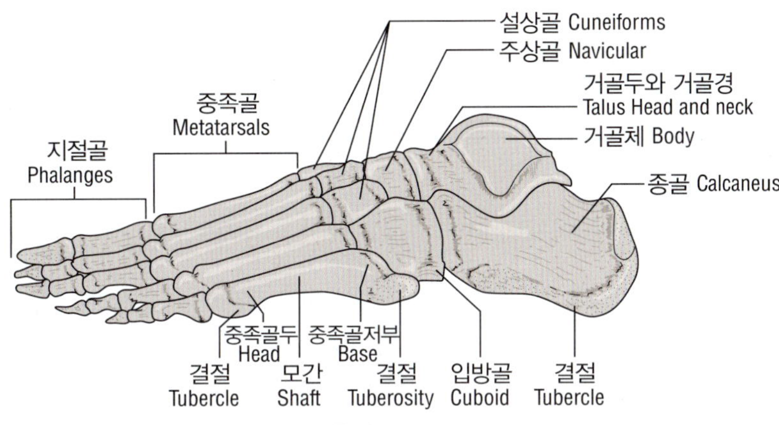

외측면 Lateral aspect

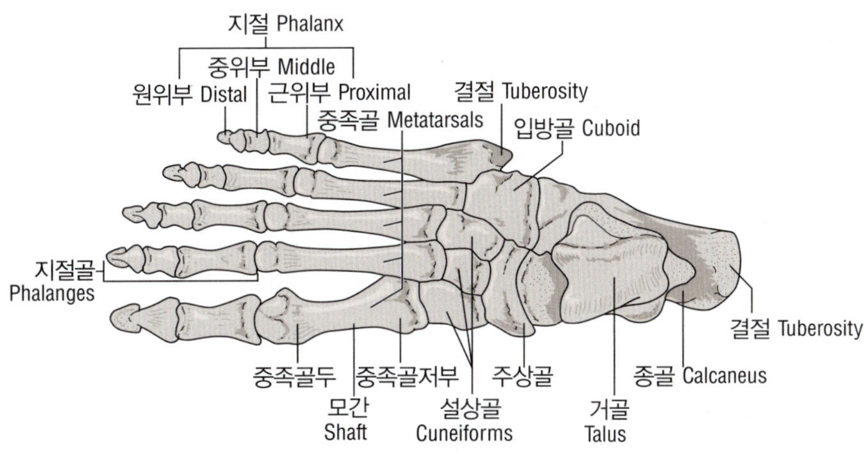

상면 Superior aspect

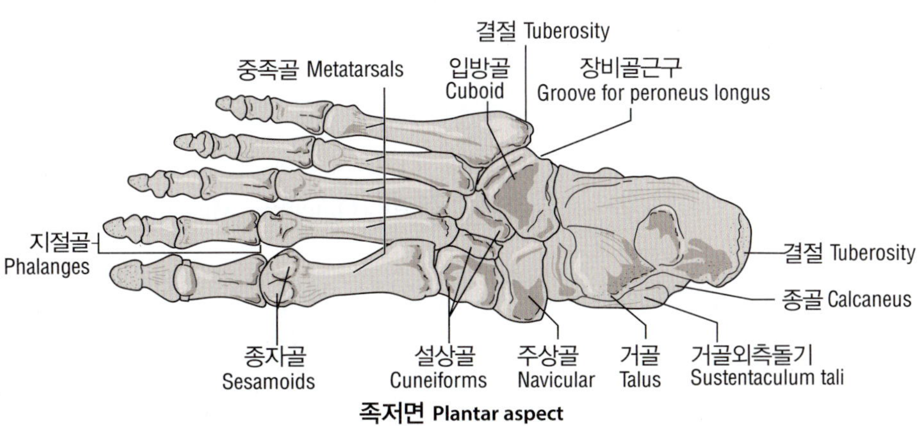

족저면 Plantar aspect

그림 26.5 발과 발목의 뼈.

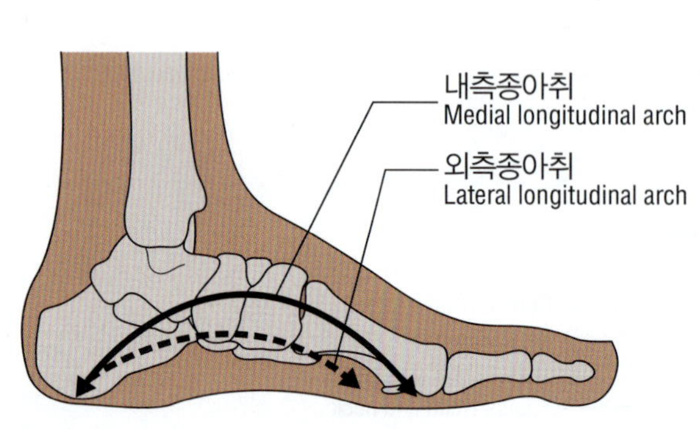

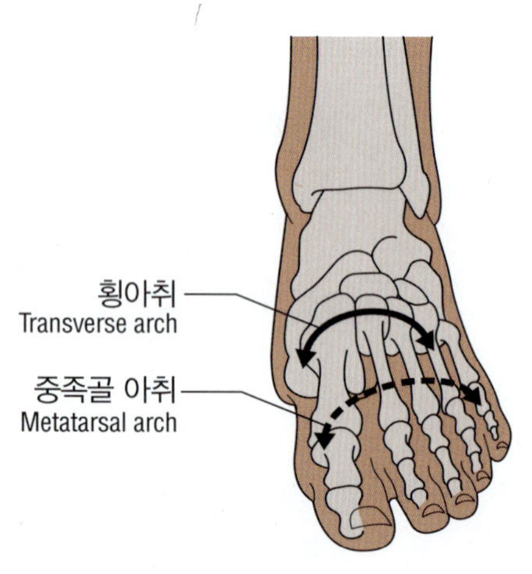

그림 26.6 발의 내측, 외측 및 횡아취.

주관적 정보 (Subjective)

주관적 병력은 환자의 관련 정보를 수집하는데 필요한 포괄적이며 개방형의 질문으로 시작한다. 치료사는 환자가 통증이 시작된 부위와 손상 기전이 현재 통증과 일치되는 설명을 할 수 있도록 유도해야한다. 5장에서 언급했듯이, 치료사는 환자의 통증이 점차적으로 좋아졌는지, 나빠졌는지에 대해 질문을 하고, 어떤 활동이 통증에 영향을 주는지, 하루 중 언제 통증이 악화되고 나아지는지, 어떤 종류의 통증(예: 둔감한 통증, 날카로운 통증, 찌르는 듯한 통증 등)이 나타나는지 확인한다. 또한 치료사는 환자의 하퇴, 발목 또는 발을 검사할 때, 당뇨, 류마티스 관절염, 통풍, 관절염, 임신 경험과 월경 주기와 관련된 과거 병력이 있는지 확인하는 질문들을 포함하며, 근골격계 손상 및 질환에 관한 질문들 중 특히 체간, 고관절과 무릎 손상과 관련된 문제를 확인하는 질문을 포함한다.[1] 만곡족(clubfoot)과 같은 어린 시절의 병리적 문제는 현재의 손상에 영향을 줄 수 있으며 주관적 병력을 검토할 때에 놓치지 않도록 한다.

또한 치료사는 발과 발목을 평가하는 과정에 환자의 선호하는 신발에 대해 조사하도록 한다. 이는 부적합한 신발의 착용이 환자의 통증과 손상 진행에 중요한 영향을 줄 수 있기 때문이다.[7,8,9] 관련 질문으로는 환자가 매일 신는 신발 유형과 깔창(inserts) 또는 다른 어떤 보조기를 착용하는지에 관한 질문들을 포함시킨다. 또한 대부분의 환자들이 그들의 보조기와 신발을 일상생활 속에 장시간 착용하기 때문에 신발 및 보조기의 착용기간과 이동거리를 확인하는 것도 적절할 것이다. 신발의 지지 기능에 문제가 발생하는 것은 신발의 소재나 신발에 가해진 힘에 따라 개별적인 차이가 나타날 수 있다. 신발 평가 양식(그림 26.7)은 이러한 정보를 수집하는데 유용한 도구가 될 수 있다.[10] 환자의 직업과 관련되어 그들이 얼마나 장시간 서 있는지, 직장에서 어떤 신발을 착용하는지, 직장 내 지면 형태는 어떠한지를 확인하는 것도 좋다.[6]

운동선수의 경우, 특별히 체중 감량 또는 체중 증가의 이력, 운동의 형태와 운동 중 착용하는 신발, 운동 시간과 그때의 지면 상태, 운동 동안의 이동 거리나 속도들을 고려하도록 한다. 또한 환자들이 운동 전에 어떠한 동적 준비 운동을 하거나 운동 후에 정적 스트레칭을 한다면 앞으로 어떤 레이스를 위해 훈련해야 하는지도 확인하도록 한다. 무엇보다 가장 중요한 것은 물리치료를 받는 환자의 목표를 이해하는 것이다. 이는 환자에게 처방된 운동 프로그램을 수행하게 하는 동기부여를 제공할 수 있다.[6]

측정 결과 (Outcome Measures)

하퇴, 발목 및 발에 다양한 측정 결과 방법이 사용된다. 이 장에서는 이용 가능한 측정 결과가 이를 적용할 수 있는 병리학에 대해 나열하였다.

발과 발목 능력 측정(Foot and Ankle Ability Measure, FAAM)은 족저근막염 환자에게 물리치료

1. 맞춤 (FIT)

발 길이 ☐ *엄지 너비* ☐

신발의 맞춤(길이)–엄지 법칙(착화자의 엄지)

족지:	좋음 ☐	너무 짧음 (< ½ 엄지) ☐	너무 김 (> 1 ½) ☐
스트로우 =	좋음 ☐	너무 짧음 (< ½ 엄지) ☐	너무 김 (> 1 ½) ☐
신발의 맞춤(너비)– 잡기 검사	좋음 ☐	너무 좁음 ☐	너무 넓음 ☐
신발의 맞춤(깊이)	좋음 ☐	너무 깊음 ☐	

2. 일반적 사항 (GENERAL)

신발사용기간	0 - 6 달 ☐	6 - 12 달 ☐	> 12 달 ☐

신발유형

워킹화 ☐	운동화 ☐	옥스퍼드화 ☐	모카신 ☐
부츠 ☐	UGG부츠 ☐	하이힐 ☐	가죽/샌들 ☐
슬리퍼 ☐	백리스 슬리퍼 ☐	코트슈즈 ☐	뮤얼 ☐
샌들 ☐	교정/맞춤화 ☐	기타(특수신발) ☐	

소재 (윗면)	가죽 ☐	합성섬유 ☐	망사 ☐	기타 ☐
소재 (구두창)	고무 ☐	플라스틱 ☐	가죽 ☐	기타 ☐

무게 ☐ *길이* ☐ *무게/길이* ☐

3. 일반적 구조 (GENERAL STRUCTURE)

힐 높이 =

0 - 2.5 cm ☐ 2.6 - 5.0 cm ☐ > 5.0 cm ☐

전족부 높이(1번째 중족지절간절 부위측정)

0 - 0.9 cm ☐ 1.0 - 2.0 cm ☐ > 2.0 cm ☐

횡단면 (힐–전족부 차이)

평면 (0 - 0.9 cm) ☐ 작음 (1 - 3 cm) ☐ 큼 (> 3 cm) ☐

끝부분(신발길이 50%에서 각도계 중심)

곧음 (< 5°) ☐ 반곡선 (5 - 15°) ☐ 곡선 (> 15°) ☐

신발윗면의 고정

보드 ☐ 합성 ☐ 슬립 ☐

전족부 신발 굴곡지점

중족지절관절 수준 ☐ 1번째 중족지절관절 근위부 ☐ 1번째 중족지절관절 원위부 ☐

그림 26.7 포괄적 신발평가 툴(comprehensive footwear assessment tool).

Reprinted from C.J. Barton, D. Bonanno, and H.B. Menz, 2009, "Development and evaluation of a tool for the assessment of footwear characteristics," Journal of Foot Ankle Research 23: 2:10. doi: 10.1186/1757-1146-2-10

4. 동작 조절 특징 (MOTION CONTROL PROPERTIES)

밀도 단독 ☐ 이중 ☐

고정 없음 ☐ 레이스 ☐ 구멍 수 ☐ 끝/버클 ☐ 벨크로 ☐ 지퍼 ☐

발끝창 견고성(바닥에서 20mm 위)

발바닥창 없음 ☐ 최소 (> 45°) ☐ 중등도 (< 45°) ☐ 견고함 (0-10°) ☐

신발 중간창 시상면 안정성

최소 (> 45°) ☐ 중등도 (< 45°) ☐ 견고함 (0-10°) ☐

신발 중간창 전두면 안정성

최소 (> 45°) ☐ 중등도 (< 45°) ☐ 견고함 (0-10°) ☐

5. 쿠션감 (CUSHIONING)

존재여부 없다 ☐ 힐 ☐ 힐/전족부 ☐

외측 중창 경도

	푹신한	단단한	딱딱한	
경도계	1번	2번	3번	평균

내측 중창 경도

	푹신한	단단한	딱딱한	
경도계	1번	2번	3번	평균

발뒤축 경도 (신발뒷축 중심)

푹신한	단단한	딱딱한	
1번	2번	3번	평균

6. 신기 패턴 (WEAR PATTERNS)

윗면 내측 경사 (> 10°) ☐ 중립 ☐ 외측경사 (> 10°) ☐

중창 내측압박징후 ☐ 중립 ☐ 외측압박징후 ☐

닳은 패턴
A 가공된 ☐ 매끄러운(패턴 없음) ☐
B 해지지 않음 ☐ 부분적으로 해짐 ☐ 완전히 해짐 ☐

구두창 신기 패턴 없음 ☐ 정상 ☐ 외측 ☐ 내측 ☐

L **R**

그림 26.7 계속

를 적용할 때 사용할 수 있는 유일한 측정 결과 도구이다. 이 도구는 21개의 일상생활동작 문항과 8개의 스포츠 문항으로 구성되어 있다. 검사-재검사 신뢰도는 일상생활동작과 스포츠 문항에서 각각 0.89와 0.87이 보고되었다. FAAM의 최소임상적 중요도 차이값(minimally clinically important difference, MCID)은 일상생활동작 문항점수가 8점, 스포츠 문항점수가 9점으로 보고되었다.[11]

발과 발목 장애지수(Foot and Ankle Disability Index, FADI)는 일상생활동작을 평가하며, FADI 스포츠는 스포츠와 관련된 더 어려운 과제를 평가한다. Hale과 Hertel[12]은 만성 발목 불안정성(chronic ankle instability, CAI)이 있는 젊은 성인을 대상으로 FADI와 FADI 스포츠의 신뢰도와 민감도를 평가하였다. 그 결과 FADI와 FADI 스포츠 도구에 대한 CAI을 지닌 대상자의 기능적 제한을 평가하는데 높은 신뢰도를 확인하였다(1주 후 측정자내 신뢰도(intraclass correlation coefficient, ICC)는 0.89와 0.84). 이 도구는 건강한 대상자와 CAI를 지닌 대상자간의 차이뿐 아니라 재활 후 향상 정도를 평가하는데도 민감도가 확인되었다. 4주의 재활훈련 후에, 점수의 유의한 증가를 보였고, 척도의 반응성을 보여주었다.

발기능지수(Foot Function Index, FFI)는 통증, 기능장애와 활동제한을 측정하는 23개 문항으로 구성된 평가도구이다. 점수는 시각상사척도(visual analogue scale)를 기반으로 한다.[13,14] 이 도구는 류마티스 관절염 환자를 대상으로 타당도와 신뢰도가 높은 도구로 보고되었으며, 점수 변화의 민감도도 확인되었다.[13,15] FFI는 발과 발목 수술의 결과측정도구로도 신뢰도가 높다. Landorf와 Radford[16]는 통증에서 FFI의 MCID 값이 12점 향상되었고, 기능장애에서는 7점 향상된 값을 보고하였다. 최소결측차이(minimal detectable difference)는 총점 7점으로 나타났다.

발목관절염지수는 수정된 FFI을 사용하며 발목관절염 환자의 증상과 기능장애 측정의 타당도와 신뢰도는 증명되었다.[17]

하지기능지수(lower extremity functional scale, LEFS)는 발을 특수하게 검사하는 도구가 아님에도 불구하고 실제로는 신뢰도, 타당도 및 90% 신뢰구간에서의 최소결측변화(minimal detectable change)로 사용된다.[18,19] 이 검사는 20개의 문항으로 구성되어 있으며, 전혀 수행할 수 없음이 0, 수행하는데 어려움이 없음이 4로 4점 척도이다.

진단영상 (Diagnostic Imaging)

정확한 진단은 개인이 이전 기능으로 100% 회복하거나 운동 복귀를 할 수 있는 치료 계획을 세우는데 있어 매우 중요하다. 이미지 진단 장비를 올바르게 사용하는 것은 이 과정에서 중요할 수 있다. 표 26.1은 다양한 발과 발목의 병리 상태에 따라 여러 이미지 장비의 진단의 정확성(accuracy)를 강조한 것이다.

방사선검사 (Radiographs)

종자뼈염(sesamoiditis), 나선 비골 골절(spiral fibular fractures)(그림 26.8), 잔디발가락(turf toe), 스트레스 골절(stress fractures) (초기에 손상이 보이지 않으나 통증과 증상이 나타남; 그림 26.9), 리스프랑스 골절(그림 26.10), 또는 중족발 손상과 발목염좌(Ottawa 발목 규칙에 의한 진단)는 방사선 사용을 통해 진단하는 발과 발목의 일반적인 병리적 상태이다.[28]

- **Ottawa 발목 규칙**(Ottawa ankle rules): Ottawa 발목 규칙(OAR; 그림 26.11)은 전향적 연구를 통해 보고되었고(N=750명 환자), 타당성이 검증되었다(N=1,485). 그들은 외상성 손상 후 발목이나 발에 방사선 촬영이 필요한지를 결정하기 위해 잘 정의된 간단한 소견과 신체적 발견을 포함한다.[29] 방사선 검사는 환자가 내외측과(malleolus) 주변 통증이 나타나거나, 아래 항목 중 하나 이상에 해당될 경우에만 필요하다.
  - 경골의 후방 가장자리에서 원위방향으로 6cm 떨어진 지점이나 내측과의 첨부에 뼈압통(bone tenderness)
  - 비골의 후방 가장자리에서 원위방향으로

표 26.1 하퇴, 발목과 발을 위한 이미징 모달리티의 진단 정확도

병리	진단검사	진단표준	민감도/특이도
인대결합발목 손상	US MRI	비손상 발목 비교 외과적	100/100[20] 민감도 73[21]
발과 발목의 골수염	MRI	다양함	통합분석:77–100/40–100[22]
골수병변	CT	MRI	90/81[23]
아킬레스건 파열	MRI	외과적	민감도 91[24] 94/6[21]
아킬레스건 파열(부분적)	US	외과적	94/100[25]
후경골근 파열	MRI	외과적	94/6[21]
발목외측인대 손상	MRI	외과적	민감도 73[21]
장단비골건 손상	MRI	외과적	민감도 57[21] 83/75[26](단비골근) 55/89[27]
비골근 건병증	MRI	외과적	84/75[27]
비골근건 탈구	MRI	외과적	75/99[27]

US = ultrasound; MRI = magnetic resonance imaging; CT = computed tomography; SN = sensitivity; SP = specificity

The color coding for suggestion of good and ideal diagnostic accuracy values reported in this table are without quality scoring (QUADAS), a very important aspect of determination of the clinical utility of such values. Therefore, it is suggested that the reader keep this in mind when interpreting such values.

6cm 떨어진 지점이나 외측과의 첨부에 뼈압통

– 부상 직후 응급실에서 체중부하 한 상태로 4스텝을 걷는데 불안정함.

- **Ottawa 발 규칙**(Ottawa foot rules): 방사선

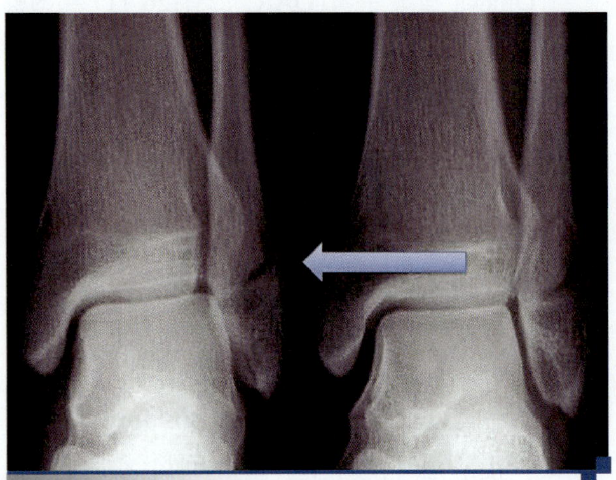

그림 26.8 인대결합부위에 발생한 비골나선골절. 이것은 삼각-내과복합체 손상과 관련된다.

© MedPix

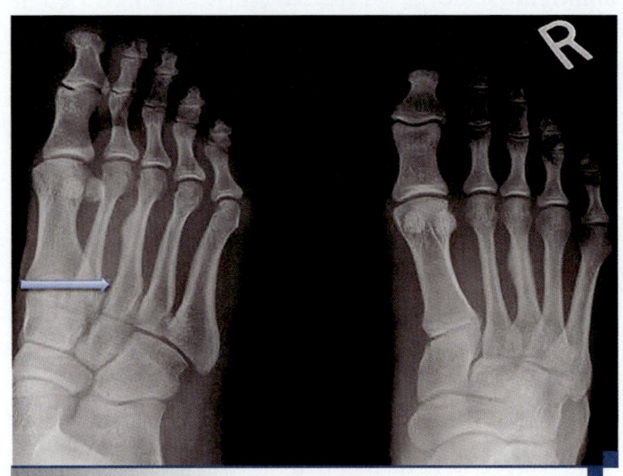

그림 26.9 오른쪽 3번째 중족골 골간에 국소골막 반응과 캘루스가 형성된 발의 방사선 사진은 스트레스 골절의 정확한 위치를 확인하는데 도움이 된다.

© MedPix

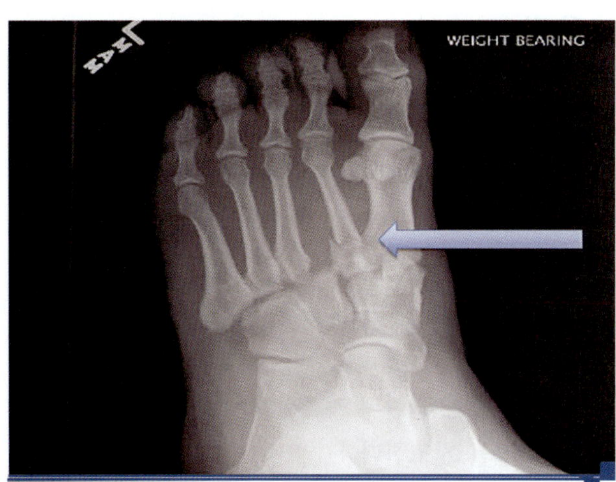

그림 26.10 Lasfranc 관절에 골절이나 탈구가 족근중족골관절의 3번째에서 5번째 기저부의 탈구와 2번째 중족골 저부의 골절을 보이는 왼쪽발에 대한 사선 방사선 사진.

© MedPix

검사는 환자가 중족발에 통증이 있거나, 아래 항목 중 하나 이상에 해당될 경우에만 요구된다:[29]

- 다섯 번째 중족골의 기저부에서 뼈압통
- 주상골에 뼈압통
- 손상 직후 응급실에서 발을 딛는 즉시, 그리고 이어서 4스텝을 이동하는데 불안정함.

한 중재 연구에서[30] 중재를 실시한 병원에서 방사선 촬영 비율이 27% 감소하였고, 대조군 병원에서는 2% 증가를 보였다. 발 손상과 관련되어서는 중재 병원에서 14% 상대적 감소와 대조병원의 13% 증가되어 그룹 간에 차이를 보고하였다. 이 연구는 또한 환자가 방사선 촬영없이 응급실에서 약 36분의 시간을 덜 보냈고 유사한 환자 만족도를 보고하였다. 가장 중요한 것은, 규칙을 사용였을 때 골절부위가 없었으며, 연구가 끝난 후 12개월이 지난 후 중재 병원에 유사한 방사선 촬영률을 보였다는 것이다.

Bachmann과 동료들은[31] OAR의 실효성에 대한 체계적 고찰연구를 실시하였고, 발목과 중족발의 통합 음성 우도비가 각각 0.08과 0.08로 보고하였다. 통합 민감도는 96.4–99.6(통합 평가)인 반면 특이도는 26.3(통합 평가)이다. 어린이의 경우 통합 음성우도비는 0.07이다. 규칙이 손상후 48시간 이내에 적용되었을 때, 통합 민감도는 99.6이며 발과 발목이 포함된 통합 연구에서는 96.4로 보고하였다.

Dowling과 동료들은 어린이를 대상으로 발목과 중족발의 골절을 제외하고 OAR의 실효성에 대해 메타분석을 실시하였다. 연구는 5세 이상 어린이의 발목과 중족발 손상을 진단하는데 OAR이 신뢰로운 도구로 결론지었다. 통합된 민감도는 98.5이며 X-ray 감소 추정치는 24.8%이다.

Bernese 발목 규칙은 Ottawa 발목 규칙의 특이도를 증가시키기 위해 개발된 도구로 중족발 외상 또는 저에너지 내외과 외상 후 골절을 확인하기 위해 개발되었다. 이 검사는 3단계가 있다: 비골 끝에서 근위부로 10cm 부위 직접 압박, 내과 직접 스트레스 그리고

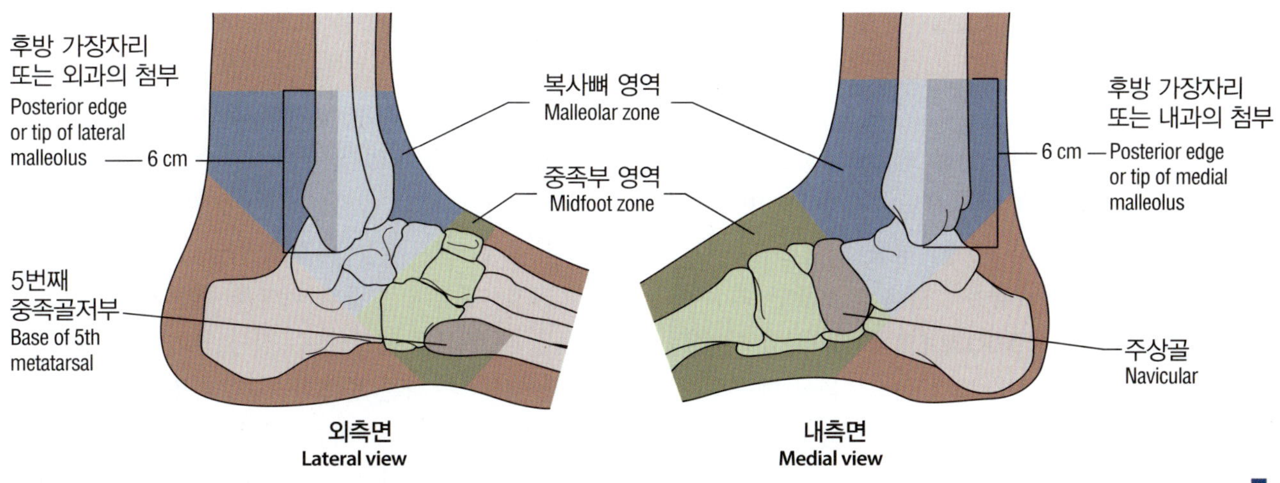

그림 26.11 오타와 발목과 발규칙의 표식점.

중족발과 후족발의 동시압박이다.[33] 이 연구는 발을 신전할 때 급성 내번 스트레스가 주요 증상으로 나타나는 환자 354명을 대상으로 하였다. 방사선 검사를 진단기준으로 하였을 때 민감도는 100이며 특이도는 91이다.[34]

자기 공명 영상 (Magnetic Resonance Imaging, MRI)

자기 공명 영상은 발목의 형태학적 변화를 평가하고 진단하기 위한 표준도구로 자주 사용된다. 초음파와 MRI는 발목 손상 시 근육, 건과 인대의 손상여부를 동일한 민감도로 측정할 수 있는 반면, 초음파는 MRI보다 3도 파열이나 완전 파열시에는 특이도가 더 낮다.[35] 초음파나 MRI 평가 시 족저근막 정리부의 두께가 5mm 이상이며 족저근막병증을 암시할 수 있다.[36] 만약 환자가 발목 염좌 후에 비수술적 치료방법을 4-6주간 실시했음에도 불구하고 효과가 적거나 증상이 개선되지 않고 통증, 불안정성, 염발음, 잠김 증상을 호소한다면, 골 연골 병변의 유무를 진단하기 위해 추가적으로 MRI를 추천한다.[37]

전산화단층촬영법 (computed temography, CT)

Yu와 동료들은[38] 건이탈, 포착, 파열 또는 손상과 골파편 삽입을 진단하기 위해 CT를 사용할 때 98.4의 실효성을 확인하였다(외과시술 진단을 기준으로 했을 때 민감도 88.8, 특이도 98.1; 27명환자: 남성 24명과 여성 8명 [5명의 대상자는 추적조사에서 제외] 평균연령 43세). Singh과 동료들은[39] 발과 발목 병리를 일반 검진과 방사선 검사로 임상적 진단을 확진하지 못할 때, SPECT0CT가 높은 진단 실효성을 가진다고 보고하였다. 그들의 연구에서 민감도 95.5, 특이도 83, 양성우도비 5.59와 음성우도비 0.06(50명의 환자: 여성 35명과 남성 15명; 평균 나이 51.6세). Guggenberger와 동료들은[23] 발목의 뚜렷한 외상성 골수 병변의 진단에서 MRI와 CR를 비교하였고, CT에서 구축된 영상은 민감도가 높고, 음성 예측도가 우수하지만 중등도의 특이도와 낮은 양성 예측도를 갖는다고 결론지었다.

초음파 (Ultrasound)

MRI에서 저신호가 나타나는 병변은 정상 족저근막 신호와 유사하기 때문에, 초음파가 족저 섬유종 진단에 있어 MRI보다 우수하다. 초음파의 발바닥 근막 에코와 비교하여 낮은 에코 발생을 나타낸다.[36]

체계적 평가 (Review of System)

발목과 발과 관련된 자세한 시스템 리뷰에 관한 내용은 6장을 참고한다.

시진 OBSERVATION

하퇴, 발목, 발(lower leg, foot, and ankle, LLFA)의 관찰에는 체중부하(weight-bearing, WB)와 비체중부하(non-weight-bearing)가 모두 포함되어야 한다. 치료사는 두 자세에서 환자의 가장 자연스러운 상태를 확인하기 위해서, 교정 없이 그들의 선 자세를 관찰해야 한다. 치료사는 체중부하 상태에서 정적인 발의 자세와 움직임 사이의 관계로 인해 나타나는 LLFA의 정적인 자세와 보행 시 자세를 관찰해야 한다.[40] 보행 평가는 LLFA 검진의 가장 중요한 부분 중 하나이며, 종종 치료사에게 체중부하 상태에서 환자의 기능적 능력에 대한 임상적 감각을 줄 수 있다.[41] 환자는 체중부하를 줄이기 위해 발뒤꿈치 닿기에 변화를 주거나 통증을 느끼는 배측굴곡을 하거나 발과 그 위 관절의 운동사슬에 다른 보상의 움직임을 일으킬 수 있다.[42] 보행 평가에 대한 자세한 정보는 13장에서 확인할 수 있다.

치료사는 어깨와 골반높이, 척추 만곡, 골반회전, 대퇴골 전경 또는 후경(14장에 언급), 무릎 굴곡 신전의 크기, 무릎과 경골의 외반과 내반각, 회내발과 서 있을 때 주상골 하강(특수 검사 영역에서 언급)을 관찰해야한다.[42] 다른 중요한 관찰 내용은 다음과 같다: 거골하 회내; 경골 회전; 먼대퇴경골관절; 후족부에서 다리의 정렬; 전족부에서 후족부 정렬; 체중부하와 비체중부하에서의 회내와 회외 각도; 발변형(편평발, 만목발, 무지외반증); 토우아웃(toe out) 각도; 전족 첨족; 거골 돌출; 발톱과 발 상태; 부종, 타박상 또는 종창; 가골(calluses); 혈관운동 또는 순환계 변화; 신발; 피부 건강(건조, 습함, 관류).[1]

걷기, 계단오르기 및 한다리 스쿼트와 계단 내려오기와 같은 기능적 과제를 수행하는 동안 발과 발목의 역할을 관찰하는 것은 치료사에게 가치 있는 정보를 제공할 수 있다. 이러한 기능적 과제를 수행하는 동안 발바닥 하중의 분배는 증가된 통증이 증가된 발바닥 하중과 관련 있는지를 관찰하는 중요한 측정치이다.[1] 이러한 기능검사들은 균형과 고유수용성감각을 평가하는데 사용될 수 있다.[43,44]

LLFA에서 나타나는 몇가지 일반적인 변형, 변위와 손상이 있다. 관찰 검사와 측정은 특수 검사 영역을 참고한다.

- **망치 발가락**(hammer toe): 중절골(metarsophalangeal, MPT)의 구축과 연관된 근위지절골(proximal interphalangeal, PIP)의 발바닥면의 굴곡구축(그림 26.12).[6]

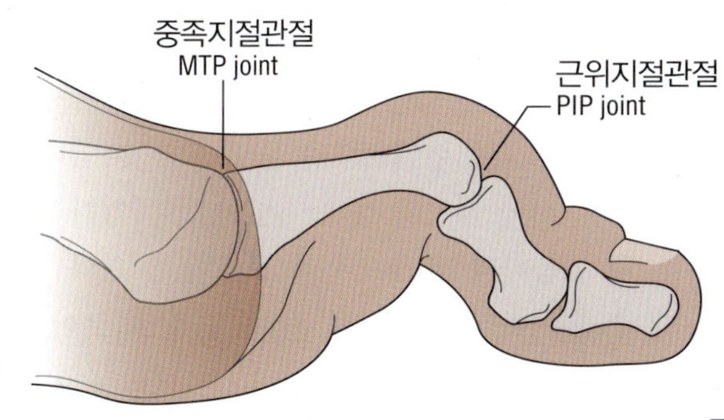

그림 26.12 망치발가락.

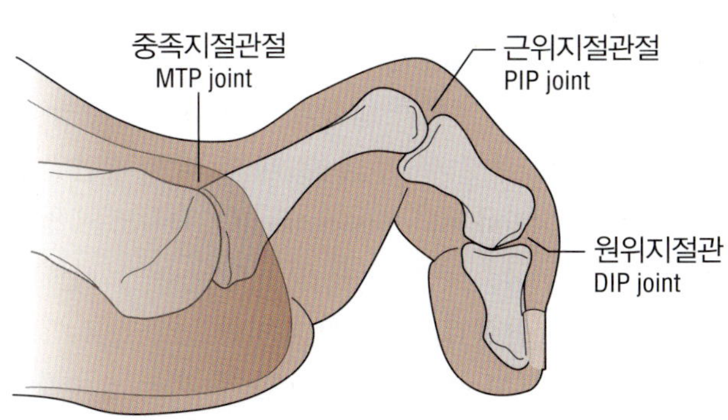

그림 26.13 원숭이 발가락.

- **말렛 발가락**(mallet toe): 발바닥 구축으로 동반된 원위지절골의 굴곡 구축
- **원숭이 발가락**(claw toe): MTP 관절의 과신전과 PIP와 DIP 관절의 굴곡(그림 26.13). 내제근과 관절낭의 진행된 구축 및 요족, 충양근 또는 내재근의 근육 병리 또는 신경계 병리와 관련될 수 있다.[6]
- **엄지건막류**(Bunion): 무지외반은 첫 번째 중족골과 엄지의 근위지절골간에 형성된다.
- **작은건막류**(Bunionette, tailor's bunion): 5번째 골두의 뼈 비대로 인한 외측면의 통증이 동반된 돌출; 중절골 각의 증가; 5번째 중족골 굴곡; 또는 외상후, 의인성 또는 염증성 관절증; 또는 신발이나 작업 자세와 같은 외부 요인에 인해 발생한다. 증상에 따라 환자는 이 변형을 보존적으로 치료할 수 있지만, 보존적 치료가 실패할 경우 수술적 치료를 실시해야 한다.[45]
- **편평발**(Pes planus): 편평한 발은 유연하거나 견고할 수 있다.
- **헬빙스 징후**(Helbing's sign): 편평한 발에서 가장 빈번히 발생하는 아킬레스건의 내측 커브.
- **휜발**(Pes cavus): 발은 높은 아치를 가지고 그 결과 발바닥으로 체중부하 하는 것이 제한되며, 몸을 돌릴 때, 발뒤꿈치와 중족골부에 압력이 가해진다.[46]
- **펌프 범프**(Pump bump): Haglund의 변형(그림 26.14)는 발뒤꿈치 뒤에 뼈가 형성된 것이

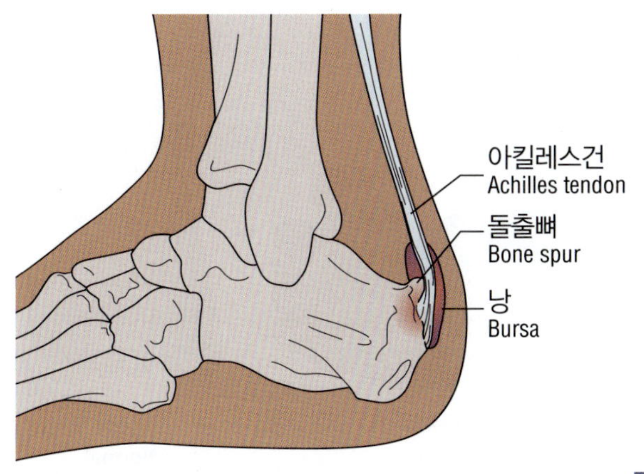

그림 26.14 Haglund의 변형.

며, 이는 활액낭염으로 진행될 수 있다.

- **첨족 변형**(Equinus deformity; talipes equinus): 배측굴곡 제한(10° 부족); 비복근 및 가자미근의 구축 또는 외상과 염증으로 인한 질환 또는 강직성 구조적 골 변형 원인일 수 있다. 변형이 있는 환자는 내측아치 통증, 다리 후부 통증, 발뒤꿈치 통증, 거주상골 통증, 외측발목 염좌 또는 중족골통의 증상을 가질 수 있다.[47]
- **만곡족**(Clubfoot): 폭이 넓은 기형을 포함하며 대부분이 뒤꿈치가 포함된다(그림 26.15). 내반첨족(Talipes equinovarus)이 가장 흔하다. 유연한 형태 또는 저항이 있는 형태의 두 가지 형태가 있다. 유연한 형태는 보조기와 수정된 신발과 같이 보존적인 방법으로 치료할 수 있다. 저항이 있는 형태는 뻣뻣함 때문에 수술이 요구된다(만곡족에 대한 더 자세한 정보는 29장 소아과 검진을 참고).[6]
- **후족부 내번(거골하 내번)** (Hindfoot valgus, subtalar varus): 가장 일반적인 발의 변형. 거골하관절이 중립일 때 종골이 내번된다.
- **후족부 외번**(Hindfoot valgus): 거골하관절이 중립일 때 종골이 외번된다.
- **전족부 외번**(forefoot valgus): 중족골두의 면이 외번되었거나 외반된 위치. 모든 중족골두가 외번되거나, 두 번째에서 다섯 번째 발가락은 올바른 면이나 첫 번째 중족골두가 족저굴곡

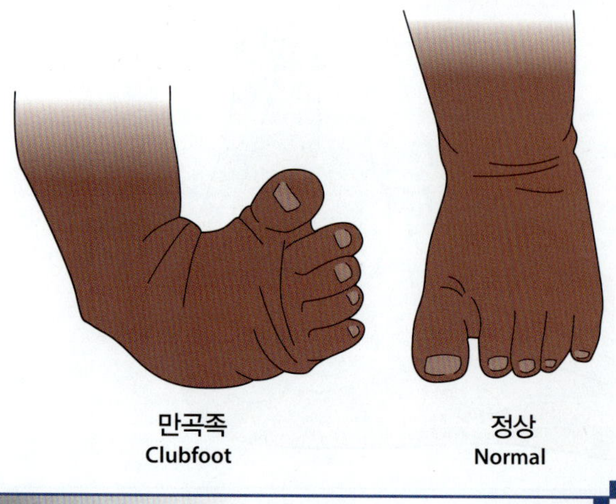

그림 26.15 만곡족.

되어 있을 수 있다.[6]

- **전족부 내번**(Forefoot varus): 거골하 관절이 중립일 때 후족부 위에서 전족부가 내번됨.[48] Garbalosa와 동료들은 120명의 건강한 성인들을 대상으로 한 연구에서 전족부 내반의 평균각이 8°를 발견하였으며, 일정한 양의 내반이 건강한 인구에서 특징적으로 나타날 수 있음을 보여주었다.[49]
- **중족골 내전(전족부 갈고리)**(Metatarsus adductus; hooked forefoot): 횡단면에서 거퇴중족관절에서 다섯 중족골의 내전.
- **몰톤 중족골(발가락사이 신경종)**(Morton's metatarsalgia; interdigital neuroma): 발가락사이의 신경포착은 신경이 횡중족사이인대의 발바닥 측면을 지나감에 따라 발생한다. 이 부위는 달리는 동안 반복적으로 발가락 들어올리기 또는 발끝떼기 단계에서 견인되거나 압박에 취약한 위치이다. 세 번째 지간 신경은 가장 일반적으로 관여되고 세 번째와 네 번째 중족골두 사이에서 찾을 수 있다. 환자는 종종 전족부의 타는 듯한 통증, 경련, 관절간 발가락의 감각 상실, 쑤시는 통증 등을 보고한다. 환자들은 또한 발의 근위부에 방사통을 호소할 수 있다. 진단은 신체 검사를 통해 이루어질 수 있다. 그러나 초음파와 MRI가 이를 보조할 수 있다. 신발 수정, 보조기, 주사, 경화 및 스테로이드가 비수술적 치료 방법일 수 있다. 그러나 이러한 방법이 실패하면 보존적 치료 신경 감압이나 신경절재술이 수술적으로 증상을 호전시킬 수 있다.[50]
- **엄지발가락 굽음증**(Hallux rigidus): 첫 번째 MTP 관절의 배측 굴곡의 감소와 관절 후방 측면에서 통증과 부종은 대개 박리뼈연골염(osteochondritis dissecans, OCD) 또는 청소년기의 국소 관절 장애 및 성인의 일반화된 퇴행성 관절염으로 인한 것이다.[6]
- **몰톤 발**(Morton's foot): 긴 두 번째 중족골이 있는 이 짧은 첫 번째 중족골은 두 번째 중족골두에 하중을 증가시키고 가골을 만든다.

- **발목 유합**(Tarsal coalition): 이것은 중족부 또는 후족부의 두 뼈들이 연결된 것이다(그림 26.16). 신체 검사 중에 이러한 기형을 진단하기가 어렵기 때문에 평면 방사선 사진은 이를 진단하는 데 도움이 된다. 환자는 발의 중족부나 후족부에 갑작스런 심한 통증을 보이거나 빈번한 발목 염좌를 호소한다.[52]
- **발세모뼈**(Os trigonum): 거골 후부에서부터 외측 결절의 2차 중심 분리(그림 26.17)는 발달 과정에서 반복적인 미세 외상 또는 유합되지 않은 골절로 인한 것이다. 환자는 아킬레스건과 외측과 사이의 수동적인 저측굴곡 시에 통증을 호소한다.[53]

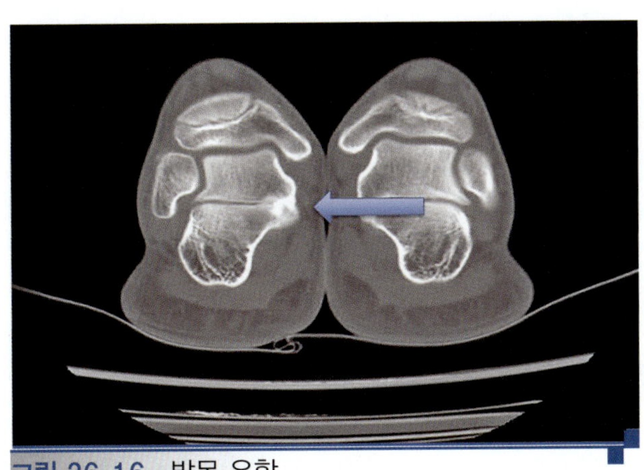

그림 26.16 발목 유합.

© MedPix

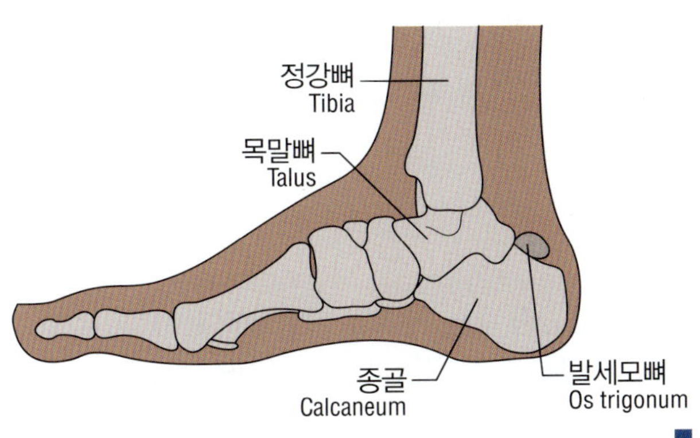

그림 26.17 발세모뼈.

분류 및 선별검사
TRIAGE AND SCREENING

분류 및 선별검사는 검사를 계속하기 전에 완료해야 하는 검사 과정의 필수 구성 요소이다. 심각한 병리적 상태(6장 분류 및 감별진단 참고) 및 다른 관련(또는 근접한) 구조로부터 통증 발생을 배제하는 것은 다른 검사를 계속해서 사용하여 환자가 지닌 통증의 실질적인 원인을 식별할 필요성을 보다 정확하게 판단할 수 있게 도와준다. 또한 치료사는 이 시점에서 각각의 신체 부위(하퇴, 발목, 발)의 중복진단을 좁히기 위한 신뢰로운(높은 민감도와 낮은 우도비) 선별검사를 실시해야 한다.

심각한 병리 룰아웃: 레드 플래그
Ruling Out Serious Pathology: Red Flags

이 시점에서, 치료사는 검사를 계속할지 안할지에 대한 결정을 해야한다. 치료사는 이 검사단계에서 검사를 지속할지 잠재적으로 의사에게 의뢰할지 결정해야 한다. 주위깊은 주관적 병력청취와 관찰은 치료사의 선별과정에 도움을 줄 것이다.

골절과 스트레스 골절 검사는 아래를 포함한다.

- Ottawa 발목 규칙: 발목골절의 진단 또는 선별검사
  - **민감도 96.4–99.6**(동반평가), 특이도 26.3(동반평가); **우도비 0.08**
  - 아동, **우도비 0.07**. 발과 발목을 모두 포함하는 연구를 조합했을 때 **민감도 99.6**, 손상 후 48시간이 **민감도 96.4**였다.
- Bernese 발목 규칙: 간접 외과 스트레스 검사
  - **민감도 100**, **특이도 91**, 표준을 참고[34]

튜닝 포크(TUNING FORK)

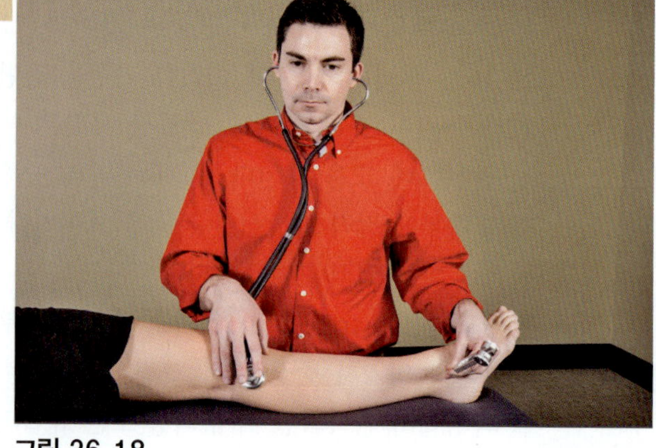
그림 26.18

환자 자세 하지를 이완한 상태로 눕는다.

치료사 자세 평가할 다리 쪽으로 환자를 바라보고 선다.

움직임 치료사는 청진기를 비골두에 놓는다. 치료사는 튜닝 포크를 외측과에 놓고 두드린다.

평가 소리가 감소하거나 없으면 양성(+)이다.

통계
- 뼈표식점 위에 위치: 다양한 골절 위치와 형태를 지닌 37명(남 19명, 여 18명)을 대상으로 방사선 진단을 기준으로 참고하여 사용한 연구에서 민감도 83, 특이도 80, 양성우도비 4.2, 음성우도비 0.21, 진단정확도 질적평가 6[54]
- 부종 지점에 위치(청진기)[54]
- 뼈스캔 진단을 기준으로하여 경골스트레스 골절이 의심되는 환자 52명을 대상으로 한 연구에서, 민감도 75, 특이도 67, 양성우도비 2.3, 음성우도비 0.3, 진단정확도 질적평가 9[55]

족저타진검사(PLANTAR PERCUSSION TEST)

환자 자세 앉거나 누워서 발을 배측굴곡한다.

치료사 자세 평가할 다리 쪽으로 환자를 바라보고 선다.

움직임 치료사는 발가락을 최대한 신전한다. 치료사는 2번째, 3번째 중족골두 사이의 족저면을 두드린다.

평가 저린 증상 같은 신경학적 증상이 재현되면 양성(+)이다.

통계 MRI 진단 기준으로 하여 116개의 발의 연구(몰톤 신경종 수술 76개와 다른 병리 문제 40개; 평균 나이 51±12세; 60명 여성; 평균 증상 기간은 보고되지 않음)[56]에서 민감도 62, 진단정확도 질적평가7

발쥐기검사, 몰톤 검사(FOOT SQUEEZE TEST, MORTON'S TEST)

환자 자세 앉거나 누운자세

치료사 자세 평가할 다리 쪽으로 환자를 바라보고 선다.

움직임 치료사는 중심선에서 외측에서 내측으로 중족골두를 쥐어짠다.

평가 증상이 나타나면 양성(+)이다.

통계 MRI 진단 기준으로 하여 116개의 발의 연구(몰톤 신경종 수술 76개와 다른 병리 문제 40개; 평균 나이 51±12세; 60명 여성; 평균 증상 기간은 보고되지 않음)[56]에서 민감도 88, 진단정확도 질적평가 7

발가락 사이 압통 (WEB SPACE TENDERNESS)

환자 자세 앉거나 누운자세

치료사 자세 평가할 다리 쪽으로 환자를 바라보고 선다.

움직임 치료사는 손끝이나 엄지 측면을 사용해서 2번째 3번째 중족골두 사이에 힘을 가한다.

평가 증상이 나타나면 양성(+)이다.

통계 MRI 진단 기준으로 하여 116개의 발의 연구(몰톤 신경종 수술 76개와 다른 병리 문제 40개; 평균 나이 51±12세; 60명 여성; 평균 증상 기간은 보고되지 않음)[56]에서 민감도 95, 진단정확도 질적평가 7

다른 관련 구조로부터의 통증 생성 룰아웃

(Ruling Out Pain Generation From Other Related Structures)

일단 레드플래그가 룰아웃되었을 때, 여러 통증의 잠재적 원인을 감별하는 효과적인 방법은 하지 선별검사를 실시하는 것이다. 전통적인 하지 선별검사에는 근절, 피절, 심부근 검사 및 연관된 상위운동신경 검사가 있다. 치료사는 환자가 하퇴, 발목 또는 발에 주요 통증이 유발되었을 때 잠재적으로 기여할 수 있는 천장관절과 골반대, 요추, 고관절과 무릎(관련된 어느 부위라도)의 감별진단을 해야 한다. 이 부위의 선별검사는 환자의 통증에 기여하는 병리학적 문제에 대한 감별 진단의 범위 내에서 사용한다. 이러한 다른 영역을 룰아웃하기 위해 체계적 접근법이 제안된다. 이 방법의 주요점은 다음과 같다. 이 검사 절차에 대한 보다 자세한 내용은 19장(허리 척추)과 20장(천장관절과 골반대)을 참고한다.

요추부 룰아웃 (Rule Out the Lumbar Spine)

아래 정보는 환자가 하퇴, 발목 또는 발에 통증이 나타났을 때 요추부가 통증의 잠재적 기여요인일 때 제안되는 특수 검사이다. 각 특수 검사의 세부 사항은 19장에서 확인할 수 있다.

신경학적 또는 디스크 관련 병리 이는 관절가동운동과 특수 검사를 실시함으로 룰아웃된다.

반복 동작(ROM)

- 중심화와 말초화: 5–20회 반복
  - **민감도 92(NR)**, 특이도 64(NR), 양성우도비 2.6, **음성우도비 0.12**, 진단정확도 질적평가 12[57]
  - 민감도 40(28–54), **특이도 94(73–99)**, 양성우도비 6.7, **음성우도비 0.64**, 진단정확도 질적평가 13[58]

특수검사

- 하지 직거상 검사
  - **민감도 97(NR)**, 특이도 57(NR), 양성우도비 2.3, **음성우도비 0.05**, 진단정확도 질적평가 10[59]
  - 통합분석(pooled analysis): **민감도 92(87–95)**, 특이도 28(18–40), 양성우도비 2.9, **음성우도비 0.29**[60]
- 슬럼프 검사
  - **민감도 83(NR)**, 특이도 55(NR), 양성우도비 1.8, **음성우도비 0.32**, 진단정확도 질적평가 11[61]

척추관절 기능부전 이는 앉은 자세에서 신전 회전 검사로 룰아웃된다. 요추 장에서 언급했듯이, 척추관절의 기능 부전은 후전방 척추관절 놀이 검사에서 경직과 유사한 통증이 유발되었을 경우 문제로 판단한다.

- 앉은자세에서 신전–회전검사: **민감도 100(NR)**, 특이도 22(NR), 양성우도비 1.3, **음성우도비 0.0**, 진단정확도 질적평가 11[62]

천장관절 기능부전 룰아웃
(Rule Out SI Joint Dysfunction)

아래 정보는 환자가 하퇴, 발목 또는 발에 통증이 나타났을 때 천장관절이 통증의 잠재적 기여요인일 때 제안되는 특수 검사이다. 각 특수 검사의 세부 사항은 20장에서 확인할 수 있다.

- 통증유발 클러스터 검사:[63] **민감도 91(62−98)**, **특이도 83(68-96)**, **양성우도비 6.97**, **음성우도비 0.11**, 진단정확도 질적평가 13
- 대퇴 트러스트 검사: **민감도 88(64−97)**, 특이도 69(47−82), 양성우도비 2.80, **음성우도비 0.18**, 진단정확도 질적평가 12[64]

고관절 기능부전 룰아웃
(Rule Out Hip Joint Dysfunction)

고관절 가동범위 제한은 모든 운동면에서 룰아웃된다(24장 참고). 고관절 내 관절문제는 굴곡−내전−내회전 검사(flexion−adduction−internal rotation, FADDIR)로 룰아웃한다:

- 128명의 환자를 대상으로 한 4개의 연구에서 **통합된 민감도 94(88-97)**, 특이도 8(2−20), 양성우도비 1.02, **음성우도비 0.48**(MRA 진단검사기준)[65]
- 157명의 환자를 대상으로 한 2개의 연구에서 **통합된 민감도 99(94−100)**, 특이도 7(0−34), 양성우도비 1.06, **음성우도비 0.15** (관절경 진단검사기준)[65]

또한, 다른 관절과 마찬가지로 과압력을 동반하거나 동반하지 않은 AROM 검사가 필요하다. 7장에서 언급했던 하지사분위 검사와 같이 모든 운동면에서 AROM 검사를 실시하는 것은 중요하다. 요추, 천장관절 또는 고관절, 전범위 능동가동운동(통증없는 범위에서 과압력 적용)에서 완전히 문제가 없어야 한다.

민감도 검사: 무릎 (Sensitive Tests: Knee)

아래 정보는 환자가 하퇴, 발목 또는 발에 통증이 나타났을 때 무릎관절이 통증의 잠재적 기여요인일 때 제안되는 특수검사이다. 각 특수검사의 세부 사항은 25장에서 확인할 수 있다.

- 무릎골절 진단 또는 감별을 위한 Ottawa 무릎 규칙
  - 통합분석: 4,249 성인환자를 대상으로 한 6개의 연구에서 **민감도 99(93−100)**, 특이도 49(43−51), 양성우도비 1.9, **음성우도비 0.02**(방사선 진단검사기준)[66]
  - 무릎 골절 확인 및 치료사가 급성 무릎 부상 환자의 방사선 촬영 사용을 줄이기 위한 연구에서 **민감도 100(96−100)**, 특이도 52(49−55), 양성우도비 2.1, **음성우도비 0.01**[67]

심부정맥혈전 (Deep Venous Thrombosis)

심부정맥혈전에 대한 세부사항은 6장을 참고한다. 또한, 다른 관절과 마찬가지로 과압력을 동반하거나 동반하지 않은 AROM 검사가 필요하다. 하퇴, 발목과 발, 전범위 능동가동운동(통증없는 범위에서 과압력 적용)에서 완전히 문제가 없어야 한다. 이에 대한 자세한 설명은 다음 세션에서 언급한다.

움직임 검사 MOTION TESTS

움직임 검사는 정형외과 환자의 검사에서 매우 중요한 부분이다. 운동 장애는 수축성 조직과 비 수축성 조직을 구별하는 데 사용할 수 있다(9장 참고). 끝느낌, 잠재적 관절낭 패턴과 정상가동범위에 대한 평가는 치료사에게 정형외과 환자에 대한 잠재적 손상을 평가할 수 있게 한다. 능동운동가동범위, 수동운동가동범위 및 관절 놀이 평가는 관절기능부전 유무뿐만 아니라 기능 장애가 있는 운동의 정확한 양상을 결정하는 데 필요하다. 표 26.2는 하퇴, 발목과 발의 관절 가동범위와 끝느낌과 관절낭의 닫힌/열린 위치에 대한 정보이다.

표 26.2 하퇴, 발목, 발의 관절학

관절	닫힌 위치	열린 위치	관절낭 패턴	정상관절가동범위	끝느낌
후족부					
경비골 관절	최대 배측굴곡	저측굴곡	압력시 통증		
거퇴 관절	최대배측굴곡	외반과 내반 사이 10° 저측굴곡	저측굴곡>배측굴곡	저측굴곡: 30°–50° 배측굴곡: 20°	배측굴곡시 견고함; 저측굴곡시 견고하거나 단단함
거골하 관절	회외	회내	회외 > 회내, 내번 > 외번	회외(후족부 내번): 20° 회내(후족부 외번): 10°	내번은 견고함; 외번은 연부조직으로 견고하거나 종골과 족근동(sinus tarsi)으로 단단함
중족부					
중족관절	회외	중간범위	배측굴곡 > 저측굴곡		거골하관절과 동일
전족부					
족근중족관절	회외	굴곡 신전 끝범위 사이 중간	없음		견고함
중족지절관절	최대 신전	10° 신전	엄지발가락: 신전 > 굴곡 2–5번째 발가락: 없음	엄지발가락 굴곡: 45° 발가락 굴곡: 40° 엄지발가락 신전: 70° 엄지발가락 신전: 40°	모든 동작에서 견고함
지절간관절	최대 굴곡	약간 굴곡	굴곡 > 신전	엄지발가락 굴곡: 90° 발가락 굴곡: PIP 35°, DIP 60° 엄지발가락 신전: 0°도 발가락 신전: PIP 0°, DIP 30°	모든 동작에서 견고함

수동/능동가동범위 운동
(Passive and Active ROMs)

수동 부수적 움직임 검사는 관절검사에서 잠재적 관절–놀이 기능장애를 결정하는데 필수적이다. 다음 세션에서 하퇴, 발 및 발목 관절의 수동 관절 움직임에 대한 개별 구성 요소 평가에 대해 자세히 설명하겠다.

배측굴곡 가동범위 검사에 대한 측정자내 신뢰도는 충분한 근거들이 뒷받침되고 있다(보고된 능동 운동검사의 측정자내 상관계수(intraclass correlation coefficient, ICC)는 0.64에서 0.92; 수동운동검사는 ICC값이 0.74에서 0.98). 일부 근거들은 측정자간 신뢰도를 ICC 0.29에서 0.81로 보고하고 있다.[68]

중요한 임상적 핵심

중족골 관절(거주상골, 종골입방 관절)의 PROM을 수행할 때 다음 사항에 유의한다:

- 세로축(longitudinal axis)은 시상면에서의 횡단면은 15° 이고 횡단면에서의 시상면은 9° 이다.
- 세로축을 따른 움직임은 회전 동작인 내번과 외번이다.
- 경사축(oblique axis)은 시상면에서의 횡단면은 52° 이고 횡단면에서의 시상면은 57° 이다.
- 경사축을 따른 움직임은 전족부의 배측굴곡과 외전, 전족부의 저측굴곡과 내전이다.

거퇴관절 배측굴곡(TALOCRURAL DORSIFLEXION)

환자 자세 테이블 끝에 다리를 놓고 앉아 발을 내번 또는 외번한다.

치료사 자세 환자 바로 옆에 선다.

각도계 정렬 치료사는 외측과 측면에 받침점(fulcrum)을 위치시키고, 근위팔(proximal arm)을 비골외측중심선에 놓고 원위팔(distal arm)은 5번째 중족골의 외측에 평행하게 맞춘다.

움직임 치료사는 환자의 원위 경골을 치료사의 근위부 손으로 안정시키고, 원위부 손으로 환자의 발을 잡는다. 이런 다음 치료사는 환자의 발을 수동적으로 배측굴곡의 끝범위까지 이동시킨다(끝느낌은 후방관절낭과 아킬레스건의 긴장으로 견고하다). 이 움직임은 치료사의 도움없이 환자가 능동적으로 유사하게 수행할 수 있다. 능동가동범위 운동은 환자의 움직임이 의사를 결정하기 위해 PROM 전에 수행한다.

평가 치료사는 ROM의 양, 끝느낌, 움직임 질, 환자의 반응, AROM과 PROM 사이의 잠재적 차이를 평가한다.

거퇴관절 저측굴곡(TALOCRURAL PLANTARFLEXION)

환자 자세 테이블 끝에 다리를 놓고 앉아 발을 내번 또는 외번한다.

치료사 자세 환자 바로 옆에 선다.

각도계 정렬 치료사는 외측과 측면에 받침점(fulcrum)을 위치시키고, 근위팔(proximal arm)을 비골외측중심선에 놓고 원위팔(distal arm)은 5번째 중족골의 외측에 평행하게 맞춘다.

움직임 치료사는 환자의 원위 경골을 치료사의 근위부 손으로 안정시키고, 원위부 손으로 환자의 발을 잡는다. 이런 다음 치료사는 환자의 발을 수동적으로 저측굴곡의 끝범위까지 이동시킨다(끝느낌은 전방관절낭과 전방 근육 및 인대의 긴장으로 견고하다). 이 움직임은 치료사의 도움없이 환자가 능동적으로 유사하게 수행할 수 있다. 능동가동범위 운동은 환자의 움직임이 의사를 결정하기 위해 PROM 전에 수행한다.

평가 치료사는 ROM의 양, 끝느낌, 움직임 질, 환자의 반응, AROM과 PROM 사이의 잠재적 차이를 평가한다.

거퇴관절 내번(TARSAL JOINT INVERSION)

환자 자세 테이블 끝에 다리를 놓고 앉아 발을 내번 또는 외번한다.

치료사 자세 환자 바로 옆에 선다.

각도계 정렬 치료사는 발목 내과와 외과 사이 중심부위 전면에 받침점(fulcrum)을 위치시키고, 근위팔(proximal arm)을 다리과 경골조면 중심선에 놓고, 원위팔(distal arm)은 발의 2번째 중족골에 위치시킨다.

움직임 치료사는 하지의 내, 외회전을 방지하기 위해 한 손으로 환자의 원위부 다리를 잡는다. 다른 손으로는, 환자의 발을 수동적으로 저측굴곡과 내전방향으로 움직이고, 발바닥을 회외시켜, 외번의 끝범위 만든다(끝느낌은 관절낭과 인대구조의 긴장으로 견고하다). 이 동작은 환자가 유사하게 능동적으로 수행할 수 있다(치료사의 보조없이). 능동가동범위 운동은 환자의 움직임이 의사를 결정하기 위해 PROM 전에 수행한다.

평가 치료사는 ROM의 양, 끝느낌, 움직임 질, 환자의 반응, AROM과 PROM 사이의 잠재적 차이를 평가한다.

거퇴관절 외번(TARSAL JOINT EVERSION)

환자 자세 테이블 끝에 다리를 놓고 앉아 발을 내번 또는 외번한다.

치료사 자세 환자 바로 옆에 선다.

각도계 정렬 치료사는 발목 내과와 외과 사이 중심부위 전면에 받침점(fulcrum)을 위치시키고, 근위팔(proximal arm)을 다리와 경골조면 중심선에 놓고, 원위팔(distal arm)은 발의 2번째 중족골에 위치시킨다.

움직임 치료사는 하지의 내, 외회전을 방지하기 위해 한 손으로 환자의 원위부 다리를 잡는다. 다른 손으로는, 환자의 발을 수동적으로 배측굴곡과 외전방향으로 움직이고, 발바닥을 회내시켜, 외번의 끝범위를 만든다(끝느낌은 관절낭과 인대구조의 긴장으로 견고하다). 이 동작은 환자가 유사하게 능동적으로 수행할 수 있다(치료사의 보조없이). 능동가동범위 운동은 환자의 움직임이 의사를 결정하기 위해 PROM 전에 수행한다.

평가 치료사는 ROM의 양, 끝느낌, 움직임 질, 환자의 반응, AROM과 PROM 사이의 잠재적 차이를 평가한다.

거골하 관절(후족부) 내번(SUBTALAR JOINT(REARFOOT) INVERSION)

환자 자세 테이블에 엎드려, 고관절과 무릎을 중립에 위치하고 테이블 끝에 발을 놓는다.

치료사 자세 환자 바로 옆에 선다.

각도계 정렬 치료사는 발목 내측과와 외측과 중간 발목관절 후면에 받침대를 위치하고, 근위팔은 하퇴 후부 중심선에, 원위팔은 종골 후부의 정중선에 놓는다.

움직임 치료사는 한 손으로 원위부 종골과 비골을 안정화한다. 다른 손으로는, 치료사는 환자의 종골을 내전과 회외방향으로 회전시키고, 내번의 끝범위를 만든다(끝느낌은 외측관절낭과 인대의 긴장으로 견고하다). 이 동작은 환자가 유사하게 능동적으로 수행할 수 있다(치료사의 보조없이).

능동가동범위 운동은 환자의 움직임이 의사를 결정하기 위해 PROM 전에 수행한다.

평가 치료사는 ROM의 양, 끝느낌, 움직임 질, 환자의 반응, AROM과 PROM 사이의 잠재적 차이를 평가한다.

거골하 관절(후족부) 외번(SUBTALAR JOINT(REARFOOT) EVERSION)

환자 자세 테이블에 엎드려, 고관절과 무릎을 중립에 위치하고 테이블 끝에 발을 놓는다.

치료사 자세 환자 바로 옆에 선다.

각도계 정렬 치료사는 발목 내측과와 외측과 중간 발목관절 후면에 받침대를 위치하고, 근위팔은 하퇴 후부 중심선에, 원위팔은 종골 후부의 정중선에 놓는다.

움직임 치료사는 한 손으로 원위부 종골과 비골을 안정화한다. 다른 손으로는, 치료사는 환자의 종골을 외전과 회내방향으로 회전시키고, 내번의 끝범위를 만든다(끝느낌은 외측관절낭과 인대의 긴장으로 견고하다). 이 동작은 환자가 유사하게 능동적으로 수행할 수 있다(치료사의 보조없이). 능동가동범위 운동은 환자의 움직임이 의사를 결정하기 위해 PROM 전에 수행한다.

평가 치료사는 ROM의 양, 끝느낌, 움직임 질, 환자의 반응, AROM과 PROM 사이의 잠재적 차이를 평가한다.

중족지 관절 굴곡(METATARSOPHALANGEAL JOINT FLEXION)

환자 자세 바로 눕거나 앉은 상태에서, 발을 중립에서 배측굴곡 또는 저측굴곡 및 내번 또는 외번한다.

치료사 자세 환자 바로 옆에 선다.

각도계 정렬 치료사는 MTP 관절 전면에 받침대를 위치하고, 근위팔은 첫 번째 중족골 중심선에, 원위팔은 첫 번째 발가락 근위지절 중심선에 놓는다. 발가락 각도계가 없으며, 치료사는 받침대로 MTP 관절 내측면에 작은 각도계를 사용할 수 있다.

움직임 치료사는 한 손으로 1번째 중족골을 안정화하고 다른 손으로는, 수동적으로 엄지발가락을 끝범위까지 굴곡시킨다(또는 아래방향으로, 지절골의 굴곡을 피하기 위해). 이 동작은 환자가 유사하게 능동적으로 수행할 수 있다(치료사의 보조없이). 능동가동범위 운동은 환자의 움직임이 의사를 결정하기 위해 PROM 전에 수행한다.

평가 치료사는 ROM의 양, 끝느낌, 움직임 질, 환자의 반응, AROM과 PROM 사이의 잠재적 차이를 평가한다.

중족지 관절 신전(METATARSOPHALANGEAL JOINT EXTENSION)

환자 자세 바로 눕거나 앉은 상태에서, 발을 중립에서 배측굴곡 또는 저측굴곡 및 내번 또는 외번한다.

치료사 자세 환자 바로 옆에 선다.

각도계 정렬 치료사는 MTP 관절 전면에 받침대를 위치하고, 근위팔은 첫 번째 중족골 중심선에, 원위팔은 첫 번째 발가락 근위지절 중심선에 놓는다. 발가락 각도계가 없으며, 치료사는 받침대로 MTP 관절 내측면에 작은 각도계를 사용할 수 있다.

움직임 치료사는 한 손으로 1번째 중족골을 안정화하고 다른 손으로는, 수동적으로 엄지발가락을 끝범위까지 신전시킨다(또는 위방향으로, 지절골의 신전을 피하기 위해). 이 동작은 환자가 유사하게 능동적으로 수행할 수 있다(치료사의 보조없이). 능동가동범위 운동은 환자의 움직임이 의사를 결정하기 위해 PROM 전에 수행한다.

평가 치료사는 ROM의 양, 끝느낌, 움직임 질, 환자의 반응, AROM과 PROM 사이의 잠재적 차이를 평가한다.

중족지 관절 외전(METATARSOPHALANGEAL JOINT ABDUCTION)

환자 자세 바로 눕거나 앉은 상태에서, 발을 중립에서 배측굴곡 또는 저측굴곡 및 내번 또는 외번한다.

치료사 자세 환자 바로 옆에 선다.

각도계 정렬 치료사는 MTP 관절 전면에 받침대를 위치하고, 근위팔은 첫 번째 중족골 전면 중심선에, 원위팔은 근위지절골 전면 중심선에 놓는다.

움직임 치료사는 한 손으로 1번째 중족골을 안정화하고 다른 손으로는, 수동적으로 엄지발가락을 외측방향(외전)의 끝범위(관절낭과 외측 인대의 긴장으로 견고한 끝느낌)까지 벌린다. 이 동작은 환자가 유사하게 능동적으로 수행할 수 있다(치료사의 보조없이). 능동가동범위 운동은 환자의 움직임이 의사를 결정하기 위해 PROM 전에 수행한다.

평가 치료사는 ROM의 양, 끝느낌, 움직임 질, 환자의 반응, AROM과 PROM 사이의 잠재적 차이를 평가한다.

지절간 관절 동작(INTERPHALANGEAL JOINT MOTIONS)

측정 시 손가락 또는 발가락 각도계를 사용한다.

환자 자세 바로 눕거나 앉은 상태에서, 발을 중립에서 배측굴곡 또는 저측굴곡 및 내번 또는 외번한다.

치료사 자세 환자 바로 옆에 선다.

각도계 정렬 치료사는 평가할 관절 전면에 받침대를 위치하고, 근위팔은 관절의 근위부 뼈의 전면에, 원위팔은 관절의 원위부 뼈의 전면에 놓는다.

움직임 치료사는 한 손으로 환자의 관절 근위발을 안정화하고 다른 손으로는, 뼈를 관절의 원위부로 굴곡의 끝범위(끝느낌은 관절낭과 연부조직 긴장으로 견고함)까지 이동한다. 이 동작은 환자가 유사하게 능동적으로 수행할 수 있다(치료사의 보조없이). 능동가동범위 운동은 환자의 움직임이 의사를 결정하기 위해 PROM 전에 수행한다.

평가 치료사는 ROM의 양, 끝느낌, 움직임 질, 환자의 반응, AROM과 PROM 사이의 잠재적 차이를 평가한다.

수동 부수적 움직임

(passive accessories)

수동 부수적 움직임 평가는 관절 내 잠재적 관절-놀이 기능장애를 결정하는데 필수적인 검사이다. 아래에 하퇴, 발목과 발의 수동관절움직임의 세부 평가요소들을 설명하였다.

근위 경비골 관절 후방활주(PROXIMAL TIBIOFIBULAR JOINT POSTERIOR GLIDE)

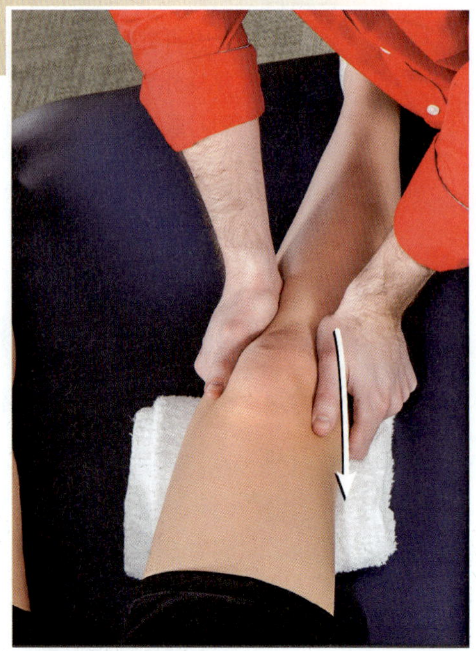

그림 26.19

환자 자세 테이블에 바로누워 이완을 위해 무릎을 약간 굴곡시킨다.

치료사 자세 평가할 다리 쪽으로 바라보고 선다.

안정화 테이블에 놓인 환자의 신체는 안정화 역할을 한다. 치료사의 고정손(그림에서 오른손)은 근위경골내측(전면)에 놓는다.

힘의 움직임과 방향 치료사의 평가손(그림에서 왼손)은 비골두의 전면에 위치한다. 평가손을 사용하여, 관절면을 따라 비골을 후방으로 활주한다.

평가 평가는 관절 놀이/수동 부수적 움직임을 위한 것이며, 환자의 반응과 끝느낌으로 한다. 동반된 통증 재현은 기능부전을 나타낸다. 동반된 통증이 재현될 경우, 관절기능장애 또는 끝느낌 장애를 유발할 수 있다.

근위 경비골 관절 전방활주(PROXIMAL TIBIOFIBULAR JOINT ANTERIOR GLIDE)

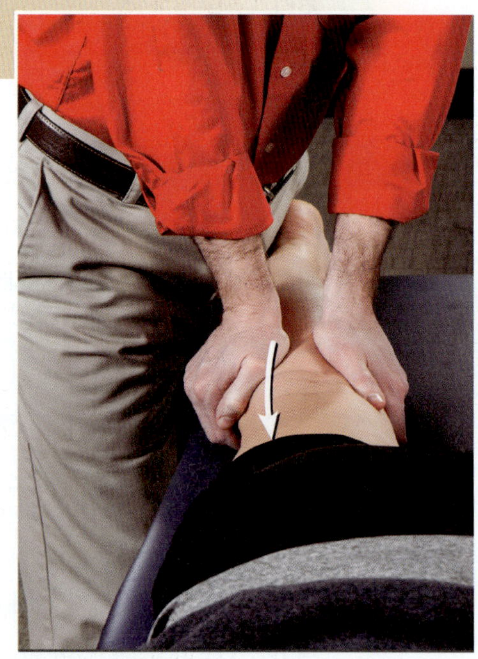

그림 26.20

환자 자세 테이블에 엎드려 눕고 이완을 위해 무릎을 약간 굴곡시킨다.

치료사 자세 평가할 다리 쪽으로 바라보고 선다.

안정화 테이블에 놓인 환자의 신체는 안정화 역할을 한다. 치료사의 고정손(그림에서 왼손)은 근위경골내측(후면)에 놓는다.

힘의 움직임과 방향 치료사의 평가손(그림에서 오른손)은 비골두의 후면에 위치한다. 치료사는 관절면을 따라 전방으로 비골두 활주를 위해 평가할 손을 적용한다.

평가 평가는 관절 놀이/수동 부수적 움직임을 위한 것이며, 환자의 반응과 끝느낌으로 한다. 동반된 통증 재현은 기능부전을 나타낸다. 동반된 통증이 재현될 경우, 관절기능장애 또는 끝느낌 장애를 유발할 수 있다.

원위 경비골 관절 후방활주(DISTAL TIBIOFIBULAR JOINT POSTERIOR GLIDE)

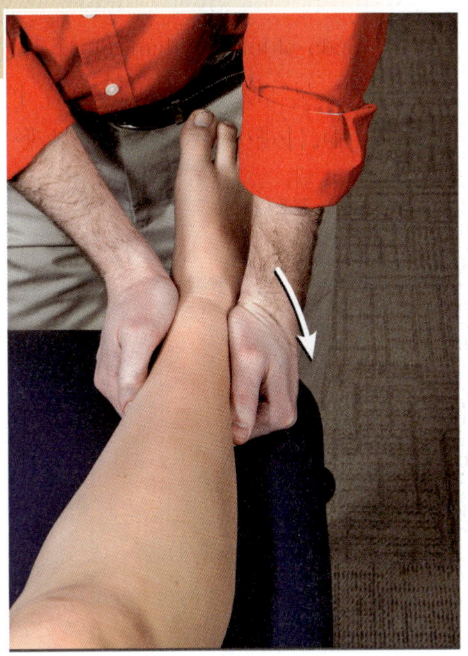

그림 26.21

환자 자세 테이블에 바로누워 평가할 무릎을 이완을 목적으로 약간 굴곡하고 반대 다리는 치료사의 편의를 위해 구부린다.

치료사 자세 환자의 평가할 발목을 향해 선다.

안정화 테이블에 지지한 환자의 나머지 신체가 안정화 역할을 한다. 치료사의 고정손(그림에서 오른손)은 근위경골내측(전면)에 놓는다.

힘의 움직임과 방향 치료사의 평가손의 첨부는(그림에서 오른손)은 원위비골의 전면에 위치한다. 평가손을 사용하여 치료사는 비골의 관절면을 따라 비골을 후방으로 활주한다.

평가 평가는 관절 놀이/수동 부수적 움직임을 위한 것이며, 환자의 반응과 끝느낌으로 한다. 동반된 통증 재현은 기능부전을 나타낸다. 동반된 통증이 재현될 경우, 관절기능장애 또는 끝느낌 장애를 유발할 수 있다.

원위 경비골 관절 전방활주 (DISTAL TIBIOFIBULAR ANTERIOR GLIDE)

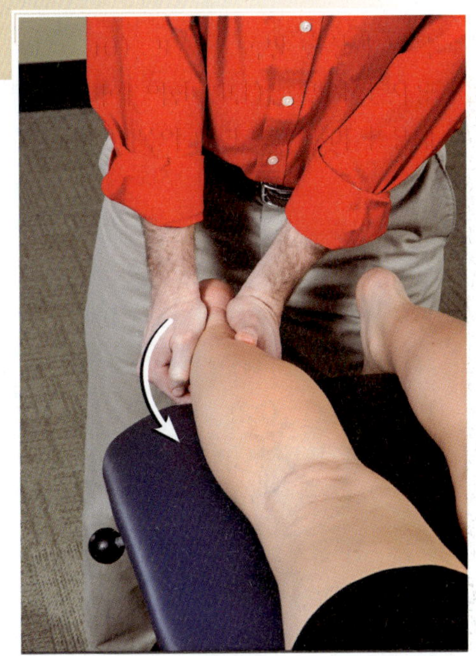

그림 26.22

환자 자세 테이블에 엎드려 눕는다.

치료사 자세 환자의 평가할 발목을 향해 선다.

안정화 테이블에 지지한 환자의 나머지 신체가 안정화 역할을 한다. 치료사의 고정손(그림에서 왼손)은 원위경골내측(후면)에 놓는다.

힘의 움직임과 방향 치료사의 평가손의 첨부는(그림에서 오른손)은 원위비골의 후면에 위치한다. 평가손을 사용하여 치료사는 비골의 관절면을 따라 비골을 전방으로 활주한다.

원위 경비골 관절 상방활주(DISTAL TIBIOFIBULAR SUPERIOR GLIDE)

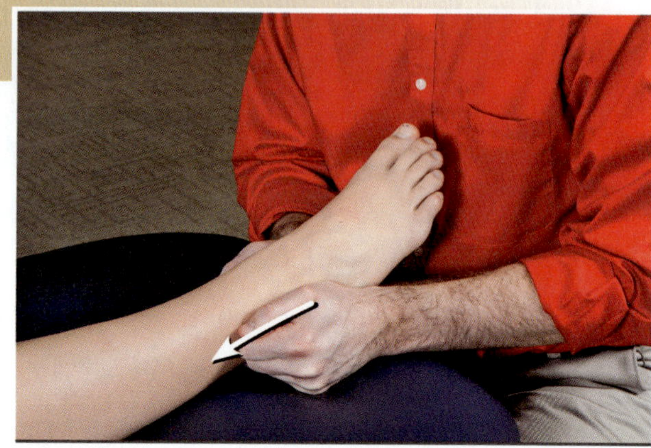
그림 26.23

환자 자세 테이블에 바로 눕고, 반대쪽 무릎은 원하는 만큼 구부린다.

치료사 자세 환자의 평가할 발목의 원위부 끝에 환자를 바라보고 앉는다.

안정화 테이블에 지지한 환자의 나머지 신체가 안정화 역할을 한다. 치료사의 고정손(그림에서 오른손)은 원위경골(하방)에 놓는다.

힘의 움직임과 방향 치료사의 평가손의 첨부는(그림에서 왼손)은 원위비골의 하면에 위치한다. 평가손을 사용하여 치료사는 비골의 관절면을 따라 비골을 상방으로 활주한다.

평가 평가는 관절 놀이/수동 부수적 움직임을 위한 것이며, 환자의 반응과 끝느낌으로 한다. 동반된 통증 재현은 기능부전을 나타낸다. 동반된 통증이 재현될 경우, 관절기능장애 또는 끝느낌 장애를 유발할 수 있다.

거퇴관절 견인(TALOCRURAL JOINT DISTRACTION)

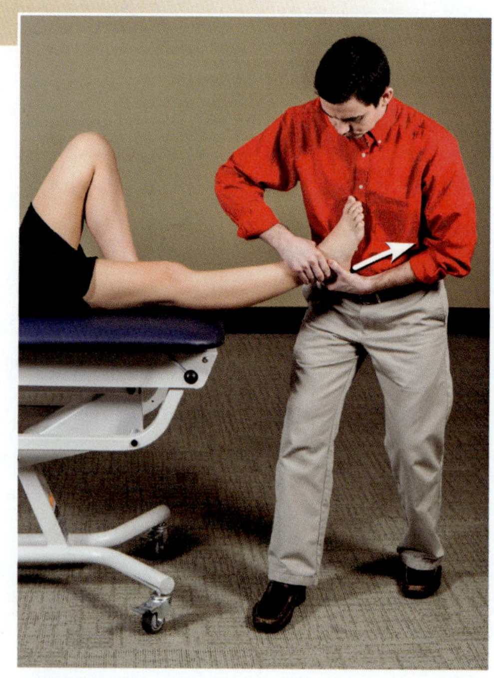
그림 26.24

환자 자세 테이블에 바로 눕는다.

치료사 자세 환자의 평가할 발목 앞에 선다.

안정화 테이블에 지지한 환자의 나머지 신체가 안정화 역할을 한다. 치료사는 한손(그림에서 오른손)을 거골의 전면을 가로지러 잡고, 다른손(그림에서 왼손)으로, 종골 근위부 후면을 직접적으로 잡는다.

힘의 움직임과 방향 다리의 긴 축에 맞추어 팔을 유지하면서 치료사는 관절로부터 멀어지도록 거골을 원위방향으로 견인한다. 치료사는 원위 경골과 비골로부터 거골을 하방으로 직접 견인한다.

평가 평가는 관절 놀이/수동 부수적 움직임을 위한 것이며, 환자의 반응과 끝느낌으로 한다. 동반된 통증 재현은 기능부전을 나타낸다. 동반된 통증이 재현될 경우, 관절기능장애 또는 끝느낌 장애를 유발할 수 있다.

거퇴관절 후방활주 (TALOCRURAL JOINT POSTERIOR GLIDE)

영상 26.25 인터넷 지원으로 이 검사의 평가 방법을 볼 수 있다.

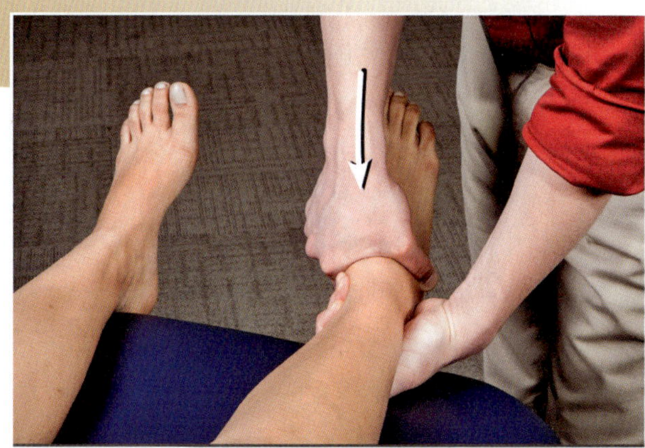

그림 26.25

환자 자세 테이블에 바로 눕는다.

치료사 자세 평가할 환자 발목 앞에 바로 선다.

안정화 테이블에 지지한 환자의 나머지 신체가 안정화 역할을 한다. 치료사의 안정화 손(그림에서 왼손)을 원위 경비골 후면에 위치한다.

힘의 움직임과 방향 치료사의 평가손(그림에서 오른손)의 엄지와 검지 사이의 웹 스페이스(web space)를 거골전면에 위치시킨다. 평가할 손을 이용하여, 치료사는 관절면을 따라 거골을 후방으로 활주한다.

평가 평가는 관절 놀이/수동 부수적 움직임을 위한 것이며, 환자의 반응과 끝느낌으로 한다. 동반된 통증 재현은 기능부전을 나타낸다. 동반된 통증이 재현될 경우, 관절기능장애 또는 끝느낌 장애를 유발할 수 있다.

거퇴관절 전방활주 (TALOCRURAL JOINT ANTERIOR GLIDE)

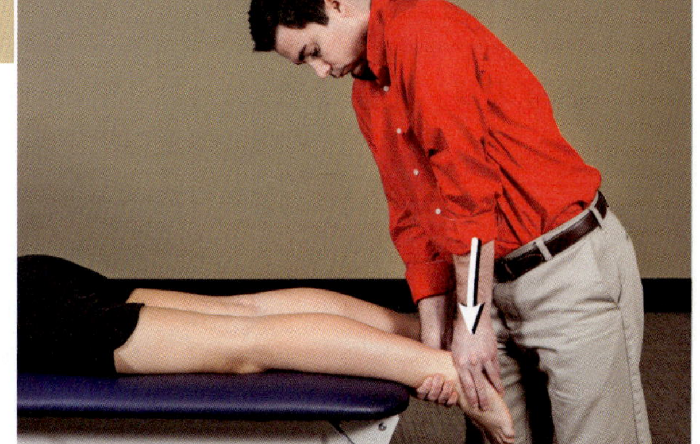

그림 26.26

환자 자세 엎드려 누운자세에서, 치료사의 편의를 위해 원위 경비골을 테이블 위에 놓는다.

치료사 자세 환자의 평가할 발목 앞에 선다.

안정화 테이블에 지지한 환자의 나머지 신체가 안정화 역할을 한다. 치료사의 안정화 손(그림에서 오른손)을 원위 경비골 전면에 위치한다.

힘의 움직임과 방향 치료사의 평가손(그림에서 왼손)의 엄지와 검지 사이의 웹 스페이스(web space)를 거골후면에 위치시킨다. 평가할 손을 사용하여, 치료사는 관절면을 따라 거골을 전방으로 활주한다.

평가 평가는 관절 놀이/수동 부수적 움직임을 위한 것이며, 환자의 반응과 끝느낌으로 한다. 동반된 통증 재현은 기능부전을 나타낸다. 동반된 통증이 재현될 경우, 관절기능장애 또는 끝느낌 장애를 유발할 수 있다.

거골하관절 견인 (SUBTALAR JOINT DISTRACTION)

환자 자세 엎드려 누운자세에서, 치료사의 편의를 위해 원위 경비골을 테이블 위에 놓는다.

치료사 자세 환자의 평가할 발목 끝에 앉는다.

안정화 테이블에 지지한 환자의 나머지 신체가 안정화 역할을 한다. 치료사의 안정화 손(그림에서 왼손)을 거골 전면원위부에 웹 스페이스를 사용하여 고정한다.

그림 26.27

힘의 움직임과 방향 치료사의 평가손(그림에서 오른손)은 손의 척골측을 환자 종골의 후부에 위치시킨다. 치료사는 자신의 안정화 손을 거골의 안정화를 유지하는데 사용하는 반면, 평가손은 종골을 하방 원위부로 활주한다.

평가 평가는 관절 놀이/수동 부수적 움직임을 위한 것이며, 환자의 반응과 끝느낌으로 한다. 동반된 통증 재현은 기능부전을 나타낸다. 동반된 통증이 재현될 경우, 관절기능장애 또는 끝느낌 장애를 유발할 수 있다.

거골하관절 외측활주(종골 내번 기울임) (SUBTALAR JOINT LATERAL GLIDE (CALCANEUS VA RUS TILT))

환자 자세 테이블에 옆으로 누워, 다리의 내측면이 천장을 향하게 하고 반대쪽 무릎을 구부려 치료사의 자세를 돕는다.

치료사 자세 환자의 평가할 다리 쪽으로 바로 선다.

안정화 테이블에 지지한 환자의 나머지 신체가 안정화 역할을 한다. 치료사의 안정화 손(그림에서 오른손)을 웹 스페이스와 엄지와 검지를 사용하여 거골을 고정한다.

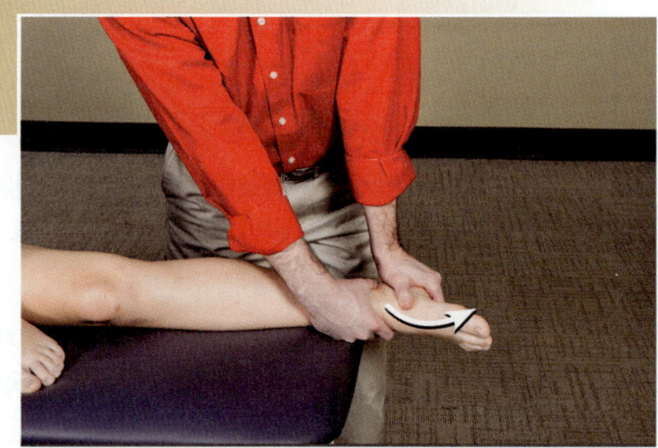

그림 26.28

힘의 움직임과 방향 치료사의 평가손(그림에서 왼손)은 종골의 상-내측면 위에 손을 위치시킨다. 치료사는 자신의 안정화 손을 거골의 안정화를 유지하는데 사용하는 반면, 평가손은 종골의 상부에 놓고 종골의 외측 및 하방으로 동시에 내리면서 내번방향으로 활주한다.

평가 평가는 관절 놀이/수동 부수적 움직임을 위한 것이며, 환자의 반응과 끝느낌으로 한다. 동반된 통증 재현은 기능부전을 나타낸다. 동반된 통증이 재현될 경우, 관절기능장애 또는 끝느낌 장애를 유발할 수 있다.

거골하관절 외측활주(종골 외번 기울임) (SUBTALAR JOINT MEDIAL GLIDE (CALCANEUS VALGUS TILT))

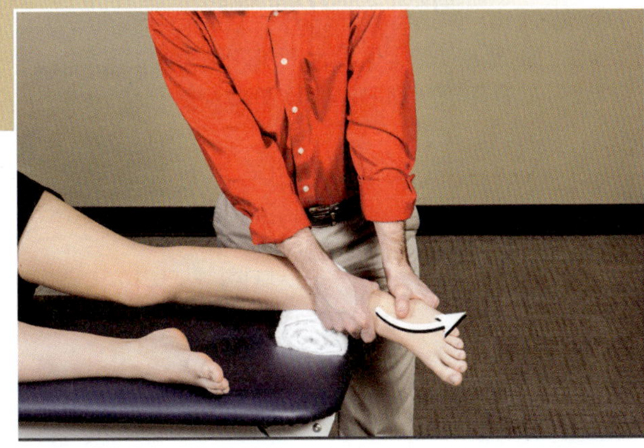

그림 26.29

환자 자세 테이블에 옆으로 누워, 다리의 바깥면이 천장을 향하게 하고 반대쪽 무릎을 구부려 치료사의 자세를 돕는다. 그림에서와 같이 수건을 사용할 수도 있다.

치료사 자세 환자의 평가할 다리 쪽으로 바로 선다.

안정화 테이블에 지지한 환자의 나머지 신체가 안정화 역할을 한다. 치료사의 안정화 손(그림에서 오른손)을 웹 스페이스와 엄지와 검지를 사용하여 거골을 고정한다.

힘의 움직임과 방향 치료사의 평가손(그림에서 왼손)은 종골의 상-외측면 위에 손을 위치시킨다. 치료사는 자신의 안정화 손을 거골의 안정화를 유지하는데 사용하는 반면, 평가손은 종골의 상부에 놓고 종골의 내측 및 하방으로 동시에 내리면서 외번방향으로 활주한다.

평가 평가는 관절 놀이/수동 부수적 움직임을 위한 것이며, 환자의 반응과 끝느낌으로 한다. 동반된 통증 재현은 기능부전을 나타낸다. 동반된 통증이 재현될 경우, 관절기능장애 또는 끝느낌 장애를 유발할 수 있다.

거주상골관절 전방활주(주상골 배측) (TALONAVICULAR JOINT ANTERIOR (NAVICULAR DORSAL) GLIDE)

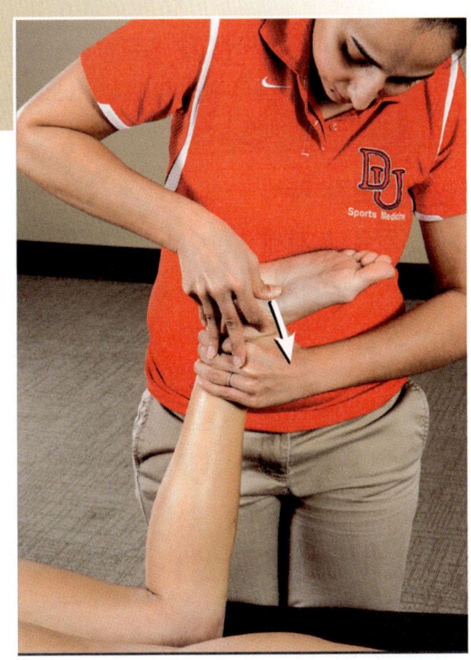

그림 26.30

환자 자세 테이블에 엎드려 누워 무릎을 90° 굴곡한다.

치료사 자세 환자의 평가할 다리 쪽에 선다.

안정화 테이블에 지지한 환자의 나머지 신체가 안정화 역할을 한다. 치료사의 안정화 손(그림에서 왼손)을 웹 스페이스로 거골 목 부위를 고정한다.

힘의 움직임과 방향 치료사의 평가손(그림에서 오른손)을 주상골의 후면에 위치시키고, 그들의 엄지와 검지로 전면을 잡는다. 치료사는 안정화 손을 거골을 유지하는데 사용하고 평가손으로 주상골을 전방으로 활주시킨다.

평가 평가는 관절 놀이/수동 부수적 움직임을 위한 것이며, 환자의 반응과 끝느낌으로 한다. 동반된 통증 재현은 기능부전을 나타낸다. 동반된 통증이 재현될 경우, 관절기능장애 또는 끝느낌 장애를 유발할 수 있다.

거주상골관절 후방활주(주상골 저측) (TALONAVICULAR JOINT POSTERIOR (NAVICULAR PLANTAR) GLIDE)

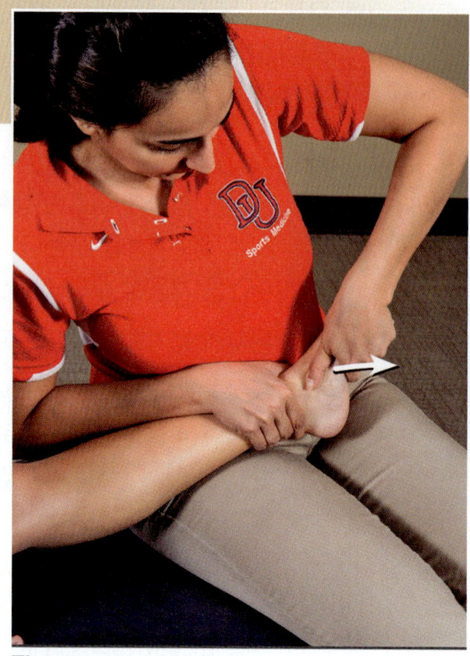

그림 26.31

환자 자세 테이블에 바로 눕는다.

치료사 자세 환자의 평가할 발목을 향해 앉는다.

안정화 테이블에 지지한 환자의 나머지 신체가 안정화 역할을 한다. 환자의 다리를 치료사의 체간에 위치함으로써 추가적인 안정화를 얻을 수 있다. 치료사의 안정화 손(그림에서 오른손)은 그들의 웹 스페이스로 거골 목 부위를 고정한다.

힘의 움직임과 방향 치료사의 평가손(그림에서 왼손)을 주상골의 전면에 위치시키고, 그들의 엄지와 검지로 후면을 잡는다. 치료사는 안정화 손을 거골을 유지하는데 사용하고 평가손으로 주상골을 후방으로 활주시킨다.

평가 평가는 관절 놀이/수동 부수적 움직임을 위한 것이며, 환자의 반응과 끝느낌으로 한다. 동반된 통증 재현은 기능부전을 나타낸다. 동반된 통증이 재현될 경우, 관절기능장애 또는 끝느낌 장애를 유발할 수 있다.

종골입방관절 전방활주(입방골 배측) (CALCANEOCUBOID JOINT ANTERIOR (CUBOID DORSAL) GLIDE)

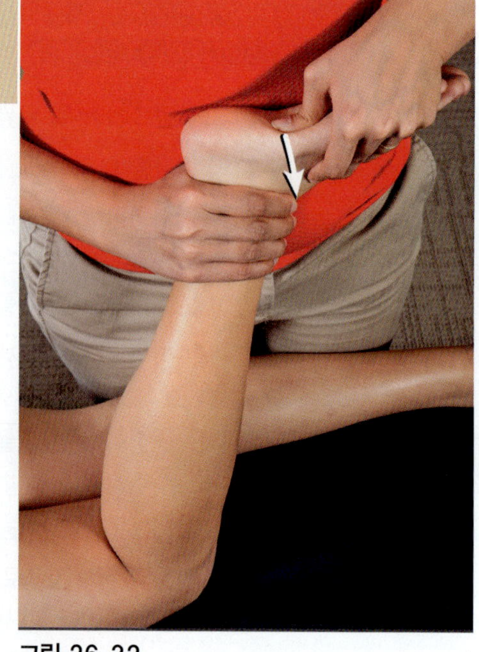

그림 26.32

환자 자세 테이블에 엎드려 누워 무릎을 90° 굴곡한다.

치료사 자세 환자의 평가할 다리 쪽에 선다.

안정화 테이블에 지지한 환자의 나머지 신체가 안정화 역할을 한다. 환자의 다리를 치료사의 체간에 위치함으로써 추가적인 안정화를 얻을 수 있다. 치료사의 안정화 손(그림에서 오른손)은 그들의 웹 스페이스로 종골을 고정한다.

힘의 움직임과 방향 치료사의 평가손(그림에서 왼손)을 입방골의 후면에 위치시키고, 그들의 엄지와 검지로 전면을 잡는다. 치료사는 안정화 손을 종골을 유지하는데 사용하고 평가손으로 입방골을 전방으로 활주시킨다.

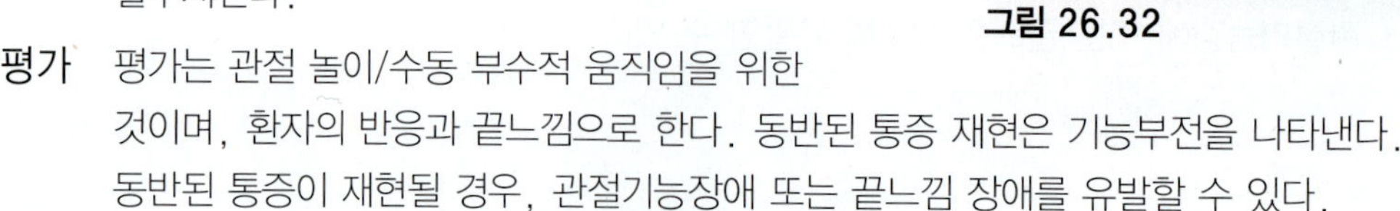

평가 평가는 관절 놀이/수동 부수적 움직임을 위한 것이며, 환자의 반응과 끝느낌으로 한다. 동반된 통증 재현은 기능부전을 나타낸다. 동반된 통증이 재현될 경우, 관절기능장애 또는 끝느낌 장애를 유발할 수 있다.

종골입방관절 후방활주(입방골 저측) (CALCANEOCUBOID JOINT POSTERIOR (CUBOID PLANTAR) GLIDE)

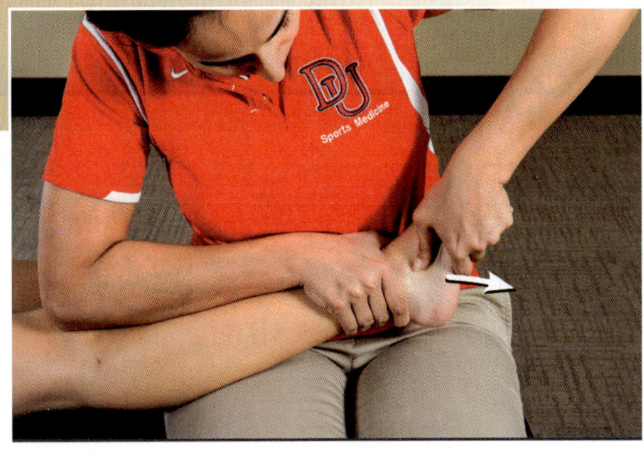

그림 26.33

환자 자세 테이블에 바로 눕는다.

치료사 자세 환자의 평가할 발목을 향해 앉는다.

안정화 테이블에 지지한 환자의 나머지 신체가 안정화 역할을 한다. 환자의 다리를 치료사의 체간에 위치함으로써 추가적인 안정화를 얻을 수 있다. 치료사의 안정화 손(그림에서 오른손)은 종골을 잡는다.

힘의 움직임과 방향 치료사의 평가손의 엄지를 입방골의 전면에 입방골의 후부에 검지를 위치시킨다. 치료사는 안정화 손을 종골을 유지하는데 사용하고 평가손으로 입방골을 후방으로 활주시킨다.

평가 평가는 관절 놀이/수동 부수적 움직임을 위한 것이며, 환자의 반응과 끝느낌으로 한다. 동반된 통증 재현은 기능부전을 나타낸다. 동반된 통증이 재현될 경우, 관절기능장애 또는 끝느낌 장애를 유발할 수 있다.

족근중족관절 전방활주(배측) (TA RSOMETATARSAL JOINT ANTERIOR (DORSAL) GLIDE)

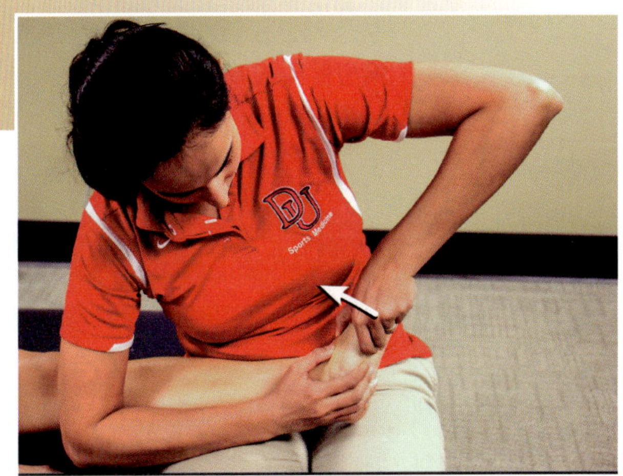

그림 26.34

환자 자세 테이블에 바로 누워 치료사의 편의를 위해 발목을 치료사의 다리에 놓는다.

치료사 자세 환자의 발목을 그들의 다리위에 놓고 앉는다.

안정화 테이블에 지지한 환자의 나머지 신체가 안정화 역할을 한다. 환자의 다리를 치료사의 체간이나 다리에 위치함으로써 추가적인 안정화를 얻을 수 있다. 치료사의 안정화 손(그림에서 오른손)은 족근골을 잡고 엄지는 전면에 검지로는 후면을 잡는다.

힘의 움직임과 방향 치료사의 평가손(그림에서 왼손)은 그들의 엄지로 중족골의 전면에 검지로는 중족골의 후면을 잡는다. 치료사는 안정화 손을 족근골을 유지하는데 사용하고 평가손으로 첫 번째 중족골을 잡고 1번째 입방골 위해서 전방으로 활주하고, 2번째 입방골 위에서 두 번째 중족골이, 세 번째 입방골위에서 세 번째 중족골이 전방으로 활주되게 하며, 입방골 위에서 4,5번째 중족골을 전방으로 활주시킨다.

평가 평가는 관절 놀이/수동 부수적 움직임을 위한 것이며, 환자의 반응과 끝느낌으로 한다. 동반된 통증 재현은 기능부전을 나타낸다. 동반된 통증이 재현될 경우, 관절기능장애 또는 끝느낌 장애를 유발할 수 있다.

족근중족관절 후방활주(저측) (TA RSOMETATARSAL JOINT POSTERIOR (PLANTAR) GLIDE)

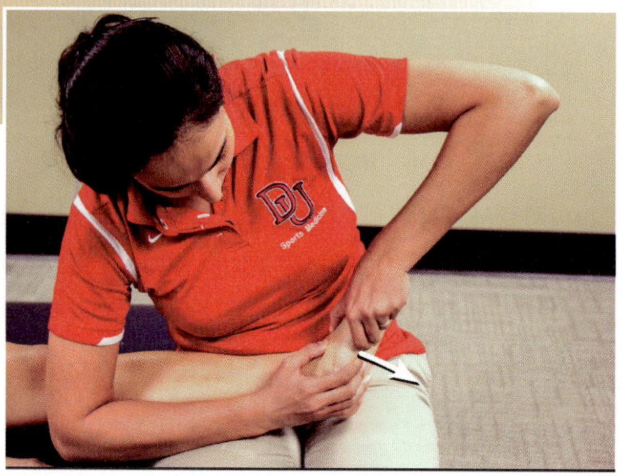

그림 26.35

환자 자세 테이블에 바로 누워 치료사의 편의를 위해 발목을 치료사의 다리에 놓는다.

치료사 자세 환자의 발목을 그들의 다리위에 놓고 앉는다.

안정화 테이블에 지지한 환자의 나머지 신체가 안정화 역할을 한다. 환자의 다리를 치료사의 체간이나 다리에 위치함으로써 추가적인 안정화를 얻을 수 있다. 치료사의 안정화 손(그림에서 오른손)은 족근골을 잡고 엄지는 전면에 검지로는 후면을 잡는다.

힘의 움직임과 방향 치료사의 평가손(그림에서 왼손)은 그들의 엄지로 중족골의 전면에 검지로는 중족골의 후면을 잡는다. 치료사는 안정화 손을 족근골을 유지하는데 사용하고 평가손으로 첫 번째 중족골을 잡고 1번째 입방골 위해서 후방으로 활주하고, 2번째 입방골 위에서 두 번째 중족골이, 세 번째 입방골위에서 세 번째 중족골이 후방으로 활주되게 하며, 입방골 위에서 4,5번째 중족골을 후방으로 활주시킨다.

평가 평가는 관절 놀이/수동 부수적 움직임을 위한 것이며, 환자의 반응과 끝느낌으로 한다. 동반된 통증 재현은 기능부전을 나타낸다. 동반된 통증이 재현될 경우, 관절기능장애 또는 끝느낌 장애를 유발할 수 있다.

중족지관절 전방활주(배측) (METATARSOPHALANGEAL JOINT ANTERIOR (DORSAL) GLIDE)

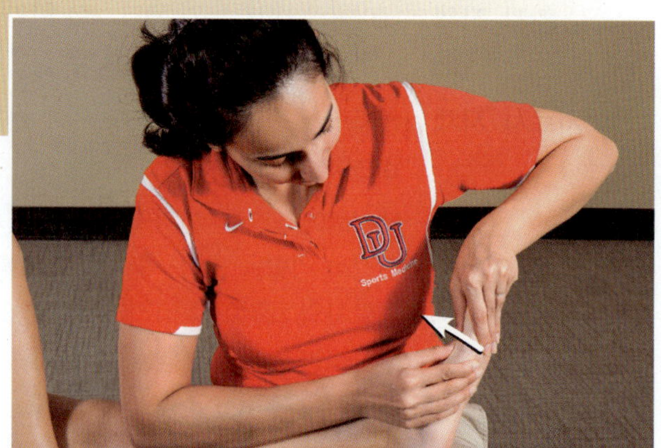

그림 26.36

환자 자세 테이블에 바로 누워 치료사의 편의를 위해 발목을 치료사의 다리에 놓는다.

치료사 자세 환자의 발목을 그들의 다리위에 놓고 앉는다.

안정화 테이블에 지지한 환자의 나머지 신체가 안정화 역할을 한다. 환자의 다리를 치료사의 체간이나 다리에 위치함으로써 추가적인 안정화를 얻을 수 있다. 치료사의 안정화 손(그림에서 오른손)은 중족골을 잡고 엄지는 전면에 검지로는 후면을 잡는다.

힘의 움직임과 방향 치료사의 평가손(그림에서 왼손)은 그들의 엄지로 근위 지절골의 전면에 검지로는 후면을 잡는다. 치료사는 안정화 손을 중족골을 유지하는데 사용하고 평가손으로 지절골을 중족골 위에서 전방으로 활주시킨다.

평가 평가는 관절 놀이/수동 부수적 움직임을 위한 것이며, 환자의 반응과 끝느낌으로 한다. 동반된 통증 재현은 기능부전을 나타낸다. 동반된 통증이 재현될 경우, 관절기능장애 또는 끝느낌 장애를 유발할 수 있다.

중족지관절 후방활주(저측) (METATARSOPHALANGEAL JOINT POSTERIOR (PLANTAR) GLIDE)

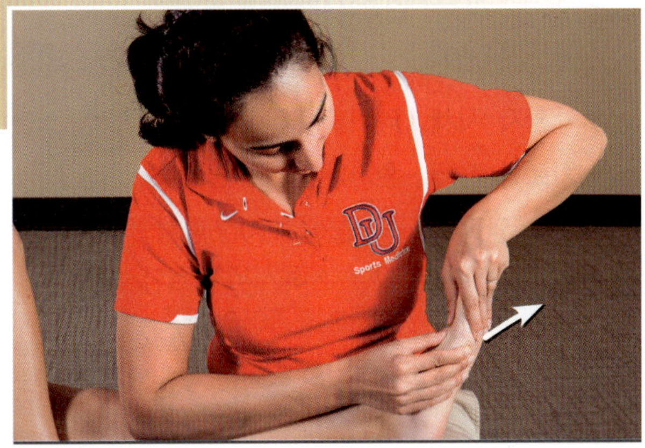

그림 26.37

환자 자세 테이블에 바로 누워 치료사의 편의를 위해 발목을 치료사의 다리에 놓는다.

치료사 자세 환자의 발목을 그들의 다리위에 놓고 앉는다.

안정화 테이블에 지지한 환자의 나머지 신체가 안정화 역할을 한다. 환자의 다리를 치료사의 체간이나 다리에 위치함으로써 추가적인 안정화를 얻을 수 있다. 치료사의 안정화 손(그림에서 오른손)은 중족골을 잡고 엄지는 전면에 검지로는 후면을 잡는다.

힘의 움직임과 방향 치료사의 평가손 (그림에서 왼손)은 그들의 엄지로 근위 지절골의 전면에 검지로는 후면을 잡는다. 치료사는 안정화 손을 중족골을 유지하는데 사용하고 평가손으로 지절골을 중족골 위에서 후방으로 활주시킨다.

평가 평가는 관절 놀이/수동 부수적 움직임을 위한 것이며, 환자의 반응과 끝느낌으로 한다. 동반된 통증 재현은 기능부전을 나타낸다. 동반된 통증이 재현될 경우, 관절기능장애 또는 끝느낌 장애를 유발할 수 있다.

중족지관절 내측활주 (METATARSOPHALANGEAL JOINT MEDIAL GLIDE)

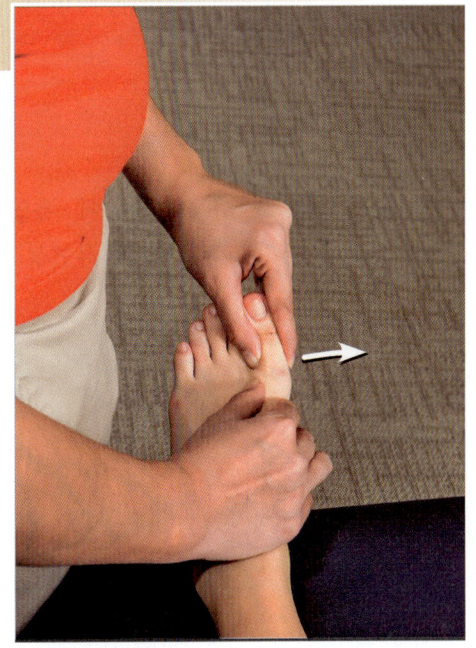
그림 26.38

환자 자세 테이블 위에 바로 눕는다.

치료사 자세 환자의 평가할 발 옆에 선다.

안정화 테이블에 지지한 환자의 나머지 신체가 안정화 역할을 한다. 치료사의 안정화 손(그림에서 오른손)은 그들의 엄지로 중족골의 외측부를, 검지로는 내측부를 잡는다.

힘의 움직임과 방향 치료사의 평가손(그림에서 왼손)은 그들의 엄지로 근위 지절골의 외측면에 검지로는 내측면을 잡는다. 치료사는 안정화 손을 중족골을 유지하는데 사용하고 평가손으로 지절골을 중족골 위에서 내측 방향으로 활주시킨다.

평가 평가는 관절 놀이/수동 부수적 움직임을 위한 것이며, 환자의 반응과 끝느낌으로 한다. 동반된 통증 재현은 기능부전을 나타낸다. 동반된 통증이 재현될 경우, 관절기능장애 또는 끝느낌 장애를 유발할 수 있다.

중족지관절 외측활주 (METATARSOPHALANGEAL JOINT LATERAL GLIDE)

환자 자세 테이블 위에 바로 눕는다.

치료사 자세 환자의 평가할 발 옆에 선다.

안정화 테이블에 지지한 환자의 나머지 신체가 안정화 역할을 한다. 치료사의 안정화 손(그림에서 왼손)은 그들의 엄지로 중족골의 내측부를, 검지로는 외측부를 잡는다.

힘의 움직임과 방향 치료사의 평가손(그림에서 오른손)은 그들의 엄지로 근위 지절골의 외측면에 검지로는 내측면을 잡는다. 치료사는 안정화 손을 중족골을 유지하는데 사용하고 평가손으로 지절골을 중족골 위에서 외측측 방향으로 활주시킨다.

평가 평가는 관절 놀이/수동 부수적 움직임을 위한 것이며, 환자의 반응과 끝느낌으로 한다. 동반된 통증 재현은 기능부전을 나타낸다. 동반된 통증이 재현될 경우, 관절기능장애 또는 끝느낌 장애를 유발할 수 있다.

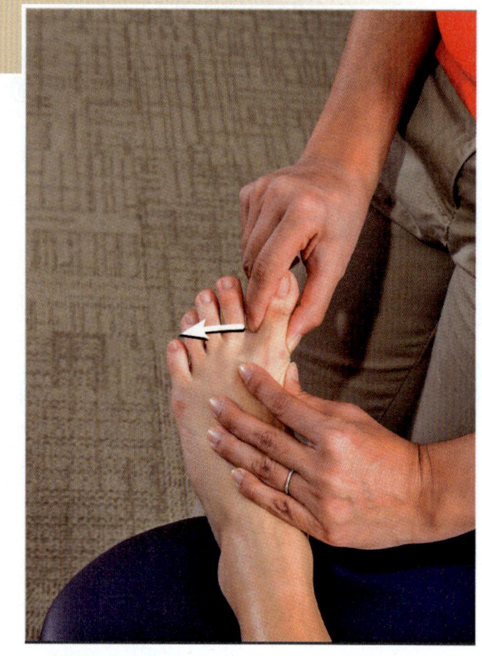

그림 26.39

지절간 관절 활주 (INTERPHALANGEAL JOINT GLIDES)

견인을 포함한 모든 활주는 각각의 지절간 관절 평가를 제외하고 중족골-지절골간 관절에서 평가로 수행된다.

유연성 (flexibility)

8장에서 자세히 설명했듯이, 유연성은 특정 관절이 수행할 수 있는 동작이다. 유연성의 평가는 치료사가 연조직 기능 장애의 잠재적 문제를 결정하는 데 도움을 줄 수 있다. 해부학에 대한 리뷰는 표 26.3에서 확인할 수 있다.

표 26.3 비복근-가자미근 그룹

근육	기시	정지	작용	신경
비복근	대퇴골 후면(내외측 과), 무릎관절낭	아킬레스건을 통해 종골, 종골 후면	발의 저측굴곡, 무릎굴곡	경골신경 S1-S2
가자미근	비골 (비골두, 후면과 비골체의 근위 1/3), 비골과 경골 사이 인대결합	아킬레스건을 통해 종골, 종골 후면	발의 저측굴곡	경골신경 S1-S2

비복근 평가(GASTROCNEMIUS ASSESSMENT)

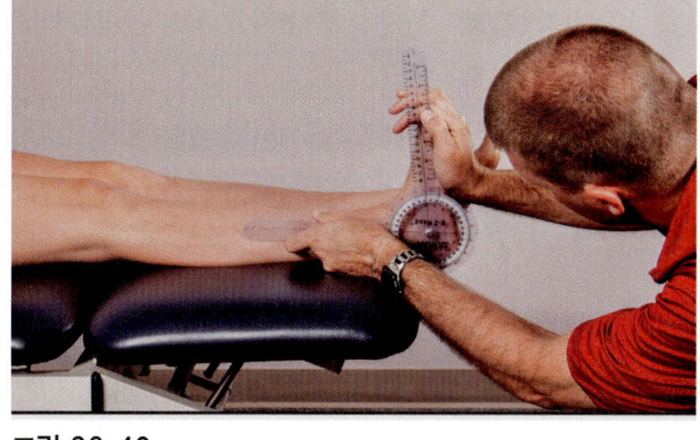
그림 26.40

환자 자세 바로누워 고관절과 무릎을 편다.

치료사 자세 환자를 바라보고 앉는다.

움직임 치료사는 무릎이 완전 신전된 상태를 유지하고 환자의 발목을 수동적으로 저측굴곡한다.

평가 치료사는 각도계의 축을 외측상과에 위치시키고, 고정팔을 비골두와 같은 선상에 움직임 팔은 5번째 중족골에 평행하게 놓는다. 거골하관절은 중립으로 유지하고, 치료사는 수동적으로 환자의 발목을 관절의 끝범위까지 배측굴곡하면서 관절가동범위를 측정한다.

통계 이 유연성 측정의 표준 자료는 알려지지 않았다. 그러나 Piva와 Colleagues는 그들의 연구에서 ICC 0.92를 보고하였고,70 Wang과 cooeagues71는 장거리 달리기 선수 10명을 대상으로 한 하지 유연성 연구에서 우세쪽과 비우세쪽 하지를 누운자세에서 비복근 유연성을 측정한 측정 결과자내 신뢰도를 0.98로 보고하였다.

근육 수행능력 검사

MUSCLE PERFORMANCE TESTING

근육 수행능력 검사는 치료사가 환자의 손상의 원인 또는 기여요인으로 작용할 수 있는 근력 장애(strength impairment)을 확인하는데 도움을 준다. 근력 장애는 환자를 돕는데 쉽게 접근할 수 있는 방법이며, 하체와 발목 및 발에 재손상이나 추가적인 손상을 방지할 수 있다. 발목염좌는 스포츠 환경에서 흔한 손상이며 발목의 만성 불안정성을 종종 일으킬 수 있다. 발목의 불안정성을 가진 환자들을 대상으로 등속성 근력 검사를 통해 발목의 외반과 내반의 동심성 및 원심성 근력을 확인해봤을 때 대조군과 비교하여 재발성 손상으로 이어질 수 있는 동적 근력의 불균형이 발견되었다.[72] 종아리-올리기 검사는 한발로 서서 족저굴근의 반복적인 동심성-편심성 수푹을 통해 종아리 근육-건 단위의 특성을 평가한다. 종아리-올리기 검사에 대해 일관된 평가의 목적, 평가 매개 변수, 측정 결과, 표준 값 또는 신뢰도 및 타당도 값은 현재 문서화되어 있지 않다. 치료사는 종아리 검사의 건강한 성인 및 병리적 문제가 있는 환자를 대상으로 한 표준값이 결정되고, 보편적으로 인정되는 표준화 검사가 될 때까지 근거수준 5등급에 의존할 수 있다.[73]

발목 족저굴곡 (ANKLE PLANTARFLEXION)

환자 자세 단단한 지면위에 서서 균형유지를 위해 2손가락 이하를 사용한다.

치료사 자세 환자 바로 옆에 선다.

움직임 및 평가 환자는 자신이 조절할 수 있는 만큼 최대한 뒤꿈치를 들어올린다.

- 5등급: 25번 뒤꿈치를 완전히 들고 있음
- 4등급: 2-24번 뒤꿈치를 완전히 들고 있음(매 2초간 1번 들어올리는 비율을 정확하게 유지)
- 3등급: 1번 정확하게 뒤꿈치를 완전히 들어올림
- 2등급: 선상태로 바닥에서 뒤꿈치를 들어올릴 수 없고, 비체중부하상태에서 중족골두에 치료사가 저항을 가했을 때 족저굴곡을 완벽히 수행한다.
- 1등급: 엎드린 자세; 움직임 없이 근육 활성
- 0등급: 엎드린 자세; 근육활성 없음

주근육 비복근
가자미근

보조근육 후경골근
장단비골근
족척근
장지굴근
장무지굴근

주신경 경골 신경(S1-2)

발목 배측굴곡과 내번 (FOOT DORSIFLEXION AND INVERSION)

환자 자세 다리를 테이블 위에 놓고 앉고, 발목은 중립으로 놓는다.

치료사 자세 환자 옆에 바로 선다.

움직임 및 평가 치료사의 근위손은 환자의 내외측과 위를 안정화시키고, 다른 손은 환자가 발을 배측굴곡 및 내번을 시도하려고 할 때, 배측과 내측에 저항을 준다.

- 5등급: 최대저항에서 최대 가동범위 수행
- 4등급: 강한 저항에서 최대 가동범위 수행
- 3등급: 저항없이 최대 가동범위 수행
- 2등급: 단지 부분적 가동범위 수행
- 1등급: 움직임 없이 근육 활성
- 0등급: 근육활성 없음

주근육 전경골근

보조근육 장무지 신근
장지신근
제삼비골근

주신경 심비골신경(L4-S1)

발 내번(FOOT INVERSION)

환자 자세 다리를 테이블 위에 놓고 앉고, 발목은 중립으로 놓는다.

치료사 자세 환자 옆에 바로 선다.

움직임 및 평가 치료사의 근위손은 환자의 내외측과 위를 안정화시키고, 다른 손은 환자가 발을 내번을 시도하려고 할 때, 배측과 내측에 저항을 준다.

- 5등급: 최대저항에서 최대 가동범위 수행
- 4등급: 강한 저항에서 최대 가동범위 수행
- 3등급: 저항없이 최대 가동범위 수행
- 2등급: 단지 부분적 가동범위 수행
- 1등급: 움직임 없이 근육 활성
- 0등급: 근육활성 없음

주동근 후경골근

보조근육 전경골근
장무지굴근
장지굴근
가지미근
장무지신근

주신경 경골신경(L4-S1)

발 저측굴곡과 외번(FOOT EVERSION WITH PLANTARFLEXION)

환자 자세 다리를 테이블 위에 놓고 앉고, 발목은 중립으로 놓는다.

치료사 자세 환자 옆에 바로 선다.

움직임 및 평가 치료사의 근위손은 환자의 내외측과 위를 안정화시키고, 다른 손은 환자가 발을 배측굴곡 및 외번을 시도하려고 할 때, 배측과 외측에 저항을 준다.

- 5등급: 최대저항에서 최대 가동범위 수행
- 4등급: 강한 저항에서 최대 가동범위 수행
- 3등급: 저항없이 최대 가동범위 수행
- 2등급: 단지 부분적 가동범위 수행
- 1등급: 움직임 없이 근육 활성
- 0등급: 근육활성 없음

주근육 장비골근(저측굴곡)
단비골근(저측굴곡)
장지신근(배측굴곡)
제3비골근(배측굴곡)

보조근육 비복근

주신경 표재비골신경(L5-S1)

엄지발가락과 발가락 MP, PIP와 DIP 굴곡 (HALLUX AND TOE MP, PIP, AND DIP FLEXION)

환자 자세 발목을 중립으로 하고 눕는다.

치료사 자세 평가할 쪽으로 환자 옆에 바로 선다.

움직임 및 평가 치료사는 한 손으로 평가할 관절위 쪽으로 손을 고정하고; 다른 손으로 근위부에 저항을 가한다.

- 5등급: 최대저항에서 최대 가동범위 수행
- 4등급: 강한 저항에서 최대 가동범위 수행
- 3등급: 저항없이 최대 가동범위 수행
- 2등급: 단지 부분적 가동범위 수행
- 1등급: 움직임 없이 근육 활성
- 0등급: 근육활성 없음

주근육 충양근
장무지굴근(무지의 IP)
단지굴극(발가락의 PIP)
장지굴근(발가락의 DIP)

주신경 비골신경; 내외측 족저신경(L5-S2)

엄지발가락과 발가락 MP, PIP와 DIP 신전 (HALLUX AND TOE MP AND IP EXTENSION)

환자 자세 발목을 중립으로 하고 눕는다.

치료사 자세 평가할 쪽으로 환자 옆에 바로 선다.

움직임 및 평가 치료사는 한 손으로 중족골을 고정하고, 다른 손의 엄지로 환자 발가락의 근위 지절 배측면에 저항을 가한다.

- 5, 4등급: 다양한 저항에서 최대 신전 가동범위 수행
- 3, 2등급: 저항없이 최대 가동범위 수행
- 1등급: 움직임 없이 근육 활성
- 0등급: 근육활성 없음

주근육 장지신근
단지신군
장무지신근

주신경 심비골신경(L5-S1)

특수 검사
SPECIAL TESTS

10장(특수 검사)에서 언급했듯이, 치료사의 많은 경우에서 환자의 현재 통증에 대한 감별 진단과 관련한 특수 검사의 수행과 해석에 지나치게 의존한다. 특정 병리적 문제를 제외하기 위한 특수 검사의 활용(또는 진단을 돕는)은 검사 과정에 하나의 과정으로 수행되어야 한다. 치료사는 검사과정 중에 이 시점에서 환자의 상태에 대한 더 명확한 그림을 가지게 되며 환자의 통증 진단과 관련된 특수 검사에 의존도를 최소화 할 수 있다.

하지, 발목과 발을 검사 할 때 척추, 고관절, 천장관절 또는 골반 거들과 무릎과 같은 관련 구조물에서 발생하는 환자의 통증의 잠재적인 기여를 룰아웃하는 것이 중요하다. 이 장의 분류 및 심사 섹션에서는 이에 대한 자세한 정보를 제공한다. 하지, 발목 및 발의 병리를 감별하기 위한 특수 검사가 이 세션에 설명과 함께 나열되어 있다. 특수 검사는 전체 검사의 아주 작은 구성 요소이며 특별한 검사만으로는 결과를 신뢰할 수 없다는 점을 기억한다.

특수 검사 색인

조직 길이

Windlass 검사

인대 이완성 또는 불안정성

발목 외측인대 통합성

전방 끌림 검사

거골 기울임(내반) 스트레스 검사(외측 인대)

내측 거골하 활주 검사

발목 내측 인대 통합성

거골 기울임(외반) 스트레스 검사(내측 인대)

내측 압통

인대 결합 통합성

Cotton 검사

외회전과 배측굴곡 외회전 검사

비골 병진 검사

인대결합 쥐기 검사

압박이 동반된 배측굴곡 런지 검사

발목 손상

강제 배측굴곡 검사

손상의 임상예측규칙

신경 포착

발 쥐기 검사(몰톤 검사)

웹 스페이스 압통

족저 타진 검사

발끝 감각 결손

튜닝포크

족근관 증후군

티넬 검사

삼중 압박 스트레스 검사(옆으로 눕기와 무릎펴고 앉기)

배측굴곡-외번 검사

일반적 시진과 검사들

부종: 8자 검사(EDEMA: FIGURE 8 TEST)

환자 자세 바로 눕거나 무릎펴서 앉은 자세

치료사 자세 평가할 다리 바로 옆에 선다.

평가 스프링 줄자 측정의 영점은 외측상과의 돌출부와 전경골근건 사이의 중간 지점인 외측상과 홈에 놓는다. 줄자 측정은 발등을 지나 5번째 중족골 저부를 따라 외측으로 당기고, 내측상과를 따라 줄을 이동시키고 아킬레스건을 지나 외측상과를 거쳐 마지막으로 원래의 영점에서 만나게 된다; 3번 측정후 평균을 낸다.[74]

통계 없음

정상값
- 좌우 차이 값이 평균 1.77cm는 양성.[76]
- 8자-20방법: 최소결측치 변화는 피부 자극없이 발목 부종 9.6mm, 피부자극 포함 7.3mm[74]

거골하 관절 중립(열린 사슬)(SUBTALAR JOINT NEUTRAL(OPEN CHAIN))

환자 자세 테이블에 엎드려 눕는다.

치료사 자세 평가할 다리의 원위부에 선다.

평가 치료사는 거골하 관절의 중립상태에서 경골을 기준으로 종골의 회내 또는 회외 정도를 평가한다.[77]

통계 없음

정상값
- 정상 값 없음: 거골하 관절은 경골과 같은 선상이어야 한다.
- Astrom과 Arvidson[78]의 연구에서는, 여성의 경우 종아리와의 관계에서 평균 2° 외반을 거골하 관절의 중립(이상적 발) 위치라고 보고하였다.[78]

거골하 관절 중립(닫힌 사슬)(SUBTALAR JOINT NEUTRAL(CLOSED CHAIN))

환자 자세 선자세

치료사 자세 평가할 다리 뒤에서 상체 세운 무릎꿇은 자세를 한다.

평가 치료사는 환자의 거골하 관절을 내외측이 동일하게 느껴지는 중립에 위치시킨다. 그리고 치료사는 경사계를 이용하여 종골의 위치를 측정한다(ICC 0.95).[77]

통계 없음

정상값 없음

경골 염전(TIBIAL TORSION)

환자 자세 좌우 대퇴골과 사이에 슬개골이 수평면선에 위치하도록 대퇴골을 위치시키고 눕는다.

치료사 자세 평가할 다리 옆에 바로 선다.

평가 각도계를 사용하여, 두 개의 발목내외측과의 중심선에 일치하는 수직면과 이루는 각을 측정한다.[79]

통계 측정자내 신뢰도 0.84[267]

정상값 출생 시 경골 회외 염전각의 평균은 0-20°; 그러나 30° 이상은 임상적 증상을 유도할 수 있으며(슬개골 아탈구) 수술이 필요한 경우도 있다(경골회전절골술, 말단조면이식).[80]

주상골 하강(NAVICULAR DROP)

환자 자세 비체중부하에서 체중부하로 이동한 선자세. 이는 앉은자세에서 선자세로 이동하는 방식으로 서술되어 왔다.

치료사 자세 측정할 다리의 내측에 상체를 세우고 무릎꿇은 자세로 위치

평가 치료사는 환자가 비체중부하에서 완전 체중부하로 자세를 이용하는 동안 주상골 결절과 지면사이의 거리를 측정한다.[42] Piva와 동료들은 이완된 자세에서 거골하관절의 중립상태에서 주상골을 검사하는 것을 제안하였다; 두 자세 사이의 큰 차이는 발이 더 많이 회내되어 있다는 것을 의미한다.[70]

통계 측정자내 신뢰도 0.61-0.79와 ICC 0.57[268]

정상값

- 평균 5.9mm(ICC 0.93)이 정상으로 간주된다.[70]
- 비정상 > 10-15mm.[81,82]

주상골 높이(NAVICULAR HEIGHT)

환자 자세 선자세

치료사 자세 평가할 다리의 내측으로 선다.

평가 환자는 이완된 자세로 선다. 치료사는 주상골 결절의 가장 돌출된 내측부위를 촉진하고 그 위치에 표식한다. 그 다음 치료사는 지면으로부터 주상골까지의 높이를 측정한다.[83]

통계 없음

정상값 주상골 높이는 표준 도구인 방사선과 비교해봤을 때 내측 종아취의 골격 정렬을 가장 실질적으로 반영하는 것으로 보인다.[83]

- 정상 족궁 0.316
- 높은 족궁 0.35
- 낮은 족궁 0.275
- ICC: 0.94
- 측정자내 검사: 0.81[84]

주장골 위치 검사 또는 수정된 Feiss 선 (NAVICULAR POSITION TEST (NPT) OR MODIFIED FEISS LINE)

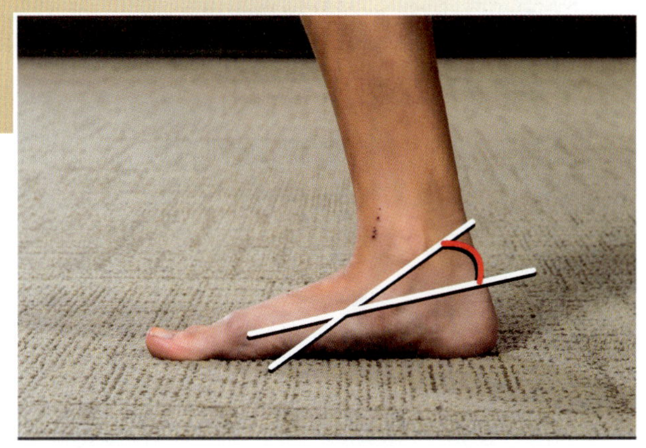
그림 26.41

환자 자세 발가락이 전면을 향하도록 바로 서서 검사할 발을 검사하지 않는 발 뒤에 놓고, 검사하지 않는 발의 발뒤꿈치와 검사할 발의 엄지발가락이 같은 횡단변에 놓이게 선다. 무릎은 검사할 발의 첫 번째와 두 번째 발가락 사이에 정렬되도록 한다. 환자는 체중지지를 위해 무언가를 붙잡을 수 있다.

치료사 자세 평가할 다리의 내측에 바로 선다.

평가 첫 번째 중족골 내측, 주상골 결절과 아킬레스에 표식을 한다(아킬레스는 내측상과의 첨부에 표식하고, 그 표직점과 지면의 높이가 수평으로 이어지게 선을 아킬레스건 전방 가장자리까지 이어서 표식한다.). 측정은 각도계를 주상골 결절에 놓고 중족골선과 아킬레스선 사이의 각도를 측정한다.[85]

통계 ICC는 0.91-0.94[85]

정상값 평균값은 0.91; 0°는 중립 발을 나타내며, 음의 숫자는 편평발을, 그리고 양의 숫자는 휜발을 나타낸다.[85]

아치 비율(ARCH RATIO)

환자 자세 선자세

치료사 자세 측정할 다리의 내측에 선다.

평가 치료사는 환자 발등의 높이(발 길이의 50%)를 지면에서부터 측정하고, 환자의 조정된 발길이(발길이는 종골의 가장 후면에서 첫 번째 중족지절관절 사이의 내측공간)로 나눈다.[86]

통계 없음

정상값 없음

후족부 정렬(선자세) (REARFOOT ORIENTATION(STANDING))

환자 자세 발을 딛지 않고 서 있다가 보행의 입각기 동안 한발로 하지를 지탱하며 체중을 이동한다.[42]

치료사 자세 평가할 다리 뒤에 선다.

평가 각도계를 이용하여, 치료사는 하퇴의 원위 1/3과 후족부의 후방측면선 사이의 각도를 측정한다.[42]

통계 없음

정상값 없음

발목 팽대(TALAR BULGE)

환자 자세 선자세

치료사 자세 평가할 다리 쪽에 선다.

평가 환자가 체중부하를 하고 있는 동안 중족부의 내측위에 거골두가 과도하게 돌출되어 있다.

통계 없음

정상값 없음

전족부에서 후족부 정렬(FOREFOOT-TO-REARFOOT ALIGNMENT)

환자 자세 다리의 원위부가 테이블 밖에 나와 있도록 엎드려 눕는다.

치료사 자세 평가할 다리의 원위부에 선다.

평가 중립 정렬: 중족골두 후면에서 나타나는 선은 후족부를 이등분한 선과 수직을 이룬다.

통계 없음

정상값
- 전족부 내반: 중립위치에서 전족부가 내번됨
- 전족부 외반: 중림위치에서 전족부가 외번됨[42]
- 전족부 내반각 7.8°, 전족부 외번각 4.7°[42]

엄지발가락 신전(BIG TOE EXTENSION)

환자 자세 앉은 자세

치료사 자세 평가할 다리 옆에 앉는다.

평가 치료사는 한 손으로 첫 번째 중족골을 고정하고, 다른 손으로 엄지발가락을 신전방향으로 끝범위(끝범위는 후방관절낭과 근육의 긴장으로 견고한 느낌)까지 움직임다(중족지절관절의 신전을 피한다).

통계 없다.

정상값 이 검사 시 룰러를 사용하였을 때 기계 장비를 사용하였을 때와 비교하여, 낮은 신뢰도와 타당도를 보였다.[87,88]

가동성 손상

제1발가락 가동성(FIRST RAY MOBILITY)

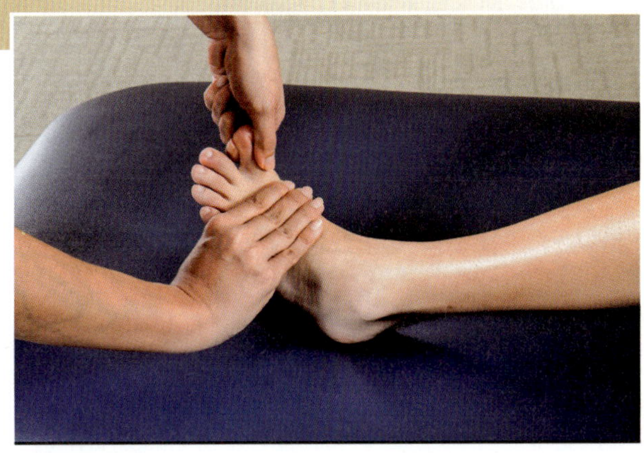

그림 26.42

환자 자세 눕거나 무릎펴서 앉은 자세에서 무릎아래에 볼스터를 놓고, 발목은 중립을 만든다.

치료사 자세 평가할 다리 옆에 바로 선다.

움직임 치료사는 한 손으로 5개의 지절골들을 고정하고, 다른 한 손을 이용하여 중족지절관절 원위부에 위치한 제1발가락을 고정하여 잡는다. 이후 관절의 가동성을 확인하기 위해 제1발가락을 전면 후면으로 이동시킨다.

평가 양성 검사는 배측굴곡 또는 저측굴곡 움직임이 줄어들어 있다. 움직임은 대개 정상이거나 저가동성이다.

통계
- ICC: 룰러를 사용했을 때 0.05의 낮은 신뢰도[88]
- 없음: 이 검사의 낮은 동의

노트 이검사는 기능적 엄지발가락 제한 검사로서 설명되어 왔는데, 양성 검사는 첫 번째 중족지절관절에 가능한 가동범위가 감소한 반면, 제 1발가락은 족저굴곡에서 보호된다. 검사는 민감도 72, 특이도 66.[89]

근육 기능부전; 후부 경골 건 기능장애

후부 경골 부종 징후(POSTERIOR TIBIAL EDEMA SIGN)

환자 자세 다리의 원위부가 테이블 밖에 나와 있는 상태의 앉은 자세

치료사 자세 검사할 다리의 내측에 선다.

움직임 치료사는 후경골건을 따라 나타나는 오목부종(pitting edema)을 시진한다.

평가 검사의 양성은 급성 외상 또는 다른 부위의 부종과 관련없이 후경골근 주변으로 부종이 확인되는 것이다.

통계 후경골근건 기능장애를 지닌 46명(여성 71%; 평균연령 69세)를 대상으로 한 연구에서 MRI를 기준으로 하여 측정하였을 때, 민감도 86(74–91), 특이도 100(56–100), 양성우도비 낮음, 음성우도비 0.14(0.7–0.3), 진단정확도 질적평가 7.[90]

근육 기능부전: 내측 경골 스트레스 증후군

정강이 촉진 검사(SHIN PALPA TION TEST)

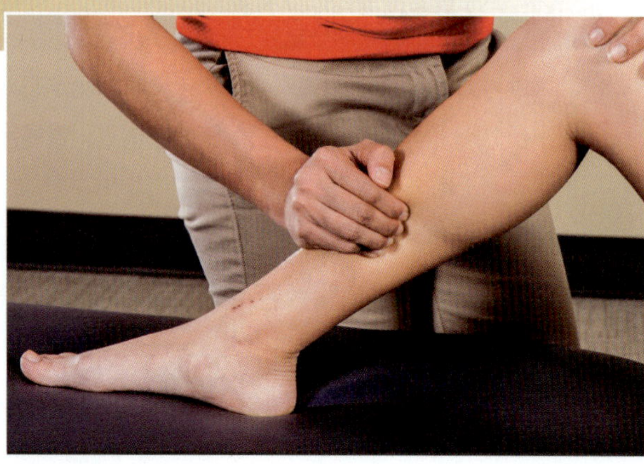
그림 26.43

환자 자세 검사할 다리를 후크 라잉(hook-lying) 자세를 취하고 눕는다.

치료사 자세 검사할 다리 쪽에 선다.

움직임 치료사는 경골의 후내측면과 관련 근육이 포함된 하퇴 후내측 2/3부위를 촉진한다. 치료사는 그림에서와 같이 손가락을 사용하여 젖은 스폰지를 쥐어짜듯이 충분한 압력을 가한다.

평가 통증이 재현되는 경우 검사의 양성이다.

통계 향후 MTSS로 진행될 가능여부를 결정하기 위해: 의사나 물리치료사에 의한 진단을 기준으로 하여, 무증상의 장교사관생도 384명(나이 17-19세; 96명 여성; 증상 기간은 모름)을 대상으로, 326명의 장교사관생도가 이후에 보고한 693개의 손상과 비교하여 평가하였을 때 민감도 34(24-46), 특이도 90(86-93), 양성우도비 3.4, 음성우도비 0.8, 진단정확도 질적평가 9.[91]

정강이 부종 검사(SHIN EDEMA TEST)

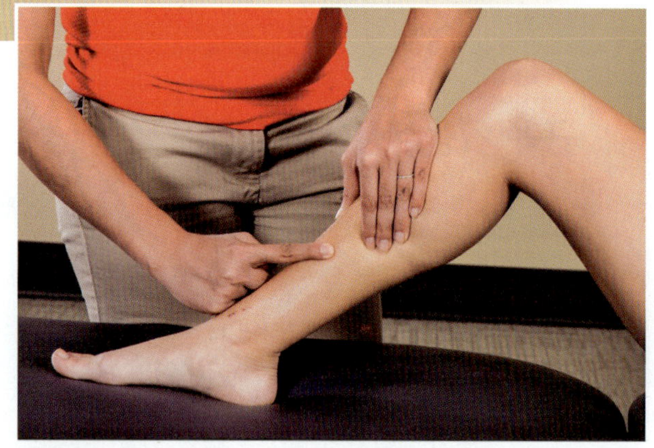
그림 26.44

환자 자세 검사할 다리를 후크 라잉(hook-lying) 자세를 취하고 눕는다.

치료사 자세 검사할 다리 쪽에 선다.

움직임 치료사는 그림과 같이 내측 경골의 원위 2/3 부위를 손가락을 이용하여 5초간 지긋이 누른다.

평가 어떠한 오목부종이 일어난다면 양성이다.

통계 향후 MTSS로 진행될 가능여부를 결정하기 위해:

- 의사나 물리치료사에 의한 진단을 기준으로 무증상의 장교사관생도 384명을 대상으로, 326명의 장교사관생도가 이후에 보고한 693개의 손상과 비교한 연구에서 **민감도 92(62-100)**, **특이도 87(84-91)**, **양성우도비 7.3**, **음성우도비 0.09**, 진단정확도 질적평가 9.[91]
- 정강이 촉진과 정강이 부종검사 동시실시: **민감도 87(84-91)**, **특이도 88(84-91)**, **양성우도비 7.9**, **음성우도비<0.001**.[91]

근육 기능부전: 아킬레스 건병증

건염을 위한 촉진 검사 (PALPA TION FOR TENDERNESS TEST)

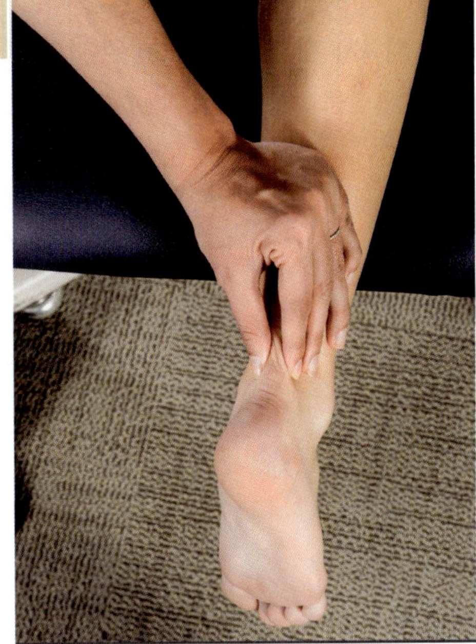

그림 26.45

환자 자세 다리를 편 자세로 누워 이완한다.

치료사 자세 치료사의 발 옆에 선다.

움직임 치료사는 부드럽게 근위에서 원위방향으로 아킬레스건의 전체 길이를 촉진하고 엄지와 검지손가락 사이에 건을 부드럽게 쥔다. 환자에게 촉진부위에 압통이 있는지 없는지 확인한다.

평가 검사과정동안 압통이 있다면 양성이다.

통계

- 통합분석: 45명을 대상으로 한 2 연구에서 민감도 64(44-81), 특이도 81(65-91), 양성우도비 3.2, 음성우도비 0.48.[92]
- 외과적 과정을 통해 조직학적 검사와 초음파 평가를 기준으로 아킬레스건병증 환자 10명(평균 나이 28.5±6.8세; 남자 운동선수; 증상 기간 모름)과 14명의 대조군(평균 나이 27.1±7.4세)를 평가했을 때, 민감도 58 (39-75), 특이도 85(75-91), 양성우도비 3.5, 음성우도비 0.50, 진단정확도 질적평가 8.[93]
- 초음파 평가를 기준으로 아킬레스건병증이 있고 없는 21명의 환자(건병증 환자 10명: 평균 나이 48세; 4명의 여성; 증상 기간 모름; 대조군: 평균 54세)를 대상으로 평가하였을 때, 민감도 84(68-98), 특이도 73(53-92), 양성우도비 4.9, 음성우도비 0.22, 진단정확도 질적평가 10[94]

호 징후(ARC SIGN)

환자 자세 다리를 펴고 엎드려 누운자세에서 이완한다.

치료사 자세 환자의 발 옆에 선다.

움직임 환자에게 발목의 배측굴곡과 저측굴곡을 요청한다. 건의 주요 지점의 건병증에서 촉진에 의해 확인된 부종 부위가 발목의 배측굴곡과 저측굴곡과 함께 움직인다. 만약 부종이 없다면, 검사는 종골 부착부위에서 근위부로 3cm 지점에서 선택적으로 수행한다.

평가 배측굴곡과 저측굴곡 시 부종이 나타난 부위가 움직이면 양성

통계

- 통합 분석: 45명 환자를 대상으로 한 두 연구에서 민감도 42(23-62), 특이도 88(74-96), 양성우도비 3.2, 음성우도비 0.68[92]
- 아킬레스건병증이 있는 10명의 환자(평균 나이 28.5±6.8세; 남자 운동선수; 증상 기간은 모름)와 14명의 대조군(평균 나이 27.1±7.4세)을 대상으로 외과시술 후 조직학적 평가와 초음파 평가를 기준으로 평가한 연구에서 민감도 53(35-70), 특이도 83(72-91), 양성우도비 2.0, 음성우도비 0.57, 진단정확도 질적평가 8.[93]
- 초음파 평가를 기준으로 아킬레스건병증이 있고 없는 21명의 환자(건병증 환자 10명: 평균 나이 48세; 4명의 여성; 증상 기간 모름; 대조군: 평균 54세)를 대상으로 평가하였을 때, 민감도 25(9-44), 특이도 100(100-100), 양성우도비, 음성우도비 0.75, 진단정확도 질적평가 10[94]

Royal London Hospital 검사

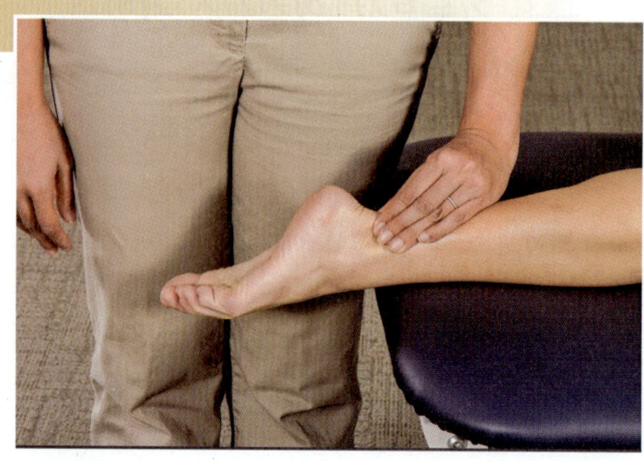
그림 26.46

환자 자세 다리를 펴고 엎드려 누운자세에서 이완한다.

치료사 자세 환자의 발 옆에 선다.

움직임 치료사는 환자의 발목의 중립 자세 또는 약간 저측굴곡 위치에서 발목을 촉진하여 국소적인 압통을 유도한 상태에서, 환자에게 발목을 능동적으로 배측굴곡과 저측굴곡을 하도록 요청한다. 발목을 최대한 배측 굴곡하고 최대 족저 굴곡하는 동안 원래 압통이 있었던 건 부위가 다시 촉진된다.

평가 배측굴곡과 저측굴곡 시 압통이 나타나지 않는다면 양성

통계
- 통합 분석: 45명 환자를 대상으로 한 두 연구에서 민감도 54(34–73), 특이도 86(72–95), 양성우도비 3.8, 음성우도비 0.54.[92]
- 아킬레스건병증이 있는 10명의 환자(평균 나이 28.5±6.8세; 남자 운동선수; 증상 기간은 모름)와 14명의 대조군(평균 나이 27.1±7.4세)을 대상으로 외과시술 후 조직학적 평가와 초음파 평가를 기준으로 평가한 연구에서 민감도 53(35–73), 특이도 91(86–95), 양성우도비 6.8, 음성우도비 0.51, 진단정확도 질적평가 8.[93]
- 초음파 평가를 기준으로 아킬레스건병증이 있고 없는 21명의 환자(건병증 환자 10명: 평균 나이 48세; 4명의 여성; 증상 기간 모름; 대조군: 평균 54세)를 대상으로 평가하였을 때, 민감도 51(33–70), **특이도 93(83–100)**, **양성우도비**, 음성우도비 0.51, 진단정확도 질적평가 10

동반 검사(촉진, 호 징후, Royal London Hospital 검사)

민감도 59(47–74), 특이도 83(76–89), 양성우도비 3.5, 음성우도비 0.50[93]

한발로 뒤꿈치 올리기 검사(SINGLE-LEG HEEL RAISE TEST)

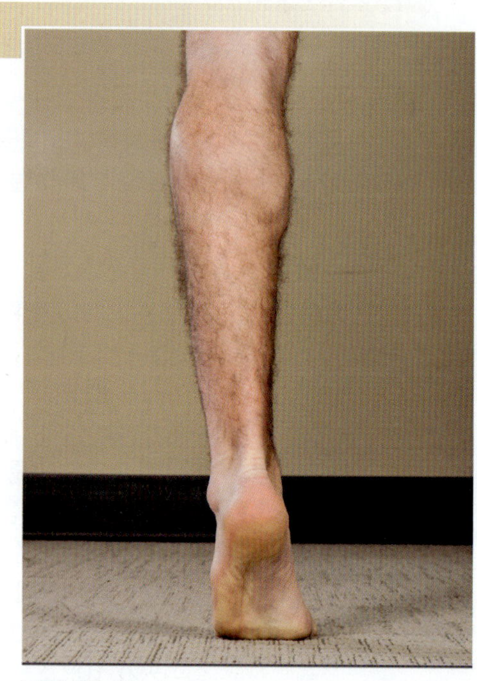
그림 26.47

환자 자세 평가할 다리로 선다.

치료사 자세 환자 앞 또는 옆에서 관찰한다.

움직임 환자는 평가할 다리의 발끝으로 뒤꿈치를 들어올렸다가 내린다.

평가 발뒤꿈치를 들어올렸다 내리는 과정에 통증이 발생되면 양성

통계 아킬레스건병증이 있거나 없는 21명의 대상자(건병증이 있는 대상자 10명: 평균 나이 48세, 여성 4명, 증상 기간 모름; 대조군: 평균 나이 54세)로 초음파 측정을 기준으로 한 연구에서 민감도 22(8–36), 특이도 93(82–100), 양성우도비 3.1, 음성우도비 0.19, 진단정확도 질적평가 10.[94]

홉 검사(HOP TEST)

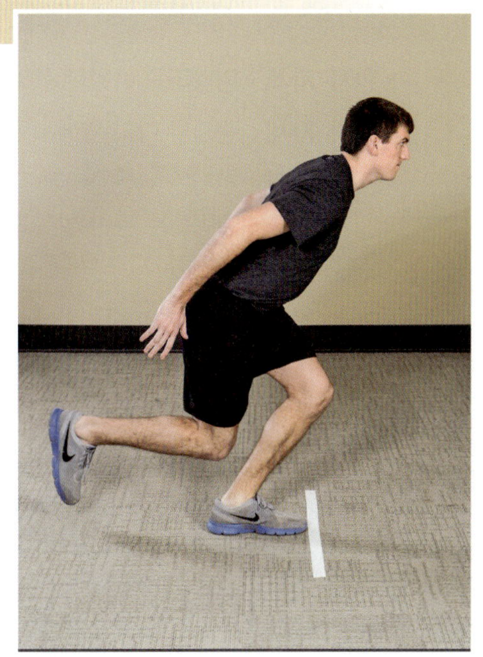
그림 26.48

환자 자세 한 다리로 선다.

치료사 자세 환자 앞 또는 옆에서 관찰한다.

움직임 환자는 지면 위 표시선 위에 한 다리로 서서 앞으로 껑충 뛴다.

평가 움직이는 동안 아킬레스건 중간 부위에 통증이 있으면 양성이다.

통계 아킬레스건병증이 있거나 없는 21명의 대상자(건병증이 있는 대상자 10명: 평균 나이 48세, 여성 4명, 증상 기간 모름; 대조군: 평균 나이 54세)로 초음파 측정을 기준으로 한 연구에서 민감도 43(27-95), 특이도 87(74-98), 양성우도비 3.3, 음성우도비 0.66, 진단정확도 질적평가 10.[94]

근육 기능장애: 아킬레스건 파열

톰슨 검사 또는 종아리 쥐기 검사 (THOMPSON TEST OR CALF SQUEEZE TEST)

영상 26.49 인터넷 지원으로 이 검사의 평가 방법을 볼 수 있다.

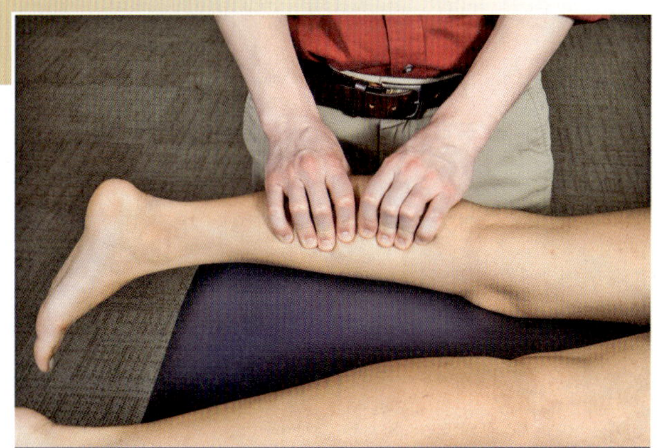
그림 26.49

환자 자세 엎드린 자세에서 양쪽 다리를 이완한다.

치료사 자세 평가할 다리의 옆에 바로 선다.

움직임 치료사는 그들의 손으로 환자의 종아리근육을 부드럽게 쥐어짠다.

평가 환자의 움직임이 없거나 최소한의 저측굴곡이 나타났다면 양성

통계
- 133명의 환자(평균 나이 42.5±11.6세; 여성 25명; 평균 증상 기간 0-28일)를 대상으로 외과적 봉합한 사람을 대상으로 한 연구에서 민감도 96(93-99), 특이도 93(75-99), 양성우도비 13.7, 음성우도비 0.04, 진단정확도 질적평가 7.[95]
- 민감도 40, 특이도 , 진단정확도 질적평가 7[96]

Matles 검사(MATLES TEST)

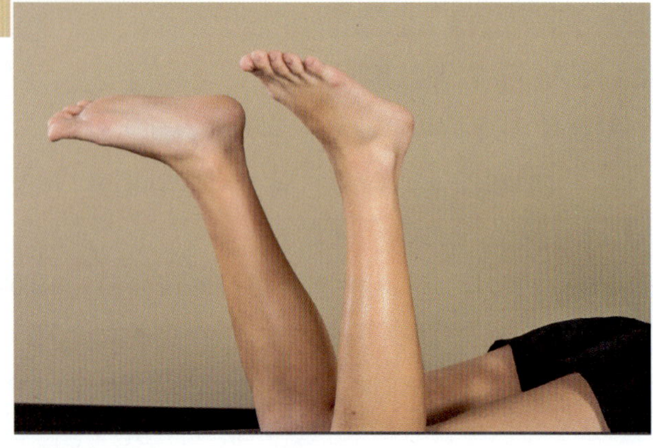
그림 26.50

환자 자세 양다리를 이완한 상태로 엎드린다.

치료사 자세 평가할 다리 옆에 바로 선다.

움직임 환자는 무릎을 90° 구부린다. 무릎을 굴곡하는 동안 발목과 발의 위치를 관찰한다.

평가 환측 발이 중립이나 배측굴곡 방향으로 떨어지면 양성이다.

통계 133명의 환자(평균 나이 42.5±11.6세; 여성 25명; 평균 증상 기간 0-28일)를 대상으로 외과적 봉합한 사람을 대상으로 한 연구에서 민감도 88(78-94), 특이도 85(66-95), 양성우도비 6.3, 음성우도비 0.14, 진단정확도 질적평가 7.[95]

아킬레스 건의 공간 촉진 (PALPATION OF GAP IN ACHILLES TENDON)

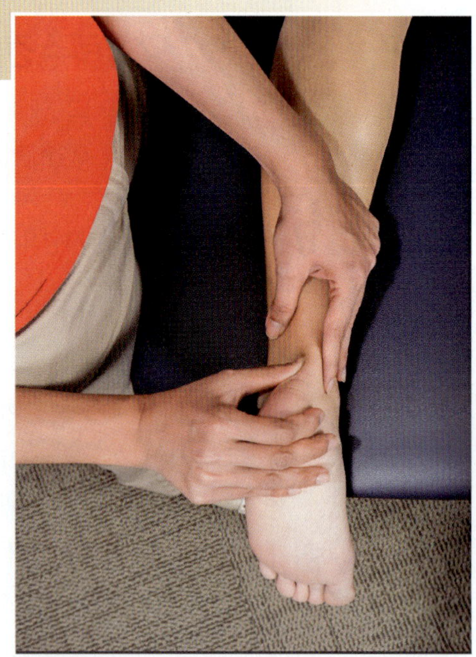
그림 26.51

환자 자세 양다리를 이완한 상태로 엎드린다.

치료사 자세 평가할 다리 옆에 바로 선다.

움직임 치료사는 아킬레스건을 점진적으로 촉진하고 건의 연속성에서 결함부위를 느낀다.

평가 건 내에 결함부위가 존재하면 양성.

통계 133명의 환자(평균 나이 42.5±11.6세; 여성 25명; 평균 증상 기간 0-28일)를 대상으로 외과적 봉합한 사람을 대상으로 한 연구에서 민감도 73(65-81), 특이도 89(71-97), 양성우도비 6.6, 음성우도비 0.30, 진단정확도 질적평가 7.[95]

COPELAND 검사

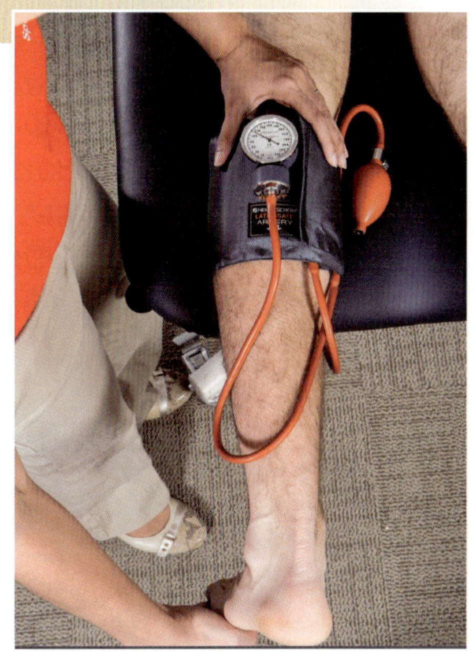
그림 26.52

환자 자세 엎드려 누운자세에서 다리를 완전히 펴고 이완한다. 발은 테이블 밖에 늘어뜨린다.

치료사 자세 평가할 다리 옆에 바로 선다.

움직임 치료사는 혈압계 커프를 종아리 중간부위에 감싸 놓고 혈압계를 100mmHg로 부풀린다. 그리고 발목을 배측굴곡한다.

평가 혈압계의 압력이 올라가지 않거나 압력이 없으면 양성

통계 133명의 환자(평균 나이 42.5±11.6세; 여성 25명; 평균 증상 기간 0-28일)를 대상으로 외과적 봉합한 사람을 대상으로 한 연구에서 민감도 78(49-94), 특이도, 진단정확도 질적평가 7.[95]

조직 신장

WINDLASS 검사

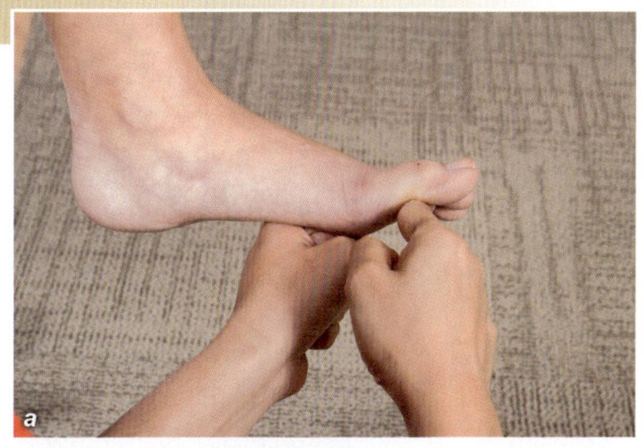
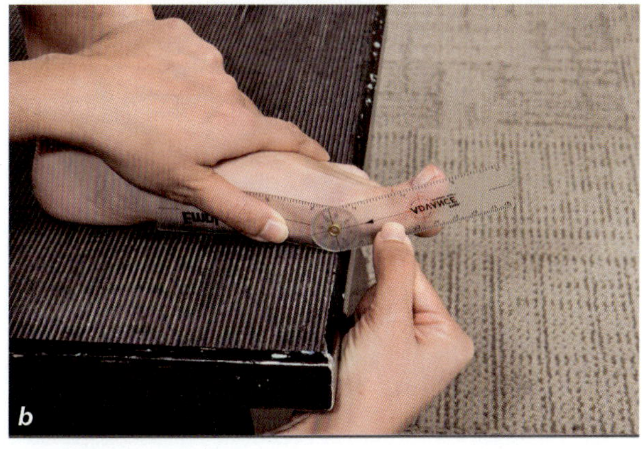
그림 26.53

환자 자세 검사는 체중부하(a) 및 비체중부하(b) 모두에서 수행한다. 체중부하검사는 발판 끝에 발가락을 걸쳐놓고 수행한다. 비체중부하검사는 테이블 끝에 발을 걸쳐놓은 상태에서 앉아서 실시한다.

치료사 자세 평가할 환자의 하지 바로 옆에 앉거나 무릎을 세워 앉는다.

움직임 비체중부하에서 첫 번째 발가락의 MTP 관절(IP관절의 굴곡은 허용)을 수동적으로 최대한 배측굴곡(발가락 신전)시킨다(a). 체중부하 검사는 발판 끝에 걸쳐놓은 발가락에 실시한다. 여기서 첫 번째 MTP 관절의 수동적 배측굴곡은 끝범위까지 수행한다(b).

평가 만약 MTP 관절 신전 시 끝범위에서 통증이 재현된다면 양성

통계
- 체중부하: 족저근막염을 지닌 22명 환자, 다른 유형의 발통증을 지난

23명의 환자 그리고 30명의 대조군을 대상(평균 나이 49.1±15.6세; 족저근막염을 지닌 12명의 여성, 다른 발통증을 지닌 12명과 대조군 20명; 족저근막염 증상 기간 88.9주, 다른 발통증 232.4주)으로 한 연구에서 병력청취와 신체검진을 기초로한 정형외과의에 의한 진단을 기준으로 한 연구에서 민감도 33(NR), **특이도 99(NR)**, **양성우도비 28.7**, 음성우도비 0.68, 진단정확도 질적평가 9.

- 비체중부하: 민감도 18, **특이도 99**, **양성우도비 16.2**, 음성우도비 0.83.[97]
- MTP 관절을 최대한 구부리는 windlass 검사를 수행했을 때 족저근막, 경골신경, 외측족저신경과 내측족저신경의 당김이 유의하게 나타남.[98]

인대 이완성 또는 불안정성: 발목 외측 인대 불안정성

전방 끌림 검사(ANTERIOR DRAWER TEST)

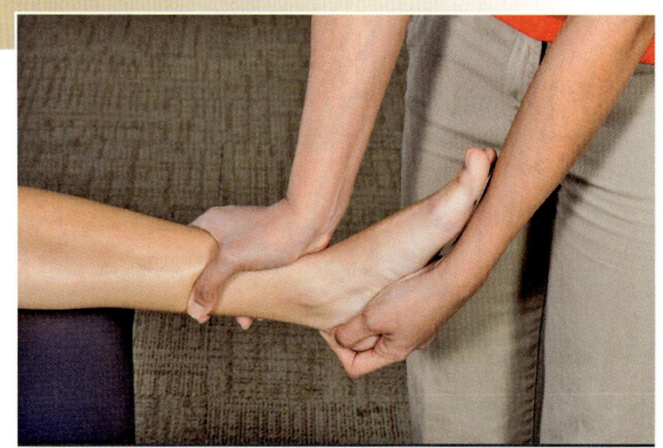
그림 26.54

환자 자세 발목이 약간 족저굴곡된 상태로 앉거나 눕는다.

치료사 자세 평가할 다리 앞에 바로 선다.

움직임 치료사는 경골 위에서 거골과 종골을 전방으로 활주한다.

평가 한쪽 다리와 비교하여 다른 한쪽 다리에서 과도하게 병진이 나타나면 양성. 전방거비골인대부위에 끌림 징후도 확인될 수 있다. 이완성에 대한 4점 척도가 있다: 0 = 이완징후 없음, 1 = 경도 이완징후, 2 = 중등도 이완징후, 3 = 고도 이완징후.[99]

통계

- 손상이 있는 20명의 환자(12명은 평균 2.24회의 발목염좌를 경험; 평균 나이 21.6; 여성 9명)와 무증상 환자(평균 나이 21.25; 여성환자 5명)를 대상으로 스트레스 투시검사를 기준으로 한 연구에서 민감도 58(29-84), 특이도 100 (60-100), 양성우도비, 음성우도비 0.42, 진단정확도 질적평가 2.[99]
- 외측 발목 염좌를 지닌 66명의 환자(평균 나이 22.7±3.6; 손상그룹 내 여성 31명, 대조군에 남성 12명과 여성 8명; 손상 후 증상 기간 5.9±4.5일)를 대상으로 진단 초음파를 기준으로 한 연구에서 2.3mm [민감도 74(58-86), 특이도 38(24-56), 양성우도비 1.2, 음성우도비 0.66], 3.7mm [민감도 83(64-93), 특이도 40(27-56), 양성우도비 1.4, 음성우도비 0.41] 진단정확도 질적평가 9.[100]

거골 기울기(내번) 스트레스 검사(외측 인대)
(TALAR TILT(VA RUS) STRESS TEST(LATERAL LIGAMENTS))

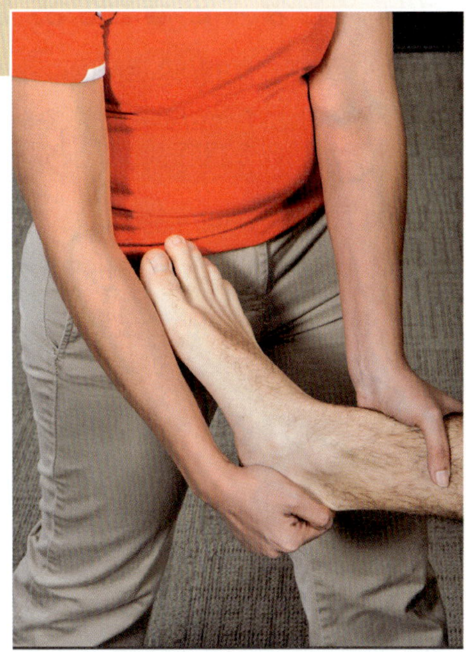

그림 26.55

환자 자세 테이블 밖에 발을 놓고 눕거나 테이블 끝에 앉는다.

치료사 자세 평가할 다리의 전면에 바로 선다.

움직임 치료사는 경골 상면을 고정하고 거퇴관절과 종골 바닥면을 잡는다. 그 후 빠르게 거골하관절에 외측 기울임(내번)을 적용한다.

평가 전체 이완성으로 관절 불안정성을 진단하는 것이 양성. 1-5척도를 이완정도를 평가하는데 사용하여 왔으며, 1은 심한 저가동성, 2는 저가동성, 3은 정상, 4는 과가동성 그리고 5는 심한 과가동성이다.[100,101]

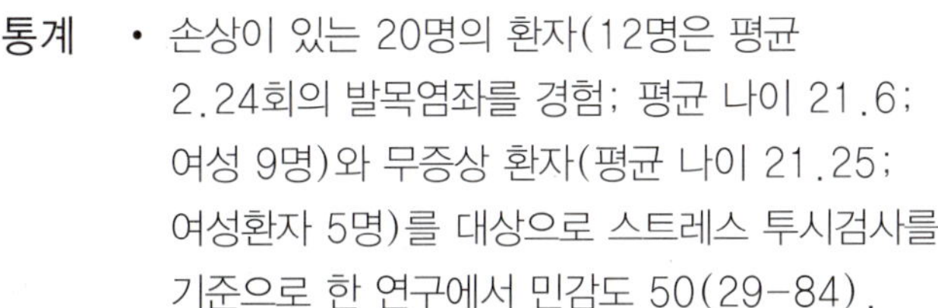

통계
- 손상이 있는 20명의 환자(12명은 평균 2.24회의 발목염좌를 경험; 평균 나이 21.6; 여성 9명)와 무증상 환자(평균 나이 21.25; 여성환자 5명)를 대상으로 스트레스 투시검사를 기준으로 한 연구에서 민감도 50(29-84), 특이도 88(47-99), 양성우도비 4.0, 음성우도비 0.57, 진단정확도 질적평가 2.[99,102]
- 손상 후 5일 이후에 평가를 했을 때 전방 거비 인대의 압통, 외측 혈종 및 전방끌림검사 양성이 동반: 관절경 평가를 기준으로 160명의 외측인대파열을 확인하기 위한 연구에서 **민감도 100**, 특이도 75, 양성우도비 4.13, **음성우도비 0.01**, 진단정확도 질적평가10.[103]
- 88명의 환자(평균 나이 21; 여성 45명)를 대상으로 자가보고 기능설문지(Cumberland 발목 불안정성 검사)를 기준으로 한 연구에서 민감도 82(69-90), 특이도 49(34-64), 양성우도비 2.65, 음성우도비 0.63, 진단정확도 질적평가 12.[101]

내측 거골하 활주 검사
(MEDIAL SUBTALAR GLIDE TEST)

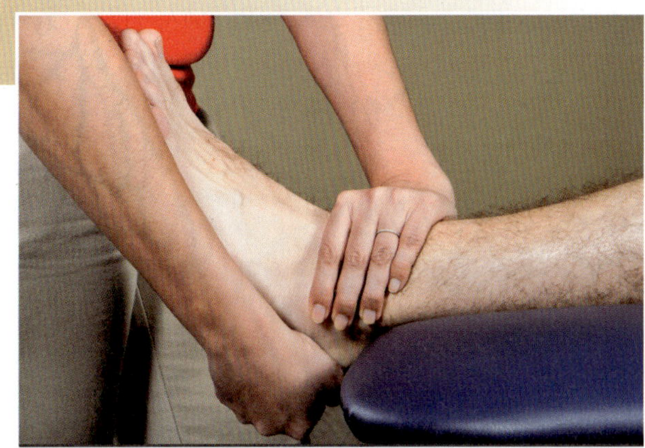

그림 26.56

환자 자세 테이블 끝에 발목을 놓고 눕는다.

치료사 자세 평가할 다리 앞에 바로 선다.

움직임 치료사는 거골하관절을 중립으로 놓고 거골을 고정한 후 발의 후면인 종골을 잡는다. 그리고 고정된 거골 위에 종골을 내측으로 활주시킨다.

평가 전체 이완성으로 관절 불안정성을 진단하는 것이 양성(발목 외측 염좌 후에)

통계 손상이 있는 20명의 환자(12명은 평균 2.24회의 발목염좌를 경험; 평균 나이 21.6; 여성 9명)와 무증상 환자(평균 나이 21.25; 여성환자 5명)를 대상으로 스트레스 투시검사를 기준으로 한 연구에서 민감도 58(29-84), 특이도 88(47-99), 양성우도비 4.7, 음성우도비 0.48, 진단정확도 질적평가 2.[99,102]

인대 이완성 또는 불안정성: 발목 내측 인대 불안정성

거골 기울기(외반) 스트레스 검사(내측 인대) (TALAR TILT (VALGUS) STRESS TEST (MEDIAL LIGAMENTS))

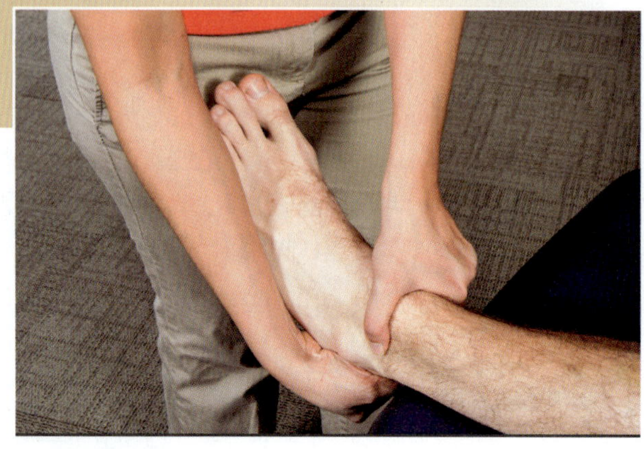

그림 26.57

환자 자세 앉거나 누운자세

치료사 자세 평가할 다리를 바라보고 바로 선다.

움직임 치료사는 경골 위쪽을 고정하고 환자 발목의 내외측과를 잡는다. 그리고 거골하 관절을 빠르게 내측(외반)으로 기울인다.

평가 비손상측 하지와 비교하여 과도한 이완성이 나타나면 양성.

통계 없음

내측 압통(MEDIAL TENDERNESS)

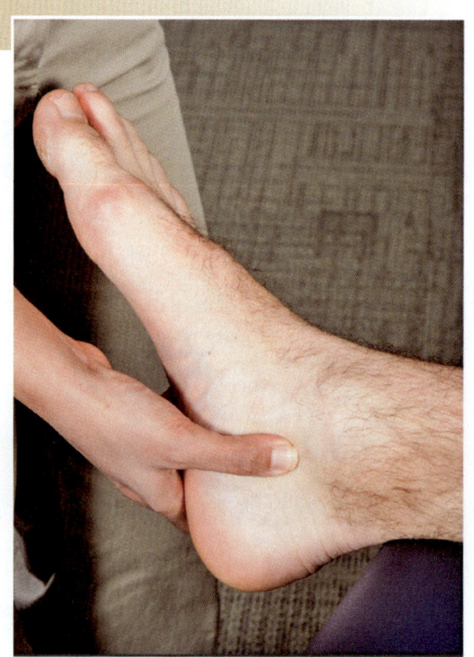

그림 26.58

환자 자세 앉거나 눕는자세

치료사 자세 평가할 다리 쪽에 바로 선다.

움직임 치료사는 삼각인대 주변을 누른다.

평가 압력을 가한 부위에 통증이 나타나면 양성

통계 55명의 환자(내측 압통자 26명과 증상 없는 자 29; 평균 나이 42; 여성 28명)를 대상으로 발목골절(정상적인 중간 공간이 있는 Blateral 내외측 상과 골절)과 스트레스 방사선 평가를 기준으로 한 연구에서 민감도 57(NR), 특이도 59(NR), 양성우도비 1.4, 음성우도비 0.72, 진단정확도 질적평가 8.[104]

인대 이완성 또는 불안정성: 인대결합 통합성

COTTON 검사

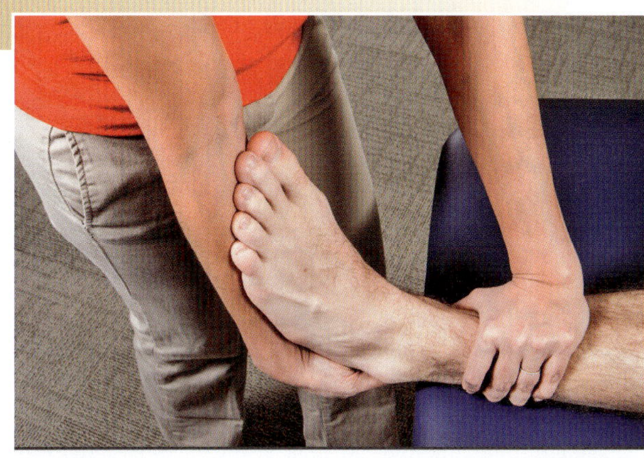
그림 26.59

환자 자세 누운자세

치료사 자세 평가할 다리 전면에 바로 선다.

움직임 치료사는 한 손으로 경골을 고정하고 다른 한 손으로 발목에 외측 힘을 적용한다. 경우에 따라 배측굴곡을 이 검사의 민감도를 증가시킨다. 경골의 고정은 이 검사를 정확하게 수행하는데 중요하다.

평가 발목이 외측으로 병진되면 양성.

통계 민감도 25, 특이도 없음[102,105]

외회전과 배측골곡 외회전 검사 (EXTERNAL ROTATION AND DORSIFLEXION EXTERNAL ROTATION TEST)

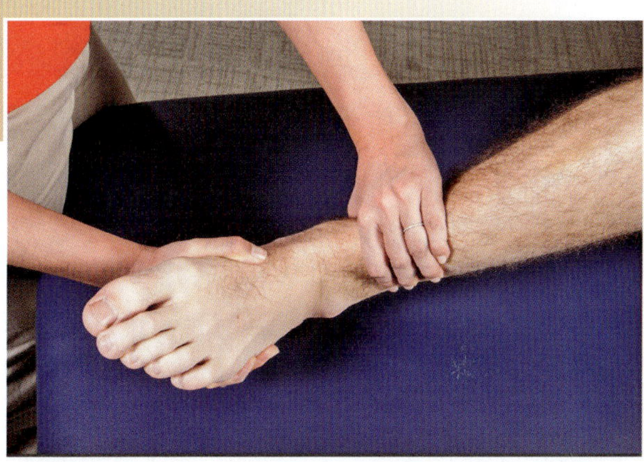
그림 26.60

환자 자세 누운자세서 무릎을 90° 굴곡

치료사 자세 평가할 발 옆에 바로 선다.

움직임 치료사는 발목을 중립으로 놓고 발목을 외회전시킨다. 배측굴곡은 배측굴곡외회전 검사로 추가된다.

평가 증상이 재현되면 양성

통계

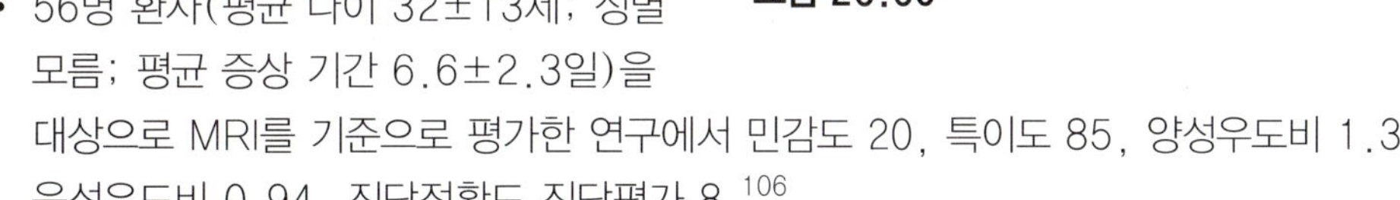

- 56명 환자(평균 나이 32±13세; 성별 모름; 평균 증상 기간 6.6±2.3일)을 대상으로 MRI를 기준으로 평가한 연구에서 민감도 20, 특이도 85, 양성우도비 1.3, 음성우도비 0.94, 진단정확도 진단평가 8.[106]
- 외회전과 배측굴곡 검사: 급성발목손상 환자 87명과 발목 인대결합손상 환자 37명(남성 75%, 평균 나이 24.6±6.5세; 증상 기간 2주)을 대상으로 MRI를 기준으로 평가한 연구에서 민감도 71(55–83), 특이도 63(49–75), 양성우도비 1.93, 음성우도비 0.46, 진단정확도 진단평가 9.[107]

비골 병진 검사(FIBULAR TRANSLATION TEST)

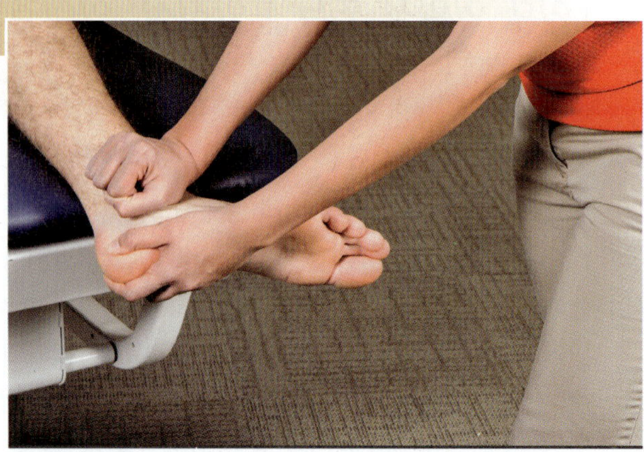
그림 26.61

환자 자세 옆으로 누워, 다리를 이완하고, 반대 다리는 무릎을 굽힌다.

치료사 자세 평가할 다리 앞쪽에 바로 선다.

움직임 치료사는 인대결합 부위의 비골에 전후방의 힘을 가한다.

평가 건측과 비교하여 움직임이 증가되어 있거나 통증이 재현되면 양성

통계 12명 환자를 대상(만성 인개결합 파열된 3명과 발목에 증상이 없는 건강한 성인 9명)으로 3명의 환자의 관절경 측정을 기준으로 한 연구에서 **민감도 82**, **특이도 88**, **양성우도비 6.8**, **음성우도비 0.20**.[105]

인대결합 쥐기 검사(SYNDESMOSIS SQUEEZE TEST)

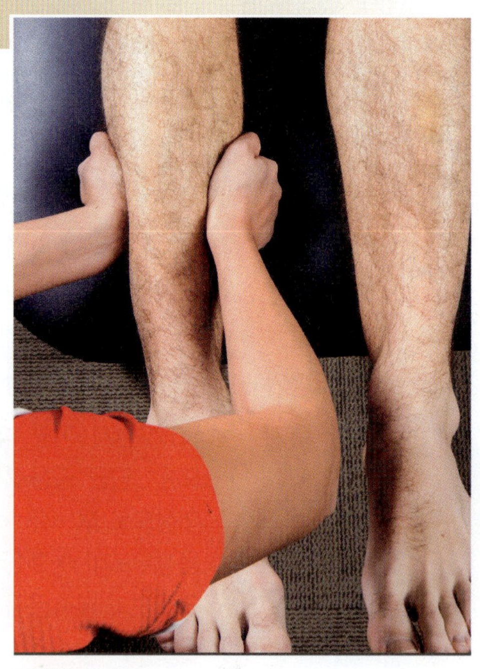
그림 26.62

환자 자세 눕거나 옆으로 누워 다리를 이완한 자세

치료사 자세 평가할 다리를 마주보고 바로 선다.

움직임 치료사는 경골과 비골을 압박하면서 손으로 쥐어짠다(힘은 종아리의 중간지점에 적용한다).

평가 인대결합부위에 통증이 재현되면 양성

통계
- 56명의 발목 염좌환자를 대상으로(평균 나이 32±13세; 성별 모름; 증상 기간 6.6±2.3일) MRI 평가를 기준으로 한 연구에서 민감도 30, 특이도 94, 양성우도비 0.74, 음성우도비 0.74, 진단정확도 진단평가 8.[106]
- 급성 발목 손상을 지닌 87명의 환자와 37명의 발목인대결합 손상환자(평균 나이 24.6±6.5세; 여성 25%; 증상 기간 2주)를 대상으로 MRI를 진단기준으로 한 연구에서 민감도 26(15-42), 특이도 88(76-94), 양성우도비 2.15, 음성우도비 0.84, 진단정확도 진단평가 9.[108]

압박이 동반된 배측굴곡 런지 검사 (DORSIFLEXION LUNGE WITH COMPRESSION TEST)

그림 26.63

환자 자세 런지 준비자세

치료사 자세 런지 다리 뒤에 반무릎으로 앉는다.

움직임 환자는 앞으로 런지자세를 취하고 손상된 다리를 가능하면 앞으로 멀리 움직이려고 한다. 런지는 검사자가 발목인대결합 부위에 도수 압박을 적용하는 동안 반복적으로 실시한다.

평가 압박이 추가되었을 때 발목가동범위가 증가되거나 통증이 감소하면 양성.

통계 급성 발목 손상을 지닌 87명의 환자와 37명의 발목인대결합 손상환자(평균 나이 24.6±6.5세; 여성 25%; 증상 기간 2주)를 대상으로 MRI를 진단기준으로 한 연구에서 민감도 69(53-82), 특이도 41(28-56), 양성우도비 1.18, 음성우도비 0.74, 진단정확도 진단평가 9.[108]

인대 이완성 또는 불안정성: 발목 충돌

강제 배측굴곡 검사 (FORCED DORSIFLEXION TEST)

영상 26.64 **인터넷 지원으로 이 검사의 평가 방법을 볼 수 있다.**

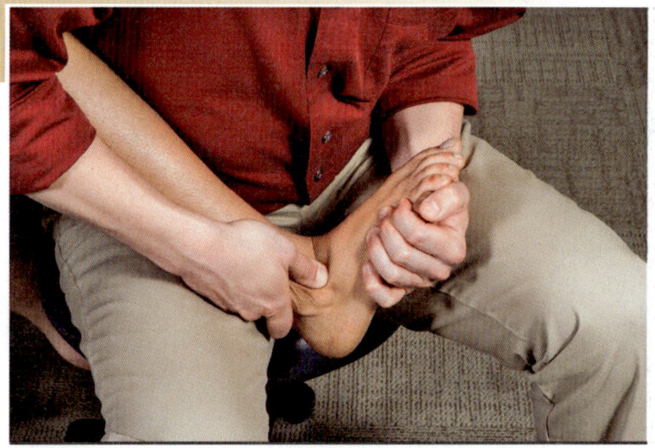

그림 26.64

환자 자세 앉거나 바로누운자세

치료사 자세 평가할 다리 옆에 앉는다.

움직임 경골 원위부를 고정하고 치료사는 환자의 거골의 전외측부위의 홈근처에 자신의 엄지를 올려놓는다. 그리고 치료사는 강하게 배측굴곡을 하면서 그 부위에 압력을 적용한다.

평가 강한 배측굴곡 동안 발의 전외측면에 통증이 재현되면 양성

통계 임상적 이완성은 없으나 통증이 있는 흔들림이 있거나 염좌이후 지속적인 통증이 있는 73명의 환자를 대상으로(평균 나이 39세; 여성 27명; 증상 기간 모름) 관절경을 진단기준으로 한 연구에서 민감도 95(81-99), 특이도 88(72-96), 양성우도비 8.06, 음성우도비 0.06, 진단정확도 진단평가 8.[109]

충돌의 임상 예측 규칙 (CLINICAL PREDICTION RULE OF IMPINGEMENT[110])

- 전외측 관절 압통
- 전외측 발목관절 부종
- 강한 배측굴곡 시 통증
- 환측부위로 한발 쪼그려 앉기 시 통증
- 활동 시 통증
- 발목 불안정성 결손

평가 위에 언급된 6가지 증상 중 5가지가 해당되면 전방발목충돌의 양성

통계 22명의 환자(평균 나이 28세; 여성 7명; 증상 기간 3-13개월)를 대상으로 관절경을 진단기준으로 한 연구에서 민감도 94(73-99), 특이도 75(19-99), 양성우도비 3.8, 음성우도비 0.08, 진단정확도 진단평가 7.[110]

신경 포착

발 쥐기 검사(몰톤 검사) (FOOT SQUEEZE TEST(MORTON'S TEST))

환자 자세 앉거나 바로누운자세

치료사 자세 평가할 하퇴를 마주보고 바로 선다.

움직임 치료사는 중족골두를 중심선을 따라 외측에서 내측으로 꽉 쥔다.

평가 환자의 증상이 재현되면 양성

통계 116개 발(몰톤 신경종 수술한 76개의 발과 다른 병리적 문제가 있는 40개의 발; 평균 나이 51±12세; 여성 60명; 평균 증상 기간 없음)을 MRI를 진단기준으로 한 연구에서 민감도 88, 진단정확도 진단평가 7[56]

웹스페이스 압통 (WEB SPA CE TENDERNESS)

환자 자세 앉거나 바로누운자세

치료사 자세 평가할 하퇴를 마주보고 바로 선다.

움직임 치료사는 자신의 엄지 측면 또는 엄지 끝을 사용하여 2-3번째 중족골 사이에 힘을 적용한다.

평가 환자의 증상이 재현되면 양성

통계 116개 발(몰톤 신경종 수술한 76개의 발과 다른 병리적 문제가 있는 40개의 발; 평균 나이 51±12세; 여성 60명; 평균 증상 기간 없음)을 MRI를 진단기준으로 한 연구에서 민감도 95, 진단정확도 진단평가 7[56]

발바닥 타진 검사(PLANTAR PERCUSSION TEST)

환자 자세 발을 배측굴곡하고 앉거나 바로누운자세

치료사 자세 평가할 하퇴를 마주보고 바로 선다.

움직임 치료사는 발가락을 최대한으로 신전한다. 치료사는 2번째, 3번째 중족골두 사이를 두드린다.

평가 찌릿함과 같은 신경학적 증상이 재현되면 양성

통계 116개 발(몰톤 신경종 수술한 76개의 발과 다른 병리적 문제가 있는 40개의 발; 평균 나이 51±12세; 여성 60명; 평균 증상 기간 없음)을 MRI를 진단기준으로 한 연구에서 민감도 62, 진단정확도 진단평가 7[56]

발가락 끝 감각 결손(TOE TIP SENSATION DEFICIT)

환자 자세 앉거나 바로누운자세

치료사 자세 평가할 하퇴를 마주보고 바로 선다.

움직임 치료사는 환자의 2번째 세 번째 발가락에 감각평가를 위해 가벼운 터치를 적용한다.

평가 환자가 감각이상이나 무감각을 호소하명 양성. 중족골통이 위양성으로 나타날 수 있다.

통계 116개 발(몰톤 신경종 수술한 76개의 발과 다른 병리적 문제가 있는 40개의 발; 평균 나이 51±12세; 여성 60명; 평균 증상 기간 없음)을 MRI를 진단기준으로 한 연구에서 민감도 49(NR), 진단정확도 진단평가 7[56]

튜닝 포크(TUNING FORK)

이 검사는 이 장에서 감별진단 파트를 참고한다.

통계
- 뼈표식위에 위치: 37명의 다양한 골절위치와 유형을 지닌 환자를 대상(남 19, 여 18)으로 한 연구에서 방사선을 진단기준으로 한 연구에서 민감도 83, 특이도 80, 양성우도비 4.2, 음성우도비 0.21, 진단정확도 진단평가 6.[54]
- 부종 지점 위에 위치: 같은 연구에서 민감도 83, 특이도 92, 양성우도비 10.4, 음성우도비 0.2, 진단정확도 진단평가 6.[54]
- 병력과 신체검진에서 경골스트레스 골절로 진단받은 52명의 환자를 대상으로 뼈스캔을 진단기준으로 한 연구에서 민감도 75, 특이도 67, 양성우도비 2.3, 음성우도비 0.3, 진단정확도 진단평가 9.[55]

신경 포착: 족근관 증후군

티넬 징후(TINEL'S SIGN)

환자 자세 하지를 이완하고 옆으로 눕는다.

치료사 자세 평가할 환자의 하지 옆에 바로 선다.

움직임 치료사는 발목의 후내측을 가볍게 두드린다(내과의 안쪽에서 뒤쪽으로).

평가 검사 동안 무감각이나 따끔거리는 증상이 재현되면 양성

통계 장무지굴곡근 건초염을 지닌 19의 사례를 대상(나이, 성별과 증상 기간은 확인 안됨) 진단기준으로 한 연구에서 민감도 58, 진단정확도 진단평가 5.

삼중 압박 스트레스 검사(옆으로 눕기) (TRIPLE COMPRESSION STRESS TEST(SIDE LYING))

환자 자세 하지를 이완하고 옆으로 눕는다.

치료사 자세 평가할 환자의 하지 옆에 바로 선다.

움직임 치료사는 발목의 후내측을 가볍게 두드린다(내과의 안쪽에서 뒤쪽으로).

평가 검사 동안 무감각이나 따끔거리는 증상이 재현되면 양성

통계 장무지굴곡근 건초염을 지닌 19의 사례를 대상(나이, 성별과 증상 기간은 확인 안됨) 진단기준으로 한 연구에서 민감도 58, 진단정확도 진단평가 5.

삼중 압박 스트레스 검사(무릎펴고 앉기) (TRIPLE COMPRESSION STRESS TEST(LONG SITTING))

환자 자세 무릎펴고 앉기

치료사 자세 평가할 환자의 하지 옆에 바로 선다.

움직임 임상는 환자의 발목을 완전 저측굴곡과 발의 내반을 만든 후, 후경골신경 위를 손가락으로 지속적으로 압력을 가한다.

평가 환자의 증상이 재현되면 양성

통계 145개 발(80개 무증상발과 65개 증상발; 평균 나이 37세; 여성 23명; 증상 기간 모름)을 대상으로 경골신경의 기본운동신경전도 검사를 진단기준으로 한 연구에서 민감도 86(76-92), 특이도 100(93-100), 양성우도비 inf, 진단정확도 진단평가 8.[113]

배측굴곡-외번 검사 (DORSIFLEXION-EVERSION TEST)

영상 26.65 인터넷 지원으로 이 검사의 평가 방법을 볼 수 있다.

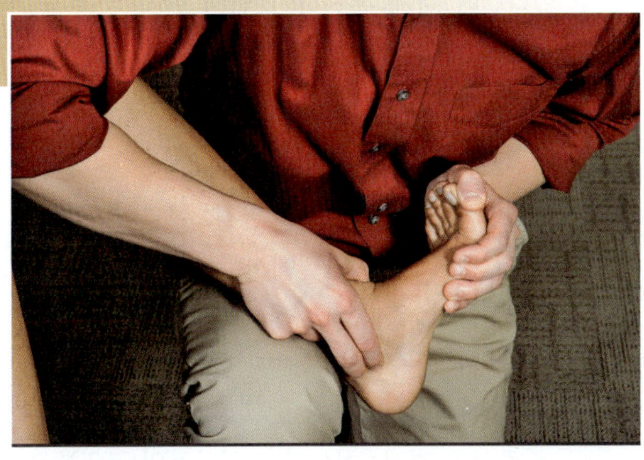

그림 26.65

환자 자세 앉아서 하지를 이완한다.

치료사 자세 환자의 평가할 하지 옆에 무릎을 세우고 앉는다.

움직임 치료사는 환자의 발목을 최대한 배측굴곡 하고 발을 외번하고 발가락을 신전한 상태에서 5-10초 동안 그 자세를 유지한다. 더불어 족근관 영역을 두드려서 티넬 양성 반응이 있는지 또는 환자가 국소적인 압통을 호소하는지 판단한다.

평가 신경을 따라 국소적 압통이나 무감각 또는 통증이 나타난다면 양성

통계 50명의 건강한 성인과 37명의 족근관 증후군 증상을 지닌 환자를 대상으로(44개 발) 외과술을 진단기준으로 한 연구에서 민감도 81(NR), 특이도 99(NR), 양성우도비 82.7, 음성우도비 0.19, 진단정확도 진단평가 8.[114]

촉진 PALPATION

치료사는 환자의 하퇴, 발 및 발목복합체를 촉진할 때 검사과정에서 수집된 정보로부터 어느정도 방향을 잡아야 한다. 치료사는 연관통과 손상기전 그리고 기타 정보를 바탕으로 다른 부위의 평가가 필요한지 결정하는 임상적 추론을 사용해야 한다.

전면

뼈 구조

• **인대결합**: 치료사는 내측과를 중심으로 바깥쪽으로 촉진한다. 전방거비골인대는 원위 경골과 비골 사이와 거골의 근위부에서 바로 촉진될 수 있다.

연부조직 구조

• **전경골근**: 이 구조는 내측에서 가장 두드러지게 나타난다. 환자가 발목의 배측굴곡과 발의 내번을 하였을 때 더 쉽게 발견할 수 있다.

• **무지신근**: 이 근육은 전경골근의 외측에 위치한다. 엄지발가락을 신전했을 때 더 두드러지게 나타난다.

• **지신근**: 발가락을 신전했을 때 두드러진다. 무지신근의 외측에 위치한다.

• **족배동맥**(Dorsalis pedal artery): 무지신근과 지신근 사이에 위치한다.

외측면

뼈구조

• **5번째 중족골**: 치료사는 MTP의 바깥측에서 시작한다. 근위부의 넓은 기저부는 가시돌기이다.

• **입방골**: 치료사는 5번째 중족골체를 따라 5번째 중족골 저부에서 근위부쪽으로 촉진한다.

• **족근굴**(sinus tarsi): 치료사는 외과의 앞쪽의 패인면을 촉진한다.

연부조직 구조

• **ATFL**: 족근굴에서 촉진한다.

• **CFL**: 종골 외측벽에서 비골로, 비골결절의 후부로 촉진한다.

• **PTFL**: 치료사는 외과 후면 끝에서 거골의 후면으로 촉진할 수 있다.

• **장단비골근**: 치료사는 외과 바로 뒤에서 촉진할

수 있다. 더 쉽게 촉진하기 위해 환자는 족저굴곡과 외번동작을 할 수 있다.

내측면

뼈구조

- **1번째 열과 중족지절 관절**: 이 부위는 발볼에서 촉진한다. 치료사는 관절에서부터 중족골체와 1번째 열을 촉진할 수 있다.
- **1번째 중족설상**: 1번째 설상골과 만나는 1번째 열에 위치한다.
- **주상골 결절**: 치료사는 설상골의 근위부로 움직였을 때 만나는 큰 돌출뼈가 주상골 결절이다.
- **거골두**: 거골의 내측은 주상골 근위부에 바로 있다.
- **거골재거돌기**(sustetaculum tali): 치료사는 내과의 원위부 말단에서 발바닥까지 손가락 하나의 넓이로 촉진할 수 있다.

연부조직

- **삼각인대**: 내측과의 아래에서 촉진할 수 있다.
- **후경골인대**: 환자의 발목을 족저굴곡하고 내번했을 때 가장 촉진하기 쉽다.
- **장무지굴근**: 이 근육은 다른 근육들 속 깊숙한 곳에 위치한다. 경골의 후면을 따라 주행하지만, 촉진은 쉽지 않다.
- **장지굴근**: 후경골근 뒤에서 찾을 수 있다.

환자의 발가락을 굴곡했을 때, 가장 촉진하기 쉽다.

후면

- **아킬레스건**: 치료사는 종아리 하부 1/3에서 종골로 촉진한다.
- **종골후방윤활낭**: 아킬레스건의 전면과 종골 후면 사이에 위치한다.

발바닥면

- **종자골**: 치료사는 첫 번째 중족골 끝의 저부에 압력을 가한다.

신체 수행능력 측정
PHYSICAL PERFORMANCE MEASURES

하퇴, 발목과 발과 관련된 신체수행능력검사는 표 26.4와 같다. 측정에 대한 자세한 정보는 24장(고관절), 25장(무릎관절), 12장(신체수행능력검사)을 참고한다.

하퇴, 발목과 발의 일반적 정형외과 질환들
COMMON ORTHOPEDIC CONDITIONS OF THE LOWER LEG, ANKLE, AND FOOT

하퇴, 발목 및 발의 다양한 병리학적 설명을 명확하게 기술하는 것은 불가능하지만, 이 부위의 특정 병리를 뒷받침하는 근거에 기반한 결과들이 있다. 따라서 이 세션의 목적은 하퇴, 발목과 발에 대한 설명을 뒷받침하는 현재 발견된 근거들을 제시하는 것이다. 이미 4장(근거중심 임상평가)에서 설명한 바와 같이, 모든 검사 결과가 임상 근거를 절대적으로 뒷받침하는 것은 아니며, 치료사는 환자에게 나타난 통증과 기능장애의 감별진단을 수행할 때 환자로부터 얻은 정보와 임상 경험를 통해 진단해야 한다.

하퇴, 발목과 발의 병변은 다른 관절의 병리와 마찬가지로 다양한 상태를 가질 수 있다. 이러한 병리적 상태는 그들의 상태와 유사성을 자질 수 있다. 그들의 임상적 발견을 따라 감별진단하는 것은 치료사에게 적절한 중재뿐만 아니라 잠재적으로 보다 적합한 다른 건강 관련 치료사에게 의뢰할 필요성을 결정하는데 도움이 된다.

발목 염좌

ICD-9: 845.00(발목 염좌, 비특정 부위)

ICD-10: S93.409A(비특정 발목의 비특정 인대 염좌, 초기 손상)

표 26.4 하퇴, 발목과 발의 추천된 신체 수행능력 검사

신체변수	낮은 기능 수준이 예상되는 환자에 대한 잠재적 신체수행능력 평가(적절하다면)	높은 기능 수준이 예상되는 환자에 대한 잠재적 신체수행능력 평가(적절하다면)
균형	한발서기 검사 롬버그 검사 사각형 스텝 검사 기능적 뻗기 검사 옆으로 걷기 검사 병렬 걷기 검사(Tandem walking) Tinetti 검사	환자의 하지 수준에 적합한 검사들 Star excursion 균형 검사 Y-균형 검사 멀티 한다리 뛰기 안정화 검사
기본적인 움직임	심부 쭈그리기 검사 앉았다 일어서기 검사 자기주도적 걷기 검사 Timed up and go 검사	환자의 하지 수준에 적합한 검사들 회전 안정성 체간 안정화 푸쉬업
근력과 파워	1RM 레그 프레스 런지 검사 30초 동안 무릎 굽히기	환자의 하지 수준에 적합한 검사들 점프하고 뛰기 검사
하지의 무산소 파워	적절하고 필요한 경우에만	환자의 하지 수준에 적합한 검사들 Wingate 무산소 파워 검사 하지 기능 검사
속도, 민첩성과 빠르기 (speed, agility, and quickness, SAQ)	적절하고 필요한 경우에만	환자의 하지 수준에 적합한 검사들 Edgren 옆으로 걷기 검사 Illinois 민첩성 검사 Pro 민첩성 검사 지그재그 달리기 검사

ICD-10: S96.919A(발목과 발의 비특정 근육과 건의 염좌, 초기 손상)

모든 운동 상해의 20%는 발목과 발에 대한 외상으로 나타나며, 발목이 모든 발목 부상의 85%를 차지한다.[115] 70%의 재손상률 고려하지 않고도 매년 미국에서 850,000건의 새로운 염좌가 보고된다.[116,117] 거골에 부착되는 근건접합부는 없으며, 거퇴관절을 수동적으로 지지하는 발목인대만 존재한다.[118] 급성 발목 염좌에는 일반적으로 손상 후 72시간 내에 있는 환자가 포함되며, 심각한 부종, 통증, 제한된 체중 부하 및 보행 변화가 발생할 수 있다. 만성 발목 불안정성(Chronic ankle instability, CAI)은 불안정성, 약화, 균형제한 및 빈번히 부종이 나타나는 발목 불안정성을 가진 환자에게 사용되는 용어이다.[33]

I. 환자 인터뷰

주관적 병력

- 발목 부상과 발목염좌의 발병률은 럭비, 축구, 배구, 핸드볼, 농구와 같은 코트 경기들이 높게 나타난다.[119]
- 환자는 손상의 경도에 따라 발목 내 통증(특히 후-외측), 뻣뻣함과 보행의 어려움을 호소한다.[120,121]
- 환자는 관절의 흔들거림을 호소한다.[120-122]
- 이전의 염좌 병력[33]
- Cumberland 발목 불안성 도구는 기능적 발목 불안정성의 심각도를 진단할 수 있는 도구이다. 기능적 발목 불안정성이 있는 환자와 없는 환자 236명을 대상(인구통계학적 자료는 보고되지 않음)으로 하여 LEFS

를 진단기준으로 한 연구에서 ICC 0.96, 민감도 82.9, 특이도 74.7을 보고 하였다.[123]

측정 결과

- 발과 발목의 능력 측정, 발과 발목 기능장애 측정과 LEFS는 신뢰도와 최소결측변화가 보고되었다(minimal detectable change, MDC).[33]
- LEFS: 급성 발목 염좌 측정에서 1주간의 간격을 두고 0.87의 신뢰도와 9.4의 MDC.[124] 발목 염좌가 발생한지 5일 이내 이고환자와 비교하여 6일 이상된 1주일간의 점수 변화를 비교할 때 점수의 변화에는 유의한 차이가 있었다.
- 발목 염좌 후 6일 이상 발생한 경우를 5일 이내 환자와 비교하였을 때 1주일 동안 점수의 변화 간에는 유의한 차이가 있었다.

진단영상

- MRI는 급성 손상 후에 전방거비인대와 종비인대의 손상을 감지하는데 신뢰도가 있다.[125–127]
- MRI와 CT는 거골부위의 골연골 손상을 정확히 진단할 수 있다.[127,128]
- CAI가 있는 비골은 CT에서 더 바깥쪽에 위치하는 것을 발견하였다.[129]

II. 시진

- 촉진시, 국소 압박감을 동반한 혈종이 있고, 전방끌림검사가 양성일 경우, 양측성 인대 파열이 있을 확률이 가장 높다.[130]
- 환자는 통증이 나타나거나 진통 보행을 보이고 체중부하가 어렵다.[120–122]
- 환자는 반상출혈과 외상후 부종을 보이며, 특히 급성손상환자에게서 나타난다.[120–122]

III. 분류 및 선별검사

- 발과 발목 골절은 Ottawa 발목 규칙 검사를 통해 룰아웃될 수 있으며, 전 연령에서(통합 민감도 96.4, 음성우도비 0.08);[31] 5세 이상 어린이(통합 민감도 98.5, 음성우도비 0.11;[32] 통합 민감도 99, 음성우도비 0.02[131]).
- 발과 발목 골절: 투닝포크(민감도 83, 음성우도비 0.21)[54]와 족저 타진 검사(민감도 62)[56]는 발과 발목 골절을 룰아웃하는 능력이 적다.
- 방사선 촬영을 실시했다면 Ottawa 발목 규칙에 의해 검사한다.[132]
- Bernese 발목 규칙은 골절 룰아웃검사로는 민감도 100, 음성우도비 0이며, 룰인 검사로는 특이도 91, 양성우도비 11.1이다.[34]

IV. 움직임 검사

- 부상의 심각도와 경중도에 따라 환자는 제한된 관절가동범위를 가질 가능성이 있으며 특히 내번의 제한이 나타난다.[120,121]

V. 근육 수행능력 검사

- 부상의 심각성과 통증 정도에 따라 환자는 근육 수행능력에 제한이 있을 수 있으며, 특히 내번 또는 내번 근력에서 제한이 나타난다.[120,121]

VI. 특수 검사

- 제한된 임상경험을 가진 치료사는 신체 검진 시 48시간 이내 손상된 경우보다 손상 후 5일 이후에 신체 검진을 했을 때 더 정확한 결과를 산출했다. 발목 인대 병변의 유무를 확인하는 지연된 신체검진의 민감도와 특이도는 각각 96점과 84점으로 확인되었다. 지연된 신체검진은 발목인대 병변 존재를 알아내는 룰인(특이도 84)보다 배제하는 룰아웃(민감도 96)를 돕는데 더 낫다고 보고되었다.[133]
- 전방끌림검사: 이 검사의 양성은 높은 오류를 지닌 연구에서 외측발목 염좌를 진단하는(특이도 100, 양성우도비 Inf) 능력이 낮았다.[99]
- 내측거골하활주: 이 검사의 양성은 높은 오류를 지닌 연구에서 외측발목 염좌를 진단하는(특이도 88, 양성우도비 4.67) 능력이

낮았다.[99]

- 거골 기울기 스트레스 검사: 이 검사의 양성은 높은 오류를 지닌 연구에서 외측발목염좌를 진단하는(특이도 88, 양성우도비 4.0) 능력이 낮았다.[99]
- 손상 후 5일, 전방끌림검사 음성, 외측에 혈종이 없고 ATFL 촉진시 통증이 없을 경우 외측발목염좌 룰아웃(민감도 100, 음성우도비 0.01)하는데 도움이 된다.[103]

VII. 촉진

- 치료사는 뼈 주변에 잠재적 영향이 있고 연관된 인대들을 촉진하면서 압통점을 찾는다.[120-122]

VIII. 신체 수행능력 측정

- 심각한 부상을 입은 환자는 고유수용성감각이 감소하고 변화된 체중부하형태를 보이기 때문에,[120-122] 재활 초기에 어떠한 측정도 수행하지 못할 수 있다.
- 치료사는 사선/외측 방향 및 여러 방향에서 한발 뛰기 검사를 실시할 수 있다; 옆으로 뛰기, 6m 교차뛰기, 외측 멀리 뛰기, 8자 뛰기와 같은 운동은 중등도의 근거를 가지며, 뛰기 코스는 발목염좌로 지속적으로 기능장애가 나타나는 환자를 구별하는데 도움을 준다.[33]
- 환자는 star excursion 균형 검사 시 감소된 수행능력을 지닐 수 있다.[134]

Martin과 동료는 Malliaropoulos와 colleagues에 의해 처음 묘사된 외측발목염좌를 위한 등급체계를 추천하였다.[33] 이 체계는 표 26.5에서 볼 수 있다.

표 26.5 외측발목염좌를 위한 등급체계[33]

	1등급	2등급	3등급
기능상실	없음	약간	거의 모든 기능상실
인대 이완성	없음	전방끌림양성 거골기울기음성	전방끌림양성 거골기울기양성
출혈	약간 있거나 없음	있음	있음
압통점	없음	있음	심함
발목운동 감소	≤ 5°	> 5° 그러나 < 10°	> 10°
부종	0.5cm	> 0.5cm 그러나 < 2.0cm	> 2.0cm
운동선수 완전회복 기간	7.2±1.6일	15.0±2.1일	30.7±3.1(IIIA)일; 55.4±4.9(IIIB)일

중요한 임상적 핵심

발목내번염좌에서 치료사는 다음과 같은 구조를 평가해야 한다.

- 표재 및 심비골 신경이 상해 시 견인되었을 수도 있다.
- 비골근의 수축으로 입방골이 아탈구 또는 탈구될 수 있다.
- 내번염좌동안 내측이 압박받을 수도 있다.

잠재적 치료 기반 분류

급성

- 통증 또는 고정: 환자는 외적 지지, 레이스 업 보조기 또는 반강체 발목 지지대가 필요할 수 있다.[135] 만약 통증이 심함, 고정 또는 반강체 보조기를 사용한다.[136]
- 치료사는 냉치료와 치료적 운동을 추천할 수 있다.[33]
- 가동성: 통증없는 발목 범위와 발의 가동성은 회복해야 한다.[33,137]

만성

- 균형과 다른 고유수용성에 집중된 근력과 컨디셔닝 운동[138-141]
- 균형 훈련을 통한 동적 안정성
- 가동성[137,142]

심한 발목 염좌 또는 인대결합손상

ICD-9: 845.00(발목 염좌, 비특이적 부위)

ICD-10: S93.409A(비특이적 발목의 비특이적 인대 염좌, 초기 손상)

ICD -10: S96.919A(발목 및 발부위의 비특이적 근육 및 건 염좌, 비특이적 발, 초기 손상)

모든 발목 손상의 1-18%는 인대결합손상이 포함된다. 심한 발목 손상의 발생율은 29%가 전문미식축구에서 나타나는 것으로 보고되었다.[143] 이 손상은 외상시 발생된 외회전으로 인해 발생한 측부발목염좌와는 감별진단될 수 있다.[144] 이러한 손상은 내측 또는 외측 발목 염좌에 비해 진단이 어려우며 환자의 회복기간이 길고 어렵다.[145]

I. 환자 인터뷰

주관적 병력

- 부상형태(method of injury, MOI)는 발이 배측굴곡과 저측굴곡된 상태에서 발목에 외회전 힘이 가해졌을 때가 가장 일반적인 형태이다; 그러나 발의 다른 위치는 심한 발목부상을 일으키는 것으로 보고되었다. 발목에 가해지는 힘은 관절을 안정화시키는 인대구조를 파열시키고 관절사이 공간을 넓히는 영향을 미친다.[145]
- 스키, 미식축구, 축구와 다른 잔디구장 스포츠(커팅 위험요소가 크기 때문)를 즐기는 환자들이 이러한 손상을 가진다.[143,146]

측정 결과

- 발과 발목측정에 적절한 어느 방법도 사용될 수 있다.

진단영상

- 선별검사 시 골절가능성에 양성을 보였다면 방사선 검사가 필요하다; 방사선 검사 시 1mm이상 벌어진 경우 고정술이 필요.[145]
- MRI는 이 손상 유형의 표준측정방법이다.[147] 이는 관절경과 유사한 민감도와 특이도를 가지고 있다.[124,148-150]

II. 시진

- 이 질환은 외측 발목 염좌보다 부종이 더 적다.[147] 만약 부종이 눈에 띌 정도라면, 치료사는 8자 측정을 수행한다.
- 환자는 걷거나 체중부하하기 어렵다.

III. 분류 및 선별검사

- 비골골절이 있을 수 있다.[151,152]
- 발과 발목 골절은 Ottawa 발목 규칙 검사를 통해 룰아웃될 수 있으며, 전 연령에서(통합 민감도 96.4, 음성우도비 0.08);[31] 5세이상 어린이(통합 민감도 98.5, 음성우도비 0.11;[32] 통합 민감도 99, 음성우도비 0.02[131]).
- 발과 발목 골절: 투닝포크(민감도 83, 음성우도비 0.21)[54]와 족저 타진 검사(민감도 62)[56]는 발과 발목 골절을 룰아웃 하는 능력이 적다.
- 방사선 촬영을 실시했다면 Ottawa 발목 규칙에 의해 검사한다.[132]
- Bernese 발목 규칙은 골절 룰아웃 검사로는 민감도 100, 음성우도비 0이며, 룰인 검사로는 특이도 91, 양성우도비 11.1이다.[34]

IV. **움직임 검사**
- 완전 족저굴곡의 소실
- 발의 능동 또는 수동 외회전시 통증; 강한 능동 또는 수동 배측굴곡 시 통증[145]

V. **근육 수행능력 검사**
- 진통보행은 발뒤꿈치–발가락 패턴 대신에 발뒤꿈치를 들어올릴 수 있다.[145]

VI. **특수 검사**
- 인대결합 쥐기 검사: 이 검사의 양성결과는 심한 발목 염좌를 룰인하는데 도움되는 능력(특이도 94, 양성우도비 5.0)이 적다.[106]
- 외회전 검사: 이 검사의 양성결과는 심한 발목 염좌를 룰인하는데 도움되는 능력(특이도 85, 양성우도비 1.3)이 적다.[106]
- 배측굴곡이 동반된 외회전 검사: 이 검사의 양성결과는 심한 발목 염좌를 룰인하는데 도움되는 능력(민감도 71, 음성우도비 0.46)이 적다.[107]
- 면봉 검사: 이 검사의 양성결과는 심한 발목 염좌를 룰인하는데 도움되는 능력(민감도 25)이 매우 적다.[105]
- 비골 병진 검사: 이 검사의 양성(민감도 82, 음성우도비 0.20) 또는 음성(특이도 88, 양성우도비 6.8) 결과는 심한 발목 염좌를 룰인 그리고 룰아웃하는데 양호한 능력을 지닌다.
- 압박이 동반된 배측굴곡런지 검사: 심한 발목 염좌를 룰인 그리고 룰아웃 능력이 적다.[107]

VII. **촉진**
- 전하방 경비인대와 골간막 근위부를 따라 압통이 있을 것이다.[145,153]
- 단독으로 골간인대가 손상되는 경우는 드물며, 삼각인대가 손상될 수도 있다.[151,152, 154]
- 전하방경비인대와 후하방횡경비인대, 골간막과 삼각인대의 촉진시 통증은 발목인대결합손상을 룰아웃(민감도 92, 음성우도비 0.28)하는데 도움이 된다.[108]

VIII. **신체 수행능력 측정**
- 한발다리뛰기검사 결과의 음성은 인대결합 병리를 룰아웃(민감도 90, 음성우도비 0.37)하는데 도움되는 양호한 능력을 지닌다.[107]

잠재적 치료 기반 분류
- 잠복 분리소견이 있는 염좌의 경우 치료사는 고정방법을 사용해야 한다.
- 1기: 통증 조절, 부종관리와 고정.[145]
- 2기: 보행 또는 운동과 컨디셔닝: 치료사는 낮은 수준의 균형훈련과 근력훈련에 집중해야 한다.[145]
- 3기: 운동과 컨디셔닝: 치료사는 편측균형과 고강도 근력에 집중해야 한다.
- 4기: 스포츠 복귀

아킬레스건 파열

ICD-9: 727.67 (비외성성 아킬레스건 파열)
ICD-10: M66.369(굴곡건의 자발적 파열, 비특이적 하퇴)

우리 몸에서 가장 빈번하게 파열되는 건은 아킬레스건이다.[269] 아킬레스건 파열의 발병률은 1980년대 이후로 30–50대 남성에서 가장 빠르게 증가해왔고,[270] 전통적으로는 40대에 비전형적인 운동활동에 참여한 초급자에게 많이 발생했다.[270] 가장 흔하게 파열이 일어나는 지점은 혈관화가 잘 되어있지 않은 종골 부착지점에서 3–6cm 지점이다. 역사적으로 파열이 나타난 환자에게 유의한 콜라겐의 퇴화가 나타났다.[271,272] 위험 인자로는 스테로이드의 경구섭취 및 건내 주사, 고콜레스테롤 혈증, 통풍, 류마티스성 관절염, 장기간 투석 및 신장이식 등이 있다.[273]

I. **환자 인터뷰**

주관적 병력
- 환자는 급성으로 발병하였다.[155]
- 이 손상은 남성 30–50세에 더 흔히

나타난다.[156]

- 격렬한 신체활동은 일반적인 기전이다.[157]
- 환자는 종종 뒤발에 킥을 당했거나, 탕하는 소리를 듣거나 느낌을 느꼈거나 활동 중에 지속적으로 불안정한 경험을 호소한다.[155]

측정 결과

- 아킬레스건 전체 파열 점수는 전체 아킬레스건파열 환자에게서 높은 신뢰도와 타당도를 가지고 있다.[158]

진단영상

- MRI는 아킬레스건의 부분파열과 완전파열을 방사선 검사에서 볼 수 없을 때 룰아웃(민감도 91)하기 위해 유용하다.[24]
- MRI, 초음파 검사 그리고 방사선 검사(X-ray)를 아킬레스건 파열 확진을 위한 측정법으로 일반적으로 사용하거나 추천하지 않는다.[159]

II. 시진

- 환자는 체중부하활동을 지속할 수 없을 것이다.[155]

III. 분류 및 선별검사

- 발과 발목 골절은 Ottawa 발목 규칙 검사를 통해 룰아웃될 수 있으며, 전 연령에서(통합 민감도 96.4, 음성우도비 0.08);[31] 5세이상 어린이(통합 민감도 98.5, 음성우도비 0.11;[32] 통합 민감도 99, 음성우도비 0.02[131]).
- 발과 발목 골절: 투닝포크(민감도 83, 음성우도비 0.21)[54]와 족저 타진 검사(민감도 62)[56]은 발과 발목 골절을 룰아웃 하는 능력이 적다.
- 방사선 촬영을 실시했다면 Ottawa 발목 규칙에 의해 검사한다.[132]
- Bernese 발목 규칙은 골절 룰아웃 검사로는 민감도 100, 음성우도비 0이며, 룰인 검사로는 특이도 91, 양성우도비 11.1이다.[34]
- 아킬레스건 반사는 약화되어 있거나 결손되어 있다.[155]

IV. 움직임 검사

- 증가된 수동 발목배측굴곡[159]

V. 근육 수행능력 검사

- 환자는 족저굴곡 시 비복근과 가자미근의 실질적인 근력 소실을 가진다.[155,159]

VI. 특수 검사

- 톰슨 검사: 한 개의 높은–오류가 있는 연구에서 톰슨 검사의 음성결과(민감도 96, 음성우도비 0.04)와 양성결과(특이도 93, 양성우도비 13.7)가 아킬레스건파열을 룰인 및 룰아웃의 중등도에서 양호한 능력을 가지고 있다고 보고하였다.[95]
- Matles 검사: 이 검사의 음성결과(민감도 88, 음성우도비 0.14)와 양성결과(특이도 85, 양성우도비 6.3)가 아킬레스건파열을 룰인 및 룰아웃의 중등도에서 양호한 능력을 가지고 있다고 보고하였다.[95]
- Copeland 검사: 이 검사의 음성결과는 아킬레스건파열을 룰아웃하는데 양호한 능력을 가지고 있다.[95]
- 아킬레스건의 간격 촉진: 이 검사의 양성결과(특이도 85, 양성우도비 6.3)가 아킬레스건파열을 룰인하는데 중등도에서 양호한 능력을 가지고 있다.[95]

VII. 촉진

- 치료사는 결손된 아킬레스건을 촉진할 수 없을 것이다.[155,159]
- 환자는 아킬레스건 근위부에 작은 팽창을 가지고 있을 것이다.[155]

VIII. 신체 수행능력 측정

- 이러한 병리학적 상태에서 급성평가로 사용할 수 있는 적절한 검사가 있다면 낮은 강도의 검사가 제안된다.

잠재적 치료 기반 분류

- 통증 조절
- 안정화 운동
- 재건을 했다면 봉합부위 보호

- 환자가 레크레이션 활동이나 스포츠로 복귀할 준비가 되었을 때 가동성 또는 컨디셔닝 운동

아킬레스 건병증

ICD-9: 727.06(발과 발목의 건초염); 726.71(아킬레스 윤활낭염 또는 건염)

ICD-10: M65.879(기타 발과 발목의 비특이적 윤활막염과 건초염); M76.6(아킬레스 건염 또는 윤활낭염)

아킬레스건 기능부전은 흔히 레크리에이션이나 경쟁적인 활동에 참여하는 활동적인 사람들에 의해 보고되는 흔한 부상유형이다.[160] 이러한 기능 장애로 이어질 수 있는 위험 요인으로는 비정상적인 발목 배측굴곡, 감소된 발바닥 저측굴곡 근력, 증가된 발 회내, 비정상적인 건 구조, 비만, 고혈압, 고지혈증 및 당뇨병(중등도 증거)가 있다. 환자의 연령이 증가함에 따라 아킬레스건은 형태학적 및 생체역학적 변화를 겪어 보다 약하고 뻣뻣해진다.[161]

I. 환자 인터뷰

주관적 병력

- 아킬레스건염은 모든 연령에서 발생할 수 있으며, 건염은 35세 이상에서 발생할 수 있다.[155]
- 아킬레스건염은 장거리 달리기 선수와 점퍼, 발레 댄서, 좌식생활자와 비만한 사람들에게 더 많이 나타난다.
- 아킬레스건염은 급성으로 발병하며 활동과 함께 나타날 수 있다. 발 뒤꿈치에 통증과 뻣뻣함을 유발한다.
- 아킬레스건병증은 만성적인 질환이며, 아킬레스건에 따른 통증은 건에 가해지는 부하로 유발될 수 있다. 활동과 함께 임상 증상이 있거나 없을 수 있으며, 항염증 치료 또는 약물 치료에 종종 반응하지 않는다.[199,155,162–164]
- 환자가 아킬레스건이 정지부보다 2~6cm 위에 있는 통증을 보고하지 않으면, 이는 아킬레스건 병증을 룰아웃 중등도의 능력을 갖는다(민감도 78, 음성우도비 0.30). 환자가 이 위치에서 통증을 보고하면, 이는 질환을(특이도 77, 양성우도비 3.4) 룰인 하는 데 중등도의 도움이 된다.[94]
- 환자가 아침에 첫 몇 스텝을 이동하는 동안 통증이 보고되지 않으면, 이는 아킬레스건병을 룰아웃(민감도 89, 음성우도비 0.19) 하는데 양호한 능력을 가진다.[94]

측정 결과

- 발과 발목 능력 평가(Foot and Ankle Ability Measure) 또는 Victorian Institute of Sport 평가를 사용할 수 있다.[161]

진단영상

- 두꺼운 아킬레스건은 만성증상(건염)과 더 자주 연관이 있다.[165]

II. 시진

- 아킬레스건에 저항을 가할 때 결정들이 보일 수 있다.[155,162–164]

III. 분류 및 선별검사

- 발과 발목 골절은 Ottawa 발목 규칙 검사를 통해 룰아웃될 수 있으며, 전 연령에서(통합 민감도 96.4, 음성우도비 0.08);[31] 5세 이상 어린이(통합 민감도 98.5, 음성우도비 0.11;[32] 통합 민감도 99, 음성우도비 0.02[131]).
- 발과 발목 골절: 투닝포크(민감도 83, 음성우도비 0.21)54와 족저 타진 검사(민감도 62)[56]은 발과 발목 골절을 룰아웃 하는 능력이 적다.
- 방사선 촬영을 실시했다면 Ottawa 발목 규칙에 의해 검사한다.[132]
- Bernese 발목 규칙은 골절 룰아웃 검사로는 민감도 100, 음성우도비 0이며, 룰인검사로는 특이도 91, 양성우도비 11.1이다.[34]

IV. 움직임 검사

- 아킬레스건염을 지닌 환자는 손상된 건을 수동적으로 늘릴 때(또는 배측굴곡으로

스트레칭) 통증이 더 많이 나타나곤 한다.

V. 근육 수행능력 검사

- 아킬레스건염 환자는 능동적으로 족저굴곡 또는 발끝떼기 동작에서 종종 통증과 약화를 호소하며, 건병증을 지닌 환자는 이러한 활동에서 증상이 있거나 없을 수 있다.[155,164]

VI. 특수 검사

- 압통검사를 위한 촉진: 이 검사의 양성결과는 통합 분석[92]에서 아킬레스건병증을 룰인(민감도 81, 양성우도비 3.2) 또는 룰아웃(민감도 64, 음성우도비 0.48)을 돕는데 양호한 능력보다 적은 것으로 보고되었으나, 한개의 양질의 연구에서 이 검사가 룰아웃(민감도 84, 음성우도비 0.22)하는데 양호한 능력을 지닌 것으로 보고하였다.[94]
- Royal London Hospital 검사: 통합 분석에서 이 검사는 아킬레스건병증을 룰아웃 또는 룰인하는데 양호한 능력보다 적으나[92] 한 개의 양질의 연구에서 이 검사가 룰인(민감도 93, 양성우도비 Inf)하는데 양호한 능력을 지닌 것으로 보고하였다.[94]
- 호 징후: 이 검사의 양성은 통합분석에서 아킬레스건병증을 룰인(특이도 83, 양성우도비 2.0)[92] 하는데 중등도에서 양호한 능력을 가지고 있으며, 한개의 양질의 연구에서 이 검사가 룰인(민감도 100, 양성우도비 Inf)하는데 이상적인 능력을 지닌 것으로 보고하였다.[94]
- 한다리 뒤꿈치 올리기 검사: 이 검사의 양성은 아킬레스건병증을 룰인(특이도 93, 양성우도비 3.1)[92] 하는데 중등도에서 양호한 능력을 가지고 있다.[94]
- 뛰기 검사: 이 검사의 양성은 아킬레스건병증을 룰인(특이도 97, 양성우도비 3.3)[92] 하는데 중등도에서 양호한 능력을 가지고 있다.[94]
- 수동 배측굴곡검사에서 통증: 이 검사의 양성은 아킬레스건병증을 룰인(특이도 87, 양성우도비 0.93)[92] 하는데 중등도에서 양호한 능력을 가지고 있다.[94]
- 동반 검사(촉진, 호 징후와 Royal London 검사)는 아킬레스건병증을 룰인(특이도 83, 양성우도비 3.5)[92] 하는데 중등도에서 양호한 능력을 가지고 있다.[95]

VII. 촉진

- 건염은 활동 중 경험한 통증의 위치와 질적인 상태가 유사한 국소적 압통이 나타나는 경향이 있다.[166]
- 건증을 가진 환자의 경우, 치료사는 아킬레스건에 통증이 없고, 만져지는 결절을 발견할 수 있다.[155,162–164]
- 엄지와 검지손가락으로 건이 정지하는 지점의 2–6cm 위의 부드럽게 잡았을 때 그 두께가 아킬레스건병증을 룰인(특이도 90, 양성우도비 9.83) 하는데 도움을 준다.[94]
- 건이 정지하는 지점의 2–6cm 위의 아킬레스건 사이에서 뻣뻣한 촉진("젖은 가죽" 징후)는 아킬레스건병증을 룰인(특이도 100, 양성우도비 Inf) 하는데 도움을 준다.[94]
- 건 촉진시 나타나는 압통은 아킬레스건변증을 룰인(특이도 85, 양성우도비 3.5)을 돕는데 중등도에서 양호한 능력을 가지며,[93] 건 촉진시 압통이 없을 경우 아킬레스건병증을 룰아웃(민감도 84, 음성우도비 0.22)[94] 하는데 양호한 능력을 가진다.

VIII. 신체 수행능력 측정

- 계단 내려오기, 한쪽다리 뒤꿈치 올리가, 한발 뛰기 움직임과 레크레이션 활동 참여는 중등도 근거로 제안된다.[161]

잠재적 치료 기반 분류[161]

- 운동과 컨디셔닝: 원심성 부하 운동(강한 근거)
- 통증 조절: 낮은 강도의 레이저, 이온도입법(중등도 근거)
- 스트래칭, 발 수면보조기(낮은 근거)

- 가동성: 가능한 도수치료와 테이핑(전문가의 의견)[161]

족저근막염

ICD−9: 728.71 (족저근막섬유종증)

ICD−10: M72.2 (족저근막섬유종증)

족저근막염은 운동선수와 비운동선수 모두 전문적 도움이 요구되는 발과 관련된 문제에서 모든 성인의 15%를 차지한다.[167] 위험 요인으로는 발목 배측 굴곡 감소, 비만 및 업무 관련 체중 부하가 있다.[168] 발바닥 발뒤꿈치 통증은 신경이 원인이 될 수 있다; 그러므로 신경 손상은 룰아웃하는 것이 중요하다.[169] Baxter와 Pfeiffer는 두 번째 종족골 기저부와 족저근막이 정리하는 종골부위에 압통이 나타난다면 족저근막일 것이라고 보고하였다; 그러나 발뒤꿈치 아래부분 통증은 발뒤꿈치 패트 위축을 더 잘 나타내며 내측 발 통증은 발바닥 신경의 첫 번째 가지의 함몰을 더 잘 보여준다.[170]

I. 환자 인터뷰

주관적 병력

- 체질량지수가 30kg/m² 이상인 사람과 종일 서서 일하는 사람은 족저근막염으로 발전할 위험이 증가되어 있다.[172]
- 이 질환의 통증은 족저 뒤꿈치 중앙 부위에 나타난다. 증상은 비활동후에 초기 스텝 시 가장 두드러지게 나타나면 지속적으로 체중부하를 할수록 악화되고, 최근의 증가된 체중부하 활동으로 인해 종종 증상이 악화된다.[168]
- 통증은 증가된 활동수준(걷기, 달리기)에 따라 나타나는 경향이 있으며, 하루일과가 끝날 때 악화될 수 있다.[168]
- 환자는 종종 걷거나 달리는 거리의 증가와 같은 활동 수준의 변화나 서있거나 걷는 시간이 늘어난 고용환경의 변화를 가진다.[168]
- 국소적인 통증은 발바닥의 전내측/발뒤꿈치의 후면에서 나타나며, 감각이상은 드물다.[168]
- 신경이 원인인 발뒤꿈치 후부 통증을 지난 환자의 통증은 보통 타는 듯한, 날카로운, 강한, 전기가 통하는 듯한, 국소적이거나 방사통과 같은 근위부에서 원위부로 통증을 호소한다.[169]

측정 결과

- 발과 발목의 능력측정도구(Foot and Ankle Ability Measure)만이 물리치료 환경에서 족저근막염 평가로 타당성이 검증되었다.[11]

진단영상

- 족저근막염의 진단을 위해 이미징 연구가 필요하지 않는다.[162]

II. 시진

- 통증이 너무 심한 경우에는 환자가 진통보행으로 이동한다.[168]
- 횡아치 각도 측정, 주상골 위치 검사와 엄지발가락 신전은 추가 정보를 제공할 수 있다.

III. 분류 및 선별검사

- 발과 발목 골절은 Ottawa 발목 규칙 검사를 통해 룰아웃 될 수 있으며, 전 연령에서(통합 민감도 96.4, 음성우도비 0.08);[31] 5세 이상 어린이(통합 민감도 98.5, 음성우도비 0.11;[32] 통합 민감도 99, 음성우도비 0.02[131]).
- 발과 발목 골절: 투닝포크(민감도 83, 음성우도비 0.21)[54]와 족저 타진 검사(민감도 62)[56]는 발과 발목 골절을 룰아웃 하는 능력이 적다.
- 방사선 촬영을 실시했다면 Ottawa 발목 규칙에 의해 검사한다.[132]
- Bernese 발목 규칙은 골절 룰아웃 검사로는 민감도 100, 음성우도비 0이며, 룰인 검사로는 특이도 91, 양성우도비 11.1이다.[34]
- 하지직거상검사와 같이 동적신경학적 검사는 신경학적 족저뒤꿈치 통증을 룰아웃 하는데 도움을 줄 수 있다.[169]

IV. **움직임 검사**

- 환자는 배측굴곡이 10° 이하일 수 있다; 족저근막염의 위험도는 발목 배측굴곡이 감소된 경우 증가한다.[171] 저하된 발목 족저굴곡은 족저근막염으로 진행될 수 있는 가장 중요한 위험요소로 보고된다.[172]

V. **근육 수행능력 검사**

- 후경골근 약화는 과도한 회내로 인해 나타날 수 있다.[173]
- 장지굴근, 장무지굴근, 장비골근과 아킬레스건은 윈치 기전(windlass mechanism)에 필요한 회외를 보조하므로 검사해야 한다.[173]
- 대둔근, 중둔근, 대퇴근막장근 또는 대퇴사두근과 같은 근위부 근육들의 약화 또한 족저근막염의 비정상에 기여할 수 있다.[174]

VI. **특수 검사**

- 배측굴곡-외번 검사: 이 검사의 양성(특이도 99, 양성우도비 82.7)과 음성(민감도 81, 음성우도비 0.19)결과는 중등도 오류의 한 연구에서 족근관 증후군의 룰인과 룰아웃하는데 덜 양호한 능력을 가지고 있다.[114]
- Windlass 검사: 이 검사의 양성은 체중부하(특이도 99, 양성우도비 28.7)와 비체중부하(특이도 99, 양성우도비 16.2)에서 족저근막염을 검사할 때 룰인하는데 도움이 된다.[97]
- 티넬 징후: 족근관 증후군을 룰아웃(민감도 58)하는데 제한된 능력을 가진다.[112]
- 무릎펴고 앉은 자세에서 삼중 압박 스트레스 검사: 이 검사의 음성(민감도 86, 음성우도비 0.14) 및 양성(민감도 100, 양성우도비 Inf) 결과는 족근관 증후군을 룰인 또는 룰아웃하는데 덜 양호한 능력을 가진다.[113]

VII. **촉진**

- 환자는 족저근막의 근위 부착부를 촉진하였을 때 통증이 나타날 수 있다.[175]
- 무지외전근 위 또는 내측 종골 결절부위를 촉진하였을 때 신경학적 족저 뒤꿈치 통증이 예상되는 환자는 증상이 재현된다.[169]
- 외측 족저신경의 첫 번째 신경가지에 신경포착 진단은 전체 뒤꿈치와 근위족저근막에 압통이 있다하더라도 신경 위에 최대 압통이 나타나지 않으면 진단하지 않는다.[169]
- 내측 종골신경의 앞쪽 신경가지의 신경포착 진단은 다음과 같은 촉진에 의해 입증될 수 있다: 발뒤꿈치 지방 패드의 전내측 부분과 무지내전근 위의 심한 압통과 신경 위에 압력을 가했을 때 원위 방사통증, 그리고 족저근막 기시부 위의 최소한의 압통.[169]
- 내측 족저신경 포착이 동반된 압통은 전형적으로 주상골 결절 주변의 내측 아취의 발바닥면 위에 나타난다.[169]

VIII. **신체 수행능력 측정**

- 족저근막염을 위한 특정 측정법은 없다.
- 수행능력은 발목배측굴곡 가동범위(양발 및 한발 스쿼트, star excursion 균형 검사와 런지검사), 균형 및 고유수용성검사(한발 균형 검사), 그리고 진전된 점핑과 뛰기 검사는 활동적이고 직업이 있으며 스포츠 활동을 하는 환자를 위해 추천하는 검사이다.

잠재적 치료 기반 분류

- 통증, 활동 조정: 로우-다이 테이핑를 1주일의 단기간 동안 적용했을 때 위장 중재와 비교하여 첫 번째 스텝 통증이 개선됨; 28%의 부작용은 지속적인 치료에 영향을 줄 수 있다.[176] 환자는 침치료가 통증 감소에 일정부분 효과가 있을 수 있다.[177]
- 가동성
  - 특정 조직 스트레칭은 종아이 스트레칭과 비교했을 때 통증감소에 더 효과가 있었다.[178]

족저근막염과 발뒤꿈치 통증의 감별 진단

족저근막염을 지닌 환자는

- 최근 체중 부하 활동의 증가를 보고한다;[168]
- 아침에 침대에서 벗어나 걸을 때나 활동이 없다가 걸을 때 처음 몇 스텝에서 통증을 보고한다.[168]
- 체중 부하 및 비체중 부하 상태에서 Windlass 검사가 양성이다;[97]
- 발목 배측굴곡이 10° 이상 감소[171]
- Ottawa Ankel Rule에 따라 발목 골절은 지니지 않을 것이다.[31]

– 연부조직가동성은 뒤꿈치 통증이 있는 환자의 단기간 통증 감소를 제공한다.[179]

내측경골스트레스 증후군

ICD-9: 844.9(무릎과 다리의 염좌)

ICD-10: S83.90XA(비특이적 무릎부위의 비특이적 염좌, 초기 손상); S86.919A(하퇴와 비특이적 다리에 있는 근육과 건에 나타난 비특이적 염좌, 초기손상)

정강이 부목(shin splint)은 또한 스트레스 골절 및 구획 증후군(compartment syndrome)과는 다른 MTSS로 정의될 수 있다. MTSS는 경골이 구부러지면서 뼈에 과부하 손상이 나타나고 염좌는 체중부하 활동 중에 발생한다.[180,181,182] 경골 골감소증은 뼈 형성이 뼈의 재흡수를 초과함으로 인해 뼈에 미세 손상으로부터 발생할 수 있다.[183,184] MTSS를 진단하기 전에, 경골스트레스골절(국소 통증)과 운동구획증후군은 룰아웃해야 한다.[183]

만성운동구획증후군은 일반적으로 하지의 근육 내압력 상승을 측정함으로써 진단된다. 이 질환의 병리생리학은 잘 이해되지 않았고, 진단을 내리는 데 사용된 기준은 증상이 있는 환자의 작은 표본 크기를 기반으로 한다. 구획내부압력(intracompartmental pressure, ICP) 측정, 자기공명영상과 근적외선 분광법이 만성운동구획증후군(chronic exertional compartment syndorm, CECS)을 진단을 확인하는 데 유용하지만, 인정되는 표준진단절차는 현재까지 없다.[185] 사실, 근육내 압력값은 CECS의 유무보다 여러 요소와 관련하여 다양하게 나타났다.[186]

I. 환자 인터뷰

주관적 병력

- 환자는 많은 점프와 달리기와 관련된 활동을 할 수 있다; 리듬체조선수와 군인도 위험군이 될 수 있다.[193,187,188]
- 통증은 운동과 연관된다.[183]
- 통증은 경골의 후내측의 원위 2/3 부위에 나타난다.[189]
- 증상은 활동을 시작할 때 나타나며 운동을 지속하면 가라앉는다; 그러나 이후에는 활동 중에도 통증이 지속될 수 있다.[183] 최악의 경우, 통증이 모든 활동에서 나타날 수 있다.[190]

측정 결과

- 어떠한 적절한 결과측정도 사용할 수 있다.

진단영상

- MRI는 정강이 부목, 조기 뼈 스트레스 손상과 명백한 스트레스 골절 평가에 유용하다.[191]
- MRI는 민감도 79-88, 특이도 33-100, 양성우도비 1.18, 음성우도비 0.64이다.[192,193]
- 진단을 확증하기 위해 MRI와 함께 골섬광조영술이 널리 사용된다.[194]
- 진단이 불분명할 때, 뼈 스캔과 MRI는 거

의 동일한 민감도과 특이도를 가진다. CT의 민감도는 특이도가 높을수록 낮다.[183]

II. 시진

- 경골의 경미한 부종이 나타날 수 있다.[190,195]
- 여성과 높은 체질량지수를 지닌 사람이 MTSS와 관련된 것이 보고되었다.[189]
- 근거수준 1은 과도한 회내와 여성에 사용된다; 근거수준 2는 증가된 고관절 내/외회전 관절가동범위, 체질량지수, MTSS의 과거병력과 종아리 둘레가 얇은 사람.[183]

III. 분류 및 선별검사

- 발과 발목 골절은 Ottawa 발목 규칙 검사를 통해 룰아웃될 수 있으며, 전 연령에서(통합 민감도 96.4, 음성우도비 0.08);[31] 5세 이상 어린이(통합 민감도 98.5, 음성우도비 0.11;[32] 통합 민감도 99, 음성우도비 0.02[131]).
- 발과 발목 골절: 투닝포크(민감도 83, 음성우도비 0.21)[54]와 족저 타진 검사(민감도 62)[56]는 발과 발목 골절을 룰아웃 하는 능력이 적다.
- 방사선 촬영을 실시했다면 Ottawa 발목 규칙에 의해 검사한다.[132]
- Bernese 발목 규칙은 골절 룰아웃 검사로는 민감도 100, 음성우도비 0이며, 룰인 검사로는 특이도 91, 양성우도비 11.1이다.[34]
- 만약 구획증후군이 의심된다면 치료사는 환자가 휴식할 때, 운동 중, 운동 후에 압박을 느끼는 부위에 구획 검사를 수행해야만 한다. 운동 후 6~30분간 정상적인 상태로 돌아오는 압력의 지연은 진단적 가치가 있다.[196]

IV. 움직임 검사

- 거퇴관절의 가동성의 부족과 발목 배측굴곡의 감소[197]

V. 근육 수행능력 검사

- 발내재근 약화(회내, 주상골 하강), 고관절 약화

VI. 특수 검사

- 정강이 촉진 검사: 이 검사의 양성은 MTSS를 룰인하는데 중등도에서 양호한 능력을 가진다(특이도 90, 양성우도비 3.4).[91]
- 정강이 부종 검사: 이 검사의 양성은 MTSS를 룰아웃(민감도 92, 음성우도비 0.95)한다.[91]
- 정강이 촉진과 정강이 부종검사 모두를 활용한 검사는 룰인(특이도 88, 양성우도비 7.9)[91]

VII. 촉진

- 환자는 경골의 후내측 경계를 따라 5cm 이상 연속적인 통증이 있을 수 있다.[198]

VIII. 신체 수행능력 측정

- 이 병리적 상태의 급성을 평가하는 적절한 검사가 있다면 낮은 강도의 검사만 권장한다.

잠재적 치료 기반 분류

- 가동성(발목), 신발 인서트; 운동과 컨디셔닝(고관절); 그리고 향상된 달리기 기법[197]
- 모달리티: 이온도입법, 음성영동법, 얼음마사지, 초음파, 골막 펙킹 및 체외충격파 치료가 효과적이다(근거 수준 3~4 – 연구방법 중 일부는 방법론적 오류가 없었 음).[199]

후경골근 기능장애

ICD-9: 726.72 =(후경골근 건염)

ICD-10: M76.829(후경골근 건염, 비특이성 하지)

후경골건(tibialis posterior tendon, TPT)의 기능부전은 갑자기 또는 시간이 지남에 따라 발생하는 건의 근력상실로 설명되어 왔다. 이 근육은 발뒤꿈치 닫기 시에 발의 회내와 경골의 내회전에 대항하기 위해 편심적으로 수축한다.[200] 발뒤꿈치 닫기 시에, TPT가 아치와 후족부의 뼈를 고정시켜 발을 단단한 레버로 변환시킨다.[202] TPT는 내측 종아치의 주된 안정 장치이다.[203] TPT 기능이상은 조직병리학적으로 반복적인 미세외상과 만성미세퇴화로부터 건증이 나타나며 퇴행성 질환으로 인해 결국 파열될 수 있다.[206] 이는 평편발의 환자에게 건에 염증이 있는 유형 1, 건 기능장애 및 신장된 유형 2로 나눌 수 있다.[207](표 26.6)

I. 환자 인터뷰

주관적 병력

- 통증은 체중부하시 내측발목이나 외측 거골하 관절에 나타난다.
- 환자는 50대 이상이거나, 비만 및 당뇨 병력, 이전에 발과 발목의 수술 또는 외상 병력, 국소 스테로이드주사 또는 염증질환(류마토이드 관절염)이 있다.
- 환자는 농구, 테니스, 축구 또는 하키를 즐긴다.
- 손상은 일반적으로 달리기와 관련된다.[213]
- 환자는 장시간 지구력의 감소로 걷는데 어려움을 겪고, 스포츠 활동에 어려움을 겪는다. 시간이 지남에 따라 아치가 편평해지고 발이 넓어지므로 신발과 보행형태가 영향을 받을 수 있다.[212]

측정 결과

- 어떤 적절한 측정 결과라도 사용할 수 있다.

진단영상

- 방사선은 퇴행성 변화뿐만 아니라 기형의 크기를 평가할 수 있다(체중부하 상태에서 발목의 전후방 및 측면과 비스듬히 체중부하 상태에서 발의 전후방과 측면 촬영이 필요).[212]
- 후경골건의 비균질성 또는 부분적 파열이 임상적으로 분명하지 않은 경우, MRI는 매우 민감하다.[214]

II. 시진

- 편평발 기형.[215]
- 내측아취 높이 소실
- 발목내측 부종
- PTTD 1기에 해당하는 달리기 주자는 발목의 내번 근력이 정상이고 발모양이 건강한

표 26.6 후경골건 기능장애 단계

	1단계[208]	2단계[208]	3단계[208]	4단계[208]
주관적	내측 지점 통증	건을 따라 통증	외측 통증 (종골과 외측과의 충돌)	
객관적	변형 없음	발뒤꿈치 외반; 전족부 외전(too many toes 징후)	후족부의 외반; 심한 아취 무너짐	삼각인대의 약화로 인한 발목관절의 외반 변형
동작	관절 가동	거골하관절 가동성 증가	후족부 고정, 거골하 동작 소실; 고정된 전족부 회외	
근육 수행능력	내번저항 시 통증	내번 약화	상당한 약화	
신체 평가	한다리로 서서 뒤꿈치 들기 수행가능(불편할 수 있음)	발뒤꿈치 들어올리기 약화	한다리 뒤꿈치 들어올리기 불가	
치료	6주간 케스트 고정과 보조기[210] 증상이 나아질 때 약한 건 강화운동		퇴행에 따라 맞춤형 또는 견고한 발목발관절 보조기[212]	견고한 발 보조기[210]

성인과 비교하였을 때, 보행 시 후족부의 회내에서 유의한 차이를 보였다.[216]

- 무릎의 외측 외반 변형.[217]

III. 분류 및 선별검사

- 발과 발목 골절은 Ottawa 발목 규칙 검사를 통해 룰아웃될 수 있으며, 전 연령에서(통합 민감도 96.4, 음성우도비 0.08);[31] 5세 이상 어린이(통합 민감도 98.5, 음성우도비 0.11;[32] 통합 민감도 99, 음성우도비 0.02[131]).
- 발과 발목 골절: 투닝포크(민감도 83, 음성우도비 0.21)[54]와 족저 타진 검사(민감도 62)[56]는 발과 발목 골절을 룰아웃 하는 능력이 적다.
- 방사선 촬영을 실시했다면 Ottawa 발목 규칙에 의해 검사한다.[132]
- Bernese 발목 규칙은 골절 룰아웃 검사로는 민감도 100, 음성우도비 0이며, 룰인 검사로는 특이도 91, 양성우도비 11.1이다.[34]

IV. 움직임 검사

- 동작에서 각기 다른 단계와 영향이 표 26.6에 나와있다.
- 환자는 거퇴관절 가동성이 적도 발목의 배측굴곡이 감소될 수 있다.[187]

V. 근육 수행능력 검사

- 단비골근, 전경골근과 비복근은 이 근육들과 시너지의 동반수축으로 약화된다.[218]
- 환자는 환측발과 비교하여 건측 발목의 동심성 및 원심성 내번 근력이 유의하게 감소되어 있다.[218]

VI. 특수 검사

- 후방 경골부종 징후: 이 검사의 양성은 후경골건 기능부전을 룰인(특이도 100, 양성우도비 Inf)에 양호한 능력을 가진다.

VII. 촉진

- 내측 발목 촉진시 압통이 나타날 수 있다.

VIII. 신체 수행능력 측정

- 어떤 적절한 신체 수행능력 측정도 사용할 수 있다.

잠재적 치료 기반 분류

- 통증조절과 활동 수정: 임상적 단계와 상관없이 보존적 치료.[210]
- 치료사는 통증과 염증을 예방하고, TPT 자체를 재활시키고 부하를 줄여 치유를 촉진하여 발 기형의 진행을 예방해야 한다.[215]
- 이중 곧은발목 발 보조기가 수술의 대안이 될 수 있지만, 환자는 장애의 범위와 잠재적 장애의 정도에 따라 수술을 해야 할 수도 있다.[219]

Lisfranc 손상(중족부)

ICD-9: 838.03(족근중족관절의 폐쇄형 탈구); 838.13(족근중족관절의 개방형 탈구)
ICD-10-CM: S93.326A(비특이성 발의 족근중족관절의 탈구, 초기 손상)

Lisfranc 관절에 대한 손상은 발의 해부학적 복잡성과 부상의 희소성 때문에 종종 놓칠 수 있다.[202] 원래는 등자에 발목이 닿은 상태에서 말에서 내려오던 병사들에게서 발견되었다. Lisfranc 관절에서 압축된 외회전은 Lisfranc 손상 또는 전위로 이어질 수 있다. 현재 이것은 자동차 사고와 스포츠 부상, 특히 축구 선수, 체육 교사, 발레 댄서들에게서 나타난다.[221]

I. 환자 인터뷰

주관적 병력

- MOI는 직접적인(중족골에서 무언가가 떨어짐) 또는 간접적인 외상(무언가에 고정된 후 중족골이 비틀림)으로 인한 압력과 결합된 외회전력이다.[220]
- 환자는 체중부하의 어려움을 호소한다.[222]
- 달리기에서 발끝떼기 단계에서 발가락에 통증이 있다.[223]

측정 결과

- 어떤 적절한 측정 결과라도 사용할 수 있다.

진단영상

- X-ray: 체중부하 상태에서 외측, 전후방 및 30° 내회전 사선방향으로 촬영한다.[224]
- CT는 복합 골절이나 탈구가 있거나 보다 적절한 발의 위치를 얻을 수 없는 경우 더 복잡한 손상에 사용된다.[225,226]

II. 시진

- 중족발 위의 약간의 부종[222]
- 체중부하의 어려움[222]
- 족근중족관절 위의 압통과 중족발의 발바닥 후면에 반상출혈[227–230]
- 발바닥 반상출혈(연부조직의 손상)[231]

III. 분류 및 선별검사

- 발과 발목 골절은 Ottawa 발목 규칙 검사를 통해 룰아웃될 수 있으며, 전 연령에서(통합 민감도 96.4, 음성우도비 0.08);[31] 5세 이상 어린이(통합 민감도 98.5, 음성우도비 0.11;[32] 통합 민감도 99, 음성우도비 0.02[131]).
- 발과 발목 골절: 투닝포크(민감도 83, 음성우도비 0.21)[54]와 족저 타진 검사(민감도 62)[56]는 발과 발목 골절을 룰아웃 하는 능력이 적다.
- 방사선 촬영을 실시했다면 Ottawa 발목 규칙에 의해 검사한다.[132]
- Bernese 발목 규칙은 골절 룰아웃 검사로는 민감도 100, 음성우도비 0이며, 룰인 검사로는 특이도 91, 양성우도비 11.1이다.[34]
- 치료사가 골절이 예상될 경우, 지연된 진단은 이환율의 증가와 관련되므로 즉각적인 영상 진단을 수행해야 한다.[224,231]

IV. 움직임 검사

- 환자는 전족부의 수동 외전과 회내에 통증이 증가되어 있다.[232,233]

V. 근육 수행능력 검사

- 이 진단에 적용되는 특정 근육 수행능력 검사는 없다.

VI. 특수 검사

- 이 진단에 적용되는 특정 특수 검사는 없다.

VII. 촉진

- 치료사는 입방골과 연결된 두 개의 중족골과 각각의 설상골과 관절로 연결되는 세 개의 중족골을 촉진해야 한다.[224]

VIII. 신체 수행능력 측정

- 이 병리적 상태의 급성을 평가하는 적절한 검사가 있다면 낮은 강도의 검사만 권장한다.

잠재적 치료 기반 분류

- 고정 또는 활동 수정: 고정의 6–8주 후에 치료사는 가동성과 근력 및 컨디셔닝을 진전시킬 수 있다.[222]
- 만약 골절이 있다면 환자는 수술이 필요하다.[234]

비정형 발판

발바닥판은 전족부의 중족지절관절의 과신전을 예방하고 안정성을 돕는다.[235–237] 발바닥은 섬유콜라겐과 제1형 콜라겐으로 이루어져 있으며 지절골과 중족골의 기저부에 부착되어 있다. 이는 더 작은 발가락의 근위 지절부위를 보호하는데 매우 중요하다. 인대 손상은 중족골통, 발바닥 부종, 망치 발가락과 같은 변형 및 발가락 아탈구를 유발할 수 있다.[238–240] 상당한 족부 통증은 발바닥판의 변성 또는 부분적 또는 전체 파열로 인해 발생할 수 있으며 이는 보행과 발 기능에 중대한 영향을 미칠 수 있다.[235] 이러한 파열은 초기 검사에서 종종 놓치게 된다. 파열이 있는 95% 환자에게 전족부 통증 발생(민감도 93), 두 번째 중족골두 부종(민감도 95.8)과 후방끌림징후(민감도 80.6, 특이도 99.8; 발바닥판 파열이 있는 환자 발 109개). 겹쳐있는 발가락(특이도 88.9)는 이 진단의 룰아웃을 위한 신체 징후이다.[243] MRI는 양호한 진단가치(민감도 95, **특이도 100**, **양성우도비 100**, 음성우도비 67)를 가지고 있기 때문에 종종 진단시 사용된다.[240] 손상의 심각도에 따라 환자는 휴식을 하거나 얼음을 적용하거나 항염제 복용, 발의 압력을 변화시킬 보조기 착용 또는 신발 교체를 적용할 수 있다. 만약 보존적 치료가 실패했다면 수술이 적용된다.[244]

Turf 발가락

이 질환은 대개 잔디 또는 인공 표면에서 경기하는 미식축구 선수에게서 볼 수 있다.[245] 전형적으로 MTP 관절의 과신전은 MTP 관절이 신전된 상태에서 발목과 엄지발가락에서 고정된 첨족발일 때 축 방향 하중에 기인한다.[246] 이 과신전은 이 관절을 지지하는 관절낭 인대 복합체의 파괴 또는 손상을 유도한다. 고전적인 과신전의 힘 변화의 벡터에 따라, 외상성 외반 모지 또는 내측 및 족저 내측 구조물의 손상과 같은 상해가 발생할 수 있다.[247-249] 환자는 먼저 MTP 관절 통증(특정 지점 압통)과 부종을 보고한다. 부종, 반상출혈, 그리고 모든 부정렬의 관찰이 수행되어야 한다. 방사선 촬영을 보통 실시하고, 외측에서 강한 배측굴곡 동작이 포함되기도 한다. 도수근력검사는 능동굴곡의 약화를 확인할 수 있으며, 단무지굴근의 발바닥판에서의 손상을 암시한다. 초기 치료에는 부동과 통증과 부종 조절이 포함된다. 환자가 스포츠로 복귀할 때 부드러운 관절가동범위 운동과 함께 테이핑이나 보조기(잔디발가락 인서트가 삽입된 단단한 신발 또는 몰톤 신전 보조기) 엄지발가락 동작을 제한하는 것이 좋다.[246] 수술은 MTP를 불안정하게 만드는 관절낭의 심한 파열이 있는 경우, 종자골의 분리박리, 종자골의 골절박리, 종자골의 후인, 외상성 엄지 변형, 수직불안정성, MTP 관절의 느슨함, MTP 관절의 연골 손상 또는 보존적 치료의 실패의 경우 적용할 수 있다.[246,250]

무지외반증

Stephens[251]은 무지외반증으로 MTP 관절의 내측면의 조직들이 약화되고, 초기에 종자골 사이 중족골두 능선부위에 침식으로 인해 진행된다고 설명하였다. 근위부 지절은 외반(valgus)되고 중족골두는 내반(varus)된다. 중족골두 관절연골의 내측에 나타나는 홈에는 정상적인 압력이 가해지지 않아 위축되고 뼈 돌출증이 두드러지게 나타날 수 있다. 내측관절주머니는 돌출부 위에서 신발의 압력이 가해진 결과로 진행될 수 있다. 장무지신전근과 단무지굴곡은 지절골과 함께 방향이 변화되고 내전동작을 만들어 변형을 더 심하게 만든다.[252]

환자는 주관적으로 통증과 미적인 염려와 특정 신발 착용의 어려움을 호소할 수 있다. 외적 위험 요인으로는 20-64세에서 하이힐을 착용하는 낮은 체지방지수를 지닌 여성, 높은 체지방지소와 첨족이 있다.[253] 이 상태는 여성과 노인에게 발병률이 더 높다.[254] 신체검진 시 비복근-가자미근 복합체가 전족부의 통증을 야기할 수 있기 때문에 전족부와 후족부를 관찰하는 것이 포함될 것이다. 치료사는 MTP 관절의 가동범위와 회내가 일어나는 지점을 기록해야한다. 그들은 다른 발가락과 중족골두에 가골과 변형 유무를 검사해야 한다. 중족관절의 배내측 방향에서 외측방향으로 9 mm 이상 움직일 경우 과운동성을 나타낸다.[255] 체중부하상태의 방사선 촬영은 변형을 평가하는데 사용된다. 보조기와 보정신발이 증상을 완화시키는 것으로 나타났다. 그러나 진행의 예방을 보여주는 증거는 없다.[256] 무지외반증은 걸음걸이에 유의한 영향을 미치는 것으로 나타났으며 고르지 않은 지형에서 걷는 경우 불안정하고 노인들은 잘 넘어질 수 있다.[7]

족근관 증후군

이 증후군은 굴곡근 지지띠와 내과 사이의 터널을 통과 할 때 경골 신경의 포착을 수반한다. 신경포착의 중증도에 따라, 말단 분지(내측 및 외측 발바닥 신경)가 포함 될 수 있다.[6] 포착의 원인은 조깅이나 달리기와 같은 반복적이거나 격렬한 활동의 참여 또는 염좌, 변형 또는 골절과 같은 외상에 이르기까지 다양할 수 있다.[257,258] 주관적으로 환자는 서 있거나 걷는 것과 같은 장기간의 활동 시 통증과 밤에 증상이 증가되는 것을 보고하였다. 관찰시, 환자는 편평발이 있을 수 있다. 도수근력검사에서는 일반적으로 첫 번째 중족골에서 기시하는 외전근 및 굴곡근에 약화가 있을 수 있다. 이 질환을 진단하기 위한 특수 검사는 티넬 징후(민감도 58), 삼중압박검사(특이도 100, 양성우도비 Inf),[113]와 배측굴곡 외번 검사(특이도 99, 양성우도비 82.7)가 있다.[114,257] 이 질환은 나타나는 증상 때문에 족저근막염으로 오진하는 경우가 매우 빈번하다. 다발성 신경병증, 신경근병증, 심부 굴곡근 포획 증후군, 몰톤 중족골통은 종종 감별진단이 된다.[259,260] 이 환자는 통증과 염증을 줄이기 위해 조기 치료를, 근력강화와 운동 및 컨디셔닝을 받는 것이 좋다.

비골 또는 비골신경

- **표재신경**: 이 신경의 손상은 비교적 드물다. 이는 내번 염좌로 인해 신장되거나 발목외과 위의 피하에 해당하는 깊은 근막을 관통할 때 포착될 수 있다. 활동이 증가함에 따라 환자는 발의 뒷부분에 감각이 감소한다고 호소할 것이다.[6]
- **심비골신경**: 손상은 후경골근과 단무지신근건 사이를 주행하고 첫 번째 두 번째 설상골 위를 주행하는 심비골신경을 압박을 동반할 수 있으며, 다른 곳과 마찬가지로 보호되지 않는다.[261] 근육 약화(단지신근), 통증(발의 내측과 후부에 깊은 통증, 엄지발가락 발톱주변의 타는듯한 통증과 족저굴곡 시 1번째 2번째 발가락 측면 주위의 찌르는 듯한 통증), 그리고 발과 발목의 감각변화는 신경포착이 존재하는 증상들이다.[261] 보존적 치료는 NSAID 뿐만 아니라 신발이나 보조기의 변화를 통해 신경의 외부 압박을 제거하거나 줄이는 것에 초점을 맞춘다.[262]

장딴지신경

장딴지신경은 비복근두 사이를 지나 다리의 외측으로 깊고 원위방향으로 주행하며, 비골건초에서 5번째 발가락의 외측결절까지 이어진다. 이 통로는 해부학적 섬유 연속활(표면 장단지건막)을 포함한다. 신경은 다리의 원위 1/3에서 표면으로 주행한다. 신경포착이 있는 환자는 신경위의 급성 국소부위 압통점을 가진다. 환자의 증상은 신경에 압력을 가했을 때 재현되면 발생하며, 다리의 뒷부분에 나타나는 만성적 통증은 운동으로 인해 악화된다.[263] 신경이 분포되는 부위의 감각이 없거나 감소되어 있는 경우 신경절의 압통이 있는 경우가 이 질환을 진단하는데 도움이 된다.[264]

결론 CONCLUSION

치료사는 환자의 기능을 회복하고 장애를 해결하는 것을 목표로 한다. 이 장에서는 치료사의 목표를 달성하는데 도움이 되는 최선의 근거와 체계적 검사 접근을 통합하여 제공하였다. 이러한 체계적이고, 근거기반 접근은 검진 과정에서 각 부분의 중요성을 강조한다. 하퇴, 발목과 발의 검사과정 초기에는 경쟁적인 병리 현상을 룰아웃하거나 감별진단하고, 검진 후반부에는 특정 병리를 판단하거나 진단하는 것이 중요하다. 이 영역의 병리적 문제는 말단 관절부위이기 때문에 얻게 되는 보상운동의 결과일 수 있다.

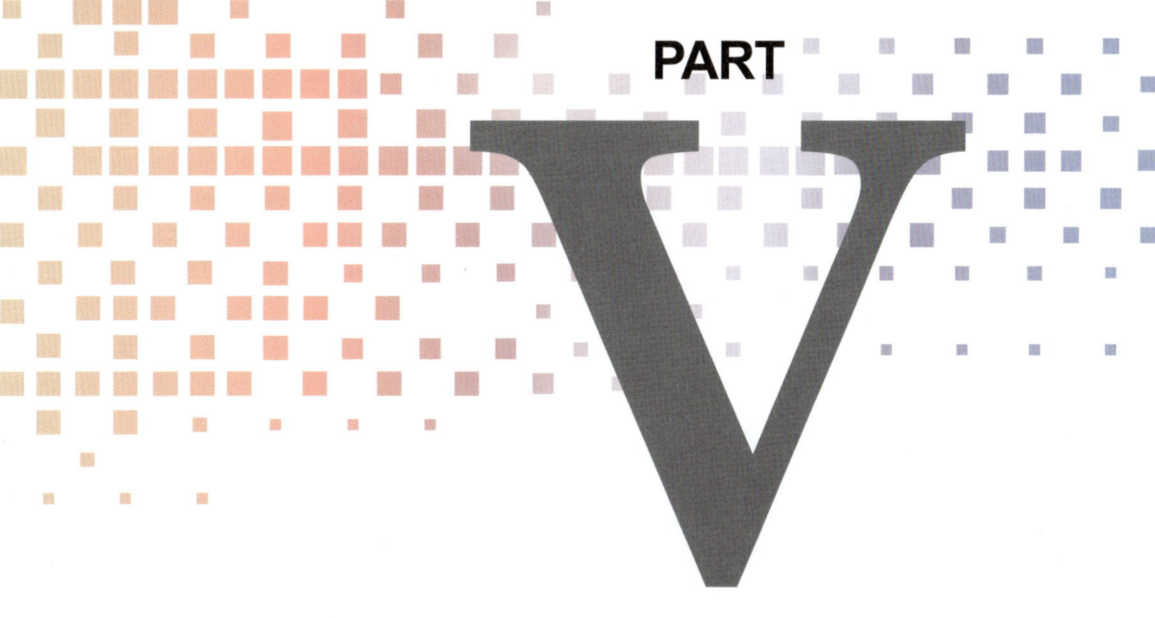

PART V

특정 인구 집단에 대한 평가

Examination of Special Populations

파트 V에서는 정형외과적 상황과 연관된 특정 인구 집단에 대해 다룬다. 운동선수, 노인, 소아 환자를 상대하는 치료사들은 파트 III과 IV에 서술되어 있는 근거에 기반한 검사들의 순서/절차에 의해서 도움을 받을 수도 있지만, 이러한 환자들은 독특한 특성을 가지고 있기 때문에 검사를 수행할 때 종종 특별한 주의가 필요하다. 여기의 세 장은 임상의 치료사들에게 이러한 환자들의 독특한 특성에 맞는 가장 좋은 근거를 가진 검사법을 제공한다. 또한 이러한 특정 인구 집단(27장: 스포츠현장에서 응급 평가가 필요한 운동선수, 28장: 노인 환자, 29장: 소아 환자)을 검사하는데 필요한 특수한 고려사항, 독특한 상황, 각각의 병리, 접근법 등이 자세히 기술되어 있다.

27

스포츠 현장에서의 응급 평가

EMERGENCY SPORT EXAMINATION

스포츠 훈련실이나 클리닉에서 마주치는 스포츠 관련 기능장애의 대부분은 응급이 아닌 일반적인 근골격계 기능장애이다. 임상의 치료사들은 근골격계 기능장애가 상당히 널리 퍼져있으며 비운동선수보다는 운동선수에게 좀 더 흔하다는 사실을 인지하고 있어야 한다. 유병률 연구에 의하면, 운동선수는 요추(68%), 경추(55%), 슬관절(44%), 흉추(33%), 발목(25%), 고관절(23%), 견관절(21%), 손목(8%), 주관절(7%)의 순으로 통증 빈도를 보였다.[1] 운동선수들은 나이가 비슷한 비운동선수에 비해 거의 모든 신체 부위에서 통증 발생률이 더 높은 것으로 보고되었다.[1] 그러므로 대부분의 스포츠 전문 치료실에서는 일반적인 근골격계 기능장애를 다루게 될 것이다. 그럼에도 불구하고 스포츠 전문 치료사들은 스포츠 활동과 관련된 응급 환자를 검사하고 치료하는 훈련과 경험을 하게 될 것이다. 이 장에서는 이러한 평가의 세부 사항을 자세히 기술한다.

스포츠 연관성 뇌진탕
SPORTS-RELATED CONCUSSION

스포츠와 연관된 뇌진탕이나 경증 외상성 뇌손상(mild traumatic brain injury: mTBI)은 흔하게 발생하지만, 그 증상과 징후들이 뇌진탕 발생 후 몇 시간 또는 며칠에 걸쳐 점진적으로 변하기 때문에 진단을 내리기 어려운 부상이다.[2] 의식 상실의 원인이 되는 심한 두부 손상을 지속적으로 받은 선수는 주변에 있는 장비(예를 들어, 헬멧이나 어깨 패드)를 이용하여 즉시 목을 고정시키고 기도, 호흡, 순환(Airway, Breathing, Circulation: ABC)에 대한 현장 평가를 해야 한다는 것을 명심해야 한다. 경추 부상이 의심되는 상황에서의 포괄적 검사는 이 장의 범주를 벗어난다. 경추 부상에 대한 평가는 이 장뿐 아니라 17장(경추)에 좀 더 자세히 서술되어 있다.

지난 20년간 운동 경기에서의 mTBI에 대한 인식

은 여러 연구, 임상 실무 지침서의 개발, 입법 변경의 진전 등으로 인해 극적으로 증가되어 왔다.[3] 뇌진탕의 평가와 관리의 개선 및 인식의 증진에도 불구하고, 제 4차 Consensus Statement on Concussion in Sport에서 "이 문서 안에 전달된 원칙적 메시지에 대해서는 동의하지만, 저자들은 뇌진탕에 대한 과학적 지식이 진화하고 있다는 것을 인정하며 따라서 선수를 관리하고 경기로 복귀시키는 결정은 여전히 선수 개인에 맞게 개별화된 기준에 기초한 임상적 판단의 영역이다"라고 발표한 바와 같이 가장 좋은 실무 지침이 무엇인가에 대해서는 여전히 검증이 필요하다.[3]

질병통제센터(Centers for Disease Control)는 스포츠(또는 활동) 관련 뇌진탕이 매년 17만 건이 넘는 것으로 추산하고 있다.[4] 그러나 이 수치는 응급실에 입원한 사람들을 나타내는 것일 뿐, 실제 발생률은 과소평가되었을 가능성이 크다. 이 수치에서 가장 높은 빈도를 차지하는 종목은 미식축구(55,007건 1,000명 당 0.47명)이며 여자 축구(29,167건, 1,000명 당 0.36명)가 그 뒤를 따른다.[5] 스포츠 활동에서 발생하는 뇌진탕에 대한 인식과 관리가 증가했음에도 불구하고 그 비율은 지속적으로 증가하고 있다.[5] 이는 스포츠에 참여하는 인구가 증가했을 뿐 아니라 스포츠 뇌진탕이 발생했을 때 이를 더 많이 인지하게 된 때문으로 생각된다. 가장 중요한 것은 잠재적으로 생명을 위협할 가능성이 있는 이 손상을 경기장에 있는 의료인이 효과적으로 관리할 수 있는 수준 높은 기법을 이용하는 것이다.

임상전문가는 스포츠 관련 뇌진탕의 위험 요인에 대해 잘 알고 있어야 한다.[4,5] 몇몇 연구를 통해 성별, 나이, 피로, 뇌진탕의 병력, 스포츠, 편두통의 병력 그리고 학습장애 등이 잠재적 요인으로 확인되었다. 또한 apolipoprotein E epsilon 4 allele(APoE−4)를 포함한 유전적 요인도 민감성(susceptibility)을 높이는데 기여할 수 있지만 스포츠 관련 뇌진탕에서의 상관관계는 아직 밝혀지지 않았다.[6]

경기 중 TBI가 의심되면 제일 먼저 활력징후를 평가하고 경추 손상[6장과 17장에 경추 부상에 대한 선별검사와 레드 플레그(red flag)가 자세히 설명되어 있음]을 배제해야 한다. 미식축구에서는 응급실로의 이송이 필요한 목 부상이 매년 11,000건씩 발생하는 것으로 추산된다.[7] 치명적인 사고를 예방하기 위해서는 적절한 인식과 조기 관리가 중요하다. 선수를 안전하게 적절한 의료 시설로 이송하기 위해서는 응급 대응 시스템이 활성화되어야 한다. 지속적인 LOC(loss of consciousness, 의식상실)가 있거나 의식 변화가 있는 선수는 안정된 자세를 유지해야 하며 이송 들것(backboard)에 눕혀서 앰블런스를 이용하여 응급실로 이송해야 한다. 그러나 대부분의 선수들은 뇌진탕 후 LOC가 발생하지 않는다. 이러한 경우에는 사이드라인(sideline)에서 평가한다.[2]

뇌진탕이 의심되는 선수에 대한 사이드라인 평가는 인지, 신경심리적, 균형능력 등에 대한 일련의 검사들을 통합해야 한다. 스포츠 뇌진탕 평가 도구 3판(Sport Concussion Assessment Tool, 3rd edition: SCAT3)은 이러한 변수들을 평가하기 위해 제 4차 뇌진탕 국제회의(International Conference on Concussion)에서 제안된 다면적 평가 도구이다(그림 27.1). SCAT3에는 Glasgow 혼수 척도(Glasgow coma scale), 등급별 증상 체크리스트(Graded symptom checklist), Maddocks 질문지, 뇌진탕 표준 평가지(standardized assessment of concussion: SAC), 균형 에러 점수 체계(balance error scoring system) 등이 포함되었다. SCAT3 자체는 아직 유효성이 입증되지 않았지만 그 구성요소에 대해서는 개별적 연구가 이루어졌다. SCAT3는 13세 이상의 운동선수에게 사용할 수 있으며, 어린 선수들에게는 Child SCAT3를 이용해야 한다.

- **Glasgow 혼수 척도**(Glasgow Coma Scale): 환자의 반응에 기초한 신경학적 손상 등급 척도이다. 총 15점 중 13점 이상인 경우 뇌진탕과 일치하는 경미한 외상성 손상을 의미한다.
- **등급화된 증상 체크리스트**(Graded Symptoms Checklist): 뇌진탕 후 체크리스트(postconcussive checklist)는 경미한 인지 손상뿐 아니라 뇌혈류역학적 비정상(cerebral hemodynamic abnormality) 모두에 대해 유효성이 검증되었다.[8] 그러나 뇌진탕은 본질상 여러 요인이 작용하여 발생하기는 것이기 때문에, 이 검사 하나만으로 선수를 다시 경기로 돌려보내

SCAT3™

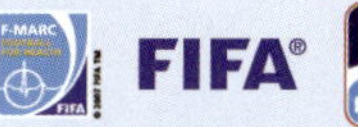
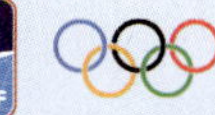
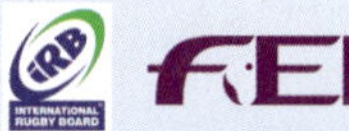

FEI

Sport Concussion Assessment Tool – 3rd Edition

For use by medical professionals only

이름 부상 날짜/시간 평가일 검사자

SCAT3란 무엇인가?

1SCAT3는 뇌진탕 부상을 당한 운동선수를 평가하기 위한 표준화된 도구로서 13세 이상의 운동선수에서 사용할 수 있다. SCAT3는 2005년과 2009년에 각각 발행된 original SCAT과 SCAT2를 대체한다.[2] 12세 미만의 청소년에게는 Child SCAT3를 사용하길 바란다. SCAT3는 의료 전문가가 사용할 수 있도록 디자인 되어 있으므로 자격이 없는 이용자는 Sport Concussion recognition tool을 사용하시오. 시즌에 들어가기에 앞서 SCAT3를 이용하여 기준선 검사를 하면 선수의 부상 후 점수를 해석하는데 도움을 받을 수 있다.

SCAT3의 구체적인 사용법은 3페이지에 서술되어 있다. SCAT3가 익숙하지 않은 사용자는 이 부분을 주의 깊게 읽기 바란다. 이 평가도구는 현재의 형식 그대로 자유롭게 복사하여 개인, 팀, 그룹 및 조직에 배포할 수 있다. 수정이나 디지털 형식의 복제는 Concussion in Sport Group의 승인이 필요하다.
참고: 뇌진탕의 진단은 임상적 판단(이상적으로는 의료 전문가에 의한)이다. 임상적 판단 없이 SCAT3 하나만으로 뇌진탕을 진단하거나 배제하는데 사용하면 안된다. SCAT3에서 '정상'이라 할지라도 선수는 뇌진탕이 있을 수 있다.

뇌진탕은 무엇인가?

뇌진탕은 머리에 직/간접적인 힘이 가해져 발생하는 뇌 기능 장애이다. 비특이적 징후 또는 증상(아래에 열거한 몇가지 예)이 나타나며, 대부분의 경우 의식 상실은 동반하지는 않는다. 다음 중 **하나 이상의** 징후/증상이 있는 경우 뇌진탕을 의심해야 한다.

- 증상(예: 두통) 또는
- 신체적 징후 (예: 휘청거림) 또는
- 뇌 기능 장애 (예: 혼란) 또는
- 비정상적인 행동(예: 성격 변화)

사이드라인 평가

응급 관리에 적용

참고: 머리를 가격당하면 좀 더 심각한 뇌 손상과 관련될 수 있다. 다음 중 어느 하나라도 해당되면 응급절차를 활성화하고 선수를 가장 가까운 병원으로 긴급 이송해야 한다:

- Glasgow 혼수 척도 점수가 15점 미만
- 의식 상태 저하
- 척수 손상 가능성
- 증상의 진행성 악화나 새로운 신경학적 징후의 발생

뇌진탕의 잠재적 징후가 있습니까?

머리에 직/간접적으로 타격을 입은 후 다음 징후가 관찰되면, 선수는 경기 참가를 중단하고 의료 전문가의 평가를 받아야 하며 만약 뇌진탕이 의심될 경우 경기로 복귀하면 안된다.

의식 상실?	Y	N
"있었다면 얼마 동안?"		
균형이나 운동 협응불능(**비틀거림, 느리고/부자연스러운 움직임 등**)?	Y	N
지남력 저하나 혼란(**질문에 적절하게 응답하지 못함**)?	Y	N
기억 상실	Y	N
"있었다면 얼마 동안?"		
"부상 전 또는 후?"		
멍한 표정	Y	N
위의 증상 중 하나와 함께 눈에 띄는 얼굴 부상	Y	N

1 Glasgow 혼수 척도

개안 반응	
눈을 뜨지 못함	1
통증에 대한 반응으로 눈을 뜸	2
말로 지시했을 때 눈을 뜸	3
자발적으로 눈을 뜸	4
언어 반응	
아무런 소리를 내지 못함	1
이해불가능한 소리를 냄	2
언어 혼란	3
대화 혼란	4
지남력 있음	5
운동 반응	
운동 반응이 없음	1
통증에 대해 신전 반응	2
통증에 대해 비정상적인 굴곡 반응	3
통증에 대해 굴곡/회피 반응	4
통증 부위를 인식	5
지시에 따라 움직임	6
Glasgow 혼수 척도(E+V+M)	of 15

차후의 악화가 있는 모든 선수들은 GCS 혼수 척도를 기록해야 한다.

2 Maddocks 점수[3]

"몇가지 질문을 하겠습니다. 잘 듣고 최선을 다해 주세요"
Modified Maddocks questions(정답 당 1점)

오늘 우리가 있는 곳은 어디입니까?	0	1
지금은 전반전인가요? 후반전인가요?	0	1
지난 경기에서 누가 최후위를 했나요?	0	1
지난 주/게임에서 당신은 어떤 팀에서 경기를 했나요?	0	1
지난 게임에서 당신의 팀이 이겼나요?	0	1
Maddocks 점수		of 5

Maddocks 점수는 사이드라인에서 뇌진탕을 진단할 때만 유효하며 연속적 검사로는 사용되지 않는다.

Notes: 손상 기전(**어떤 일이 발생했는지 말해주세요**):

뇌진탕이 의심되는 운동선수는 경기에서 제외하고, 의학적으로 평가하고, 악화여부를 모니터링해야 한다(선수를 혼자 남겨 놓으면 안된다). 의료 전문가가 뇌진탕 여부를 확인하기 전까지 자동차를 운전해서는 안된다. 뇌진탕 진단을 받은 선수는 당일 경기로 복귀해서는 안된다.

SCAT3 SPORT CONCUSSION ASSESMENT TOOL 3 | **PAGE 1**

그림 27.1 SCAT3 평가 폼.

McCrory P, Meeuwisse W, Aubry M, Cantu RC, Dvorak J, Echemendia R, Engebretsen L, Johnston K, Kutcher J, Raftery M, Sills A, Benson B, Davis G, Ellenbogen R, Guskeiwicz K, Herring SA, Iverson G, Jordan B, Kissick J, McCrea M, McIntosh A, Maddocks D, Makdissi M, Purcell L, Putukian M, Schneider K, Tator C, Turner M. SCAT3. Br J Sports Med 2013; 47(5): 259.

일반적 배경

이름 : ______________________ 날짜 : ______________
검사자 : ______________________
종목 / 팀 / 학교: ______________ 손상 날짜/시간: ______________
나이: ______________ 성별: M F
최종 졸업 년도 : ______________
우세 손 오른쪽 왼쪽 없음
과거에 뇌진탕 경험이 몇 번이나 있었습니까? ______
가장 최근의 뇌진탕은 언제입니까? ______
가장 최근의 뇌진탕시 회복에 얼마나 걸렸습니까? ______
머리 부상으로 입원을 했거나 의학적 영상 검사를 받은 적이 있습니까? Y N
두통이나 편두통을 진단받은 적이 있습니까? Y N
학습 장애, 필독증, ADD/ADHD가 있습니까? Y N
우울증, 불안 또는 기타 정신과적 질환을 진단받은 적이 있습니까? Y N
이 문제로 진단을 받은 가족이 있습니까? Y N

복용 중인 약이 있습니까? 있다면 목록을 적어 주세요. Y N

SCAT3는 휴식 상태에서 수행해야 한다. 운동 후 10분 이상 지난 후에 실시하는 것이 가장 좋다.

증상 평가

3 기분이 어떠한가요?

"현재의 느낌에 기초하여 다음 증상들에 대해 스스로 점수를 매겨야 합니다"

	없음	약함		중간		심함/중증	
두통	0	1	2	3	4	5	6
"머리가 압박되는 느낌"	0	1	2	3	4	5	6
목 통증	0	1	2	3	4	5	6
구역질이나 구토	0	1	2	3	4	5	6
어지럼증	0	1	2	3	4	5	6
흐릿한 시야	0	1	2	3	4	5	6
균형 문제	0	1	2	3	4	5	6
빛에 대해 예민	0	1	2	3	4	5	6
소음에 대해 예민	0	1	2	3	4	5	6
둔화되는 느낌	0	1	2	3	4	5	6
안개속에 있는 느낌	0	1	2	3	4	5	6
"기분이 좋지 않음"	0	1	2	3	4	5	6
집중하기 어려움	0	1	2	3	4	5	6
기억하기 어려움	0	1	2	3	4	5	6
피로 또는 에너지 부족	0	1	2	3	4	5	6
혼란	0	1	2	3	4	5	6
졸림	0	1	2	3	4	5	6
잠들기 어려움	0	1	2	3	4	5	6
평소보다 감정적	0	1	2	3	4	5	6
평소보다 화를 잘 냄	0	1	2	3	4	5	6
슬픔	0	1	2	3	4	5	6
긴장 또는 불안	0	1	2	3	4	5	6

증상의 총계(최대 22)
중증 증상의 점수(최대 132)

증상이 신체적 활동을 할때 악화되나요? Y N
증상이 정신적 활동을 할때 악화되나요? Y N

자가평가 / 자가평가와 임상전문가의 모니터링
임상전문가의 인터뷰 / 부모의 조언을 받아 자가평가

전반적 평가: 부상을 당하기 전의 선수를 잘 알고 있다면 그/그녀(선수)는 평상시에 비해 얼마나 다르게 행동하나요?
해당 부분에 원으로 표시하라.

다르지 않다	매우 다르다	확실하지 않다	해당 없음

SCAT3 점수 하나 만으로 뇌진탕을 진단하거나, 회복 상태를 측정하거나 선수를 경기로 돌려보내기 위한 준비 여부를 결정하는 단독적 방법으로 사용하면 안된다. 징후와 증상은 시간이 지남에 따라 변하기 때문에 뇌진탕에 대한 급성 평가 시 반복 평가를 고려하는 것이 중요하다.

인지와 신체 평가

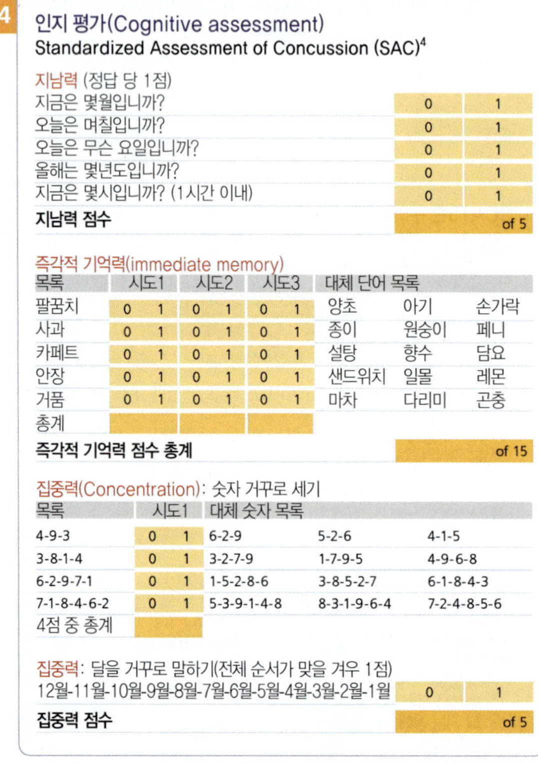

4 인지 평가(Cognitive assessment)

Standardized Assessment of Concussion (SAC)[4]

지남력 (정답 당 1점)

지금은 몇월입니까?	0	1
오늘은 며칠입니까?	0	1
오늘은 무슨 요일입니까?	0	1
올해는 몇년도입니까?	0	1
지금은 몇시입니까? (1시간 이내)	0	1
지남력 점수		of 5

즉각적 기억력(immediate memory)

목록	시도1		시도2		시도3		대체 단어 목록		
팔꿈치	0	1	0	1	0	1	양초	아기	손가락
사과	0	1	0	1	0	1	종이	원숭이	페니
카페트	0	1	0	1	0	1	설탕	향수	담요
안장	0	1	0	1	0	1	샌드위치	일몰	레몬
거품	0	1	0	1	0	1	마차	다리미	곤충
총계									

즉각적 기억력 점수 총계 of 15

집중력(Concentration): 숫자 거꾸로 세기

목록	시도1		대체 숫자 목록		
4-9-3	0	1	6-2-9	5-2-6	4-1-5
3-8-1-4	0	1	3-2-7-9	1-7-9-5	4-9-6-8
6-2-9-7-1	0	1	1-5-2-8-6	3-8-5-2-7	6-1-8-4-3
7-1-8-4-6-2	0	1	5-3-9-1-4-8	8-3-1-9-6-4	7-2-4-8-5-6
4점 중 총계					

집중력: 달을 거꾸로 말하기(전체 순서가 맞을 겨우 1점)
12월-11월-10월-9월-8월-7월-6월-5월-4월-3월-2월-1월 0 1

집중력 점수 of 5

5 경추부 검사 (Neck Examination)

관절가동범위 압통 상/하지의 감각 & 근력
소견/결과 ______________

6 균형 검사(Balance examination)

아래의 검사 중 하나 또는 둘 모두를 검사한다.
발 상태(신발 착용, 맨발, 보조기 착용, 테이핑 시행 등) ______________

Modified Balance Error Scoring System(BESS) 검사[5]
검사한 발(즉 비우세발) Left Right
검사를 시행한 바닥의 상태(딱딱한 바닥, 필드 등) ______________
조건
두 발로 선 자세 Errors
한 발로 선 자세(비 우세발) Errors
일자로 선 자세(비 우세발이 뒤) Errors

그리고/또는

일자(Tandem) 보행[6,7]
시간(4회 시도중 가장 좋은 기록) ________ 초

7 협응 검사(Coordination examination)

상지 협응
검사한 쪽 Left Right
협응 점수 of 1

8 SAC 지연 기억력[4]

지연 기억력 점수 of 5

그림 27.1 (계속)

사용법(INSTRUCTIONS)

SCAT3에서 이탤릭체로 되어 있는 부분은 검사자가 선수에게 주는 설명이다.

증상척도(Symptom Scale)

"현재의 느낌에 기초하여 다음 증상들에 대해 스스로 점수를 매겨야 합니다"

선수 스스로 완성해야 한다. 운동 후 증상 척도를 작성할 때는 적어도 10분 이상 휴식을 취한 후 해야 한다.
증상의 총 수는 최대 22개이다. 증상의 중증도 점수는 표에 있는 모든 점수를 합하며 최대 132(22*6)점이다.

SAC[4]

즉각적 기억력 (Immediately memory)

"기억력을 테스트 할 것입니다. 내가 단어 목록을 말하면, 기억나는 단어들을 순서와 상관없이 최대한 많이 말해보세요"

2번째와 3번째 시도

"내가 아까와 같은 단어 목록을 반복해서 말하면, 순서와 상관없이 아까 말했던 단어를 포함해서 기억나는 모든 단어들을 최대한 많이 말해보세요"

첫 번째, 두 번째 시도의 점수와 상관없이 3번을 실시한다. 1초에 한 단어 정도의 속도로 읽는다. 한 단어를 맞출 때마다 1점을 부여한다. 총 점수는 3번 시행한 각 점수의 합이다. 지연 기억력에 대해서도 검사할거라는 것을 알려주지 말아야 한다.

집중력 (Concentration)

숫자 거꾸로 말하기 (digit backward)

"내가 일련의 숫자들을 말하면, 반대 순서로 그 숫자들을 말해보세요. 예를 들어, 내가 7-1-9의 순서로 말하면 9-1-7의 순서로 대답 하라"

정답을 말하면, 다음 숫자열을 말해준다. 하나의 숫자열당 1점을 부여한다. 틀리면 한 번 더 반복 시행하고 두 번 모두 틀린 답을 말하면 중지한다. 숫자는 1초에 하나 정도의 속도로 읽어주어야 한다.

월 거꾸로 말하기 (Months in reverse order)

"이제 1년의 모든 달을 반대 순서로 말해보세요. 마지막 달부터 순서대로 시작해보세요. 12월, 11월 이런 식으로 ..... 말해보세요"

맞는 답에 각각 1점을 부여한다.

지연 기억력 (Delayed Recall)

지연 기억력 검사는 균형과 조화능력 검사 후 시행한다.

"좀 전에 내가 읽어 준 단어 목록을 기억하시나요? 순서와 상관없이 기억나는 모든 단어들을 최대한 많이 말해보세요"

맞는 답에 각각 1점을 부여한다.

균형 능력 검사 (Balance Examination)

Modified BESS(Modified Balance Error Score System) 검사[5]
이 균형검사는 BESS의 수정된 버전에 기초를 두고 있다.[5] 이 검사를 위해서는 시계나 스탑 워치가 필요하다.

"이제 균형 능력을 검사할 것입니다. 신발을 벗고 바지는 발목 위로 걷어 올려주세요(해당되는 경우). 그리고 발목에 있는 테이핑을 제거해주십시오(해당되는 경우). 이 검사는 세 종류의 선 자세에서 20초간 균형을 잡는 검사입니다"

(a) 두 발로 선 자세 (Double leg Stance)

"첫 번째 자세는 두 손을 엉덩이에 대고 눈을 감은 상태로 두 발로 서 있는 자세입니다. 이 자세에서 안정성을 20초간 유지해야 합니다. 나는 당신이 이 자세에서 벗어나는 횟수를 셀 것입니다. 준비를 마치고 눈을 감을 때부터 에러의 횟수를 셀 것입니다"

(b) 한 발로 선 자세 (Single leg Stance)

"공을 찰 때, 어떤 발을 사용합니까?(그 발이 우세 발일 것이다.) 이제 비우세 발로 서보세요. 우세 발의 고관절은 30° 굴곡, 슬관절은 45° 굴곡하라. 이제 다시 두 손을 엉덩이에 대고 눈을 감은 상태로 20초간 안정성을 유지하라. 나는 당신이 이 자세에서 벗어나는 횟수를 셀 것입니다. 만약 비틀거리거나 발을 내딛게 되면 눈을 뜨고 시작자세로 돌아가 다시 균형을 유지하라. 준비를 마치고 눈을 감을 때부터 에러의 횟수를 셀 것입니다"

(c) 일자로 선 자세 (Tandem Stance)

"이제 비우세 발의 발가락을 우세발의 발 뒤꿈치에 대고 서세요. 체중은 양 발에 동일하게 지지하라. 다시 두 손을 엉덩이에 대고 눈을 감은 상태로 20초간 안정성을 유지하라. 나는 당신이 이 자세에서 벗어나는 횟수를 셀 것입니다. 만약 비틀거리거나 발을 내딛게 되면 눈을 뜨고 시작 자세로 돌아가 다시 균형을 유지하라. 준비를 마치로 눈을 감을 때부터 에러의 횟수를 셀 것입니다"

균형검사 – 에러의 타입

1. 두 손을 장골능(엉덩뼈능선, iliac crest) 위로 올림.
2. 눈을 뜸.
3. 발을 내딛거나 비틀거리거나 넘어짐.
4. 엉덩관절이 30° 이상 벌어짐.
5. 발의 앞부분이나 뒤꿈치를 들어 올림.
6. 검사자세를 5초 이상 조절하지 못함.

각 자세에서의 20초간 균형잡기 시도에서 선수가 범한 적절한 자세로부터의 편위/에러의 횟수를 센다. 검사자는 선수가 적절한 시작자세를 취한 이후에만 에러를 세기 시작한다. Modified BESS는 3가지의 20초 검사 도중 선수가 범한 각각의 실수에 1점을 부여하여 총 점수를 계산한다. 한 자세에서의 최대 에러 수는 10이다. 만약 선수가 여러 가지 에러를 동시에 범한다면 하나의 실수만 기록한다. 이런 경우, 선수는 신속히 시작 자세로 돌아와야 하며 선수가 준비를 마친 이후부터 에러의 숫자를 세어야 한다. 검사 자세를 최소 5초 이상 유지하지 못하는 선수에게는 그 검사 자세에서 줄 수 있는 가장 높은 점수인 10점을 부과한다.

선택 사항: 추가적인 평가를 위해 중간 밀도의 폼(medium density foam mattress, 대략 50cm×45cm×6정도의 크기) 위에서 이 3가지 자세를 수행할 수 있다.

일자 걷기 (Tandem Gait)[6,7]

참가자들은 시작선 뒤에 두 발을 모으고 선다.(신발을 신지 않고 하는 것이 가장 좋다) 이런 다음, 스포츠 테이프(폭 38mm)를 따라 두 발의 발뒤꿈치-발가락을 교대로 맞대면서 가능한 빠르고 정확하게 걷는다(3m). 일단 끝에 도달하면 뒤로 돌아 동일한 걸음걸이로 시작 지점으로 돌아간다. 총 4번을 시행하고 그 중 가장 좋은 시간을 기록한다. 선수는 14초 이내에 검사를 완료해야 한다. 선에서 벗어나거나 발가락과 발뒤꿈치 사이가 떨어지거나 검사자의 손 또는 다른 물건을 잡거나 건드리면 실패로 간주한다. 이러한 경우에는 시간을 기록하지 않고 검사를 반복한다(해당되는 경우).

협응 능력 검사 (Coordination Test)

상지 협응 능력 검사

손가락 코 (finger to nose, FTN) 과제

"지금부터 협응 능력을 검사할 것입니다. 눈을 뜬 상태로 편하게 의자에 앉아서 손가락으로 앞을 가리키며 팔을(오른쪽이나 왼쪽) 쭉 뻗으세요(어깨는 90° 굽힘, 팔꿈치와 손가락은 신전). 내가 시작 신호를 주면, 가능한 빠르고 정확하게 검지를 코 끝에 대는 동작을 다섯 번 반복한 후 시작자세로 돌아가세요"

점수: 4초 이내에 5번 정확하게 반복하면 1점을 부여한다.
검사자 주의사항: 선수가 손을 코를 대지 않았거나 팔꿈치를 완전히 뻗지 않았거나 5번 반복하지 못한 경우 실패로 간주한다 (실패시 0점 부여).

References & Footnotes

1. This tool has been developed by a group of international experts at the 4th International Consensus meeting on Concussion in Sport held in Zurich, Switzerland in November 2012. The full details of the conference outcomes and the authors of the tool are published in The BJSM Injury Prevention and Health Protection, 2013, Volume 47, Issue 5. The outcome paper will also be simultaneously co-published in other leading biomedical journals with the copyright held by the Concussion in Sport Group, to allow unrestricted distribution, providing no alterations are made.

2. McCrory P et al., Consensus Statement on Concussion in Sport – the 3rd International Conference on Concussion in Sport held in Zurich, November 2008. British Journal of Sports Medicine 2009; 43: i76-89.

3. Maddocks, DL; Dicker, GD; Saling, MM. The assessment of orientation following concussion in athletes. Clinical Journal of Sport Medicine. 1995; 5(1): 32–3.

4. McCrea M. Standardized mental status testing of acute concussion. Clinical Journal of Sport Medicine. 2001; 11: 176–181.

5. Guskiewicz KM. Assessment of postural stability following sport-related concussion. Current Sports Medicine Reports. 2003; 2: 24–30.

6. Schneiders, A.G., Sullivan, S.J., Gray, A., Hammond-Tooke, G.&McCrory, P. Normative values for 16-37 year old subjects for three clinical measures of motor performance used in the assessment of sports concussions. Journal of Science and Medicine in Sport. 2010; 13(2): 196–201.

7. Schneiders, A.G., Sullivan, S.J., Kvarnstrom. J.K., Olsson, M., Yden. T.&Marshall, S.W. The effect of footwear and sports-surface on dynamic neurological screening in sport-related concussion. Journal of Science and Medicine in Sport. 2010; 13(4): 382–386

그림 27.1 (계속)

선수 정보(ATHLETE INFORMATION)

뇌진탕이 의심되는 선수는 경기에서 제외하고 의학적 평가를 받아야 한다.

주시해야 할 징후(Signs to watch for)

첫 24~48시간 동안 문제가 발생할 수 있다. 선수를 혼자 남겨두면 안되며 다음과 같은 경우 즉시 병원에 가야한다.

- 두통이 심해짐.
- 매우 졸리거나 깨울 수 없음.
- 사람이나 장소를 인식하지 못함.
- 구토가 반복됨.
- 비정상적 행동, 혼란스럽게 보임; 매우 흥분되어 있음.
- 발작(팔과 다리가 통제할 수 없을 정도로 갑자기 움직임).
- 팔이나 다리의 약화나 무감각.
- 선 자세가 불안정함; 발음이 불분명함.

안전이 더 낫다는 것을 기억하라.

뇌진탕이 의심되면 의사에게 의뢰한다.

경기로의 복귀 (RETURN TO PLAY)

부상 당일에는 경기에 복귀하면 안된다.
경기로 복귀할 때는 의학적 승인을 받아야 하며 단계적인 감독하 프로그램(stepwise supervised program)을 따라야 한다.

예:

재활단계	단계별 기능적 운동	단계별 목표
활동 없음	신체적, 인지적 휴식	회복
가벼운 유산소 운동	걷기, 수영이나 정적 자전거 최대 예측 심박수의 70%로 강도를 유지. 저항 훈련은 금지	심박수 증진
종목에 특화된 운동	아이스하키 종목은 스케이팅 연습 축구 종목은 달리기 연습. 머리에 충격을 주는 활동은 금지	움직임(movement) 추가
비접촉성 훈련	좀 더 복잡한 훈련으로 진행 예. 축구와 아이스하키 종목은 패스 연습 점진적 저항 훈련을 시작할 수 있다.	운동(exercise), 협응, 그리고 인지 부하(cognitive load)
전면 접촉 실습	의학적 승인 후 정상적 훈련 활동에 참여	자신감 회복과 코칭 스태프에 의한 기능적 기술 평가
경기 복귀	정상적 게임 활동	

각 단계마다 최소 24시간(또는 그 이상) 경과해야 한다. 만약 증상이 재발되면 선수는 그 문제가 해결될 때까지 쉬어야 하며 증상이 없던 이전 단계에서 프로그램을 재개해야 한다. 저항 훈련은 후기 단계에서만 추가해야 한다.
만약 선수의 증상이 10일 이상 나타나면 뇌진탕 관리 전문가인 의사에게 진료를 받도록 제안한다.

경기 복귀 전 의학적 승인이 이루어져야 한다.

점수 요약

검사 영역	점수		
	일자:	일자:	일자:
증상의 수 (22)			
증상의 중증도 점수 (132)			
지남력(5)			
즉각적 기억력 (15)			
집중력 (5)			
지연 기억력 (5)			
SAC 총계			
BESS (총 에러)			
일자 걷기 (초)			
협응 능력 (1)			

Notes:

뇌진탕 부상에 대한 조언

(뇌진탕 선수를 모니터링하는 사람에게 주는)

이 환자는 머리에 부상을 입었습니다. 주의 깊은 의학적 검사가 시행되었으며 심각한 합병증의 징후는 발견되지 않았습니다. 회복 시간은 개인에 따라 다양하며 환자는 추가 기간동안 책임감 있는 성인에 의한 모니터링이 필요합니다. 담당 의사는 이 기간 동안의 지침을 제공합니다.

행동의 변화, 구토, 현기증, 두통 악화, 복시 또는 과도한 졸음이 있으면 즉시 담당사나 가까운 병원 응급실에 연락하십시오.

기타 중요 사항:

- 증상이 호전되어 의학적으로 승인될 때까지 운동이나 훈련을 하지 말고 휴식(신체적으로나 정신적으로)을 취하십시오.
- 알콜 금지
- 별도의 약 처방은 없으며, 의사의 처방이 없는 약을 복용하지 마십시오.
  구체적으로:
  - 수면제 금지
  - 아스피린, 항염증제, 진통제를 복용하지 마십시오.
- 의학적으로 승인될 때까지 운전하지 마십시오.
- 의학적으로 승인될 때까지 운동이나 훈련을 하지 마십시오.

클리닉 전화 번호

환자의 이름

부상 날짜 및 시간

의학적 검토 날짜 및 시간

담당 의사

Contact details or stamp

SCAT3 SPORT CONCUSSION ASSESMENT TOOL 3 | **PAGE 4**

그림 27.1 (계속)

는 기준으로 사용하기에는 불충분하다.

• **Maddocks 질문지**(Maddocks'questions): 1989년 David Maddocks에 의해 처음 제안되었다.[9] 1995년의 추적 연구(follow-up study)에서 연령 대치 대조군(age matched control)에 비해 수용가능한

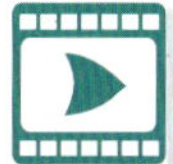

영상 27.2 인터넷 지원으로 이 검사의 평가 방법을 볼 수 있다.

수준의 민감도(sensitivity: SN)를 보였다.[10,11]

• **뇌진탕 표준 평가지**(Standardized Assessment of Concussion: SAC): 1998년 McCrea에 의해서 처음 기술된 SAC는 뇌진탕의 사이드라인 진단에 대해 유효성이 검증되었다.[12] SAC의 사후 검사 점수가 기준선 검사 점수보다 1점 이상 낮은 경우를 뇌진탕으로 진단하는 방법은 94%의 민감도와 76%의 특이도(specificity: SP)를 보였다.[13]

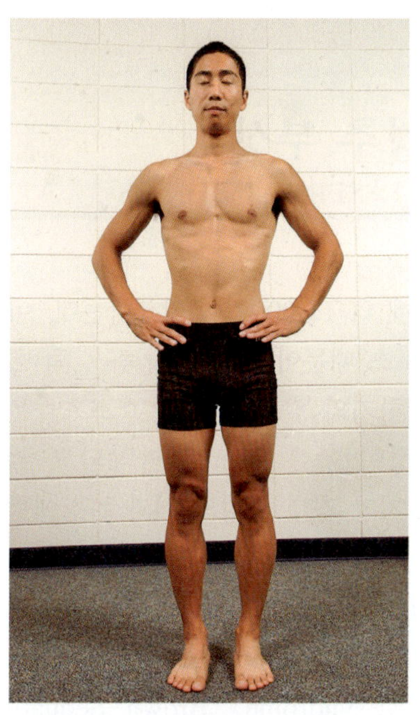
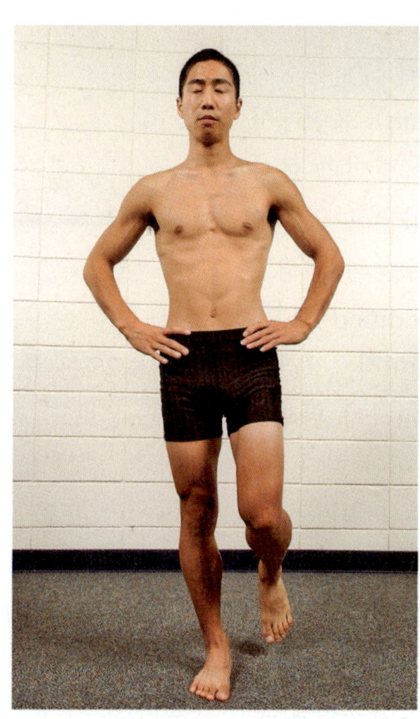
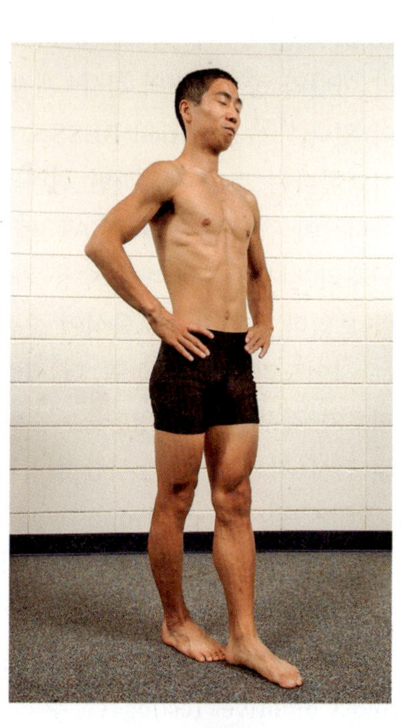
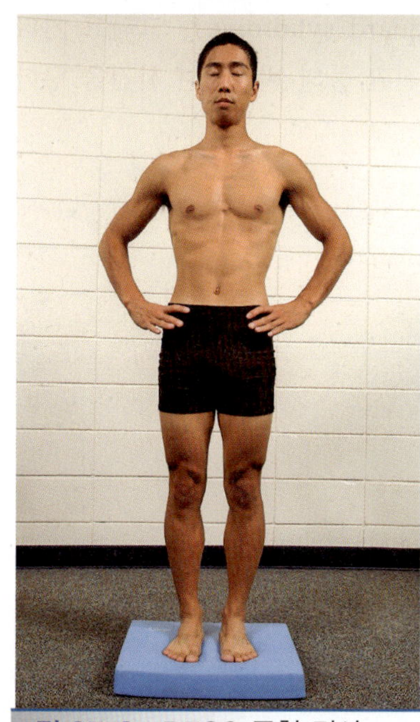
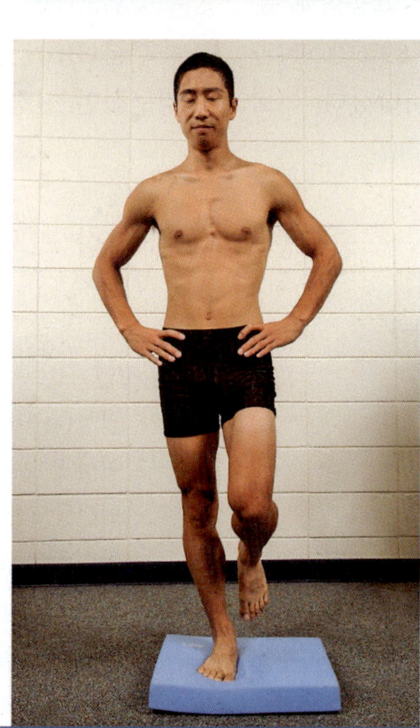
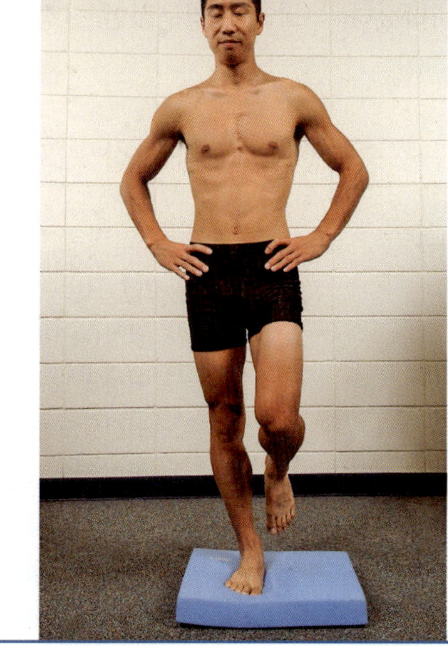
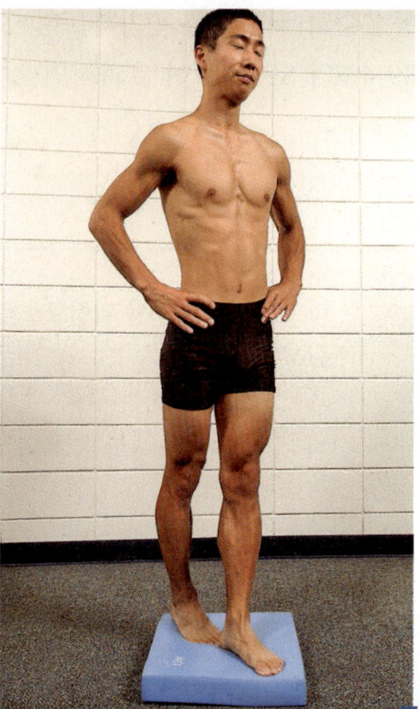

그림 27.2 BESS 균형 검사.

• **균형 에러 점수 체계**(Balance Error Scoring System: BESS): BESS는 6개의 지면/자세 조건에서 20초 동안 균형을 잡는 검사로서 안정성을 측정하는 방법으로 검증되었다(그림 27.2).[14,15] 검사는 눈을 감고 선 자세에서 수행되는데 눈을 뜨거나, 손을 고관절 부위에서 들어 올리거나 발뒤꿈치나 전족부가 떨어지거나, 고관절이 30° 이상 외전되거나, 5초 내에 검사자세로 돌아오지 못하거나 발을 내딛거나 자세가 무너지면 에러로 정의한다. 이 검사 방법은 검사자간(0.57), 검사자내 신뢰도(0.74)가 충분할 뿐만 아니라 아니라 중간정도의 검사-재검사 신뢰도가 설정되어 있다.[14,15] modified BESS도 폼(foam) 표면에서 시행한다는 것을 제외하면 원래의 검사 방법과 유사하다. 이 검사는 현재 SCAT3에서 사용되고 있으며 원래의 검사방식에 비해 수용 가능한 수준의 신뢰도를 보였다.[16] 검사의 효율성이 증진된 modified BESS는 사이드라인 평가에 좀 더 적절할 것이다. 그러나 피로가 검사 결과에 영향을 주는 것을 피하기 위해서는 검사(자세) 사이에 시간적 여유를 주어야 한다.

인지 검사(cognitive testing)는 기준선 평가와 손상을 진단하기 위한 손상 후 평가 둘 모두에 있어서 중요한 요소이다. 몇몇 검사방법이 존재하는데 그 중 ImPACT(Immediate Postconcussion Assessment and Cognitive Testing)는 부상을 당한 고등학교 운동선수의 뇌진탕을 평가하는데 있어서 82%의 SN과 89.4%의 SP를 보여 효과적인 것으로 나타났다.[17] 또한 Giza와 동료들은 이 검사가 검사 형식(수기 또는 전산)과 상관없이 높은 SN(71-8%)을 보인다고 보고하였다.[14] 전산화 된 신경인지 검사를 추가 실시하면 뇌진탕 진단의 SN이 64-83%까지 증가하는데, 이러한 타입의 검사는 손상 후 증상이 없거나 증상을 부인하는 선수의 신경인지 장애를 더욱 잘 측정할 수 있다.[18,19] 또한 증상군 분류(symptom clusters)와 ImPACT 점수를 함께 사용하면 뇌진탕 환자의 회복 지연을 예측할 수 있다.[20]

경추 부상
CERVICAL SPINE INJURIES

척수 손상은 1년에 약 12,000건이 발생하는데, 이 중 8.2%는 충돌 스포츠 때문이다.[22] 미식 축구, 럭비, 스노우보드, 아이스하키와 같은 격렬한 스포츠들은 경추 부상의 위험성이 높은 것으로 파악되고 있다.[23,24] 드물기는 하지만 경추 손상의 결과로 장애를 유발하는 치명적인 손상이 발생하기도 한다. 고등학교 운동선수 10만명 당 약 1.10명, 대학 미식축구 선수에서는 4.72명이 사지마비(quadriplegia), 중심척수증후군(central cord syndrome), Brown-Séquard 증후군(Brown-Séquard syndrome), 그리고 기타 영구적인 신경학적 질환 등의 비극적인 사건을 당한

중요한 임상적 핵심

다음과 같은 뇌진탕 위험요소를 고려하라

뇌진탕에 취약

- 여성
- 뇌진탕의 병력

회복 지연

- 연령(< 18세)
- 여성
- 뇌진탕의 병력
- 학습 장애(learning disability)
- 편두통(migraine)이나 우울증의 병력
- 장기간의 의식 상실(> 1분)
- 기억 상실(ammesia)

다.[25] 서툰 태클 방법, 경추 협착 등은 경수 손상의 가능성을 높게 만들기 때문에 스포츠에 참여하기 전에 해결해야 한다.[23]

중대한 경추 손상이 의심되거나 의식이 없는 선수는 즉각적으로 기도, 호흡, 순환(airway, breathing, circulation: ABCs) 등을 평가해야 한다.[24] 척추나 혈관 불안정성의 징후나 양측성 신경학적 증상이 있는 선수는 즉각적으로 고정을 실시해야 하며 응급 대응 시스템을 활성화해야 한다.[23] 생명을 위협하는 문제가 없는 경우, 2차적인 신경학적 검사와 골절 평가가 수행될 수 있다. 영상 진단은 경추 손상에 대한 표준검사(gold standard)이다. 타당성이 검증된 사이드라인 평가는 아직 존재하지 않는다. 경추 골절에 대한 선별검사는 이 장의 뒷부분에 설명되어 있다.

경수 생리적 신경차단
(Cervical Cord Neurapraxia)

경수 생리적 신경차단(cervical cord neurapraxia)은 경수의 외상 후 발생하는 일시적인 신경학적 결손으로 정의하며 덜 심각한 부상이다.[27] 정의에 의하면 생리적 신경차단이 있는 환자/선수는 잔여 증상 없이 기준선 평가시의 신경학적 수준으로 회복된다. 전형적인 증상으로는 양측성 작열통(burning pain), 감각상실, 근 약화나 완전 마비 등이 있다. 증상은 다양하지만 일반적으로 몇 분부터 48시간 이내에 해결된다.[27] Torg와 동료들[27]이 개발한 등급 시스템은 증상의 기간에 기초하고 있다: grade I(<15분), grade II(15분에서 24시간), grade III(>24시간). 이러한 등급 시스템은 손상의 중증도를 분류하는 데에는 유용하지만 현장이나 사이드라인 평가에서 사용하기에는 제한이 있다.

상완신경총 손상
(Brachial Plexus Injury, Stingers)

상완 신경총 손상(Stingers, *burners*라고도 함)은 운동선수의 경추 손상에서 가장 빈번하게 발생하는데, 특히 미식축구에서는 1년에 7.7%, 선수생활 경력 중 65%가 발생하는 것으로 보고되어 있다.[28,29] 전형적인 손상 기전은 인장(tensile)과 압박(compressive)의 두 가지 항목으로 분류된다. 인장 손상은 목이 빠르게 반대쪽으로 굴곡될 때 발생하는데 견관절 하강(shoulder depression)이 동반될 수도 그렇지 않을 수도 있다. 압박 손상은 전형적으로 목이 빠르게 신전과 동측 외측굴곡될 때 발생하며, 상완 신경총 손상과 더불어 신경근 손상이 연관될 수 있다. 신전과 압박이 연관되는 경우에는 예후가 좀 더 불량하여 증상이 장기화될 가능성이 높아지고 활동으로의 복귀가 지연된다.[30]

경수 생리적 신경차단과 마찬가지로 척수 손상 여부를 배제하는 것이 상완 신경총에 대한 급성 평가의 첫 번째 단계이다. 현저한 팔의 통증, 의식 수준 변화, 양측성 증상, 경추 통증 등이 있는지 반드시 확인하고 배제해야 한다.[31] 상완신경총 손상에 대한 타당성 있는 현장/사이드라인 평가는 아직까지 존재하지 않으며 현재는 손상의 기전과 증상의 발현양상에 기초하여 진단하고 있다.

심장 질환
CARDIAC DISORDERS

지금까지 스포츠 돌연사의 가장 흔한 원인은 심혈관(cardiovascular: CV) 손상이다. 1986-2000년 사이 운동선수에게 발생한 1866건의 돌연사의 원인을 분석한 결과, 반 이상(56%)이 CV 때문이었다.[32] 돌연사에서 CV가 차지하는 비율이 높기 때문에 CV의 증상과 징후를 인식하고 적절한 평가와 관리 전략을 사용하는 것이 중요하다.

비대성 심근병증(hypertrophic cardiomyopathy: HCM)은 운동선수의 심혈관 사망의 가장 큰 원인이다.[33] 이 질환은 심장의 한쪽 면에 영향을 미치는 비대칭성 심실 비후에 의해 유발되며 전형적인 유전성 질환이다. HCM으로 고통을 받는 선수들은 어지러움, 흉통, 실신(fainting), 짧은 호흡, 피로 등의 증상이 나타날 수 있다.[34] 불행하게도 운동선수의 55%-80%

는 종종 증상이 없어 치명적인 사건이 발생할 때까지 발견하기가 어렵다. 그러므로 이 질환은 경기 참여 전 평가에서 발견하기 어려우며 일반적으로는 선수가 전문 의료진을 찾아가 심장초음파(echocardiogram)와 같은 추가적 진단 검사를 시행해야하는 증상들을 호소할 때만 발견이 가능하다.[35]

운동선수들의 심혈관 돌연사의 두 번째 주요 원인은 관상 동맥 비정상이다.[33] 우관상동맥(right coronary artery)과 좌주관상동맥의(left main coronary artery)의 비정상적인 발원(origin)이 가장 흔하다.[36] 관상 동맥 순환은 사람마다 차이가 있지만 변이(variation)가 정상인구에 비해 1% 이상인 경우 비정상으로 간주한다.[36] 관상 동맥 비정상은 일반 인구의 단지 1.2%에서만 발생하는 극히 드문 질환이며 성인보다 아동에서 좀 더 자주 진단된다(각각 1%와 4–5%).[36] HCM과 마찬가지로 많은 운동선수들은 증상이 나타나지 않지만, 실신, 협심증, 심부정맥이 나타날 수 있으므로 경기 참여전 검사(preparticipation examination: PPE)시 철저한 병력 청취가 필요하다. HCM과 다르게 관상 동맥 변이는 유전이나 가족력과의 연관성이 분명하지 않다.

운동선수의 심장 돌연사 위험을 줄이기 위한 선별검사의 중요성은 실무 표준으로 널리 받아들여지고 있지만, 그 세부적인 내용에 대해서는 논란이 존재한다.[35,36] 현재의 논쟁은 PPE에 12 전극 심전도(12-lead electocardiogram: ECG)를 의무적으로 포함시킬지에 초점을 두고 있다. 국제 올림픽 위원회(International Olympic Committee: IOC)와 유럽 스포츠 연맹(European Sports Coalition: ESC)은 선별검사에 ECG와 같은 비침습적 진단 검사를 포함시킬 것을 권하고 있다. 이는 25년간의 추적 검사 결과 참여 전 검사에 ECG를 사용하였더니 운동선수들의 CV 사망

경쟁 종목 운동선수의 경기전 심혈관계 선별 검사에 대한 AHA의 권고사항[34]

선수를 관리하는 임상의 전문가는 심각한 심혈관 질환의 위험을 항상 고려해야 한다. AHA는 임상전문가가 경쟁 종목의 운동선수에 대해 경기 참여전 선별검사를 할 때 몇 가지 요소를 평가하도록 제안하였다. 이 요소들은 개인 병력(personal history), 가족 병력(family history), 이학적 검사(physical exam)의 세 영역으로 분류된다.

선수의 **개인 병력**을 청취할 때, 임상전문가는 선수가 운동 중 흉부 통증이나 불편감, 실신이나 실신할 뻔했던 사건, 숨이 매우 차거나 피로 등을 경험했는지 물어보아야 한다. 임상전문가는 선수가 과거에 의료진에게 심장 잡음(heart murmur) 진단을 받았는지 파악하고 전신적인 혈압 상승 여부를 확인해야 한다.

선수의 개인 병력을 확인한 후에는 선수의 **가족 병력**을 조사해야 한다. 다음과 같은 질문은 유용할 것이다

- 가족 중 한 명 이상이 50세 이전에 심장 질환으로 갑자기 사망한 일이 있습니까?
- 50세 미만의 가까운 친척 중 심장병과 연관된 장애를 가지고 있는 사람이 있습니까?
- 가족 구성원 중 구조적 또는 전기적 심장 질환(structural or electrical heart condition)을 가지고 있는 사람이 있습니까? 예를 들어, 비대성 심근병증, Marfan 증후군, QT 연장(long QT) 증후군 등

최종적으로, Marfan 증후군의 **신체적 특징**이나 심장 잡음의 증거를 확인하기 위해 자격을 갖춘 임상전문가가 이학적 검사를 실시해야 한다. 대동맥 축착(coarctation)을 확인하기 위해 대퇴 동맥의 맥박을 확인하고, 가급적이면 양쪽 상완에서 혈압을 측정하는 것도 중요하다. 하나 이상의 양성 소견이 나오면 심혈관 평가를 의뢰해야 한다.

이 현저히 감소했다고 보고한 이탈리아 연구에 기초하고 있다.[37] 그러나 미국은 이 질환의 발생률이 낮고 ECG의 위양성률이 높아 불필요한 후속 검사로 인한 의료비가 증가하는 우려를 가지고 있어서 참여 전 검사에 ECG를 체계적으로 사용하는 것에 대해 의문을 제기하고 있다.[35] 전체적으로, ECG의 SN은 50%, 위양성률 40%, 위음성률 4-5%로 이 방법의 타당도를 제한한다.[36] 게다가 만약 모든 운동선수에게 이 진단 검사를 실시할 경우, 현저하게 많은 인구를 가지고 있는 미국으로서는 이미 과부하가 걸린 보건의료 시스템이 정지될 수 있다. 역학적, 사회적, 경제적 우려를 고려하여 미국 심장 협회(American Heart Association: AHA)는 현재 선별 검사 지침 안에 ECG 진단 검사를 체계적으로 사용하는 것을 지지하지 않는다.[34,37,38] 현재 AHA에서 권하는 선별 검사 지침에는 고급 진단 검사가 포함되어 있지 않다.[37] 대신 이 지침서에서는 추가적인 진단 검사를 해야 할 위험성이 높은 선수들을 식별하기 위해 증상 인식과 가족력 확인에 중점을 두고 있다.[35]

구획 증후군 COMPARTMENT SYNDROME

구획 증후군은 근막 구획이 폐쇄된 어디에서든 발생할 수 있다. 그러나 손상의 가장 흔한 부위는 하퇴의 전방 구획이다.[39] 손상 기전은 급성 외상이나 만성적 근수축(운동/노력) 때문이다. 직접적 타격으로 인한 급성 구획 승후군은 급속하게 압력이 상승하는 원인이 되며 즉각적인 조치가 필요한 응급 상황을 유발한다. 좀 더 일반적으로는 만성적 근수축(운동/노력)의 결과로 발생하며 반복적인 미세손상에 대한 반응으로 구획내의 압력이 상승된다. 폐쇄된 구획에 통증을 일으키는 원인이 되는 압력 상승은 신경혈관 증상을 유발하며 주로 활동의 시작과 함께 악화된다. 발생률은 활동적인 사람들에게서 27-30%, 최대 40%까지 보고되고 있다.[40,41] 만성 운동성 구획 증후군(chronic exertional compartment syndrome: CECS)은 내측 경골 스트레스 증후군(medial tibial stress syndrome)에 이어 두 번째로 많은 하퇴 통증의 잠재적 원인이다.[40] 해부학적 위험 요인으로는 근 비대, 만성 근막비후, 조직 순응도 불량(poor tissue compliance), 모세혈관 밀도 제한 등이 제시되고 있다.[42] 군인 중에서는 여성, 실제 나이(chronological age) 증가, 코카시안 인종, 하급 사병, 육군 등이 발병의 위험 요소로 확인되었다.[43]

CECS를 의심하기 전에 뼈나 근건(musculo-tendon)의 문제, 신경 포착, 혈관 폐색, 감염 등에 대한 감별진단이 이루어져야 한다. 감각 변화와 함께 촉진(뼈보다는 연부조직)시 통증과 타이트니스가 있으면 CECS를 진단하는데 도움이 될 수 있다(하지만 말초의 맥박은 정상이다).[43,44] 최종 진단은 전형적으로 구획내압(intracompartmental pressure: ICP) 검사를 통해서 이루어진다. 운동 전과 후의 ICP 검사가 표준 검사로 간주되지만, 프로토콜에 가변성(variability)이 있어서 이를 가장 좋은 실무 지침으로 사용하기에는 제한점으로 작용한다.[45] CECS 진단을 위한 타당성이 검증된 사이드라인 검사는 지금까지 존재하지 않는다. 임상전문가가 이 증후군을 적절하게 평가하고 관리하기 위해서는 철저한 병력 청취와 증상 발현양상에 의존해야 한다.

천식 ASTHMA

천식은 지구력과 파워 종목 선수 모두에게 존재하는 흔한 호흡기 질환이다. 천식 발생률은 수영, 장거리 달리기, 크로스컨트리와 같은 지구력 종목의 엘리트 운동선수들에서 가장 높게 나타났다.[46] 연구에 의하면, 지구력 종목 운동선수들의 천식 유병률은 15-66%로 조사되었다.[47-52] 크로스컨트리 스키 선수와 같이 추운 날씨 하에서 지구력 운동을 하는 운동선수들에게서 높은 비율을 보였다[47,51] 여러 연구에 의하면, 속도와 파워 종목 운동선수들의 천식 유병률은 약 15-20%로 나타나고 있다.[52,54,55]

천식은 기도의 만성적 염증 질환(chronic inflammatory disease)으로 정의되는데 흡기와 호기를 할 수 없어서 천명(wheezing), 호흡곤란, 흉부 타이트니스, 기침 등 일련의 연속적인 증상을 유발한다. 기도의 과확장(hyperinflation)과 기도 평활근의 수축이 동시에 나타날 것이다. 천식의 악화는 감기, 알레르기 유발 항원, 냄새, 기존 바이러스 감염, 감정적 혼란, 기압 변화, 그리고 이러한 요인들의 복합 등에 의해 유발될 수 있다.[56,57] 만약, 신속하고 적절하게 대처하지 못하면 호흡 정지로 인한 의식상실, 심한 천식 악화, 극단적으로는 사망에 이를 수 있다.

천식은 경기장 안팎에서 발생하는 만성적 질환이지만 몇몇 호흡기 질환은 경기를 하는 현장에서만 주기적으로 발생한다. 운동 유발성 기관지 수축 (exercie induced bronchoconstriction: EIB)은 선수가 표준화된 운동을 수행한 후 수행한 1초간 강제 호기량(forced expiratory volume in 1 second : FEV1)이 10% 이상 감소를 보일 때 진단한다. 증상은 천식과 유사하지만 활동 후에만 발생한다. EIB는 과도한 운동 후 6–10분 사이에 흔하게 발생하며 호기에 심각한 어려움을 동반한다.[58] 만약 선수가 흡기에 어려움이 있다면 운동 유발성 성대 기능장애(vocal cord dysfunction: VCD)로 진단될 것이다.[46] 그러나 EIB와 VCD가 동시에 발생할 수 있다는 것을 기억하는 것이 중요하다. 운동은 EIB의 유발 요인이 되기 때문에 연습/경기를 하고 있는 선수들에게는 천식보다 EIB가 나타나기 쉽다.

천식 발생의 위험성이 있는 사람들을 확인하기 위해서는 각 선수의 의학적 병력을 검토하는 것이 중요하다. 호흡 곤란을 호소하는 선수에 대한 사이드라인 평가에는 기도 확보, 호흡의 질, 순환에 대한 평가가 포함되어야 한다. 만약 선수가 흡기나 호기를 할 수 없다면 응급 의료 시스템(emergency medical system: EMS)을 활성화해야 한다. 선수의 맥박을 확인하고 입술과 조상(nail bed)이 파란색이나 회색으로 변하는지 살펴서 순환을 평가해야 한다. ABCs를 평가하는 동안 선수의 의식 수준을 판단할 수 있다. 선수를 평가할 때는 기도 폐색(airway obstruction), 이물질 흡입(inhaled foreign body), 과민증(anaphylaxis), 성대 기능장애, 불안이나 공황(panic), 자연 기흉(spontaneous pneumothorax), 만성 폐쇄성 폐질환(chronic obstructive pulmonary disease: COPD), 심정지 등의 감별 진단 목록을 고려해야 한다.

선수가 안전하게 움직일 수 있으면 추가적인 검사를 위해 일단 안전하고 시원하며 조용한 장소로 이송해야 한다. 선수가 흡기를 최대로 할 수 있도록 앉히고 의식을 잃어갈 경우 지지해 주어야 한다. 짧은 대답이 필요한 간단한 질문을 이용하여 필요한 정보를 얻을 수 있다. 적절한 질문에는 다음과 같은 내용이 포함될 수 있다.

- 숨이 차게 만든 신체 접촉이 있었습니까?
- 다른 부분에 새로운 통증이 있습니까?
- 전에도 이런 일이 있었습니까?

인후(throat), 흉부, 하부 늑골에 대한 이학적 검사에는 기흉이나 정형외과적 부상을 배제하는 검사/과정이 포함되어야 한다. 일단 검사가 끝나면 일련의 증상에 기초하여 진단을 내릴 수 있다. 앞에서 언급한 바와 같이, 호흡 곤란(respiratory distress)과 천식의 흔한 징후에는 기침, 천명, 짧은 호흡, 보조근 호흡, 흉부 타이트니스, 혼란, 어지럼증 등이 포함된다. 호흡 부전(respiratory failure)의 임박 징후에는 청색증(cyanosis), 혼란, 발한(sweating), 환류 불량(poor air movement) 등이 있다. 산소 관류(oxygen perfusion)의 모니터링에는 손가락형 맥박 산소측정기(finger pulse oximeter)가 유용하다. 95% 미만의 수치는 의학적 관리가 필요하다는 것을 나타낸다.[59]

천식 악화의 정도는 맥박, 자세, 말하기 능력, 의식의 명료성(alertness), 호흡 곤란, 보조근 사용, 천명의 크기와 같은 요소들을 추적 관찰하여 경증, 중등도, 중증, 호흡 정지로 분류할 수 있다(표 27.1). 일단 치료가 시작되면 최대 유량계(peak flow meter)를 이용하여 측정한 최대호기유속(peak expiratory flow rate)으로 치료 효과를 판단할 수도 있지만 좀 더 적절하게 사용하기 위해서는 선수의 질병 이전의 최대호기유속에 대한 지식이 필요하다. 모든 증상이 나타나지 않을 수도 있다는 것을 이해하는 것이 중요하다. 예를 들어, 경기에서 나오는 선수는 심박수가 상승하고 호흡수가 증가되기 쉽다. 천식 악화의 정도

표 27.1 천식 악화의 정도

상태	경증	중등도	중증	호흡 정지 임박
호흡 곤란 (breathlessness)	걸을 때	말할 때	휴식할 때	
선호 자세	바로누울 수 있음	앉은 자세	구부정한 자세	
말하는 정도	문장	구	단어	
각성도(alertness)	불안할 수 있음	주로 불안함	불안함	혼란/피로함(confused/fatigued)
호흡수	증가	증가	분당 30회 이상	
호흡 보조근 사용	전형적이지 않음	전형적	전형적	흉부와 복부의 움직임이 역전됨 (paradoxical thoracoabdominal motion)
천명	중간 정도	시끄러움	시끄러움	일반적으로 없음
맥박	<100	100–120	>120	서맥(bradycardia)

Based on Lougheed et al. 2012.60

를 결정할 때는 이를 고려해야 한다.[60]

이전에 천식이나 EIB로 진단을 받은 운동선수는 스스로 관리할 수 있는 흡입 약물을 가지고 있을 수 있다. 같은 팀에 지속적으로 근무하는 의료진은 트레이닝 키트(training kit)에 흡입기(inhaler)를 구비하고 있어야 한다. 이 장에서는 구체적인 치료법은 다루지 않는다. 일단 약물을 투여하면 증상에 대한 평가를 지속해야 한다. 표 27.1에 나열된 모든 항목에 대해 지속적으로 선수를 모니터링해야 한다. 맥박, 호흡수, 의식의 명료성(alertness), 일반적인 ABCs는 별도의 장비가 필요하지 않으며 일상적으로 쉽게 모니터링할 수 있다. 특히 EMS가 활성화되지 않은 상황에서는 호흡기 쇼크의 징후를 면밀히 모니터링해야 한다.

기흉
PNEUMOTHORAX

기흉은 폐에서 나온 공기가 주위의 흉막 공간으로 빠져 나갈 때 발생한다. 폐 조직의 파열은 외상이나 자연적으로 발생할 수 있다. 자연 기흉의 선행 요인에는 키가 크고 마른 남성, 흡연, 천식, 기흉 병력, Marfan 증후군, 만성 폐쇄성 폐 질환, 낭포성 섬유증(cystic fibrosis), 결핵이나 백일해(whooping cough) 등이 포함된다.[61,62] 외상성 기흉은 흉막 공간이 골절된 늑골 등에 의해 뚫리거나 충돌로 인해 찢어질 때 발생한다. 산소 전달이 방해되어 호흡 노력(respiratory effort)이 증가하고 필수 장기(vital organ)로의 전달이 불량해져 추가적인 합병증을 유발한다.[63]

평가는 ABCs로 시작한다. 경기 참여로 인해 선수의 호흡이 거칠어진 것일 수도 있으나 기흉이 있다면 활동을 중지한 후에도 호흡수와 맥박이 정상으로 돌아오지 않을 것이다. 호흡의 질은 느리고 얕으며 감소될 것이다. 2차 평가에는 기형, 개방성 상처, 압통이나 종창 등을 확인하기 위해 늑골, 흉골, 쇄골에 대한 촉진이 포함되어야 한다. 증상은 천식과 유사하지만 흉통과 호흡부전(dyspnea)이 포함되면 기흉의 증상과 일치한다. 만약 기흉이 의심되면 EMS를 활성화하고 활력 징후를 모니터링해야 한다.

기흉을 식별하는 가장 확실한 두 가지 특징은 경추부 전방에 있는 정맥의 팽창과 기관 편위(tracheal deviation)이다. 정맥 팽창은 흉강의 압력 증가로 인해 정맥혈이 머리로부터 돌아오지 못해 2차적으로 발생한다. 반대쪽으로의 기관 편위 또한 흉강내 압력의 증가 때문에 발생한다. 이는 손상당하지 않은 폐와 심장에 대한 압력을 증가시켜 기능을 감소시키고 잠재적으로는 기능부전에 이르게 한다.[64] 이외의 징후와 증상으로는 호흡 곤란, 파란색 피부나 창백함, 어지럼증, 메스꺼움(nausea), 흉부, 흉추부, 상지의 통증 등이 포함된다.[65]

열 관련 질환
HEAT-RELATED ILLNESS

열성 경련(heat cramp), 일사병(heat exhaustion), 열사병(heat stroke)을 포함한 열 관련 질환은 운동선수와 함께 일하는 임상전문가들의 공통적인 관심사이다.[66] 이러한 질환들의 대부분은 높은 온도에 노출되는 종목에서 일어나며, 열 관련 사망의 대부분은 미식축구, 레슬링, 크로스컨트리와 육상에서 발생한다.[67] 이 종목 중 미식축구는 치명적 사건의 비율이 가장 높은데, 1995-2010년 사이 35명의 열 관련 사망이 보고되었다.[67] 미국 고등학교 운동선수를 대상으로 한 역학 조사에서, 선수 10만 명당 1.20명에서 운동성 열질환(exertional heat illness)이 발생했으며 미식축구는 다른 모든 스포츠에 비해 열 관련 질환이 11.4배나 더 많았다.[68] 우려할 점은 예방 프로그램과 교육의 중요성을 강조하면서도 약 33.6%는 당시 현장에 의료전문가가 없었다는 것이다.[68]

열 관련 질환이 발생을 예방하고 줄이기 위해서는 위험 요소를 인식하는 것이 필수적이다. 많은 내외적 요인이 존재하는데 노인, 아동, 중복 이환된 사람들 등의 특정 인구에서 열 관련 질환이 좀 더 발생하기 쉽다.[66] 근육 경련과 연관된 열성 경련은 장기간의 활동 후 대퇴사두근(넙다리네갈래근, quadriceps), 슬괵근(넙다리뒤근, hamstrings), 비복근(종아리근, gastrocnemius), 복근(배근, abdominal muscle) 그룹에서 흔하게 발생한다.[69] 일사병에서도 지속적인 근경련이 발생하지만 권태감(malaise), 메스꺼움, 구토(vomiting), 어지럼증이 또한 나타날 것이다. 좀 더 심각한 상태인 열사병은 앞에서 언급한 증상들을 포함할 수 있지만 특징적으로 나타나는 인지의 변화를 가지고 다른 열성 질환과 구별할 수 있다. 열사병은 심부체온(core body temperature) > 40℃(104℉)과 중추신경계의 기능장애로 정의된다.[66] 입, 겨드랑이, 고막, 이마에서 측정한 체온으로는 선수의 심부체온을 정확하게 평가할 수 없다.[70] 최근의 임상 권고안에서는 인체의 심부 온도를 평가하는 가장 믿을 수 있는 방법으로 직장(곧은 창자, rectal) 온도를 사용할 것을 권고하면서 스포츠의학 스태프들이 이를 준비하고 시행해야 한다고 제안한다.[71] 지금까지 열사병에 대한 가장 빠르고 효과적인 치료방법은 냉수욕(ice water immersion) 등을 이용해 열을 즉시 내리는 것과 EMS를 활성화하는 것이다.[69]

저나트륨 혈증(hyponatremia)도 열 관련 질환으로 간주되지만, 증상을 유발하는 근본적 기전이 앞에서 언급한 열성 질환의 탈수 상태와 다르다. 정의에 의하면, 혈청수준이 <130mmol/L인 경우 저나트륨 혈증으로 간주한다.[66] 저나트륨혈증은 비교적 오랜 시

중요한 임상적 핵심

열 관련 질환으로 진행되는 것을 예방하기 위해서는 즉각적인 열 제거와 냉수욕이 추천된다. 만약 선수가 다음의 증상을 보이면 응급 의료 서비스를 활성화해야 한다.[66]

- 의식 상태의 변화
- 직장 온도 > 104°F
- 지속적인 구토

간동안 물을 과도하게 섭취하여 나트륨(sodium) 불균형이 발생하여 유발된다. 열사병과 유사한 증상을 나타낼 수 있지만 저나트륨 혈증은 심부 온도가 정상을 보인다는 점에서 서로 구별할 수 있다.[66]

골절 FRACTURES

골격계의 일차적인 역할은 인체의 연부조직과 장기를 보호하는 것이다. 가해지는 힘의 양을 처리할 수 없을 때 연부조직 구조는 그 힘을 흡수한다. 뼈는 압박(compressive), 인장(tensile), 전단(shearing), 비틀림(torsion) 등을 포함한 여러 힘에 의해 손상될 수 있다. 이 힘들은 각각 다양한 형태의 골절을 발생시킨다. 골절은 개방성(open)과 폐쇄성(closed)으로 분류되는데 개방성 골절은 뼈가 피부에 열린 상처를 만드는 반면 폐쇄성 골절은 뼈가 표피 아래에 남아있다. 골절은 또한 완전(complete)과 불완전(incomplete)으로 분류할 수 있다. 완전 골절은 전위(displace)가 될 수도 그렇지 않을 수도 있는데, 이는 골절된 뼈 양쪽 말단의 위치와 관련이 있다. 전위 골절은 종종 골절된 뼈 양쪽 말단의 부정렬 때문에 좀 더 잘 식별된다.

경추 골절이 의심될 때, 사이드라인 평가의 첫 번째 단계는 기도, 호흡, 순환에 대한 평가이다. 의식이 없는 운동선수는 불안정한 경추 골절이 있다고 가정해야하며 즉시 고정을 해야 한다. 심한 출혈이 있는 선수에 대한 2차 평가시 만약 선수가 문답을 할 수 없을 경우에는 의료진이 부상 장소로 가서 직접 도움을 줄 수 있다. 더 중요한 것은, 심한 출혈은 선수가 쇼크 상태가 될 가능성에 대비하도록 하는 신호가 된다는 것이다.

일단 초기 평가가 끝나고 선수의 생명을 위협하는 응급 상황이 해결되면 2차 평가를 시작할 수 있다. 머리에서 시작하여 발쪽으로 이동하면서 선수의 신체 전체에 대한 평가가 완료되어야 한다. 머리말 약어 DOTS(deformity, open injury, tenderness, swelling)는 철저한 시진을 도와줄 수 있는 쉬운 연상기호이다.[72] 골절이 의심되면 반대쪽과 비교하여 손상을 진단하는데 도움을 받을 수 있다. 골절의 다른 증상과 징후에는 통증, 공포(fear), 움직임 상실 등이 포함된다. 임상전문가는 특히 개방성 골절이나 시각적 변형이 있는 상황에서도 평상심을 유지해야 한다. 양질의 검사와 빠른 치료는 추가적인 손상을 피하고 예방하는데 도움이 될 것이다.

이학적 검사는 멍(bruising), 종창, 출혈에 대한 시진으로 시작한다. 골절 부위를 잘 고정하여 추가적인 부상의 위험을 피할 수 있으면 제한 장비(restrictive equipment)는 제거해야 한다. 임상전문가는 머리와 목의 염발음(crepitus), 부드러움(softness), 변형에 대한 촉진과 시진을 시행해야 한다. 관골(광대뼈, zygomatic bone), 안와(눈확, orbit), 극돌기(가시돌기, spinous process), 하악골(아래턱뼈, mandible)을 포함한 두개골과 경부의 돌출된 부위를 조심스럽게 검사해야 한다. 경추 극돌기 위를 촉진할 때 압통이 있으면 잠재적인 경추골절로 취급하고 즉각적으로 고정해야 한다.

임상전문가는 흉부와 흉추부에서 각각의 늑골, 극돌기, 쇄골, 흉골에 특별한 주의를 가지고 촉진과 시진을 시행해야 한다. 같은 쪽 늑골이 두 개 이상 골절되면 흉곽 동요(flail chest)로 인한 호흡 곤란(respiratory distress)이 일어날 가능성이 있다. 골절된 늑골이 안쪽으로 돌출되면서 폐를 관통하여 기흉이나 혈흉을 유발할 수 있는데 이 둘 모두 생명을 위협하는 응급상황이다.

드물기는 하지만 대퇴와 골반의 골절은 매우 심각한 상황이다. 대퇴 골절은 일반적으로 분명하게 나타나는데 골절된 다리는 짧아지고 외회전된다. 대퇴 골절을 의미하는 다른 소견으로는 현저한 통증과 대퇴사두근의 강한 수축이다. 대퇴의 스트레스 골절은 활동 중이나 후, 대퇴 전면에 비특이적 통증이 나타날 것이다. 골반 골절은 스키나 승마 스포츠뿐 아니라 충격이 심한 스포츠에서 발생할 가능성이 가장 높다. 부상을 일으키는 힘과 반지 모양으로 생긴 골반의 형태로 인해 복부, 비뇨생식 구조, 신경혈관 구조에 추가적인 부상이 있는지 반드시 선별되어야 한다. 생명을 위협하는 결과의 가능성을 방지하기 위해서는 철저한 검진, 근위와 원위 구조의 신경혈관에 대한 검사, 쇼크의 징후에 대한 모니터링이 필수적이다.

만약 사지(extremity)의 골절이 의심되면 국소 순환이 방해되는지 알아보기 위해 말초의 맥박을 확인해야 한다. 신경 시스템이 정상인지 확인하기 위해 가벼운 접촉(light touch), 압력, 진동, 온도 변화를 이용하여 말초 사지의 감각을 거시적으로 평가해야 한다. 일단 선수를 치료하고 고정한 후엔 근위와 말초에서의 맥박 측정, 쇼크 징후에 대한 모니터링, 감각을 모니터링하면서 신경계 기능에 대한 평가를 포함한 규칙적인 평가를 지속해야 한다.

미국영상의학전문의학회(American Colleg of Radiology: ACR)의 임상 실무 규칙(clinical practice rules)은 일단 선수를 현장/경기장에서 이송을 한 후 골절을 확인하기 위해 영상 검사가 필요한지 결정하는데 도움을 준다. 이 규칙들은 선수를 다시 경기장으로 돌려보내는데 사용할 수는 없지만 골절이 의심되는 선수를 현장에서 어떻게 관리할 것인가 결정하는데 사용할 수 있다. Ottawa 발목 규칙(Ottawa Ankle Rules), Ottawa 슬관절 규칙(Ottawa Knee Rules), Canadian 경추 규칙(Canadian Cervical Spine Rules) 등은 응급실에서의 대기시간과 불필요한 방사선 검사의 수를 줄이는 것을 목표로 한다. 이러한 규칙들은 이 책 앞부분의 각 장에 설명되어 있다.

Ottawa 발목 규칙 (Ottawa Ankle Rules)

발목 부상은 응급실을 찾는 환자의 6–12%를 차지한다.[73] 이 환자들의 대부분은 골절 유무를 판정하기 위해 고급 영상검사(advanced imaging)를 받는다. 이들 중 실제 골절로 판정되는 환자는 15% 미만이다.[74] Stiell과 동료들[75]은 1992년 급성 발목 손상을 선별하는데 도움을 주기 위해 Ottawa 발목 규칙을 개발하였다. 이들은 높은 SN(97–100)과 보통 정도(modest)의 SP(30–40)를 발견하였다.[76,77] Ottawa 발목 규칙은 발목 골절의 97–100%를 알아낼 수 있는 SN이 높은 검사이지만 골절이 없는 환자의 60–70%도 골절로 판정된다. 이로 인해 검사의 가치가 좋지 않아 보일 수도 있으나 이는 이전에 보고된 방사선 검사의 15%보다 증진된 것이다.[74] 환자는 반드시 아래 중 하나를 충족해야 한다.[75]

- 경골/과 후면(posterior tibia/malleolus)의 원위부로부터 6cm 부위에 압통
- 비골/과 후면의 원위부로부터 6cm 부위에 압통
- 5번째 중족골 기저부의 압통
- 주상골(발배뼈, navicular) 압통
- 손상 초기와 응급실에서의 검사에서 4걸음을 걷지 못함

중요한 임상적 핵심

골절이 의심되는 선수를 평가할 때는 다음을 염두에 두어야 한다.

- 초기 평가시 DOTS(deformity, open injury, tenderness, swelling)를 기억하라
- 경추 부상이 의심되거나 의식이 없는 선수는 항상 경추를 고정해야 한다. 만약 경추, 발목, 슬관절의 골절이 의심되면 방사선 검사가 적절한지 결정하기 위해 해당하는 골절 규칙을 체크해야 한다(Canadian 경추, Ottawa 슬관절, Ottawa 발목 규칙).
- 다리에 골절이 있으면 혈류가 방해되는지 확인하기 위해 말초 맥박을 체크한다.
- 대퇴와 골반의 골절은 항상 생명을 위협하는 상황으로 간주해야 한다.

Ottawa 슬관절 규칙
(Ottawa Knee Rules)

Ottawa 슬관절 규칙은 슬관절 부상 환자에 대한 방사선 검사의 필요성을 결정하는데 도움을 주기 위해 1995년 Stiell과 동료들[78]에 의해 개발되었다. 이들의 초기 전향적 연구에 의하면, 급성 슬관절 부상을 입은 선수의 69%가 방사선 검사에 의뢰되었는데 이들 중 단지 6.6%만이 골절에 양성이었다.[78] 이 결과로 인해 간단한 객관적 기준 목록이 개발되었다.[79] Ottawa 슬관절 규칙은 99-100의 SN과 49-54의 SP를 보였다.[80] 이 자료는 Ottawa 슬관절 규칙에 양성을 보이는 거의 모든 환자를 식별할 수 있다고 해석할 수 있지만 영상 검사를 한 환자의 45-50%의 환자는 슬관절 골절에 음성이 나타날 것이다. 환자는 다음 중 하나를 반드시 충족해야 한다.[77]

- 55세 이상의 연령
- 슬개골의 분리된 압통(슬관절 주위의 다른 뼈에서는 압통이 없음)
- 비골두의 압통
- 90° 굴곡을 할 수 없음
- 손상 초기와 응급실에서의 검사에서 4걸음을 걷지 못함

Canadian 경추 규칙
(Canadian C-Spine Rules)

Canadian 경추 규칙은 경추 방사선 검사의 필요성을 결정하기 위한 알고리듬으로 Stiell과 동료들[81]에 의해 개발되었다. 여러 연구들에 의하면, 경추 손상이 있지만 신경학적으로는 정상인 상태로 응급실에 의뢰된 환자의 단지 1%만이 경추 골절이 있는 것으로 나타났다.[82-84] 방사선 검사를 했을 때 약 98%가 골절에 음성이었다.[85-87] Canadian 경추 규칙의 SN은 90-100, SP는 0.1-77을 보였다.[88] 이 규칙은 환자의 의식상태가 명료(Glasgow 혼수척도=15)하고 안정적일 때만 사용한다. Canadian 경추 규칙[81]은 17장(경추)에 자세히 설명되어 있다.

내분비적 응급 상황
ENDOCRINE EMERGENCIES

당뇨병(diabetes mellitus: DM)은 혈당 수준(glycemic level)이 변화되는 대사 장애 그룹으로 정의된다. DM은 타입 1과 타입 2의 두 가지 타입이 있으며 각각은 인체의 혈당 수준이 정상 범위를 벗어나는 변화를 포함한다. 타입에 대한 오진과 부정확한 치료는 비응급적이고 치료 가능한 상황을 생명을 위협하는 상황으로 바꿀 수 있기 때문에 임상전문가는 고혈당증과 저혈당증의 증상과 징후를 반드시 인식하고 있어야 한다. 타입과는 상관없이, 스태프는 선수의 병력을 알아야 하며 필요에 따라 치료를 시행할 준비를 해야 한다. 선수의 이전 병력을 철저히 파악하여 검사의 속도를 높이고 정확하고 빠르게 치료를 시행할 수 있도록 해야 한다. 임상전문가는 혈당 문제가 있는 선수를 면밀히 모니터링해야 하고 혈당 수준을 유지하기위해 약과 영양제를 적절하게 섭취하게 해야 한다.

임상전문가를 비롯한 보건의료 스태프는 저혈당증과 고혈당증의 증상과 징후를 반드시 알고 있어야 한다. 검사시 선수의 ABCs를 즉시 모니터링해야 한다. 선수의 호흡수는 당일 경기에서 선수에게 필요한 수준을 충족할 수 있어야 한다. 순환을 모니터링하면 선수의 빈맥(tachycardic) 여부를 판단할 수 있을 것이다. 혈당 합병증의 단서를 찾기 위해 발한, 태도, 분위기, 반응 등을 관찰해야 한다. 선수의 신체적 정신적 능력을 비교/평가하기 위해 질문과 간단한 운동 과제가 포함될 수 있다. 만약 보건의료스태프가 선수에 대해 잘 모를 경우 선수의 상태를 잘 아는 사람을 검사에 포함시켜야 한다.

Type 1 당뇨병
(Type 1 Diabetes Mellitus)

전체 당뇨병 환자의 단지 5-10%만이 타입 1로 진단되는데, 이 질환은 건강하고, 활동적이며 젊은 인구에서 좀 더 자주 만나게 된다. 타입 1 당뇨병은 몇 가지

조건에 의해 유발될 수 있는데 가장 일반적으로는 세포 수준에서의 자가 면역 기능장애(췌장에서 발견되는 베타 세포를 파괴)의 결과로 발생한다. 인슐린의 생산기능 상실은 혈당 수준을 조절하는 능력을 억제한다.[89]

Type 2 당뇨병

(Type 2 Diabetes Mellitus)

오늘날 가장 흔한 타입의 DM은 타입 2이며 이들은 고혈당증을 보인다.[89] 이는 인슐린에 대한 세포의 민감도가 감소하여 발생한다. 인체는 지속적으로 인슐린을 생성하지만 타입 2 DM 환자들은 혈당을 조절하는 능력이 없다. 타입 2 DM은 노인, 주로 앉아서 일하는 사람, 비만 인구에서 흔하다. 이 타입의 당뇨병을 가지고 있는 선수는 응급 상황이 발생할 위험이 높은 질환에 중복 이환되어 있을 수 있기 때문에 증상과 징후를 면밀히 모니터링해야 한다.[89] 정기적으로 인슐린을 투여하도록 선수에게 상기시키면 생명을 위협하는 응급 상황을 예방하거나 완화하는데 도움을 줄 수 있다.

저혈당증(혈당이 70mg/dl 미만)은 고혈당증보다 좀 더 흔하다. 일반적으로 스포츠 참여 중과 후 부족한 인슐린 용량에 대한 반응으로 발생하며, 타입 1 DM을 가진 사람들에게서 좀 더 흔하다.[90] 저혈당증 선수가 보고한 초기 증상은 빈맥, 배고픔, 두통, 비정상적 발한, 심장 두근거림(heart palpitation), 어지럼증 등이다.[88] 시각장애, 비정상적 피로, 운동 조절 능력 저하, 공격적 행동, 발작, 정보 처리의 어려움, 무의식 가능성 등을 포함한 좀 더 심한 증상이 나타날 수도 있다.[89,90] 증상이 적절하고 효율적으로 평가되면, 선수는 현장에서 치료될 수 있다. 만약 선수의 저혈당증이 심하고 무의식이 있다면 보건의료 스태프는 즉각적으로 EMS를 활성화해야 한다. 선수는 안전한 장소에 머물러야 하며 ABCs를 정기적으로 모니터링해야 한다.[89]

고혈당증(혈당 수치가 180mg/dl 초과)은 DM의 두 타입 모두에서 발생할 수 있지만, 타입 2 DM을 가진 사람들에게서 좀 더 흔하다. 고혈당증의 증상에는 대뇌 처리 속도의 저하, 메스꺼움, 피로, 수행력 감소나 둔화 등이 포함된다. 만약 혈당 수치가 더 올라가면 인체는 선호하는 에너지 시스템으로 지방산 대사(fatty−acid metabolism)를 사용하기 시작한다. 이는 피로감 증가, 과일향이 나는 호흡(fruity−scented breath), 갈증 증가, 빈뇨, Kussmaul 호흡이라고 알려진 짧은 호흡 등으로 확인할 수 있다.[90] 보건의료 스태프는 선수의 혈당 상태를 확인하기 위해 일반적이지 않은 증상들을 찾아야 한다. 미국당뇨협회(American Diabetes Association)는 보건의료 스태프, 선수, 코치, 가족들이 당뇨병 발견, 중재, 안전, 운동 등에 대한 전반적인 지식을 증진시킬 수 있는 좋은 길잡이이다.[89]

일단 증상과 징후를 평가하면 선수나 보건의료 스태프가 혈당 수준을 모니터링해야 한다. 이는 혈당 모니터와 검사띠(test strip)을 이용하여 수행할 수 있다. 스포츠의학 팀은 모든 게임/연습에 동행해야 한다. 혈당을 측정할 때는 손가락 끝을 란셋(lancet)으로 찔러 혈액 한 방울을 검사띠 위에 떨어뜨린다. 이런 다음 분석을 위해 검사 기구에 삽입한다. 란셋을 비롯한 모든 오염된 물질들은 반드시 멸균백(biohazard bag)이나 전용수거용기에 넣어야 한다.[90]

결론 CONCLUSION

심각하고 치명적인 부상은 스포츠에 참여하는 각각의 운동선수와 그들의 보건의료팀이 받아들어야 하는 고유의 위험 요소이다. 기본적인 응급 관리, 위험 요인, 각 선수의 병력에 대해 철저하게 이해하고 있으면 위기 상황에 직면했을 때 스포츠의학 스태프를 도와줄 수 있다. 위험요인을 완화시키고 좀 더 심각한 부상을 예방하기 위해서는 최근의 지침, 각종 성명서, 교육, 근거에 기초한 검사들에 기반을 둔 효과적인 의사 결정이 매우 중요하다. 검사와 치료를 단계별로 개발하고 교육하는 과정은 현장에서 의료 서비스를 제공하는 보건의료전문가의 훈련(교육)에 포함되어야 한다.

28

노인 검사

GERIATRIC EXAMINATION

2012년 미국의 65세 이상 인구는 4,310만 명으로 미국 인구의 13.7%를 차지하여 2002년 이후로 21% 증가했다. 65세 이상 85세까지 진입한 노인 인구는 2002년에서 2012년까지 24% 증가했다.[1] 미국 인구가 계속해서 고령화됨에 따라 근골격계 장애가 같은 추세를 이어갈 것으로 예상된다; 인구 연령의 증가는 근골격계 질환의 빈도 증가를 시사한다.[2] 1996년에서 1998년, 2004년에서 2006년까지의 보고 기간 동안, 근골격계 질환(척추, 관절염 및 관절 통증, 골다공증, 상해 등)으로 보고된 65세 이상의 사람들의 유병률은 21.7%에서 23.1%로 증가했다.[2] 2008년에는 연령별로 증가된 근골격계 질환은 각각 18세~44세의 37.9%(4,200만 명), 45세~64세의 56.0%(4,330만 명)에 비하여 65세~74세는 65.8%(1,300만 명), 75세 이상에서는 69.1%(1,200만 명)로 보고되었다.[2]

미국에서 2002년부터 2004년까지 근골격계 관련 질환 및 장애에 대한 의료비 지출은 모든 연령층의 평균 비용 5,824달러에 비하여 65세 이상에서는 1인당 약 1만 달러였다. 또한 같은 시기의 근골격계 질환에 대한 총 건강관리 비용의 38.2%인 1,952억 달러를 차지했다.[2] 근골격계 관련 질환은 나이가 증가함에 따라 점점 더 자주 발생하며,[2] 활동적인 생활양식은 만성 관절통 및 관절염의 원인이다. 예를 들어, 연령 증가는 만성 관절통과 관절염의 예측 인자이다.[3] 2008년에는 65세 이상의 10명의 환자 중 7명에게 이들 질환 중 하나 또는 둘 모두가 보고되었다. 미국에서는 65세 이상의 환자 2명 중 1명이 관절염의 어떤 형태의 영향을 받았다.[2] 골관절염과 류마티스 관절염은 관절 전치환술을 필요로 하는 가장 흔한 진단이며[4] 노인 인구에서 빈도가 증가되고 있으며,[2] 베이비 붐 세대에서 50% 이상을 차지한다.[4] 이 장의 뒷부분에서 자세히 설명하는 골다공증은 65세 이상의 환자 중 19%에게 영향을 미친 것으로 추정된다; 2004년에 골다공증 관련 골절에 대한 의료비는 191억 달러로 추산되었다.[4] 이러한 요인들이 조합되면, 인구가 계속 늘어남에 따라 미래의 근골격계 질환과 관련된 높은 의료비와 치료 비용의 증가를 지닌 더 큰 환자 인구집단을 만들어낼 것이다.[2]

이 장에서는 노인 환자를 평가할 때 고려해야 할 중요한 요소에 대해 중점적으로 설명한다. 노화의 결과로 모든 조직에서 발생하는 수많은 생리학적 변화에 대한 철저한 설명과 진단 결정 도구로서의 나이가 미치는 영향에 대한 중요한 정보를 포함한다. 통증 감각에 영향을 미치는 나이는 무릎과 척추 통증의 골관절염을 중심으로 강조된다. 이 장은 또한 골다공증의 진단과 질병의 진행에 대한 다양한 진단 및 약물의 기여에 초점을 맞추고 있다. 마지막으로, 다양한 측정 결과 방법의 사용을 통한 균형 검사를 논의한다.

진단에 대한 나이의 영향

INFLUENCE OF AGE ON DIAGNOSIS

잠재적인 분석 및 생리학적 과정에 대한 노화의 영향 외에도 나이 자체가 정형외과적 진단 결정을 내리는 요인이 될 수 있다. 나이의 영향을 확인하는 상대적으로 간단한 방법은 나이가 일반적인 진단에 기여하는 요인인지를 관찰하는 것이다. 표 28.1은 근골격계 진단 및 선별 검사를 위해 개발된 임상 예측 규칙(CPRs) 또는 의사 결정 규칙에 대한 검토를 제공한다. 나이는 회전근개 파열, 수근관 증후군, 요추 협착증, 경추 골수증의 진단뿐만 아니라 골절, 골다공증 및 폐색전증에 대한 선별을 포함하여 광범위한 진단을 통해 중요한 예측 인자이다. 이 결정된 의사 결정 규칙에서 확인된 가장 어린 값은 40세였다; 이 시기 이후에 증상이 나타나면 강직성 척추염의 진단을 배제할 수 있다.[5] 더 어린 나이는 경추 척수병증의 결정 규칙에도 유용하다. 45세 이상의 연령은 진단에 최소한의 영향을 주었고(+LR 1.2), 젊은 환자는 경추 척수증(−LR 0.48)의 가능성이 약간 감소했다.[6]

강직성 척추염의 진단은 나이의 증가가 진단의 가능성 감소와 관련된다는 점에서 독특했다. 도구의 대부분에서 단일-연령 구분점이 사용되었으므로 절대적 결과는 구분점보다 큰 나이이다; 나이는 50세에서 65세까지 범위였다. 골다공증 척도는 나이가 들어감에 따라 위험이 증가한다는 것을 확인하면서 나이를 다른 방식으로 사용하는 경향이 있다. 두 개의 골다공증 척도에서 연령은 서열 척도(ordinal scale, 순서척도)로 등급이 매겨지며 연령대가 높은 환자는 젊은 그룹보다 높은 점수(더 큰 위험)를 받는다.[11,14] 또 다른 척도에서는 추가 10년마다 추가 점수를 얻는 반면,[12] 4번째 척도에서는 나이가 간단한 몸무게 계산의 변수이다.[13] 회귀 분석이나[6] 임상적 결정을[17] 통해 대부분의 규칙에 대해 임상 예측 규칙에 연령 포함이 결정되었다.

특정 병리해부학적 진단을 할 수 없는 경우, 임상 예측 규칙은 또한 최상의 직접 치료로 생각되는 범주로 환자를 분류하는 데 활용되었다. 이들은 젊은 환자들을 위한 더 나은 결과를 보여주는 질환들과(긴장성 두통에 대한 관절 가동술과 발통점 치료 사용[<44.5세],[21] 외측 상과통에 대한 움직임을 동반한 가동술에 대한 반응[<49세],[22] 허리 통증에 대한 요추 안정화[<40세] 및 연부조직 견관절 장애가 있는 환자의 물리 치료에 대한 반응[10년마다 결과가 악화됨])[23] 그리고, 고령자에게 더 나은 결과를 보이는 질환들(슬개대퇴 통증에 대한 발 보조기[>25세],[24] 목 통증에 대한 경추견인과 운동[≥55세],[25] 목 통증에 대한 도수치료[>50세],[26] 요통에 대한 요추 견인[>30세])[27] 사이에서 거의 균등하게 나뉘어져 있다. 이 규칙의 개발은 환자가 최상의 결과를 제공할 수 있는 등급 분류의 영향력에 대한 지원을 제공하지만 이러한 예측 규칙을 구현하는 치료사는 주의를 기울여야 한다.[28] 이 규칙의 대부분은 가설을 수립하는 데에만 사용되었다; 검증 테스트는 종종 실망스러운 결과를 낳았다.[29-31] 특정 치료법에 대해 환자를 정확하게 분류할 수 있는 능력은 여전히 의문이다.

노화의 결과로 인한 조직 특성의 변화

CHANGE IN TISSUE PROPERTIES AS A RESULT OF AGING

전체 인체 시스템은 우리가 나이가 들어감에 따라 일부 용량에 영향을 받지만, 나이가 증가한다고 해서 반드시 신체 기능이 저하되는 것을 의미하는 것은 아

표 28.1 정형의학적 진단 결정 도구에 있어 연령의 영향

결정 도구(적용된다면)	진단	연령 변수
Ottawa Knee Rules[7]	골절	>55
Pittsburgh Knee Rules[8]	골절	>50
Canadian Cervical Spine Rule[9]	경추 골절	>65
	골다공증성 척추 압박골절 또는 쐐기 기형 골다공증성 척추 압박골절 또는 쐐기 기형의 발견을 위한 임상적 의사 결정 알고리즘의 개발[10]	>52
Osteoporosis Risk assessment Instrument[11]	골다공증	평가된 세 변수 중의 하나: >75, 65-74, 55-64라면 점수
Simple Calculated Osteoporosis Risk Estimation[12]	골다공증	평가된 여섯 변수 중의 하나 (10년마다 3점)
Osteoporosis Self-Assessment Tool[13]	골다공증	몸무게(kg): 나이/5
Male Osteoporosis Risk Estimation Score[14]	골다공증	평가된 세 변수 중의 하나: >75, 55-74라면 점수
	요통이 있는 암 환자	≥50
Revised Geneva Score[15]	폐색전증[5]	>65
	경추 척수증[6]	>45
	회전근개 파열[16]	>65
	손목수근관증후군[17]	>45
	요추 협착증[18]	60-70, 70
	강직성 척추염[5]	발병<40
American College of Rheumatology Criteria for Classification of Osteoarthritis of the Hip[19]	고관절 골관절염	>50
American College of Rheumatology Criteria for Classification of Osteoarthritis of the Knee[20]	슬관절 골관절염	>50

니다.[32] 다른 연령 집단과 비교하여 신체 기능에 관해서는 노인 인구 간에는 큰 변동성이 존재한다. 이러한 이유로 연대순 연령은 신체적, 인지적 기능의 빈약한 지표이다. 노년층의 기능 저하의 약 50%는 노화의 정상적인 결과보다는 병리학적 변화에 기인한다.[33] 나이만 하나이던지 노화, 질병 및 생활양식의 상호 작용의 결합이던지 발생하는 생리학적 변화를 완전히 정의하는 것은 어렵다. 노인 환자의 기능적 기능이 감소된 가장 일반적인 이유는 비활동 또는 부동 상태이다.[32] 이 장에서는 모든 인체 시스템과 우리가 나이를 먹을 때 발생하는 변화에 중점을 둔다.

심혈관계 (Cardiovascular System)

약 8,360만 명의 미국 성인이 하나 이상의 심혈관 질환을 앓고 있다.[34] 2009년에, 65세 이상의 환자를 대상으로 심혈관 질환에 대한 총 비용은 1,150억 달러로 결정되었으며 심혈관 관련 건강 관리에 대한 전체 비용의 36.5%를 차지했다.[34] 심혈관 질환, 관상동맥 심장 질환, 협심증, 뇌졸중, 고혈압 및 심부전은 노인 환자의 심혈관계에 영향을 주는 가장 흔한 질병이다. 노화의 결과로 발생하는 일반적인 심혈관 계통 변화는 다음과 같다:[42]

감소됨

- 동맥 탄성
- 심 박출량
- 심장 예비 능력
- 신체적 스트레스에 대한 반응

증가됨

- 혈압
- 심장 조직의 고장

노인 인구는 심장 부정맥에 잘 걸리고 심혈관 질환의 빈도가 높다. 혈압과 심박수를 포함한 기본 생체 신호는 치료 운동 프로그램 전, 중, 후에 적용해야 한다. 심장 관련 생체 신호를 평가할 때는 심장 약물을 고려해야 한다.

혈관요인 (Vascular Factor)

노화와 함께 발생하는 가장 일반적인 혈관 변화는 전반적인 혈압의 증가이다.[34] 혈압 변화는 대동맥 경직 증가, 말초 혈관 저항 증가, 혈관의 점도 증가, 혈관의 탄성 감소로 인한 혈관 저항 증가로 인해 발생한다.[35] 이 네 가지 요소는 동맥벽을 따라 플라크의 축적으로 죽상동맥 경화의 초기 단계의 증가로 이어진다.

혈류의 압력수용체(baroreceptor) 조절 또한 연령에 영향을 받는다. 압력수용체는 혈압의 변화에 덜 민감해진다; 죽상 경화증과 고혈압 등의 병리 또한 압력수용체 반사의 감소로 연결되어있다.[36] 게다가 압력수용체의 민감도가 감소한 것은 노인 환자에서 자세성 저혈압의 경험이 증가됨을 의미한다.[36,37]

심장 관련 요인 (Cardiac-Related Factors)

심장 조직에서 연령과 관련된 변화로는 좌심실 벽의 두께 증가와 함께 근섬유 크기의 증가와 근 세포 수의 감소를 동반한다.[35,37,38] 이러한 구조적 변화는 심장 근육의 수축을 연장시켜 수축의 속도와 힘을 감소시켜 체내의 일하는 조직에 적은 혈액을 분배시킨다.[35] 근세포의 수가 감소하고 자동 조절이 감소한 것은 노인 환자의 부정맥의 높은 유병률을 설명하기 위해 가정되었다.[39]

휴식 심박수는 노화 동안 크게 변하지 않지만 최대 심박수 용량은 점차 감소한다. 최대 심박수는 20세와 85세 사이에 거의 33% 감소한다.[35] 심장은 신체 활동 또는 스트레스 시합 중에 박출계수가 감소되고 심장을 빠르게 가속하는 능력이 감소된다. 1회 박출량(Stroke volume)은 시간이 지남에 따라 크게 변하지 않으므로 휴식 시 심장 출력에는 변화가 없다. 그러나, 최대하 및 최대 운동 중에 관찰되는 심장 박동수 감소로 인해 심장 출력은 운동 시 30%만큼 감소하는 것으로 나타났다.[35]

감소된 신체 활동은 심혈관계 구조에 이러한 연령과 관련된 변화를 과장하는 것으로 보여진다. 심장 시스템 및 모든 신체 시스템의 기능은 규칙적인 신체 활동의 부족에 의해 영향을 받을 수 있다.[32,35] 신체 활동의 부족은 죽상 경화성 혈관 질환, 고혈압 및 심장 질환의 가능성을 증가시킬 수 있다.[34,35]

폐계 (Pulmonary System)

폐 질환은 고령 인구의 사망 원인 중 상위 10가지 원인에서 일관되게 나타난다.[40] 폐계의 변화는 기계적 특성, 유량, 부피, 가스 교환 및 폐 방어 시스템의 결함 등으로 분류 할 수 있다. 노화의 결과로 발생하는 일반적인 폐 시스템 변화는 다음과 같다:[42]

감소됨

- 가슴 벽 탄성
- 횡격막, 늑간근 그리고 부호흡근 근력

- 탄성 반동
- 최대 수의 환기량(최대노력호흡)
- 호흡 가스 교환
- 폐활량

증가됨

- 잔기량(남은 공기량)

가슴 벽 탄성은 늑골의 칼슘과 흉강 내 늑골의 확장을 감소시키는 탄성 조직의 소실에 따라 감소한다. 흉추의 후만 자세는 폐의 탄성과 확장 용량을 감소시킬 수 있다. 분명한 쇠퇴는 또한 횡경막, 늑간 및 부속 근육 근력에서 발생하며 호흡에 필요한 작업을 증가시킨다.[41]

자발적인 호흡 및 호흡량의 최대량은 노화에 따라 감소하는 것으로 나타나 폐색 및 제한성 폐 질환의 주요 합병증을 유발한다.[42] 폐 용량, 폐활량 및 산소 교환의 총 감소는 신체에 대한 이러한 모든 생리적 변화의 결과로 발생한다. 마지막으로 감소된 섬모 활동과 폐안의 미토콘드리아 활동의 감소된 효과는 흡입된 입자를 제거하는 신체의 능력에 영향을 준다.[42] 이것은 노인 인구에서 폐렴의 현저한 높은 사망률을 초래한다.[43]

환자의 호흡수와 인지된 격렬한 활동 수준의 고려는 최소 기준 및 활동 중에 고려되어야 한다. 폐렴이 의심되는 환자는 기침, 발열, 오한, 호흡 곤란과 같은 증상이 나타날 수 있다.[44] 이러한 환자는 노인 인구의 사망률을 높이기 때문에 가능한 빨리 주치의에 의해 평가되어야 한다.

근골격계 (Musculoskeletal System)

근골격계의 변화는 정형외과 의사의 주된 관심사이다. 사람들의 나이에 따라 근육 조직, 뼈 및 연골에 수많은 세포 및 생리적 변화가 일어난다. 이러한 변화를 염두에 두고 환자의 검사와 차후에 따르는 중재가 이루어져야 한다. 노화의 결과로 발생하는 일반적인 근골격계 변화는 다음과 같다:[42]

근육

- 감소된 근육 크기와 근력
- 감소된 운동 단위의 동원
- 감소된 움직임의 속도

뼈

- 감소된 칼슘
- 감소된 밀도
- 감소된 강도
- 감소된 비타민 D

연골

- 증가된 악화
- 감소된 탄성
- 감소된 수분공급

노인 환자는 검사 과정에서 고려해야 할 수많은 정형외과와 관련된 변화를 보여준다. 공통된 조직 변화 및 기능과의 관계에 특별한 주의를 기울일 필요가 있다. 근골격계의 쇠퇴는 완전히 돌이킬 수 있는 것은 아니며 신체 활동과 교육으로 변화될 수 있다.

근육 (Muscle)

근감소증(sarcopenia)은 연령과 관련된 근육량과 힘의 감소로 정의된다.[42,45] 나이에 따라 수축성 근육 조직 내에서 활성 기능 단위가 감소하고 근섬유 유형의(유형 I 느린-연축 및 유형 II 빠른-연축) 수도 모두 감소한다.[46] 이러한 질환은 노화와 함께 일반적으로 발생하는 신체 활동의 감소와 활발한 운동 부족으로 인한 것이라고 가정된다. 또한, 근육 조직의 소실은 가설상으로 연령과 관련된 성장 호르몬, 인슐린 유사 성장 인자, 에스트로겐 수준 및 테스토스테론 수준의 감소에 의해 유발된다.[47,48] 뿐만 아니라 이러한 호르몬 수치가 떨어지면 근육량을 감소시킬 수도 있다.

근육 소모는 관절염이나 통증의 변화로 인한 2차적인 문제로 기능적으로 사용되지 않거나 사용하지 않아 발생할 수 있다. 고통스럽거나 관절염이 있는 관절로 인한 근육 수축의 억제는 근육 단면적, 근력의 점진적인 감소[49] 및 근육에 지방이 침투하기 때문에 전반적인 조직 질의 감소를 허용할 수 있다.[50] 이러한 해로운 영향은 적절한 훈련을 통해 수정될 수 있는 것으로 나타났다.[48,51,52]

인대, 힘줄 및 근육 조직의 탄성 특성은 모두 시간

이 지남에 따라 감소하는 것으로 나타났다.[42,53] 탄성 특성의 변화로 인해 조직의 경직이 증가하여 길어짐에 대한 저항이 적어지고 상해 위험이 증가한다.

뼈 (Bone)

나이가 들어감에 따라 뼈의 생성과 흡수의 조절에 대한 불균형이 있다. 골아세포 활동이 감소하고 파골세포의 활동이 상대적으로 변하지 않기 때문에 골 흡수가 증가하여 연약하고 부서지기 쉬운 뼈로 이어지고,[42] 칼슘과 관련된 뼈의 부피와 밀도가 감소한다. 장내에서 칼슘을 흡수하기 위해 사용되는 활성 비타민 D_3의 순환 수준이 감소하면 뼈로부터 칼슘의 흡수를 증가시켜 신체의 필요를 충족시킨다. 폐경기 여성은 뼈의 재흡수를 증가시키는 에스트로겐 수치가 감소하여 특히 더욱 취약하다. 골 소실률은 여성의 경우 30–35세에, 남성의 경우 50–55세에 시작되며 연간 약 1%이다.[42] 뼈와 관련된 이런 변화는 노인 인구를 골다공증으로 이끄는 경향이 있으며, 이는 다음 장에서 강조된다.

인체의 골격 구조의 변화는 노화와 함께 발생하는 자세 변화에 큰 영향을 줄 수 있다. 이러한 변화에는 전형적으로 전방 머리 자세와 둥근 어깨가 포함되며, 일반적으로 *상지 교차 증후군(upper crossed syndrome)*이라고 한다.[54] 흉추 후만, 전만 감소, 고관절 및 무릎 굴곡 증가가 흔하며, 굴곡되고 구부정한 자세를 갖는다. 이러한 자세 변화는 골밀도 감소와 골다공증으로 알려진 환자에게 일반적이다.

연골 (Cartilage)

유리질(hyaline), 탄성 및 관절 연골은 탈수되고, 탄성 특성이 감소하며, 나이가 들어감에 따라 체중 부하 영역이 얇아지는 것으로 나타났다.[42] 연골에는 혈액 공급이 없으므로 연골의 파괴는 돌이킬 수 없다. 연골에 압축성을 부여하는 것으로 밝혀진 화합물인 콘드로이틴황산염(chondroitin sulfate)의 생산은 1세 때 감소하는 것으로 나타났다.[55] 콘드로이틴황산염의 감소는 관절의 윤활을 위해 체액를 끌어 들이고 유지하는 연골 기질의 능력을 감소시킨다.

연골에 가해지는 압축 하중으로 인해 연골 기질 밖으로 여분의 체액을 짜내기 때문에 체액과 영양분이 덜 유입된다. 이러한 이유로 적절한 윤활이 발생하려면 압축 하중을 변경해야 한다.[42] 정상적인 활동은 최적의 연골 건강을 허용하고, 연골 기질을 통해 압축 및 비압축력을 번갈아 허용한다. 비활동성인 경우, 연골은 섬유연골로 전환될 수 있으며, 이는 관절의 뻣뻣함을 증가시키고 압축 능력을 감소시킨다.[56] 압축력과 비압축력의 교대는 연골의 전반적인 건강을 향상시키고 관절의 생존 능력을 보존하기 위해 노인 환자에게 매우 중요하다.

활액 관절의 관절 표면은 유리 연골로 덮여 있다. 이 관절의 압축은 관절 윤활을 돕는 화학 물질을 방출한다. 사람의 나이가 들어감에 따라 이러한 화학 물질이 덜 방출되어 윤활 특성 및 압축력의 분산에 영향을 미친다.[57] 관절 표면의 윤활 감소는 연골 표면의 퇴행을 증가시킨다. 이러한 변화는 돌이킬 수 없으며, 노인 인구의 연골 건강을 유지하기 위해서는 압박 및 비압박력에 초점을 맞춘 프로그램이 필요하다.[56]

체중 부하 관절 표면은 연골 악화의 일반적인 영역이다. 연골 악화의 증상은 혈관 및 신경 공급이 부족하여 일정 기간 동안 눈에 띄지 않을 수 있다. 관절 표면의 침식은 뻣뻣함, 통증 및 염발음(crepitus) 증상이 나타나기 전에 진행될 수 있다. 관절 내 윤활제의 부족과 증가된 섬유질 성장은 골관절염(OA)으로 이끄는 감소된 기능과 통증에 기여할 수 있다.[49]

신경근 및 신경감각계
(Neuromuscular and Neurosensory System)

신경계는 인체에서 일어나는 많은 생리학적 과정의 원동력이다. 우리가 나이 들어감에 따라 이 시스템의 감소는 거의 모든 신체 시스템에 악화를 유도한다. 나이가 들어감에 따라 신경계는 전도 속도, 감각적 민감성, 균형, 그리고 항상성 조절을 통하여 영향을 받는다. 노화로 인해 발생하는 일반적인 신경근 및 신경감각계의 변화는 다음과 같다:[42]

감소됨

- 균형
- 기초대사량

- 뇌와 신경으로 가는 혈액량
- 청력
- 신경 전도 속도
- 고유수용성감각
- 신경섬유의 양
- 반응속도
- 반사
- 후각 및 미각
- 땀샘
- 체온조절
- 시력

반사 검사는 일반적으로 노인 환자에게서 감소될 것이며 이는 정상적인 임상 소견이다. 균형은 전정 감각, 고유수용성감각, 또는 시력 변화에 의해 영향을 받을 수 있다. 이러한 모든 변화는 균형 및 낙상과 관련된 장애의 적절한 이해를 위해 평가되어야 한다. 체온 변화는 노화로 발생하는 체온 조절 특성의 변화로 노인 환자에 있어 모니터링해야 한다.

신경근 (Neuromuscular)

신경 세포는 나이가 들어감에 따라 기능의 효율성과 수가 감소한다. 신경계의 감소된 효율성은 충동 전도 속도와 정보의 대뇌 전송을 감소시킨다.[58] 신경 전달 물질 방출은 연령에 따라 감소하는 것으로 나타났으며 이는 시스템의 효율성을 떨어뜨린다.[59] 신경 세포 수와 수초(myelin sheath) 두께가 감소되어 골격근에 대한 전도 속도가 감소한다.[42] 심부건 반사는 이러한 뉴런 변화로 인해 감소된다.[60]

신경감각 (Neurosensory)

신경감각계는 또한 신경 세포의 감소와 효율로 인해 감소된다. 신경감각계는 신경계와 오감(청각, 미각, 후각, 시각, 촉각)을 포함한다. 청력 손실은 노인 환자의 가장 일반적인 것 중 하나이다.[61] 노인 환자는 내이에서 뇌로 전송되는 과정 중에 고주파 및 저주파 음의 전송 장애가 있기 때문에 구두 정보를 더 잘 수신 할 수 있도록 얼굴을 마주 보며 느린 중음역으로 말하기가 필요하다.[42] 접촉, 압력 진동, 온도 감각력, 고유수용성감각 및 신체 인식,[42] 뿐만 아니라 시력 관련 연령 변화(시력, 황반변성, 백내장, 당뇨병성 안질환, 녹내장, 안구 건조증 및 저시력)[62]는 모두 노인 환자의 검사 중에 고려해야 하는 변수이다.

균형 (Balance)

전체 신경감각계와 감각은 노화에 영향을 받으며 균형에 있어 중추적인 역할을 한다. 내이에서, 이석기관과 반원관은 전정계에 영향을 주는 퇴행성 변화를 나타낸다.[42] 전정계, 시력, 고유수용성감각의 감소된 기능은 균형과 관련된 손상에 기여한다. 따라서, 노인 환자는 낙상의 위험이 증가한다.[63] 균형에 대한 객관적인 검사 방법은 이 장의 마지막 부분에서 다루어질 것이다.

항상성 조절 (Homeostatic Regulation)

시상하부 내의 항상성 조절은 노화에 따른 생리적 피드백에 덜 민감해진다. 시상하부의 감소된 조절 능력은 손상된 체온 조절 시스템으로 인한 연령 관련 사망과 열사병, 저체온증의 증가는 연령과 상관관계가 있다.[42,64] 이것은 운동 상태에서 이 시스템의 조절을 유지하는 노인 환자를 고려할 때 심각한 문제가 될 수 있다. 감소된 체온 조절은 피부 수분 및 순환을 변화시키는 자율 신경계의 반응성이 느려지는 것을 동반한다.[64]

기타 신체 시스템 (Other Body Systems)

거의 모든 신체 시스템은 사람들의 나이에 따라 일부 용량에 영향을 받는다. 이 장에서는 연령에 영향을 받을 수 있는 기타 시스템을 강조하지만 정형물리치료 클리닉 환경에서는 검사의 주요 관심사가 되지는 않는다. 노화의 결과로서 기타 신체 시스템에서 발생하는 일반적인 변화는 다음과 같다:[42]

감소됨

- 위장 기능
  신진대사 흡수
  식도, 위, 장의 운동성
- 신장

구조적 크기 및 전반적인 기능
- 간
  배설 및 재흡수 능력
- 비뇨기
  방광을 완전히 비울 수 있는 능력
- 피부계
  손상된 조직의 치유기간
  인장강도

노인 환자의 투약 목록에 대한 명확한 이해는 매우 중요하다. 이들 신체 시스템은 검사하기 어려울 수 있으므로 이러한 모든 시스템을 완벽하게 이해하려면 주관적인 보고서가 필요하다. 이러한 신체 시스템의 복잡성으로 인해 다른 의료 서비스 제공자에 의뢰가 보장 될 수 있다.

위장 (Gastrointestinal)

위장관 내에서 혈액 공급, 운동성 및 흡수 세포의 감소로 인해 영양소의 소화 및 흡수가 위태로워질 수 있다.[42,65] 감소된 위 배출, 후각 및 미각은 노인 인구 내에서 식욕 변화로 이어진다.[65] 결장 내 고체 물질의 느린 운동성과 수분 부족은 변비의 발생을 증가시킬 수 있으며, 이로 인해 분변매복 및 장 폐색이 유발될 수 있다. 노인 환자에 있어 적절한 장 기능과 영양 요구를 충족시키기 위해서는 철저한 주관적 인터뷰가 필요하다.

신장 (Renal)

나이가 들면서 신장의 크기가 전반적으로 감소하는 것으로 확인되었다. 이것은 삶의 이후 수십 년 동안 가장 두드러진 것이다.[66] 85세까지 남은 네프론의 기능은 청소년의 기능과 비교하여 40%정도 감소 할 수 있다.[42] 투석과 같은 신장 건강을 지원하는 치료는 기저 생리 기능을 변화시킬 수 있으므로 검사 중에 고려되어야 한다.[67]

간 (Hepatic)

간에서의 간 질량과 혈액 관류는 나이가 들면서 감소한다.[42] 노화된 간에서의 더 심각한 영향 중 두 가지는 단백질 결합의 변화와 신체 내의 약물 효과의 연장을 포함한다. 간에서 약의 반감기 및 제거는 65세 이상의 사람들에서 50−75% 길어지는 것으로 나타났다.[68] 심혈관 질환, 당뇨병 또는 진통제와 같은 검사 결과를 잠재적으로 변경할 수 있는 약물을 복용하는 환자를 대상으로 하는 검사에서 약물 효과의 연장과 이러한 약물의 제거에 대한 결핍을 고려해야 한다. 주치의 및 약사와의 의사소통은 여러 약물 복용근거가 있는 환자를 적절히 돌보는 데 있어 중요하다.

비뇨기 (Urinary)

요 농축 능력의 상실은 노화와 함께 비뇨기계 내에서 발생한다. 요관 내에서 더 많은 잔뇨가 박테리아 성장의 가능성을 높인다.[42] 그 결과로 증상이 있거나 증상이 없는 요로 감염이 노인 환자에서 자주 발생한다.[69] 요로 감염의 진단은 매우 어렵고 일반적으로 과다 진단 및 과다 치료된다.[70] 포괄적인 평가가 나와 있으며 감염이 의심되는 환자는 즉시 의뢰해야 한다.

피부계 (Integumentary)

나이가 들면 피부의 진피가 매우 얇아져서 조직에 탄성을 잃고 혈관 공급이 감소된다. 조직 지지력의 상실로 인해 연약하고 쉽게 멍드는 피부가 만들어지고

중요한 임상적 핵심

다음은 노화의 결과로 발생하는 조직의 특성 변화에 대한 몇 가지 알림이다:

- 생활연령은 신체 및 인지 기능의 빈약한 지표이다.
- 노인 환자의 감소된 기능적 능력의 가장 일반적 이유는 비활동 또는 무활동이다.
- 모든 신체 시스템은 연령이 높아짐에 따라 용량에 영향을 받는다.

조직 회복이 손상된다.[42] 노인 관련 반점이 나타나고 신생물 발병 위험이 높아지는 것은 노인 인구에서 흔하다. 피부계의 철저한 검사는 잠재적인 조직 손상 또는 신생물 활동을 선별하는 데 필요하다.

통증에 대한 나이의 영향
INFLUENCE OF AGE ON PAIN

노화는 일반적으로 통증, 퇴행성 변화 및 기능 저하와 일관성 있는 연관성이 있다고 가정한다. 예를 들어, 40세가 넘는 3명 중 1명은 12년 동안 무릎 통증이 발생할 것으로 예상된다.[71] 예외 없이 거의 모든 연구에서 나이가 무릎 골관절염의 주요 위험 요인으로 밝혀졌다.[72] 이 연관성에도 불구하고, 나이와 통증 사이의 관계는 선형과는 거리가 멀며, 나이와 증상 사이의 관계를 수정하는 데 있어 많은 임상적 요소가 중요한 역할을 한다.

통증이 있는 하지 관절염, 특히 무릎에 대한 일관된 위험 요소는 비만이다.[71] 비만의 결과는 어린 나이에 발병하고 후에 지속될 때 명백하게 나타난다. 이것은 특히 비만이 오래 지속되어 온 무릎 관절염이 있는 비만한 노인 환자를 위한 치료 도구로서 체중 관리의 효과를 제한할 수 있다. 그러나 임상 연구에 따르면 체중 감량이 연령대 전반에 걸친 통증 조절에 효과적이라는 것이 확인되어[74] 체중에 대한 관찰과 상담이 하지의 골관절염이 있는 모든 환자를 대상으로 한 검사의 주요 측면이 되었다.

골관절염 악화를 이끄는 과도한 체중은 운동 관련 골관절염의 원인에 대한 두 가지 주요 가설 즉, 근육 기능 부전 대 관절연골의 마모와 찢어짐 중의 하나이다.[75] 비만은 양측 골관절염의 강한 예측 인자로 나타났으나,[76] 이전의 무릎 손상은 일측성 골관절염의 더 강력한 예측 인자이다.[76,77] Shrier와 동료들은 근육이 운동 중에 안정성을 제공하기 때문에 골관절염의 일부 증상은 근육 기능 부전으로 인한 관절 불안정성을 감소시키기 위한 신체의 시도일 수 있다고 추측하며 골관절염 비율이 높은 주요 부상자와의 연관성을 지적했다.[75] 통증이 있는 골관절염이 있는 환자를 위한 다양한 운동 프로그램에서 일관되게 보인 개선 사항을 감안할 때,[78] 환자(그리고 치료사)는 반드시 골관절염이 점차적으로 퇴행성이며 통증이 있지는 않을 수 있다는 것과 향상된 근력 및 운동 조절은 환자의 기능, 통증 및 삶의 질에 중요한 영향을 줄 수 있다는 점을 염두에 두어야 한다.

치료사는 척추 통증이 있는 환자에게 이 정보를 제공하는데 특히 자신감을 느껴야 한다. 요통의 발생률은 30세 안에 가장 높았으며, 60–65세 까지 나이에 따라 전반적인 유병률이 증가하고 다음에는 점차 감소한다.[79] 이 결과는 약 45세부터 60세까지의 연령대에서 증가하지 않고 모든 척추 통증에 대해 유사한 것으로 밝혀졌고 최근 연구에서 가장 연령이 높은 그룹의 통증이 감소한 것으로 나타났다.[80] 이러한 변화에 대해 제안된 해부학적 근거는 이장의 앞에서 설명했다. 환자와 일반 대중을 위한 핵심 메시지는 노화가 통증, 특히 퇴행성 진행으로 인한 통증이 시간이 지나면서 필연적으로 증가해야 하는 시기로 보지 않아도 된다는 것이다.

중요한 임상적 핵심

노화와 통증에 대한 몇 가지 신화가 있다 :

- 연령 증가는 통증과 선형 관계를 나타내지 않는다.
- 퇴행성 진행과 관련된 통증이 반드시 시간이 지남에 따라 증가하지는 않는다.
- 임상 연구에 따르면, 체중 감량이 연령대에 따른 통증 조절에 효과적이라는 것이 확인되었다.
- 척추 관련 통증은 30-65세의 유병률이 증가하고 65세 이상은 점차적으로 감소한다.

일상생활동작을 위한 신체적 요구 사항
PHYSICAL REQUIREMENTS FOR ACTIVITIES OF DAILY LIVING

완전한 일상생활동작(ADLs)의 능력은 기능적 상태뿐만 아니라 삶의 질과도 상관관계가 있다. 독립적인 일상생활동작 또는 보행의 능력이 저하 될 때까지 노인 환자에게 영향을 미치는 신체적 한계가 종종 눈에 띄지 않게 된다. 숙련된 간호 시설이나 장기 요양 시설에 입원하는 것, 병원 서비스 또는 유급 재가 보장 서비스, 보험 적용 범위, 뿐만 아니라 사망률 등에 분명히 나타난 많은 암시가 있다. 완전한 일상생활동작에 기여하는 요소에는 근력, 관절 가동 범위(ROM) 및 대사당량(metabolic equivalents, METs)이 포함된다.

연령이 증가함에 따라 근력이 감소하는 것으로 입증되었지만,[32] 일상생활동작 완료를 위한 근력 요건에 대한 절대 표준은 없다. 기능적 운동과 관련된 근육 활동에 대해 수정된 혈압계 및 악력계 측정기를 사용하여 절대 및 상대 근력 값을 문서화했으며 이를 기준값으로 사용할 수 있다. 정상 범위를 벗어나는 측정값은 비정상적인 것으로 간주 될 수 있으며 이는 환자가 기능적 활동이나 작업을 완료할 수 없음을 나타낼 수 있다. Andrews와 동료들은 10개의 사지 근육 활동의 정상 근력에 대한 기준값을 제공한다.[81] 평균값보다 밑에 두 표준 편차보다 작은 어떤 값은 손상 또는 정상보다 낮은 힘 측정으로 간주된다.[81] 궁극적으로, 특정 업무를 수행하는 환자의 관찰에 따른 기능적 도구의 사용은 어떻게 근력의 결핍이 환자의 일상생활동작 완료 능력을 제한하는가를 결정하는 가장 정확한 접근일 수 있다.

미국 정형외과의사 협회(American Society of Orthopaedic Surgeons)와 미국 의학 협회(American Medical Association)는 신체의 관절에 대한 정상적 관절가동범위(ROM) 값을 확립했지만, 연구에 따르면 정상 미만의 관절가동범위를 가진 환자는 일상생활동작을 완성하는 데 필요한 기능적 관절가동범위를 유지할 수 있다고 한다.[82] 노인환자는 젊은 환자보다 평균 관절가동범위가 적지만,[42] 기능적 관절가동범위를 유지할 수 있으므로[82] 독립적인 수준에서 계속 기능을 수행할 수 있다.

도구 및 기본 일상생활동작을 완성하려면 척추와 상지 및 하지 관절의 복잡한 동작이 요구된다. 각 활동은 관절 또는 관절의 조합이 단일 평면으로 움직이거나 입체 평면으로 움직이는 것을 요구한다. 연령에 관계없이 환자간에 특정 기능적 작업을 위한 필요한 관절가동범위 및 관절가동범위의 가변성이 지속되므로,[82] 표준값은 일반적인 기준의 틀로만 사용해야 한다. 독립적인 수준에서 일상생활동작 또는 기능적 작업을 완전하게 하는 능력을 직접적으로 변경한다면 표준값에 미치지 못하는 관절가동범위 측정은 단지 환자의 기능 제한에 기여하는 것으로만 분류되어야 한다; 그렇지 않으면 기능적 영향 없이 감소된 관절가동범위로 간주 될 수 있다.

각 일상생활동작에는 관련 대사적 비용 또는 이에 상응하는 비용이 있다. 자기 관리(예, 목욕, 먹기, 옷입기, 배변 및 꾸미기)와 관련된 일상생활동작은 가벼운 신체활동으로 분류되며, 평균 건강한 환자가 완료하는데 3 미만의 대사당량이 요구된다.[83] 그러나 노인 환자의 경우, 기능적 활동을 위한 대사당량은 정상적 기준과 비교하여 다른 것으로 밝혀졌다. 또한 이동 장애를 가진 노인 환자, 즉 운동 패턴 또는 길항근 그룹의 공동 활성화에 열악한 효율성을 부여할 수 있는 상태에서는 일상생활동작을 완료하는 데 더 많은 대사당량이 필요하다.[84] 따라서 노인 환자에 대한 개별화된 기준에 따라 대사당량 요구 사항을 추정하는 것은 극히 어렵다. 그러나 경향은 이동성 장애가 있고, 그것이 노인 환자에서 더 널리 퍼져 있다면 대사적 비용 및 일상생활동작의 완료 요구 사항이 높아진다는 것을 제시한다.[84]

골다공증 OSTEOPOROSIS

골다공증은 골밀도가 낮고 뼈 조직이 구조적으로

악화되어 뼈의 취약성이 증가하여 뼈의 골절에 대한 민감성이 증가하는 만성적인 질환이다.[85] 이 질환은 새로운 뼈 덩이(bone mass) 형성률이 오래된 뼈의 재흡수율보다 적어서 뼈는 구조적으로 약해진다. 골다공증의 세계보건기구(WHO) 진단 분류는 표준 편차 2.5 미만의 골밀도(BMD)이다. 뼈의 미네랄 함량은 30 또는 40대에 최고조에 달하며 그 이후 정상적인 노화의 일부로 점차 감소하지만 골다공증을 특징짓는 광범위한 뼈 손실은 노인 환자의 피할 수 없는 운명이 아니다. 많은 요인이 영양, 내분비 및 운동 관련 요인을 포함하여 일생 동안 뼈의 미네랄 손실률에 영향을 미친다.[42] 미국에서는 약 1,000만 명의 사람들이 골다공증에 걸려 살고 있고 또 다른 3,400만 명은 골밀도가 낮고 골다공증 발병의 위험이 있다.[85] 골다공증은 백인과 여성들에게서 다른 집단들보다 더 높은률로 영향을 미치지만, 모든 인종 집단에서 발생률은 인구 증가에 따라 계속 증가할 것이다. 50세 이상의 미국인 2명 중 1명은 2020년까지 고관절의 골다공증으로 발병될 위험이 있거나 진단을 받을 것이다.[86] 이 통계는 진단되지 않은 골다공증의 경우를 설명하지는 않는다.[86]

노인 환자에 대한 종합적인 검사를 완료하는 데 질높은 병력을 통해 골다공증 발병 가능성을 높일 수 있는 위험 요인을 알 수 있다. 여성, 폐경기, 골다공증의 가족력, 작은 체형의 낮은 골밀도, 골절의 개인 또는 가족력, 골 감소를 유발할 수 있는 기타 질환(예, 당뇨병, 류마티스 관절염)은 수정할 수 없는 아주 일반적인 위험요소이며 골다공증을 일으킬 가능성을 높일 수 있다. 수정 가능한 위험 요소로는 비활동 생활 습관, 흡연, 알코올 남용, 식이 요법(예, 칼슘 및 비타민 D의 낮은 섭취; 과량의 단백질, 나트륨 및 카페인 섭취)과 스테로이드 및 항 경련제와 같은 약물이 있다.[85] 아래의 표에서는 질환, 질병의 포괄적인 목록과 골다공증 및 골다공증 관련 골절을 유발하거나 기여하는 약물을 보여준다.

골다공증은 미국에서, 특히 노인 인구에서 골절의 주요 원인들 중에 하나이며, 그것은 종종 이환율과 사망률의 증가를 가져온다. 외상성 또는 비외상성 골다공증 관련 골절은 노인의료보험제도 등록자들(Medicare enrollees) 사이에서 입원이 요구되는 가장 흔한 근골격계 질환이다.[86] 종종 침묵의 질병으로서 언급되며, 환자가 낙상으로 결과적으로 골절이 생길 때까지 진단을 받지 못하는 경우가 흔한 일이다. 골다공증은 골절의 가능성을 증가시키고 2005년에만 거의 2백만 건의 골절을 초래했다. 백인 여성 2명 중 1명과 백인 남성 5명 중 1명은 일생동안에 골다공증 관련 골절을 경험할 것이다.[85] 고관절과 척추 골절은 증가된 이환율과 사망률에 관련이 있다.[87] 골격 부위의 골다공증 관련 골절 발생률은 척추(27%), 손목(19%), 고관절(14%), 골반(7%) 및 기타(33%)였다.[85] 미래 골절 위험은 골절 후에 2.5배 증가하고, 반면에, 척추 골절은 다른 부위의 미래 골절을 2~3배로 예측한다.[85] 미국에서 65세 이상 환자의 경우 고관절 골절의 90% 이상이 낙상의 직접적인 결과이다.[85]

노인 환자의 포괄적인 검사에는 척추 압박 골절과 골다공증 사이의 상관관계로 인한 자세, 키, 흉추 후만증 및 척추 신장성의 측정 및 관찰이 포함되어야 한다. 흉추 후만증의 유무 및 정도는 구부리고 도달해야 하는 기능적 과제를 완수하는 환자의 능력을 제한할 수 있다. 키 측정은 신장계측기(stadiometer)를 사용하여 수행할 수 있으며, 후만증의 유무 및 정도는 플렉시커브(flexicurve)를 사용하여 측정할 수 있다. 골다공증과 관련된 척추 압박 골절로 인한 신장 손실의 유무를 대강 측정하는 방법은 손가락 넓이들을 사용하여 늑골에서 골반 거리를 측정하는 것이다. 액와중간선(midaxillary line, 중간겨드랑선)에서 늑골의 하부 가장자리와 골반의 가장 윗면 사이가 두 손가락 넓이보다 작다면 골다공증이 있는 환자에서 척추 압박 골절의 존재를 나타낸다고 제안되어진다.[88] 척추 압박 골절에 대한 더 자세한 내용은 18장(흉추)을 참고하라.

균형의 검사

EXAMINATION OF BALANCE

노인 인구의 주요 평가 중 하나는 낙상 위험이다. 65세 이상 인구의 1/3이 매년 낙상하며, 낙상한 5명

골다공증과 골절에 기여 또는 그 원인이 되는 질환, 질병 그리고 약물

유전적 요인

낭성섬유증	호모시스틴뇨증	불완전골생성증
엘러스-단로스 증후군	저인산증	포프피린증
고셰병	특발고칼슘뇨	릴리데이 증후군
당원축적질환	마르팡 증후군	
혈색소증	멘케스 스틸리 모발 증후군	

성기능 저하 상태

남성 호르몬 무감응	고프로락틴혈증	터너와 클라인펠터 증후군
신경성 식욕 부진	범뇌하수체저하증	
운동 무월경	조기 폐경	

내분비 장애

말단비대증	쿠싱 증후군	부갑상선기능항진증
부신 기능 부전	당뇨병(유형 1)	갑상선 중독증

위장 질환

복강 질환	염증성 장 질환	원발쓸개관간경화
위절제	흡수장애	

혈액 장애

혈우병	다발골수종	전신비만세포증
백혈병 및 림프종	낫적혈구병	지중해빈혈

류마티스 및 자가면역 질환

강직성 척추염	루푸스	류마티스 관절염

기타

알코올중독	폐기종	다발성 경화증
아밀로이드증	만성신부전질환	근이영양증
만성 대사산증	간질	골이식후 질환
울혈심부전	특발성 척추측만증	사르코이드증
우울증	고정	

약물

항응고제(헤파린)	글루코코르티코이드 (및 부신피질자극호르몬)	메토트렉세이트
항경련제	성선자극호르몬 방출호르몬	비경구영양
시클로스포린 A 및 타크로리무스	리튬	티록신
암 화학 요법 약물		

Reprinted from Office of the Surgeon General, 2004, *Bone health and osteoporosis: A report of the Surgeon General* (Rockville, MD: Office of the Surgeon General). Available: www.ncbi.nlm.nih.gov/books/NBK45513/

중 1명이 머리 외상이나 골절과 같은 심각한 부상을 입는다.[89] 낙상의 위험을 평가하고 예측하기 위한 시도로 균형, 보행, 주의력 및 인지의 다른 측면을 평가하기 위해 아주 많은 척도가 개발되어져 왔다. 이러한 척도는 기준 균형 점수를 설정하고 시간 경과에 따른 임상적으로 의미있는 변화를 평가하는 데 사용할 수 있지만, 이러한 검사의 더 빈번한 사용은 환자의 점수가 낙상 위험을 예측하는 것으로 결정된 척도 내의 확실한 구분점(또는 범위) 위 또는 아래에 있는지 여부를 결정하는 것이다. 이들 척도의 대부분은 지역 노인, 요양원 거주자 및 다양한 신경학적 상해로부터 회복하는 사람들을 포함하여 다양한 인구에 사용된다.

특정 환자 또는 설정에 대한 정확한 측정방법을 선택할 때 몇 가지 요소를 고려해야 한다. 환자의 결과를 정확하게 해석하려면 측정값이 검사되고 검증된 모집단에 대한 이해가 필요하다. 낙상 예측을 위한 구분점수는 모집단에 따라 동일한 척도에서 달라질 수 있다. 예를 들어, Dynamic Gait Index를 사용하여 구분점수(최대 24점)가 지역 노인,[90] 다발성 경화증[91] 및 파킨슨 병[92]에 대해 각각 19, 16 및 12점 미만이었다. 표 28.2 및 표 28.3에 열거된 측정방법의 대부분은 뇌졸중 후나 전정 장애와 같은 집단에서 시험되었고; 그 집단으로부터의 결과는 명확하게 그 인구 집단에만 적용되어야 하며 일반적인 지역 사회 노인에게는 적용되지 않아야한다. 제시된 측정방법들은 외래 정형외과에서 가장 쉽게 볼 수 있는 낙상 위험 점수에 대한 해석을 돕기 위한 데이터가 있기 때문에 여기에 포함되었다: 특정 합병증이 없는 지역 사회 노인. 참고문헌은 다른 인구 집단에 대한 점수 해석에 대한 지침을 돕기 위해 제공되었다.

측정방법을 선택할 때 또 다른 문제는 검사의 요구사항과 평가의 목표를 이해하는 것이다. 예를 들어, Timed Up and Go, 10미터 걷기, 5회 앉았다 일어서기, 기능적 뻗기 검사(Functional Reach Test)는 모두 1분 이내에 시행할 수 있으며 지역 사회 선별 이벤트 또는 일반 의료 선별 검사의 일부로 적합할 수 있다. 보행의 상세함 또는 인지 상태와 같은 더 구체적인 정보가 필요한 경우, 기능적 보행 평가(Functional Gait Assessment) 또는 이중 작업(Dual-Task) Timed Up and Go 같은 검사가 더 적절할 수 있다.

관련된 우려는 천장 효과(ceiling effect)의 개념으로, 검사가 아직 낙상의 위험이 있는 사람들을 식별할 수 있는 충분한 범위를 가지고 있지 않을 수 있다. 이 경우 지역 사회 노인의 상당 부분이 척도의 상단에 점수를 얻을 수 있기 때문에 기준에서 규모의 최상부 또는 그 부근에서 점수를 얻은 사람들의 개선을 식별할 수 없으며, 뿐만 아니라 이 인구에서의 낙상자를 구별 할 수 없다. 이전에 설명한 바와 같이, 지역 사회 노인의 낙상에 대한 구분점은 다른 인구 집단보다 높을 수 있으며 경우에 따라 척도가 보통의 외래 진료소에 나타날 수 있는 잠재 낙상자를 파악하지 못할 수도 있다. 표 28.4는 일반적인 균형 선별들과 관련된 활동에 대한 전반적인 이해를 제공한다; 척도의 상단에 있는 활동은 더 쉽고 밑으로 내려갈수록 점점 더 어려워진다. 경우에 따라, 단계별 평가가 유용할 수 있다. 예를 들어, 목표가 환자의 보행을 평가하기 위한 것이라면, 치료사는 천장 효과로 알려져 있는 매우 빠른(3분 이내) 선별검사로서 Tinetti Performance-Oriented Mobility Assessment와 같은 측정 방법으로 시작할 수 있다. 환자가 척도의 상단에 점수를 얻으면, 치료사는 Dynamic Gait Index와 같은 더 까다로운 도구를 활용할 수 있을 것이며 환자는 척도 상단에서 점수를 얻기가 쉽지 않으므로 잠재적으로 민감성을 더 증명할 수 있을 것이며, 시간이 지남에 따라 균형에 변화를 기록할 것이다.

마지막 경고는 점수 자체의 해석에 있다. 이상적인 측정 방법은 단일 구분점을 가진 낙상자 예측에 대한 100% 진단 정확도이다. 이 이상적인 상황에서는, 낙상자는 모두 결정된 구분점 밑으로 점수를 주고, 반면에 모든 비-낙상자는 같은 구분점 위로 점수를 준다. 현실적으로, 낙상자와 비-낙상자 집단 사이에 점수에 중첩되는 부분이 종종 있다. 확립된 구분점과 비교하여 특정 점수에 근거한 낙상의 양성 예측도(post-test probability)을 더 잘 이해하기 위해 치료사는 인구 유병율, 진단 정확도, 이전 장에서 논의된 양성/음성 우도 비(positive/negative likelihood ratios)의 개념에 익숙해지도록 권장된다. 낙상 위험의 양성 예측도(post-test probability) 추정의 정확도는 균형 측정

표 28.2 신체 수행 균형 측정 방법들

측정방법	목적	지역사회 노인에서 낙상 위험이 증가되는 구분점	최대 점수	민감도/특이도	유병률 연구	양성 예측도의 95% 신뢰구간	환자 인구 통계
Four-Step Square Test	스텝동안 방향을 바꾸면서 사람의 능력을 임상적으로 평가한다.	15초	NR	85/88	0.33 (27/81)	0.58-0.88	지역사회노인 >65[95]
Berg Balance Scale	성인의 낙상위험과 정적 균형을 평가한다.	낙상의 과거력: ≤51 낙상의 비과거력: ≤42	56	91/82	0.50 (22/44)	0.64-0.93	지역사회노인, 평균연령 76.5[96]
Short-Form Berg Balance Scale	성인과 노인의 낙상위험과 정적 및 동적 균형을 평가한다.	<23	28	NA97			
Dynamic Gait Index	외적 요구가 있는 보행동안 균형을 수정할 수 있는 환자의 능력을 평가한다.	<19	24	59/64	0.50 (22/44)	0.40-0.79	지역사회노인 >65[96]
Functional Gait Assessment	다양한 보행 과제 동안 자세 안정성을 평가한다.	<22	30	100/76	0.49 (17/35)	0.59-0.92	지역사회노인 (60-90)[98]
10 m walk test	단기간에 초당 미터로 보행속도를 평가한다.	지역보행을 위해 >0.8m/s 길을 건너기 위해 >1.2m/s	NR[99]				
Timed Up and Go	노인의 낙상 위험과 보행능력, 균형, 운동성을 평가한다.	≥13.5초	NR	80/100	0.50 (15/30)	0.75-1.0	지역사회노인 (평균연령 78)[100]
Clinical Test of Sensory Interaction and Balance	불안전성의 원인을 추측하기 위하여 다양한 조건하에서 환자의 균형을 평가한다.	종합점수<260초 평평한 면 조건에서 평균점수 <81초	NR	44/90 연령-조정된 교차비 8.67	0.52 (16/31)	0.44-0.93	지역사회노인 (평균연령 80.5)[101]

표 28.2 계속

측정방법	목적	지역사회 노인에서 낙상 위험이 증가되는 구분점	최대 점수	민감도/특이도	유병률 연구	양성 예측도의 95% 신뢰구간	환자 인구 통계
Functional Reach Test	환자가 고정된 위치에 서있는 동안 앞으로 뻗을 수 있는 최대 거리를 측정하여 환자의 안정성을 평가한다.	<7in.(18cm)	NR	NA			지역사회노인 (평균연령 78)[102]
Community Balance and Mobility Scale	지역사회 환경에서 일반적으로 발생하는 작업을 근거로 높은 수준의 균형 및 운동성 장애를 결정하는 데 사용된다.	설립되지 않음 평균 60-69: 65 평균 70-79: 50	85	NA103			
Five Times Sit to Stand Test	기능적 하지 근력의 측정	>12초	NR	66/55	0.22 (80/362)	0.23-0.36	지역사회노인 (평균연령 80.4)[104]
Tinetti Performance-Oriented Mobility Assessment	노인의 균형(낙상 위험 포함) 및 보행 기능 평가: 총합, 균형 및 보행	POMA-T<19 POMA-B<10 POMA-G<9	종합=32 균형=18 보행=14	64/66 64/66 64/63	0.31 (25/81)	0.30-0.62 0.30-0.62 0.28-0.59	지역사회노인 (평균연령 84.9)[105]
Dual-Task Timed Up and Go	낙상의 위험이 있는 환자를 구별하기 위한 이중 작업 동적 측정이다. 환자에게 20부터 100 사이에서 무작위로 선택된 숫자에서 뒤로 3씩 빼는 동안 검사를 완료하라고 한다.	≥15초	NR	80/93	0.50 (15/30)	0.66-0.98	지역사회노인 (평균연령 78)[100]

(계속)

표 28.2 계속

측정방법	목적	지역사회 노인에서 낙상 위험이 증가되는 구분점	최대 점수	민감도/특이도	유병률 연구	양성 예측도의 95% 신뢰구간	환자 인구 통계
Fullerton Advanced Balance Scale	다양한 감각 조건 하에서 정적 및 동적 균형 검사; 보다 기능이 뛰어난 활동적인 노년층의 균형을 측정한다.	<25	40	75/53	0.31 (59/192)	0.32-0.50	지역사회노인 (평균연령 77)[106]
Walking While Talk-ing	걷는 동안 나누어진 주의집중 과제로 낙상을 예측하는 방법 WWT-간단: 알파벳을 소리내어 읽는 동안 걷기 WWT-복잡: 알파벳의 대체 문자를 낭송하면서 걷기	≥20초 WWT-간단 ≥33초 WWT-복잡	NR	46/89 39/96	0.22 (13/60)	0.26-0.78 0.34-0.91	치매 없는 지역 주거 노인 (평균 연령 80)[107]
Physical Perfor-mance Test	관찰된 작업 성능을 사용하여 물리적 기능의 다중 도메인 고령자의 다양한 어려움의 일상 생활 활동을 시뮬레이트한다.	>12초	36	NA108			

CI = 신뢰 구간; NA = 해당 사항 없음; SN = 민감도; SP = 특이도; NR = 보고되지 않음

표 28.3 자가-보고 균형 측정 방법들

측정방법	목적	지역사회 노인에서 낙상 위험이 증가되는 구분점	최대 점수	민감도/특이도	유병률 연구	양성 예측도의 95% 신뢰구간	환자 인구 통계
Tinetti Falls Efficacy Scale	일상 생활 중 균형과 안정성에 대한 인식을 평가한다. 노인 인구에 낙상의 두려움을 평가한다.	>80	100	NR[109]	-----	-----	자발적인 지역 샘플
Activity-Specific Balance Confidence Scale	낙상 없이 다양한 이동 활동 수행에 대한 자신감의 주관적 측정	<67	100	84/88	0.36 (45/125)	0.65-0.88	지역사회 노인[110]

CI = 신뢰 구간; NR = 보고되지 않음; SN = 민감도; SP = 특이도

을 평가하는 연구의 표본 크기에 의해 영향을 받는다. 표 28.2는 참고된 연구에서 진단 정확성, 표본 크기 및 낙상률에 관한 정보를 포함한다. 이들 각각은 7열에 제공된 양성 예측도(post-test probability)의 신뢰 구간에 영향을 미친다.

낙상 위험을 평가하는 데 사용되는 측정방법의 대부분은 환자의 능력이 치료사에 의해 직접적으로 검사되는 신체 수행 측정을 포함하지만(표 28.2), 자체 보고 측정도 개발되었다(표 28.3). 이것들은 종종 신체 수행 측정과 비슷한 구조를 다룬다. 그들은 낙상 위험에 있는 사람들을 확인하는 데 검증되었으며, 대규모 인구 선별을 위해 특히 유용할 것이다.

단일 낙상 위험 도구로 진단의 정확성에 대한 문제뿐만 아니라 대규모 인구 선별의 구조적 문제를 가정하면 자가보고 및 신체 수행 검사를 함께 사용하면 노인의 낙상 위험을 가장 정확하게 파악하는 데 이상적일 수 있다. 질병 통제 센터는 STEADI 프로그램을 만들었는데, STEADI 프로그램은 낙상 위험을 결정하는 데 도움이 되는 3가지 신체 수행 검사, 환자 질문지, 특정 임상 질문과 관련된 알고리즘을[93] 사용한다. 이 알고리즘에 대한 더 자세한 정보는 STEADI Tool Kit 웹 사이트를[94] 방문하기를 바란다.

낙상과 관련된 측정방법이 자주 개발되고 검증되고 업데이트되기 때문에 치료사는 여러 가지 사용 가능한 도구의 최신 상황에 뒤처지지 않게 유지하기 위해 www.rehabmeasures.org, www.strokengine.ca 및 www.PTNow.org와 같은 전용 웹 사이트를 활용하는 것이 추천된다(APTA 가입은 www.PTNow.org의 개인 측정방법에 대하여 특별한 정보를 접속하는 데 필요하다). 이 사이트들은 약간 다른 검색 전략을 사용하고 각 측정 방법의 주요 특성과 관련된 약간 다른 내용을 제시한다. 특정 집단에 대한 진단 정확도를 포함하여 표 28.2 및 표 28.3에 열거된 모든 측정에 대한 정보가 더 자세하게 되어 있는 것을 찾을 수 있을 것이다.

표 28.4 일반적 균형 평가의 구성 요소

	Tinetti	5×sit–to–stand	TUG	Short physical performance battery	Berg	Physical performance	Dynamic gait	Functional assessment	BEST test	10m walk	6min walk
자세 관찰									X		
문장 쓰기						X					
먹기 모의실험						X					
앉은자세 균형	X				X						
서기/앉기	X	X	X	X	X				X		
선 자세 균형	X				X				X		
고관절 근력									X		
발목관절 근력									X		
책을 들고 선반 위에 놓기						X					
이동					X						
자켓 입고 벗기						X					
불안감	X								X		
눈 감고 서 있기	X				X				X		
발 모으고 서 있기				X	X				X		
팔 뻗어 닿기					X				X		
바닥에서 물건 줍기					X	X					
돌아보기					X	X					
360° 돌기	X				X	X					
걷는 동안 돌아서기			X	X					X		
의자에 발 올리기					X				X		
보행속도 변화 주기							X	X	X		

표 28.4 계속

	Tinetti	5×sit-to-stand	TUG	Short physical performance battery	Berg	Physical performance	Dynamic gait	Functional assessment	BEST test	10m walk	6min walk
다른 발 앞에 발을 놓고 서기				X	X						
한 발로 서기					X				X		
계단						X	X	X			
바닥에서 서기 이동									X		
폼 위에 서기									X		
경사면 서 기									X		
머리를 수평으로 돌리면서 걷기							X	X	X		
머리를 수직으로 움직이면서 걷기							X	X			
빠르게 피봇하면서 걷기							X	X	X		
장애물 건너뛰기							X	X	X		
장애물 주변 걷기							X				
좁은 지지면 걷기								X			
눈 감고 걷기								X			
숫자 세면서 TUG									X		
뒤로 걷기								X			
눈 감고 폼 위에 서기									X		
보행 평가	X						X	X			
보행 속도			X	X		X	X	X	X	X	X
지구력		X		X		X			X		X

중요한 임상적 핵심

균형과 관련된 결과 측정을 선택하기 전에 고려해야 할 사항:

- 신체 수행이나 자가보고 방법을 사용해야 한다면 결정하라.
- 측정 결과의 유효성을 검증한 인구를 이해하라.
- 천장 효과를 제한하기 위한 시험의 요구 사항과 평가 목표를 이해하라.
- 검사의 진단적 특성을 이해하라.

결론 CONCLUSION

노인 환자 검사는 평생 동안 발생할 수 있는 여러 가지 합병증 및 연령 관련 변화와 함께 상당히 복잡해 보일 수 있다. 노인 환자를 최적으로 검사하기 위해서는 이러한 연령 관련 변화에 대한 적절한 이해가 가장 중요하다. 신체가 노화됨에 따른 생리학적 반응에 대한 이해와 노인 환자에 대한 약물 관리의 효과가 가장 중요하다. 정형외과적 진단의 다요인적 특성으로 인해 노인 환자를 철저히 평가할 시간이 필요하다.

29

소아 평가

PEDIATRIC EXAMINATION

근골격계 통증은 1차 진료소를 방문하는 14세 아동의 25.7%~36.1%를 차지한다.[1] 물리치료사의 역할이 건강과 웰빙의 실무 담당자로 영역이 확장될수록, 자신들을 소아 전문이라고 생각하지 않는 치료사들도 근골격계 병리를 가진 소아를 평가하고 치료하는 경험이 증가하게 될 것이다.

이 장의 목적은 소아에게 흔히 발생하는 근골격계 장애에 관한 정보를 제공하고 이에 대한 평가 전략을 제안하는 것이다. 소아가 단지 몸집이 작은 성인(small adult)은 아니지만 성인에게 사용되는 많은 검사기법들이 소아에게도 적절하게 사용되고 있다(일부는 수정이 필요하다).

소아의 근골격계
CHILD'S MUSCULOSKELETAL SYSTEM

소아의 근골격계 평가에는 몇 가지 특징적인 어려움이 있다. 첫째, 소아들은 일반적으로 자신들의 손상, 통증(타입과 정확한 부위) 그리고 악화/감소 요인을 자세히 설명하지 못한다. 둘째, 소아기의 대부분의 시간에서는 근골격계의 성숙(maturing)과 변화(changing)가 일어난다. 일반적으로 여아는 15세경에 골격계가 성숙되는 반면 남아는 그보다 2-3년 후에 발달이 완료된다.[2,3] 소아의 근골격계 평가와 예후 그리고 중재에 있어서 성장과 변화는 독특한 고려사항을 제공한다. 골격계가 미성숙한 소년/소녀들을 상대하는 치료사들은 이들이 사춘기를 지나면서 나타나는 여러 시스템의 전형적인 변화를 예리하게 인식하고 있어야 한다. 마지막으로, 그럼에도 불구하고 확실한 것은 아동이 구체적인 지시를 이해하지 못하거나 낯선 사람과 교류하는 것을 두려워하는 경우에는 평가의 신뢰도(reliability)가 떨어질 수 있다는 것이다. 치료사들은 아동을 중심(kid-concentric)으로 평가할 수 있는 다양한 방법을 가지고 있다. 매우 화가 난 아동이나 상호작용이 없는 아동을 평가할 때는 평가 결과의 타당도(validity)를 면밀히 살펴봐야 한다. 아동들은 지시를 따르는 것보다 보여주는 것을 좋아한다. 그러므로 아동이 한 다리로 체중을 지지할 수 있는지 알고 싶다면 아동에게 한 다리로 서보라고 지시하는 대신 축구공을 차는 자세를 취해 보라고 할 수 있다.

중요한 임상적 핵심

소아는 단지 몸집이 작은 성인이 아니다.

- 소아의 근골격계는 미성숙하고 변화하고 있다.
- 소아는 통증과 증상의 유발/완화 요인을 정확히 파악하기 어렵다.
- 소아는 근골격계의 독특한 질환에 노출되기 쉽다.

다중시스템 병리
MULTISYSTEM PATHOLOGIES

근골격계에서 일차적으로 나타나는 병리의 공통점은 다중시스템적 병인(multisystem etiology)을 가지고 있다는 것이다. 이 부분에서는 소아환자들에게 영향을 미치는 가장 흔한 다중시스템적 병리를 검토한다. 즉, 소아 특발성 관절염(juvenile idiopathic arthritis), 근이영양증(muscular dystrophy), 그리고 결합조직의 유전적 장애 환자들의 평가에 대해 논의한다.

소아 특발성 관절염
(Juvenile Idiopathic Arthritis)

다양한 류마티스성 질환들이 소아에게 영향을 미친다. 관절염성 질환은 가장 흔한 만성 질환 중 하나로 소아 10만명 당 6.6-15명이 고통을 받고 있다.[4] 국제 류마티스 협회(International League of Associations for Rheumatology; ILAR)에서는 아동들에게 가장 흔한 관절염인 소아 특발성 관절염(Juvenile idiopathic arthritis; JIA)을 7가지 타입으로 분류하였다.[5] JIA의 하위 타입에서 일관되게 나타나는 공통점은 증상이 16세 이전에 나타나서 6주 이상 지속되며 원인을 알지 못한다는 것이다. JIA의 가장 흔한 하위 타입은 빈발성 관절염(oligoarthritis)으로 JIA 아동의 거의 50%를 차지한다.[4] 이외의 타입으로는 전신성(systemic) 관절염, 류마티스 인자 양성 다발성 관절염(rheumatoid factor positive polyarthritis), 류마티스 인자 음성 다발성 관절염(rheumatoid factor negative polyarthritis), 착부염 연관성 관절염(enthesitis-related arthritis), 건선 관절염(psoriatic arthritis) 및 미분화 관절염(undifferentiated arthritis) 등이 있다(표 29.1). 소아에게 흔하지 않은 관절염성

표 29.1 소아 특발성 관절염(Juvenile idiopathic arthritis)의 표출양상

JIA의 타입	발병 연령	성별
전신성 관절염(Systemic arthritis)	소아기 전체	남아 50%, 여아 50%
빈발성 관절염(Oligoarthritis)	소아기 초기	거의 여아
류마티스 인자 양성 다발성관절염(RF+polyarthritis)	소아기 후기나 청소년기	거의 여아
류마티스 인자 음성 다발성관절염(RF-polyarthritis)	초기 피크: 2-4세 후기 피크: 6-12세	거의 여아
착부염 연관성 관절염(Enthesitis-related arthritis)	소아기 후기나 청소년기	거의 남아
건선 관절염(Psoriatic arthritis)	초기 피크: 2-4세 후기 피크: 6-12세	여아가 조금 더 많음

표 29.2 소아 특발성 관절염의 진단 기준

JIA의 타입	진단 기준
전신성 관절염 (Systemic arthritis)	하나 이상의 관절 통증(발열이 적어도 2주동안 지속)과 아래 항목 중 하나 이상을 동반: 홍반 발진(erythematous rash), 림프절 비대(lymph node enlargement), 간비대(hepatomegaly)나 비장 비대(splenomeglay), 장막염(serositis)
빈발성 관절염(Oligoarthritis)	발병 첫 6개월 동안 1–4개 관절에서 통증
류마티스 인자 양성/음성 다발성관절염 (RF+/RF– polyarthritis)	발병 첫 6개월 동안 5개 이상의 관절에서 통증
착부염 연관성 관절염 (Enthesitis-related arthritis)	아래의 항목 중 적어도 두 개 이상이 동반되는 관절염이나 착부염 또는 관절염과 착부염: 천장관절염이나 요추 통증의 병력, +HLA-B27항원, 6세 이상 남아에서의 발병, 급성 포도막염(uveitis), 또는 1촌 친척(first degree relative)의 양성 병력
건선 관절염(Psoriatic arthritis)	아래의 항목 중 적어도 두 개 이상이 동반되는 관절염과 건선: 지염(dactylitis), 조갑 함몰(nail pitting) 또는 1촌 친척의 건선

질환으로는 소아 피부근육염(juvenile dermatomyositis), 소아 척추관절병증(juvenile spondyloarthropathies), 소아 루푸스(childhood lupus), 그리고 피부경화증(scleroderma) 등이 있다.

16세 미만의 소아가 6주 이상 관절통이 지속되는 경우에는 JIA를 고려해야 한다. 중요한 것은 일반적으로 관절통의 원인을 알 수 없다는 것이다. 질병의 발현은 그 질병의 타입과 중증도에 달려 있다. 일차적인 임상 소견은 근골격계 손상으로부터 시각 손상까지 다양하다. 피로와 스테로이드의 만성적 사용으로 인한 이차적인 손상도 흔하게 발생하는데 여기에는 관절가동범위의 감소, 골감소증(osteopenia) 그리고 골다공증 등이 포함된다. 일상생활동작의 제한이나 참여의 어려움도 흔하게 나타난다. JIA의 7가지 타입을 진단하는 기준은 이환된 관절의 수, 어떤 관절이 이환되었는지 그리고 전신적 증상의 발현 여부 등이다(표 29.2).

치료 결과의 평가에는 많은 것들을 이용할 수 있는데 이들 중 다수는 관절가동범위나 근력과 같은 시스템 수준의 손상을 다룬다. 보행 평가, 지구력 측정 그리고 통증 수준 또한 검사의 중요한 부분이다.

근이영양증 (Muscular Dystrophy)

신경근 질환(neuromuscular disease)에는 운동신경원, 신경근 연접부 그리고 근육 질환 등이 포함된다. 소아에게 가장 흔한 신경근 질환은 근이영양증(muscula dystrophy; MD)과 척수성 근위축증(spinal muscular atrophy; SMA)이다. 소아과에서 근무하는 치료사들은 MD와 SMA의 초기 징후를 식별하는데 매우 능숙하다. 그러나 일반 외래치료실에 근무하는 치료사들도 파괴적이고 진행성인 이 질병의 초기 징후를 식별할 수 있어야 한다. 만약 진행성 신경근 질환의 가능성이 의심되는 경우에는 의사에게 진료를 의뢰해 추가적인 검사를 시행해야 한다.

Duchenne형 근이영양증(Duchenne Muscular Dystrophy: DMD)은 가장 흔한 형태의 MD로 살아서 태어난 남아 3,500명 중 1명이 이환된다.[6] DMD는 X 연관 유전자 장애로 거의 남아에게만 이환된다. 아동들은 보통 5세 이전에 DMD로 진단을 받으며, 가변적이기는 하지만 보통 8–12세 사이에 보행 능력이 상실된다. 의학적 관리방법의 발전 덕분에 기대 수명은 증가하고 있으며 많은 환자들이 20대 중후반까지 살 수 있다.[7,8] DMD 환자들의 사망 원인은 거의 대부분 호흡기 질환이다. Becker형 근이영양증(Becker Muscular Dystrophy; BMD)은 MD 중 두 번째로 흔한 타입으로, 20,000명당 1명의 발생률을 보인다. BMD환자의 기대 수명은 40대이며 가장 일반적인 사망 원인은 확장성 심근병증(delated cardiomyopathy)이다.[9] DMD와 BMD 모두 디스트로핀(근육이 수축/이완할 때 근 섬유를 손상으로부터 보호하는 단백질)이 상실되거나 결핍된 결과이다.

낭포성 섬유증(cystic fibrosis)을 제외하고 SMA는 소아에게 가장 흔한 치명적인 상염색체 열성 질환(autosomal recessive disease)이다.[10] SMA는 척수의 전각 세포 수가 감소하고 퇴행이 진행되어 발생하며 결과적으로 진행성 근 약화와 기능 상실이 나타난다. SMA는 발병시기와 중증도에 따라 4가지로 분류된다. 일반적으로 타입 I과 II는 좀 더 일찍 발견할 수 있으며 좀 더 심각하다. 생후 몇 개월 이내에 진단되기 때문에 외래에서 진단되는 일은 거의 드물다. 타입 IV는 성인에서 발병한다. 타입 III는 일반적으로 5-10세 사이에 나타나며 초기 단계에서는 진단되지 않을 가능성이 높다.

대동작 기술(gross motor skill)의 어둔함이나 발달 지연은 소아의 신경근 질환을 암시하는 흔한 초기 지표이다. 신경근 질환의 존재를 확인하거나 부인할 수 있는 다양한 임상 발현 양상이 존재한다. DMD의 초기 임상 징후/증상으로는 앉은 자세에서 아동을 당길 때 머리 지체(head lag)가 나타남, 한발이나 두발로 뛰어 오르지 못함, 달리기 어려움, 양성 Gower 징후(손으로 허벅지를 밀어 기립 자세를 취함) 등이 포함된다(이에 국한되지는 않는다). 보행 특징으로는 골반의 전방 경사, 요추부 전만, 보행시 체간의 과도한 관상면상 움직임, 보행시 발을 외측으로 내미는 것 등을 들 수 있다. 일부 아동에게서는 발가락 보행이 나타날 수 있다. 비복근(gastrocnemius, 장딴지근)의 가성비대(pseudohypertrophy)는 일반적으로 나타나는 임상 소견이다.

아동과 부모는 동년배의 아동에 비해 현저한 피로를 자주 보고한다.[11] 후기에 나타나는 징후와 증상에는 독립성의 감소뿐 아니라 보상 운동 패턴의 현저한 약화가 포함된다. 진료소에서의 호흡기 평가는 흉곽의 확장과 폐활량계(incentive spirometry) 측정이 포함된다. 척추 측만증에 대한 선별 검사/평가도 자주 실시해야 한다.

유년기에 나타나는 다른 신경근 질환뿐 아니라 흔하지 않은 근 이영양증들도 다수 존재한다. 일반적으로 만약 아동이 치료적 중재를 통해 진전을 보이지 않거나 운동 능력이 동년배들에 비해 뒤쳐져 있다면 신경근 질환을 의심해봐야 한다.

비만 (Obesity)

비만은 미국의 만성 소아 질환 중 가장 많다. 잘 알려진 다중 시스템적 합병증과 더불어 근골격계 손상은 비만 성인에게 잘 기록되어 있다. 질병통제센터(Centers for Disease Control and prevention; CDC)의 자료에 의하면, 2011년부터 2012년 사이 2-5세의 8.4%가 비만인 것에 비해 6-11세는 17.7%, 12-19세는 20.5%로 나타났다.[12] 유년기 과체중/비만의 발생률이 증가함에 따라 미성숙한 인체 시스템에 부하되는 체중의 영향에 많은 관심이 주어졌다. 비만 아동의 일반적인 근골격계 손상은 하지의 부정렬,[13] 대퇴골두골단 분리증(slipped capital femoral epiphysis),[14] Blount's 병(Blount's disease),[13] 골절 위험의 증가[15] 등이다. 2014년의 보고서에 의하면, 만성통증과 신체 활동 감소가 비만아동의 체중 증가와 장애 증가의 사이클에 기여하는 것으로 나타났다.[16]

체질량 지수(body mass index; BMI)의 계산법은 소아/청소년과 성인이 동일하지만 이에 대한 해석은 차이가 있다. 소아/청소년의 BMI는 성별과 연령별로 작성되어 있는 대표 BMI에 대한 백분율로 평가한다. BMI의 백분위가 5보다 낮은 소아/청소년은 저체중으로, 백분위가 5-85 사이인 경우에는 정상 체중으로 간주한다. 또한 85-95 사이의 BMI를 가진 소아/청소년은 과체중, 95를 초과하는 경우에는 비만이다. 소아/청소년의 BMI 계산법과 성장 차트는 CDC의 웹사이트에서 구할 수 있다.

결합조직의 유전성 질환
(Inherited Connective Tissue Disorder)

소아에서 흔히 볼 수 있는 결합조직 질환에는 Marfan 증후군(Marfan syndrome: MS), Ehler-Danlos 증후군(Ehler-Danlos syndrome: EDS), 불완전 골 형성증(osteogenesis imperfecta: OI) 등이 포함된다. 주로 성인 환자들을 대하는 치료사들은 이러한 질환을 가진 아동을 만나는 경우가 거의 없겠지만 각각의 임상적 특징에 대한 지식을 갖추는 것은 필수적이다. MS는 피브릴린(fibrillin)의 비정상과 연관이 있는 질환이다. 피브릴린은 결합조직의 완전성(integrity)을 위해 매우 중요하다. MS는 인구 5,000명당 1명꼴로 이환된다.[17] MS의 흔한 근골격계 소견은 비정상적으로 긴 사지, 평발, 척추의 부정렬(측만증과 후만증), 흉벽 기형 등이다.[17,18] 외형상 근골격계 손상이 분명하게 나타나지만 심장 기형[승모판 탈출증(mitral valve prolapse), 대동맥류(aortic aneurysm)와 대동맥박리(aortic dissection)의 위험성 증가]과 같은 시스템적 합병증이 생명을 위협할 것이다.

EDS는 MS와 같이 5,000명 중 1명이 이환되는 흔한 콜라겐 질환이다.[17] 환자가 외피 시스템(integumentary system)의 손상(피부의 신장성 증가, 멍이 쉽게 드는 경향, 상처 치유 불량, 비대성 흉터)과 근골격 시스템의 손상(주로 관절의 과운동성)이 복합되어 나타나면 감별진단에서 EDS를 고려하게 될 것이다.[17] 전체적인 인대의 느슨함을 평가하기 위한 Beighton 척도의 자세한 내용에 대해서는 8장(관절 가동범위의 평가)을 참고하기 바란다.

OI는 미국에서 25,000-50,000명이 이환되어 있는 흔하지 않는 콜라겐 질환이다.[19] 타입 I 콜라겐의 구조나 합성에 결핍이 생긴다. OI의 많은 타입들은 상태가 심각하고 자궁에 있을 때 또는 출산시 확인이 가능하지만 가장 일반적인 OI인 타입 I은 기형이나 심한 의학적 합병증이 나타나지 않는다. 타입 I 환자의 경우, 출생시 골절이 발견되는 경우는 드물며 키가 거의 정상이다. 임상 소견으로는 청색공막(blue sclera)뿐 아니라 척추 골절로 인한 경증의 척추측만증이 나타난다. 가장 경미한 타입의 OI 환자들에게서 발생하는 골절은 대부분 소아기와 청소년기에 발생하며 사춘기 이후에는 감소한다.

치료사는 환자 중심의 목표와 기능 및 참여 결과에 중점을 두고 만성 질환을 가진 아동의 신체 기능과 수행력을 평가할 수 있는 방법을 고려해야 한다. 일반적인 소아 삶의 질 평가는 표 29.3을 참고하기 바란다.

척추의 병리
PATHOLOGIES OF THE SPINE

미성숙하고 발달중인 척추의 병리에는 다양한 원인이 존재한다. 거의 모든 병리들은 선천성(congenital),

표 29.3 소아 삶의 질 평가

측정	연령	내용
Pediatric Quality of Life Inventory(PedsQL)	2-18(4개의 연령군)	신체적(physical), 감정적(emotional), 학교에서의 기능(school functioning)
KINDL	4-16(2개의 연령군)	신체적 심리적 안녕, 자부심, 가족/사회적 기능
KIDSCREEN-52	8-18	신체적 심리적 안녕, 기분과 감정, 자각, 자율성(autonomy)
child Health and Iliness Profile(CHIP)	6-17(2개의 연령군)	만족(satisfaction), 편안함(comfort), 회복력(resilience), 위험회피(risk avoidance), 성취(achivement)

Data from K. Kenzik, S. Tuli, D. Revicki, et al. Comparison of four pediatric health-related quality-of-life instruments: A study on a Medicaid population. Medical Decision Making. 2014; DOI: 10.1177/0272989X14529846.

후천적 특발성(acquired idiopathic), 후천적 자세성(acquired positional), 진행성 변화(progressive change)의 4가지 항목 중 하나에 포함된다. 발생기에서부터 청소년기를 지나는 동안 척추 구조에서 나타나는 변화에 대한 지식은 아동의 척추 병리를 이해하고 검사하는데 매우 중요하다. 임신 첫 주 동안 중배엽 조직(mesodermal tissue)은 증식하여 29쌍의 체절(somite)을 형성한다. 이런 다음 이 체절은 좀 더 분화되며 최종적으로는 골분절 세포(sclerotomal cell)가 초기 척추 구조(early vertebral structure)를 만든다. 이 초기 척추 구조는 태아기(fetal period) 동안 골화되어 출생 후 척추의 성숙된 부분(경추, 흉추, 요추, 천추 및 미추)이 된다. 10달을 다 채우고 태어난 아기의 척추는 굴곡되어 있다. 전형적인 움직임 경험, 선택적이고 조화된 근 수축 동원을 통해 경추와 요추에서는 전만이 발생한다. 청소년기를 지나면서 척추의 성장이 일어나며 사춘기에는 현저히 증가한다. 여아들은 8–14세 사이에 이러한 성장을 경험하는 반면, 남아들은 일반적으로 11–16세 사이에 경험하게 된다.

후만증 (Kyphosis)

후만증은 척추 분절이 후방으로 돌출되는 것을 말한다. 흉추부 후만의 정상 성인치는 20°–40°이다. 척추 후만은 일차적 문제가 근골격계가 아닌 다양한 질환[예를 들어, 척수막탈출증(myelomeningocele)]을 가진 아동에서도 발생할 수 있다. 선천성 후만증은 흉추의 전방부가 비전형적 형태인 경우 발생한다.[20] Scheuermann 병은 청소년기에 가장 흔한 후만증 병변으로 전형적으로 사춘기나 바로 직전에 발생한다.[21]

후만증은 주로 척추 전방부의 문제로 발생하는 반면 척추가 전방으로 돌출되는 전만증은 척추 후방부의 기형이나 구조적 붕괴가 원인이 될 수 있다. 앞에서 언급한 바와 같이 요추의 전만은 신경근 질환을 가진 아동에게서 흔히 발생한다.

앞, 뒤, 옆에서 세밀하고 전체적인 자세 평가를 반드시 수행해야 한다. 비대칭이 나타나면 가능한 기록하고 정량화해야 한다.

후만증을 가진 아동의 약 10%에서는 척수 압박과 이로 인한 신경학적 손상이 발생한다. 신경학적 손상을 가진 대부분의 아동들은 중간이나 하부 흉추부위에 첨부(apex)가 나타난다.[20] 평가에는 상위 운동 신경원에 대한 완벽하고 정확한 선별이 포함되어야 한다.

Scheuermann 병의 확진은 방사선 검사에 기초한다. 흉추 단순촬영(plain film)에서 불규칙한 척추 종판, 척추간 추간판 공간의 좁아짐, 5°의 전방 쐐기가 3개 이상의 척추에 연이어 나타남, 40° 이상의 후만(능동 과신전을 해도 교정되지 않음)이 나타난다. 치료사는 환자가 엎드린 자세에서 능동적으로 척추를 신전하도록 하여 후만 커브를 교정할 수 있는지 판단할 수 있다.

후만증을 가진 대부분의 아동은 유연성(flexibility)과 근력 평가에서 흉부의 전방 근육은 타이트하고 후방 근육은 약하고 과신장된 것이 나타날 것이다. Scheuermann 병, 측만증, 후만증, 전만증에 대한 좀 더 자세한 내용은 18장(흉추)과 19장(요추)을 참고하라.

측만증 (Scoliosis)

측만증은 척추가 여러 면(plane)에서 변형되는 것으로 커브가 10° 이상인 경우로 정의한다. 측만증은 광범위하게 특발성(idiopathic)과 비특발성(nonidiopathic)의 두 그룹으로 분류할 수 있다. 특발성 측만증의 발생률은 0.47–5.2%이다.[22] 여아에서 좀 더 호발하며 커브의 정도도 여아가 더 심각하다. 비특발성 측만증에는 선천성(congenital) 측만증, 신경근성(neuromuscular) 측만증, 간엽성(mesenchymal) 측만증 등이 포함된다. 선천성 측만증은 척추의 비전형적인 형성/성장의 결과로 발생할 수 있다. 신경근성 측만증은 신경근 질환의 몇몇 타입에서 발생하는 2차적 손상이다. 신경근성 측만증의 발생 빈도가 가장 높은 질환은 근이영양증, 척수막 탈출증, 뇌성마비 등이다. 간엽성 측만증은 척추의 수동적 안정화 조직(passive tissue stabilizer)의 결핍으로 나타나는데 불완전골 형성증이나 Marfan 증후군과 같은 결합 조직 질환에 의한 2차 손상으로 발생한다.[22]

소아 측만증의 평가는 그 병인과 상관없이 체간, 어깨, 골반의 비대칭에 대한 전체적인 시진으로 시작해야 한다. 비대칭을 가진 아동은 정형외과적 기초평가(baseline orthopedic evaluation)를 의뢰해야 한다. 측만증을 정량화하는 표준검사(gold standard)는 척추의 관상면 방사선 사진(AP 또는 PA)을 이용하여 측만 커브의 양을 측정하는 Cobb 방법이다.[23] 선 자세에서 체계적인 자세 평가를 한 후에는 Adam의 전방 굴곡 검사(Adam's forward bend test: AFBT)를 수행해야 한다. AFBT를 수행할 때, 치료사는 환자에게 발을 어깨 넓이만큼 벌리게 한 후 두 손을 모아 팔을 펴고 천천히 앞으로 숙이도록 지시한다. 만약 늑골의 돌출이 관찰되면 AFBT의 양성이다.[24] 늑골의 돌출은 늑골이 척추와 관절을 이루기 때문에 발생하며 볼록한 쪽에서 형성된다. 측만계(scoliometer)는 비대칭의 양을 측정하는데 사용될 수 있다. 측만계를 이용한 측정 자료를 결과 측정에 이용하는 것은 신뢰도의 문제가 있지만 초기 비대칭(baseline asymmetry)을 평가하고 정량화하는 유용한 도구가 될 수 있다.

앞에서 언급한 평가 이외에 측만증이 있거나 의심되는 아동들에게는 좀 더 일반적인 자세 평가를 수행해야 한다. 이러한 측정방법에는 다리 길이 측정을 비롯한 비대칭의 정량화가 포함된다.[25,26] 척추의 병리적 문제에서와 마찬가지로 감각과 근력에 대한 검사뿐 아니라 대소변(bowel & bladder) 기능의 변화도 세밀히 평가해야 한다.

선천적 근성 사경
(Congenital Muscular Torticollis)

선천적 근성 사경은(congenital muscular torticollis: CMT)은 머리와 목의 가장 흔한 자세성 변형으로 출생 시 또는 출생 후 짧은 시간 안에 식별이 가능하다. CMT의 발생률은 0.3–1.9%[27]로 보고되고 있지만 최근의 자료에서는 신생아의 16%까지[28] 높게 나타나고 있다. 일부에서는 CMT의 증가가 1994년 국립 아동보건 인간개발연구소(National Institute of Child Health and Human Development)가 실시한 Back to Sleep Campaign(영아 돌연사 증후군을 감소시키기 위해 모든 아동들을 바로 누운 자세에서 자도록 권고함)의 영향 때문이라는 주장한다.[29] 자궁내의 자세, 출산시의 외상, 허혈 등 CMT의 병인에 대해서는 많은 가설들이 존재한다. 일반적으로 CMT는 자세성(postural) CMT, 근육성(muscular) CMT, 흉쇄유돌근(Sternocleidomastoid: SCM)의 섬유성 비대와 연관된 CMT로 분류한다.[27,29,30,31] SCM은 흉골병(복장뼈 자루, manubrium)에서 기시하는 흉골두와 쇄골(빗장뼈)의 내측 1/3에서 기시하는 쇄골두의 두 부분으로 구성된다. 이 두 부분 모두 유양돌기(꼭지돌기, mastoid process)에 정지하며 건막(널힘줄, aponeurosis)을 통해 후두골의 상항선(위목덜미선, superior nuchal line)으로 향한다. CMT와 연관되어 발생하는 질환으로는 사두증(plagiocephaly), 안면두개 구조(craniofacial structure)의 변화, 상완신경총 손상, 고관절 이형성증 등이 있다.[27,39,31]

최근 미국 물리치료 협회의 소아 분과에서는 CMT의 물리치료적 관리에 대한 임상실무 지침서(clinical practice guideline)를 출간하였다.[31] 이 지침서는 광범위한 문헌 고찰과 최근의 임상치료에 대한 설문 후 개발되었는데, 검사와 관련해서는 유아의 자세와 다양한 위치/자세에서의 내성(tolerance)에 대한 평가(휴식시와 수동/능동 운동 중 발생하는 통증이나 불편감에 대한 평가뿐 아니라 경추의 수동/능동 회전과 외측 굴곡, 상지와 하지의 수동/능동 관절 가동 범위에 대한 평가)가 포함된 구체적인 권고안이다. CMT 아동에서는 고관절 이형성증의 발생률이 증가한다(유아의 고관절 이형성증에 대한 검사는 하지 병리 부분을 참고). 게다가 지침서에서는 치료사가 흉쇄유돌근의 질량, 크기, 모양뿐 아니라 피부의 온전성(integrity)과 주름도 관찰하도록 권고하고 있다.

사두증(plagiocephaly)은 CMT 아동의 90%에서 동반된다.[27] 두개안면 구조에 대한 검사도 반드시 시행되어야 한다. 가장 흔한 두개안면 기형으로는 동측 귀가 후방에 위치, 동측 뺨과 이마가 후방으로 퇴행, 하악골이 환측으로 편위, 동측 눈이 반대측에 비해 낮게 위치하는 것 등이 있다.

사경환자에 대한 근육 기능 척도(Muscle Function Scale: MFS)[32]는 환아의 정위 반응(righting re-

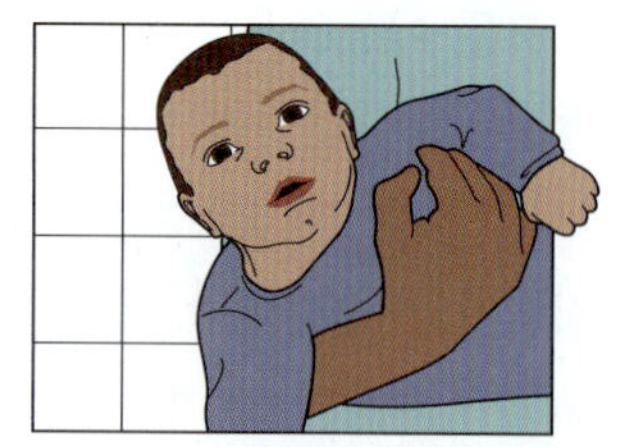

5. 머리가 수평선보다 매우 높아서 거의 수직이 됨

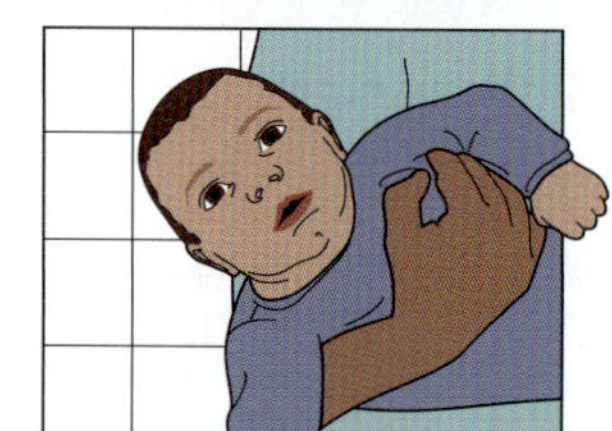

4. 머리가 수평선보다 높고 45° 이상임

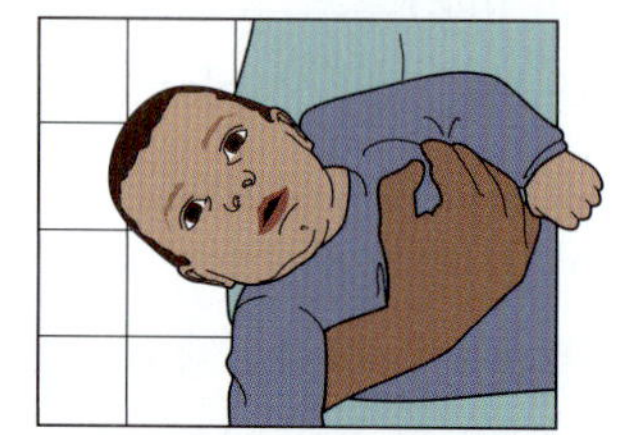

3. 머리가 수평선보다 높지만 45° 미만임

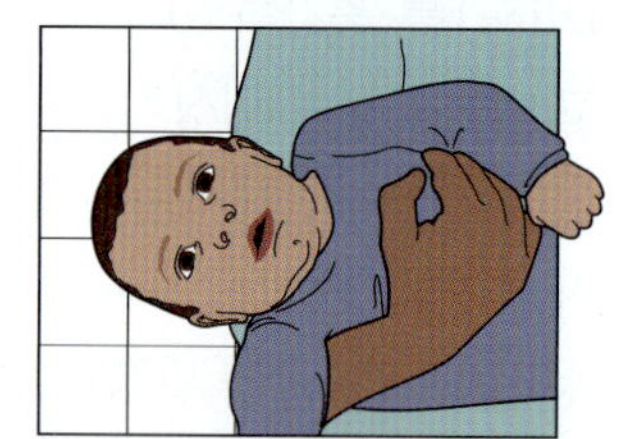

2. 머리가 수평선보다 약간 위로 올라옴

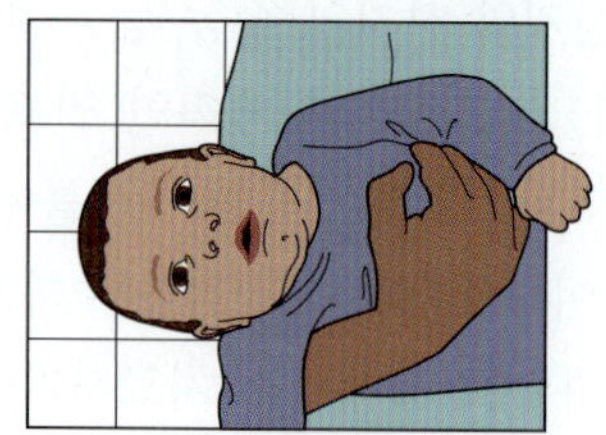

1. 머리가 수평선에 위치함

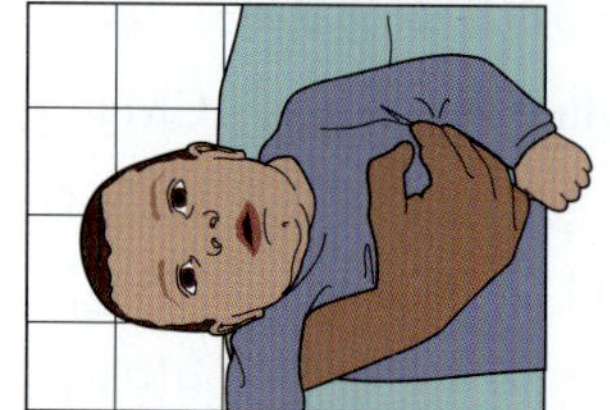

0. 머리가 수평선보다 아래에 위치함

그림 29.1 근육 기능 척도. (Muscle Function Scale)

© Anna Öhman. Available: http://torticollis.dinstudio.se/text1_37.html by permission of Anna Öhman

sponse)을 해석하는 서열 시각 척도(ordinal visual scale)이다. MFS는 쉽고 빠르게 수행할 수 있다. 거울 앞에서 유아를 수평 자세로 위치시킨다. 머리의 위치를 관찰하면서 정위반응에 따라 0에서 5까지 점수를 매긴다. MFS는 또한 정위 반응의 각도를 객관적으로 측정하는데 이용할 수도 있으며 경추 외측 굴곡근의 근 기능을 측정할 수 있는 유효한 도구이다(그림 29.1).

사경의 예후/결과에 중요한 것은 조기 발견과 조기 치료이다. CMT 환아는 10개월 미만에서 대동작의 지연이 가장 현저하게 나타난다.[33] 또한 두개안면 구조의 기형을 개선 또는 해결할 수 있는 능력은 조기 치료와 밀접한 연관이 있다.

신경관 결함 (Neural Tube Defect)

신경관 결함(Neural tube defect: NTD)의 원인은 유전적, 환경적, 영양적 요인—일부의 경우는 이들이 복합적으로 작용—으로 발생하며, 임신 첫 달 동안 척추와 두개골의 구조가 발달하는 과정에서 발생하기 쉽다. 신경관이 열려 있는 것을 발견하지 못하는 경우는 거의 불가능하지만 일부 NTD는 좀 더 미세하고 숨겨져 있거나 닫혀있다. 이러한 경우는 발견하기가 쉽지 않아서 아동이 움직임에 변화를 보이거나 어려움이 있는 경우에만 파악이 가능할 것이다. 아동에게 기능의 변화와 피부 소견이 복합되어 나타나는 경우에는 감별진단으로서 NTD를 고려해야 한다. 골격의 비정상으로 인해 척수가 계류(tethering)되면 상위 운동 신경원 징후를 유발하는 반면, 말초신경 기형은 하위 운동 신경원의 평가에서 비전형적인 소견을 나타낼 것이다. 이러한 타입의 NTD와 연관되어 나타나는 피부 소견은 피하지방종, 모발 패치(hairy patch), 피부 변색, 혈관종(hemangioma) 등이 있다. 치료사는 아동의 기능변화나 상실의 원인이 NTD 때문이라고 의심되는 경우에는 즉각적으로 의사에게 의뢰해야 한다.

상지의 병리
UPPER EXTREMITY PATHOLOGY

신생아는 출생과 거의 동시에 자기 스스로를 진정시키기 위해 손이나 손가락을 빠는데 이 때부터 상지를 목적을 가지고 사용하기 시작한다. 아기들은 생후 6개월 이전에 주위환경과 상호작용을 하기 위해 의도적으로 손을 뻗는다. 아동들이 어느 연령대에서든 상지와 연관된 병리를 경험하면 그로 인한 기능적 결과는 매우 클 수 있다. 이 부분에서는 아동에게 흔하게 발생하는 세 가지 병리(상완 신경총 손상, 소아 야구선수 주관절, 소아 주관절 아탈구)에 대한 검사에 초점을 둔다.

상완 신경총 손상 (Brachial Plexus Injury)

소아의 상완 신경총 손상(Brachial Plexus Injury: BPI)은 출산하는 동안 흔히 발생한다. 출생 시의 체중이 7.7Ib(3.5kg)보다 무거운 경우, 견관절의 난산, 골반위분만(breech delivery) 지연분만(prolonged labor), 모성 당뇨(maternal diabetes) 등은 상완 신경총 손상(Obstetric Brachial Plexus Injury: OBPI)의 산과적 위험 요소이다. BPI는 목과 어깨의 부상 시에도 발생할 수 있지만 검사 방법은 OBPI와 유사하다. 그러므로 이 부분에서는 OBPI에 초점을 두고 논의한다. 문헌상 OBPI의 발생률은 신생아 1,000명당 1-4명으로 보고되어 있다.[34] BPI는 이환된 신경근의 레벨에 따라 세 가지 타입으로 분류한다. 가장 흔한 손상은 C5와 C6 신경근이다. 상완 신경총의 상부 신경근 손상은 Erb 마비(Erb's palsy)라고 불리는데 손과 손목의 굴곡근은 기능이 보존되고 견관절의 기능은 손상되는 특징이 있다. Klumpke 마비(Klumpke's palsy)는 상완 신경총의 하부 신경근, 특히 C7-T1 신경근이 이환되며 견관절과 주관절의 기능은 정상이고 말초의 기능이 상실되는 특징이 나타난다. 상부와 하부 신경근의 손상은 Erb-Klumpke 마비라고 부른다. 또한 대부분의 BPI에서는 어느 정도의 피절성 감각 상실이 나타난다. 중요한 것은 만약 아동이 T1 신경근의 박리손상이 있는 경우에는 Horner 증후군(Horner syndrome)이 발생할 수 있다. Horner 증후군은 OBPI 환아의 10% 미만에서 발생하지만, 다양한 시각 장애가 발생할 수 있으므로 이에 대한 관리가 반드시 필요하다. OBPI 아동의 대부분은 생후 몇 개월 이내에 어느 정도의 자연 회복을 보이지만 증상이 지속되는 아동들은 평생 동안 기능적 제한과 손상이 남는다.

다른 질환에 대한 물리치료적 평가와 마찬가지로, BPI에 대한 평가도 움직임의 대칭성(symmetry)을 거시적으로 보기 위한 전체적 평가(big-picture assessment)부터 시작해야 한다. 근력에 대한 평가는 BPI 아동의 검진에서 매우 중요한 요소이다. 치료사는 이환된 상지의 근력을 관찰하기 위해 기능적 움직임에 대한 관찰에서부터 도수근력검사와 악력계(dynamometry) 측정에 이르기까지 다양한 평가방법을 이용할 수 있다. 마찬가지로 BPI 환아의 목, 견관절, 주관절, 손과 손목의 관절가동범위를 평가할 때도 기능적 관찰, 추정(estimation), 각도계를 이용한 측정 등을 조합해 사용할 수 있다. 이환된 상지에 초점을 맞추는 것 이외에도 치료사는 상지의 약화나 마비가

표 29.4 Hospital for Sick Children의 능동 운동 척도(Active Movement scale)

시진	근육 등급
중력 제거(Gravity eliminated)	
수축 없음	0
수축은 있으나 움직임이 없음	1
움직임이 관절가동범위의 50% 이하	2
움직임이 관절가동범위의 50% 이상	3
완전한 관절가동범위 수행	4
중력에 대항 (Against gravity)	
움직임이 관절가동범위의 50% 이하	5
움직임이 관절가동범위의 50% 이상	6
완전한 관절가동범위 수행	7

Based on H.M. Clarke and G.C. Curtis. An approach to obstetrical brachial plexus injuries. *Hand Clinics*. 1995;11(4):567.

환아의 전체적인 자세, 대동작 기술 습득과 대칭성 등에 미치는 영향을 반드시 평가해야 한다.

Hospital for Sick Children은 OBPI 아동을 위한 능동운동척도(Active Movement Scale: AMS)를[36] 제안하였다. 이 척도는 상지 능동운동의 작지만 의미 있는 변화를 발견하기 위해 개발되었다(표 29.4). AMS는 탁월한(excellent) 검사자간 신뢰도(excellent interrater reliability)와 거의 완벽한 검사자내 신뢰도(intrarater reliability)를 가진 것으로 밝혀졌다.[37] 상지 기능에 대한 Mallet 분류는 5개의 상지 움직임(외전, 외회전, 목 뒤로 손 가져가기, 허리에 손 가져가기, 입에 손 가져가기)에 0에서 5까지의 점수(움직임이 없는 경우 0점, 완전한 움직임이 가능한 경우 5점)를 준다(그림 29.2). Mallet 분류의 검사자내, 검사자간 신뢰도는 모두 탁월하다.[37]

이환된 상지의 감각을 평가하는 전략은 아동의 나이에 따라 달라질 것이다. 어린 아동의 경우에는 반응을 보기 위해 피절(dermatomal area)별로 다양한 형태의 접촉 감각을 적용한다. 더 나이가 많은 아동들은 가벼운 접촉(light touch) 감각을 이용한 일반적인 피질 평가에 대해 좀 더 정확하게 응답할 수 있을 것이다.

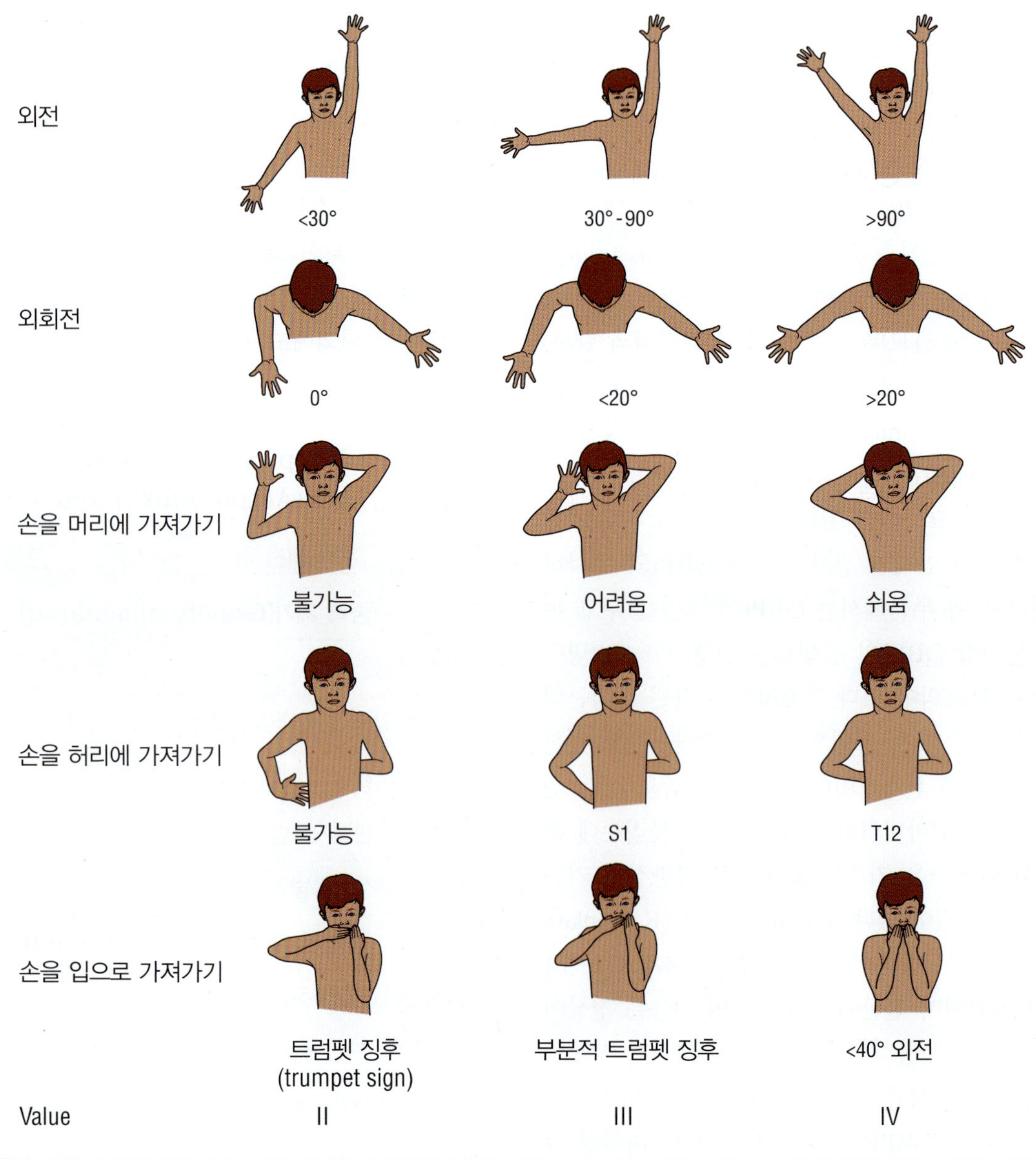

그림 29.2 Mallet 분류.

소아 야구선수 주관절
(Little league Elbow)

이 장의 소개부분에 언급한 것처럼, 소아/청소년의 미성숙한 근골격계에서만 발생하는 성장판 손상(physeal injury)의 가능성도 고려해야 한다. Little league elbow는 던지는 동작을 할 때 외반 스트레스(valgus stress)가 가해져 내측상과(안쪽위관절융기, medial epicondyle)가 상완골에서 분리되는 것을 말한다. 만약 던지는 것을 멈추지 않으면 Little league elbow는 상완골 소두(위팔뼈 작은머리, capitellum)의 골연화증과 요골두(노뼈머리)의 무혈관성 괴사(avascular necrosis)를 유발할 수 있다. Little league elbow는 골격의 성숙도, 던진 횟수, 던지는 동작의 역학(mechanic)이 복합적으로 작용하여 발생할 가능성이 크다.

Little league elbow에서 가장 흔하게 보고되는 증상은 주관절 내측의 통증이다. 이 통증은 갑자기 발생하거나 시간의 경과에 따라 증가하는 것으로 보고되어 있다. 치료실에서는 던지는 동작을 시켜봄으로써 통증을 재현시킬 수 있다.[38]

소아 주관절 아탈구
(Nursemaid's Elbow, **보모의 주관절**)

보모의 주관절(Nursemaid's Elbow: NE)은 요골두가 아탈구되었을 때 발생한다. 일반적으로 NE의 원인은 팔의 원위부에 대한 견인(traction)으로 이는 주로 보행 중 아이의 손을 잡고 당기거나 한손이나 두 손을 잡고 들어 올릴 때 발생한다. 윤상인대[고리인대, annular ligament; 상완골 소두(capitulum)와 관절을 이루는 요골두를 지지하는 역할]는 5세까지 완전히 발달하거나 강하지 못하기 때문에 NE는 일반적으로 5세 미만의 아동에게서 발생한다. 인대가 스트레칭되면서 요골두의 움직임이 일어나지만 찢어지지는 않는다.

NE가 발생한 아동은 5세 미만일 것이다. 아동들은 전완을 약간 회내(pronation)한 상태로 주관절을 약간 굴곡시킨 자세를 취한다. 또한 반대쪽 팔로 이환된 사지를 지지하려고 할 것이다. 좀 더 나이가 있는 아동들은 손목 원위부에서 통증을 호소할 것이다. 일반적으로 탈구는 빠르고 쉽게 정복되며 증상도 드라마틱하게 완화되지만 정복이 끝난 후에도 통증이 30분 이상 지속되는 경우에는 의사에게 의뢰하여 윤상인대의 파열이나 골절을 확인하기 위한 방사선 검사를 받아야 한다.[39]

상지 골절 (Fractures in the Upper Extremity)

영국 논문에 의하면 아동의 1/3은 17세 이전에 골절을 경험한다.[40] 소아에서 가장 흔한 상지 골절은 요골 원위부의 골절로서 주로 팔을 뻗은 상태로 넘어지면서 발생한다. 소아 상지의 또 다른 흔한 골절로는 쇄골뿐 아니라 상완골 원위부와 척골/요골 근위부의 골절이다. 또한 손상 기전 없이 만성이나 급성 견관절 통증이 발생한 소아는 상완골 근위부의 골절을 고려해야 한다. 다른 골절과 마찬가지로, 검사에는 종창(swelling)의 관리와 평가뿐 아니라 통증과 신경혈관 상태(neurovascular status)에 대한 평가가 포함되어야 한다. 의사에게 의뢰하여 즉시 고정을 해야 한다.

중요한 임상적 핵심

손목 후방에 통증을 호소하는 아동을 검사할 때, 치료사는 다음과 같이 해야 한다.

- 팔꿈치와 손목에 있는 모든 관절들을 세밀하게 검사한다.
- 소아에서 가장 흔한 골절인 요골 원위부의 골절을 고려한다.
- 소아 주관절 아탈구(요골두의 아탈구)를 확인한다.

표 29.5 성숙 정도에 따른 골격 정렬의 변화

	신생아	유년기의 경향	성인/성숙
고관절 (Hip)	전경(anteversion): 60° 전념(antetorsion): 30° 외반고(coxa valga)	전경 감소 전념 감소 외반(valgum) 감소	12° 전경/전념 내반고
슬관절 (Knee)	내반(varus)	1-2세: 직선 3-4세: 외반	여성: 약간 외반 남성: 약간 내반
다리 (Leg)	경골 내측 염전 경골 내반(휨)	내회전 감소 내반(휨) 감소	20° 외측 염전 정렬됨

Data from M. Tachdjian, 1972, *Pediatric orthopedics*, Volume 2. (Philadelphia: Saunders); S. Campbell, R. Palisano, and N. Orlin, 2012, *Physical therapy for children*, 4th ed. (St. Louis: Elsevier).

하지의 병리
LOWER EXTREMITY PATHOLOGY

근골격계는 자궁내에서 진화하고 변화한다. 또한 아동기에도 극적인 변화가 일어나며 청소년기를 향해 가면서 속도가 늦어진다. 태아의 하지 정렬은 여러 면에서 성인과 다르다. 태아의 하지 정렬이 정상적이고 성숙해지기 위해서는 정상적인 근 동원 패턴(mucle recruitment pattern)으로 뼈에 힘이 전달되는 다양한 움직임을 빈번히 경험해야 한다(하지 골격계의 변화에 대한 간단한 개요에 대해서는 표 29.5를 참고).

두발 보행은 기능과 외부 세계로의 참여에 중요하다. 또한 시스템의 성숙, 좀 더 구체적으로 다중시스템 통합의 상징이다. 아기(baby)가 일단 걷기 시작하면 아동(child)이라고 부르며 부모들은 자신들의 아이가 첫 발걸음을 떼는 것을 기록하기 위해 분주히 움직인다. 이 장에서는 보행이전 단계에서의 움직임과 경험을 통한 보행의 발달에 대해서는 논의하지 않는다. 왜냐하면 이것은 거의 전적으로 소아 물리치료의 영역 안에 있기 때문이다. 그러나 모든 치료사가 미성숙 보행과 성숙 보행을 정의하는 보행의 변화를 아는 것은 중요하다.

단독 보행(도움 없이 적어도 5걸음을 하는 것으로 정의함)을 하는 평균 연령은 13개월이다. 이들은 넓은 지지면, 과도한 체간 움직임, 손을 높이 드는 특징(이러한 특징들은 모두 불안정한 시스템하에서 안정성을 유지하기 위해 만들어낸 전략)을 보인다. 이들은 또한 발뒤꿈치 닿기(heel strike)가 없으며 걸음수(cadence)의 증가를 보인다. 일반적으로 7세까지는 보행의 운동 형상학과 운동 역학적 변수들(kinematic and kinetic variables)이 성인과 유사해진다. 아동의 보행 평가는 어려울 수 있다. 아동의 보행은 성인에 비해 좀 더 변수가 많다. 치료사들은 이미 널리 사용되고 있는 비디오 기능이 있는 장치 중 하나를 이용하여 가장 정확한 보행 평가를 수행할 수 있을 것이다.

고관절 이형성증 (Hip Dysplasia)

고관절의 발달성 이형성증(developmental dysplasia of the hip: DDH)은 대퇴골두나 관골구(acetabulum) 또는 대퇴골두와 관골구사이의 기형이다. 고관절의 탈구(dislocation), 탈구 가능성, 아탈구(subluxation) 그리고 아탈구 가능성을 반드시 구분해야 한다. 또한 DDH는 출생 시 나타나며 일부 질병(예를 들어, 뇌성마비)에서 나타나는 고관절의 비전형적 발달과는 다르다는 것을 반드시 알고 있어야 한다. DDH는 신생아 100명당 약 1명 정도에서 발생한다. 이에 비해 고관절 탈구는 1,000명당 1명에서 나타난다. DDH의 현저한 위험 요소에는 여성, 자궁내 역아(breech position), 유전적 요소가 포함된다.[44]

성숙한 고관절로의 발달은 자궁 내에서 시작되는데, 이는 임신 초기(first trimester)동안 간엽 조직

(mesenchymal tissue)의 정상 분화에 달려 있다. 관절의 형태는 자궁 내, 유아기, 기립 체중지지 활동 등을 하는 동안 대퇴골두와 골반의 관골구 사이의 관계(relationship)에 따라 달라진다. 대퇴골두와 관골구 사이의 정상적인 구조적 정렬을 가능한 빨리 제공하기 위해서는 DDH를 조기에 발견하는 것이 중요하다.

DDH의 임상적 증상과 징후는 신생아 검사의 중요한 요소이다. Galeazzi 징후는 누운 자세에서 유아를 평가한다. 치료사는 유아의 고관절과 슬관절을 90° 굴곡한다. 만약 탈구된 쪽 슬관절이 정상 쪽보다 낮게 보이면 Galeazzi 징후의 양성이다. 아동이 양쪽 DDH를 가진 경우 Galeazzi 징후가 유효하지 않기 때문에 다른 임상적 검사를 수행하여 확인해야 한다.[44]

치료사는 둔부와 대퇴 주름의 대칭성을 평가해야 한다. 주름의 비대칭 소견은 위양성일 수도 있으므로 다른 검사들에서 진단을 지지하거나 부인하는 증거들을 모을 수 있을 것이다.

신생아의 정상적인 외전 범위는 60°–80°이다. 지금까지는 연령에 관계없이 고관절 외전이 60°미만인 모든 유아는 DDH가 있을 수 있다고 생각해 왔으나 최근의 논문에서는 이 방법이 8주 이전의 유아에게는 정확성이 떨어지며 8주 이후의 유아에게 고관절 외전의 제한 소견이 있는 경우에는 추가적인 영상 검사를 통하여 확인해야 한다고 제안하고 있다.[45]

Ortolani와 Barlow 방법은 고관절 안정성에 대한 동적 평가이다. Ortolani 검사는 정복이 가능한 고관절 탈구를 발견하기 위한 것이다. 이 검사는 유아를 바로 눕히고 반대쪽 고관절을 고정한 상태에서 수행한다. 치료사는 유아의 고관절을 90° 굴곡시키고 손가락을 대전자 위에 유지하면서 다리를 외전시킨다. 덜컥하는 소리는 검사에 대한 양성 징후이다. 이 소리는 대퇴골두가 관골구의 후방 가장자리 위로 이동하여 대퇴골두와 관골구가 가까워져 관절이 정복되면서 발생하는 것이다.

Barlow 검사는 Ortolani 검사에 음성을 보이는 불안정한 고관절을 발견하기 위한 검사로 Ortolani 검사와는 차이가 있다. Barlow 검사도 유아를 바로 눕힌다. 치료사는 유아의 고관절을 90° 굴곡, 외전한 상태에서 고관절에 후방 압력을 주면서 내전시킨다. 만약 후방으로 압력을 줄 때 고관절이 관골구의 후방 가장자리 위로 미끄러지는 느낌이 들면 검사의 양성이다.

앞에서 언급한 검사 방법은 4개월 미만의 아동에게 적합하다. 이러한 검사의 결과는 영상 검사의 결과와 비교/통합해야 한다. 좀 더 나이가 든 유아/아동은 비정상적 움직임이 있음에도 불구하고 검사에는 음성일 수 있다. 그러므로 좀 더 나이가 든 아동들의 DDH를 선별하는 검사에는 보행 평가(보행이 가능한 아동)뿐 아니라 방사선 검사(초음파검사가 아님)가 포함되어야 한다. DDH 아동들의 보행은 많은 비전형적 소견이 특징적으로 나타나는데 여기에는 이환된 쪽의 발가락 보행(toe walking)과 관상면에서의 골반/고관절 움직임 증가 등이 포함된다.

고관절의 흔한 기타 질환
(Other Common Condition of the Hip)

고관절의 흔한 기타 질환으로는 Legg–Calvé–Perthes병(Legg–Calvé–Perthes: LCP), 일과성 활액낭염(transient synovitis: TS), 대퇴골두 골단분리증(slipped capital femoral epiphysis: SCFE) 등이 있다. 이 질환들을 비교하려면 표 29.6을 참고하라.

LCP는 대퇴골두 골화 중심부가 괴사된 결과로 대개 아동, 남아, 4–8세 사이에서 발생한다. LCP의 증상과 징후로는 서혜부(groin)나 고관절/슬관절의 간헐적인 통증과 절룩거림(limping) 등이 포함된다. 관절가동범위는 외전과 내회전이 제한될 것이다. LCP의 조기 발견은 성공적인 치료 결과에 매우 중요하다.[46]

TS는 반드시 감염성 관절염(septic arthritis, 다음 부분에 논의되어 있음)과 감별 진단되어야 한다. TS는 10세 미만의 아동들에게서 가장 흔하며, 여아보다는 주로 남아에게 이환된다. 임상소견으로는 체중지지시 다리를 절거나 통증, 관절가동범위의 제한, 관절 삼출(effusion) 등이다. 검사실(laboratory) 소견도 비정상인데 이는 TS와 SA를 감별 진단하는 결정요소가 된다. TS와 SA의 증상 양상이 유사하기 때문에 만약 TS가 의심된다면 반드시 의사에게 의뢰하여 SA를 배제해야 한다.[47]

표 29.6 소아 고관절 질환

고관절 질환	일반적 통계	증상 표출 양상
Legg-Calvé-Perthes병	남아 > 여아 연령 4-8세	• 절룩거림과 서혜부, 고관절 또는 슬관절의 간헐적 통증 • 외전과 내회전 관절가동범위의 감소
일과성 활액낭염(transient synovitis)	남아 > 여아 대개 10세 미만	• 염증성 관절염에 비해 급성통증이나 관절가동범위의 제한은 덜하다. • 무열성(afebrile)
대퇴골두 골단 분리증 (slipped capital femoral epiphysis)	남아 > 여아 사춘기 비만과 연관됨	• 서혜부 통증과 대퇴와 슬관절의 전내측 통증 • 고관절을 외회전으로 유지하려는 강력한 경향
염증성 관절염(septic arthris)	대개 3세 미만	• 모든 방향으로의 관절 운동시 통증 • 비전형적인 혈액 검사 소견 • 체중지지 능력 상실 • 무열성

SCFE은 대퇴골 근위 성장판의 성장이 약해지고 전위될 때 발생하는 고관절의 흔한 질환이다. SCFE는 급성, 만성기의 급성(acute on chronic), 만성일 수 있다. SCFE의 원인은 불분명하지만 역학적인 요소와 내분비적 요인이 모두 작용할 것이다.[48] SCFE를 가진 청소년의 2/3는 비만이다. 여아보다는 남아에서 더 많이 발생하며 사춘기의 성장기 동안 가장 호발한다. SCFE는 단측성이거나 양측성일 수 있다. 임상적 징후로는 대퇴와 슬관절 전내측 통증, 서혜부 통증, 통증성 보행 그리고 고관절을 외회전 상태로 유지하려는 강력한 경향 등을 들 수 있다.

감염성 관절염 (Septic Arthritis)

감염성 관절염(septic arthritis: SA)은 박테리아균(bacterial organism)으로 인한 관절의 염증이다. SA가 의심되면 반드시 의사에게 즉각적으로 의뢰를 해야 하는데, 왜냐하면 48시간 이내에 고관절 파괴(destruction)가 일어날 수 있기 때문이다. 아동들에게 나타나는 SA의 대부분은 3세 미만이다. SA는 상지에서도 나타날 수 있지만 대부분은 슬관절과 고관절에서 발생한다.

SA를 진단하는 표준검사는 고관절 흡인술(aspiration)이지만 다양한 검사실 검사 결과로도 진단할 수 있다. 임상 평가시 관절가동범위의 감소, 체중지지의 어려움 등 TS와 유사한 증상이 나타나지만 TS와 SA

중요한 임상적 핵심

아동의 고관절 통증은 복잡할 수 있다.

- Legg-Calvé-Perthes 증후군, 일과성 활액낭염, 대퇴골두골단 분리증은 남아에서 좀 더 흔하다.
- 일과성 활액낭염을 가진 아동들은 무열성이다.
- 대퇴골두골단 분리증을 가진 아동들은 즉시 정형외과 의사에게 진료를 볼 필요가 있다.

를 감별할 수 있는 임상 예측 규칙(clinical prediction rule)이 존재한다. SA의 임상 예측 규칙에서는 발열(fever)의 병력, 체중지지 거부, 2개의 비정상 혈액검사 소견[적혈구침강속도(erythrocyte sedimentation rate)와 백혈구 증가] 등 4개의 예측인자를 제시하고 있다.[49]

Blount 병 (Blount's Disease)

Blount 병(Blount's disease: BD)은 경골의 진행성 내반(안굽이, varus) 기형이다. 유아(infantile) 타입과 청소년(adolescent) 타입 BD가 가장 흔하다. 유아 타입은 2–5세 사이에서 발생한다. 청소년 타입은 좀 더 나이가 많은 아동들에게서 발생하며 비만과 연관성이 매우 높다. 구조적 변화의 정확한 원인은 논쟁의 여지가 있지만 두 타입 모두에서 경골 내측 성장판에 분명하고 지속적인 퇴행(degeneration)이 나타난다.

치료사는 다리 길이뿐 아니라 슬관절의 안정성을 반드시 평가해야 한다. 유아 타입은 비수술적으로 관리할 수 있는 가능성이 있으므로 조기 발견과 정형외과로의 의뢰가 중요하다. 좀 더 후에 발병하는 청소년 타입은 정렬 회복을 위한 광범위한 수술적 개입이 필요하다.

Osgood–Schlatter 병
(Osgood-Schlatter's Disease)

Osgood–Schlatter(OS) 병은 8–12세 여아와 12–15세 남아에서 흔한 질환이다. 남아에서 좀 더 흔하지만 두 그룹 모두 경골 조면(정강뼈 거친면, tibial tuberosity)에서 통증을 호소한다. 이 통증은 대퇴 사두근 건이 골격적으로 미성숙한 경골 조면을 반복적으로 당김으로서 발생한다. 반복적 외상은 경골 조면의 박리(avulsion)와 골단염(apophysitis)을 유발한다. OS의 대부분은 스포츠와 연관 있는 아동/청소년에게서 발생한다.

아동/청소년들은 사춘기이전이나 사춘기 초기에 경골 조면 부위(대퇴 사두근건이 정지)에 국소적 통증이 서서히 발생했다고 보고할 것이다. 이 통증은 어떤 활동을 할 때나 후에 좀 더 현저해진다. 슬관절 신전에 저항을 주거나 때로는 경골 조면(더 돌출되어 보일 수도 있다)을 촉진할 때 통증이 재현된다.

특발성 내번족 (Idiopathic Clubfoot)

특발성 내번족(idiopathic clubfoot: IC, talipes equinovarus라고도 알려져 있음)은 신생아 1,000명당 1명이 이환되는데 남아의 발생률이 두 배이다. IC 환자의 약 절반은 양측성이다. 내번족은 많은 신경근 질환 및 유전 증후군과 관련이 있다. 그러나 이 정보는 다른 일반적인 아기의 특발성 내번족과 연관이 있다. IC의 원인은 알려져 있지 않지만 최근의 우세한 이론에는 어느 정도의 복합적 요인(환경적 요인과 유전적 요인)이 포함되어 있다.[51] 몇몇 연구에서 내번족에 비정상 조직이 많이 존재한다는 것이 나타났다.[52]

내번족은 발/발목의 기형이 여러 면에서 일어나는 것으로, 요족(Cavus), 내전(Adductus), 내반(Varus), 첨족(Equinus) 등의 요소들이 포함되어 있어서, 때때로 CAVE라는 약어로 표현한다. 내번족의 대부분은 초음파 검사를 통해 자궁 내에서 진단되지만 그렇지 못한 경우에는 조기 발견과 조기 치료가 중요하다. 내번족은 신생아 발의 또 다른 흔한 변형인 중족골 내전증(metatarsus adductus)과 반드시 감별해야 한다.

내번족에 대한 검사는 하지 전체의 정렬에 대한 평가로 시작되어야 한다. 발 특히 거골의 위치를 촉진하는 것이 중요하다. 다른 질환에서도 내번족의 발생률이 높기 때문에 신경근 시스템과 다른 모든 관절들에 대한 세밀한 검사가 반드시 이루어져야 한다. 거시적 평가에서는 작은 발, 첨족과 내반족 등이 나타날 것이다. 종종 발 내측에 주름이 나타나며 종아리 근육이 작다.

내번족에 대한 분류 시스템은 다양하다. 가장 흔하게 사용하는 분류 시스템(Ponseti와 Smoley, Harold와 Walker, Catterall과 Diméglio)들은 모두 내번족을 유발하는 다양한 요소의 위치와 교정되는 양을 고려한다. Diméglio 분류 시스템은 내번족의 분류 시스템 중 가장 신뢰성이 높은 방법이다. 이 분류 시스템은 0–20점까지의 척도를 사용하여 시상면에서의 첨족, 관상면에서의 내반, 수평면에서의 전족부 내전의 환원성(reducibility)과 종골/전족부에 대한 거골의 역회전(derotation) 정도를 평가한다. 각각의 움직임에 대해 0–4점(4점은 가장 환원성이 큼, 0점은 환원성이 가장 적음)의 점수가 주어진다. 네 개의 항목에 대한 점수를 누적하여 등급 I(양성)에서 등급 IV (매우 심함)까지 내번족의 중증도를 제공한다.

앞에서 언급한 바와 같이, 중족골 내전증과 내번족을 구별하는 것이 중요하다. 특히, 중족골 내전증은 후족부(hindfoot)가 연관되지 않는다. 따라서 중족골 내전증에서는 첨족이 나타나지 않는다.

발목과 발의 기타 질환
(Other Condition of the Foot and Ankle)

발목과 발의 흔한 기타 질환에는 평발, 선천성 수직 거골(congenital vertical talus), Kohler 증후군 (Kohler syndrome), Sever 병(Sever's disease) 등이 있다.

평발(flat foot: FF)은 아동에게서 7–22%의 발생률을 보이는 흔한 질환으로 물리치료실과 정형외과로 빈번하게 의뢰된다. 미국 소아정형외과학회(Pediatric Orthopedic Society of America)는 대부분의 FF는 나이가 들어가면서 해결된다고 보고하였다. 발의 내측 아치(medial arch)는 아동이 발달 경험, 구체적으로 2–6세 사이에 발을 통한 외측 체중 이동을 경험함으로서 발달한다.[55] 6세 이전에 나타나는 FF는 정상적인 것으로 생각된다.[56] 검사에는 종골건의 유연성, 발뒤꿈치를 들 때의 내측 아치 구조, 근위부 운동사슬 정렬(proximal kinetic chain alignment), 신발의 마모 패턴에 대한 평가가 포함되어야 한다. FF는 근약화를 가진 아동이 지지면을 증가시키기 위한 시도로 나타나는 것이기 때문에 근력평가 또한 시행되어야 한다.

선천성 수직 거골(congenital vertical talus: CVT)은 신생아 10,000명당 1명에게서 발생한다. CVT 아기의 50%는 특발성이다.[57] CVT는 발의 다양한 해부학적 기형 때문에 뻣뻣하며 돌출된 평발(rigid, convex flat foot)이 나타난다. 이 기형에서는 수직 거골과 전족의 후방 병진이동(translation)이 나타나는데, 이는 발 내재근의 기능 상실로 인해 족배굴곡근(dorsiflexor)이 과도하게 당겨 발생하는 것으로 생각된다.

Kohler 증후군은 역학적 압박이나 무혈관성 괴사로 인한 주상골의 골연골증(osteochondrosis)이다. 일반적으로 2–8세 사이에서 발생하는데, 아동들은 주상골 부위에 국한된 통증을 호소하며 발 등의 종창과 발적이 있을 수 있다. 발병 양상을 가지고 감염과 이 증후군을 감별 진단할 수 있다. 통증은 보행 역학에 영향을 줄 수도 있고 그렇지 않을 수도 있다.

Sever 병(Sever's disease)은 본질적으로 과도한 사용으로 인해 발생하며 종골 골단염(apophysitis)을 유발한다. 7–14세의 아동에게서 발생하며 종골의 뒤쪽면에 압통이 있다. 족저 굴곡에 저항을 주면 통증이 재현될 것이다.

하지의 골절
(Fracture in the Lower Extremity)

이 장의 앞부분에서 서술한 바와 같이 아동의 골절은 흔하게 발생한다. 실제로 남아의 거의 절반은 아동기동안 골절을 경험한다.[40] 소아에서 가장 흔한 하지 골절은 경골 골절이지만 비골 골절의 여부를 반드시 확인해야 한다. 좀 더 나이가 많은 아동들에게서 새롭게 보고되고 있는 또 다른 하지 골절은 스트레스 골절이다. 많은 아동들이 좀 더 일찍 그리고 좀 더 격렬한 스포츠 활동에 참여하게 되면서 스트레스 골절이 점점 더 흔해지고 있다.

드물기는 하지만 신뢰할 수 있는 명확한 기전 없이도 골절이 발생할 수 있는데, 이때는 아동 학대를 반드시 확인해야 한다. 대부분의 대형의학센터들은 학대여부를 체계적으로 확인할 수 있는 프로그램을 가지고 있다. 대형의학센터가 먼 경우, 아동 학대의 가능성이 조금이라도 의심되면 치료사는 조심스럽게 대응하고 지역 사회복지과에 연락해야 한다.

결론 CONCLUSION

소아/청소년의 근골격계 손상은 생각보다 흔하다. 아동들은 성인에게 흔히 발생하는 근골격계 병리에도 민감하지만 아동의 미성숙한 근골격계는 특정 병리(미성숙 시스템에서만 발생하는)에 의해 손상받기 쉽다. 근골격계의 문제를 호소하거나 확진을 받은 아동을 검사할 때, 치료사는 성인 환자에게 익숙하게 사용하고 있는 검사 기법으로 도움을 받을 수 있다. 치료사는 아동의 근골격계가 성숙을 위한 과정에 있다는 것과 이러한 미성숙이 아동의 증상표출 양상에 미치는 영향에 대해 잘 알고 있어야 한다. 또한 치료사는 소아에게만 배타적으로 사용되는 진단명들에 대해서도 익숙해야 한다.

이 장의 목적은 소아 전문 치료사가 아닌 치료사들에게 미성숙한 근골격계에 대한 정보를 제공하여 아동들에게서 흔히 발생하는 근골격계의 병리를 식별할 수 있도록 하고 근골격계적 불편을 가진 아동들을 물리치료적으로 어떻게 평가하는지 기술하는 것이다. 치료사는 근골격계 손상을 가진 아동을 만나게 되면 성인 환자들을 대할 때처럼 그 손상이 아동의 기능과 활동 참여에 어떤 영향을 주는지 반드시 인식해야 한다.

참고문헌

제1장

1. Palmer KT, Cooper C. Work-related disorders of the upper limb. *Arthritis Research Campaign: Topical Reviews*. 2006;10:1-7.
2. Raisz LG. Physiology and pathophysiology of bone remodeling. *Clin Chem*. 1999;45(8)(part 2):1353-1358.
3. Clarke B. Normal bone anatomy and physiology. *Clin J Am Soc Nephrol*. 2008;3(suppl 3):S131-S139.
4. Väänänen HK, Zhao H, Mulari M, Halleen JM. The cell biology of osteoclast function. *J Cell Sci*. 2000;113(part 3):377-381.
5. Rho JY, Kuhn-Spearing L, Zioupos P. Mechanical properties and the hierarchical structure of bone. *Med Eng Phys*. 1998;20(2):92-102.
6. Augat P, Schorlemmer S. The role of cortical bone and its microstructure in bone strength. *Age Ageing*. 2006;35(suppl 2):ii27-ii31.
7. Jee WS. Principles in bone physiology. *J Musculoskelet Neuronal Interact*. 2000;1(1):11-13.
8. Comarr AE, Hutchinson RH, Bors E. Extremity fractures of patients with spinal cord injuries. *Am J Surg*. 1962;103:732-739.
9. Chappard D, Baslé MF, Legrand E, Audran M. Trabecular bone microarchitecture: A review. *Morphologie*. 2008;92(299):162-170.
10. Frost HM. A 2003 update of bone physiology and Wolff's Law for clinicians. *Angle Orthod*. 2004;74(1):3-15.
11. Hasegawa K, Turner CH, Burr DB. Contribution of collagen and mineral to the elastic anisotropy of bone. *Calcif Tissue Int*. 1994;55(5):381-386.
12. Yamashita J, Li X, Furman BR, Rawls HR, Wang X, Agrawal CM. Collagen and bone viscoelasticity: A dynamic mechanical analysis. *J Biomed Mater Res*. 2002;63(1):31-36.
13. Burr DB, Turner CH, Naick P, et al. Does microdamage accumulation affect the mechanical properties of bone? *J Biomech*. 1998;31(4):337-345.
14. Ralphs JR, Benjamin M. The joint capsule: Structure, composition, ageing and disease. *J Anat*. 1994;184(part 3):503-509.
15. Piette E. Anatomy of the human temporomandibular joint. An updated comprehensive review. *Acta Stomatol Belg*. 1993;90(2):103-127.
16. Unsworth A, Dowson D, Wright V. 'Cracking joints'. A bioengineering study of cavitation in the metacarpophalangeal joint. *Ann Rheum Dis*. 1971;30(4):348-358.
17. Malghem J, Omoumi P, Lecouvet FE, Vande Berg BC. Presumed intraarticular gas microbubbles resulting from a vacuum phenomenon: Visualization with ultrasonography as hyperechoic microfoci. *Skeletal Radiol*. 2011;40(10):1287-1293.
18. Kawchuk GN, Fryer J, Jaremko JL, Zeng H, Rowe L, Thompson R. Real-time visualization of joint cavitation. *PLoS One*. 2015;10(4):e0119470.
19. James CB, Uhl TL. A review of articular cartilage pathology and the use of glucosamine sulfate. *J Athl Train*. 2001;36(4):413-419.
20. Jackson DW, Scheer MJ, Simon TM. Cartilage substitutes: Overview of basic science and treatment opti ons. *J Am Acad Orthop Surg*. 2001;9(1):37-52.
21. Mankin H, Brandt K. *Textbook of Rheumatology*. 3rd ed. Philadelphia, PA: Saunders; 1989.
22. Buckwalter JA, Mankin HJ. Articular cartilage: Tissue design and chondrocyte-matrix interactions. *Instr Course Lect*. 1998;47:477-486.
23. Jurvelin JS, Buschmann MD, Hunziker EB. Mechanical anisotropy of the human knee articular cartilage in compression. *Proc Inst Mech Eng H*. 2003;217(3):215-219.
24. Mow VC, Holmes MH, Lai WM. Fluid transport and mechanical properties of articular cartilage: A review. *J Biomech*. 1984;17(5):377-394.
25. Nordin M, Frankel V. *Basic Biomechanics of the Musculoskeletal System*. 2nd ed. Philadelphia, PA: Lea & Febiger; 1989.
26. Suh JK, Li Z, Woo SL. Dynamic behavior of a biphasic cartilage model under cyclic compressive loading. *J Biomech*. 1995;28(4):357-364.
27. Mansour J. *Kinesiology: The Mechanics and Pathomechanics of Human Movement*. 2nd ed. Philadelphia, PA: Lippincott, Williams and Wilkins; 2008.
28. Frank CB, Hart DA, Shrive NG. Molecular biology and biomechanics of normal and healing ligaments—a review. *Osteoarthr Cartilage*. 1999;7(1):130-140.
29. Netti P, D'Amore A, Ronca D, Ambrosio L, Nicolais L. Structure-mechanical properties relationship of natural tendons and ligaments. *J Mater Sci—Mater M*. 1996;7(9):525-530.
30. Quapp KM, Weiss JA. Material characterization of human medial collateral ligament. *J Biomech Eng*. 1998;120(6):757-763.
31. Crowninshield RD, Pope MH. The strength and failure characteristics of rat medial collateral ligaments. *J Trauma*. 1976;16(2):99-105.
32. Hsu AT, Chang JH, Chang CH. Determining the resting position of the glenohumeral joint: A cadaver study. *J Orthop Sports Phys Ther*. 2002;32(12):605-612.
33. Barak T, Rosen E, Sofa R. Mobility: Passive orthopedic manual therapy. In: Gould J, Davies G, eds. *Orthopedic and Sports Physical Therapy*. St. Louis, MO: CV Mosby Co.; 1990:195-206.
34. Grieve G. *Common vertebral joint problems*. 2nd ed. Edinburgh: Churchill Livingstone; 1988.
35. Kaltenborn F. *Manual Mobilization of the Extremity Joints*. 4th ed. Minneapolis, MN: OPTP; 1989.

36. Baeyens J-P, Van Roy P, Clarys JP. Intra-articular kinematics of the normal glenohumeral joint in the late preparatory phase of throwing: Kaltenborn's rule revisited. *Ergonomics*. 2000;43(10):1726-1737.

37. Baeyens JP, Van Roy P, De Schepper A, Declercq G, Clarijs JP. Glenohumeral joint kinematics related to minor anterior instability of the shoulder at the end of the late preparatory phase of throwing. *Clin Biomech (Bristol, Avon)*. 2001;16(9):752-757.

38. Cattrysse E, Baeyens JP, Van Roy P, Van de Wiele O, Roosens T, Clarys JP. Intra-articular kinematics of the upper limb joints: A six degrees of freedom study of coupled motions. *Ergonomics*. 2005;48(11-14):1657-1671.

39. Johnson AJ, Godges JJ, Zimmerman GJ, Ounanian LL. The effect of anterior versus posterior glide joint mobilization on external rotation range of motion in patients with shoulder adhesive capsulitis. *J Orthop Sports Phys Ther*. 2007;37(3):88-99.

40. Schomacher J. The convex-concave rule and the lever law. *Man Ther*. 2009;14(5):579-582.

41. Hopkins P. Skeletal muscle physiology. *Continuing Education in Anaesthesia, Critical Care & Pain*. 2006;6(1):1-6.

42. Lorenz T, Campello M. Biomechanics of skeletal muscle. In: Nordin M, Frankel V, eds. *Basic Biomechanics of the Musculoskeletal System*. 3rd ed. Philadelphia, PA: Lippincott, Williams and Wilkins; 2000.

43. Williams PL, Warwick R, Dyson M. *Gray's Anatomy*. Vol. 37. London, England: Churchill Livingstone; 1995.

44. Noonan TJ, Garrett WE. Injuries at the myotendinous junction. *Clin Sports Med*. 1992;11(4):783-806.

45. Gamble JG. *Musculoskeletal System: Physiological Basics*. New York. NY: Raven Press; 1988.

46. The motor unit. In: Purves D, Augustine G, Fitzpatrick D, et al., eds. *Neuroscience*. 2nd ed. Sunderland, MA: Sinauer Associates; 2001.

47. Huxley H, Hanson J. Changes in the cross-striations of muscle during contraction and stretch and their structural interpretation. *Nature*. 1954;173(4412):973-976.

48. Lieber RL. *Skeletal Muscle Structure and Function: Implications for Rehabilitation and Sports Medicine*. Baltimore, MD: Williams & Wilkins; 1992.

49. Lieber RL, Fridén J. Functional and clinical significance of skeletal muscle architecture. *Muscle Nerve*. 2000;23(11):1647-1666.

50. Billeter R, Oetliker H, Hoppeler H. Structural basis of muscle performance. *Adv Vet Sci Comp Med*. 1994;38A:57-124.

51. Ikai M, Fukunaga T. Calculation of muscle strength per unit cross-sectional area of human muscle by means of ultrasonic measurement. *Int Z Angew Physiol*. 1968;26(1):26-32.

52. Tabary JC, Tardieu C, Tabary C, Lombard M, Gagnard L, Tardieu G. [Neural regulation and adaptation of the number of sarcomeres of the muscle fiber to the length imposed upon it]. *J Physiol (Paris)*. 1972;65(suppl 1):168A.

53. Deusinger RH. Biomechanics in clinical practice. *Phys Ther*. 1984;64(12):1860-1868.

54. Cavagna GA, Dusman B, Margaria R. Positive work done by a previously stretched muscle. *J Appl Physiol*. 1968;24(1):21-32.

55. Van Ingen Schenau G. An alternative view of the concept of utilisation of elastic energy in human movement. *Human Movement Science*. 1984;3:301-336.

56. Enoka RM. Eccentric contractions require unique activation strategies by the nervous system. *J Appl Physiol (1985)*. 1996;81(6):2339-2346.

57. Häkkinen K, Häkkinen A. Neuromuscular adaptations during intensive strength training in middle-aged and elderly males and females. *Electromyogr Clin Neurophysiol*. 1995;35(3):137-147.

58. Fitzgerald GK. Open versus closed kinetic chain exercise: Issues in rehabilitation after anterior cruciate ligament reconstructive surgery. *Phys Ther*. 1997;77(12):1747-1754.

59. Birch HL. Tendon matrix composition and turnover in relation to functional requirements. *Int J Exp Pathol*. 2007;88(4):241-248.

60. Vogel KG, Koob TJ. Structural specialization in tendons under compression. *Int Rev Cytol*. 1989;115:267-293.

61. Kannus P. Structure of the tendon connective tissue. *Scand J Med Sci Sports*. 2000;10(6):312-320.

62. Wang JH. Mechanobiology of tendon. *J Biomech*. 2006;39(9):1563-1582.

63. Jung HJ, Fisher MB, Woo SL. Role of biomechanics in the understanding of normal, injured, and healing ligaments and tendons. *Sports Med Arthrosc Rehabil Ther Technol*. 2009;1(1):9.

제2장

1. Waxman S. *Correlative Neuroanatomy*. 24th ed. New York, NY: McGraw-Hill; 1996.

2. Lee MW, McPhee RW, Stringer MD. An evidence-based approach to human dermatomes. *Clin Anat*. 2008;21(5):363-373.

3. Thomas P, Olsson Y. Microscopic anatomy and function of the connective tissue components of peripheral nerve. In: Dyck P, Thomas P, Lambert E, eds. *Peripheral Neuropathy*. Philadelphia, PA: Saunders; 1984.

4. Henneman E, Somjen G, Carpenter DO. Functional significance of cell size in spinal motoneurons. *J Neurophysiol*. 1965;28:560-580.

5. Linnamo V, Moritani T, Nicol C, Komi PV. Motor unit activation patterns during isometric, concentric and eccentric actions at different force levels. *J Electromyogr Kinesiol*. 2003;13(1):93-101.

6. Howell JN, Fuglevand AJ, Walsh ML, Bigland-Ritchie B. Motor unit activity during isometric and concentric-eccentric contractions of the human first dorsal interosseus muscle. *J Neurophysiol*. 1995;74(2):901-904.

7. Van Vliet PM, Heneghan NR. Motor control and the management of musculoskeletal dysfunction. *Man Ther*. 2006;11(3):208-213.

8. Borsa P, Lephart S, Kocher M. Functional assessment and rehabilitation of shoulder proprioception for glenohumeral instability. *J Sport Rehabil.* 1994;3:84-104.
9. McCloskey DI. Kinesthetic sensibility. *Physiol Rev.* 1978;58(4):763-820.
10. Wyke B. Articular neurology—a review. *Physiotherapy.* 1972;58(3):94-99.
11. Milne RJ, Foreman RD, Giesler GJ, Willis WD. Convergence of cutaneous and pelvic visceral nociceptive inputs onto primate spinothalamic neurons. *Pain.* 1981;11(2):163-183.
12. Vierck CJ, Greenspan JD, Ritz LA. Long-term changes in purposive and reflexive responses to nociceptive stimulation following anterolateral chordotomy. *J Neurosci.* 1990;10(7):2077-2095.
13. Gardner E. Reflex muscular response to stimulation of articular nerves in the cat. *Am J Physiol.* 1950;161(1):133-141.
14. Carpenter M. *Human Neuroanatomy.* 7th ed. Philadelphia, PA: Williams & Wilkins; 1977.
15. Prochazka A, Gorassini M. Ensemble firing of muscle afferents recorded during normal locomotion in cats. *J Physiol.* 1998;507(part 1):293-304.
16. Prosperini L, Petsas N, Raz E, et al. Balance deficit with opened or closed eyes reveals involvement of different structures of the central nervous system in multiple sclerosis. *Mult Scler.* 2014;20(1):81-90.
17. Kloos A. Mechanics and control of posture and balance. In: Hughes C, ed. *Movement Disorders and Neuromuscular Interventions for the Trunk and Extremities—Independent Study Course.* La Crosse, WI: Orthopaedic Section, APTA, Inc.; 2008:1-26.
18. Horak FB, Nashner LM. Central programming of postural movements: Adaptation to altered support-surface configurations. *J Neurophysiol.* 1986;55(6):1369-1381.
19. Halle J. Neuromusculoskeletal scan examination with selected related topics. In: Flynn T, ed. *The Thoracic Spine and Rib Cage Musculoskeletal Evaluation and Treatment.* Boston, MA: Butterworth-Heinemann; 1996:121-146.
20. Virani SN, Ferrari R, Russell AS. Physician resistance to the late whiplash syndrome. *J Rheumatol.* 2001;28(9):2096-2099.
21. Moseley G. Reconceptualising pain according to modern pain science. *Phys Ther Rev.* 2007;12:169-178.
22. Sloan TJ, Walsh DA. Explanatory and diagnostic labels and perceived prognosis in chronic low back pain. *Spine (Phila Pa 1976).* 2010;35(21):E1120-E1125.
23. Wall P, Melzack R. *Textbook of Pain.* London, England: Elsevier; 2005.
24. Louw A. *Why Do I Hurt? A Neuroscience Approach to Pain.* Minneapolis, MN: OPTP; 2013.
25. Puentedura EJ, Louw A. A neuroscience approach to managing athletes with low back pain. *Phys Ther Sport.* 2012;13(3):123-133.
26. Louw A, Puentedura E. *Therapeutic Neuroscience Education.* Minneapolis, MN: OPTP; 2013.
27. Moseley GL. A pain neuromatrix approach to patients with chronic pain. *Man Ther.* 2003;8(3):130-140.
28. Kovacs FM, Seco J, Royuela A, Peña A, Muriel A, Network SBPR. The correlation between pain, catastrophizing, and disability in subacute and chronic low back pain: A study in the routine clinical practice of the Spanish National Health Service. *Spine (Phila Pa 1976).* 2011;36(4):339-345.
29. Waddell G, Newton M, Henderson I, Somerville D, Main CJ. A Fear-Avoidance Beliefs Questionnaire (FABQ) and the role of fear-avoidance beliefs in chronic low back pain and disability. *Pain.* 1993;52(2):157-168.
30. Cleland JA, Fritz JM, Childs JD. Psychometric properties of the Fear-Avoidance Beliefs Questionnaire and Tampa Scale of Kinesiophobia in patients with neck pain. *Am J Phys Med Rehabil.* 2008;87(2):109-117.
31. Mintken PE, Cleland JA, Whitman JM, George SZ. Psychometric properties of the Fear-Avoidance Beliefs Questionnaire and Tampa Scale of Kinesiophobia in patients with shoulder pain. *Arch Phys Med Rehabil.* 2010;91(7):1128-1136.
32. George SZ, Valencia C, Zeppieri G, Robinson ME. Development of a self-report measure of fearful activities for patients with low back pain: The Fear of Daily Activities Questionnaire. *Phys Ther.* 2009;89(9):969-979.
33. García-Campayo J, Serrano-Blanco A, Rodero B, et al. Effectiveness of the psychological and pharmacological treatment of catastrophization in patients with fibromyalgia: A randomized controlled trial. *Trials.* 2009;10:24.
34. Melzack R, Wall PD. Pain mechanisms: A new theory. *Science.* 1965;150(3699):971-979.
35. Carter R. *The Human Brain Book.* New York, NY: Kindersley Limited; 2009.
36. Delcomyn F. *Foundations of Neurobiology.* New York, NY: W.H. Freeman; 1998.
37. Melzack R. Pain—An overview. *Acta Anaesthesiol Scand.* 1999;43(9):880-884.
38. Melzack R. Pain and the neuromatrix in the brain. *J Dent Educ.* 2001;65(12):1378-1382.
39. Melzack R. From the gate to the neuromatrix. *Pain.* 1999;6:S121-S126.
40. Melzack R. Gate control theory: On the evolution of pain. *Pain Forum.* 1996;5:128-138.
41. Latremoliere A, Woolf CJ. Central sensitization: A generator of pain hypersensitivity by central neural plasticity. *J Pain.* 2009;10(9):895-926.
42. Meeus M, Vervisch S, De Clerck LS, Moorkens G, Hans G, Nijs J. Central sensitization in patients with rheumatoid arthritis: A systematic literature review. *Semin Arthritis Rheu.* 2012;41(4):556-567.
43. Woolf CJ, Salter MW. Plasticity and pain: The role of the dorsal horn. In: McMahon S, Koltzenburg M, eds. *Wall and Melzack's Textbook of Pain.* 5th ed. Edinburgh, Scotland: Elsevier; 2005.
44. Woolf CJ, Mannion RJ. Neuropathic pain: Aetiology, symptoms, mechanisms, and management. *Lancet.* 1999;353(9168):1959-1964.

45. Villaneuva L, Fields HL. Endogenous central mechanisms of pain modulation. In: Villaneuva L, Dickenson A, Ollat H, eds. *The Pain System in Normal and Pathological States.* Seattle, WA: IASP Press; 2004.

46. Woolf CJ. Central sensitization: Uncovering the relation between pain and plasticity. *Anesthesiology.* 2007;106(4):864-867.

47. Woolf CJ, Doubell TP. The pathophysiology of chronic pain: Increased sensitivity to low threshold A beta fibre inputs. *Curr Opin Neurobiol.* 1994;4:525-534.

48. Doubell TP, Mannion R, Woolf CJ. The dorsal horn: State dependent sensory processing, plasticity and the generation of pain. In: Wall PD, Melzack R, eds. *Textbook of Pain.* 4th ed. Edinburgh, Scotland: Churchill Livingstone; 1999.

49. Fukuoka T, Tokunaga A, Kondo E, Miki K, Tachibana T, Noguchi K. Change in mRNAs for neuropeptides and the GABA(A) receptor in dorsal root ganglion neurons in a rat experimental neuropathic pain model. *Pain.* 1998;78(1):13-26.

50. Woolf CJ. Pain. *Neurobiol Dis.* 2000;7(5):504-510.

51. Bear M, Connors B, Paradiso M. *Neuroscience: Exploring the Brain.* Baltimore, MD: Williams & Wilkins; 1996.

52. Juan S. *The Odd Brain: Mysteries of Our Weird and Wonderful Brains Explained.* New York, NY: MJF Books; 2006.

53. Flor H. The functional organization of the brain in chronic pain. *Prog Brain Res.* 2000;129:313-322.

54. Flor H. Remapping somatosensory cortex after injury. *Adv Neurol.* 2003;93:195-204.

55. Sapolsky RM. *Why Zebras Don't Get Ulcers: An Updated Guide to Stress, Stress-Related Diseases, and Coping.* New York, NY: W.H. Freeman and Co; 1998.

56. Riva R, Mork PJ, Westgaard RH, Okkenhaug Johansen T, Lundberg U. Catecholamines and heart rate in female fibromyalgia patients. *J Psychosom Res.* 2012;72(1):51-57.

57. Larsson SE, Cai H, Zhang Q, Larsson R, Oberg PA. Microcirculation in the upper trapezius muscle during sustained shoulder load in healthy women—An endurance study using percutaneous laser-Doppler flowmetry and surface electromyography. *Eur J Appl Physiol Occup Physiol.* 1995;70(5):451-456.

58. Hodges PW, Richardson CA. Delayed postural contraction of transversus abdominis in low back pain associated with movement of the lower limb. *J Spinal Disord.* 1998;11(1):46-56.

59. Moseley GL. Evidence for a direct relationship between cognitive and physical change during an education intervention in people with chronic low back pain. *Eur J Pain.* 2004;8(1):39-45.

60. Stephens R, Atkins J, Kingston A. Swearing as a response to pain. *Neuroreport.* 2009;20(12):1056-1060.

61. Riva R, Mork PJ, Westgaard RH, Lundberg U. Comparison of the cortisol awakening response in women with shoulder and neck pain and women with fibromyalgia. *Psychoneuroendocrino.* 2012;37(2):299-306.

62. Segal TY, Hindmarsh PC, Viner RM. Disturbed adrenal function in adolescents with chronic fatigue syndrome. *J Pediatr Endocrinol Metab.* 2005;18(3):295-301.

63. Van Houdenhove B, Van Den Eede F, Luyten P. Does hypothalamic-pituitary-adrenal axis hypofunction in chronic fatigue syndrome reflect a 'crash' in the stress system? *Med Hypotheses.* 2009;72(6):701-705.

64. Geiss A, Rohleder N, Kirschbaum C, Steinbach K, Bauer HW, Anton F. Predicting the failure of disc surgery by a hypofunctional HPA axis: Evidence from a prospective study on patients undergoing disc surgery. *Pain.* 2005;114(1-2):104-117.

65. Mohs R, Mease P, Arnold LM, et al. The effect of duloxetine treatment on cognition in patients with fibromyalgia. *Psychosom Med.* 2012;74(6):628-634.

66. Dinarello CA. Overview of cytokines and their role in pain. In: Watkins LR, Maier SF, eds. *Cytokines and Pain.* Basel, Switzerland: Birkhauser; 1999.

67. Nippoldt T. Mayo Clinic office visit. Adrenal fatigue. An interview with Todd Nippoldt, M.D. *Mayo Clin Womens Healthsource.* 2010;14(3):6.

68. Devor M. Response of nerves to injury in relation to neuropathic pain. In: McMahon S, Koltzenburg M, eds. *Melzack and Wall's Textbook of Pain.* Edinburgh, Scotland: Elsevier; 2005.

69. Schweinhardt P, Sauro KM, Bushnell MC. Fibromyalgia: A disorder of the brain? *Neuroscientist.* 2008;14(5):415-421.

70. Bradley LA. Pathophysiologic mechanisms of fibromyalgia and its related disorders. *J Clin Psychiatry.* 2008;69(suppl 2):6-13.

71. Sarzi-Puttini P, Atzeni F, Diana A, Doria A, Furlan R. Increased neural sympathetic activation in fibromyalgia syndrome. *Ann NY Acad Sci.* 2006;1069:109-117.

72. Bennett RM, Goldenberg DL. Fibromyalgia, myofascial pain, tender points and trigger points: Splitting or lumping? *Arthritis Res Ther.* 2011;13(3):117.

73. Edmondston SJ, Chan HY, Ngai GC, et al. Postural neck pain: An investigation of habitual sitting posture, perception of 'good' posture and cervicothoracic kinaesthesia. *Man Ther.* 2007;12(4):363-371.

74. Moseley GL, Hodges PW. Are the changes in postural control associated with low back pain caused by pain interference? *Clin J Pain.* 2005;21(4):323-329.

75. Moseley GL, Nicholas MK, Hodges PW. Does anticipation of back pain predispose to back trouble? *Brain.* 2004;127(part 10):2339-2347.

76. Moseley GL, Hodges PW. Reduced variability of postural strategy prevents normalization of motor changes induced by back pain: A risk factor for chronic trouble? *Behav Neurosci.* 2006;120(2):474-476.

77. Sapolsky RM. *Why Zebras Don't Get Ulcers.* New York, NY: Freeman; 1994.

78. Meeus M, Nijs J. Central sensitization: A biopsychosocial explanation for chronic widespread pain in patients with fibromyalgia and chronic fatigue syndrome. *Clin Rheumatol.* 2007;26(4):465-473.

79. Togo F, Natelson BH, Adler GK, et al. Plasma cytokine fluctuations over time in healthy controls and patients with fibromyalgia. *Exp Biol Med (Maywood).* 2009;234(2):232-240.

80. Miller GE, Cohen S, Ritchey AK. Chronic psychological stress and the regulation of pro-inflammatory cytokines: A glucocorticoid-resistance model. *Health Psychol.* 2002;21(6):531-541.

81. Thacker MA, Clark AK, Marchand F, McMahon SB. Pathophysiology of peripheral neuropathic pain: Immune cells and molecules. *Anesth Analg.* 2007;105(3):838-847.

82. Weissbecker I, Floyd A, Dedert E, Salmon P, Sephton S. Childhood trauma and diurnal cortisol disruption in fibromyalgia syndrome. *Psychoneuroendocrino.* 2006;31(3):312-324.

제3장

1. Prentice WE. Understanding and managing the healing process. In: Prentice WE, Voight ML, eds. *Techniques in Musculoskeletal Rehabilitation.* New York, NY: McGraw-Hill; 2001:x, 780.

2. Wong ME, Hollinger JO, Pinero GJ. Integrated processes responsible for soft tissue healing. *Oral Surg Oral Med O.* 1996;82(5):475-492.

3. Garrett WE, Jr. Muscle strain injuries: Clinical and basic aspects. *Med Sci Sports Exerc.* 1990;22(4):436-443.

4. Jarvinen TA, Jarvinen TL, Kaariainen M, et al. Muscle injuries: Optimising recovery. *Best Pract Res Clin Rheumatol.* 2007;21(2):317-331.

5. Jarvinen TA, Jarvinen TL, Kaariainen M, Kalimo H, Jarvinen M. Muscle injuries: Biology and treatment. *Am J Sports Med.* 2005;33(5):745-764.

6. Noonan TJ, Garrett WE, Jr. Injuries at the myotendinous junction. *Clin Sports Med.* 1992;11(4):783-806.

7. Tidball JG. Myotendinous junction injury in relation to junction structure and molecular composition. *Exerc Sport Sci Rev.* 1991;19:419-445.

8. Pollock N, James SL, Lee JC, Chakraverty R. British athletics muscle injury classification: A new grading system. *Brit J Sport Med.* 2014;48(18):1347-1351.

9. Trojian TH. Muscle contusion (thigh). *Clin Sports Med.* 2013;32(2):317-324.

10. Bentley S. Exercise-induced muscle cramp. Proposed mechanisms and management. *Sports Med.* 1996;21(6):409-420.

11. Khan KM, Cook JL, Bonar F, Harcourt P, Astrom M. Histopathology of common tendinopathies. Update and implications for clinical management. *Sports Med.* 1999;27(6):393-408.

12. Wang JH, Guo Q, Li B. Tendon biomechanics and mechanobiology—A minireview of basic concepts and recent advancements. *J Hand Ther.* 2012;25:133-141.

13. Maffulli N, Khan KM, Puddu G. Overuse tendon conditions: Time to change a confusing terminology. *Arthroscopy.* 1998;14(8):840-843.

14. Kvist MH, Lehto MU, Jozsa L, Jarvinen M, Kvist HT. Chronic Achilles paratenonitis. An immunohistologic study of fibronectin and fibrinogen. *Am J Sports Med.* 1988;16(6):616-623.

15. Hope M, Saxby TS. Tendon healing. *Foot Ankle Clin.* 2007;12(4):553-567, v.

16. Lin TW, Cardenas L, Soslowsky LJ. Biomechanics of tendon injury and repair. *J Biomech.* 2004;37(6):865-877.

17. Sharma P, Maffulli N. Basic biology of tendon injury and healing. *Surgeon.* 2005;3(5):309-316.

18. Sharma P, Maffulli N. Biology of tendon injury: Healing, modeling and remodeling. *J Musculoskelet Neuronal Interact.* 2006;6(2):181-190.

19. Hildebrand KA, Frank CB. Scar formation and ligament healing. *Can J Surg.* 1998;41(6):425-429.

20. Woo SL, Abramowitch SD, Kilger R, Liang R. Biomechanics of knee ligaments: Injury, healing, and repair. *J Biomech.* 2006;39(1):1-20.

21. Woo SL, Chan SS, Yamaji T. Biomechanics of knee ligament healing, repair and reconstruction. *J Biomech.* 1997;30(5):431-439.

22. Beynnon BD, Johnson RJ, Abate JA, Fleming BC, Nichols CE. Treatment of anterior cruciate ligament injuries, part I. *Am J Sports Med.* 2005;33(10):1579-1602.

23. Johnson DL, Bealle DP, Brand JC, Jr., Nyland J, Caborn DN. The effect of a geographic lateral bone bruise on knee inflammation after acute anterior cruciate ligament rupture. *Am J Sports Med.* 2000;28(2):152-155.

24. Cruess RL, Dumont J. Fracture healing. *Can J Surg.* 1975;18(5):403-413.

25. Dimitriou R, Tsiridis E, Giannoudis PV. Current concepts of molecular aspects of bone healing. *Injury.* 2005;36(12):1392-1404.

26. Issa SN, Sharma L. Epidemiology of osteoarthritis: An update. *Curr Rheumatol Rep.* 2006;8(1):7-15.

27. Brittberg M, Winalski CS. Evaluation of cartilage injuries and repair. *J Bone Joint Surg.* 2003;85-A(suppl 2):58-69.

28. Athanasiou KA, Shah AR, Hernandez RJ, LeBaron RG. Basic science of articular cartilage repair. *Clin Sports Med.* 2001;20(2):223-247.

29. O'Driscoll SW. The healing and regeneration of articular cartilage. *J Bone Joint Surg.* 1998;80(12):1795-1812.

제4장

1. Sackett DL, Rosenberg WM, Gray JA, Haynes RB, Richardson WS. Evidence based medicine: What it is and what it isn't. *BMJ.* 1996;312(7023):71-72.

2. Armijo-Olivo S, Warren S, Fuentes J, Magee DJ. Clinical relevance vs. statistical significance: Using neck outcomes in patients with temporomandibular disorders as an example. *Man Ther.* 2011;16(6):563-572.

3. Jaeschke R, Guyatt GH, Sackett DL. Users' guides to the medical literature. III. How to use an article about a diagnostic test. B. What are the results and will they help me in caring for my patients? The Evidence-Based Medicine Working Group. *JAMA.* 1994;271(9):703-707.

4. Deville WL, van der Windt DA, Dzaferagic A, Bezemer PD, Bouter LM. The test of Lasègue: Systematic review of the accuracy in diagnosing herniated discs. *Spine (Phila Pa 1976)*. 2000;25(9):1140-1147.

5. Sackett DL. Evidence-based medicine. *Spine (Phila Pa 1976)*. 1998;23(10):1085-1086.

6. Domholdt E. *Physical Therapy Research*. 2nd ed. Philadelphia, PA: WB Saunders; 2000.

7. Rothstein JM, Echternach JL. *Primer on Measurement: An Introductory Guide to Measurement Issues*. Alexandria, VA.: American Physical Therapy Association; 1999.

8. Sackett DL, Haynes RB. The architecture of diagnostic research. *BMJ*. 2002;324(7336):539-541.

9. Obuchowski NA, Graham RJ, Baker ME, Powell KA. Ten criteria for effective screening: Their application to multislice CT screening for pulmonary and colorectal cancers. *AJR Am J Roentgenol*. 2001;176(6):1357-1362.

10. Stiell IG, Wells GA, Vandemheen KL, et al. The Canadian C-spine rule for radiography in alert and stable trauma patients. *JAMA*. 2001;286(15):1841-1848.

11. Cook C. *Differential Diagnosis*. San Antonio, TX: American Academy of Orthopaedic and Manual Physical Therapists; 2010.

12. Phillips B, Ball C, Sackett D, et al. *Levels of Evidence*. Oxford, UK: University of Oxford; 2009.

13. Whiting P, Rutjes AW, Reitsma JB, Bossuyt PM, Kleijnen J. The development of QUADAS: A tool for the quality assessment of studies of diagnostic accuracy included in systematic reviews. *BMC Med Res Methodol*. 2003;3:25.

14. Jaeschke R, Guyatt G, Sackett DL. Users' guides to the medical literature. III. How to use an article about a diagnostic test. A. Are the results of the study valid? Evidence-Based Medicine Working Group. *JAMA*. 1994;271(5):389-391.

15. Bossuyt PM. The quality of reporting in diagnostic test research: Getting better, still not optimal. *Clin Chem*. 2004;50(3):465-466.

16. Lijmer JG, Mol BW, Heisterkamp S, et al. Empirical evidence of design-related bias in studies of diagnostic tests. *JAMA*. 1999;282(11):1061-1066.

17. Smidt N, Rutjes AW, van der Windt DA, et al. The quality of diagnostic accuracy studies since the STARD statement: Has it improved? *Neurology*. 2006;67(5):792-797.

18. Whiting PF, Weswood ME, Rutjes AW, Reitsma JB, Bossuyt PN, Kleijnen J. Evaluation of QUADAS, a tool for the quality assessment of diagnostic accuracy studies. *BMC Med Res Methodol*. 2006;6:9.

19. Hegedus EJ, Goode A, Campbell S, et al. Physical examination tests of the shoulder: A systematic review with meta-analysis of individual tests. *Brit J Sports Med*. 2008;42(2):80-92; discussion 92.

20. Reiman MP, Goode AP, Hegedus EJ, Cook CE, Wright AA. Diagnostic accuracy of clinical tests of the hip: A systematic review with meta-analysis. *Brit J Sport Med*. 2013;47(14):893-902.

21. Reiman MP, Loudon JK, Goode AP. Diagnostic accuracy of clinical tests for assessment of hamstring injury: A systematic review. *J Orthop Sports Phys Ther*. 2013;43(4):223-231.

22. Cook C, Mabry L, Reiman MP, Hegedus EJ. Best tests/clinical findings for screening and diagnosis of patellofemoral pain syndrome: A systematic review. *Physiotherapy*. 2012;98(2):93-100.

23. Hegedus EJ, Stern B, Reiman MP, Tarara D, Wright AA. A suggested model for physical examination and conservative treatment of athletic pubalgia. *Phys Ther Sport*. 2013;14(1):3-16.

24. Jaeschke R, Guyatt G, Lijmer JG. *User's Guide to the Medical Literature: Essentials of Evidence-Based Practice*. Chicago, IL: AMA Press; 2002.

25. Levine R, Shore K, Lubalin J, Garfinkel S, Hurtado M, Carman K. Comparing physician and patient perceptions of quality in ambulatory care. *Int J Qual Health Care*. 2012;24(4):348-356.

26. Duffy FD, Gordon GH, Whelan G, et al. Assessing competence in communication and interpersonal skills: The Kalamazoo II report. *Acad Med*. 2004;79(6):495-507.

27. Benbassat J, Baumal R, Heyman SN, Brezis M. Viewpoint: Suggestions for a shift in teaching clinical skills to medical students: The reflective clinical examination. *Acad Med*. 2005;80(12):1121-1126.

28. Moosapour H, Raza M, Rambod M, Soltani A. Conceptualization of category-oriented likelihood ratio: A useful tool for clinical diagnostic reasoning. *BMC Med Educ*. 2011;11:94.

29. Croskerry P. A universal model of diagnostic reasoning. *Acad Med*. 2009;84(8):1022-1028.

30. Hampton JR, Harrison MJ, Mitchell JR, Prichard JS, Seymour C. Relative contributions of history-taking, physical examination, and laboratory investigation to diagnosis and management of medical outpatients. *Brit Med J*. 1975;2(5969):486-489.

31. Peterson MC, Holbrook JH, Von Hales D, Smith NL, Staker LV. Contributions of the history, physical examination, and laboratory investigation in making medical diagnoses. *West J Med*. 1992;156(2):163-165.

32. Portal JM, Romano PE. Major review: Ocular sighting dominance: A review and a study of athletic proficiency and eye-hand dominance in a collegiate baseball team. *Binocul Vis Strabismus Q*. 1998;13(2):125-132.

33. Carey DP. Vision research: Losing sight of eye dominance. *Curr Biol*. 2001;11(20):R828-830.

34. Hong W, Earnest A, Sultana P, Koh Z, Shahidah N, Ong ME. How accurate are vital signs in predicting clinical outcomes in critically ill emergency department patients. *Eur J Emerg Med*. 2013;20(1):27-32.

35. Barfod C, Laurtizen MM, Danker JK, et al. Abnormal vital signs are strong predictors for Intensive Care Unit admission and in-hospital mortality in adults triaged in the Emergency Department—A prospective cohort study. *Scand J Trauma Resusc Emerg Med*. 2012;20(1):28.

36. Ley EJ, Singer MB, Clond MA, et al. Elevated admission systolic blood pressure after blunt trauma predicts delayed pneumonia and mortality. *J Trauma.* 2011;71(6):1689-1693.

37. Kerry R, Taylor AJ. Cervical arterial dysfunction assessment and manual therapy. *Man Ther.* 2006;11(4):243-253.

38. Kerry R, Taylor AJ. Cervical arterial dysfunction: Knowledge and reasoning for manual physical therapists. *J Orthop Sports Phys Ther.* 2009;39(5):378-387.

39. Woolf AD. How to assess musculoskeletal conditions. History and physical examination. *Best Pract Res Clin Rheumatol.* 2003;17(3):381-402.

40. Cyriax J. *Textbook of Orthopaedic Medicine, Diagnosis of Soft Tissue Lesions.* 8th ed. London, England: Bailliere Tindall; 1982.

제5장

1. Rubinstein SM, van Tulder M. A best-evidence review of diagnostic procedures for neck and low-back pain. *Best Pract Res Clin Rheumatol.* 2008;22(3):471-482.

2. Maitland G. *Maitland's Vertebral Manipulation.* 6th ed. London, England: Butterworth-Heinemann; 2001.

3. Hampton JR, Harrison MJ, Mitchell JR, Prichard JS, Seymour C. Relative contributions of history-taking, physical examination, and laboratory investigation to diagnosis and management of medical outpatients. *Brit Med J.* 1975;2(5969):486-489.

4. Peterson MC, Holbrook JH, Von Hales D, Smith NL, Staker LV. Contributions of the history, physical examination, and laboratory investigation in making medical diagnoses. *West J Med.* 1992;156(2):163-165.

5. Schmitt BP, Kushner MS, Wiener SL. The diagnostic usefulness of the history of the patient with dyspnea. *J Gen Intern Med.* 1986;1(6):386-393.

6. Sandler G. Costs of unnecessary tests. *Brit Med J.* 1979;2(6181):21-24.

7. Feddock CA, Bailey PD, Griffith CH, Lineberry MJ, Wilson JF. Is time spent with the physician associated with parent dissatisfaction due to long waiting times? *Eval Health Prof.* 2010;33(2):216-225.

8. Kong MC, Camacho FT, Feldman SR, Anderson RT, Balkrishnan R. Correlates of patient satisfaction with physician visit: Differences between elderly and non-elderly survey respondents. *Health Qual Life Outcomes.* 2007;5:62.

9. Fuertes JN, Mislowack A, Bennett J, et al. The physician-patient working alliance. *Patient Educ Couns.* 2007;66(1):29-36.

10. Dalia S, Schiffman FJ. Who's my doctor? First-year residents and patient care: Hospitalized patients' perception of their "main physician". *J Grad Med Educ.* 2010;2(2):201-205.

11. Mourad M, Auerbach AD, Maselli J, Sliwka D. Patient satisfaction with a hospitalist procedure service: Is bedside procedure teaching reassuring to patients? *J Hosp Med.* 2011;6(4):219-224.

12. Beckman HB, Frankel RM. The effect of physician behavior on the collection of data. *Ann Intern Med.* 1984;101(5):692-696.

13. Marvel MK, Epstein RM, Flowers K, Beckman HB. Soliciting the patient's agenda: Have we improved? *JAMA.* 1999;281(3):283-287.

14. Duffy FD, Gordon GH, Whelan G, et al. Assessing competence in communication and interpersonal skills: The Kalamazoo II report. *Acad Med.* 2004;79(6):495-507.

15. Kurtz SM. Doctor-patient communication: Principles and practices. *Can J Neurol Sci.* 2002;29(suppl 2):S23-S29.

16. Teutsch C. Patient-doctor communication. *Med Clin North Am.* 2003;87(5):1115-1145.

17. Frohna JG, Kalet A, Kachur E, et al. Assessing residents' competency in care management: Report of a consensus conference. *Teach Learn Med.* 2004;16(1):77-84.

18. Oh J, Segal R, Gordon J, Boal J, Jotkowitz A. Retention and use of patient-centered interviewing skills after intensive training. *Acad Med.* 2001;76(6):647-650.

19. Fallowfield L, Jenkins V, Farewell V, Solis-Trapala I. Enduring impact of communication skills training: Results of a 12-month follow-up. *Brit J Cancer.* 2003;89(8):1445-1449.

20. Boissonnault WG. *Primary Care for the Physical Therapist: Examination and Triage.* 2nd ed. St. Louis, MO: Saunders; 2011.

21. Levinson W, Roter DL, Mullooly JP, Dull VT, Frankel RM. Physician-patient communication. The relationship with malpractice claims among primary care physicians and surgeons. *JAMA.* 1997;277(7):553-559.

22. Adamson TE, Tschann JM, Gullion DS, Oppenberg AA. Physician communication skills and malpractice claims. A complex relationship. *West J Med.* 1989;150(3):356-360.

23. Sandler G. The importance of the history in the medical clinic and the cost of unnecessary tests. *Am Heart J.* 1980;100(6)(part 1):928-931.

24. Richards T. Chasms in communication. *BMJ.* 1990;301(6766):1407-1408.

25. Levine R, Shore K, Lubalin J, Garfinkel S, Hurtado M, Carman K. Comparing physician and patient perceptions of quality in ambulatory care. *Int J Qual Health Care.* 2012;24(4):348-356.

26. Hasnain M, Bordage G, Connell KJ, Sinacore JM. History-taking behaviors associated with diagnostic competence of clerks: An exploratory study. *Acad Med.* 2001;76(suppl 10):S14-S17.

27. Hall AM, Ferreira PH, Maher CG, Latimer J, Ferreira ML. The influence of the therapist-patient relationship on treatment outcome in physical rehabilitation: A systematic review. *Phys Ther.* 2010;90(8):1099-1110.

28. Bruera E, Sweeney C, Calder K, Palmer L, Benisch-Tolley S. Patient preferences versus physician perceptions of treatment decisions in cancer care. *J Clin Oncol.* 2001;19(11):2883-2885.

29. Dierckx K, Deveugele M, Roosen P, Devisch I. Implementation of shared decision making in physical therapy: Observed level of involvement and patient preference. *Phys Ther.* 2013;93(10):1321-1330.

30. Ferreira PH, Ferreira ML, Maher CG, Refshauge KM, Latimer J, Adams RD. The therapeutic alliance between clinicians and patients predicts outcome in chronic low back pain. *Phys Ther.* 2013;93(4):470-478.

31. Roberts LC, Whittle CT, Cleland J, Wald M. Measuring verbal communication in initial physical therapy encounters. *Phys Ther.* 2013;93(4):479-491.

32. Thornquist E. Body communication is a continuous process. The first encounter between patient and physiotherapist. *Scand J Prim Health Care.* 1991;9(3):191-196.

33. Caris-Verhallen WM, Kerkstra A, Bensing JM. Non-verbal behaviour in nurse-elderly patient communication. *J Adv Nurs.* 1999;29(4):808-818.

34. Lurie JD. What diagnostic tests are useful for low back pain? *Best Pract Res Clin Rheumatol.* 2005;19(4):557-575.

35. Jensen GM, Shepard KF, Gwyer J, Hack LM. Attribute dimensions that distinguish master and novice physical therapy clinicians in orthopedic settings. *Phys Ther.* 1992;72(10):711-722.

36. Roter DL, Frankel RM, Hall JA, Sluyter D. The expression of emotion through nonverbal behavior in medical visits. Mechanisms and outcomes. *J Gen Intern Med.* 2006;21(suppl 1):S28-S34.

37. Bartlett EE, Grayson M, Barker R, Levine DM, Golden A, Libber S. The effects of physician communications skills on patient satisfaction, recall, and adherence. *J Chronic Dis.* 1984;37(9-10):755-764.

38. Beck RS, Daughtridge R, Sloane PD. Physician-patient communication in the primary care office: A systematic review. *J Am Board Fam Pract.* 2002;15(1):25-38.

39. Baker LH, O'Connell D, Platt FW. "What else?" Setting the agenda for the clinical interview. *Ann Intern Med.* 2005;143(10):766-770.

40. White J, Levinson W, Roter D. "Oh, by the way ...": The closing moments of the medical visit. *J Gen Intern Med.* 1994;9(1):24-28.

41. Rodondi PY, Maillefer J, Suardi F, Rodondi N, Cornuz J, Vannotti M. Physician response to "by-the-way" syndrome in primary care. *J Gen Intern Med.* 2009;24(6):739-741.

42. Schillinger D, Piette J, Grumbach K, et al. Closing the loop: Physician communication with diabetic patients who have low health literacy. *Arch Intern Med.* 2003;163(1):83-90.

43. Gross DA, Zyzanski SJ, Borawski EA, Cebul RD, Stange KC. Patient satisfaction with time spent with their physician. *J Fam Pract.* 1998;47(2):133-137.

44. Stewart MA, McWhinney IR, Buck CW. The doctor/patient relationship and its effect upon outcome. *J R Coll Gen Pract.* 1979;29(199):77-81.

45. Levinson W, Gorawara-Bhat R, Lamb J. A study of patient clues and physician responses in primary care and surgical settings. *JAMA.* 2000;284(8):1021-1027.

46. Manzoni GC, Torelli P. The patient-physician relationship in the approach to therapeutic management. *Neurol Sci.* 2007;28(suppl 2):S130-S133.

47. Maguire P, Pitceathly C. Key communication skills and how to acquire them. *BMJ.* 2002;325(7366):697-700.

48. Redelmeier DA, Schull MJ, Hux JE, Tu JV, Ferris LE. Problems for clinical judgement: 1. Eliciting an insightful history of present illness. *CMAJ.* 2001;164(5):647-651.

49. Engel GL. Editorial: Are medical schools neglecting clinical skills? *JAMA.* 1976;236(7):861-863.

50. Fletcher C. Listening and talking to patients. II: The clinical interview. *Brit Med J.* 1980;281(6245):931-933.

51. Leibold MR, Huijbregts PA, Jensen R. Concurrent criterion-related validity of physical examination tests for hip labral lesions: A systematic review. *J Man Manip Ther.* 2008;16(2):E24-E41.

52. Laslett M, Young SB, Aprill CN, McDonald B. Diagnosing painful sacroiliac joints: A validity study of a McKenzie evaluation and sacroiliac provocation tests. *Aust J Physiother.* 2003;49(2):89-97.

53. Altman R, Alarcon G, Appelrouth D, et al. The American College of Rheumatology criteria for the classification and reporting of osteoarthritis of the hip. *Arthritis and Rheumatism.* 1991;34(5):505-514.

54. Katz JN, Dalgas M, Stucki G, et al. Degenerative lumbar spinal stenosis. Diagnostic value of the history and physical examination. *Arthritis Rheum.* 1995;38(9):1236-1241.

55. Revel M, Poiraudeau S, Auleley GR, et al. Capacity of the clinical picture to characterize low back pain relieved by facet joint anesthesia. Proposed criteria to identify patients with painful facet joints. *Spine (Phila Pa 1976).* 1998;23(18):1972-1976; discussion 1977.

56. Revel ME, Listrat VM, Chevalier XJ, et al. Facet joint block for low back pain: Identifying predictors of a good response. *Arch Phys Med Rehab.* 1992;73(9):824-828.

57. Fortin JD, Falco FJ. The Fortin finger test: An indicator of sacroiliac pain. *Am J Orthop (Belle Mead NJ).* 1997;26(7):477-480.

58. Sizer PS, Jr., Brismee JM, Cook C. Medical screening for red flags in the diagnosis and management of musculoskeletal spine pain. *Pain Practice.* 2007;7(1):53-71.

59. Coronado RA, Alappattu MJ, Hart DL, George SZ. Total number and severity of comorbidities do not differ based on anatomical region of musculoskeletal pain. *J Orthop Sports Phys Ther.* 2011;41(7):477-485.

60. Grieve G. *Common Vertebral Joint Problems.* 2nd ed. Edinburgh, Scotland: Churchill Livingstone; 1988.

61. Melzack R. Pain—An overview. *Acta Anaesthesiol Scand.* 1999;43(9):880-884.

62. Moseley GL. A pain neuromatrix approach to patients with chronic pain. *Man Ther.* 2003;8(3):130-140.

63. Jensen MC, Brant-Zawadzki MN, Obuchowski N, Modic MT, Malkasian D, Ross JS. Magnetic resonance imaging of the lumbar spine in people without back pain. *N Engl J Med.* 1994;331(2):69-73.

64. Jarvik JG, Deyo RA. Diagnostic evaluation of low back pain with emphasis on imaging. *Ann Intern Med.* 2002;137(7):586-597.

65. Deyo RA, Rainville J, Kent DL. What can the history and physical examination tell us about low back pain? *JAMA.* 1992;268(6):760-765.

66. Turk DC. The role of psychological factors in chronic pain. *Acta Anaesthesiol Scand.* 1999;43(9):885-888.

67. Baker K. Recent advances in the neurophysiology of chronic pain. *Emerg Med Australas.* 2005;17(1):65-72.

68. Cimmino MA, Ferrone C, Cutolo M. Epidemiology of chronic musculoskeletal pain. *Best Pract Res Clin Rheumatol.* 2011;25(2):173-183.

69. Woolf AD, Vos T, March L. How to measure the impact of musculoskeletal conditions. *Best Pract Res Clin Rheumatol.* 2010;24(6):723-732.

70. Woolf AD, Akesson K. Understanding the burden of musculoskeletal conditions. The burden is huge and not reflected in national health priorities. *BMJ.* 2001;322(7294):1079-1080.

71. Woolf AD, Pfleger B. Burden of major musculoskeletal conditions. *B World Health Organ.* 2003;81(9):646-656.

72. Brooks PM. The burden of musculoskeletal disease—A global perspective. *Clin Rheumatol.* 2006;25(6):778-781.

73. Turk DC. Customizing treatment for chronic pain patients: Who, what, and why. *Clin J Pain.* 1990;6(4):255-270.

74. Garratt A, Schmidt L, Mackintosh A, Fitzpatrick R. Quality of life measurement: Bibliographic study of patient assessed health outcome measures. *BMJ.* 2002;324(7351):1417.

75. Maly MR, Costigan PA, Olney SJ. Determinants of self-report outcome measures in people with knee osteoarthritis. *Arch Phys Med Rehabil.* 2006;87(1):96-104.

76. Lee CE, Simmonds MJ, Novy DM, Jones S. Self-reports and clinician-measured physical function among patients with low back pain: A comparison. *Arch Phys Med Rehabil.* 2001;82(2):227-231.

77. Reneman MF, Jorritsma W, Schellekens JM, Goeken LN. Concurrent validity of questionnaire and performance-based disability measurements in patients with chronic nonspecific low back pain. *J Occup Rehabil.* 2002;12(3):119-129.

78. Bellamy N, Kirwan J, Boers M, et al. Recommendations for a core set of outcome measures for future phase III clinical trials in knee, hip, and hand osteoarthritis. Consensus development at OMERACT III. *J Rheumatol.* 1997;24(4):799-802.

79. Terwee CB, van der Slikke RM, van Lummel RC, Benink RJ, Meijers WG, de Vet HC. Self-reported physical functioning was more influenced by pain than performance-based physical functioning in knee-osteoarthritis patients. *J Clin Epidemiol.* 2006;59(7):724-731.

80. Stratford PW, Kennedy DM, Maly MR, Macintyre NJ. Quantifying self-report measures' overestimation of mobility scores postarthroplasty. *Phys Ther.* 2010;90(9):1288-1296.

81. Stratford PW, Kennedy DM, Woodhouse LJ. Performance measures provide assessments of pain and function in people with advanced osteoarthritis of the hip or knee. *Phys Ther.* 2006;86(11):1489-1496.

82. Parent E, Moffet H. Comparative responsiveness of locomotor tests and questionnaires used to follow early recovery after total knee arthroplasty. *Arch Phys Med Rehabil.* 2002;83(1):70-80.

83. Filho IT, Simmonds MJ, Protas EJ, Jones S. Back pain, physical function, and estimates of aerobic capacity: What are the relationships among methods and measures? *Am J Phys Med Rehabil.* 2002;81(12):913-920.

84. Simmonds MJ. Measuring and managing pain and performance. *Man Ther.* 2006;11(3):175-179.

85. Westaway MD, Stratford PW, Binkley JM. The patient-specific functional scale: Validation of its use in persons with neck dysfunction. *J Orthop Sports Phys Ther.* 1998;27(5):331-338.

86. Stratford P, Gill C, Westaway M, Binkley J. Assessing disability and change on individual patients: A report of a patient-specific measure. *Physiother Can.* 1995;47:258.

87. Kamper SJ, Maher CG, Mackay G. Global rating of change scales: A review of strengths and weaknesses and considerations for design. *J Man Manip Ther.* 2009;17(3):163-170.

88. Mattingly C, Flemming M. *Clinical Reasoning: Forms of Inquiry in a Therapeutic Practice.* Philadelphia, PA: FA Davis Company; 1994.

89. Higgs J, Jones M. *Clinical Reasoning in the Health Professions.* 2nd ed. Oxford, England: Butterworth-Heinemann; 2000.

90. Cook C. *Orthopedic Manual Therapy: An Evidenced-Based Approach.* 2nd ed. Boston, MA: Pearson; 2012.

91. Borrell-Carrió F, Suchman AL, Epstein RM. The biopsychosocial model 25 years later: Principles, practice, and scientific inquiry. *Ann Fam Med.* 2004;2(6):576-582.

92. Charon R. The patient-physician relationship. Narrative medicine: A model for empathy, reflection, profession, and trust. *JAMA.* 2001;286(15):1897-1902.

93. Epstein RM. Mindful practice. *JAMA.* 1999;282(9):833-839.

94. Jones MA. Clinical reasoning in manual therapy. *Physical Therapy.* 1992;72(12):875-884.

95. Haynes RB, Devereaux PJ, Guyatt GH. Physicians' and patients' choices in evidence based practice. *BMJ.* 2002;324(7350):1350.

96. Mamede S, Splinter TA, van Gog T, Rikers RM, Schmidt HG. Exploring the role of salient distracting clinical features in the emergence of diagnostic errors and the mechanisms through which reflection counteracts mistakes. *BMJ Qual Saf.* 2012;21(4):295-300.

97. Elstein AS, Schwartz A, Schwarz A. Clinical problem solving and diagnostic decision making: Selective review of the cognitive literature. *BMJ.* 2002;324(7339):729-732.

98. Norman G. Research in clinical reasoning: Past history and current trends. *Med Educ.* 2005;39(4):418-427.

99. Engel GL. The need for a new medical model: A challenge for biomedicine. *Science.* 1977;196(4286):129-136.

100. Engel GL. The clinical application of the biopsychosocial model. *Am J Psychiatry.* 1980;137(5):535-544.

101. Eva KW. What every teacher needs to know about clinical reasoning. *Med Educ.* 2005;39(1):98-106.

102. Kassirer JP. Teaching clinical reasoning: Case-based and coached. *Acad Med.* 2010;85(7):1118-1124.

103. Epstein RM, Hundert EM. Defining and assessing professional competence. *JAMA.* 2002;287(2):226-235.

104. Resnik L, Jensen GM. Using clinical outcomes to explore the theory of expert practice in physical therapy. *Phys Ther.* 2003;83(12):1090-1106.

105. Ericsson KA. Deliberate practice and acquisition of expert performance: A general overview. *Acad Emerg Med.* 2008;15(11):988-994.

106. Ericsson KA. Deliberate practice and the acquisition and maintenance of expert performance in medicine and related domains. *Acad Med.* 2004;79(suppl 10):S70-S81.

107. Ericsson K, Prietula M, Cokely E. The making of an expert. *Harvard Bus Rev.* 2007:115-121.

108. Krampe RT, Ericsson KA. Maintaining excellence: Deliberate practice and elite performance in young and older pianists. *J Exp Psychol Gen.* 1996;125(4):331-359.

109. Simon H, Chase W. Skill in chess. *Am Sci.* 1973;61:394-403.

110. Jones M, Jensen G, Edwards I. Clinical reasoning in physiotherapy. In: Higgs J, Jones, M, eds. *Clinical Reasoning in the Health Professions.* 2nd ed. Oxford, England: Butterworth Heinemann; 2000.

111. Wainwright SF, Shepard KF, Harman LB, Stephens J. Novice and experienced physical therapist clinicians: A comparison of how reflection is used to inform the clinical decision-making process. *Phys Ther.* 2010;90(1):75-88.

112. Klein JG. Five pitfalls in decisions about diagnosis and prescribing. *BMJ.* 2005;330(7494):781-783.

제6장

1. Chipman M, Hackley BE, Spencer TS. Triage of mass casualties: Concepts for coping with mixed battlefield injuries. *Mil Med.* 1980;145(2):99-100.

2. American Physical Therapy Association. *Guide to Physical Therapist Practice.* 2nd ed. Alexandria, VA: Author; 2003.

3. Goodman CC, Snyder TE. *Differential Diagnosis for Physical Therapists: Screening for Referral.* 4th ed. St. Louis, MO: Saunders Elsevier; 2007.

4. Boissonnault WG, Ross MD. Physical therapists referring patients to physicians: A review of case reports and series. *J Orthop Sports Phys Ther.* 2012;42(5):446-454.

5. Sizer PS, Jr., Brismee JM, Cook C. Medical screening for red flags in the diagnosis and management of musculoskeletal spine pain. *Pain Pract.* 2007;7(1):53-71.

6. Pineda CJ, Guerra J, Jr., Weisman MH, Resnick D, Martinez-Lavin M. The skeletal manifestations of clubbing: A study in patients with cyanotic congenital heart disease and hypertrophic osteoarthropathy. *Semin Arthritis Rheum.* 1985;14(4):263-273.

7. Zyluk A, Ostrowski P. An analysis of factors influencing accuracy of the diagnosis of acute appendicitis. *Pol Przegl Chir.* 2011;83(3):135-143.

8. Henschke N, Maher CG, Refshauge KM, et al. Prevalence of and screening for serious spinal pathology in patients presenting to primary care settings with acute low back pain. *Arthritis Rheum.* 2009;60(10):3072-3080.

9. Bishop PB, Wing PC. Knowledge transfer in family physicians managing patients with acute low back pain: A prospective randomized control trial. *Spine J.* 2006;6(3):282-288.

10. Jette DU, Ardleigh K, Chandler K, McShea L. Decision-making ability of physical therapists: Physical therapy intervention or medical referral. *Phys Ther.* 2006;86(12):1619-1629.

11. Barr JB. Integration of imaging into physical therapy practice. In: McKinnis LN, ed. *Fundamentals of Musculoskeletal Imaging.* Philadelphia, PA: FA Davis; 2005.

12. Beltrame V, Stramare R, Rebellato N, Angelini F, Frigo AC, Rubaltelli L. Sonographic evaluation of bone fractures: A reliable alternative in clinical practice? *Clin Imaging.* 2012;36(3):203-208.

13. Menashe L, Hirko K, Losina E, et al. The diagnostic performance of MRI in osteoarthritis: A systematic review and meta-analysis. *Osteoarthr Cartilage.* 2012;20(1):13-21.

14. Suter LG, Fraenkel L, Braithwaite RS. Role of magnetic resonance imaging in the diagnosis and prognosis of rheumatoid arthritis. *Arthrit Care Res (Hoboken).* 2011;63(5):675-688.

15. Butalia S, Palda VA, Sargeant RJ, Detsky AS, Mourad O. Does this patient with diabetes have osteomyelitis of the lower extremity? *JAMA.* 2008;299(7):806-813.

16. Termaat MF, Raijmakers PG, Scholten HJ, Bakker FC, Patka P, Haarman HJ. The accuracy of diagnostic imaging for the assessment of chronic osteomyelitis: A systematic review and meta-analysis. *J Bone Joint Surg Am.* 2005;87(11):2464-2471.

17. Cappello ZJ, Kasdan ML, Louis DS. Meta-analysis of imaging techniques for the diagnosis of complex regional pain syndrome type I. *J Hand Surg Am.* 2012;37(2):288-296.

18. Samad Z, Hakeem A, Mahmood SS, et al. A meta-analysis and systematic review of computed tomography angiography as a diagnostic triage tool for patients with chest pain presenting to the emergency department. *J Nucl Cardiol.* 2012;19(2):364-376.

19. Jaarsma C, Leiner T, Bekkers SC, et al. Diagnostic performance of noninvasive myocardial perfusion imaging using single-photon emission computed tomography, cardiac magnetic resonance, and positron emission tomography imaging for the detection of obstructive coronary artery disease: A meta-analysis. *J Am Coll Cardiol.* 2012;59(19):1719-1728.

20. Romero J, Xue X, Gonzalez W, Garcia MJ. CMR imaging assessing viability in patients with chronic ventricular dysfunction due to coronary artery disease: A meta-analysis of prospective trials. *JACC Cardiovasc Imaging.* 2012;5(5):494-508.

21. Collins R, Cranny G, Burch J, et al. A systematic review of duplex ultrasound, magnetic resonance angiography and computed tomography angiography for the diagnosis and assessment of symptomatic, lower limb peripheral arterial disease. *Health Technol Assess.* 2007;11(20):iii-iv, xi-xiii, 1-184.

22. Thomas SM, Goodacre SW, Sampson FC, van Beek EJ. Diagnostic value of CT for deep vein thrombosis: Results of a systematic review and meta-analysis. *Clin Radiol.* 2008;63(3):299-304.

23. Sampson FC, Goodacre SW, Thomas SM, van Beek EJ. The accuracy of MRI in diagnosis of suspected deep vein thrombosis: Systematic review and meta-analysis. *Eur Radiol.* 2007;17(1):175-181.

24. Goodacre S, Sampson F, Thomas S, van Beek E, Sutton A. Systematic review and meta-analysis of the diagnostic accuracy of ultrasonography for deep vein thrombosis. *BMC Med Imaging.* 2005;5:6.

25. Segal JB, Eng J, Tamariz LJ, Bass EB. Review of the evidence on diagnosis of deep venous thrombosis and pulmonary embolism. *Ann Fam Med.* 2007;5(1):63-73.

26. Mustafa BO, Rathbun SW, Whitsett TL, Raskob GE. Sensitivity and specificity of ultrasonography in the diagnosis of upper extremity deep vein thrombosis: A systematic review. *Arch Intern Med.* 2002;162(4):401-404.

27. Kory PD, Pellecchia CM, Shiloh AL, Mayo PH, DiBello C, Koenig S. Accuracy of ultrasonography performed by critical care physicians for the diagnosis of DVT. *Chest.* 2011;139(3):538-542.

28. Locker T, Goodacre S, Sampson F, Webster A, Sutton AJ. Meta-analysis of plethysmography and rheography in the diagnosis of deep vein thrombosis. *Emerg Med J.* 2006;23(8):630-635.

29. Rubano E, Mehta N, Caputo W, Paladino L, Sinert R. Systematic review: Emergency department bedside ultrasonography for diagnosing suspected abdominal aortic aneurysm. *Acad Emerg Med.* 2013;20(2):128-138.

30. Biancari F, Paone R, Venermo M, D'Andrea V, Perälä J. Diagnostic accuracy of computed tomography in patients with suspected abdominal aortic aneurysm rupture. *Eur J Vasc Endovasc Surg.* 2013;45(3):227-230.

31. Rathbun SW, Raskob GE, Whitsett TL. Sensitivity and specificity of helical computed tomography in the diagnosis of pulmonary embolism: A systematic review. *Ann Intern Med.* 2000;132(3):227-232.

32. Stengel D, Ottersbach C, Matthes G, et al. Accuracy of single-pass whole-body computed tomography for detection of injuries in patients with major blunt trauma. *CMAJ.* 2012;184(8):869-876.

33. Nishijima DK, Simel DL, Wisner DH, Holmes JF. Does this adult patient have a blunt intra-abdominal injury? *JAMA.* 2012;307(14):1517-1527.

34. Holmes JF, Harris D, Battistella FD. Performance of abdominal ultrasonography in blunt trauma patients with out-of-hospital or emergency department hypotension. *Ann Emerg Med.* 2004;43(3):354-361.

35. Stephen AE, Segev DL, Ryan DP, et al. The diagnosis of acute appendicitis in a pediatric population: To CT or not to CT. *J Pediatr Surg.* 2003;38(3):367-371; discsussion 367-371.

36. Bachar I, Perry Z, Dukhno L, Mizrahi S, Kirshtein B. Diagnostic value of laparoscopy, abdominal computed tomography, and ultrasonography in acute appendicitis. *J Laparoendosc Adv S.* 2013;23(12):982-989.

37. Navarro Fernandez JA, Tarraga Lopez PJ, Rodriguez Montes JA, Lopez Cara MA. Validity of tests performed to diagnose acute abdominal pain in patients admitted at an emergency department. *Rev Esp Enferm Dig.* 2009;101(9):610-618.

38. Linguraru MG, Sandberg JK, Jones EC, Petrick N, Summers RM. Assessing hepatomegaly: Automated volumetric analysis of the liver. *Acad Radiol.* 2012;19(5):588-598.

39. Wong KW, Leong JC, Chan MK, Luk KD, Lu WW. The flexion-extension profile of lumbar spine in 100 healthy volunteers. *Spine (Phila Pa 1976).* 2004;29(15):1636-1641.

40. Kellgren JH, Lawrence JS. Radiological assessment of osteo-arthrosis. *Ann Rheum Dis.* 1957;16(4):494-502.

41. Modic MT, Masaryk TJ, Mulopulos GP, Bundschuh C, Han JS, Bohlman H. Cervical radiculopathy: Prospective evaluation with surface coil MR imaging, CT with metrizamide, and metrizamide myelography. *Radiology.* 1986;161(3):753-759.

42. Laker SR, Concannon LG. Radiologic evaluation of the neck: A review of radiography, ultrasonography, computed tomography, magnetic resonance imaging, and other imaging modalities for neck pain. *Phys Med Rehabil Clin N Am.* 2011;22(3):411-428, vii-viii.

43. Hong W, Earnest A, Sultana P, Koh Z, Shahidah N, Ong ME. How accurate are vital signs in predicting clinical outcomes in critically ill emergency department patients. *Eur J Emerg Med.* 2013;20(1)-27-32.

44. Barfod C, Laurtizen MM, Danker JK, et al. Abnormal vital signs are strong predictors for Intensive Care Unit admission and in-hospital mortality in adults triaged in the Emergency Department—A prospective cohort study. *Scand J Trauma Resusc Emerg Med.* 2012;20(1):28.

45. Ley EJ, Singer MB, Clond MA, et al. Elevated admission systolic blood pressure after blunt trauma predicts delayed pneumonia and mortality. *J Trauma.* 2011;71(6):1689-1693.

46. Khan KM, Thompson AM, Blair SN, et al. Sport and exercise as contributors to the health of nations. *Lancet*. 2012;380(9836):59-64.

47. Simel D. Approach to the patient: History and physical examination. In: Goldman L, Schafer A, eds. *Goldman's Cecil Medicine*. Philadelphia, PA: Saunders Elsevier; 2011.

48. Fraser S, Roberts L, Murphy E. Cauda equina syndrome: A literature review of its definition and clinical presentation. *Arch Phys Med Rehabil*. 2009;90(11):1964-1968.

49. Balasubramanian K, Kalsi P, Greenough CG, Kuskoor Seetharam MP. Reliability of clinical assessment in diagnosing cauda equina syndrome. *Brit J Neurosurg*. 2010;24(4):383-386.

50. Haj-Hassan TA, Thompson MJ, Mayon-White RT, et al. Which early 'red flag' symptoms identify children with meningococcal disease in primary care? *Brit J Gen Pract*. 2011;61(584):e97-e104.

51. Hong YH, Lee YS, Park SH. Headache as a predictive factor of severe systolic hypertension in acute ischemic stroke. *Can J Neurol Sci*. 2003;30(3):210-214.

52. Bruce MG, Rosenstein NE, Capparella JM, Shutt KA, Perkins BA, Collins M. Risk factors for meningococcal disease in college students. *JAMA*. 2001;286(6):688-693.

53. Sobri M, Lamont AC, Alias NA, Win MN. Red flags in patients presenting with headache: clinical indications for neuroimaging. *Brit J Radiol*. 2003;76(908):532-535.

54. Borg J, Holm L, Cassidy JD, et al. Diagnostic procedures in mild traumatic brain injury: Results of the WHO Collaborating Centre Task Force on Mild Traumatic Brain Injury. *J Rehabil Med*. 2004;(suppl 43):61-75.

55. Harmon KG, Drezner JA, Gammons M, et al. American Medical Society for Sports Medicine position statement: Concussion in sport. *Brit J Sport Med*. 2013;47(1):15-26.

56. Forsyth PA, Posner JB. Headaches in patients with brain tumors: A study of 111 patients. *Neurology*. 1993;43(9):1678-1683.

57. Zaki A, Natarajan N, Mettlin CJ. Patterns of presentation in brain tumors in the United States. *J Surg Oncol*. 1993;53(2):110-112.

58. Snyder H, Robinson K, Shah D, Brennan R, Handrigan M. Signs and symptoms of patients with brain tumors presenting to the emergency department. *J Emerg Med*. 1993;11(3):253-258.

59. Rao G, Fisch L, Srinivasan S, et al. Does this patient have Parkinson disease? *JAMA*. 2003;289(3):347-353.

60. Friedman JH, Abrantes AM. The Glabellar reflex is a poor measure of Parkinson motor severity. *Int J Neurosci*. 2013;123(6):417-419.

61. Knol W, Keijsers CJ, Jansen PA, et al. Validity and reliability of the Simpson-Angus Scale (SAS) in drug induced Parkinsonism in the elderly. *Int J Geriatr Psychiatry*. 2009;24(2):183-189.

62. Scherer K, Bedlack RS, Simel DL. Does this patient have myasthenia gravis? *JAMA*. 2005;293(15):1906-1914.

63. Benatar M. A systematic review of diagnostic studies in myasthenia gravis. *Neuromuscul Disord*. 2006;16(7):459-467.

64. Cook CE, Hegedus E, Pietrobon R, Goode A. A pragmatic neurological screen for patients with suspected cord compressive myelopathy. *Phys Ther*. 2007;87(9):1233-1242.

65. Steurer J, Held U, Schmid D, Ruckstuhl J, Bachmann LM. Clinical value of diagnostic instruments for ruling out acute coronary syndrome in patients with chest pain: A systematic review. *Emerg Med J*. 2010;27(12):896-902.

66. Whiting P, Rutjes AW, Reitsma JB, Bossuyt PM, Kleijnen J. The development of QUADAS: A tool for the quality assessment of studies of diagnostic accuracy included in systematic reviews. *BMC Med Res Methodol*. 2003;3:25.

67. Selker HP, Griffith JL, D'Agostino RB. A tool for judging coronary care unit admission appropriateness, valid for both real-time and retrospective use. A time-insensitive predictive instrument (TIPI) for acute cardiac ischemia: A multicenter study. *Med Care*. 1991;29(7):610-627.

68. Selker HP, Griffith JL, D'Agostino RB. A time-insensitive predictive instrument for acute myocardial infarction mortality: A multicenter study. *Med Care*. 1991;29(12):1196-1211.

69. Seyal JM, Clark EN, Macfarlane PW. Diagnosis of acute myocardial ischaemia using probabilistic methods. *J Cardiovasc Risk*. 2002;9(2):115-121.

70. Miller CD, Lindsell CJ, Anantharaman V, et al. Performance of a population-based cardiac risk stratification tool in Asian patients with chest pain. *Acad Emerg Med*. 2005;12(5):423-430.

71. Mitchell AM, Garvey JL, Chandra A, Diercks D, Pollack CV, Kline JA. Prospective multicenter study of quantitative pretest probability assessment to exclude acute coronary syndrome for patients evaluated in emergency department chest pain units. *Ann Emerg Med*. 2006;47(5):447.

72. Kellett J. Early diagnosis of acute myocardial infarction by either electrocardiogram or a logistic regression model: Portability of a predictive instrument of acute cardiac ischemia to a small rural coronary care unit. *Can J Cardiol*. 1997;13(11):1033-1038.

73. Sanchis J, Bodí V, Núñez J, et al. New risk score for patients with acute chest pain, non-ST-segment deviation, and normal troponin concentrations: A comparison with the TIMI risk score. *J Am Coll Cardiol*. 2005;46(3):443-449.

74. Haasenritter J, Bösner S, Vaucher P, et al. Ruling out coronary heart disease in primary care: External validation of a clinical prediction rule. *Brit J Gen Pract*. 2012;62(599):e415-e421.

75. Bruyninckx R, Aertgeerts B, Bruyninckx P, Buntinx F. Signs and symptoms in diagnosing acute myocardial infarction and acute coronary syndrome: A diagnostic meta-analysis. *Brit J Gen Pract*. 2008;58(547):105-111.

76. Goodacre S, Locker T, Morris F, Campbell S. How useful are clinical features in the diagnosis of acute, undifferentiated chest pain? *Acad Emerg Med.* 2002;9(3):203-208.

77. Goodacre SW, Angelini K, Arnold J, Revill S, Morris F. Clinical predictors of acute coronary syndromes in patients with undifferentiated chest pain. *QJM.* 2003;96(12):893-898.

78. Wang CS, FitzGerald JM, Schulzer M, Mak E, Ayas NT. Does this dyspneic patient in the emergency department have congestive heart failure? *JAMA.* 2005;294(15):1944-1956.

79. Wells PS, Anderson DR, Bormanis J, et al. Value of assessment of pretest probability of deep-vein thrombosis in clinical management. *Lancet.* 1997;350(9094):1795-1798.

80. Goodacre S, Sutton AJ, Sampson FC. Meta-analysis: The value of clinical assessment in the diagnosis of deep venous thrombosis. *Ann Intern Med.* 2005;143(2):129-139.

81. Khan NA, Rahim SA, Anand SS, Simel DL, Panju A. Does the clinical examination predict lower extremity peripheral arterial disease? *JAMA.* 2006;295(5):536-546.

82. Lederle FA, Simel DL. The rational clinical examination. Does this patient have abdominal aortic aneurysm? *JAMA.* 1999;281(1):77-82.

83. Cosford PA, Leng GC. Screening for abdominal aortic aneurysm. *Cochrane Db Syst Rev.* 2007(2):CD002945.

84. Lynch RM. Accuracy of abdominal examination in the diagnosis of non-ruptured abdominal aortic aneurysm. *Accid Emerg Nurs.* 2004;12(2):99-107.

85. Smetana GW, Shmerling RH. Does this patient have temporal arteritis? *JAMA.* 2002;287(1):92-101.

86. West J, Goodacre S, Sampson F. The value of clinical features in the diagnosis of acute pulmonary embolism: Systematic review and meta-analysis. *QJM.* 2007;100(12):763-769.

87. Le Gal G, Righini M, Roy PM, et al. Prediction of pulmonary embolism in the emergency department: The revised Geneva score. *Ann Intern Med.* 2006;144(3):165-171.

88. Klok FA, Kruisman E, Spaan J, et al. Comparison of the revised Geneva score with the Wells rule for assessing clinical probability of pulmonary embolism. *J Thromb Haemost.* 2008;6(1):40-44.

89. Calisir C, Yavas US, Ozkan IR, et al. Performance of the Wells and Revised Geneva scores for predicting pulmonary embolism. *Eur J Emerg Med.* 2009;16(1):49-52.

90. Lucassen W, Geersing GJ, Erkens PM, et al. Clinical decision rules for excluding pulmonary embolism: A meta-analysis. *Ann Intern Med.* 2011;155(7):448-460.

91. Stein PD, Woodard PK, Weg JG, et al. Diagnostic pathways in acute pulmonary embolism: Recommendations of the PIOPED II Investigators. *Radiology.* 2007;242(1):15-21.

92. Holmes JF, Wisner DH, McGahan JP, Mower WR, Kuppermann N. Clinical prediction rules for identifying adults at very low risk for intra-abdominal injuries after blunt trauma. *Ann Emerg Med.* 2009;54(4):575-584.

93. Wagner JM, McKinney WP, Carpenter JL. Does this patient have appendicitis? *JAMA.* 1996;276(19):1589-1594.

94. Yeh B. Evidence-based emergency medicine/ rational clinical examination abstract. Does this adult patient have appendicitis? *Ann Emerg Med.* 2008;52(3):301-303.

95. Bundy DG, Byerley JS, Liles EA, Perrin EM, Katznelson J, Rice HE. Does this child have appendicitis? *JAMA.* 2007;298(4):438-451.

96. Alvarado A. A practical score for the early diagnosis of acute appendicitis. *Ann Emerg Med.* 1986;15(5):557-564.

97. Tzanakis NE, Efstathiou SP, Danulidis K, et al. A new approach to accurate diagnosis of acute appendicitis. *World J Surg.* 2005;29(9):1151-1156, discussion 1157.

98. Trowbridge RL, Rutkowski NK, Shojania KG. Does this patient have acute cholecystitis? *JAMA.* 2003;289(1):80-86.

99. Naylor CD. The rational clinical examination. Physical examination of the liver. *JAMA.* 1994;271(23):1859-1865.

100. Joshi R, Singh A, Jajoo N, Pai M, Kalantri SP. Accuracy and reliability of palpation and percussion for detecting hepatomegaly: A rural hospital-based study. *Indian J Gastroenterol.* 2004;23(5):171-174.

101. Ralphs DN, Venn G, Khan O, Palmer JG, Cameron DE, Hobsley M. Is the undeniably palpable liver ever 'normal'? *Ann R Coll Surg Engl.* 1983;65(3):159-160.

102. Larson SM, Tuell SH, Moores KD, Nelp WB. Dimensions of the normal adult spleen scan and prediction of spleen weight. *J Nucl Med.* 1971;12(3):123-126.

103. Berris B. The incidence of palpable liver and spleen in the postpartum period. *Can Med Assoc J.* 1966;95(25):1318-1319.

104. Barkun AN, Grover SA, Muir A. *Make the Diagnosis: Splenomegaly.* New York, NY: McGraw-Hill; 2009.

105. Barkun AN, Camus M, Green L, et al. The bedside assessment of splenic enlargement. *Am J Med.* 1991;91(5):512-518.

106. Bent S, Nallamothu BK, Simel DL, Fihn SD, Saint S. Does this woman have an acute uncomplicated urinary tract infection? *JAMA.* 2002;287(20):2701-2710.

107. Simel DL. *Make the Diagnosis: Upper Gastrointestinal Bleed.* New York, NY: McGraw-Hill; 2013.

108. Agréus L, Talley NJ, Svärdsudd K, Tibblin G, Jones MP. Identifying dyspepsia and irritable bowel syndrome: The value of pain or discomfort, and bowel habit descriptors. *Scand J Gastroenterol.* 2000;35(2):142-151.

109. Manning AP, Thompson WG, Heaton KW, Morris AF. Towards positive diagnosis of the irritable bowel. *Br Med J.* 1978;2(6138):653-654.

110. Kruis W, Thieme C, Weinzierl M, Schüssler P, Holl J, Paulus W. A diagnostic score for the irritable bowel syndrome. Its value in the exclusion of organic disease. *Gastroenterology.* 1984;87(1):1-7.

111. Tibble JA, Sigthorsson G, Foster R, Forgacs I, Bjarnason I. Use of surrogate markers of inflammation and Rome criteria to distinguish organic from nonorganic intestinal disease. *Gastroenterology.* 2002;123(2):450-460.

112. Simel DL. *Make the Diagnosis: Irritable Bowel Syndrome.* New York, NY: McGraw-Hill; 2009.

113. Margaretten ME, Kohlwes J, Moore D, Bent S. Does this adult patient have septic arthritis? *JAMA.* 2007;297(13):1478-1488.

114. Ludewig PM, Lawrence RL, Braman JP. What's in a name? Using movement system diagnoses versus pathoanatomic diagnoses. *J Orthop Sports Phys Ther.* 2013;43(5):280-283.

115. Green S, Buchbinder R, Glazier R, Forbes A. Systematic review of randomised controlled trials of interventions for painful shoulder: Selection criteria, outcome assessment, and efficacy. *BMJ.* 1998;316(7128):354-360.

116. Schellingerhout JM, Verhagen AP, Thomas S, Koes BW. Lack of uniformity in diagnostic labeling of shoulder pain: Time for a different approach. *Man Ther.* 2008;13(6):478-483.

117. Van Tulder MW, Koes BW, Bouter LM. Conservative treatment of acute and chronic nonspecific low back pain. A systematic review of randomized controlled trials of the most common interventions. *Spine (Phila Pa 1976).* 1997;22(18):2128-2156.

118. Delitto A, Erhard RE, Bowling RW. A treatment-based classification approach to low back syndrome: Identifying and staging patients for conservative treatment. *Phys Ther.* 1995;75(6):470-485; discussion 485-479.

119. Spratt KF, Weinstein JN, Lehmann TR, Woody J, Sayre H. Efficacy of flexion and extension treatments incorporating braces for low-back pain patients with retrodisplacement, spondylolisthesis, or normal sagittal translation. *Spine (Phila Pa 1976).* 1993;18(13):1839-1849.

120. Fritz JM, Brennan GP, Clifford SN, Hunter SJ, Thackeray A. An examination of the reliability of a classification algorithm for subgrouping patients with low back pain. *Spine (Phila Pa 1976).* 2006;31(1):77-82.

121. BenDebba M, Torgerson WS, Long DM. A validated, practical classification procedure for many persistent low back pain patients. *Pain.* 2000;87(1):89-97.

122. Binkley J, Finch E, Hall J, Black T, Gowland C. Diagnostic classification of patients with low back pain: Report on a survey of physical therapy experts. *Phys Ther.* 1993;73(3):138-150; discussion 150-155.

123. Heiss DG, Fitch DS, Fritz JM, Sanchez WJ, Roberts KE, Buford JA. The interrater reliability among physical therapists newly trained in a classification system for acute low back pain. *J Orthop Sports Phys Ther.* 2004;34(8):430-439.

124. Fritz JM, Cleland JA, Childs JD. Subgrouping patients with low back pain: Evolution of a classification approach to physical therapy. *J Orthop Sports Phys Ther.* 2007;37(6):290-302.

125. Fritz JM, Delitto A, Erhard RE. Comparison of classification-based physical therapy with therapy based on clinical practice guidelines for patients with acute low back pain: A randomized clinical trial. *Spine (Phila Pa 1976).* 2003;28(13):1363-1371; discussion 1372.

126. Fritz JM, George S. The use of a classification approach to identify subgroups of patients with acute low back pain. Interrater reliability and short-term treatment outcomes. *Spine (Phila Pa 1976).* 2000;25(1):106-114.

127. Brennan GP, Fritz JM, Hunter SJ, Thackeray A, Delitto A, Erhard RE. Identifying subgroups of patients with acute/subacute "nonspecific" low back pain: Results of a randomized clinical trial. *Spine (Phila Pa 1976).* 2006;31(6):623-631.

128. Stanton TR, Fritz JM, Hancock MJ, et al. Evaluation of a treatment-based classification algorithm for low back pain: A cross-sectional study. *Phys Ther.* 2011;91(4):496-509.

제7장

1. Lee MW, McPhee RW, Stringer MD. An evidence-based approach to human dermatomes. *Clin Anat.* 2008;21(5):363-373.

2. Wolff AP, Groen GJ, Crul BJ. Diagnostic lumbosacral segmental nerve blocks with local anesthetics: A prospective double-blind study on the variability and interpretation of segmental effects. *Reg Anesth Pain Med.* 2001;26(2):147-155.

3. Slipman CW, Plastaras CT, Palmitier RA, Huston CW, Sterenfeld EB. Symptom provocation of fluoroscopically guided cervical nerve root stimulation. Are dynatomal maps identical to dermatomal maps? *Spine (Phila Pa 1976).* 1998;23(20):2235-2242.

4. Sizer PS, Jr., Brismee JM, Cook C. Medical screening for red flags in the diagnosis and management of musculoskeletal spine pain. *Pain Practice.* 2007;7(1):53-71.

5. Gemici C. Lhermitte's sign: Review with special emphasis in oncology practice. *Crit Rev Oncol Hematol.* 2010;74(2):79-86.

6. Suri P, Hunter DJ, Katz JN, Li L, Rainville J. Bias in the physical examination of patients with lumbar radiculopathy. *BMC Musculoskelet Disord.* 2010;11:275.

7. Louw A, Mintken P. Neurophysiologic effects of neural mobilization maneuvers. In: Fernandez-de-Las-Penas C, Arendt-Nielson L, Gerwin R, eds. *Tension-Type and Cervicogenic Headache.* Boston, MA: Jones and Bartlett; 2009:231-245.

8. Reiman MP, Manske RC. *Functional Testing in Human Performance.* Champaign, IL: Human Kinetics; 2009.

9. Butler DA. *Mobilisation of the Nervous System.* Melbourne, Australia: Churchille Livingstone; 1991.

10. Butler D. *The Sensitive Nervous System.* Prussia, PA: NOI Group; 2000.

11. Olaleye D, Perkins BA, Bril V. Evaluation of three screening tests and a risk assessment model for diagnosing peripheral neuropathy in the diabetes clinic. *Diabetes Res Clin Pract.* 2001;54(2):115-128.

12. Perkins BA, Olaleye D, Zinman B, Bril V. Simple screening tests for peripheral neuropathy in the diabetes clinic. *Diabetes Care.* 2001;24(2):250-256.
13. Wainner RS, Fritz JM, Irrgang JJ, Boninger ML, Delitto A, Allison S. Reliability and diagnostic accuracy of the clinical examination and patient self-report measures for cervical radiculopathy. *Spine (Phila Pa 1976).* 2003;28(1):52-62.
14. Lauder TD, Dillingham TR, Andary M, et al. Predicting electrodiagnostic outcome in patients with upper limb symptoms: Are the history and physical examination helpful? *Arch Phys Med Rehabil.* 2000;81(4):436-441.
15. Matsumoto M, Fujimura Y, Toyama Y. Usefulness and reliability of neurological signs for level diagnosis in cervical myelopathy caused by soft disc herniation. *J Spinal Disord.* 1996;9(4):317-321.
16. Matsumoto M, Ishikawa M, Ishii K, et al. Usefulness of neurological examination for diagnosis of the affected level in patients with cervical compressive myelopathy: Prospective comparative study with radiological evaluation. *J Neurosurg Spine.* 2005;2(5):535-539.
17. Berger JR, Fannin M. The "bedsheet" Babinski. *South Med J.* 2002;95(10):1178-1179.
18. Kerr RS, Cadoux-Hudson TA, Adams CB. The value of accurate clinical assessment in the surgical management of the lumbar disc protrusion. *J Neurol Neurosur Ps.* 1988;51(2):169-173.
19. Stankovic R, Johnell O, Maly P, Willner S. Use of lumbar extension, slump test, physical and neurological examination in the evaluation of patients with suspected herniated nucleus pulposus. A prospective clinical study. *Man Ther.* 1999;4(1):25-32.
20. Peeters GG, Aufdemkampe G, Oostendorp RA. Sensibility testing in patients with a lumbosacral radicular syndrome. *J Manip Physiol Ther.* 1998;21(2):81-88.
21. Mayo Clinic. *Clinical Examinations in Neurology.* 6th ed. St. Louis, MO: Mosby; 1991.
22. Impallomeni M, Kenny RA, Flynn MD, Kraenzlin M, Pallis CA. The elderly and their ankle jerks. *Lancet.* 1984;1(8378):670-672.
23. Marin R, Dillingham TR, Chang A, Belandres PV. Extensor digitorum brevis reflex in normals and patients with radiculopathies. *Muscle Nerve.* 1995;18(1):52-59.
24. Rico RE, Jonkman EJ. Measurement of the Achilles tendon reflex for the diagnosis of lumbosacral root compression syndromes. *J Neurol Neurosurg Psychiatry.* 1982;45(9):791-795.
25. Cook C, Roman M, Stewart KM, Leithe LG, Isaacs R. Reliability and diagnostic accuracy of clinical special tests for myelopathy in patients seen for cervical dysfunction. *J Orthop Sports Phys Ther.* 2009;39(3):172-178.
26. Miller TM, Johnston SC. Should the Babinski sign be part of the routine neurologic examination? *Neurology.* 2005;65(8):1165-1168.
27. Cook C, Brown C, Isaacs R, Roman M, Davis S, Richardson W. Clustered clinical findings for diagnosis of cervical spine myelopathy. *J Man Manip Ther.* 2010;18(4):175-180.
28. Rhee JM, Heflin JA, Hamasaki T, Freedman B. Prevalence of physical signs in cervical myelopathy: A prospective, controlled study. *Spine (Phila Pa 1976).* 2009;34(9):890-895.
29. Glaser JA, Curé JK, Bailey KL, Morrow DL. Cervical spinal cord compression and the Hoffmann sign. *Iowa Orthop J.* 2001;21:49-52.
30. Shacklock M. *Clinical Neurodynamics.* Edinburgh, Scotland: Elsevier; 2005.
31. Coppieters MW, Butler DS. Do 'sliders' slide and 'tensioners' tension? An analysis of neurodynamic techniques and considerations regarding their application. *Man Ther.* 2008;13(3):213-221.
32. Dilley A, Lynn B, Greening J, DeLeon N. Quantitative in vivo studies of median nerve sliding in response to wrist, elbow, shoulder and neck movements. *Clin Biomech (Bristol, Avon).* 2003;18(10):899-907.
33. Greening J, Smart S, Leary R, Hall-Craggs M, O'Higgins P, Lynn B. Reduced movement of median nerve in carpal tunnel during wrist flexion in patients with non-specific arm pain. *Lancet.* 1999;354(9174):217-218.
34. Yuan Q, Dougherty L, Margulies SS. In vivo human cervical spinal cord deformation and displacement in flexion. *Spine (Phila Pa 1976).* 1998;23(15):1677-1683.
35. Breig A. *Biomechanics of the Central Nervous System.* Stockholm, Sweden: Almqvist and Wiksell; 1960.
36. Troup JD. Biomechanics of the lumbar spinal canal. *Clin Biomech (Bristol, Avon).* 1986;1(1):31-43.
37. Millesi H, Zöch G, Reihsner R. Mechanical properties of peripheral nerves. *Clin Orthop Relat Res.* 1995(314):76-83.
38. McCracken LM, Gross RT, Sorg PJ, Edmands TA. Prediction of pain in patients with chronic low back pain: Effects of inaccurate prediction and pain-related anxiety. *Behav Res Ther.* 1993;31(7):647-652.
39. Beneciuk JM, Bishop MD, George SZ. Pain catastrophizing predicts pain intensity during a neurodynamic test for the median nerve in healthy participants. *Man Ther.* 2010;15(4):370-375.
40. Coppieters M, Ryan L. Do patients beliefs based on widespread medical information hinder accurate diagnosis? Sydney: 11th Annual World Congress on Pain; 2005.
41. Shacklock M. Neurodynamics. *Physiotherapy.* 1995;81:9-16.
42. Walsh J, Flatley M, Johnston N, Bennett K. Slump test: Sensory responses in asymptomatic subjects. *J Man Manip Ther.* 2007;15(4):231-238.
43. Walsh J, Hall T. Agreement and correlation between the straight leg raise and slump tests in subjects with leg pain. *J Manip Physiol Ther.* 2009;32(3):184-192.
44. Wainner RS, Fritz JM, Irrgang JJ, Delitto A, Allison S, Boninger ML. Development of a clinical prediction rule for the diagnosis of carpal tunnel syndrome. *Arch Phys Med Rehabil.* 2005;86(4):609-618.

45. Majlesi J, Togay H, Unalan H, Toprak S. The sensitivity and specificity of the Slump and the Straight Leg Raising tests in patients with lumbar disc herniation. *J Clin Rheumatol*. 2008;14(2):87-91.

46. Van der Windt DA, Simons E, Riphagen, II, et al. Physical examination for lumbar radiculopathy due to disc herniation in patients with low-back pain. *Cochrane Db Syst Rev*. 2010(2):CD007431.

47. Deville WL, van der Windt DA, Dzaferagic A, Bezemer PD, Bouter LM. The test of Lasègue: Systematic review of the accuracy in diagnosing herniated discs. *Spine (Phila Pa 1976)*. 2000;25(9):1140-1147.

48. Vroomen PC, de Krom MC, Wilmink JT, Kester AD, Knottnerus JA. Diagnostic value of history and physical examination in patients suspected of lumbosacral nerve root compression. *J Neurol Neurosurg Psychiatry*. 2002;72(5):630-634.

49. Kosteljanetz M, Bang F, Schmidt-Olsen S. The clinical significance of straight-leg raising (Lasègue's sign) in the diagnosis of prolapsed lumbar disc. Interobserver variation and correlation with surgical finding. *Spine (Phila Pa 1976)*. 1988;13(4):393-395.

50. Nadler SF, Malanga GA, Ciccone DS. Positive straight-leg raising in lumbar radiculopathy: Is documentation affected by insurance coverage? *Arch Phys Med Rehabil*. 2004;85(8):1336-1338.

51. Scham SM, Taylor TK. Tension signs in lumbar disc prolapse. *Clin Orthop Relat Res*. 1971;75:195-204.

52. Cram RH. A sign of sciatic nerve foot pressure. *J Bone Joint Surg Br*. 1953;35-B(2):192-195.

53. Summers B, Mishra V, Jones JM. The flip test: A reappraisal. *Spine*. 2009;34(15):1585-1589.

54. Rabin A, Gerszten PC, Karausky P, Bunker CH, Potter DM, Welch WC. The sensitivity of the seated straight-leg raise test compared with the supine straight-leg raise test in patients presenting with magnetic resonance imaging evidence of lumbar nerve root compression. *Arch Phys Med Rehabil*. 2007;88(7):840-843.

55. MacDermid JC, Wessel J. Clinical diagnosis of carpal tunnel syndrome: A systematic review. *J Hand Ther*. 2004;17(2):309-319.

56. Fernández-de-Las-Peñas C, Coppieters MW, Cuadrado ML, Pareja JA. Patients with chronic tension-type headache demonstrate increased mechano-sensitivity of the supra-orbital nerve. *Headache*. 2008;48(4):570-577.

57. Fernández-de-las-Peñas C, Arendt-Nielsen L, Cuadrado ML, Pareja JA. Generalized mechanical pain sensitivity over nerve tissues in patients with strictly unilateral migraine. *Clin J Pain*. 2009;25(5):401-406.

58. Khambati FA, Shetty VP, Ghate SD, Capadia GD. Sensitivity and specificity of nerve palpation, monofilament testing and voluntary muscle testing in detecting peripheral nerve abnormality, using nerve conduction studies as gold standard; a study in 357 patients. *Lepr Rev*. 2009;80(1):34-50.

59. Letchuman R, Gay RE, Shelerud RA, VanOstrand LA. Are tender points associated with cervical radiculopathy? *Arch Phys Med Rehabil*. 2005;86(7):1333-1337.

60. Schmid AB, Brunner F, Luomajoki H, et al. Reliability of clinical tests to evaluate nerve function and mechanosensitivity of the upper limb peripheral nervous system. *BMC Musculoskelet Disord*. 2009;10:11.

제8장

1. Loudon JK, Manske RC, Reiman MP. *Clinical Mechanics and Kinesiology*. Champaign, IL: Human Kinetics; 2013.

2. Kaltenborn F. *Manual Mobilization of the Extremity Joints*. 4th ed. Minneapolis, MN: OPTP; 1989.

3. Kaltenborn F. *Manual Mobilization of the Joints. The Kaltenborn Method of Joint Mobilization and Treatment*. Oslo, Norway: Olaf Norlis Bokhandel; 1999.

4. Mennell J. *Back Pain: Diagnosis and Treatment Using Manipulative Techniques*. Boston. MD: Little, Brown; 1960.

5. Abbott JH, McCane B, Herbison P, Moginie G, Chapple C, Hogarty T. Lumbar segmental instability: A criterion-related validity study of manual therapy assessment. *BMC Musculoskel Dis*. 2005;6:56.

6. Zito G, Jull G, Story I. Clinical tests of musculoskeletal dysfunction in the diagnosis of cervicogenic headache. *Man Ther*. 2006;11(2):118-129.

7. Jull G, Bogduk N, Marsland A. The accuracy of manual diagnosis for cervical zygapophysial joint pain syndromes. *Med J Aust*. 1988;148(5):233-236.

8. Macconaill MA. Joint movement. *Physiotherapy*. 1964;50:359-367.

9. McClure PW, Flowers KR. Treatment of limited shoulder motion: A case study based on biomechanical considerations. *Phys Ther*. 1992;72(12):929-936.

10. Cyriax J. *Textbook of Orthopaedic Medicine, Diagnosis of Soft Tissue Lesions*. 8th ed. London, England: Bailliere Tindall; 1982.

11. Cyriax J, Cyriax P. *Cyriax's Illustrated Manual of Orthopaedic Medicine*. Boston, MA: Butterworth-Heinemann; 1993.

12. Norkin C, White D. *Measurement of Joint Motion: A Guide to Goniometry*. Philadelphia, PA: F.A. Davis Company; 2003.

13. Magee DJ. *Orthopedic Physical Assessment*. Philadelphia, PA: Saunders; 2002.

14. Klassbo M, Harms-Ringdahl K, Larsson G. Examination of passive ROM and capsular patterns in the hip. *Physiother Res Int*. 2003;8(1):1-12.

15. Bijl D, Dekker J, van Baar ME, et al. Validity of Cyriax's concept capsular pattern for the diagnosis of osteoarthritis of hip and/or knee. *Scand J Rheumatol*. 1998;27(5):347-351.

16. Fritz JM, Delitto A, Erhard RE, Roman M. An examination of the selective tissue tension scheme, with evidence for the concept of a capsular pattern of the knee. *Phys Ther*. 1998;78(10):1046-1056; discussion 1057-1061.

17. Schollmeier G, Sarkar K, Fukuhara K, Uhthoff HK. Structural and functional changes in the canine shoulder after cessation of immobilization. *Clin Orthop Relat Res.* 1996(323):310-315.

18. Freeman M, Wyke B. An experimental study of articular neurology. *J Bone Joint Surg.* 1967;49B:185.

19. Maitland G. *Maitland's Vertebral Manipulation.* 6th ed. London, England: Butterworth-Heinemann; 2001.

20. Laslett M, Young SB, Aprill CN, McDonald B. Diagnosing painful sacroiliac joints: A validity study of a McKenzie evaluation and sacroiliac provocation tests. *Aust J Physiother.* 2003;49(2):89-97.

21. Grahame R. Hypermobility and hypermobility syndrome. In: Keer R, Grahame R, eds. *Hypermobility Syndrome—Recognition and Management for Physiotherapists.* London, England: Butterworth-Heinemann; 2003.

22. Birrell FN, Adebajo AO, Hazleman BL, Silman AJ. High prevalence of joint laxity in West Africans. *Brit J Rheumatol.* 1994;33(1):56-59.

23. Jessee EF, Owen DS, Jr., Sagar KB. The benign hypermobile joint syndrome. *Arthritis Rheum.* 1980;23(9):1053-1056.

24. Murray KJ. Hypermobility disorders in children and adolescents. *Best Pract Res Clin Rheumatol.* 2006;20(2):329-351.

25. Qvindesland A, Jonsson H. Articular hypermobility in Icelandic 12-year-olds. *Rheumatology (Oxford).* 1999;38(10):1014-1016.

26. Remvig L, Jensen DV, Ward RC. Epidemiology of general joint hypermobility and basis for the proposed criteria for benign joint hypermobility syndrome: Review of the literature. *J Rheumatol.* 2007;34(4):804-809.

27. Russek LN. Hypermobility syndrome. *Phys Ther.* 1999;79(6):591-599.

28. Tofts LJ, Elliott EJ, Munns C, Pacey V, Sillence DO. The differential diagnosis of children with joint hypermobility: A review of the literature. *Pediatr Rheumatol Online J.* 2009;7:1.

29. Juul-Kristensen B, Rogind H, Jensen DV, Remvig L. Inter-examiner reproducibility of tests and criteria for generalized joint hypermobility and benign joint hypermobility syndrome. *Rheumatology (Oxford).* 2007;46(12):1835-1841.

30. Remvig L, Jensen DV, Ward RC. Are diagnostic criteria for general joint hypermobility and benign joint hypermobility syndrome based on reproducible and valid tests? A review of the literature. *J Rheumatol.* 2007;34(4):798-803.

31. Baumhauer JF, Alosa DM, Renstrom AF, Trevino S, Beynnon B. A prospective study of ankle injury risk factors. *Am J Sports Med.* 1995;23(5):564-570.

32. Beynnon BD, Renstrom PA, Alosa DM, Baumhauer JF, Vacek PM. Ankle ligament injury risk factors: A prospective study of college athletes. *J Orthop Res.* 2001;19(2):213-220.

33. Hiller CE, Refshauge KM, Herbert RD, Kilbreath SL. Intrinsic predictors of lateral ankle sprain in adolescent dancers: A prospective cohort study. *Clin J Sport Med.* 2008;18(1):44-48.

34. Hopper DM, Hopper JL, Elliott BC. Do selected kinanthropometric and performance variables predict injuries in female netball players? *J Sports Sci.* 1995;13(3):213-222.

35. Decoster LC, Bernier JN, Lindsay RH, Vailas JC. Generalized joint hypermobility and its relationship to injury patterns among NCAA lacrosse players. *J Athl Train.* 1999;34(2):99-105.

36. Acasuso Diaz M, Collantes Estevez E, Sanchez Guijo P. Joint hyperlaxity and musculoligamentous lesions: Study of a population of homogeneous age, sex and physical exertion. *Brit J Rheumatol.* 1993;32(2):120-122.

37. Soderman K, Alfredson H, Pietila T, Werner S. Risk factors for leg injuries in female soccer players: A prospective investigation during one outdoor season. *Knee Surg Sports Traumatol Arthrosc.* 2001;9(5):313-321.

38. Uhorchak JM, Scoville CR, Williams GN, Arciero RA, St Pierre P, Taylor DC. Risk factors associated with noncontact injury of the anterior cruciate ligament: A prospective four-year evaluation of 859 West Point cadets. *Am J Sports Med.* 2003;31(6):831-842.

39. Hakim AJ, Grahame R. A simple questionnaire to detect hypermobility: An adjunct to the assessment of patients with diffuse musculoskeletal pain. *Int J Clin Pract.* 2003;57(3):163-166.

40. Adib N, Davies K, Grahame R, Woo P, Murray KJ. Joint hypermobility syndrome in childhood. A not so benign multisystem disorder? *Rheumatology (Oxford).* 2005;44(6):744-750.

41. Klemp P, Stevens JE, Isaacs S. A hypermobility study in ballet dancers. *J Rheumatol.* 1984;11(5):692-696.

42. Kalenak A, Morehouse CA. Knee stability and knee ligament injuries. *JAMA.* 1975;234(11):1143-1145.

43. Huston LJ, Greenfield ML, Wojtys EM. Anterior cruciate ligament injuries in the female athlete. Potential risk factors. *Clin Orthop Relat Res.* 2000(372):50-63.

44. Murphy DF, Connolly DA, Beynnon BD. Risk factors for lower extremity injury: A review of the literature. *Brit J Sport Med.* 2003;37(1):13-29.

45. Donaldson PR. Does generalized joint hypermobility predict joint injury in sport? A review. *Clin J Sport Med.* 2012;22(1):77-78.

46. Pacey V, Nicholson LL, Adams RD, Munn J, Munns CF. Generalized joint hypermobility and risk of lower limb joint injury during sport: A systematic review with meta-analysis. *Am J Sports Med.* 2010;38(7):1487-1497.

47. Heyward V. *Advanced Fitness and Exercise Prescription.* 5th ed. Champaign, IL: Human Kinetics; 2006.

48. Williams PE, Goldspink G. Connective-tissue changes in immobilized muscle. *Journal of Anatomy.* 1984;138(MAR):343-350.

49. Goldspink DF, Cox VM, Smith SK, et al. Muscle growth in response to mechanical stimuli. *Am J Physiol.* 1995;268(2)(part 1):E288-E297.

50. Leivseth G, Torstensson J, Reikerås O. Effect of passive muscle stretching in osteoarthritis of the hip. *Clin Sci (Lond).* 1989;76(1):113-117.

51. Wessling KC, DeVane DA, Hylton CR. Effects of static stretch versus static stretch and ultrasound combined on triceps surae muscle extensibility in healthy women. *Phys Ther.* 1987;67(5):674-679.

52. Weldon SM, Hill RH. The efficacy of stretching for prevention of exercise-related injury: A systematic review of the literature. *Man Ther.* 2003;8(3):141-150.

53. Janda V. *Muscle Function Testing.* London, England: Butterworth; 1983.

54. Kendall FP, McCreary EK, Provance PG, Rodgers MM, Romani WA. *Muscles: Testing and Function with Posture and Pain.* 5th ed. Baltimore, MD: Lippincott Williams & Wilkins; 2005.

55. Sahrmann S. *Diagnosis and Treatment of Movement Impairment Syndromes.* St. Louis, MO: Mosby; 2002.

56. Bell RD, Hoshizaki TB. Relationships of age and sex with range of motion of seventeen joint actions in humans. *Can J Appl Sport Sci.* 1981;6(4):202-206.

57. Walker JM, Sue D, Miles-Elkousy N, Ford G, Trevelyan H. Active mobility of the extremities in older subjects. *Phys Ther.* 1984;64(6):919-923.

58. Beighton P, Solomon L, Soskolne CL. Articular mobility in an African population. *Ann Rheum Dis.* 1973;32(5):413-418.

제9장

1. Hall C, Thein-Brody L. Functional approach to therapeutic exercise for physiologic impairments. In: Hall C, Thein-Brody L, eds. *Therapeutic Exercise: Moving Toward Function.* Philadelphia, PA: Lippincott Williams & Wilkins; 1999.

2. Kraemer WJ, Adams K, Cafarelli E, et al. American College of Sports Medicine position stand. Progression models in resistance training for healthy adults. *Med Sci Sport Exer.* 2002;34(2):364-380.

3. Fleck SJ, Kraemer WJ. *Designing Resistance Training Programs.* 3rd ed. Champaign, IL: Human Kinetics; 2004.

4. Wilson GJ, Newton RU, Murphy AJ, Humphries BJ. The optimal training load for the development of dynamic athletic performance. *Med Sci Sport Exer.* 1993;25(11):1279-1286.

5. Kawamori N, Haff GG. The optimal load for the development of muscular power. *J Strength Cond Res.* 2004;18(3):675-684.

6. Powers SK, Howley ET. *Exercise Physiology: Theory and Application.* Boston, MA: McGraw-Hill; 2001.

7. Lieber RL, Fridén J. Clinical significance of skeletal muscle architecture. *Clin Orthop Relat Res.* 2001(383):140-151.

8. Lieber RL. *Skeletal Muscle Structure and Function: Implications for Rehabilitation and Sports Medicine.* Baltimore, MD: Williams & Wilkins; 1992.

9. Baratta RV, Solomonow M, Best R, D'Ambrosia R. Isotonic length/force models of nine different skeletal muscles. *Med Biol Eng Comput.* 1993;31(5):449-458.

10. Ikai M, Fukunaga T. Calculation of muscle strength per unit cross-sectional area of human muscle by means of ultrasonic measurement. *Int Z Angew Physiol.* 1968;26(1):26-32.

11. LaStayo PC, Woolf JM, Lewek MD, Snyder-Mackler L, Reich T, Lindstedt SL. Eccentric muscle contractions: Their contribution to injury, prevention, rehabilitation, and sport. *J Orthop Sports Phys Ther.* 2003;33(10):557-571.

12. Granacher U, Gollhofer A, Hortobágyi T, Kressig RW, Muehlbauer T. The importance of trunk muscle strength for balance, functional performance, and fall prevention in seniors: A systematic review. *Sports Med.* 2013;43(7):627-641.

13. Den Ouden ME, Schuurmans MJ, Arts IE, van der Schouw YT. Physical performance characteristics related to disability in older persons: A systematic review. *Maturitas.* 2011;69(3):208-219.

14. Daly RM, Rosengren BE, Alwis G, Ahlborg HG, Sernbo I, Karlsson MK. Gender specific age-related changes in bone density, muscle strength and functional performance in the elderly: A 10-year prospective population-based study. *BMC Geriatr.* 2013;13(1):71.

15. Glenmark B, Hedberg G, Kaijser L, Jansson E. Muscle strength from adolescence to adulthood—Relationship to muscle fibre types. *Eur J Appl Physiol Occup Physiol.* 1994;68(1):9-19.

16. Laubach LL. Comparative muscular strength of men and women: A review of the literature. *Aviat Space Environ Med.* 1976;47(5):534-542.

17. Glenmark B. Skeletal muscle fibre types, physical performance, physical activity and attitude to physical activity in women and men. A follow-up from age 16 to 27. *Acta Physiol Scand Suppl.* 1994;623:1-47.

18. Cooper H, Doods WN, Adams ID. Use and misuse of the tape measure as a means of assessing muscle strength and power. *Rheumatological Rehabilitation.* 1981;20(4):211-218.

19. Hortobagyi T, Katch FI, Katch VL. Relationships of body size, segmental dimensions, and ponderal equivalents to muscular strength in high-strength and low-strength subjects. *IntJ Sports Med.* 1990;11(5):349-356.

20. Kendall FP, McCreary EK, Provance PG, Rodgers MM, Romani WA. *Muscles: Testing and Function with Posture and Pain.* 5th ed. Baltimore, MD: Lippincott Williams & Wilkins; 2005.

21. White D. Musculoskeletal examination. In: O'Sullivan S, Schmitz T, eds. *Physical Rehabilitation.* 5th ed. Philadelphia, PA: FA Davis; 2007:159-192.

22. Wessel J, Kaup C, Fan J, et al. Isometric strength measurements in children with arthritis: Reliability and relation to function. *Arthritis Care Res.* 1999;12(4):238-246.

23. Bohannon RW. Test-retest reliability of hand-held dynamometry during a single session of strength assessment. *Phys Ther.* 1986;66(2):206-209.

24. Bohannon RW, Andrews AW. Interrater reliability of hand-held dynamometry. *Phys Ther.* 1987;67(6):931-933.

25. Bohannon RW, Larkin PA, Smith MB, Horton MG. Relationship between static muscle strength deficits and spasticity in stroke patients with hemiparesis. *Phys Ther.* 1987;67(7):1068-1071.

26. Wadsworth C, Nielsen DH, Corcoran DS, Phillips CE, Sannes TL. Interrater reliability of hand-held dynamometry: Effects of rater gender, body weight, and grip strength. *J Orthop Sports Phys Ther.* 1992;16(2):74-81.

27. DeLorme T, Wilkins A. *Progressive Resistance Exercises.* New York, NY: Appleton-Century-Crofts; 1951.

28. Sale DG. Testing strength and power. In: MacDougall JD, Wenger HA, Green HJ, eds. *Physiological Testing of the High Performance Athlete.* 2nd ed. Champaign, IL: Human Kinetics; 1991.

29. Escamilla R, Wickham R. Exercise-based conditioning and rehabilitation. In: Kolt GS, Snyder-Mackler L, eds. *Physical Therapies in Sports and Exercise.* London, England: Churchill Livingstone; 2003.

30. Davies G. *Compendium of Isokinetics in Clinical Usage and Rehabilitation Techniques.* Onalaska, WI: S&S Publishers; 1992.

31. Davies G, Wilk K, Ellenbecker TS. Assessment of strength. In: Malone TR, McPhoil T, Nitz AJ, eds. *Orthopedic and Sports Physical Therapy.* 3rd ed. St. Louis, MO: Mosby; 1997.

32. Wilk KE, Andrews JR. Current concepts in the treatment of anterior cruciate ligament disruption. *J Orthop Sports Phys Ther.* 1992;15(6):279-293.

33. Cyriax J. *Textbook of Orthopaedic Medicine, Diagnosis of Soft Tissue Lesions.* 8th ed. London, England: Bailliere Tindall; 1982.

34. Franklin ME, Conner-Kerr T, Chamness M, Chenier TC, Kelly RR, Hodge T. Assessment of exercise-induced minor muscle lesions: The accuracy of Cyriax's diagnosis by selective tension paradigm. *J Orthop Sports Phys Ther.* 1996;24(3):122-129.

35. Garrett WE, Seaber AV, Boswick J, Urbaniak JR, Goldner JL. Recovery of skeletal muscle after laceration and repair. *J Hand Surg Am.* 1984;9(5):683-692.

36. Garrett WE. Muscle strain injuries. *Am J Sports Med.* 1996;24(suppl 6):S2-S8.

제10장

1. Cook C, Hegedus E. Diagnostic utility of clinical tests for spinal dysfunction. *Man Ther.* 2011;16(1):21-25.

2. Cook C, Hegedus E, Hawkins R, Scovell F, Wyland D. Diagnostic accuracy and association to disability of clinical test findings associated with patellofemoral pain syndrome. *PhysiotherCan.* 2010;62(1):17-24.

3. Cook C, Massa L, Harm-Ernandes I, et al. Interrater reliability and diagnostic accuracy of pelvic girdle pain classification. *J Manip Physiol Ther.* 2007;30(4):252-258.

4. Cook CE, Wilhelm M, Cook AE, Petrosino C, Isaacs R. Clinical tests for screening and diagnosis of cervical spine myelopathy: A systematic review. *J Manip Physiol Ther.* 2011;34(8):539-546.

5. Cook JL, Khan KM, Kiss ZS, Purdam CR, Griffiths L. Reproducibility and clinical utility of tendon palpation to detect patellar tendinopathy in young basketball players. Victorian Institute of Sport tendon study group. *Brit J Sport Med.* 2001;35(1):65-69.

6. Goode A, Hegedus EJ, Sizer P, Brismee JM, Linberg A, Cook CE. Three-dimensional movements of the sacroiliac joint: A systematic review of the literature and assessment of clinical utility. *J Man Manip Ther.* 2008;16(1):25-38.

7. Hegedus EJ, Cook C, Hasselblad V, Goode A, McCrory DC. Physical examination tests for assessing a torn meniscus in the knee: A systematic review with meta-analysis. *J Orthop Sports Phys Ther.* 2007;37(9):541-550.

8. Hegedus EJ, Goode AP, Cook CE, et al. Which physical examination tests provide clinicians with the most value when examining the shoulder? Update of a systematic review with meta-analysis of individual tests. *Brit J Sport Med.* 2012;46(14):964-978.

9. Reneker J, Paz J, Petrosino C, Cook C. Diagnostic accuracy of clinical tests and signs of temporomandibular joint disorders: A systematic review of the literature. *J Orthop Sports Phys Ther.* 2011;41(6):408-416.

10. Reiman MP, Goode AP, Hegedus EJ, Cook CE, Wright AA. Diagnostic accuracy of clinical tests of the hip: A systematic review with meta-analysis [Published online ahead of print July 7 2012]. *Brit J Sport Med.* 2012.

11. Reiman MP, Loudon JK, Goode AP. Diagnostic accuracy of clinical tests for assessment of hamstring injury: A systematic review. *J Orthop Sports Phys Ther.* 2013;43(4):223-231.

12. Reiman MP, Goode AP, Hegedus EJ, Cook CE, Wright AA. Diagnostic accuracy of clinical tests of the hip: A systematic review with meta-analysis. *Brit J Sport Med.* 2013;47(14):893-902.

13. Deville WL, van der Windt DA, Dzaferagic A, Bezemer PD, Bouter LM. The test of Lasègue: Systematic review of the accuracy in diagnosing herniated discs. *Spine (Phila Pa 1976).* 2000;25(9):1140-1147.

14. Klein JG. Five pitfalls in decisions about diagnosis and prescribing. *BMJ.* 2005;330(7494):781-783.

15. Sackett DL, Rosenberg WM, Gray JA, Haynes RB, Richardson WS. Evidence based medicine: What it is and what it isn't. *BMJ.* 1996;312(7023):71-72.

16. McGinn TG, Guyatt GH, Wyer PC, Naylor CD, Stiell IG, Richardson WS. Users' guides to the medical literature: XXII: How to use articles about clinical decision rules. Evidence-Based Medicine Working Group. *JAMA.* 2000;284(1):79-84.

17. Stiell IG, Wells GA, Vandemheen KL, et al. The Canadian C-spine rule for radiography in alert and stable trauma patients. *JAMA.* 2001;286(15):1841-1848.

제11장

1. Cyriax J. *Textbook of Orthopaedic Medicine, Diagnosis of Soft Tissue Lesions.* 8th ed. London, England: Bailliere Tindall; 1982.
2. Toprak U, Ustuner E, Ozer D, et al. Palpation tests versus impingement tests in Neer stage I and II subacromial impingement syndrome. *Knee Surg Sports Traumatol Arthrosc.* 2013;21(2):424-429.
3. Mancini F, Sambo CF, Ramirez JD, Bennett DL, Haggard P, Iannetti GD. A fovea for pain at the fingertips. *Curr Biol.* 2013;23(6):496-500.
4. Kassirer JP. Teaching clinical reasoning: Case-based and coached. *Acad Med.* 2010;85(7):1118-1124.
5. Gomes MB, Guimaraes JP, Guimaraes FC, Neves AC. Palpation and pressure pain threshold: Reliability and validity in patients with temporomandibular disorders. *Cranio.* 2008;26(3):202-210.
6. Fu R, Iqbal CW, Jaroszewski DE, St Peter SD. Costal cartilage excision for the treatment of pediatric slipping rib syndrome. *J Pediatr Surg.* 2012;47(10):1825-1827.
7. Stochkendahl MJ, Christensen HW. Chest pain in focal musculoskeletal disorders. *Med Clin N Am.* 2010;94(2):259-273.
8. Boissonnault WG, Thein-Nissenbaum JM. Differential diagnosis of a sacral stress fracture. *J Orthop Sports Phys Ther.* 2002;32(12):613-621.
9. Heyworth BE, Williams RJ, III Internal impingement of the shoulder. *Am J Sports Med.* 2009;37(5):1024-1037.
10. Hegedus EJ, Goode A, Campbell S, et al. Physical examination tests of the shoulder: A systematic review with meta-analysis of individual tests. *Brit J Sport Med.* 2008;42(2):80-92; discussion 92.
11. Hsu SH, Moen TC, Levine WN, Ahmad CS. Physical examination of the athlete's elbow. *Am J Sports Med.* 2012;40(3):699-708.
12. Gurney B, Boissonnault WG, Andrews R. Differential diagnosis of a femoral neck/head stress fracture. *J Orthop Sport Phys.* 2006;36(2):80-88.
13. Jansen JA, Mens JM, Backx FJ, Stam HJ. Diagnostics in athletes with long-standing groin pain. *Scand J Med Sci Sports.* 2008;18(6):679-690.
14. Tibor LM, Sekiya JK. Differential diagnosis of pain around the hip joint. *Arthroscopy.* 2008;24(12):1407-1421.
15. Kerkhoffs GM, van Es N, Wieldraaijer T, Sierevelt IN, Ekstrand J, van Dijk CN. Diagnosis and prognosis of acute hamstring injuries in athletes. *Knee Surg Sports Traumatol Arthrosc.* 2013;21(2):500-509.
16. Konan S, Rayan F, Haddad FS. Do physical diagnostic tests accurately detect meniscal tears? *Knee Surg Sports Traumatol Arthrosc.* 2009;17(7):806-811.
17. Logerstedt DS, Snyder-Mackler L, Ritter RC, Axe MJ. Knee pain and mobility impairments: Meniscal and articular cartilage lesions. *J Orthop Sport Phys.* 2010;40(6):A1-A35.
18. Carcia CR, Martin RL, Houck J, Wukich DK. Achilles pain, stiffness, and muscle power deficits: Achilles tendinitis. *J Orthop Sports Phys Ther.* 2010;40(9):A1-A26.
19. Hopper DM, Strauss GR, Boyle JJ, Bell J. Functional recovery after anterior cruciate ligament reconstruction: A longitudinal perspective. *Arch Phys Med Rehabil.* 2008;89(8):1535-1541.
20. Hutchison AM, Evans R, Bodger O, et al. What is the best clinical test for Achilles tendinopathy? *Foot Ankle Surg.* 2013;19(2):112-117.
21. McPoil TG, Martin RL, Cornwall MW, Wukich DK, Irrgang JJ, Godges JJ. Heel pain—plantar fasciitis: Clinical practice guidelines linked to the international classification of function, disability, and health from the orthopaedic section of the American Physical Therapy Association. *J Orthop Sport Phys.* 2008;38(4):A1-A18.
22. Sman AD, Hiller CE, Refshauge KM. Diagnostic accuracy of clinical tests for diagnosis of ankle syndesmosis injury: A systematic review. *Brit J Sport Med.* 2013;47(10):620-628.
23. Thomas JL, Christensen JC, Kravitz SR, et al. The diagnosis and treatment of heel pain: A clinical practice guideline-revision 2010. *J Foot Ankle Surg.* 2010;49(suppl 3):S1-19.
24. Wuerz TH, Gurd DP. Pediatric physeal ankle fracture. *J Am Acad Orthop Surg.* 2013;21(4):234-244.
25. Montazem A. Secondary tinnitus as a symptom of instability of the upper cervical spine: Operative management. *International Tinnitus Journal.* 2000;6(2):130-133.
26. Joensen J, Couppe C, Bjordal JM. Increased palpation tenderness and muscle strength deficit in the prediction of tendon hypertrophy in symptomatic unilateral shoulder tendinopathy: An ultrasonographic study. *Physiotherapy.* 2009;95(2):83-93.
27. Mattingly GE, Mackarey PJ. Optimal methods for shoulder tendon palpation: A cadaver study. *Phys Ther.* 1996;76(2):166-173.
28. Alvarez DJ, Rockwell PG. Trigger points: Diagnosis and management. *Am Fam Physician.* 2002;65(4):653-660.
29. Lucas N, Macaskill P, Irwig L, Moran R, Bogduk N. Reliability of physical examination for diagnosis of myofascial trigger points: A systematic review of the literature. *Clin J Pain.* 2009;25(1):80-89.
30. Bron C, Dommerholt JD. Etiology of myofascial trigger points. *Curr Pain Headache Rep.* 2012;16(5):439-444.
31. Lavelle ED, Lavelle W, Smith HS. Myofascial trigger points. *Med Clin North Am.* 2007;91(2):229-239.
32. Myburgh C, Larsen AH, Hartvigsen J. A systematic, critical review of manual palpation for identifying myofascial trigger points: Evidence and clinical significance. *Arch Phys Med Rehabil.* 2008;89(6):1169-1176.
33. Petho G, Reeh PW. Sensory and signaling mechanisms of bradykinin, eicosanoids, platelet-activating factor, and nitric oxide in peripheral nociceptors. *Physiol Rev.* 2012;92(4):1699-1775.
34. Wang H, Ehnert C, Brenner GJ, Woolf CJ. Bradykinin and peripheral sensitization. *Biol Chem.* 2006;387(1):11-14.

35. Haage P, Krings T, Schmitz-Rode T. Nontraumatic vascular emergencies: Imaging and intervention in acute venous occlusion. *Eur Radiol.* 2002;12(11):2627-2643.

36. Mant J, Doust J, Roalfe A, et al. Systematic review and individual patient data meta-analysis of diagnosis of heart failure, with modelling of implications of different diagnostic strategies in primary care. *Health Technol Assess.* 2009;13(32):1-207, iii.

37. Trayes KP, Studdiford JS, Pickle S, Tully AS. Edema: Diagnosis and management. *Am Fam Physician.* 2013;88(2):102-110.

38. Standring S, Gray H. *Gray's Anatomy: The Anatomical Basis of Clinical Practice.* 40th ed. Edinburgh, Scotland: Churchill Livingstone/Elsevier; 2008.

39. Cools AM, Struyf F, De Mey K, Maenhout A, Castelein B, Cagnie B. Rehabilitation of scapular dyskinesis: From the office worker to the elite overhead athlete. *Brit J Sport Med.* 2014;48(8):692-697.

40. Freeman S, Mascia A, McGill S. Arthrogenic neuromusculature inhibition: A foundational investigation of existence in the hip joint. *Clin Biomech (Bristol, Avon).* 2013;28(2):171-177.

41. Rice DA, McNair PJ. Quadriceps arthrogenic muscle inhibition: Neural mechanisms and treatment perspectives. *Semin Arthritis Rheum.* 2010;40(3):250-266.

42. Delitto A, George SZ, Van Dillen LR, et al. Low back pain. *J Orthop Sports Phys Ther.* 2012;42(4):A1-A57.

43. Sedaghat N, Latimer J, Maher C, Wisbey-Roth T. The reproducibility of a clinical grading system of motor control in patients with low back pain. *J Manipulative Physiol Ther.* 2007;30(7):501-508.

44. Hides J, Stanton W, Mendis MD, Sexton M. The relationship of transversus abdominis and lumbar multifidus clinical muscle tests in patients with chronic low back pain. *Man Ther.* 2011;16(6):573-577.

45. Macedo LG, Latimer J, Maher CG, et al. Effect of motor control exercises versus graded activity in patients with chronic nonspecific low back pain: A randomized controlled trial. *Phys Ther.* 2012;92(3):363-377.

46. Venes D, Taber CW. *Taber's Cyclopedic Medical Dictionary.* 21st ed. Philadelphia, PA: Davis; 2009.

47. Altman R, Asch E, Bloch D, et al. Development of criteria for the classification and reporting of osteoarthritis. Classification of osteoarthritis of the knee. Diagnostic and Therapeutic Criteria Committee of the American Rheumatism Association. *Arthritis Rheum.* 1986;29(8):1039-1049.

48. Hayes KW, Petersen C, Falconer J. An examination of Cyriax's passive motion tests with patients having osteoarthritis of the knee. *Phys Ther.* 1994;74(8):697-707; discussion 707-709.

49. Woolf AD, Pfleger B. Burden of major musculoskeletal conditions. *B World Health Organ.* 2003;81(9):646-656.

50. Kibler WB, Putukian M. Selected issues for the master athlete and the team physician: A consensus statement. *Med Sci Sports Exerc.* 2010;42(4):820-833.

51. Gluck GS, Heckman DS, Parekh SG. Tendon disorders of the foot and ankle, part 3: The posterior tibial tendon. *Am J Sports Med.* 2010;38(10):2133-2144.

52. Rudzki JR, Paletta GA, Jr. Juvenile and adolescent elbow injuries in sports. *Clin Sports Med.* 2004;23(4):581-608, ix.

53. Williams GR, Jr. Painful shoulder after surgery for rotator cuff disease. *J Am Acad Orthop Surg.* 1997;5(2):97-108.

54. Batteson R, Hammond A, Burke F, Sinha S. The de Quervain's screening tool: Validity and reliability of a measure to support clinical diagnosis and management. *Musculoskeletal Care.* 2008;6(3):168-180.

55. Wilk KE, Obma P, Simpson CD, Cain EL, Dugas JR, Andrews JR. Shoulder injuries in the overhead athlete. *J Orthop Sports Phys Ther.* 2009;39(2):38-54.

56. Loudon JK, Wiesner D, Goist-Foley HL, Asjes C, Loudon KL. Intrarater reliability of functional performance tests for subjects with patellofemoral pain syndrome. *J Athl Train.* 2002;37(3):256-261.

57. Reneker J, Paz J, Petrosino C, Cook C. Diagnostic accuracy of clinical tests and signs of temporomandibular joint disorders: A systematic review of the literature. *J Orthop Sports Phys.* 2011;41(6):408-416.

58. Kaale BR, Krakenes J, Albrektsen G, Wester K. Clinical assessment techniques for detecting ligament and membrane injuries in the upper cervical spine region—A comparison with MRI results. *Man Ther.* 2008;13(5):397-403.

59. Osmotherly PG, Rivett DA, Rowe LJ. Construct validity of clinical tests for alar ligament integrity: An evaluation using magnetic resonance imaging. *Phys Ther.* 2012;92(5):718-725.

60. Magee DJ. *Orthopedic Physical Assessment.* Philadelphia, PA: Saunders; 2002.

61. Malanga GA, Andrus S, Nadler SF, McLean J. Physical examination of the knee: A review of the original test description and scientific validity of common orthopedic tests. *Arch Phys Med Rehabil.* 2003;84(4):592-603.

62. Wolf EM, Agrawal V. Transdeltoid palpation (the rent test) in the diagnosis of rotator cuff tears. *J Shoulder Elbow Surg.* 2001;10(5):470-473.

63. Devereaux MW, ElMaraghy AW. Improving the rapid and reliable diagnosis of complete distal biceps tendon rupture: A nuanced approach to the clinical examination. *Am J Sports Med.* 2013;41(9):1998-2004.

64. Karachalios T, Hantes M, Zibis AH, Zachos V, Karantanas AH, Malizos KN. Diagnostic accuracy of a new clinical test (the Thessaly test) for early detection of meniscal tears. *J Bone Joint Surg.* 2005;87(5):955-962.

65. LaStayo P, Howell J. Clinical provocative tests used in evaluating wrist pain: A descriptive study. *J Hand Ther.* 1995;8(1):10-17.

66. American Board of Physical Therapy Specialties. *Description of Specialty Practice: Orthopaedic Physical Therapy.* Alexandria, VA: Author; 2002.

67. LeBlond RF, DeGowin RL, Brown DD. *DeGowin's Diagnostic Examination*. 9th ed. New York, NY: McGraw-Hill Medical; 2009.
68. Nuzzaci G, Giuliano G, Righi D, Baroncelli T, Lotti A, Marinoni M. A study of the semeiological reliability of dorsalis pedis artery and posterior tibial artery in the diagnosis of lower limb arterial occlusive disease. *Angiology*. 1984;35(12):767-772.
69. Greenman PE. *Principles of Manual Medicine*. 2nd ed. Baltimore, MD: Williams & Wilkins; 1996.
70. Fukui S, Ohseto K, Shiotani M, Ohno K, Karasawa H, Naganuma Y. Distribution of referred pain from the lumbar zygapophyseal joints and dorsal rami. *Clin J Pain*. 1997;13(4):303-307.
71. Kravetz RE. To touch or not to touch: That is the question. *Am J Gastroenterol*. 2009;104(9):2143-2144.

제12장

1. Reiman MP, Manske RC. *Functional Testing in Human Performance*. Champaign, IL: Human Kinetics; 2009.
2. Cook G, Burton L, Kiesel K, Rose G, Bryant M. *Movement: Functional Movement Systems*. Santa Cruz, CA; On Target Publications: 2010.
3. Minick KI, Kiesel K, Burton L, Taylor A, Plisky P, Butler RJ. Inter-rater reliability of the functional movement screen. *J Strength Cond Res*. 2010;4:479-486.
4. Onate JA, Dewey T, Kollock RO, et al. Real-time intersession and interrater reliability of the functional movement screen. *J Strength Cond Res*. 2012;26:408-415.
5. Teyhen DS, Shaffer SW, Lorenson CL, et al. The Functional Movement Screen: A reliability study. *J Ortho Sports Phys Ther*. 2012;42:530-540.
6. O'Connor FG, Deuster PA, Davis J, Pappas CG, Knapik JJ. Functional movement screening: Predicting injuries in officer candidates. *Med Sci Sports Exerc*. 2011;43:2224-2230.
7. Butler RJ, Contreras M, Burton LC, Plisky PJ, Kiesel KB. Modifiable risk factors predict injuries in firefighters during training academies. *Work*. 2013; 46:11-17.
8. Kiesel KB, Plisky PJ, Butler RJ. Fundamental movement limitations and asymmetries relate to injury risk in professional football players. *J Sports Rehabil*. 2014:23:88-94.
9. Glaws KR, Juneau CM, Becker LC, Di Stasi SL, Hewett TE. Intra- and inter-rater reliability of the Selective Functional Movement Assessment (SFMA). *Int J Sports Phys Ther*. 2014;9:195-208.
10. Piva SR, Fitzgerald GK, Irrgang JJ, et al. Reliability of measures of impairments associated with patellofemoral pain syndrome. *BMC Musculoskelet Disord*. 2006;7:33.
11. Piva SR, Fitzgerald GK, Irrgang JI, et al. Associates of physical function and pain in patients with patellofemoral pain syndrome. *Arch Phys Med Rehabil*. 2009;90:285-295.
12. McMullen KL, Cosby NL, Hertel J, Ingersoll CD, Hart JM. Lower extremity neuromuscular control immediately after fatiguing hip-abduction exercise. *J Athl Train*. 2011;46(6):607-614.
13. Bohannon RW. One-legged balance test times. *Percept Motor Skills*. 1994;78:101-102.
14. Gribble PA, Hertel J, Plisky P. Using the Star Excursion Balance Test to assess dynamic postural-control deficits and outcomes in lower extremity injury: A literature and systematic review. *J Athl Train*. 2012;47:339-357.
15. Hertel J, Braham RA, Hale SA, Olmsted-Kramer LC. Simplifying the star excursion balance test: Analyses of subjects with and without chronic ankle instability. *J Ortho Sports Phys Ther*. 2006;36:131-137.
16. Plisky PJ, Gorman PP, Butler RJ, Kiesel KB, Underwood FB, Elkins B. The reliability of an instrumented device for measuring components of the Star Excursion Balance Test. *N Am J Sport Phys Ther*. 2009;4:92-99.
17. Plisky PJ, Rauh MJ, Kaminski TW, Underwood FB. Star Excursion Balance Test as a predictor of lower extremity injury in high school basketball players. *J Ortho Sports Phys Ther*. 2006; 36:911-919.
18. de Noronha M, França LC, Haupenthal A, Nunes GS. Intrinsic predictive factors for ankle sprain in active university students: A prospective study. *Scand J Med Sci Sports*. 2013;23:541-547.
19. Butler RJ, Lehr ME, Fink ML, Kiesel KB, Plisky PJ. Dynamic balance performance and noncontact lower extremity injury in college football players: An initial study. *Sports Health*. 2013;5:417-422.
20. Seminick DVM. Testing protocols and procedures. In: Baechle TR, ed. *Esssentials of Strength Training and Conditioning*. 1st ed. Champaign, IL: Human Kinetics; 1994.
21. Myer GD, Schmitt LC, Brent JL, et al. Utilization of modified NFL combine testing to identify functional deficits in athletes following ACL reconstruction. *J Ortho Sports Phys Ther*. 2011;41:377-387.
22. Teyhen DS, Riebel MA, McArthur DR, et al. Normative data and the influence of age and gender on power, balance, flexibility, and functional movement in healthy service members. *Mil Med*. 2014;179:413-420.
23. Considine WJ, Sullivan WJ. Relationship of selected tests of leg strength and leg power on college men. *Res Q*. 1973;44:404-416.
24. Markovic G, Dizdar D, Jukic I, Cardinale M. Reliability and factorial validity of squat and countermovement jump tests. *J Strength Cond Res*. 2004;18:551-555.
25. Witvrouw E, Lysens R, Bellemans J, Cambier D, Vanderstraeten G. Intrinsic risk factors for the development of anterior knee pain in an athletic population. A two-year prospective study. *Am J Sports Med*. 2000;28:480-489.
26. Reid A, Birmingham TB, Stratford PW, Alcock GK, Giffin JR. Hop testing provides a reliable and valid outcome measure during rehabilitation after anterior cruciate ligament reconstruction. *Phys Ther*. 2007;87:337-349.

27. Petschnig R, Baron R, Albrecht M. The relationship between isokinetic quadriceps strength test and hop tests for distance and one-legged vertical jump test following anterior cruciate ligament reconstruction. *J Ortho Sports Phys Ther*. 1998;28:23-31.
28. Juris PM, Phillips EM, Dalpe C, Edwards C, Gotlin RS, Kane DJ. A dynamic test of lower extremity function following anterior cruciate ligament reconstruction and rehabilitation. *J Ortho Sports Phys Ther*. 1997;26:184-191.
29. Myer GD, Ford KR, Khoury J, Succop P, Hewett TE. Development and validation of a clinic-based prediction tool to identify female athletes at high risk for anterior cruciate ligament injury. *Am J Sports Med*. 2010;38:2025-2033.
30. Hewett TE, Myer GD, Ford KR, et al. Biomechanical measures of neuromuscular control and valgus loading of the knee predict anterior cruciate ligament injury risk in female athletes: A prospective study. *Am J Sports Med*. 2005;33:492-501.
31. Pfile KR, Hart JM, Herman DC, Hertel J, Kerrigan DC, Ingersoll CD. Different exercise training interventions and drop-landing biomechanics in high school female athletes. *J Athl Train*. 2013;48:450-462.
32. Brosky JA Jr, Nitz AJ, Malone TR, Caborn DN, Rayens MK. Intrarater reliability of selected clinical outcome measures following anterior cruciate ligament reconstruction. *J Orthop Sports Phys Ther*. 1999;29:39-48.
33. Harman E, Garhammer J, Pandorf C. Administration, scoring and interpretation of selected tests. In: Baechle TR, Earle RW, eds. *Essentials of Strength Training and Conditioning*. 2nd ed. Champaign, IL: Human Kinetics; 2000.
34. Wilk KE, Romaniello WT, Soscia SM, Arrigo CA, Andrews JR. The relationship between subjective knee scores, isokinetic testing, and functional testing in the ACL-reconstructed knee. *J Ortho Sports Phys Ther*. 1994;20:60-73.
35. Hoffman J. *Norms for Fitness, Performance, and Health*. Champaign, IL: Human Kinetics; 2006.
36. Gillam GM. 300 yard shuttle. *NSCA J*. 1983;5:46.
37. Sporis G, Ruzic L, Leko G. The anaerobic endurance of elite soccer players improved after a high-intensity training intervention in the 8-week conditioning program. *J Strength Cond Res*. 2008;22:559-566.
38. Brumitt J, Heiderscheit BC, Manske RC, Niemuth PE, Rauh MJ. Lower extremity functional tests and risk of injury in Division III collegiate athletes. *Int J Sports Phys Ther*. 2013;8:216-227.
39. Davies GJ, Heiderscheit BC, Clark M. The scientific and clinical rationale for the use of open and closed kinetic chain rehabilitation. In: Ellenbecker TS, ed. *Knee Ligament Rehabilitation*. Philadelphia, PA: Churchill Livingstone; 2000: 291-300.
40. Tabor MA, Davies GJ, Kernozek TW, Negrete RJ, Hudson V. A multicenter study of the test-retest reliability of the lower extremity functional test. *J Sports Rehabil*. 2002;11:190-201.
41. Ramsbottom R, Brewer J, Williams C. A progressive shuttle run test to estimate maximal oxygen uptake. *Brit J Sport Med*. 1988;22:141-144.
42. Léger L, Gadoury C. Validity of the 20 m shuttle run test with 1 min stages to predict $\dot{V}O_2$max in adults. *Can J Sport Sci*. 1989;14:21-26.
43. Shvartz E, Reibold RC. Aerobic fitness norms for males and females aged 6 to 75 years: A review. *Aviat Space Environ Med*. 1990;61:3-11.
44. Vernillo G, Silvestri A, Torre AL. The yo-yo intermittent recovery test in junior basketball players according to performance level and age group. *J Strength Cond Res*. 2012;26:2490-2494.
45. Roush JR, Kitamura J, Waits MC. Reference values for the Closed Kinetic Chain Upper Extremity Stability Test (CKCUEST) for collegiate baseball players. *N Am J Sports Phys Ther*. 2007;2:159-163.
46. Westrick RB, Miller JM, Carow SD, Gerber JP. Exploration of the Y-balance test for assessment of upper quarter closed kinetic chain performance. *Int J Sports Phys Ther*. 2012;7:139-147.
47. Tucci HT, Martins J, de Carvallo Sposito G, Camarini PM, de Oliveira AS. Closed Kinetic Chain Upper Extremity Stability test (CKCUES test): A reliability study in persons with and without shoulder impingement syndrome. *BMC Musculoskelet Disord*. 2014;15:1.
48. Gorman PP, Butler RJ, Plisky PJ, Kiesel KB.Upper Quarter Y Balance Test: Reliability and performance comparison between genders in active adults. *J Strength Cond Res*. 2012; 26:3043-3048.
49. Falsone SA, Gross MT, Guskiewicz KM, Schneider RA. One-arm hop test: Reliability and effects of arm dominance. *J Orthop Sports Phys Ther*. 2002;32(3):98-103.
50. Mayhew JL, Ware JS, Johns RA, Bemben MG. Changes in upper body power following heavy-resistance strength training in college men. *Int J Sports Med*. 1997;18(7):516-520.
51. Mayhew JL, Bemben MG, Rohrs DM, Ware J, Bemben DA. Seated shot put as a measure of upper body power in college males. *J Hum Mvmt Stud*. 1991;21:137-148.
52. Schellenberg KL, Lang JM, Chan KM, Burnham RS. A clinical tool for office assessment of lumbar spine stabilization endurance: Prone and supine bridge maneuvers. *Am J Phys Med Rehabil*. 2007;86:380-386.
53. McGill SM. Low back exercises: Prescription for the healthy back when recovering from injury. In: American College of Sports Medicine, ed. *ACSM's Resources Manual for Guidelines for Exercise Testing and Prescription*. 3rd ed. Baltimore. MD: Williams & Wilkins; 1998.
54. Reiman MP, Manske RC. The assessment of function, part 1—How is it measured? A clinical perspective. *J Man Manip Ther*. 2011;19(3):91-99.

제13장

1. Murray MP. Gait as a total pattern of movement. *Am J Phys Med*. 1967;46(1):290-333.
2. Judge JO, Ounpuu S, Davis RB, III. Effects of age on the biomechanics and physiology of gait. *Clin Geriatr Med*. 1996;12(4):659-678.
3. Perry J. *Gait Analysis: Normal and Pathological Function*. New York, NY: Slack; 1992.
4. Kadaba MP, Ramakrishnan HK, Wootten ME, Gainey J, Gorton G, Cochran GV. Repeatability of kinematic, kinetic, and electromyographic data in normal adult gait. *J Orthop Res*. 1989;7(6):849-860.
5. Rodgers MM. 1995. Dynamic foot mechanics. *J Orthop Sports Phys Ther*. 1995; 21(6):306-316.
6. LaFortune MA, Cavanagh PR, Sommer HJ, Kalenak A. 1992. Three-dimensional kinematics of the human knee during walking. *J Biomech*. 1992;25(4):347-357.
7. Sekiya N. Nagasaki H, Ito H, Furuna T. Optimal walking in terms of variability in step length. *J Orthop Sports Phys Ther*. 1997;26(5):266-272.
8. Oatis CA. *Kinesiology: The Mechanics and Pathomechanics of Human Movement*. Baltimore, MD: Williams & Wilkins; 2004.
9. Craik RL, Dutterer L. Spatial and temporal characteristics of foot fall patterns. In: Craik RL, Oatis CA, eds. *Gait Analysis: Theory and Application*. St. Louis: Mosby-Year Book, 1995.
10. Finley FR, Cody KA. Locomotion characteristics of urban pedestrians. *Arch Phys Med Rehabil*. 1970;51(7):423-426.
11. Ostrosky KM, Van Swearingen JM, Burdett RG, Gee Z. A comparison of gait characteristics in young and old subjects. *Phys Ther*. 1994;74(7):637-646.
12. Hasegawa H, Yamauchi T, Kraemer WJ. Foot strike patterns of runners at the 15-km point during an elite-level half marathon. *J Strength Cond Res*. 2007;21(3):888-893.
13. Goss DL, Gross MT. Relationship among self-reported shoe type, footstrike pattern, and injury incidence. *US Army Med Dep J*. 2012;Oct-Dec:25-30.
14. Arendse RE, Noakes TD, Azvedo LB, Romanov N, Schwellnus MP, Fletcher G. Reduced eccentric loading of the knee with the pose running method. *Med Sci Sports Exerc*. 2004;36(2):272-277.
15. Kulmala JP, Avela J, Pasanen K, Parkkari J. Forefoot strikers exhibit lower running-induced knee loading than rearfoot strikers. *Med Sci Sports Exerc*. 2013;45(12):2306-2313.
16. Novacheck T. The biomechanics of running. *Gait Posture*. 1998;7(1):77-95.
17. Cavanagh PR. *Biomechanics of Distance Running*. Champaign, IL: Human Kinetics; 1990.
18. Schache AG, Bennell KL, Blanch PD, Wrigley TV. The coordinated movement of the lumbo-pelvic-hip complex during running: A literature review. *Gait Posture*. 1999;10(1):30-47.
19. Elliott BC, Banksby BA. The synchronization of muscle activity and body segment movements during a running cycle. *Med Sci Sports Exerc*. 1979;11(4):322-327.
20. Ferber R, Noehren B, Hamill J, Davis I. Competitive female runners with a history of iliotibial band syndrome demonstrate atypical hip and knee kinematics. *J Orthop Sports Phys Ther*. 2010;40(2):52-58.
21. Hinrichs RN. Upper extremity function in distance running. In: Cavanagh PR. ed. *Biomechanics of Distance Running*. Champaign, IL: Human Kinetics; 1990.
22. Gerringer SR. The biomechanics of running. *J Back Musculoskeletal Rehabil*. 1995;5(4):273-279.
23. Winter D. Moments of force and mechanical power in jogging. *J Biomech*. 1983;16(1):91-97.
24. James SL, Brubaker CE. Biomechanics of running. *Orthop Clin North Am*. 1973;4(3):605-615.
25. Sinning WE, Forsyth HL. Lower-limb actions while running at different velocities. *Med Sci Sports*.1970;2(1):28-34.
26. Mann RA, Moran GT, Dougherty SE. Comparative electromyography of the lower extremity in jogging, running and sprinting. *Am J Sports Med*. 1986;14(6):501-510.
27. Dierks TA, Manal KT, Hamill J, Davis IS. Proximal and distal influences on hip and knee kinematics in runners with patellofemoral pain during a prolonged run. *J Orthop Sports Phys Ther*. 2008;38(8):448-456.
28. Lieberman DE, Raichlen DA, Pontzer H, Bramble DM, Cutright-Smith E. The human gluteus maximus and its role in running. *J Exp Biol*. 2006;209(11):2143-2155.
29. VanGent RN, Siem D, van Middelkoop M, van Os AG, Bierma-Zeinstra SM, Koes BW. Incidence and determinants of lower extremity running injuries in long distance runners: A systematic review. *Brit J Sport Med*. 2007;41(8):469-480.
30. Nigg BM. Biomechanics, load analysis and sports injuries in the lower extremity. *Sports Med*. 1985;2(5):367-379.
31. Cook SD, Kester MA, Brunet ME, Haddad RJ, Jr. Biomechanics of running shoe performance. *Clin Sports Med*. 1985;4(4):619-626.
32. Williams DS, III, McClay IS, Hamill J. 2001. Arch structure and injury patterns in runners. *Clin Biomech*. 2001;16(4):341-347.
33. Tong JWK, Kong PW. Association between foot type and lower extremity injuries. Systematic literature review with meta-analysis. *J Orthop Sports Phys Ther*. 2013;43(10):700-715.
34. Thijs Y. DeClercq D, Roosen P, Witvrouw E. Gait-related intrinsic factors for patellofemoral pain in novice recreational runners. *Brit J Sport Med*. 2008;42(6):466-471.
35. Dierks TA, Davis I. Discrete and continuous joint coupling relationships in uninjured recreational runners. *Clin Biomech*. 2007; 22:581-591.
36. Stergiou N, Bates BT, James SL. Asynchrony between subtalar and knee joint function during running. *Med Sci Sports Exerc*. 1999;31:1645-1655.
37. Tiberio D. The effect of excessive subtalar joint pronation and patellofemoral mechanics: A theoretical model. *J Orthop Sports Phys Ther*. 1987;9(4):160-165.

38. Willson JD, Davis IS. Lower extremity mechanics of females with and without patellofemoral pain across activities with progressively greater task demands. *Clin Biomech.* 2008;23(2):203-211.

39. Milner CE, Hamill J, Davis IS. Distinct hip and rearfoot kinematics in female runners with a history of tibial stress fracture. *J Orthop Sports Phys Ther.* 2010;40(2):59-66.

40. Macera CA, Pate RR, Powell KE, Jackson KL, Kendrick JS, Craven TE. Predicting lower-extremity injuries among habitual runners. *Arch Intern Med.* 1989;149(11):2565-2568.

41. Milner CE, Ferber R, Pollard CD, Hamill J, Davis IS. Biomechanical factors associated with tibial stress fracture in female runners. *Med Sci Sports Exerc.* 2006;38(2):323-328.

제14장

1. Kendall FP, McCreary EK, Provance PG, Rodgers MM, Romani WA. *Muscles: Testing and Function with Posture and Pain.* 5th ed. Baltimore, MD: Lippincott Williams & Wilkins; 2005.

2. Sahrmann S. *Movement System Impairment Syndromes.* St. Louis, MO: Mosby; 2002.

3. Adams MA, Hutton WC. The effect of posture on the lumbar spine. *J Bone Joint Surg Br.* 1985;67(4):625-629.

4. Claus A, Hides J, Moseley GL, Hodges P. Sitting versus standing: Does the intradiscal pressure cause disc degeneration or low back pain? *J Electromyogr Kinesiol.* 2008;18(4):550-558.

5. Wilke HJ, Neef P, Caimi M, Hoogland T, Claes LE. New in vivo measurements of pressures in the intervertebral disc in daily life. *Spine (Phila Pa 1976).* 1999;24(8):755-762.

6. Nachemson AL. Disc pressure measurements. *Spine (Phila Pa 1976).* 1981;6(1):93-97.

7. Janda V. Muscles and motor control in low back pain: Assessment and management. In: Twomey LT, ed. *Physical Therapy of the Low Back.* New York, NY: Churchill Livingstone; 1987.

8. Magee DJ. *Orthopedic Physical Assessment.* Philadelphia, PA: Saunders; 2002.

9. Norkin C. Posture. In: Levangie P, Norkin C, eds. *Joint Structure and Function: A Comprehensive Analysis.* 5th ed. Philadelphia, PA: F.A. Davis; 2011:483-523.

10. Kim H, Kim HS, Moon ES, et al. Scoliosis imaging: What radiologists should know. *Radiographics.* 2010;30(7):1823-1842.

11. Keynan O, Fisher CG, Vaccaro A, et al. Radiographic measurement parameters in thoracolumbar fractures: A systematic review and consensus statement of the spine trauma study group. *Spine (Phila Pa 1976).* 2006;31(5):E156-E165.

12. Christensen ST, Hartvigsen J. Spinal curves and health: A systematic critical review of the epidemiological literature dealing with associations between sagittal spinal curves and health. *J Manip Physiol Ther.* 2008;31(9):690-714.

13. Ferber R, Noehren B, Hamill J, Davis IS. Competitive female runners with a history of iliotibial band syndrome demonstrate atypical hip and knee kinematics. *J Orthop Sports Phys Ther.* 2010;40(2):52-58.

14. Noehren B, Davis I, Hamill J. ASB clinical biomechanics award winner 2006 prospective study of the biomechanical factors associated with iliotibial band syndrome. *Clin Biomech (Bristol, Avon).* 2007;22(9):951-956.

15. Souza RB, Powers CM. Differences in hip kinematics, muscle strength, and muscle activation between subjects with and without patellofemoral pain. *J Orthop Sports Phys Ther.* 2009;39(1):12-19.

16. Souza RB, Powers CM. Predictors of hip internal rotation during running: An evaluation of hip strength and femoral structure in women with and without patellofemoral pain. *Am J Sports Med.* 2009;37(3):579-587.

17. Powers CM. The influence of abnormal hip mechanics on knee injury: A biomechanical perspective. *J Orthop Sports Phys Ther.* 2010;40(2):42-51.

제15장

1. Practice parameter: The management of concussion in sports (summary statement). Report of the Quality Standards Subcommittee. *Neurology.* 1997;48(3):581-585.

2. Nonfatal traumatic brain injuries related to sports and recreation activities among persons aged ≤19 years—United States, 2001-2009. *MMWR. Morb Mortal Wkly Rep.* 2011;60(39):1337-1342.

3. Sports-related recurrent brain injuries—United States. *MMWR. Morb Mortal Wkly Rep.* 1997;46(10):224-227.

4. Guskiewicz KM. Balance assessment in the management of sport-related concussion. *Clin Sports Med.* 2011;30(1):89-102, ix.

5. Guskiewicz KM. Assessment of postural stability following sport-related concussion. *Curr Sports Med Rep.* 2003;2(1):24-30.

6. Guskiewicz KM, Marshall SW, Bailes J, et al. Association between recurrent concussion and late-life cognitive impairment in retired professional football players. *Neurosurgery.* 2005;57(4):719-726; discussion 719-726.

7. Guskiewicz KM, McCrea M, Marshall SW, et al. Cumulative effects associated with recurrent concussion in collegiate football players: The NCAA Concussion Study. *JAMA.* 2003;290(19):2549-2555.

8. Register-Mihalik J, Guskiewicz KM, Mann JD, Shields EW. The effects of headache on clinical measures of neurocognitive function. *Clin J Sport Med.* 2007;17(4):282-288.

9. Iinuma T, Hirota Y, Ishio K. Orbital wall fractures. Conventional views and CT. *Rhinology.* 1994;32(2):81-83.

10. Rowe LD, Miller E, Brandt-Zawadzki M. Computed tomography in maxillofacial trauma. *Laryngoscope.* 1981;91(5):745-757.

11. Salvolini U. Traumatic injuries: Imaging of facial injuries. *Eur Radiol*. 2002;12(6):1253-1261.
12. Jager L, Reiser M. CT and MR imaging of the normal and pathologic conditions of the facial nerve. *Eur J Radiol*. 2001;40(2):133-146.
13. Jank S, Emshoff R, Etzelsdorfer M, Strobl H, Nicasi A, Norer B. The diagnostic value of ultrasonography in the detection of orbital floor fractures with a curved array transducer. *Int J Oral Maxillofac Surg*. 2004;33(1):13-18.
14. Adeyemo WL, Akadiri OA. A systematic review of the diagnostic role of ultrasonography in maxillofacial fractures. *Int J Oral Maxillofac Surg*. 2011;40(7):655-661.
15. Stengel D, Ottersbach C, Matthes G, et al. Accuracy of single-pass whole-body computed tomography for detection of injuries in patients with major blunt trauma. *CMAJ*. 2012;184(8):869-876.
16. Ogunmuyiwa SA, Fatusi OA, Ugboko VI, Ayoola OO, Maaji SM. The validity of ultrasonography in the diagnosis of zygomaticomaxillary complex fractures. *Int J Oral Maxillofac Surg*. 2012;41(4):500-505.
17. Javadrashid R, Khatoonabad M, Shams N, Esmaeili F, Jabbari Khamnei H. Comparison of ultrasonography with computed tomography in the diagnosis of nasal bone fractures. *Dentomaxillofac Radiol*. 2011;40(8):486-491.
18. Atighechi S, Baradaranfar MH, Karimi G, et al. Diagnostic value of ultrasonography in the diagnosis of nasal fractures. *J Craniofac Surg*. 2014;25(1):e51-e53.
19. Marshman LA, Polkey CE, Penney CC. Unilateral fixed dilation of the pupil as a false-localizing sign with intracranial hemorrhage: Case report and literature review. *Neurosurgery*. 2001;49(5):1251-1255; discussion 1255-1256.
20. Pretto Flores L, De Almeida CS, Casulari LA. Positive predictive values of selected clinical signs associated with skull base fractures. *J Neurosurg Sci*. 2000;44(2):77-82; discussion 82-73.
21. McPheeters RA, White S, Winter A. Raccoon eyes. *West J Emerg Med*. 2010;11(1):97.
22. Herbella FA, Mudo M, Delmonti C, Braga FM, Del Grande JC. 'Raccoon eyes' (periorbital haematoma) as a sign of skull base fracture. *Injury*. 2001;32(10):745-747.
23. Perez R, Oeltjen JC, Thaller SR. A review of mandibular angle fractures. *Craniomaxillofac Trauma Reconstr*. 2011;4(2):69-72.
24. Perez-Guisado J, Maclennan P. Clinical evaluation of the nose: A cheap and effective tool for the nasal fracture diagnosis. *Eplasty*. 2012;12:e3.
25. Perry JJ, Stiell IG, Sivilotti ML, et al. Clinical decision rules to rule out subarachnoid hemorrhage for acute headache. *JAMA*. 2013;310(12):1248-1255.
26. Pandor A, Goodacre S, Harnan S, et al. Diagnostic management strategies for adults and children with minor head injury: A systematic review and an economic evaluation. *Health Technol Assess*. 2011;15(27):1-202.
27. Harnan SE, Pickering A, Pandor A, Goodacre SW. Clinical decision rules for adults with minor head injury: A systematic review. *J Trauma*. 2011;71(1):245-251.
28. Lyttle MD, Cheek JA, Blackburn C, et al. Applicability of the CATCH, CHALICE and PECARN paediatric head injury clinical decision rules: Pilot data from a single Australian centre. *Emerg Med J*. 2013;30(10):790-794.
29. Lyttle MD, Crowe L, Oakley E, Dunning J, Babl FE. Comparing CATCH, CHALICE and PECARN clinical decision rules for paediatric head injuries. *Emerg Med J*. 2012;29(10):785-794.
30. Shah KC, Rajshekhar V. Reliability of diagnosis of soft cervical disc prolapse using Spurling's test. *Brit J Neurosurg*. 2004;18(5):480-483.
31. Wainner RS, Fritz JM, Irrgang JJ, Boninger ML, Delitto A, Allison S. Reliability and diagnostic accuracy of the clinical examination and patient self-report measures for cervical radiculopathy. *Spine (Phila Pa 1976)*. 2003;28(1):52-62.
32. Gumina S, Carbone S, Albino P, Gurzi M, Postacchini F. Arm Squeeze Test: A new clinical test to distinguish neck from shoulder pain. *Eur Spine J*. 2013;22(7):1558-1563.
33. Halker RB, Barrs DM, Wellik KE, Wingerchuk DM, Demaerschalk BM. Establishing a diagnosis of benign paroxysmal positional vertigo through the Dix-Hallpike and side-lying maneuvers: A critically appraised topic. *Neurologist*. 2008;14(3):201-204.
34. Teitelbaum JS, Eliasziw M, Garner M. Tests of motor function in patients suspected of having mild unilateral cerebral lesions. *Can J Neurol Sci*. 2002;29(4):337-344.
35. Anderson NE, Mason DF, Fink JN, Bergin PS, Charleston AJ, Gamble GD. Detection of focal cerebral hemisphere lesions using the neurological examination. *J Neurol Neurosurg Psychiatry*. 2005;76(4):545-549.
36. Bagai A, Thavendiranathan P, Detsky AS. Does this patient have hearing impairment? *JAMA*. 2006;295(4):416-428.
37. Browning GG, Swan IR. Sensitivity and specificity of Rinne tuning fork test. *BMJ*. 1988;297(6660):1381-1382.
38. Rubinstein SM, van Tulder M. A best-evidence review of diagnostic procedures for neck and low-back pain. *Best Pract Res Clin Rheumatol*. 2008;22(3):471-482.
39. Anderson PA, Muchow RD, Munoz A, Tontz WL, Resnick DK. Clearance of the asymptomatic cervical spine: A meta-analysis. *J Orthop Trauma*. 2010;24(2):100-106.
40. Michaleff ZA, Maher CG, Verhagen AP, Rebbeck T, Lin CW. Accuracy of the Canadian C-spine rule and NEXUS to screen for clinically important cervical spine injury in patients following blunt trauma: A systematic review. *CMAJ*. 2012;184(16):E867-E876.
41. Bandiera G, Stiell IG, Wells GA, et al. The Canadian C-spine rule performs better than unstructured physician judgment. *Ann Emerg Med*. 2003;42(3):395-402.

42. Kaale BR, Krakenes J, Albrektsen G, Wester K. Clinical assessment techniques for detecting ligament and membrane injuries in the upper cervical spine region—A comparison with MRI results. *Man Ther.* 2008;13(5):397-403.
43. Uitvlugt G, Indenbaum S. Clinical assessment of atlantoaxial instability using the Sharp-Purser test. *Arthritis Rheum.* 1988;31(7):918-922.
44. Petersen B, von Maravic M, Zeller JA, Walker ML, Kompf D, Kessler C. Basilar artery blood flow during head rotation in vertebrobasilar ischemia. *Acta Neurol Scand.* 1996;94(4):294-301.
45. Sakaguchi M, Kitagawa K, Hougaku H, et al. Mechanical compression of the extracranial vertebral artery during neck rotation. *Neurology.* 2003;61(6):845-847.
46. Society IH. The International Classification of Headache Disorders, 2nd edition. *Cephalalgia.* 2004;24(suppl 1):S9-S160.
47. The International Classification of Headache Disorders, 3rd edition (beta version). *Cephalalgia.* 2013;33(9):629-808.
48. Society TIH. IHS Classification ICHD-II. Available at: http://ihs-classification.org/en/. Accessed September 1, 2013.
49. Esposito CJ, Crim GA, Binkley TK. Headaches: A differential diagnosis. *Cranio.* 1986;4(4):317-322.
50. Spierings EL. Acute, subacute, and chronic headache. *Otolaryngol Clin North Am.* 2003;36(6):1095-1107, vi.
51. Simel DL. *Make the Diagnosis: Does This Patient With Headaches Have a Migraine or Need Neuroimaging?* New York, NY: McGraw-Hill; 2010.
52. Láinez MJ, Domínguez M, Rejas J, et al. Development and validation of the Migraine Screen Questionnaire (MS-Q). *Headache.* 2005;45(10):1328-1338.
53. Láinez MJ, Castillo J, Domínguez M, Palacios G, Díaz S, Rejas J. New uses of the Migraine Screen Questionnaire (MS-Q): Validation in the Primary Care setting and ability to detect hidden migraine. MS-Q in Primary Care. *BMC Neurol.* 2010;10:39.
54. Dreyfuss P, Rogers J, Dreyer S, Fletcher D. Atlanto-occipital joint pain. A report of three cases and description of an intraarticular joint block technique. *Reg Anesth.* 1994;19(5):344-351.
55. Trevor-Jones R. Osteo-arthritis of the paravertebral joints of the second and third cervical vertebrae as a cause of occipital headaches. *S Afr Med J.* 1964;38:392-394.
56. Bogduk N, Marsland A. On the concept of third occipital headache. *J Neurol Neurosurg Psychiatry.* 1986;49(7):775-780.
57. Bovim G. Cervicogenic headache, migraine, and tension-type headache. Pressure-pain threshold measurements. *Pain.* 1992;51(2):169-173.
58. Hall T, Robinson K. The flexion-rotation test and active cervical mobility—A comparative measurement study in cervicogenic headache. *Man Ther.* 2004;9(4):197-202.
59. Zito G, Jull G, Story I. Clinical tests of musculoskeletal dysfunction in the diagnosis of cervicogenic headache. *Man Ther.* 2006;11(2):118-129.
60. Treleaven J, Jull G, Sterling M. Dizziness and unsteadiness following whiplash injury: Characteristic features and relationship with cervical joint position error. *J Rehabil Med.* 2003;35(1):36-43.
61. Carvalho TB, Cancian LR, Marques CG, Piatto VB, Maniglia JV, Molina FD. Six years of facial trauma care: An epidemiological analysis of 355 cases. *Braz J Otorhinolaryngol.* 2010;76(5):565-574.
62. Reilly MJ, Davison SP. Open vs. closed approach to the nasal pyramid for fracture reduction. *Arch Facial Plast Surg.* 2007;9(2):82-86.
63. Batista AM, Ferreira Fde O, Marques LS, Ramos-Jorge ML, Ferreira MC. Risk factors associated with facial fractures. *Braz Oral Res.* 2012;26(2):119-125.
64. Tuli T, Hachl O, Hohlrieder M, Grubwieser G, Gassner R. Dentofacial trauma in sport accidents. *Gen Dent.* 2002;50(3):274-279.
65. Sun GH, Shoman NM, Samy RN, Pensak ML. Analysis of carotid artery injury in patients with basilar skull fractures. *Otol Neurotol.* 2011;32(5):882-886.
66. Huh YE, Kim JS. Bedside evaluation of dizzy patients. *J Clin Neurol.* 2013;9(4):203-213.

제16장

1. Shaffer SM, Brismee JM, Sizer P, Courtney CA. Temporomandibular disorders. Part 1: Anatomy and examination/diagnosis. *J Man Manip Ther.* 2014;22(2):2-12.
2. Jerjes W, Upile T, Abbas S, et al. Muscle disorders and dentition-related aspects in temporomandibular disorders: Controversies in the most commonly used treatment modalities. *Int Arch Med.* 2008;1(1):23.
3. Lobbezoo F, Drangsholt M, Peck C, Sato H, Kopp S, Svensson P. Topical review: New insights into the pathology and diagnosis of disorders of the temporomandibular joint. *J Orofac Pain.* 2004;18(3):181-191.
4. Kafas P, Chiotaki N, Stavrianos C, Stavrianou I. Temporomandibular joint pain: Diagnostic characteristics of chronicity. *J Med Sci.* 2007;7:1088-1092.
5. Neumann DA. *Kinesiology of the Musculoskeletal System: Foundations for Rehabilitation.* 2nd ed. St Louis, MO: Mosby Elsevier; 2010.
6. Ugboko VI, Oginni FO, Ajike SO, Olasoji HO, Adebayo ET. A survey of temporomandibular joint dislocation: Aetiology, demographics, risk factors and management in 96 Nigerian cases. *Int J Oral Maxillofac Surg.* 2005;34(5):499-502.
7. Koh KJ, List T, Petersson A, Rohlin M. Relationship between clinical and magnetic resonance imaging diagnoses and findings in degenerative and inflammatory temporomandibular joint diseases: A systematic literature review. *J Orofac Pain.* 2009;23(2):123-139.
8. Pullinger AG, Seligman DA. Trauma history in diagnostic groups of temporomandibular disorders. *Oral Surg Oral Med Oral Pathol.* 1991;71(5):529-534.

9. How CK. Orthodontic treatment has little to do with temporomandibular disorders. *Evid Based Dent.* 2004;5(3):75.

10. Dahlstrom L, Kahnberg KE, Lindahl L. 15 years follow-up on condylar fractures. *Int J Oral Maxillofac Surg.* 1989;18(1):18-23.

11. Kasch H, Hjorth T, Svensson P, Nyhuus L, Jensen TS. Temporomandibular disorders after whiplash injury: A controlled, prospective study. *J Orofac Pain.* 2002;16(2):118-128.

12. Fernandez CE, Amiri A, Jaime J, Delaney P. The relationship of whiplash injury and temporomandibular disorders: A narrative literature review. *J Chiropr Med.* 2009;8(4):171-186.

13. Trott JP. *Examination of the Temporomandibular Joint.* Edinburgh, Scotland: Churchill Livingstone; 1986.

14. Manfredini D, Basso D, Salmaso L, Guarda-Nardini L. Temporomandibular joint click sound and magnetic resonance-depicted disk position: Which relationship? *J Dent.* 2008;36(4):256-260.

15. Manfredini D, Tognini F, Zampa V, Bosco M. Predictive value of clinical findings for temporomandibular joint effusion. *Oral Surg Oral Med Oral Pathol Oral Radiol Endod.* 2003;96(5):521-526.

16. Stegenga B, de Bont LG, van der Kuijl B, Boering G. Classification of temporomandibular joint osteoarthrosis and internal derangement. 1. Diagnostic significance of clinical and radiographic symptoms and signs. *Cranio.* 1992;10(2):96-106; discussion 116-107.

17. Uşümez S, Oz F, Güray E. Comparison of clinical and magnetic resonance imaging diagnoses in patients with TMD history. *J Oral Rehabil.* 2004;31(1):52-56.

18. Lavigne GJ, Khoury S, Abe S, Yamaguchi T, Raphael K. Bruxism physiology and pathology: An overview for clinicians. *J Oral Rehabil.* 2008;35(7):476-494.

19. Pergamalian A, Rudy TE, Zaki HS, Greco CM. The association between wear facets, bruxism, and severity of facial pain in patients with temporomandibular disorders. *J Prosthet Dent.* 2003;90(2):194-200.

20. Fearon CG, Serwatka WJ. Stress: A common denominator for nonorganic TMJ pain-dysfunction. *J Prosthet Dent.* 1983;49(6):805-808.

21. Speculand B, Goss AN, Hughes A, Spence ND, Pilowsky I. Temporo-mandibular joint dysfunction: Pain and illness behaviour. *Pain.* 1983;17(2):139-150.

22. Aghabeigi B, Feinmann C, Harris M. Prevalence of post-traumatic stress disorder in patients with chronic idiopathic facial pain. *Brit J Oral Max Surg.* 1992;30(6):360-364.

23. Kinney RK, Gatchel RJ, Ellis E, Holt C. Major psychological disorders in chronic TMD patients: Implications for successful management. *J Am Dent Assoc.* 1992;123(10):49-54.

24. List T, Wahlund K, Wenneberg B, Dworkin SF. TMD in children and adolescents: Prevalence of pain, gender differences, and perceived treatment need. *J Orofac Pain.* 1999;13(1):9-20.

25. Macfarlane TV, Blinkhorn AS, Davies RM, Kincey J, Worthington HV. Predictors of outcome for orofacial pain in the general population: A four-year follow-up study. *J Dent Res.* 2004;83(9):712-717.

26. Dworkin SF, LeResche L. Research diagnostic criteria for temporomandibular disorders: Review, criteria, examinations and specifications, critique. *J Craniomandib Disord.* 1992;6(4):301-355.

27. Ohrbach R, Turner JA, Sherman JJ, et al. The Research Diagnostic Criteria For Temporomandibular Disorders. IV: Evaluation of psychometric properties of the Axis II measures. *J Orofac Pain.* 2010;24(1):48-62.

28. Truelove E, Pan W, Look JO, et al. The Research Diagnostic Criteria for Temporomandibular Disorders. III: Validity of Axis I diagnoses. *J Orofac Pain.* 2010;24(1):35-47.

29. Manfredini D. Ultrasonography has an acceptable diagnostic efficacy for temporomandibular disc displacement. *Evid Based Dent.* 2012;13(3):84-85.

30. Li C, Su N, Yang X, Shi Z, Li L. Ultrasonography for detection of disc displacement of temporomandibular joint: A systematic review and meta-analysis. *J Oral Maxillofac Surg.* 2012;70(6):1300-1309.

31. Tasaki MM, Westesson PL. Temporomandibular joint: Diagnostic accuracy with sagittal and coronal MR imaging. *Radiology.* 1993;186(3):723-729.

32. Melis M, Secci S, Ceneviz C. Use of ultrasonography for the diagnosis of temporomandibular joint disorders: A review. *Am J Dent.* 2007;20(2):73-78.

33. Liedberg J, Panmekiate S, Petersson A, Rohlin M. Evidence-based evaluation of three imaging methods for the temporomandibular disc. *Dentomaxillofac Rad.* 1996;25(5):234-241.

34. Santler G, Karcher H, Simbrunner J. MR imaging of the TMJ. MR diagnosis and intraoperative findings. *J Craniomaxillofac. Surg.* 1993;21(7):284-288.

35. Zain-Alabdeen EH, Alsadhan RI. A comparative study of accuracy of detection of surface osseous changes in the temporomandibular joint using multidetector CT and cone beam CT. *Dentomaxillofac Rad.* 2012;41(3):185-191.

36. Manfredini D, Lobbezoo F. Relationship between bruxism and temporomandibular disorders: A systematic review of literature from 1998 to 2008. *Oral Surg Oral Med Oral Pathol Oral Radiol Endod.* 2010;109(6):e26-e50.

37. Buckingham RB, Braun T, Harinstein DA, et al. Temporomandibular joint dysfunction syndrome: A close association with systemic joint laxity (the hypermobile joint syndrome). *Oral Surg Oral Med Oral Pathol.* 1991;72(5):514-519.

38. Adair SM, Hecht C. Association of generalized joint hypermobility with history, signs, and symptoms of temporomandibular joint dysfunction in children. *Pediatr Dent.* 1993;15(5):323-326.

39. Dijkstra PU, Kropmans TJ, Stegenga B. The association between generalized joint hypermobility and temporomandibular joint disorders: A systematic review. *J Dent Res.* 2002;81(3):158-163.

40. Shah KC, Rajshekhar V. Reliability of diagnosis of soft cervical disc prolapse using Spurling's test. *Brit J Neurosurg.* 2004;18(5):480-483.

41. Wainner RS, Fritz JM, Irrgang JJ, Boninger ML, Delitto A, Allison S. Reliability and diagnostic accuracy of the clinical examination and patient self-report measures for cervical radiculopathy. *Spine (Phila Pa 1976).* 2003;28(1):52-62.

42. Reneker J, Paz J, Petrosino C, Cook C. Diagnostic accuracy of clinical tests and signs of temporomandibular joint disorders: A systematic review of the literature. *J Orthop Sports Phys Ther.* 2011;41(6):408-416.

43. Chaput E, Gross A, Stewart R, Nadeau G, Goldsmith CH. The diagnostic validity of clinical tests in temporomandibular internal derangement: A systematic review and meta-analysis. *Physiother Can.* 2012;64(2):116-134.

44. Yatani H, Suzuki K, Kuboki T, Matsuka Y, Maekawa K, Yamashita A. The validity of clinical examination for diagnosing anterior disk displacement without reduction. *Oral Surg Oral Med Oral Pathol Oral Radiol Endod.* 1998;85(6):654-660.

45. Holmlund AB, Axelsson S. Temporomandibular arthropathy: Correlation between clinical signs and symptoms and arthroscopic findings. *Int J Oral Maxillofac Surg.* 1996;25(3):178-181.

46. Orsini MG, Kuboki T, Terada S, Matsuka Y, Yatani H, Yamashita A. Clinical predictability of temporomandibular joint disc displacement. *J Dent Res.* 1999;78(2):650-660.

47. Seligman DA, Pullinger AG, Solberg WK. Temporomandibular disorders. Part III: Occlusal and articular factors associated with muscle tenderness. *J Prosthet Dent.* 1988;59(4):483-489.

48. De Leeuw PW. *Orofacial Pain: Guidelines for Assessment, Diagnosis and Management.* 4th ed. Oxford, UK: Quintessence; 2008.

49. Liu F, Steinkeler A. Epidemiology, diagnosis, and treatment of temporomandibular disorders. *Dent Clin North Am.* 2013;57(3):465-479.

50. Wiese M, Svensson P, Bakke M, et al. Association between temporomandibular joint symptoms, signs, and clinical diagnosis using the RDC/TMD and radiographic findings in temporomandibular joint tomograms. *J Orofac Pain.* 2008;22(3):239-251.

51. Turp JC, Minagi S. Palpation of the lateral pterygoid region in TMD—Where is the evidence? *J Dent.* 2001;29(7):475-483.

52. Stratmann U, Mokrys K, Meyer U, et al. Clinical anatomy and palpability of the inferior lateral pterygoid muscle. *J Prosthet Dent.* 2000;83(5):548-554.

53. Conti PC, Dos Santos Silva R, Rossetti LM, De Oliveira Ferreira Da Silva R, Do Valle AL, Gelmini M. Palpation of the lateral pterygoid area in the myofascial pain diagnosis. *Oral Surg Oral Med Oral Pathol Oral Radiol Endod.* 2008;105(3):e61-e66.

54. Solberg WK, Woo MW, Houston JB. Prevalence of mandibular dysfunction in young adults. *J Am Dent Assoc.* 1979;98(1):25-34.

55. Seligman DA, Pullinger AG, Solberg WK. The prevalence of dental attrition and its association with factors of age, gender, occlusion, and TMJ symptomatology. *J Dent Res.* 1988;67(10):1323-1333.

56. Pimenta e Silva Machado L, de Macedo Nery MB, de Gois Nery C, Leles CR. Profiling the clinical presentation of diagnostic characteristics of a sample of symptomatic TMD patients. *BMC Oral Health.* 2012;12:26.

제17장

1. Jette AM, Smith K, Haley SM, Davis KD. Physical therapy episodes of care for patients with low back pain. *Phys Ther.* 1994;74(2):101-110, discussion 110-105.

2. Picavet HS, Schouten JS. Musculoskeletal pain in the Netherlands: Prevalences, consequences and risk groups, the DMC(3)-study. *Pain.* 2003;102(1-2):167-178.

3. Wright A, Mayer TG, Gatchel RJ. Outcomes of disabling cervical spine disorders in compensation injuries. A prospective comparison to tertiary rehabilitation response for chronic lumbar spinal disorders. *Spine (Phila Pa 1976).* 1999;24(2):178-183.

4. van der Donk J, Schouten JS, Passchier J, van Romunde LK, Valkenburg HA. The associations of neck pain with radiological abnormalities of the cervical spine and personality traits in a general population. *J Rheumatol.* 1991;18(12):1884-1889.

5. Holmstrom EB, Lindell J, Moritz U. Low back and neck/shoulder pain in construction workers: Occupational workload and psychosocial risk factors. Part 2: Relationship to neck and shoulder pain. *Spine (Phila Pa 1976).* 1992;17(6):672-677.

6. Cote P, Cassidy JD, Carroll LJ, Kristman V. The annual incidence and course of neck pain in the general population: A population-based cohort study. *Pain.* 2004;112(3):267-273.

7. Bovim G, Schrader H, Sand T. Neck pain in the general population. *Spine (Phila Pa 1976).* 1994;19(12):1307-1309.

8. Cote P, Cassidy JD, Carroll L. The factors associated with neck pain and its related disability in the Saskatchewan population. *Spine (Phila Pa 1976).* 2000;25(9):1109-1117.

9. Croft PR, Lewis M, Papageorgiou AC, et al. Risk factors for neck pain: A longitudinal study in the general population. *Pain.* 2001;93(3):317-325.

10. Andersson HI. The epidemiology of chronic pain in a Swedish rural area. *Qual Life Res.* 1994;3(suppl 1):S19-S26.

11. Childs JD, Cleland JA, Elliott JM, et al. Neck pain: Clinical practice guidelines linked to the International Classification of Functioning, Disability, and Health from the Orthopedic Section of the American Physical Therapy Association. *J Orthop Sport Phys.* 2008;38(9):A1-A34.

12. Mercer S, Bogduk N. Intra-articular inclusions of the cervical synovial joints. *Brit J Rheumatol.* 1993;32(8):705-710.

13. Bland JH, Boushey DR. Anatomy and physiology of the cervical spine. *Semin Arthritis Rheu.* 1990;20(1):1-20.

14. White AA III, Johnson RM, Panjabi MM, Southwick WO. Biomechanical analysis of clinical stability in the cervical spine. *Clin Orthop Relat R.* 1975;109:85-96.

15. Cloward RB. Cervical diskography. A contribution to the etiology and mechanism of neck, shoulder and arm pain. *Ann Surg.* 1959;150:1052-1064.

16. Grubb SA, Kelly CK. Cervical discography: Clinical implications from 12 years of experience. *Spine (Phila Pa 1976).* 2000;25(11):1382-1389.

17. Ohnmeiss DD, Vanharanta H, Ekholm J. Relation between pain location and disc pathology: A study of pain drawings and CT/discography. *Clin J Pain.* 1999;15(3):210-217.

18. Wainner RS, Fritz JM, Irrgang JJ, Boninger ML, Delitto A, Allison S. Reliability and diagnostic accuracy of the clinical examination and patient self-report measures for cervical radiculopathy. *Spine (Phila Pa 1976).* 2003;28(1):52-62.

19. Fukui S, Ohseto K, Shiotani M, et al. Referred pain distribution of the cervical zygapophyseal joints and cervical dorsal rami. *Pain.* 1996;68(1):79-83.

20. Dreyfuss P, Rogers J, Dreyer S, Fletcher D. Atlanto-occipital joint pain. A report of three cases and description of an intraarticular joint block technique. *Reg Anesth.* 1994;19(5):344-351.

21. Trevor-Jones R. Osteo-arthritis of the paravertebral joints of the second and third cervical vertebrae as a cause of occipital headaches. *S Afr Med J.* 1964;38:392-394.

22. Bogduk N, Marsland A. On the concept of third occipital headache. *J Neurol Neurosur Ps.* 1986;49(7):775-780.

23. Bovim G. Cervicogenic headache, migraine, and tension-type headache. Pressure-pain threshold measurements. *Pain.* 1992;51(2):169-173.

24. Hall T, Robinson K. The flexion-rotation test and active cervical mobility—A comparative measurement study in cervicogenic headache. *Man Ther.* 2004;9(4):197-202.

25. Grieve GP. *Common Vertebral Joint Problems.* 2nd ed. Philadelphia, PA: Elsevier Health Sciences; 1989.

26. Stiell IG, Wells GA, Vandemheen KL, et al. The Canadian C-spine rule for radiography in alert and stable trauma patients. *JAMA.* 2001;286(15):1841-1848.

27. Hoffman JR, Wolfson AB, Todd K, Mower WR. Selective cervical spine radiography in blunt trauma: Methodology of the National Emergency X-Radiography Utilization Study (NEXUS). *Ann Emerg Med.* 1998;32(4):461-469.

28. Kaale BR, Krakenes J, Albrektsen G, Wester K. Head position and impact direction in whiplash injuries: Associations with MRI-verified lesions of ligaments and membranes in the upper cervical spine. *J Neurotraum.* 2005;22(11):1294-1302.

29. Ivancic PC, Ito S, Tominaga Y, Carlson EJ, Rubin W, Panjabi MM. Effect of rotated head posture on dynamic vertebral artery elongation during simulated rear impact. *Clin Biomech (Bristol, Avon).* 2006;21(3):213-220.

30. Fritz JM, Brennan GP. Preliminary examination of a proposed treatment-based classification system for patients receiving physical therapy interventions for neck pain. *Phys Ther.* 2007;87(5):513-524.

31. Jull G, Bogduk N, Marsland A. The accuracy of manual diagnosis for cervical zygapophysial joint pain syndromes. *Med J Aust.* 1988;148(5):233-236.

32. Nystrom A, Ginsburg GM, Stuberg W, Dejong S. Pre- and post-operative gait analysis for evaluation of neck pain in chronic whiplash. *J Brachial Plex Peripher Nerve Inj.* 2009;4:10.

33. Cook C, Brown C, Isaacs R, Roman M, Davis S, Richardson W. Clustered clinical findings for diagnosis of cervical spine myelopathy. *J Man Manip Ther.* 2010;18(4):175-180.

34. Society IH. The international classification of headache disorders, 2nd edition. *Cephalalgia.* 2004;24(suppl 1):S9-S160.

35. Nordin M, Carragee EJ, Hogg-Johnson S, et al. Assessment of neck pain and its associated disorders: Results of the Bone and Joint Decade 2000-2010 Task Force on Neck Pain and Its Associated Disorders. *Spine (Phila Pa 1976).* 2008;33(4) (suppl):S101-S122.

36. Vernon H, Mior S. The Neck Disability Index: A study of reliability and validity. *J Manip Physiol Ther.* 1991;14(7):409-415.

37. MacDermid JC, Walton DM, Avery S, et al. Measurement properties of the neck disability index: A systematic review. *J Orthop Sports Phys.* 2009;39(5):400-417.

38. Jette DU, Jette AM. Physical therapy and health outcomes in patients with spinal impairments. *Phys Ther.* 1996;76(9):930-941, discussion 942-935.

39. Riddle DL, Stratford PW. Use of generic versus region-specific functional status measures on patients with cervical spine disorders. *Phys Ther.* 1998;78(9):951-963.

40. Cleland JA, Childs JD, Whitman JM. Psychometric properties of the Neck Disability Index and Numeric Pain Rating Scale in patients with mechanical neck pain. *Arch Phys Med Rehab.* 2008;89(1):69-74.

41. Young IA, Michener LA, Cleland JA, Aguilera AJ, Snyder AR. Manual therapy, exercise, and traction for patients with cervical radiculopathy: A randomized clinical trial. *Phys Ther.* 2009;89(7):632-642.

42. Cleland JA, Fritz JM, Whitman JM, Palmer JA. The reliability and construct validity of the Neck Disability Index and patient specific functional scale in patients with cervical radiculopathy. *Spine (Phila Pa 1976).* 2006;31(5):598-602.

43. Kamper SJ, Maher CG, Mackay G. Global rating of change scales: A review of strengths and weaknesses and considerations for design. *J Man Manip Ther.* 2009;17(3):163-170.

44. Guzman J, Haldeman S, Carroll LJ, et al. Clinical practice implications of the Bone and Joint Decade 2000-2010 Task Force on Neck Pain and Its Associated Disorders: From concepts and findings to recommendations. *Spine (Phila Pa 1976)*. 2008;33(4)(suppl):S199-S213.

45. Mutze S, Rademacher G, Matthes G, Hosten N, Stengel D. Blunt cerebrovascular injury in patients with blunt multiple trauma: Diagnostic accuracy of duplex Doppler US and early CT angiography. *Radiology*. 2005;237(3):884-892.

46. Stengel D, Rademacher G, Hanson B, Ekkernkamp A, Mutze S. Screening for blunt cerebrovascular injuries: The essential role of computed tomography angiography. *Semin Ultrasound CT*. 2007;28(2):101-108.

47. Cher LM, Chambers BR, Smidt V. Comparison of transcranial Doppler with DSA in vertebrobasilar ischaemia. *Clin Exp Neurol*. 1992;29:143-148.

48. Panczykowski DM, Tomycz ND, Okonkwo DO. Comparative effectiveness of using computed tomography alone to exclude cervical spine injuries in obtunded or intubated patients: Meta-analysis of 14,327 patients with blunt trauma. *J Neurosurg*. 2011;115(3):541-549.

49. Holmes JF, Akkinepalli R. Computed tomography versus plain radiography to screen for cervical spine injury: A meta-analysis. *J Trauma*. 2005;58(5):902-905.

50. Offerman SR, Holmes JF, Katzberg RX, Richards JR. Utility of supine oblique radiographs in detecting cervical spine injury. *J Emerg Med*. 2006;30(2):189-195.

51. Harnan SE, Pickering A, Pandor A, Goodacre SW. Clinical decision rules for adults with minor head injury: A systematic review. *J Trauma*. 2011;71(1):245-251.

52. Anderson SE, Boesch C, Zimmermann H, et al. Are there cervical spine findings at MR imaging that are specific to acute symptomatic whiplash injury? A prospective controlled study with four experienced blinded readers. *Radiology*. 2012;262(2):567-575.

53. Rubinstein SM, van Tulder M. A best-evidence review of diagnostic procedures for neck and low-back pain. *Best Pract Res Clin Rheumatol*. 2008;22(3):471-482.

54. van Tulder M, Becker A, Bekkering T, et al. Chapter 3. European guidelines for the management of acute nonspecific low back pain in primary care. *Eur Spine J*. 2006;15(suppl 2):S169-S191.

55. Laker SR, Concannon LG. Radiologic evaluation of the neck: A review of radiography, ultrasonography, computed tomography, magnetic resonance imaging, and other imaging modalities for neck pain. *Phys Med Rehabil Cli*. 2011;22(3):411-428, vii-viii.

56. Henschke N, Maher CG, Refshauge KM, et al. Prevalence of and screening for serious spinal pathology in patients presenting to primary care settings with acute low back pain. *Arthritis Rheum*. 2009;60(10):3072-3080.

57. Daffner RH, Dalinka MK, Alazraki N, et al. Chronic neck pain. American College of Radiology. ACR Appropriateness Criteria. *Radiology*. 2000;215(suppl):345-356.

58. Michaleff ZA, Maher CG, Verhagen AP, Rebbeck T, Lin CW. Accuracy of the Canadian C-spine rule and NEXUS to screen for clinically important cervical spine injury in patients following blunt trauma: A systematic review. *CMAJ*. 2012;184(16):E867-E876.

59. Bandiera G, Stiell IG, Wells GA, et al. The Canadian C-spine rule performs better than unstructured physician judgment. *Ann Emerg Med*. 2003;42(3):395-402.

60. Anderson PA, Muchow RD, Munoz A, Tontz WL, Resnick DK. Clearance of the asymptomatic cervical spine: A meta-analysis. *J Orthop Trauma*. 2010;24(2):100-106.

61. Swischuk LE, John SD, Hendrick EP. Is the open-mouth odontoid view necessary in children under 5 years? *Pediatr Radiol*. 2000;30(3):186-189.

62. Buhs C, Cullen M, Klein M, Farmer D. The pediatric trauma C-spine: Is the 'odontoid' view necessary? *J Pediatr Surg*. 2000;35(6):994-997.

63. Duane TM, Cross J, Scarcella N, et al. Flexion-extension cervical spine plain films compared with MRI in the diagnosis of ligamentous injury. *Am Surg*. 2010;76(6):595-598.

64. Taniguchi D, Tokunaga D, Hase H, et al. Evaluation of lateral instability of the atlanto-axial joint in rheumatoid arthritis using dynamic open-mouth view radiographs. *Clin Rheumatol*. 2008;27(7):851-857.

65. Gale SC, Gracias VH, Reilly PM, Schwab CW. The inefficiency of plain radiography to evaluate the cervical spine after blunt trauma. *J Trauma*. 2005;59(5):1121-1125.

66. Bailitz J, Starr F, Beecroft M, et al. CT should replace three-view radiographs as the initial screening test in patients at high, moderate, and low risk for blunt cervical spine injury: A prospective comparison. *J Trauma*. 2009;66(6):1605-1609.

67. Kuijper B, Beelen A, van der Kallen BF, et al. Interobserver agreement on MRI evaluation of patients with cervical radiculopathy. *Clin Radiol*. 2011;66(1):25-29.

68. Bono CM, Ghiselli G, Gilbert TJ, et al. An evidence-based clinical guideline for the diagnosis and treatment of cervical radiculopathy from degenerative disorders. *Spine J*. 2011;11(1):64-72.

69. Vaillancourt C, Stiell IG, Beaudoin T, et al. The out-of-hospital validation of the Canadian C-Spine Rule by paramedics. *Ann Emerg Med*. 2009;54(5):663-671, e661.

70. Dickinson G, Stiell IG, Schull M, et al. Retrospective application of the NEXUS low-risk criteria for cervical spine radiography in Canadian emergency departments. *Ann Emerg Med*. 2004;43(4):507-514.

71. Chin KR, Eiszner JR, Huang JL, Huang JI, Roh JS, Bohlman HH. Myelographic evaluation of cervical spondylosis: Patient tolerance and complications. *J Spinal Disord Tech*. 2008;21(5):334-337.

72. Fassett DR, Dailey AT, Vaccaro AR. Vertebral artery injuries associated with cervical spine injuries: A review of the literature. *J Spinal Disord Tech.* 2008;21(4):252-258.

73. Brewin J, Hill M, Ellis H. The prevalence of cervical ribs in a London population. *Clin Anat.* 2009;22(3):331-336.

74. Wang P, Lou L, Song L. Design and efficacy of surgery for horizontal idiopathic nystagmus with abnormal head posture and strabismus. *J Huazhong U Sci-Med.* 2011;31(5):678-681.

75. Dumitrescu AV, Moga DC, Longmuir SQ, Olson RJ, Drack AV. Prevalence and characteristics of abnormal head posture in children with Down syndrome: A 20-year retrospective, descriptive review. *Ophthalmology.* 2011;118(9):1859-1864.

76. Lewis RF, Priesol AJ, Nicoucar K, Lim K, Merfeld DM. Dynamic tilt thresholds are reduced in vestibular migraine. *J Vestib Res.* 2011;21(6):323-330.

77. Staab JP. Clinical clues to a dizzying headache. *J Vestib Res.* 2011;21(6):331-340.

78. Ventura LM, Golubev I, Lee W, et al. Head-down posture induces PERG alterations in early glaucoma [published online ahead of print December 1 2011]. *J Glaucoma.* 2011.

79. Okuro RT, Morcillo AM, Sakano E, Schivinski CI, Ribeiro MA, Ribeiro JD. Exercise capacity, respiratory mechanics and posture in mouth breathers. *Braz J Otorhinolaryngol.* 2011;77(5):656-662.

80. Sizer PS, Jr., Brismee JM, Cook C. Medical screening for red flags in the diagnosis and management of musculoskeletal spine pain. *Pain Pract.* 2007;7(1):53-71.

81. Cook CE, Wilhelm M, Cook AE, Petrosino C, Isaacs R. Clinical tests for screening and diagnosis of cervical spine myelopathy: A systematic review. *J Manip Physiol Ther.* 2011;34(8):539-546.

82. Hong YH, Lee YS, Park SH. Headache as a predictive factor of severe systolic hypertension in acute ischemic stroke. *Can J Neurol Sci.* 2003;30(3):210-214.

83. Ohkuma H, Tabata H, Suzuki S, Islam MS. Risk factors for aneurysmal subarachnoid hemorrhage in Aomori, Japan. *Stroke.* 2003;34(1):96-100.

84. Hurwitz EL, Aker PD, Adams AH, Meeker WC, Shekelle PG. Manipulation and mobilization of the cervical spine. A systematic review of the literature. *Spine (Phila Pa 1976).* 1996;21(15):1746-1759, discussion 1759-1760.

85. Bruce MG, Rosenstein NE, Capparella JM, Shutt KA, Perkins BA, Collins M. Risk factors for meningococcal disease in college students. *JAMA.* 2001;286(6):688-693.

86. Haj-Hassan TA, Thompson MJ, Mayon-White RT, et al. Which early 'red flag' symptoms identify children with meningococcal disease in primary care? *Brit J Gen Pract.* 2011;61(584):e97-e104.

87. Sobri M, Lamont AC, Alias NA, Win MN. Red flags in patients presenting with headache: Clinical indications for neuroimaging. *Brit J Radiol.* 2003;76(908):532-535.

88. Borg J, Holm L, Cassidy JD, et al. Diagnostic procedures in mild traumatic brain injury: Results of the WHO Collaborating Centre Task Force on Mild Traumatic Brain Injury. *J Rehabil Med.* 2004(43)(suppl):61-75.

89. Snyder H, Robinson K, Shah D, Brennan R, Handrigan M. Signs and symptoms of patients with brain tumors presenting to the emergency department. *J Emerg Med.* 1993;11(3):253-258.

90. Zaki A, Natarajan N, Mettlin CJ. Patterns of presentation in brain tumors in the United States. *J Surg Oncol.* 1993;53(2):110-112.

91. Forsyth PA, Posner JB. Headaches in patients with brain tumors: A study of 111 patients. *Neurology.* 1993;43(9):1678-1683.

92. Slipman CW, Patel RK, Botwin K, et al. Epidemiology of spine tumors presenting to musculoskeletal physiatrists. *Arch Phys Med Rehab.* 2003;84(4):492-495.

93. Rushton A, Rivett D, Carlesso L, Flynn T, Hing W, Kerry R. International framework for examination of the cervical region for potential of cervical arterial dysfunction prior to orthopaedic manual therapy intervention. New Zealand: International Federation of Orthopaedic Manipulative Physical Therapists; 2012.

94. Carlson EJ, Tominaga Y, Ivancic PC, Panjabi MM. Dynamic vertebral artery elongation during frontal and side impacts. *Spine J.* 2007;7(2):222-228.

95. Cook C, Brismee JM, Fleming R, Sizer PS Jr. Identifiers suggestive of clinical cervical spine instability: A Delphi study of physical therapists. *Phys Ther.* 2005;85(9):895-906.

96. Arnold M, Bousser MG. Carotid and vertebral dissection. *Pract Neurol.* 2005;5:100-109.

97. Kerry R, Taylor AJ, Mitchell J, McCarthy C. Cervical arterial dysfunction and manual therapy: A critical literature review to inform professional practice. *Man Ther.* 2008;13(4):278-288.

98. Rubinstein SM, Peerdeman SM, van Tulder MW, Riphagen I, Haldeman S. A systematic review of the risk factors for cervical artery dissection. *Stroke.* 2005;36(7):1575-1580.

99. Thomas LC, Rivett DA, Attia JR, Parsons M, Levi C. Risk factors and clinical features of craniocervical arterial dissection. *Man Ther.* 2011;16(4):351-356.

100. Kerry R, Taylor AJ. Cervical arterial dysfunction assessment and manual therapy. *Man Ther.* 2006;11(4):243-253.

101. Kerry R, Taylor AJ. Cervical arterial dysfunction: Knowledge and reasoning for manual physical therapists. *J Orthop Sport Phys.* 2009;39(5):378-387.

102. Cook CE, Hegedus EJ. *Orthopedic Physical Examination Tests: An Evidence-Based Approach.* Upper Saddle River, NJ: Pearson Prentice Hall; 2008.

103. Rushton A, Rivett D, Carlesso L, Flynn T, Hing W, Kerry R. International framework for examination of the cervical region for potential of Cervical Arterial Dysfunction prior to Orthopaedic Manual Therapy intervention [published online ahead of print November 23 2013]. *Man Ther.* 2013.

104. Sorimachi Y, Iizuka H, Ara T, et al. Atlanto-axial joint of atlanto-axial subluxation patients due to rheumatoid arthritis before and after surgery: Morphological evaluation using CT reconstruction. *Eur Spine J.* 2011;20(5):798-803.

105. Brockmeyer D. Down syndrome and craniovertebral instability. Topic review and treatment recommendations. *Pediatr Neurosurg.* 1999;31(2):71-77.

106. Hankinson TC, Anderson RC. Craniovertebral junction abnormalities in Down syndrome. *Neurosurgery.* 2010;66(3)(suppl):32-38.

107. Kaale BR, Krakenes J, Albrektsen G, Wester K. Clinical assessment techniques for detecting ligament and membrane injuries in the upper cervical spine region—A comparison with MRI results. *Man Ther.* 2008;13(5):397-403.

108. Uitvlugt G, Indenbaum S. Clinical assessment of atlantoaxial instability using the Sharp-Purser test. *Arthritis Rheum.* 1988;31(7):918-922.

109. Cattrysse E, Swinkels RA, Oostendorp RA, Duquet W. Upper cervical instability: Are clinical tests reliable? *Man Ther.* 1997;2(2):91-97.

110. Asavasopon S, Jankoski J, Godges JJ. Clinical diagnosis of vertebrobasilar insufficiency: Resident's case problem. *J Orthop Sport Phys.* 2005;35(10):645-650.

111. Sweeney A, Doody C. The clinical reasoning of musculoskeletal physiotherapists in relation to the assessment of vertebrobasilar insufficiency: A qualitative study. *Man Ther.* 2010;15(4):394-399.

112. Hutting N, Verhagen AP, Vijverman V, Keesenberg MD, Dixon G, Scholten-Peeters GG. Diagnostic accuracy of premanipulative vertebrobasilar insufficiency tests: A systematic review [published online ahead of print November 3 2012]. *Man Ther.* 2012.

113. Mitchell J. Vertebral artery blood flow velocity changes associated with cervical spine rotation: A meta-analysis of the evidence with implications for professional practice. *J Man Manip Ther.* 2009;17(1):46-57.

114. Thomas LC, Rivett DA, Bateman G, Stanwell P, Levi CR. Effect of selected manual therapy interventions for mechanical neck pain on vertebral and internal carotid arterial blood flow and cerebral inflow [published online ahead of print June 27 2013]. *Phys Ther.* 2013.

115. Petersen B, von Maravic M, Zeller JA, Walker ML, Kompf D, Kessler C. Basilar artery blood flow during head rotation in vertebrobasilar ischemia. *Acta Neurol Scand.* 1996;94(4):294-301.

116. Li YK, Zhang YK, Lu CM, Zhong SZ. Changes and implications of blood flow velocity of the vertebral artery during rotation and extension of the head. *J Manip Physiol Ther.* 1999;22(2):91-95.

117. Sakaguchi M, Kitagawa K, Hougaku H, et al. Mechanical compression of the extracranial vertebral artery during neck rotation. *Neurology.* 2003;61(6):845-847.

118. Bhattacharyya N, Baugh RF, Orvidas L, et al. Clinical practice guideline: Benign paroxysmal positional vertigo. *Otolaryng. Head Neck.* 2008;139(5)(suppl 4):S47-S81.

119. Halker RB, Barrs DM, Wellik KE, Wingerchuk DM, Demaerschalk BM. Establishing a diagnosis of benign paroxysmal positional vertigo through the Dix-Hallpike and side-lying maneuvers: A critically appraised topic. *Neurologist.* 2008;14(3):201-204.

120. Sobel JB, Sollenberger P, Robinson R, Polatin PB, Gatchel RJ. Cervical nonorganic signs: A new clinical tool to assess abnormal illness behavior in neck pain patients: A pilot study. *Arch Phys Med Rehab.* 2000;81(2):170-175.

121. Langdon J, Way A, Heaton S, Bernard J, Molloy S. Vertebral compression fractures—New clinical signs to aid diagnosis. *Ann R Coll Surg Engl.* 2010;92(2):163-166.

122. Shah KC, Rajshekhar V. Reliability of diagnosis of soft cervical disc prolapse using Spurling's test. *Brit J Neurosurg.* 2004;18(5):480-483.

123. Gumina S, Carbone S, Albino P, Gurzi M, Postacchini F. Arm Squeeze Test: A new clinical test to distinguish neck from shoulder pain. *Eur Spine J.* 2013;22(7):1558-1563.

124. Hoving JL, Pool JJ, van Mameren H, et al. Reproducibility of cervical range of motion in patients with neck pain. *BMC Musculoskel Dis.* 2005;6:59.

125. Antonaci F, Ghirmai S, Bono G, Nappi G. Current methods for cervical spine movement evaluation: A review. *Clin Exp Rheumatol.* 2000;18(2)(suppl 19):S45-S52.

126. Fletcher JP, Bandy WD. Intrarater reliability of CROM measurement of cervical spine active range of motion in persons with and without neck pain. *J Orthop Sport Phys.* 2008;38(10):640-645.

127. Shahidi B, Johnson CL, Curran-Everett D, Maluf KS. Reliability and group differences in quantitative cervicothoracic measures among individuals with and without chronic neck pain. *BMC Musculoskel Disord.* 2012;13:215.

128. Kaale BR, Krakenes J, Albrektsen G, Wester K. Active range of motion as an indicator for ligament and membrane lesions in the upper cervical spine after a whiplash trauma. *J Neurotraum.* 2007;24(4):713-721.

129. Hall TM, Briffa K, Hopper D, Robinson KW. The relationship between cervicogenic headache and impairment determined by the flexion-rotation test. *J Manip Phys Ther.* 2010;33(9):666-671.

130. Kuhlman KA. Cervical range of motion in the elderly. *Arch Phys Med Rehab.* 1993;74(10):1071-1079.

131. Salo PK, Hakkinen AH, Kautiainen H, Ylinen JJ. Quantifying the effect of age on passive range of motion of the cervical spine in healthy working-age women. *J Orthop Sport Phys.* 2009;39(6):478-483.

132. Ogince M, Hall T, Robinson K, Blackmore AM. The diagnostic validity of the cervical flexion-rotation test in C1/2-related cervicogenic headache. *Man Ther.* 2007;12(3):256-262.

133. Zito G, Jull G, Story I. Clinical tests of musculoskeletal dysfunction in the diagnosis of cervicogenic headache. *Man Ther.* 2006;11(2):118-129.

134. King W, Lau P, Lees R, Bogduk N. The validity of manual examination in assessing patients with neck pain. *Spine J.* 2007;7(1):22-26.

135. Sandmark H, Nisell R. Validity of five common manual neck pain provoking tests. *Scand J Rehabil Med.* 1995;27(3):131-136.

136. Jull G, Treleaven J, Verace G. Manual examination: Is pain provocation a major cue for spinal dysfunction? *Aust J Physiother.* 1994;40:159-165.

137. Cleland JA, Childs JD, Fritz JM, Whitman JM. Interrater reliability of the history and physical examination in patients with mechanical neck pain. *Arch Phys Med Rehab.* 2006;87(10):1388-1395.

138. Humphreys BK, Delahaye M, Peterson CK. An investigation into the validity of cervical spine motion palpation using subjects with congenital block vertebrae as a 'gold standard'. *BMC Musculoskel Dis.* 2004;5:19.

139. Greenman PE. *Principles of Manual Medicine.* 2nd ed. Baltimore, MD: Williams & Wilkins; 1996.

140. Viikari-Juntura E, Porras M, Laasonen EM. Validity of clinical tests in the diagnosis of root compression in cervical disc disease. *Spine (Phila Pa 1976).* 1989;14(3):253-257.

141. Ruggieri PM. Cervical radiculopathy. *Neuroimag Clin N Am.* 1995;5(3):349-366.

142. Malanga GA, Landes P, Nadler SF. Provocative tests in cervical spine examination: Historical basis and scientific analyses. *Pain Physician.* 2003;6(2):199-205.

143. Uchihara T, Furukawa T, Tsukagoshi H. Compression of brachial plexus as a diagnostic test of cervical cord lesion. *Spine (Phila Pa 1976).* 1994;19(19):2170-2173.

144. Anekstein Y, Blecher R, Smorgick Y, Mirovsky Y. What is the best way to apply the Spurling test for cervical radiculopathy? [published online ahead of print July 18 2012]. *Clin Orthop Relat Res.* 2012.

145. Sizer PS Jr, Phelps V, Dedrick G, Matthijs O. Differential diagnosis and management of spinal nerve root-related pain. *Pain Pract.* 2002;2(2):98-121.

146. Farshad M, Min K. Abduction extension cervical nerve root stress test: Anatomical basis and clinical relevance. *Eur Spine J.* 2013;22(7):1522-1525.

147. Jull GA, O'Leary SP, Falla DL. Clinical assessment of the deep cervical flexor muscles: The craniocervical flexion test. *J Manip Physiol Ther.* 2008;31(7):525-533.

148. Grimmer K. Measuring the endurance capacity of the cervical short flexor muscle group. *Aust J Physiother.* 1994;40:251-254.

149. Harris KD, Heer DM, Roy TC, Santos DM, Whitman JM, Wainner RS. Reliability of a measurement of neck flexor muscle endurance. *Phys Ther.* 2005;85(12):1349-1355.

150. de Koning CH, van den Heuvel SP, Staal JB, Smits-Engelsman BC, Hendriks EJ. Clinimetric evaluation of methods to measure muscle functioning in patients with non-specific neck pain: A systematic review. *BMC Musculoskel Dis.* 2008;9:142.

151. Borghouts JA, Koes BW, Bouter LM. The clinical course and prognostic factors of non-specific neck pain: A systematic review. *Pain.* 1998;77(1):1-13.

152. Quek J, Pua YH, Clark RA, Bryant AL. Effects of thoracic kyphosis and forward head posture on cervical range of motion in older adults [published online ahead of print September 5 2012]. *Man Ther.* 2012.

153. Honet JC, Puri K. Cervical radiculitis: Treatment and results in 82 patients. *Arch Phys Med Rehab.* 1976;57(1):12-16.

154. Kellgren JH, Lawrence JS. Radiological assessment of osteo-arthrosis. *Ann Rheum Dis.* 1957;16(4):494-502.

155. Fukui S, Ohseto K, Shiotani M, Ohno K, Karasawa H, Naganuma Y. Distribution of referred pain from the lumbar zygapophyseal joints and dorsal rami. *Clin J Pain.* 1997;13(4):303-307.

156. Brown S, Guthmann R, Hitchcock K, Davis JD. Clinical inquiries. Which treatments are effective for cervical radiculopathy? *J Fam Pract.* 2009;58(2):97-99.

157. Harrop JS, Hanna A, Silva MT, Sharan A. Neurological manifestations of cervical spondylosis: An overview of signs, symptoms, and pathophysiology. *Neurosurgery.* 2007;60(1)(suppl 1):S14-S20.

158. Matsuda Y, Miyazaki K, Tada K, et al. Increased MR signal intensity due to cervical myelopathy. Analysis of 29 surgical cases. *J Neurosurg.* 1991;74(6):887-892.

159. Bednarik J, Kadanka Z, Dusek L, et al. Presymptomatic spondylotic cervical cord compression. *Spine (Phila Pa 1976).* 2004;29(20):2260-2269.

160. Chiles BW III, Leonard MA, Choudhri HF, Cooper PR. Cervical spondylotic myelopathy: Patterns of neurological deficit and recovery after anterior cervical decompression. *Neurosurgery.* 1999;44(4):762-769, discussion 769-770.

161. Lev N, Maimon S, Rappaport ZH, Melamed E. Spinal dural arteriovenous fistulae—A diagnostic challenge. *Isr Med Assoc J.* 2001;3(7):492-496.

162. Good DC, Couch JR, Wacaser L. "Numb, clumsy hands" and high cervical spondylosis. *Surg Neurol.* 1984;22(3):285-291.

163. Dalitz K, Vitzthum HE. Evaluation of five scoring systems for cervical spondylogenic myelopathy [published online ahead of print September 5 2008]. *Spine J.* 2008.

164. Vitzthum HE, Dalitz K. Analysis of five specific scores for cervical spondylogenic myelopathy. *Eur Spine J.* 2007;16(12):2096-2103.

165. Polston DW. Cervical radiculopathy. *Neurol Clin.* 2007;25(2):373-385.

166. Rhee JM, Heflin JA, Hamasaki T, Freedman B. Prevalence of physical signs in cervical myelopathy: A prospective, controlled study. *Spine (Phila Pa 1976).* 2009;34(9):890-895.

167. Sung RD, Wang JC. Correlation between a positive Hoffmann's reflex and cervical pathology in asymptomatic individuals. *Spine (Phila Pa 1976).* 2001;26(1):67-70.

168. Cook C, Roman M, Stewart KM, Leithe LG, Isaacs R. Reliability and diagnostic accuracy of clinical special tests for myelopathy in patients seen for cervical dysfunction. *J Orthop Sport Phys.* 2009;39(3):172-178.

169. Kimura A, Seichi A, Endo T, et al. Tally counter test as a simple and objective assessment of cervical myelopathy. *Eur Spine J.* 2013;22(1):183-188.

170. Numasawa T, Ono A, Wada K, et al. Simple foot tapping test as a quantitative objective assessment of cervical myelopathy. *Spine (Phila Pa 1976).* 2012;37(2):108-113.

171. Wolff MW, Levine LA. Cervical radiculopathies: Conservative approaches to management. *Phys Med Rehabi Cli.* 2002;13(3):589-608, vii.

172. Davidson RI, Dunn EJ, Metzmaker JN. The shoulder abduction test in the diagnosis of radicular pain in cervical extradural compressive monoradiculopathies. *Spine (Phila Pa 1976).* 1981;6(5):441-446.

173. Yoss RE, Corbin KB, Maccarty CS, Love JG. Significance of symptoms and signs in localization of involved root in cervical disk protrusion. *Neurology.* 1957;7(10):673-683.

174. Marshall GL, Little JW. Deep tendon reflexes: A study of quantitative methods. *J Spinal Cord Med.* 2002;25(2):94-99.

175. Rubinstein SM, Pool JJ, van Tulder MW, Riphagen II, de Vet HC. A systematic review of the diagnostic accuracy of provocative tests of the neck for diagnosing cervical radiculopathy. *Eur Spine J.* 2007;16(3):307-319.

176. Lauder TD, Dillingham TR, Andary M, et al. Predicting electrodiagnostic outcome in patients with upper limb symptoms: Are the history and physical examination helpful? *Arch Phys Med Rehab.* 2000;81(4):436-441.

177. Osmotherly PG, Rivett DA, Rowe LJ. Construct validity of clinical tests for alar ligament integrity: An evaluation using magnetic resonance imaging. *Phys Ther.* 2012;92(5):718-725.

178. Osmotherly PG, Rivett DA, Rowe LJ. The anterior shear and distraction tests for craniocervical instability. An evaluation using magnetic resonance imaging. *Man Ther.* 2012;17(5):416-421.

179. Scott D, Jull G, Sterling M. Widespread sensory hypersensitivity is a feature of chronic whiplash-associated disorder but not chronic idiopathic neck pain. *Clin J Pain.* 2005;21(2):175-181.

180. Treleaven J, Jull G, Lowchoy N. Standing balance in persistent whiplash: A comparison between subjects with and without dizziness. *J Rehabil Med.* 2005;37(4):224-229.

181. Treleaven J, Jull G, LowChoy N. Smooth pursuit neck torsion test in whiplash-associated disorders: Relationship to self-reports of neck pain and disability, dizziness and anxiety. *J Rehabil Med.* 2005;37(4):219-223.

182. Dall'Alba PT, Sterling MM, Treleaven JM, Edwards SL, Jull GA. Cervical range of motion discriminates between asymptomatic persons and those with whiplash. *Spine (Phila Pa 1976).* 2001;26(19):2090-2094.

183. Woodhouse A, Vasseljen O. Altered motor control patterns in whiplash and chronic neck pain. *BMC Musculoskel Dis.* 2008;9:90.

184. Woodhouse A, Liljeback P, Vasseljen O. Reduced head steadiness in whiplash compared with non-traumatic neck pain. *J Rehabil Med.* 2010;42(1):35-41.

185. Sterling M, Kenardy J. Physical and psychological aspects of whiplash: Important considerations for primary care assessment. *Man Ther.* 2008;13(2):93-102.

186. Nederhand MJ, Hermens HJ, IJzerman MJ, Turk DC, Zilvold G. Cervical muscle dysfunction in chronic whiplash-associated disorder grade 2: The relevance of the trauma. *Spine (Phila Pa 1976).* 2002;27(10):1056-1061.

187. Wenzel HG, Haug TT, Mykletun A, Dahl AA. A population study of anxiety and depression among persons who report whiplash traumas. *J Psychosom Res.* 2002;53(3):831-835.

188. Wenzel HG, Vasseljen O, Mykletun A, Nilsen TI. Pre-injury health-related factors in relation to self-reported whiplash: Longitudinal data from the HUNT study, Norway. *Eur Spine J.* 2012;21(8):1528-1535.

189. Kongsted A, Bendix T, Qerama E, et al. Acute stress response and recovery after whiplash injuries. A one-year prospective study. *Eur J Pain.* 2008;12(4):455-463.

190. Sterling M, Jull G, Vicenzino B, Kenardy J, Darnell R. Development of motor system dysfunction following whiplash injury. *Pain.* 2003;103(1-2):65-73.

191. Sterling M, Kenardy J, Jull G, Vicenzino B. The development of psychological changes following whiplash injury. *Pain.* 2003;106(3):481-489.

192. Kamper SJ, Rebbeck TJ, Maher CG, McAuley JH, Sterling M. Course and prognostic factors of whiplash: A systematic review and meta-analysis. *Pain.* 2008;138(3):617-629.

193. Antepohl W, Kiviloog L, Andersson J, Gerdle B. Cognitive impairment in patients with chronic whiplash-associated disorder—A matched control study. *Neurorehabilitation.* 2003;18(4):307-315.

194. Treleaven J, Jull G, Sterling M. Dizziness and unsteadiness following whiplash injury: Characteristic features and relationship with cervical joint position error. *J Rehabil Med.* 2003;35(1):36-43.

195. Sterling M. Whiplash-associated disorder: Musculoskeletal pain and related clinical findings. *J Man Manip Ther.* 2011;19(4):194-200.

196. Elliott J, Jull G, Noteboom JT, Darnell R, Galloway G, Gibbon WW. Fatty infiltration in the cervical extensor muscles in persistent whiplash-associated disorders: A magnetic resonance imaging analysis. *Spine (Phila Pa 1976).* 2006;31(22):E847-E855.

197. Kasch H, Qerama E, Bach FW, Jensen TS. Reduced cold pressor pain tolerance in non-recovered whiplash patients: A 1-year prospective study. *Eur J Pain.* 2005;9(5):561-569.

198. Kristjansson E, Leivseth G, Brinckmann P, Frobin W. Increased sagittal plane segmental motion in the lower cervical spine in women with chronic whiplash-associated disorders, grades I-II: A case-control study using a new measurement protocol. *Spine (Phila Pa 1976)*. 2003;28(19):2215-2221.

199. Henry P, Dartigues JF, Puymirat C, Peytour P, Lucas J. The association cervicalgia-headaches: An epidemiologic study. *Cephalalgia*. 1987;7 (suppl 6):189-190.

200. Sjaastad O, Fredriksen TA, Pfaffenrath V. Cervicogenic headache: Diagnostic criteria. The Cervicogenic Headache International Study Group. *Headache*. 1998;38(6):442-445.

201. Niere K, Robinson P. Determination of manipulative physiotherapy treatment outcome in headache patients. *Man Ther.* 1997;2(4):199-205.

202. Treleaven J, Jull G, Atkinson L. Cervical musculoskeletal dysfunction in post-concussional headache. *Cephalalgia*. 1994;14(4):273-279, discussion 257.

203. Zwart JA. Neck mobility in different headache disorders. *Headache*. 1997;37(1):6-11.

204. Jull G, Amiri M, Bullock-Saxton J, Darnell R, Lander C. Cervical musculoskeletal impairment in frequent intermittent headache. Part 1: Subjects with single headaches. *Cephalalgia*. 2007;27(7):793-802.

205. Hall TM, Briffa K, Hopper D, Robinson K. Comparative analysis and diagnostic accuracy of the cervical flexion-rotation test. *J Headache Pain*. 2010;11(5):391-397.

206. Cleland JA, Childs JD, McRae M, Palmer JA, Stowell T. Immediate effects of thoracic manipulation in patients with neck pain: A randomized clinical trial. *Man Ther.* 2005;10(2):127-135.

207. Kanlayanaphotporn R, Chiradejnant A, Vachalathiti R. The immediate effects of mobilization technique on pain and range of motion in patients presenting with unilateral neck pain: A randomized controlled trial. *Arch Phys Med Rehabil*. 2009;90(2):187-192.

208. Sehgal N, Dunbar EE, Shah RV, Colson J. Systematic review of diagnostic utility of facet (zygapophysial) joint injections in chronic spinal pain: An update. *Pain Physician*. 2007;10(1):213-228.

209. Fejer R, Kyvik KO, Hartvigsen J. The prevalence of neck pain in the world population: A systematic critical review of the literature. *Eur Spine J*. 2006;15(6):834-848.

210. Cote P, van der Velde G, Cassidy JD, et al. The burden and determinants of neck pain in workers: Results of the Bone and Joint Decade 2000-2010 Task Force on Neck Pain and Its Associated Disorders. *J Manip Physiol Ther.* 2009;32(2)(suppl):S70-S86.

211. Carroll LJ, Holm LW, Hogg-Johnson S, et al. Course and prognostic factors for neck pain in whiplash-associated disorders (WAD): Results of the Bone and Joint Decade 2000-2010 Task Force on Neck Pain and Its Associated Disorders. *J Manip Physiol Ther.* 2009;32(2)(suppl):S97-S107.

212. Hogg-Johnson S, van der Velde G, Carroll LJ, et al. The burden and determinants of neck pain in the general population: Results of the Bone and Joint Decade 2000-2010 Task Force on Neck Pain and Its Associated Disorders. *J Manip Physiol Ther.* 2009;32(2)(suppl):S46-S60.

213. Carroll LJ, Hogg-Johnson S, Cote P, et al. Course and prognostic factors for neck pain in workers: Results of the Bone and Joint Decade 2000-2010 Task Force on Neck Pain and Its Associated Disorders. *J Manip Physiol Ther.* 2009;32(2)(suppl):S108S116.

214. Siegenthaler A, Eichenberger U, Schmidlin K, Arendt-Nielsen L, Curatolo M. What does local tenderness say about the origin of pain? An investigation of cervical zygapophysial joint pain. *Anesth Analg*. 2010;110(3):923-927.

215. Cyriax J. *Textbook of Orthopaedic Medicine, Diagnosis of Soft Tissue Lesions*. 8th ed. London, England: Bailliere Tindall; 1982.

216. Wrisley DM, Sparto PJ, Whitney SL, Furman JM. Cervicogenic dizziness: A review of diagnosis and treatment. *J Orthop Sport Phys*. 2000;30(12):755-766.

217. Al Saif A, Al Nakhli H, Alsenany S. Physical therapy exmaination for patients with cervicogenic dizziness. *Journal of Novel Physiotherapies*. 2013;3(3):149-152.

제18장

1. Briggs AM, Smith AJ, Straker LM, Bragge P. Thoracic spine pain in the general population: Prevalence, incidence and associated factors in children, adolescents and adults. A systematic review. *BMC Musculoskel Dis*. 2009;10:77.

2. Briggs AM, Bragge P, Smith AJ, Govil D, Straker LM. Prevalence and associated factors for thoracic spine pain in the adult working population: A literature review. *J Occup Health*. 2009;51(3):177-192.

3. Singh V, Manchikanti L, Shah RV, Dunbar EE, Glaser SE. Systematic review of thoracic discography as a diagnostic test for chronic spinal pain. *Pain Physician*. 2008;11(5):631-642.

4. Gregory PL, Biswas AC, Batt ME. Musculoskeletal problems of the chest wall in athletes. *Sports Med.* 2002;32(4):235-250.

5. Disla E, Rhim HR, Reddy A, Karten I, Taranta A. Costochondritis. A prospective analysis in an emergency department setting. *Arch Intern Med.* 1994;154(21):2466-2469.

6. Lips P. Epidemiology and predictors of fractures associated with osteoporosis. *Am J Med.* 1997;103(2A):3S-8S, discussion 8S-11S.

7. Naves M, Diaz-Lopez JB, Gomez C, Rodriguez-Rebollar A, Cannata-Andia JB. Determinants of incidence of osteoporotic fractures in the female Spanish population older than 50. *Osteoporosis Int.* 2005;16(12):2013-2017.

8. Roux C, Priol G, Fechtenbaum J, Cortet B, Liu-Leage S, Audran M. A clinical tool to determine the necessity of spine radiography in postmenopausal women with osteoporosis presenting with back pain. *Ann Rheum Dis*. 2007;66(1):81-85.

9. Grados F, Fechtenbaum J, Flipon E, Kolta S, Roux C, Fardellone P. Radiographic methods for evaluating osteoporotic vertebral fractures. *Joint Bone Spine.* 2009;76(3):241-247.

10. Miller NH. Cause and natural history of adolescent idiopathic scoliosis. *Orthop Clin N Am.* 1999;30(3):343-352, vii.

11. Roach JW. Adolescent idiopathic scoliosis. *Orthop Clin N Am.* 1999;30(3):353-365, vii-viii.

12. Freeston J, Karim Z, Lindsay K, Gough A. Can early diagnosis and management of costochondritis reduce acute chest pain admissions? *J Rheumatol.* 2004;31(11):2269-2271.

13. Grindstaff TL, Beazell JR, Saliba EN, Ingersoll CD. Treatment of a female collegiate rower with costochondritis: A case report. *J Man Manip Ther.* 2010;18(2):64-68.

14. Bahm J. Critical review of pathophysiologic mechanisms in thoracic outlet syndrome (TOS). *Acta Neurochir Suppl.* 2007;100:137-139.

15. Lindgren KA, Leino E, Manninen H. Cervical rotation lateral flexion test in brachialgia. *Arch Phys Med. Rehab.* 1992;73(8):735-737.

16. Lindgren KA. Thoracic outlet syndrome with special reference to the first rib. *Ann Chir Gynaecol.* 1993;82(4):218-230.

17. Sanders RJ, Hammond SL, Rao NM. Diagnosis of thoracic outlet syndrome. *J Vasc Surg.* 2007;46(3):601-604.

18. Sanders RJ, Hammond SL, Rao NM. Thoracic outlet syndrome: A review. *Neurologist.* 2008;14(6):365-373.

19. Huang JH, Zager EL. Thoracic outlet syndrome. *Neurosurgery.* 2004;55(4):897-902, discussion 902-903.

20. Cooke RA. Thoracic outlet syndrome—Aspects of diagnosis in the differential diagnosis of hand-arm vibration syndrome. *Occup Med (Lond).* 2003;53(5):331-336.

21. Tones MJ, Moss ND. The impact of patient self assessment of deformity on HRQL in adults with scoliosis. *Scoliosis.* 2007;2:14.

22. Asher MA, Lai SM, Glattes RC, Burton DC, Alanay A, Bago J. Refinement of the SRS-22 Health-Related Quality of Life questionnaire function domain. *Spine (Phila Pa 1976).* 2006;31(5):593-597.

23. Haher TR, Gorup JM, Shin TM, et al. Results of the Scoliosis Research Society instrument for evaluation of surgical outcome in adolescent idiopathic scoliosis. A multicenter study of 244 patients. *Spine (Phila Pa 1976).* 1999;24(14):1435-1440.

24. Bridwell KH, Cats-Baril W, Harrast J, et al. The validity of the SRS-22 instrument in an adult spinal deformity population compared with the Oswestry and SF-12: A study of response distribution, concurrent validity, internal consistency, and reliability. *Spine (Phila Pa 1976).* 2005;30(4):455-461.

25. Sanders JO, Polly DW Jr, Cats-Baril W, et al. Analysis of patient and parent assessment of deformity in idiopathic scoliosis using the Walter Reed Visual Assessment Scale. *Spine (Phila Pa 1976).* 2003;28(18):2158-2163.

26. Pineda S, Bago J, Gilperez C, Climent JM. Validity of the Walter Reed Visual Assessment Scale to measure subjective perception of spine deformity in patients with idiopathic scoliosis. *Scoliosis.* 2006;1:18.

27. Bago J, Climent JM, Pineda S, Gilperez C. Further evaluation of the Walter Reed Visual Assessment Scale: Correlation with curve pattern and radiological deformity. *Scoliosis.* 2007;2:12.

28. Bago J, Climent JM, Perez-Grueso FJ, Pellise F. Outcome instruments to assess scoliosis surgery. *Eur Spine J.* 2013;22(suppl 2):195-202.

29. Kim YM, Demissie S, Genant HK, et al. Identification of prevalent vertebral fractures using CT lateral scout views: A comparison of semi-automated quantitative vertebral morphometry and radiologist semi-quantitative grading. *Osteoporosis Int.* 2012;23(3):1007-1016.

30. Bazzocchi A, Spinnato P, Fuzzi F, et al. Vertebral fracture assessment by new dual-energy X-ray absorptiometry. *Bone.* 2012;50(4):836-841.

31. Diacinti D, Guglielmi G, Pisani D, et al. Vertebral morphometry by dual-energy X-ray absorptiometry (DXA) for osteoporotic vertebral fractures assessment (VFA). *Radiol Med.* 2012;117(8):1374-1385.

32. Oh CH, Kim CG, Lee MS, Yoon SH, Park HC, Park CO. Usefulness of chest radiographs for scoliosis screening: A comparison with thoraco-lumbar standing radiographs. *Yonsei Med J.* 2012;53(6):1183-1189.

33. O'Connor E, Walsham J. Review article: Indications for thoracolumbar imaging in blunt trauma patients: A review of current literature. *Emerg Med Australas.* 2009;21(2):94-101.

34. Keynan O, Fisher CG, Vaccaro A, et al. Radiographic measurement parameters in thoracolumbar fractures: A systematic review and consensus statement of the spine trauma study group. *Spine (Phila Pa 1976).* 2006;31(5):E156-E165.

35. Kim H, Kim HS, Moon ES, et al. Scoliosis imaging: What radiologists should know. *Radiographics.* 2010;30(7):1823-1842.

36. Venkatesan M, Fong A, Sell PJ. CT scanning reduces the risk of missing a fracture of the thoracolumbar spine. *J Bone Joint Surg Br.* 2012;94(8):1097-1100.

37. Inaba K, Munera F, McKenney M, et al. Visceral torso computed tomography for clearance of the thoracolumbar spine in trauma: A review of the literature. *J Traum.* 2006;60(4):915-920.

38. Quek J, Pua YH, Clark RA, Bryant AL. Effects of thoracic kyphosis and forward head posture on cervical range of motion in older adults [published online ahead of print September 5 2012]. *Man Ther.* 2012.

39. Boyles RE, Ritland BM, Miracle BM, et al. The short-term effects of thoracic spine thrust manipulation on patients with shoulder impingement syndrome. *Man Ther.* 2009;14(4):375-380.

40. Handrakis JP, Friel K, Hoeffner F, et al. Key characteristics of low back pain and disability in college-aged adults: A pilot study. *Arch Phys Med Rehab*. 2012;93(7):1217-1224.

41. Henschke N, Maher CG, Refshauge KM, et al. Prevalence of and screening for serious spinal pathology in patients presenting to primary care settings with acute low back pain. *Arthritis Rheum*. 2009;60(10):3072-3080.

42. Roman M, Brown C, Richardson W, Isaacs R, Howes C, Cook C. The development of a clinical decision making algorithm for detection of osteoporotic vertebral compression fracture or wedge deformity. *J Man Manip Ther*. 2010;18(1):44-49.

43. Langdon J, Way A, Heaton S, Bernard J, Molloy S. Vertebral compression fractures—New clinical signs to aid diagnosis. *Ann R Coll Surg Engl*. 2010;92(2):163-166.

44. Siminoski K, Warshawski RS, Jen H, Lee KC. The accuracy of clinical kyphosis examination for detection of thoracic vertebral fractures: Comparison of direct and indirect kyphosis measures. *J Musculoskelet Neuronal Interact*. 2011;11(3):249-256.

45. Shah KC, Rajshekhar V. Reliability of diagnosis of soft cervical disc prolapse using Spurling's test. *Brit J Neurosurg*. 2004;18(5):480-483.

46. Wainner RS, Fritz JM, Irrgang JJ, Boninger ML, Delitto A, Allison S. Reliability and diagnostic accuracy of the clinical examination and patient self-report measures for cervical radiculopathy. *Spine (Phila Pa 1976)*. 2003;28(1):52-62.

47. Donelson R, Aprill C, Medcalf R, Grant W. A prospective study of centralization of lumbar and referred pain. A predictor of symptomatic discs and anular competence. *Spine (Phila Pa 1976)*. 1997;22(10):1115-1122.

48. Laslett M, Oberg B, Aprill CN, McDonald B. Centralization as a predictor of provocation discography results in chronic low back pain, and the influence of disability and distress on diagnostic power. *Spine J*. 2005;5(4):370-380.

49. Vroomen PC, de Krom MC, Wilmink JT, Kester AD, Knottnerus JA. Diagnostic value of history and physical examination in patients suspected of lumbosacral nerve root compression. *J Neurol Neurosurg Psychiatry*. 2002;72(5):630-634.

50. van der Windt DA, Simons E, Riphagen II, et al. Physical examination for lumbar radiculopathy due to disc herniation in patients with low-back pain. *Cochrane Db Syst Rev*. 2010;2:CD007431.

51. Deville WL, van der Windt DA, Dzaferagic A, Bezemer PD, Bouter LM. The test of Lasegue: Systematic review of the accuracy in diagnosing herniated discs. *Spine (Phila Pa 1976)*. 2000;25(9):1140-1147.

52. Stankovic R, Johnell O, Maly P, Willner S. Use of lumbar extension, slump test, physical and neurological examination in the evaluation of patients with suspected herniated nucleus pulposus. A prospective clinical study. *Man Ther*. 1999;4(1):25-32.

53. Majlesi J, Togay H, Unalan H, Toprak S. The sensitivity and specificity of the Slump and the Straight Leg Raising tests in patients with lumbar disc herniation. *J Clin Rheumatol*. 2008;14(2):87-91.

54. Laslett M, Aprill CN, McDonald B, Oberg B. Clinical predictors of lumbar provocation discography: A study of clinical predictors of lumbar provocation discography. *Eur Spine J*. 2006;15(10):1473-1484.

55. Schwarzer AC, Derby R, Aprill CN, Fortin J, Kine G, Bogduk N. Pain from the lumbar zygapophysial joints: A test of two models. *J Spinal Disord*. 1994;7(4):331-336.

56. Cote P, Kreitz BG, Cassidy JD, Dzus AK, Martel J. A study of the diagnostic accuracy and reliability of the Scoliometer and Adam's forward bend test. *Spine (Phila Pa 1976)*. 1998;23(7):796-802, discussion 803.

57. Gravina AR, Ferraro C, Frizziero A, Ferraro M, Masiero S. Goniometer evaluation of thoracic kyphosis and lumbar lordosis in subjects during growth age: A validity study. *Stud Health Technol Inform*. 2012;176:247-251.

58. Smedmark V, Wallin M, Arvidsson I. Inter-examiner reliability in assessing passive intervertebral motion of the cervical spine. *Man Ther*. 2000;5(2):97-101.

59. Kelly TR. Thoracic outlet syndrome: Current concepts of treatment. *Ann Surg*. 1979;190(5):657-662.

60. Sobey AV, Grewal RP, Hutchison KJ, Urschel JD. Investigation of nonspecific neurogenic thoracic outlet syndrome. *J Cardiovasc Surg (Torino)*. 1993;34(4):343-345.

61. Urschel HC Jr, Paulson DL, McNamara JJ. Thoracic outlet syndrome. *Ann Thorac Surg*. 1968;6(1):1-10.

62. Fechter JD, Kuschner SH. The thoracic outlet syndrome. *Orthopedics*. 1993;16(11):1243-1251.

63. Karachalios T, Sofianos J, Roidis N, Sapkas G, Korres D, Nikolopoulos K. Ten-year follow-up evaluation of a school screening program for scoliosis. Is the forward-bending test an accurate diagnostic criterion for the screening of scoliosis? *Spine (Phila Pa 1976)*. 1999;24(22):2318-2324.

64. Plewa MC, Delinger M. The false-positive rate of thoracic outlet syndrome shoulder maneuvers in healthy subjects. *Acad Emerg Med*. 1998;5(4):337-342.

65. Lee AD, Agarwal S, Sadhu D. Doppler Adson's test: Predictor of outcome of surgery in non-specific thoracic outlet syndrome. *World J Surg*. 2006;30(3):291-292.

66. Gillard J, Perez-Cousin M, Hachulla E, et al. Diagnosing thoracic outlet syndrome: Contribution of provocative tests, ultrasonography, electrophysiology, and helical computed tomography in 48 patients. *Joint Bone Spine*. 2001;68(5):416-424.

67. Howard M, Lee C, Dellon AL. Documentation of brachial plexus compression (in the thoracic inlet) utilizing provocative neurosensory and muscular testing. *J Reconstr Microsurg*. 2003;19(5):303-312.

68. Frost M, Wraae K, Abrahamsen B, et al. Osteoporosis and vertebral fractures in men aged 60-74 years. *Age Ageing*. 2012;41(2):171-177.

69. Diaz JJ Jr, Cullinane DC, Altman DT, et al. Practice management guidelines for the screening of thoracolumbar spine fracture. *J Traum*. 2007;63(3):709-718.

70. Inaba K, DuBose JJ, Barmparas G, et al. Clinical examination is insufficient to rule out thoracolumbar spine injuries. *J Traum*. 2011;70(1):174-179.

71. Seo MR, Park SY, Park JS, Jin W, Ryu KN. Spinous process fractures in osteoporotic thoracolumbar vertebral fractures. *Brit J Radiol*. 2011;84(1007):1046-1049.

72. Siminoski K, Lee KC, Jen H, et al. Anatomical distribution of vertebral fractures: Comparison of pediatric and adult spines. *Osteoporosis Int*. 2012;23(7):1999-2008.

73. Westrick RB, Zylstra E, Issa T, Miller JM, Gerber JP. Evaluation and treatment of musculoskeletal chest wall pain in a military athlete. *Int J Sports Phys Ther*. 2012;7(3):323-332.

74. Yelland MJ. Back, chest and abdominal pain. How good are spinal signs at identifying musculoskeletal causes of back, chest or abdominal pain? *Aust Fam Physician*. 2001;30(9):908-912.

75. Stochkendahl MJ, Christensen HW. Chest pain in focal musculoskeletal disorders. *Med Clin N Am*. 2010;94(2):259-273.

76. Mendelson G, Mendelson H, Horowitz SF, Goldfarb CR, Zumoff B. Can (99m) technetium methylene diphosphonate bone scans objectively document costochondritis? *Chest*. 1997;111(6):1600-1602.

77. Kane WJ. Scoliosis prevalence: A call for a statement of terms. *Clin Orthop Relat Res*. 1977(126):43-46.

78. Lonstein JE, Carlson JM. The prediction of curve progression in untreated idiopathic scoliosis during growth. *J Bone Joint Surg Am*. 1984;66(7):1061-1071.

79. Lonstein JE. Natural history and school screening for scoliosis. *Orthop Clin N Am*. 1988;19(2):227-237.

80. Fong DY, Lee CF, Cheung KM, et al. A meta-analysis of the clinical effectiveness of school scoliosis screening. *Spine (Phila Pa 1976)*. 2010;35(10):1061-1071.

81. Luk KD, Lee CF, Cheung KM, et al. Clinical effectiveness of school screening for adolescent idiopathic scoliosis: A large population-based retrospective cohort study. *Spine (Phila Pa 1976)*. 2010;35(17):1607-1614.

82. Kellgren JH, Lawrence JS. Radiological assessment of osteo-arthrosis. *Ann Rheum Dis*. 1957;16(4):494-502.

83. Roux C, Fechtenbaum J, Briot K, Cropet C, Liu-Leage S, Marcelli C. Inverse relationship between vertebral fractures and spine osteoarthritis in postmenopausal women with osteoporosis. *Ann Rheum Dis*. 2008;67(2):224-228.

84. Rochlin DH, Gilson MM, Likes KC, et al. Quality-of-life scores in neurogenic thoracic outlet syndrome patients undergoing first rib resection and scalenectomy. *J Vasc Surg*. 2013;57(2):436-443.

85. Brewin J, Hill M, Ellis H. The prevalence of cervical ribs in a London population. *Clin Anat*. 2009;22(3):331-336.

86. Sanders RJ. Recurrent neurogenic thoracic outlet syndrome stressing the importance of pectoralis minor syndrome. *Vasc Endovasc Surg*. 2011;45(1):33-38.

87. Kai Y, Oyama M, Kurose S, Inadome T, Oketani Y, Masuda Y. Neurogenic thoracic outlet syndrome in whiplash injury. *J Spinal Disord*. 2001;14(6):487-493.

제19장

1. Woolf AD, Pfleger B. Burden of major musculoskeletal conditions. *B World Health Organ*. 2003;81(9):646-656.

2. Jonasson P, Halldin K, Karlsson J, et al. Prevalence of joint-related pain in the extremities and spine in five groups of top athletes. *Knee Surg Sport Tra A*. 2011;19(9):1540-1546.

3. Picavet HS, Schouten JS. Musculoskeletal pain in the Netherlands: Prevalences, consequences and risk groups, the DMC(3)-study. *Pain*. 2003;102(1-2):167-178.

4. Deyo RA, Weinstein JN. Low back pain. *N Engl J Med*. 1 2001;344(5):363-370.

5. Deyo RA, Rainville J, Kent DL. What can the history and physical examination tell us about low back pain? *JAMA*. 1992;268(6):760-765.

6. Bogduk N. The causes of low back pain. *Med J Aust*. 1992;156(3):151-153.

7. Sembrano JN, Polly DW Jr. How often is low back pain not coming from the back? *Spine (Phila Pa 1976)*. 2009;34(1):E27-E32.

8. Depalma MJ, Ketchum JM, Trussell BS, Saullo TR, Slipman CW. Does the location of low back pain predict its source? *Pm R*. 2011;3(1):33-39.

9. Schwarzer AC, Aprill CN, Bogduk N. The sacroiliac joint in chronic low back pain. *Spine (Phila Pa 1976)*. 1995;20(1):31-37.

10. Laslett M, Young SB, Aprill CN, McDonald B. Diagnosing painful sacroiliac joints: A validity study of a McKenzie evaluation and sacroiliac provocation tests. *Aust J Physiother*. 2003;49(2):89-97.

11. Bogduk N. The anatomical basis for spinal pain syndromes. *J Manip Physiol Ther*. 1995;18(9):603-605.

12. Hoy D, Brooks P, Blyth F, Buchbinder R. The epidemiology of low back pain. *Best Pract Res Clin Rheumatol*. 2010;24(6):769-781.

13. Hestbaek L, Leboeuf-Yde C, Manniche C. Low back pain: What is the long-term course? A review of studies of general patient populations. *Eur Spine J*. 2003;12(2):149-165.

14. Pengel LH, Herbert RD, Maher CG, Refshauge KM. Acute low back pain: Systematic review of its prognosis. *BMJ*. 2003;327(7410):323.

15. da CMCL, Maher CG, Hancock MJ, McAuley JH, Herbert RD, Costa LO. The prognosis of acute and persistent low-back pain: A meta-analysis. *CMAJ*. 2012;184(11):E613-E624.

16. Wai EK, Howse K, Pollock JW, Dornan H, Vexler L, Dagenais S. The reliability of determining "leg dominant pain". *Spine J*. 2009;9(6):447-453.

17. Chou R, Qaseem A, Snow V, et al. Diagnosis and treatment of low back pain: A joint clinical practice guideline from the American College of Physicians and the American Pain Society. *Ann Intern Med.* 2007;147(7):478-491.
18. Fukui S, Ohseto K, Shiotani M, Ohno K, Karasawa H, Naganuma Y. Distribution of referred pain from the lumbar zygapophyseal joints and dorsal rami. *Clin J Pain.* 1997;13(4):303-307.
19. Dworkin GE. Advanced concepts in interventional spine care. *J Am Osteopath Assoc.* 2002;102(9)(suppl 3):S8-S11.
20. Schwarzer AC, Derby R, Aprill CN, Fortin J, Kine G, Bogduk N. Pain from the lumbar zygapophysial joints: A test of two models. *J Spinal Disord.* 1994;7(4):331-336.
21. Vroomen PC, de Krom MC, Wilmink JT, Kester AD, Knottnerus JA. Diagnostic value of history and physical examination in patients suspected of lumbosacral nerve root compression. *J Neurol Neurosur Ps.* 2002;72(5):630-634.
22. Vroomen PC, de Krom MC, Knottnerus JA. Diagnostic value of history and physical examination in patients suspected of sciatica due to disc herniation: A systematic review. *J Neurol.* 1999;246(10):899-906.
23. Slipman CW, Jackson HB, Lipetz JS, Chan KT, Lenrow D, Vresilovic EJ. Sacroiliac joint pain referral zones. *Arch Phys Med Rehab.* 2000;81(3):334-338.
24. Katz JN, Dalgas M, Stucki G, et al. Degenerative lumbar spinal stenosis. Diagnostic value of the history and physical examination. *Arthritis Rheum.* 1995;38(9):1236-1241.
25. Lyle MA, Manes S, McGuinness M, Ziaei S, Iversen MD. Relationship of physical examination findings and self-reported symptom severity and physical function in patients with degenerative lumbar conditions. *Phys Ther.* 2005;85(2):120-133.
26. Tomkins CC, Battie MC, Hu R. Construct validity of the physical function scale of the Swiss Spinal Stenosis Questionnaire for the measurement of walking capacity. *Spine (Phila Pa 1976).* 2007;32(17):1896-1901.
27. Rubinstein SM, van Tulder M. A best-evidence review of diagnostic procedures for neck and low-back pain. *Best Pract Res Clin Rheumatol.* 2008;22(3):471-482.
28. O'Sullivan PB, Mitchell T, Bulich P, Waller R, Holte J. The relationship beween posture and back muscle endurance in industrial workers with flexion-related low back pain. *Man Ther.* 2006;11(4):264-271.
29. DePalma MJ, Ketchum JM, Saullo T. What is the source of chronic low back pain and does age play a role? *Pain Med.* 2011;12(2):224-233.
30. Jarvik JG, Deyo RA. Diagnostic evaluation of low back pain with emphasis on imaging. *Ann Intern Med.* 2002;137(7):586-597.
31. Fritz JM, Erhard RE, Delitto A, Welch WC, Nowakowski PE. Preliminary results of the use of a two-stage treadmill test as a clinical diagnostic tool in the differential diagnosis of lumbar spinal stenosis. *J Spinal Disord.* 1997;10(5):410-416.
32. Suri P, Rainville J, Kalichman L, Katz JN. Does this older adult with lower extremity pain have the clinical syndrome of lumbar spinal stenosis? *JAMA.* 2010;304(23):2628-2636.
33. Dionne CE, Von Korff M, Koepsell TD, Deyo RA, Barlow WE, Checkoway H. Formal education and back pain: A review. *J Epidemiol Commun H.* 2001;55(7):455-468.
34. Lawrence RC, Helmick CG, Arnett FC, et al. Estimates of the prevalence of arthritis and selected musculoskeletal disorders in the United States. *Arthritis Rheum.* 1998;41(5):778-799.
35. Matsui H, Maeda A, Tsuji H, Naruse Y. Risk indicators of low back pain among workers in Japan. Association of familial and physical factors with low back pain. *Spine (Phila Pa 1976).* 1997;22(11):1242-1247, discussion 1248.
36. Bener A, Alwash R, Gaber T, Lovasz G. Obesity and low back pain. *Coll Antropol.* 2003;27(1):95-104.
37. Chou YC, Shih CC, Lin JG, Chen TL, Liao CC. Low back pain associated with sociodemographic factors, lifestyle and osteoporosis: A population-based study [published online ahead of print October 11 2012]. *J Rehabil Med.* 2012.
38. Osman A, Barrios FX, Gutierrez PM, Kopper BA, Merrifield T, Grittmann L. The Pain Catastrophizing Scale: Further psychometric evaluation with adult samples. *J Behav Med.* 2000;23(4):351-365.
39. Latza U, Kohlmann T, Deck R, Raspe H. Influence of occupational factors on the relation between socioeconomic status and self-reported back pain in a population-based sample of German adults with back pain. *Spine (Phila Pa 1976).* 2000;25(11):1390-1397.
40. Cook C, Brismee JM, Sizer PS Jr. Subjective and objective descriptors of clinical lumbar spine instability: A Delphi study. *Man Ther.* 2006;11(1):11-21.
41. Hicks GE, Fritz JM, Delitto A, Mishock J. Interrater reliability of clinical examination measures for identification of lumbar segmental instability. *Arch Phys Med Rehab.* 2003;84(12):1858-1864.
42. Hicks GE, Fritz JM, Delitto A, McGill SM. Preliminary development of a clinical prediction rule for determining which patients with low back pain will respond to a stabilization exercise program. *Arch Phys Med Rehab.* 2005;86(9):1753-1762.
43. Fritz JM, Piva SR, Childs JD. Accuracy of the clinical examination to predict radiographic instability of the lumbar spine. *Eur Spine J.* 2005;14(8):743-750.
44. Fritz JM, Whitman JM, Childs JD. Lumbar spine segmental mobility assessment: An examination of validity for determining intervention strategies in patients with low back pain. *Arch Phys Med Rehab.* 2005;86(9):1745-1752.
45. Abbott JH, McCane B, Herbison P, Moginie G, Chapple C, Hogarty T. Lumbar segmental instability: A criterion-related validity study of manual therapy assessment. *BMC Musculoskel Dis.* 2005;6:56.
46. Kasai Y, Morishita K, Kawakita E, Kondo T, Uchida A. A new evaluation method for lumbar spinal instability: Passive lumbar extension test. *Phys Ther.* 2006;86(12):1661-1667.

47. Maigne JY, Lapeyre E, Morvan G, Chatellier G. Pain immediately upon sitting down and relieved by standing up is often associated with radiologic lumbar instability or marked anterior loss of disc space. *Spine (Phila Pa 1976)*. 2003;28(12):1327-1334.

48. Cook C, Brown C, Michael K, et al. The clinical value of a cluster of patient history and observational findings as a diagnostic support tool for lumbar spine stenosis [published online ahead of print November 11 2010]. *Physiother Res Int*. 2010.

49. Young S, Aprill C, Laslett M. Correlation of clinical examination characteristics with three sources of chronic low back pain. *Spine J*. 2003;3(6):460-465.

50. Delitto A, George SZ, Van Dillen LR, et al. Low back pain. *J Orthop Sport Phys*. 2012;42(4):A1-A57.

51. Fairbank JC, Couper J, Davies JB, O'Brien JP. The Oswestry low back pain disability questionnaire. *Physiotherapy*. 1980;66(8):271-273.

52. Fritz JM, Irrgang JJ. A comparison of a modified Oswestry Low Back Pain Disability Questionnaire and the Quebec Back Pain Disability Scale. *Phys Ther*. 2001;81(2):776-788.

53. Frost H, Lamb SE, Stewart-Brown S. Responsiveness of a patient specific outcome measure compared with the Oswestry Disability Index v2.1 and Roland and Morris Disability Questionnaire for patients with subacute and chronic low back pain. *Spine (Phila Pa 1976)*. 2008;33(22):2450-2457, discussion 2458.

54. Ostelo RW, Deyo RA, Stratford P, et al. Interpreting change scores for pain and functional status in low back pain: Towards international consensus regarding minimal important change. *Spine (Phila Pa 1976)*. 2008;33(1):90-94.

55. Roland M, Morris R. A study of the natural history of back pain. Part I: Development of a reliable and sensitive measure of disability in low-back pain. *Spine (Phila Pa 1976)*. 1983;8(2):141-144.

56. Chou R, Shekelle P. Will this patient develop persistent disabling low back pain? *JAMA*. 2010;303(13):1295-1302.

57. Heitz CA, Hilfiker R, Bachmann LM, et al. Comparison of risk factors predicting return to work between patients with subacute and chronic non-specific low back pain: Systematic review. *Eur Spine J*. 2009;18(12):1829-1835.

58. Di Iorio D, Henley E, Doughty A. A survey of primary care physician practice patterns and adherence to acute low back problem guidelines. *Arch Fam Med*. 2000;9(10):1015-1021.

59. Webster BS, Courtney TK, Huang YH, Matz S, Christiani DC. Physicians' initial management of acute low back pain versus evidence-based guidelines. Influence of sciatica. *J Gen Intern Med*. 2005;20(12):1132-1135.

60. Webster BS, Courtney TK, Huang YH, Matz S, Christiani DC. Survey of acute low back pain management by specialty group and practice experience. *J Occup Environ Med*. 2006;48(7):723-732.

61. Finestone AS, Raveh A, Mirovsky Y, Lahad A, Milgrom C. Orthopaedists' and family practitioners' knowledge of simple low back pain management. *Spine (Phila Pa 1976)*. 2009;34(15):1600-1603.

62. Lurie JD. What diagnostic tests are useful for low back pain? *Best Pract Res Clin Rheumatol*. 2005;19(4):557-575.

63. Weber U, Maksymowych WP. Sensitivity and specificity of magnetic resonance imaging for axial spondyloarthritis. *Am J Med Sci*. 2011;341(4):272-277.

64. Carragee EJ, Paragioudakis SJ, Khurana S. 2000 Volvo Award winner in clinical studies: Lumbar high-intensity zone and discography in subjects without low back problems. *Spine (Phila Pa 1976)*. 2000;25(23):2987-2992.

65. Carragee E, Alamin T, Cheng I, Franklin T, van den Haak E, Hurwitz E. Are first-time episodes of serious LBP associated with new MRI findings? *Spine J*. 2006;6(6):624-635.

66. Jensen MC, Brant-Zawadzki MN, Obuchowski N, Modic MT, Malkasian D, Ross JS. Magnetic resonance imaging of the lumbar spine in people without back pain. *N Engl J Med*. 1994;331(2):69-73.

67. Borenstein DG, O'Mara JW Jr, Boden SD, et al. The value of magnetic resonance imaging of the lumbar spine to predict low-back pain in asymptomatic subjects: A seven-year follow-up study. *J Bone Joint Surg Am*. 2001;83-A(9):1306-1311.

68. Maus T. Imaging the back pain patient. *Phys Med Rehabil Clin N Am*. 2010;21(4):725-766.

69. Modic MT, Obuchowski NA, Ross JS, et al. Acute low back pain and radiculopathy: MR imaging findings and their prognostic role and effect on outcome. *Radiology*. 2005;237(2):597-604.

70. Zeifang F, Schiltenwolf M, Abel R, Moradi B. Gait analysis does not correlate with clinical and MR imaging parameters in patients with symptomatic lumbar spinal stenosis. *BMC Musculoskel Dis*. 2008;9:89.

71. Steurer J, Roner S, Gnannt R, Hodler J. Quantitative radiologic criteria for the diagnosis of lumbar spinal stenosis: A systematic literature review. *BMC Musculoskel Dis*. 2011;12:175.

72. de Graaf I, Prak A, Bierma-Zeinstra S, Thomas S, Peul W, Koes B. Diagnosis of lumbar spinal stenosis: A systematic review of the accuracy of diagnostic tests. *Spine (Phila Pa 1976)*. 2006;31(10):1168-1176.

73. Carragee EJ, Don AS, Hurwitz EL, Cuellar JM, Carrino JA, Herzog R. 2009 ISSLS Prize Winner: Does discography cause accelerated progression of degeneration changes in the lumbar disc: A ten-year matched cohort study. *Spine (Phila Pa 1976)*. 2009;34(21):2338-2345.

74. Wassenaar M, van Rijn RM, van Tulder MW, et al. Magnetic resonance imaging for diagnosing lumbar spinal pathology in adult patients with low back pain or sciatica: A diagnostic systematic review. *Eur Spine J*. 2012;21(2):220-227.

75. van Rijn RM, Wassenaar M, Verhagen AP, et al. Computed tomography for the diagnosis of lumbar spinal pathology in adult patients with low back pain or sciatica: A diagnostic systematic review. *Eur Spine J.* 2012;21(2):228-239.

76. Aota Y, Niwa T, Yoshikawa K, Fujiwara A, Asada T, Saito T. Magnetic resonance imaging and magnetic resonance myelography in the presurgical diagnosis of lumbar foraminal stenosis. *Spine (Phila Pa 1976).* 2007;32(8):896-903.

77. Tervonen O, Lahde S, Vanharanta H. Ultrasound diagnosis of lumbar disc degeneration. Comparison with computed tomography/discography. *Spine (Phila Pa 1976).* 1991;16(8):951-954.

78. Cho WI, Chang UK. Comparison of MR imaging and FDG-PET/CT in the differential diagnosis of benign and malignant vertebral compression fractures. *J Neurosurg Spine.* 2011;14(2):177-183.

79. Thariat J, Toubeau M, Ornetti P, et al. Sensitivity and specificity of thallium-201 scintigraphy for the diagnosis of malignant vertebral fractures. *Eur J Radiol.* 2004;51(3):274-278.

80. Bazzocchi A, Spinnato P, Fuzzi F, et al. Vertebral fracture assessment by new dual-energy X-ray absorptiometry. *Bone.* 2012;50(4):836-841.

81. Savelli G, Maffioli L, Maccauro M, De Deckere E, Bombardieri E. Bone scintigraphy and the added value of SPECT (single photon emission tomography) in detecting skeletal lesions. *Q J Nucl Med.* 2001;45(1):27-37.

82. Han LJ, Au-Yong TK, Tong WC, Chu KS, Szeto LT, Wong CP. Comparison of bone single-photon emission tomography and planar imaging in the detection of vertebral metastases in patients with back pain. *Eur J Nucl Med.* 1998;25(6):635-638.

83. Ganiyusufoglu AK, Onat L, Karatoprak O, Enercan M, Hamzaoglu A. Diagnostic accuracy of magnetic resonance imaging versus computed tomography in stress fractures of the lumbar spine. *Clin Radiol.* 2010;65(11):902-907.

84. Kepler CK, Pavlov H, Herzog RJ, Rawlins BA, Endo Y, Green DW. Comparison of a fluoroscopic 3-dimensional imaging system and conventional CT in detection of pars fractures in the cadaveric lumbar spine [published online ahead of print March 15 2012]. *J Spinal Disord Tech.* 2012.

85. D'Agostino MA, Aegerter P, Bechara K, et al. How to diagnose spondyloarthritis early? Accuracy of peripheral enthesitis detection by power Doppler ultrasonography. *Ann Rheum Dis.* 2011;70(8):1433-1440.

86. Weber U, Lambert RG, Ostergaard M, Hodler J, Pedersen SJ, Maksymowych WP. The diagnostic utility of magnetic resonance imaging in spondylarthritis: An international multicenter evaluation of one hundred eighty-seven subjects. *Arthritis Rheum.* 2010;62(10):3048-3058.

87. Li AL, Yen D. Effect of increased MRI and CT scan utilization on clinical decision-making in patients referred to a surgical clinic for back pain. *Can J Surg.* 2011;54(2):128-132.

88. Ash LM, Modic MT, Obuchowski NA, Ross JS, Brant-Zawadzki MN, Grooff PN. Effects of diagnostic information, per se, on patient outcomes in acute radiculopathy and low back pain. *AJNR Am J Neuroradiol.* 2008;29(6):1098-1103.

89. Chou D, Samartzis D, Bellabarba C, et al. Degenerative magnetic resonance imaging changes in patients with chronic low back pain: A systematic review. *Spine (Phila Pa 1976).* 2011;36(21 suppl):S43-S53.

90. Carragee EJ, Alamin TF, Miller JL, Carragee JM. Discographic, MRI and psychosocial determinants of low back pain disability and remission: A prospective study in subjects with benign persistent back pain. *Spine J.* 2005;5(1):24-35.

91. Takatalo J, Karppinen J, Niinimaki J, et al. Prevalence of degenerative imaging findings in lumbar magnetic resonance imaging among young adults. *Spine (Phila Pa 1976).* 2009;34(16):1716-1721.

92. Kjaer P, Leboeuf-Yde C, Korsholm L, Sorensen JS, Bendix T. Magnetic resonance imaging and low back pain in adults: A diagnostic imaging study of 40-year-old men and women. *Spine (Phila Pa 1976).* 2005;30(10):1173-1180.

93. Jarvik JG, Hollingworth W, Heagerty PJ, Haynor DR, Boyko EJ, Deyo RA. Three-year incidence of low back pain in an initially asymptomatic cohort: Clinical and imaging risk factors. *Spine (Phila Pa 1976).* 2005;30(13):1541-1548, discussion 1549.

94. Leone A, Cianfoni A, Cerase A, Magarelli N, Bonomo L. Lumbar spondylolysis: A review. *Skeletal Radiol.* 2011;40(6):683-700.

95. Standaert CJ, Herring SA. Spondylolysis: A critical review. *Brit J Sport Med.* 2000;34(6):415-422.

96. Rainville J, Smeets RJ, Bendix T, Tveito TH, Poiraudeau S, Indahl AJ. Fear-avoidance beliefs and pain avoidance in low back pain—Translating research into clinical practice. *Spine J.* 2011;11(9):895-903.

97. Hartvigsen J, Leboeuf-Yde C, Lings S, Corder EH. Is sitting-while-at-work associated with low back pain? A systematic, critical literature review. *Scand J Public Health.* 2000;28(3):230-239.

98. Wai EK, Roffey DM, Bishop P, Kwon BK, Dagenais S. Causal assessment of occupational lifting and low back pain: Results of a systematic review. *Spine J.* 2010;10(6):554-566.

99. Inufusa A, An HS, Lim TH, Hasegawa T, Haughton VM, Nowicki BH. Anatomic changes of the spinal canal and intervertebral foramen associated with flexion-extension movement. *Spine (Phila Pa 1976).* 1996;21(21):2412-2420.

100. Fujiwara A, An HS, Lim TH, Haughton VM. Morphologic changes in the lumbar intervertebral foramen due to flexion-extension, lateral bending, and axial rotation: An in vitro anatomic and biomechanical study. *Spine (Phila Pa 1976).* 2001;26(8):876-882.

101. Delitto A, Erhard RE, Bowling RW. A treatment-based classification approach to low back syndrome: Identifying and staging patients for conservative treatment. *Phys Ther.* 1995;75(6):470-485, discussion 485-479.

102. Clare HA, Adams R, Maher CG. Reliability of detection of lumbar lateral shift. *J Manip Physiol Ther.* 2003;26(8):476-480.

103. Panjabi MM. The stabilizing system of the spine. Part I. Function, dysfunction, adaptation, and enhancement. *J Spinal Disord.* 1992;5(4):383-389, discussion 397.

104. Panjabi MM. The stabilizing system of the spine. Part II. Neutral zone and instability hypothesis. *J Spinal Disord.* 1992;5(4):390-396, discussion 397.

105. Pope MH, Panjabi M. Biomechanical definitions of spinal instability. *Spine (Phila Pa 1976).* 1985;10(3):255-256.

106. Henschke N, Maher CG, Refshauge KM, et al. Prevalence of and screening for serious spinal pathology in patients presenting to primary care settings with acute low back pain. *Arthritis Rheum.* 2009;60(10):3072-3080.

107. Henschke N, Maher CG, Refshauge KM. Screening for malignancy in low back pain patients: A systematic review. *Eur Spine J.* 2007;16(10):1673-1679.

108. Henschke N, Maher CG, Refshauge KM. A systematic review identifies five "red flags" to screen for vertebral fracture in patients with low back pain. *J Clin Epidemiol.* 2008;61(2):110-118.

109. Underwood M. Diagnosing acute nonspecific low back pain: Time to lower the red flags? *Arthritis Rheum.* 2009;60(10):2855-2857.

110. Ross MD, Boissonnault WG. Red flags: To screen or not to screen? *J Orthop Sport Phys.* 2010;40(11):682-684.

111. Waldvogel FA, Papageorgiou PS. Osteomyelitis: The past decade. *N Engl J Med.* 1980;303(7):360-370.

112. Crowell MS, Gill NW. Medical screening and evacuation: Cauda equina syndrome in a combat zone. *J Orthop Sport Phys.* 2009;39(7):541-549.

113. Gran JT. An epidemiological survey of the signs and symptoms of ankylosing spondylitis. *Clin Rheumatol.* 1985;4(2):161-169.

114. Fink HA, Lederle FA, Roth CS, Bowles CA, Nelson DB, Haas MA. The accuracy of physical examination to detect abdominal aortic aneurysm. *Arch Intern Med.* 2000;160(6):833-836.

115. Deyo RA, Mirza SK, Turner JA, Martin BI. Overtreating chronic back pain: Time to back off? *J Am Board Fam Med.* 2009;22(1):62-68.

116. Deyo RA, Diehl AK. Cancer as a cause of back pain: Frequency, clinical presentation, and diagnostic strategies. *J Gen Intern Med.* 1988;3(3):230-238.

117. Downie A, Williams CM, Henschke N, et al. Red flags to screen for malignancy and fracture in patients with low back pain: Systematic review. *BMJ.* 2013;347:f7095.

118. Fraser S, Roberts L, Murphy E. Cauda equina syndrome: A literature review of its definition and clinical presentation. *Arch Phys Med Rehab.* 2009;90(11):1964-1968.

119. Balasubramanian K, Kalsi P, Greenough CG, Kuskoor Seetharam MP. Reliability of clinical assessment in diagnosing cauda equina syndrome. *Brit J Neurosurg.* 2010;24(4):383-386.

120. Small SA, Perron AD, Brady WJ. Orthopedic pitfalls: Cauda equina syndrome. *Am J Emerg Med.* 2005;23(2):159-163.

121. Shapiro S. Medical realities of cauda equina syndrome secondary to lumbar disc herniation. *Spine (Phila Pa 1976).* 2000;25(3):348-351, discussion 352.

122. Jalloh I, Minhas P. Delays in the treatment of cauda equina syndrome due to its variable clinical features in patients presenting to the emergency department. *Emerg Med J.* 2007;24(1):33-34.

123. Roman M, Brown C, Richardson W, Isaacs R, Howes C, Cook C. The development of a clinical decision making algorithm for detection of osteoporotic vertebral compression fracture or wedge deformity. *J Man Manip Ther.* 2010;18(1):44-49.

124. Langdon J, Way A, Heaton S, Bernard J, Molloy S. Vertebral compression fractures—New clinical signs to aid diagnosis. *Ann R Coll Surg Engl.* 2010;92(2):163-166.

125. Waddell G, McCulloch JA, Kummel E, Venner RM. Nonorganic physical signs in low-back pain. *Spine (Phila Pa 1976).* 1980;5(2):117-125.

126. Main CJ, Waddell G. Behavioral responses to examination. A reappraisal of the interpretation of "nonorganic signs". *Spine (Phila Pa 1976).* 1998;23(21):2367-2371.

127. Fritz JM, Wainner RS, Hicks GE. The use of nonorganic signs and symptoms as a screening tool for return-to-work in patients with acute low back pain. *Spine (Phila Pa 1976).* 2000;25(15):1925-1931.

128. Kobori S, Takizawa S, Sekiyama S, Takagi S. Ten centimeter elevation of the contralateral leg is enough to evaluate Hoover sign. *Intern Med.* 2007;46(1):55-56.

129. Laslett M, Aprill CN, McDonald B, Young SB. Diagnosis of sacroiliac joint pain: Validity of individual provocation tests and composites of tests. *Man Ther.* 2005;10(3):207-218.

130. Reiman MP, Goode AP, Hegedus EJ, Cook CE, Wright AA. Diagnostic accuracy of clinical tests of the hip: A systematic review with meta-analysis. *Brit J Sport Med.* 2013;47(14):893-902.

131. Altman R, Alarcon G, Appelrouth D, et al. The American College of Rheumatology criteria for the classification and reporting of osteoarthritis of the hip. *Arthritis Rheum.* 1991;34(5):505-514.

132. Pateder DB, Hungerford MW. Use of fluoroscopically guided intra-articular hip injection in differentiating the pain source in concomitant hip and lumbar spine arthritis. *Am J Orthop (Belle Mead NJ).* 2007;36(11):591-593.

133. Donelson R, Aprill C, Medcalf R, Grant W. A prospective study of centralization of lumbar and referred pain. A predictor of symptomatic discs and anular competence. *Spine (Phila Pa 1976).* 1997;22(10):1115-1122.

134. Laslett M, Oberg B, Aprill CN, McDonald B. Centralization as a predictor of provocation discography results in chronic low back pain, and the influence of disability and distress on diagnostic power. *Spine J.* 2005;5(4):370-380.

135. van der Windt DA, Simons E, Riphagen II, et al. Physical examination for lumbar radiculopathy due to disc herniation in patients with low-back pain. *Cochrane Db Syst Rev.* 2010;2:CD007431.

136. Deville WL, van der Windt DA, Dzaferagic A, Bezemer PD, Bouter LM. The test of Lasegue: Systematic review of the accuracy in diagnosing herniated discs. *Spine (Phila Pa 1976).* 2000;25(9):1140-1147.

137. Stankovic R, Johnell O, Maly P, Willner S. Use of lumbar extension, slump test, physical and neurological examination in the evaluation of patients with suspected herniated nucleus pulposus. A prospective clinical study. *Man Ther.* 1999;4(1):25-32.

138. Majlesi J, Togay H, Unalan H, Toprak S. The sensitivity and specificity of the Slump and the Straight Leg Raising tests in patients with lumbar disc herniation. *J Clin Rheumatol.* 2008;14(2):87-91.

139. Laslett M, Aprill CN, McDonald B, Oberg B. Clinical predictors of lumbar provocation discography: A study of clinical predictors of lumbar provocation discography. *Eur Spine J.* 2006;15(10):1473-1484.

140. Cyriax J. *Textbook of Orthopaedic Medicine, Diagnosis of Soft Tissue Lesions.* 8th ed. London, England: Bailliere Tindall; 1982.

141. *American Medical Association: Guides to the Evaluation of Permanent Impairment.* 3rd ed. Chicago, IL: American Medical Association; 1988.

142. Surkitt LD, Ford JJ, Hahne AJ, Pizzari T, McMeeken JM. Efficacy of directional preference management for low back pain: A systematic review. *Phys Ther.* 2012;92(5):652-665.

143. Saur PM, Ensink FB, Frese K, Seeger D, Hildebrandt J. Lumbar range of motion: Reliability and validity of the inclinometer technique in the clinical measurement of trunk flexibility. *Spine (Phila Pa 1976).* 1996;21(11):1332-1338.

144. Janda V. *Muscle Function Testing.* London, England: Butterworth; 1983.

145. Greenman PE. *Principles of Manual Medicine.* 2nd ed. Baltimore, MD: Williams & Wilkins; 1996.

146. Lee D. *The Pelvic Girdle: An Approach to the Examination and Treatment of the Lumbopelvic-Hip Region.* 3rd ed. London, England: Churchill Livingstone; 2004.

147. Barz T, Melloh M, Staub L, et al. The diagnostic value of a treadmill test in predicting lumbar spinal stenosis. *Eur Spine J.* 2008;17(5):686-690.

148. Masci L, Pike J, Malara F, Phillips B, Bennell K, Brukner P. Use of the one-legged hyperextension test and magnetic resonance imaging in the diagnosis of active spondylolysis. *Brit J Sport Med.* 2006;40(11):940-946, discussion 946.

149. Kobayashi A, Kobayashi T, Kato K, Higuchi H, Takagishi K. Diagnosis of radiographically occult lumbar spondylolysis in young athletes by magnetic resonance imaging. *Am J Sport Med.* 2013;41(1):169-176.

150. Collaer JW, McKeough DM, Boissonnault WG. Lumbar isthmic spondylolisthesis detection with palpation: Interrater reliability and concurrent criterion-related validity. *J Man Manip Ther.* 2006;14(1):22-29.

151. Nelson-Wong E, Flynn T, Callaghan JP. Development of active hip abduction as a screening test for identifying occupational low back pain. *J Orthop Sport Phys.* 2009;39(9):649-657.

152. Lee CE, Simmonds MJ, Novy DM, Jones S. Self-reports and clinician-measured physical function among patients with low back pain: A comparison. *Arch Phys Med Rehab.* 2001;82(2):227-231.

153. Handrakis JP, Friel K, Hoeffner F, et al. Key characteristics of low back pain and disability in college-aged adults: A pilot study. *Arch Phys Med Rehab.* 2012;93(7):1217-1224.

154. Flanagan SP, Kulig K. Assessing musculoskeletal performance of the back extensors following a single-level microdiscectomy. *J Orthop Sport Phys.* 2007;37(7):356-363.

155. Weinstein JN, Lurie JD, Olson PR, Bronner KK, Fisher ES. United States' trends and regional variations in lumbar spine surgery: 1992-2003. *Spine (Phila Pa 1976).* 2006;31(23):2707-2714.

156. Iversen MD, Katz JN. Examination findings and self-reported walking capacity in patients with lumbar spinal stenosis. *Phys Ther.* 2001;81(7):1296-1306.

157. Ljunggren AE. A schedule for registration of pain in lumbago sciatica. A diagnostic aid [in Norwegian]. *Tidsskr Nor Laegeforen.* 1991;111(29):3516-3518.

158. Konno S, Hayashino Y, Fukuhara S, et al. Development of a clinical diagnosis support tool to identify patients with lumbar spinal stenosis. *Eur Spine J.* 2007;16(11):1951-1957.

159. Kellgren JH, Lawrence JS. Radiological assessment of osteo-arthrosis. *Ann Rheum Dis.* 1957;16(4):494-502.

160. Lurie JD, Tosteson AN, Tosteson TD, et al. Reliability of readings of magnetic resonance imaging features of lumbar spinal stenosis. *Spine (Phila Pa 1976).* 2008;33(14):1605-1610.

161. Sirvanci M, Bhatia M, Ganiyusufoglu KA, et al. Degenerative lumbar spinal stenosis: Correlation with Oswestry Disability Index and MR imaging. *Eur Spine J.* 2008;17(5):679-685.

162. Sigmundsson FG, Kang XP, Jonsson B, Stromqvist B. Correlation between disability and MRI findings in lumbar spinal stenosis: A prospective study of 109 patients operated on by decompression. *Acta Orthop.* 2011;82(2):204-210.

163. Jonsson B, Annertz M, Sjoberg C, Stromqvist B. A prospective and consecutive study of surgically treated lumbar spinal stenosis. Part I: Clinical features related to radiographic findings. *Spine (Phila Pa 1976).* 1997;22(24):2932-2937.

164. Pratt RK, Fairbank JC, Virr A. The reliability of the Shuttle Walking Test, the Swiss Spinal Stenosis Questionnaire, the Oxford Spinal Stenosis Score, and the Oswestry Disability Index in the assessment of patients with lumbar spinal stenosis. *Spine (Phila Pa 1976).* 2002;27(1):84-91.

165. Heliovaara M, Makela M, Knekt P, Impivaara O, Aromaa A. Determinants of sciatica and low-back pain. *Spine.* 1991;16(6):608-614.

166. Dammers R, Koehler PJ. Lumbar disc herniation: Level increases with age. *Surg Neurol.* 2002;58(3-4):209-212, discussion 212-203.

167. Manchikanti L, Glaser SE, Wolfer L, Derby R, Cohen SP. Systematic review of lumbar discography as a diagnostic test for chronic low back pain. *Pain Physician.* 2009;12(3):541-559.

168. Rainville J, Jouve C, Finno M, Limke J. Comparison of four tests of quadriceps strength in L3 or L4 radiculopathies. *Spine (Phila Pa 1976).* 2003;28(21):2466-2471.

169. Cyron BM, Hutton WC, Troup JD. Spondylolytic fractures. *J Bone Joint Surg Br.* 1976;58-B(4):462-466.

170. McGregor AH, Anderton L, Gedroyc WM, Johnson J, Hughes SP. The use of interventional open MRI to assess the kinematics of the lumbar spine in patients with spondylolisthesis. *Spine (Phila Pa 1976).* 2002;27(14):1582-1586.

171. Watters WC III, Bono CM, Gilbert TJ, et al. An evidence-based clinical guideline for the diagnosis and treatment of degenerative lumbar spondylolisthesis. *Spine J.* 2009;9(7):609-614.

172. Herman MJ, Pizzutillo PD. Spondylolysis and spondylolisthesis in the child and adolescent: A new classification. *Clin Orthop Relat Res.* 2005;434:46-54.

173. Wiltse LL, Newman PH, Macnab I. Classification of spondylolisis and spondylolisthesis. *Clin Orthop Relat Res.* 1976;117:23-29.

174. Wiltse LL, Winter RB. Terminology and measurement of spondylolisthesis. *J Bone Joint Surg Am.* 1983;65(6):768-772.

175. Meyerding HW. Spondylolisthesis. *Surgery, Gynecology and Obstetrics.* 1932;54:371-377.

176. Kalichman L, Kim DH, Li L, Guermazi A, Berkin V, Hunter DJ. Spondylolysis and spondylolisthesis: Prevalence and association with low back pain in the adult community-based population. *Spine (Phila Pa 1976).* 2009;34(2):199-205.

177. McCleary MD, Congeni JA. Current concepts in the diagnosis and treatment of spondylolysis in young athletes. *Curr Sports Med Rep.* 2007;6(1):62-66.

178. Standaert CJ, Herring SA. Expert opinion and controversies in sports and musculoskeletal medicine: The diagnosis and treatment of spondylolysis in adolescent athletes. *Arch Phys Med Rehabil.* 2007;88(4):537-540.

179. Patel DR, Nelson TL. Sports injuries in adolescents. *Med Clin North Am.* 2000;84(4):983-1007, viii.

180. Hatz D, Esposito PW, Schroeder B, Burke B, Lutz R, Hasley BP. The incidence of spondylolysis and spondylolisthesis in children with osteogenesis imperfecta. *J Pediatr Orthop.* 2011;31(6):655-660.

181. Ogon M, Bender BR, Hooper DM, et al. A dynamic approach to spinal instability. Part II: Hesitation and giving-way during interspinal motion. *Spine (Phila Pa 1976).* 1997;22(24):2859-2866.

182. Wood KB, Fritzell P, Dettori JR, Hashimoto R, Lund T, Shaffrey C. Effectiveness of spinal fusion versus structured rehabilitation in chronic low back pain patients with and without isthmic spondylolisthesis: A systematic review. *Spine (Phila Pa 1976).* 2011;36(21)(suppl):S110-S119.

183. Kobayashi A, Kobayashi T, Kato K, Higuchi H, Takagishi K. Diagnosis of radiographically occult lumbar spondylolysis in young athletes by magnetic resonance imaging [published online ahead of print November 7 2012]. *Am J Sports Med.* 2012.

184. Kalpakcioglu B, Altinbilek T, Senel K. Determination of spondylolisthesis in low back pain by clinical evaluation. *J Back Musculoskelet Rehabil.* 2009;22(1):27-32.

185. O'Sullivan PB, Phyty GD, Twomey LT, Allison GT. Evaluation of specific stabilizing exercise in the treatment of chronic low back pain with radiologic diagnosis of spondylolysis or spondylolisthesis. *Spine (Phila Pa 1976).* 1997;22(24):2959-2967.

186. Manchikanti L, Boswell MV, Singh V, Pampati V, Damron KS, Beyer CD. Prevalence of facet joint pain in chronic spinal pain of cervical, thoracic, and lumbar regions. *BMC Musculoskel Dis.* 2004;5:15.

187. Revel ME, Listrat VM, Chevalier XJ, et al. Facet joint block for low back pain: Identifying predictors of a good response. *Arch Phys Med Rehab.* 1992;73(9):824-828.

188. Revel M, Poiraudeau S, Auleley GR, et al. Capacity of the clinical picture to characterize low back pain relieved by facet joint anesthesia. Proposed criteria to identify patients with painful facet joints. *Spine (Phila Pa 1976).* 1998;23(18):1972-1976, discussion 1977.

189. Manchikanti L, Cash KA, Pampati V, Fellows B. Influence of psychological variables on the diagnosis of facet joint involvement in chronic spinal pain. *Pain Physician.* 2008;11(2):145-160.

190. Wilde VE, Ford JJ, McMeeken JM. Indicators of lumbar zygapophyseal joint pain: Survey of an expert panel with the Delphi technique. *Phys Ther.* 2007;87(10):1348-1361.

191. Jackson RP, Jacobs RR, Montesano PX. 1988 Volvo award in clinical sciences. Facet joint injection in low-back pain. A prospective statistical study. *Spine (Phila Pa 1976).* 1988;13(9):966-971.

192. Eubanks JD, Lee MJ, Cassinelli E, Ahn NU. Prevalence of lumbar facet arthrosis and its relationship to age, sex, and race: An anatomic study of cadaveric specimens. *Spine (Phila Pa 1976).* 2007;32(19):2058-2062.

193. Laslett M, McDonald B, Aprill CN, Tropp H, Oberg B. Clinical predictors of screening lumbar zygapophyseal joint blocks: Development of clinical prediction rules. *Spine J.* 2006;6(4):370-379.

194. Keene JS, Albert MJ, Springer SL, Drummond DS, Clancy WG Jr. Back injuries in college athletes. *J Spinal Disord.* 1989;2(3):190-195.

195. Leinonen V, Kankaanpaa M, Airaksinen O, Hanninen O. Back and hip extensor activities during trunk flexion/extension: Effects of low back pain and rehabilitation. *Arch Phys Med Rehab.* 2000;81(1):32-37.

196. Nourbakhsh MR, Arab AM. Relationship between mechanical factors and incidence of low back pain. *J Orthop Sport Phys.* 2002;32(9):447-460.

제20장

1. Vleeming A, Albert HB, Ostgaard HC, Sturesson B, Stuge B. European guidelines for the diagnosis and treatment of pelvic girdle pain. *Eur Spine J.* 2008;17(6):794-819.
2. Laslett M, Aprill CN, McDonald B, Young SB. Diagnosis of sacroiliac joint pain: Validity of individual provocation tests and composites of tests. *Man Ther.* 2005;10(3):207-218.
3. Slipman CW, Jackson HB, Lipetz JS, Chan KT, Lenrow D, Vresilovic EJ. Sacroiliac joint pain referral zones. *Arch Phys Med Rehab.* 2000;81(3):334-338.
4. Fortin JD, Aprill CN, Ponthieux B, Pier J. Sacroiliac joint: Pain referral maps upon applying a new injection/arthrography technique. Part II: Clinical evaluation. *Spine (Phila Pa 1976).* 1994;19(13):1483-1489.
5. Dreyfuss P, Michaelsen M, Pauza K, McLarty J, Bogduk N. The value of medical history and physical examination in diagnosing sacroiliac joint pain. *Spine (Phila Pa 1976).* 1996;21(22):2594-2602.
6. Bogduk N. The anatomical basis for spinal pain syndromes. *J Manip Physiol Ther.* 1995;18(9):603-605.
7. Laslett M, Young SB, Aprill CN, McDonald B. Diagnosing painful sacroiliac joints: A validity study of a McKenzie evaluation and sacroiliac provocation tests. *Aust J Physiother.* 2003;49(2):89-97.
8. Slipman CW, Whyte WS II, Chow DW, Chou L, Lenrow D, Ellen M. Sacroiliac joint syndrome. *Pain Physician.* 2001;4(2):143-152.
9. Cohen SP, Chen Y, Neufeld NJ. Sacroiliac joint pain: A comprehensive review of epidemiology, diagnosis and treatment. *Expert Rev Neurother.* 2013;13(1):99-116.
10. Fortin JD, Dwyer AP, West S, Pier J. Sacroiliac joint: Pain referral maps upon applying a new injection/arthrography technique. Part I: Asymptomatic volunteers. *Spine (Phila Pa 1976).* 1994;19(13):1475-1482.
11. Murakami E, Aizawa T, Noguchi K, Kanno H, Okuno H, Uozumi H. Diagram specific to sacroiliac joint pain site indicated by one-finger test. *J Orthop Sci.* 2008;13(6):492-497.
12. Young S, Aprill C, Laslett M. Correlation of clinical examination characteristics with three sources of chronic low back pain. *Spine J.* 2003;3(6):460-465.
13. Ostgaard HC, Andersson GB, Karlsson K. Prevalence of back pain in pregnancy. *Spine (Phila Pa 1976).* 1991;16(5):549-552.
14. Gutke A, Ostgaard HC, Oberg B. Pelvic girdle pain and lumbar pain in pregnancy: A cohort study of the consequences in terms of health and functioning. *Spine (Phila Pa 1976).* 2006;31(5):E149-E155.
15. Wu WH, Meijer OG, Uegaki K, et al. Pregnancy-related pelvic girdle pain (PPP), I: Terminology, clinical presentation, and prevalence. *Eur Spine J.* 2004;13(7):575-589.
16. Kanakaris NK, Roberts CS, Giannoudis PV. Pregnancy-related pelvic girdle pain: An update. *BMC Med.* 2011;9:15.
17. Laplante BL, Ketchum JM, Saullo TR, DePalma MJ. Multivariable analysis of the relationship between pain referral patterns and the source of chronic low back pain. *Pain Physician.* 2012;15(2):171-178.
18. Gran JT. An epidemiological survey of the signs and symptoms of ankylosing spondylitis. *Clin Rheumatol.* 1985;4(2):161-169.
19. Friberg O. Clinical symptoms and biomechanics of lumbar spine and hip joint in leg length inequality. *Spine (Phila Pa 1976).* 1983;8(6):643-651.
20. Ivanov AA, Kiapour A, Ebraheim NA, Goel V. Lumbar fusion leads to increases in angular motion and stress across sacroiliac joint: A finite element study. *Spine (Phila Pa 1976).* 2009;34(5):E162-E169.
21. Ha KY, Lee JS, Kim KW. Degeneration of sacroiliac joint after instrumented lumbar or lumbosacral fusion: A prospective cohort study over five-year follow-up. *Spine (Phila Pa 1976).* 2008;33(11):1192-1198.
22. Ebraheim NA, Elgafy H, Semaan HB. Computed tomographic findings in patients with persistent sacroiliac pain after posterior iliac graft harvesting. *Spine (Phila Pa 1976).* 2000;25(16):2047-2051.
23. Maigne JY, Planchon CA. Sacroiliac joint pain after lumbar fusion. A study with anesthetic blocks. *Eur Spine J.* 2005;14(7):654-658.
24. Katz V, Schofferman J, Reynolds J. The sacroiliac joint: A potential cause of pain after lumbar fusion to the sacrum. *J Spinal Disord Tech.* 2003;16(1):96-99.
25. Sengupta R, Stone MA. The assessment of ankylosing spondylitis in clinical practice. *Nat Clin Pract Rheumatol.* 2007;3(9):496-503.
26. Weber U, Maksymowych WP. Sensitivity and specificity of magnetic resonance imaging for axial spondyloarthritis. *Am J Med Sci.* 2011;341(4):272-277.
27. Song IH, Brandt H, Rudwaleit M, Sieper J. Limited diagnostic value of unilateral sacroiliitis in scintigraphy in assessing axial spondyloarthritis. *J Rheumatol.* 2010;37(6):1200-1202.
28. Slipman CW, Sterenfeld EB, Chou LH, Herzog R, Vresilovic E. The value of radionuclide imaging in the diagnosis of sacroiliac joint syndrome. *Spine (Phila Pa 1976).* 1996;21(19):2251-2254.
29. Maigne JY, Boulahdour H, Chatellier G. Value of quantitative radionuclide bone scanning in the diagnosis of sacroiliac joint syndrome in 32 patients with low back pain. *Eur Spine J.* 1998;7(4):328-331.
30. Elgafy H, Semaan HB, Ebraheim NA, Coombs RJ. Computed tomography findings in patients with sacroiliac pain. *Clin Orthop Relat Res.* 2001(382):112-118.
31. Arnbak B, Leboeuf-Yde C, Jensen TS. A systematic critical review on MRI in spondyloarthritis. *Arthritis Res Ther.* 2012;14(2):R55.
32. Weber U, Pedersen SJ, Ostergaard M, Rufibach K, Lambert RG, Maksymowych WP. Can erosions on MRI of the sacroiliac joints be reliably detected in patients with ankylosing spondylitis? A cross-sectional study. *Arthritis Res Ther.* 2012;14(3):R124.

33. Weber U, Lambert RG, Ostergaard M, Hodler J, Pedersen SJ, Maksymowych WP. The diagnostic utility of magnetic resonance imaging in spondylarthritis: An international multicenter evaluation of one hundred eighty-seven subjects. *Arthritis Rheum.* 2010;62(10):3048-3058.

34. Song IH, Carrasco-Fernandez J, Rudwaleit M, Sieper J. The diagnostic value of scintigraphy in assessing sacroiliitis in ankylosing spondylitis: A systematic literature research. *Ann Rheum Dis.* 2008;67(11):1535-1540.

35. Sauerland S, Bouillon B, Rixen D, Raum MR, Koy T, Neugebauer EA. The reliability of clinical examination in detecting pelvic fractures in blunt trauma patients: A meta-analysis. *Arch Orthop Trauma Surg.* 2004;124(2):123-128.

36. van Tubergen A, Weber U. Diagnosis and classification in spondyloarthritis: Identifying a chameleon. *Nat Rev Rheumatol.* 2012;8(5):253-261.

37. Pedersen SJ, Weber U, Ostergaard M. The diagnostic utility of MRI in spondyloarthritis. *Best Pract Res Clin Rheumatol.* 2012;26(6):751-766.

38. Lee D. *The Pelvic Girdle: An Approach to the Examination and Treatment of the Lumbopelvic-Hip Region.* 3rd ed. London: Churchill Livingstone; 2004.

39. Sidiropoulos PI, Hatemi G, Song IH, et al. Evidence-based recommendations for the management of ankylosing spondylitis: Systematic literature search of the 3E Initiative in Rheumatology involving a broad panel of experts and practising rheumatologists. *Rheumatology (Oxford).* 2008;47(3):355-361.

40. Machado P, Castrejon I, Katchamart W, et al. Multinational evidence-based recommendations on how to investigate and follow-up undifferentiated peripheral inflammatory arthritis: Integrating systematic literature research and expert opinion of a broad international panel of rheumatologists in the 3E Initiative. *Ann Rheum Dis.* 2011;70(1):15-24.

41. Ince G, Sarpel T, Durgun B, Erdogan S. Effects of a multimodal exercise program for people with ankylosing spondylitis. *Phys Ther.* 2006;86(7):924-935.

42. Sieper J, Braun J, Rudwaleit M, Boonen A, Zink A. Ankylosing spondylitis: An overview. *Ann Rheum Dis.* 2002;61(suppl 3):iii8-18.

43. VanWye WR. Patient screening by a physical therapist for nonmusculoskeletal hip pain. *Phys Ther.* 2009;89(3):248-256.

44. Greenwood MJ, Erhard RE, Jones DL. Differential diagnosis of the hip vs. lumbar spine: Five case reports. *J Orthop Sport Phys.* 1998;27(4):308-315.

45. McCormick JP, Morgan SJ, Smith WR. Clinical effectiveness of the physical examination in diagnosis of posterior pelvic ring injuries. *J Orthop Trauma.* 2003;17(4):257-261.

46. Ham SJ, van Walsum AD, Vierhout PA. Predictive value of the hip flexion test for fractures of the pelvis. *Injury.* 1996;27(8):543-544.

47. Roman M, Brown C, Richardson W, Isaacs R, Howes C, Cook C. The development of a clinical decision making algorithm for detection of osteoporotic vertebral compression fracture or wedge deformity. *J Man Manip Ther.* 2010;18(1):44-49.

48. Langdon J, Way A, Heaton S, Bernard J, Molloy S. Vertebral compression fractures—New clinical signs to aid diagnosis. *Ann R Coll Surg Engl.* 2010;92(2):163-166.

49. Spiegel BM, Farid M, Esrailian E, Talley J, Chang L. Is irritable bowel syndrome a diagnosis of exclusion? A survey of primary care providers, gastroenterologists, and IBS experts. *Am J Gastroenterol.* 2010;105(4):848-858.

50. Donelson R, Aprill C, Medcalf R, Grant W. A prospective study of centralization of lumbar and referred pain. A predictor of symptomatic discs and anular competence. *Spine (Phila Pa 1976).* 1997;22(10):1115-1122.

51. Laslett M, Oberg B, Aprill CN, McDonald B. Centralization as a predictor of provocation discography results in chronic low back pain, and the influence of disability and distress on diagnostic power. *Spine J.* 2005;5(4):370-380.

52. Vroomen PC, de Krom MC, Wilmink JT, Kester AD, Knottnerus JA. Diagnostic value of history and physical examination in patients suspected of lumbosacral nerve root compression. *J Neurol Neurosur Ps.* 2002;72(5):630-634.

53. van der Windt DA, Simons E, Riphagen II, et al. Physical examination for lumbar radiculopathy due to disc herniation in patients with low-back pain. *Cochrane Db Syst Rev.* 2010; 2:CD007431.

54. Deville WL, van der Windt DA, Dzaferagic A, Bezemer PD, Bouter LM. The test of Lasegue: Systematic review of the accuracy in diagnosing herniated discs. *Spine (Phila Pa 1976).* 2000;25(9):1140-1147.

55. Stankovic R, Johnell O, Maly P, Willner S. Use of lumbar extension, slump test, physical and neurological examination in the evaluation of patients with suspected herniated nucleus pulposus. A prospective clinical study. *Man Ther.* 1999;4(1):25-32.

56. Majlesi J, Togay H, Unalan H, Toprak S. The sensitivity and specificity of the Slump and the Straight Leg Raising tests in patients with lumbar disc herniation. *J Clin Rheumatol.* 2008;14(2):87-91.

57. Laslett M, Aprill CN, McDonald B, Oberg B. Clinical predictors of lumbar provocation discography: A study of clinical predictors of lumbar provocation discography. *Eur Spine J.* 2006;15(10):1473-1484.

58. Schwarzer AC, Derby R, Aprill CN, Fortin J, Kine G, Bogduk N. Pain from the lumbar zygapophysial joints: A test of two models. *J Spinal Disord.* 1994;7(4):331-336.

59. Reiman MP, Goode AP, Hegedus EJ, Cook CE, Wright AA. Diagnostic accuracy of clinical tests of the hip: A systematic review with meta-analysis. *Brit J Sport Med.* 2013;47(14):893-902.

60. Altman R, Alarcon G, Appelrouth D, et al. The American College of Rheumatology criteria for the classification and reporting of osteoarthritis of the hip. *Arthritis Rheum.* 1991;34(5):505-514.

61. Hansen HC, McKenzie-Brown AM, Cohen SP, Swicegood JR, Colson JD, Manchikanti L. Sacroiliac joint interventions: A systematic review. *Pain Physician*. 2007;10(1):165-184.

62. Mens JM, Pool-Goudzwaard A, Stam HJ. Mobility of the pelvic joints in pregnancy-related lumbopelvic pain: A systematic review. *Obstet Gynecol Surv*. 2009;64(3):200-208.

63. Mens JM, Vleeming A, Snijders CJ, Koes BW, Stam HJ. Reliability and validity of the active straight leg raise test in posterior pelvic pain since pregnancy. *Spine (Phila Pa 1976)*. 2001;26(10):1167-1171.

64. Fishman LM, Zybert PA. Electrophysiologic evidence of piriformis syndrome. *Arch Phys Med Rehab*. 1992;73(4):359-364.

65. Fishman LM, Dombi GW, Michaelsen C, et al. Piriformis syndrome: Diagnosis, treatment, and outcome—a 10-year study. *Arch Phys Med Rehab*. 2002;83(3):295-301.

66. Goode A, Hegedus EJ, Sizer P, Brismee JM, Linberg A, Cook CE. Three-dimensional movements of the sacroiliac joint: A systematic review of the literature and assessment of clinical utility. *J Man Manip Ther*. 2008;16(1):25-38.

67. Walheim GG, Selvik G. Mobility of the pubic symphysis. In vivo measurements with an electromechanic method and a roentgen stereophotogrammetric method. *Clin Orthop Relat Res*. 1984(191):129-135.

68. Meissner A, Fell M, Wilk R, Boenick U, Rahmanzadeh R. [Biomechanics of the pubic symphysis. Which forces lead to mobility of the symphysis in physiological conditions?]. *Unfallchirurg*. 1996;99(6):415-421.

69. Kean Chen C, Nizar AJ. Prevalence of piriformis syndrome in chronic low back pain patients. A clinical diagnosis with modified FAIR test [published online ahead of print August 2 2012]. *Pain Pract*. 2012.

70. Mens JM, Vleeming A, Snijders CJ, Ronchetti I, Stam HJ. Reliability and validity of hip adduction strength to measure disease severity in posterior pelvic pain since pregnancy. *Spine (Phila Pa 1976)*. 2002;27(15):1674-1679.

71. Levangie PK. Four clinical tests of sacroiliac joint dysfunction: The association of test results with innominate torsion among patients with and without low back pain. *Phys Ther*. 1999;79(11):1043-1057.

72. Jaeschke R, Guyatt GH, Sackett DL. Users' guides to the medical literature. III. How to use an article about a diagnostic test. B. What are the results and will they help me in caring for my patients? The Evidence-Based Medicine Working Group. *JAMA*. 1994;271(9):703-707.

73. Cyriax J. *Textbook of Orthopaedic Medicine, Diagnosis of Soft Tissue Lesions*. 8th ed. London: Bailliere Tindall; 1982.

74. Fritz JM, Cleland JA, Childs JD. Subgrouping patients with low back pain: Evolution of a classification approach to physical therapy. *J Orthop Sport Phys*. 2007;37(6):290-302.

75. Ozgocmen S, Bozgeyik Z, Kalcik M, Yildirim A. The value of sacroiliac pain provocation tests in early active sacroiliitis. *Clin Rheumatol*. 2008;27(10):1275-1282.

76. Albert H, Godskesen M, Westergaard J. Evaluation of clinical tests used in classification procedures in pregnancy-related pelvic joint pain. *Eur Spine J*. 2000;9(2):161-166.

77. Damen L, Buyruk HM, Guler-Uysal F, Lotgering FK, Snijders CJ, Stam HJ. The prognostic value of asymmetric laxity of the sacroiliac joints in pregnancy-related pelvic pain. *Spine (Phila Pa 1976)*. 2002;27(24):2820-2824.

78. Broadhurst NA, Bond MJ. Pain provocation tests for the assessment of sacroiliac joint dysfunction. *J Spinal Disord*. 1998;11(4):341-345.

79. Gutke A, Hansson ER, Zetherstrom G, Ostgaard HC. Posterior pelvic pain provocation test is negative in patients with lumbar herniated discs. *Eur Spine J*. 2009;18(7):1008-1012.

80. Ostgaard HC, Zetherstrom G, Roos-Hansson E, Svanberg B. Reduction of back and posterior pelvic pain in pregnancy. *Spine (Phila Pa 1976)*. 1994;19(8):894-900.

81. Vleeming A, de Vries HJ, Mens JM, van Wingerden JP. Possible role of the long dorsal sacroiliac ligament in women with peripartum pelvic pain. *Acta Obstet Gynecol Scand*. 2002;81(5):430-436.

82. Fagevik Olsen M, Gutke A, Elden H, et al. Self-administered tests as a screening procedure for pregnancy-related pelvic girdle pain. *Eur Spine J*. 2009;18(8):1121-1129.

83. Berthelot JM, Labat JJ, Le Goff B, Gouin F, Maugars Y. Provocative sacroiliac joint maneuvers and sacroiliac joint block are unreliable for diagnosing sacroiliac joint pain. *Joint Bone Spine*. 2006;73(1):17-23.

84. Simopoulos TT, Manchikanti L, Singh V, et al. A systematic evaluation of prevalence and diagnostic accuracy of sacroiliac joint interventions. *Pain Physician*. 2012;15(3):E305-E344.

85. DePalma MJ, Ketchum JM, Saullo T. What is the source of chronic low back pain and does age play a role? *Pain Med*. 2011;12(2):224-233.

86. Schwarzer AC, Aprill CN, Bogduk N. The sacroiliac joint in chronic low back pain. *Spine (Phila Pa 1976)*. 1995;20(1):31-37.

87. Leadbetter RE, Mawer D, Lindow SW. The development of a scoring system for symphysis pubis dysfunction. *J Obstet Gynaecol*. 2006;26(1):20-23.

88. Stomp-van den Berg SG, Hendriksen IJ, Bruinvels DJ, Twisk JW, van Mechelen W, van Poppel MN. Predictors for postpartum pelvic girdle pain in working women: The Mom@Work cohort study. *Pain*. 2012;153(12):2370-2379.

89. van der Weijden MA, Claushuis TA, Nazari T, Lems WF, Dijkmans BA, van der Horst-Bruinsma IE. High prevalence of low bone mineral density in patients within 10 years of onset of ankylosing spondylitis: A systematic review [published online ahead of print June 16 2012]. *Clin Rheumatol*. 2012.

90. van der Horst-Bruinsma IE, Nurmohamed MT, Landewe RB. Comorbidities in patients with spondyloarthritis. *Rheum Dis Clin N Am.* 2012;38(3):523-538.

91. Kellgren JH, Lawrence JS. Radiological assessment of osteo-arthrosis. *Ann Rheum Dis.* 1957;16(4):494-502.

92. Fukui S, Ohseto K, Shiotani M, Ohno K, Karasawa H, Naganuma Y. Distribution of referred pain from the lumbar zygapophyseal joints and dorsal rami. *Clin J Pain.* 1997;13(4):303-307.

93. Ozgocmen S, Akgul O, Altay Z, et al. Expert opinion and key recommendations for the physical therapy and rehabilitation of patients with ankylosing spondylitis. *Int J Rheum Dis.* 2012;15(3):229-238.

94. Calin A, Porta J, Fries JF, Schurman DJ. Clinical history as a screening test for ankylosing spondylitis. *JAMA.* 1977;237(24):2613-2614.

95. Averns HL, Oxtoby J, Taylor HG, Jones PW, Dziedzic K, Dawes PT. Radiological outcome in ankylosing spondylitis: Use of the Stoke Ankylosing Spondylitis Spine Score (SASSS). *Brit J Rheumatol.* 1996;35(4):373-376.

96. Lee W, Reveille JD, Davis JC Jr, Learch TJ, Ward MM, Weisman MH. Are there gender differences in severity of ankylosing spondylitis? Results from the PSOAS cohort. *Ann Rheum Dis.* 2007;66(5):633-638.

97. Pace JB, Nagle D. Piriform syndrome. *West J Med.* 1976;124(6):435-439.

98. Papadopoulos EC, Khan SN. Piriformis syndrome and low back pain: A new classification and review of the literature. *Orthop Clin N Am.* 2004;35(1):65-71.

제21장

1. Wofford JL, Mansfield RJ, Watkins RS. Patient characteristics and clinical management of patients with shoulder pain in U.S. primary care settings: Secondary data analysis of the National Ambulatory Medical Care Survey. *BMC Musculoskel Dis.* 2005;6:4.

2. Luime JJ, Koes BW, Hendriksen IJ, et al. Prevalence and incidence of shoulder pain in the general population: A systematic review. *Scand J Rheumatol.* 2004;33(2):73-81.

3. Picavet HS, Schouten JS. Musculoskeletal pain in the Netherlands: Prevalences, consequences and risk groups, the DMC(3)-study. *Pain.* 2003;102(1-2):167-178.

4. Michener LA, Walsworth MK, Doukas WC, Murphy KP. Reliability and diagnostic accuracy of 5 physical examination tests and combination of tests for subacromial impingement. *Arch Phys Med Rehab.* 2009;90(11):1898-1903.

5. Massimini DF, Boyer PJ, Papannagari R, Gill TJ, Warner JP, Li G. In-vivo glenohumeral translation and ligament elongation during abduction and abduction with internal and external rotation. *J Orthop Surg Res.* 2012;7:29.

6. Cooper DE, Arnoczky SP, O'Brien SJ, Warren RF, DiCarlo E, Allen AA. Anatomy, histology, and vascularity of the glenoid labrum. An anatomical study. *J Bone Joint Surg. Am.* 1992;74(1):46-52.

7. Ludewig PM, Reynolds JF. The association of scapular kinematics and glenohumeral joint pathologies. *J Orthop Sports Phys Ther.* 2009;39(2):90-104.

8. Balke M, Schmidt C, Dedy N, Banerjee M, Bouillon B, Liem D. Correlation of acromial morphology with impingement syndrome and rotator cuff tears. *Acta Orthop.* 2013;84(2):178-183.

9. Kuijpers T, van der Windt DA, Boeke AJ, et al. Clinical prediction rules for the prognosis of shoulder pain in general practice. *Pain.* 2006;120(3):276-285.

10. Litaker D, Pioro M, El Bilbeisi H, Brems J. Returning to the bedside: Using the history and physical examination to identify rotator cuff tears. *J Am Geriatr Soc.* 2000;48(12):1633-1637.

11. Michener LA, Doukas WC, Murphy KP, Walsworth MK. Diagnostic accuracy of history and physical examination of superior labrum anterior-posterior lesions. *J Athl Train.* 2011;46(4):343-348.

12. Mall NA, Lee AS, Chahal J, et al. Transosseous-equivalent rotator cuff repair: A systematic review on the biomechanical importance of tying the medial row. *Arthroscopy.* 2013;29(2):377-386.

13. Schaeffeler C, Waldt S, Holzapfel K, et al. Lesions of the biceps pulley: Diagnostic accuracy of MR arthrography of the shoulder and evaluation of previously described and new diagnostic signs. *Radiology.* 2012;264(2):504-513.

14. Lewis JS. Rotator cuff tendinopathy. *Brit J Sport Med.* 2009;43(4):236-241.

15. Chang D, Mohana-Borges A, Borso M, Chung CB. SLAP lesions: Anatomy, clinical presentation, MR imaging diagnosis and characterization. *Eur J Radiol.* 2008;68(1):72-87.

16. Wilk KE, Reinold MM, Dugas JR, Arrigo CA, Moser MW, Andrews JR. Current concepts in the recognition and treatment of superior labral (SLAP) lesions. *J Orthop Sports Phys Ther.* 2005;35(5):273-291.

17. Kelley MJ, Shaffer MA, Kuhn JE, et al. Shoulder pain and mobility deficits: Adhesive capsulitis. *J Orthop Sports Phys Ther.* 2013;43(5):A1-A31.

18. Chronopoulos E, Kim TK, Park HB, Ashenbrenner D, McFarland EG. Diagnostic value of physical tests for isolated chronic acromioclavicular lesions. *Am J Sport Med.* 2004;32(3):655-661.

19. Wright AA, Wassinger CA, Frank M, Michener LA, Hegedus EJ. Diagnostic accuracy of scapular physical examination tests for shoulder disorders: A systematic review. *Brit J Sport Med.* 2013;47(14):886-892.

20. van Kampen DA, van den Berg T, van der Woude HJ, Castelein RM, Terwee CB, Willems WJ. Diagnostic value of patient characteristics, history, and six clinical tests for traumatic anterior shoulder instability. *J Shoulder Elb Surg.* 2013;22(10):1310-1319.

21. Roy JS, MacDermid JC, Woodhouse LJ. Measuring shoulder function: A systematic review of four questionnaires. *Arthritis Rheum.* 2009;61(5):623-632.

22. Desai AS, Dramis A, Hearnden AJ. Critical appraisal of subjective outcome measures used in the assessment of shoulder disability. *Ann R Coll Surg Engl.* 2010;92(1):9-13.

23. Rouleau DM, Faber K, MacDermid JC. Systematic review of patient-administered shoulder functional scores on instability. *J Shoulder Elb Surg.* 2010;19(8):1121-1128.

24. Rasmussen JV, Jakobsen J, Olsen BS, Brorson S. Translation and validation of the Western Ontario Osteoarthritis of the Shoulder (WOOS) index—the Danish version. *Patient Relat Outcome Meas.* 2013;4:49-54.

25. Ottenheijm RP, Jansen MJ, Staal JB, et al. Accuracy of diagnostic ultrasound in patients with suspected subacromial disorders: A systematic review and meta-analysis. *Arch Phys Med Rehab.* 2010;91(10):1616-1625.

26. Dinnes J, Loveman E, McIntyre L, Waugh N. The effectiveness of diagnostic tests for the assessment of shoulder pain due to soft tissue disorders: A systematic review. *Health Technol Assess.* 2003;7(29):iii, 1-166.

27. Smith TO, Back T, Toms AP, Hing CB. Diagnostic accuracy of ultrasound for rotator cuff tears in adults: A systematic review and meta-analysis. *Clin Radiol.* 2011;66(11):1036-1048.

28. de Jesus JO, Parker L, Frangos AJ, Nazarian LN. Accuracy of MRI, MR arthrography, and ultrasound in the diagnosis of rotator cuff tears: A meta-analysis. *Am J Roentgenol.* 2009;192(6):1701-1707.

29. Smith TO, Daniell H, Geere JA, Toms AP, Hing CB. The diagnostic accuracy of MRI for the detection of partial- and full-thickness rotator cuff tears in adults. *Magn Reson Imaging.* 2012;30(3):336-346.

30. Oh JH, Kim JY, Choi JA, Kim WS. Effectiveness of multidetector computed tomography arthrography for the diagnosis of shoulder pathology: Comparison with magnetic resonance imaging with arthroscopic correlation. *J Shoulder Elb Surg.* 2010;19(1):14-20.

31. Adams CR, Brady PC, Koo SS, et al. A systematic approach for diagnosing subscapularis tendon tears with preoperative magnetic resonance imaging scans. *Arthroscopy.* 2012;28(11):1592-1600.

32. Walton J, Mahajan S, Paxinos A, et al. Diagnostic values of tests for acromioclavicular joint pain. *J Bone Joint Surg Am.* 2004;86-A(4):807-812.

33. Smith TO, Drew BT, Toms AP. A meta-analysis of the diagnostic test accuracy of MRA and MRI for the detection of glenoid labral injury. *Arch Orthop Trauma Surg.* 2012;132(7):905-919.

34. Phillips JC, Cook C, Beaty S, Kissenberth MJ, Siffri P, Hawkins RJ. Validity of noncontrast magnetic resonance imaging in diagnosing superior labrum anterior-posterior tears. *J Shoulder Elb Surg.* 2013;22(1):3-8.

35. Waldt S, Burkart A, Imhoff AB, Bruegel M, Rummeny EJ, Woertler K. Anterior shoulder instability: Accuracy of MR arthrography in the classification of anteroinferior labroligamentous injuries. *Radiology.* 2005;237(2):578-583.

36. Middernacht B, Winnock de Grave P, Van Maele G, Favard L, Mole D, De Wilde L. What do standard radiography and clinical examination tell about the shoulder with cuff tear arthropathy? *J Orthop Surg Res.* 2011;6:1.

37. Malone T, Hazle C. Diagnostic imaging of the throwing athlete's shoulder. *Int J Sports Phys Ther.* 2013;8(5):641-651.

38. Shahabpour M, Kichouh M, Laridon E, Gielen JL, De Mey J. The effectiveness of diagnostic imaging methods for the assessment of soft tissue and articular disorders of the shoulder and elbow. *Eur J Radiol.* 2008;65(2):194-200.

39. Strobel K, Pfirrmann CW, Zanetti M, Nagy L, Hodler J. MRI features of the acromioclavicular joint that predict pain relief from intraarticular injection. *Am J Roentgenol.* 2003;181(3):755-760.

40. Lenza M, Buchbinder R, Takwoingi Y, Johnston RV, Hanchard NC, Faloppa F. Magnetic resonance imaging, magnetic resonance arthrography and ultrasonography for assessing rotator cuff tears in people with shoulder pain for whom surgery is being considered. *Cochrane Db Syst Rev.* 2013;9:CD009020.

41. Thigpen CA, Padua DA, Michener LA, et al. Head and shoulder posture affect scapular mechanics and muscle activity in overhead tasks. *J Electromyogr Kines.* 2010;20(4):701-709.

42. Lewis JS, Green A, Wright C. Subacromial impingement syndrome: The role of posture and muscle imbalance. *J Shoulder Elb Surg.* 2005;14(4):385-392.

43. Priest JD, Nagel DA. Tennis shoulder. *Am J Sport Med.* 1976;4(1):28-42.

44. Steurer J, Held U, Schmid D, Ruckstuhl J, Bachmann LM. Clinical value of diagnostic instruments for ruling out acute coronary syndrome in patients with chest pain: A systematic review. *Emerg Med J.* 2010;27(12):896-902.

45. Selker HP, Griffith JL, D'Agostino RB. A tool for judging coronary care unit admission appropriateness, valid for both real-time and retrospective use. A time-insensitive predictive instrument (TIPI) for acute cardiac ischemia: A multicenter study. *Med Care.* 1991;29(7):610-627.

46. Adams SL, Yarnold PR, Mathews JJ IV. Clinical use of the olecranon-manubrium percussion sign in shoulder trauma. *Ann Emerg Med.* 1988;17(5):484-487.

47. Moore MB. The use of a tuning fork and stethoscope to identify fractures. *J Athl Train.* 2009;44(3):272-274.

48. Bushnell BD, Creighton RA, Herring MM. The bony apprehension test for instability of the shoulder: A prospective pilot analysis. *Arthroscopy.* 2008;24(9):974-982.

49. Shah KC, Rajshekhar V. Reliability of diagnosis of soft cervical disc prolapse using Spurling's test. *Brit J Neurosurg.* 2004;18(5):480-483.

50. Wainner RS, Fritz JM, Irrgang JJ, Boninger ML, Delitto A, Allison S. Reliability and diagnostic accuracy of the clinical examination and patient self-report measures for cervical radiculopathy. *Spine (Phila Pa 1976).* 2003;28(1):52-62.

51. Gumina S, Carbone S, Albino P, Gurzi M, Postacchini F. Arm Squeeze Test: A new clinical test to distinguish neck from shoulder pain. *Eur Spine J.* 2013;22(7):1558-1563.

52. Docherty MA, Schwab RA, Ma OJ. Can elbow extension be used as a test of clinically significant injury? *South Med J.* 2002;95(5):539-541.

53. Darracq MA, Vinson DR, Panacek EA. Preservation of active range of motion after acute elbow trauma predicts absence of elbow fracture. *Am J Emerg Med.* 2008;26(7):779-782. doi: 710.1016/j.ajem.2007.1011.1005.

54. Alqunaee M, Galvin R, Fahey T. Diagnostic accuracy of clinical tests for subacromial impingement syndrome: A systematic review and meta-analysis. *Arch Phys Med Rehab.* 2012;93(2):229-236.

55. Hegedus EJ, Goode AP, Cook CE, et al. Which physical examination tests provide clinicians with the most value when examining the shoulder? Update of a systematic review with meta-analysis of individual tests. *Brit J Sport Med.* 2012;46(14):964-978.

56. Brandt C, Sole G, Krause MW, Nel M. An evidence-based review on the validity of the Kaltenborn rule as applied to the glenohumeral joint. *Manual Ther.* 2007;12(1):3-11.

57. Schomacher J. The convex-concave rule and the lever law. *Manual Ther.* 2009;14(5):579-582.

58. Rundquist PJ, Anderson DD, Guanche CA, Ludewig PM. Shoulder kinematics in subjects with frozen shoulder. *Arch Phys Med Rehab.* 2003;84(10):1473-1479.

59. Rundquist PJ, Ludewig PM. Patterns of motion loss in subjects with idiopathic loss of shoulder range of motion. *Clin Biomech.* 2004;19(8):810-818.

60. Conway AM. Movements at the sternoclavicular and acromioclavicular joints. *Phys Ther Rev.* 1961;41:421-432.

61. Riddle DL, Rothstein JM, Lamb RL. Goniometric reliability in a clinical setting. Shoulder measurements. *Phys Ther.* 1987;67(5):668-673.

62. Johnson AJ, Godges JJ, Zimmerman GJ, Ounanian LL. The effect of anterior versus posterior glide joint mobilization on external rotation range of motion in patients with shoulder adhesive capsulitis. *J Orthop Sports Phys Ther.* 2007;37(3):88-99.

63. Tyler TF, Nicholas SJ, Lee SJ, Mullaney M, McHugh MP. Correction of posterior shoulder tightness is associated with symptom resolution in patients with internal impingement. *Am J Sports Med.* 2010;38(1):114-119.

64. Reese NB, Bandy WD. *Joint Range of Motion and Muscle Length Testing.* Philadelphia, PA: Saunders; 2002.

65. Wilk KE, Macrina LC, Fleisig GS, et al. Deficits in glenohumeral passive range of motion increase risk of elbow injury in professional baseball pitchers: A prospective study. *Am J Sports Med.* 2014;42(9):2075-2081.

66. Chester R, Smith TO, Hooper L, Dixon J. The impact of subacromial impingement syndrome on muscle activity patterns of the shoulder complex: A systematic review of electromyographic studies. *BMC Musculoskel Dis.* 2010;11:45.

67. Michener LA, Boardman ND, Pidcoe PE, Frith AM. Scapular muscle tests in subjects with shoulder pain and functional loss: Reliability and construct validity. *Phys Ther.* 2005;85(11):1128-1138.

68. Brookham RL, McLean L, Dickerson CR. Construct validity of muscle force tests of the rotator cuff muscles: An electromyographic investigation. *Phys Ther.* 2010;90(4):572-580.

69. Kelly BT, Kadrmas WR, Speer KP. The manual muscle examination for rotator cuff strength. An electromyographic investigation. *Am J Sport Med.* 1996;24(5):581-588.

70. Kelly SM, Brittle N, Allen GM. The value of physical tests for subacromial impingement syndrome: A study of diagnostic accuracy. *Clin Rehabil.* 2010;24(2):149-158.

71. Hegedus EJ, Goode A, Campbell S, et al. Physical examination tests of the shoulder: A systematic review with meta-analysis of individual tests. *Brit J Sport Med.* 2008;42(2):80-92, discussion 92.

72. Hughes PC, Taylor NF, Green RA. Most clinical tests cannot accurately diagnose rotator cuff pathology: A systematic review. *Austr J Physiother.* 2008;54(3):159-170.

73. Munro W, Healy R. The validity and accuracy of clinical tests used to detect labral pathology of the shoulder—A systematic review. *Manual Ther.* 2009;14(2):119-130.

74. Johansson K, Ivarson S. Intra- and interexaminer reliability of four manual shoulder maneuvers used to identify subacromial pain. *Manual Ther.* 2009;14(2):231-239.

75. Nomden JG, Slagers AJ, Bergman GJ, Winters JC, Kropmans TJ, Dijkstra PU. Interobserver reliability of physical examination of shoulder girdle. *Manual Ther.* 2009;14(2):152-159.

76. Beaudreuil J, Nizard R, Thomas T, et al. Contribution of clinical tests to the diagnosis of rotator cuff disease: A systematic literature review. *Joint, Bone, Spine: Revue du Rhumatisme.* 2009;76(1):15-19.

77. Park HB, Yokota A, Gill HS, El Rassi G, McFarland EG. Diagnostic accuracy of clinical tests for the different degrees of subacromial impingement syndrome. *J Bone Joint Surg.* 2005;87(7):1446-1455.

78. Bak K, Sorensen AK, Jorgensen U, et al. The value of clinical tests in acute full-thickness tears of the supraspinatus tendon: Does a subacromial lidocaine injection help in the clinical diagnosis? A prospective study. *Arthroscopy.* 2010;26(6):734-742.

79. Miller CA, Forrester GA, Lewis JS. The validity of the lag signs in diagnosing full-thickness tears of the rotator cuff: A preliminary investigation. *Arch Phys Med Rehab.* 2008;89(6):1162-1168.

80. Castoldi F, Blonna D, Hertel R. External rotation lag sign revisited: Accuracy for diagnosis of full thickness supraspinatus tear. *J. Shoulder Elb Surg.* 2009;18(4):529-534.

81. Calis M, Akgun K, Birtane M, Karacan I, Calis H, Tuzun F. Diagnostic values of clinical diagnostic tests in subacromial impingement syndrome. *Ann Rheum Dis.* 2000;59(1):44-47.

82. MacDonald PB, Clark P, Sutherland K. An analysis of the diagnostic accuracy of the Hawkins and Neer subacromial impingement signs. *J Shoulder Elb Surg*. 2000;9(4):299-301.

83. Zaslav KR. Internal rotation resistance strength test: A new diagnostic test to differentiate intra-articular pathology from outlet (Neer) impingement syndrome in the shoulder. *J Shoulder Elb Surg*. 2001;10(1):23-27.

84. Wolf EM, Agrawal V. Transdeltoid palpation (the rent test) in the diagnosis of rotator cuff tears. *J Shoulder Elb Surg*. 2001;10(5):470-473.

85. Gillooly JJ, Chidambaram R, Mok D. The lateral Jobe test: A more reliable method of diagnosing rotator cuff tears. *Int J Shoulder Surg*. 2010;4(2):41-43.

86. Murrell GA, Walton JR. Diagnosis of rotator cuff tears. *Lancet*. 2001;357(9258):769-770.

87. Itoi E, Kido T, Sano A, Urayama M, Sato K. Which is more useful, the "full can test" or the "empty can test," in detecting the torn supraspinatus tendon? *Am J Sport Med*. 1999;27(1):65-68.

88. Itoi E, Minagawa H, Yamamoto N, Seki N, Abe H. Are pain location and physical examinations useful in locating a tear site of the rotator cuff? *Am J Sport Med*. 2006;34(2):256-264.

89. Walch G, Boulahia A, Calderone S, Robinson AH. The 'dropping' and 'hornblower's' signs in evaluation of rotator-cuff tears. *J Bone Joint Surg Br*. 1998;80(4):624-628.

90. Barth JR, Burkhart SS, De Beer JF. The bear-hug test: A new and sensitive test for diagnosing a subscapularis tear. *Arthroscopy*. 2006;22(10):1076-1084.

91. Meister K, Buckley B, Batts J. The posterior impingement sign: Diagnosis of rotator cuff and posterior labral tears secondary to internal impingement in overhand athletes. *Am J Orthop (Belle Mead, NJ)*. 2004;33(8):412-415.

92. Kim SH, Ha KI, Han KY. Biceps load test: A clinical test for superior labrum anterior and posterior lesions in shoulders with recurrent anterior dislocations. *Am J Sport Med*. 1999;27(3):300-303.

93. Guanche CA, Jones DC. Clinical testing for tears of the glenoid labrum. *Arthroscopy*. 2003;19(5):517-523.

94. Nakagawa S, Yoneda M, Hayashida K, Obata M, Fukushima S, Miyazaki Y. Forced shoulder abduction and elbow flexion test: A new simple clinical test to detect superior labral injury in the throwing shoulder. *Arthroscopy*. 2005;21(11):1290-1295.

95. Stetson WB, Templin K. The crank test, the O'Brien test, and routine magnetic resonance imaging scans in the diagnosis of labral tears. *Am J Sport Med*. 2002;30(6):806-809.

96. Liu SH, Henry MH, Nuccion SL. A prospective evaluation of a new physical examination in predicting glenoid labral tears. *Am J Sport Med*. 1996;24(6):721-725.

97. Oh JH, Kim JY, Kim WS, Gong HS, Lee JH. The evaluation of various physical examinations for the diagnosis of type II superior labrum anterior and posterior lesion. *Am J Sport Med*. 2008;36(2):353-359.

98. Kim SH, Ha KI, Ahn JH, Choi HJ. Biceps load test II: A clinical test for SLAP lesions of the shoulder. *Arthroscopy*. 2001;17(2):160-164.

99. Parentis MA, Glousman RE, Mohr KS, Yocum LA. An evaluation of the provocative tests for superior labral anterior posterior lesions. *Am J Sport Med*. 2006;34(2):265-268.

100. McFarland EG, Kim TK, Savino RM. Clinical assessment of three common tests for superior labral anterior-posterior lesions. *American J Sport Med*. 2002;30(6):810-815.

101. Morgan CD, Burkhart SS, Palmeri M, Gillespie M. Type II SLAP lesions: Three subtypes and their relationships to superior instability and rotator cuff tears. *Arthroscopy* 1998;14(6):553-565.

102. Bennett WF. Specificity of the Speed's test: Arthroscopic technique for evaluating the biceps tendon at the level of the bicipital groove. *Arthroscopy*. 1998;14(8):789-796.

103. Kibler WB. Specificity and sensitivity of the anterior slide test in throwing athletes with superior glenoid labral tears. *Arthroscopy*. 1995;11(3):296-300.

104. Holtby R, Razmjou H. Accuracy of the Speed's and Yergason's tests in detecting biceps pathology and SLAP lesions: Comparison with arthroscopic findings. *Arthroscopy* 2004;20(3):231-236.

105. Kim YS, Kim JM, Ha KY, Choy S, Joo MW, Chung YG. The passive compression test: A new clinical test for superior labral tears of the shoulder. *Am J Sport Med*. 2007;35(9):1489-1494.

106. Schlechter JA, Summa S, Rubin BD. The passive distraction test: A new diagnostic aid for clinically significant superior labral pathology. *Arthroscopy*. 2009;25(12):1374-1379.

107. Kim SH, Park JS, Jeong WK, Shin SK. The Kim test: A novel test for posteroinferior labral lesion of the shoulder—a comparison to the jerk test. *Am J Sport Med*. 2005;33(8):1188-1192.

108. Lo IK, Nonweiler B, Woolfrey M, Litchfield R, Kirkley A. An evaluation of the apprehension, relocation, and surprise tests for anterior shoulder instability. *Am J Sport Med*. 2004;32(2):301-307.

109. Farber AJ, Castillo R, Clough M, Bahk M, McFarland EG. Clinical assessment of three common tests for traumatic anterior shoulder instability. *J Bone Joint Surg Am*. 2006;88(7):1467-1474.

110. Gill HS, El Rassi G, Bahk MS, Castillo RC, McFarland EG. Physical examination for partial tears of the biceps tendon. *Am J Sport Med*. 2007;35(8):1334-1340.

111. Ben Kibler W, Sciascia AD, Hester P, Dome D, Jacobs C. Clinical utility of traditional and new tests in the diagnosis of biceps tendon injuries and superior labrum anterior and posterior lesions in the shoulder. *Am J Sport Med*. 2009;37(9):1840-1847.

112. Ardic F, Kahraman Y, Kacar M, Kahraman MC, Findikoglu G, Yorgancioglu ZR. Shoulder impingement syndrome: Relationships between clinical, functional, and radiologic findings. *Am J Phys Med Rehab*. 2006;85(1):53-60.

113. Cadogan A, McNair P, Laslett M, Hing W. Shoulder pain in primary care: Diagnostic accuracy of clinical examination tests for non-traumatic acromioclavicular joint pain. *BMC Musculoskel Dis.* 2013;14:156.

114. Jia X, Ji JH, Petersen SA, Keefer J, McFarland EG. Clinical evaluation of the shoulder shrug sign. *Clin Orthop Relat R.* 2008;466(11):2813-2819.

115. Carbone S, Gumina S, Vestri AR, Postacchini R. Coracoid pain test: A new clinical sign of shoulder adhesive capsulitis. *Int Orthop.* 2010;34(3):385-388.

116. Rabin A, Irrgang JJ, Fitzgerald GK, Eubanks A. The intertester reliability of the Scapular Assistance Test. *J Orthop Sport Phys.* 2006;36(9):653-660.

117. Tate AR, McClure P, Kareha S, Irwin D, Barbe MF. A clinical method for identifying scapular dyskinesis, part 2: Validity. *J Athl Training.* 2009;44(2):165-173.

118. Odom CJ, Taylor AB, Hurd CE, Denegar CR. Measurement of scapular asymetry and assessment of shoulder dysfunction using the Lateral Scapular Slide Test: A reliability and validity study. *Physical Ther.* 2001;81(2):799-809.

119. Shadmehr A, Bagheri H, Ansari NN, Sarafraz H. The reliability measurements of lateral scapular slide test at three different degrees of shoulder joint abduction. *Brit J Sport Med.* 2010;44(4):289-293.

120. Kibler WB, Sciascia A, Dome D. Evaluation of apparent and absolute supraspinatus strength in patients with shoulder injury using the scapular retraction test. *Am J Sport Med.* 2006;34(10):1643-1647.

121. Gumina S, Carbone S, Postacchini F. Scapular dyskinesis and SICK scapula syndrome in patients with chronic type III acromioclavicular dislocation. *Arthroscopy.* 2009;25(1):40-45.

122. Levy O, Relwani JG, Mullett H, Haddo O, Even T. The active elevation lag sign and the triangle sign: New clinical signs of trapezius palsy. *J Shoulder Elb Surg.* 2009;18(4):573-576.

123. Hertel R, Lambert SM, Ballmer FT. The deltoid extension lag sign for diagnosis and grading of axillary nerve palsy. *J Shoulder Elb Surg.* 1998;7(2):97-99.

124. Westrick RB, Miller JM, Carow SD, Gerber JP. Exploration of the y-balance test for assessment of upper quarter closed kinetic chain performance. *Int J Sports Phys Ther.* 2012;7(2):139-147.

125. Roush JR, Kitamura J, Waits MC. Reference values for the Closed Kinetic Chain Upper Extremity Stability Test (CKCUEST) for collegiate baseball players. *N Am J Sports Phys Ther.* 2007;2(3):159-163.

126. Kumta P, MacDermid JC, Mehta SP, Stratford PW. The FIT-HaNSA demonstrates reliability and convergent validity of functional performance in patients with shoulder disorders. *J Orthop Sport Phys.* 2012;42(5):455-464.

127. Reiman MP, Manske RC. *Functional Testing in Human Performance.* Champaign, IL: Human Kinetics; 2009.

128. Wassinger CA, Myers JB, Gatti JM, Conley KM, Lephart SM. Proprioception and throwing accuracy in the dominant shoulder after cryotherapy. *J Athl Training.* 2007;42(1):84-89.

129. Edmondston SJ, Wallumrod ME, Macleid F, Kvamme LS, Joebges S, Brabham GC. Reliability of isometric muscle endurance tests in subjects with postural neck pain. *J Manip Physiol Ther.* 2008;31(5):348-354.

130. Schellingerhout JM, Verhagen AP, Thomas S, Koes BW. Lack of uniformity in diagnostic labeling of shoulder pain: Time for a different approach. *Manual Ther.* 2008;13(6):478-483.

131. van der Windt DA, Koes BW, de Jong BA, Bouter LM. Shoulder disorders in general practice: Incidence, patient characteristics, and management. *Ann Rheum Dis.* 1995;54(12):959-964.

132. Hermans J, Luime JJ, Meuffels DE, Reijman M, Simel DL, Bierma-Zeinstra SM. Does this patient with shoulder pain have rotator cuff disease? The Rational Clinical Examination systematic review. *JAMA.* 2013;310(8):837-847.

133. Hawkins RJ, Abrams JS. Impingement syndrome in the absence of rotator cuff tear (stages 1 and 2). *Orthop Clin N Am.* 1987;18(3):373-382.

134. Jobe FW. Impingement problems in the athlete. *Instr Course Lect.* 1989;38:205-209.

135. Joensen J, Couppe C, Bjordal JM. Increased palpation tenderness and muscle strength deficit in the prediction of tendon hypertrophy in symptomatic unilateral shoulder tendinopathy: An ultrasonographic study. *Physiotherapy.* 2009;95(2):83-93.

136. Wilson JJ, Best TM. Common overuse tendon problems: A review and recommendations for treatment. *Am Fam Physician.* 2005;72(5):811-818.

137. Toprak U, Ustuner E, Ozer D, et al. Palpation tests versus impingement tests in Neer stage I and II subacromial impingement syndrome. *Knee Surg Sport Tr A.* 2013;21(2):424-429.

138. Michener LA, Snyder Valier AR, McClure PW. Defining substantial clinical benefit for patient-rated outcome tools for shoulder impingement syndrome. *Arch Phys Med Rehab.* 2013;94(4):725-730.

139. Warner JJ, Micheli LJ, Arslanian LE, Kennedy J, Kennedy R. Patterns of flexibility, laxity, and strength in normal shoulders and shoulders with instability and impingement. *Am J Sport Med.* 1990;18(4):366-375.

140. Leroux JL, Codine P, Thomas E, Pocholle M, Mailhe D, Blotman F. Isokinetic evaluation of rotational strength in normal shoulders and shoulders with impingement syndrome. *Clin Orthop Relat Res.* 1994;304:108-115.

141. Garofalo R, Karlsson J, Nordenson U, Cesari E, Conti M, Castagna A. Anterior-superior internal impingement of the shoulder: An evidence-based review. *Knee Surg Sport Tr A.* 2010;18(12):1688-1693.

142. Cools AM, Declercq G, Cagnie B, Cambier D, Witvrouw E. Internal impingement in the tennis player: Rehabilitation guidelines. *Brit J Sport Med.* 2008;42(3):165-171.

143. Beach ML, Whitney SL, Dickoff-Hoffman S. Relationship of shoulder flexibility, strength, and endurance to shoulder pain in competitive swimmers. *J Orthop Sport Phys.* 1992;16(6):262-268.

144. Castagna A, Garofalo R, Cesari E, Markopoulos N, Borroni M, Conti M. Posterior superior internal impingement: An evidence-based review [corrected]. *Brit J Sport Med*. 2010;44(5):382-388.

145. Chan YS, Lien LC, Hsu HL, et al. Evaluating hip labral tears using magnetic resonance arthrography: A prospective study comparing hip arthroscopy and magnetic resonance arthrography diagnosis. *Arthroscopy*. 2005;21(10):1250.

146. Edouard P, Degache F, Beguin L, et al. Rotator cuff strength in recurrent anterior shoulder instability. *J Bone Joint Surg Am*. 2011;93(8):759-765.

147. Bak K, Wiesler ER, Poehling GG, Committee IUE. Consensus statement on shoulder instability. *Arthroscopy*. 2010;26(2):249-255.

148. McFarland EG, Kim TK, Park HB, Neira CA, Gutierrez MI. The effect of variation in definition on the diagnosis of multidirectional instability of the shoulder. *J Bone Joint Surg Am*. 2003;85-A(11):2138-2144.

149. Struyf F, Nijs J, Baeyens JP, Mottram S, Meeusen R. Scapular positioning and movement in unimpaired shoulders, shoulder impingement syndrome, and glenohumeral instability. *Scand J Med Sci Spor*. 2011;21(3):352-358.

150. Singh JA, Sperling J, Buchbinder R, McMaken K. Surgery for shoulder osteoarthritis: A Cochrane systematic review. *J Rheumatol*. 2011;38(4):598-605.

151. Izquierdo R, Voloshin I, Edwards S, et al. Treatment of glenohumeral osteoarthritis. *J Am Acad Orthop Sur*. 2010;18(6):375-382.

152. Kellgren JH, Lawrence JS. Radiological assessment of osteo-arthrosis. *Ann Rheum Dis*. 1957;16(4):494-502.

153. Kasten P, Maier M, Wendy P, et al. Can shoulder arthroplasty restore the range of motion in activities of daily living? A prospective 3D video motion analysis study. *J Shoulder Elb Surg*. 2010;19(2)(suppl):59-65.

154. Anakwenze OA, Hsu JE, Kim JS, Abboud JA. Acromioclavicular joint pain in patients with adhesive capsulitis: A prospective outcome study. *Orthopedics*. 2011;34(9):e556-e560.

155. Pennington RG, Bottomley NJ, Neen D, Brownlow HC. Radiological features of osteoarthritis of the acromiclavicular joint and its association with clinical symptoms. *J Orthop Surg (Hong Kong)*. 2008;16(3):300-302.

156. Heers G, Hedtmann A. Correlation of ultrasonographic findings to Tossy's and Rockwood's classification of acromioclavicular joint injuries. *Ultrasound Med Biol*. 2005;31(6):725-732.

157. Kibler WB, McMullen J. Scapular dyskinesis and its relation to shoulder pain. *J Am Acad Orthop Surg*. 2003;11(2):142-151.

158. Struyf F, Nijs J, Mottram S, Roussel NA, Cools AM, Meeusen R. Clinical assessment of the scapula: A review of the literature. *Brit J Sport Med*. 2014;48(11):883-890.

159. Chen HS, Lin SH, Hsu YH, Chen SC, Kang JH. A comparison of physical examinations with musculoskeletal ultrasound in the diagnosis of biceps long head tendinitis. *Ultrasound Med Biol*. 2011;37(9):1392-1398.

제22장

1. Webster BS, Snook SH. The cost of compensable upper extremity cumulative trauma disorders. *J Occup Med*. 1994;36(7):713-717.

2. Huisstede BM, Bierma-Zeinstra SM, Koes BW, Verhaar JA. Incidence and prevalence of upper-extremity musculoskeletal disorders. A systematic appraisal of the literature. *BMC Musculoskel Dis*. 2006;7:7.

3. Kryger AI, Lassen CF, Andersen JH. The role of physical examinations in studies of musculoskeletal disorders of the elbow. *Occup Environ Med*. 2007;64(11):776-781.

4. Van Roy P, Baeyens JP, Fauvart D, Lanssiers R, Clarijs JP. Arthro-kinematics of the elbow: Study of the carrying angle. *Ergonomics*. 2005;48(11-14):1645-1656.

5. Paraskevas G, Papadopoulos A, Papaziogas B, Spanidou S, Argiriadou H, Gigis J. Study of the carrying angle of the human elbow joint in full extension: A morphometric analysis. *Surg Radiol Anat*. 2004;26(1):19-23.

6. Martin S, Sanchez E. Anatomy and biomechanics of the elbow joint. *Semin Musculoskel R*. 2013;17(5):429-436.

7. Hariri S, Safran MR. Ulnar collateral ligament injury in the overhead athlete. *Clin Sports Med*. 2010;29(4):619-644. doi: 610.1016/j.csm.2010.1006.1007.

8. Cain EL Jr, Dugas JR, Wolf RS, Andrews JR. Elbow injuries in throwing athletes: A current concepts review. *Am J Sport Med*. 2003;31(4):621-635.

9. Galik K, Baratz ME, Butler AL, Dougherty J, Cohen MS, Miller MC. The effect of the annular ligament on kinematics of the radial head. *J Hand Surg Am*. 2007;32(8):1218-1224.

10. Giang GM. Epidemiology of work-related upper extremity disorders: Understanding prevalence and outcomes to impact provider performances using a practice management reporting tool. *Clin Occup Environ Med*. 2006;5(2):267-283, vi.

11. English CJ, Maclaren WM, Court-Brown C, et al. Relations between upper limb soft tissue disorders and repetitive movements at work. *Am J Ind Med*. 1995;27(1):75-90.

12. Feuerstein M, Miller VL, Burrell LM, Berger R. Occupational upper extremity disorders in the federal workforce. Prevalence, health care expenditures, and patterns of work disability. *J Occup Environ Med*. 1998;40(6):546-555.

13. Bongers PM, Kremer AM, ter Laak J. Are psychosocial factors, risk factors for symptoms and signs of the shoulder, elbow, or hand/wrist? A review of the epidemiological literature. *Am J Ind Med*. 2002;41(5):315-342.

14. Bergqvist U, Wolgast E, Nilsson B, Voss M. Musculoskeletal disorders among visual display terminal workers: Individual, ergonomic, and work organizational factors. *Ergonomics*. 1995;38(4):763-776.

15. Bernard B, Sauter S, Fine L, Petersen M, Hales T. Job task and psychosocial risk factors for work-related musculoskeletal disorders among newspaper employees. *Scand J Work Environ Health*. 1994;20(6):417-426.

16. Engstrom T, Hanse JJ, Kadefors R. Musculoskeletal symptoms due to technical preconditions in long cycle time work in an automobile assembly plant: A study of prevalence and relation to psychosocial factors and physical exposure. *Appl Ergon*. 1999;30(5):443-453.

17. Lagerstrom M, Wenemark M, Hagberg M, Hjelm EW. Occupational and individual factors related to musculoskeletal symptoms in five body regions among Swedish nursing personnel. *Int Arch Occup Environ Health*. 1995;68(1):27-35.

18. Novak CB, Lee GW, Mackinnon SE, Lay L. Provocative testing for cubital tunnel syndrome. *J Hand Surg Am*. 1994;19(5):817-820.

19. MacDermid JC, Michlovitz SL. Examination of the elbow: Linking diagnosis, prognosis, and outcomes as a framework for maximizing therapy interventions. *J Hand Ther*. 2006;19(2):82-97.

20. Crowther M. Elbow pain in pediatrics. *Curr Rev Musculoskelet Med*. 2009;2(2):83-87.

21. Rethnam U, Yesupalan RS, Bastawrous SS. Isolated radial head dislocation, a rare and easily missed injury in the presence of major distracting injuries: A case report. *J Med Case Rep*. 2007;1:38.

22. Tanaka S, Petersen M, Cameron L. Prevalence and risk factors of tendinitis and related disorders of the distal upper extremity among U.S. workers: Comparison to carpal tunnel syndrome. *Am J Ind Med*. 2001;39(3):328-335.

23. Bylak J, Hutchinson MR. Common sports injuries in young tennis players. *Sports Med*. 1998;26(2):119-132.

24. Field LD, Savoie FH. Common elbow injuries in sport. *Sports Med*. 1998;26(3):193-205.

25. Field LD, Altchek DW. Elbow injuries. *Clin Sports Med*. 1995;14(1):59-78.

26. Doornberg JN, Ring D. Coronoid fracture patterns. *J Hand Surg Am*. 2006;31(1):45-52.

27. Beaton DE, Katz JN, Fossel AH, Wright JG, Tarasuk V, Bombardier C. Measuring the whole or the parts? Validity, reliability, and responsiveness of the Disabilities of the Arm, Shoulder and Hand outcome measure in different regions of the upper extremity. *J Hand Ther*. 2001;14(2):128-146.

28. Hudak PL, Amadio PC, Bombardier C. Development of an upper extremity outcome measure: The DASH (disabilities of the arm, shoulder and hand) [corrected]. The Upper Extremity Collaborative Group (UECG). *Am J Ind Med*. 1996;29(6):602-608.

29. SooHoo NF, McDonald AP, Seiler JG III, McGillivary GR. Evaluation of the construct validity of the DASH questionnaire by correlation to the SF-36. *J Hand Surg Am*. 2002;27(3):537-541.

30. Jester A, Harth A, Germann G. Measuring levels of upper-extremity disability in employed adults using the DASH Questionnaire. *J Hand Surg Am*. 2005;30(5):1074.e1-1074.e10.

31. Gummesson C, Atroshi I, Ekdahl C. The disabilities of the arm, shoulder and hand (DASH) outcome questionnaire: Longitudinal construct validity and measuring self-rated health change after surgery. *BMC Musculoskel Dis*. 2003;4:11.

32. Beaton DE, Wright JG, Katz JN, Group UEC. Development of the QuickDASH: Comparison of three item-reduction approaches. *J Bone Joint Surg Am*. 2005;87(5):1038-1046.

33. Polson K, Reid D, McNair PJ, Larmer P. Responsiveness, minimal importance difference and minimal detectable change scores of the shortened disability arm shoulder hand (QuickDASH) questionnaire. *Manual Ther*. 2010;15(4):404-407.

34. Mintken PE, Glynn P, Cleland JA. Psychometric properties of the shortened disabilities of the Arm, Shoulder, and Hand Questionnaire (QuickDASH) and Numeric Pain Rating Scale in patients with shoulder pain. *J Shoulder Elb Surg*. 2009;18(6):920-926.

35. King GJ, Richards RR, Zuckerman JD, et al. A standardized method for assessment of elbow function. Research Committee, American Shoulder and Elbow Surgeons. *J Shoulder Elb Surg*. 1999;8(4):351-354.

36. Cook C, Hegedus E, Goode A, Mina C, Pietrobon R, Higgins LD. Relative validity of the modified American Shoulder and Elbow Surgeons (M-ASES) questionnaire using item response theory. *Rheumatol Int*. 2008;28(3):217-223.

37. Dawson J, Doll H, Boller I, et al. The development and validation of a patient-reported questionnaire to assess outcomes of elbow surgery. *J Bone Joint Surg Br*. 2008;90(4):466-473.

38. The B, Reininga IH, El Moumni M, Eygendaal D. Elbow-specific clinical rating systems: Extent of established validity, reliability, and responsiveness. *J Shoulder Elb Surg*. 2013;22(10):1380-1394.

39. de Haan J, Goei H, Schep NW, Tuinebreijer WE, Patka P, den Hartog D. The reliability, validity and responsiveness of the Dutch version of the Oxford elbow score. *J Orthop Surg Res*. 2011;6:39.

40. MacDermid JC. Outcome evaluation in patients with elbow pathology: Issues in instrument development and evaluation. *J Hand Ther*. 2001;14(2):105-114.

41. Macdermid J. Update: The Patient-Rated Forearm Evaluation Questionnaire is now the Patient-Rated Tennis Elbow Evaluation. *J Hand Ther*. 2005;18(4):407-410.

42. Shahabpour M, Kichouh M, Laridon E, Gielen JL, De Mey J. The effectiveness of diagnostic imaging methods for the assessment of soft tissue and articular disorders of the shoulder and elbow. *Eur J Radiol*. 2008;65(2):194-200.

43. Sasaki K, Tamakawa M, Onda K, et al. The detection of the capsular tear at the undersurface of the extensor carpi radialis brevis tendon in chronic tennis elbow: The value of magnetic resonance imaging and computed tomography arthrography. *J Shoulder Elb Surg*. 2011;20(3):420-425.

44. Brouwer KM, Lindenhovius AL, Dyer GS, Zurakowski D, Mudgal CS, Ring D. Diagnostic accuracy of 2- and 3-dimensional imaging and modeling of distal humerus fractures. *J Shoulder Elb Surg*. 2012;21(6):772-776.

45. Guitton TG, Kinaci A, Ring D. Diagnostic accuracy of 2- and 3-dimensional computed tomography and solid modeling of coronoid fractures. *J Shoulder Elb Surg.* 2013;22(6):782-786.

46. Doornberg JN, Guitton TG, Ring D. Diagnosis of elbow fracture patterns on radiographs: Interobserver reliability and diagnostic accuracy. *Clin Orthop Relat Res.* 2013;471(4):1373-1378.

47. Rabiner JE, Khine H, Avner JR, Friedman LM, Tsung JW. Accuracy of point-of-care ultrasonography for diagnosis of elbow fractures in children. *Ann Emerg Med.* 2013;61(1):9-17.

48. Timmerman LA, Schwartz ML, Andrews JR. Preoperative evaluation of the ulnar collateral ligament by magnetic resonance imaging and computed tomography arthrography. Evaluation in 25 baseball players with surgical confirmation. *Am J Sport Med.* 1994;22(1):26-31, discussion 32.

49. Thompson WH, Jobe FW, Yocum LA, Pink MM. Ulnar collateral ligament reconstruction in athletes: Muscle-splitting approach without transposition of the ulnar nerve. *J Shoulder Elb Surg.* 2001;10(2):152-157.

50. Iwasaki N, Kamishima T, Kato H, Funakoshi T, Minami A. A retrospective evaluation of magnetic resonance imaging effectiveness on capitellar osteochondritis dissecans among overhead athletes. *Am J Sport Med.* 2012;40(3):624-630.

51. Obradov M, Anderson PG. Ultra sonographic findings for chronic lateral epicondylitis. *JBR-BTR.* 2012;95(2):66-70.

52. Lee MH, Cha JG, Jin W, et al. Utility of sonographic measurement of the common tensor tendon in patients with lateral epicondylitis. *Am J Roentgenol.* 2011;196(6):1363-1367.

53. Park GY, Lee SM, Lee MY. Diagnostic value of ultrasonography for clinical medial epicondylitis. *Arch Phys Med Rehab.* 2008;89(4):738-742.

54. Festa A, Mulieri PJ, Newman JS, Spitz DJ, Leslie BM. Effectiveness of magnetic resonance imaging in detecting partial and complete distal biceps tendon rupture. *J Hand Surg Am.* 2010;35(1):77-83.

55. Lobo Lda G, Fessell DP, Miller BS, et al. The role of sonography in differentiating full versus partial distal biceps tendon tears: Correlation with surgical findings. *Am J Roentgenol.* 2013;200(1):158-162.

56. O'Driscoll SW, Goncalves LB, Dietz P. The hook test for distal biceps tendon avulsion. *Am J Sport Med.* 2007;35(11):1865-1869.

57. Bayrak AO, Bayrak IK, Turker H, Elmali M, Nural MS. Ultrasonography in patients with ulnar neuropathy at the elbow: Comparison of cross-sectional area and swelling ratio with electrophysiological severity. *Muscle Nerve.* 2010;41(5):661-666.

58. Pompe SM, Beekman R. Which ultrasonographic measure has the upper hand in ulnar neuropathy at the elbow? *Clin Neurophysiol.* 2013;124(1):190-196.

59. Baumer P, Dombert T, Staub F, et al. Ulnar neuropathy at the elbow: MR neurography—nerve T2 signal increase and caliber. *Radiology.* 2011;260(1):199-206.

60. Ramponi DR, Kaufmann JA. Elbow injuries and fractures. *Adv Emerg Nurs J.* 2012;34(2):99-109, quiz 110-101.

61. Rettig LA, Hastings H II, Feinberg JR. Primary osteoarthritis of the elbow: Lack of radiographic evidence for morphologic predisposition, results of operative debridement at intermediate follow-up, and basis for a new radiographic classification system. *J Shoulder Elb Surg.* 2008;17(1):97-105.

62. Draghi F, Danesino GM, de Gautard R, Bianchi S. Ultrasound of the elbow: Examination techniques and US appearance of the normal and pathologic joint. *J Ultrasound.* 2007;10(2):76-84.

63. Bodor M, Fullerton B. Ultrasonography of the hand, wrist, and elbow. *Phys Med Rehabil Cli.* 2010;21(3):509-531.

64. Radunovic G, Vlad V, Micu MC, et al. Ultrasound assessment of the elbow. *Med Ultrason.* 2012;14(2):141-146.

65. Miller TT, Shapiro MA, Schultz E, Kalish PE. Comparison of sonography and MRI for diagnosing epicondylitis. *J Clin Ultrasound.* 2002;30(4):193-202.

66. Thoirs K, Williams MA, Phillips M. Ultrasonographic measurements of the ulnar nerve at the elbow: Role of confounders. *J Ultrasound Med.* 2008;27(5):737-743.

67. Volpe A, Rossato G, Bottanelli M, et al. Ultrasound evaluation of ulnar neuropathy at the elbow: Correlation with electrophysiological studies. *Rheumatology (Oxford).* 2009;48(9):1098-1101.

68. Wiesler ER, Chloros GD, Cartwright MS, Shin HW, Walker FO. Ultrasound in the diagnosis of ulnar neuropathy at the cubital tunnel. *J Hand Surg Am.* 2006;31(7):1088-1093.

69. Papatheodorou LK, Baratz ME, Sotereanos DG. Elbow arthritis: Current concepts. *J Hand Surg Am.* 2013;38(3):605-613.

70. Harvey C. Compartment syndrome: When it is least expected. *Orthop Nurs.* 2001;20(3):15-23, quiz 24-26.

71. Jawed S, Jawad AS, Padhiar N, Perry JD. Chronic exertional compartment syndrome of the forearms secondary to weight training. *Rheumatology (Oxford).* 2001;40(3):344-345.

72. Major NM, Crawford ST. Elbow effusions in trauma in adults and children: Is there an occult fracture? *Am J Roentgenol.* 2002;178(2):413-418.

73. Moore MB. The use of a tuning fork and stethoscope to identify fractures. *J Athl Train.* 2009;44(3):272-274.

74. Adams SL, Yarnold PR. Clinical use of the patellar-pubic percussion sign in hip trauma. *Am J Emerg Med.* 1997;15(2):173-175.

75. Adams SL, Yarnold PR, Mathews JJ IV. Clinical use of the olecranon-manubrium percussion sign in shoulder trauma. *Ann Emerg Med.* 1988;17(5):484-487.

76. Appelboam A, Reuben AD, Benger JR, et al. Elbow extension test to rule out elbow fracture: Multicentre, prospective validation and observational study of diagnostic accuracy in adults and children. *BMJ.* 2008;337:a2428.(doi):10.1136/bmj.a2428.

77. Bushnell BD, Creighton RA, Herring MM. The bony apprehension test for instability of the shoulder: A prospective pilot analysis. *Arthroscopy.* 2008;24(9):974-982.

78. Docherty MA, Schwab RA, Ma OJ. Can elbow extension be used as a test of clinically significant injury? *South Med J.* 2002;95(5):539-541.

79. Darracq MA, Vinson DR, Panacek EA. Preservation of active range of motion after acute elbow trauma predicts absence of elbow fracture. *Am J Emerg Med.* 2008;26(7):779-782. doi: 710.1016/j.ajem.2007.1011.1005.

80. Yung E, Asavasopon S, Godges JJ. Screening for head, neck, and shoulder pathology in patients with upper extremity signs and symptoms. *J Hand Ther.* 2010;23(2):173-185, quiz 186.

81. Shah KC, Rajshekhar V. Reliability of diagnosis of soft cervical disc prolapse using Spurling's test. *Brit J Neurosurg.* 2004;18(5):480-483.

82. Wainner RS, Fritz JM, Irrgang JJ, Boninger ML, Delitto A, Allison S. Reliability and diagnostic accuracy of the clinical examination and patient self-report measures for cervical radiculopathy. *Spine (Phila Pa 1976).* 2003;28(1):52-62.

83. Gumina S, Carbone S, Albino P, Gurzi M, Postacchini F. Arm Squeeze Test: A new clinical test to distinguish neck from shoulder pain. *Eur Spine J.* 2013;22(7):1558-1563.

84. Alqunaee M, Galvin R, Fahey T. Diagnostic accuracy of clinical tests for subacromial impingement syndrome: A systematic review and meta-analysis. *Arch Phys Med Rehab.* 2012;93(2):229-236.

85. Hegedus EJ, Goode AP, Cook CE, et al. Which physical examination tests provide clinicians with the most value when examining the shoulder? Update of a systematic review with meta-analysis of individual tests. *Brit J Sport Med.* 2012;46(14):964-978.

86. Boone DC, Azen SP. Normal range of motion of joints in male subjects. *J Bone Joint Surg Am.* 1979;61(5):756-759.

87. Soucie JM, Wang C, Forsyth A, et al. Range of motion measurements: Reference values and a database for comparison studies. *Haemophilia.* 2011;17(3):500-507.

88. Blonna D, Zarkadas PC, Fitzsimmons JS, O'Driscoll SW. Accuracy and inter-observer reliability of visual estimation compared to clinical goniometry of the elbow. *Knee Surg Sport Tr A.* 2012;20(7):1378-1385.

89. Yilmaz E, Karakurt L, Belhan O, Bulut M, Serin E, Avci M. Variation of carrying angle with age, sex, and special reference to side. *Orthopedics.* 2005;28(11):1360-1363.

90. Chapleau J, Canet F, Petit Y, Laflamme GY, Rouleau DM. Validity of goniometric elbow measurements: Comparative study with a radiographic method. *Clin Orthop Relat Res.* 2011;469(11):3134-3140.

91. Cozen L. The painful elbow. *Ind Med Surg.* 1962;31:369-371.

92. Fairbank SM, Corlett RJ. The role of the extensor digitorum communis muscle in lateral epicondylitis. *J Hand Surg Br.* 2002;27(5):405-409.

93. Ruland RT, Dunbar RP, Bowen JD. The biceps squeeze test for diagnosis of distal biceps tendon ruptures. *Clin Orthop Relat R.* 2005; 437:128-131.

94. ElMaraghy A, Devereaux M. The "bicipital aponeurosis flex test": Eevaluating the integrity of the bicipital aponeurosis and its implications for treatment of distal biceps tendon ruptures. *J Shoulder Elb Surg.* 2013;22(7):908-914.

95. Devereaux MW, ElMaraghy AW. Improving the rapid and reliable diagnosis of complete distal biceps tendon rupture: A nuanced approach to the clinical examination. *Am J Sports Med.* 2013;41(9):1998-2004.

96. ElMaraghy A, Devereaux M, Tsoi K. The biceps crease interval for diagnosing complete distal biceps tendon ruptures. *Clin Orthop Relat R.* 2008;466(9):2255-2262.

97. O'Driscoll SW, Lawton RL, Smith AM. The "moving valgus stress test" for medial collateral ligament tears of the elbow. *Am J Sport Med.* 2005;33(2):231-239.

98. Regan W, Lapner PC. Prospective evaluation of two diagnostic apprehension signs for posterolateral instability of the elbow. *J Shoulder Elb Surg.* 2006;15(3):344-346.

99. O'Driscoll SW, Bell DF, Morrey BF. Posterolateral rotatory instability of the elbow. *J Bone Joint Surg Am.* 1991;73(3):440-446.

100. O'Driscoll SW, Jupiter JB, King GJ, Hotchkiss RN, Morrey BF. The unstable elbow. *Instr Course Lect.* 2001;50:89-102.

101. Anakwenze OA, Kancherla VK, Iyengar J, Ahmad CS, Levine WN. Posterolateral rotatory instability of the elbow. *Am J Sport Med.* 2014;42(2):485-491.

102. Arvind CH, Hargreaves DG. Table top relocation test—New clinical test for posterolateral rotatory instability of the elbow. *J Shoulder Elb Surg.* 2006;15(4):500-501.

103. Azam MQ, Iraqi AA, Syed A, Abbas M. Posterolateral rotatory instability of elbow: An uncommon entity. *Indian J Orthop.* 2008;42(3):355-356.

104. Cheng CJ, Mackinnon-Patterson B, Beck JL, Mackinnon SE. Scratch collapse test for evaluation of carpal and cubital tunnel syndrome. *J Hand Surg Am.* 2008;33(9):1518-1524.

105. Beekman R, Schreuder AH, Rozeman CA, Koehler PJ, Uitdehaag BM. The diagnostic value of provocative clinical tests in ulnar neuropathy at the elbow is marginal. *J Neurol Neurosur Ps.* 2009;80(12):1369-1374.

106. Buehler MJ, Thayer DT. The elbow flexion test. A clinical test for the cubital tunnel syndrome. *Clin Orthop Relat R.* 1988;233:213-216.

107. Rayan GM, Jensen C, Duke J. Elbow flexion test in the normal population. *J Hand Surg Am.* 1992;17(1):86-89.

108. Paoloni JA, Appleyard RC, Murrell GA. The Orthopaedic Research Institute-Tennis Elbow Testing System: A modified chair pick-up test-interrater and intrarater reliability testing and validity for monitoring lateral epicondylosis. *J Shoulder Elb Surg.* 2004;13(1):72-77.

109. Herd CR, Meserve BB. A systematic review of the effectiveness of manipulative therapy in treating lateral epicondylalgia. *J Man Manip Ther.* 2008;16(4):225-237.

110. Shiri R, Viikari-Juntura E. Lateral and medial epicondylitis: Role of occupational factors. *Best Pract Res Clin Rheumatol.* 2011;25(1):43-57.

111. Wilson JJ, Best TM. Common overuse tendon problems: A review and recommendations for treatment. *Am Fam Physician*. 2005;72(5):811-818.

112. Shukla DR, Morrey BF, Thoreson AR, An KN, O'Driscoll SW. Distal biceps tendon rupture: An in vitro study. *Clin Biomech (Bristol, Avon)*. 2012;27(3):263-267.

113. Seiler JG III, Parker LM, Chamberland PD, Sherbourne GM, Carpenter WA. The distal biceps tendon. Two potential mechanisms involved in its rupture: Arterial supply and mechanical impingement. *J Shoulder Elb Surg*. 1995;4(3):149-156.

114. Konin GP, Nazarian LN, Walz DM. US of the elbow: Indications, technique, normal anatomy, and pathologic conditions. *Radiographics*. 2013;33(4):E125-E147.

115. Bernstein AD, Breslow MJ, Jazrawi LM. Distal biceps tendon ruptures: A historical perspective and current concepts. *Am J Orthop (Belle Mead, NJ)*. 2001;30(3):193-200.

116. Quach T, Jazayeri R, Sherman OH, Rosen JE. Distal biceps tendon injuries—Current treatment options. *Bull NYU Hosp Jt Dis*. 2010;68(2):103-111.

117. Nesterenko S, Domire ZJ, Morrey BF, Sanchez-Sotelo J. Elbow strength and endurance in patients with a ruptured distal biceps tendon. *J Shoulder Elb Surg*. 2010;19(2):184-189.

118. Kuhn MA, Ross G. Acute elbow dislocations. *Orthop Clin N Am*. 2008;39(2):155-161, v.

119. Chang CW, Wang YC, Chu CH. Increased carrying angle is a risk factor for nontraumatic ulnar neuropathy at the elbow. *Clin Orthop Relat R*. 2008;466(9):2190-2195.

120. Bozentka DJ. Cubital tunnel syndrome pathophysiology. *Clin Orthop Relat R*. 1998(351):90-94.

121. Gruber H, Glodny B, Peer S. The validity of ultrasonographic assessment in cubital tunnel syndrome: The value of a cubital-to-humeral nerve area ratio (CHR) combined with morphologic features. *Ultrasound Med Biol*. 2010;36(3):376-382.

122. Wong AS, Baratz ME. Elbow fractures: Distal humerus. *J Hand Surg Am*. 2009;34(1):176-190.

123. Lamprakis A, Vlasis K, Siampou E, Grammatikopoulos I, Lionis C. Can elbow-extension test be used as an alternative to radiographs in primary care? *Eur J Gen Pract*. 2007;13(4):221-224.

124. Nauth A, McKee MD, Ristevski B, Hall J, Schemitsch EH. Distal humeral fractures in adults. *J Bone Joint Surg Am*. 2011;93(7):686-700.

125. Brouwer KM, Bolmers A, Ring D. Quantitative 3-dimensional computed tomography measurement of distal humerus fractures. *J Shoulder Elb Surg*. 2012;21(7):977-982.

126. Tashjian RZ, Katarincic JA. Complex elbow instability. *J Am Acad Orthop Surg*. 2006;14(5):278-286.

127. Dodds SD, Yeh PC, Slade JF III. Essex-Lopresti injuries. *Hand Clin*. 2008;24(1):125-137.

128. Zeiders GJ, Patel MK. Management of unstable elbows following complex fracture-dislocations—the "terrible triad" injury. *J Bone Joint Surg Am*. 2008;90(suppl 4):75-84.

129. Fern SE, Owen JR, Ordyna NJ, Wayne JS, Boardman ND III. Complex varus elbow instability: A terrible triad model. *J Shoulder Elb Surg*. 2009;18(2):269-274.

130. Lee AT, Daluiski A. Osteoarthritis of the elbow. *J Hand Surg Am*. 2012;37(1):148-150.

131. Kokkalis ZT, Schmidt CC, Sotereanos DG. Elbow arthritis: Current concepts. *J Hand Surg Am*. 2009;34(4):761-768.

132. Kellgren JH, Lawrence JS. Radiological assessment of osteo-arthrosis. *Ann Rheum Dis*. 1957;16(4):494-502.

133. Mosshammer D, Hlobil H, Joos S, Reichert W. A patient with Lyme arthritis presenting in general practice. *Practitioner*. 2013;257(1758):25-27.

제23장

1. Rettig AC. Epidemiology of hand and wrist injuries in sports. *Clin Sports Med*. 1998;17(3):401-406.

2. Barr AE, Barbe MF, Clark BD. Work-related musculoskeletal disorders of the hand and wrist: Epidemiology, pathophysiology, and sensorimotor changes. *J Orthop Sport Phys*. 2004;34(10):610-627.

3. Kiuru MJ, Haapamaki VV, Koivikko MP, Koskinen SK. Wrist injuries: Diagnosis with multidetector CT. *Emerg Radiol*. 2004;10(4):182-185.

4. Owen RA, Melton LJ, Johnson KA, Ilstrup DM, Riggs BL. Incidence of Colles' fracture in a North American community. *Am J Public Health*. 1982;72(6):605-607.

5. Phillips TG, Reibach AM, Slomiany WP. Diagnosis and management of scaphoid fractures. *Am Fam Physician*. 2004;70(5):879-884.

6. Ranney D, Wells R, Moore A. Upper limb musculoskeletal disorders in highly repetitive industries: Precise anatomical physical findings. *Ergonomics*. 1995;38(7):1408-1423.

7. Latko WA, Armstrong TJ, Franzblau A, Ulin SS, Werner RA, Albers JW. Cross-sectional study of the relationship between repetitive work and the prevalence of upper limb musculoskeletal disorders. *Am J Ind Med*. 1999;36(2):248-259.

8. Heijne A, Werner S. Early versus late start of open kinetic chain quadriceps exercises after ACL reconstruction with patellar tendon or hamstring grafts: A prospective randomized outcome study. *Knee Surg Sport Tr A*. 2007;15(4):402-414.

9. Werner RA, Hamann C, Franzblau A, Rodgers PA. Prevalence of carpal tunnel syndrome and upper extremity tendinitis among dental hygienists. *J Dent Hyg*. 2002;76(2):126-132.

10. Katz JN, Larson MG, Sabra A, et al. The carpal tunnel syndrome: Diagnostic utility of the history and physical examination findings. *Ann Intern Med*. 1990;112(5):321-327.

11. Gunnarsson LG, Amilon A, Hellstrand P, Leissner P, Philipson L. The diagnosis of carpal tunnel syndrome. Sensitivity and specificity of some clinical and electrophysiological tests. *J Hand Surg Br*. 1997;22(1):34-37.

12. Hudak PL, Amadio PC, Bombardier C. Development of an upper extremity outcome measure: The DASH (disabilities of the arm, shoulder and hand) [corrected]. The Upper Extremity Collaborative Group (UECG). *Am J Ind Med.* 1996;29(6):602-608.
13. Beaton DE, Wright JG, Katz JN, Group UEC. Development of the QuickDASH: Comparison of three item-reduction approaches. *J Bone Joint Surg Am.* 2005;87(5):1038-1046.
14. Changulani M, Okonkwo U, Keswani T, Kalairajah Y. Outcome evaluation measures for wrist and hand: Which one to choose? *Int Orthop.* 2008;32(1):1-6.
15. Beaton DE, Katz JN, Fossel AH, Wright JG, Tarasuk V, Bombardier C. Measuring the whole or the parts? Validity, reliability, and responsiveness of the Disabilities of the Arm, Shoulder and Hand outcome measure in different regions of the upper extremity. *J Hand Ther.* 2001;14(2):128-146.
16. Roy JS, MacDermid JC, Woodhouse LJ. Measuring shoulder function: A systematic review of four questionnaires. *Arthritis Rheum.* 2009;61(5):623-632.
17. Gummesson C, Ward MM, Atroshi I. The shortened disabilities of the arm, shoulder and hand questionnaire (QuickDASH): Validity and reliability based on responses within the full-length DASH. *BMC Musculoskel Dis.* 2006;7:44.
18. MacDermid JC, Richards RS, Donner A, Bellamy N, Roth JH. Responsiveness of the short form-36, disability of the arm, shoulder, and hand questionnaire, patient-rated wrist evaluation, and physical impairment measurements in evaluating recovery after a distal radius fracture. *J Hand Surg Am.* 2000;25(2):330-340.
19. MacDermid JC, Tottenham V. Responsiveness of the disability of the arm, shoulder, and hand (DASH) and patient-rated wrist/hand evaluation (PRWHE) in evaluating change after hand therapy. *J Hand Ther.* 2004;17(1):18-23.
20. Schmitt JS, Di Fabio RP. Reliable change and minimum important difference (MID) proportions facilitated group responsiveness comparisons using individual threshold criteria. *J Clin Epidemiol.* 2004;57(10):1008-1018.
21. Sartorio F, Bravini E, Vercelli S, et al. The Functional Dexterity Test: Test-retest reliability analysis and up-to date reference norms. *J Hand Ther.* 2013;26(1):62-67, quiz 68.
22. Sorensen AA, Howard D, Tan WH, Ketchersid J, Calfee RP. Minimal clinically important differences of 3 patient-rated outcomes instruments. *J Hand Surg Am.* 2013;38(4):641-649.
23. Polson K, Reid D, McNair PJ, Larmer P. Responsiveness, minimal importance difference and minimal detectable change scores of the shortened disability arm shoulder hand (QuickDASH) questionnaire. *Manual Ther.* 2010;15(4):404-407.
24. Franchignoni F, Vercelli S, Giordano A, Sartorio F, Bravini E, Ferriero G. Minimal clinically important difference of the disabilities of the Arm, Shoulder and Hand outcome measure (DASH) and its shortened version (QuickDASH). *J Orthop Sport Phys.* 2014;44(1):30-39.
25. Mintken PE, Glynn P, Cleland JA. Psychometric properties of the shortened disabilities of the Arm, Shoulder, and Hand Questionnaire (QuickDASH) and Numeric Pain Rating Scale in patients with shoulder pain. *J Shoulder Elb Surg.* 2009;18(6):920-926.
26. Stratford P, Gill C, Westaway M, Binkley J. Assessing disability and change on individual patients: A report on a patient specific measure. *Physiother Can.* 1995;47(5):258-263.
27. Hefford C, Abbott JH, Arnold R, Baxter GD. The patient-specific functional scale: Validity, reliability, and responsiveness in patients with upper extremity musculoskeletal problems. *J Orthop Sport Phys.* 2012;42(2):56-65.
28. Levine DW, Simmons BP, Koris MJ, et al. A self-administered questionnaire for the assessment of severity of symptoms and functional status in carpal tunnel syndrome. *J Bone Joint Surg Am.* 1993;75(11):1585-1592.
29. Katz JN, Gelberman RH, Wright EA, Lew RA, Liang MH. Responsiveness of self-reported and objective measures of disease severity in carpal tunnel syndrome. *Med Care.* 1994;32(11):1127-1133.
30. Ozyürekoğlu T, McCabe SJ, Goldsmith LJ, LaJoie AS. The minimal clinically important difference of the Carpal Tunnel Syndrome Symptom Severity Scale. *J Hand Surg Am.* 2006;31(5):733-738, discussion 739-740.
31. Kim JK, Jeon SH. Minimal clinically important differences in the Carpal Tunnel Questionnaire after carpal tunnel release. *J Hand Surg Eur Vol.* 2013;38(1):75-79.
32. MacDermid JC, Turgeon T, Richards RS, Beadle M, Roth JH. Patient rating of wrist pain and disability: A reliable and valid measurement tool. *J Orthop Trauma.* 1998;12(8):577-586.
33. MacDermid JC, Wessel J, Humphrey R, Ross D, Roth JH. Validity of self-report measures of pain and disability for persons who have undergone arthroplasty for osteoarthritis of the carpometacarpal joint of the hand. *Osteoarthr Cartilage.* 2007;15(5):524-530.
34. Gartland GJ Jr, Werley CW. Evaluation of a healed Colles' fracture. *J Bone Joint Surg.* 1951;33:895-907.
35. Menashe L, Hirko K, Losina E, et al. The diagnostic performance of MRI in osteoarthritis: A systematic review and meta-analysis. *Osteoarthr Cartilage.* 2012;20(1):13-21.
36. Deniz FE, Oksuz E, Sarikaya B, et al. Comparison of the diagnostic utility of electromyography, ultrasonography, computed tomography, and magnetic resonance imaging in idiopathic carpal tunnel syndrome determined by clinical findings. *Neurosurgery.* 2012;70(3):610-616.
37. Tai TW, Wu CY, Su FC, Chern TC, Jou IM. Ultrasonography for diagnosing carpal tunnel syndrome: A meta-analysis of diagnostic test accuracy. *Ultrasound Med Biol.* 2012;38(7):1121-1128.
38. Fowler JR, Gaughan JP, Ilyas AM. The sensitivity and specificity of ultrasound for the diagnosis of carpal tunnel syndrome: A meta-analysis. *Clin Orthop Relat R.* 2011;469(4):1089-1094.

39. Descatha A, Huard L, Aubert F, Barbato B, Gorand O, Chastang JF. Meta-analysis on the performance of sonography for the diagnosis of carpal tunnel syndrome. *Semin Arthritis Rheu.* 2012;41(6):914-922.

40. Abe A, Ishikawa H, Murasawa A, Nakazono K. Extensor tendon rupture and three-dimensional computed tomography imaging of the rheumatoid wrist. *Skeletal Radiol.* 2010;39(4):325-331.

41. Heo YM, Roh JY, Kim SB, et al. Evaluation of the sigmoid notch involvement in the intra-articular distal radius fractures: The efficacy of computed tomography compared with plain X-ray. *Clin Orthop Surg.* 2012;4(1):83-90.

42. Smith TO, Drew B, Toms AP, Jerosch-Herold C, Chojnowski AJ. Diagnostic accuracy of magnetic resonance imaging and magnetic resonance arthrography for triangular fibrocartilaginous complex injury: A systematic review and meta-analysis. *J Bone Joint Surg.* 2012;94(9):824-832.

43. Hobby JL, Tom BD, Bearcroft PW, Dixon AK. Magnetic resonance imaging of the wrist: Diagnostic performance statistics. *Clin Radiol.* 2001;56(1):50-57.

44. Potter HG, Asnis-Ernberg L, Weiland AJ, Hotchkiss RN, Peterson MG, McCormack RR. The utility of high-resolution magnetic resonance imaging in the evaluation of the triangular fibrocartilage complex of the wrist. *J Bone Joint Surg Am.* 1997;79(11):1675-1684.

45. Smith TO, Drew BT, Toms AP, Chojnowski AJ. The diagnostic accuracy of X-ray arthrography for triangular fibrocartilaginous complex injury: A systematic review and meta-analysis. *J Hand Surg Eur Vol.* 2012;37(9):879-887.

46. Yin ZG, Zhang JB, Kan SL, Wang XG. Diagnosing suspected scaphoid fractures: A systematic review and meta-analysis. *Clin Orthop Relat R.* 2010;468(3):723-734.

47. Vrettos BC, Adams BK, Knottenbelt JD, Lee A. Is there a place for radionuclide bone scintigraphy in the management of radiograph-negative scaphoid trauma? *S Afr Med J.* 1996;86(5):540-542.

48. Smith M, Bain GI, Turner PC, Watts AC. Review of imaging of scaphoid fractures. *ANZ J Surg.* 2010;80(1-2):82-90.

49. Gaebler C, Kukla C, Breitenseher M, Trattnig S, Mittlboeck M, Vécsei V. Magnetic resonance imaging of occult scaphoid fractures. *J Trauma.* 1996;41(1):73-76.

50. Buijze GA, Jørgsholm P, Thomsen NO, Bjorkman A, Besjakov J, Ring D. Diagnostic performance of radiographs and computed tomography for displacement and instability of acute scaphoid waist fractures. *J Bone Joint Surg Am.* 2012;94(21):1967-1974.

51. Adey L, Souer JS, Lozano-Calderon S, Palmer W, Lee SG, Ring D. Computed tomography of suspected scaphoid fractures. *J Hand Surg Am.* 2007;32(1):61-66.

52. Cruickshank J, Meakin A, Breadmore R, et al. Early computerized tomography accurately determines the presence or absence of scaphoid and other fractures. *Emerg Med Australas.* 2007;19(3):223-228.

53. Metz VM, Gilula LA. Imaging techniques for distal radius fractures and related injuries. *Orthop Clin N Am.* 1993;24(2):217-228.

54. Jarvik JG, Yuen E, Kliot M. Diagnosis of carpal tunnel syndrome: Electrodiagnostic and MR imaging evaluation. *Neuroimag Clin N Am.* 2004;14(1):93-102, viii.

55. Zaidman CM, Seelig MJ, Baker JC, Mackinnon SE, Pestronk A. Detection of peripheral nerve pathology: Comparison of ultrasound and MRI. *Neurology.* 2013;80(18):1634-1640.

56. Yazdchi M, Tarzemani MK, Mikaeili H, Ayromlu H, Ebadi H. Sensitivity and specificity of median nerve ultrasonography in diagnosis of carpal tunnel syndrome. *Int J Gen Med.* 2012;5:99-103.

57. Bodor M, Fullerton B. Ultrasonography of the hand, wrist, and elbow. *Phys Med Rehabil Cli.* 2010;21(3):509-531.

58. Daniels JM, Zook EG, Lynch JM. Hand and wrist injuries: Part I. Nonemergent evaluation. *Am Fam Physician.* 2004;69(8):1941-1948.

59. Jiang SD, Jiang LS, Dai LY. Cervical spondylotic amyotrophy. *Eur Spine J.* 2011;20(3):351-357.

60. Leard JS, Breglio L, Fraga L, et al. Reliability and concurrent validity of the figure-of-eight method of measuring hand size in patients with hand pathology. *J Orthop Sport Phys.* 2004;34(6):335-340.

61. Moore MB. The use of a tuning fork and stethoscope to identify fractures. *J Athl Train.* 2009;44(3):272-274.

62. Cevik AA, Gunal I, Manisali M, et al. Evaluation of physical findings in acute wrist trauma in the emergency department. *Ulus Travma Acil Cerrahi Derg.* 2003;9(4):257-261.

63. Pershad J, Monroe K, King W, Bartle S, Hardin E, Zinkan L. Can clinical parameters predict fractures in acute pediatric wrist injuries? *Acad Emerg Med.* 2000;7(10):1152-1155.

64. Yung E, Asavasopon S, Godges JJ. Screening for head, neck, and shoulder pathology in patients with upper extremity signs and symptoms. *J Hand Ther.* 2010;23(2):173-185, quiz 186.

65. Shah KC, Rajshekhar V. Reliability of diagnosis of soft cervical disc prolapse using Spurling's test. *Brit J Neurosurg.* 2004;18(5):480-483.

66. Wainner RS, Fritz JM, Irrgang JJ, Boninger ML, Delitto A, Allison S. Reliability and diagnostic accuracy of the clinical examination and patient self-report measures for cervical radiculopathy. *Spine (Phila Pa 1976).* 2003;28(1):52-62.

67. Gumina S, Carbone S, Albino P, Gurzi M, Postacchini F. Arm Squeeze Test: A new clinical test to distinguish neck from shoulder pain. *Eur Spine J.* 2013;22(7):1558-1563.

68. Alqunaee M, Galvin R, Fahey T. Diagnostic accuracy of clinical tests for subacromial impingement syndrome: A systematic review and meta-analysis. *Arch Phys Med Rehab.* 2012;93(2):229-236.

69. Hegedus EJ, Goode AP, Cook CE, et al. Which physical examination tests provide clinicians with the most value when examining the shoulder? Update of a systematic review with meta-analysis of individual tests. *Brit J Sport Med.* 2012;46(14):964-978.

70. Docherty MA, Schwab RA, Ma OJ. Can elbow extension be used as a test of clinically significant injury? *South Med J.* 2002;95(5):539-541.

71. Darracq MA, Vinson DR, Panacek EA. Preservation of active range of motion after acute elbow trauma predicts absence of elbow fracture. *Am J Emerg Med.* 2008;26(7):779-782. doi: 710.1016/j.ajem.2007.1011.1005.

72. van de Pol RJ, van Trijffel E, Lucas C. Inter-rater reliability for measurement of passive physiological range of motion of upper extremity joints is better if instruments are used: A systematic review. *J Physiother.* 2010;56(1):7-17.

73. Carter TI, Pansy B, Wolff AL, et al. Accuracy and reliability of three different techniques for manual goniometry for wrist motion: A cadaveric study. *J Hand Surg Am.* 2009;34(8):1422-1428.

74. Ellis B, Bruton A. A study to compare the reliability of composite finger flexion with goniometry for measurement of range of motion in the hand. *Clin Rehabil.* 2002;16(5):562-570.

75. Groth GN, VanDeven KM, Phillips EC, Ehretsman RL. Goniometry of the proximal and distal interphalangeal joints, part II: Placement prefereces, interrater reliability, and concurrent validity. *J Hand Ther.* 2001;14(1):23-29.

76. LaStayo PC, Wheeler DL. Reliability of passive wrist flexion and extension goniometric measurements: A multicenter study. *Phys Ther.* 1994;74(2):162-174, discussion 174-166.

77. Horger MM. The reliability of goniometric measurements of active and passive wrist motions. *Am J Occup Ther.* 1990;44(4):342-348.

78. Brown A, Cramer LD, Eckhaus D, Schmidt J, Ware L, MacKenzie E. Validity and reliability of the Dexter hand evaluation and therapy system in hand-injured patients. *J Hand Ther.* 2000;13(1):37-45.

79. Adams BD, Grosland NM, Murphy DM, McCullough M. Impact of impaired wrist motion on hand and upper-extremity performance (1). *J Hand Surg Am.* 2003;28(6):898-903.

80. Staes FF, Banks KJ, De Smet L, Daniels KJ, Carels P. Reliability of accessory motion testing at the carpal joints. *Manual Ther.* 2009;14(3):292-298.

81. Wadsworth C, Nielsen DH, Corcoran DS, Phillips CE, Sannes TL. Interrater reliability of hand-held dynamometry: Effects of rater gender, body weight, and grip strength. *J Orthop Sport Phys.* 1992;16(2):74-81.

82. Wadsworth CT, Krishnan R, Sear M, Harrold J, Nielsen DH. Intrarater reliability of manual muscle testing and hand-held dynametric muscle testing. *Phys Ther.* 1987;67(9):1342-1347.

83. Cuthbert SC, Goodheart GJ. On the reliability and validity of manual muscle testing: A literature review. *Chiropr Osteopat.* 2007;15:4.

84. Bohannon RW, Andrews AW. Interrater reliability of hand-held dynamometry. *Phys Ther.* 1987;67(6):931-933.

85. van den Beld WA, van der Sanden GA, Sengers RC, Verbeek AL, Gabreëls FJ. Validity and reproducibility of hand-held dynamometry in children aged 4-11 years. *J Rehabil Med.* 2006;38(1):57-64.

86. Wainner RS, Fritz JM, Irrgang JJ, Delitto A, Allison S, Boninger ML. Development of a clinical prediction rule for the diagnosis of carpal tunnel syndrome. *Arch Phys Med Rehab.* 2005;86(4):609-618.

87. MacDermid JC, Wessel J. Clinical diagnosis of carpal tunnel syndrome: A systematic review. *J Hand Ther.* 2004;17(2):309-319.

88. Szabo RM, Slater RR Jr, Farver TB, Stanton DB, Sharman WK. The value of diagnostic testing in carpal tunnel syndrome. *J Hand Surg Am.* 1999;24(4):704-714.

89. Hansen PA, Micklesen P, Robinson LR. Clinical utility of the flick maneuver in diagnosing carpal tunnel syndrome. *Am J Phys Med Rehab.* 2004;83(5):363-367.

90. Koris M, Gelberman RH, Duncan K, Boublick M, Smith B. Carpal tunnel syndrome. Evaluation of a quantitative provocational diagnostic test. *Clin Orthop Relat R.* 1990; 251:157-161.

91. Bilkis S, Loveman DM, Eldridge JA, Ali SA, Kadir A, McConathy W. Modified Phalen's test as an aid in diagnosing carpal tunnel syndrome. *Arthrit Care Res.* 2012;64(2):287-289.

92. Ma H, Kim I. The diagnostic assessment of hand elevation test in carpal tunnel syndrome. *J Korean Neurosurg S.* 2012;52(5):472-475.

93. de Krom MC, Knipschild PG, Kester AD, Spaans F. Efficacy of provocative tests for diagnosis of carpal tunnel syndrome. *Lancet.* 1990;335(8686):393-395.

94. Practice parameter for carpal tunnel syndrome (summary statement). Report of the Quality Standards Subcommittee of the American Academy of Neurology. *Neurology.* 1993;43(11):2406-2409.

95. El Miedany Y, Ashour S, Youssef S, Mehanna A, Meky FA. Clinical diagnosis of carpal tunnel syndrome: Old tests-new concepts. *Joint Bone Spine.* 2008;75(4):451-457.

96. Mondelli M, Passero S, Giannini F. Provocative tests in different stages of carpal tunnel syndrome. *Clin Neurol Neurosurg.* 2001;103(3):178-183.

97. Meek MF, Dellon AL. Modification of Phalen's wrist-flexion test. *J Neurosci Methods.* 2008;170(1):156-157.

98. Ahn DS. Hand elevation: A new test for carpal tunnel syndrome. *Ann Plast Surg.* 2001;46(2):120-124.

99. Amirfeyz R, Clark D, Parsons B, et al. Clinical tests for carpal tunnel syndrome in contemporary practice. *Arch Orthop Trauma Surg.* 2011;131(4):471-474.

100. Amirfeyz R, Gozzard C, Leslie IJ. Hand elevation test for assessment of carpal tunnel syndrome. *J Hand Surg Br.* 2005;30(4):361-364.

101. Kaul MP, Pagel KJ, Dryden JD. Lack of predictive power of the "tethered" median stress test in suspected carpal tunnel syndrome. *Arch Phys Med Rehab.* 2000;81(3):348-350.

102. MacDermid JC, Doherty T. Clinical and electrodiagnostic testing of carpal tunnel syndrome: A narrative review. *J Orthop Sport Phys*. 2004;34(10):565-588.

103. Karl AI, Carney ML, Kaul MP. The lumbrical provocation test in subjects with median inclusive paresthesia. *Arch Phys Med Rehab*. 2001;82(7):935-937.

104. Kuhlman KA, Hennessey WJ. Sensitivity and specificity of carpal tunnel syndrome signs. *Am J Phys Med Rehab*. 1997;76(6):451-457.

105. Katz JN, Stirrat CR. A self-administered hand diagram for the diagnosis of carpal tunnel syndrome. *J Hand Surg Am*. 1990;15(2):360-363.

106. Calfee RP, Dale AM, Ryan D, Descatha A, Franzblau A, Evanoff B. Performance of simplified scoring systems for hand diagrams in carpal tunnel syndrome screening. *J Hand Surg Am*. 2012;37(1):10-17.

107. Makanji HS, Becker SJ, Mudgal CS, Jupiter JB, Ring D. Evaluation of the scratch collapse test for the diagnosis of carpal tunnel syndrome. *J Hand Surg Eur Vol*. 2014;39(2):181-186.

108. Tetro AM, Evanoff BA, Hollstien SB, Gelberman RH. A new provocative test for carpal tunnel syndrome. Assessment of wrist flexion and nerve compression. *J Bone Joint Surg Br*. 1998;80(3):493-498.

109. Boland RA, Kiernan MC. Assessing the accuracy of a combination of clinical tests for identifying carpal tunnel syndrome. *J Clin Neurosci*. 2009;16(7):929-933.

110. Thüngen T, Sadowski M, El Kazzi W, Schuind F. Value of Gilliatt's pneumatic tourniquet test for diagnosis of carpal tunnel syndrome. *Chir Main*. 2012;31(3):152-156.

111. Hems TE, Miller R, Massraf A, Green J. Assessment of a diagnostic questionnaire and protocol for management of carpal tunnel syndrome. *J Hand Surg Eur Vol*. 2009;34(5):665-670.

112. Heyman P, Gelberman RH, Duncan K, Hipp JA. Injuries of the ulnar collateral ligament of the thumb metacarpophalangeal joint. Biomechanical and prospective clinical studies on the usefulness of valgus stress testing. *Clin Orthop Relat R*. 1993;292:165-171.

113. Alexander RD, Catalano LW, Barron OA, Glickel SZ. The extensor pollicis brevis entrapment test in the treatment of de Quervain's disease. *J Hand Surg Am*. 2002;27(5):813-816.

114. Ruland RT, Hogan CJ. The ECU synergy test: An aid to diagnose ECU tendonitis. *J Hand Surg Am*. 2008;33(10):1777-1782.

115. Esberger DA. What value the scaphoid compression test? *J Hand Surg Br*. 1994;19(6):748-749.

116. Parvizi J, Wayman J, Kelly P, Moran CG. Combining the clinical signs improves diagnosis of scaphoid fractures. A prospective study with follow-up. *J Hand Surg Br*. 1998;23(3):324-327.

117. Freeland P. Scaphoid tubercle tenderness: A better indicator of scaphoid fractures? *Arch Emerg Med*. 1989;6(1):46-50.

118. Powell JM, Lloyd GJ, Rintoul RF. New clinical test for fracture of the scaphoid. *Can J Surg*. 1988;31(4):237-238.

119. Unay K, Gokcen B, Ozkan K, Poyanli O, Eceviz E. Examination tests predictive of bone injury in patients with clinically suspected occult scaphoid fracture. *Injury*. 2009;40(12):1265-1268.

120. van Andel CJ, Roescher WB, Tromp MF, Ritt MJ, Strackee SD, Veeger DH. Quantification of wrist joint laxity. *J Hand Surg Am*. 2008;33(5):667-674.

121. LaStayo P, Howell J. Clinical provocative tests used in evaluating wrist pain: A descriptive study. *J Hand Ther*. 1995;8(1):10-17.

122. Truong NP, Mann FA, Gilula LA, Kang SW. Wrist instability series: Increased yield with clinical-radiologic screening criteria. *Radiology*. 1994;192(2):481-484.

123. Kim JP, Park MJ. Assessment of distal radioulnar joint instability after distal radius fracture: Comparison of computed tomography and clinical examination results. *J Hand Surg Am*. 2008;33(9):1486-1492.

124. Moriya T, Aoki M, Iba K, Ozasa Y, Wada T, Yamashita T. Effect of triangular ligament tears on distal radioulnar joint instability and evaluation of three clinical tests: A biomechanical study. *J Hand Surg Eur Vol*. 2009;34(2):219-223.

125. Lester B, Halbrecht J, Levy IM, Gaudinez R. "Press test" for office diagnosis of triangular fibrocartilage complex tears of the wrist. *Ann Plast Surg*. 1995;35(1):41-45.

126. Nitschke JE, McMeeken JM, Burry HC, Matyas TA. When is a change a genuine change? A clinically meaningful interpretation of grip strength measurements in healthy and disabled women. *J Hand Ther*. 1999;12(1):25-30.

127. Mathiowetz V, Weber K, Volland G, Kashman N. Reliability and validity of grip and pinch strength evaluations. *J Hand Surg Am*. 1984;9(2):222-226.

128. Gerodimos V. Reliability of handgrip strength test in basketball players. *J Hum Kinet*. 2012;31:25-36.

129. Bohannon RW. Hand-grip dynamometry provides a valid indication of upper extremity strength impairment in home care patients. *J Hand Ther*. 1998;11(4):258-260.

130. Bohannon RW. Adequacy of simple measures for characterizing impairment in upper limb strength following stroke. *Percept Mot Skills*. 2004;99(3)(Pt 1):813-817.

131. Metter EJ, Talbot LA, Schrager M, Conwit R. Skeletal muscle strength as a predictor of all-cause mortality in healthy men. *J Gerontol A-Biol*. 2002;57(10):B359-B365.

132. Norman K, Stobäus N, Gonzalez MC, Schulzke JD, Pirlich M. Hand grip strength: Outcome predictor and marker of nutritional status. *Clin Nutr*. 2011;30(2):135-142.

133. Schmidt RT, Toews JV. Grip strength as measured by the Jamar dynamometer. *Arch Phys Med Rehab*. 1970;51(6):321-327.

134. Hamilton A, Balnave R, Adams R. Grip strength testing reliability. *J Hand Ther*. 1994;7(3):163-170.

135. Coldham F, Lewis J, Lee H. The reliability of one vs. three grip trials in symptomatic and asymptomatic subjects. *J Hand Ther.* 2006;19(3):318-326, quiz 327.

136. Peolsson A, Hedlund R, Oberg B. Intra- and inter-tester reliability and reference values for hand strength. *J Rehabil Med.* 2001;33(1):36-41.

137. Bellace JV, Healy D, Besser MP, Byron T, Hohman L. Validity of the Dexter Evaluation System's Jamar dynamometer attachment for assessment of hand grip strength in a normal population. *J Hand Ther.* 2000;13(1):46-51.

138. Kennedy D, Jerosch-Herold C, Hickson M. The reliability of one vs. three trials of pain-free grip strength in subjects with rheumatoid arthritis. *J Hand Ther.* 2010;23(4):384-390, quiz 391.

139. España-Romero V, Artero EG, Santaliestra-Pasias AM, Gutierrez A, Castillo MJ, Ruiz JR. Hand span influences optimal grip span in boys and girls aged 6 to 12 years. *J Hand Surg Am.* 2008;33(3):378-384.

140. Clerke AM, Clerke JP, Adams RD. Effects of hand shape on maximal isometric grip strength and its reliability in teenagers. *J Hand Ther.* 2005;18(1):19-29.

141. España-Romero V, Ortega FB, Vicente-Rodríguez G, Artero EG, Rey JP, Ruiz JR. Elbow position affects handgrip strength in adolescents: Validity and reliability of Jamar, DynEx, and TKK dynamometers. *J Strength Cond Res.* 2010;24(1):272-277.

142. Bohannon R, Peolsson A, Massy-Westropp N, Desrosiers J, Bear-Lehman J. Reference values for adult grip strength measured with a Jamar dynamometer: A descriptive meta-analysis. *Physiotherapy.* 2006;92:11-15.

143. Günther CM, Bürger A, Rickert M, Crispin A, Schulz CU. Grip strength in healthy caucasian adults: Reference values. *J Hand Surg Am.* 2008;33(4):558-565.

144. Hanten WP, Chen WY, Austin AA, et al. Maximum grip strength in normal subjects from 20 to 64 years of age. *J Hand Ther.* 1999;12(3):193-200.

145. Beckman C, Cork S, Gibson G, Parsons J. Assessment of hand function: The relationship between pegboard dexterity and applied dexterity. 1992;59(4):208-213.

146. Yancosek KE, Howell D. A narrative review of dexterity assessments. *J Hand Ther.* 2009;22(3):258-269, quiz 270.

147. Aaron DH, Jansen CW. Development of the Functional Dexterity Test (FDT): Construction, validity, reliability, and normative data. *J Hand Ther.* 2003;16(1):12-21.

148. Tiffin J, Asher EJ. The Purdue pegboard; norms and studies of reliability and validity. *J Appl Psychol.* 1948;32(3):234-247.

149. Gallus J, Mathiowetz V. Test-retest reliability of the Purdue Pegboard for persons with multiple sclerosis. *Am J Occup Ther.* 2003;57(1):108-111.

150. Buddenberg LA, Davis C. Test-retest reliability of the Purdue Pegboard test. *Am J Occup Ther.* 2000;54(5):555-558.

151. Kellor M, Frost J, Silberberg N, Iversen I, Cummings R. Hand strength and dexterity. *Am J Occup Ther.* 1971;25(2):77-83.

152. Svensson E, Häger-Ross C. Hand function in Charcot Marie Tooth: Test-retest reliability of some measurements. *Clin Rehabil.* 2006;20(10):896-908.

153. Oxford Grice K, Vogel KA, Le V, Mitchell A, Muniz S, Vollmer MA. Adult norms for a commercially available Nine Hole Peg Test for finger dexterity. *Am J Occup Ther.* 2003;57(5):570-573.

154. Mathiowetz V, Weber K, Kashman N, Volland G. Adult norms for Nine Hole Peg Test of finger dexterity. *Occup Ther J Res.* 1985;5(1):24-38.

155. Jebsen RH, Taylor N, Trieschmann RB, Trotter MJ, Howard LA. An objective and standardized test of hand function. *Arch Phys Med Rehab.* 1969;50(6):311-319.

156. Mathiowetz V, Volland G, Kashman N, Weber K. Adult norms for the Box and Block Test of manual dexterity. *Am J Occup Ther.* 1985;39(6):386-391.

157. Platz T, Pinkowski C, van Wijck F, Kim IH, di Bella P, Johnson G. Reliability and validity of arm function assessment with standardized guidelines for the Fugl-Meyer Test, Action Research Arm Test and Box and Block Test: A multicentre study. *Clin Rehabil.* 2005;19(4):404-411.

158. Desrosiers J, Bravo G, Hébert R, Dutil E, Mercier L. Validation of the Box and Block Test as a measure of dexterity of elderly people: Reliability, validity, and norms studies. *Arch Phys Med Rehab.* 1994;75(7):751-755.

159. Bickel KD. Carpal tunnel syndrome. *J Hand Surg Am.* 2010;35(1):147-152.

160. Gupta SK, Benstead TJ. Symptoms experienced by patients with carpal tunnel syndrome. *Can J Neurol Sci.* 1997;24(4):338-342.

161. Uemura T, Hidaka N, Nakamura H. Clinical outcome of carpal tunnel release with and without opposition transfer. *J Hand Surg Eur Vol.* 2010;35(8):632-636.

162. Burke DT, Burke MA, Bell R, Stewart GW, Mehdi RS, Kim HJ. Subjective swelling: A new sign for carpal tunnel syndrome. *Am J Phys Med Rehab.* 1999;78(6):504-508.

163. Spahn G, Wollny J, Hartmann B, Schiele R, Hofmann GO. [Metaanalysis for the evaluation of risk factors for carpal tunnel syndrome (CTS) Part I. General factors]. *Z Orthop Unfall.* 2012;150(5):503-515.

164. Spahn G, Wollny J, Hartmann B, Schiele R, Hofmann GO. [Metaanalysis for the evaluation of risk factors for carpal tunnel syndrome (CTS) Part II. Occupational risk factors]. *Z Orthop Unfall.* 2012;150(5):516-524.

165. Atroshi I, Gummesson C, Johnsson R, Ornstein E. Diagnostic properties of nerve conduction tests in population-based carpal tunnel syndrome. *BMC Musculoskel Dis.* 2003;4:9.

166. Bessette L, Keller RB, Lew RA, et al. Prognostic value of a hand symptom diagram in surgery for carpal tunnel syndrome. *J Rheumatol.* 1997;24(4):726-734.

167. Roll SC, Case-Smith J, Evans KD. Diagnostic accuracy of ultrasonography vs. electromyography in carpal tunnel syndrome: A systematic review of literature. *Ultrasound Med Biol.* 2011;37(10):1539-1553.

168. Gerr F, Letz R, Harris-Abbott D, Hopkins LC. Sensitivity and specificity of vibrometry for detection of carpal tunnel syndrome. *J Occup Environ Med.* 1995;37(9):1108-1115.

169. Cherniack MG, Moalli D, Viscolli C. A comparison of traditional electrodiagnostic studies, electroneurometry, and vibrometry in the diagnosis of carpal tunnel syndrome. *J Hand Surg Am.* 1996;21(1):122-131.

170. Graham B, Regehr G, Naglie G, Wright JG. Development and validation of diagnostic criteria for carpal tunnel syndrome. *J Hand Surg Am.* 2006;31(6):919-924.

171. Vanti C, Bonfiglioli R, Calabrese M, et al. Upper Limb Neurodynamic Test 1 and symptoms reproduction in carpal tunnel syndrome. A validity study. *Manual Ther.* 2011;16(3):258-263.

172. Dale AM, Descatha A, Coomes J, Franzblau A, Evanoff B. Physical examination has a low yield in screening for carpal tunnel syndrome. *Am J Ind Med.* 2011;54(1):1-9.

173. Descatha A, Dale AM, Franzblau A, Coomes J, Evanoff B. Diagnostic strategies using physical examination are minimally useful in defining carpal tunnel syndrome in population-based research studies. *Occup Environ Med.* 2010;67(2):133-135.

174. Sachar K. Ulnar-sided wrist pain: Evaluation and treatment of triangular fibrocartilage complex tears, ulnocarpal impaction syndrome, and lunotriquetral ligament tears. *J Hand Surg Am.* 2012;37(7):1489-1500.

175. Palmer AK. Triangular fibrocartilage complex lesions: A classification. *J Hand Surg Am.* 1989;14(4):594-606.

176. Henry MH. Management of acute triangular fibrocartilage complex injury of the wrist. *J Am Acad Orthop Surg.* 2008;16(6):320-329.

177. Zlatkin MB, Rosner J. MR imaging of ligaments and triangular fibrocartilage complex of the wrist. *Radiol Clin N Am.* 2006;44(4):595-623, ix.

178. Palmer AK. The distal radioulnar joint. Anatomy, biomechanics, and triangular fibrocartilage complex abnormalities. *Hand Clin.* 1987;3(1):31-40.

179. Woolf AD, Pfleger B. Burden of major musculoskeletal conditions. *B World Health Organ.* 2003;81(9):646-656.

180. Tay SC, Tomita K, Berger, RA. The "unlar fovea sign" for defining ulnar wrist pain: an analysis of sensitivity and specificity. *J Hand Surg Am.* 2007;32:438-44.

181. Melone CP, Nathan R. Traumatic disruption of the triangular fibrocartilage complex. Pathoanatomy. *Clin Orthop Relat R.* 1992;275:65-73.

182. Wolf JM, Sturdivant RX, Owens BD. Incidence of de Quervain's tenosynovitis in a young, active population. *J Hand Surg Am.* 2009;34(1):112-115.

183. Moore JS. De Quervain's tenosynovitis. Stenosing tenosynovitis of the first dorsal compartment. *J Occup Environ Med.* 1997;39(10):990-1002.

184. Walker MJ. Manual physical therapy examination and intervention of a patient with radial wrist pain: A case report. *J Orthop Sport Phys.* 2004;34(12):761-769.

185. Avci S, Yilmaz C, Sayli U. Comparison of nonsurgical treatment measures for de Quervain's disease of pregnancy and lactation. *J Hand Surg Am.* 2002;27(2):322-324.

186. Schned ES. De Quervain tenosynovitis in pregnant and postpartum women. *Obstet Gynecol.* 1986;68(3):411-414.

187. Schumacher HR, Dorwart BB, Korzeniowski OM. Occurrence of de Quervain's tendinitis during pregnancy. *Arch Intern Med.* 1985;145(11):2083-2084.

188. Read HS, Hooper G, Davie R. Histological appearances in post-partum de Quervain's disease. *J Hand Surg Br.* 2000;25(1):70-72.

189. Marini M, Boni S, Pingi A, De Dominicis C, Cartolari R. De Quervain's disease: Diagnostic imaging. *Chir Organi Mov.* 1994;79(2):219-223.

190. Nagaoka M, Matsuzaki H, Suzuki T. Ultrasonographic examination of de Quervain's disease. *J Orthop Sci.* 2000;5(2):96-99.

191. Glajchen N, Schweitzer M. MRI features in de Quervain's tenosynovitis of the wrist. *Skeletal Radiol.* 1996;25(1):63-65.

192. Wilson JJ, Best TM. Common overuse tendon problems: A review and recommendations for treatment. *Am Fam Physician.* 2005;72(5):811-818.

193. Anderson M, Tichenor CJ. A patient with de Quervain's tenosynovitis: A case report using an Australian approach to manual therapy. *Phys Ther.* 1994;74(4):314-326.

194. Felson DT, Lawrence RC, Dieppe PA, et al. Osteoarthritis: New insights. Part 1: The disease and its risk factors. *Ann Intern Med.* 2000;133(8):635-646.

195. Peyron JG. Epidemiologic and etiologic approach of osteoarthritis. *Semin Arthritis Rheu.* 1979;8(4):288-306.

196. Zhang W, Doherty M, Leeb BF, et al. EULAR evidence-based recommendations for the diagnosis of hand osteoarthritis: Report of a task force of ESCISIT. *Ann Rheum Dis.* 2009;68(1):8-17.

197. Watson HK, Ryu J. Evolution of arthritis of the wrist. *Clin Orthop Relat R.* 1986;202:57-67.

198. Oliveria SA, Felson DT, Reed JI, Cirillo PA, Walker AM. Incidence of symptomatic hand, hip, and knee osteoarthritis among patients in a health maintenance organization. *Arthritis Rheum.* 1995;38(8):1134-1141.

199. Zhang Y, Jordan JM. Epidemiology of osteoarthritis. *Clin Geriatr Med.* 2010;26(3):355-369.

200. Ziebland S, Fitzpatrick R, Jenkinson C, Mowat A. Comparison of two approaches to measuring change in health status in rheumatoid arthritis: The Health Assessment Questionnaire (HAQ) and modified HAQ. *Ann Rheum Dis.* 1992;51(11):1202-1205.

201. Backman C, Mackie H. Arthritis hand function test: Inter-rater reliability among self-trained raters. *Arthrit Care Res.* 1995;8(1):10-15.

202. Meenan RF, Mason JH, Anderson JJ, Guccione AA, Kazis LE. AIMS2. The content and properties of a revised and expanded Arthritis Impact Measurement Scales Health Status Questionnaire. *Arthritis Rheum.* 1992;35(1):1-10.

203. Leeb BF, Sautner J, Andel I, Rintelen B. SACRAH: A score for assessment and quantification of chronic rheumatic affections of the hands. *Rheumatology.* 2003;42(10):1173-1178.

204. Sautner J, Andel I, Rintelen B, Leeb BF. Development of the M-SACRAH, a modified, shortened version of SACRAH (Score for the Assessment and quantification of Chronic Rheumatoid Affections of the Hands). *Rheumatology.* 2004;43(11):1409-1413.

205. Dreiser RL, Maheu E, Guillou GB, Caspard H, Grouin JM. Validation of an algofunctional index for osteoarthritis of the hand. *Rev Rhum Engl Ed.* 1995;62(6)(suppl 1):43S-53S.

206. Dreiser RL, Maheu E, Guillou GB. Sensitivity to change of the functional index for hand osteoarthritis. *Osteoarthr Cartilage.* 2000;8(suppl A):S25-S28.

207. Duruöz MT, Poiraudeau S, Fermanian J, et al. Development and validation of a rheumatoid hand functional disability scale that assesses functional handicap. *J Rheumatol.* 1996;23(7):1167-1172.

208. Poiraudeau S, Chevalier X, Conrozier T, et al. Reliability, validity, and sensitivity to change of the Cochin hand functional disability scale in hand osteoarthritis. *Osteoarthr Cartilage.* 2001;9(6):570-577.

209. Bellamy N, Campbell J, Haraoui B, et al. Clinimetric properties of the AUSCAN Osteoarthritis Hand Index: An evaluation of reliability, validity and responsiveness. *Osteoarthr Cartilage.* 2002;10(11):863-869.

210. Dziedzic KS, Thomas E, Hay EM. A systematic search and critical review of measures of disability for use in a population survey of hand osteoarthritis (OA). *Osteoarthr Cartilage.* 2005;13(1):1-12.

211. Maheu E, Cadet C, Gueneugues S, Ravaud P, Dougados M. Reproducibility and sensitivity to change of four scoring methods for the radiological assessment of osteoarthritis of the hand. *Ann Rheum Dis.* 2007;66(4):464-469.

212. Bijsterbosch J, Haugen IK, Malines C, et al. Reliability, sensitivity to change and feasibility of three radiographic scoring methods for hand osteoarthritis. *Ann Rheum Dis.* 2011;70(8):1465-1467.

213. Kellgren JH, Lawrence JS. Radiological assessment of osteo-arthrosis. *Ann Rheum Dis.* 1957;16(4):494-502.

214. Kloppenburg M, Kwok WY. Hand osteoarthritis—a heterogeneous disorder. *Nat Rev Rheumatol.* 2012;8(1):22-31.

215. Myers HL, Thomas E, Hay EM, Dziedzic KS. Hand assessment in older adults with musculoskeletal hand problems: A reliability study. *BMC Musculoskel Dis.* 2011;12:3.

216. Alexander CJ. Heberden's and Bouchard's nodes. *Ann Rheum Dis.* 1999;58(11):675-678.

217. Jackson DS, Kellgren JH. Hyaluronic acid in Heberden's nodes. *Ann Rheum Dis.* 1957;16(2):238-240.

218. Altman R, Alarcón G, Appelrouth D, et al. The American College of Rheumatology criteria for the classification and reporting of osteoarthritis of the hand. *Arthritis Rheum.* 1990;33(11):1601-1610.

219. Alamanos Y, Drosos AA. Epidemiology of adult rheumatoid arthritis. *Autoimmun Rev.* 2005;4(3):130-136.

220. Costenbader KH, Kountz DS. Treatment and management of early RA: A primary care primer. *J Fam Pract.* 2007;56(7)(suppl):S1-S7, quiz S8.

221. Birch JT, Bhattacharya S. Emerging trends in diagnosis and treatment of rheumatoid arthritis. *Prim Care.* 2010;37(4):779-792, vii.

222. Rindfleisch JA, Muller D. Diagnosis and management of rheumatoid arthritis. *Am Fam Physician.* 2005;72(6):1037-1047.

223. Rheumatoid Arthritis. Available at: http://www.cdc.gov/arthritis/basics/rheumatoid.htm. Accessed November 2, 2014.

224. Anderson J, Caplan L, Yazdany J, et al. Rheumatoid arthritis disease activity measures: American College of Rheumatology recommendations for use in clinical practice. *Arthrit Care Res.* 2012;64(5):640-647.

225. Østergaard M, Pedersen SJ, Døhn UM. Imaging in rheumatoid arthritis—status and recent advances for magnetic resonance imaging, ultrasonography, computed tomography and conventional radiography. *Best Pract Res Clin Rheumatol.* 2008;22(6):1019-1044.

226. Suter LG, Fraenkel L, Braithwaite RS. Role of magnetic resonance imaging in the diagnosis and prognosis of rheumatoid arthritis. *Arthrit Care Res.* 2011;63(5):675-688.

227. Aletaha D, Neogi T, Silman AJ, et al. 2010 rheumatoid arthritis classification criteria: An American College of Rheumatology/European League Against Rheumatism collaborative initiative. *Ann Rheum Dis.* 2010;69(9):1580-1588.

228. Chung KC, Spilson SV. The frequency and epidemiology of hand and forearm fractures in the United States. *J Hand Surg Am.* 2001;26(5):908-915.

229. O'Neill TW, Cooper C, Finn JD, et al. Incidence of distal forearm fracture in British men and women. *Osteoporos Int.* 2001;12(7):555-558.

230. Jessee EF, Owen DS Jr, Sagar KB. The benign hypermobile joint syndrome. *Arthritis Rheum.* 1980;23(9):1053-1056.

231. MacDermid JC, Roth JH, Richards RS. Pain and disability reported in the year following a distal radius fracture: A cohort study. *BMC Musculoskel Dis.* 2003;4:24.

232. Spence LD, Savenor A, Nwachuku I, Tilsley J, Eustace S. MRI of fractures of the distal radius: Comparison with conventional radiographs. *Skeletal Radiol.* 1998;27(5):244-249.

233. Pruitt DL, Gilula LA, Manske PR, Vannier MW. Computed tomography scanning with image reconstruction in evaluation of distal radius fractures. *J Hand Surg Am.* 1994;19(5):720-727.

234. van Onselen EB, Karim RB, Hage JJ, Ritt MJ. Prevalence and distribution of hand fractures. *J Hand Surg Br.* 2003;28(5):491-495.

235. Leslie IJ, Dickson RA. The fractured carpal scaphoid. Natural history and factors influencing outcome. *J Bone Joint Surg Br.* 1981;63-B(2):225-230.

236. van der Molen AB, Groothoff JW, Visser GJ, Robinson PH, Eisma WH. Time off work due to scaphoid fractures and other carpal injuries in the Netherlands in the period 1990 to 1993. *J Hand Surg Br.* 1999;24(2):193-198.

237. Duckworth AD, Jenkins PJ, Aitken SA, Clement ND, Court-Brown CM, McQueen MM. Scaphoid fracture epidemiology. *J Trauma Acute Care Surg.* 2012;72(2):E41-E45.

238. Brooks S, Wluka AE, Stuckey S, Cicuttini F. The management of scaphoid fractures. *J Sci Med Sport.* 2005;8(2):181-189.

239. Van Tassel DC, Owens BD, Wolf JM. Incidence estimates and demographics of scaphoid fracture in the U.S. population. *J Hand Surg Am.* 2010;35(8):1242-1245.

240. Bethel J. Scaphoid fracture: Diagnosis and management. *Emerg Nurse.* 2009;17(4):24-29, quiz 31.

241. Tiel-van Buul MM, van Beek EJ, Borm JJ, Gubler FM, Broekhuizen AH, van Royen EA. The value of radiographs and bone scintigraphy in suspected scaphoid fracture. A statistical analysis. *J Hand Surg Br.* 1993;18(3):403-406.

242. Jørgsholm P, Thomsen NO, Besjakov J, Abrahamsson SO, Björkman A. The benefit of magnetic resonance imaging for patients with posttraumatic radial wrist tenderness. *J Hand Surg Am.* 2013;38(1):29-33.

243. Tiel-van Buul MM, van Beek EJ, Broekhuizen AH, Nooitgedacht EA, Davids PH, Bakker AJ. Diagnosing scaphoid fractures: Radiographs cannot be used as a gold standard! *Injury.* 1992;23(2):77-79.

244. Waizenegger M, Barton NJ, Davis TR, Wastie ML. Clinical signs in scaphoid fractures. *J Hand Surg Br.* 1994;19(6):743-747.

245. Herzberg G, Comtet JJ, Linscheid RL, Amadio PC, Cooney WP, Stalder J. Perilunate dislocations and fracture-dislocations: A multicenter study. *J Hand Surg Am.* 1993;18(5):768-779.

246. Murray PM. Dislocation of the wrist: Carpal instability complex. *J Hand Surg Am.* 2003;3(2):88-99.

247. Bonzar M, Firrell JC, Hainer M, Mah ET, McCabe SJ. Kienböck disease and negative ulnar variance. *J Bone Joint Surg Am.* 1998;80(8):1154-1157.

248. Schuind F, Eslami S, Ledoux P. Kienbock's disease. *J Bone Joint Surg Br.* 2008;90(2):133-139.

249. Allan CH, Joshi A, Lichtman DM. Kienbock's disease: Diagnosis and treatment. *J Am Acad Orthop Surg.* 2001;9(2):128-136.

250. Beredjiklian PK. Kienböck's disease. *J Hand Surg Am.* 2009;34(1):167-175.

251. Garcia-Elias M, Vidal A. Keinbock's disease. *Current Orthopedics.* 1997;11:28-35.

252. Keith PP, Nuttall D, Trail I. Long-term outcome of nonsurgically managed Kienböck's disease. *J Hand Surg Am.* 2004;29(1):63-67.

253. Schmitt R, Heinze A, Fellner F, Obletter N, Strühn R, Bautz W. Imaging and staging of avascular osteonecroses at the wrist and hand. *Eur J Radiol.* 1997;25(2):92-103.

254. Gerber C, Senn E, Matter P. Skier's thumb. Surgical treatment of recent injuries to the ulnar collateral ligament of the thumb's metacarpophalangeal joint. *Am J Sports Med.* 1981;9(3):171-177.

255. Campbell CS. Gamekeeper's thumb. *J Bone Joint Surg Br.* 1955;37-B(1):148-149.

256. Louis DS, Huebner JJ, Hankin FM. Rupture and displacement of the ulnar collateral ligament of the metacarpophalangeal joint of the thumb. Preoperative diagnosis. *J Bone Joint Surg Am.* 1986;68(9):1320-1326.

257. Tsiouri C, Hayton MJ, Baratz M. Injury to the ulnar collateral ligament of the thumb. *Hand (NY).* 2009;4(1):12-18.

258. Newland CC. Gamekeeper's thumb. *Orthop Clin N Am.* 1992;23(1):41-48.

259. Patel S, Potty A, Taylor EJ, Sorene ED. Collateral ligament injuries of the metacarpophalangeal joint of the thumb: A treatment algorithm. *Strategies Trauma Limb Reconstr.* 2010;5(1):1-10.

260. Ritting AW, Baldwin PC, Rodner CM. Ulnar collateral ligament injury of the thumb metacarpophalangeal joint. *Clin J Sport Med.* 2010;20(2):106-112.

261. Peterson JJ, Bancroft LW. Injuries of the fingers and thumb in the athlete. *Clin Sports Med.* 2006;25(3):527-542, vii-viii.

262. Shinohara T, Horii E, Majima M, et al. Sonographic diagnosis of acute injuries of the ulnar collateral ligament of the metacarpophalangeal joint of the thumb. *J Clin Ultrasound.* 2007;35(2):73-77.

263. Malik AK, Morris T, Chou D, Sorene E, Taylor E. Clinical testing of ulnar collateral ligament injuries of the thumb. *J Hand Surg Eur Vol.* 2009;34(3):363-366.

264. Anderson D. Skier's thumb. *Aust Fam Physician.* 2010;39(8):575-577.

265. Jeanmonod RK, Jeanmonod D, Damewood S, Perry C, Powers M, Lazansky V. Punch injuries: Insights into intentional closed fist injuries. *West J Emerg Med.* 2011;12(1):6-10.

266. Gudmundsen TE, Borgen L. Fractures of the fifth metacarpal. *Acta Radiol.* 2009;50(3):296-300.

267. Kjaer-Petersen K, Jurik AG, Petersen LK. Intra-articular fractures at the base of the fifth metacarpal. A clinical and radiographical study of 64 cases. *J Hand Surg Br.* 1992;17(2):144-147.

268. Altizer L. Boxer's fracture. *Orthop Nurs.* 2006;25(4):271-273, quiz 274-275.

269. Aksay E, Yesilaras M, Kilic TY, Tur FC, Sever M, Kaya A. Sensitivity and specificity of bedside ultrasonography in the diagnosis of fractures of the fifth metacarpal [published online ahead of print October 23 2013]. *Emerg Med J.* 2013.

270. Harrison BP, Hilliard MW. Emergency department evaluation and treatment of hand injuries. *Emerg Med Clin North Am.* 1999;17(4):793-822, v.

271. Bragg S. The boxers' fracture. *J Emerg Nurs.* 2005;31(5):473.

272. Souter WA. The problem of boutonniere deformity. *Clin Orthop Relat R.* 1974(104):116-133.

273. Dreyfus JN, Schnitzer TJ. Pathogenesis and differential diagnosis of the swan-neck deformity. *Semin Arthritis Rheu.* 1983;13(2):200-211.

274. Bendre AA, Hartigan BJ, Kalainov DM. Mallet finger. *J Am Acad Orthop Surg.* 2005;13(5):336-344.

275. Foucher G, Binhamer P, Cange S, Lenoble E. Long-term results of splintage for mallet finger. *Int Orthop.* 1996;20(3):129-131.

276. Okafor B, Mbubaegbu C, Munshi I, Williams DJ. Mallet deformity of the finger. Five-year follow-up of conservative treatment. *J Bone Joint Surg Br.* 1997;79(4):544-547.

277. Grundberg AB, Reagan DS. Central slip tenotomy for chronic mallet finger deformity. *J Hand Surg Am.* 1987;12(4):545-547.

278. Akhtar S, Bradley MJ, Quinton DN, Burke FD. Management and referral for trigger finger/thumb. *BMJ.* 2005;331(7507):30-33.

279. Ametewee K. Trigger thumb in adults after hyperextension injury. *Hand.* 1983;15(1):103-105.

280. Best TJ. Post-traumatic stenosing flexor tenosynovitis. *Can J Plast Surg.* 2003;11(3):143-144.

281. Bonnici AV, Spencer JD. A survey of 'trigger finger' in adults. *J Hand Surg Br.* 1988;13(2):202-203.

282. Gorsche R, Wiley JP, Renger R, Brant R, Gemer TY, Sasyniuk TM. Prevalence and incidence of stenosing flexor tenosynovitis (trigger finger) in a meat-packing plant. *J Occup Environ Med.* 1998;40(6):556-560.

283. Trezies AJ, Lyons AR, Fielding K, Davis TR. Is occupation an aetiological factor in the development of trigger finger? *J Hand Surg Br.* 1998;23(4):539-540.

284. Anderson B, Kaye S. Treatment of flexor tenosynovitis of the hand ('trigger finger') with corticosteroids. A prospective study of the response to local injection. *Arch Intern Med.* 1991;151(1):153-156.

285. Weilby A. Trigger finger. Incidence in children and adults and the possibility of a predisposition in certain age groups. *Acta Orthop Scand.* 1970;41(4):419-427.

286. Strom L. Trigger finger in diabetes. *J Med Soc N J.* 1977;74(11):951-954.

287. Stahl S, Kanter Y, Karnielli E. Outcome of trigger finger treatment in diabetes. *J Diabetes Complicat.* 1997;11(5):287-290.

288. Uotani K, Kawata A, Nagao M, Mizutani T, Hayashi H. Trigger finger as an initial manifestation of familial amyloid polyneuropathy in a patient with Ile107Val TTR. *Intern Med.* 2007;46(8):501-504.

289. Makkouk AH, Oetgen ME, Swigart CR, Dodds SD. Trigger finger: Etiology, evaluation, and treatment. *Curr Rev Musculoskelet Med.* 2008;1(2):92-96.

290. Chammas M, Bousquet P, Renard E, Poirier JL, Jaffiol C, Allieu Y. Dupuytren's disease, carpal tunnel syndrome, trigger finger, and diabetes mellitus. *J Hand Surg Am.* 1995;20(1):109-114.

291. Griggs SM, Weiss AP, Lane LB, Schwenker C, Akelman E, Sachar K. Treatment of trigger finger in patients with diabetes mellitus. *J Hand Surg Am.* 1995;20(5):787-789.

292. Moore JS. Flexor tendon entrapment of the digits (trigger finger and trigger thumb). *J Occup Environ Med.* 2000;42(5):526-545.

293. Gottlieb NL. Digital flexor tenosynovitis: Diagnosis and clinical significance. *J Rheumatol.* 1991;18(7):954-955.

294. Ryzewicz M, Wolf JM. Trigger digits: Principles, management, and complications. *J Hand Surg Am.* 2006;31(1):135-146.

295. Rodgers JA, McCarthy JA, Tiedeman JJ. Functional distal interphalangeal joint splinting for trigger finger in laborers: A review and cadaver investigation. *Orthopedics.* 1998;21(3):305-309, discussion 309-310.

296. Patel MR, Bassini L. Trigger fingers and thumb: When to splint, inject, or operate. *J Hand Surg Am.* 1992;17(1):110-113.

297. Freiberg A, Mulholland RS, Levine R. Nonoperative treatment of trigger fingers and thumbs. *J Hand Surg Am.* 1989;14(3):553-558.

298. Newport ML, Lane LB, Stuchin SA. Treatment of trigger finger by steroid injection. *J Hand Surg Am.* 1990;15(5):748-750.

299. Thorpe AP. Results of surgery for trigger finger. *J Hand Surg Br.* 1988;13(2):199-201.

300. Hove LM. Fractures of the hand. Distribution and relative incidence. *Scand J Plast Recons.* 1993;27(4):317-319.

301. Ellis H. Edward Hallarran Bennett: Bennett's fracture of the base of the thumb. *J Perioper Pract.* 2013;23(3):59-60.

302. Cannon SR, Dowd GS, Williams DH, Scott JM. A long-term study following Bennett's fracture. *J Hand Surg Br.* 1986;11(3):426-431.

303. Brownlie C, Anderson D. Bennett fracture dislocation—review and management. *Aust Fam Physician.* 2011;40(6):394-396.

304. Kjaer-Petersen K, Langhoff O, Andersen K. Bennett's fracture. *J Hand Surg Br.* 1990;15(1):58-61.

305. Livesley PJ. The conservative management of Bennett's fracture-dislocation: A 26-year follow-up. *J Hand Surg Br.* 1990;15(3):291-294.

306. Leclère FM, Jenzer A, Hüsler R, et al. 7-year follow-up after open reduction and internal screw fixation in Bennett fractures. *Arch Orthop Trauma Surg.* 2012;132(7):1045-1051.

307. Foster RJ, Hastings H. Treatment of Bennett, Rolando, and vertical intraarticular trapezial fractures. *Clin Orthop Relat R.* 1987;214:121-129.

308. Thurston AJ, Dempsey SM. Bennett's fracture: A medium to long-term review. *Aust N Z J Surg.* 1993;63(2):120-123.

309. Timmenga EJ, Blokhuis TJ, Maas M, Raaijmakers EL. Long-term evaluation of Bennett's fracture. A comparison between open and closed reduction. *J Hand Surg Br.* 1994;19(3):373-377.

310. Gudmundsson KG, Arngrímsson R, Sigfússon N, Björnsson A, Jónsson T. Epidemiology of Dupuytren's disease: Clinical, serological, and social assessment. The Reykjavik Study. *J Clin Epidemiol.* 2000;53(3):291-296.

311. Anthony SG, Lozano-Calderon SA, Simmons BP, Jupiter JB. Gender ratio of Dupuytren's disease in the modern U.S. population. *Hand (NY).* 2008;3(2):87-90.

312. Bayat A, McGrouther DA. Management of Dupuytren's disease—clear advice for an elusive condition. *Ann R Coll Surg Engl.* 2006;88(1):3-8.

313. Burge P, Hoy G, Regan P, Milne R. Smoking, alcohol and the risk of Dupuytren's contracture. *J Bone Joint Surg Br.* 1997;79(2):206-210.

314. Burke FD, Proud G, Lawson IJ, McGeoch KL, Miles JN. An assessment of the effects of exposure to vibration, smoking, alcohol and diabetes on the prevalence of Dupuytren's disease in 97,537 miners. *J Hand Surg Eur Vol.* 2007;32(4):400-406.

315. Noble J, Erat K. In defence of the meniscus. A prospective study of 200 meniscectomy patients. *J Bone Joint Surg Br.* 1980;62-B(1):7-11.

316. Smith SP, Devaraj VS, Bunker TD. The association between frozen shoulder and Dupuytren's disease. *J Shoulder Elb Surg.* 2001;10(2):149-151.

317. Arafa M, Noble J, Royle SG, Trail IA, Allen J. Dupuytren's and epilepsy revisited. *J Hand Surg Br.* 1992;17(2):221-224.

318. Arkkila PE, Kantola IM, Viikari JS. Dupuytren's disease: Association with chronic diabetic complications. *J Rheumatol.* 1997;24(1):153-159.

319. Kelly SA, Burke FD, Elliot D. Injury to the distal radius as a trigger to the onset of Dupuytren's disease. *J Hand Surg Br.* 1992;17(2):225-229.

320. Hart MG, Hooper G. Clinical associations of Dupuytren's disease. *Postgrad Med J.* 2005;81(957):425-428.

제24장

1. Byrd JW, Jones KS. Diagnostic accuracy of clinical assessment, magnetic resonance imaging, magnetic resonance arthrography, and intra-articular injection in hip arthroscopy patients. *Am J Sport Med.* 2004;32(7):1668-1674.

2. McCarthy JC, Busconi BD, Owens BD. Assessment of the painful hip. In: McCarthy JC, ed. *Early Hip Disorders.* New York, NY: Springer; 2003.

3. Tibor LM, Sekiya JK. Differential diagnosis of pain around the hip joint. *Arthroscopy.* 2008;24(12):1407-1421.

4. Martin RL, Irrgang JJ, Sekiya JK. The diagnostic accuracy of a clinical examination in determining intra-articular hip pain for potential hip arthroscopy candidates. *Arthroscopy.* 2008;24(9):1013-1018.

5. Burnett RS, Della Rocca GJ, Prather H, Curry M, Maloney WJ, Clohisy JC. Clinical presentation of patients with tears of the acetabular labrum. *J Bone Joint Surg Am.* 2006;88(7):1448-1457.

6. Martin HD, Kelly BT, Leunig M, et al. The pattern and technique in the clinical evaluation of the adult hip: The common physical examination tests of hip specialists. *Arthroscopy.* 2010;26(2):161-172.

7. Reiman MP, Weisbach PC, Glynn PE. The hips influence on low back pain: A distal link to a proximal problem. *J Sport Rehabil.* 2009;18(1):24-32.

8. Ben-Galim P, Ben-Galim T, Rand N, et al. Hip-spine syndrome: The effect of total hip replacement surgery on low back pain in severe osteoarthritis of the hip. *Spine (Phila Pa 1976).* 2007;32(19):2099-2102.

9. Offierski CM, MacNab I. Hip-spine syndrome. *Spine (Phila Pa 1976).* 1983;8(3):316-321.

10. Yoshimoto H, Sato S, Masuda T, et al. Spinopelvic alignment in patients with osteoarthrosis of the hip: A radiographic comparison to patients with low back pain. *Spine (Phila Pa 1976).* 2005;30(14):1650-1657.

11. Prather H, Hunt D, Fournie A, Clohisy JC. Early intra-articular hip disease presenting with posterior pelvic and groin pain. *Pm R.* 2009;1(9):809-815.

12. Zierenberg A, Sahrmann S, Prather H. End-stage disorders of the hip presenting with posterior pelvic girdle and lateral thigh pain: Two case reports. *PM&R.* 2010;2(4):298-302.

13. McCarthy JC, Noble PC, Schuck MR, Wright J, Lee J. The Otto E. Aufranc Award: The role of labral lesions to development of early degenerative hip disease. *Clin Orthop Relat R.* 2001(393):25-37.

14. McCarthy JC, Busconi B. The role of hip arthroscopy in the diagnosis and treatment of hip disease. *Orthopedics.* 1995;18(8):753-756.

15. Lewis CL, Sahrmann SA, Moran DW. Anterior hip joint force increases with hip extension, decreased gluteal force, or decreased iliopsoas force. *J Biomech.* 2007;40(16):3725-3731.

16. Narvani AA, Tsiridis E, Kendall S, Chaudhuri R, Thomas P. A preliminary report on prevalence of acetabular labrum tears in sports patients with groin pain. *Knee Surg Sport Tr A.* 2003;11(6):403-408.

17. Petersen W, Petersen F, Tillmann B. Structure and vascularization of the acetabular labrum with regard to the pathogenesis and healing of labral lesions. *Arch Orthop Traum Su.* 2003;123(6):283-288.

18. Safran MR, Giordano G, Lindsey DP, et al. Strains across the acetabular labrum during hip motion: A cadaveric model. *Am J Sport Med.* 2011;39(suppl):92S-102S.

19. McCarthy J, Noble P, Aluisio FV, Schuck M, Wright J, Lee JA. Anatomy, pathologic features, and treatment of acetabular labral tears. *Clin Orthop Relat R.* 2003(406):38-47.

20. Myers CA, Register BC, Lertwanich P, et al. Role of the acetabular labrum and the iliofemoral ligament in hip stability: An in vitro biplane fluoroscopy study. *Am J Sport Med.* 2011;39(suppl):85S-91S.

21. Philippon MJ, Schenker ML. Athletic hip injuries and capsular laxity. *Operative Tech Orthop.* 2005;15:261-266.

22. Lewis CL, Sahrmann SA. Acetabular labral tears. *Phys Ther.* 2006;86(1):110-121.
23. Brown MD, Gomez-Marin O, Brookfield KF, Li PS. Differential diagnosis of hip disease versus spine disease. *Clin Orthop Relat R.* 2004;419:280-284.
24. Kelly BT, Buly RL. Hip arthroscopy update. *HSS J.* 2005;1(1):40-48.
25. Askling CM, Tengvar M, Saartok T, Thorstensson A. Acute first-time hamstring strains during high-speed running: A longitudinal study including clinical and magnetic resonance imaging findings. *Am J Sport Med.* 2007;35(2):197-206.
26. Askling CM, Tengvar M, Saartok T, Thorstensson A. Proximal hamstring strains of stretching type in different sports: Injury situations, clinical and magnetic resonance imaging characteristics, and return to sport. *Am J Sport Med.* 2008;36(9):1799-1804.
27. Verrall GM, Slavotinek JP, Barnes PG, Fon GT. Description of pain provocation tests used for the diagnosis of sports-related chronic groin pain: Relationship of tests to defined clinical (pain and tenderness) and MRI (pubic bone marrow oedema) criteria. *Scand J Med Sci Spor.* 2005;15(1):36-42.
28. Verrall GM, Slavotinek JP, Barnes PG, Fon GT. Diagnostic and prognostic value of clinical findings in 83 athletes with posterior thigh injury: Comparison of clinical findings with magnetic resonance imaging documentation of hamstring muscle strain. *Am J Sport Med.* 2003;31(6):969-973.
29. Lesher JM, Dreyfuss P, Hager N, Kaplan M, Furman M. Hip joint pain referral patterns: A descriptive study. *Pain Med.* 2008;9(1):22-25.
30. Arnold DR, Keene JS, Blankenbaker DG, Desmet AA. Hip pain referral patterns in patients with labral tears: Analysis based on intra-articular anesthetic injections, hip arthroscopy, and a new pain "circle" diagram. *Phys Sportsmed.* 2011;39(1):29-35.
31. Byrd JW. Snapping hip. *Oper Techn Sport Med.* 2005;13:303-308.
32. Fitzgerald RH Jr. Acetabular labrum tears. Diagnosis and treatment. *Clin Orthop Relat R.* 1995;311:60-68.
33. Allen WC, Cope R. Coxa saltans: The snapping hip revisited. *J Am Acad Orthop Sur.* 1995;3(5):303-308.
34. Winston P, Awan R, Cassidy JD, Bleakney RK. Clinical examination and ultrasound of self-reported snapping hip syndrome in elite ballet dancers. *Am J Sport Med.* 2007;35(1):118-126.
35. Tijssen M, van Cingel R, van Melick N, de Visser E. Patient-Reported Outcome questionnaires for hip arthroscopy: A systematic review of the psychometric evidence. *BMC Musculoskel Dis.* 2011;12:117.
36. Peter WF, Jansen MJ, Hurkmans EJ, et al. Physiotherapy in hip and knee osteoarthritis: Development of a practice guideline concerning initial assessment, treatment and evaluation. *Acta Reumatol Port.* 2011;36(3):268-281.
37. Wright AA, Hegedus EJ, Baxter GD, Abbott JH. Measurement of function in hip osteoarthritis: Developing a standardized approach for physical performance measures. *Physiother Theory Pract.* 2011;27(4):253-262.
38. Thorborg K, Roos EM, Bartels EM, Petersen J, Holmich P. Validity, reliability and responsiveness of patient-reported outcome questionnaires when assessing hip and groin disability: A systematic review. *Brit J Sport Med.* 2010;44(16):1186-1196.
39. Mohtadi NG, Griffin DR, Pedersen ME, et al. The development and validation of a self-administered quality-of-life outcome measure for young, active patients with symptomatic hip disease: The International Hip Outcome Tool (iHOT-33). *Arthroscopy.* 2012;28(5):595-605, quiz 606-510, e591.
40. Griffin DR, Parsons N, Mohtadi NG, Safran MR. A short version of the International Hip Outcome Tool (iHOT-12) for use in routine clinical practice. *Arthroscopy.* 2012;28(5):611-616, quiz 616-618.
41. Thorborg K, Holmich P, Christensen R, Petersen J, Roos EM. The Copenhagen Hip and Groin Outcome Score (HAGOS): Development and validation according to the COSMIN checklist. *Brit J Sport Med.* 2011;45(6):478-491.
42. Hedbeck CJ, Tidermark J, Ponzer S, Blomfeldt R, Bergstrom G. Responsiveness of the Short Musculoskeletal Function Assessment (SMFA) in patients with femoral neck fractures. *Qual Life Res.* 2011;20(4):513-521.
43. Aguilar CM, Neumayr LD, Eggleston BE, et al. Clinical evaluation of avascular necrosis in patients with sickle cell disease: Children's Hospital Oakland Hip Evaluation Scale—a modification of the Harris Hip Score. *Arch Phys Med Rehab.* 2005;86(7):1369-1375.
44. Silvis ML, Mosher TJ, Smetana BS, et al. High prevalence of pelvic and hip magnetic resonance imaging findings in asymptomatic collegiate and professional hockey players. *Am J Sport Med.* 2011;39(4):715-721.
45. Jung KA, Restrepo C, Hellman M, AbdelSalam H, Morrison W, Parvizi J. The prevalence of cam-type femoroacetabular deformity in asymptomatic adults. *J Bone Joint Surg Br.* 2011;93(10):1303-1307.
46. Gerhardt MB, Romero AA, Silvers HJ, Harris DJ, Watanabe D, Mandelbaum BR. The prevalence of radiographic hip abnormalities in elite soccer players. *Am J Sport Med.* 2012;40(3):584-588.
47. Hartofilakidis G, Bardakos NV, Babis GC, Georgiades G. An examination of the association between different morphotypes of femoroacetabular impingement in asymptomatic subjects and the development of osteoarthritis of the hip. *J Bone Joint Surg Br.* 2011;93(5):580-586.
48. Clohisy JC, Carlisle JC, Trousdale R, et al. Radiographic evaluation of the hip has limited reliability. *Clin Orthop Relat R.* 2009;467(3):666-675.
49. Mamisch TC, Zilkens C, Siebenrock KA, Bittersohl B, Kim YJ, Werlen S. Hip MRI and its implications for surgery in osteoarthritis patients. *Rheum Dis Clin N Am.* 2009;35(3):591-604.
50. Omar IM, Zoga AC, Kavanagh EC, et al. Athletic pubalgia and "sports hernia": Optimal MR imaging technique and findings. *Radiographics.* 2008;28(5):1415-1438.

51. Ansede G, English B, Healy JC. Groin pain: Clinical assessment and the role of MR imaging. *Semin Musculoskel R.* 2011;15(1):3-13.

52. Zajick DC, Zoga AC, Omar IM, Meyers WC. Spectrum of MRI findings in clinical athletic pubalgia. *Semin Musculoskel R.* 2008;12(1):3-12.

53. Bizzini M. The groin area: The Bermuda triangle of sports medicine? *Brit J Sport Med.* 2011;45(1):1.

54. Menashe L, Hirko K, Losina E, et al. The diagnostic performance of MRI in osteoarthritis: A systematic review and meta-analysis. *Osteoarthr Cartilage.* 2012;20(1):13-21.

55. Nishii T, Tanaka H, Sugano N, Miki H, Takao M, Yoshikawa H. Disorders of acetabular labrum and articular cartilage in hip dysplasia: Evaluation using isotropic high-resolutional CT arthrography with sequential radial reformation. *Osteoarthr Cartilage.* 2007;15(3):251-257.

56. Yamamoto Y, Tonotsuka H, Ueda T, Hamada Y. Usefulness of radial contrast-enhanced computed tomography for the diagnosis of acetabular labrum injury. *Arthroscopy.* 2007;23(12):1290-1294.

57. Smith TO, Hilton G, Toms AP, Donell ST, Hing CB. The diagnostic accuracy of acetabular labral tears using magnetic resonance imaging and magnetic resonance arthrography: A meta-analysis. *Eur Radiol.* 2011;21(4):863-874.

58. Jin W, Kim KI, Rhyu KH, et al. Sonographic evaluation of anterosuperior hip labral tears with magnetic resonance arthrographic and surgical correlation. *J. Ultras Med.* 2012;31(3):439-447.

59. Knuesel PR, Pfirrmann CW, Noetzli HP, et al. MR arthrography of the hip: Diagnostic performance of a dedicated water-excitation 3D double-echo steady-state sequence to detect cartilage lesions. *AJR.* 2004;183(6):1729-1735.

60. Schmid MR, Notzli HP, Zanetti M, Wyss TF, Hodler J. Cartilage lesions in the hip: Diagnostic effectiveness of MR arthrography. *Radiology.* 2003;226(2):382-386.

61. Nishii T, Tanaka H, Nakanishi K, Sugano N, Miki H, Yoshikawa H. Fat-suppressed 3D spoiled gradient-echo MRI and MDCT arthrography of articular cartilage in patients with hip dysplasia. *AJR.* 2005;185(2):379-385.

62. Smith TO, Simpson M, Ejindu V, Hing CB. The diagnostic test accuracy of magnetic resonance imaging, magnetic resonance arthrography and computer tomography in the detection of chondral lesions of the hip. *Eur J Orthop Surg Tr.* 2013;23(3):335-344.

63. Matar WY, May O, Raymond F, Beaule PE. Bone scintigraphy in femoroacetabular impingement: A preliminary report. *Clin Orthop Relat R.* 2009;467(3):676-681.

64. Rosenberg ZS, La Rocca Vieira R, Chan SS, et al. Bisphosphonate-related complete atypical subtrochanteric femoral fractures: Diagnostic utility of radiography. *AJR.* 2011;197(4):954-960.

65. Rubin SJ, Marquardt JD, Gottlieb RH, Meyers SP, Totterman SM, O'Mara RE. Magnetic resonance imaging: A cost-effective alternative to bone scintigraphy in the evaluation of patients with suspected hip fractures. *Skeletal Radiol.* 1998;27(4):199-204.

66. Lieberman JR, Berry DJ, Mont MA, et al. Osteonecrosis of the hip: Management in the 21st century. *Instr Cours Lec.* 2003;52:337-355.

67. Markisz JA, Knowles RJ, Altchek DW, Schneider R, Whalen JP, Cahill PT. Segmental patterns of avascular necrosis of the femoral heads: Early detection with MR imaging. *Radiology.* 1987;162(3):717-720.

68. Westacott DJ, Minns JI, Foguet P. The diagnostic accuracy of magnetic resonance imaging and ultrasonography in gluteal tendon tears—a systematic review. *Hip Int.* 2011;21(6):637-645.

69. Cvitanic O, Henzie G, Skezas N, Lyons J, Minter J. MRI diagnosis of tears of the hip abductor tendons (gluteus medius and gluteus minimus). *AJR.* 2004;182(1):137-143.

70. Fearon AM, Scarvell JM, Cook JL, Smith PN. Does ultrasound correlate with surgical or histologic findings in greater trochanteric pain syndrome? A pilot study. *Clin Orthop Relat R.* 2010;468(7):1838-1844.

71. Brukner P. Is there a role for magentic resonance imaging in chronic groin pain? *Aust J Sci Med Sport.* 2004;7:74.

72. Kassarjian A. Hip MR arthrography and femoroacetabular impingement. *Semin Musculoskel R.* 2006;10(3):208-219.

73. Ganz R, Parvizi J, Beck M, Leunig M, Notzli H, Siebenrock KA. Femoroacetabular impingement: A cause for osteoarthritis of the hip. *Clin Orthop Relat R.* 2003;417:112-120.

74. Kumar R, Aggarwal A. Femoroacetabular impingement and risk factors: A study of 50 cases. *Orthop Surg.* 2011;3(4):236-241.

75. Gholve PA, Cameron DB, Millis MB. Slipped capital femoral epiphysis update. *Curr Opin Pediatr.* 2009;21(1):39-45.

76. Croft P, Cooper C, Wickham C, Coggon D. Defining osteoarthritis of the hip for epidemiologic studies. *Am J Epidemiol.* 1990;132(3):514-522.

77. Verrall GM, Slavotinek JP, Fon GT. Incidence of pubic bone marrow oedema in Australian rules football players: Relation to groin pain. *Brit J Sport Med.* 2001;35(1):28-33.

78. Paajanen H, Hermunen H, Karonen J. Pubic magnetic resonance imaging findings in surgically and conservatively treated athletes with osteitis pubis compared to asymptomatic athletes during heavy training. *Am J Sport Med.* 2008;36(1):117-121.

79. Malanga GA, Dentico R, Halperin JS. Ultrasonography of the hip and lower extremity. *Phys Med Rehabil Cli.* 2010;21(3):533-547.

80. Shipman SA, Helfand M, Moyer VA, Yawn BP. Screening for developmental dysplasia of the hip: A systematic literature review for the US Preventive Services Task Force. *Pediatrics.* 2006;117(3):e557-e576.

81. Shorter D, Hong T, Osborn DA. Screening programmes for developmental dysplasia of the hip in newborn infants. *Cochrane Db Syst Rev.* 2011;9:CD004595.

82. Grimaldi A, Richardson C, Durbridge G, Donnelly W, Darnell R, Hides J. The association between degenerative hip joint pathology and size of the gluteus maximus and tensor fascia lata muscles. *Man Ther.* 2009;14(6):611-617.

83. Grimaldi A, Richardson C, Stanton W, Durbridge G, Donnelly W, Hides J. The association between degenerative hip joint pathology and size of the gluteus medius, gluteus minimus and piriformis muscles. *Man Ther.* 2009;14(6):605-610.

84. Pfirrmann CW, Chung CB, Theumann NH, Trudell DJ, Resnick D. Greater trochanter of the hip: Attachment of the abductor mechanism and a complex of three bursae—MR imaging and MR bursography in cadavers and MR imaging in asymptomatic volunteers. *Radiology.* 2001;221(2):469-477.

85. Gottschalk F, Kourosh S, Leveau B. The functional anatomy of tensor fasciae latae and gluteus medius and minimus. *J Anat.* 1989;166:179-189.

86. Lyons K, Perry J, Gronley JK, Barnes L, Antonelli D. Timing and relative intensity of hip extensor and abductor muscle action during level and stair ambulation. An EMG study. *Phys Ther.* 1983;63(10):1597-1605.

87. Hurwitz DE, Foucher KC, Andriacchi TP. A new parametric approach for modeling hip forces during gait. *J Biomech.* 2003;36(1):113-119.

88. Youdas JW, Madson TJ, Hollman JH. Usefulness of the Trendelenburg test for identification of patients with hip joint osteoarthritis. *Physiother.* 2010;26(3):184-194.

89. Song KM, Halliday S, Reilly C, Keezel W. Gait abnormalities following slipped capital femoral epiphysis. *J Pediatr Orthop.* 2004;24(2):148-155.

90. Cahalan TD, Johnson ME, Liu S, Chao EY. Quantitative measurements of hip strength in different age groups. *Clin Orthop Relat R.* 1989;246:136-145.

91. Arnold AS, Salinas S, Asakawa DJ, Delp SL. Accuracy of muscle moment arms estimated from MRI-based musculoskeletal models of the lower extremity. *Comput Aided Surg.* 2000;5(2):108-119.

92. Byrd JW. Physical examination. In: Byrd JW, ed. *Operative Hip Arthroscopy.* 2nd ed. New York, NY: Springer; 2005.

93. Livingston LA, Stevenson JM, Olney SJ. Stairclimbing kinematics on stairs of differing dimensions. *Arch Phys Med Rehab.* 1991;72(6):398-402.

94. McFadyen BJ, Winter DA. An integrated biomechanical analysis of normal stair ascent and descent. *J Biomech.* 1988;21(9):733-744.

95. Magee DJ, ed. *Orthopedic Physical Assessment.* 4th ed. Philadelphia, PA: WB Saunders; 2002.

96. Lamontagne M, Kennedy MJ, Beaule PE. The effect of cam FAI on hip and pelvic motion during maximum squat. *Clin Orthop.* 2009;467(3):645-650.

97. Henschke N, Maher CG, Refshauge KM. Screening for malignancy in low back pain patients: A systematic review. *Eur Spine J.* 2007;16(10):1673-1679.

98. Meyers WC, Foley DP, Garrett WE, Lohnes JH, Mandlebaum BR. Management of severe lower abdominal or inguinal pain in high-performance athletes. PAIN (Performing Athletes with Abdominal or Inguinal Neuromuscular Pain Study Group). *Am J Sport Med.* 2000;28(1):2-8.

99. Gabbe BJ, Bailey M, Cook JL, et al. The association between hip and groin injuries in the elite junior football years and injuries sustained during elite senior competition. *Brit J Sport Med.* 2010;44(11):799-802.

100. Leerar PJ, Boissonnault W, Domholdt E, Roddey T. Documentation of red flags by physical therapists for patients with low back pain. *J Man Manip Ther.* 2007;15(1):42-49.

101. Van den Bruel A, Haj-Hassan T, Thompson M, Buntinx F, Mant D. Diagnostic value of clinical features at presentation to identify serious infection in children in developed countries: A systematic review. *Lancet.* 2010;375(9717):834-845.

102. Wagner JM, McKinney WP, Carpenter JL. Does this patient have appendicitis? *JAMA.* 1996;276(19):1589-1594.

103. Maslowski E, Sullivan W, Forster Harwood J, et al. The diagnostic validity of hip provocation maneuvers to detect intra-articular hip pathology. *PM&R.* 2010;2(3):174-181.

104. Clohisy JC, Knaus ER, Hunt DM, Lesher JM, Harris-Hayes M, Prather H. Clinical presentation of patients with symptomatic anterior hip impingement. *Clin Orthop.* 2009;467(3):638-644.

105. Domb BG, Brooks AG, Byrd JW. Clinical examination of the hip joint in athletes. *J Sport Rehabil.* 2009;18(1):3-23.

106. Woolf AD, Pfleger B. Burden of major musculoskeletal conditions. *B World Health Organ.* 2003;81(9):646-656.

107. Johnson AW, Weiss CB Jr, Wheeler DL. Stress fractures of the femoral shaft in athletes—more common than expected. A new clinical test. *Am J Sport Med.* 1994;22(2):248-256.

108. Kang L, Belcher D, Hulstyn MJ. Stress fractures of the femoral shaft in women's college lacrosse: A report of seven cases and a review of the literature. *Brit J Sport Med.* 2005;39(12):902-906.

109. Reiman MP, Goode AP, Hegedus EJ, Cook CE, Wright AA. Diagnostic accuracy of clinical tests of the hip: A systematic review with meta-analysis. *Brit J Sport Med.* 2013;47(14):893-902.

110. Adams SL, Yarnold PR. Clinical use of the patellar-pubic percussion sign in hip trauma. *Am J Emerg Med.* 1997;15(2):173-175.

111. Bache JB, Cross AB. The Barford test. A useful diagnostic sign in fractures of the femoral neck. *Practitioner.* 1984;228(1389):305-308.

112. Tiru M, Goh SH, Low BY. Use of percussion as a screening tool in the diagnosis of occult hip fractures. *Singapore Med J.* 2002;43(9):467-469.

113. Donelson R, Aprill C, Medcalf R, Grant W. A prospective study of centralization of lumbar and referred pain. A predictor of symptomatic discs and anular competence. *Spine (Phila Pa 1976).* 1997;22(10):1115-1122.

114. Laslett M, Oberg B, Aprill CN, McDonald B. Centralization as a predictor of provocation discography results in chronic low back pain, and the influence of disability and distress on diagnostic power. *Spine J*. 2005;5(4):370-380.

115. Vroomen PC, de Krom MC, Wilmink JT, Kester AD, Knottnerus JA. Diagnostic value of history and physical examination in patients suspected of lumbosacral nerve root compression. *J Neurol Neurosur Ps*. 2002;72(5):630-634.

116. van der Windt DA, Simons E, Riphagen II, et al. Physical examination for lumbar radiculopathy due to disc herniation in patients with low-back pain. *Cochrane Db Syst Rev*. 2010;2:CD007431.

117. Deville WL, van der Windt DA, Dzaferagic A, Bezemer PD, Bouter LM. The test of Lasegue: Systematic review of the accuracy in diagnosing herniated discs. *Spine (Phila Pa 1976)*. 2000;25(9):1140-1147.

118. Stankovic R, Johnell O, Maly P, Willner S. Use of lumbar extension, slump test, physical and neurological examination in the evaluation of patients with suspected herniated nucleus pulposus. A prospective clinical study. *Man Ther*. 1999;4(1):25-32.

119. Majlesi J, Togay H, Unalan H, Toprak S. The sensitivity and specificity of the Slump and the Straight Leg Raising tests in patients with lumbar disc herniation. *J Clin Rheumatol*. 2008;14(2):87-91.

120. Laslett M, Aprill CN, McDonald B, Oberg B. Clinical predictors of lumbar provocation discography: A study of clinical predictors of lumbar provocation discography. *Eur Spine J*. 2006;15(10):1473-1484.

121. Schwarzer AC, Derby R, Aprill CN, Fortin J, Kine G, Bogduk N. Pain from the lumbar zygapophysial joints: A test of two models. *J Spinal Disord*. 1994;7(4):331-336.

122. Laslett M, Young SB, Aprill CN, McDonald B. Diagnosing painful sacroiliac joints: A validity study of a McKenzie evaluation and sacroiliac provocation tests. *Aust J Physiother*. 2003;49(2):89-97.

123. Laslett M, Aprill CN, McDonald B, Young SB. Diagnosis of sacroiliac joint pain: Validity of individual provocation tests and composites of tests. *Man Ther*. 2005;10(3):207-218.

124. Altman R, Alarcon G, Appelrouth D, et al. The American College of Rheumatology criteria for the classification and reporting of osteoarthritis of the hip. *Arthritis Rheum*. 1991;34(5):505-514.

125. Pateder DB, Hungerford MW. Use of fluoroscopically guided intra-articular hip injection in differentiating the pain source in concomitant hip and lumbar spine arthritis. *Am J Orthop (Belle Mead NJ)*. 2007;36(11):591-593.

126. Holm I, Bolstad B, Lutken T, Ervik A, Rokkum M, Steen H. Reliability of goniometric measurements and visual estimates of hip ROM in patients with osteoarthrosis. *Physiother Res Int*. 2000;5(4):241-248.

127. Lin YC, Davey RC, Cochrane T. Tests for physical function of the elderly with knee and hip osteoarthritis. *Scand J Med Sci Spor*. 2001;11(5):280-286.

128. Pua YH, Wrigley TV, Cowan SM, Bennell KL. Intrarater test-retest reliability of hip range of motion and hip muscle strength measurements in persons with hip osteoarthritis. *Arch Phys Med Rehab*. 2008;89(6):1146-1154.

129. Prather H, Harris-Hayes M, Hunt DM, Steger-May K, Mathew V, Clohisy JC. Reliability and agreement of hip range of motion and provocative physical examination tests in asymptomatic volunteers. *PM&R*. 2010;2(10):888-895.

130. Philippon MJ, Maxwell RB, Johnston TL, Schenker M, Briggs KK. Clinical presentation of femoroacetabular impingement. *Knee Surg Sport Tr A*. 2007;15(8):1041-1047.

131. Birrell F, Croft P, Cooper C, Hosie G, Macfarlane G, Silman A. Predicting radiographic hip osteoarthritis from range of movement. *Rheumatology (Oxford)*. 2001;40(5):506-512.

132. Holla JF, van der Leeden M, Roorda LD, et al. Diagnostic accuracy of range of motion measurements in early symptomatic hip and/or knee osteoarthritis. *Arthritis Care Res*. 2012;64(1):59-65.

133. Greenman PE. *Principles of Manual Medicine*. 2nd ed. Baltimore, MD: Williams & Wilkins; 1996.

134. Harvey D. Assessment of the flexibility of elite athletes using the modified Thomas test. *Brit J Sport Med*. 1998;32(1):68-70.

135. Kendall FP, McCreary EK, Provance PG, Rodgers MM, Romani WA. *Muscles: Testing and Function with Posture and Pain*. 5th ed. Baltimore, MD: Lippincott Williams & Wilkins; 2005.

136. Reese NB, Bandy WD. *Joint Range of Motion and Muscle Length Testing*. Philadelphia, PA: Saunders; 2002.

137. Youdas JW, Krause DA, Hollman JH, Harmsen WS, Laskowski E. The influence of gender and age on hamstring muscle length in healthy adults. *J Orthop Sport Phys*. 2005;35(4):246-252.

138. Leibold MR, Huijbregts PA, Jensen R. Concurrent criterion-related validity of physical examination tests for hip labral lesions: A systematic review. *J Man Manip Ther*. 2008;16(2):E24-E41.

139. Burgess RM, Rushton A, Wright C, Daborn C. The validity and accuracy of clinical diagnostic tests used to detect labral pathology of the hip: A systematic review. *Man Ther*. 2011;16(4):318-326.

140. Woodfield HC, Gerstman BB, Olaisen RH, Johnson DF. Interexaminer reliability of supine leg checks for discriminating leg-length inequality. *J Manip Physiol Ther*. 2011;34(4):239-246.

141. Jamaluddin S, Sulaiman AR, Imran MK, Juhara H, Ezane MA, Nordin S. Reliability and accuracy of the tape measurement method with a nearest reading of 5 mm in the assessment of leg length discrepancy. *Singapore Med J*. 2011;52(9):681-684.

142. Neelly K, Wallmann HW, Backus CJ. Validity of measuring leg length with a tape measure compared to a computed tomography scan. *Physiother Theory Pract*. 2013;29(6):487-492.

143. Knutson GA. Anatomic and functional leg-length inequality: A review and recommendation for clinical decision-making. Part I, anatomic leg-length inequality: Prevalence, magnitude, effects and clinical significance. *Chiropr Osteopat.* 2005;13:11.

144. Segal NA, Harvey W, Felson DT, et al. Leg-length inequality is not associated with greater trochanteric pain syndrome. *Arthritis Res Ther.* 2008;10(3):R62.

145. Golightly YM, Allen KD, Helmick CG, Renner JB, Jordan JM. Symptoms of the knee and hip in individuals with and without limb length inequality. *Osteoarthr Cartilage.* 2009;17(5):596-600.

146. Hoikka V, Ylikoski M, Tallroth K. Leg-length inequality has poor correlation with lumbar scoliosis. A radiological study of 100 patients with chronic low-back pain. *Arch Orthop Traum Su.* 1989;108(3):173-175.

147. Piva SR, Fitzgerald K, Irrgang JJ, et al. Reliability of measures of impairments associated with patellofemoral pain syndrome. *BMC Musculoskel Dis.* 2006;7:33.

148. Souza RB, Powers CM. Concurrent criterion-related validity and reliability of a clinical test to measure femoral anteversion. *J Orthop Sport Phys.* 2009;39(8):586-592.

149. Bird PA, Oakley SP, Shnier R, Kirkham BW. Prospective evaluation of magnetic resonance imaging and physical examination findings in patients with greater trochanteric pain syndrome. *Arthritis Rheum.* 2001;44(9):2138-2145.

150. Woodley SJ, Nicholson HD, Livingstone V, et al. Lateral hip pain: Findings from magnetic resonance imaging and clinical examination. *J Orthop Sport Phys.* 2008;38(6):313-328.

151. Lequesne M, Mathieu P, Vuillemin-Bodaghi V, Bard H, Djian P. Gluteal tendinopathy in refractory greater trochanter pain syndrome: Diagnostic value of two clinical tests. *Arthritis Rheum.* 2008;59(2):241-246.

152. Fishman LM, Dombi GW, Michaelsen C, et al. Piriformis syndrome: Diagnosis, treatment, and outcome—a 10-year study. *Arch Phys Med Rehab.* 2002;83(3):295-301.

153. Fishman LM, Zybert PA. Electrophysiologic evidence of piriformis syndrome. *Arch Phys Med Rehab.* 1992;73(4):359-364.

154. Cacchio A, Borra F, Severini G, et al. Reliability and validity of three pain provocation tests used for the diagnosis of chronic proximal hamstring tendinopathy [published online ahead of print January 4 2012]. *Brit J Sport Med.* 2012.

155. Zeren B, Oztekin HH. A new self-diagnostic test for biceps femoris muscle strains. *Clin J Sport Med.* 2006;16(2):166-169.

156. Staheli LT. The prone hip extension test: A method of measuring hip flexion deformity. *Clin Orthop Relat R.* 1977;123:12-15.

157. Fearon AM, Scarvell JM, Neeman T, Cook JL, Cormick W, Smith PN. Greater trochanteric pain syndrome: Defining the clinical syndrome. *Brit J Sport Med.* 2013;47(10):649-653.

158. Gajdosik RL, Sandler MM, Marr HL. Influence of knee positions and gender on the Ober test for length of the iliotibial band. *Clin Biomech (Bristol, Avon).* 2003;18(1):77-79.

159. Melchione WE, Sullivan MS. Reliability of measurements obtained by use of an instrument designed to indirectly measure iliotibial band length. *J Orthop Sport Phys.* 1993;18(3):511-515.

160. Reese NB, Bandy WD. Use of an inclinometer to measure flexibility of the iliotibial band using the Ober test and the modified Ober test: Differences in magnitude and reliability of measurements. *J Orthop Sport Phys.* 2003;33(6):326-330.

161. Martin RL, Enseki KR, Draovitch P, Trapuzzano T, Philippon MJ. Acetabular labral tears of the hip: Examination and diagnostic challenges. *J Orthop Sport Phys.* 2006;36(7):503-515.

162. Martin RL, Sekiya JK. The interrater reliability of 4 clinical tests used to assess individuals with musculoskeletal hip pain. *J Orthop Sport Phys.* 2008;38(2):71-77.

163. Cliborne AV, Wainner RS, Rhon DI, et al. Clinical hip tests and a functional squat test in patients with knee osteoarthritis: Reliability, prevalence of positive test findings, and short-term response to hip mobilization. *J Orthop Sport Phys.* 2004;34(11):676-685.

164. Troelsen A, Mechlenburg I, Gelineck J, Bolvig L, Jacobsen S, Soballe K. What is the role of clinical tests and ultrasound in acetabular labral tear diagnostics? *Acta Orthop.* 2009;80(3):314-318.

165. Ross MD, Nordeen MH, Barido M. Test-retest reliability of Patrick's hip range of motion test in healthy college-aged men. *J Strength Cond Res.* 2003;17(1):156-161.

166. Sutlive TG, Lopez HP, Schnitker DE, et al. Development of a clinical prediction rule for diagnosing hip osteoarthritis in individuals with unilateral hip pain. *J Orthop Sport Phys.* 2008;38(9):542-550.

167. Theiler R, Stucki G, Schutz R, et al. Parametric and non-parametric measures in the assessment of knee and hip osteoarthritis: Interobserver reliability and correlation with radiology. *Osteoarthr Cartilage.* 1996;4(1):35-42.

168. Cibulka MT, Threlkeld J. The early clinical diagnosis of osteoarthritis of the hip. *J Orthop Sport Phys.* 2004;34(8):461-467.

169. O'Donnell J, Economopoulos K, Singh P, Bates D, Pritchard M. The ligamentum teres test: A novel and effective test in diagnosing tears of the ligamentum teres [published online ahead of print November 26 2013]. *Am J Sport Med.* 2013.

170. Leunig M, Beck M, Kalhor M, Kim YJ, Werlen S, Ganz R. Fibrocystic changes at anterosuperior femoral neck: Prevalence in hips with femoroacetabular impingement. *Radiology.* 2005;236(1):237-246.

171. Beaule PE, Zaragoza E, Motamedi K, Copelan N, Dorey FJ. Three-dimensional computed tomography of the hip in the assessment of femoroacetabular impingement. *J Orthop Res.* 2005;23(6):1286-1292.

172. Keeney JA, Peelle MW, Jackson J, Rubin D, Maloney WJ, Clohisy JC. Magnetic resonance arthrography versus arthroscopy in the evaluation of articular hip pathology. *Clin Orthop Relat R.* 2004;429:163-169.

173. Leunig M, Werlen S, Ungersbock A, Ito K, Ganz R. Evaluation of the acetabular labrum by MR arthrography. *J Bone Joint Surg Br.* 1997;79(2):230-234.

174. Sink EL, Gralla J, Ryba A, Dayton M. Clinical presentation of femoroacetabular impingement in adolescents. *J Pediatr Orthop.* 2008;28(8):806-811.

175. Chan YS, Lien LC, Hsu HL, et al. Evaluating hip labral tears using magnetic resonance arthrography: A prospective study comparing hip arthroscopy and magnetic resonance arthrography diagnosis. *Arthroscopy.* 2005;21(10):1250.

176. Hase T, Ueo T. Acetabular labral tear: Arthroscopic diagnosis and treatment. *Arthroscopy.* 1999;15(2):138-141.

177. Petersilge CA, Haque MA, Petersilge WJ, Lewin JS, Lieberman JM, Buly R. Acetabular labral tears: Evaluation with MR arthrography. *Radiology.* 1996;200(1):231-235.

178. Jari S, Paton RW, Srinivasan MS. Unilateral limitation of abduction of the hip. A valuable clinical sign for DDH? *J Bone Joint Surg Br.* 2002;84(1):104-107.

179. Kivlan BR, Martin RL. Functional performance testing of the hip in athletes. A systematic review for reliability and validity. *Int J Sports Phys Ther.* 2012;7(4):402-412.

180. Plisky PJ, Rauh MJ, Kaminski TW, Underwood FB. Star Excursion Balance Test as a predictor of lower extremity injury in high school basketball players. *J Orthop Sport Phys.* 2006;36(12):911-919.

181. Robinson R, Gribble P. Kinematic predictors of performance on the Star Excursion Balance Test. *J Sport Rehabil.* 2008;17(4):347-357.

182. Hubbard TJ, Kramer LC, Denegar CR, Hertel J. Correlations among multiple measures of functional and mechanical instability in subjects with chronic ankle instability. *J Athl Train.* 2007;42(3):361-366.

183. Norris B, Trudelle-Jackson E. Hip- and thigh-muscle activation during the star excursion balance test. *J Sport Rehabil.* 2011;20(4):428-441.

184. Crossley KM, Zhang WJ, Schache AG, Bryant A, Cowan SM. Performance on the single-leg squat task indicates hip abductor muscle function. *Am J Sport Med.* 2011;39(4):866-873.

185. Reiman MP, Manske RC. *Functional Testing in Human Performance.* Champaign, IL: Human Kinetics; 2009.

186. Wahoff M, Ryan M. Rehabilitation after hip femoroacetabular impingement arthroscopy. *Clin Sport Med.* 2011;30(2):463-482.

187. Altman RD, Fries JF, Bloch DA, et al. Radiographic assessment of progression in osteoarthritis. *Arthritis Rheum.* 1987;30(11):1214-1225.

188. Cooper C, Inskip H, Croft P, et al. Individual risk factors for hip osteoarthritis: Obesity, hip injury, and physical activity. *Am J Epidemiol.* 1998;147(6):516-522.

189. Yoshimura N, Sasaki S, Iwasaki K, et al. Occupational lifting is associated with hip osteoarthritis: A Japanese case-control study. *J Rheumatol.* 2000;27(2):434-440.

190. Yoshimura N, Nishioka S, Kinoshita H, et al. Risk factors for knee osteoarthritis in Japanese women: Heavy weight, previous joint injuries, and occupational activities. *J Rheumatol.* 2004;31(1):157-162.

191. Stratford PW, Kennedy DM. Performance measures were necessary to obtain a complete picture of osteoarthritic patients. *J Clin Epidemiol.* 2006;59(2):160-167.

192. Stratford PW, Kennedy DM, Woodhouse LJ. Performance measures provide assessments of pain and function in people with advanced osteoarthritis of the hip or knee. *Phys Ther.* 2006;86(11):1489-1496.

193. Terwee CB, van der Slikke RM, van Lummel RC, Benink RJ, Meijers WG, de Vet HC. Self-reported physical functioning was more influenced by pain than performance-based physical functioning in knee-osteoarthritis patients. *J Clin Epidemiol.* 2006;59(7):724-731.

194. van Dijk GM, Veenhof C, Schellevis F, et al. Comorbidity, limitations in activities and pain in patients with osteoarthritis of the hip or knee. *BMC Musculoskel Dis.* 2008;9:95.

195. Kellgren JH, Lawrence JS. Radiological assessment of osteo-arthrosis. *Ann Rheum Dis.* 1957;16(4):494-502.

196. Kennedy MJ, Lamontagne M, Beaule PE. Femoroacetabular impingement alters hip and pelvic biomechanics during gait: Walking biomechanics of FAI. *Gait Posture.* 2009;30(1):41-44.

197. Dekker J, van Dijk GM, Veenhof C. Risk factors for functional decline in osteoarthritis of the hip or knee. *Curr Opin Rheumatol.* 2009;21(5):520-524.

198. van Dijk GM, Dekker J, Veenhof C, van den Ende CH. Course of functional status and pain in osteoarthritis of the hip or knee: A systematic review of the literature. *Arthritis Rheum.* 2006;55(5):779-785.

199. Klassbo M, Harms-Ringdahl K, Larsson G. Examination of passive ROM and capsular patterns in the hip. *Physiother Res Int.* 2003;8(1):1-12.

200. Loureiro A, Mills PM, Barrett RS. Muscle weakness in hip osteoarthritis: A systematic review [published online ahead of print July 25 2012]. *Arthritis Care Res.* 2012.

201. Cibulka MT, White DM, Woehrle J, et al. Hip pain and mobility deficits—hip osteoarthritis: Clinical practice guidelines linked to the international classification of functioning, disability, and health from the orthopaedic section of the American Physical Therapy Association. *J Orthop Sport Phys.* 2009;39(4):A1-A25.

202. Terwee CB, Mokkink LB, Steultjens MP, Dekker J. Performance-based methods for measuring the physical function of patients with osteoarthritis of the hip or knee: A systematic review of measurement properties. *Rheumatology (Oxford).* 2006;45(7):890-902.

203. Groh MM, Herrera J. A comprehensive review of hip labral tears. *Curr Rev Musculoskelet Med.* 2009;2(2):105-117.

204. Hack K, Di Primio G, Rakhra K, Beaule PE. Prevalence of cam-type femoroacetabular impingement morphology in asymptomatic volunteers. *J Bone Joint Surg Am.* 2010;92(14):2436-2444.

205. Dolan MM, Heyworth BE, Bedi A, Duke G, Kelly BT. CT reveals a high incidence of osseous abnormalities in hips with labral tears. *Clin Orthop Relat R.* 2011;469(3):831-838.

206. Kapron AL, Anderson AE, Aoki SK, et al. Radiographic prevalence of femoroacetabular impingement in collegiate football players: AAOS exhibit selection. *J Bone Joint Surg Am.* 2011;93(19):e111(1-10).

207. Lamontagne M, Brisson N, Kennedy MJ, Beaule PE. Preoperative and postoperative lower-extremity joint and pelvic kinematics during maximal squatting of patients with cam femoro-acetabular impingement. *J Bone Joint Surg Am.* 2011;93(suppl 2):40-45.

208. Lodhia P, Slobogean GP, Noonan VK, Gilbart MK. Patient-reported outcome instruments for femoroacetabular impingement and hip labral pathology: A systematic review of the clinimetric evidence. *Arthroscopy.* 2011;27(2):279-286.

209. Lohan DG, Seeger LL, Motamedi K, Hame S, Sayre J. Cam-type femoral-acetabular impingement: Is the alpha angle the best MR arthrography has to offer? *Skeletal Radiol.* 2009;38(9):855-862.

210. Kalberer F, Sierra RJ, Madan SS, Ganz R, Leunig M. Ischial spine projection into the pelvis: A new sign for acetabular retroversion. *Clin Orthop Relat R.* 2008;466(3):677-683.

211. Akhtar M, Campton L. Generalized ligament laxity and hip arthroscopy in an athletic population. *Brit J Sport Med.* 2013;47(17):e4.

212. Kubiak-Langer M, Tannast M, Murphy SB, Siebenrock KA, Langlotz F. Range of motion in anterior femoroacetabular impingement. *Clin Orthop Relat R.* 2007;458:117-124.

213. Audenaert EA, Peeters I, Vigneron L, Baelde N, Pattyn C. Hip morphological characteristics and range of internal rotation in femoroacetabular impingement. *Am J Sport Med.* 2012;40(6):1329-1336.

214. Kelly BT, Bedi A, Robertson CM, Dela Torre K, Giveans MR, Larson CM. Alterations in internal rotation and alpha angles are associated with arthroscopic cam decompression in the hip. *Am J Sport Med.* 2012;40(5):1107-1112.

215. Bedi A, Zaltz I, De La Torre K, Kelly BT. Radiographic comparison of surgical hip dislocation and hip arthroscopy for treatment of cam deformity in femoroacetabular impingement. *Am J Sport Med.* 2011;39(suppl):20S-28S.

216. Lequesne M, Bellaiche L. Anterior femoroacetabular impingement: An update. *Joint Bone Spine.* 2012;79(3):249-255.

217. Casartelli NC, Maffiuletti NA, Item-Glatthorn JF, et al. Hip muscle weakness in patients with symptomatic femoroacetabular impingement. *Osteoarthr Cartilage.* 2011;19(7):816-821.

218. Casartelli NC, Leunig M, Item-Glatthorn JF, Lepers R, Maffiuletti NA. Hip flexor muscle fatigue in patients with symptomatic femoroacetabular impingement. *Int Orthop.* 2012;36(5):967-973.

219. Signorelli C, Lopomo N, Bonanzinga T, et al. Relationship between femoroacetabular contact areas and hip position in the normal joint: An in vitro evaluation. *Knee Surg Sport Tr A.* 2013;21(2):408-414.

220. Vendittoli PA, Young DA, Stitson DJ, Wolfe R, Del Buono A, Maffulli N. Acetabular rim lesions: Arthroscopic assessment and clinical relevance [published online ahead of print June 23 2012]. *Int Orthop.* 2012.

221. Domb BG, Shindle MK, McArthur B, Voos JE, Magennis EM, Kelly BT. Iliopsoas impingement: A newly identified cause of labral pathology in the hip. *HSS J.* 2011;7(2):145-150.

222. Tey M, Alvarez S, Rios JL. Hip labral cyst caused by psoas impingement. *Arthroscopy.* 2012;28(8):1184-1186.

223. Egol KA, Koval KJ, Kummer F, Frankel VH. Stress fractures of the femoral neck. *Clin Orthop Relat R.* 1998;348:72-78.

224. Fredericson M, Jennings F, Beaulieu C, Matheson GO. Stress fractures in athletes. *Top Magn Reson Imag.* 2006;17(5):309-325.

225. Gurney B, Boissonnault WG, Andrews R. Differential diagnosis of a femoral neck/head stress fracture. *J Orthop Sport Phys.* 2006;36(2):80-88.

226. Weishaar MD, McMillian DM, Moore JH. Identification and management of 2 femoral shaft stress injuries. *J Orthop Sport Phys.* 2005;35(10):665-673.

227. Adkins SB III, Figler RA. Hip pain in athletes. *Am Fam Physician.* 2000;61(7):2109-2118.

228. Weistroffer JK, Muldoon MP, Duncan DD, Fletcher EH, Padgett DE. Femoral neck stress fractures: Outcome analysis at minimum five-year follow-up. *J Orthop Trauma.* 2003;17(5):334-337.

229. Lawrence RC, Helmick CG, Arnett FC, et al. Estimates of the prevalence of arthritis and selected musculoskeletal disorders in the United States. *Arthritis Rheum.* 1998;41(5):778-799.

230. Watson RM, Roach NA, Dalinka MK. Avascular necrosis and bone marrow edema syndrome. *Radiol Clin N Am.* 2004;42(1):207-219.

231. Joe GO, Kovacs JA, Miller KD, et al. Diagnosis of avascular necrosis of the hip in asymptomatic HIV-infected patients: Clinical correlation of physical examination with magnetic resonance imaging. *J Back Musculoskelet.* 2002;16:135-139.

232. Brignall CG, Stainsby GD. The snapping hip. Treatment by Z-plasty. *J Bone Joint Surg Br.* 1991;73(2):253-254.

233. Faraj AA, Moulton A, Sirivastava VM. Snapping iliotibial band. Report of ten cases and review of the literature. *Acta Orthop. Belg.* 2001;67(1):19-23.

234. Ilizaliturri VM Jr, Camacho-Galindo J. Endoscopic treatment of snapping hips, iliotibial band, and iliopsoas tendon. *Sports Med Arthrosc.* 2010;18(2):120-127.

235. Jacobs M, Young R. Snapping hip phenomenon among dancers. *Am Correct Ther J.* 1978;32(3):92-98.

236. Deleget A. Overview of thigh injuries in dance. *J Dance Med Sci.* 2010;14(3):97-102.

237. Reid DC. Prevention of hip and knee injuries in ballet dancers. *Sports Med.* 1988;6(5):295-307.

238. Kocher MS, Tucker R. Pediatric athlete hip disorders. *Clin Sport Med.* 2006;25(2):241-253, viii.

239. Kovacevic D, Mariscalco M, Goodwin RC. Injuries about the hip in the adolescent athlete. *Sports Med Arthrosc.* 2011;19(1):64-74.

240. Loder RT, Starnes T, Dikos G. Atypical and typical (idiopathic) slipped capital femoral epiphysis. Reconfirmation of the age-weight test and description of the height and age-height tests. *J Bone Joint Surg Am.* 2006;88(7):1574-1581.

241. Loder RT, Starnes T, Dikos G, Aronsson DD. Demographic predictors of severity of stable slipped capital femoral epiphyses. *J Bone Joint Surg Am.* 2006;88(1):97-105.

242. Lehmann CL, Arons RR, Loder RT, Vitale MG. The epidemiology of slipped capital femoral epiphysis: An update. *J Pediatr Orthop.* 2006;26(3):286-290.

243. Pellecchia GL, Lugo-Larcheveque N, Deluca PA. Differential diagnosis in physical therapy evaluation of thigh pain in an adolescent boy. *J Orthop Sport Phys.* 1996;23(1):51-55.

244. Loder RT, Dietz FR. What is the best evidence for the treatment of slipped capital femoral epiphysis? *J Pediatr Orthop.* 2012;32(suppl 2):S158-S165.

245. McKenzie M, Carlson B, Carlson WO. Evaluating hip pain in children. *S D Med.* 2012;65(8):303-305, 307-308.

246. Kaniklides C, Lonnerholm T, Moberg A, Sahlstedt B. Legg-Calve-Perthes disease. Comparison of conventional radiography, MR imaging, bone scintigraphy and arthrography. *Acta Radiol.* 1995;36(4):434-439.

247. Dillman JR, Hernandez RJ. MRI of Legg-Calve-Perthes disease. *AJR.* 2009;193(5):1394-1407.

248. Bradshaw CJ, Bundy M, Falvey E. The diagnosis of longstanding groin pain: A prospective clinical cohort study. *Brit J Sport Med.* 2008;42(10):851-854.

249. Thorborg K, Serner A, Petersen J, Madsen TM, Magnusson P, Holmich P. Hip adduction and abduction strength profiles in elite soccer players: Implications for clinical evaluation of hip adductor muscle recovery after injury. *Am J Sport Med.* 2011;39(1):121-126.

250. Hrysomallis C. Hip adductors' strength, flexibility, and injury risk. *J Strength Cond Res.* 2009;23(5):1514-1517.

251. Tyler TF, Nicholas SJ, Campbell RJ, McHugh MP. The association of hip strength and flexibility with the incidence of adductor muscle strains in professional ice hockey players. *Am J Sport Med.* 2001;29(2):124-128.

52. Verrall GM, Slavotinek JP, Barnes PG, Esterman A, Oakeshott RD, Spriggins AJ. Hip joint range of motion restriction precedes athletic chronic groin injury. *J Sci Med Sport.* 2007;10(6):463-466.

253. Weir A, de Vos RJ, Moen M, Holmich P, Tol JL. Prevalence of radiological signs of femoroacetabular impingement in patients presenting with long-standing adductor-related groin pain. *Brit J Sport Med.* 2011;45(1):6-9.

254. Holmich P, Thorborg K, Nyvold P, Klit J, Nielsen MB, Troelsen A. Does bony hip morphology affect the outcome of treatment for patients with adductor-related groin pain? Outcome 10 years after baseline assessment [published online ahead of print July 11 2013]. *Brit J Sport Med.* 2013.

55. Verrall GM, Hamilton IA, Slavotinek JP, et al. Hip joint range of motion reduction in sports-related chronic groin injury diagnosed as pubic bone stress injury. *J Sci Med Sport.* 2005;8(1):77-84.

256. Hegedus EJ, Stern B, Reiman MP, Tarara D, Wright AA. A suggested model for physical examination and conservative treatment of athletic pubalgia. *Phys Ther Sport.* 2013;14(1):3-16.

257. Verrall GM, Slavotinek JP, Fon GT, Barnes PG. Outcome of conservative management of athletic chronic groin injury diagnosed as pubic bone stress injury. *Am J Sport Med.* 2007;35(3):467-474.

258. Holmich P, Uhrskou P, Ulnits L, et al. Effectiveness of active physical training as treatment for long-standing adductor-related groin pain in athletes: Randomised trial. *Lancet.* 1999;353(9151):439-443.

259. Woods C, Hawkins RD, Maltby S, Hulse M, Thomas A, Hodson A. The Football Association Medical Research Programme: An audit of injuries in professional football—analysis of hamstring injuries. *Brit J Sport Med.* 2004;38(1):36-41.

260. Gabbett TJ. Incidence of injury in junior and senior rugby league players. *Sports Med.* 2004;34(12):849-859.

261. Verrall GM, Slavotinek JP, Barnes PG, Fon GT, Spriggins AJ. Clinical risk factors for hamstring muscle strain injury: A prospective study with correlation of injury by magnetic resonance imaging. *Brit J Sport Med.* 2001;35(6):435-439, discussion 440.

262. Askling CM, Tengvar M, Saartok T, Thorstensson A. Acute first-time hamstring strains during slow-speed stretching: Clinical, magnetic resonance imaging, and recovery characteristics. *Am J Sport Med.* 2007;35(10):1716-1724.

263. Brooks JH, Fuller CW, Kemp SP, Reddin DB. Incidence, risk, and prevention of hamstring muscle injuries in professional rugby union. *Am J Sport Med.* 2006;34(8):1297-1306.

264. Brooks JH, Fuller CW, Kemp SP, Reddin DB. Epidemiology of injuries in English professional rugby union: part 1 match injuries. *Brit J Sport Med.* 2005;39(10):757-766.

265. Brooks JH, Fuller CW, Kemp SP, Reddin DB. Epidemiology of injuries in English professional rugby union: Part 2 training injuries. *Brit J Sport Med.* 2005;39(10):767-775.

266. Meeuwisse WH, Sellmer R, Hagel BE. Rates and risks of injury during intercollegiate basketball. *Am J Sport Med.* 2003;31(3):379-385.

267. Orchard J, Seward H. Epidemiology of injuries in the Australian Football League, seasons 1997-2000. *Brit J Sport Med.* 2002;36(1):39-44.

268. Schache AG, Dorn TW, Blanch PD, Brown NA, Pandy MG. Mechanics of the human hamstring muscles during sprinting. *Med Sci Sport Exerc.* 2012;44(4):647-658.

269. Petersen J, Holmich P. Evidence based prevention of hamstring injuries in sport. *Brit J Sport Med.* 2005;39(6):319-323.

270. Connell DA, Schneider-Kolsky ME, Hoving JL, et al. Longitudinal study comparing sonographic and MRI assessments of acute and healing hamstring injuries. *AJR.* 2004;183(4):975-984.

271. Slavotinek JP. Muscle injury: The role of imaging in prognostic assignment and monitoring of muscle repair. *Semin Musculoskel R.* 2010;14(2):194-200.

272. Blankenbaker DG, Tuite MJ. Temporal changes of muscle injury. *Semin Musculoskel R.* 2010;14(2):176-193.

273. Silder A, Sherry MA, Sanfilippo J, Tuite MJ, Hetzel SJ, Heiderscheit BC. Clinical and morphological changes following 2 rehabilitation programs for acute hamstring strain injuries: A randomized clinical trial. *J Orthop Sport Phys.* 2013;43(5):284-299.

274. Reurink G, Goudswaard GJ, Tol JL, et al. MRI observations at return to play of clinically recovered hamstring injuries [published online ahead of print November 19 2013]. *Brit J Sport Med.* 2013.

275. Petersen J, Thorborg K, Nielsen MB, et al. The diagnostic and prognostic value of ultrasonography in soccer players with acute hamstring injuries [published online ahead of print December 11 2013]. *Am J Sport Med.* 2013.

276. Askling C, Saartok T, Thorstensson A. Type of acute hamstring strain affects flexibility, strength, and time to return to pre-injury level. *Brit J Sport Med.* 2006;40(1):40-44.

277. Orchard JW, Farhart P, Leopold C. Lumbar spine region pathology and hamstring and calf injuries in athletes: Is there a connection? *Brit J Sport Med.* 2004;38(4):502-504, discussion 502-504.

278. Fousekis K, Tsepis E, Poulmedis P, Athanasopoulos S, Vagenas G. Intrinsic risk factors of non-contact quadriceps and hamstring strains in soccer: A prospective study of 100 professional players. *Brit J Sport Med.* 2011;45(9):709-714.

279. Turl SE, George KP. Adverse neural tension: A factor in repetitive hamstring strain? *J Orthop Sport Phys.* 1998;27(1):16-21.

280. Askling CM, Nilsson J, Thorstensson A. A new hamstring test to complement the common clinical examination before return to sport after injury. *Knee Surg Sport Tr A.* 2010;18(12):1798-1803.

281. Kong A, Van der Vliet A, Zadow S. MRI and US of gluteal tendinopathy in greater trochanteric pain syndrome. *Eur Radiol.* 2007;17(7):1772-1783.

282. Bunker TD, Esler CN, Leach WJ. Rotator-cuff tear of the hip. *J Bone Joint Surg Br.* 1997;79(4):618-620.

283. Long SS, Surrey DE, Nazarian LN. Sonography of greater trochanteric pain syndrome and the rarity of primary bursitis. *AJR.* 2013;201(5):1083-1086.

284. Blankenbaker DG, Ullrick SR, Davis KW, De Smet AA, Haaland B, Fine JP. Correlation of MRI findings with clinical findings of trochanteric pain syndrome. *Skeletal Radiol.* 2008;37(10):903-909.

285. Silva F, Adams T, Feinstein J, Arroyo RA. Trochanteric bursitis: Refuting the myth of inflammation. *J Clin Rheumatol.* 2008;14(2):82-86.

286. Johnston CA, Lindsay DM, Wiley JP. Treatment of iliopsoas syndrome with a hip rotation strengthening program: A retrospective case series. *J Orthop Sport Phys.* 1999;29(4):218-224.

287. Tormenta S, Sconfienza LM, Iannessi F, et al. Prevalence study of iliopsoas bursitis in a cohort of 860 patients affected by symptomatic hip osteoarthritis. *Ultrasound Med Biol.* 2012;38(8):1352-1356.

288. Ho GW, Howard TM. Greater trochanteric pain syndrome: More than bursitis and iliotibial tract friction. *Curr Sports Med Rep.* 2012;11(5):232-238.

289. Sayegh F, Potoupnis M, Kapetanos G. Greater trochanter bursitis pain syndrome in females with chronic low back pain and sciatica. *Acta Orthop Belg.* 2004;70(5):423-428.

제25장

1. Childs JD, Cleland JA, Elliott JM, et al. Neck pain: Clinical practice guidelines linked to the International Classification of Functioning, Disability, and Health from the Orthopedic Section of the American Physical Therapy Association. *J Orthop Sport Phys.* 2008;38(9):A1-A34.

2. Logerstedt DS, Snyder-Mackler L, Ritter RC, Axe MJ, Godges JJ. Knee stability and movement coordination impairments: Knee ligament sprain. *J Orthop Sport Phys* 2010;40(4):A1-A37.

3. Logerstedt DS, Snyder-Mackler L, Ritter RC, Axe MJ. Knee pain and mobility impairments: Meniscal and articular cartilage lesions. *J Orthop Sport Phys.* 2010;40(6):A1-A35.

4. Bachmann LM, Kolb E, Koller MT, Steurer J, ter Riet G. Accuracy of Ottawa ankle rules to exclude fractures of the ankle and mid-foot: Systematic review. *BMJ.* 2003;326(7386):417.

5. Robertson A, Nutton RW, Keating JF. Dislocation of the knee. *J Bone Joint Surg Br.* 2006;88(6):706-711.

6. Butler DL, Noyes FR, Grood ES. Ligamentous restraints to anterior-posterior drawer in the human knee. A biomechanical study. *J Bone Joint Surg Am.* 1980;62(2):259-270.

7. Duthon VB, Barea C, Abrassart S, Fasel JH, Fritschy D, Menetrey J. Anatomy of the anterior cruciate ligament. *Knee Surg Sport Tr A.* 2006;14(3):204-213.

8. Amis AA, Gupte CM, Bull AM, Edwards A. Anatomy of the posterior cruciate ligament and the meniscofemoral ligaments. *Knee Surg Sport Tr A.* 2006;14(3):257-263.

9. Janousek AT, Jones DG, Clatworthy M, Higgins LD, Fu FH. Posterior cruciate ligament injuries of the knee joint. *Sports Med.* 1999;28(6):429-441.

10. Grood ES, Noyes FR, Butler DL, Suntay WJ. Ligamentous and capsular restraints preventing straight medial and lateral laxity in intact human cadaver knees. *J Bone Joint Surg Am*. 1981;63(8):1257-1269.
11. Brindle T, Nyland J, Johnson DL. The meniscus: Review of basic principles with application to surgery and rehabilitation. *J Athl Train*. 2001;36(2):160-169.
12. Kutzner I, Heinlein B, Graichen F, et al. Loading of the knee joint during activities of daily living measured in vivo in five subjects. *J Biomech*. 2010;43(11):2164-2173.
13. Rothstein JM, Echternach JL. Hypothesis-oriented algorithm for clinicians. A method for evaluation and treatment planning. *Phys Ther*. 1986;66(9):1388-1394.
14. Kolt GS, Snyder-Mackler L. *Physical Therapies in Sport and Exercise*. Edinburgh, Scotland: Churchill Livingstone; 2003.
15. Calmbach WL, Hutchens M. Evaluation of patients presenting with knee pain: Part II. Differential diagnosis. *Am Fam Physician*. 2003;68(5):917-922.
16. Griffin LY, Albohm MJ, Arendt EA, et al. Understanding and preventing noncontact anterior cruciate ligament injuries: A review of the Hunt Valley II meeting, January 2005. *Am J Sports Med*. 2006;34(9):1512-1532.
17. Shimokochi Y, Shultz SJ. Mechanisms of noncontact anterior cruciate ligament injury. *J Athl Train*. 2008;43(4):396-408.
18. Jackson JL, O'Malley PG, Kroenke K. Evaluation of acute knee pain in primary care. *Ann Intern Med*. 2003;139(7):575-588.
19. Madhusudhan T, Kumar T, Bastawrous S, Sinha A. Clinical examination, MRI and arthroscopy in meniscal and ligamentous knee injuries—a prospective study. *J Orthop Surg*. 2008;3:19.
20. Brukner P, Khan K. *Clinical Sports Medicine*. Sydney, Australia: McGraw-Hill; 2006.
21. Bansal P, Deehan DJ, Gregory RJ. Diagnosing the acutely locked knee. *Injury*. 2002;33(6):495-498.
22. Hambly K, Griva K. IKDC or KOOS: Which one captures symptoms and disabilities most important to patients who have undergone initial anterior cruciate ligament reconstruction? *Am J Sports Med*. 2010;38(7):1395-1404.
23. Stratford PW, Kennedy DM. Performance measures were necessary to obtain a complete picture of osteoarthritic patients. *J Clin Epidemiol*. 2006;59(2):160-167.
24. Stratford PW, Kennedy DM, Woodhouse LJ. Performance measures provide assessments of pain and function in people with advanced osteoarthritis of the hip or knee. *Phys Ther*. 2006;86(11):1489-1496.
25. Fitzgerald GK, Lephart SM, Hwang JH, Wainner RS. Hop tests as predictors of dynamic knee stability. *J Orthop Sport Phys*. 2001;31(10):588-597.
26. Dobson F, Hinman RS, Roos EM, et al. OARSI recommended performance-based tests to assess physical function in people diagnosed with hip or knee osteoarthritis. *Osteoarthr Cartilage*. 2013;21(8):1042-1052.
27. Risberg MA, Holm I, Tjomsland O, Ljunggren E, Ekeland A. Prospective study of changes in impairments and disabilities after anterior cruciate ligament reconstruction. *J Orthop Sport Phys*. 1999;29(7):400-412.
28. Mizner RL, Petterson SC, Clements KE, Zeni JA Jr, Irrgang JJ, Snyder-Mackler L. Measuring functional improvement after total knee arthroplasty requires both performance-based and patient-report assessments: A longitudinal analysis of outcomes. *J Arthroplasty*. 2011;26(5):728-737.
29. Logerstedt D, Lynch A, Axe MJ, Snyder-Mackler L. Symmetry restoration and functional recovery before and after anterior cruciate ligament reconstruction. *Knee Surg Sport Tr A*. 2013;21(4):859-868.
30. Lynch AD, Logerstedt DS, Grindem H, et al. Consensus criteria for defining 'successful outcome' after ACL injury and reconstruction: A Delaware-Oslo ACL cohort investigation [published online ahead of print July 23 2013]. *Brit J Sport Med*. 2013.
31. Clayton RA, Court-Brown CM. The epidemiology of musculoskeletal tendinous and ligamentous injuries. *Injury*. 2008;39(12):1338-1344.
32. Beattie KA, Boulos P, Pui M, et al. Abnormalities identified in the knees of asymptomatic volunteers using peripheral magnetic resonance imaging. *Osteoarthr Cartilage*. 2005;13(3):181-186.
33. Kaplan LD, Schurhoff MR, Selesnick H, Thorpe M, Uribe JW. Magnetic resonance imaging of the knee in asymptomatic professional basketball players. *Arthroscopy*. 2005;21(5):557-561.
34. LaPrade RF, Burnett QM, Veenstra MA, Hodgman CG. The prevalence of abnormal magnetic resonance imaging findings in asymptomatic knees. With correlation of magnetic resonance imaging to arthroscopic findings in symptomatic knees. *Am J Sports Med*. 1994;22(6):739-745.
35. Kocabey Y, Tetik O, Isbell WM, Atay OA, Johnson DL. The value of clinical examination versus magnetic resonance imaging in the diagnosis of meniscal tears and anterior cruciate ligament rupture. *Arthroscopy*. 2004;20(7):696-700.
36. Menashe L, Hirko K, Losina E, et al. The diagnostic performance of MRI in osteoarthritis: A systematic review and meta-analysis. *Osteoarthr Cartilage*. 2012;20(1):13-21.
37. Quatman CE, Hettrich CM, Schmitt LC, Spindler KP. The clinical utility and diagnostic performance of magnetic resonance imaging for identification of early and advanced knee osteoarthritis: A systematic review. *Am J Sport Med*. 2011;39(7):1557-1568.
38. Galea A, Giuffre B, Dimmick S, Coolican MR, Parker DA. The accuracy of magnetic resonance imaging scanning and its influence on management decisions in knee surgery. *Arthroscopy*. 2009;25(5):473-480.
39. Crawford R, Walley G, Bridgman S, Maffulli N. Magnetic resonance imaging versus arthroscopy in the diagnosis of knee pathology, concentrating on meniscal lesions and ACL tears: A systematic review. *Brit Med Bull*. 2007;84:5-23.

40. Oei EH, Ginai AZ, Hunink MG. MRI for traumatic knee injury: A review. *Semin Ultrasound CT.* 2007;28(2):141-157.

41. Panisset JC, Ntagiopoulos PG, Saggin PR, Dejour D. A comparison of Telos™ stress radiography versus Rolimeter™ in the diagnosis of different patterns of anterior cruciate ligament tears. *Orthop Traumatol Surg Res.* 2012;98(7):751-758.

42. Navali AM, Bazavar M, Mohseni MA, Safari B, Tabrizi A. Arthroscopic evaluation of the accuracy of clinical examination versus MRI in diagnosing meniscus tears and cruciate ligament ruptures. *Arch Iran Med.* 2013;16(4):229-232.

43. Stiell IG, Greenberg GH, Wells GA, et al. Derivation of a decision rule for the use of radiography in acute knee injuries. *Ann Emerg Med.* 1995;26(4):405-413.

44. Bauer DC, Hunter DJ, Abramson SB, et al. Classification of osteoarthritis biomarkers: A proposed approach. *Osteoarthr Cartilage.* 2006;14(8):723-727.

45. Nicolaas L, Tigchelaar S, Koëter S. Patellofemoral evaluation with magnetic resonance imaging in 51 knees of asymptomatic subjects. *Knee Surg Sport Tr A.* 2011;19(10):1735-1739.

46. Emparanza JI, Aginaga JR. Validation of the Ottawa Knee Rules. *Ann Emerg Med.* 2001;38(4):364-368.

47. Bachmann LM, Haberzeth S, Steurer J, ter Riet G. The accuracy of the Ottawa knee rule to rule out knee fractures: A systematic review. *Ann Intern Med.* 2004;140(2):121-124.

48. Seaberg DC, Jackson R. Clinical decision rule for knee radiographs. *Am J Emerg Med.* 1994;12(5):541-543.

49. Seaberg DC, Yealy DM, Lukens T, Auble T, Mathias S. Multicenter comparison of two clinical decision rules for the use of radiography in acute, high-risk knee injuries. *Ann Emerg Med.* 1998;32(1):8-13.

50. Simon LV, Matteucci MJ, Tanen DA, Roos JA, Riffenburgh RH. The Pittsburgh Decision Rule: Triage nurse versus physician utilization in the emergency department. *J Emerg Med.* 2006;31(3):247-250.

51. Cheung TC, Tank Y, Breederveld RS, Tuinebreijer WE, de Lange-de Klerk ES, Derksen RJ. Diagnostic accuracy and reproducibility of the Ottawa Knee Rule vs the Pittsburgh Decision Rule. *Am J Emerg Med.* 2013;31(4):641-645.

52. Beall DP, Googe JD, Moss JT, et al. Magnetic resonance imaging of the collateral ligaments and the anatomic quadrants of the knee. *Radiol Clin N Am.* 2007;45(6):983-1002, vi.

53. Buckwalter JA, Mankin HJ, Grodzinsky AJ. Articular cartilage and osteoarthritis. *Instr Course Lect.* 2005;54:465-480.

54. Buckwalter JA, Martin JA. Osteoarthritis. *Adv Drug Deliv Rev.* 2006;58(2):150-167.

55. Guermazi A, Hayashi D, Roemer FW, Felson DT. Osteoarthritis: A review of strengths and weaknesses of different imaging options. *Rheum Dis Clin N Am.* 2013;39(3):567-591.

56. Schmid MR, Pfirrmann CW, Hodler J, Vienne P, Zanetti M. Cartilage lesions in the ankle joint: Comparison of MR arthrography and CT arthrography. *Skeletal Radiol.* 2003;32(5):259-265.

57. Omoumi P, Mercier GA, Lecouvet F, Simoni P, Vande Berg BC. CT arthrography, MR arthrography, PET, and scintigraphy in osteoarthritis. *Radiol Clin N Am.* 2009;47(4):595-615.

58. Williams GN, Buchanan TS, Barrance PJ, Axe MJ, Snyder-Mack ler L. Quadriceps weakness, atrophy, and activation failure in predicted noncopers after anterior cruciate ligament injury. *Am J Sport Med.* 2005;33(3):402-408.

59. Chmielewski TL, Hurd WJ, Snyder-Mackler L. Elucidation of a potentially destabilizing control strategy in ACL deficient non-copers. *J Electromyogr Kines.* 2005;15(1):83-92.

60. Di Stasi SL, Snyder-Mackler L. The effects of neuromuscular training on the gait patterns of ACL-deficient men and women. *Clin Biomech (Bristol, Avon).* 2012;27(4):360-365.

61. Baliunas AJ, Hurwitz DE, Ryals AB, et al. Increased knee joint loads during walking are present in subjects with knee osteoarthritis. *Osteoarthr Cartilage.* 2002;10(7):573-579.

62. Mündermann A, Dyrby CO, Hurwitz DE, Sharma L, Andriacchi TP. Potential strategies to reduce medial compartment loading in patients with knee osteoarthritis of varying severity: Reduced walking speed. *Arthritis Rheum.* 2004;50(4):1172-1178.

63. Miyazaki T, Wada M, Kawahara H, Sato M, Baba H, Shimada S. Dynamic load at baseline can predict radiographic disease progression in medial compartment knee osteoarthritis. *Ann Rheum Dis.* 2002;61(7):617-622.

64. Laubenthal KN, Smidt GL, Kettelkamp DB. A quantitative analysis of knee motion during activities of daily living. *Phys Ther.* 1972;52(1):34-43.

65. Delitto A, Erhard RE, Bowling RW. A treatment-based classification approach to low back syndrome: Identifying and staging patients for conservative treatment. *Phys Ther.* 1995;75(6):470-485, discussion 485-479.

66. Donelson R, Aprill C, Medcalf R, Grant W. A prospective study of centralization of lumbar and referred pain. A predictor of symptomatic discs and anular competence. *Spine (Phila Pa 1976).* 1997;22(10):1115-1122.

67. Laslett M, Oberg B, Aprill CN, McDonald B. Centralization as a predictor of provocation discography results in chronic low back pain, and the influence of disability and distress on diagnostic power. *Spine J.* 2005;5(4):370-380.

68. Vroomen PC, de Krom MC, Wilmink JT, Kester AD, Knottnerus JA. Diagnostic value of history and physical examination in patients suspected of lumbosacral nerve root compression. *J Neurol Neurosur Ps.* 2002;72(5):630-634.

69. van der Windt DA, Simons E, Riphagen II, et al. Physical examination for lumbar radiculopathy due to disc herniation in patients with low-back pain. *Cochrane Db Syst Rev.* 2010;2:CD007431.

70. Stankovic R, Johnell O, Maly P, Willner S. Use of lumbar extension, slump test, physical and neurological examination in the evaluation of patients with suspected herniated nucleus pulposus. A prospective clinical study. *Man Ther.* 1999;4(1):25-32.

71. Laslett M, McDonald B, Aprill CN, Tropp H, Oberg B. Clinical predictors of screening lumbar zygapophyseal joint blocks: Development of clinical prediction rules. *Spine J.* 2006;6(4):370-379.

72. Laslett M, Young SB, Aprill CN, McDonald B. Diagnosing painful sacroiliac joints: A validity study of a McKenzie evaluation and sacroiliac provocation tests. *Aust J Physiother.* 2003;49(2):89-97.

73. Laslett M, Aprill CN, McDonald B, Young SB. Diagnosis of sacroiliac joint pain: Validity of individual provocation tests and composites of tests. *Man Ther.* 2005;10(3):207-218.

74. Reiman MP, Goode AP, Hegedus EJ, Cook CE, Wright AA. Diagnostic accuracy of clinical tests of the hip: A systematic review with meta-analysis. *Brit J Sport Med.* 2013;47(14):893-902.

75. Piriyaprasarth P, Morris ME. Psychometric properties of measurement tools for quantifying knee joint position and movement: A systematic review. *Knee.* 2007;14(1):2-8.

76. Clapper MP, Wolf SL. Comparison of the reliability of the Orthoranger and the standard goniometer for assessing active lower extremity range of motion. *Phys Ther.* 1988;68(2):214-218.

77. Shelbourne KD, Gray T. Results of anterior cruciate ligament reconstruction based on meniscus and articular cartilage status at the time of surgery. Five- to fifteen-year evaluations. *Am J Sport Med.* 2000;28(4):446-452.

78. Mauro CS, Irrgang JJ, Williams BA, Harner CD. Loss of extension following anterior cruciate ligament reconstruction: Analysis of incidence and etiology using IKDC criteria. *Arthroscopy.* 2008;24(2):146-153.

79. Bezuidenhout B. *The Intra- and Interexaminer Reliability of Motion Palpation of the Patella* [dissertation]. Durban, South Africa: Durban University of Technology; 2002.

80. Vaghmaria J. *An Investigation Into the Inter-Examiner Reliability of Motion Palpation of the Patella in Patellofemoral Pain Syndrome and Osteoarthritis* [dissertation]. Durban, South Africa: Durban Institute of Technology; 2006.

81. Farrimond C. *The Inter-Examiner Reliability and Comparison of Motion Palpation Findings of the Knee Joint in Patellofemoral Pain Syndrome and Asymptomatic Knee Joints* [dissertation]. Durban, South Africa: Durban University of Technology; 2010.

82. Bohannon RW. Manual muscle testing: Does it meet the standards of an adequate screening test? *Clin Rehabil.* 2005;19(6):662-667.

83. Knapik JJ, Bauman CL, Jones BH, Harris JM, Vaughan L. Preseason strength and flexibility imbalances associated with athletic injuries in female collegiate athletes. *Am J Sport Med.* 1991;19(1):76-81.

84. Nadler SF, Malanga GA, Feinberg JH, Prybicien M, Stitik TP, DePrince M. Relationship between hip muscle imbalance and occurrence of low back pain in collegiate athletes: A prospective study. *Am J Phys Med Rehabil.* 2001;80(8):572-577.

85. Fousekis K, Tsepis E, Poulmedis P, Athanasopoulos S, Vagenas G. Intrinsic risk factors of non-contact quadriceps and hamstring strains in soccer: A prospective study of 100 professional players. *Brit J Sport Med.* 2011;45(9):709-714.

86. Baumhauer JF, Alosa DM, Renstrom AF, Trevino S, Beynnon B. A prospective study of ankle injury risk factors. *Am J Sport Med.* 1995;23(5):564-570.

87. Soderman K, Alfredson H, Pietila T, Werner S. Risk factors for leg injuries in female soccer players: A prospective investigation during one outdoor season. *Knee Surg Sport Tr A.* 2001;9(5):313-321.

88. Hewett TE, Di Stasi SL, Myer GD. Current concepts for injury prevention in athletes after anterior cruciate ligament reconstruction. *Am J Sport Med.* 2013;41(1):216-224.

89. Palmieri-Smith RM, Thomas AC, Wojtys EM. Maximizing quadriceps strength after ACL reconstruction. *Clin Sports Med.* 2008;27(3):405-424, vii-ix.

90. Oberlander MA, Shalvoy RM, Hughston JC. The accuracy of the clinical knee examination documented by arthroscopy. A prospective study. *Am J Sport Med.* 1993;21(6):773-778.

91. Yoon YS, Rah JH, Park HJ. A prospective study of the accuracy of clinical examination evaluated by arthroscopy of the knee. *Int Orthop.* 1997;21(4):223-227.

92. Hegedus EJ, Cook C, Hasselblad V, Goode A, McCrory DC. Physical examination tests for assessing a torn meniscus in the knee: A systematic review with meta-analysis. *J Orthop Sport Phys.* 2007;37(9):541-550.

93. Meserve BB, Cleland JA, Boucher TR. A meta-analysis examining clinical test utilities for assessing meniscal injury. *Clin Rehabil.* 2008;22(2):143-161.

94. Konan S, Rayan F, Haddad FS. Do physical diagnostic tests accurately detect meniscal tears? *Knee Surg Sport Tr A.* 2009;17(7):806-811.

95. Pookarnjanamorakot C, Korsantirat T, Woratanarat P. Meniscal lesions in the anterior cruciate insufficient knee: The accuracy of clinical evaluation. *J Med Assoc Thai.* 2004;87(6):618-623.

96. Jaddue D, Tawfiq F, Sayed-Noor A. The utility of clinical examination in the diagnosis of medial meniscus injury in comparison with arthroscopic findings. *Eur J Orthop Surg Tr.* 2010;20:389-392.

97. Mirzatolooei F, Yekta Z, Bayazidchi M, Ershadi S, Afshar A. Validation of the Thessaly test for detecting meniscal tears in anterior cruciate deficient knees. *Knee.* 2010;17(3):221-223.

98. Evans PJ, Bell GD, Frank C. Prospective evaluation of the McMurray test. *Am J Sport Med.* 1993;21(4):604-608.

99. Karachalios T, Hantes M, Zibis AH, Zachos V, Karantanas AH, Malizos KN. Diagnostic accuracy of a new clinical test (the Thessaly test) for early detection of meniscal tears. *J Bone Joint Surg Am.* 2005;87(5):955-962.

100. Akseki D, Ozcan O, Boya H, Pinar H. A new weight-bearing meniscal test and a comparison with McMurray's test and joint line tenderness. *Arthroscopy.* 2004;20(9):951-958.

101. Kurosaka M, Yagi M, Yoshiya S, Muratsu H, Mizuno K. Efficacy of the axially loaded pivot shift test for the diagnosis of a meniscal tear. *Int Orthop.* 1999;23(5):271-274.

102. Fowler PJ, Lubliner JA. The predictive value of five clinical signs in the evaluation of meniscal pathology. *Arthroscopy.* 1989;5(3):184-186.

103. Sae-Jung S, Jirarattanaphochai K, Benjasil T. KKU knee compression-rotation test for detection of meniscal tears: A comparative study of its diagnostic accuracy with McMurray test. *J Med Assoc Thai.* 2007;90(4):718-723.

104. Mariani PP, Adriani E, Maresca G, Mazzola CG. A prospective evaluation of a test for lateral meniscus tears. *Knee Surg Sport Tr A.* 1996;4(1):22-26.

105. Anderson AF, Lipscomb AB. Clinical diagnosis of meniscal tears. Description of a new manipulative test. *Am J Sport Med.* 1986;14(4):291-293.

106. Noble J, Erat K. In defence of the meniscus. A prospective study of 200 meniscectomy patients. *J Bone Joint Surg Br.* 1980;62-B(1):7-11.

107. Wagemakers HP, Heintjes EM, Boks SS, et al. Diagnostic value of history-taking and physical examination for assessing meniscal tears of the knee in general practice. *Clin J Sport Med.* 2008;18(1):24-30.

108. Jerosch J, Riemer S. How good are clinical investigative procedures for diagnosing meniscus lesions? [in German]. *Sportverletz Sportschaden.* 2004;18(2):59-67.

109. Simonsen O, Jensen J, Mouritsen P, Lauritzen J. The accuracy of clinical examination of injury of the knee joint. *Injury.* 1984;16(2):96-101.

110. Rose NE, Gold SM. A comparison of accuracy between clinical examination and magnetic resonance imaging in the diagnosis of meniscal and anterior cruciate ligament tears. *Arthroscopy.* 1996;12(4):398-405.

111. Kocher MS, DiCanzio J, Zurakowski D, Micheli LJ. Diagnostic performance of clinical examination and selective magnetic resonance imaging in the evaluation of intraarticular knee disorders in children and adolescents. *Am J Sport Med.* 2001;29(3):292-296.

112. Wagemakers HP, Luijsterburg PA, Boks SS, et al. Diagnostic accuracy of history taking and physical examination for assessing anterior cruciate ligament lesions of the knee in primary care. *Arch Phys Med Rehab.* 2010;91(9):1452-1459.

113. Benjaminse A, Gokeler A, van der Schans CP. Clinical diagnosis of an anterior cruciate ligament rupture: A meta-analysis. *J Orthop Sport Phys.* 2006;36(5):267-288.

114. Dejour D, Ntagiopoulos PG, Saggin PR, Panisset JC. The diagnostic value of clinical tests, magnetic resonance imaging, and instrumented laxity in the differentiation of complete versus partial anterior cruciate ligament tears. *Arthroscopy.* 2013;29(3):491-499.

115. Rubinstein RA Jr, Shelbourne KD, McCarroll JR, VanMeter CD, Rettig AC. The accuracy of the clinical examination in the setting of posterior cruciate ligament injuries. *Am J Sport Med.* 1994;22(4):550-557.

116. Kastelein M, Wagemakers HP, Luijsterburg PA, Verhaar JA, Koes BW, Bierma-Zeinstra SM. Assessing medial collateral ligament knee lesions in general practice. *Am J Med.* 2008;121(11):982-988.e2.

117. Näslund J, Näslund UB, Odenbring S, Lundeberg T. Comparison of symptoms and clinical findings in subgroups of individuals with patellofemoral pain. *Physiother Theory Pract.* 2006;22(3):105-118.

118. Sweitzer BA, Cook C, Steadman JR, Hawkins RJ, Wyland DJ. The inter-rater reliability and diagnostic accuracy of patellar mobility tests in patients with anterior knee pain. *Phys Sportsmed.* 2010;38(3):90-96.

119. Haim A, Yaniv M, Dekel S, Amir H. Patellofemoral pain syndrome: Validity of clinical and radiological features. *Clin Orthop Relat R.* 2006;451:223-228.

120. Nunes GS, Stapait EL, Kirsten MH, de Noronha M, Santos GM. Clinical test for diagnosis of patellofemoral pain syndrome: Systematic review with meta-analysis. *Phys Ther Sport.* 2013;14(1):54-59.

121. Nijs J, Van Geel C, Van der auwera C, Van de Velde B. Diagnostic value of five clinical tests in patellofemoral pain syndrome. *Man Ther.* 2006;11(1):69-77.

122. Cook C, Hegedus E, Hawkins R, Scovell F, Wyland D. Diagnostic accuracy and association to disability of clinical test findings associated with patellofemoral pain syndrome. *Physiother Can.* 2010;62(1):17-24.

123. Elton K, McDonough K, Savinar-Nogue E, Jensen GM. A preliminary investigation: History, physical, and isokinetic exam results versus arthroscopic diagnosis of chondromalacia patella. *J Orthop Sport Phys.* 1985;7(3):115-123.

124. Cook JL, Khan KM, Kiss ZS, Purdam CR, Griffiths L. Reproducibility and clinical utility of tendon palpation to detect patellar tendinopathy in young basketball players. Victorian Institute of Sport tendon study group. *Brit J Sport Med.* 2001;35(1):65-69.

125. Sijbrandij S. Instability of the proximal tibio-fibular joint. *Acta Orthop Scand.* 1978;49(6):621-626.

126. Baciu CC, Tudor A, Olaru I. Recurrent luxation of the superior tibio-fibular joint in the adult. *Acta Orthop Scand.* 1974;45(5):772-777.

127. Sturgill LP, Snyder-Mackler L, Manal TJ, Axe MJ. Interrater reliability of a clinical scale to assess knee joint effusion. *J Orthop Sport Phys.* 2009;39(12):845-849.

128. Kastelein M, Luijsterburg PA, Wagemakers HP, et al. Diagnostic value of history taking and physical examination to assess effusion of the knee in traumatic knee patients in general practice. *Arch Phys Med Rehab.* 2009;90(1):82-86.

129. Stratford PW, Kennedy DM, Maly MR, Macintyre NJ. Quantifying self-report measures' overestimation of mobility scores postarthroplasty. *Phys Ther.* 2010;90(9):1288-1296.

130. Gage BE, McIlvain NM, Collins CL, Fields SK, Comstock RD. Epidemiology of 6.6 million knee injuries presenting to United States emergency departments from 1999 through 2008. *Acad Emerg Med.* 2012;19(4):378-385.

131. Ingram JG, Fields SK, Yard EE, Comstock RD. Epidemiology of knee injuries among boys and girls in US high school athletics. *Am J Sport Med.* 2008;36(6):1116-1122.

132. Powell JW, Barber-Foss KD. Injury patterns in selected high school sports: A review of the 1995-1997 seasons. *J Athl Train.* 1999;34(3):277-284.

133. O'Keeffe SA, Hogan BA, Eustace SJ, Kavanagh EC. Overuse injuries of the knee. *Magn Reson Imaging Clin N Am.* 2009;17(4):725-739.

134. Buckwalter JA, Saltzman C, Brown T. The impact of osteoarthritis: Implications for research. *Clin Orthop Relat R.* 2004;427(suppl):S6-S15.

135. Griffin LY, Agel J, Albohm MJ, et al. Noncontact anterior cruciate ligament injuries: Risk factors and prevention strategies. *J Am Acad Orthop Surg.* 2000;8(3):141-150.

136. Murphy L, Schwartz TA, Helmick CG, et al. Lifetime risk of symptomatic knee osteoarthritis. *Arthritis Rheum.* 2008;59(9):1207-1213.

137. Daniel DM, Stone ML, Dobson BE, Fithian DC, Rossman DJ, Kaufman KR. Fate of the ACL-injured patient. A prospective outcome study. *Am J Sport Med.* 1994;22(5):632-644.

138. Fitzgerald GK, Axe MJ, Snyder-Mackler L. A decision-making scheme for returning patients to high-level activity with nonoperative treatment after anterior cruciate ligament rupture. *Knee Surg Sport Tr A.* 2000;8(2):76-82.

139. Irrgang JJ, Snyder-Mackler L, Wainner RS, Fu FH, Harner CD. Development of a patient-reported measure of function of the knee. *J Bone Joint Surg Am.* 1998;80(8):1132-1145.

140. Irrgang JJ, Anderson AF, Boland AL, et al. Development and validation of the international knee documentation committee subjective knee form. *Am J Sport Med.* 2001;29(5):600-613.

141. Irrgang JJ, Anderson AF, Boland AL, et al. Responsiveness of the International Knee Documentation Committee Subjective Knee Form. *Am J Sport Med.* 2006;34(10):1567-1573.

142. Roos EM, Roos HP, Lohmander LS, Ekdahl C, Beynnon BD. Knee Injury and Osteoarthritis Outcome Score (KOOS)—Development of a self-administered outcome measure. *J Orthop Sport Phys.* 1998;28(2):88-96.

143. Briggs KK, Lysholm J, Tegner Y, Rodkey WG, Kocher MS, Steadman JR. The reliability, validity, and responsiveness of the Lysholm score and Tegner activity scale for anterior cruciate ligament injuries of the knee: 25 years later. *Am J Sport Med.* 2009;37(5):890-897.

144. Marx RG, Stump TJ, Jones EC, Wickiewicz TL, Warren RF. Development and evaluation of an activity rating scale for disorders of the knee. *Am J Sport Med.* 2001;29(2):213-218.

145. Wright RW. Knee injury outcomes measures. *J Am Acad Orthop Surg.* 2009;17(1):31-39.

146. Chmielewski TL, Jones D, Day T, Tillman SM, Lentz TA, George SZ. The association of pain and fear of movement/reinjury with function during anterior cruciate ligament reconstruction rehabilitation. *J Orthop Sport Phys.* 2008;38(12):746-753.

147. Chmielewski TL, Zeppieri G Jr, Lentz TA, et al. Longitudinal changes in psychosocial factors and their association with knee pain and function after anterior cruciate ligament reconstruction. *Phys Ther.* 2011;91(9):1355-1366.

148. Webster KE, Feller JA, Lambros C. Development and preliminary validation of a scale to measure the psychological impact of returning to sport following anterior cruciate ligament reconstruction surgery. *Phys Ther Sport.* 2008;9(1):9-15.

149. Langford JL, Webster KE, Feller JA. A prospective longitudinal study to assess psychological changes following anterior cruciate ligament reconstruction surgery. *Brit J Sport Med.* 2009;43(5):377-378.

150. Lorentzon R, Elmqvist LG, Sjöström M, Fagerlund M, Fuglmeyer AR. Thigh musculature in relation to chronic anterior cruciate ligament tear: Muscle size, morphology, and mechanical output before reconstruction. *Am J Sport Med.* 1989;17(3):423-429.

151. Rudolph KS, Axe MJ, Buchanan TS, Scholz JP, Snyder-Mackler L. Dynamic stability in the anterior cruciate ligament deficient knee. *Knee Surg Sport Tr A.* 2001;9(2):62-71.

152. Fitzgerald GK, Axe MJ, Snyder-Mackler L. The efficacy of perturbation training in nonoperative anterior cruciate ligament rehabilitation programs for physical active individuals. *Phys Ther.* 2000;80(2):128-140.

153. Mayr HO, Weig TG, Plitz W. Arthrofibrosis following ACL reconstruction—Reasons and outcome. *Arch Orthop Trauma Surg.* 2004;124(8):518-522.

154. Harner CD, Irrgang JJ, Paul J, Dearwater S, Fu FH. Loss of motion after anterior cruciate ligament reconstruction. *Am J Sport Med.* 1992;20(5):499-506.

155. McHugh MP, Tyler TF, Gleim GW, Nicholas SJ. Preoperative indicators of motion loss and weakness following anterior cruciate ligament reconstruction. *J Orthop Sport Phys.* 1998;27(6):407-411.

156. Shelbourne KD, Patel DV, Martini DJ. Classification and management of arthrofibrosis of the knee after anterior cruciate ligament reconstruction. *Am J Sport Med.* 1996;24(6):857-862.

157. Chmielewski TL, Stackhouse S, Axe MJ, Snyder-Mackler L. A prospective analysis of incidence and severity of quadriceps inhibition in a consecutive sample of 100 patients with complete acute anterior cruciate ligament rupture. *J Orthop Res.* 2004;22(5):925-930.

158. de Jong SN, van Caspel DR, van Haeff MJ, Saris DB. Functional assessment and muscle strength before and after reconstruction of chronic anterior cruciate ligament lesions. *Arthroscopy.* 2007;23(1):21-28.

159. Eitzen I, Moksnes H, Snyder-Mackler L, Risberg MA. A progressive 5-week exercise therapy program leads to significant improvement in knee function early after anterior cruciate ligament injury. *J Orthop Sport Phys*. 2010;40(11):705-721.

160. Hartigan E, Axe MJ, Snyder-Mackler L. Perturbation training prior to ACL reconstruction improves gait asymmetries in non-copers. *J Orthop Res*. 2009;27(6):724-729.

161. Keays SL, Bullock-Saxton J, Keays AC, Newcombe P. Muscle strength and function before and after anterior cruciate ligament reconstruction using semitendonosus and gracilis. *Knee*. 2001;8(3):229-234.

162. Tsepis E, Vagenas G, Ristanis S, Georgoulis AD. Thigh muscle weakness in ACL-deficient knees persists without structured rehabilitation. *Clin Orthop Relat R*. 2006;450:211-218.

163. Eitzen I, Holm I, Risberg MA. Preoperative quadriceps strength is a significant predictor of knee function two years after anterior cruciate ligament reconstruction. *Brit J Sport Med*. 2009;43(5):371-376.

164. Logerstedt D, Lynch A, Axe MJ, Snyder-Mackler L. Pre-operative quadriceps strength predicts IKDC2000 scores 6 months after anterior cruciate ligament reconstruction. *Knee*. 2012.

165. Keays SL, Bullock-Saxton JE, Newcombe P, Keays AC. The relationship between knee strength and functional stability before and after anterior cruciate ligament reconstruction. *J Orthop Res*. 2003;21(2):231-237.

166. Cooperman JM, Riddle DL, Rothstein JM. Reliability and validity of judgments of the integrity of the anterior cruciate ligament of the knee using the Lachman's test. *Phys Ther*. 1990;70(4):225-233.

167. Grindem H, Logerstedt D, Eitzen I, et al. Single-legged hop tests as predictors of self-reported knee function in nonoperatively treated individuals with anterior cruciate ligament injury. *Am J Sport Med*. 2011;39(11):2347-2354.

168. Logerstedt D, Grindem H, Lynch A, et al. Single-legged hop tests as predictors of self-reported knee function after anterior cruciate ligament reconstruction: The Delaware-Oslo ACL cohort study. *Am J Sport Med*. 2012;40(10):2348-2356.

169. Kopkow C, Freiberg A, Kirschner S, Seidler A, Schmitt J. Physical examination tests for the diagnosis of posterior cruciate ligament rupture: A systematic review. *J Orthop Sport Phys*. 2013;43(11):804-813.

170. Shelbourne KD, Davis TJ, Patel DV. The natural history of acute, isolated, nonoperatively treated posterior cruciate ligament injuries. A prospective study. *Am J Sport Med*. 1999;27(3):276-283.

171. Grassmayr MJ, Parker DA, Coolican MR, Vanwanseele B. Posterior cruciate ligament deficiency: Biomechanical and biological consequences and the outcomes of conservative treatment. A systematic review. *J Sci Med Sport*. 2008;11(5):433-443.

172. MacLean CL, Taunton JE, Clement DB, Regan WD, Stanish WD. Eccentric kinetic chain exercise as a conservative means of functionally rehabilitating chronic isolated insufficiency of the posterior cruciate ligament. *Clin J Sport Med*. 1999;9(3):142-150.

173. Post WR. Clinical evaluation of patients with patellofemoral disorders. *Arthroscopy*. 1999;15(8):841-851.

174. Binkley JM, Stratford PW, Lott SA, Riddle DL. The Lower Extremity Functional Scale (LEFS): Scale development, measurement properties, and clinical application. North American Orthopaedic Rehabilitation Research Network. *Phys Ther*. 1999;79(4):371-383.

175. Laprade JA, Culham EG. A self-administered pain severity scale for patellofemoral pain syndrome. *Clin Rehabil*. 2002;16(7):780-788.

176. Loudon JK, Wiesner D, Goist-Foley HL, Asjes C, Loudon KL. Intrarater reliability of functional performance tests for subjects with patellofemoral pain syndrome. *J Athl Train*. 2002;37(3):256-261.

177. Lowery DJ, Farley TD, Wing DW, Sterett WI, Steadman JR. A clinical composite score accurately detects meniscal pathology. *Arthroscopy*. 2006;22(11):1174-1179.

178. Tanner SM, Dainty KN, Marx RG, Kirkley A. Knee-specific quality-of-life instruments: Which ones measure symptoms and disabilities most important to patients? *Am J Sports Med*. 2007;35(9):1450-1458.

179. Briggs KK, Kocher MS, Rodkey WG, Steadman JR. Reliability, validity, and responsiveness of the Lysholm knee score and Tegner activity scale for patients with meniscal injury of the knee. *J Bone Joint Surg Am*. 2006;88(4):698-705.

180. McLeod MM, Gribble P, Pfile KR, Pietrosimone BG. Effects of arthroscopic partial meniscectomy on quadriceps strength: A systematic review. *J Sport Rehabil*. 2012;21(3):285-295.

181. LaPrade RF, Terry GC. Injuries to the posterolateral aspect of the knee. Association of anatomic injury patterns with clinical instability. *Am J Sport Med*. 1997;25(4):433-438.

182. Indelicato PA. Isolated medial collateral ligament injuries in the knee. *J Am Acad Orthop Surg*. 1995;3(1):9-14.

183. Reider B. Medial collateral ligament injuries in athletes. *Sports Med*. 1996;21(2):147-156.

184. Pressman A, Johnson DH. A review of ski injuries resulting in combined injury to the anterior cruciate ligament and medial collateral ligaments. *Arthroscopy*. 2003;19(2):194-202.

185. Hughston JC, Andrews JR, Cross MJ, Moschi A. Classification of knee ligament instabilities. Part I. The medial compartment and cruciate ligaments. *J Bone Joint Surg Am*. 1976;58(2):159-172.

186. Kannus P. Long-term results of conservatively treated medial collateral ligament injuries of the knee joint. *Clin Orthop Relat R*. 1988;226:103-112.

187. Malanga GA, Andrus S, Nadler SF, McLean J. Physical examination of the knee: A review of the original test description and scientific validity of common orthopedic tests. *Arch Phys Med Rehab*. 2003;84(4):592-603.

188. Marchant MH, Tibor LM, Sekiya JK, Hardaker WT, Garrett WE, Taylor DC. Management of medial-sided knee injuries, part 1: medial collateral ligament. *Am J Sport Med.* 2011;39(5):1102-1113.

189. Peers KH, Lysens RJ. Patellar tendinopathy in athletes: Current diagnostic and therapeutic recommendations. *Sports Med.* 2005;35(1):71-87.

190. Cook JL, Khan KM. What is the most appropriate treatment for patellar tendinopathy? *Brit J Sport Med.* 2001;35(5):291-294.

191. Khan KM, Cook JL, Bonar F, Harcourt P, Astrom M. Histopathology of common tendinopathies. Update and implications for clinical management. *Sports Med.* 1999;27(6):393-408.

192. Maffulli N, Khan KM, Puddu G. Overuse tendon conditions: Time to change a confusing terminology. *Arthroscopy.* 1998;14(8):840-843.

193. Visentini PJ, Khan KM, Cook JL, Kiss ZS, Harcourt PR, Wark JD. The VISA score: An index of severity of symptoms in patients with jumper's knee (patellar tendinosis). Victorian Institute of Sport Tendon Study Group. *J Sci Med Sport.* 1998;1(1):22-28.

194. Hernandez-Sanchez S, Hidalgo MD, Gomez A. Responsiveness of the VISA-P scale for patellar tendinopathy in athletes [published online ahead of print September 25 2012]. *Brit J Sport Med.* 2012.

195. van der Worp H, van Ark M, Zwerver J, van den Akker-Scheek I. Risk factors for patellar tendinopathy in basketball and volleyball players: A cross-sectional study. *Scand J Med Sci Sports.* 2012;22(6):783-790.

196. Backman LJ, Danielson P. Low range of ankle dorsiflexion predisposes for patellar tendinopathy in junior elite basketball players: A 1-year prospective study. *Am J Sport Med.* 2011;39(12):2626-2633.

197. Cook J, Khan K, Maffuli N, Purdam C. Overuse tendinosis, not tendinitis: Applying the new approach to patellar tendinopathy. *Physician Sportsmed.* 2000;28(6):31-46.

198. Wilson JJ, Best TM. Common overuse tendon problems: A review and recommendations for treatment. *Am Fam Physician.* 2005;72(5):811-818.

199. Felson DT, Lawrence RC, Dieppe PA, et al. Osteoarthritis: New insights. Part 1: The disease and its risk factors. *Ann Intern Med.* 2000;133(8):635-646.

200. Fitzgerald GK, Piva SR, Irrgang JJ, Bouzubar F, Starz TW. Quadriceps activation failure as a moderator of the relationship between quadriceps strength and physical function in individuals with knee osteoarthritis. *Arthritis Rheum.* 2004;51(1):40-48.

201. Messier SP, Loeser RF, Hoover JL, Semble EL, Wise CM. Osteoarthritis of the knee: Effects on gait, strength, and flexibility. *Arch Phys Med Rehab.* 1992;73(1):29-36.

202. Guccione AA, Felson DT, Anderson JJ, et al. The effects of specific medical conditions on the functional limitations of elders in the Framingham Study. *Am J Public Health.* 1994;84(3):351-358.

203. Altman R, Asch E, Bloch D, et al. Development of criteria for the classification and reporting of osteoarthritis. Classification of osteoarthritis of the knee. Diagnostic and Therapeutic Criteria Committee of the American Rheumatism Association. *Arthritis Rheum.* 1986;29(8):1039-1049.

204. Parmet S, Lynm C, Glass RM. JAMA patient page. Osteoarthritis of the knee. *JAMA.* 2003;289(8):1068.

205. Foy CG, Penninx BW, Shumaker SA, Messier SP, Pahor M. Long-term exercise therapy resolves ethnic differences in baseline health status in older adults with knee osteoarthritis. *J Am Geriatr Soc.* 2005;53(9):1469-1475.

206. Jiang L, Tian W, Wang Y, et al. Body mass index and susceptibility to knee osteoarthritis: A systematic review and meta-analysis. *Joint Bone Spine.* 2012;79(3):291-297.

207. Blagojevic M, Jinks C, Jeffery A, Jordan KP. Risk factors for onset of osteoarthritis of the knee in older adults: A systematic review and meta-analysis. *Osteoarthr Cartilage.* 2010;18(1):24-33.

208. Oatis CA, Wolff EF, Lennon SK. Knee joint stiffness in individuals with and without knee osteoarthritis: A preliminary study. *J Orthop Sport Phys.* 2006;36(12):935-941.

209. Terwee CB, van der Slikke RM, van Lummel RC, Benink RJ, Meijers WG, de Vet HC. Self-reported physical functioning was more influenced by pain than performance-based physical functioning in knee-osteoarthritis patients. *J Clin Epidemiol.* 2006;59(7):724-731.

210. van Dijk GM, Veenhof C, Schellevis F, et al. Comorbidity, limitations in activities and pain in patients with osteoarthritis of the hip or knee. *BMC Musculoskel Dis.* 2008;9:95.

211. Lin E. Magnetic resonance imaging of the knee: Clinical significance of common findings. *Curr Probl Diagn Radiol.* 2010;39(4):152-159.

212. Kellgren JH, Lawrence JS. Radiological assessment of osteo-arthrosis. *Ann Rheum Dis.* 1957;16(4):494-502.

213. Deyle GD, Allison SC, Matekel RL, et al. Physical therapy treatment effectiveness for osteoarthritis of the knee: A randomized comparison of supervised clinical exercise and manual therapy procedures versus a home exercise program. *Phys Ther.* 2005;85(12):1301-1317.

214. Dekker J, van Dijk GM, Veenhof C. Risk factors for functional decline in osteoarthritis of the hip or knee. *Curr Opin Rheumatol.* 2009;21(5):520-524.

215. van Dijk GM, Dekker J, Veenhof C, van den Ende CH. Course of functional status and pain in osteoarthritis of the hip or knee: A systematic review of the literature. *Arthritis Rheum.* 2006;55(5):779-785.

216. Terwee CB, Mokkink LB, Steultjens MP, Dekker J. Performance-based methods for measuring the physical function of patients with osteoarthritis of the hip or knee: A systematic review of measurement properties. *Rheumatology (Oxford).* 2006;45(7):890-902.

제26장

1. Rao S, Riskowski JL, Hannan MT. Musculoskeletal conditions of the foot and ankle: Assessments and treatment options. *Best Pract Res Cl Rh.* 2012;26(3):345-368.

2. Stanley CJ, Creighton RA, Gross MT, Garrett WE, Yu B. Effects of a knee extension constraint brace on lower extremity movements after ACL reconstruction. *Clin Orthop Relat R.* 2011;469(6):1774-1780.
3. Close JR. Some applications of the functional anatomy of the ankle joint. *J Bone Joint Surg Am.* 1956;38-a(4):761-781.
4. Attarian DE, McCrackin HJ, Devito DP, McElhaney JH, Garrett WE Jr. A biomechanical study of human lateral ankle ligaments and autogenous reconstructive grafts. *Am J Sport Med.* 1985;13(6):377-381.
5. Sartoris DJ. Diagnosis of ankle injuries: The essentials. *J Foot Ankle Surg.* 1994;33(1):102-107.
6. Dutton M. *Orthopaedic Examination, Evaluation and Intervention.* New York, NY: McGraw Hill; 2004.
7. Menz HB, Lord SR. Gait instability in older people with hallux valgus. *Foot Ankle Int.* 2005;26(6):483-489.
8. Riskowski J, Dufour AB, Hannan MT. Arthritis, foot pain and shoe wear: Current musculoskeletal research on feet. *Curr Opin Rheumatol.* 2011;23(2):148-155.
9. Dufour AB, Broe KE, Nguyen US, et al. Foot pain: Is current or past shoewear a factor? *Arthritis Rheum.* 2009;61(10):1352-1358.
10. Barton CJ, Bonanno D, Menz HB. Development and evaluation of a tool for the assessment of footwear characteristics. *J Foot Ankle Res.* 2009;2:10.
11. Martin RL, Irrgang JJ, Burdett RG, Conti SF, Van Swearingen JM. Evidence of validity for the Foot and Ankle Ability Measure (FAAM). *Foot Ankle Int.* 2005;26(11):968-983.
12. Hale SA, Hertel J. Reliability and sensitivity of the Foot and Ankle Disability Index in subjects with chronic ankle instability. *J Athl Train.* 2005;40(1):35-40.
13. Budiman-Mak E, Conrad KJ, Roach KE. The Foot Function Index: A measure of foot pain and disability. *J Clin Epidemiol.* 1991;44(6):561-570.
14. Saag KG, Saltzman CL, Brown CK, Budiman-Mak E. The Foot Function Index for measuring rheumatoid arthritis pain: Evaluating side-to-side reliability. *Foot Ankle Int.* 1996;17(8):506-510.
15. SooHoo NF, Vyas R, Samimi D. Responsiveness of the Foot Function Index, AOFAS clinical rating systems, and SF-36 after foot and ankle surgery. *Foot Ankle Int.* 2006;27(11):930-934.
16. Landorf KB, Radford JA. Minimal important difference: Values for the Foot Health Status Questionnaire, Foot Function Index and Visual Analogue Scale. *The Foot.* 2008;18(1):15-19.
17. Domsic RT, Saltzman CL. Ankle osteoarthritis scale. *Foot Ankle Int.* 1998;19(7):466-471.
18. Binkley JM, Stratford PW, Lott SA, Riddle DL. The Lower Extremity Functional Scale (LEFS): Scale development, measurement properties, and clinical application. North American Orthopaedic Rehabilitation Research Network. *Phys Ther.* 1999;79(4):371-383.
19. Cleland JA, Abbott JH, Kidd MO, et al. Manual physical therapy and exercise versus electrophysical agents and exercise in the management of plantar heel pain: A multicenter randomized clinical trial. *J Orthop Sport Phys.* 2009;39(8):573-585.
20. Mei-Dan O, Kots E, Barchilon V, Massarwe S, Nyska M, Mann G. A dynamic ultrasound examination for the diagnosis of ankle syndesmotic injury in professional athletes: A preliminary study. *Am J Sport Med.* 2009;37(5):1009-1016.
21. Kuwada GT. Surgical correlation of preoperative MRI findings of trauma to tendons and ligaments of the foot and ankle. *J Am Podiatr Med Assn.* 2008;98(5):370-373.
22. Kapoor A, Page S, Lavalley M, Gale DR, Felson DT. Magnetic resonance imaging for diagnosing foot osteomyelitis: A meta-analysis. *Arch Intern Med.* 2007;167(2):125-132.
23. Guggenberger R, Gnannt R, Hodler J, et al. Diagnostic performance of dual-energy CT for the detection of traumatic bone marrow lesions in the ankle: Comparison with MR imaging. *Radiology.* 2012;264(1):164-173.
24. Garras DN, Raikin SM, Bhat SB, Taweel N, Karanjia H. MRI is unnecessary for diagnosing acute Achilles tendon ruptures: Clinical diagnostic criteria. *Clin Orthop Relat R.* 2012;470(8):2268-2273.
25. Kalebo P, Allenmark C, Peterson L, Sward L. Diagnostic value of ultrasonography in partial ruptures of the Achilles tendon. *Am J Sport Med.* 1992;20(4):378-381.
26. Lamm BM, Myers DT, Dombek M, Mendicino RW, Catanzariti AR, Saltrick K. Magnetic resonance imaging and surgical correlation of peroneus brevis tears. *J Foot Ankle Surg.* 2004;43(1):30-36.
27. Park HJ, Cha SD, Kim HS, et al. Reliability of MRI findings of peroneal tendinopathy in patients with lateral chronic ankle instability. *Clin Orthop Surg.* 2010;2(4):237-243.
28. Haverstock BD. Foot and ankle imaging in the athlete. *Clin Podiatr Med Surg.* 2008;25(2):249-262, vi-vii.
29. Stiell IG, Greenberg GH, McKnight RD, Nair RC, McDowell I, Worthington JR. A study to develop clinical decision rules for the use of radiography in acute ankle injuries. *Ann Emerg Med.* 1992;21(4):384-390.
30. Stiell IG, McKnight RD, Greenberg GH, et al. Implementation of the Ottawa ankle rules. *JAMA.* 1994;271(11):827-832.
31. Bachmann LM, Kolb E, Koller MT, Steurer J, ter Riet G. Accuracy of Ottawa ankle rules to exclude fractures of the ankle and mid-foot: Systemic review. *BMJ.* 2003;326(7386):417.
32. Dowling S, Spooner CH, Liang Y, et al. Accuracy of Ottawa Ankle Rules to exclude fractures of the ankle and midfoot in children: A meta-analysis. *Acad Emerg Med.* 2009;16(4):277-287.
33. Martin RL, Davenport TE, Paulseth S, Wukich DK, Godges JJ. Ankle stability and movement coordination impairments: Ankle ligament sprains. *J Orthop Sport Phys.* 2013;43(9):A1-A40.
34. Eggli S, Sclabas GM, Zimmermann H, Exadaktylos AK. The Bernese ankle rules: A fast, reliable test after low-energy, supination-type malleolar and midfoot trauma. *J Trauma.* 2005;59(5):1268-1271.

35. Margetic P, Pavic R. Comparative assessment of the acute ankle injury by ultrasound and magnetic resonance. *Coll Antropol.* 2012;36(2):605-610.

36. McNally EG, Shetty S. Plantar fascia: Imaging diagnosis and guided treatment. *Semin Musculoskelet R.* 2010;14(3):334-343.

37. Campbell SE, Warner M. MR imaging of ankle inversion injuries. *Magn Reson Imaging C.* 2008;16(1):1-18, v.

38. Yu GM, Zhang LH, Lu DL, Zhu Y, Li HM, Huang QL. MSCT diagnosis of foot and ankle tendon injury [in Chinese]. *Zhongguo Gu Shang.* 2013;26(1):73-77.

39. Singh VK, Javed S, Parthipun A, Sott AH. The diagnostic value of single photon-emission computed tomography bone scans combined with CT (SPECT-CT) in diseases of the foot and ankle. *Foot Ankle Surg.* 2013;19(2):80-83.

40. Cornwall MW, McPoil TG. Relationship between static foot posture and foot mobility. *J Foot Ankle Res.* 2011;4:4.

41. Giallonardo LM. Clinical evaluation of foot and ankle dysfunction. *Phys Ther.* 1988;68(12):1850-1856.

42. Gross MT. Lower quarter screening for skeletal malalignment—suggestions for orthotics and shoewear. *J Orthop Sport Phys.* 1995;21(6):389-405.

43. Rozzi SL, Lephart SM, Sterner R, Kuligowski L. Balance training for persons with functionally unstable ankles. *J Orthop Sport Phys.* 1999;29(8):478-486.

44. Eils E, Rosenbaum D. A multi-station proprioceptive exercise program in patients with ankle instability. *Med Sci Sport Exer.* 2001;33(12):1991-1998.

45. Michels F, Guillo S. Tailor's bunionectomy. In: Saxena A, ed. *International Advances in Foot and Ankle Surgery.* London, England: Springer; 2012: 99-106.

46. Mann RA. Pain in the foot. 1. Evaluation of foot pain and identification of associated problems. *Postgrad Med.* 1987;82(1):154-157, 160-152.

47. Hunt G, Brocato R. Gait and foot pathomechanics. In Hunt GC, ed. *Physical Therapy of the Foot and Ankle.* New York, NY: Churchill Livingstone; 1988: 39-57.

48. Root ML, Orien WP, Weed JH. *Normal and Abnormal Function of the Foot. Vol II.* Los Angeles, CA: Clinical Biomechanics; 1977.

49. Garbalosa JC, McClure MH, Catlin PA, Wooden M. The frontal plane relationship of the forefoot to the rearfoot in an asymptomatic population. *J Orthop Sport Phys.* 1994;20(4):200-206.

50. Jain S, Mannan K. The diagnosis and management of Morton's neuroma: A literature review. *Foot Ankle Spec.* 2013;6(4):307-317.

51. Hockenbury RT. Forefoot problems in athletes. *Med Sci Sport Exer.* 1999;31(7)(suppl):S448-S458.

52. O'Neill DB, Micheli LJ. Tarsal coalition. A follow-up of adolescent athletes. *Am J Sport Med.* 1989;17(4):544-549.

53. Brown GP, Feehery RV Jr, Grant SM. Case study: The painful os trigonum syndrome. *J Orthop Sport Phys.* 1995;22(1):22-25.

54. Moore MB. The use of a tuning fork and stethoscope to identify fractures. *J Athl Train.* 2009;44(3):272-274.

55. Lesho EP. Can tuning forks replace bone scans for identification of tibial stress fractures? *Mil Med.* 1997;162(12):802-803.

56. Owens R, Gougoulias N, Guthrie H, Sakellariou A. Morton's neuroma: Clinical testing and imaging in 76 feet, compared to a control group. *Foot Ankle Surg.* 2011;17(3):197-200.

57. Donelson R, Aprill C, Medcalf R, Grant W. A prospective study of centralization of lumbar and referred pain. A predictor of symptomatic discs and anular competence. *Spine (Phila Pa 1976).* 1997;22(10):1115-1122.

58. Laslett M, Oberg B, Aprill CN, McDonald B. Centralization as a predictor of provocation discography results in chronic low back pain, and the influence of disability and distress on diagnostic power. *Spine J.* 2005;5(4):370-380.

59. Vroomen PC, de Krom MC, Wilmink JT, Kester AD, Knottnerus JA. Diagnostic value of history and physical examination in patients suspected of lumbosacral nerve root compression. *J Neurol Neurosur Ps.* 2002;72(5):630-634.

60. van der Windt DA, Simons E, Riphagen II, et al. Physical examination for lumbar radiculopathy due to disc herniation in patients with low-back pain. *Cochrane Db Syst Rev.* 2010;2:CD007431.

61. Stankovic R, Johnell O, Maly P, Willner S. Use of lumbar extension, slump test, physical and neurological examination in the evaluation of patients with suspected herniated nucleus pulposus. A prospective clinical study. *Man Ther.* 1999;4(1):25-32.

62. Laslett M, McDonald B, Aprill CN, Tropp H, Oberg B. Clinical predictors of screening lumbar zygapophyseal joint blocks: Development of clinical prediction rules. *Spine J.* 2006;6(4):370-379.

63. Laslett M, Young SB, Aprill CN, McDonald B. Diagnosing painful sacroiliac joints: A validity study of a McKenzie evaluation and sacroiliac provocation tests. *Aust J Physiother.* 2003;49(2):89-97.

64. Laslett M, Aprill CN, McDonald B, Young SB. Diagnosis of sacroiliac joint pain: Validity of individual provocation tests and composites of tests. *Man Ther.* 2005;10(3):207-218.

65. Reiman MP, Goode AP, Hegedus EJ, Cook CE, Wright AA. Diagnostic accuracy of clinical tests of the hip: A systematic review with meta-analysis. *Brit J Sport Med.* 2013;47(14):893-902.

66. Bachmann LM, Haberzeth S, Steurer J, ter Riet G. The accuracy of the Ottawa knee rule to rule out knee fractures: A systematic review. *Ann Intern Med.* 2004;140(2):121-124.

67. Emparanza JI, Aginaga JR. Validation of the Ottawa Knee Rules. *Ann Emerg Med.* 2001;38(4):364-368.

68. Martin RL, McPoil TG. Reliability of ankle goniometric measurements: A literature review. *J Am Podiatr Med Assn.* 2005;95(6):564-572.

69. Reese NB, Bandy WD. *Joint Range of Motion and Muscle Length Testing.* Philadelphia, PA: Saunders; 2002.

70. Piva SR, Fitzgerald K, Irrgang JJ, et al. Reliability of measures of impairments associated with patellofemoral pain syndrome. *BMC Musculoskel Dis.* 2006;7:33.

71. Wang SS, Whitney SL, Burdett RG, Janosky JE. Lower extremity muscular flexibility in long distance runners. *J Orthop Sport Phys.* 1993;17(2):102-107.

72. David P, Halimi M, Mora I, Doutrellot PL, Petitjean M. Isokinetic testing of evertor and invertor muscles in patients with chronic ankle instability. *J Appl Biomech.* 2013;29(6):696-704.

73. Hebert-Losier K, Newsham-West RJ, Schneiders AG, Sullivan SJ. Raising the standards of the calf-raise test: A systematic review. *J Sci Med Sport.* 2009;12(6):594-602.

74. Rohner-Spengler M, Mannion AF, Babst R. Reliability and minimal detectable change for the figure-of-eight-20 method of measurement of ankle edema. *J Orthop Sport Phys.* 2007;37(4):199-205.

75. Friends J, Augustine E, Danoff J. A comparison of different assessment techniques for measuring foot and ankle volume in healthy adults. *J Am Podiatr Med Assn.* 2008;98(2):85-94.

76. Pugia ML, Middel CJ, Seward SW, et al. Comparison of acute swelling and function in subjects with lateral ankle injury. *J Orthop Sport Phys.* 2001;31(7):384-388.

77. Sell KE, Verity TM, Worrell TW, Pease BJ, Wigglesworth J. Two measurement techniques for assessing subtalar joint position: A reliability study. *J Orthop Sport Phys.* 1994;19(3):162-167.

78. Astrom M, Arvidson T. Alignment and joint motion in the normal foot. *J Orthop Sport Phys.* 1995;22(5):216-222.

79. Nguyen AD, Shultz SJ. Identifying relationships among lower extremity alignment characteristics. *J Athl Train.* 2009;44(5):511-518.

80. Drexler M, Dwyer T, Marmor M, Reischl N, Attar F, Cameron J. Total knee arthroplasty in patients with excessive external tibial torsion >45 degrees and patella instability—surgical technique and follow up. *J Arthroplasty.* 2013;28(4):614-619.

81. Brody DM. Techniques in the evaluation and treatment of the injured runner. *Orthop Clin N Am.* 1982;13(3):541-558.

82. Mueller MJ, Host JV, Norton BJ. Navicular drop as a composite measure of excessive pronation. *J Am Podiatr Med Assn.* 1993;83(4):198-202.

83. Menz HB, Munteanu SE. Validity of 3 clinical techniques for the measurement of static foot posture in older people. *J Orthop Sport Phys.* 2005;35(8):479-486.

84. Williams DS, McClay IS. Measurements used to characterize the foot and the medial longitudinal arch: Reliability and validity. *Phys Ther.* 2000;80(9):864-871.

85. Spörndly-Nees S, Dåsberg B, Nielsen RO, Boesen MI, Langberg H. The navicular position test—a reliable measure of the navicular bone position during rest and loading. *Int J Sports Phys Ther.* 2011;6(3):199-205.

86. Williams DS III, McClay IS, Hamill J. Arch structure and injury patterns in runners. *Clin Biomech (Bristol, Avon).* 2001;16(4):341-347.

87. Glasoe WM, Grebing BR, Beck S, Coughlin MJ, Saltzman CL. A comparison of device measures of dorsal first ray mobility. *Foot Ankle Int.* 2005;26(11):957-961.

88. Glasoe WM, Getsoian S, Myers M, et al. Criterion-related validity of a clinical measure of dorsal first ray mobility. *J Orthop Sport Phys.* 2005;35(9):589-593.

89. Payne C, Chuter V, Miller K. Sensitivity and specificity of the functional hallux limitus test to predict foot function. *J Am Podiatr Med Assn.* 2002;92(5):269-271.

90. DeOrio JK, Shapiro SA, McNeil RB, Stansel J. Validity of the posterior tibial edema sign in posterior tibial tendon dysfunction. *Foot Ankle Int.* 2011;32(2):189-192.

91. Newman P, Adams R, Waddington G. Two simple clinical tests for predicting onset of medial tibial stress syndrome: Shin palpation test and shin oedema test. *Brit J Sport Med.* 2012;46(12):861-864.

92. Reiman M, Burgi C, Strube E, et al. The utility of clinical measures for the diagnosis of Achilles tendon pathology: A systematic review with meta-analysis. *J Athl Training.* 2014;49(6):820-829.

93. Maffulli N, Kenward MG, Testa V, Capasso G, Regine R, King JB. Clinical diagnosis of Achilles tendinopathy with tendinosis. *Clin J Sport Med.* 2003;13(1):11-15.

94. Hutchison AM, Evans R, Bodger O, et al. What is the best clinical test for Achilles tendinopathy? *Foot Ankle Surg.* 2013;19(2):112-117.

95. Maffulli N. The clinical diagnosis of subcutaneous tear of the Achilles tendon. A prospective study in 174 patients. *Am J Sport Med.* 1998;26(2):266-270.

96. Thompson TC, Doherty JH. Spontaneous rupture of tendon of Achilles: A new clinical diagnostic test. *J Trauma.* 1962;2:126-129.

97. De Garceau D, Dean D, Requejo SM, Thordarson DB. The association between diagnosis of plantar fasciitis and Windlass test results. *Foot Ankle Int.* 2003;24(3):251-255.

98. Alshami AM, Babri AS, Souvlis T, Coppieters MW. Biomechanical evaluation of two clinical tests for plantar heel pain: The dorsiflexion-eversion test for tarsal tunnel syndrome and the windlass test for plantar fasciitis. *Foot Ankle Int.* 2007;28(4):499-505.

99. Hertel J, Denegar CR, Monroe MM, Stokes WL. Talocrural and subtalar joint instability after lateral ankle sprain. *Med Sci Sport Exer.* 1999;31(11):1501-1508.

100. Croy T, Koppenhaver S, Saliba S, Hertel J. Anterior talocrural joint laxity: Diagnostic accuracy of the anterior drawer test of the ankle. *J Orthop Sport Phys.* 2013;43(12):911-919.

101. Rosen AB, Ko J, Brown CN. Diagnostic accuracy of instrumented and manual talar tilt tests in chronic ankle instability populations. *Scand J Med Sci Spor.* 2014.

102. Schwieterman B, Haas D, Columber K, Knupp D, Cook C. Diagnostic accuracy of physical examination tests of the ankle/foot complex: A systematic review. *Int J Sports Phys Ther.* 2013;8(4):416-426.

103. van Dijk CN, Mol BW, Lim LS, Marti RK, Bossuyt PM. Diagnosis of ligament rupture of the ankle joint. Physical examination, arthrography, stress radiography and sonography compared in 160 patients after inversion trauma. *Acta Orthop Scand.* 1996;67(6):566-570.

104. DeAngelis NA, Eskander MS, French BG. Does medial tenderness predict deep deltoid ligament incompetence in supination-external rotation type ankle fractures? *J Orthop Trauma.* 2007;21(4):244-247.

105. Beumer A, Swierstra BA, Mulder PG. Clinical diagnosis of syndesmotic ankle instability: Evaluation of stress tests behind the curtains. *Acta Orthop Scand.* 2002;73(6):667-669.

106. de Cesar PC, Avila EM, de Abreu MR. Comparison of magnetic resonance imaging to physical examination for syndesmotic injury after lateral ankle sprain. *Foot Ankle Int.* 2011;32(12):1110-1114.

107. Sman AD, Hiller CE, Rae K, et al. Diagnostic accuracy of clinical tests for ankle syndesmosis injury [published online ahead of print November 19 2013]. *Brit J Sport Med.* 2013.

108. Sman AD, Hiller CE, Refshauge KM. Diagnostic accuracy of clinical tests for diagnosis of ankle syndesmosis injury: A systematic review. *Brit J Sport Med.* 2013;47(10):620-628.

109. Molloy S, Solan MC, Bendall SP. Synovial impingement in the ankle. A new physical sign. *J Bone Joint Surg Br.* 2003;85(3):330-333.

110. Liu SH, Nuccion SL, Finerman G. Diagnosis of anterolateral ankle impingement. Comparison between magnetic resonance imaging and clinical examination. *Am J Sport Med.* 1997;25(3):389-393.

111. Cook C, Hegedus E. *Orthopedic Physical Examination Tests: An Evidence-Based Approach.* 2nd ed. Upper Saddle River, NJ: Prentice Hall; 2012.

112. Oloff LM, Schulhofer SD. Flexor hallucis longus dysfunction. *J Foot Ankle Surg.* 1998;37(2):101-109.

113. Abouelela AA, Zohiery AK. The triple compression stress test for diagnosis of tarsal tunnel syndrome. *Foot (Edinb).* 2012;22(3):146-149.

114. Kinoshita M, Okuda R, Morikawa J, Jotoku T, Abe M. The dorsiflexion-eversion test for diagnosis of tarsal tunnel syndrome. *J Bone Joint Surg Am.* 2001;83-A(12):1835-1839.

115. Garrick JG. The frequency of injury, mechanism of injury, and epidemiology of ankle sprains. *Am J Sport Med.* 1977;5(6):241-242.

116. Yeung MS, Chan KM, So CH, Yuan WY. An epidemiological survey on ankle sprain. *Brit J Sport Med.* 1994;28(2):112-116.

117. Waterman BR, Owens BD, Davey S, Zacchilli MA, Belmont PJ. The epidemiology of ankle sprains in the United States. *J Bone Joint Surg Am.* 2010;92(13):2279-2284.

118. Liu K, Gustavsen G, Kaminski TW. Increased frequency of ankle sprain does not lead to an increase in ligament laxity. *Clin J Sport Med.* 2013;23(6):483-487.

119. Fong DT, Hong Y, Chan LK, Yung PS, Chan KM. A systematic review on ankle injury and ankle sprain in sports. *Sports Med.* 2007;37(1):73-94.

120. Ivins D. Acute ankle sprain: An update. *Am Fam Physician.* 2006;74(10):1714-1720.

121. Tiemstra JD. Update on acute ankle sprains. *Am Fam Physician.* 2012;85(12):1170-1176.

122. Seah R, Mani-Babu S. Managing ankle sprains in primary care: What is best practice? A systematic review of the last 10 years of evidence. *Brit Med Bull.* 2011;97:105-135.

123. Hiller CE, Refshauge KM, Bundy AC, Herbert RD, Kilbreath SL. The Cumberland ankle instability tool: A report of validity and reliability testing. *Arch Phys Med Rehab.* 2006;87(9):1235-1241.

124. Alcock G, Stratford, PW. Validation of the Lower Extremity Functional Scale on athletic subjects with ankle sprains. *Physiother Can.* 2002;54:233-240.

125. Breitenseher MJ, Trattnig S, Kukla C, et al. MRI versus lateral stress radiography in acute lateral ankle ligament injuries. *J Comput Assist Tomogr.* 1997;21(2):280-285.

126. Verhaven EF, Shahabpour M, Handelberg FW, Vaes PH, Opdecam PJ. The accuracy of three-dimensional magnetic resonance imaging in the diagnosis of ruptures of the lateral ligaments of the ankle. *Am J Sport Med.* 1991;19(6):583-587.

127. Oae K, Takao M, Uchio Y, Ochi M. Evaluation of anterior talofibular ligament injury with stress radiography, ultrasonography and MR imaging. *Skeletal Radiol.* 2010;39(1):41-47.

128. Verhagen RA, Maas M, Dijkgraaf MG, Tol JL, Krips R, van Dijk CN. Prospective study on diagnostic strategies in osteochondral lesions of the talus. Is MRI superior to helical CT? *J Bone Joint Surg Br.* 2005;87(1):41-46.

129. Kobayashi T, Suzuki E, Yamazaki N, et al. Fibular malalignment in individuals with chronic ankle instability. *J Orthop Sport Phys.* 2014;44(11):872-878.

130. Kerkhoffs GM, van den Bekerom M, Elders LA, et al. Diagnosis, treatment and prevention of ankle sprains: An evidence-based clinical guideline. *Brit J Sport Med.* 2012;46(12):854-860.

131. Vijayasankar D, Boyle AA, Atkinson P. Can the Ottawa knee rule be applied to children? A systematic review and meta-analysis of observational studies. *Emerg Med J.* 2009;26(4):250-253.

132. Moreira V, Antunes F. Ankle sprains: From diagnosis to management. The physiatric view [in Portuguese]. *Acta Med Port.* 2008;21(3):285-292.

133. van Dijk CN, Lim LS, Bossuyt PM, Marti RK. Physical examination is sufficient for the diagnosis of sprained ankles. *J Bone Joint Surg Br.* 1996;78(6):958-962.

134. Bastien M, Moffet H, Bouyer L, Perron M, Hebert LJ, Leblond J. Concurrent and discriminant validity of the Star Excursion Balance Test for military personnel with lateral ankle sprain. *J Sport Rehabil.* 2014;23(1):44-55.

135. Kerkhoffs GM, Rowe BH, Assendelft WJ, Kelly KD, Struijs PA, van Dijk CN. Immobilisation for acute ankle sprain. A systematic review. *Arch Orthop Traum Su.* 2001;121(8):462-471.

136. Kemler E, van de Port I, Backx F, van Dijk CN. A systematic review on the treatment of acute ankle sprain: Brace versus other functional treatment types. *Sports Med.* 2011;41(3):185-197.

137. Loudon JK, Reiman MP, Sylvain J. The efficacy of manual joint mobilisation/manipulation in treatment of lateral ankle sprains: A systematic review. *Brit J Sport Med.* 2014;48(5):365-370.

138. McKeon PO, Ingersoll CD, Kerrigan DC, Saliba E, Bennett BC, Hertel J. Balance training improves function and postural control in those with chronic ankle instability. *Med Sci Sport Exer.* 2008;40(10):1810-1819.

139. Konradsen L, Voigt M, Højsgaard C. Ankle inversion injuries. The role of the dynamic defense mechanism. *Am J Sport Med.* 1997;25(1):54-58.

140. Wilkerson GB, Pinerola JJ, Caturano RW. Invertor vs. evertor peak torque and power deficiencies associated with lateral ankle ligament injury. *J Orthop Sport Phys.* 1997;26(2):78-86.

141. Kaminski TW, Hartsell HD. Factors contributing to chronic ankle instability: A strength perspective. *J Athl Train.* 2002;37(4):394-405.

142. Youdas JW, McLean TJ, Krause DA, Hollman JH. Changes in active ankle dorsiflexion range of motion after acute inversion ankle sprain. *J Sport Rehabil.* 2009;18(3):358-374.

143. Boytim MJ, Fischer DA, Neumann L. Syndesmotic ankle sprains. *Am J Sport Med.* 1991;19(3):294-298.

144. Norwig J. Injury management update: Recognizing and rehabilitating the high ankle sprain. *IJATT.* 1998;3(4):12-13.

145. Lin CF, Gross ML, Weinhold P. Ankle syndesmosis injuries: Anatomy, biomechanics, mechanism of injury, and clinical guidelines for diagnosis and intervention. *J Orthop Sport Phys.* 2006;36(6):372-384.

146. Fritschy D. An unusual ankle injury in top skiers. *Am J Sport Med.* 1989;17(2):282-285, discussion 285-286.

147. Clanton TO, Paul P. Syndesmosis injuries in athletes. *Foot Ankle Clin.* 2002;7(3):529-549.

148. Takao M, Ochi M, Oae K, Naito K, Uchio Y. Diagnosis of a tear of the tibiofibular syndesmosis. The role of arthroscopy of the ankle. *J Bone Joint Surg Br.* 2003;85(3):324-329.

149. Han SH, Lee JW, Kim S, Suh JS, Choi YR. Chronic tibiofibular syndesmosis injury: The diagnostic efficiency of magnetic resonance imaging and comparative analysis of operative treatment. *Foot Ankle Int.* 2007;28(3):336-342.

150. Vogl TJ, Hochmuth K, Diebold T, et al. Magnetic resonance imaging in the diagnosis of acute injured distal tibiofibular syndesmosis. *Invest Radiol.* 1997;32(7):401-409.

151. Bassewitz HL, Shapiro M. Persistent pain after ankle sprain: Targeting the causes. *Phys Sportsmed.* 1997;25(12):58-68.

152. Amendola A. Controversies in diagnosis and management of syndesmosis injuries of the ankle. *Foot Ankle.* 1992;13(1):44-50.

153. Fincher AL. Early recognition of syndesmotic ankle sprains. *Athl Ther Today.* 1999;4:42-43.

154. Zwipp H, Rammelt S, Grass R. Ligamentous injuries about the ankle and subtalar joints. *Clin Podiatr Med Surg.* 2002;19(2):195-229, v.

155. Mazzone MF, McCue T. Common conditions of the Achilles tendon. *Am Fam Physician.* 2002;65(9):1805-1810.

156. Khan RJ, Fick D, Keogh A, Crawford J, Brammar T, Parker M. Treatment of acute Achilles tendon ruptures. A meta-analysis of randomized, controlled trials. *J Bone Joint Surg Am.* 2005;87(10):2202-2210.

157. Khan NA, Rahim SA, Anand SS, Simel DL, Panju A. Does the clinical examination predict lower extremity peripheral arterial disease? *JAMA.* 2006;295(5):536-546.

158. Nilsson-Helander K, Thomee R, Silbernagel KG, et al. The Achilles tendon Total Rupture Score (ATRS): Development and validation. *Am J Sport Med.* 2007;35(3):421-426.

159. Chiodo CP, Glazebrook M, Bluman EM, et al. American Academy of Orthopaedic Surgeons clinical practice guideline on treatment of Achilles tendon rupture. *J Bone Joint Surg Am.* 2010;92(14):2466-2468.

160. Kujala UM, Sarna S, Kaprio J. Cumulative incidence of Achilles tendon rupture and tendinopathy in male former elite athletes. *Clin J Sport Med.* 2005;15(3):133-135.

161. Carcia CR, Martin RL, Houck J, Wukich DK. Achilles pain, stiffness, and muscle power deficits: Achilles tendinitis. *J Orthop Sport Phys.* 2010;40(9):A1-A26.

162. Jonsson P, Alfredson H, Sunding K, Fahlstrom M, Cook J. New regimen for eccentric calf-muscle training in patients with chronic insertional Achilles tendinopathy: Results of a pilot study. *Brit J Sport Med.* 2008;42(9):746-749.

163. Alfredson H, Cook J. A treatment algorithm for managing Achilles tendinopathy: New treatment options. *Brit J Sport Med.* 2007;41(4):211-216.

164. Alfredson H, Pietila T, Jonsson P, Lorentzon R. Heavy-load eccentric calf muscle training for the treatment of chronic Achilles tendinosis. *Am J Sport Med.* 1998;26(3):360-366.

165. Haims AH, Schweitzer ME, Patel RS, Hecht P, Wapner KL. MR imaging of the Achilles tendon: Overlap of findings in symptomatic and asymptomatic individuals. *Skeletal Radiol.* 2000;29(11):640-645.

166. Wilson JJ, Best TM. Common overuse tendon problems: A review and recommendations for treatment. *Am Fam Physician.* 2005;72(5):811-818.

167. Rome K, Webb P, Unsworth A, Haslock I. Heel pad stiffness in runners with plantar heel pain. *Clin Biomech (Bristol, Avon).* 2001;16(10):901-905.

168. McPoil TG, Martin RL, Cornwall MW, Wukich DK, Irrgang JJ, Godges JJ. Heel pain—plantar fasciitis: Clinical practice guidelines linked to the international classification of function, disability, and health from the orthopaedic section of the American Physical Therapy Association. *J Orthop Sports Phys Ther.* 2008;38(4):A1-A18.

169. Alshami AM, Souvlis T, Coppieters MW. A review of plantar heel pain of neural origin: Differential diagnosis and management. *Man Ther.* 2008;13(2):103-111.

170. Baxter DE, Pfeffer GB. Treatment of chronic heel pain by surgical release of the first branch of the lateral plantar nerve. *Clin Orthop Relat Res.* 1992;(279):229-36.

171. Patel A, DiGiovanni B. Association between plantar fasciitis and isolated contracture of the gastrocnemius. *Foot Ankle Int.* 2011;32(1):5-8.

172. Riddle DL, Pulisic M, Pidcoe P, Johnson RE. Risk factors for plantar fasciitis: A matched case-control study. *J Bone Joint Surg Am.* 2003;85-A(5):872-877.

173. Thordarson DB, Schmotzer H, Chon J, Peters J. Dynamic support of the human longitudinal arch. A biomechanical evaluation. *Clin Orthop Relat R.* 1995(316):165-172.

174. Bolgla LA, Malone TR. Plantar fasciitis and the windlass mechanism: A biomechanical link to clinical practice. *J Athl Train.* 2004;39(1):77-82.

175. Martin RL, Davenport TE, Reischl SF, et al. Heel pain-plantar fasciitis: Revision 2014. *J Orthop Sport Phys.* 2014;44(11):A1-A33.

176. Radford JA, Landorf KB, Buchbinder R, Cook C. Effectiveness of low-dye taping for the short-term treatment of plantar heel pain: A randomised trial. *BMC Musculoskel Dis.* 2006;7:64.

177. Cotchett MP, Munteanu SE, Landorf KB. Effectiveness of trigger point dry needling for plantar heel pain: A randomized controlled trial. *Phys Ther.* 2014;94(8):1083-1094.

178. Neville CG, Houck JR. Choosing among 3 ankle-foot orthoses for a patient with stage II posterior tibial tendon dysfunction. *J Orthop Sport Phys.* 2009;39(11):816-824.

179. Renan-Ordine R, Alburquerque-Sendín F, de Souza DP, Cleland JA, Fernández-de-Las-Peñas C. Effectiveness of myofascial trigger point manual therapy combined with a self-stretching protocol for the management of plantar heel pain: A randomized controlled trial. *J Orthop Sport Phys.* 2011;41(2):43-50.

180. Franklyn M, Oakes B, Field B, Wells P, Morgan D. Section modulus is the optimum geometric predictor for stress fractures and medial tibial stress syndrome in both male and female athletes. *Am J Sport Med.* 2008;36(6):1179-1189.

181. Gaeta M, Minutoli F, Vinci S, et al. High-resolution CT grading of tibial stress reactions in distance runners. *AJR.* 2006;187(3):789-793.

182. Magnusson HI, Ahlborg HG, Karlsson C, Nyquist F, Karlsson MK. Low regional tibial bone density in athletes with medial tibial stress syndrome normalizes after recovery from symptoms. *Am J Sport Med.* 2003;31(4):596-600.

183. Moen MH, Tol JL, Weir A, Steunebrink M, De Winter TC. Medial tibial stress syndrome: A critical review. *Sports Med.* 2009;39(7):523-546.

184. Frost HM. From Wolff's law to the Utah paradigm: Insights about bone physiology and its clinical applications. *Anat Rec.* 2001;262(4):398-419.

185. Aweid O, Del Buono A, Malliaras P, et al. Systematic review and recommendations for intracompartmental pressure monitoring in diagnosing chronic exertional compartment syndrome of the leg. *Clin J Sport Med.* 2012;22(4):356-370.

186. Roberts A, Franklyn-Miller A. The validity of the diagnostic criteria used in chronic exertional compartment syndrome: A systematic review. *Scand J Med Sci Sports.* 2012;22(5):585-595.

187. Arendt EA, Griffiths HJ. The use of MR imaging in the assessment and clinical management of stress reactions of bone in high-performance athletes. *Clin Sport Med.* 1997;16(2):291-306.

188. Lassus J, Tulikoura I, Konttinen YT, Salo J, Santavirta S. Bone stress injuries of the lower extremity: A review. *Acta Orthop Scand.* 2002;73(3):359-368.

189. Plisky MS, Rauh MJ, Heiderscheit B, Underwood FB, Tank RT. Medial tibial stress syndrome in high school cross-country runners: Incidence and risk factors. *J Orthop Sport Phys.* 2007;37(2):40-47.

190. Kortebein PM, Kaufman KR, Basford JR, Stuart MJ. Medial tibial stress syndrome. *Med Sci Sport Exer.* 2000;32(3)(suppl):S27-S33.

191. Spitz DJ, Newberg AH. Imaging of stress fractures in the athlete. *Radiol Clin N Am.* 2002;40(2):313-331.

192. Batt ME, Ugalde V, Anderson MW, Shelton DK. A prospective controlled study of diagnostic imaging for acute shin splints. *Med Sci Sport Exer.* 1998;30(11):1564-1571.

193. Gaeta M, Minutoli F, Scribano E, et al. CT and MR imaging findings in athletes with early tibial stress injuries: Comparison with bone scintigraphy findings and emphasis on cortical abnormalities. *Radiology.* 2005;235(2):553-561.

194. Boden BP, Osbahr DC, Jimenez C. Low-risk stress fractures. *Am J Sport Med.* 2001;29(1):100-111.

195. Edwards PH Jr, Wright ML, Hartman JF. A practical approach for the differential diagnosis of chronic leg pain in the athlete. *Am J Sport Med.* 2005;33(8):1241-1249.

196. Rorabeck CH, Bourne RB, Fowler PJ, Finlay JB, Nott L. The role of tissue pressure measurement in diagnosing chronic anterior compartment syndrome. *Am J Sport Med.* 1988;16(2):143-146.

197. Loudon JK, Dolphino MR. Use foot orthoses and calf stretching for individuals with medial tibial stress syndrome. *Foot Ankle Spec.* 2010;3(1):15-20.

198. Yates B, White S. The incidence and risk factors in the development of medial tibial stress syndrome among naval recruits. *Am J Sport Med.* 2004;32(3):772-780.

199. Winters M, Eskes M, Weir A, Moen MH, Backx FJ, Bakker EW. Treatment of medial tibial stress syndrome: A systematic review. *Sports Medicine.* 2013;43(12):1315-1333.

200. Mendicino SS. Posterior tibial tendon dysfunction. Diagnosis, evaluation, and treatment. *Clin Podiatr Med Surg.* 2000;17(1):33-54, vi.

201. Richie D. Pathomechanics of the adult acquired flatfoot. *Foot Ankle Quart.* 2005;17(4):109-123.

202. Imhauser CW, Siegler S, Abidi NA, Frankel DZ. The effect of posterior tibialis tendon dysfunction on the plantar pressure characteristics and the kinematics of the arch and the hindfoot. *Clin Biomech (Bristol, Avon)*. 2004;19(2):161-169.

203. Basmajian JV, Stecko G. The role of muscles in arch support of the foot. *J Bone Joint Surg Am*. 1963;45:1184-1190.

204. Mosier SM, Lucas DR, Pomeroy G, Manoli A II. Pathology of the posterior tibial tendon in posterior tibial tendon insufficiency. *Foot Ankle Int*. 1998;19(8):520-524.

205. Laughlin T. Evaluation and management of posterior tibial tendon dysfunction. *Foot Ankle Quart*. 2000;13(1):1-9.

206. Rosenberg ZS. Chronic rupture of the posterior tibial tendon. *Clin Pod Med Surg*. 1999;16(3):423-438.

207. Kohls-Gatzoulis J, Angel JC, Singh D, Haddad F, Livingstone J, Berry G. Tibialis posterior dysfunction: A common and treatable cause of adult acquired flatfoot. *BMJ*. 2004;329(7478):1328-1333.

208. Johnson KA, Strom DE. Tibialis posterior tendon dysfunction. *Clin Orthop Relat R*. 1989;239:196-206.

209. Myerson MS. Adult acquired flatfoot deformity: Treatment of dysfunction of the posterior tibial tendon. *Instr Course Lect*. 1997;46:393-405.

210. Chao W, Wapner KL, Lee TH, Adams J, Hecht PJ. Nonoperative management of posterior tibial tendon dysfunction. *Foot Ankle Int*. 1996;17(12):736-741.

211. Wapner KL, Chao W. Nonoperative treatment of posterior tibial tendon dysfunction. *Clin Orthop Relat R*. 1999;365:39-45.

212. Squires NA, Jeng CL. Posterior tibial tendon dysfunction. *Oper Techn Orthop*. 2006;16(1):44-52.

213. Taunton J, Ryan M, Clement D, McKenzie D, Lloyd-Smith D, Zumbo B. A retrospective case-control analysis of 2002 running injuries. *Brit J Sport Med*. 2002;36(2):95-101.

214. Perry MB, Premkumar A, Venzon DJ, Shawker TH, Gerber LH. Ultrasound, magnetic resonance imaging, and posterior tibialis dysfunction. *Clin Orthop Relat R*. 2003;408:225-231.

215. Bowring B, Chockalingam N. Conservative treatment of tibialis posterior tendon dysfunction—a review. *Foot (Edinb)*. 2010;20(1):18-26.

216. Rabbito M, Pohl MB, Humble N, Ferber R. Biomechanical and clinical factors related to stage I posterior tibial tendon dysfunction. *J Orthop Sport Phys*. 2011;41(10):776-784.

217. Sobel M, Stern SH, Manoni A, et al. The association posterior tibialis tendon insufficiency with valgus osteoarthritis of the knee. *Am J Knee Surg*. 1992;5:59-64.

218. Alvarez RG, Marini A, Schmitt C, Saltzman CL. Stage I and II posterior tibial tendon dysfunction treated by a structured nonoperative management protocol: An orthosis and exercise program. *Foot Ankle Int*. 2006;27(1):2-8.

219. Lin JL, Balbas J, Richardson EG. Results of non-surgical treatment of stage II posterior tibial tendon dysfunction: A 7- to 10-year followup. *Foot Ankle Int*. 2008;29(8):781-786.

220. Nunley JA, Vertullo CJ. Classification, investigation, and management of midfoot sprains: Lisfranc injuries in the athlete. *Am J Sport Med*. 2002;30(6):871-878.

221. Trevino SG, Wade A. Lisfranc fracture dislocation. *Emedicence*. 2009; http://ptcoop.org/wp-content/uploads/2012/08/TTS-CMG.pdf.

222. Reischl SF, Noceti-DeWit LM. . *Current Concepts of Orthopaedic Physical Therapy*. 2nd ed. APTA: Alexandria, VA; 2006.

223. Burroughs KE, Reimer CD, Fields KB. Lisfranc injury of the foot: A commonly missed diagnosis. *Am Fam Physician*. 1998;58(1):118-124.

224. Wadsworth DJ, Eadie NT. Conservative management of subtle Lisfranc joint injury: A case report. *J Orthop Sport Phys*. 2005;35(3):154-164.

225. Brown DD, Gumbs RV. Lisfranc fracture-dislocations: Report of two cases. *J Natl Med Assoc*. 1991;83(4):366-369.

226. Pearse EO, Klass B, Bendall SP. The 'ABC' of examining foot radiographs. *Ann R Coll Surg Engl*. 2005;87(6):449-451.

227. Davies MS, Saxby TS. Intercuneiform instability and the "gap" sign. *Foot Ankle Int*. 1999;20(9):606-609.

228. Curtis MJ, Myerson M, Szura B. Tarsometatarsal joint injuries in the athlete. *Am J Sport Med*. 1993;21(4):497-502.

229. Leeuw M, Goossens ME, Linton SJ, Crombez G, Boersma K, Vlaeyen JW. The fear-avoidance model of musculoskeletal pain: Current state of scientific evidence. *J Behav Med*. 2007;30(1):77-94.

230. Goossens M, De Stoop N. Lisfranc's fracture-dislocations: Etiology, radiology, and results of treatment. A review of 20 cases. *Clin Orthop Relat R*. 1983;176:154-162.

231. Coetzee JC. Making sense of Lisfranc injuries. *Foot Ankle Clin*. 2008;13(4):695-704, ix.

232. Myerson MS. The diagnosis and treatment of injury to the tarsometatarsal joint complex. *J Bone Joint Surg Br*. 1999;81(5):756-763.

233. Thompson MC, Mormino MA. Injury to the tarsometatarsal joint complex. *J Am Acad Orthop Surg*. 2003;11(4):260-267.

234. Diebal AR, Westrick RB, Alitz C, Gerber JP. Lisfranc injury in a West Point cadet. *Sports Health*. 2013;5(3):281-285.

235. Ford LA, Collins KB, Christensen JC. Stabilization of the subluxed second metatarsophalangeal joint: Flexor tendon transfer versus primary repair of the plantar plate. *J Foot Ankle Surg*. 1998;37(3):217-222.

236. Bouché RT, Heit EJ. Combined plantar plate and hammertoe repair with flexor digitorum longus tendon transfer for chronic, severe sagittal plane instability of the lesser metatarsophalangeal joints: Preliminary observations. *J Foot Ankle Surg*. 2008;47(2):125-137.

237. Gregg J, Silberstein M, Schneider T, Marks P. Sonographic and MRI evaluation of the plantar plate: A prospective study. *Eur Radiol.* 2006;16(12):2661-2669.

238. Fortin PT, Myerson MS. Second metatarsophalangeal joint instability. *Foot Ankle Int.* 1995;16(5):306-313.

239. Coughlin MJ. Subluxation and dislocation of the second metatarsophalangeal joint. *Orthop Clin N Am.* 1989;20(4):535-551.

240. Sung W, Weil L, Weil LS, Rolfes RJ. Diagnosis of plantar plate injury by magnetic resonance imaging with reference to intraoperative findings. *J Foot Ankle Surg.* 2012;51(5):570-574.

241. Ford KR, Hoogenboom BJ, Myer GD. Understanding and preventing ACL injuries: Current biomechanical and epidemiologic considerations—update 2010. *N Am J Sports Phys Ther.* 2010;5(4):234-251.

242. Oliver TB, Beggs I. Ultrasound in the assessment of metatarsalgia: A surgical and histological correlation. *Clin Radiol.* 1998;53(4):287-289.

243. Klein EE, Weil L Jr, Weil LS Sr, Coughlin MJ, Knight J. Clinical examination of plantar plate abnormality: A diagnostic perspective. *Foot Ankle Int.* 2013;34(6):800-804.

244. Institute WFaA. Plantar Plate Tears. Available at: www.weil4feet.com/patients/education/plantar-plate-tears/. Accessed January 10, 2014.

245. Coker TP, Arnold JA, Weber DL. Traumatic lesions of the metatarsophalangeal joint of the great toe in athletes. *Am J Sport Med.* 1978;6(6):326-334.

246. McCormick JJ, Anderson RB. Turf toe: Anatomy, diagnosis, and treatment. *Sports Health.* 2010;2(6):487-494.

247. Douglas DP, Davidson DM, Robinson JE, Bedi DG. Rupture of the medial collateral ligament of the first metatarsophalangeal joint in a professional soccer player. *J Foot Ankle Surg.* 1997;36(5):388-390.

248. Fabeck LG, Zekhnini C, Farrokh D, Descamps PY, Delince PE. Traumatic hallux valgus following rupture of the medial collateral ligament of the first metatarsophalangeal joint: A case report. *J Foot Ankle Surg.* 2002;41(2):125-128.

249. Watson TS, Anderson RB, Davis WH. Periarticular injuries to the hallux metatarsophalangeal joint in athletes. *Foot Ankle Clin.* 2000;5(3):687-713.

250. McCormick JJ, Anderson RB. The great toe: Failed turf toe, chronic turf toe, and complicated sesamoid injuries. *Foot Ankle Clin.* 2009;14(2):135-150.

251. Stephens MM. Pathogenesis of hallux valgus. *Eur J Foot Ankle Surg.* 1994;1:7-10.

252. Robinson AH, Limbers JP. Modern concepts in the treatment of hallux valgus. *J Bone Joint Surg Br.* 2005;87(8):1038-1045.

253. Nguyen US, Hillstrom HJ, Li W, et al. Factors associated with hallux valgus in a population-based study of older women and men: The MOBILIZE Boston Study. *Osteoarthr Cartilage.* 2009;18:41-46.

254. Nix S, Smith M, Vicenzino B. Prevalence of hallux valgus in the general population: A systematic review and meta-analysis. *J Foot Ankle Res.* 2010;3:21.

255. Klaue K, Hansen ST, Masquelet AC. Clinical, quantitative assessment of first tarsometatarsal mobility in the sagittal plane and its relation to hallux valgus deformity. *Foot Ankle Int.* 1994;15(1):9-13.

256. Torkki M, Malmivaara A, Seitsalo S, Hoikka V, Laippala P, Paavolainen P. Surgery vs orthosis vs watchful waiting for hallux valgus: A randomized controlled trial. *JAMA.* 2001;285(19):2474-2480.

257. Hudes K. Conservative management of a case of tarsal tunnel syndrome. *J Can Chiropr Assoc.* 2010;54(2):100-106.

258. Plyler B, Martinez M, Melde C, Gieringer M. PT7549. Tarsal tunnel syndrome: A clinical management guideline. 2012;2014. http://ptcoop.org/wp-content/uploads/2012/08/TTS-CMG.pdf.

259. Williams TH, Ah R. Entrapment neuropathies of the foot and ankle. *Orthop Traum.* 2009;23:404-411.

260. Antoniadis G, Scheglmann K. Posterior tarsal tunnel syndrome: Diagnosis and treatment. *Dtsch Arztebl Int.* 2008;105(45):776-781.

261. Dellon AL. Deep peroneal nerve entrapment on the dorsum of the foot. *Foot Ankle.* 1990;11:73-80.

262. DiDomenico LA, Masternick EB. Anterior tarsal tunnel syndrome. *Clin Podiatr Med Surg.* 2006;23(3):611-620.

263. Fabre T, Montero C, Gaujard E, Gervais-Dellion F, Durandeau A. Chronic calf pain in athletes due to sural nerve entrapment. A report of 18 cases. *Am J Sport Med.* 2000;28(5):679-682.

264. Pringle RM, Protheroe K, Mukherjee SK. Entrapment neuropathy of the sural nerve. *J Bone Joint Surg Br.* 1974;56B:465-468.

265. Uritani D, Fukumoto T, Matsumoto D, Shima M. Associations between toe grip strength and hallux valgus, toe curl ability, and foot arch height in Japanese adults aged 20 to 79 years: a cross-sectional study. *J Foot Ankle Res.* 2015;8:18.

266. Hislop, HJ., Montgomery J, Connolly BH, and Daniels L. *Daniels and Worthingham's muscle testing: Techniques of manual examination.* Philadelphia, PA: W.B. Saunders, 1995.

267. Smith TO, Clark A, Neda S, Arendt EA, Post WR, Grelsamer RP, Dejour D, Almqvist KF, Donell ST. The intra- and inter-observer reliability of the physical examination methods used to assess patients with patellofemoral joint instability. *Knee.* 2012;19(4):404-410.

268. Picciano AM, Rowlands MS, Worrell T: Reliability of open and closed kinetic chain subtalar joint neutral positions and navicular drop test. *J Orthop Sports Phys Ther.* 1993;18(4):553-558.

269. Maffulli N, Waterston SW, Squair J, Reaper J, Douglas AS. Changing incidence of Achilles tendon rupture in Scotland: a 15-year study. *Clin J Sport Med.* 1999;9:157-160.

270. Gulati V, Jaggard M, Al-Nammari SS, Uzoigwe C, Gulati P, Ismail N, Gibbons C, Gupte C. Management of Achilles tendon injury: A current concepts systematic review. *World J Orthop.* 2015;6(4):380-386.

271. Maffulli N, Ewen SW, Waterston SW, Reaper J, Barrass V. Tenocytes from ruptured and tendinopathic Achilles tendons produce greater quantities of type III collagen than tenocytes from normal Achilles tendons. An in vitro model of human tendon healing. *Am J Sports Med.* 2000;28:499–505.

272. Järvinen M, Józsa L, Kannus P, Järvinen TL, Kvist M, Leadbetter W. Histopathological findings in chronic tendon disorders. *Scand J Med Sci Sports.* 1997;7:86–95.

273. Sode J, Obel N, Hallas J, Lassen A. Use of fluroquinolone and risk of Achilles tendon rupture: a population-based cohort study. *Eur J Clin Pharmacol.* 2007;63:499-503.

제27장

1. Jonasson P, Halldin K, Karlsson J, et al. Prevalence of joint-related pain in the extremities and spine in five groups of top athletes. *Knee Surg Sport Tra A.* 2011;19(9):1540-1546.

2. Sahler CS, Greenwald BD. Traumatic brain injury in sports: A review. *Rehabil Res Pract.* 2012;2012:659-652.

3. McCrory P, Meeuwisse WH, Aubry M, et al. Consensus statement on concussion in sport: The 4th International Conference on Concussion in Sport held in Zurich, November 2012. *Brit J Sport Med.* 2013;47:250-258.

4. Gilchrist J, Thomas KE, Xu L, McGuire LC, Coronado VG. Nonfatal sports and recreation related traumatic brain injuries among children and adolescents treated in emergency departments in the United States, 2001-2009. *MMWR.* 2011;60(39):1337-1342.

5. Gessel LM, Fields SK, Collins CL, Dick RW, Comstock RD. Concussions among United States high school and collegiate athletes. *J Athl Train.* 2007;42(4):495-503.

6. Kristman VL, Tator CH, Kreiger N, et al. Does the apolipoprotein epsilon 4 allele predispose varsity athletes to concussion? A prospective cohort study. *Clin J Sport Med.* 2008;18:322-328.

7. Delaney JS, Al-Kashmiri A. Neck injuries presenting to emergency departments in the United States from 1990 to 1999 for ice hockey, soccer, and American football. *Brit J Sport Med.* 2005;39(4):1-5.

8. Chen JK, Johnston KM, Collie A, McCrory P, Ptito A. A validation of the post concussion symptom scale in the assessment of complex concussion using cognitive testing and functional MRI. *J Neurol Neurosurg Ps.* 2007;78(11):1231-1238.

9. Maddocks D, Dicker G. An objective measure of recovery from concussion in Australian rules footballers. *Sport Health.* 1989;7(suppl):6-7.

10. Maddocks DL, Dicker GD, Saling MM. The assessment of orientation following concussion in athletes. *Clin J Sport Med.* 1995;5(1):32-35.

11. Dicker G, Maddocks D. Clinical management of concussion. *Aust Fam Physician.* 1993;22(5):750-753.

12. McCrea M, Kelly JP, Randolph C, et al. Standardized assessment of concussion (SAC): On-site mental status evaluation of the athlete. *J Head Trauma Rehab.* 1998;13(2):27-35.

13. Barr WB, McCrea M. Sensitivity and specificity of standardized neurocognitive testing immediately following sports concussion. *J Int Neuropsychol Soc.* 2001;7(6):693-702.

14. Giza C, Kutcher J, Ashwal S, et al. Summary of evidence-based guideline update: Evaluation and management of concussion in sports: Report of the Guideline Development Subcommittee of the American Academy of Neurology. *Neurology.* 2013;80(24):2250-2257.

15. Bell DR, Guskiewicz KM, Clark MA, Padua DA. Systematic review of the Balance Error Scoring System. *Sports Health.* 2011;3(3):287-295.

16. Guskiewicz KM. Assessment of postural stability following sport-related concussion. *Curr Sports Med Rep.* 2003;2:24-30.

17. Schatz PS, Pardini JE, Lovell MR, Collins MW, Podell K. Sensitivity and specificity of the ImPACT Test Battery for concussion in athletes. *Arch Clin Neuropsychol.* 2006;21(1):91-99.

18. Van Kampen DA, Lovell MR, Pardini JE, Collins MW, Fu FH. The "value added" of neurocognitive testing after sports-related concussion. *Am J Sport Med.* 2006;34(10):1630-1635.

19. Fazio V, Lovell MR, Pardini J, Collins MW. The relationship between postconcussion symptoms and neurocognitive performance in concussed athletes. *Neurorehabilitation.* 2007;22:207-216.

20. Lau BC, Colins MW, Lovell MR. Sensitivity and specificity of subacute computerized neurocognitive testing and symptom evaluation in predicting outcome after sports-related concussion. *Am J Sport Med.* 2011;39(6):1209-1216.

21. National Spinal Cord Injury Statistical Center (NSCISC). Spinal cord injury facts and figures at a glance. Available at: www.nscisc.uab.edu/PublicDocuments/fact_figures_docs/Facts%202012%20Feb%20Final.pdf.

22. NSCISC National Spinal Cord Injury Statistical Center: Facts and Figures at a Glance. www.nscisc.uab.edu/PublicDocuments/fact_figures_docs/Facts%202012%20Feb%20Final.pdf.

23. Ghiselli G, Schaadt G, McAllister DR. On-the-field evaluation of an athlete with a head or neck injury. *Clin Sport Med.* 2003;22(3):445-465.

24. Boden BP, Tacchetti RL, Cantu RC, Knowles SB, Mueller FO. Catastrophic cervical spine injuries in high school and college football players. *Am J Sport Med.* 2006;34(8):1223-1232.

25. Banerjee R, Palumbo MA, Fadale PD. Catastrophic cervical spine injuries in the collision sport athlete. Part 1. Epidemiology, functional anatomy, and diagnosis. *Am J Sport Med.* 2004;32:1077-1087.

26. Bailes JE, Petschauer M, Guskiewicz KM, Marano G. Management of cervical spine injuries in athletes. *J Athl Train.* 2007;42(1):126-134.

27. Torg JS, Pavlov H, Genuario SE, et al. Neurapraxia of the cervical spinal cord with transient quadriplegia. *J Bone Joint Surg Am.* 1986;68:1354-1370.

28. Castro FP. Stingers, the Torg ratio, and the cervical spine. *Am J Sport Med.* 1997;25: 603-608.

29. Levitz CL, Reilly PJ, Torg JS. The pathomechanics of chronic, recurrent cervical nerve root neuropraxia. The chronic burner syndrome. *Am J Sport Med.* 1997;25:73-76.

30. Meyer SA, Schulte KR, Callaghan JJ, et al. Cervical spinal stenosis and stingers in collegiate football players. *Am J Sport Med.* 1994;22:158-166.

31. Standaert CJ, Herring SA. Expert opinion and controversies in musculoskeletal and sports medicine: Stingers. *Arch Phys Med Rehab.* 2009;90(3):402-406.

32. Maron BJ, Doerer JJ, Haas TS, Terney DM, Mueller FO. Sudden deaths in young competitive athletes. *Circulation.* 2009;119;1085-1092.

33. Maron BJ. Hypertrophic cardiomyopathy. In: Zipes DP, Libby P, Bonow RO, Braunwald E, eds. *Braunwald's Heart Disease: A Textbook of Cardiovascular Medicine.* 8th ed. St. Louis, MO: WB Saunders; 2007.

34. Maron BJ, Thompson PD, Ackerman MJ, et al. Recommendation and considerations related to preparticipation screening for cardiovascular abnormalities in competitive athletes: 2007 update. A scientific statement from the American Heart Association Council on Nutrition, Physical Activity, and Metabolism: Endorsed by the American College of Cardiology Foundation. *Circulation.* 2007;115(12):1643-1655.

35. Davis JA, Cecchin F, Jones TK, Portman MA. Major coronary artery anomalies in pediatric population: Incidence and clinical importance. *J Am Coll Cardio.* 2001;37(2);593-597.

36. Pelliccia A, Maron BJ. Preparticipation cardiovascular evaluation of the competitive athlete: Perspectives from the 30-year Italian experience. *Am J Cardiol.* 1995;75:827- 829.

37. Maron BJ, Haas TS, Doerer JJ, Thompson PD, Hodges JS. Comparison of U.S. and Italian experiences with sudden cardiac deaths in young competitive athletes and implications for preparticipation screening strategies. *Am J Cardiol.* 2009;104(2):276-280.

38. Lawless CE, Best TM. Electrocardiograms in athletes: Interpretation and diagnostic accuracy. *Med Sci Sport Exer.* 2008;40(5):787-798.

39. Reneman RS, Jageneau AH. The influence of weighted exercise on tissue (intramuscular) pressure in normal subjects and patients with intermittent claudication. *Scand J Clin Lab Inv.* 1973;128(suppl):37-42.

40. George CA, Hutchinson MR. Chronic exertional compartment syndrome. *Clin Sport Med.* 2012;31(2):307-319.

41. Edmundsson D, Toolanen G, Sojka P. Chronic compartment syndrome also affects nonathletic subjects: A prospective study of 63 cases with exercise-induced lower leg pain. *Acta Orthop.* 2007;78:136-142.

42. Lecocq J, Isner-Horobeti ME, Dupeyron A, Helmlinger JL, Vautravers P. Exertional compartment syndrome [in French]. *Ann Readapt Med Phys.* 2004;47(6):334-345.

43. Shubert A. Exertional compartment syndrome: Review of the literature and proposed rehabilitation guidelines following surgical release. *N Am J Sports Phys Ther.* 2007;2(3):170-180.

44. Styf J. *Compartment Syndromes: Diagnosis, Treatment, and Complications.* Boca Raton, FL: CRC Press; 2004.

45. Roberts A, Franklyn-Miller A. The validity of the diagnostic criteria used in chronic exertional compartment syndrome: A systematic review. *Scand J Med Sci Spor.* 2012;22:585-595.

46. Helenius I, Lumme A, Haahtela T. Asthma, airway inflammation and treatment in elite athletes. *Sports Med.* 2005;35(7):565-574.

47. Larsson K, Ohlsen P, Larsson L, et al. High prevalence of asthma in cross-country skiers. *BMJ.* 1993;307:1326-1329.

48. Sue-Chu M, Larsson L, Bjermer L. Prevalence of asthma in young cross-country skiers in central Scandinavia: Differences between Norway and Sweden. *Resp Med.* 1996;90:99-105.

49. Helenius I, Rytila P, Sarna S, et al. Effect of continuing or finishing high-level sports on airway inflammation, bronchial hyperresponsiveness, and asthma: A prospective follow-up study of 42 elite swimmers. *J Allergy Clin Immun.* 2002;109:962-968.

50. Langdeau JB, Turcotte H, Bowie DM, et al. Airway hyperresponsiveness in elite athletes. *Am J Resp Crit Care.* 2000;161:1479-1484.

51. Helenius IJ, Rytila P, Metso T, et al. Respiratory symptoms bronchial responsiveness and cellular characteristics of induced sputum in elite swimmers. *Allergy.* 1998;53:346-352.

52. Helenius IJ, Tikkanen HO, Sarna S, et al. Asthma and increased bronchial responsiveness in elite athletes: Atopy and sport bievent as risk factors. *J Allergy Clin Immun.* 1998;101:646-652.

53. Dosman JA, Hodgson WC, Cockcroft DW. Effect of cold air on the bronchial response to inhaled histamine in patients with asthma. *Am Rev Respir Dis.* 1991;144:45-50.

54. Leuppi JD, Kuhn M, Comminot C, et al. High prevalence of bronchial hyperresponsiveness and asthma in ice hockey players. *Eur Resp J.* 1998;12:13-16.

55. Wilber RL, Rundell KW, Szmedra L, et al. Incidence of exercise-induced bronchospasm in Olympic Winter sport athletes. *Med Sci Sport Exer.* 2000;32:732-737.

56. Helenius IJ, Tikkanen HO, Haahtela T. Association between type of training and risk of asthma in elite athletes. *Thorax.* 1997;52:157-160.

57. Papiris SA, Manali ED, Kolilekas L, Triantafillidou C, Tsangaris I. Acute severe asthma. New approaches to assessment and treatment. *Drugs.* 2009;69(17):2363-2391.

58. Couto M, Silva D, Delgado L, Moreira A. Exercise and airway injury in athletes. *Acta Med Port.* 2013;26(1):56-60.

59. Casa DJ, Guskiewicz KM, Anderson SA, et al. National Athletic Trainers' Association position statement: Preventing sudden death in sports. *J Athl Train.* 2012:47(1):96-118.

60. Lougheed MD, Leniere C, Ducharme FM, et al. Thoracic Society 2012 guideline update: Diagnosis and management of asthma in preschoolers, children and adults: Executive summary. *Can Respir J.* 2012;19(6):e81-e88.

61. Putukian M, Thompson C. Traumatic injuries. In: Casa DJ, ed. *Preventing Sudden Death in Sport and Physical Activity.* Sudbury, MA: Jones and Bartlett Learning; 2012: 143-145.

62. Putukian M. Pneumothorax and pneumomediastinum. *Clin Sport Med.* 2004;23(3):443-454.

63. McGown AT. Blunt abdominal and chest trauma. *Athlet Ther Today.* 2004;9(1):40-41.

64. Price S, Wilson L. *Pathophysiology—Clinical Concepts of Disease Processes.* 4th ed. St. Louis, MO: Mosby-Year Book; 1992: 518-519, 561-562.

65. Smith D. Chest injuries. What the sports physical therapist should know. *Int J Sports Phys Ther.* 2011;6(4):357-360.

66. Howe AS, Boden BP. Heat-related illness in athletes. *Am J Sport Med.* 2007;35(8):1384-1395.

67. Casa DJ, Armstrong LE, Kenny GP, O'Connor FG, Huggins RA. Exertional heat stroke: New concepts regarding cause and care. *Curr Sports Med Rep.* 2012;11(3):115-123.

68. Kerr ZY, Casa DJ, Marshall SW, Comstock RD. Epidemiology of exertional heat illness among U.S. high school athletes. *Am J Prev Med.* 2013;44(1):8-14.

69. Glazer JL. Management of heatstroke and heat exhaustion. *Am Fam Physician.* 2005;71:2133-2140.

70. Casa DJ, Becker SM, Ganio MAS, et al. Validity of devices that assess body temperature during outdoor exercise in the heat. *J Athl Train.* 2007;42(3):333-342.

71. Becker JA, Stewart LK. Heat-related illness. *Am Fam Physician.* 2011;83(11):1325-1330.

72. American Red Cross. *Emergency Response Manual.* Boston, MA: Author; 2001.

73. Cockshott WP, Jenkin JK, Pui M. Limiting the use of routine radiography for acute ankle injuries. *Can Med Assoc J.* 1983;129:129-131.

74. Heyworth J. Ottawa ankle rules for the injured ankle. *Brit J Sport Med.* 2003;37:194.

75. Stiell IG, Greenberg GH, McKnight RD, et al. A study to develop clinical decision rules for the use of radiography in acute ankle injuries. *Ann Emerg Med.* 1996;21:384-390.

76. Stiell IG, Wells G, Laupacis A, et al. Multicentre trial to introduce the Ottawa ankle rules for use of radiography in acute ankle injuries. *Brit Med J.* 1995;311:594-597.

77. McBride, Kim L. Validation of the Ottawa ankle rules. Experience at a community hospital. *Can Fam Physician.* 1997;43:459.

78. Stiell IG, Wells G, McDowell I, et al. Use of radiography in acute knee injuries: Need for clinical decision rules. *Acad Emerg Med.* 1995;2:966-973.

79. Stiell IG, Greenberg GH, Wells GA, et al. Prospective validation of a decision rule for the use of radiography in acute knee injuries. *JAMA.* 1996;275(8):611-615.

80. Bachmann LM, et al. The accuracy of the Ottawa knee rule to rule out knee fractures. A systematic review. *Ann Intern Med.* 2004;140(2):121-124.

81. Stiell IG, Wells GA, Vandemheen KL, et al. The Canadian C-Spine rule for radiography in alert and stable trauma patients. *JAMA.* 2001;286(15):1841-1848.

82. Reid DC, Henderson R, Saboe L, Miller JD. Etiology and clinical course of missed spine fractures. *J Traum.* 1987;27:980-986.

83. Diliberti T, Lindsey RW. Evaluation of the cervical spine in the emergency setting: Who does not need an x-ray? *Orthopedics.* 1992;15:179-183.

84. Bachulis BL, Long WB, Hynes GD, Johnson MC. Clinical indications for cervical spine radiographs in the traumatized patient. *Am J Surg.* 1987;153:473-478.

85. Gbaanador GBM, Fruin AH, Taylon C. Role of routine emergency cervical radiography in head trauma. *Am J Surg.* 1986;152:643-648.

86. Bayless P, Ray VG. Incidence of cervical spine injuries in association with blunt head trauma. *Am J Emerg Med.* 1989;7:139-142.

87. Vandemark RM. Radiology of the cervical spine in trauma patients: Practice pitfalls and recommendations for improving efficiency and communication. *Am J Roentgenol.* 1990;155:465-472.

88. Michaleff ZA. Accuracy of the Canadian C-spine rule and NEXUS to screen for clinically important cervical spine injury in patients following blunt trauma: A systematic review. *Can Med Assoc J.* 2012;184(16):E867-E876.

89. American Diabetes Association. All about Diabetes. Retrieved from: www.diabetes.org/.

90. Jiminez CC, Corcoran, MH, Crawley JT, et al. National Athletic Trainers Association position statement: Management of the athlete with Type 1 diabetes mellitus. *J Athl Train.* 2007;42(4):536-545.

제28장

1. U.S. Department of Health and Human Services. Administration on Aging. *A profile of older Americans: 2013.* Washington DC: Author; 2012:1-17.

2. American Academy of Orthopaedic Surgeons. *Burden of Musculoskeletal Diseases in the United States: Prevalence, Societal, and Economic Cost.* 2008. Available from: www.spinalkinetics.info/Bone_and_Joint_Executive_Summary.pdf.
3. American Academy of Orthopaedic Surgeons. *Burden of Musculoskeletal Disease in the United States: Prevalence, Societal, and Economic Cost.* 2011. Available from: www.spinalkinetics.info/Bone_and_Joint_Executive_Summary.pdf.
4. Haralson RH, Zuckerman JD. Prevalence, health care expenditures, and orthopedic surgery workforce for musculoskeletal conditions. *JAMA.* 2009;302(14):1586-1587.
5. Deyo RA, Rainville J, Kent DL. What can the history and physical examination tell us about low back pain? *JAMA.* 1992;268(6):760-765.
6. Cook C, Brown C, Isaacs R, Roman M, Davis S, Richardson W. Clustered clinical findings for diagnosis of cervical spine myelopathy. *J Man Manip Ther.* 2010;18(4):175-180.
7. Stiell IG, Greenberg GH, Wells GA, et al. Derivation of a decision rule for the use of radiography in acute knee injuries. *Ann Emerg Med.* 1995;26(4):405-413.
8. Seaberg DC, Jackson R. Clinical decision rule for knee radiographs. *Am J Emerg Med.* 1994;12(5):541-543.
9. Stiell IG, Wells GA, Vandemheen KL, et al. The Canadian C-spine rule for radiography in alert and stable trauma patients. *JAMA.* 2001;286(15):1841-1848.
10. Roman M, Brown C, Richardson W, Isaacs R, Howes C, Cook C. The development of a clinical decision making algorithm for detection of osteoporotic vertebral compression fracture or wedge deformity. *J Man Manip Ther.* 2010;18(1):44-49.
11. Cadarette SM, Jaglal SB, Kreiger N, McIsaac WJ, Darlington GA, Tu JV. Development and validation of the Osteoporosis Risk Assessment Instrument to facilitate selection of women for bone densitometry. *Can Med Assoc J.* 2000;162(9):1289-1294.
12. Lydick E, Cook K, Turpin J, Melton M, Stine R, Byrnes C. Development and validation of a simple questionnaire to facilitate identification of women likely to have low bone density. *Am J Manag C.* 1998;4(1):37-48.
13. Koh LK, Sedrine WB, Torralba TP, et al. A simple tool to identify Asian women at increased risk of osteoporosis. *Osteoporosis Int.* 2001;12(8):699-705.
14. Shepherd AJ, Cass AR, Carlson CA, Ray L. Development and internal validation of the male osteoporosis risk estimation score. *Ann Fam Med.* 2007;5(6):540-546.
15. Le Gal G, Righini M, Roy PM, et al. Prediction of pulmonary embolism in the emergency department: The revised Geneva score. *Ann Intern Med.* 2006;144(3):165-171.
16. Litaker D, Pioro M, El Bilbeisi H, Brems J. Returning to the bedside: Using the history and physical examination to identify rotator cuff tears. *J Am Geriatr.* 2000;48(12):1633-1637.
17. Wainner RS, Fritz JM, Irrgang JJ, Delitto A, Allison S, Boninger ML. Development of a clinical prediction rule for the diagnosis of carpal tunnel syndrome. *Arch Phys Med Rehab.* 2005;86(4):609-618.
18. Sugioka T, Hayashino Y, Konno S, Kikuchi S, Fukuhara S. Predictive value of self-reported patient information for the identification of lumbar spinal stenosis. *Fam Pract.* 2008;25(4):237-244.
19. Altman R, Alarcon G, Appelrouth D, et al. The American College of Rheumatology criteria for the classification and reporting of osteoarthritis of the hip. *Arthritis Rheum.* 1991;34(5):505-514.
20. Altman R, Asch E, Bloch D, et al. Development of criteria for the classification and reporting of osteoarthritis. Classification of osteoarthritis of the knee. Diagnostic and Therapeutic Criteria Committee of the American Rheumatism Association. *Arthritis Rheum.* 1986;29(8):1039-1049.
21. Fernandez-de-las-Penas C, Cleland JA, Palomeque-del-Cerro L, Caminero AB, Guillem-Mesado A, Jimenez-Garcia R. Development of a clinical prediction rule for identifying women with tension-type headache who are likely to achieve short-term success with joint mobilization and muscle trigger point therapy. *Headache.* 2011;51(2):246-261.
22. Vicenzino B, Smith D, Cleland J, Bisset L. Development of a clinical prediction rule to identify initial responders to mobilisation with movement and exercise for lateral epicondylalgia. *Man Ther.* 2009;14(5):550-554.
23. Kennedy CA, Haines T, Beaton DE. Eight predictive factors associated with response patterns during physiotherapy for soft tissue shoulder disorders were identified. *J Clin Epidemiol.* 2006;59(5):485-496.
24. Vicenzino B, Collins N, Cleland J, McPoil T. A clinical prediction rule for identifying patients with patellofemoral pain who are likely to benefit from foot orthoses: A preliminary determination. *Brit J Sport Med.* 2010;44(12):862-866.
25. Raney NH, Petersen EJ, Smith TA, et al. Development of a clinical prediction rule to identify patients with neck pain likely to benefit from cervical traction and exercise. *Eur Spine J.* 2009;18(3):382-391.
26. Schellingerhout JM, Verhagen AP, Heymans MW, et al. Which subgroups of patients with non-specific neck pain are more likely to benefit from spinal manipulation therapy, physiotherapy, or usual care? *Pain.* 2008;139(3):670-680.
27. Cai C, Pua YH, Lim KC. A clinical prediction rule for classifying patients with low back pain who demonstrate short-term improvement with mechanical lumbar traction. *Eur Spine J.* 2009;18(4):554-561.
28. Stanton TR, Hancock MJ, Maher CG, Koes BW. Critical appraisal of clinical prediction rules that aim to optimize treatment selection for musculoskeletal conditions. *Phys Ther.* 2010;90(6):843-854.
29. Crowell MS, Wofford NH. Lumbopelvic manipulation in patients with patellofemoral pain syndrome. *J Man Manip Ther.* 2012;20(3):113-120.

30. Rabin A, Shashua A, Pizem K, Dickstein R, Dar G. A clinical prediction rule to identify patients with low back pain who are likely to experience short-term success following lumbar stabilization exercises: A randomized controlled validation study [published online ahead of print November 21 2013]. *J Orthop Sport Phys.* 2013.
31. Cleland JA, Mintken PE, Carpenter K, et al. Examination of a clinical prediction rule to identify patients with neck pain likely to benefit from thoracic spine thrust manipulation and a general cervical range of motion exercise: Multi-center randomized clinical trial. *Phys Ther.* 2010;90(9):1239-1250.
32. Bassey EJ, Harries UJ. Normal values for handgrip strength in 920 men and women aged over 65 years, and longitudinal changes over 4 years in 620 survivors. *Clin Sci.* 1993;84(3):331-337.
33. Boissonnault WG. *Primary Care for the Physical Therapist.* 2nd ed. Philadelphia, PA: Saunders; 2010.
34. American Heart Association. *Older Americans & Cardiovascular Diseases 2014 Fact Sheet.* Dallas, TX: Author; 2014.
35. Lakatta EG. Age-associated cardiovascular changes in health: Impact on cardiovascular disease in older persons. *Heart Fail Rev.* 2002;7:29-49.
36. Monahan KD. Effect of aging on baroreflex function in humans. *Am J Physiol Reg I.* 2007;293:R3-R12.
37. Ferrari AU, Radaelli A, Centola M. Physiology of aging invited review: Aging and the cardiovascular system. *J Appl Physiol.* 2003;95:2591-2597.
38. Wei JY. Age and the cardiovascular system. *New Engl J Med.* 1992;327(24):1735-1739.
39. Wei JY, Gersh BJ. Heart disease in the elderly. *Curr Prob Cardiology.* 1987;12:1-65.
40. United States Census Bureau. The 2012 statistical abstract age-adjusted death rates by major causes. Available at: www.census.gov/compendia/statab/cats/births_deaths_marriages_divorces/deaths.html. Accessed on December 1, 2013.
41. Janssens JP, Pache JC, Nicod LP. Physiological changes in respiratory function associated with ageing. *Eur Respir J.* 1999;13:197-205.
42. Lewis CB, Bottomley JM. *Geriatric Rehabilitation: A Clinical Approach.* 3rd ed. Upper Saddle River, NJ: Prentice Hall; 2008.
43. Murphy SL, Xu J, Kochanek KD. Deaths: Preliminary data for 2010. *National Vital Statistics Reports.* 2012;60(4):1-52.
44. American Lung Association. What are the symptoms of pneumonia? Available at: www.lung.org/lung-disease/pneumonia/symptoms-diagnosis-and.html. Accessed on December 1, 2013.
45. Laurentani F, Russo SR, Bandinelli S, et al. Age-associated changes in skeletal muscles and their effect on mobility: An operational diagnosis of sarcopenia. *J Appl Physiol.* 2003;95:1851-1860.
46. Frontera WR, Hughes VA, Fielding RA, Fiatarone MA, Evans WJ, Roubenoff R. Aging of skeletal muscle: A 12-year longitudinal study. *J Appl Physiol.* 2000;88:1321-1326.
47. Booth FW, Weeden SH, Tseng BS. Effect of aging on human skeletal muscle and motor function. *Med Sci Sport Exer.* 1994;26(5):556-560.
48. Tseng BS, Marsh DR, Hamilton MT, Booth FW. Strength and aerobic training attenuate muscle wasting and improve resistance to the development of disability with aging. *J Gerontol.* 1995;50A:113-119.
49. Loeser RF. Age-related changes in the musculoskeletal system and the development of osteoarthritis. *Clin Geriatr Med.* 2010;26(3):371-386.
50. Visser M, Goodpaster BH, Kritchevsky SB, et al. Muscle mass, muscle strength, and muscle fat infiltration as predictors of incident mobility limitations in well-functioning older persons. *J Gerontol.* 2005;60A(3):324-333.
51. Evans W. Functional and metabolic consequences of sarcopenia. *J Nutr.* 1997;127:998S-1003S.
52. Guralnik JM, Ferrucci L, Balfour JL, Volpato S, Iorio AD. Progressive versus catastrophic loss of the ability to walk: Implications for the prevention of mobility loss. *J Am Geriatr Soc.* 2001;49:1463-1470.
53. Buckwalter JA, Woo SL, Goldberg VM, et al. Soft-tissue aging and musculoskeletal function. *J Bone Joint Surg.* 1993;75(10):1533-1548.
54. Morris CE, Bullock MI, Basmajian JV. Vladimir Janda, MD, DSc: Tribute to a master of rehabilitation. *Spine.* 2006;31:1060-1064.
55. Bollet AJ, Nance JL. Biochemical findings in normal and osteoarthritic articular cartilage. II. Chondroitin sulfate concentration and chain length, water, and ash content. *J Clin Invest.* 1966;45(7):1170-1177.
56. Maldonado DC, Pereira da Silva CP, Neto SE, Rodrigues de Souza M, Rosrigues de Souza R. The effects of joint immobilization on articular cartilage of the knee in previously exercised rats. *J Anat.* 2013;222:518-525.
57. Roughly PJ, White RJ. Age-related changes in the structure of the proteoglycan subunits from human articular cartilage. *J Biol Chem.* 1980;255(1):217-224.
58. Aagaard P, Suetta C, Caserotti P, Magnusson SP, Kjer M. Role of the nervous system in sarcopenia and muscle atrophy with aging: Strength training as a countermeasure. *Scand J Med Sci Spor.* 2010;20:49-64.
59. Jang YC, Van Remmen H. Age-associated alterations of neuromuscular junction. *Exp Gerontol.* 2011;46:193-198.
60. Sabbahi MA, Sedgwick EM. Age-related changes in monosynaptic reflex excitability. *J Gerontol.* 1982;37(1):24-32.
61. Centers for Disease Control and Prevention. Prevalence and characteristics of persons with hearing trouble: United States, 1990-91. Hyattsville, MD: Author; 1994. Available at: http://www.cdc.gov/nchs/data/series/sr_10/sr10_188.pdf.
62. National Eye Institute. Age-related eye diseases. Available at: www.nei.nih.gov/healthyeyes/aging_eye.asp. Accessed on January 2, 2014.

63. Centers for Disease Control and Prevention. Falls among older adults: An overview. Available at: www.cdc.gov/homeandrecreationalsafety/falls/adultfalls.html. Accessed on January 2, 2014.

64. Kenney WL, Munce TA. Physiology of aging invited review: Aging and human temperature regulation. *J Appl Physiol*. 2003;96:2598-2603.

65. Clarkston W, Pantano M, Morley JE, Horowitz M, Littlefield J, Burton F. Evidence for the anorexia of aging: Gastrointestinal transit and hunger in healthy elderly vs. young adults. *Am J Physiol-Reg I*. 1997;272(1):R243-R248.

66. Weinstein JR, Anderson S. The aging kidney: Physiological changes. *Adv Chronic Kidney D*. 2010;17(4):302-307.

67. Jhamb M, Weisbord SD, Steel JL, Unruh M. Fatigue in patients receiving maintenance dialysis: A review of definitions, measures, and contributing factors. *Am J Kidney Dis*. 2008;52(2):353-365.

68. Ginsberg G, Hattis D, Russ A, Sonawane B. Pharmacokinetic and pharmacodynamic factors that can affect sensitivity to neurotoxic sequelae in elderly individuals. *Environ Health Persp*. 2005;113(9):1243.

69. Foxman B. Epidemiology of urinary tract infections: Incidence, morbidity, and economic costs. *Am J Med*. 2002;113(1):5-13.

70. Beveridge LA, Davey PG, Phillips G, McMurdo ME. Optimal management of urinary tract infections in older people. *Clin Interv Aging*. 2011;6:173.

71. Ingham SL, Zhang W, Doherty SA, McWilliams DF, Muir KR, Doherty M. Incident knee pain in the Nottingham community: A 12-year retrospective cohort study. *Osteoarthr Cartilage*. 2011;19(7):847-852.

72. Felson DT, Zhang Y, Hannan MT, et al. Risk factors for incident radiographic knee osteoarthritis in the elderly: The Framingham Study. *Arthritis Rheum*. 1997;40(4):728-733.

73. Dawson J, Juszczak E, Thorogood M, Marks SA, Dodd C, Fitzpatrick R. An investigation of risk factors for symptomatic osteoarthritis of the knee in women using a life course approach. *J Epidemiol Commun H*. 2003;57(10):823-830.

74. Riddle DL, Stratford PW. Body weight changes and corresponding changes in pain and function in persons with symptomatic knee osteoarthritis: A cohort study. *Arthritis Care Res*. 2013;65(1):15-22.

75. Shrier I. Muscle dysfunction versus wear and tear as a cause of exercise related osteoarthritis: An epidemiological update. *Brit J Sport Med*. 2004;38(5):526-535.

76. Davis MA, Ettinger WH, Neuhaus JM, Cho SA, Hauck WW. The association of knee injury and obesity with unilateral and bilateral osteoarthritis of the knee. *Am J Epidemiol*. 1989;130(2):278-288.

77. Tjoumakaris FP, Van Kleunen J, Weidner Z, Huffman GR. Knee sports injury is associated with an increased prevalence of unilateral knee replacement: A case-controlled study. *J Knee Surg*. 2012;25(5):403-406.

78. Uthman OA, van der Windt DA, Jordan JL, et al. Exercise for lower limb osteoarthritis: Systematic review incorporating trial sequential analysis and network meta-analysis. *BMJ*. 2013;347:f5555.

79. Hoy D, Brooks P, Blyth F, Buchbinder R. The epidemiology of low back pain. *Best Pract Res Cl Rh*. 2010;24(6):769-781.

80. Fejer R, Leboeuf-Yde C. Does back and neck pain become more common as you get older? A systematic literature review. *Chiropr Man Ther*. 2012;20(1):24.

81. Andrews AW, Thomas MW, Bohannon RW. Normative values for isometric muscle force measurements obtained with hand-held dynamometers. *Phys Ther*. 1996;76(3):248-259.

82. Norkin C, White D. *Measurement of Joint Motion: A Guide to Goniometry*. 4th ed. Philadelphia, PA: F.A. Davis; 2009.

83. American College of Sports Medicine. *ACSM's Guidelines for Exercise Testing and Prescription*. 8th ed. Baltimore, MD: Lippincott Williams & Wilkins; 2009.

84. Knaggs JD, Larkin KA, Manini TM. Metabolic cost of daily activities and effect of mobility impairment in older adults. *J Am Geriatr*. 2011;59(11):2118-2123.

85. National Osteoporosis Foundation. *Clinician's guide to prevention and treatment of osteoporosis* [revised 2013]. Washington, DC: Author; 2013.

86. Surgeon General. *Bone health and osteoporosis: A report of the Surgeon General*. Rockville, MD: Author; 2004.

87. Kemmis K. *Focus: Physical therapist practice in geriatrics 2011. The aging musculoskeletal system*. La Crosse, WI: American Physical Therapy Association; 2011.

88. Siminoski K, Warshawski R, Jen H, Lee K. Accuracy of physical examination using the rib-pelvis distance for detection of lumbar vertebral fractures. *Am J Med*. 2003;115(3):233-236.

89. Centers for Disease Control and Prevention. Falls are a major threat for your patients. Available at: www.cdc.gov/HomeandRecreationalSafety/pdf/steadi/falls_are_a_major_threat.pdf. Accessed on January 10, 2014.

90. Whitney SL, Hudak MT, Marchetti GF. The dynamic gait index relates to self-reported fall history in individuals with vestibular dysfunction. *J Vestibul Res-Equil*. 2000;10(2):99-105.

91. Cattaneo D, Regola A, Meotti M. Validity of six balance disorders scales in persons with multiple sclerosis. *Disabil Rehabil*. 2006;28(12):789-795.

92. Cakit BD, Saracoglu M, Genc H, Erdem HR, Inan L. The effects of incremental speed-dependent treadmill training on postural instability and fear of falling in Parkinson's disease. *Clin Rehabil*. 2007;21(8):698-705.

93. Centers for Disease Control and Prevention. Algorithm for fall risk assessment and interventions. Available at: www.cdc.gov/HomeandRecreationalSafety/pdf/steadi/algorithm_fall_risk_assessment.pdf. Accessed on December 23, 2013.

94. Centers For Disease Control and Prevention. STEADI (Stopping Elderly Accidents, Deaths and Injuries) tool kit for health care providers. Available at: www.cdc.gov/homeandrecreationalsafety/Falls/steadi/index.html. Accessed on December 23, 2013.

95. Dite W, Temple VA. A clinical test of stepping and change of direction to identify multiple falling older adults. *Arch Phys Med Rehab.* 2002;83(11):1566-1571.

96. Shumway-Cook A, Baldwin M, Polissar NL, Gruber W. Predicting the probability for falls in community-dwelling older adults. *Phys Ther.* 1997;77(8):812-819.

97. Karthikeyan G, Sheikh SG, Chippala P. Test-retest reliability of short form of Berg balance scale in elderly people. *GARJMMS.* 2012;1(6):139-144.

98. Wrisley DM, Kumar NA. Functional gait assessment: Concurrent, discriminative, and predictive validity in community-dwelling older adults. *Phys Ther.* 2010;90(5):761-773.

99. Bowden MG, Balasubramanian CK, Behrman AL, Kautz SA. Validation of a speed-based classification system using quantitative measures of walking performance poststroke. *Neurorehab Neural Re.* 2008;22(6):672-675.

100. Shumway-Cook A, Brauer S, Woollacott M. Predicting the probability for falls in community-dwelling older adults using the Timed Up & Go Test. *Phys Ther.* 2000;80(9):896-903.

101. Di Fabio R, Anacker S. Identifying fallers in community living elders using a clinical test of sensory interaction for balance. *Eur J Phys Rehab Med.* 1996;6(2):61-66.

102. Weiner D, Duncan P, Chandler J, Studenski S. Functional reach: A marker of physical frailty. *J Am Geriatr.* 1992;40(3):203-207.

103. Liu-Ambrose T, Khan KM, Donaldson MG, Eng JJ, Lord SR, McKay HA. Falls-related self-efficacy is independently associated with balance and mobility in older women with low bone mass. *J Gerontol.* 2006;61(8):832-838.

104. Tiedemann A, Shimada H, Sherrington C, Murray S, Lord S. The comparative ability of eight functional mobility tests for predicting falls in community-dwelling older people. *Age Ageing.* 2008;37(4):430-435.

105. Faber MJ, Bosscher RJ, van Wieringen PC. Clinimetric properties of the performance-oriented mobility assessment. *Phys Ther.* 2006;86(7):944-954.

106. Hernandez D, Rose DJ. Predicting which older adults will or will not fall using the Fullerton Advanced Balance scale. *Arch Phys Med Rehab.* 2008;89(12):2309-2315.

107. Verghese J, Buschke H, Viola L, et al. Validity of divided attention tasks in predicting falls in older individuals: A preliminary study. *J Am Geriatrics Society.* 2002;50(9):1572-1576.

108. Lusardi MM, Pellecchia GL, Schulman M. Functional performance in community living older adults. *J Geriatr Phys Ther.* 2003;26(3):14-22.

109. Tinetti ME, Richman D, Powell L. Falls efficacy as a measure of fear of falling. *J Gerontol.* 1990;45(6):P239-P243.

110. Lajoie Y, Gallagher SP. Predicting falls within the elderly community: Comparison of postural sway, reaction time, the Berg balance scale and the Activities-specific Balance Confidence (ABC) scale for comparing fallers and non-fallers. *Arch Gerontol Geriat.* 2004;38(1):11-26.

제29장

1. De Inocencio J. Epidemiology of musculoskeletal pain in primary care. *Arch Dis Child.* 2004;89:431-434.

2. Hansman, CF. Appearance and fusion of ossification centers in the human skeleton. *Am J Roentgenol Ra.* 1962;88:476-482.

3. Roche, A. National Health Survey. Skeletal Maturity of Youths 12-17 Years: Racial, Geographic Area, and Socioeconomic Differentials United States, 1966-1970: Series 11 (No. 160); HRA 77-1642.

4. Ravelli A, Martini A. Juvenile idiopathic arthritis. *Lancet.* 2007;369: 767-778.

5. Colbert, RA. Classification of juvenile spondyloarthritis: Enthesitis-related arthritis and beyond. *Nat Rev Rheumatol.* 2010;6:477-485.

6. Emery AEH. Population frequencies of inherited neuromuscular diseases: A world survey. *Neuromuscular Disord.* 1991;1:19-29.

7. Eagle M, Baudouinb S, Chandlerc C, et al. Survival in Duchenne muscular dystrophy: Improvements in life expectancy since 1967 and the impact of home nocturnal ventilation. *Neuromuscular Disord.* 2002;12:926-929.

8. Passamano L, Talia A, Palladino A, et al. Improvement of survival in Duchenne muscular dystrophy: Retrospective analysis of 835 patients. *Acta Myologica.* 2012;31:121-125.

9. Emery A, Skinner R. Clinical studies in benign (Becker type) X-linked muscular dystrophy. *Clin Genet.* 1976;10(4):189-201.

10. Gregoretti C, Ottonello G, Testa M, et al. Survival of patients with spinal muscular atrophy type 1. *Pediatrics.* 2013;131:e1509-e1514.

11. Angelini C, Tasca E. Fatigue in muscular dystrophies. *Neuromuscular Disord.* 2012;22:S214-S220.

12. Centers for Disease Control. Available from: www.cdc.gov/obesity/data/childhood.html. Accessed on March 12, 2014.

13. Wearing SC, Henning EM, Byrne NM, et al. The impact of childhood obesity on musculoskeletal form. *Obes Rev.* 2006;7:209-218.

14. Restrepo R, Reed M. Impact of obesity in the diagnosis of SCFE and knee problems in obese children. *Pediatr Radiol.* 2009;39(suppl 2):S220-S225.

15. Lazar-Antman M, Leet A. Effects of obesity on pediatric fracture care and management. *J Bone Joint Surg Am*. 2012;94:855-861.
16. Smith SM, Sumar B, Dixon KA. Musculoskeletal pain in overweight and obese children. *Int J Obesity*. 2014;38:11-15.
17. Callewaert B, Malfait F, Loeys B, et al. Ehlers-Danlos syndromes and Marfan syndrome. *Best Pract Res Cl Rh*. 2008;22(1):165-189.
18. Hamod A, Moodie D, Clark B, Traboulsi E. Presenting signs and clinical diagnosis in individuals referred to rule out Marfan syndrome. *Ophthalmic Genet*. 2003;24(1):35-39.
19. Martin E, Shapiro J. Osteogenesis imperfecta: Epidemiology and pathophysiology. *Curr Osteoporos Rep*. 2007;5:91-97.
20. McMaster M, Singh H. Natural history of congenital kyphosis and kyphoscoliosis. *J Bone Joint Surg*. 1999;81(10):1367-1383.
21. Lowe T, Line B. Evidence-based medicine analysis of Scheuermann kyphosis. *Spine*. 2007;32(19)(suppl):S115-S119.
22. Konieczny M, Senyurt H, Krauspe R. Epidemiology of adolescent idiopathic scoliosis. *J Child Orthop*. 2013;7:3-9.
23. Langensiepen S, Semler O, Sobottke R, et al. Measuring procedures to determine the Cobb angle in idiopathic scoliosis: A systematic review. *Eur Spine J*. 2013;22:2360-2371.
24. Cote P, Kreitz B, Cassidy J, et al. A study of the diagnostic accuracy and reliability of the scoliometer and the Adam's forward bend test. *Spine*. 1998;23(7):796-803.
25. Kotwicki T, Chowanska J, Kinel E, et al. Optimal management of idiopathic scoliosis in adolescence. *Adolescent Health, Medicine and Therapeutics*. 2013;4:59-73.
26. Diab M. Physical examination in adolescent idiopathic scoliosis. *Neurosurg Clin N Am*. 2007;18:229-236.
27. Cheng J, Tang D, Chen T, et al. The clinical presentation and outcome of treatment of congenital muscular torticollis in infants: A study of 1,086 cases. *J Pediatr Surg*. 2000;35:1091-1096.
28. Stellwagen L, Hubbard E, Chambers C, Lyons Jones K. Torticollis, facial asymmetry and plagiocephaly in normal newborns. *Arch Dis Child*. 2008;93(10):827-831.
29. de Chalain T, Park S. Torticollis associated with positional plagiocephaly: A growing epidemic. *J Craniofac Surg*. 2005;16(3):411-418.
30. Tatli B, Aydinli N, Cahskan M, et al. Congenital muscular torticollis: Evaluation and classification. *Pediatr Neurol*. 2006;34:41-44.
31. Kaplan S, Coulter C, Fetters L. Physical therapy management of congenital muscular torticollis: An evidence-based clinical practice guideline. *Pediatr Phys Ther*. 2013;25(4):348-394.
32. Ohman A, Nilsson S, Beckung E. Validity and reliability of the muscle function scale, aimed to assess the lateral flexors of the neck in infants. *Physiother Theory Pract*. 2009;25(2):129-137.
33. Ohman A, Nillson S, Lagerkvist A-L. Are infants with torticollis at risk of a delay in early motor milestones compared to a control group of healthy infants? *Dev Med Child Neur*. 2009;51(7):545-550.
34. Abzug J, Kozin S. Evaluation and management of brachial plexus birth palsy. *Orth Clin N Am*. 2014;25:225-232.
35. Eng GD, Koch B, Smokvina MD. Brachial plexus palsy in neonates and children. *Arch Phys Med Rehab*. 1978;59(10):458-464.
36. Curtis C, Stephens D, Clark H, Andrews D. The active movement scale: An evaluative tool for infants with obstetrical brachial plexus palsy. *J Hand Surg*. 2002;27A(3):470-478.
37. Bae D, Waters P, Zurakowski D. Reliability of three classification systems measuring active motion in brachial plexus birth palsy. *J Bone Joint Surg*. 2003;85A(9):1733-1738.
38. Shanley E, Thigpen C. Throwing injuries in the adolescent athlete. *Int J Sports Phys Ther*. 2013;8(5):630-640.
39. Krul M, van der Wouden JC, van Suijlekom-Smit LWA, Koes BW. Manipulative interventions for reducing pulled elbow in young children. *Cochrane Db Syst Rev*. 2012;1:CD007759.
40. Cooper C, Dennison EM, Leufkens HG, Bishop N, van Staa TP. Epidemiology of childhood fractures in Britain: A study using the general practice research database. *Am Soc Bone Mineral Res*. 2004;19(12):1976-1981.
41. Storvold G, Aarethun K, Bratberg G. Age for onset of walking and prewalking strategies. *Early Hum Dev*. 2013;89:655-659.
42. Sutherland D. The development of mature gait. *Gait Posture*. 1997;6:163-170.
43. Bly L. *Motor Skills Acquisition in the First Year*. San Antonio, TX: Therapy Skill Builders; 1994.
44. Nemeth B, Narotam V. Developmental dysplasia of the hip. *Pediatr Rev*. 2012;33:553-561.
45. Choudry Q, Goyal R, Paton R. Is limitation of hip abduction a useful clinical sign in the diagnosis of developmental dysplasia of the hip? *Arch Dis Child*. 2013;98:862-866.
46. Shah H. Perthes disease evaluation and management. *Orthop Clin N Am*. 2014;45:87-97.
47. Sawyer J, Kapoor M. The limping child. A systematic approach to diagnosis. *Am Fam Physician*. 2009;79(3):215-224.
48. Novais E, Millis M. Slipped capital femoral epiphysis: Prevalence, pathogenesis, and natural history. *Clin Orthop Relat Res*. 2012;470:3432-3438.
49. Kocher M, Mandinga R, Zurakowski D, et al. Validation of a clinical prediction rule for the differentiation between septic arthritis and transient synovitis of the hip in children. *J Bone Joint Surg*. 2004;86A(8):1629-1635.

50. Gholve P, Scher D, Khakharia S, et al. Osgood Schlatter syndrome. *Curr Opin Pediatr*. 2007;18:44-50.
51. Wynne-Davies R. Genetic and environmental factors in the etiology of talipes equinovarus. *Clin Orthop*. 1972;84:29-38.
52. Roye D, Roye B. Idiopathic congenital talipes equinovarus. *J Am Acad Orthop Surg*. 2002;10:239-248.
53. Wainwright A, Auld T, Benson M, Thelogis T. The classification of congenital talipes equinovarus. *J Bone Joint Surg Br*. 2002;84B:1020-1024.
54. Dimeglio A, Bensahel H, Souchet PH, et al. Classification of clubfoot. *J Pediatr Orthop*.1995;4(2):129-136.
55. Barry RJ, Scranton PE. Flat feet in children. *Clin Orthop Rel Res*. 1983;181:68.
56. Pfeiffer M, Kotz R, Ledl T, et al. Prevalence of flat foot in preschool-aged children. *Pediatrics*. 2006;118(2):634-639.
57. Mckie J, Radomisli T. Congenital vertical talus: A review. *Clin Podiatr Med Surg*. 2010:27;145-156.

찾아보기

| 국문색인 |

ㅇ

| 영문색인 |

저자 정보

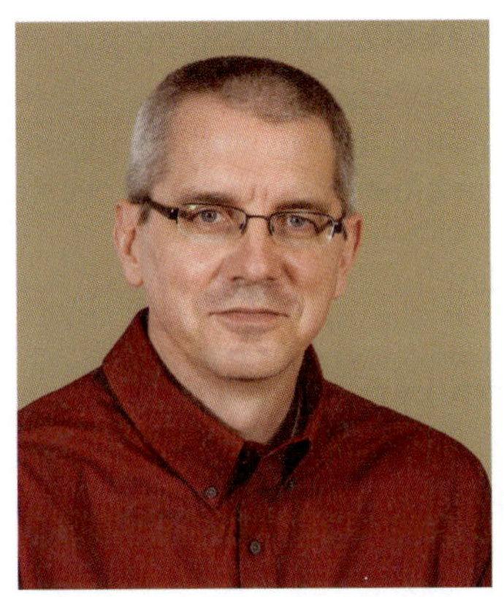

Michael P. Reiman, PT, DPT, OCS, SCS, ATC, FAAOMPT, CSCS는 듀크대학 메디컬센터(Duke University Medical Center)의 물리치료학 조교수이며, 정형도수치료 펠로우십 프로그램의 공동 대표자이다. 임상가로서 Reiman은 운동선수 및 고객들을 평가하고, 재활시키고, 훈련 한 경험이 20년이 넘었다. 그는 국내 및 국제 컨퍼런스에서 정형평가와 중재 그리고 사람의 동작에 대하여 다양한 검사방법에 대한 연구에 적극적으로 참여하고 있다. Reiman은 *사람의 동작에 대한 기능적 테스트*를 공동 작성했으며 12권의 북챕터와 40가지 이상의 논문 공동심사를 하였다. 그는 현재 여러 스포츠 및 정형 관련 논문집의 편집위원회에서 일하고 있다.

Reiman은 MGH Institute of Health Professions에서 물리 치료로 박사학위를 받았으며 현재 PhD를 준비하고 있다. Reiman은 운동 트레이너 및 근력강화 및 컨디셔닝 전문가 로서의 인증 외에도 미국 정형도수물리치료사 학회, 미국 역도 1단계 코치, 미국 육상 경기 1단계 코치에서 도수치료 전문가이다. 그는 또한 미국물리치료사협회의 스포츠 분과 Hip Special Interest Group의 의장 이기도 하다.

기여자 목록

Gary P. Austin, PT, PhD, OCS, FAFS, FAAOMPT

Associate professor
Doctor of physical therapy program
Lynchburg College
Lynchburg, VA

Robert J. Butler, PT, DPT, PhD

Assistant professor
Division of physical therapy
Michael W. Krzyzewski human performance laboratory
Duke University
Durham, NC

Shefali Christopher, PT, DPT, SCS, LAT, ATC

Clinician educator
Doctor of physical therapy division
Duke University
Durham, NC

John DeWitt, PT, DPT, SCS, ATC

Clinical assistant professor
Division of physical therapy
Rehab manager, OSU sports medicine
Ohio State University
Columbus, OH

Christopher Fiander, PT, DPT, OCS, CSCS

Clinical care coordinator
Department of physical and occupational therapy
Duke University
Durham, NC

Dora J. Gosselin, PT, DPT, PCS, C/NDT

Senior pediatric physical therapist
Adjunct associate
Doctor of physical therapy program
Duke University
Durham, NC
Adjunct faculty
Doctor of physical therapy program
Winston Salem State University
Winston-Salem, NC

Dawn Driesner Kennedy, PT, DPT, OCS, COMT, FAAOMPT

Senior level physical therapist
SSM Select Medical Physical Therapy
Hazelwood, MO

David Logerstedt, PT, PhD, MPT, SCS

Research assistant professor
Department of physical therapy and interdisciplinary program in biomechanics and movement science
University of Delaware
Newark, DE

Janice K. Loudon, PT, PhD, SCS, ATC

Associate professor
Department of physical therapy education
Rockhurst University
Kansas City, MO

Adriaan Louw, PT, PhD, CSMT

CEO, International Spine and Pain Institute
Story City, IA

B. James Massey, PT, DPT, OCS, FAAOMPT

Assistant professor of physical therapy
Doctor of physical therapy program
Wingate University
Wingate, NC

Mark F. Reinking, PT, PhD, SCS, ATC

Associate professor
Board-certified specialist in sports physical therapy
Chairman, department of physical therapy and athletic training
Program director, program in physical therapy
Doisy College of Health Sciences, Saint Louis University
St. Louis, MO

Tasala Rufai, PT, DPT, GCS

Staff physical therapist
Physical medicine and rehabilitation services
Durham Veterans Affairs Medical Center
Durham, NC

Mitch Salsbery, PT, DPT, SCS, CSCS

Physical therapist
OSU sports medicine
Ohio State University
Columbus, OH

Michael Schmidt, PT, DPT, OCS, FAAOMPT

Codirector orthopaedic manual physical therapy program
Senior level physical therapist
Department of physical and occupational therapy
Duke University Hospital
Durham, NC

Charles Sheets, PT, OCS, SCS, Dip MDT

Codirector orthopaedic physical therapist residency
Department of physical and occupational therapy
Duke University Hospital
Durham, NC
Adjunct associate
Department of orthopaedic surgery
Duke University Medical Center
Durham, NC

Jonathan Sylvain, PT, DPT, OCS, FAAOMPT

Rehabilitation services supervisor
Spine rehabilitation
UConn Health
Farmington, CT

Gilbert M. Willett, PT, PhD, OCS, CSCS

Associate professor
Division of physical therapy education
University of Nebraska medical center
Omaha, NE